제7판

최신정신의학
MODERN PSYCHIATRY

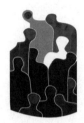

최신정신의학

MODERN PSYCHIATRY

민성길·김찬형

지음

제7판

일조각

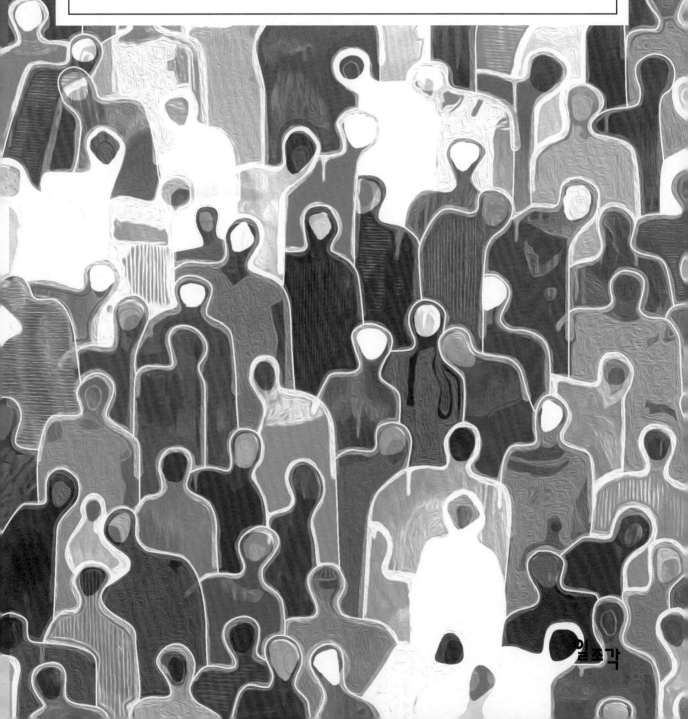

머리말

이 책의 초판이 나온 지 36년이 지났습니다. 1987년 저희의 은사 고 김채원 교수님의 회갑을 기념하기 위해 제자들이 모여 이 책을 만들었습니다. 그간 개정을 거듭하며 분량도 많아지고 내용도 풍부해지면서 보다 나은 정신의학 교과서로 발전해 왔다고 자부합니다. 이제 그 제자들도 연로해졌습니다. 이제 저자를 달리하여, 김찬형 교수와 같이 책을 만들기로 한 것에 대해 기쁘게 생각합니다. 제6판까지 지난 36년 동안 이 책의 각 장의 집필에 참여해 주신 여러 선생님께 머리 숙여 깊이 감사드립니다.

제6판이 나온 지도 어언 8년이 지났습니다. 진작 개정판을 냈어야 했지만, 2022년 3월에야 미국정신의학회(APA)의 '정신장애 진단 및 통계 편람 제5판 텍스트 개정판'(DSM-5-TR)이 나오는 바람에 이를 참조하느라 이제야 제7판을 내게 되었습니다.

이 책에서는, ICD-10을 표준화한, 현재의 '한국 표준 질병 사인 분류 제8판'(KCD-8)을 사용하고 있습니다. 2019년에 WHO의 ICD-11이 나왔지만, 2022년 나온 미국의 DSM-5-TR은 여전히 ICD-10의 병명과 일치시켜 ICD-10-CM의 코드를 병기하고 있습니다. 그런 데다 ICD-11이 한국 표준 질병 사인 분류로 확정되기까지 시간이 걸릴 예정입니다. 따라서 장애의 분류와 병명과 증상 기술에 있어서는 미국의 DSM-5-TR이 학술적으로 보다 업데이트된 것으로 판단되기에 이 책에서는 그에 따랐습니다. 그러나 ICD-10, 즉 KCD-8의 해당 장애의 병명과 코드, 그리고 필요하다면 진단기준도 병기하였습니다.

이번 제7판에서는 전체적으로는 전통적인 총론-각론-치료라는 짜임새를 유지하되, 각론에서는 WHO ICD-10과 미국 DSM-5-TR의 구성을 참조하여 수정하였습니다.

이 책은 어느 특정 학파에 초점을 맞춘 교과서는 아닙니다. 실제 임상에 도움이 될 수 있도록 정신건강에 관련된 모든 분야의 최신 연구결과를 집대성하고자 노력하였습니다. 특히 정신사회적 이론과 치료를 비중 있게 다룸으로써, 폭발적으로 발달하고 있는 생물정신의학과의 균형을 추구하였습니다. 또한 우리나라의 사회문화적 상황을 고려하여 신병과 화병, 자살 등을 독립된 챕터로 취급하였습니다. 그리고 정신건강 전문가들을 위한 전문적인 정보는 작은 글자로 기술함으로써 제한된 공간이지만 보다 풍부한 정보를 담으려고 노력하였습니다.

제7판에 이르기까지 성심껏 이 책을 출판해 주신 일조각 김시연 사장님과 이번 개정판에 각별한 정성을 쏟아 주신 편집부 황인아 선생님께 깊이 감사드립니다.

이 책이 정신의학과 그 밖의 다른 의학 분야, 그리고 임상심리학, 사회복지학, 상담학 등 정신건강과 관련된 공부를 하는 모든 학도와 정신보건정책 전문가, 종교인에게 조금이라도 도움이 된다면 대단히 기쁘겠습니다.

2023년 1월
민성길 연세대학교 의과대학 명예교수
김찬형 연세대학교 의과대학 교수

머리말

정신의학은 이론이 다양한 학문으로, 의학은 물론 다른 많은 분야와도 관련을 가지고 있어 그 영역은 대단히 광범위하다. 특히 현대사회에 있어서 정신건강 문제는 단순한 개인의 차원을 넘어 사회 전체의 문제라는 점이 충분히 인식되고 있다. 따라서 의학도뿐 아니라 심리학, 사회복지, 종교, 기타 인간에 대한 공부를 하는 모든 학도들이나 인간을 좀 더 깊이 이해하고자 하는 일반인들 사이에서 정신의학에 대한 최신지식을 얻고자 하는 요구가 점차 높아져 가고 있다.

이 책은 이러한 요구에 부응하기 위하여 만들어졌다. 현재까지 국내외 정신의학 관계의 교과서들이 너무 방대한 내용으로 되어 있어 전문가에게는 상관이 없으나 대학생들에게는 너무 부담스러웠던 것이 사실이다. 따라서 이 책은 의과대학생, 간호대학생 그리고 심리학, 사회학, 신학, 기타 관련 분야의 학생들과 관심 있는 일반의사, 가정의 또는 일반인들을 위하여 간명하되 핵심적이며 포괄적인 내용이 되도록 하였다. 저자들의 개인적 이론을 펴기보다 다양한 이론들을 이해하기 쉽게 정리하여 전달하는 것을 목적으로 했으며 한국의 자료들도 가능한 한 포함되도록 노력하였다.

이 책은 또한 필자들의 은사이신 김채원 교수의 회갑을 기념하기 위한 것이다. 선생님은 1959년부터 1982년까지 연세대학교 의과대학 정신과 주임교수로 봉직하면서 임상, 연구, 교육에 탁월한 업적을 남기셨다. 또한 대한신경정신의학회 회장, 제3차 태평양 정신의학회 조직위원장 등을 역임하면서 국내외적으로 큰 활동을 하셨다. 필자들은 학생시절을 제외하고도 1969년부터 세브란스병원에서 함께 의국생활을 하면서 선생님의 엄격하고 세밀한 지도 아래 레지던트 수련과 대학원 교육을 받았다. 그 후 필자들은 각기 여러 기관으로 배출되어 나가 각자의 전문분야의 학문을 공부하고 있으며, 무엇보다도 임상의사로 임할 때 진정 환자들을 사랑하는 마음으로 대하라는 가르침을 잊지 않고 있다.

1985년 초에 선생님의 회갑을 1년 앞두고 기념될 만한 사업으로 공동으로 책을 써서 헌정하기로 의논되었다. 이후 수차례 모임과 토론을 거친 후 전문분야별로 집필을 시작하였다. 이제 그사이의 우리들의 공통된 인연과 우정, 그리고 선생님에 대한 감사의 뜻이 이 책의 모습으로 나타나게 되었다. 비교적 짧은 시간에 보다 간명하게 쓰려고 애쓴 결과, 어쩔 수 없이 미비한 점이 많고 또한 보완을 거듭하다 보니 출판이 예정보다 훨씬 늦어지게 되어 우선 선생님께 송구스러운 마음을 금할 수 없다.

이 책의 체계는 대체로 총론, 각론, 치료 그리고 특수분야로 되어 있다. 각론의 분류는 국제 질병 분류 제9판(ICD-9)을 참고하였으나, 대체로 미국정신의학회의 진단 통계 편람 제3판(DSM-Ⅲ)에 따랐다. DSM-Ⅲ는 이론체계로서는 아직은 문제가 많으나 각 정신질환마다 명확한 진단기준을 제시하고 있어 실제 공부에 도움이 크다는 장점이 있다. 전문 학술용어는 대한신경정신의학회 학술용어제정위원회가 제정한 바에 따르되 기타 의학용어는 대한의학협회의 용어를 사용하였다.

이 책이 나오기까지 같이 수고한 필자들에게 치하드린다. 또한 책을 만드는 데 음으로 양으로 도와주신 연세대학교 의과대학 정신과 동문회 회장 변용욱 선생님과 원고 정리와 교정을 도와주신 연세대학교 의과대학 정신과 교실원 여러분께 감사드린다. 특히 출판을 가능케 해주신 일조각 한만년 사장님과 미숙한 필자들의 실수들을 인내로 널리 이해해주시고 도와주셨던 최재유 상무님께 감사드린다.

1987년 1월
저자들을 대표하여 **민성길**

차례

01

정신의학의 개념과 그 역사 *Concepts and History of Psychiatry*

Ⅰ. 정신의학의 개념

정신의학精神醫學 *psychiatry*은 정신*psyche*을 치료*iatros*한다는 뜻의 어원에 나타나 있듯이, 정신(또는 행동)의 장애와 나아가 정신의 건강상태와 병적 상태에서의 개인의 행동(감정, 인지, 지각 등을 포함)을 연구하고 진단하고 치료하고 예방하는 의학의 한 분야이다. 정신의학은 정신장애를 가진 사람들이 건강하고 충만한 삶을 살 수 있게 돕는 것을 목적으로 한다.

정신질환이 하나의 의학적 병으로 인식된 것은 불과 200여 년 전의 일이다. 초기에는 정신의학이 단순히 정신병을 치료하는 의학으로 인식되었으나, 근대의학이 발전함에 따라 정신의학의 대상은, 개인의 인격, 행동, 주관적 생활, 대인관계 및 사회적응 등에 영향을 주는 정상과 이상 사이의 다양한 스펙트럼의 장애들로 확대되어 왔다. 현대 정신의학에서는 인간의 인격 내지 행동이, 아래로는 유전, 분자생물학, 대뇌기능, 생리학, 신체의 작동기전 등 개인의 신체적 요인과, 위로는 가족적·사회문화적 내지 종교적 요인들과 상호 관련됨이 잘 알려져 있다. 이제 정신의학의 대상은 정신적 원인에 의한 신체적 장애, 신체적 요인에 의한 정신적 장애, 그리고 사회문화적 요인과의 관련성, 지역사회 정신의학 및 정신보건 문제에 이르기까지 확대되고 있다.

정신의학의 특징

정신의학은 의학이라는 점에서 인간에 대한 다른 연구 분야, 예를 들어 인문과학이나 사회과학과 다르며, 마음, 즉 인격*personality*을 다룬다는 점에서 생물과학, 내과·외과학 등과도 다르다. 정신의학은 다른 임상의학 분야들에 비해 몇 가지 특징을 가진다.

첫째, 그 대상이 마음*mind*이라는 것이다. 마음 또는 정신이란 개념은 과학적 연구대상이 되기에는 너무 포괄적이어서 행동行動 *behavior*이라는 관찰 가능한 용어를 사용하자는 주장도 있다. 이러한 주관적인 정신 기능과 객관적 행동이라는 두 가지의 통합된 개념이 인격人格 *personality*이라 할 수 있는바, 정신의학의 대상이 바로 이 인격이라고도 할 수 있다. 인격은 변화하는 내외의 환경에 독특하게 적응하고 지속적으로 발달하면서 스스로 자기조직*self-organization*하는 특성을 가진다.

둘째, 정신의학에서는 주관과 통찰, 그리고 인간의 삶에 대한 이해 내지 공감의 요소가 많다. 그러면서도 정신의학은 의학의 한 분야로서 그 방법이 과학적이며, 진단과 치료에 있어 객관적이고 계량적 과학에 근거를 두고 있다. 즉 최근 정신의학에도 근거중심의학*evidence-based medicine*이 주류를 이루고 있다.

셋째, 정신의학의 특징은 생물정신사회학적生物精神社會的 모델*bio-psycho-social model*에 근거하는 것이다(그림 1-1). 즉 정신의학은 다른 의학 분야와 달리 단순히 정신질환을 치료하는 데 그치지 않고, 그와 관련된 유전학, 생화학 또는 뇌기능 등의 생물학적 요인들과 정신적 요인, 나아가 가족, 사회, 종교 등 사회적 요소까

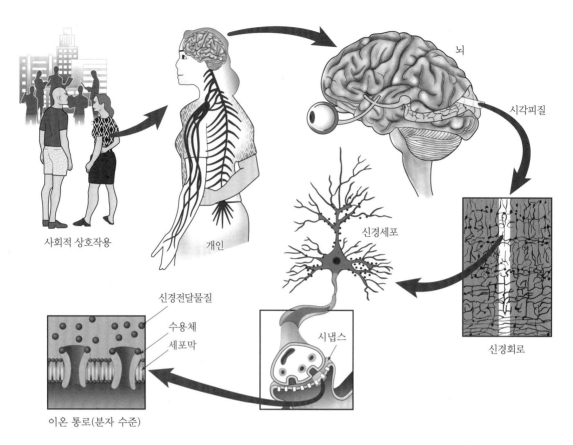

신경전달물질
수용체
세포막

이온 통로(분자 수준)

뇌
시각피질
신경세포
시냅스
신경회로

사회적 상호작용
개인

그림 1-1 인간 행동의 생물정신사회적 모델. 사회적 상호작용에 대한 시각적 신호는 눈을 통해 뇌의 시각피질로 전달되어 인지적으로 해석되는데, 뇌 안에서는 신경세포 간에는 회로를 이루어 분자 수준의 상호작용을 통해 정보가 처리된다.

지 포괄적으로 이해하고 다룬다. 정신의학은 인간이라는 존재를 몸과 정신과 사회문화적 환경이라는 요소뿐 아니라, 정상과 병*illness*이라는 차원까지 포함하여 통합적으로 이해하고 또 '치료'한다. 최근 이 모델에 종교 내지 영성*spirituality*이라는 차원을 포함시키자는 제안이 있다.

생물정신의학*biological psychiatry*

정신질환과 관련된 신경과학, 분자생물학, 유전학 및 정신약리학, 그리고 최근 눈부시게 발달하고 있는 뇌영상학, 동물행동 연구, 인지과학(정보과학), 사회생물학 등을 포괄하는 개념이다. 이러한 연구들에 의해 정신질환의 생물학적 원인을 밝히고 그에 따른 치료방법을 연구한다(제2장 인간행동에 대한 생물학적 이론 참조).

신경학*neurology*과 정신의학:

과거에는 정신질환을 뇌의 장애로 보았기 때문에 내과의 한 분야인 신경학에서 정신병을 다루었는데, 이후 심인성 원인이 거론되면서 신경정신의학神經精神醫學 *neuropsychiatry*이란 말이 사용되었다. 그러다가 심인성 정신장애들(불안, 우울, 신체증상장애 등)이 주 치료대상이 되면서 신경이란 말이 빠지고 정신의학으로 바뀌었다. 그러나 현대 정신의학에서는, 다수 정신질환의 신경학적 원인이 밝혀지고 생물학적 치료방법이 개발되고 있고 또한 신경과학神經科學 *neuroscience*이 발전하는 데 공헌하기도 하고 도움도 받고 있어, 과거의 명칭, 즉 신경정신의학으로 부르는 것이 오히려 더 합당하다는 견해가 다시 널리 받아들여지고 있다.

정신병리학*psychopathology*:

환자의 병적인 정신상태에 대한 현상학*phenomenology*적 연구이다. 이는 과거 한때 정신의학을 대변하는 명칭이었다. 특히 이 분야에는 정신의학적 용어나 병명, 질병분류 등 기술적記述的 *descriptive* 입장에서 증세를 정확히 기술하고 분류하는 증상론*symptomatology*이 포함된다(제6장 정신병리학 참조).

역동정신의학力動精神醫學 *psychodynamic psychiatry*

Sigmund Freud(1856~1939)의 정신분석학에 기초를 둔 학문으로, 정신현상을 인격요소들 간, 또는 인격요소들과 사회환경 간의 역학적 '갈등'의 결과로 보는 정신의학의 한 분야이다.

치료는 환자가 정신 내면의 과정에 대해 통찰력을 갖도록 하는 것과 치료자와의 건강한 관계를 내재화하고 교정적 경험을 하게 하는 것이다(제3장 인간행동에 대한 정신사회적 이론 및 제34장 정신사회적 치료 참조).

정신신체의학psychosomatic medicine： 정신적 요인으로 나타난 신체증상과 신체질환에 동반되는 정신건강적 요소 등 정신과 신체 간의 상호작용mind-body interaction에 관한 분야이다. 특히 정신과 의사가 다른 과 의사들과 협력하여 일반 환자들에서 보이는 정신적 문제나 정신신체장애들을 치료하는 데 조력하는 임상분야를 자문조정 정신의학諮問調整精神醫學 consultation-liaison psychiatry이라 부른다(제32장 정신신체의학 및 자문조정 정신의학 참조).

임상정신의학clinical psychiatry

정신의학의 핵심으로서 실제 정신질환을 진단하고 치료하는 분야이다. 여기에는 병력청취, 역학, 원인의 추적, 진찰과 검사, 증상의 기술, 진단분류, 치료, 경과와 예후, 예방 등에 대한 연구가 포함된다. 대상에 따라 소아·청소년정신의학, 노인정신의학, 여성정신의학, 중독정신의학 등이 따로 구분되기도 한다. 이러한 정신의학은 내과, 외과 등 다른 여러 임상의학 분야와 유기적 관계를 맺고 있다.

사회정신의학social psychiatry

이는 정신질환을 사회학적 내지 문화인류학적 측면에서 연구한다. 여기에는 문화정신의학, 횡문화정신의학cross-cultural psychiatry, 정신의학적 역학psychiatric epidemiology, 정신보건mental health, 지역사회 정신의학community psychiatry, 정신의학서비스psychiatric service, 법정신의학forensic psychiatry, 정신의학적 윤리 등의 분야가 포함된다(제4장 사회와 정신의학 참조).

행동과학behavioral science： 이는 정신의학에서의 지식과 기타 신경과학, 생물학, 심리학 및 사회과학적 연구에서 나온 지식을 종합, 응용하여 인간의 정상적 행동에 대해 통합적으로 연구하고자 하는 학문이다. 특히 임상의학에서 의사-환자 관계doctor-patient relationship에 대한 연구로서 공헌하는 바가 크다.

II. 정신의학의 역사

정신의학의 역사를 공부하는 이유는, 과거 선구자들의 지혜와 경험과 현대 정신의학 내의 여러 가지 개념 간의 갈등상황과 현대사회에서 나타나는 정신과 환자에 대한 혼란된 태도 등과의 역사적 관련을 이해함으로써, 보다 통합된 개념을 정립하여 더 효율적으로 환자를 돌보기 위해서이다.

정신질환은 단일한 병으로 인식된 병들 중 아마도 가장 오래된 병 중 하나일 것이다. 정신의학이라는 과학적 용어가 생겨나기 전부터, 역사적 단계의 여러 사회에서는 정신질환, 즉 인간의 이상행동abnormal behavior에 대해 그 시대에 맞는 일정한 관점이 있었다. 이는 크게 두 가지로 나뉜다. 하나는 정신질환이란 신체적 원인, 즉 뇌의 병이나 독물, 자연현상에 의해 생겼다는 생물학적 관점이다. 다른 하나는 정신역동적 관점으로 개인 정신(심리)의 문제, 도덕moral의 문제, 사회환경의 영향, 초자연적 내지 종교적 관점 등으로 보는 관점이다. 이러한 두 관점은 선사시대부터 함께 발견되며, 어느 한편의 우세와 통합을 되풀이하며 발전해 왔다. 그리고 치료법은 당연히 그 당시의 개념에 근거하여 개발되었다. 현대인의 정신장애에 대한 개념의 근저에는 이러한 과거로부터 형성된 개념들이 밑바닥부터 층층으로 자리 잡고 있어, 일부 현대인들에게는 지혜로, 또 다른 현대인들에게는 정신질환에 대한 편견과 낙인stigma으로 나타나고 있다. 이에 정신의학의 역사를 이해할 필요가 있는 것이다.

1. 원시시대

원시인들은 정신질환을 다른 신체질병처럼 외부로부터 온, 내지 초자연적인 어떤 힘에 의해 생기는 것으로 보았던 것 같다. 환자들의 이해할 수 없는 행동, 말, 표정들을 설명하기 위해서는, 단순한 논리에 따라 어떤 초자연적인 존재를 설정할 수밖에 없었을 것이다. 그러한 초자연적 영향력은 신, 악령 등으로 표현되었다. 따라서 치료도 이러한 초월적 힘의 도움을 받는 방식을 택하여 굿, 주문, 귀신쫓기exorcism, 부적, 황홀경(몰아沒我 상태trance state)의 유도 등 마술적 또는 종교적 의식으로 나타났다. 이 개념들은 현대에 남아 있는 원시부족에서 볼 수 있으며 현대사회 내에서도 어두운 일각에 남아 있다. 이러한 방법들은 현대의 정신치료적 관점에서 보아도 일부 효과가 인정되며 이론적 설명도 가능하다.

한편 고대에도 정신질환을 합리적 또는 자연과학적으로 본 견해의 흔적도 있다. 고대 이집트, 인도, 동양 등 고대문명들이 남긴 정신질환에 해당되는 증상들에 대한 기록이나 두개골에 일부러 뚫은 듯한 구멍 등의 고고학적 자료들은 정신질환을 뇌의 병이라고 보았다는 것을 암시한다.

2. 고대

기원전 6세기 그리스의 이오니아Ionia지역에서 시작

된 4원소설 등 자연과학적·물질주의적 세계관이 나타나, 일반 질병뿐만 아니라 정신질환에 대해서도 과학적 관찰과 실험적 탐구가 시작되었다.

Heracleitos(540 BC~480 BC)는 정신장애가 인체기관 사이의 기능 통합뿐만 아니라 영혼 속에 있는 상호 상반되는 심리적 경향 간의 균형 장애로 인해 발생한다고 하였다. 그리스시대에 사용되었던 phrenitis라는 용어는 몸과 마음에 장애를 일으키는 염증이라는 뜻으로, 이후 섬망, 혼동의 개념에 해당되는 상태를 가리켰다.

Hippocrates(460 BC~377 BC)는 mania, melancholia, paranoia, dementia, 뇌전증(이전의 간질), 히스테리, 산후정신병, 급성 뇌증후군(독성 섬망)에 대한 기술을 남겼다. 그는 정신병의 원인에 대해 신의 영향력을 부인하고, 인격성향의 결정요소로서 피, 검은 담즙melancholia, 황색 담즙, 타액이라는 4체액설을 주장했고 체액 간 불균형이 정신장애로 나타난다고 하였다. 예를 들어 우울증을 검은 담즙의 이상으로 보았다. 특히 히스테리를 자궁의 요동에 의한 것으로 보았다. 목욕, 식이요법, 약초 등을 이용한 치료로 체액 간 불균형을 바로잡으려 하였다. 그는 사회가 정신병 환자에 대해 인도주의적 태도를 가지도록 하는 데 공헌하였다.

Galenos(129~199)는 Hippocrates의 4체액설을 더욱 체계화하여 정신과 신체에 대한 이론을 종합하고 이를 치료에 응용하였다. 또한 신경계를 해부하여 뇌가 정신의 장소라고 했으며, 정신기능을 합리적으로 분류·기술하려고 시도하였다. 우울증이 검은 담즙에 의한다는 이론과 사혈, 구토 같은 피 또는 담즙 제거 치료법 등 그의 가르침은 중세에 이르기까지 의사들 사이에서 고전으로서 추앙받아 큰 영향을 미쳤다.

한편 이 시대의 철학자들도 비정상적인 행동과 영혼의 문제를 다루었다. Empedocles(490 BC~430 BC)는 감정, 특히 사랑과 미움이 인간행동에서 중요하다고 하였다. 동시대의 Socrates(470 BC~399 BC)는 "너 자신을 알라"라고 말함으로써 인간 내면을 통찰하도록 조언하였다. Platon(427 BC~347 BC)은 정신과 육체를 분리하여 정신이 원형이며 육체는 그 구현이라 했으며, 정신기능에 합리적·영적 부분과 더불어 욕정적 부분이 있다고 했으며, 정신병도 합리적 정신의 상실에서 오는 것과 신에 의한 것으로 구분하였다. 그러나 Aristoteles(384 BC~322 BC)는 Platon의 신비적 추론보다는 귀납적으로 자연현상을 연구했고, 인간을 생물학적 방법을 통해 통합적 존재로 파악했으며, 여러 감정상태를 분류·기술하였다. Epicouros학파와 Stoa학파는 공통적으로 열정passion과 욕구불만이 정신장애의 원인이라고 하였다. 이후 나타난 pneumaticist들은 공기와 피가 섞여 만들어진 pneuma가 물리적·감정적 변화와 기후 변화에 따라 변화하여 정신장애가 나타난다고 하였다. 그리스 비극으로 불리는 연극은 인간의 운명, 사랑과 증오의 강력한 감정, 복수 사이의 갈등에 의해 정신에 이상이 오는 것을 잘 묘사하고 있다.

이 시대의 치료법은 환경조절, 수면유도, 꿈 예언, 기도, 주문, 기분을 돋우는 말, 수사적 언어, 시 낭송 등이었는데, 특히 말이 중요 치료수단이었다. 사원, 즉 성스러운 장소에서 휴식을 취하거나 잠을 자고 사제들이 꿈을 해석해 주고 기도와 주문을 하는 치료를 사원수면temple sleep, incubation이라 하는데, 이집트에서 전해졌다고 한다. 일반인들은 정신질환자들을 신의 말을 전한다 하여 신성시하기도 하였지만, 대체로 경멸하거나 놀렸으며, 환자관리를 가족에게만 맡겼다.

3. 중세

로마시대를 계승한 합리적 견해들이 일부 철학자들과 기독교 성직자들의 사상에 반영되었다. Augustinus(354~430)는 자기분석(고백confession), 즉 내적 성찰introspection을 통해 인간의 정신에서 어릴 때 기억, 감정적 갈등, 부조리한 감정의 역할 등을 밝혔다.

북아프리카, 아랍 등 이슬람지역에서는 이미 750년에 바그다드를 필두로 페스Fes 등 여러 도시에 정신질환자 요양원asylum이 건립되었다. 또한 Rhazes(865~925)와 Avicenna(980~1037) 등은 고대 그리스 의학을 계승·발전시키면서 감정적 장애로 신체장애가 발생할 수 있다는 것과 정신치료적 방법으로 이를 치료할 수 있다는 등 합리적 이론을 제시하고, 정신질환자들에 대해 인도주의적 태도를 보임으로써 기독교권 세계에도 영향을 미쳤다.

그러나 대체로 중세시대 서구사회는 악마설과 종교적 주술이 유행한 시대였다. 당시의 기독교 신앙에 입각하여 정신병을 신이 내린 죗값 또는 악령이 들어온 결과로 보았다. 정신질환자들은 마녀witchcraft로 취급받아 자연히 마귀추방을 이유로 교회에 의해 고문을 받았고, 쫓겨나거나 종교재판에 의해 화형을 당하기 일쑤였다. 신부인 J. Sprenger(1436/1438~1495)와 H. Kramer(1430~1505)가 15세기 말에 쓴 『Malleus Maleficarum』(마녀의 망치라는 의미)은 귀신 들린 자들이 얼마나 사회에 해로운가와 어떻게 감별하고 어떻게 대응하는가 하는 취급법을 기록한 책으로, 그러한 학대에 종교적 근거를 제공하였다. 때때로 주로 하급계층의 사람들이 악마에 사로잡혔다고 하여 집단으로 춤을 추고 환상을 보거나 마귀 쫓기의 주술을 행하는 등 집단적 광기가 나타나기도 하였다.

한편 기독교 수도사들이 의탁할 데가 없는 정신질환자들을 구호시설에 수용하기 시작하여 요양원 또는 정신병원 전 단계의 형태를 갖추기 시작하였다. 유럽의 첫 정신요양원은 13세기에 세워진 영국의 Bethlem Royal Hospital이다. 또한 12, 13세기에 발달했던 연금술은 화학의 발전을 자극하여 장차 정신질환에 약물치료가 응용되는 데 간접적으로 공헌하였다.

4. 르네상스와 자연과학의 발달

정신병에 대한 일반대중의 광범위한 마술적 견해에도 불구하고, 15세기에 이르면서 점차 인문주의적인 사조와 자연과학적 견해, 그리고 인간육체에 대한 존중사상이 철학자들과 의사들 사이에 퍼지기 시작하였다. 16세기가 되면서 정신질환이 정신적 원인에 의해 생길 수 있다는 생각과 정신기능도 자연적 법칙에 따른다는 견해가 나타났다.

대표적으로 Paracelsus(1493~1541)는 유럽의 광범위한 지식을 섭렵하고 Galenos에 반대하여, 인간은 육체라는 자연적 존재와 영혼이라는 초자연적 존재의 혼합체라고 하였다. 그는 정신질환은 이 두 가지 측면 모두에 원인이 있으며, 마귀에 의하지 않은 자연적 원인으로 나타나는 정신질환도 있다고 하였다. 또한 그는 치료로서 인도주의적 태도와 정신치료적 방법, 특정 장애에 대해 연금술에 근거한 화학물질(약물)을 시도한 점에서 큰 공헌을 하였다. F. Plater(1530~1614)는 증상에 따라 질병을 분류하고 장애의 정신적 요인을 강조했으며, 의학을 철학에서 분리하여 자연과학의 일부로 생각하도록 하는 데 공헌하였다. J. L. Vives(1493~1540)는 심리적 연상 작용과 그것이 감정에 미치는 영향을 기술함으로써 Freud에게 영향을 미쳤다. G. Fracastoro(1478~1553)는 매독syphilis을 정의하고, 이것은 성 접촉으로 인해 생기며 나중에 치매로 발전한다고 하여, 이후 성병에 대한 대중의 공포가 생겨나게 하였다.

John Weyer(1515~1588)는 악마설과 마녀사냥을 비판하고, 대신 정신병의 의학적 원인을 제시하려 하였다. 따라서 그는 정신질환자는 의사가 치료해야 한다고 주장했으며, 실제로 많은 반대와 위협에도 불구하고 마녀로 여겨지던 환자를 데려다가 성공적으로 치료하였다. 이는 정신의학사에서 제1차 혁명이라고 불리며, Weyer는 최초의 정신과 의사로 일컬어지고 있다.

5. 이성과 계몽의 시대

'이성의 시대'라는 17세기에 이르러 철학자 R. Des-cartes(1596~1650)는 인간을 육체와 정신으로 나누고, 육체는 영혼이 깃드는 기계와 같다고 하는 이원론二元論적 사상과 과학적 사고방법을 주장하였다. 의사이면서 철학자인 J. Locke(1632~1704)는 감각현상이 정신에 영향을 주어 사고가 나타나는 현상에 대해 논하였다. 그러나 전반적으로 자연과학은 여전히 종교적 사고방식의 지배를 받았고, 의학에도 Galenos의 체액설의 영향이 남아 있었다. 한편 정신의학에서는 점차 악마설이 쇠퇴하고 몸이나 영혼과는 다른 '마음mind'이라는 개념이 나타나고 정신병은 뇌의 장애라는 의견이 대두하기 시작하였다.

18세기는 이성과 계몽사상의 시대였으나, 사회 일반에서 정신질환자는 여전히 감금당하고 잔혹하게 다루어지고 있었고, 정령精靈사상animism이 풍미하고 있었다. 가족이 주로 정신병 환자들을 감금하고 돌보았으며, 그렇지 않으면 그들은 동네를 배회하면서 조롱거리가 되기 일쑤였다. 그러나 점차 정신장애자들은 뇌병 환자로 인정되었고, 요양원에 격리, 수용되기 시작하였다.

P. Zacchia(1584~1659)는 의사가 환자의 책임능력을 평가해야 한다고 주장하여 법정신의학의 선구자가 되었다. T. Sydenham(1624~1689)은 히스테리에 대해 정확히 기술하였다. G. E. Stahl(1660~1734)은 정신질환에는 기질적인 것과 영혼anima에 의한 것이 있다고 분류하였다. 미국 정신의학의 선구자인 B. Rush(1745~1813)는 정신병은 뇌의 병이라 하였다. D. Hartley(1705~1757)는 감각과 사고 사이의 관련뿐 아니라 모든 정신현상에 신경생리학적 과정이 있음을 가정하였다. B. de Sauvages(1706~1767)는 질병분류에 정신장애를 포함시켰다.

인도주의적 처우

18세기에 이르러 계몽사상과 휴머니즘 등 정치·사회사상의 변천과 더불어 정신병 환자에 대해서도 "인간이 인간을 돌본다"는 관점의 인도주의적 처우가 시작되었다. 이를 정신의학사에서는 2차 혁명이라 부른다.

복지 차원의 사회발전에 따라 유럽의 각 나라들은 법을 제정하고 가난한 정신병자를 위한 요양원을 다수 설립하기 시작하였다. 수용소 시대가 열리기 시작한 것이다. 1656년 프랑스는 칙령을 통해 파리에 정신병자를 감금하는 병원을 운영하였고, 미국에서는 1751년에 처음으로 Pennsylvania병원이 정신병원으로 설립되었다. 영국에서 1845년 제정된 Lunacy Act는 처음으로 정신병 환자를 치료를 요하는 사람으로 인정해 주었다. 그러나 18세기부터 수용소에는 정신장애자뿐 아니라 만성질환자, 고아, 창녀, 노인, 동성애자, 부랑자나 범죄자까지 뒤

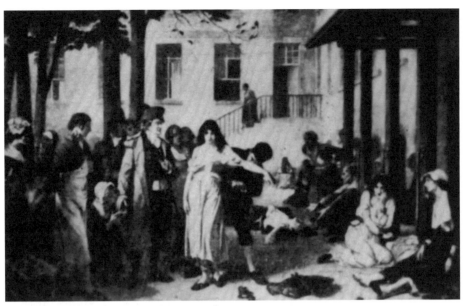

그림 1-2 인도주의적 처우. Pinel이 1795년 Salpêtrière병원에서 환자들을 묶고 있던 쇠사슬을 풀고 있다. (by Tony Robert-Fleury 1876)

섞여 있었고, 원내 환경은 매우 열악하였다.

1758년 영국의 William Battie가 Bethlem Royal Hospital의 야만적인 수용체제에 대해 비판하고, 정신장애란 뇌와 신체의 병이라 하면서 수용환자 개개인에 대해 청결, 좋은 음식, 신선한 공기, 사람들로부터의 격리 등을 주장하였다.

프랑스의 Philippe Pinel(1745~1826)은 프랑스혁명의 영향을 받아 1795년 Salpêtrière병원에서 환자들의 족쇄를 풀고 처벌을 금지하였다(그림 1-2). 환자들은 암굴 같은 병실에서 햇볕이 들고 환기가 잘되는 방으로 옮겨졌고 병원 내를 자유로이 다닐 수 있게 되었다. 이 조처는 효과가 뛰어나 곧 인근의 병원으로 파급되었다. 이 외에도 이탈리아의 V. Chiarugi(1759~1820), 영국의 D. H. Tuke(1827~1895), 미국의 D. L. Dix(1802~1887)가 인도주의적 처우의 선구자들이다.

도덕치료moral treatment

실제로 Pinel이 환자에게 행한 치료방법은 "마음을 고치는" 정신과 의사psychiatrist로서, 치료자의 받아들이는 태도와 이해, 환자에 대한 존중과 친절, 직원과 환자 간의 대화 및 설득, 그리고 휴식, 대화, 오락, 매력적인 환경, 운동, 작업치료 등이었다. 치료의 목적은 환자로 하여금 이성과 도덕적 힘을 기르도록 하는 것이어서 도덕치료라 불리었다. 이러한 병원체계를 수립하기 위해서는 병원직원에 대한 교육과 임상기록이 중요시되었다. 이러한 치료법은 Pinel을 계승한 J-É. D. Esquirol(1772~1840)과 Tuke의 York Retreat 후계자들 등에 의해 점진적으로 전 세계로 전파되었고, 현대에 이르기까지 입원치료의 기본이 되고 있다.

6. 19세기

19세기에 이르러 정신의학이 신경과에서 분리되면서, 현대 의학의 한 전문분야로서의 역사가 시작되었다. 1808년 비로소 'psychiatry'란 용어가 독일 J. C. Reil(1795~1813)에 의해 사용되었다. 그러나 실제로는 정신장애에 대해 뇌병 또는 신경병nervous disorder이라는 병명이 계속 사용되면서, 지금까지 혼동이 계속되고 있다.

수용 위주의 요양원들은 점차 전문 의사들에 의해 치료적 병원으로 변모하게 되었고, 도덕치료가 보다 확대되어 갔다. 즉 요양원 내에 정원, 음악실, 도서실 등이 갖추어져 있었고, 각종 목욕이나 환자의 몸을 젖은 천으로 감싸는 등의 수水치료hydrotherapy가 시행되었다. 병원 내 폭력도 통제되었다. 환자에 대한 인도주의적 처우의 전통은 1843년 M'Naghten rule로 시작되는 관련 법률이 제정되면서 근대 법정신의학의 태동으로 이어졌다. 그러나 곧 밀려드는 환자들로 인해 요양원은 과밀화되어 적절한 치료를 실시하기 어려워졌다.

과학의 전반적 발달과 더불어 R. Virchow(1821~1902)로 대표되는 세포설cell theory이 의학에 영향을 미쳤다. 임상적·병리학적 연구방법이 주를 이루게 되면서 이 경향은 그대로 정신질환에도 응용되었다. 19세기 중반부터 인간행동은 종교적 힘에 의해서가 아니라, 신경학적으로 뇌가 지배하며, 뇌는 마음의 중추기관으로, 정신장애는 생물학적 원인(유전, 매독, 뇌 외상, 알코올 등)에 의해 생긴다는 의학적 견해가 강해졌다.

프랑스의 Pinel이 시도한 병원환경 개혁, 요원교육 등 체계화된 운영과 임상기록을 통한 분류·진단 등 임상적 연구의 전통은 19세기에 그의 후계자 J-É. D. Esquirol 등에 의해 계속 발전하였다. 19세기 전반에는 프랑스 학자들이 정신의학계를 이끌었고, 후반에는 독일 학자들이 이끌었다.

Esquirol은 환각, 저능, monomania, 섬망 등을 처음으로 기술했고 의학생 교육에 공헌하였다. F. J. Gall(1758~1828) 등이 뇌의 구조와 기능에 대한 추론을 시도하여 소위 골상학phrenology의 선구자가 되었다. Gall은 마음이란 독립적인 여러 영역이 모인 것이며, 개인의 인격의 특징들이 뇌의 국소들에 반영되어 두개골 형태cranioscopy에 따라 다르게 나타난다고 하였다. 프랑스의 B. A. Morel(1809~1873)은 유전되는 정신적 변성mental degeneration에 의해 정신장애가 생긴다는 이론을 제시하였다. 심지어 독일의 R. von Kraft-Ebing(1840~1902)은 동성애, sadism이나 masochism 같은 성도착증도 뇌의 변성에 의해 생긴다고 하였다. A. Alzheimer(1816~1915)가 최초로 진행성 치매를 보고하여 Alzheimer병이라는 개념이 생겨났다. 독일의 Johann C. A. Heinroth(1773~1843)는 1818년에 최초로 체계적인 정신의학 교과서를 썼고, 정신장애의 심인성, 정신-신체psycho-somatic 개념, 기독교 도덕의 정신치료적 효과 등을 말하였다. 독일의 W. Griesinger(1817~1868)는 정신병에 대한 연구나 치료는 의사의 임무라고 주장했고, 신경정신학neuropsychiatry이라는 말을 처음 사용했으며, 정신의학 연구의 중심을 정신병원에서 대학으로 옮겼다. 1868년 미국의 G. Beard는 정신적·신체적 탈진 상태인 신경쇠약neurasthenia을 기술하였다.

이러한 의학적 모델medical model은 T. Meynert와 C. Wernicke의 뇌 국재화localization 연구, 소련의 S. Korsakoff(1854~1900)에 의한 뇌증후군에 대한 연구, 그리고 영국의 H. Maudsley(1835~1918)에 의한 심리학·신경생리학·정신의학의 통합이론으로 이어졌다.

1841년 영국의 The Association of Medical Officers of Asylums and Hospitals for the Insane(The Royal College of Psychiatrists의 전신)이 창립되었고, 1844년 미국 정신의학회의 전신인 정신병원장협회가 창설되었고, 정기 학술지가 발행되기 시작하였다.

7. 20세기

20세기에 이르러 환자 수가 증가하면서 대형 수용소가 생겨났고, 대형 수용소 내지 정신병원 내부의 분위기는 다시 Pinel 시대 이전으로 후퇴하는 경향이 있었다. 이때의 치료는 구속복straightjacket, cold packs, 전기충격, 인슐린쇼크치료, 전두엽절제수술, 즉 psychosurgery 등 난폭하게 보이는 것으로 대중의 혐오감과 두려움을 불러일으켜, 다시금 정신장애자나 정신의학은 편견과 혐오의 대상이 되어 갔다. 시대의 변화에 따라 정신장애를 귀신들림으로 보는 경향은 줄어들었으나, 여전히 성격결함, 아니면 도덕적 결함으로 보았다. 새로이 대두한 정신분석은 정신병의 원인으로 무의식과 성욕을 말하고, 과거 어린 시절의 경험이 중요하다고 하였다. 당시 정신과 의사는 정신병자 수용소의 원장이었으며, 대개 정신분석가들이었고, alienist로 불리었다.

기술정신의학記述精神醫學 descriptive psychiatry

독일의 E. Kraepelin(1856~1926)은 여러 정신장애가 생물학적이라 보았고, 정신질환을 신체질병과 같은 방식으로 기술하였다. 이는 Pinel의 임상 기술을 통한 연구전통을 계승한 것으로, 여러 정신질환에 대해 원인론보다 nosology, 즉 증상 표현, 경과, 예후, 병리 소견 등의 현상학적phenomenological 관점에서 연구하고 분류하며 병명을 붙이는 것이다. 이는 정신의학의 커다란 갈래의 하나로 기술정신의학이라 한다. Kraepelin의 기술과 분류, 병명은 지금까지도 통용되고 있다. 1911년에는 E. Bleuler가 schizophrenia(정신분열병. 지금은 조현병이라 한다)를 명명하였다.

현상학적 정신병리학phenomenological psychopathology

정신병리학이란 용어는 19세기 중반에 Ernst Feuchtersleben에 의해 만들어졌고, 이후 약 50년 이상 정신의학과 동의어로 사용되었다. 20세기 초에 정신병리학은 Karl Jaspers(1883~1969)에 의해 '정신의학의 과학'이라는 개념으로 연구되었다. 즉 Jasperian psychopathology는 환자에게서 정신병리, 즉 증상을 발견해 내고 진단명을 만들어 붙이고, 경과를 추적하는 방법에 대한 연구였다.

이후 현상학적 정신병리학은 유럽에서 지배적이 되었는데, 주로 하이델베르크대학에서 연구를 선도하였다. 일단의 연구자들이 정신병리학적 증상들의 phenomenological analysis를 주도하면서, symbolization, condensation, dysphoria, dysthymia, psychomotor retardation, tangential thinking, circumstantial thinking 등 여러 가지 정신의학적 개념을 정립하였다. 그들은 또한 이상심리학을 정신병리학(즉 정신의학)과 구별하였다. 현상학적 정신병리학은 20세기 중반까지 유럽에서 교육, 임상진료, 진단분류, 그리고 연구를 인도하는 지식의 기초를 제공하였다. 1950년대까지 조현병의 소위 세 가지 증상콤플렉스 등의 개념과, somatopsychology, explanatory psychology, nosology 등에 대한 연구가 나왔다.

1950년 중반 새로운 향정신성 약물이 나오면서 새로운 접근법으로 다시 뇌를 연구하기 시작하였고, 이를 시작으로 정신의학에서 정신병리학이 직접적인 연구방법이 되는 시대는 끝나게 되었다.

역동정신의학力動精神醫學 dynamic psychiatry

19세기 자연과학적 내지 의학적 견해가 지배하던 때에, 그에 대비되는 Freud(1856~1939)(그림 1-3) 정신분석精神分析 psychoanalysis이 나타났다. 이는 정신역동적 모델psychodynamic model, 즉 심리학적 정신의학의 대표 격이 되었으며, 이 발전은 정신의학사에서 혁명으로 불린다. 역동정신의학에서는 정신병리의 요인으로서 뇌보다는, 정신적 내지 내면적 과정과 대인관계, 환경으로부터의 영향 및 인격의 성숙, 불안과 감정, 갈등, 방어기제 등을 '합리적으로' 연구하고 치료하려 하였다.

18세기 최면술hypnosis은 결과적으로 무의식의 존재를 증명

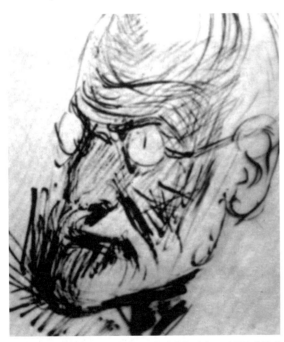

그림 1-3 Freud의 초상(Freud의 영향을 받은 초현실주의 화가 S. Dali의 그림, 1938). 초현실주의 미술은 무의식을 표현한다고 주장한다.

하는 방법이 되었다. 18세기 F. A. Mesmer(1734~1815)가 (현재로서는 비과학적인) 동물자기설animal magnetism에 근거한 방법으로 여성들의 히스테리hysteria를 치료하였는데, 이는 결국 신체에 영향을 미치는 무의식적인 심리적 힘의 존재를 증명한 셈이었다. 그 방법은 1800년대에 J. Braid(1795~1860)에 의해 최면술로 발달하였다. Jean Martin Charcot(1825~1893)는 히스테리의 극적인 증상들을 최면술을 통해 생생하게 시범적으로 재현해 보였으며, 이는 그에게 연수를 받던 Freud에게 깊은 인상을 주었다. H. M. Bernheim(1840~1919)은 히스테리가 정신에 기원한 병이라고 주장하고 심인성으로 신경학적 증상이 나타난다는 뜻에서 정신신경증psychoneurosis이라는 병명을 창안하였다(이는 우리나라에서 '신경성' 또는 노이로제라는 이름으로 알려짐). P. Janet(1859~1947)은 최면술로 히스테리의 정신적 갈등을 밝히고 정신적 방법으로 치료할 것을 주장하였다.

Freud는 이러한 배경하에 최면술로 신경증, 특히 히스테리 환자를 치료하면서 이를 자유연상free association과 꿈의 해석dream interpretation을 주로 한 정신분석기법으로 발전시켰다. 많은 임상경험과 저술, 동료 및 제자 학자들과의 토론을 통해 기본 이론인 본능이론, 유아성욕론, 정신구조, 발달이론, 정신기제 이론을 발전시켰다. Freud의 큰 공헌으로 무의식이 갖는 힘을 발견한 것과 정신치료를 발전시킨 것을 들 수 있을 것이다. 이 이론은 정상적이든 병적이든 간에 인간행동은 심층심리학depth psychology적 원인, 즉 무의식의 욕구 때문임을 밝히고 있다.

Freud는 인간의 행동(정신장애를 포함)은 정신과 사회 환경의 갈등, 정신의 요소들[의식과 무의식, 자아와 본능(이드), 그리고 초자아 등]의 욕구의 힘들 간의 역학관계力學關係의 결과라는 것이다. 즉 무의식, 이드, 초자아 등은 과거 어린 시절부터의 욕구를 표상하고, 의식과 자아는 현실사회의 압력을 표상한다. 이 두 힘은 갈등상태에 있어 자아의 통제(방어기제)를 받아 조정되어 최종적으로 표현된 결과가 행동이다. 통제가 미숙하면 이상행동, 즉 정신장애가 나타난다. 즉 정신장애는 대개 무의식적 욕구나 갈등을 부적절하게 통제한 결과이므로, 이러한 억압의 가정과 결과에 대해 통찰하고 욕구를 적절히 생산적으로 해방하는 것으로 치료될 수 있다는 것이다.

역동정신의학은 정신분석학에 주된 기반을 두고 있으나 그 배후에는 이미 발달된 철학, 자연과학, 최면술, 그리고 근대 생리학이 있었다. 철학적으로는 서구의 전통적인 "너 자신을 알라"라는 철학적 개념과, 기독교의 '고백confession'의 전통이 있다. 과학에서는 Isaac Newton(1642~1726/1727)의 역학, Charles Darwin(1809~1882)과 H. Spencer(1802~1903)의 진화론evolutionary theory과, 또한 가까이에는 신경학적 증상이나 정신과적 증상이란 진화의 결과로 형성된 높은 수준의 기능이 원시적인 낮은 수준의 기능으로 퇴행regression한 결과라는 J. H. Jackson(1835~1911)의 발달이론이 있다. Freud는 이러한 여러 이론을 토대로 당시로서는 첨단과학인 H. von Helmholtz(1812~1894)의 생리학의 원리와 E. W. von

Brüke(1819~1892)의 연구실에서의 신경생리학 연구경험 등을 기초로 정신분석학을 창시하였다. (그러나 당시에는 정신분석을 입증할 의과학적 방법이 발달하지 못하였다. Freud는 언제인가 그렇게 될 것이라는 생각을 1985년 『Project for Scientific Psychology』라는 논문으로 남겼다.)

Freud의 뒤를 이어 많은 학자가 심리학, 정신치료, 인격이론 등을 발전시켰다(제3장 인간행동에 대한 정신사회적 이론 참조). A. Adler(1870~1937), Carl G. Jung(1875~1961) 등은 각기 독자적인 정신분석 학파를 발전시켰다. 특히 미국에서 실용주의적 문화에 힘입어 정신분석이 크게 발달하였다. 그들 중에는 K. Horney(1885~1952), 문화학파cultural school, A. Meyer(1866~1950), H. S. Sullivan(1892~1949), E. H. Erikson(1902~1904) 등이 있다. 20세기 중엽에는 실존주의 등 철학의 영향으로 L. Binswanger(1881~1966), K. Jaspers(1883~1969), V. Frankl(1905~1997) 등이 역동정신의학을 발전시켰다. J. Lacan(1901~1981), H. Kohut(1913~1981)도 정신분석학을 더욱 발전시켰다. 한편 H. Emminghaus(1845~1904), M. Klein(1882~1960), L. Kanner(1894~1981), Anna Freud(1895~1982) 등은 소아정신분석의 선구자가 되었다. (보다 자세한 것은 제3장 인간행동에 대한 정신사회적 이론, I. 프로이트 정신분석 참조)

정신분석은 사람들에게 자기성찰에 대한 욕구를 만족시켜 주면서 많은 사람에게 환영을 받았고, 정신과 의사에게는 정신문제에 대한 전문치료자로서의 위상을 확립시켜 주었다. 그러나 20세기 후반에 이르러 생물정신의학과 약물치료가 발전함에 따라 과학적 근거가 약했던 정통 정신분석은 연구 분야에서는 퇴조하기 시작하였다. 그러나 정신치료 분야에서는 여전히 흔들림 없는 위치를 차지하고 있다.

심리학psychology

한편 심리학 분야에서 행동주의behaviorism 또는 학습이론 learning theory으로 불리는 심리학이 발전하여 정신의학에 크게 공헌하였다. 이에 공헌한 선구자 중에는 I. P. Pavlov(1849~1936), J. B. Watson(1878~1958), B. F. Skinner(1904~1990) 등이 있다. 이는 현재 행동치료behavior therapy로 치료 분야에서 큰 비중을 차지하고 있다.

J. Piaget(1896~1980)의 인지심리학cognitive psychology도 발달이론과 치료 분야에서 인지치료로 정신의학에 공헌하고 있다.

인본주의 심리학이라고 불리는 분야에서 Alport, Murray, Maslow, Rogers 등의 심리학은 상담학counselling의 발전에 기여하였다. (제3장 인간행동에 대한 정신사회적 이론 참조)

생물정신의학biological psychiatry

19세기부터 정신병도 의학적 (생물학적) 방법으로 치료할 수 있다는 사례가 알려지면서 왕성한 생물정신의학 연구가 일어났다. 특히 1950년대의 정신장애에 대한

약물치료의 발전은 정신의학사에서 하나의 혁명으로, 정신질환을 다시 생물학적 내지 의학적 질병으로 보게 하고, 나아가 일반적인 정신현상(마음)도 뇌기능으로 이해하려는 관점을 강화시키고 있다.

1900년대 C. Golgi(1843~1926)와 S. R. Cajal(1852~1934)의 뇌구조 연구, 기타 신경세포기능 발견 등 뇌과학이 꽃피기 시작하였다. 노구치 히데요野口英世(1876~1928)는 1910년대에 당시 가장 흔한 대표적인 정신병의 하나였던 진행마비 환자의 뇌에서 매독균을 발견함으로써 정신질환의 의학적 모델을 더욱 확고히 하였다. F. Kallman(1897~1965)은 정신장애의 유전이론을 체계화하였다. E. Moniz(1874~1955)는 1936년 정신질환에 대해 lobotomy라는 정신외과수술(전두엽을 절제함)을 시행하였다(그는 1949년 노벨 생리학·의학상을 받았다). U. Cerletti(1877~1963)와 L. Bini(1908~1964)가 1938년 전기경련요법electroconvulsive therapy을 처음 시행하였는데, 이들 치료는 효과는 좋았지만 정신의학에 대한 인상을 더욱 부정적으로 만들었다.

정신약물학psychopharmacology

역사적으로 정신장애를 약물/물질로 치료하고자 하는 노력은 오래되었다. 가장 전형적인 예가 술, 아편, 대마, jimsonweed, belladonna 등이었다. 19세기 후반부터 20세기 초기까지는 paraldehyde, chloral hydrate, bromides 등이 수면제 또는 진정제로 사용되었다.

J. Wagner-Jauregg(1857~1940)가 1917년 malaria parasites를 접종하여 열을 발생시켜 진행마비를 치료하는 발열요법fever therapy을 시행하였다(그는 이 치료법으로 1927년 노벨 생리학·의학상을 받았다. 이 치료법은 1950년대 페니실린의 출현으로 중단되었다). 1920년대 Jakob Klaesi(1883~1980)가 시작한 수면요법은 두 가지 barbiturates로 된 Somnifen이라는 수면제로 흥분하는 환자를 수일간 또는 심지어 수 주간 계속 잠을 재우는 것이다. 이 치료법은 1930년대와 1940년대에 세계적으로 널리 퍼졌으나, 지연된 혼수, 심지어 사망 등 부작용이 많았다. 그러나 향정신성 약물이 나온 1960년대까지 계속 시행되었다. 1927년에 Manfred Sakel(1900~1957)에 의해 인슐린혼수요법insulin shock therapy이 개발되어 1950년대까지 널리 시행되었다.

현대적 의미의 정신약리학은 1940년대 말에 lithium이 조증에 사용되면서, 1950년대에 항정신병 약물(Reserpine, Phenothiazines, Butyrophenones), 항우울제(MAO Inhibitors, Tricyclic Antidepressants), 항불안제(Meprobamate, Benzodiazepines) 등이 개발되면서 시작되었다. 1980년대에 이르러 이전 약물에 비해 선택적 효과가 우수하고 부작용은 적은 새로운 제2세대 또는 비정형atypical이라 불리는 항우울제들과 항정신병 약물들이 나타났다. 그리고 치매, 뇌전증 등에 대한 새로운 약물도 개발되고 있다.

이러한 향정신성向精神性 *psychotropic* 약물의 개발은 정신장애에 대한 치료방법을 혁명적으로 개선했을 뿐만 아니라 정신질환의 생화학적 원인의 규명에도 크게 공헌하였다. 이제 정신장애를 약물로 치료한다는 사실은 정신의학사의 혁명으로 인식되고 있다.

뇌과학

20세기 중반을 넘어서면서 여러 선구적 연구에 힘입어 신경전달물질과 수용체 등 신경전달에 대한 연구가 나타나고, 향정신성 약물이 개발되면서 약물작용기전을 연구하면서 역으로 정신장애의 뇌기전이 연구되기 시작하였다. 스웨덴의 Arvid Carlsson(1923~2018)은 조현병의 도파민가설*dopamine hypothesis*을 제시하였고(그는 이러한 도파민 연구로 2000년 노벨 생리학·의학상을 받았다), 여러 학자에 의해 우울증의 아민가설*amine hypothesis*이 제시되었다.

이어 유전학, 분자생물학, 신경과학, 컴퓨터를 이용한 영상화 기술 등이 발달하였다. 특히 1990년대에 정신장애의 원인으로 볼 수 있는 유전체의 변이들이 발견되기 시작하였다. Eric R. Kandel(1929~)은 바다달팽이를 이용한 학습과 기억의 메커니즘에 대한 생물학적 연구를 통해 유전학, 신경생물학, 인지심리학, 그리고 정신분석학적 이론을 통합하는 새로운 '마음' 연구의 지평을 열었으며, 2000년 노벨 생리학·의학상을 받았다.

20세기 말, 생물정신의학의 발달로 정신의학은 다른 의학과 마찬가지로 과학으로서의 조건을 갖추게 되었다. 예를 들면, 뇌의 전두엽의 두께와 증상(정신병리) 간에 상관성이 있다는 것이다. 이런 초기 신경(뇌)발달상 장애는 이후 인격발달과 정신사회적 생활에서 성취를 제한하고 여러 신경정신장애를 초래하게 된다는 것이다. 이러한 의학이 발달하면 정신장애 연구에 획기적 변화가 올 수 있다.

최근에는 컴퓨터와 인터넷 등 정보산업과 의료계, 특히 정신의학의 접목이 관심 대상이 되고 있다.

신경정신의학*neuropsychiatry*：이는 신경학과 관련된 정신의학으로, 행동을 신경생물학적 요인들과 정신의학적 요인들 간의 상호작용으로 본다. 신경학과 정신의학으로 분리되어 있으나, 현재 신경심리학과 행동신경학과 관련하여, 신경정신의학은 하나의 전문 분야로 발전하고 있다. 전형적인 신경정신의학적 장애로서 자폐증, ADHD, 뚜렛장애, 치매, 뇌전증에 의한 정신장애 등이 있다. 여러 정신병*psychosis*도 신경학적 요소가 많다. 그러나 아직 정확한 신경생물학적 실체, 즉 관련 신경회로라든가 증상, 행동양상, 정신증상, 자율신경계 소견, 내분비계 소견, 면역계 소견(염증*inflammation*), 뇌영상 소견, 유전적/후성유전적 자료 등 간의 복잡한 상호작용은 규명되고 있지 않다.

Precision psychiatry：유전학, 뇌영상 연구, biomarkers, 인지신경학, 신경심리학, 행동과학, 기초의학, 임상의학, 약물치료, 인구자료, machine learning 등을 통합하여, 특정 개인에 대한 맞춤 치료의 알고리듬을 개발하려는 정신의학이다. 이로써 통상적 연구에서 놓치는 부분을 파악하고 치료하려 한다. 즉 한 개인의 장애의 모든 경과에 있어 그 개인에게 최적의 치료방법을 알아내려는 것이다. 그런 노력의 하나로 endophenotype에 근거한 새로운 방식의 진단분류법이 제안되고 있다. 이에 근거한다면 새로운 약물 치료방법이 개발될 수 있을 것으로 본다.

사회정신의학*social psychiatry*

20세기에 이르러 대중에게 반감을 주는 대형 수용소, 전기충격(경련)요법, 전두엽절제술*frontal lobotomy* 등에 대한 반동으로 사회정신의학 운동이 나타났다. C. Beers(1876~1943)가 1900년대 초에 정신위생운동*mental hygiene movement*을 시작하여 정신장애에 대한 사회적 편견을 제거하는 데 노력하였다. 나아가 개방적이고 인도주의적인 치료적 공동사회*therapeutic community*를 조직하고 그 안에서 사회적으로 정신장애를 치료하는 시도가 이루어지기 시작하였다. 1950년대에는 M. Jones가 개방병동정책*open ward policy*을 제창하였다. 이어서 환경치료*milieu therapy* 등이 발전하여 병원환경이 개선되었다. 나아가 정신장애는 유전자나 어린 시절의 경험 때문이 아니라 사회환경 때문이라는 주장이 나타났다.

정신장애가 의학적으로 치료되기 시작하면서, 많은 환자가 비인도적인 정신병원에 장기간 계속 수용되어 있을 필요가 줄어들었다. 1960년대에 이르러서는 미국의 지역사회정신보건법*Community Mental Health Act* 제정을 효시로 여러 선진국에 정신보건법*mental health law*이 제정되고 지역사회 정신의학*community psychiatry*이 태동하였으며, 이에 따라 환자의 탈병원화*deinstitutionalization*가 시도되었다. 이로써 환자에 대한 단순한 인도주의적 처우에서 나아가 사회적 보장과 재활복귀에 이르는 길로 확대·발전되고 있다(제36장 정신의학 서비스와 지역사회 정신의학 참조). 이러한 지역사회 정신의학의 발전 역시 또 하나의 혁명적 사건이 되고 있다. 최근 의료보험제도의 확대와 더불어 의료비의 효율적 통제를 위한 managed care가 시작되었다.

소비자운동으로 가족협회 또는 자조집단 및 상호협력조직*mutual-help organization*, 옹호집단*advocacy group* 등이 결성되고 있다.

점차 정신의학이나 인도주의적 정신과치료, 그리고 정신건강 전문가로서의 정신과 의사에 대한 사회적 인식도 조금씩 호의적으로 달라져 갔다.

낙인stigma

정신병을 귀신들림이나 도덕적 결함으로 보는 경향은 줄어들었으나, 정신의학에 대한 부정적 인상은 대중은 물론 다른 분야의 학자들 사이에서 아직 여전하다. 그 이유는 역사적으로 정신병에 대한 편견과 무지, 그리고 낙인, 정신의학과 정신과 의사, 정신병원, 강제입원(감금) 및 전기충격(경련)치료와 뇌수술 등 조악하고 비인도주의적으로 보이는 치료방법 등에 대한 부정적 인상이 아직 남아 있기 때문이라 생각된다.

반정신의학 운동反精神醫學運動 antipsychiatry movement

1960년대 이래 정신의학적 개념과 치료방법에 대한 논란과 비판이 환자들과 정신과 의사들 사이에서 그리고 사회 전체적으로 일어나기 시작하였다. 즉 정신의학적 진단과 입원, 치료는 궁극적으로 오히려 환자에게 상처를 준다는 것이다. R. D. Laing(1927~1989), Thomas Szasz(1920~2012) 등이 이 운동을 이끌었고, 최근에는 과거 환자였던 소위 'survivor'들이 참여하고 있다. 지금도 정신의학에 대한 비판은 끊이지 않는다. 의학적 및 과학적 권위에 대한 비판뿐 아니라, 일상적 삶에 대한 과도한 진단내림overdiagnosis과 인간정신에 대한 의학화medicalization에 대한 비판과 개혁요구가 있다.

횡문화정신의학橫文化精神醫學 cross-cultural psychiatry, transcultural psychiatry

정신장애의 문화적 맥락과 민족적 다양성에 관련된 정신의학의 한 분야이다. 초기에는 식민주의colonialism시대에 문화인류학적 연구와 더불어 서구의 발전된 정신의학을 '미개한' 식민지에 적용해 보려는 데서 시작되었다. 당시의 인종정신의학ethnopsychiatry은 현재 비판의 대상이 되고 있다. 그러나 현재 연구주제가 문화권에 따른 정신장애 빈도와 증상표현의 차이, 이민immigrants의 정신건강문제, 한 국가 내의 인종적 다양성ethnic diversity에 관련된 정신건강서비스 문제 등으로 이동하고 있다. 현대적인 문화적 상대주의에서 본다면 DSM 진단체계는 북미와 서유럽의 문화에 관련된 증후군들의 진단체계라 할 수 있다.

윤리ethics

정신의학에서의 윤리는 의학의 다른 분야에서의 윤리에 더하여, 강제입원, '설명 후 동의' 등 여러 독특한 이슈가 있다(제37장 법, 정신의학 그리고 윤리 참조). 이와 관련하여 세계정신의학회는 정신과 의사가 지켜야 할 윤리강령ethical code으로 1977년 하와이 선언Declaration of Hawaii을 채택한 바 있는데, 이는 1983년 비엔나에서, 1999년 함부르크에서, 2003년 마드리드에서 업데이트되었고, 2020년 Code of Ethics for Psychiatry로 정리되었다(제37장 법, 정신의학, 그리고 윤리 참조). 21세기 들어 의료 혜택에서 불평등문제를 해소하려는 운동이 활발하게 일어나고 있다.

환경정신의학eco-psychiatry

최근 기후변화, 공기오염, 독성물질, 소음 등 환경의 변화 내지 생태학ecology적 변화가 인류의 정신건강에 어떤 영향을 미치는지에 대한 연구가 시작되고 있다.

8. 동양에서의 정신의학

인도와 중국, 그리고 중동지역에서 일찍부터 고유의 자연관과 더불어 인간에 대한 관념과 고유한 의학이 발달하였다. 고대 사상이 대개 그러하듯이 당시 동양의학도 고대 서양에서와 마찬가지로 자연과 인간을 총체적holistic으로 보는 시각을 가졌다. 힌두교, 불교, 유교, 노장사상老莊思想 또는 도道사상 등 동양사상은 서구의 종교, 철학, 그리고 심리학의 한계를 넘어 인간이해의 폭을 넓혀 준다. 동양의 샤먼shaman의식(굿), 요가, 명상과 선禪 등은 정신치료적으로도 의미가 있다고 본다. 그러나 이러한 사상과 치료행위는 아직까지 근거중심의 의학evidence-based medicine으로는 충분히 발달하지 못하고 있다.

인도

인도의 윤회설은 독특한 인간관이다. 인도의 고전 『베다Veda』 등에 의하면, 정신질환은 신체적 불균형 때문에 나타나는 것으로 치료방법으로는 rauwolfia 같은 약초, 구토, 사혈, 동정과 위로의 말, 뱀으로 놀라게 함, 요가, 예배와 희생, 성지 순례 등을 권하였다.

중국

극동지역에서도 일찍부터 불교, 도사상, 유교에서 독특한 인간관이 발달하였다. 정신의학에 대해서는 중국 의학의 최대 고전인 『내경內經』에 '전광癲狂'이 기술되어 있다. '전癲'은 오늘날의 뇌전증과 유사한 급성의 발작적인 정신장애를, '광狂'은 난폭하고 어리석고 잠자지 않고 먹지 않는 대체로 오늘날의 급성 정신병에 해당된다고 본다. 대발작 등 경련에 대해서는 따로 '경痙'으로 기술되어 있다. 또한 '경포驚怖' 등에서 보는 '경驚'은 오늘날의 공포(사회공포증 포함)에 해당되고, '간癎'은 대체로 어린이의 '놀란다'는 뜻의 '경驚'과 열성熱性 질병 시 나타나는 정신혼동 등을 포함한 각종 정신장애를 의미하는 것으로 생각된다. 특히 '장조臟躁'라는 병명은 자궁혈허子宮血虛 때문으로 보는데, 이는 고대 그리스에서 히스테리가 자궁의 요동에 의한 것이라는 견해와 유사해서 흥미를 끈다. 장조는 여성들에게서 많이 볼 수 있고, 칠정七情의 손상으로 발생되며, 그 병리기제를 심心과 신명神明의 기능이 혼란해진 결과로 보고, 증상 면에서 울증鬱症 등 여러 유형이 있으며, 주요증상은 불안, 우울, 근심, 이유 없이 화를 내거나 기뻐하는 것 등이다.

근대 중국에서는 18세기 후반부터 선교사들에 의해 서구의 의학과 더불어 정신의학이 도입되기 시작하였다. 1898년부터 주요도시에 정신병원이 설립되기 시작하였고, 1954년에는 중국 신경정신의학회가 발족하였다. 현재는 서구 의학과의 교류와 선도적 연구가 활발하며, 특히 중국전통의학과 서양의학의 결합에 많은 노력을 기울이고 있다.

일본

일본에서는 19세기 서양의학의 영향을 받아 1879년에 근대적 정신병원인 동경전광원東京癲狂院이 세워졌다. 같은 해에 동경대학에서 독일인 내과 교수가 정신의학을 처음으로 강의하였고, 1886년 일본인 교수가 강의를 이어받았다. 독일과 교류가 많았다. 1902년에는 일본신경학회가 발족하였다. 일본 정신의학의 선구자인 큐레 슈오즈(吳秀三, 1865~1932)가 쓴 교과서 『정신병집요精神病輯要』는 식민지 한국에서도 교과서로 사용되었다.

III. 한국의 정신의학

우리나라는 19세기 말 서양의학이 들어오기 전까지 한의학과 민간요법만이 있었을 뿐이다. 정신의학 분야에서는 『삼국사기三國史記』에 정신치료적 이해가 엿보이는 기록이 있고, 또 『동의보감東醫寶鑑』 등 옛날 문헌에서 단편적으로 정신질환과 정신신체장애에 대한 기술이 발견된다. 그 밖에 독자적인 소위 음양오행설에 근거한 정신신체의학적 이론들과 체질론과 유사한 사상의학四象醫學 등이 발견된다.

서양의학은 17세기경부터 중국으로부터 단편적으로 소개되고 있었으나, 실제적으로는 1885년 최초의 서양의학식 병원인 광혜원이 설립된 이후부터 시작되었다. 광혜원에서는 '신경병' 진료가 시작되고 있었다. 의학교육은 일찍이 광혜원의 후신인 제중원에서 서양 선교사인 의사들에 의해 이루어진 것 같다. 정신의학 교육에 대해서는 공식적인 기록에 따르면, 1910년 총독부의원 부속 의학강습소에서 일본인 의사 스이츠水津信治, 1913년 세브란스연합의학교에서 호주 선교사 맥라렌(Charles I. McLaren, 1882~1957) 교수, 그리고 1929년 경성제국대학 의학부 신경정신과 교수 구보久保喜代二 등에 의해 정신의학 교육이 시행되었다. 일제 강점기에 이들에게 교육받은 한국인 정신과 의사들이 배출되었는데, 초기 한국인 정신의학의 선구자로는 세브란스 병원의 이중철 교수와 광복 후 서울대학교 정신과 교수가 된 명주완 등이 있다. 환자 치료가 시작된 것은 1910년에 개설된 서울 대한의원 신경정신과와, 1923년 세브란스 병원에서 맥라렌 교수에 의해 신경정신과가 개설되면서부터이다(그림 1-4). 세브란스연합의학교(1957년 연세대학교로 됨)에서는 서양 선교사들이 교육을 맡아 대체로 영미권의 정신의학을 교육했고, 경성제국대학 의학부에서는 대체

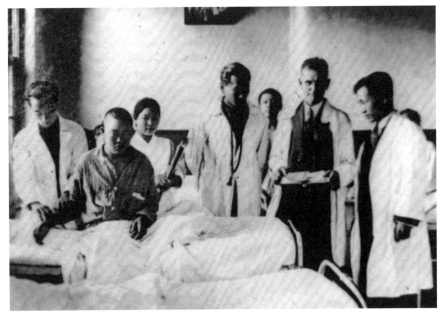

그림 1-4 1930년대 세브란스 병원 신경정신과에서 C. I. 맥라렌 교수가 회진하고 있다.

로 독일의 정신의학을 교육하였다. 당시 치료로는 초창기에는 입원, 휴식, 설득, 작업요법 등이 주였는데, 차차 지속적 수면요법, 발열요법, 전기경련요법, 인슐린 혼수요법 등이 차례로 도입되었다. 조선총독부의 정책은 대체로 정신병자를 범죄시하여 격리 치료하도록 하는 것이었다. 맥라렌은 한국인 환자들을 통해 식민지 지배를 받는 한국인들의 고통을 이해하고 있었고, 기독교적 영성정신치료를 시행하였다. 일제 말기에 세브란스 신경정신과는 정치적 압력에 따라 중단되었고, 광복 때까지 경성제국대학 의학부 신경정신과가 한국의 유일한 교육기관이었다.

광복 이후 점차적으로 많은 의과대학에 정신과교실이 설립되면서 활발한 교육 연구 활동이 이루어졌다. 1945년에 조선정신신경학회가 창립되었고(초대 회장 심호섭), 6·25전쟁 때 중단되었다가 1955년에 대한신경정신의학회로 재건되었다. 1962년에는 학술지인 『신경정신의학』이 창간되었다.

미군정과 1950년 발발한 6·25전쟁을 거치면서 미국 군의관들과의 교류를 통해, 그리고 그 이후에는 한국인 정신과 의사들의 미국 유학을 통해, 미국정신의학과 역동정신의학이 도입되었다. 수면요법, 발열요법, 인슐린혼수요법, 전기경련요법 등이 여전히 사용되었으나, Freud의 정신분석이론이 소개되면서 역동정신의학과 정신치료가 널리 알려졌다. 1950년대 후반에 이르러 chlopromazine을 위시한 약물치료법이 도입되기 시작하였다.

환자 치료 면에서는, 열악하였던 정신의료체제마저 6·25전쟁으로 황폐화되었다. 전후 어렵게 사회가 복구되면서 1960년대 이후 정신과 서비스도 개선되고 정신병원과 대학 정신과도 증설되어 갔다. 정신치료에 있어서도 여러 이론이 도입되면서 다양화되어 갔고, 정신과 약물들도 다양하게 사용되기 시작하였다.

그러나 1980년대에 이르러 정신장애에 대한 사회적 낙인문제와 여전한 경제적 곤란에 따라 적절한 의료적 혜택을 받지 못하는 많은 환자가 불법 요양원에 격리되는 사태가 악화되어 갔고 인권문제가 부각되기 시작하였다. 1995년 마침내 정신보건법이 제정됨에 따라, 병원환경 개선, 의료혜택 확대, 만성 환자의 사회복귀와 재활치료 강조, 환자의 낙인과 권익 문제 개선, 그리고 무엇보다도 지역사회 정신의학의 도입 등 사회제도적인 면에서 빠른 발전이 이루어져 왔다.

현재 정신장애를 가진 모든 환자는 차별 없이 국가 의료보험 제도의 혜택을 받고 있으며, 특히 만성 중증 정신장애자는 장애인복지법의 도움을 받고 있다. 관련 사회단체로 한국마약퇴치운동본부, 정신보건가족협회, 한국자살예방협회 등이 조직되었다. 자살 예방을 위해 2011년 자살예방 및 생명존중문화 조성을 위한 법률이 제정되었다.

일찍부터 사회문화가 인간행동과 정신건강에 미치는 영향을 연구하기 위해 대한사회정신의학회, 대한재활정신의학회 등이 발족되어 활동하고 있다. 정신치료에 있어서도 한국정신치료학회, 한국정신분석학회 등 연구활동도 활발한데, 특히 한국적 전통문화 내지 도道사상에 근거한 보다 개선된 정신치료기법을 정립하려는 연구가 이루어지고 있다. 최근 들어 세계적으로 정신약물학과 신경과학의 발전과 더불어 정신의학이 다시 생물학적 방향으로 선회하면서 우리나라에서도 이 방면의 연구가 활발해지고 있다. 대한정신약물학회, 대한생물정신의학회, 대한조현병학회, 대한우울·조울병학회, 대한불안의학회, 한국중독정신의학회 등 관련 연구단체도 다수 발족되었다.

1990년대 인지행동치료가 본격 도입되었고 이후 집단치료, 정신연극psychodrama, 최면요법, 정신교육psychoeducation 등 다양한 정신치료기법이 도입되었다.

현대 한국사회와 정신의학의 도전

근래에 이르러 한국사회에 저출산과 고령화, 다문화사회화, 우울증과 자살의 증가, 소아·청소년과 노인의 정신건강문제의 증가, 알코올남용, 그리고 경쟁과 갈등, 기타 스트레스가 중요한 원인이 되는 신체질병(고혈압, 심장병, 당뇨병, 기타 대사장애 등), 부주의에 의한 안전사고, 인터넷중독, 도박 등 전체 사회의 정신건강문제가 증가하고 있다. 그러면서도 사회적 편견과 낙인 문제로 인해 정신과에서 치료받는 사람의 비율이 매우 적어, 정신건강문제로 인한 사회적 손실, 경제적 손실이 크다. 대한신경정신의학회에서는 이러한 정신장애에 대한 편견을 줄이고 치료율을 높이기 위해 계몽사업을 벌이고 있으며 정신보건 정책개발 등을 연구하고 있다. 그런 노력 중 하나로 병원의 정신과라는 명칭을 정신건강의학과로 바꾸었고, 병명에 있어서도 일차로 정신분열병을 조현병調絃病으로 개명하였다. 현재 점증하고 있는 탈북자의 남한사회 적응문제와 미래 남북 통일사회의 구축에 따라 예상되는 사회갈등도 현대 한국의 정신과 의사들에게 중요 도전이 되고 있다.

한국정신의학은 지역사회 정신의학의 발전과 관련하여, 한국 문화에 맞는 정신건강증진 방법을 개발해야 할 것이다. 이는 전통 정신문화의 유산과 사회적 자원, 그리고 새로운 과학적 발전을 통합함으로써 가능할 것이다.

Ⅳ. 정신의학의 미래

다른 모든 과학 분야에서 그러하듯이 정신의학의 역사에서도 여러 사조가 부침해 왔다. 또한 과거 정신의학의 역사는 인도주의적 측면에서 분명히 굴곡졌었다. 그러나 지금은 인도주의는 물론 정신의학의 과학적 기초도 지난 50년간 눈부시게 발전하였다. 정신장애는 두려움의 대상에서 치료가 가능한 병이라는 인식이 확산되면서 다른 의학적 질환과 다름없는 것으로 변화되었다.

그러나 문제는 아직도 정신장애자들은 낙인에 상처받고 사회 양극화에 고통받고 있을 뿐 아니라, 정신의학과 정신과 의사들의 활동도 사회적으로 저평가되고 있다는 사실이다. 그러나 분명한 것은 정신의학에 대한 양가적 태도에도 불구하고 인류역사상 정신장애 환자가 지금처럼 좋은 치료를 받고, 회복하고, 생산적 삶을 누릴 수 있던 때는 없었다는 것이다. 이러한 발전은 계속될 것이다.

미래에도 신경과학과 정신역동학의 통합적 이론의 발전과 인본주의humanism사상, 정신치료 기술, 그리고 환자-의사 관계에 대한 이슈가 정신의학이 다른 의학과 다른 독특한 정체성을 갖게 하는 핵심 요소라는 점은 변하지 않을 것이다. 정신의학은 정신치료라는 고유한 전문적 활동과, 사회문화가 인간정신과 행동, 그리고 건강에 미치는 영향을 연구함으로써 의학 발전에 기여할 것이다.

장차 사회가 복잡해짐에 따라, 그리고 정신질환에 대한 사회적 편견과 낙인이 점차 줄어듦에 따라, 정신의학의 도움을 받는 인구가 크게 증가할 것이다. 문제는 정신건강 서비스에서의 격차parity 문제를 얼마나 해소할 수 있을까 하는 것이다.

일반 의학적 문제와 정신의학적 문제가 서로 겹치는 부분이 더 많이 발견됨에 따라, 정신의학 서비스가 일반 의학 서비스와 통합되어 제공되는 체계가 발전할 것이다. 미래에는 사회가 더욱 윤리적인 의료와 인도주의적·민주주의적 의료기관을 요구할 것이다.

21세기에는 유전학, 신경과학, 분자생물학, 컴퓨터의 발전과 더불어 big data science, 로봇공학, 뇌영상 등은 물론 다양한 신기술과 산업이 발전할 것이다. 신기술에 힘입어 진단분류에서도 endophenotype에 따른 분류와 동물을 모델로 한 연구가 발달할 것이며, 그에 기초하여 디자인된 새로운 진단분류법과 약물치료 기술이 출현할 것이다. 유전학, 특히 genomics의 발달에 따라 신경퇴화neurodegeneration 이론보다 신경발달neurodevelopment 이론이 더욱 연구되어 정신장애의 예방과 조기발견과 조기의 더 적절한 치료가 발달할 것이다.

또한 신기술에 힘입어 mobile health service, online intervention, digital medicine, gamification(게임화) 등이 정신의학 서비스에 통합될 것이다.

발전된 생물정신의학의 압도적인 영향에도 불구하고, 정신치료는 정신의학의 독특한 분야로 남을 것이다. 마음에 있어서도 단순히 감정이나 사고나 인지뿐 아니라, 이제는 신념, 목표, 의지, 용기, 의미, 가치, 사랑 같은 마음의 요소와, 나아가 신앙도 정신의학의 한 분야가 되며 생물학적 치료와 통합될 것으로 기대된다. Brainless psychiatry를 인정할 수 없듯이 mindless psychiatry도 인정할 수 없다.

한국에서는 우리 문화에 맞는 분류와 치료기법이 필요할지 모른다. 이때 횡문화적 연구는 여전히 중요한 역할을 할 것이다.

정신과 의사

정신과 의사는 인간의 뇌기능과 정신기능과 사회문화 사이의 상호작용에 대해 통합적으로 연구하고, 이를 근거로 정신장애를 통합적으로 이해하고 치료하는 전문가이다. 최선의 정신건강 서비스를 위해서는, 정신과 의사들은 다른 정신건강 전문가들mental health professionals과 협력하며, 또한 정신신체의학의 발전에 따라 타 전문분야의 의학자들과도 긴밀하게 상호 협력해야 한다. 따라서 상호 연계되는 통합적 서비스integrated service에서 정신과 의사는 중심으로서 폭넓은 지식과 기술과 리더십이 요청된다. 이러한 지식과 서비스에서의 수월성에 의해 정신과 의사의 지위가 향상될 것이다.

참고문헌

김광일, 원호택(1972): 한국민간정신의학(1). 신경정신의학 11: 85~98.
김두종(1966): 한국의학사. 서울, 탐구당.
대한신경정신의학회(2011): 한국 정신의학 100년.
민성길(2013): 말씀이 육신이 되어, 맥라렌교수의 생애와 업적. 서울, 연세대학교 출판문화원.
민성길(2015): 정신의학의 개념과 그 역사. 민성길(편), 최신정신의학(제6판). 서울, 일조각, pp.1~34.

민성길, 이창호, 이규박(2015): 일제시대 조선총독부의원과 경성제대의 정신의학자들의 연구. 신경정신의학 54(2): 142~171.
이부영(1976): 동의보감에 나타난 정신병치료. 신경정신의학 15:20~27.
전지홍, 민성길(1992): 중국정신의학의 역사. 대한정신약물학회지 3:3~12.
Alexander F, Grotiahn M, Eisenstein S(1966): Psychoanalyt-

ic Pioneers. Basic Books, New York.

Alexander F, Selesnick S(1966): The History of Psychiatry. Harper & Row, New York.

Black DW, Andreasen NC(2022): Introductory Textbook of Psychiatry. 7th ed. American Psychiatric Association Publishing, Washington D.C.

Boland R, Verduin ML, Ruiz P(2022): Kaplan & Sadock's Synopsis of Psychiatry. 12th ed. Walter Kluwer, Philadelphia.

Braceland FJ(1957): Kraepelin, his system and his influence. Am J Psychiatry 113:871~876.

Kalin NH(2021): Scientific advances supporting new and improved treatment strategies in psychiatry. Am J Psychiatry 178:365~368.

Min SK(2006): The past, present and future of psychopharmacology in Korea. Clin Psychopharmcol Neurosci 4:11~23.

Min SK, Yeo IS(2017): Mental Health in Korea: Past and Present. In: Minas H, Lewis M, eds. Mental Health in Asia and the Pacific Historical and Cultural Perspectives. Springer, New York, pp.79~92.

Paredes—Echeverri S, Maggio, Bègue I, et al(2022): Autonomic, Endocrine, and Inflammation Profiles in Functional Neurological Disorder: A Systematic Review and Meta—Analysis. J Neuropsychiatry Clin Neurosci 34:30~43.

WPA(2020): Code of Ethics for Psychiatry. October 2020. https://www.wpanet.org/_files/ugd/842ec8_1d812c 6b8a4f4d24878ee1db8a6376f6.pdf

Zilboorg G, Henry GH(1941): A History of Medical Psychology. WW Norton and Company, New York.

笠松章(1959): 臨床精神醫學. 東京, 中外醫學社.

02

인간행동에 대한 생물학적 이론
Biological Theories on Human Behaviors

Ⅰ. 인간행동과 뇌

1. 행동

인간행동은 자극에 대한 사람의 반응이다. 자극은 인체의 안과 밖으로부터 온다. 외적 자극은 자연 또는 다른 사람(사회)으로부터 오고, 내부로부터의 자극은 본능, 내부 신체 자극, 또는 인간의 경우 마음으로부터도 온다. 자극을 받고 반응을 하게 하는 인체의 기관은 뇌*brain*이다. 즉 행동은 뇌의 기능이다.

모든 내, 외로부터의 자극들은 궁극적으로 본능에 관련하여 나온다. 본능적 행동은 개체 보존과 종족 보존을 위한 것이다. 기본적으로 행동은, 일정한 양의 욕구*drive*가 누적된 후 목표 달성, 즉 욕구 해소를 위한 방향으로 일어난다. 탐색적*exploratory* 행동으로 시작하여 완수적*consummatory* 행동으로 끝낸다. 예를 들어 배가 고프면 식욕이 생기고, 이것이 어느 정도 누적되면 음식을 찾아 움직이고, 음식을 발견하면 먹는다. 행동은 그 결과에 따라 되먹임*feedback*작용에 의해 다음의 자극 수용과 반응 행동이 수정되거나 보완된다. 예를 들면 상한 음식을 먹고 통증이 왔다면 이후 그런 음식을 먹으려 하지 않게 된다. 본능적 행동은 상동적*stereotype*인데, 이는 뇌 속에 특정 회로로서 프로그램되어 있고 또 유전된다.

인간의 행동이란 결국 살아가는 것*to survive*이다. 즉

인간의 행동은 기본적으로 숨쉬기, 먹고 마시기, 배설, 성*sex*, 공격과 방어 등인데, 이 모두의 중추는 뇌이다. 인간의 뇌는 생존을 더욱 효과적으로 성취하기 위해 크기와 기능이 증대되어 있다. 이로 인해 인간에게는 동물과 다른 인지, 사고, 기억, 감정, 언어 같은 고차적인 기능이 있다. 갓 태어난 소아는 상동적이며 그래서 원시적인 행동을 하지만, 자라면서 부모의 훈육*discipline*과 사회화*socialization*를 통해 발달, 성숙해 나간다.

내외의 자극에 대한 대응 행동이 주어진 사회의 규범에 맞게*fitness* 나타나면 생명이 유지되고 만족(쾌감, 행복과 같은 긍정적 감정)이 오고 그런 행동이 더욱 학습 강화된다. 반면에 순조롭지 않으면 불만(걱정, 불안, 슬픔, 분노와 같은 부정적 감정)이 생기고 병이 나타날 수 있다.

역사적으로 뇌와 행동에 대한 연구에는 다음 네 가지 전통이 있다.

① 행동발달 연구는 멀리 19세기 C. Darwin의 동물행동 연구와 진화론에서 비롯되었다. 인간 뇌를 직접 실험할 수 없기에 동물모델을 통한 연구가 발달하였다.

② 신경해부학은 19세기 P. Broca와 20세기 초 W. Penfield가 이룩한 뇌의 구조와 그 기능에 대한 연구들과 20세기 초 C. Golgi와 S. R. Y Cajal 등의 신경세포에 대한 선구적 연구에서 비롯된다. Cajal은 신경계의 기본적인 구조가 신경세포라는 이론을 제시하였는데, 이를 neural doctrine이라 한다.

③ 신경전달에 관한 연구는 19세기 말 L. Galvani의 신경의 전기적 활동에 대한 발견을 필두로 [이는 정신장애에 대한 전기

충격(경련)요법으로 나타났다] 시냅스synapse와 수용체와 화학적 신경전달과정에 대한 연구가 있다. 화학적 신경전달에 관련된 물질에 대해 분자생물학적 및 유전학적 연구가 있다(화학적 신경전달 연구는 정신장애의 약물치료로 나타났다).

④ 최근 뇌와 행동 또는 정신장애에 대한 연구는 내분비계와 면역계와 연결되면서 진행되고 있다.

이에 추가하여 최근에는 실험접시 위의 인간 뇌세포, 즉 줄기세포를 대상으로 하는 연구가 발달하고 있다.

'Nature vs Nurture' 논쟁

인간의 행동은 타고난 유전적 생물학적 요인 때문인가 또는 사회환경 내지 학습(훈육)의 영향 때문인가 하는 논쟁을 'Nature vs Nurture'(자연이냐 양육이냐) 논쟁이라 한다. Nature는 유전을 의미하는데, 이는 결국 뇌의 구조와 기능이다. Nurture는 주로 부모와 사회로부터의 영향, 압력 또는 훈육을 의미한다. 어린아이는 나이가 듦에 따라 뇌가 점차 커지면, 결정적 시기critical period에 맞추어 훈육과 교육 그리고 다양한 경험을 하게 되면서 행동 수준은 사회적으로 성숙해진다. 소아기 수준의 행동방식은 성인의 방식과 타협하게 된다. 타고난 뇌의 구조와 기능도 환경과의 상호작용에 의해 다소간 조정된다. 특정 나이에 도달한 한 개인의 행동의 성숙 수준은 이 Nature와 Nurture라는 두 영향력 사이의 어느 지점에 있다.

인간은 사회적 동물이라는 말이 있듯, 사회문명을 건설하면서 nature를 억제해 왔는데, 그 때문에 갈등하고 스트레스stress를 받는다. 스트레스이론에 의하면 인간은 스트레스에 대응하여 "싸우느냐 도망하느냐"의 반응fight or flight response을 보인다. 이 반응도 개인의 인격 수준에 따라 다양하다.

인간의 몸과 마음은 일체로서 환경과 상호작용함으로써 행동이 나타난다. 이를 현대 정신의학은 인간의 행동에 대한 생물정신사회적 모델bio-psycho-soial model이라 한다(그림 1-1 참조). 정신장애도 인간행동 중 하나의 형태로, 뇌기능의 한 표현이라 할 수 있다.

2. 뇌와 정신장애

생물정신사회적 모델에 따라, 또한 Nature vs Nurture 관계에서, 나이에 따른 뇌의 성장에 따라, 인간행동은 발달하고 성숙한다. 이런 상황에서 신경발달에 장애가 있거나, 잘못된 환경이나 경험으로 인해 뇌의 구조에 손상이 생길 수 있다. 미시적으로는 신경회로나 시냅스에서 장애가 나타날 수 있다. 그러면 행동에 장애가 생긴다. 그런 신경학적 장애가, 특히 인간정신을 표상하는 전두엽 같은 고차적 뇌에서 생겨난다면, 혼란된 정신상태와 사회규범에 맞지 않는 행동이 나타난다. 이런 비적응적 행동maladaptive behavior이 정신장애인 것이다.

뇌과학에 기반한 정신장애의 개념: Endophenotype

연구가 거듭될수록, 우울증의 증상들이 불안장애나 강박증 같은 다른 정신장애에서도 나타나고, 항우울제라는 약물이 불안장애나 강박증에도 효과가 있다는 것이 밝혀지고 있다. 즉 현재 정신장애에 대한 분류가 임상적 실제와 꼭 일치하지 않는다는 것이다. 그래서 새로운 보다 과학적인 분류가 요청되고 있다. 예를 들어 어떤 기질적 특징이 공통적 요소로서 우울증, 불안 및 강박증에 공통으로 존재하여, 그 결과 어떤 유전적 소견, 어떤 뇌 영상 소견, 어떤 신경화학적 소견, 신경심리학적 검사 소견 등에서 유사하게 확인된다는 것이다. 그 공통적 기질적 특징은 대개 유전적으로 확인할 수 있는바, 그런 내적 특성을 endophenotype라 한다. 이 내적 특성은 겉으로의 증상표현과 그 내면의 유전적 변이성genetic variability을 연결시키는 것이다. 예를 들면 조현병과 양극성 장애가 공통적 endophenotype로 연결되며, 여기에 자폐증, ADHD, 알츠하이머병 등으로 연결성이 확대된다. Endophenotype 개념을 다른 말로 intermediate phenotype, biological marker, subclinical trait, vulnerability marker라고도 할 수 있다. Endophenotype를 기초로 정신장애를 분류할 수 있다면, 그에 따라 동물모델을 개발하고 새로운 치료법을 개발할 수 있다고 본다.

II. 뇌의 발생과 발달

개인의 뇌는 수태되면서 발생하여 성장·성숙·퇴화하는 발달development과정을 밟는다. 이러한 뇌구조의 발달은 기본적으로 유전적으로 프로그램되어 있다. 따라서 인간 뇌의 개체발생ontogenesis은 계통발생phylogenesis에 따르는 것처럼 보인다(그림 2-1).

1. 뇌의 발생

신경계의 발달은 내재적 유전적 프로그램intrinsic genetic program과 뉴런 밖의 세포외 성장인자extracellular growth factor 간의 상호작용에 의해 통제된다. 뇌의 발달은 유전적 정보에 의해 일정하게 진행되지만, 유전적 장애나 내외의 자극이나 질병으로 끊임없이 영향을 받아 발달장애가 생길 수 있다. 뇌의 발달장애는 뇌기능의 장애와 정신장애로 이어지기 쉽다.

신경계의 발생은 임신 2.5주째쯤 등장한 외배엽ectoderm의 신경판neural plate에서 시작한다. 신경판은 이후 접혀지면서 신경관neural tube이 된다. 신경관은 나중에 중추신경계central nervous system가 되고, 그 표면에 있던 신경능선neural crest에서 말초신경계peripheral nervous system가 발달한다. 신경관은 발

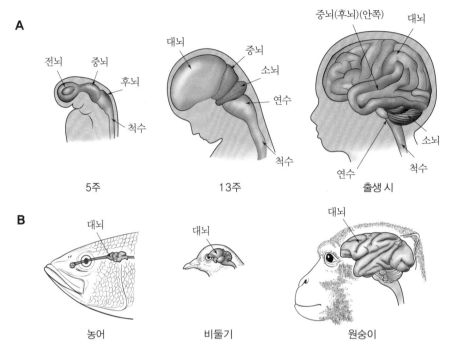

그림 2-1 뇌의 개체발생(A)과 계통발생(B). A. 인간 뇌의 개체발생은 단 하나의 세포로 시작하여 대뇌의 크기와 복잡성이 증가한다. **B.** 계통발생은 척추동물의 진화에 따라 하등동물에서 간단한 형태와 기능을 보이다가 점차 크고 복잡한 형태와 기능으로 발달한다. 뇌는 중추신경계의 원형인 척수의 말단이 비대해진 것이다. 그러나 인간의 뇌는 동물 단계를 능가한다. 특히 인간에서 전두엽이 폭발적으로 발달하고 있다. 계통발생의 정점에 있는 인간의 뇌는 어떤 동물적 기능에서는 뒤떨어지지만, 인간적 기능은 비교할 수 없을 만큼 다양하고 복잡하고 뛰어나다.

달하여 4주째 전뇌*prosencephalon*, 중(간)뇌*mesencephalon*, 능뇌 *rhombencephalon*로 나뉜다. 5주째 전뇌는 종뇌*telencephalon*(대 뇌피질, 해마, 편도, 선조체)와 간뇌*diencephalon*(시상, 시상하부, 시상상부)로 발달하고, 중뇌는 중뇌*midbrain*가 된다. 능뇌는 후 뇌*metencephalon*(소뇌, 뇌교)와 수뇌*myelencephalon*(연수)로 발달 한다(그림 2-1A).

신경세포*nerve cell*의 생성, 이동과 네트워크 형성

대뇌의 형성은 신경세포의 생성과 이동에 의한다. 신 경세포(뉴런*neuron*)는 신경판의 신경줄기세포*neural stem cell*로부터 neural progenitor cell로 분화한 후 최종적으 로 각종 신경세포로 분화한다. (두 번째 trimester기에 신경 세포 생산이 가장 왕성하여, 매초 약 250,000개가 생성된다.) 교 세포*glial cell*도 신경줄기세포로부터 같은 방식으로 분화 한다. 생성된 뉴런들은 성인의 뇌가 보여 주는 각 구조 의 위치(피질*cortex*이나 핵*nucleus*)로 이동하고, 축삭돌기와 수상돌기를 통해 시냅스를 형성하여 최종적으로 신경망 *neural network*을 형성한다(그림 2-2).

유전자 변이에 의하든 환경요인에 의하든 신경세포가 틀린 장소로 이동하게 되거나(heterotopia), 시냅스 정돈에 혼란이 있 거나, 신경전달물질과 그 수용체 간의 상호작용 형성에 결함이 생기면, 뇌의 성숙에 미묘한 차이가 발생한다. 예를 들면 뇌의 발생기간 동안(주로 태아의 둘째 임신 3분기) 영양장애나 바이러 스 감염이 있으면 시냅스연결에 장애가 일어날 수 있는데, 이러 한 뇌발달장애 때문에 나중에 미세한 신경계 내지 정신 기능 이 상, 즉 뇌전증(간질), 정신지체, 읽기장애, 그리고 전전두엽에 서 그러한 경우 조현병이 발생한다고 본다.

Extracellular factors

대뇌가 초기 태아시기 동안 발달하는 동안 뉴런의 성장, 증 식, 이동, 분화, 생존, 전체 뇌의 형태를 갖춤(patterning) 등 을 위한 신호역할을 하는 단백질들이다. 이들은 다양한 형태 의 뉴런생성*neurogenesis*을 위한 intrinsic gene들과 상호작용하 며 그 역할을 수행한다. 대표적인 예를 들어 Sonic Hedgehog 는 SHH(Sonic Hedgehog) 유전자를 생성하며 patterning에 관여 한다. 그 외 nerve growth factor(NGF), brain-derived neuro-trophic factor(BDNF), neurotrophin-3(NT-3) 등 neurotro-phin들이 알려져 있다. 특히 BDNF는 학습, 기억, 고차적 사고

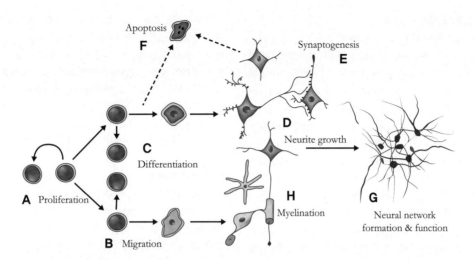

그림 2-2 신경발달. **A.** 세포분열*mitosis* 및 증식*proliferation*. **B.** 신경세포 이동*neuronal migration*: 방사형으로 배열된 별아교세포*astrocyte glial cell*를 따라 진행된다(전전두엽으로 이동하는 경우 세포체 크기의 약 5,000배의 거리를 이동한다). 이동한 뉴런들이 모여 피질*cortex* 또는 핵*nucleus*이 형성된다. 성인의 위치에 자리 잡기 위해서는 패턴화 유전자*patterning gene*의 활동과 뉴런 바깥의 세포외 인자*extracellular factor*들로부터 오는 신호가 필요하다. 또한 뉴런들 사이, 또는 뉴런-교세포 사이의 분자 수준의 상호작용도 이동에 영향을 미친다. **C.** 분화*differentiation*: 여러 형태의 뉴런으로 분화한다. **D.** Neurite(axon 및 dendrite) 성장: 신경세포는 이동하면서 또는 이동 후에 축삭돌기*axon*를 생성하고 이동 후에는 수상돌기*dendrite*를 생성한다. 회백질*gray matter*(핵 및 피질)에서의 축삭돌기들이 연장되어 다른 집단(핵)과 연결되는데, 그런 축삭돌기의 다발들은 뇌의 백질*white matter*을 형성한다. **E.** 시냅스 형성*synaptogenesis*: 이웃의 신경세포들과 시냅스를 형성하고 신경전달물질들과 수용체를 생산하기 시작한다. 이로써 신경전달이 시작된다. 시냅스 형성은 생후 5개월부터 2년간 가장 왕성하며, 10세까지 진행된다(매초 약 3천만 개가 형성된다). **F.** 필요 없는 세포의 사멸*apoptosis*. 뇌발달에서의 세포사멸은 유전적으로 프로그램된 것으로 caspase라는 효소가 중개한다. 뇌의 발달과정 중 세포사멸 과정이 적절히 통제되지 못하면 각종 뇌장애가 발생한다. **G.** Network 형성: 시냅스의 pruning(가지치기)에 의해 재배치*rearrangement*된다. 왕성하게 형성된 시냅스는 필요한 것보다 5배 정도 과잉이다. 그리하여 쓸모없는 세포의 사멸과 쓸모없는 시냅스의 제거가 일어난다. 이를 가지치기*prunning*라 한다. 이로써 회로가 정돈되어 특정한 기능에 능률적이 된다(갓난아기의 행동은 무작정한 버둥거림인데, 점차 쳐다보기, 잡기, 걷기 같은 일정한 행동이 가능해진다). 시냅스 제거는 시냅스 전후의 뉴런들의 발화가 서로 동조하지 않게 되면서(쓸모없어지면서) 나타난다. 이를 통제하는 기제는 postsynaptic glutamate receptor와 calcium 이온이다. Calcium 이온은 second messenger로서의 기능을 하면서 유전자와 trophic factor들의 유리를 조절한다. 이 모든 과정은 유전자 표현에 따라 통제되고 프로그램된 바에 따라 엄격히 진행되는 것으로 생각된다. **H.** 축삭돌기의 말이집(또는 수초) 형성*myelination*은 출생 전에 시작되어 초기 소아기에 거의 완료된다.

등에 중요한 구조인 해마, 피질, 소뇌, 전두엽기저*basal forebrain*에서 활동하며, 정신장애의 원인적 요인이 되기도 한다.

2. 뇌의 성숙

어린아이는 뇌가 아직 미숙하고 사회적 제약을 미처 학습하지 못하였으므로 원시적인 상동적 행동을 곧잘 나타낸다. (예를 들어 먹을 것이 보이면 바로 집어 입으로 가져간다.) 그러나 자라면서 조금씩 사회화되어 감에 따라 행동을 보다 사회문화적인 것으로 수정해 간다. (눈에 보이는 것이 먹고 싶어도 주위 상황을 보아 가며 참을 수 있다.) 이처럼 인간이 사회적 기능까지 수행할 수 있는 것은 인간의

대뇌(특히 전두엽)가 크게 발달해 있기 때문이다.

이러한 후천적 경험에 의해 기존의 유전인자(들)가 변이나 유전적 표현에 영향을 끼쳐 새로운 수준의 행동이 생성되는 것을 후성유전後成遺傳 *epigenesis*이라 한다. 또한 경험에 따라 신경망이 성장과 재조직을 통해 변화하는 것을 신경가소성神經可塑性 *neuroplasticity*이라 한다.

성인에서도 세포사멸뿐 아니라 새로운 신경조직의 발생(neurogenesis)이 축삭돌기와 시냅스 형성과 더불어 발견되는데, 이는 사회적응에 따른 변화이다. (그러나 세포사멸이 없어 세포 수가 누적되면 암 발생의 위험이 커진다.)

뇌 발달과 결정적 시기

결정적 시기란 어린 시절 대뇌기능의 발달에 있어 특정 기능이 획득되는 시기가 어느 정도 일정하다는 개념이다. 결정적 창문critical window이라고도 한다. 예를 들어, 기저핵과 운동피질이 발달하는 생후 4개월이 되어야 사회적 웃음social smiling이 나타나고, 변연계가 발달하는 첫 1년의 후반이 되어야 애착행동과 낯선 사람에 대한 인식이 생겨난다. 특정 발음을 알아듣는 기능은 생후 12개월경 베르니케Wernicke영역에서 성숙되고, 사춘기의 성적 발달은 hypothalamic-pituitary-gonadal axis가 성숙하면서 가능해진다.

따라서 말을 배우는 2세 전후와 이차성징이 나타나는 사춘기가 뇌성숙에 대단히 중요한 시기이다. 대체로 언어, 감정, 논리, 수학, 운동, 음악 등에 대한 기본적인 회로는 생후 수개월부터 1년 이내에 형성되므로, 생후 1년간의 경험이 대뇌발달에서 중요하다. 즉 생후 8개월경 고전음악 공부를 시키면 (고전음악은 수학적이기 때문에) 나중 공간기능과 수학기능이 우수해질 수 있다. 또한 2세경에 새로운 신경망 형성이 왕성하게 일어나는데, 이때 부모가 아이와 눈을 맞추고 대화하고 같이 놀아 주는 것이 중요하다. 따라서 언어기능이 발달하고 있을 때 어머니가 말을 많이 들려주었던 아기는, 말이 적은 어머니의 경우보다 성장 후 어휘능력이 풍부하다. 이때 감정적 트라우마를 받으면 뇌발달에 이상이 생긴다. 사춘기 때는 사회관계를 배우며 대화능력과 감정이 성숙하는 시기이며, 이전에 왕성하였던 신경연결망 중에서 필요 없는 신경연결에 대한 가지치기가 시작된다. (그래서 충분한 수면이 필요하다.)

이러한 행동발달은 모든 종족과 문화권에서 공통적이다. 즉 특정 나이 때의 특정 경험은 특정 뇌기능에 대한 신경회로의 밀도나 충실도와 관련된다.

신경발달장애neurodevelopmental disorders: 궁극적으로 모든 신경발달의 조절에서의 장애가 신경정신의학적 장애neuropsychiatric disorder의 원인이 된다는 견해가 있다. 즉 신생 신경세포가 틀린 위치로 이동하면 없던 병을 만들 수도 있다. 첫째, 뇌발달이 발생과정부터 장애된 것으로, 대표적인 예가 조현병, 우울증, 자폐증, 주의력결핍과잉운동장애ADHD 등이다. 즉 조현병이 진단될 때 이미 전전두엽과 해마가 위축되고 뇌실이 확장되어 있음을 발견한다. 둘째, 정상적 발달을 한 이후 뇌손상에 따라 염증반응(gliosis 동반 등)과 함께 퇴화degeneration하는 것이다. 대표적인 예가 알츠하이머병, 파킨슨병 등이다.

성인에서의 뉴런생성

이때까지 뇌세포는 출생 후에는 새로이 생성되지 않는다고 알려져 있었다. 그러나 최근 동물과 인간의 성인 뇌의 해마의 dentate gyrus에서 새 신경세포가 생성되는 것을 발견하였다. 이 생성 역시 extracellular factor(signal)에 의해 조절된다. 문제는 이 새로운 신경세포가 기존의 신경회로에 얼마나 성공적으로 통합되는가 하는 것이다.

이처럼 신경발달은 뇌발달 이론과 신경장애의 원인과 치료에 대한 이론을 보완할 뿐 아니라 신경가소성을 설명하고(본 장, VI-6. 신경가소성 참조), 손상된 뇌의 수리 가능성, 나아가 새로운 경험의 중요성 등에서 미래 의학에 큰 영향을 미칠 것이다. 예를 들어 우울증 때 해마에서 뉴런생성이 감소되는데, 항우울 치료는 치료효과와 더불어 뉴런생성을 자극한다고 한다.

뇌기능은 성장과 더불어 다양하게 분화되고 성숙되지만, 궁극적으로는 노화하고 (치매가 생기며) 죽음에 다가간다.

뇌의 발달적 위계

인간의 뇌는 타고나는 유전적 정보와 양육, 사회화 경험을 통해 학습된 정보를 모두 포함하고 있다. 즉 뇌는 행동에 대한 통합적 기능을 한다. 인간의 뇌의 구조와 기능은 다른 동물에 비해 최고 수준으로 다양하고 복잡하면서도 통합된 계통발생적 위계hierarchy 구조로 발달하였다. 이를 McLean의 triune brain이라 한다.

하부의 양서류적 뇌reptilian brain 구조는 개체 생명의 유지와 종족 보존을 위한 본능적이고 원시적인 기능을 수행한다. 최하부에 해당하는 척수는 가장 단순한 자극-반응이라는 반사운동reflex 등을 수행한다. 그 위의 뇌간과 시상의 reticular activating system은 각성과 주의, 생물리듬biological rhythm, 기타 생명유지기능 등을 수행한다.

그 상부의 하등포유동물적 뇌paleomammalian brain는 본능적 욕구에 대한 만족과 위협 같은 감정반응, 그러한 경험의 기억(학습)에 관여하는 구조로서 시상하부, 변연계, 중뇌 등이 포함된다.

최상부의 고등포유동물적 뇌neomammalian brain에는 계통발생학적으로 가장 나중에 발달한 대뇌피질, 특히 전두엽이 있는데, 이는 가장 고차적인 인간 고유의 정신사회적 기능, 즉 주위상황과 신체 내부의 신호에 대한 감각(시각, 청각 등), 신체의 운동, 지각, 인지, 각종 부수적인collateral 정보를 처리 통합하는 연상association, 기억, 언어, 감정의 통제, 사회적 판단, 기획 등을 오케스트라의 지휘자처럼 계획하고 수행한다.

이러한 위계적 체계에서, 만일 상부구조에 장애가 생기면 사회적으로 용납될 수 없는 하부구조의 원시적 행동이 통제를 벗어나 튀어나오게 된다. 이를 가리켜 사회적으로 일탈된 병적 행동이라 부른다. 즉 상부구조와 하부구조 사이의 조화된 균형을 잃은 상태가 바로 정신질환이다. 이런 가설은 정신분석이론과 어느 정도 일치한다.

정신분석이론과 뇌 발달

정신분석은 소아기 경험(기억)을 중요시한다. 이는 뇌의 발달적 위계이론과 일치하는 것이다. 인격, 인지기능, 감정반응, 기억 등의 발달에 생물학적 기반이 있다는 것은 이미 정신분석학자들(Freud, Erik Erikson, Margaret Mahler, John Bowlby)과 인지심리학자 Jean Piaget 등이 말하던 바다. 특히 Erikson의 후성유전적epigenetic 발달이론은 단계별 성장을 말하는바, 전

단계를 성공적으로 성취해야 다음 단계로 성숙할 수 있다고 주장한다.

감정은 변연계(paleomammalian brain)의 기능이지만, 생후 10~18개월 때 전전두엽(neomammalian brain)과 연결됨으로써 감정반응은 통제될 수 있게 된다. 이즈음 소아의 감정표현에 대해 어머니(보호자)가 일정하고 센스 있게 제대로 반응mirror하면 아이의 특정한 부위(편도)에 특정한 신경회로가 형성되고, 이러한 경험이 반복되면 그 회로가 강화된다. [해마는 감정경험을 기억회로에 저장하고 있는데, 편도는 기억이 의식화(전전두엽으로 전달)되는 것에 대해 관문역할을 한다고 본다.] 그러나 어머니가 아이의 감정반응에 제대로 반응하지 못하면 아이는 이를 내면화하여 하나의 특정한 신경회로가 형성되어, 성인이 된 후 제대로 교정되지 않으면 감정통제에 문제가 발생할 수 있다고 본다. 예를 들어 아이의 흥분에 대해 어머니가 제대로 반응해 주지 못하면 (paleomammalian brain의 발달이 장애되고) 이후 그 아이는 나중 전전두엽(neomammalian brain)의 발달장애로 인격이 성숙되지 못하며, 인간적인 흥분이나 스릴, 기쁨 등을 경험하지 못하며, 가장 하부(reptilian brain)의 뇌간과 시상 등이 관장하는 생물리듬에 장애가 쉽게 야기될 수 있다.

III. 뇌의 구조와 기능

1. 신경세포

신경세포(뉴런neuron)는 신경계 기능의 단위이다. 이는 일반세포의 기능을 다 갖추고 있으면서 동시에 분극화polarize되어 흥분성excitability을 가짐으로써, 신경신호를 생성하고 통합하고 전달communication하는 기능을 수행한다. 또한 신경세포는 효소, 수용체, 세포골격요소 등 단백질 합성과 유전자 표현이 조절되는 장소이다.

신경세포의 모든 구조는 세포막membrane에 둘러싸여 있는데, 신경신호는 이 세포막의 기능에 의해 만들어지고 또 전달된다. 신경세포의 세포막은 인지질phospholipid의 이중막으로 되어 있고, 각각의 hydrophobic end는 서로 마주 보고 배열해 있다. 그 사이에 콜레스테롤과 여러 가지 단백질의 분자들이 있다. 콜레스테롤은 세포막의 유연성을 조절한다. 단백질은 이온펌프ion pump, 이온통로, 수용체, 아데닐사이클라제adenyl cyclase 같은 효소들로서 곳곳에서 세포막을 관통하고 있다. 수용체는 시냅스전 세포막과 시냅스후 세포막에 존재하며, 일부가 세포외액extracellular fluid에 노출되어 그 속에 방출되는 신경전달물질을 감지한다. 신경시스템이 하는 일을 통제하는 이온 통로와 효소 같은 모든 단백질은 각기 해당 유전자 게놈genome에 의해 만들어진다.

신경세포의 형태는 일반세포와 같으나 세포돌기cytoplasmic process를 가지고 있는 것이 특징이다. 축삭돌기axon는 세포당 하나뿐으로 신경신호를 보내는 기능을 한다. 축삭돌기가 몸체에서 시작되는 부분을 축삭둔덕axon hillock이라 한다. 축삭돌기의 길이는 0.1~0.2mm로 그 끝은 약간 부풀어 말단terminal을 이룬다. 축삭돌기를 둘러싸는 수초myelin sheath가 있어 일정한 간격으로 끊어져 있는데, 이를 랑비에Ranvier 결절이라 하는바, 이는 신호의 약화 없이 신경신호를 전달하는 중계소 역할을 한다. 수상돌기dendrite는 신경신호를 받아들이는 구조로, 한 세포에 여러 개가 있을 뿐 아니라 가지도 많으며 수초가 없다.

인간의 뇌는 약 1,000억 개의 신경세포와 그보다 더 많은 신경교세포神經膠細胞 neuroglia cell로 이루어져 있다. 각 뉴런은 약 10,000개의 시냅스로 다른 부위와 연결되어 있어, 전체 시냅스 수는 천문학적이다. 그리하여 뇌에는 무수한 상호 연결된 신경회로들이 있다. 또한 신경세포마다 다양하고 광범위한 유전자 표현이 개입되어 있다. 따라서 대뇌가 처리할 수 있는 정보량은 엄청나다.

신경세포들은 축삭돌기와 수상돌기를 통해 서로 연결되어 한다. 개재신경세포interneuron는 뇌 안에서 특정 회로circuit를 형성하여 상호 정보를 교환한다. 그중 local interneuron은 인접한 뉴런과 소통하며, relay interneuron은 긴 축삭돌기로 뇌의 다른 부위와 의사소통한다. 투사신경세포projection neuron는 인체의 다른 영역과 정보를 소통하는데, 크게 감각신경세포sensory neuron와 운동신경세포motor neuron로 구분된다.

신경교神經膠**세포**neuroglia cell

신경계에는 신경세포의 10배에서 50배로 추산되는 신경교세포가 존재한다.

성상교세포astrocyte: 중추신경계의 신경교세포 가운데 가장 많은데, 신경세포가 기능하도록 전체 뇌구조의 골격을 유지하고 세포 밖의 전해질 농도를 조절하기도 한다. 신경전달에 사용된 신경전달물질들이 재활용되는 데 기여한다. Extracellular calcium의 조절을 통해 신경회로에 대해 억제적 역할을 하는 것으로 알려져 있다. 자기들끼리도 칼슘을 사용하여 electrical synapses를 통해 신호를 주고받는다. 또한 특정 자극에 반응하여 gliotransmitter인 글루탐산염glutamate을 분비한다고 한다. 뇌혈류를 조절하며 혈관으로부터 신경세포로 대사물질을 운반한다.

희소돌기교세포oligodendroglia: 분지하지 않은 소수의 돌기를 가지고 있으며, 수초 형성에 관여하여 말초신경계에서의 슈반세포Schwann cell와 같은 역할을 한다. 물질의 공급과 배출에 관여하고 혈뇌장벽을 이루어 뇌로의 물질통과를 통제한다.

소교세포microglia: 일종의 면역세포로, 뇌에 침범하는 미생물microbes이나 조직 내에서 변성된 신경세포와 이물질 등을

phagocytosis하는 macrophages 기능이 있다. 이로써 신경세포를 보호한다. 이들은 뇌 내에서 이동할 수 있으며, 뇌가 손상을 입으면 증식한다. 때로는 신경세포들을 연결하는 불필요한 시냅스를 제거pruning하기도 하는데, 이 파괴적인 'synaptic pruning'은 효율적인 뇌회로의 발달에 중요하다. 따라서 소교세포의 장애는 여러 신경발달과 면역장애와 관련된 자폐증 스펙트럼 장애, 뚜렛병, 강박장애, 불안, 우울 및 트라우마 관련 장애, 조현병, 양극성 장애 등 여러 신경정신장애의 원인이 되기도 한다.

뇌실막세포ependyma: 뇌실의 벽을 이룬다. 뇌실막세포는 중추신경 내의 모세혈관 벽을 완전히 둘러싸는 돌기를 내어 Blood-CSF barrier를 형성하고 뇌척수액cerebrospinal fluid; CSF을 생산하고 분비한다.

Radial glial cells: 중추신경계가 발생할 때, neuronal progenitors로서 newborn neurons이 이동하는 데 발판scaffold 기능을 한다. 성인에서는 소뇌에서 synaptic plasticity를 조절하며, 망막에서 신경세포 간의 bidirectional communication에 관여한다.

（말초신경계에서는 슈반세포가 신경섬유의 수초를 형성하고 유지하며 절연작용을 한다. 또한 위성세포satellite cell는 작고 편평한 세포로 신경 세포체의 주위를 둘러싸서 보호하는 역할을 한다.）

2. 뇌의 구조와 기능

중추신경계central nervous system는 뇌brain와 척수spinal cord로 되어 있다. 말초신경계peripheral nervous system는 신체 각 부위의 감각을 중추신경계인 뇌로 전달하거나 뇌의 명령을 말초에서 수행하도록 전달하는 구조로, 신경섬유들과 자율신경섬유, 신경절로 구성되어 있다.

대뇌cerebrum

중추신경계에서 가장 늦게 발달하며 가장 위에 있는 상부구조이다. 종뇌終腦 telencephalon라고도 한다. 대뇌는 약 1,350g이며, 세 겹의 뇌막meninges(경막dura mater, 거미막arachnoid, 연질막pia mater)으로 덮여 보호되고 있다. 대뇌에는 대뇌피질, 시상視床 thalamus, 변연계의 일부(발생학적으로 오래된 해마회hippocampal gyri와 대상회cingulate gyrus) 및 기저신경절basal ganglia 등이 포함된다. 대뇌피질과 기저신경절 사이의 백질은 내포internal capsule로 불리며, 대뇌와 하부구조 사이의 연결돌기들의 다발들이다.

뇌를 단면으로 잘라 보면, 신경세포들이 모여 있는 회백질gray matter, 축삭돌기들이 다발을 형성하고 있는 백질white matter, 뇌척수액cerebrospinal fluid으로 차 있는 뇌실ventricle, 그리고 뇌혈관계로 구분됨을 볼 수 있다.

회백질은 대뇌피질, 각종 핵nucleus 등 신경세포들의 집단 구조이다. 이들은 각각 고유의 이름과 고유기능이 있다. 백질은 여러 신경다발tract로 구성되는데, 이들은 신경세포에서 나온 신경신호를 다른 뇌구조나 말초로 전달하는 기능을 한다.

뇌가 여러 구조로 되어 있지만, 뇌 전체가 하나의 단위로서 기능하는가 또는 구조별로 기능이 다른가 하는 논의가 완전히 끝난 것은 아니다. 현재는 대체로 기능이 구조에 따라서 특수화specialize되어 있으면서도 연결을 통해 서로 신경신호를 주고받으면서 통합되어 하나의 행동으로 나타난다고 본다. 하나의 행동에서라도 뇌영상neuroimaging 소견상 여러 곳이 동시에 활성화하는 것을 볼 수 있기 때문이다. 따라서 하나의 행동이 어느 부위의 기능인지는 확정하기는 어렵다. 그러나 시각과 언어 기능에 대해서는 비교적 정확하게 구조가 규명되고 있다.

뇌는 기능적으로 감각계sensory system(외계의 내적 표상), 운동계motor system(외계의 조작, 의사소통을 통해 타인에 대한 영향 행사), 연상계association system(감각을 내적 욕구와 감정적 자극과 통합하여 운동계가 활동하도록 추진) 등으로 구분된다.

대뇌피질大腦皮質 cerebral cortex

대뇌의 가장 겉부분으로, 두개골 내에서 최대 면적을 갖기 위해, 그리고 기능을 최대로 하기 위해 회gyrus와 구fissure라 불리는 많은 주름sulcus이 져 있으며, 그에 따라 기능이 국재화localization 또는 특수화specialization되어 있다. 피질의 신경세포는 대뇌의 약 70%에 해당한다. 발생학적으로 최상부 구조이다. 촉각, 시각, 청각, 후각, 미각 등 외계로부터의 정보와 신체 내부, 그리고 다른 뇌 부위로부터 정보를 받아 인식하고, 운동, 감정, 언어, 기억, 사고 등을 만들어 낸다. 크게 전두엽, 두정엽, 측두엽, 후두엽으로 나누어져 있다. 중앙구central sulcus, fissure of Roland가 전두엽과 두정엽을 구분하고, 측구lateral cerebral sulcus, sulcus of Sylvius가 전두엽과 측두엽을 구분한다.

대뇌피질은 단면으로 볼 때 신경세포의 배치 상태에 따라 6개의 층으로 구분되는데, 위치에 따라 6개 층의 배치양상에 차이가 있다. Brodmann은 그 차이에 따라 피질을 47개 영역으로 구분해서 지도화mapping하였다.

대뇌는 좌우대칭인 2개의 반구로 되어 있으며, 뇌량corpus callosum과 전·후 commissure 등으로 연결되어 있다.

대뇌비대칭성 brain asymmetry

반구의 기능이 대칭적이지 않다. 즉 오른손잡이의 경우 좌반구는 우세반구dominant hemisphere로 언어, 수학, 추상능력, 논리적 인식, 순차적sequential인 정보에 대한 인식에 우세한 반면, 우반구는 비우세반구nondominant hemisphere로 비언어적 인식, 동시적 인식, 통합적 기능, 문양 인식, 감정기능, 음악, 미술 등의 예술적 기능, 사회적 신호cue의 인식 등 시각·공간적visuo-spatial인 정보에 대한 인식에 우세하다고 한다.

지금까지의 연구를 보면, 우측 뇌가 손상되면 정동장애가 생기고 꿈의 시각적 요소를 상실하며 유머반응에 실패하고 은유와 함축을 이해하지 못한다. 반면 좌측 뇌가 손상되면 지적 기능과 꿈의 서술적 능력이 상실된다. 전전두엽은 감정기능의 보조적 기능을 수행하는데, 좌측이 활성화되면(또는 우측에 장애가 나타나면) 웃음과 기분의 고양 및 Witzelsucht(함부로 농담함) 등이 나타나고, 우측이 활성화되면(또는 좌측에 장애가 나타나면) 우울증 또는 통제할 수 없는 울음 등이 나타난다.

대뇌비대칭성과 정신질환의 관련에 대한 많은 연구에 따르면 대체로 조현병은 좌반구장애, 우울증은 우반구장애라고 한다. 또한 왼손잡이에게 문제행동이 많다고 한다. 그러나 최근에 이루어진 여러 연구결과에 의하면, 대뇌비대칭성과 정신질환의 관계가 이처럼 단순하지만은 않다. 대체로 비우세반구에 병소가 있을 때 심인성으로 보이기 쉽다. 이때 나타나는 증상은 질병실인증, 구성실행증, 착의실행증, 신체반측무시 등이다(그림 26-2 참조).

전두엽 frontal lobe

인간은 큰 전두엽을 가지고 있기 때문에 다른 영장류와 구별된다. 전두엽은 운동피질motor strip, 보조운동영역supplementary motor area, 브로카Broca영역, 전전두피질prefrontal cortex로 나뉜다. 특히 전전두엽prefrontal lobe은 전두엽에서 일차운동피질과 전운동피질을 뺀 전두엽의 앞부분을 말한다. 전체 피질의 29%를 차지하며 인간 고유의 인격기능을 수행한다. 전두엽은 통찰력, 자기인식, 계획, 의사결정, 작업기억working memory, 언어 생성과 신체적 표현, 여러 정보의 통합, 계획개념(행동의 순서) 형성, 행동수행, 주의, 동기, 인지, 이성적 사고, 지남력 등 인간이 동물과 구별되는 능력에 관여한다. 또한 시상, 변연계, 기저신경절, 그리고 기타 뇌의 여러 부위와 상호 연결되어 그 기능들을 통합하고, 동기, 주의, 행동의 순서 등을 관장함으로써 목표지향성 활동을 수행한다. 또한 전두엽은 도파민을 포함한 신경섬유가 많이 분포해 있어 조현병을 치료하는 항정신병 약물의 작용부위이기도 하다.

전두엽증후군 frontal lobe syndrome : 좌우 전두엽이 모두 외상,

종양 등으로 손상되면 인격, 즉 개인과 외부 세계의 상호작용에 변화가 나타난다. 의지, 창조적 문제해결능력, 호기심, 사고의 속도, 추상능력, 계획능력, 사회적 판단 및 결정 능력 등이 손상되고 사회적 위축이 온다. 손상 위치에 따라 감정적 흥분, 불안정성, 충동성, 무감동 등을 나타낸다. 특히 부적절한 행동, 소아 같은 행동, 허풍스럽고 과장되며 우스꽝스러운 행동 또는 성적 문란과 노출증, 위생적으로 지저분한, 어리석은silly 행동이 나타난다. (이를 Witzelsucht라고도 한다.) 결국 지적 기능에 장애가 오며 이는 치매로 이행된다. 그러나 한쪽 전두엽이 손상되면 이런 장애는 잘 드러나지 않는다.

전두엽의 장애가 조현병과 관련이 있다는 연구가 많다. 태아기 때 시냅스형성에서 가지치기가 과하였거나 어려서의 영양장애나 바이러스감염으로 인해 신경세포들의 시냅스형성이 저하되거나 해서 회백질의 감소가 커졌다는 것이다. 또한 감정을 관장하는 변연계의 도파민 시스템과의 연결이 저하되었을 것이라는 것이다. 이를 입증하는 근거 중 하나는 항정신병 약물 대부분의 작용기전이 전전두엽에 풍부한 D_2 수용체를 억제하는 것이다. Hypofrontality가 조현병의 음성증상이나 무감동과 관련되고, 반면 hyperfrontality는 강박장애와 관련된다는 주장도 있다. Orbitomedial lesion 때는 불안정, 다행감, 과잉운동, 충동성, 난폭성, 부적절한 사회적 행동을 보이는 경향이 커서 양극성 장애와 유사한 다행감증후군euphoria syndrome이 나타난다.

전두엽 후부(primary motor cortex, Brodmann area 4)가 손상되면 반대쪽 편측부전마비contralateral hemiparesis와 운동의 강도, 속도, 협응의 약화와 브로카실어증이 나타난다.

전전두엽 prefrontal lobe

전전두엽은 전두엽의 맨 앞쪽의 구조이다. 안와전두영역orbitofrontal region은 변연계와 연결되어 욕구 또는 동기와 관련된 정보를 처리하는 데 관여한다. 다양한 갈등적 상황에서 감정을 통제하여 목표 달성에 이르도록 하는데, 목표지향적 행동, 즉 appetitive behavior(접근행동)와 회피행동 등을 조절한다. 따라서 이 부위에 장애가 생기면 탈억제, 자책감 등이 나타난다. 특히 전전두엽의 하부구조는 처벌과 보상 등 감정적·정서적 정보들을 상황에 맞게 조절하여 적절한 사회적 행동을 수행하게 한다.

내측 영역medial region은 행동을 시작하는 역할을 한다. 이곳에 장애가 생기면 심한 무감동 상태, 자연스러운 자세의 장애, 행동 및 언어의 제한, 심지어 무동성 무언증akinetic mutism을 보인다. 특히 내측 영역의 대상회는 변연계에 속하기도 하는데, 감정을 주관하며 아래로 편도, 시상, 중격과 연결된다. 이 부위의 전두엽 기능의 손상 시 나타나는 증상들은 조현병과 관련이 있다고 추정된다.

배외측 전전두 영역dorsolateral region은 목표지향적 행동수행의 중추역할을 한다. 그래서 이곳에 장애가 생기면 동기, 계획, 감시monitoring, 융통성 발휘 등에 문제가 생긴다. 환자는 미래를 예견하지 못하고, 피드백을 이용하지 못하며, 목적에 따라 행동하지 못하고, 노력을 지속하지 못한다. 즉 나무를 보느라 숲을 보지 못하게 된다. 조현병의 음성증상 양상과 유사한 무감동증후군apathetic syndrome이 나타난다. (그럼에도 불구하고 지능검사상 기억, 언어, 시각공간적 기능 수행은 정상적인데, 이러한 기능들은 후두엽, 측두엽, 두정엽에서 관장하기 때문이다.)

신경심리검사: 전두엽장애는 신경심리검사나 뇌영상으로 확인할 수 있다. 전두엽장애는 비체계적이고 스트레스 많은 실제 삶에서의 장애로 나타나기 때문이다. 이러한 전두엽의 기능을 검사하는 신경심리학검사로는 위스콘신 카드 분류 검사Wisconsin card sorting test(추상능력검사), 런던탑 검사Tower of London test, Porteus Maze test(계획능력검사), 연속 수행력 검사continuous performance test(주의력검사) 등이 있다.

두정엽parietal lobe

자세, 촉각, 시각-공간기능(우측), 읽기, 계산 등 각종 체성 감각정보somatic senses의 통합과 연상을 주관한다. 후두정엽피질posterior parietal cortex은 계획된 운동, 공간개념, 주의 기능을 담당한다. 특히 비우세반구의 두정엽은 신체적 영상을 개념화하고 외부환경을 인식하는 기능을 한다. 두정엽은 또한 숫자나 계산과 관련된 기능을 하기 때문에 지능검사 시 전두엽보다 두정엽이 활성화된다.

Homunculus(작은 인간): 기능별로 대뇌피질이 담당하는 크기에 따라 신체를 재구성한 scale model로, little man 또는 miniature란 의미이다. 예를 들면 입술감각에 대한 수용체와 연결된 뇌부위가 넓기 때문에 감각 homunculus에서는 입술이 매우 크다. 반면 움직임에 대한 homunculus에서는 손에 자세한 기능이 많기 때문에 손이 매우 크다.

두정엽증후군parietal lobe syndrome: 실행증, 실인증, 실서증agraphia, 실어증, 음치증amusia 등이 전형적으로 나타난다. 우세반구의 병소 때는 거스트만Gerstmann증후군(계산불능증acalculia, 실서증, 손가락 실인증finger agnosia 및 좌우혼동)이 나타난다. 비우세반구의 병소 때는 질병실인증anosognosia과 공간적 종합능력의 장애가 생겨 구성실행증, 신체편측무시 같은 신체부위 실인증이 나타난다. 무감동, 무관심도 나타난다. 임상적으로 치매, 심인성 장애와 감별하기 매우 어렵다. 특히 두정엽장애 때문에 나타나는 신체상의 왜곡과 공간개념의 장애 같은 특이한 증상은 일반적인 히스테리 증상과 감별해야 한다.

측두엽temporal lobe

측두엽은 그 안쪽의 피질하 구조인 변연계와 밀접한 관련을 가지고 있다. 감정표현 및 기억에 관여한다. 특

히 장기기억은 측두엽의 피질에 저장되는 것으로 알려져 있다. 그래서 측두엽에 전기자극을 주거나 측두엽 뇌전증temporal epilepsy 발작이 있을 때, 특정한 과거의 경험이 되살아나거나 환각과 비슷한 증상이나 종교적인 경험이 나타나기도 한다. 이러한 행동의 측두엽 관련성은 측두엽 뇌전증과 Klüever-Bucy증후군 등이 잘 보여 준다.

측두엽을 대표하는 기능은 청각정보 처리이다. 대뇌의 측두엽 상부 표면에 위치하는 베르니케Wernicke영역은 청각피질 바로 뒤쪽에 위치하는데, 이는 '알아듣기' 기능을 수행하는 영역으로, 여기에 문제가 생기면 '베르니케 실어증'이 나타난다. 언어 이해는 왼쪽 측두엽에서, 언어의 감정적 측면의 이해는 오른쪽 측두엽에서 우세하다. (그래서 좌측 뇌가 손상되어 언어기능을 잃은 사람이라도 우측 뇌가 정상적이면 대개 노래는 부를 수 있다.)

언어기능은 좌측 측두엽의 기능이며, 동작은 우측 측두엽의 기능이다.

측두엽증후군temporal lobe syndrome: 흔히 망상, 환각, 우울, 분노, 공포 등 감정장애가 나타난다. 특히 자동증automatism은 짧은 기간 동안 상동증stereotype의 행동을 하는 것으로, 나중에 자신의 행동을 기억하지 못한다. 감각장애로 대부분 후각, 미각 장애가 나타나고, 의식장애로 몽롱상태가 나타나기도 한다. 강박증상과 이인증, 망상성인 단순정신병frank psychosis 등이 나타나기도 한다. 실서증, 실독증, 실어증(Wernicke형)을 동반하기도 한다. 우세반구 병변 시 다행감, 환청, 망상, 사고장애, 언어이해장애가 나타나며, 비우세반구 병변 시에는 불쾌감, 불안정, 인지장애, 시각장애, 음악기능장애 등이 주로 나타난다. 또한 조현병이 측두엽 뇌전증의 후유증이라는 견해도 있다. 한편 조현병이 있으면 전두엽과 측두엽 간의 활동이 감소한다고 한다.

섬엽insula

이는 뇌의 lateral fissure 안쪽 깊숙이 자리 잡고 있는 작은 피질 부분으로, 전두엽, 두정엽, 측두엽에 의해 덮여 있다. 크게 anterior insula 및 posterior insula로 구분되며, 기능이 확인된 수많은 영역이 있다. 신피질, 기저핵, 시상, 변연계 및 후각피질과 연결되어 있으며 다양한 기능을 한다. 기능은 의식, 자기의식self awareness, 감정, 공감, 인지기능, 대인관계, 신체의 항상성homeostasis 조절 등이다. 특히 내수용성 감각interoception(신체 내부 감각들, 즉 온도, 촉감, 입맛, 통증, 가려움, 근육과 내장의 감각, 호흡 곤란, 배고픔, 피로감 등)을 처리해 몸 전체 상태를 인식하는 것이다. 뇌영상 연구들은 섬엽이 욕구desire, 갈망craving, 습관성 중독addiction 등과 관련 있다는 것을 보여 준다. 또한 조현병, 기분장애, 공황, PTSD, 강박장애 등 정신장애들과도 연관된다고 한다.

후두엽occipital lobe

뇌 뒤쪽에 있으며, 시각 중추가 있어서 일차시각피질 *primary visual cortex*이라고 한다. 눈으로 들어온 시각 정보를 분석하고 통합하여 두정엽과 측두엽으로 전달한다. 두정엽으로 가는 경로에서는 물체의 위치, 빠르기, 거리 등 움직이는 것에 대한 시각적인 정보와 그에 따른 눈의 움직임이나 몸의 움직임에 관한 정보를 처리한다. 측두엽으로 가는 경로에서는 보고 있는 물체의 색과 형태를 기존의 영상과 비교하면서 판단하는 기능을 담당하며, 시각에 관한 기억의 장기 저장에 관여한다.

후두엽증후군occipital lobe syndrome

**: 후두엽은 시각중추이므로 시각피질이 손상되면 눈이나 시각 경로에 이상이 없다 하더라도 장님이 된다. 여기에 생긴 병소는 착시, 환시, 변형시 *metamorphopsia*, 영상의 왜곡, 색상실인증color agnosia, 동측반맹homonymous hemianopsia 등을 야기한다. 이 증상들은 전두엽 또는 측두엽 장애, 정신병, 히스테리와 감별해야 한다. 시각실인증 중 아는 사람 얼굴을 알아보지 못하는 얼굴실인증, 피질시각상실cortical blindness로 인한 영상장애, 지속적 잔영, 원근지각장애 등이 나타나기도 한다. Anton증후군은 후대뇌동맥 *posterior cerebral artery*이 막혀 나타나는 피질시각상실로, 환자는 이를 부인한다.

뇌량corpus callosum

손상되면 뇌량실행증callosal apraxia과 마르키아파바-비냐미 *Marchiafava-Bignami*병이 생긴다. 후자는 인격장애, 지능장애, 무감동, 졸림, 그리고 섬망이 특징이다. 뇌전증 치료 중의 하나로 뇌량을 절단하는 수술이 있는데, 이때 전형적인 분할뇌split brain 증상이 나타난다. 즉 좌우반구가 각각의 기능만을 수행하며 서로 다른 쪽 기능을 인지하지 못해, 전체 행동이 통합되지 않는다.

시상視床 thalamus

시상은 모든 감각계의 중계중추로, 운동과 감각 신호를 통해 대뇌피질과 중뇌, 변연계를 연결하며, 여러 가지 신경정보를 통합, 중계 처리한다. 수면과 각성, 의식에 관련되어 있다. 또한 여기에는 아편제제opiate 수용체가 많아 통증과 관계가 크다.

간뇌間腦 diencephalon

시상, 시상하부, 시상상부epithalamus(habenular nuclei와 pineal gland 포함), 시상저부subthalamus 등이 포함된다.

시상하부視床下部 hypothalamus

시상하부는 내분비계와 자율신경계의 중추로 수면(생물리듬), 배고픔(식사행동), 갈증, 감정기능(애착행동, 분노 등), 성기능, 면역기능, 기타 여러 자율신경계의 기능 등을 주관하는데, 이들 기능을 수행하는 핵들의 집합체이기도 하다. (중요 핵으로는 suprachiasmic nucleus, paraventricular nucleus, supraoptic nucleus, mammillary body 등이 있다.) 이는 뇌궁fornix을 통해 해마체계와 유두체, 편도 등과 연결되고, mesolimbic dopamine pathway로 뇌간과도 연결된다. 또한 신경내분비물질을 생성해서 뇌하수체로 내려보냄으로써 기능적으로 연결된다. 따라서 시상하부는 감정 변화에 따른 운동기능 변화(예: 우울할 때 정신운동 지연)와 내분비반응을 나타내도록 한다. 뇌하수체의 병소는 양측성 반맹bilateral hemianopsia, 시신경위축optic atrophy, 그리고 뇌하수체 기능부전, 요붕증diabetes inspidus 등을 야기한다.

변연계邊緣系 limbic system

이는 계통발생학적으로, 그리고 세포구축cytoarchitecture상으로 고피질paleocortex에 해당된다(그림 2-3). 하등동물에서는 후각과 관계된 구조로서 후각뇌rhinencephalon(nose brain)로도 불리며, 이전에 파페즈회로Papez circuit로 알려져 있었다. 이 회로는 반향회로reverberating circuit로 후신경구olfactory bulb, 해마, 해마회, 뇌궁fornix, 중격septum, 유두체mammillary body, 대상회cingulate gyrus 등과 시상하부, 앞핵anterior nucleus 등이 포함된다. 이 회로에 더하여 편도, 기저전뇌basal forebrain, 측좌핵nucleus accumbens, 안와전두피질orbitofrontal cortex이 추가되기도 한다.

변연계의 기능은 소위 원시적인 기능으로 후각, 감정, 성욕, 식사행동, 동기, 공격성, 기억, 학습 등의 중추로 알려져 있다. 특히 인간에서는 변연계는 감정 관련 연상영역과 연결되어, 기억의 생성과 변형에 관계하며, 감각경험과 기억된 경험에 감정적 무게를 더하는 일을 수행한다.

변연계에 병소가 있으면 정신운동 발작, 환후, 환미, 성반응, 분노, 공포 등이 나타난다.

Klüever-Bucy증후군은 해마와 편도의 손상 때문인데, 학습과 기억의 장애와 더불어 hyperorality(입으로 주변 탐색, 입에 무엇이든 넣으려는 강박행동, 과식증), hypersexuality(부적절한 과잉 성적 행동), 평정한 감정placidity, 심인성 시각인지 장애, 시각자극의 감정적 요소 무시, 주의산만 등이 나타난다.

대상회에 병소가 있으면 무감동, 무동증, 무언증 등이 나타난다. 티아민 결핍으로 유두체와 시상에 장애가 생기면 기억장애가 오는데, 이를 코르사코프Korsakoff증후군이라 한다.

정신장애, 특히 조현병 환자는 시상하부, 해마, 편도, 그리고 parahippocampal gyrus가 위축되어 있다고 한다. Eugene Bleuler가 말한 조현병의 4A증상, 즉 감정affection의 장애, 연

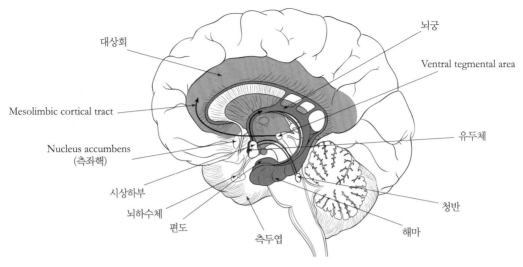

대상회

뇌궁

Ventral tegmental area

Mesolimbic cortical tract

Nucleus accumbens
(측좌핵)

유두체

시상하부

뇌하수체

편도

측두엽

청반

해마

그림 2-3 변연계(어두운 부분)

상*association*의 장애, 양가감정*ambivalence*, 자폐증*autism* 등은 거의 변연계의 기능장애이다. 조현병에서 흔히 보는 환청은 시상과 좌측 해마와 해마피질, 그리고 선조체의 이상과 관계가 있다고 한다.

편도扁桃 *amygdala*

편도는 변연계의 중심으로, 내외로부터 오는 감정적 자극을 처리·통합하고, 감각과 기억을 감정과 연결하여 감정적 의미를 부여하는 관문*gate* 역할을 하며(따라서 감정이 실린 경험은 제대로 기억되나 무관심하였던 경험은 곧잘 무시된다), 전두엽의 여러 피질영역과 신호를 교환하여 감정을 자극하기도 하고 억제하기도 한다. 목표달성이 방해되거나 새로운 문제가 발생하여 감정 조절이 필요할 때 활성화한다. 우측 편도를 자극하면 공포와 슬픔 같은 부정적 감정이 유발되고, 좌측 편도를 자극하면 즐거움(행복)이나 긍정적 감정이 자극된다고 한다. 편도는 사회적 지능과 타인과의 협력 등 상호작용에도 관련되고, 개인 영역을 침범당하는 것에 대한 반응에도 관련된다. 사람의 얼굴표정을 통해 그 사람의 감정을 사회적으로 판단하는 기능을 하는데, 편도가 파괴되면 다른 사람의 공포나 분노의 표현을 파악하지 못한다. 특히 공포조건화*fear conditioning*는 기억의 한 형태로, 편도의 기저외측핵*basolateral nuclei*은 학습사건에 관련된 감정적 각성이 클수록 기억이 더 강화되는 기전과 관련된다. 소아 때 혼란되고 폭력적인 가정환경 같은 강한 공포경험이 편도를 압도한 적이 있으면, 그에 대한 기억회로가 형성되어 잠재적인 위협적 자극에 예민한 상태에 있게 된다. 그러면 다른 학습(언어, 학교공부)에 장애가 발생한다. 이런 현상은 성인의 PTSD에서도 관찰된다. 즉 위협적 경험이 기억으로 등록되는 동안 스트레스 호르몬이 기억회로에 영향을 미쳐, 안전한 상황에서도 두려움이 지속되게 만드는 것이다. 그래서 PTSD는 뇌영상에서 우측

편도의 과잉활동성과 관련됨을 볼 수 있다. 편도에 장애가 있으면 난폭행동이나 조현병, 정동장애 때 나타나는 행동과 유사한 행동을 보인다.

편도는 측좌핵에 연계되어, 보상체계(회로)*reward system*와 관련된다고도 한다. 즉 가치인도적 행동*value-guided behavior*에 대한 최종적 의사결정에 관여한다. 즉 편도에서 불안이 느껴지면 결정을 철회하게 된다.

감정과 관련하여 편도의 크기는 예술적 또는 창조적 기능과도 관련되는 것 같다.

해마*hippopcampus*

기억과 감정, 공격성에 관계된다. 특히 치아이랑*dentate gyrus* 및 측두엽 일부와 함께 해마형성*hippocampal formation*을 이루어 장·단기 기억, 감정, 동기에 관계한다. 해마는 동물이 돌아다니다가 얻은 위치정보를 통해 일종의 인지지도*cognitive map*를 형성해 준다. 즉 해마는 spatial navigation에 관여하는데, 동물에서는 특정 장소를 지날 때 해마의 장소세포*hippocampal place cells*가 활동전위*action potential firing*를 보인다. 특정 발화패턴*specific firing pattern*으로, navigation에 중요하다. 이는 inertial compass와 같이 머리의 방향성과 관련 있는 것 같다. 해마 신경세포들의 특정 위치에 대한 기억은 시각, 청각 및 후각 정보에 의해 만들어진다. (그 외에도 발걸음 수를 계산하는 기전과 다른 proprioceptive information도 관여한다.) 이는 수면 시에 저장된다. 이러한 기능은 기시감*deja vu* 현상을 설명해 준다. 이에 관련된 신경전달 물질은 N-methyl-D-aspartate(NMDA) glutamate 수용체와 calcium-calmodulin kinase II(CaMKII)이다.

특히 해마는 기억의 long-term potentiation(LTP)의 신경가소성 기전이 연구되는 장소이다. 해마의 손상은 저산소증, 뇌

염, 측두엽 뇌전증 등에서 보이는데, 알츠하이머병에서의 기억 상실 등을 야기한다.

뇌실ventricle

각 반구 내에 있는 뇌실은 측뇌실lateral ventricle로 불리는데, 아래로 3, 4뇌실과 척수의 central canal과 연결된다. 그 속에 약 125mL의 뇌척수액이 차 있는데, 매일 500mL씩 맥락얼기choroid plexus에서 생산되며 일정한 압력을 유지하고 있다. 뇌척수액을 검사하면 뇌에서 일어나는 많은 화학작용에 대한 정보를 알 수 있어 진단과 연구에 이용되고 있다. 조현병에서 주변 신경세포들의 소실 때문인지는 확실치 않으나 뇌실이 커져 있는 것이 관찰된다.

소뇌cerebellum

Anterior lobe, posterior lobe 및 flocculonodular lobe로 구성되며, midsagittal plane에 vermis가 있다. 세 쌍의 cerebellar peduncle이 각각 중뇌, 연수, 뇌교와 연결되어 있다. 피질은 쭈글쭈글한 주름들이 거의 평행으로 가로주름 모양으로 있다. 소뇌는 뇌 전체 용적의 10% 정도를 차지하지만, 뇌 신경세포의 절반 이상이 밀집되어 있다. 여러 종류의 신경세포가 있는데, 그중 Purkinje세포와 granule세포가 특히 중요한 기능을 한다. 소뇌는 (반복된 시행착오를 통해) 복잡한 수의 운동을 세밀하고 부드럽고 조화롭게 조절하는 기능과 자세posture 및 평형balance을 유지하는 기능을 한다. 즉 내이의 평형 감각 기관에서 오는 정보를 받아들여 몸의 중력, 가속도 변화 등 적절한 반사운동을 하도록 조절한다. 그리고 골격근에 의한 수의운동을 실행할 때 근육의 수축 정도, 근육들의 협력을 조절한다. 대뇌피질이 행동을 의도하기 수밀리세컨드 전에 소뇌가 먼저 활성화하는 것을 볼 수 있는데, 이는 운동을 미리 계획하는 feed-forward regulation 기능을 하는 것이다. 소뇌가 손상을 입으면 동측의 근무력증ipsilateral hypotonia, 운동실조, 운동거리조절이상dysmetria, 의도진전intention tremor, 병소 쪽을 향한 안구진탕 등 소뇌성 운동 실조가 발생할 수 있다. 그 이외에도 소뇌는 인지기능, 학습, 주의, 공포 같은 몇 가지 감정 반응에서도 역할을 한다는 이론이 있다. 조현병의 경우에 충부vermis 위축이 발견된다. 대뇌피질처럼 소뇌에도 전체 신체기능이 압축된 'homunculus(작은 인간)'가 있는 것으로 추정된다.

뇌간brainstem

대뇌 아래 있으며 중뇌中腦 midbrain, 뇌교pons 및 연수medulla로 구성되며, 아래로 척수와 연결된다. (중뇌는 소뇌와 뇌교를 합친 것으로 mesencephalon이라고 한다.) 12개의 두부신경cranial nerves 중 10개가 여기서 나오는데, 그 중추들이 뇌간 내부에 있다. 기타 호흡, 눈동자 움직임, 균형감각 등의 중추 등 생명에 관련된 중추들과 의식에 관련된 reticular formation을 포함하고 있다. 대뇌에서 나오는 또는 대뇌로 들어가는 수많은 nerve tracts가 뇌간을 통과하고 있다. 이들은 많은 정신장애와 관련이 있으며, 향정신성psychotropic 약물의 작용부위가 되기도 한다.

뇌교腦橋 pons: 대뇌 아래 연수와의 사이에 있는 구조로, 연수와 더불어 후뇌hind-brain라 한다. 여러 pontine nuclei가 있다. 여기에 장애가 있으면 제6, 7뇌신경에 장애가 생겨 복시diplopia, 동측의 안면마비ipsilateral facial paralysis가 온다. Raphe nuclei은 세로토닌 신경세포의 집합체이다. 망상체reticular formation는 각성과 수면, 의식, 동기, 집중력, 습관성 형성 및 운동조절 등의 기능을 한다.

연수延髓 medulla oblongata: 뇌교 아래, 척수 바로 위의 뇌구조로 myelencephalon이라고도 한다. 여기에는 두부신경의 핵들과 호흡, 심장박동, 혈압조절, 소화기능 등의 생명 중추들이 있다.

척수脊髓 spinal cord

뇌와 신체말초 사이에 신경전달을 중개하는 기능을 하는데, 독립적으로 반사기능reflex을 수행하기도 한다.

혈뇌장벽blood brain barrier

혈관과 신경세포 사이의 반투과성 벽으로, 물질의 통과를 통제한다. 실제 그 기능을 담당하는 것은 모세혈관 내벽의 내피세포endothelial cell, 즉 기저막basement membrane과 교세포neuroglia 등이다. 물질의 통과 여부는 분자의 크기 및 농도 차이, 전기성, 지용성, 특정 transport mechanism에 따라 결정된다. (Probenecid는 이 통과를 막기 때문에 실험연구에 이용되는 약물이다.)

IV. 뇌의 기능에 따른 구조

1. 감각체계sensory systems

인간은 체성감각somatic senses, 시각, 청각, 후각, 미각 등 5감五感으로 인체 내외의 무수하고 다양한 정보를 접한다. 감각체계는 이들 자극을 신경신호로 바꾸고 이 중에서 적절한 자극만을 선별 여과filtering하여 고차적 피질의 처리영역에서 그 정보들을 처리한다. 그 결과 주변환경에 대한 내적 이미지가 만들어지면 이 이미지는 연상체계에 보내져 감정과 욕구drive에 따라 처리되며 이에 근거한 적절한 생각이 형성된다.

체성감각體性感覺은 신체 각 부위에서 척수와 시상을 거쳐 somatosensory cortex에 도착하는데, 신체부위에 따라 피질에 지도(homunculus)가 형성된다. 특히 통증은 통증경로*pain pathway*(lateral spinothalamic tract 및 posterior thalamus)를 경유하여 두정엽에 도달함으로써 지각된 통증의 위치를 알고 그 강도를 지각한다. 통증감과 그 내성은 엔도르핀*endorphin*과 기타 신경전달체계의 영향을 받는다. 통증이나 기분 좋은 만짐 *touching* 같은 감각은 감정반응을 동반한다. 한편 기억과 인격, 신념, 감정, 무의식에 관련된 대뇌 상부구조들은 시상으로 투사되는 신경섬유를 통해, 말초에서 온 통증과 기타 모든 지각에 대해 영향을 미친다. 따라서 정신적 요인에 의한 감각이상 내지 통증은 중추신경계에서 근원한다. 그리하여 통증은 정신적 스트레스의 증상이기도 하지만 그 방어기전이기도 하다.

시각*vision*에 관련하여 뇌에서 타인의 얼굴 표정이나 모양을 전문적으로 인식하는 중추는 하부 측두엽에 있는 것으로 추정되고 있다. 우측 두정엽은 시각 중 윤곽과 원근 인식 및 좌우 구별에 우세하고, 좌측 두정엽은 내적 세밀성, 장식성 및 복잡성 인식에 우세하다.

청각*hearing*에 있어 언어 알아듣기*lexical processing*는 좌측 측두엽의 고차적 언어 연상영역에서 일어난다. Word deafness는 청각피질과 베르니케*Wernicke* 영역 사이의 단절 때문이다. 귓속에 있는 전정기관前庭器官 *vestibular system*에 장애가 있으면 어지럼증을 느낀다.

후각*olfaction*은 시상을 거치지 않고 바로 전두엽과 변연계(특히 이상피질*pyriform cortex*)에 도달하므로 냄새는 강력하게 감정반응을 야기하고 관련 기억을 자극한다. 즉 후각은 진화론적으로 가장 오래된 감각으로, 성행위와 생식반응에 강하게 연결되어 있다. 서골비기관*vomeronasal organ*은 페르몬*pheromone*을 감지하는데, 이것은 성에 관련된 무의식적 상동행동을 야기한다고 한다. 진화론적으로 원시적인 동물적 후각기능이 인간에 이르러 변연계로 진화되었다고 본다. 인간에서 월경주기에 따라 페르몬에 대한 후각반응이 달라진다.

미각*taste*과 관련해 맛을 나타내는 화합물은 혀에 있는 각 수용체와 결합하여 미각신경을 자극하는데, 최종적으로 다양한 수용체의 특정 조합에 의해 특정 맛이 결정된다. 맛 정보는 medial temporal lobe로 전달된다.

감각기관으로서의 자율신경계

생명유지에 필요한 기본적 기능에 대한 정보, 즉 내장기관의 활동, 혈압, 심장박동, 혈당, 체온 등을 모니터하고 뇌로 정보를 보낸다.

감각박탈*sensory deprivation*

감각박탈이란 감각을 못하게 하는 것인데, 눈가리개나 귀마개로 보거나 듣지 못하게 하는 것이다. 더 발전된 기술로 촉각, 후각, 미각, 온도감각 등도 차단할 수 있다. 이 기술은 명상 같은 대안의학이나 인간 행동에 대한 실험실 연구에 사용되어 왔다.

신경심리학자 Donald O. Hebb(1904~1985)은 사람에게 수일간 시각, 촉각, 청각의 감각을 못하게 하면, 불안과 더불어 피암시성*suggestibility*이 증가한다는 것을 알았다. 장기간 감각박탈을 하면 주의집중이 안 되고, 극심한 주관적 감정적 고통과 더불어 환각과 망상이 나타났다. 이런 정신병적 현상은 감각 경험으로부터 고립된 상태, 즉 독방에 오래 갇혀 있던 죄수, 오지로 간 탐험가, 난파선 선원 등에서도 볼 수 있었던 것이었다. 이 현상들은 심리학자들의 관심을 끌었는데, 그들은 이를 감각박탈이라는 현상으로 설명하였다.

그 기전에 대한 가설은 다음과 같다. Hebb은 감각 정보가 없으면 자아기능이 붕괴되는데, 이때 비현실적인 내면의 이질적 주제가 자아의 통제를 벗어나 튀어나온다고 보았다. 즉 인간의 뇌는 지각된 환경에 적절하게 반응하고 feedback을 받음으로써 적응하는 것이다. 그런데 현실에 대한 지각이 없으면 인지기능이 와해되고 소원성취적 환각이나 망상이 형성되는 것이다. 즉 뇌가 감각자극을 재창조하여 환각을 야기하는 것이다. 또한 감각박탈 동안 자신에게 안전한 신체적 감각을 제공해 주고 음식이나 배설이라는 기본적 욕구를 제공해 주는 실험자에게 의존하게 된다. 인지이론적으로 인간은 정보처리 기계로, 그 목적은 지각된 정보에 반응하고 feedback함으로써 환경에 적응하는 것이다. 그런데 들어오는 정보가 없으면 경험과 일치시킬 인지지도*cognitive map*를 만들 수 없는 상태가 되고, 그러면 인지조직이 와해되고 정신과정과 시간 개념이 변화되고 현실과 상관없는 이질적 주제가 등장하게 된다. 비적응이 나타나는 것이다. 생리학적으로는, 적절한 의식과 정확한 현실검정을 위해서는 뇌가 각성상태에 있어야 하는데, 이를 위해서는 외부로부터 ascending reticular formation에 끊임없이 변화하는 자극이 필요하다. (자극이 단조로워도 없는 것이나 마찬가지이다.) 감각박탈로 이 자극이 없어지면 각성이 줄어들고 신체 내부와 뇌로부터의 충동이 지배적이 된다. 그래서 착각, 환청, 환시, 신체적 착각 등이 나타나는 것이다.

이 방법은 치료 목적으로도 사용될 수 있는데, 즉 환경으로부터의 자극을 차단함으로써 휴식하고 이완*relax*하게 해주는 것이다. Chamber REST는 어둡고 조용한 방에 조용히 얼마간 머무는 것이다. Floating REST는 통이나 풀에서 적절한 부력을 위한 magnesium sulfate가 용해된 따뜻한 물에 누운 채 둥둥 뜨게 하면서 쉬게 하는 것이다. 모두 이완의 효과가 있다고 하나 과학적 입증이 필요하다. 다른 치료방법과 병용되기도 한다. 레크리에이션 목적 내지 psychedelic 효과를 목적으로 감각박탈이 이용되기도 한다. 금연이나 물질 중독 치료에 시도되기도 하였다.

또한 감각박탈은 소위 5개의 기술이라는 고문 방법(wall-standing, 머리에 두건을 씌워 못 보게 하기, 지속적인 시끄러운 소리로 괴롭히기, 잠을 못 자게 하기, 물과 음식을 주지 않기 등)과 더불어 전쟁상황에서 포로나 스파이에 대해 심문, 고문또는 세뇌*brain washing*하는 데 사용되었다. 그러나 이는 인권유린으로서 국제적으로 금하고 있다.

2. 운동체계motor system

어떤 운동을 하겠다는 의도에 따른 수의운동은 뇌의 연상영역에서 시작되어 운동피질motor cortex, motor strip에 의해 추체로계pyramidal system를 통해 수행되는데, 이때 불수의적 운동을 관장하는 추체외로계extrapyramidal system와 정보를 주고받으면서 부드럽게 수행된다.

추체로계pyramidal system

수의 운동체계로, 후전두엽의 중심전회precentral gyrus에 있는 운동피질(Brodmann area 4)의 추체세포pyramidal cells에서 출발하여 척수와 뇌간의 운동뉴런motor neuron(즉 상위운동유런upper motor neuron)에 의해 기능이 수행된다. 운동피질은 운동 신호를 신체의 각 근육들로 보내는 신경세포들의 층이다. Penfield에 의해 지도가 만들어져 하나의 운동motor homunculus를 이룬다. 척수로 가는 피질척수로corticospinal tracts는 손가락 운동 같은 의도적 숙련된 사지와 몸통의 운동을 관장하고, 두부신경cranial nerve의 핵nucleus으로 가는 피질연수로corticobulbar tract는 얼굴과 목의 근육을 움직이도록 하여 표정, 씹기, 삼키기 등의 행동을 관장한다. 그 앞에 있는 보조운동영역supplementary motor area은 Broadmann area 6인데, 여기의 신경세포는 운동피질의 신경세포의 발화firing 순서에 영향을 준다.

거울뉴런mirror neuron: 동물이 행동하거나 다른 동물이 같은 행동을 하는 것을 볼 때 (마치 이를 반영하듯) 발화하는 뉴런이다. 인간에게는 premotor cortex, supplementary motor area, primary somatosensory cortex 및 inferior parietal cortex에서 관찰된다. 그 존재나 역할이나 기전에 대해서는 논쟁 중이다. 지각과 운동을 결합함으로써 인지기능을 보조한다는 것, 모방함으로써 학습한다는 것 또는 공감능력이나 감정에 관련된다는 것 등 여러 제안이 있다.

추체외로계extrapyramidal system

불수의 운동체계로, 뇌교와 연수의 망상체reticular formation에서 출발하여 적핵척수로rubrospinal tract, 교뇌망상척수로pontine reticulospinal tract 등을 통해 척수로 가는 하부운동뉴런low motor neuron에 의해 기능이 수행된다. 그 기능의 핵심은 직접 운동신경세포에 영향을 주지 않으며, 척수의 anterior (ventral) horn cells을 간접적으로 통제하는 것이다. 불수의적 운동이란 반사reflex, 운동locomotion, 복잡한 협응 및 자세조절postural control 등을 말

한다. 이는 다른 뇌의 구조들에 의해 영향을 받는데, 여기에는 기저신경절, 흑질선조체로nigrostriatal pathway, 소뇌, 전정핵vestibular nuclei, 대뇌피질의 특정 감각영역 등이 포함된다. 이들 전체를 추체외로계라고도 한다. 적핵척수로rubrospinal tract는 사지의 구부림flexion을, 전정척수로vestibulospinal tract는 펴기extension를 관장한다. 이들이 손상되면 강직spasticity, 미세운동장애, 바빈스키징후Babinski sign 등이 나타난다. 하위운동뉴런lower motor neuron은 상위운동뉴런upper motor neuron의 활동의 총화에 의해 통제된다. (소뇌의 기능은 앞서 기술하였다.)

영아기에는 신체의 전체적인 협응적 움직임은 뇌간에서 통제되어 전반적으로 구부림을 보이는데, 나이가 듦에 따라 고차적인 상위운동뉴런 체계인 피질척수로가 발달하여 점차 미세한 운동을 조절할 수 있게 된다.

기저신경절basal ganglia

대뇌의 아래에 있는 몇 개의 회백질 핵들, 즉 선조체corpus striatum(피각putamen, 미상핵caudate nucleus의 총칭), 흑질체substantia nigra, 담창구globus pallidus, 시상하핵subthalamic ncleus 등 4개의 기능적 신경절들로 구성된다. 기저신경절은 뇌간의 적핵red nucleus과 더불어 추체외로계의 기능을 수행하는데, 상부의 연상영역에서 의도하는 목표에 맞게 움직임을 조정하여 운동을 시작하고 또 유지한다. 이 구조는 의도된 행동을 유지하기 위해 proprioceptive feedback을 받아들여 통합한다. 여기에 장애가 생기면 경직과 무도성 운동증상 등 추체외로계 운동장애가 나타난다. 시상하핵의 장애는 사지가 갑자기 움직이는 ballistic movement와 관련 있다.

이들은 운동체계와 연상체계 모두에 속한다. 즉 전에는 기저신경절이 정신장애와 별로 상관이 없다고 알려졌으나, 이제는 변연계와 감각계, 연상계와 연결되어 감정과 인지기능을 수행하며, 정신병, 우울, 치매, 강박증 등과 관련이 크다고 생각되고 있다. 예를 들어 미상핵은 연상과 인지기능에도 영향을 미친다. 또한 미상핵은 목표-지향성 운동을 하게 하는데, 이 기능에 장애가 오면 강박장애와 틱장애가 발생한다. 미상핵의 위축은 정신병적 증상이 동반되는 헌팅턴병과 관련된다. 선조체에서 도파민이 부족하면 파킨슨장애가 생기고 정신장애도 병발한다. 담창구의 장애는 윌슨병Wilson disease과 관련 있다. 피각은 망상과 환각 같은 양성증상의 장소로 추측되고 있다.

정신질환일 때 나타나는 신경장애 역시 기저신경절에 병소가 있기 때문인데, 예를 들어 눈을 크게 뜨거나 입을 움직거리거나 쫑긋대는 것, 혀가 나오는 행동 등이 나타난다. 파킨슨병, 헌팅턴병, 윌슨병 등을 가진 환자는 운동증상 이외에도 망상, 우울, 충동적 행동, 조현병의 음성증상과 유사한 증상 등의 정신병적 장애가 동반되고 결국 치매로 이행된다.

또한 기저신경절은 도파민dopamine D_2 수용체가 풍부해 항정

신병 약물의 작용장소가 되고 있다

운동기관으로서의 자율신경계autonomic nervous system

운동기관으로서 자율신경계는 하나의 구조라기보다는 하나의 기능체계이다. 교감신경계sympathetic nervous system와 부교감신경계parasympathetic nervous system로 나뉜다. 그 중추는 시상하부와 내분비계와도 밀접히 관련되어 있다.

교감신경계는 스트레스에 대항하는 기능, 즉 싸우느냐 도망하느냐fight-flight라는 과정을 수행한다. 이러한 각성 상태에 따라 에너지를 생산하기 위한 에피네프린epinephrine의 작용으로 혈중 포도당 농도가 높아지고, 산동, 혈압 증가, 심장박동 증가, 골격근동맥 확장, 내장동맥 수축, 호흡 증가, 피부점막 수축, 체온 증가, 땀 증가, 간의 당원분해 증가(혈당 증가), 지방조직의 지방분해 증가 등이 야기된다. 반면에 소화기계기능은 감퇴된다. 이 기능은 교감신경흥분제(예: 암페타민, 코카인 등)에 의해 유도되며, 진정약물(알코올, 벤조디아제핀benzodiaze-pine, 아편류)의 금단 때도 나타난다. 또한 증오심이 높은 사람에서 교감신경계의 활성화가 발견된다.

한편 부교감신경계는 평온 상태에서 에너지 보존의 과정을 수행한다. 즉 아세틸콜린acetylcholine 활성화에 의해 축동, 동맥 확장, 혈압 하강, 심장 박동 및 호흡 감소가 나타나지만 소화기계기능이 촉진되고 인슐린에 의해 혈당이 저장되어 혈중에서 감소된다.

대개 하나의 인체기관에는 교감, 부교감 두 체계가 다 분포되어 있어, 기능적으로 두 체계는 길항적이며 상호 피드백을 통해 조절된다. 그리하여 일정한 내부환경을 만들어 항상성을 유지하게 된다. 예를 들어 시상하부의 ventromedial nucleus는 포만센터satiety center로서 여기에 장애가 생기면 식욕과 분노가 나타나고, lateral nucleus는 hunger center로서 이에 장애가 생기면 식욕감퇴가 나타난다. 이처럼 시상하부에 장애가 오면 심장이 뛰고 숨이 차며 설사를 하는 등 정신질환에 관련된 자율신경계 증상, 즉 정신신체증상이 나타난다. 장기적으로 장애가 지속되면 당뇨병, 고혈압 또는 천식과 같은 만성적 정신신체장애가 생길 수 있다.

성과 공격성

각각 '제22장 성과 성 관련 장애' 및 '제33장 응급 및 재난 정신의학, Ⅱ. 폭력' 부분에 자세히 기술된다.

생식기능: 성욕, 구애, 성행위 등 일련의 성적 행동과 이후의 임신, 분만, 양육 등 종족보존을 위한 생식활동에는 자율신경계와 성호르몬이 관련되어 있다. 성호르몬들은 자율신경계뿐만 아니라 성행위 자체에도 영향을 미치며, 개체의 성별에 따른 외모의 분화와 결정, 행동유형 발달에도 관련되어 있다. 성

행동을 통제하는 중추는 대뇌의 변연계와 시상하부에 위치하고 있다. 동물연구에서 초기 양육과 성적 경험이 시상하부의 특정 핵의 크기에 영향을 미친다는 것을 발견하였다. 1990년대에 성적 끌림sexual attraction과 시상하부의 관계에 대한 연구가 왕성하였다. 그중에 동성애자와 이성애자 사이에 시상하부에 차이가 있는가가 연구된 바 있는데, 그 차이는 이후 재확인되지 않았다.

반사reflex와 연상체계associative systems

감각체계는 환경으로부터 적절한 자극을 추출하고 운동체계는 욕구를 표현한다. 감각체계와 운동체계가 직접 연결되는 상태는 원시적 반사회로primitive reflex circuit에서 볼 수 있는데, 예를 들어 아픈 자극을 받으면 곧바로 팔을 움츠린다. 이런 반사운동은 척추 수준에서 일어나며 의식의 개입이 없다. 그러나 대부분의 경우 감각체계를 통해 들어온 정보는 대뇌의 연상체계 내에서 기억, 동기, 욕구에 따라 해석되고 의도된 행동이 운동체계를 통해 수행된다. 연상체계의 대표적인 기능으로 각성, 주의, 기억, 학습, 감정, 언어 등이 있다.

각성arousal과 주의attention

대뇌의 기능이 제대로 수행되기 위해서는 내외로부터의 정보처리가 원활해야 한다. 배가 고플 때는 음식에 대한 탐색에 주의가 집중되듯이, 생존을 위해서는 각성覺醒상태와 주의집중에 의한 검색기능이 잘 수행되어야 한다. 그러기 위해서는 주의집중의 대상이 너무 적으면 생존을 위해서는 불충분하고, 너무 많으면 과민과 혼란이 초래되어 곤란하다. 뇌에는 이러한 주위자극을 받아들이는 양을 능동적으로 조절하는 방어 내지 여과의 기능이 있다. 어머니가 천둥소리에는 잠을 자더라도 아기의 작은 울음소리에는 잠을 깨는 것이 그 예이다.

의식conscious 또는 각성, 즉 깨어 있는 상태에서 뇌간의 상향망상각성체계ascending reticular activating system; ARAS에서 신경신호가 투사되어 시상의 intralaminar nuclei를 거쳐 대뇌피질로 투사된다. 이 신경신호들이 일정하게 리듬으로 동조하고 있는 상태가 각성과 수면의 주기이다. 일단 각성 상태가 지나간 후에는 기능의 재조정을 위해 각성 상태가 감소된 상태, 즉 수면이라는 과정이 발달해 있다. 인체에는 이러한 각성-수면주기 이외에도 비슷한 목적의 많은 주기성 행동이 있다. 동조화가 클수록 각성 수준도 높다.

비동조화, 즉 각성이 안 되는 상태가 혼미stupor 또는 혼수coma이다. ARAS에서는 작은 손상도 혼수를 일으키지만 대뇌피질의 경우에는 양반구 모두에서 광범위한 손상이 있어야 혼수가 나타난다. ARAS와 시상만이 활동하고 대뇌피질과의 연결이 없으면 각성 상태처럼 보이나 실은 의식도 감각도 없는 식물 상태이다.

주의는 우측 전두엽의 기능으로 보인다. 즉 우측 전두엽이 손상된 환자는 흩어져 있는 여러 글자 중에서 특정 글자를 찾아내지 못한다. 그러나 일련의 생각을 적절하게 연결하는 능력은 전체 피질이 건강해야만 가능하다. 주의력결핍과다활동장애 *attention deficit-hyperactivity disorder*; *ADHD* 어린이에서 전두엽 내지 우측반구의 대사저하를 볼 수 있다.

Priming

최근의 특수한 경험 때문에 미리 잠재적으로 준비된 마음이 있으면 특정 자극을 더 잘 알아차리거나 확인하는 능력이 촉진되어 과제를 더 잘 수행할 수 있게 되는 현상이다. Perceptual priming(예: 전에 본 적 있는 그림에 더 잘 빨리 이름 붙임) 및 conceptual priming(예: 의미가 같은 자극에 priming됨) 등 두 가지가 있다. 이는 대뇌피질의 기능이며, medial temporal lobe와는 상관없다.

비슷하게 illusion-of-truth effect는 현재의 진술에 대해 이전에 들은 기억이 있으면 이를 진실로 믿는 경향이 커지는 현상이다. 이 기억에 관련된 뇌구조는 운동기능과 연관된 소뇌, 기저신경절 및 supplementary motor cortex 등이다.

기억*memory*

행동수행과 인식기능을 위해서는 과거의 경험을 통해 얻어 저장한 정보를 다시 이용할 수 있어야 한다. 이 뇌에 저장된 정보, 즉 과거의 기억을 현재의 감각정보와 종합해야 문제해결과 창조적 반응으로 나아갈 수 있다. 정신장애가 있으면 기억장애가 동반되기 쉽다. 특히 기억장애는 치매의 주 증상이다. 한편 감정적 격동과 동반되어 경험한 것은 이후 잘 기억되는 경향이 있다.

기억은 여러 신경회로가 같이 작동하는 복잡한 기능이다. 기억의 과정은 등록*registration*(부호화*encoding* 포함), 저장*storage*, 회상*recall*, *retrieval*으로 나뉘는데, 이 중 한 부분에라도 결손이 생기면 기억장애가 나타난다.

기억과 신경가소성*neuroplasticity*

기억은 정보를 부호화한 분자들의 일정한 연결과정, 즉 RNA(ribonucleic acid)가 관련된 단백질 합성이나 시냅스 구조 *synaptic architecture*의 변화에 의한다고 생각된다. 이런 변화를 신경가소성이라 한다. 즉 기억현상은 시냅스 구조의 변화, 즉 기존의 시냅스의 증가 내지 강화, 또는 수의 변화로 설명한다. 최종 효과는 신경전달물질의 유리로 나타난다. 단기가소성의 효과는 수 초 및 수 분 동안 지속된다. 장기기억도 신경가소성으로 설명하는데, 이때는 유전자 변이로 인한 새로운 단백질의 합성, 신경돌기의 성장, 시냅스 수의 증가로 나타난다. 최종 효과는 역시 신경전달물질의 유리이다.

기억과 분자생물학

기억에 관계된 분자생물학적 요소에는 mRNA 이외에도 NMDA 수용체, 인산화효소, 전사인자*transcription factor* 등이 있다. 예를 들어 항생제 d-cycloserine(DCS)는 a partial NMDA agonist로 학습된 것을 extinction하는 데 도움을 준다. 특히 뇌유래신경영양인자*brain-derived neurotrophic factor*; *BDNF*는 학습, 기억, 고차적 사고 등에 중요한 구조인 해마, 피질, 소뇌, 전두엽 기저*basal forebrain*에서 활동한다고 한다.

기억 관련 뇌구조

기억의 종류에 따라 관련 뇌구조가 다르다고 하나, 대체로 중앙측두엽*medial temporal lobe*(해마, 편도 포함)과 관련되며, 그 밖에 몇 개의 간뇌핵*diencephalic nuclei*(시상의 dorsomedial nucleus, 유두체 등)과 전두엽기저 등이 관련된다. (편도와 해마의 기억 기능은 앞서 설명하였다.) 연구결과 기억정보는 전 뇌에 퍼져 보존되나, 한 기억의 여러 측면은, 예를 들어 시각정보 중 색깔, 모양 등에 대한 기억은 각기 국재화되어 보존되는 경향이 있다. 그러나 전체를 종합적으로 회상하는 기억의 최종 장소는 대뇌피질이라고 본다. 그러면서도 좌뇌의 medial temporal lobe와 중뇌의 핵들은 언어적 자료를 더 잘 기억하며, 우뇌는 비언어적 자료(예를 들어 얼굴 등)를 더 잘 기억한다.

단기기억*short-term memory*

기억은 즉각적 회상이 가능하며, 이를 단기기억이라 한다. (예를 들어 전화번호를 듣고 바로 전화를 걸 수 있다.) 즉각적 기억*immediate memory*은 수 초간의 기억으로, 주의와 사고흐름의 유지와 관련된다. 최근 기억*recent memory*은 수 분에서 수일간의 기억이다. 이는 잠깐 동안 정보가 보존된 상태로, 부호화되어 저장되기 전까지로 짧은 시냅스 회로가 활성화되어 유지되는 것으로 본다.

작업기억*working memory*: 즉각적 기억과 비슷한 개념으로, 예를 들어 숫자 계산을 할 때의 기억이다. 이는 attentional matrix(마음이 의식적으로 정보를 간직함)와 memory manipulation(working part)으로 구성된다. 이 기능은 뇌의 넓은 영역에 퍼져 있지만, 핵심적 영역은 dorsolateral prefrontal cortex(특히 좌측)이다. 뉴런들은 필요성이나 기대치가 높을 때 즉시 발화하며, 아니면 발화가 중단된다. 이때 목표-지향성 행동을 결합함에 있어 감정적 가치가 가장 중요한 발화의 요인이 된다.

장기기억*long-term memory*

단기기억이 장기기억이 되기 위해서는 반복수행, 연습 등을 통한 장기간의 강화*potentiation*에 의해 저장되는 과정이 필요하다.

기억의 장기강화*longterm potentiation*; *LTP*: 이는 포유동물에서

해마, 대뇌피질, 소뇌, 편도 등에서 (잦은 자극에 의해) presynaptic neuron이 높은 빈도로 firing하면 (신경전달물질이 유리되고) 이에 연결되어 있는 postsynaptic neuron이 지속적으로 분극화depolarized되는 현상이다. 이 현상은 금방 생기지만 오래 지속된다. 이는 NMDA 수용체가 Ca^{++} influx와 더불어 활성화하면서, 그리고 postsynaptic AMPA 수용체가 증가하면서 오래 유지된다. 그래서 기억이 장기화한다.

사건을 경험한 후 잠자는 동안 (대개 deep sleep 때) declarative 기억이 processing된다. 이는 일종의 적응기능으로 정보의 여러 측면(모양, 색깔 등)이 조각으로 되어 뇌 전체 여러 부위에 부호화되어 있는 상태에서 서로 연결되어 하나의 기억으로 조성되고 저장된다. 동시에 해마로 정보가 전달된다. (즉 기억에 단일한 기억의 중추는 없다.) 회상 때는 해마가 서로 연결되어 있는 피질의 다른 부위에 부호화된 전체를 활성화시킴으로써 전체 기억이 회상된다.

장기기억은 다시 다음 두 가지로 구분된다. (작업기억이 아닌 경우가 이에 속한다.)

선언적 기억declarative memory: 명시적 기억 또는 서술기억이라고도 한다. 즉 지식이나 알고 있는 사실을 의식이 있는 상태에서 회상해 낼 수 있고 서술되는 기억을 말한다. 중앙측두엽medial temporal lobe(해마, 편도 포함), 몇 개의 간뇌핵diencephalic nuclei(시상의 dorsomedial nucleus, 유두체가 기억형성에 관련됨)과 전두엽기저 등이 관련된다.

일화적 기억episodic memory(recent memory와 비슷): 특정 장소와 시간에 고정되어 있는 기억이다. 자서전적 기억autobiographical memory은 일화적 기억과 연결되어 있다. 또한 autonoetic consciousness은 인간 특유의 능력으로, 시간에 대해 자신을 위치시키는 능력, 과거 기억을 사용하여 자성self-reflection하는 능력, 미래의 자신의 모습을 그려 보는 능력, 그리고 그에 근거하여 어떻게 미래에 행동할 것인가를 결정하는 능력이다. 이 기억에 장애가 생기면 과거 기억도 잃을 뿐 아니라, 미래의 자신을 그려 볼 수 없게 된다. 이에 대한 뇌의 장소는 해마와 두정엽이다. 또한 의미론적 기억semantic memory(remote memory와 비슷)은 의미, 이해 등의 개념에 기초한 지식에 대한 기억으로, 사실이나 일반지식의 의식적 회고의 기초가 된다. Inferior-lateral temporal lobes가 이 기능의 장소이다. 출처기억source memory이란 사건이 발생한 시간과 장소에 대한 기억으로, 전두엽이 관장하는데, 따라서 전두엽장애 때 흔히 작화증confabulation으로 나타난다.

암묵적(비선언적) **기억**implicit (nondeclarative) memory: 기술, 습관, 절차에 대한 기억으로, 의식되지 않는다. 간뇌diencephalon의 dorsolateral nucleus와 유두체mammillary body가 암묵적 기억 기능을 한다. 이와 관련된 절차기억procedural memory, skill memory은 이전 경험에 대한 기억이 뇌에 자동적으로 기억되어 의식되지 않은 채 이후의 과제수행에 도움을 주는 경우의 기억이다. 예를 들어 자전거 타기는 일단 배우면 순서를 일일이 기억하지 않아도 잘할 수 있다. 처음 하는 행동은 광범위한 피질에 활성화를 야기하는데, 그 행동을 반복하면 기억되고 숙련되어지며, 이때 활성화가 좌측 premotor parietal lobe에 집중된다. 이를 corticalization of motor command라 한다. (연습으로 완벽해지는 것이다.) 근육운동의 조건화에는 striatum(caudate, putamen)이 관련된다.

기억장애

Retrograde amnesia, anterograde amnesia 등이 있다(제6장 정신병리학, IV-7. 인지장애 참조). 기타 Ribot's law란 기억장애 때 최근에 학습된 정보(기억)일수록 가장 잘 심하게 잊는다는 것이다.

심인성 기억장애psychogenic(hysterical 또는 dissociative) amnesia: 이는 뇌 손상의 증거 없이, 흔히 후향기억상실retrograde amnesia이 갑자기 오는 현상이다. 먼 과거, 특히 자서전적 기억 장애가 나타난다. 흔히 어린 시절은 물론 자신의 이름까지도 기억하지 못한다. 그러나 새로 배우는 능력은 정상적이다. 특징은 최하 수준으로 상실되지는 않음, 최면 시나 아미탈면접amytal interview 시 기억해 냄 및 정신장애의 과거력이 있음 등이다. 사람에 따라 기억상실의 내용이 다르다. 반면 뇌장애에 의한 기질적 기억상실은 먼 과거 기억은 보존되며, 최근의 사건일수록 기억상실이 심하다는 점에서 심인성 기억상실과 감별된다. 문제는 꾀병malingering과의 감별이다.

기억왜곡memory distortion: 상상을 사실로 믿는 것이다. 뇌기전으로 ① 기억의 장소가 감각 관련 뇌 지역과 인접해 있어, 예를 들어 시각 관련 뇌부위와 장기기억의 뇌부위가 인접해 있어 장면에 대한 기억착오가 일어난다는 것이다. ② Gist 현상 때문이다. 과자 이름을 여럿 보여 주고 기억하라 하면 거의 반드시 sweet을 기억하는데, sweet이라는 단어가 목록에 있을 수도 있지만 없을 수 있다. Sweet은 과자들의 공통점이기 때문에 이름으로 기억하는 것이다. 각 단편적 기억들은 조각난 채 뇌의 여기저기에 분산 기억되어 있어 회상 때 착오를 일으킬 수 있다는 것이다.

기억왜곡에 관련된 유명한 사건은 TV쇼에서 소아기에 학대받은 기억을 폭로하는 것이었다. 그런데 그런 기억은 과장이거나 거짓일 수 있음이 밝혀졌다. 진실은 확인하기 어렵다.

영아기억상실infantile amnesia: 3세 이전에는 기억기능이 없어 보인다. 정신분석적으로는 억압 때문이라 하고, 발달 심리학에서는 회상장애라 하지만, 신경학적으로는 저장이 안 되기 때문으로 본다. 즉 3세 이전에는 선언적 기억 저장은 불가능하다는 것이다. 그러나 3세 이전에도 고전적 조건화, 기술skill 학습 등 비선언적 기억은 가능한 것 같다. 나이가 들면서 말을 배우면서 선언적 기억 능력이 발달한다. 그러나 그 기억은 조각난 상태로서, 단순하며 소아가 세계를 이해하는 수준에 따라 다르게 나타난다. 더 나이가 들어 sense of self가 발달하면 자서전적 기억은 증가한다.

정신분석과 기억

무의식에 기억이 억압되어 있다고 하는데, 그에 관련된 뇌의 구조와 기능은 무엇인가 하는 질문이 있다. 현재로서는 무의식이나 인격은 비선언적 기억 같아 보인다. 즉 어린 시절의 기억, 기질disposition, 선호, 조건화 반응, 습관, 기술 등은 반드시 회상될 필요는 없다. 그런 의미에서 인격의 발달은 새로운 습관을 가지게 되는 과정이 된다.

학습learning

학습이란 경험에 의한 수행performance의 변화 또는 증가로 정의된다. 기억과정에 장애가 있으면 학습에도 지장이 초래된다. 사람 두뇌의 학습기능 수준은 다른 종에 비해 대단히 높고 따라서 정신적 기능 또한 대단히 복잡하다. 결국 인격이란 어려서 획득한 습관이 누적되어 일정한 경향성이 형성된 것이라 볼 수 있다. 따라서 잘못된 학습에 의한 비적응적인 병적 행동, 즉 정신장애가 나타난다. 치료란 새로운 경험을 통해 새로운 습관(기술)을 획득하는 과정이다. 그러나 학습의 생리학적 기전은 대부분 아직 밝혀져 있지 않다.

학습의 기전: 이에 대한 심리학적 이론에는 Pavlov의 고전적 조건화, 연상학습, Skinner의 도구학습instrumental learning 및 operant conditioning 등이 있다(제3장 인간행동에 대한 정신사회적 이론 참조).

이 학습에 대한 대표적인 신경생리학적 연구로 E. Kandel이 바다달팽이aplysia를 이용한 연구가 있다(2000년 노벨 생리학·의학상 수상). 바다달팽이를 자극하면 사이폰이 반사적으로 위축되는데, 반복해서 자극하면 바다달팽이는 점차 그 위축행동을 하지 않게 된다. 이를 habituation이라 한다. 또한 바다달팽이는 한 번 강한 자극(전기자극)을 받게 되면 나중에 약한 자극을 받더라도 위축행동을 보인다. 이를 sensitization이라 한다. 이와 관련해서 최근에는 생체되먹임biofeedback에서 보듯이 심장박동, 체온, 근육이완, 혈압 등 자율신경계의 기능 변화도 도구적으로 학습될 수 있음이 밝혀졌다. 또한 동물에서 관찰되는 조건화감정반응conditioned emotional response; CEP이 사람에서 발견되는 급성 스트레스반응이나 외상신경증(예를 들어 전쟁 또는 큰 재난 이후 나타나는 catastrophe) 등과 유사하다는 견해가 있다.

결정적 시기critical period

학습은 또한 대뇌의 발달 수준에 따라 다른 양상을 보인다. 즉 어릴 때 감각 경험이 불충분하면 성인이 되어 그 기능을 회복해도 지각이 충분히 발달하지 않는다. 예를 들어, 태어날 때부터 눈이 먼 소아는 이후 각막이식으로 시력을 회복해도 잘 보지 못한다. 이와 같이 어릴 때 경험이 충분하지 않거나 너무 많아도 이후의 지각, 인식, 학습에 지장이 온다. 적절한 시기에 적절한 자극이 있어야만 대뇌기능이 잘 조직화되고 통합된다. 이러한 결정적 경험의 시기를 결정적 시기라 한다.

각인刻印 imprinting: 초기학습의 한 형태로, 갓 부화된 새의 새끼가 일정한 결정적 시기 이내에 어떤 움직이는 물체에 노출되면, 이후에도 그 물체(어미 또는 사람이나 움직이는 기구)를 어미를 따라다니는 것처럼 따라다닌다(그림 2-4). 이 학습은 메프로바메이트meprobamate 같은 안정제 투여로 억제된다. 이 초기학습은 성인의 연상학습associational learning과 반대인 점이 많은데, 각인은 결정적 시기와 관련이 있고, 노출 시 통증을 가하면 학습이 강화된다. 그러나 연상학습에서는 통증에 의해 학습이 약화된다. 또한 각인에서는 첫 번째 지각이 가장 중요하나, 연상학습에서는 맨 나중 지각일수록 영향이 크다.

감정emotion

정신의학에서 중요시되는 인간행동 중 하나가 감정이다. 희노애락喜怒哀樂의 감정은 정신건강의 측면에서나 정신장애에서나 핵심적으로 중요하다. 감정반응은 먹기, 섹스와 생식, 쾌락, 통증, 공포, 공격성 등 욕구와 관련되어 나타난다. 흔히 인간의 생래적인 6대 감정으로 공포fear, 분노anger, 슬픔sadness, 기쁨pleasure, 놀람surprising, 혐오disgusting 등이 거론된다. 또한 인간 특유의 감정으로 의사소통communication과 사회화, 주관적 경험에 의해 더욱 분화된 감정의 파생물들이 있는데, 이는 사랑affection, 자랑, 돌봄, 투지, 선망, 증오, 죄책감, 불쌍히 여김(동정)pity, 수치, 불안, 슬픔, 외로움, 자애, 잔인성 등이다.

감정은 변연계의 기능인바, 자극(또는 스트레스)에 대한 변연계의 해석으로 나타나며, 대뇌피질에 표상되며, 일

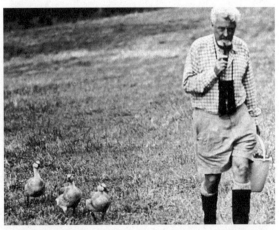

그림 2-4 각인imprinting. K. Lorenz를 어미인양 따라다니는 오리 새끼들.

정한 자율신경계 반응(예: 심계 항진, 혈압 상승, 호흡 상승, 근긴장도 상승, 스트레스 호르몬stress hormone 분비 등)이 동반된다.

감정의 중추는 변연계(특히 편도)로 알려져 있으며, 감정 표현의 통제는 전두엽에서 담당한다. (변연계의 구조와 기능은 앞서 설명하였다.) 이 체계를 전전두엽 피질-편도체 회로prefrontal cortex-amygdala circuit라 하며, 이는 스트레스를 다루는 체계이기도 하다. 감정반응, 특히 싸우느냐 도망하느냐fight-or-flight 반응, 즉 공포와 분노에 관련된 신경전달물질은 에피네프린epinephrine과 노르에피네프린norepinephrine으로 알려져 있다. 또한 쾌락과 학습-중독에 관련된 뇌부위는 측좌핵nucleus accumbens과 안와전두엽 피질orbitofrontal cortex이며, 그와 관련된 신경전달물질은 도파민dopamine이다. 이런 생리적 반응은 유전적 근거가 있다.

본능과 감정

본능에서 나온 욕구는 충족될 수도 있고 연기되거나 좌절될 수도 있는데, 이때 동반되는 생리과정이 감정으로 느껴진다. 감정은 만족, 좌절 또는 위협을 지각한 결과로 오는 복잡한 유기체적 반응이다. 이 과정은 자율신경계와 그에 해당하는 대뇌구조에 의해 표현되고 수행된다. 원시적인 감정반응에는 직접적인 공격에 의해 유발되는 분노와 공포, 신체적 통증, 배고픔과 목마름, 그리고 생식 및 성적 행동과 자식을 돌보고 키우는 본능 등에 관련된 쾌·불쾌의 감정들이 있다.

Freud는 본능을 삶의 본능(성적 본능이라는 뜻에서 libido 또는 eros라고 함)과 죽음의 본능(thanatos, 또는 파괴한다는 의미에서 aggression이라고도 함)으로 대별하였다. 더구나 감정에 관련된다고 가정되는 이드id, 자아ego, 초자아superego, 무의식적 감정요소 등등이 어느 뇌구조의 기능인지는 아직 밝혀져 있지 않다.

감정과 대뇌비대칭성

좌뇌는 마음의 분석적 과정에 우세하고 우뇌는 감정적 과정(및 사회화와 신체상)에 우세하다.

우뇌가 손상되면 정동장애(우울증)가 생긴다(또한 유머, 은유, 함축을 이해하지 못하고 꿈에서 이야기를 잃는다). 감정적 원인으로 전환장애가 생기면 그 신체증상은 주로 좌측에 나타난다. 좌우 시야를 구분해서 끔찍한 장면을 보여 줄 때, 좌측 시야에서의 장면에 대한 우뇌의 반응이 더 격렬하다. 이런 우뇌 손상을 온전한 좌뇌는 잘 인식하지 못한다(왼손 기능손상에 대한 anosognosia가 생긴다). 반면 좌뇌가 손상되면 지적장애가 나타나거나 실어증이 생기는데, 이때 우뇌가 온전하면 그 장애에 대해 심한 우울증을 나타낸다.

한쪽 반구의 뇌에서는 측두엽과 전두엽이 감정에 중요한 기능을 한다. 예를 들면, 측두엽 뇌전증temporal epilepsy; TLE 때

과잉감정, 과잉성적 행동hypersexuality, 점액성 감정viscosity 등이 나타나며, 이런 경향성이 성격으로 나타날 때를 측두엽 뇌전증성 인격TLE personality이라 한다. 이런 성격의 특징은 유머 감각이 없고 철학적 및 운명적 사고에 몰두하는 경향이다. 특히 우측 측두엽에 뇌전증의 병소가 있으면, 과잉감정과 공격성이 더 크게 나타난다. 좌측 전전두엽에 뇌전증의 병소가 있으면 발작은 주로 갑작스런 웃음으로 나타난다.

전전두엽이 감정기능에서 보조기능을 한다. 좌측 전전두엽을 자극하거나 우측 전전두엽이 손상되면 흥분성이 나타난다(Witzelsucht: 농담, 쓸데없는 말을 하는 경향). 우측 전전두엽이 자극되거나 좌측 전전두엽이 손상되면 우울증이 나타난다. 반면 우울증 때 좌측 전전두엽 뇌영상에서 대사감소가 나타난다.

감정의 학습과 fear conditioning

감정적 내지 문맥적contextual 학습에는 해마와 편도가 같이 관련된다. 예를 들면 fear conditioning은 감정반응의 조건화의 고전적 형태 가운데 하나이다. 실험동물에게 소리나 빛과 같은 조건 자극conditioned stimulus; CS과 전기자극이라는 비조건 자극unconditioned stimulus; US을 동시에 주게 되면, 이후에 소리나 빛으로 자극하면 전기자극 없이도 전기자극을 받았던 때의 반응인 freezing(immobility), 심계항진, 호흡증가, 스트레스 호르몬 분비 등 공포반응이 일어난다. 이 공포반응을 조건 반응conditioned response; CR이라 한다. 이는 편도에서 조건 자극과 비조건 자극 간의 연합학습이 일어나기 때문이다. 편도의 손상은 이런 공포반응 형성과정을 방해한다.

쾌락과 보상체계reward system

보상체계는 보상을 원하게 만드는 욕구 또는 동기부여, 연상학습(긍정적 재강화 및 고전적 조건화), 긍정적(쾌락) 감정을 유도하는 신경구조들 등의 집합을 말한다. 보상reward은 흔히 쾌락pleasure으로 경험된다. 쥐에게 지렛대를 주어 쾌감을 유발하는 lateral thalamus을 자가자극self-stimulation하도록 하면 쾌감을 즐기기 위해 굶어 죽을 때까지 자극만 계속하였다는 연구가 있다. 이러한 반응이 나타나게 하는 구조를 보상체계라 한다. 대개 섹스(종족보존을 위한), 음식(생존을 위한) 등은 intrinsic reward 또는 일차적 보상이라 한다. 돈 같은 것은 extrinsic reward로 intrinsic reward와 연상되어 학습된 이차적 보상이다. 대체로 행동변화는 처벌보다 보상으로 더 잘 유도된다.

보상체계에 관련되는 뇌의 구조들에는 ventral tegmental area(VTA), ventral striatum의 nucleus accumbens(측좌핵), 전전두엽 등이다. (변연계에서 중심역할을 하는 시상하부는 내분비계 및 자율신경계 중추로 먹기, 마시기, 성행위, 분노, 쾌락, 혐오 등 거의 모든 자율신경계 기능에 관여한다. 그 외 시상, 대상회, insula, 해마, 편도, 흑질, 선조체, dorsal raphe nucleus 등 많은 변연계와 기저신경절의 구조들이 쾌락과 관련된다.)

보상체계 내지 보상회로reward circuit에 포함되는 신경경로에는 도파민경로, GABA경로, 글루타메이트경로 등이 있다.

가장 중요한 것은 도파민경로로 전전두엽 하부에 있는 meso-limbic pathway 및 mesocortical pathway이다. Mesolimbic pathway는 중뇌에 있는 VTA와 측좌핵을 연결하는 경로이다. VTA에서 측좌핵을 향해 도파민이 분비되면 쾌락이 경험된다. 따라서 측좌핵이 쾌락중추pleasure center이며, mesolimbic pathway가 쾌락의 경로이며, 도파민이 쾌락물질로 간주된다. Mesocortical pathway도 VTA에서 전두엽의 dorsolqateral prefrontal cortex로 연결되는 경로인데, 이는 쾌락 관련 인지기능을 한다.

Lateral hypothalamus를 전기자극할 때 느끼는 쾌락을 매개하는 경로인 medial forebrain bundle도 보상체계에 속하는데, 이는 mesolimbic pathway를 포함하고 있으며, 이를 자극하면 측좌핵에 도파민이 분비된다. (Deep brain stimulation은 여기를 자극함으로써 치료저항적인 우울증에 대해 항우울효과를 보려고 하는 것이다.)

Ventral pallidum, orbitofrontal cortex(OFC) 및 insular cortex 등도 쾌락 중추로서 기능한다고 한다. 아편류, 마리화나 등이 이 부위들을 자극한다. Parabrachial nucleus는 벤조디아제핀benzodiazepine에 반응한다. 청반locus ceruleus은 GABA계로부터 신호를 받아 노르에피네프린을 분비함으로써 흥분에 기여한다.

이들 쾌락중추들은 모두 서로 연결되어 있어 동시에 모두를 자극하면 쾌락이 크게 증대된다.

이러한 연구는 주로 동물을 통해 이루어져 왔는데, 이러한 동물에서의 연구결과를 문화, 예술, 인생 같은 개념을 가진 인간에 적용하는 데는 더 연구가 필요하다.

물질사용장애: 알코올이든 마약이든 모든 남용되는 물질들, 그리고 도박 같은 행위중독, 또한 신체적 의존과 내성, 그리고 금단 현상은 뇌의 보상체계로 설명한다(제24장 물질 관련 및 중독성 장애 참조).

인간적 감정

존스홉킨스병원 소아정신과 Leo Kanner가 1943년 자기 아들에게서 '유아자폐증'을 발견하고, 자폐증이 애착 불능과 공감의 부족임을 말하였다. 이로부터 동물과 다른 인간의 감정이라는 개념이 발달하였다. 즉 인간의 뇌는 침팬지의 뇌와 다르다는 것이다. 인간의 뇌는 크기에 비해 백질이 많다. 즉 연결망이 크고 수초화가 풍부하다. 또한 인간은 초콜릿을 먹을 때, 내기에서 돈을 땄을 때, 예쁜 얼굴을 대할 때, 음악을 즐길 때, 오르가슴을 느낄 때, 변연계, orbitofrontal, anterior cingulate, insula 등이 활성화하는 것을 볼 수 있다. 이 장소들은 긍정적 감정, 유머, 신뢰, 공감 등의 중추로 인간의 사랑과 기쁨과 심지어 영성의 장소라고 간주된다.

Anterior cingulate는 (해마와 더불어) 과거를 의미 있게 만들고, 애착행동 때 여러 고위 피질로부터 풍부한 dopaminergic innervation 받아, 연인이나 남용약물을 대할 때 접근해야 할 것인지 피해야 할 것인지를 알려 준다. 아기가 어머니의 손길이나 몸의 따뜻함이나 냄새를 느낄 때 anterior cingulate가 자극되어 아기 몸의 생화학, 내분비계, 수면계에 영향을 준다. (어머니의 경우 아기 울음소리, 아기의 냄새 등도 같은 반응을 야기한다.) 사람이 친구나 연인의 얼굴을 볼 때(성적 흥분 때는 아니고) anterior cingulate가 활성화한다.

전전두엽도 보상체계에 포함되며, 새로운 환경에 대한 감정 반응을 통제하고 적응하게 만든다. 나아가 전전두엽은 executive function, 만족의 연기, 상징(언어) 이해, 시간적 순서 결정, 과거와 미래를 연결함('미래의 기억') 등을 가능하게 함으로써, 감정적·도덕적·영적 삶에 관여하며 인간이 인간이 되게 해준다.

Insula는 편도와 전두엽 사이에 있는 medial cortical gyrus로, 내장의 느낌(즉 감정)을 의식으로 전달한다. 예를 들면 공포스러울 때의 위장의 불편, 슬플 때의 심장의 아픔, 사랑을 할 때의 가슴의 따뜻함 같은 느낌이다.

Spindle neuron은 anterior cingulate cortex와 insular cortex에 있는 큰 방추형의 뉴런으로 von Economo neuron이라고 부르며, 사회적 의식, interoception(내부 상태의 지각), 도덕적 판단 등의 기능을 한다(인간에게 침팬지보다 20배 많다).

Ventromedial prefrontal lobe가 손상되면 지능은 보존되나 무양심의 도덕적 치매가 된다.

그러나 인간의 감정기능은 대뇌구조들의 기능의 합보다 훨씬 광범위하다. 무의식적 감정 또는 윤리 도덕적 판단이나 아름다움의 인식과 같은 지적 및 감정 요소들이 어느 뇌구조의 기능인지는 아직 밝혀져 있지 않다. 이에 대한 연구는 뇌과학의 최전선이라 할 수 있다.

언어기능

다른 동물들에서도 단순한 형태의 의사소통 수단이 발견되나, 언어나 문자 같은 고도로 발달된 복잡한 의사소통 수단은 인간에게만 주어진 능력이다. 언어기능과 기록 능력 때문에 인류문명과 사회가 발달하였다고 볼 수 있다.

대뇌의 언어기능에 대한 연구는 20세기 초 Broca와 Wernicke에 의해 시작되었는데, 최근 Norman Geschwind의 측두평면planum temporale(측두엽의 위표면)에 언어중추가 있으며 좌반구에서 크게 발달해 있다는 연구결과에 의해 더욱 정교화되었다. 오른손잡이(전체 인구의 90%)의 경우 99%에서 좌반구가 우반구보다 언어기능이 우세하다. (그러나 왼손잡이의 경우에는 67%가 좌반구에, 33%가 우반구 또는 양반구에 언어중추가 있다.) 말하기 기능은 브로카영역Broca's area(left inferior frontal lobe)에, 듣기기능은 베르니케영역Wernicke's area(left superior temporal lobe)에, 읽기기능은 각회angular gyrus에 집중되어 있고, 이들의 상호연결로 전체 언어기능이 수행된다(그림 2-5). 이

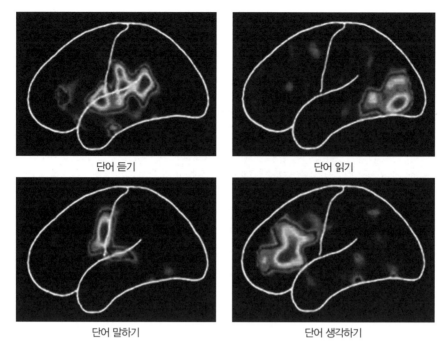

단어 듣기　　　　　　　　단어 읽기

단어 말하기　　　　　　　단어 생각하기

그림 2-5 언어기능에 따른 국재화_localization_. 단어 듣기(베르니케영역), 단어 읽기(후두엽), 단어 말하기(브로카영역), 단어 생각하기(전두엽) 등이 통합되어 언어기능이 수행된다.

러한 연구를 토대로 읽기, 말하기 등의 장애를 치료할 수 있다.

말하기는 기초 음소_phoneme_(영어의 경우 기초적 음소는 44개)의 논리적 조합으로 되어 있다. 특정 음소의 인지는 4~6세 때 발달하여 말하기와 읽기가 가능해진다.

언어이해는 3단계로 진행되는데, ① 자음과 모음을 인지하는 음성적 과정_phonological processing_(전두엽의 inferior gyrus 기능, 글자 인식은 후두엽의 일차시각피질_primary visual cortex_이 관장한다), ② 음성을 아는 단어 또는 개인 기억 속의 소리와 대비하는 사전적 과정_lexical processing_(좌측 측두엽 기능), ③ 단어를 의미와 연결시키는 의미론적 과정_semantic processing_(좌측 측두엽의 middle and superior gyri 기능. 그러나 단어의 의미의 표상은 전체 뇌에 퍼져 있다) 등이다.

말을 할 때는 반대의 순서로 정보가 전달된다. 즉 피질의 의미론적 표상에서 좌측 측두엽의 사전적 과정의 구조를 거쳐 oromotor phonologic processing area(말하기) 또는 graphomotor system(쓰기)으로 전달된다. 이 기관들은 단독으로 또는 연합하여 작동하다.

그러나 운율_prosody_(언어의 감정적 요소들) 또는 신체언어_body language_는 우측 뇌의 언어 관련 기관들이 (좌측 뇌의 언어경로를 반사하며) 수행한다. 음악능력은 기본적으로 우측 뇌의 기능으로 생각되나 음악 전체의 복잡성에 대해서는 뇌기능 전체가 관여되기도 한다.

각각의 중추에 장애가 있을 때 독특한 실어증이나 읽기장애들이 나타난다. 말하기보다 쓰기나 읽기는 더 많은 뇌의 구조를 필요로 하므로 장애가 더 쉽게 일어난다. 어린이의 발달적 비언어적 학습장애_developmental nonverbal learning disorder_는 우측 뇌 장애 때문으로 추측된다. 증상은 좌측 손 미세운동장애, 시지각 조직의 결함, 수학능력 장애, 사회화 장애 등이다.

V. 신경화학

신경계의 주된 기능 중 하나가 신경신호의 전달이다. 신경전달은 신경세포 간 화학적 신경전달, 즉 communication을 위한 신경신호물질_neuromessenger_과 그 수용체가 관련되며, 이에 대한 연구는 신경화학_neurochemistry_이다.

신경세포의 생화학적 반응은 일반세포에서와 같다. 수많은 효소가 참여하여 산화_oxidation_와 환원_reduction_이 일어나고, 이로써 구조물이 형성되고 에너지를 얻는다. 대뇌의 대사활동은 대단히 왕성하다. 대뇌의 무게는 전체 체중의 5%에 불과하지만 에너지원인 포도당과 산소의 소모량, 즉 혈류량이 인체 전체의 20%에 달하는 데서 그 활동량을 알 수 있다.

뇌기능을 위한 에너지는 포도당 형태로 공급된다. 에너지는

ATP 형태로 저장되었다가 사용되는데, 이는 일반 에너지대사와 같다. 단백질은 아미노산의 집합체로, 아미노산은 에너지원으로서뿐만 아니라 핵산, 신경전달물질, 기타 각종 효소 등의 특수 단백질 생산에서도 필수적이다. 지질lipid은 세포막 구성, 호르몬 생성 및 에너지 대사의 원료 중 하나이다. 이 모든 과정은 세포핵 내에 있는 유전자에 의해서 조정된다.

신경전달neurotransmission

뇌 안에서는 실로 다양한 신경전달물질이 다양한 수용체에 작용하여 다양한 분자 수준, 세포 수준, 체계적 신경회로 수준의 반응들을 거쳐 궁극적으로 다양한 행동, 즉 정상적 행동들과 병적 행동들을 만들어 내고 있다. 각종 신경전달물질의 합성과 작용과 대사에 관련된 효소들, 전달체, 수용체 등은 유전인자들에 의해 만들어진다. 따라서 유전자들의 allelic variant들이 비정상적 행동이나 기질을 만든다.

신경전달물질neurotransmitter

고전적으로 어떤 물질이 신경전달물질이라는 인정을 받으려면 다음과 같은 기준에 맞아야 하였다. ① 신경세포 내에서 합성된다. ② 시냅스전 말단에 존재하고 탈분극화 신호에 의해 생리적으로 의미 있는(다른 신경세포의 수용체에 특정 효과를 야기할 만큼 충분한) 양이 유리된다. ③ 적당한 농도로 외부에서 주입되었을 때 (약물처럼) 내부에서 유리된 신경전달물질과 같은 작용을 나타낸다. ④ 세포 내에서 또는 작용부위인 시냅스간극synaptic cleft으로부터 제거되거나 대사되는 특정 기전이 존재한다. 또한 신경전달물질들은 뇌구조 중 일정부위에만 존재하고 특정한 체계 내에서만 신경전달을 수행한다. (이 전달체계를 경로pathway라 한다.) 신경전달물질에는 모노아민 신경전달물질, 아미노산 신경전달물질, 펩티드 전달물질, 그리고 기타 등이 있다.

신경호르몬neurohormone

Neuroendocrine cells(neurosecretory cells)에서 혈중으로 유리되는 호르몬으로, 대체적으로 전신적 효과를 나타내지만 신경전달물질 같은 역할도 한다. 예를 들어 시상하부의 신경세포는 뇌하수체에 여러 releasing hormones 및 neurohypophysial hormones을 유리한다.

신경조절neuromodulation

신경전달물질이나 신경호르몬이 CSF나 혈류를 통해 인접한 또는 멀리 떨어진 신경세포의 시냅스후 수용체를 자극 또는 억제함으로써 보다 장기적으로 조절하는 기능(예를 들어 학습이나 기억 등)을 할 때이다. 따라서 presynaptic neuron에 재흡수되거나 대사산물로 분해되지 않는다.

정신약리학psychopharmacology

향정신성 약물들은 대부분 정신질환 치료에 사용되는데, 각기 특정한 신경전달을 강화 또는 억제함으로써 특정 효과를 나타내며, 동시에 특정 부작용도 나타낸다. 따라서 약물의 작용과 부작용을 이해하기 위해서는 신경전달과정에 대해 잘 알아야 한다(그림 2-8 및 제35장 약물치료 및 기타 생물학적 치료 참조).

1. 모노아민 신경전달물질monoamine neurotransmitter

세로토닌serotonin

세로토닌[또는 5-hydroxytryptamine(5-HT)]은 뇌에서 감정, 공격성, 각성과 수면, 식욕, 인지기능(기억과 학습) 등 거의 모든 행동에 관련된다. 정신장애 측면에서는 불안, 강박장애, 조현병의 음성증상 등과 관계가 있다. 세로토닌이 증가하면 조증이, 감퇴하면 우울증이 온다고 가정된다(생체아민 가설). 세로토닌은 우울증, 조현병, 불안과 관련된 물질로 밝혀짐에 따라 관련 약물의 개발 연구가 크게 각광받고 있다.

세로토닌 경로serotonin pathway: 뇌간의 솔기핵raphe nucleus에서 축삭돌기가 기시하는데, rostral raphe nuclei에서는 기저신경절, 변연계, 대뇌피질 등 위의 거의 모든 뇌영역으로 투사되고, caudal raphe nuclei에서는 아래로 연수, 소뇌, 척수로 투사된다. 그 외 세로토닌은 뇌교 상부나 중뇌에 있는 caudal locus ceruleus, 구토중추인 area postrema, interpeduncular area에도 존재한다.

수용체: 5-HT 수용체는 $5-HT_1$의 5개 아형, $5-HT_2$의 3개 아형, 그리고 $5-HT_3$, $5-HT_4$, $5-HT_5$, $5-HT_6$, $5-HT_7$까지 있다. G-단백질과 연결되어 있으나, $5-HT_3$ 수용체만은 예외적으로 이온통로와 직접 연결되어 있다. 변연계의 세로토닌 수용체는 불안과 관련되고, 뇌간의 구토중추와 시상하부에 있는 세로토닌 수용체($5-HT_3$)는 오심과 구토에 관련된다. 뇌간의 수면중추에 있는 세로토닌 수용체는 불면이나 과면과 관계된다. 뇌혈관에 있는 수용체는 두통을 야기한다. 척수의 세로토닌 수용체는 성기능과 관련되고, 내장의 수용체는 소화장애, 설사와 관계된다.

대사: 세로토닌은 뇌혈관장벽을 통과하지 못하기 때문에 이를 통과하여 뇌로 들어온 tryptophan으로부터 뇌 안에서 합성된다. Tryptophan은 tryptophan hydroxylase효소에 의해 5-hydroxytryptophan이 되고 다시 amino acod decarboxylase에 의해 5-hydroxytryptamine(5-HT)(serotonin)이 된다. 세로토닌은 과립에 보존되어 신경말단에서 유리되고, 시냅스전 세포막의 전달체에 의해 재흡수되어 monoamine oxidase type A(MAOA)에 의해 5-hydroxyindoleacetic acid(5-HIAA)로 대사된다.

약리학: 삼환계 항우울제나 MAO억제제, 그리고 선택적 세로토닌 재흡수 억제제*selective serotonin reuptake inhibitor; SSRI*는 세로토닌 수용체를 하향 조절한다. Buspirone은 시냅스전 $5-HT_{1A}$ 수용체를 강화한다. $5-HT_1$ 수용체 아형 중 $5-HT_{1A}$ 수용체는 항우울제의 장기 투여로 down regulation됨으로써 치료효과를 나타낸다고 본다. $5-HT_{2A/C}$ 수용체는 비전형 항정신병 약물의 작용부위이다. 환각제 LSD는 $5-HT_2$에 작용한다. MDMA(엑스터시)는 세로토닌 재흡수를 차단하고 유리를 유도한다. 식욕감퇴제 fenfluramin과 dexfenfluramin은 세로토닌 유리를 자극한다. Tryptophan에서 세로토닌이 생산되므로 tryptophan을 많이 섭취하면 항불안 및 수면 효과가 나타나고, 부족하면 배고픔과 과민성을 나타낸다.

도파민*dopamine*

도파민(또는 3,4-dihydroxyphenethylamine)은 뇌에서는 보상(쾌락)과 동기, 운동, 그리고 몇 가지 호르몬 분비에 관여하는 신경전달물질이다. 조현병은 도파민의 활동성 증가와 관련되며, 파킨슨*parkinson*병, restless leg syndrome 등은 도파민의 활동성 저하와 관련된 장애이다.

도파민 경로*dopamine pathway*: 다음 세 가지가 알려져 있다(그림 2-6).

첫째 mesolimbic-mesocortical pathway는 흑체의 안쪽에 있는 ventral tegmental area(VTA)에서 투사되는 경로로, 크게

두 가지가 있다. ① Mesolimbic pathway(그림 2-6의 ③)는 측좌핵에서 편도 등 변연계로 투사되는데, 이 경로는 조현병과 감정, 특히 항정신병 약물, 각성제, 환각제, 마약의 쾌감과 관련된 장소로 알려져 있다. 따라서 항정신병 약물이 이 경로의 도파민 수용체를 억제함으로써 양성증상(환각, 망상 등)을 억제하는 효과를 나타낸다. 특히 meso-accumbens pathway는 보상*reward*과 관련되며, 약물중독의 장소이다. ② Mesocortical pathway(그림 2-6의 ④)는 전전두엽 피질로 투사되는데, working memory와 주의*attention*를 조절한다. 항정신병 약물은 여기의 도파민 수용체를 억제함으로써 음성증상을 악화시킨다. (그러나 clozapine은 이런 작용이 덜하다.) 또한 우울증일 경우에는 여기의 도파민의 활동성이 감소하고, 조증일 경우에는 증가한다(따라서 1-dopa는 조증을 유발한다). 따라서 도파민은 조현병을 포함하여 양극성 장애 등 전반적으로 정신병적 상태와 관련이 있다고 생각된다. 보상회로로 이 경로는 전두엽에서 쾌락을 인지하게 해준다.

둘째 nigrostriatal pathway는 흑질체에서 기시하여 미상핵과 피각 등 선조체(주로 caudate)로 간다(그림 2-6의 ①). 이는 운동기능뿐만 아니라 기분조절에도 관계된다. 여기서의 도파민의 감소 및 D_2 수용체에서의 장애는 파킨슨증*parkinsonism*, 항정신병 약물의 추체외로계 증상, 틱증상 등을 야기한다. 여기의 pars compacta division은 dorsal striatum(caudate와 putamen)으로 투사하여 운동 통제에 영향을 준다(항정신병 약물들의 추체외로계 부작용은 여기에서의 도파민 수용체 차단 때문이다).

셋째, tuberohypophyseal(tuberoinfundibular) pathway(그림 2-6의 ②)는 시상하부의 궁형핵*arcuate nucleus*과 periventricular

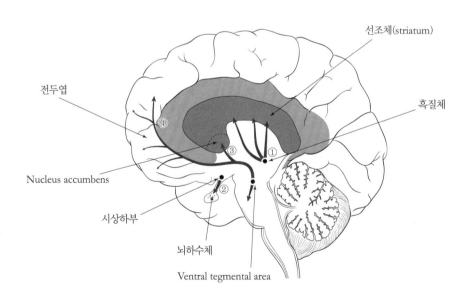

그림 2-6 도파민 경로. ① Nigrostriatal pathway, ② Tuberoinfundiular pathway, ③ Mesolimbic pathway, ④ Mesocortical pathway.

area에서 기시하여 누두*infundibulum*와 뇌하수체 전엽으로 가는 경로이다. 뇌하수체의 프로락틴*prolactin* 분비를 조절한다. 항정신병 약물은 여기의 도파민 수용체를 억제하여 galactorhea를 야기한다.

수용체: D_1계통(D_1, D_5), D_2계통(D_2, D_3 및 D_4)이 있는데, 이들 간에 차이가 있다면 분포상의 차이이다. D_2는 주로 선조체(미상핵과 피각)에, D_3는 nucleus accumbens에, D_4는 전두엽에 더 많다. 피각*putamen*의 D_2 수용체 밀도가 낮을수록 조현병의 동떨어진 태도, 집념, 과도한 착취성, 돌봄에 대한 무심함 등 분리성*detachment* 증상이 심하다고 한다. 이는 D_2 수용체차단제(고전적 항정신병 약물)가 주로 양성증상에는 효과적이나 음성증상은 악화시킬 수 있다는 사실과 부합된다. 최근 연구결과에 따르면, 전전두엽(우측 내측)의 도파민은 감정적 고통의 신호를 억제하므로 D_4의 유전적 다형성*polymorphism*에 따라 주관적 감정의 표현이 다르다고 한다.

대사: 혈중에서 온 tyrosine이 효소 tyrosine hydroxylase에 의해 DOPA로, 다시 dopamine-β-hydroxylase에 의해 도파민으로 변화된다. 세포의 과잉 활동으로 신경전달물질이 모자라면 protein kinase가 효소를 자극하여 생산이 증가된다. 도파민은 유리된 후에 도파민 전달체*dopamine transporter*에 의해 세포내로 재흡수된 후에는 과립에 저장되어 재사용될 수도 있으나, MAO(주로 MAOA)와 catechol-o-methyltransferase(COMT)에 의해 homovanillic acid(HVA)로 대사된다.

약리학: 항정신병 약물은 D_2 도파민 수용체를 차단하여 조현병과 조증을 억제하고 추체외로증상을 일으키며 장기 투여 시에 감수성 증가를 일으켜 지연성 운동장애*tardive dyskinesia*를 야기한다. 한편 암페타민과 코카인은 보상체계에서 도파민 유리를 증가시킴으로써 쾌감을 느끼게 하며 습관성 중독*addiction*을 야기하며, 장기간 사용하면 도파민 고갈을 초래한다. D_2 강화제는 코카인 자가투여를 강화하고 D_1 강화제는 이를 약화시킨다. 도파민 전달체는 benztropine과 bupropion에 의해 차단된다.

노르에피네프린*norepinephrine*

노르에피네프린(또는 노르아드레날린*noradrenaline*)(4,5-β-trihydroxyphenethylamine)은 뇌의 전체 기능과 관련되지만, 특히 새로운 자극 또는 스트레스 자극에 유리되어 주의, 각성 상태, 경계*vigilance*, 싸우느냐 도망하느냐 반응, 불안 등 정신장애의 주요증상의 원인이 된다. 노르에피네프린과 세로토닌의 감소가 우울증의 원인이라는 가설, 즉 생체아민 가설은 항우울제의 작용기전에 근거한 것이다. (에피네프린도 뇌에 약간 존재하고 있어 같은 작용을 한다.) [말초에서는 부신수질에서 아드레날린(에피네프린)으로 유리되어 혈압이나 심장박동을 높인다.]

노르에피네프린 경로*norepinephrine pathway*: 뇌교의 청반*locus ceruleus*에서 (일부는 lateral tegmental noradrenergic nuclei에서)

기시하여 안쪽 medial forebrain bundle을 거쳐 신피질, 해마, 편도, 시상, midbrain tectum 등 거의 뇌 전체로 투사된다. 일부는 아래로 척수로도 투사된다.

수용체: (수용체를 말할 때는 노르에피네프린이든 에피네프린이든 모두 노르에피네프린 수용체로 통칭한다.) 노르에피네프린 수용체는 $α_1$형($α_{1A, B, D}$), $α_2$형($α_{2A, B, C}$), $β_1$형, $β_2$형, $β_3$형 등이 있다. $α_1$ 수용체들은 모두 phosphoinositol 체계와 관련이 있다. $α_2$ 수용체들은 cAMP 생산을 억제하고, β-수용체들은 cAMP 생산을 자극하는 등 상호 반대되는 작용을 하는 것으로 보인다.

대사: Tyrosine에서 tyrosine hydroxylase에 의해 DOPA가 되고, 이는 다시 amino acid decarboxylase에 의해 도파민이 되고, 다시 dopamine-β-carboxylase에 의해 노르에피네프린으로 변화된다(이는 다시 phenylethanolamine-N-methyltransferase에 의해 에피네프린으로 대사된다). 이는 전달체에 의해 시냅스 과립으로 이동, 저장되었다가 탈분극화에 따라 유리되고, MAO(주로 MAOA)와 COMT에 의해 3-methoxy-hydroxy-phenylglycol(MHPG)로 대사된다.

약리학: 삼환계의 항우울제와 venlafaxine, bupropion, nefazodone 등은 노르에피네프린 재흡수를 차단하고, MAO 억제제는 MAO를 억제한다. 최종적으로 이들은 모두 시냅스 간극에서 노르에피네프린 농도를 증가시킨다. 이에 따라 시냅스후 β-수용체는 하향조절*down regulation*된다. 따라서 기분장애는 이 수용체의 감수성과 관계가 있다고도 생각된다. α-adrenergic system은 약리학적 측면에서 부작용과 관련이 크다. $α_1$ 차단은 진정작용과 체위성 저혈압과 관련된다. 시냅스전 $α_2$-강화제(클로니딘)는 노르에피네프린의 생산과 유리를 감퇴시킨다. 따라서 이들은 아편류 금단증상 등 여러 정신장애의 치료에 사용될 수 있다. $α_2$-길항제인 요힘빈*yohimbine*은 항우울제에 의한 성기능장애를 호전시킨다. β-길항제(propranolol, atenolol)는 사회공포증, 수행불안, 좌불안석증*akathisia*, 리튬으로 인한 진전 치료 등에 사용된다.

아세틸콜린*acetylcholine*

아세틸콜린은 주로 기억의 등록 기능을 한다. 따라서 아세틸콜린 활동성의 강화는 기억능력을 향상시킨다. 대뇌의 cholinergic system이 손상되면 기억장애가 발생한다. 알츠하이머*Alzheimer*형 치매와 다운*Down*증후군에서 nucleus basalis of Meynert의 신경세포의 변성으로 대뇌피질에서의 cholinergic innervation이 감소되어 있다. 아세틸콜린은 렘*REM*수면을 촉진하고 그 저하는 우울증을 야기하기도 한다.

아세틸콜린 경로*acetylcholine pathway*: 대뇌에서 아세틸콜린은 기본적으로 interneuron에 존재한다. 주요 경로로는 nucleus basalis of Meynert, Broca area의 horizontal diagonal band, medial septal nucleus 등에서 기시하여 대뇌피질과 편도와 해

마 등 변연계로 가는 경로와, 뇌교pons의 여러 핵에서 시상, VTA, substantia nigra 청반, dorsal raphe, 그리고 뇌신경의 핵들로 가는 경로가 있다. (말초에서 아세틸콜린은 neuromuscular junctions, preganglionic autonomic neuron, postganglionic parasympathetic neuron에서의 신경전달물질이다.)

수용체: 니코틴nicotine 수용체(α, β, γ, δ)와 무스카린muscarine 수용체(M_1, M_5) 두 종류가 있다. M_1 수용체가 가장 많으며, 피질, 해마, striatum에 많이 존재하며, 기억과 관련된다. 니코틴 수용체들도 작업기억, 주의, processing 속도 등 인지기능과 관련되며, 알츠하이머병 때 그 수가 감소한다. $α_7$ 니코틴 수용체는 조현병과도 관련이 있다 한다.

대사: 아세틸콜린은 choline과 acetyl Co-A로부터 choline acetyltransferase에 의해 합성된다. 합성된 아세틸콜린은 과립에 저장되어 유리된다. 유리된 후 acetylcholinesterase에 의해 choline과 acetic acid로 대사된다. Choline은 재흡수되어 다시 합성에 이용된다.

약리학: 전형적 항정신병 약물은 항콜린작용이 있는 반면, 이들 약물에 의해 발생하는 추체외로증상은 항콜린성 약물에 의해 완화된다. 즉 기저신경절에서 아세틸콜린과 도파민 활동 간의 균형의 와해 때문에 이러한 운동장애가 발생한다고 생각할 수 있다. 수용체가 과도히 차단되면 혼동과 섬망이 나타날 수 있다. 한편 아세틸콜린 활동의 강화는 기억능력을 향상시키기 때문에, acetylcholinestrase에 의한 아세틸콜린의 분해를 차단하는 효과가 있는 약물들이 알츠하이머형 치매(예: donepezil)와 myasthenia gravis 치료에 사용된다. 따라서 항콜린성 약물은 기억과 학습을 방해하는 것으로 생각된다. Atropine 등 항콜린성 약물들은 무스카린 수용체를 차단한다. 니코틴 수용체는 이온채널과 직접 연결되어 있기 때문에, 예를 들어 흡연 시 니코틴이 수용체와 결합되면 Ca^{++}이 세포 내로 들어와 아세틸콜린을 유리시킨다. 그래서 니코틴은 해마의 신경전달을 활성화해서 기억기능(특히 단기기억)을 강화한다. 이 수용체들은 금연, 치매 등의 기전과 관련되어 많이 연구되고 있다.

히스타민histamine

히스타민은 뇌에서 수면-각성 사이클 조절과 먹임feeding에 관련된다. 활동성은 각성 시 높으며, 렘수면에서 중단된다. 일반적으로 히스타민은 염증반응inflammation을 중개하는데, mast cell에 보존되어 있다가 allergen에 의해 유리되어 혈관누출, 부종 등 알레르기 반응을 야기한다.

히스타민 경로histamine pathway: 시상하부 후부에 있는 tuberomammillary nuclei에서 medial forebrain bundle을 통해 대뇌피질, 변연계, 시상, olfactory bulb 등으로 투사되며, 아래로는 후뇌와 척수로 투사된다.

신경섬유에 varicosity가 있어 고전적 시냅스를 이루지 않고, diffuse transmission으로 유리 위치에서 떨어진 곳에서 광범위하게 작동한다. 즉 자율신경계의 neuroendocrine 체계의 local hormone에 해당한다.

수용체: 뇌에는 H_1, H_2, H_3, 수용체가 있다. H_4 수용체는 뇌 아닌 기관에서 발견된다. H_1 수용체는 시상, 피질, 소뇌에서 많이 발견되며 항히스타민제의 작용부위이다.

대사: 히스타민은 뇌혈관장벽을 통과하지 못하므로 뇌 내에서 히스티딘histidine에서 histidine decarboxylase에 의해 합성된다. 히스타민은 histamine N-methyltransferase에 의해 methylhistamine으로, 그리고 MAOB에 의해 탈아민 된다.

약리학: H_1 수용체는 삼환계 항우울제의 진정작용과 체중증가 및 혈압강하 작용, 그리고 알레르기 약물의 작용기전과 관련이 있다. 항히스타민제(H_1 receptor antagonists)는 수면을 유도하고, H_3 receptor antagonists는 각성을 증가시킨다. (말초에서는 국소적 면역기능과 염증반응에 관련된다.)

2. 아미노산 신경전달물질

GABA

GABA(gamma-aminobutyric acid)는 억제성 아미노산계 신경전달물질이다. GABA가 수용체에 결합하면 이온통로가 열려 Cl^- 이온이 세포 내로 들어와 세포막을 과분극화hyperpolarize하여 신경전달을 억제한다. GABA는 뇌혈관장벽을 통과하지 못한다. GABA 신경전달의 장애는 불안장애(특히 공황장애), 우울증, 조현병, 알코올중독, 뇌전증 등 많은 신경정신장애의 원인이 된다. 특히 조현병에 관련하여서는 대뇌피질의 $GABA_A$ 수용체가 상향조절upregulate되어 시냅스전 GABA 뉴런presynaptic GABAergic neuron에 기능저하가 일어나기 때문이라 한다. 또한 대부분의 항불안제와 항경련제가 GABA계를 억제한다는 점으로 미루어, 불안과 뇌전증과 관계가 있다고 추정할 수 있다.

GABA 경로: GABA는 뇌 전체에 퍼져 존재한다.

수용체: GABA 수용체에는 $GABA_A$, $GABA_B$ 등이 있다. $GABA_B$는 G-단백질과 연결되어 있으며, $GABA_A$는 벤조디아제핀 수용체(omega receptor로도 알려져 있다)와 chloride 이온채널과 복합체로도 존재한다(그림 35-3 참조).

대사: 글루탐산glutamic acid으로부터 glutamic acid decarboxylase에 의해, 그리고 보조인자cofactor인 피리독신pyridoxine(비타민 B_6)의 존재하에, 하나의 alpha-carboxyl group이 제거되면서 생성된다. 시냅스전 세포 및 교질세포로 재흡수되며, 미토콘드리아의 내부에 있는 GABA transaminase에 의해 succinic semialdehyde로 대사된 후 다시 산화되어 succinic acid로 된다.

약리학: GABA_A 수용체에는 GABA, 벤조디아제핀, 그리고 바르비투르산염barbiturate과 결합하는 부위가 있다. 벤조디아제핀계 약물들, barbiturate들, 마취제, 스테로이드, 휘발성 용매 등은 다같이 GABA가 GABA_A 수용체에 잘 결합하도록 만들어, GABA신경전달을 억제함으로써 진정효과 또는 항경련효과를 나타낸다. β-carboline은 벤조디아제핀 수용체에 대한 역작용제inverse agonist이며, 그래서 불안과 경련을 야기한다. Flumazenil은 벤조디아제핀 수용체의 길항제로 벤조디아제핀 과량 독성을 치료하기 위해 사용된다. GABA 유도체(gabapentin)나 GABA 수용체 강화제(progabide)는 대개 항경련효과나 항불안효과를 가진다. GABA 전달체transporter의 억제제(tiagabin) 및 GABA transaminase를 억제하는 약물(valpric acid, vigabatrin)도 항경련효과를 가진다. 반면 GABA_A 길항제인 pentylenetetrazol, bicuculline, picrotoxine 등은 경련을 야기한다. 근육이완제인 baclofen은 GABA_B 강화제이다.

알코올효과는 GABA 수용체의 활성화와 NMDA 수용체의 저하 때문에 나타난다. 알콜의존성은 GABA_A의 downregulation과 NMDA 수용체의 upregulation 때문이다. 이 상태에서 thiamine이 결핍되면 Wernicke-Korsakoff증후군이 발생한다. 태아알코올증후군은 알코올이 태아뇌에서 NMDA 수용체를 억제하였기 때문이다.

글루타메이트glutamate

글루타메이트는 흥분성 아미노산계 신경전달물질이다. 이는 뇌의 시냅스의 80%에서 (특히 dendrite spine에서) 신경전달 기능을 한다. 학습과 기억에 관련된 시냅스 기능synaptic strength을 장기강화long-term potentiation시키는 기능을 한다. [Monosodium glutamate(MSG)은 조미료의 성분이다.]

글루타메이트 경로glutamate pathway: 척수, 눈, 귀 등 모든 primary sensory afferent system은 글루타메이트로 신경신호를 전달한다. 시상에서 피질로의 투사에서도 글루타메이트를 신경전달물질로 사용한다. 피질과 변연계의 intrinsic, associational 및 efferent excitatory projection 등도 glutaminergic이다. 피질에서 소뇌와 척수로 가는 신경전달도 glutaminergic이다.

수용체: 글루타메이트의 postsynaptic 수용체는 두 가지로 glutamate-gated cation channel(ionotropic glutamate receptor) 및 metabotropic glutamate receptor(mGluR)이다. 전자는 세 가지인데, α-amino-3-hydroxy-5-methyl-4-isoxazol propionic acid(AMPA) 수용체, kainic 수용체, N-methyl-D-aspartate(NMDA) 수용체 등이다. 후자는 G-protein-coupled receptor이다.

대사: 시냅스전 세포에서 포도당과 글루타민glutamine으로부터 합성된다. 니코틴 등에 의해 자극되어 유리되며, 신경세포나 아교세포로 재흡수된다. Glutamate dehydrogenase에 의

해 대사된다. Astrocyte가 glutaminergic synapse를 둘러싸고 glutaminate를 제거해 준다.

약리학: 원래 글루타메이트는 중추신경계에서 흥분성 신경독소neurotoxin로 알려져 있었다. 즉 글루타메이트 수용체가 과활성화되면 Ca^{++}과 NO가 세포 내에 장기간 과량 존재하게 되고, 여러 효소(특히 protease)가 과도히 활성화되어 신경세포기능이 파괴된다. 최근 phencyclidine(PCP)이라는 환각제가 위축, 환각, 언어와해 등 정신병적 장애를 야기하는데, 그 작용기전으로 PCP가 NMDA 수용체를 차단하고, 따라서 양이온통로cation channel를 차단하기 때문으로 알려졌다. 따라서 글루타메이트계의 기능 저하가 조현병의 발생과 관계가 있다고 추정되고 있다. 즉 도파민과는 반대작용이다. 대뇌피질에서 D-serine의 저하로 인한 NMD 수용체의 기능저하, glutaminergic terminal에서 downregulation하는 유전인자들의 존재 등도 조현병 양상을 나타낸다. NMDA 수용체는 GABAergic system의 장애와 상호작용을 통해 기능저하가 일어나 조현병 증상을 나타낸다고도 한다. 글루타메이트의 재흡수 결핍은 amyotropic lateral sclerosis와도 관련이 있다고 한다. 해마에서 NMDA 수용체가 기억과 학습에 관계된다고 한다. NMDA 수용체 억제제인 memantine은 치매 치료효과가 있다. 알츠하이머병에서 beta-amyloid가 뉴런들을 depolarize하여 Mg^{++} block을 감소시킴으로써 NMDA 수용체의 글루타메이트에 대한 감수성을 증가시킨다. (beta-amyloid는 또한 astrocyte가 글루타메이트를 제거하는 것을 막는다.) 결국 extracellular fluid에 글루타메이트가 증가하여 excitotoxicity가 증가한다. 그래서 NMDA 수용체 억제제가 항치매효과가 있는 것이다. D-cycloserine은 NMDA 수용체를 활성화함으로써 조건화된 공포를 extinction해 준다.

글라이신glycine

글라이신은 억제적 신경전달물질이다.

뇌간과 척수에 많이 존재한다. 글라이신 수용체는 chloride 이온통로이다. 세린serine에서 transhydroxymethylase에 의해 합성된다. 수용체로는, strychnine이 결합됨으로써 억제기능을 하는 glycine_A, strychnine과 상관없는 glycine_B가 있다. Glycine_B 수용체는 NMDA 수용체 중에 있는 glycine modulatory site로 글루타메이트에 보조적 기능을 한다.

3. 펩티드 전달물질peptide transmitter

화학적 구조상 100개 이내의 아미노산이 결합된 형태를 펩티드peptide라 한다. 현재 약 100가지 이상의 신경펩티드가 신경전달물질의 후보자로 알려져 있다. (반면 peptide hormones은 neuroendocrine에서 혈중으로 유리되어 전신적 효과를 나타낸다.)

이들은 뇌 전체에서 발견된다. 직접 신경신호를 전달

하기도 하지만 대체로 신경전달물질들의 유리와 신경세포의 발화를 조절하는 신경조절물질*neuromodulator*로 작용한다고 본다. 이들은 뇌의 여러 부위에서 여러 수용체에 동시에 작용함으로써 복잡한 행동이나 감정을 조절한다. 주로 음식과 물, 체온, 운동, 보상, 생식, 학습, 기억, 감정, 사회적 인지기능, 스트레스와 통증에 대한 대응 등에 관여한다. 또한 유전자 표현, 국소 혈류, 시냅스생성*synaptogenesis*, 교세포형성*glial cell morphology* 등에도 관여한다.

이 펩티드들의 정신질환의 관련에 대해서는 아직 알려진 바가 적다. 펩티드 전달물질은 뇌혈관장벽을 통과하지 못하기 때문에 이에 대한 연구들은 주로 동물에게 뇌실로 직접 주사함으로써 시행한다. 그러나 최근 비강내 주입*intranasal infusion* 기술이 발달하면서 인체에서도 연구가 시작되고 있다.

수용체: 이들이 수행하는 신경전달과정은 고전적 전달물질에서와 같으며, 그 수용체는 seven-transmembrane-domain에 속하며 대개 G-단백질과 연결되어 있다.

대사: 세포체 내에서 생성된다. 특정 유전자에 의해 prepro-hormone이 만들어지고, 이것이 세포체 내에서 분할되어 prohormone이 되고, 과립 내에 저장되어 신경말단으로 이동된다. 이동 중에 다시 prohormone convertase, carboxypeptidases 등 효소에 의해 최종 펩티드로 분할*cleavage*된다. ACTH, MSH, β-엔도르핀 등은 큰 모분자인 proopiomelanocortin에서 아미노산들의 일정 배열부위가 잘려서 형성된다. 이들은 신경말단 vesicle에 다른 신경전달물질들과 같이 저장되어 있다가 유리된다. 그러나 재흡수되어 재사용되지는 않는다. 이들은 세포 안팎에서 펩티드분해효소*peptidase*에 의해 아미노산들로 분해된다.

Co-expression: 신경펩티드는 여러 펩티드가 같이 표현*co-express*되거나 co-transmitter로 기능하는 경우가 많다. 예를 들어 시상하부의 arcuate nucleus는 α-melanocyte-stimulating hormone(α-MSH), galanin-like peptide, cocaine-and-amphetamine-regulated transcript(CART) 등 3개의 anorectic peptide를 같이 유리한다. 또한 oxytocin은 supraoptic nucleus에서 enkephalin, dynorphin, cocaine, amphetamine regulated transcript(CART) 및 cholecystokinin(CCK)과 공존한다. CCK는 피질이나 변연계로 투사되는 도파민 뉴런에서 도파민과 공존한다.

Thyrotrophin-releasing hormone(TRH)

사상하부에서 분비되는 신경펩티드이다. 3개의 아미노산으로 되어 있다. TRH가 뇌 전체에서 발견됨에 따라 이것이 neuromodulator라는 생각을 하게 되었다. 즉 TRH는 도파민, 세로토닌, 아세틸콜린, opioid 등 여러 신경전달물질을 조절한

다. (동물에서는 TRH는 동면*hibernation*과 저온증 대응에 관련된다.) 인간 TRH 유전자는 염색체 3q13.3-q21에 있다. 이로써 TRH preprohormone이 만들어지고, 이것이 잘려져서 TRH가 생성된다. TRH 뉴런은 olfactory bulb, entorhinal cortex, 해마, 편도, 시상하부, 중뇌 구조 등에 존재한다. 분비된 TRH는 뇌의 전역에서 발견된다. TRH 수용체는 G-protein coupling이다. 시상하부의 TRH 뉴런은 터미널을 median eminence로 투사하여, hypothalamo-hypophyseal portal system에 TRH를 유리한다. 유리된 TRH는 뇌하수체의 adenohypophysis를 자극하여 thyroid-stimulating hormone(TSH)을 일반 혈액순환으로 유리한다. Paraventricular nucleus에는 갑상선 호르몬 수용체가 있어 갑상선 호르몬 농도에 따라 feedback함으로써 TRH 생성을 조절한다. 즉 hypothalamo-pituitary-thyroid axis가 구성되는 것이다. 갑상선 기능저하는 우울증과 관련된다.

Corticotropin-releasing factor(CRF)

뇌 전체에서, 특히 시상하부, 피질, 편도 등에서 발견된다. 이는 스트레스에 대한 내분비계, 자율신경계, 면역계, 그리고 행동반응에 관여한다. 시상하부의 paraventricular nucleus에서 CRF를 포함하고 있는 신경세포는 medial eminence로 투사하는데, 그 말단에서 portal system에 CRF를 유리하여 anterior pituitary hormone 분비를 자극한다. (이때 동물실험에서 운동증가, 소리에 대한 민감성 증가, 탐구행동 저하가 나타난다.) 우울증 때 hypothalamus-pituitary-adrenal axis의 기능이 증가한다. Urocortin은 CRF와 유사한 펩티드로, 구조나 스트레스에 대한 대응 기능이 CRF와 유사하다.

옥시토신*oxytocin*과 바소프레신*vasopressin*

이 두 가지는 모두 vasopressor이다. 모두 시상하부의 paraventricular nucleus 및 preoptic nucleus에서 생성되며 후엽 뇌하수체, 즉 neurohypophysis로 유리된 후 혈중으로 유리된다.

옥시토신은 뇌 내에서도 발견되는데, 특히 변연계에 옥시토신 수용체가 많다. 기능은 여성의 생식기능, 특히 자궁수축과 모유 분비 반응에 관여한다. 한번 자극되어 옥시토신이 분비되면 positive feedback으로 더욱 자주 자극되고 분비되며, 이는 자극이 없어질 때까지 지속된다. 특히 분만 시 자궁수축 작용으로 출산을 촉진할 뿐 아니라, 수유에서 보는 바와 같이 여성의 아기에 대한 모성본능을 일으켜 유두자극과 수유 때 maternal bonding이 형성되게 한다. 이로써 옥시토신은 친밀성*intimacy*에 중요 역할을 한다고 보는바, 모성적 행동에서 나아가 사회적 인정, 불안, 짝짓기*pair bonding* 등과 관련된다고 한다. 즉 호감 가는 이성을 보았을 때 뇌하수체에서 옥시토신이 혈류에 분비되면, 서로 안고 싶은 충동과 성욕을 느끼게 된다고 한다. 흔히 옥시토신은 오르가슴 때 분비된다고 하는데, 남성보다 여성에서 더 뚜렷하다. 그래서 이성 간에 결합을 강화한다고 하여, 'bonding hormone'이라 불린다. 옥시토신은 자폐증 어린이에게 사회성을 자극하는 데 사용되기도 한다. 나아가 이는

민족중심주의적 행동ethnocentric behavior을 조장한다고도 하는
데, 집단 내에서는 신뢰와 감정이입을 조장하고, 외부인들에
대해서는 의심과 배척을 하게 한다고 한다. Oxytocin receptor
gene(OXTR)의 다형성은 공격적 행동 등 비적응적 사회적 성향
과 관련된다고 한다.

바소프레신은 항이뇨호르몬으로 신장에 영향을 미쳐 수분 저
장과 혈관 수축 기능을 한다. 뇌에도 수용체가 있어 감정조절에
관여한다고 한다.

Endogenous Opioid System

세 종류의 opioid peptides, 즉 β-endorphin, enkephalins
및 dynorphins과 3종류의 수용체, 즉 μ-, δ- 및 κ- 수용체로
구성된다. 이들은 말초 및 중체 신경계에 특히 통증조절, 보상
체계와 중독현상, 스트레스반응 및 자율신경계 조절, 감정반응
등에 관여한다. 이 수용체는 시냅스전 및 시냅스후에서 억제적
으로 작용한다.

엔도르핀endorphin : 신경계에 존재하는 아편양 물질들 중 하나
이다. 기능은 억제적 신경전달물질로서 심한 스트레스 및 상처
로 인한 통증이 있을 때 분비됨으로써 진통효과를 나타낸다.

말초신경계에서는 통증신호가 척수에 도달하였을 때 nerve
ending에서 μ-receptors에 결합하여 P 물질 유리를 차단함으
로써 통증신호전달을 차단한다. 뇌에서는 GABA를 차단함으
로써 쾌락과 관련된 도파민의 생산과 유리를 증가시킨다. 여러
연구에 의하면 엔도르핀은 운동, 흥분, 통증, 매운 또는 강한
향신료가 든 음식을 섭취할 때 뇌하수체와 시상하부에서 유리
되어 진통효과와 더불어 웰빙의 느낌을 나타낸다. 명상 때 또
는 웃을 때 엔도르핀 유리가 유도되어 통증의 역치를 올린다고
한다.

도파민과 노르에피네프린 신경전달체계와도 상호작용한다.
즉 VTA dopaminergic system이 대뇌피질과 변연계로 투사하
는 엔도르핀을 분비함으로써 보상(쾌락) 효과를 나타난다. 보상
효과와 관련하여 엔도르핀은 해마에서 글루타메이트와 노르에
피네프린 등의 신경전달과정을 조절함으로써 연상학습에 의한
습관성 중독에 관여한다고 추측된다.

뇌하수체에서 전구체인 proopiomelanocortin(POMC)으
로부터는 엔도르핀이 만들어진다. Proenkephalin으로부터
met-enkephalin과 leuenkephalin이, prodynorphin으로부터
는 디놀핀과 β-neoendorphin이 만들어진다. Endomorphin
의 전구체는 아직 밝혀지지 않았다.

이들은 시상하부(내측), 간뇌, 뇌교, 해마, 중뇌 등에 많이
존재하고 기타 뇌 부위로 널리 투사된다.

아편류 습관성 중독과 엔도르핀, 엔케팔린, 다이노핀 등과의
관련은 아직 밝히지 못하고 있는데, 엔도로핀과 아직은 미지인
리간드ligand들이 그러한 중독 상태와 관련이 있을 것으로 예상
된다.

기타

뉴로텐신neurotensin : 주로 변연계에서 발견되며 저온작용과 진
정작용을 한다고 알려져 있다. 항정신병 약물과 작용이 비슷하
다. 그래서 정신의학적으로는 mesolimbic dopamine system과
조현병과 관련하여 연구된다. 뉴로텐신은 sensorymotor gating
의 효과를 나타내어, 외부에서 들어오는 감각정보를 filtering한
다. 뉴로텐신은 도파민 뉴런에 도파민과 공존하며, mesolimbic
cortex와 medial prefrontal cortex로 동반 유리된다. 항정신병
약물은 도파민 뉴런 말단에서 뉴로텐신 합성과 유리를 촉진한
다. (여기에서의 도파민 조절장애가 조현병의 원인이다.) 그러나
뉴로텐신과 정신병의 관련은 더 연구를 요한다.

콜레시스토키닌cholecystokinin ; CCK : 원래 소화기계에서 발견
되었던 것으로, 뇌에서도 존재하며 감정, 동기, 감각정보 처리
에 관여한다. VTA 뉴런에서 도파민과 공존하며, mesolimbic
및 mesocortical circuit에 관여하고 있다. 이를 뇌 내로 주입하
면 공황장애가 야기된다. 그 외 CCK는 운동장애 또는 조현병
에도 관계된다.

P 물질substance P : 흥분성 전달물질로 편도, 시상하부, 청반
등에 노르에피네프린과 세로토닌과 공존한다. 통증조절에 관여
한다. 우울증과 PTSD와도 관련된다.

신경펩타이드 YNeuropeptide Y : 시상하부, 뇌간, 척수, 변연계
일부 등에서 발견되며, 식욕, 보상, 불안, 에너지 대사에 관여
한다. 세로토닌과 노르에피네프린과 공존하며 스트레스조절에
관여한다.

소마토스타틴somatostatin : Growth hormone inhibiting factor
로, 헌팅턴병, 알츠하이머형 치매와 관련이 있다.

4. 기타

뉴클레오티드nucleotide

DNA의 4개의 뉴클레오티드가 신경전달물질로 거론되고 있
다. 아데노신은 뇌에서 신경발달, 신경신호전달, 면역기능 조
절 등 여러 기능을 하며, 경련 때 유리되어 경련이 끝나도록 작
용한다. 수용체는 A_1과 A_2로 나뉘며, G-단백질과 연계되어
있다. 뇌 내에서 발견된 purine의 P_1 수용체는 xathine(카페인,
theophylline 등)에 의해 차단된다. ATP는 신경말단의 과립 내
에 카테콜아민과 같이 저장되어 있다가 카테콜아민이 유리될 때
같이 유리되는데, P_2 수용체와 결합하여 Na^+, K^+, Ca^{++} 등의
이온통로를 여는 것으로 알려져 있다. 또한 ATP는 adenylate
cyclase에 의해 cyclic AMP로 전환되는데, ATP는 때때로 AMP
농도를 조절하며, ATP/AMP 비율은 세포로 하여금 얼마나 에
너지가 사용 가능한지를 감지하여 metabolic pathway를 조절하
게 한다.

가스gas

가스 신경전달물질은 비전형적인 신경전달작용을 한다. 이

들은 synaptic vesicle에 보존되지도 않고, 거기서 유리되지도 않으며, 수용체도 없고, 재흡수도 없다. 분자량이 작아 곧바로 뉴런으로 확산해 들어가 세포 내 단백질에 작용하여 신경전달에 영향을 미친다.

Nitric oxide(NO)는 1990년 그 의의가 발견된 신경전달물질이다. NO는 모든 생물체의 활동에서 생겨나는 것으로, 대체로 L-arginine으로부터 생성되며, 짧은 반감기를 가진다. NO는 cGMP를 생성하여 혈관을 확장한다. (이 기전을 이용하여 viagra 같은 음경 발기부전 치료제가 개발되었다.) 뇌에서 NO는 세로토닌, 도파민, 노르에피네프린 등을 조절하여 기억과 학습에도 관여하는 것으로 생각된다. NO는 toxic radical로, NMDA 활성화에 따라 NO가 생성되어 세포독성을 나타냄으로써 알츠하이머, 파킨슨병을 야기할 수 있다. Caudate nucleus의 NO는 조현병과 관련된다고 한다.

Carbon monoxide(CO)는 heme oxygenase가 헤모글로빈에 작용하여 만들어지며, 항염증작용, 혈관확장작용, promoters of neovascular growth 촉진작용 등이 있다고 알려져 있다. CO는 신경세포와 아교세포에서 발견된다. 이는 cGMP 생성을 통해 냄새 지각 관련 신경전달 및 기타 인지작용에 관여한다고 한다.

아이코사노이드eicosanoid

Prostaglandin, prostacycline, thromboxane, leukotriene 등이 이 집단에 속한다. 이들은 오메가(ω)-3 fatty acid와 ω-6 fatty acid의 유도체로, 신경세포, 교세포, 면역세포 등의 세포막에 존재하며, 염증과 면역기능, 그리고 뇌에서 신경전달 기능이 있다. 그러나 아직까지 이들은 신경전달물질로서의 조건을 완전히 만족시키지 못하고 있다. 이들은 태아의 뇌 발달을 돕고, 치매예방효과, 항정신병 약물들의 추체외로계 부작용 감소효과가 있다.

Sigma 수용체

이 수용체는 약리학적으로는 규명되어 있으나, endogenous 리간드는 아직 발견되지 않았다. 펜타조신pentazocine(Talwin)과 haloperidol이 이 수용체와 결합한다.

Neurosteroid

부신이나 고환 등에서 스테로이드가 만들어지는 것과는 별개로, 뇌에서도 독자적인 스테로이드를 생산한다. Pregnanolone(PREG), allopregnanolone, dehydroepiandrosterone(D-HEA) 등 수많은 neurosteroid가 여러 신경전달물질의 신호전달에 다양한 영향을 미친다. 그 수용체들은 세포핵, 세포막, microtubule 등에 있다. 이들은 신경전달물질에 관련된 이온 통로에 작용한다. 대표적으로 dehydroepiandrosterone은 GABA 수용체에 억제작용을 한다. 이들은 우울증 때 감소한다. 기타 불안, 조현병, ADHD, 알코올 사용장애, 치매 등에 관련된다고 한다.

Endocannabinoid system

마리화나는 오래전부터 암에 대한 화학치료의 부작용인 오심과 강직, 그리고 신경병성 통증neuropathic pain 등에 사용되어 왔다. 흔한 부작용은 현훈, 진정, 혼동, 해리, 그리고 'feeling high' 등이다. 카나비스cannabis(마리화나)에서 발견되는 물질들을 cannabinoid라 하는데, 현재 약 100개 이상 알려져 있다. 그중 향정신성 효과를 갖고 있는 대표적인 물질이 tetrahydrocannabinol(THC)이다. [다른 중요한 카나비노이드인 Cannabidiol(CBD)은 향정신성 효과가 없다.]

이 물질들이 뇌에서 결합하는 cannabinoid 수용체가 발견되었는데, 그 수용체에 결합하는 리간드를 endocannabinoids라 부른다. 몇 개의 endocannabinoid ligand가 발견되었다. 대표적으로 anandamide(arachidonoyl ethanolamine)는 진통작용, 진정작용, 보상작용, 섭식행동 등 THC와 비슷한 약리학적 효과를 나타낸다. 2-AG(2-Arachidonoylglycerol)는 CB_1 및 CB_2 수용체 모두에 full agonist이다. 그 외 noladin ether(2-Arachidonyl glyceryl ether), N-Arachidonoyl dopamine(NADA), Virodhamine(OAE), Lysophosphatidylinositol(LPI) 등이 있다. 필요시 on demand로 생성되며 vesicle에 저장되지 않는다.

Endocannabinoids는 신경계에 존재하는 retrograde neurotransmitters로, 다른 신경전달과 달리 거꾸로 신호를 보낸다. 즉 cannabinoid가 시냅스후 뉴런에서 유리되어 시냅스전 뉴런(즉 축삭돌기 말단)의 세포막에 결합한다. 그리하여 그 뉴런의 통상적 신경전달물질들의 유리를 억제한다. 예를 들면 GABA 뉴런에서 endocannabinoids가 GABA 유리를 줄이면, 결과적으로 흥분작용이 일어난다.

Cannabinoid 수용체: 대표적으로 CB_1 및 CB_2 두 가지가 있다. CB_1 수용체는 기저신경과 변연계(해마, 선조체), 소뇌 등에 많다. CB_2 수용체는 주로 면역계에서 발견되며 면역조절기능을 한다.

약리학: 이들은 인체의 생리반응과 인지기능, 생식, 태아와 소아의 발달, 면역기능, 식욕, 통증조절, 기억과 학습, 그리고 cannabis의 약리작용과 중독에 관여한다. 'Runner's high'가 엔도르핀보다 endocannabinoids와 관련된다는 주장이 있다. 합성된 cannabinoid가 많다. 주로 오락용으로 만들어졌으며, 건강상 부작용이 심하다. 대표적 의료용 cannabinoid analogs에는 Dronabinol(Marinol)(식욕증진, 항구토, 진통), Rimonabant(SR141716)(한때 비만치료제) 등이 있다.

VI. 신경전달

신호전달signal transduction

인체가 기능하기 위해서는 정보의 흐름, 즉 신호의 전달이 필요하다. 신호의 전달은 화학적 및 물리적 신호가 일련의 분자적 사건으로 세포를 통해 전달되어 세포반응으로 마무리되는 과정을 말한다. 자극을 발견하는 구조를 수용체receptor라 한다. 수용체에서 리간드 결합으로 생화학적 반응이 연쇄적으로 일어나는데, 이 signal transduction cascade를 신호전달경로signaling pathway라 한다. 여기서 분자적 사건들이란 대개 protein kinase에 의한 protein phosphorylation이다. 인체에서 signal transduction pathway들은 다양한 방식으로 세포 간 소통communication을 관장한다.

신경계에서의 신호전달에는 전기적 신경전달electrical neurotransmission과 화학적 신호전달chemical neurotransmission이 있다. 내, 외부 환경에 대한 정보가 action potentials로 코드화되어 뇌에 도달하면 그 정보는 electrochemical code로 변환되고 이어 생화학적 및 유전적 정보 형태로 번역된다. Signaling pathway들이 상호작용하거나 결합됨으로써 network가 형성되어 신경세포의 반응이 조정된다.

분자 수준에서의 반응은 유전인자의 transcription 또는 translation에서의 변화들과 그에 따른 단백질들의 구조적 변화 또는 위치변동을 의미한다. 이 분자 수준의 사건들이 기본적으로 세포 성장, 증식, 대사 등을 통제한다.

인체 내 신호전달은 모든 종류의 신호전달에서 그러하듯이, 지체되거나 잡음을 일으키거나 방해되거나 signal feedback, feedforward될 수 있다. 이런 변화는 사소할 수 있고 병적일 수 있다. Computational biology에서처럼 signaling pathways와 network를 분석함으로써 세포기능과 질병을 이해할 수 있다.

1. 전기적 신경전달electrical neurotransmission

안정전위resting potential

신경세포에서의 흥분성 내지 전기성electricity은 세포막의 기능이다. 평소 안정기에는 하나의 절연체인 세포막의 바깥에 비해 안쪽이 $-70{\sim}80mV$의 전하를 띠어 안정기 세포막 전위resting membrane potential를 이루고 있다(그림 2-7 참조). 이러한 분극화polarization는 세포막 내외에 존재하는 Na^+, K^+, Cl^-, Ca^{++} 등의 이온과 기타 이온화된 단백질 등 여러 물질의 편재 때문인데, 이러한 편재는 이온통로ion channel의 선택적 기능과 이온펌프 때문이다. 즉 이는 이온채널의 투과성permeability, 즉 이온통로의 구멍pore들의 크기와 통과 가능한 이온들의 상대적 크기에 따라 결정된다. 또한 active Na^-K pump라 불리는 구조가 있어, Na^+은 세포막 밖으로, K^+은 세포막 안으로 이동시키고 있기 때문이다. 이때 소용되는 에너지는 ATP에서 나온다. 따라서 세포 내에는 K^+(15~20배)과 Cl^-가 많고 세포막 밖에는 Na^+(8~15배)이 많이 존재하게 된다. 최종적인 세포막의 전위(E)는 옴Ohm의 법칙에 따라 전류량(I)에 비례하고 저항(R)에 반비례한다. 즉 E=I/R이다.

전기적 신호의 발생

세포막에 자극이 가해지면, 즉 수용체에 신경전달물질이 결합하면 이온통로가 열려서 전해질이 세포막 내로 또는 밖으로 이동하여 안정기 전위에 변동이 와서 전압차가 줄어든다. 만일 자극강도가 충분하지 못하면 곧 다시 안정기 상태로 복귀하지만, 만일 전압차가 $-55mV$(이를 극파역치spike threshold라 함)에 이르면 voltage-gated sodium channel이 열려 Na^+과 이어서 Ca^{++}이 세포 내로 밀려드는 급격한 반전이 일어나, 세포막 안쪽이 $+40mV$가 된다. 이를 탈분극depolarization이라 하며, 이때의 전압차를 활동전위action potential라 부른다(전기적으로 발화fire라 부르기도 한다). 이러한 탈분극이 일어난 다음 곧 다시 Ca^{++}의 이동에 자극을 받아 K^+이 세포막 밖으로 빠져나감에 따라 재분극repolarization이 나타나고, 이어서 $-70mV$ 이하로 떨어지는 과분극hyperpolarization의 과정을 거친 후, 다시 펌프에 의해 이동된 전해질들이 원래 분포대로 재배치되어 본래의 안정기 전위 상태로 되돌아온다(그림 2-7 참조). 과분극 기간에는 다른 활동전위가 일어나지 못하기 때문에 불응기refractory period라 한다. 활동전위는 0.1~2ms로 짧으며, 전체 과정은 2~3ms에 걸쳐 순식간에 일어난다. 이 과정은 전압 차이가 $-55mV$에 이를 때를 기준으로 해서 일어나거나 일어나지 않음으로써 실무율all-or-none principle을 따른다고 한다. 이 변화의 역치threshold는 축삭돌기의 기시부인 축삭둔덕axon hillock에서 가장 낮아 주로 여기서 전기신호가 발화firing된다.

시냅스를 거쳐 어떤 자극이 와서 세포막에 활동전압이 잘 일어나도록 하였을 때, 예를 들어 흥분성 신경전달물질이 양이온통로cation channel를 열었을 때 나타나는 전위변화를 흥분성 시냅스후 전위excitatory postsynaptic potential; EPSP라 하고, 반대로 억제성 신경전달물질이 Cl^-, 즉 음이온통로를 열어 세포막의 분극화를 더욱 강화시켜 활동전위가 잘 일어나지 않도록 하였을 때는 억제성 시냅스후 전위inhibitory postsynaptic potential; IPSP라 한다. Na^+과 Ca^{++}의 세포 내 이동은 탈분극을 일으켜 EPSP를 만들고, Cl^-의 세포 내 이동과 K^+의 세포 밖으로의 이동은 과분극화를 야기하여 IPSP를 만든다.

이온통로의 기능은 주변의 관련 수용체들에 의해 조절된다. 한 신경세포는 수많은 시냅스 접촉으로부터 다수의 EPSP와 IPSP들을 받아들이는데, 이들이 주는 영향들은 그 세포에서 유전적으로 정해진 바에 따라 통합되어 하나의 최종신호로 결정되어 축삭돌기를 따라 다음 세포로 전달된다.

전기적 신호의 전달

발화firing로 생성된 활동전위가 세포막을 따라 축삭말단으로 이동하는 것을 전기적 신경전달electrical neurotransmission이라 한다(그림 2-7). 이렇게 한 방향으로만 신호가 전달되는 것을 Cajal은 principle of dynamic polarization이라 하였다. 그리고 세포끼리의 연결은 무작위적이 아니라 특정한 하나의 경로pathway를 형성한다(principle of connectional specificity).

전기적 신호의 이동속도는 1초에 최대 약 150m이다. 중간에 시냅스가 많을수록 이동속도는 느려진다. 축삭돌기가 굵을수록 또는 수초가 있을 때 속도는 더욱 빨라진다. 특히 랑비에 결절이 있을 때는 도약전도saltatory conduction라 하여 더욱 빨라진다.

Kindling

전기자극이 반복되면 결국 활동전위가 일어나기 쉬워지는데, 이를 kindling이라 한다. 이 현상을 뇌전증 발작뿐 아니라 양극성 장애의 재발기전으로도 본다. 따라서 kindling을 억제하는 항경련제인 carbamazepine이 조증을 치료, 예방할 수 있다고 한다.

뇌전증과 전기충격요법

뇌의 전기현상과 관련해서, 뇌전증 발작 때 뇌 전체에 폭발적인 전기적 활동이 나타나는 것은 잘 알려져 있다. 전기충격치료는 뇌에 역치 이상의 전기를 가해 뇌전증 대발작과 같은 경련이 일어나게 하는 것이다.

뇌파

뇌의 전기적 변화를 뇌의 각 지점에 따라 측정할 수 있는데, 이를 증폭하여 oscilloscope로 나타낸 것이 바로 뇌파electroencephalography; EEG이다(제7장 정신의학적 면담과 평가, Ⅲ-2. 신경학적 검사도구 참조).

2. 화학적 신경전달chemical neurotransmission

신경세포 사이 또는 신경세포와 근육세포 사이에서의 신경전달은 대개 시냅스를 통해 신경전달물질이라 부르는 화학물질이 유리되어 시냅스후 수용체와 결합함으로써 이루어진다(그림 2-8). (이때의 신경전달물질은 first messenger 또는 ligand라 불린다.) 신경전달기능의 미묘한 조정modulation에 관계하는 요소들에는 시냅스 간격에 국재하는 신경전달물질의 농도, 수용체 수, 수용체가 이온통로를 여는 능력, 수용체가 세포 내 다른 단백질과 관련하는 정도, 각종 단계별 메신저messenger 농도 등이다. 정신과 약물들은 바로 이러한 화학적 신경전달과정에 작용한다.

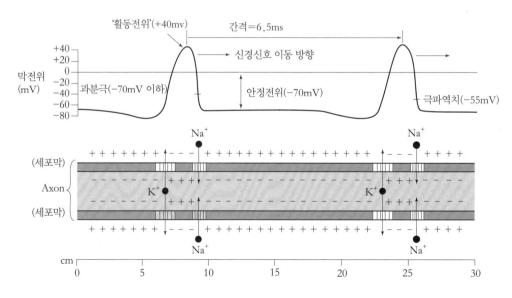

그림 2-7 전기적 신경전달. 활동전위와 그에 따른 축삭돌기의 세포막 내외로의 Na$^+$과 K$^+$의 이동. 이 위치가 신경신호가 된다.

시냅스*synapse*

신경세포 간 신경신호를 전달하기 위해 축삭돌기와 세포막 또는 축삭돌기와 수상돌기 간에 접촉하는 부분을 시냅스(연접)라 부른다. 시냅스는 시냅스전 신경말단*presynaptic nerve terminal*, 시냅스간극*synaptic cleft*, 시냅스후*postsynaptic* 세포구조 등으로 구성된다. 시냅스전 신경말단의 세포막에서 유리된 신경전달물질이 시냅스후 수용체에 작용하여 그 세포의 세포막에 활동전위를 만들기도 하고 억제하기도 한다. 시냅스는 뇌 전체 용량의 1%밖에 안 되지만 인간의 사고와 행동에 가장 큰 영향을 미치는 장치이다.

시냅스는 구성 방식에 따라 축삭세포체*axosomatic* 방식, 축삭축삭*axoaxonic* 방식, 축삭수상돌기*axodendritic* 방식으로, 그리고 특수하게 수상수상돌기*dendrodendritic* 방식 등으로 구분된다. 뇌가 처음 발생할 때 시냅스는 필요량의 서너 배 이상 만들어지나, 쓸모없는 것은 제거되고, 쓸모 있는 것만 성인기까지 살아남게 된다. 성인기에도 시냅스의 크기가 달라지거나 기능이 강해지거나, 새로운 시냅스가 생기거나 있던 시냅스가 없어지는 등 변화가 끊임없이 나타난다. 예를 들어, 성장인자*growth factor*라는 trophic substance가 특정 수용체와 결합하여 해당 부위의 단백질 간 상호작용의 변화를 유도함으로써 synaptic remodeling을 야기한다. 인간의 뇌는 약 1천억 개의 뉴런이 약 100조 개의 시냅스로 서로 연결되어 있다.

시냅스전 구조

시냅스전 신경말단은 몸체로부터 신경전달물질(펩티드는 예외)을 전달받거나 생산하여(그림 2-8의 ①) 과립에 보존하여(그림 2-8의 ②) 분해효소 등으로부터 보호한다. 시냅스전 세포막*presynaptic membrane*은 신경전달물질의 시냅스전 수용체*presynaptic receptor*, 이온채널, 전달체*transporter*를 가지고 있다. 시냅스전 수용체는 신경전달물질의 농도에 따라 되먹임작용을 통해 유리를 통제하고 재흡수되게 한다.

시냅스에서의 전달

유리*release*: 축삭돌기를 통해 신경신호, 즉 활동전위가 말단에 도달하면 세포막의 voltage-gated calcium channel을 통해 Ca^{++}이 내부로 들어온다. 칼슘은 전달물질을 보존하고 있는 과립의 일련의 단백질-단백질 상호작용 또는 단백질-지질 상호작용을 야기하여 과립을 이동시켜 시냅스전 세포막에 붙도록 한다. 세포막에 도달한 과립은 시냅스를 향해 열려져(세포외유출*exocytosis*) 그 속에 있던 전달물질을 시냅스간극 안으로 유리한다(그림 2-8의 ③). 이때 synapsin과 Rab3는 과립의 위치를 통제하고, synaptotagmin과 synaptobrevin, syntaxin 등은 과립이 세포막 안쪽에 붙게 유도하며, synaptophysin은 세

포막에 신경전달물질을 배출할 구멍을 만든다. 이것이 바로 전기적 신경전달이 화학적 신경전달로 전환되는 순간이다. (근육의 경우 Ca^{++}이 myosin의 actin fiber에 작용하게 한다. 이를 excitation-contraction coupling이라 한다.)

수용체와의 결합*receptor binding*: 유리된 전달물질은 시냅스간극을 건너가 다음 세포의 세포막에 있는 시냅스후 수용체*postsynaptic receptor*와 결합한다(그림 2-8의 ⑦).

유리*release*의 조절: 시냅스 내의 신경전달물질의 농도를 시냅스전 (자가)수용체*presynaptic (auto)receptor*(그림 2-8의 ④)가 감지하여 되먹임기전으로 전달물질의 유리와 흡수를 조절한다. 예를 들어 노르에피네프린의 경우, 시냅스전 α_2 수용체가 있어 노르에피네프린이 어느 정도 이상 유리되면, 이 수용체와 결합함으로써 유리가 감소되어 firing rate가 감소된다. α_2-강화제인 clonidine이 주어지면 유리가 감소한다.

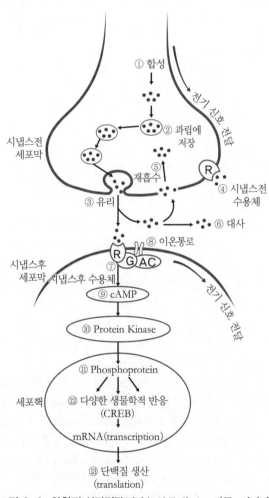

그림 2-8 화학적 신경전달(설명은 본문 참조). 점들: 신경전달물질; R: 수용체*receptor*; G: G-protein; AC: Adenylyl cyclase; CREB: cAMP response element binding protein.

재흡수*reuptake*: 수용체와 결합된 전달물질은 이후 세포외액*ex-tracellular fluid*으로 퍼져나가거나 전달체에 의해 시냅스전 세포막 내부로(또는 glia cell 속으로) 재흡수되어(그림 2-8의 ⑤) 다시 과립에 저장되어 재사용되거나 분해된다. (이 부분에 SSRI, 코카인 같은 향정신성 물질이 재흡수차단제로 작용하기도 한다.) 따라서 세로토닌 전달체가 유전적으로 적은 사람은 불안이나 신경증적이 되기 쉽다고 한다. 과립의 전달체는 신경전달물질을 과립 내에 다시 저장시킨다. 재흡수는 membrane transporter가 담당한다. Monoamine neurotransmitter의 경우 Na^+, Cl^- 등이 같이 이동하며, Na^+, K^+ ATPase가 에너지를 공급한다. 이들은 항우울제, 코카인 같은 자극제, monoamine neurotoxin 들의 작용 타깃이 된다. 시냅스전 말단 내에서 과립 안으로 이동하는 것을 돕는 transporter도 있다. 이로써 신경전달물질을 보존하고 분해를 막아 재사용할 수 있게 되고, 신경전달물질의 분해에 의해 생기는 free radical로부터 세포를 보호한다.

대사*metabolism*: 신경전달물질은 각각의 해당 효소에 의해 대사된다(그림 2-8의 ⑥). 예를 들어 amine계 신경전달물질은 효소 MAO 및 COMT에 의해 분해되어 혈중으로 들어간다.

전기적 시냅스*electrical synapse*: 드물게 이온들이 직접 이동함으로써 전기적으로 신호가 전달되는 경우이다. 일명 간극연결*gap junction*이라 한다.

화학적 및 전기적 전달 두 가지를 다 겸하는 시냅스, 즉 conjoint synapse도 발견되고 있다.

3. 시냅스후 전달*postsynaptic neurotransmission*

수용체*receptor*

시냅스전이든 시냅스후이든 수용체의 기능은 궁극적으로 유리된 신경전달물질과 결합하여 세포막에 활동전위를 만들거나 억제하는 것이다. 하나의 시냅스후 수용체(그림 2-8의 ⑦)에 한 신경전달물질이 결합하면 연결된 이온통로(그림 2-8의 ⑧)를 통해 전해질이 이동하여 1mV의 변화가 유도된다. 여러 수용체가 결합되어 가는 과정이 합쳐져서 −55mV에 이르면 활동전위가 유도된다. [이를 극파역치라 한다(그림 2-7).]

전달물질과 결합된 수용체는 그림 2-8의 ⑦에서처럼 직접 또는 G-단백질이라는 조절인자*modulator*의 조절을 받아 가며 이온통로(그림 2-8의 ⑧)를 열거나, 다음으로 연결되어 있는 효소인 adenylyl cyclase를 활성화해서 adenosine triphosphate(ATP)를 cyclic adenosine monophosphate(cyclic AMP)(그림 2-8의 ⑨)로 변화시킨다.

수용체는 신경전달물질이 작용하는 장소인 동시에 향정신성 약물이 작용하는 곳이다. 수용체와 결합하여 신경전달물질과 같은 효과를 내는 화학물질을 효현제

agonist(강화제, 작용제)라 하고, 그 반대로 결합함으로써 수용체 기능을 차단하는 물질을 길항제*antagonist*라고 한다. 이러한 물질은 신경기능 또는 정신기능에 영향을 줄 목적으로 사용된다(제35장 약물치료 및 기타 생물학적 치료 참조).

일반적으로 수용체의 분자구조는 분자생물학적 방법에 의해 규명되고 있다. 계속 새로운 수용체들이 발견되고 있다. 수용체 규명은 새로운 약물의 개발과 정신장애의 병리학적 규명에 유용하다.

신경전달물질의 종류에 따라 수용체 형이 구별되며(예: 도파민 수용체, 세로토닌 수용체), 아형으로 구분되기도 하며(예: D_1-수용체, $GABA_{1A}$ 수용체 등), 위치에 따라 시냅스전*presynaptic* 또는 시냅스후*postsynaptic* 수용체로 구분된다.

시냅스후 수용체는 다음과 같은 여러 종류로 구분된다(그림 2-8의 ⑦).

G-단백질과 결합된 수용체: 대개 7개의 transmembrane domain으로 구성된다. 세포막 바깥쪽으로는 NH_2-terminal을, 안쪽으로는 COOH-terminal을 뻗치고 있으며, 나머지 구조는 세포 내에서 큰 고리*loop*를 형성하고 있다. 안쪽 끝부분이 G-단백질(그림 2-8의 ⑦의 G)과 연결되어 cAMP, cGMP, DAG, IP_3 등 second messenger를 통한 인산화*phosphorylation*를 수행하거나 이온채널을 조정한다. Muscarinic acetylcholine, α_1 및 β-adrenaline, 도파민, 다수의 세로토닌, 신경펩티드, metabotropic glutamate 등의 수용체가 여기 속한다.

G-단백질*G-protein*: 이는 guanosine triphosphate(GTP) 결합 단백질들 중 하나이다. 수용체와 결합하면 그 수용체는 신경전달물질과 높은 친화력을 갖는 상태로 변한다. G-단백질은 α, β, γ 세 종류의 subunit로부터 구성되어 있다. 그중 α subunit가 가장 다양한데, α_s subunit는 adenyl cyclase를 자극하고 α_i를 억제하며, α_o는 phosphoinositol을 자극한다. 신경전달물질이 수용체와 결합하면 α subunit에서 GDP(guanosine diphosphate)가 GTP로 바뀌고, 이러한 GTP-associated α subunit는 특정 effector molecule, 즉 adenyl cyclase나 이온통로 등 분자들을 자극하거나 차단한다.

이온통로*ion channel* **수용체**(그림 2-8의 ⑧): 수용체가 이온통로에 연결되어 신경전달물질이 수용체에 결합하면 바로 이온통로의 투과성이 변화한다. $GABA_A$, 글라이신, ionotropic glutamate, nicotinic acetylcholine, $5-HT_3$ 등의 수용체가 여기에 해당된다. 통로의 구조가 특정 이온에 대한 투과성을 결정한다. 그리고 그 이온의 종류에 따라 EPSP 또는 IPSP가 생성된다.

Tyrosine kinase 수용체: 신경전달물질과 관계가 없어 세포막 전위의 변화를 야기하지 않는다. 이 수용체가 nerve growth factor(NGF)와 brain-derived neurotropic factor(BDNF)와

결합되면 바로 tyrosine kinase와 기타 세포질 내 단백질을 결합시켜 일련의 인산화를 야기한다. 이는 궁극적으로 유전자 표현에 변화를 초래하여 시냅스 형성을 유연하게 한다. 즉 신경세포의 회로형성에 관여한다.

Cytokine 수용체: 면역계 세포 간 신호전달에 관여하나, 뇌에서도 시토카인 수용체가 발견된다. 이 수용체가 활성화되면 세포막 내 영역이 Janus kinase(JAK)라는 효소를 통해 하부로 신호를 전달하여 유전발현을 조절한다.

세포질 수용체*cytoplasmic receptor*: 세포 내에 있는 수용체로 혈중에서 세포막을 통해 확산되어 들어온 각종 호르몬(갑상선 호르몬, 스테로이드)들과 결합한다. 이 호르몬들은 핵 속으로 들어가 유전자 표현에 영향을 미친다.

이온통로

이는 당단백질*glycoprotein*로 구성되어 있으며 세포막을 관통하는 구멍구조로 되어 있어 이온들이 세포막을 통과하게 한다(그림 2-8의 이온통로 ⑧). Ligand-gated channel은 신경전달물질이 결합하였을 때 채널이 활성화되는데, 향정신성 약물이 효과를 나타내는 장소이다. Ligand-gated ion channel은 다시 세 종류로 구분되는데, 먼저 direct-coupled ligand-gated ion channel에서는 신경전달물질이 직접 작용하고, G-단백질 coupled ion channel에서는 신경전달물질이 수용체에 작용하여 G-단백질이 활성화된 후에 이온통로가 활성화된다. Second messenger-coupled ion channel에서는 수용체의 생산물인 second messenger에 의해 활성화된다. Voltage-gated channel은 전기적 자극에 의해 채널이 활성화된다.

수용체 감수성*sensitivity*

신경전달물질에 대한 수용체의 반응이 증가된 상태를 초민감성*supersensitivity*이라 하고, 감소된 상태를 subsensitivity라 한다. 예를 들어, 삼환계 항우울제가 장기 투여되면 시냅스에 신경전달물질이 많아지고 이에 따라 수용체 감수성이 감소한다. 이를 down regulation이라 한다. 어떤 이유로 시냅스에 신경전달물질이 적어지면 수용체가 이에 적응하여 감수성이 증가한다. 이러한 감수성은 수용체 수의 증감, 결합의 친화성, 수용체 이하의 세포 내 신호전달과정의 능률성 등에 의해 결정된다.

Second messenger

외부 신호에 따라 세포 내에서 신호전달*intracellular signal transduction*을 수행하는 물질들로, 다음과 같은 것들이 있다.

Nucleotides: Cyclic AMP(cAMP)(그림 2-8의 ⑨)는 adenylyl cyclase에 의해 ATP에서 만들어진다. Adenylyl cyclase는 G-단백질을 통해 수용체와 연계되어 있다. 활동이 끝난 cAMP는 phosphodiesterase에 의해 5-AMP로 대사된다. Cyclic GMP는 guanylyl cyclase에 의해 같은 방식으로 생산, 대사된다.

Phosphoinositol metabolites: 흥분성 수용체에서 발견되는 과정으로 phospholipase C(PLC)가 세포막 지질의 하나인 phosphatidyl inositol 4, 5-biphosphate(PIP$_2$)를 IP$_3$와 diacylglycerol(DAG)로 변환시킨다. IP3는 Ca^{++}을 저장으로부터 유리시키고, DAG는 특정 protein kinase를 활성화한다.

칼슘: Ca^{++}은 세포 밖(10^{-3}M)보다 세포 안에서 낮은 농도(10^{-7}M)로 존재한다. Ca^{++}은 세포 밖에서 이온통로를 통해 들어오기도 하고, phosphoinositol metabolite인 IP$_3$의 작용에 의해 과립에 저장된 것이 유리되기도 한다. Ca^{++}은 nitric oxide(NO) 형성을 자극하여 excitotoxic cell damage를 유발하기도 한다. Ca^{++}은 약간만 농도가 높아져도 강한 효과를 나타낸다.

JAK-STAT: Janus kinase(JAK)가 하나의 수용체로 cytokine에 의해 결합되면, 여러 signal transducer 및 activator of transcription(STAT)을 인산화하여 유전자 표현에 영향을 미친다. 이는 기존에 알려진 second messenger들과는 상관없이 이루어지는 과정으로 연구대상이 되고 있다.

Eicosanoids(prostacyclin, thromboxane, leukotriene, prostaglandin 등): second messenger 기능을 한다.

단백질키나아제*Protein kinase*

단백질키나아제(그림 2-8의 ⑩)의 기능은 다양한데, 일부는 즉각적 작용으로 second messenger에 의해 활성화되어 세포막에서 단백질을 인산화하여 그 형태를 변화시킴으로써 세포막에서는 이온채널의 투과성을 바꾸어 Na$^+$, K$^+$, Cl$^-$ 등 전해질의 이동을 야기하여 시냅스후 세포막에 활동전위를 생성하여 발화를 발생시키고 세포막을 따라 전기적 전달이 시작되도록 한다(그림 2-8의 ⑧, ⑩).

Third messengers

단백질키나아제가 인산화한 단백질(phosphoprotein)들을 일컫는다(그림 2-8의 ⑪)(단백질 인산화는 protein phosphatase에 의해 반전된다). 이들이 세포핵의 바깥에서 안으로 (또는 안에서 밖으로) 신호를 전달함으로써 다양한 생물학적 작용을 나타낸다(그림 2-8의 ⑫). 그러한 단백질의 한 예로 CREB(cAMP response elements binding protein)는 cellular transcription factor 이다.

Fourth messenger

단백질키나아제에 의해 인산화된 단백질은 대사조절 및 유전자 표현 등 최종 생물학적 기능을 나타낸다(그림 2-8의 ⑬). 이들 인산화된 단백질들에 의해 변화된 물질들을 fourth messenger라 부른다. 예를 들어, cAMP-responsive element binding protein(CREBP)는 몇 가지 유전자(DNA)의 전사*transcription*를 자극하고, 궁극적으로 유전자 표현(예 fos)에 영향을 미쳐 새로운 또는 변화된 단백질(구조를 이루는 단백질, 이온통로, 효소 등)을 만들어 넘으로써(translation) 신경신호의 조절(행동의 변화)이 나타난다. 이러한 과정은 즉각적으로는 신경신호의 생산에 영향을 미치고, 단기적으로는 신경전달물질의 생산과 유리, 수용체의 감수성, 단기기억 등에 영향을 미치고, 장기적으로는 시냅스의 생성synaptogenesis, 그리고 학습과 단기기억 학습과 기억, 물질중독과 관련이 있다고 추정된다. 이러한 장기적 변화는 소위 학습, 경험에 의한 지속적인 행동양식의 변화로 나타날 수 있는데, 이는 신경가소성neuroplasticity 현상으로 설명되기도 하는 바이다.

4. 신경회로neural circuits

신경세포들은 특정 시냅스를 통해 서로 연결되어 특정 신경회로를 만듦으로써 특정 정보기능을 수행한다. 말초에서 중추신경계(뇌, 척수)로 신호를 보내는 신경세포를 구심성 뉴런afferent neuron이라 하고, 뇌에서 말초로 신경신호를 보내는 신경세포를 원심성 뉴런efferent neuron이라 하며, 이 둘을 연결해 주는 신경세포를 개재뉴런interneuron(그림 1-1 신경회로 부분 참조)이라 한다. 이 세 가지가 신경회로의 기본 구조이다. 신경회로는 구조적 단위이면서 기능적 단위이기도 하다. 가장 기본적인 형태의 회로는 myotatic spinal reflex('knee-jerk')에 관련된 회로이다.

5. 신경경로neural pathway, neural tract

신경경로는 공통 목표의 신경신호를 전달하기 위한 것으로, 주로 축삭돌기의 다발로서 다소간 멀리 떨어진 다른 부분과 연결한다(그림 2-8). 수초화 때문에 밝은 흰색을 띠기 때문에 거시적으로 뇌의 백질white matter에 해당된다. (국소적 연결망에서는 수초가 없어 회백질grey matter로 불린다.) 예를 들어 피라미드로pyramidal tract의 운동신경세포의 축삭돌기는 말단 근육까지 신경신호를 전달하므로 길이가 1m를 넘기도 한다.

주요 신경경로에는 뇌량, anterior commissure, posterior commissure, pyramidal tract, crus cerebri, cerebellar peduncles 등이 있는데, 이는 육안으로 본 외형에 의해 구별되고 명명된 것들이다. 이후 신경해부학이 발달함에 따라 외형보다 기능에 따라 명명하는 경향이 생겨났다. 예를 들어, nigrostriatal pathway(파킨슨병 때 퇴행한다)는 흑질체에서 선조체에 이르는 경로이다. Cerebellorubrothalamocortical pathway는 소뇌에서 시작하여 red nucleus와 시상에서 시냅스하고 최종적으로 대뇌피질에서 끝난다. 신경전달물질에 따라 명명하기도 하는데, 도파민 경로 같은 것이다.

Connectome과 'rich club'

Connectome은 신경세포와 시냅스에서부터 피질 및 피질하 구조들 등 대뇌 각 기관 또는 부분들 사이의 구조적 및 기능적 '연결'의 통합적 전체를 의미한다. 특수 기술로 뇌영상 기술(주로 MRI)과 Diffusion Tensor Imaging(DTI)을 이용하여 스캔하면 두뇌 구조 간의 큰 연결선들을 볼 수 있고 그 지도의 제작이 가능하다. 이를 연구하는 것을 connectomics라 한다. The Human Connectome Project는 발전된 신경영상학 기술을 사용하여 생체 내in vivo에서 모든 개인에 공통된 기능적 신경 연락망의 완벽한 지도를 구성하는 계획이다.

최근 human connectome과 관련하여, 대뇌피질 신경망의 다른 부분들을 연결하여 정보의 전반적 통합의 중심이 되는 구조를 'brain hub'라고 부르고 있다. 또한 이들의 구조적 또는 기능적 연결장애가 신경병리와 연결됨이 알려졌다. 그중에서 'rich club'은 결절node들이 조밀하게 연결된 구조로 뇌연결망에서 중심되는 역할을 하는 구조를 의미한다. 현재 뇌반구마다 12개의 서로 강하게 연결된 rich club이 발견되었다고 하는데, 이에는 precuneus, superior frontal cortex, superior parietal cortex, subcortical hippocampus, 피각, 시상 등이 포함된다.

6. 신경가소성神經可塑性 neuroplasticity

이는 뇌의 신경망neural network이 성장과 재조직을 통해 변화하는 것을 의미한다. 즉 환경의 영향, 스트레스, 경험, 수행, 기억, 뇌 손상 후 회복 등을 통해 새로운 능력을 학습함으로써, 세포 수준의 변화뿐 아니라 개별 뉴런들이 연결되어 새 경로를 만들고 피질이 체계적으로 적응하여, 구조가 변화할 뿐 아니라 기능적(생리적)으로도 재조직화remapping되는 현상이다.

이전에는 뇌는 소아기에 일단 형성된 이후에는 변화하지 않는다고 보았다. 그러나 여러 관찰과 임상경험, 그리고 연구 결과, 뇌가 발달과정에서 또는 손상을 입었을 때 심지어 성인이 된 이후에도 경험 및 학습 또는 약물 등의 영향에 대해 자발적으로 유연성 있게 적응해 나가는 기능이 있음을 알게 되었다.

시냅스 가소성synaptic plasticity

신경망이 형성되는 과정 역시 특정한 유전적 프로그램에 의해 진행되는 것으로 추정한다. 대체로 처음에는 수많은 시냅스(필요량의 약 5배)가 만들어지지만 점차 불필요한 시냅스는 제거되거나(synaptic pruning), axon pruning(axon degeneration, axon retraction 및 axon shedding), 불필요한 세포의 제거neuronal pruning 또는 사망(세포자멸사apoptosis) 등의 과정을 거쳐 확립된다(그림 2-2의 F 참조). 일정한 자극이 지속되면 새로운 시냅스가 생성되기도 한다.

출생 시에는 뇌의 대부분의 하드웨어*hardware*나 소프트웨어*software*는 거의 작동을 못하거나 무통제적으로 작동하다가, 뇌가 성숙하면서 시냅스가 정돈(prunning)되면서(그림 2-2의 G) 바라는 대로 정확히 작동하게 된다. 예를 들어 신생아는 팔다리를 무작위적으로 움직이지만, 나이가 들면서 연습을 통해 점차 통제되고 목표달성을 위한 섬세한 움직임을 배우게 된다. 한 단계의 가소성적 변화는 새로운 학습을 가능하게 하고 그리하여 더 성숙한 단계로 변한다.

이러한 현상은 감각투입 또는 기억에 대한 피질의 표상이 물리적·고정적인 구조라기보다는 활동의 양상에 따라 변화하는 것이기 때문으로 추정된다. 즉 뇌는 성형적*plastic*이고 순응적*malleable*이다. 이러한 가소성이 뇌의 성장/발달, 학습, 기억뿐 아니라 뇌질환으로부터의 회복에도 기여한다. (조현병은 어릴 때 전두엽에서 가지치기가 적절하지 않거나 사춘기 때에 가지치기가 과도히 일어나거나 신경세포 간 연결*interneuronal connection*이 감퇴되어 문제가 된 정신장애라고 할 수 있다.)

최근 시냅스 가지치기가 일어나는 기전으로 소교세포의 역할이 제안되고 있다. 소교세포는 immune cell로 외부로부터 침범한 미생물 또는 손상된 세포를 식작용*phagocytosis*하는데, 뇌발달 초기에 이러한 기능이 결과적으로 약해진 또는 불필요한 시냅스를 제거함으로써 시냅스가 보다 효율적이고 강해지도록 만든다.

비시냅스 가소성*non-synaptic plasticity*

이는 이온통로에서 excitatory postsynaptic potentials(EPSPs) 및 inhibitory postsynaptic potentials(IPSPs)의 통합에 특정한 변화가 일어나면서 나타나는 가소성이다. 이는 학습과 기억의 homeostatic plasticity 형성에 기여하며, 시냅스 통합, subthreshold propagation, spike generation 등에 영향을 주므로 신경세포의 기본적 기전에 영향을 미친다. 이는 시냅스 가소성과 연결되어 나타나기도 한다.

학습과 신경가소성

성장하여 신경발달이 더 이상 진행되지 않을 때 이후라도 경험을 누적시키면 기존의 신경 연결망과 시냅스가 변화한다. 자극경험에 의해 외계에 대한 뇌의 내적 표상은 크게 변화하지 않으나 시냅스 연결 수준에서 변형되는 것이다. 예를 들면 바다달팽이를 이용한 E. Kandel의 연구에 의하면, 학습에 의해 신경세포의 시냅스 연결이 적응적 변화를 보일 뿐 아니라, 시냅스후에도 전사인자에 의해 유전자 표현에 장기적 변화가 야기된다. 또한 특정 결정적 시기에 환경변화에 따라 해마와 기타 뇌 부위의 새로운 신경세포 생성*neurogenesis*이나 기존 신경세포들 간의 연결이 변화됨으로써 행동과 인지기능도 변화된다.

따라서 새로운 언어나 운동기능의 습득이 왕성한 유년기 때

신경가소성도 최대치를 보인다. 성년기나 노년기에는 그 잠재성은 약간 감소하지만, 여전히 새로운 언어나 운동기술을 어느 정도의 수준까지 습득할 수 있어 일정한 수준의 뇌신경가소성은 계속해서 유지된다. 즉 성장이 끝난 사람의 뇌에서도 신경성장인자가 발견된다.

특정 고차적 피질구조는 개체의 발달과정 중에 말초에서의 자극투입*input*에 따라 크게 발달하기도 하고 적게 발달하기도 하고 경계를 넘기도 한다. 예를 들어, 오랫동안 현악기를 연주하면 왼손에 대한 체감각 피질의 표상이 너무 커져 이웃한 손가락의 표상과 겹치게 될 수 있는데, 이때 그 손가락을 다른 손가락과 구분하는 데 곤란을 겪는다. 이런 장애를 musician's cramp(초점성 수부 근긴장 이상*focal hand dystonia*)라고 한다. 글을 쓰는 사람들에게는 writer's cramp가 생길 수 있다.

자극투입이 얼마나 복잡한가에 따라 시냅스 연결도 복잡하게 달라지고 대뇌피질의 신경회로의 점진적 정교화가 나타난다. 예를 들어 풍요로운 환경과 움직임, 즉 탐색하거나 갖고 놀 장난감들이 많은 동물은 축색돌기와 수상돌기의 발생을 촉진하고 뉴런과 시냅스의 발달을 증가시키기 때문에 더 두꺼운 피질을 보일 뿐 아니라, 많은 학습검사에서 더 향상된 수행을 보인다. 사람에 있어서도 많은 교육을 받은 사람들이 교육을 덜 받은 사람들보다 더 길고 넓게 분포된 수상돌기들을 지니는 경향이 있다. (이에 대해서는 두 가지 설명이 가능하다. 첫 번째 가능성은 학습이 실제로 수상돌기의 분지화를 증가시킬 수 있다는 것이다. 두 번째 가능성은 넓게 퍼진 수상돌기를 이미 보유하고 있는 사람들이 학교에서 더 좋은 성적을 올리고, 따라서 더 많은 교육을 받는다는 것이다.)

임상적 함의

신경가소성 개념은, 경험이 시냅스 구조와 기능의 변화를 일으킨다는 점에서 정신치료나 새로운 경험을 통해 뇌에 일시적 또는 영구적 변화가 나타날 수 있다는 가능성을 암시한다. 이 이론은 정신과적 치료의 효과에 대한 연구에 새로운 돌파구를 제공해 주고 있다. 즉 어릴 때의 나쁜 감정경험이 나중의 정신병리의 뿌리가 되었다면, 현재 새로운 병적이지 않은 환경을 제공해서 교정적 감정경험*corrective emotional experience*으로 뇌를 다시 변화시켜 치료할 수 있다는 것이다. 일란성 쌍둥이에서도 정신질환의 발생률이 꼭 일치하지는 않는다는 데에서 이 가소성을 알 수 있다. 이는 환경적 내지 경험적 요소가 정신질환의 유전적 소인과 그 발현에 영향을 끼친다는 사실을 의미한다.

청각체계에서도 말을 늦게 배우는 아이들에게 천천히 말을 하여 알아듣게 한 다음에 점점 속도를 증가시키면 결국 언어를 학습할 수 있게 된다. 또한 뇌전증 때문에 말을 못 배운 아이는 원인이 되는 대뇌반구를 제거하면 점차 말을 배울 수 있게 된다.

정신적 훈련도 소아의 학습장애를 극복하게 해준다. 따라서 난독증뿐 아니라 자폐증이나 조현병의 극복도 가능하다. 예를

들어, 가소성을 기반으로 한 컴퓨터 프로그램은 특정 뇌운동을 제공함으로써 난독증과 언어 및 학습 부족 등 인지기능과 기억을 향상시킬 수 있다. 마찬가지로 뇌세포 손상에 의한 마비되거나 약화된 사지의 운동기능은 재활치료를 통해 상실된 운동기능의 일부 또는 대부분을 회복시킬 수 있다. 예를 들어 손, 팔, 다리의 절단을 겪은 사람에서 주로 나타나는 환상통의 경우, 두뇌에서 새로운 신경연결이 생긴다는 사실이 좋은 예이다. 또한 뇌졸중 후 다양한 형태의 운동 재활트레이닝을 통해 인접 영역에서 그 기능이 활성화되어 잃었던 기능이 회복될 수 있다.

VII. 정신신경내분비학

1. 내분비계 기능과 행동

정신신경내분비학*psychoneuroendocrinology*은 내분비와 중추신경계와 인간행동 간의 관계를 연구하는 것이다. 원래 호르몬은 내분비기관에서 분비되어 혈류를 타고 인체의 다른 부위에 작용한다. 그러나 최근 뇌가 그런 호르몬 분비를 조절하기도 하고 스스로도 호르몬을 분비하며, 호르몬이 작용하는 최종적 타깃 기관이기도 하다는 것이 밝혀졌다.

뇌에서 분비하는 신경호르몬 중 신경펩티드*neuropeptide*(ACTH, β-엔도르핀, TRH, LH, FSH 등)는 비지용성으로 과립에 보존되었다가 유리된다. 그러나 스테로이드(코르티솔*cortisol*, 에스트로겐*estrogen*, thyroxine 등)는 지용성이며, 과립에 보존됨 없이 확산으로 신경신호를 전달한다.

신경호르몬들은 신경전달에 직접 관여하기도 하고, 신경전달물질에 대한 신경조절물질로서 기능하기도 하고, 혈중에 분비되어 말초의 내분비기관에 작용하기도 하고, 뇌의 신경세포에 되먹임기전으로 영향을 미치기도 한다. 시상하부는 대뇌피질, 변연계 등 뇌의 상부구조와 되먹임기전으로 상호 연결되어 있다. 이들은 그 기능의 과잉 또는 부족을 통해 인간행동과 정신장애에 직·간접으로 관여하고 있다. 즉 신경전달물질은 내분비와 관련이 있으며, 정신장애의 경우에도 내분비장애가 나타난다.

신경호르몬은 시상하부 neuroendocrine transducer에서 생성되어 portal hypophysial blood stream로 유리되어 뇌하수체 전엽*anterior pituitary*에 들어가 뇌하수체 호르몬의 유리를 조절한다. 즉 corticotropin-releasing hormone(CRH)은 ACTH의 분비를 자극하고, thyrotropin-releasing hormone(TRH)은 thyroid-stimulating hormone(TSH)의 분비를 자극하고, gonadotropin-releasing hormone(GnRH)은 LH와 FSH의 분비를 자극하고, somatostatin[somatotropin release-inhibiting factor(SRIF)]와 growth hormone-releasing hormone(GHRH)은 growth hormone(GH)의 분비를 자극한다.

뇌하수체 호르몬들은 일반 혈류를 통해 말초 내의 분비기관의 목표세포*target cell*에 직접적인 영향을 미친다. 그리고 그 혈중 뇌하수체 호르몬의 농도는 되먹임작용을 하여 해당 신경호르몬의 분비를 조절한다.

Anterior pituitary gland에서는 GH, ACTH, TSH, prolactin, follicle-stimulating hormone(FSH), lutein-izing hormone(LH) 등이 분비된다. Posterior pituitary gland에서는 supraoptic 및 paraventricular nucleus로부터 온 vasopressin과 oxytocin이 분비된다.

2. 내분비계와 정신장애

거의 모든 내분비계장애가 정신과적 증상을 보인다. 또한 많은 정신과적 장애에서도 내분비계기능의 장애가 나타난다.

내분비기능의 측정: 내분비기능은 주기성이 있어(pulsatile nature) 특정 시간에만 측정하면 결과에 오류가 생긴다. 여러 차례 측정하거나 24시간 소변을 검사하면 오류를 줄일 수 있다. 내분비 기능을 알기 위해서는 challenge test[예: Dexamethasone suppression test; (DST)]가 좋은 연구방법이다.

시상하부-뇌하수체-부신축

hypothalamus-pituitary-adrenal axis; *HPA axis*

시상하부의 세포들은 CRF 분비를 통해 뇌하수체에서 분비되는 ACTH를 통제함으로써 부신*adrenal gland*이 코르티솔, adrenal glucocorticoids와 아드레날린을 분비하는 것을 통제한다. HPA축은 스트레스반응에 관련하여, 새로운 자극에 대해 항상성*homeostasis*을 유지하게 해준다. 즉 사람이 몸과 마음에 스트레스를 받을 때, 코르티솔 분비가 증가하여 말초현상과 중추신경계 반응(각성, 감각, 정보처리과정, 기억의 저장, 스트레스에 적응하기 위한 새로운 단백질 합성 등)을 나타낸다. 따라서 혈중 코르티솔의 농도는 활동이 시작되는 아침에 높고 늦은 오후나 저녁에 낮아지는 24시간 주기를 보인다.

스트레스 때 CRF를 포함하는 신경세포는 변연계(편도), 연수, 척수, vagus nerve의 핵 등과 신호를 주고받는다. 예를 들어, CRF는 청반의 noradrenergic neurons 또는 raphe nuclei의 serotonin neurons에 작용하여 각성을 야기하여 수면장애를 야기할 수 있다. 또한 HPA axis는 신장의 renin-angiotensin-aldosterone system과 기타 visceral functions에도 관여하여 renin분비를 자극하면 혈관수축이 유도되어 심장박동이 더욱 증가한다. 이들은 또한 모두 면역체계와도 상호작용한다.

주요우울장애, PTSD, 신경성 식욕부진증, 불안 관련 장애, 치매 등이 이 축의 장애가 연관된다. CRH가 과잉되면 쿠싱Cushing증후군이, 결핍되면 애디슨Addison증후군이 발생하는데, 이들 모두 특정 정신증상들을 나타낸다. 우울증 때 HPA axis 기능이 항진되어 혈중 코르티솔 증가, ACTH 증가, paraventricular nucleus에서 CRHm RNA 및 신경세포 수의 증가, 뇌하수체 및 부신피질의 비대, CRH에 대한 ACTH 반응의 둔화, 그리고 dexamethasone suppression test(DST)에 양성반응이 나타나는 경우가 많다.

시상하부-뇌하수체-성선축

hypothalamus-pituitary-gonadal axis

성선호르몬gonadal hormone에는 고환에서 분비되는 테스토스테론testosterone, 난소에서 분비되는 프로게스테론progesterone, 에스트로겐 등과 부신피질에서 분비되는 안드로겐androgen 등이 있다. 모두 스테로이드로, 이들은 결정적 시기에 신체의 성에 따른 차이sexual dimorphism가 나타나게 한다. 뇌에서도 전체 크기, 시상하부, 뇌량, 측두엽, 언어중추 등이 성에 따라 다르게 발달한다. 따라서 성인의 성행동이 발달하는 데에도 영향을 미친다.

테스토스테론testosterone: 폭력 및 공격성과 관련이 있다. 흔히 보디빌딩에 사용되는 anabolic-androgenic steroid는 기분을 고양시키나 불안정, 성충동, 분노, 폭력 및 증오를 자극한다. 남성과 여성 모두에서 성적 욕구와 행동을 자극하지만, 이 호르몬이 정상 수준이면 더 이상의 호르몬을 투여해도 추가적인 성적 효과는 없다. Dihydroepiandrosterone(DHEA)은 흥분성 neurosteroid로 편도와 해마의 성숙에 관련되며, 기억, well-being 느낌(심지어 조증까지) 등을 호전시킨다고 한다.

에스트로겐 및 프로게스테론: 시상하부와 변연계에서 활동성이 높다. Nigrostriatal dopamine 수용체의 감수성에 복잡한 영향을 미친다. 세로토닌과 관련하여 월경주기와 폐경, 그리고 출산과 관련된 기분 변화와 관련이 있다. 최근 폐경기 여성에게 대체치료로 에스트로겐을 투여하였을 때 기분 호전, 골다공증의 개선효과와 더불어 알츠하이머형 치매의 발병이 감소하는 것이 관찰되었다. 에스트로겐의 이러한 치매 치료 효과는 흥미 있는 연구과제이다.

시상하부-뇌하수체-갑상선축

hypothalamic-pituitary-thyroid axis

이는 시상하부의 thyrotropin-releasing hormone(TRH)과 뇌하수체 전엽의 TSH, 그리고 갑상선의 갑상선호르몬 *thyroid hormone*으로 구성된다. 갑상선호르몬인 thyroxine(T4)과 triiodothyronine(T3)은 표면수용체와 핵수용체를 가지고 있다. 신체 전반의 활동과 관련되나, 특히 음식물 대사와 체온조절에 중요하다. 갑상선 기능항진증hyperthyroidism 때 피곤, 불안, 불안정, 불면, 주의집중 및 기억 장애, 체중감소 등이 나타나고, 심하면 섬망, 조증 또는 편집증으로 이어질 수 있다. 갑상선 기능저하증hypothyroidism 때는 피곤, 리비도감소, 기억장애, 불안정 등이 동반되고, 심하면 자살시도와 치매증상이 나타난다. TRH를 투여하면 우울증 환자에서 잠시 기분이 호전된다. 유아기 때 갑상선호르몬이 결핍되면 크레틴병cretinism이라는 지적장애가 생긴다. 우울증인 경우에 TRH에 의한 TSH반응이 감소한다. T3는 항우울제와 병용할 때 β-adrenaline 수용체에 변화를 야기하여 치료저항 우울증에서 효과를 나타낸다.

성장호르몬growth hormone

이 호르몬의 부족은 소아의 성장을 방해하고 사춘기 시작을 지연시킨다. 스트레스, 우울증, 신경성 식욕부진증이 있을 때 성장호르몬의 농도가 낮은 것이 발견된다.

프로락틴prolactin

뇌하수체의 tuberoinfundibular section에서 분비되는데, prolactin-releasing factors(PRFs)와 prolactin-inhibiting factor(PIF), 그리고 도파민에 의해 조절된다. 성장기 동안 생식선gonad의 발달을 도우며, 성인이 된 후에는 성적 수용성sexual receptivity과 유아 돌봄과 모유생성에 관여한다. 아기가 젖을 빨때 분비가 촉진된다. 도파민억제제인 항정신병 약물은 tuberoinfundibular dopamine pathway를 통해 프로락틴 농도를 높이는데, 이러한 효과와 항정신병 효과의 상관성이 관심을 끈다. 남자에서 프로락틴 증가는 성욕감퇴, 불안 등을 조장한다.

멜라토닌melatonin

송과선pineal gland 호르몬으로, 세로토닌 분자에서 유래된다. 빛에 의한 주기성을 통제한다. 그 외 면역(항산화기능, free radical scavenger), 기분(안정 유도), 생식 행동 등에도 관여한다. Circadian phase disorder(jet lag 같은)에 치료제로 사용된다.

인슐린insulin

최근 인슐린이 학습과 기억에 관련된다는 연구가 있다. 예를 들어 당뇨병 환자에게 우울증이 많으며, 알츠하이머형 치매 환자의 뇌척수액의 인슐린 농도가 대조군보다 낮다. 인슐린 수용체가 해마에서 발견되는데, 이는 아마도 신경세포의 포도당 대사에 관련되는 것 같다. 항정신병 약물들은 인슐린 대사를 혼란시킨다.

VIII. 정신신경면역학

1. 면역기능과 행동

면역계는 신경계, 내분비계와 더불어 인체기능조절을 위한 주된 체계 중 하나이다. 과거 이들은 독립적으로 기능한다고 생각되었으나, 최근 다른 체계와의 상호작용이 왕성하다는 것이 입증되고 있다. 신경계 및 정신장애와 관련된 면역기능을 연구하는 것을 정신신경면역학psychoneuroimmunology이라 한다.

면역기능은 걸리게 된 병 또는 스트레스에 대한 방어기능이다. 이는 신체 자신은 손상을 입지 않고, 체내로부터 병원pathogen(세균, 바이러스, 곰팡이, 기생충 등)을 제거하거나, 감염된 세포나 암으로 변한 자기세포를 파괴하는 것이다. 면역기능은 면역세포에 있는 pathogen에서 유래된 특정 분자를 인식하는 특정 수용체와, 면역세포들의 network와 cytokine을 통한 신호교환에 의해 수행된다.

면역기능이 과도하면 자가면역질환autoimmune disease, 알레르기, 아나필락시스anaphylaxis 등이 나타나고, 면역기능이 저하되면 심한 감염, 암 등이 나타날 수 있다.

면역기능은 자기self와 비자기 분자non-self molecule(이물질)를 구별하는 능력으로 시작된다. 이 비자기 분자를 항원antigen이라 한다. 처음 병원에 접하면 즉각적으로 자연면역체계innate immune system가 작동한다. 첫 면역방어는 기계적·화학적 및 생물학적 방어벽으로 사람의 경우 피부, 기침, 위산, 장내 세균 등이 이 역할을 한다. 두 번째로 병원이 몸속에 들어오면 침범한 유기체로부터 나오는 특정 물질(항원)에 특화된 수용체를 가진 면역세포immune cell(macrophages, B lymphocytes, T lymphocytes, mast cells 등)들이 이를 인식하고 비특이적인 면역반응을 나타낸다. 이때 현저한 것은 면역세포가 병원균을 잡아먹거나 파괴하는 식균작용phagocytosis과 감염된 세포와 암세포 등을 파괴하는 자연살해세포natural killer cell, 즉 NK세포의 증가, 그리고 염증반응이다. 그리고 특정 단백질이 항원의 표면에 부착하여 파괴의 표적이 되게 하는 보조적 과정이 있다.

일단 한번 가동된 자연면역체계는 기억되어 적응적 면역체계adaptive immune system가 된다. 이로써 이후 다시 같은 병원에 접하였을 때 더 능률적으로 방어할 수 있게 된다. (이것이 백신vaccination의 원리이다.) 이는 면역세포에서 만들어진 면역글로불린immunoglobulin, 즉 항체antibody로 항원을 공격하는 체액성면역humoral immunity과 면역세포가 직접 항원을 공격하는 세포성 면역cellular immunity으로 구분된다. 항체는 일종의 수용체와 같아서 분자구조로 자기와 비자기의 분자 또는 세포들을 구별하여 비자기의 세포나 분자를 제거한다.

면역체계의 세포들이 서로 주고받는 정보를 담당하는 물질은 cytokine이다. Cytokine은 작은 단백질로서 인터페론interferon과 인터루킨interleukin, chemokine 등이 있다. 특정 조직에서 분비되는 호르몬과 달리 cytokine은 광범위한 범위의 세포들에서 생성되며, 수용체는 세포표면에 있다. 평소에는 낮은 농도로 있다가 감염이나 외상 때 폭발적으로 대량 생산된다. 면역체제가 제대로 동작하지 못하면 최후의 수단으로 소위 '사이토카인 폭풍cytokine storm'이 나타난다. '침입자'에 대한 대규모의 면역반응을 나타내는 것으로 침입자뿐 아니라 자신도 위험에 빠트린다. 이는 감염뿐 아니라 이식된 조직에 대한 거부반응에서도 나타난다.

스트레스와 면역체계

인체가 스트레스를 감당할 수 없으면 면역체계가 억제된다. 즉 림프구가 감소하고 항체 생산이 감소한다. 예를 들어, 동물을 탈출할 수 없도록 가두거나 어린 원숭이를 어미와 떼어 놓으면 면역기능에 장애가 생긴다. 사람의 경우에도 배우자가 사망하면 T-세포의 증식이 감소하며, 시험을 치르고 있는 학생에서는 자연살해세포의 증식이 감퇴된다. 즉 감정상태가 면역체계의 여러 측정치를, 예를 들어 T-림프구가 외부자극으로 인해 유리하는 cytokine 수준, T-림프구의 활성도와 증식, NK세포와 인터페론, 항체의 양 등에 영향을 미친다. 스트레스, 우울증, 그리고 면역기능 간의 관계는 HIV를 가진 환자에서 잘 드러나는데, 이들이 스트레스를 받으면 면역기능 측정치들에 변화가 나타난다. 따라서 긍정적인 정신상태가 면역기능을 개선하는 것은 확실하다.

이러한 면역반응은 조건화conditioned되고 학습될 수 있다. 즉 관련이 없는 자극에도 면역반응이 나타날 수 있다는 사실이 증명되었다(예를 들어 꽃에 알레르기가 있는 환자는 조화 때문에도 재채기를 할 수 있다). 따라서 학습이론에 근거한 행동수정 기법behavior modification 등으로 면역기능장애를 호전시킬 수 있다.

스트레스는 염증반응을 야기하고 염증반응은 스트레스를 야기한다. 따라서 건강을 유지하기 위해서는 스트레스를 통제가능manageable한 수준으로 유지하는 것이 중요하다. 예를 들어 운동을 해야 하고(스트레스와 면역기능 양쪽에 다 도움이 된다), 체중을 조절해야 하고(과도한 지방은 염증을 야기한다), 충분한 수면을 취해야 하며(평균 7.5시간), 임신 시 또는 어린 시절에는 심각한 감염을 피해야 한다.

이와 같이 마음의 상태가 건강이나 질병에 어떤 영향을 미치는가 하는 것은 육체와 정신의 상호관계body-mind interaction 문제라는 점에서 중요한 연구과제이다.

2. 면역기능과 정신장애

현재, 뇌 내에서 일어나는바, 스트레스, 내분비계, 면역체계, 그리고 정신장애 간의 상호작용이 더 많이 알려지고 있다. 즉 면역계와 중추신경계 간의 상호작용은 몸과 마음의 항정상태 유지에 중요하다. 예를 들면 스트레스를 받으면 면역체계가 손상을 받고, 내분비장애, 자율신경계장애, 신체장애뿐 아니라 심지어 암도 생길 수 있다. 나아가 뇌의 구조와 기능을 변화시킴에 따라 행동의 변화 또는 정신장애가 나타날 수 있다. 또한 정신병리의 결과로 염증이 나타나기도 한다. 이러한 염증의 양방향성bidirectionality은 정신장애들의 병존comorbidity이나 정신장애와 신체장애의 병존을 잘 설명한다. 따라서 치료 면에서도 약물치료든 정신사회적 치료든, 정신장애 치료는 물론 사회적 지지도 면역기능을 호전시킨다. 또한 면역기능을 호전시키면 정신장애도 호전될 수 있다.

정신장애에 동반되는 면역체계 장애

다수 정신장애 때 면역기능의 장애가 동반된다. 조현병에서 면역글로불린immunoglobulin장애 등이 발견된다. 주요우울장애에서도 proinflammatory cytokine IL-1 및 IL-6의 증가, acute phase protein(C-reactive protein haptoglobin 등)의 증가가 발견된다.

증오심이 많은 성격을 가진 사람들에게 천식, 궤양성 대장염, 류마티스관절염 등 면역장애가 많이 동반한다. 또한 면역장애에 정신증상이 동반되는 경우가 많다. 예를 들어, 전신홍반루푸스에는 우울, 불면, 착란 등의 정신과 증상이 나타날 수 있다.

만성우울증, 전투 스트레스combat stress, Gulf War syndrome, Cushing증후군 등에서 glucocorticoid가 증가하고 해마가 위축된다는 사실이 알려졌다. HIV-encephalitis는 변연계, 기저신경절, 대뇌피질에서 신경세포 감소를 초래한다. 만성피로증후군, 다발경화증multiple sclerosis, 라임병Lyme disease 등이 면역기능 장애와 관련되어 연구되고 있다.

특히 자폐증이 면역장애와 관련된다 하여 많은 연구가 이루어지고 있다. 자폐증 환자는 이자극성, 과다행동 등을 보이는데, 동시에 염증 수준도 매우 높다.

정신장애에서 보는 inflammatory markers 증가는 유전적 소인genetic predisposition 때문일 수도 있지만, 소아의 경우 어머니의 감염 같은 환경적 요인 때문일 수도 있다.

스트레스나 정신장애 때 면역체계 장애가 동반되는 것은 신경계도 면역성 신경펩티드들을 가지고 있기 때문이다. 뇌도 스트레스에 반응하여 pro-inflammatory response, 즉 stress-induced neurogenic inflammation를 일으킨다. 특히 이 염증은 unmyelinated sensory nerve fibers('C' fibers)에서 많이 연구되었는데, 이를 자극하면 arterioles의 혈관확장(flare)과 혈장의 extravasation으로 인한 부종 같은 염증반응이 나타난다.

정신장애의 원인으로서의 면역체계 장애

스트레스가 면역장애를 야기하고 면역장애가 정신장애를 야기한다는 연구들이 많아지고 있다. 최근의 많은 연구가 염증inflammation 등 면역체계의 활성화나 장애가 몸과 마음 양쪽에 영향을 미친다는 것을 시사하고 있다. 심지어 외향성 같은 인격특성도 pro-inflammatory gene의 표현증가와 관련된다고 한다. 이러한 상호작용의 중심에 염증inflammation이 있다. 예를 들어, 태아의 신경발달 과정 중에 뇌의 바이러스 감염(뇌염)이 있을 때 나중 조현병이 나타난다는 증거들이 이를 바이러스가설viral hypothesis이라 한다. 즉 신경염증neuroinflammation이 우울증, 조현병, PTSD, 만성피로증후군chronic fatigue syndrome 등 정신병리를 야기한다는 것이다. 면역세포와 소교세포microglia에서 유래되는 cytokine은 중추신경계에 심한 손상을 끼친다. 이처럼 이제는 정신장애가 뇌의 장애일 뿐 아니라 염증 때문이라는 사실도 고려해야 한다. 즉 면역적 영향은 뇌에 대한 외상trauma의 하나로 인식되어야 한다. 따라서 이제 면역체계는 유전체계 다음으로 신체나 정신 건강에 중요한 요소가 되고 있다.

감기가 들면 에너지 감소, 활동 감소 등에 이어 무력감과 우울감을 느끼는데, 이는 우연이 아니라 면역장애가 정신기능에 장애를 일으킴을 의미한다는 것이다. 이처럼 염증이 심할수록 우울증 징후가 많이 나타난다.

임신 시 어머니가 바이러스에 감염되었거나 소아 시 감염(특히 세균성)으로 병원에 입원하였던 경험이 있는 소아에서 이후 성인이 되었을 때 정신병적 장애의 발생이 그렇지 않은 소아에 비해 유의하게 많다고 한다.

양극성 장애나 조현병도 면역기능의 장애가 뇌에 영향을 미친 결과라는 견해가 있다. 또한 조현병이 늦은 겨울과 이른 봄에 출생한 사람에게 많다는 사실은 바이러스 감염을 시사한다. 일부 학자들은 조현병이 antibrain antibody 때문에 발병한다고도 한다. 임신한 어머니의 혈중에 인플루엔자, toxoplasmosis, 기타 감염원에 대한 항체가 있으면 그 자녀에 정신장애가 있을 확률이 높다.

면역계와 중추신경계가 공유하는 signaling pathways에서의 결함이 정신장애를 야기하는 전형적인 예로 자폐증이 있다. 자폐증 소아의 세포면역체계에서 signaling pathways의 결함이 면역체계뿐 아니라 중추신경계에 공존한다. 루푸스lupus 같은 자가면역장애가 있는 어머니의 자녀 중에 자폐증 스펙트럼 장애가 많다. 특히 태반을 건너간 어머니의 뇌단백질에 대한 자가항체autoantibody가 태아의 성장하는 뇌에 영향을 주어 자폐증을 야기한다는 것이다. 이러한 연구는 장차 자폐증에 대한 치료방법 개발에 매우 유용할 것이다. 이와 관련하여, 동물실험이기는 하지만 장내 세균인 bacteroides fragilis을 투여하면 동물의 자폐증적 행동이 호전함을 볼 수 있었는데, 자폐증 환자에서 높게 발견되는 para-cresol과 유사한 물질인 4-ethylphenylsulphate(4EPS)를 동물에 투여하면 자폐증적 행동이 증가했고 세균투여의 효과를 상쇄하였다. 이러한 사실은 probiotic bacteria(요구르트에 존재) 또는 항생제가 자폐증 증상을 감소시킬 수 있다는 가능성을 시사한다.

한 인구학적 연구에서는 소아기 때 감염으로 병원에 입원한 병력이 있는 사람은 그렇지 않았던 사람에 비해 이후 정신장애가 유의하게 많았는데, 이는 세균감염 때문으로 해석된다.

정신장애에 대한 면역기법적 치료

정신신경면역학에 대한 가장 오래된 임상적 증거는 소위 위약효과placebo effect로, 이는 Hippocrates 때부터 알려진 치료형태이다. 성공적인 의사는 흔히 환자가 질병과 싸우고 고통을 이기도록 돕기 위해 환자의 '내적인 힘'을 강화하도록 격려한다.

면역이 문제가 되는 정신장애는 기존의 뇌의 화학을 겨냥한 향정신성 약물요법으로 치료하기 어렵다고 한다. 자폐증 연구에서 보듯이 염증이 원인적으로 중요하다면 항염증제, 예를 들어 아스피린이 효과가 있을 수 있다. 그러나 아직은 아스피린이 충분한 항염증효과를 가지고 있는 것 같지 않다고 한다. 한편 과거에 염증을 치료하는 비스테로이드 소염제nonsteroidal anti-inflammatory drug(예: buprofen)를 사용한 사람에서 알츠하이머형 치매의 발병률이 낮게 나타난다는 보고가 있다(따라서 어떤 면역기전이 알츠하이머형 치매의 amyloid plaque과 neuro-fibrillary tangle 형성에 관여하였기 때문으로 추정된다).

항염증 약물anti-inflammatory medication들이 조증을 완화시킬 가능성도 제시되고 있다. 위생이 불량해서인지 어떤 이유에서인지 불확실하나 입원한 조현병 환자 다수에서 요도감염이 흔한데, 이를 항생제로 치료하면 정신병적 증상도 호전될 수 있다고 한다. IL-6 같은 inflammatory protein은 개인의 감정반응을 예측케 하는데, 이 단백질을 조절하여 우울이나 불안의 행동을 조절할 수 있다고도 한다.

미생물무리microbiota

이는 기존의 조성된 환경에 살고 있는 미생물microorganisms의 총체를 의미한다. 지금까지는 질병을 일으키는 체외 세균에 대한 연구가 많았으나, 이제는 자연 상태, 특히 인체 내 공존하면서 인체에 적응하고 있는 세균의 역할에 대한 관심이 높아지고 있다. 인체는 태어날 때 어머니 질과 항문의 체액에 노출될 때부터 각종 세균, 바이러스 및 곰팡이들이 인체 곳곳에 집락colony을 이루어 성장과정에서 공존하면서 다양하게 공동진화co-evolve해 왔다. 이들은 인체의 파트너로 음식에서 영양을 얻고, 필수아미노산을 생산하며, 약물의 대사뿐 아니라, 기타 비

만, 암, 당뇨병, 자폐증, 다발성 경화증, 그리고 특히 면역기능(성숙, 대사, 기능적 반응, 항바이러스효과, auto-immune 장애 등) 등과 관련이 있음이 발견되고 있다.

위장계의 미생물무리와 숙주의 중추신경계 간의 복잡하고 양방향적인 교통은 microbiome-gut-brain axis라 하며, 이는 자율신경계, 위장계, 신경내분비계, 면역계 등을 통해 기능한다. 그 장애는 주로 면역장애로 나타난다.

The International Human Microbiome Consortium에서 사람의 몸에 있는 세균들의 게놈을 연구하고 있다.

IX. 시간생물학

시간생물학chronobiology이란 시간에 대한 생물학으로, 주로 태양과 달의 주기성에 관련된 생물학적 리듬biological rhythm을 연구한다. 인체나 다른 여러 생명체는 3개 차원의 공간과 다양한 속도의 주기성 변화를, 즉 리듬rhythm을 보이는 기능을 통해 4차원적 시간에 대해 적응해 왔다. 대표적인 예로 수면과 각성 주기는 하루 24시간 주기이다(하루 주기는 생후 수개월에 나타난다).

1950년대 과학자들은 동물에게 내부 생물시계가 있음을 알게 되었다. 독일의 의사이자 생물학자인 Jürgen Aschoff는 이런 생물시계가 인간에게도 있는지 알고 싶어 하였다. 1960년대 그는 the Max Planck Institute for Behavioral Physiology에서 동료 Rütger Wever와 더불어 산 속 깊이 지하에 아파트 같은 벙커를 만들고 20여 년 동안 200여 명의 자원 피험자를 대상으로 4주간 또는 그 이상 동안 시간에 대한 시그널, 즉 '차이트게버' 없이 생활하게 하면서 신체 상태, 심리 상태를 체크하였다. 시간을 알려 주는 신호 없이 고립된 생활을 하면서 하루가 24시간이 아님을 알게 되었다. 25시간이거나 심지어 50시간인 사람도 있었다. 실험이 끝났을 때 상당수 사람이 그만두기를 싫어하였다. 이 연구를 통해 사람은 세 가지 종류의 시계(신체적 시계, 태양시계, 사회적 시계)를 가지고 있음을 알 수 있었다.

주기의 시간길이에 따라 circadian(하루), ultradian(24시간 이내), infradian(24시간 이상), circaceptan(1주), circannual(1년) 등으로 구분한다. 24시간 이내의 주기로는 뇌의 전기적 기능(뇌파), 호흡, 맥박, 체온, REM(꿈) 주기 등이 있다. 꿈은 수면 중에 몇 차례 주기적으로 나타난다. 수면과 꿈 현상은 심리학적으로뿐만 아니라 생물학적으로도 매우 흥미 있는 연구 분야이다. 하루 이상의 주기로는 월경 주기(달의 운행과 관련)가 있다. 월경과 관련하여 여성은 남성의 체취(땀냄새, 땀의 주요성분인 androstenone 때문에 생김)를 평소에는 싫어하지만 배란기 때는 그렇지 않다고 한다. 반면 배란기 때 질 분비물의 냄새에 대해 남자는 다른 때보다 긍정적으로 반응한다고 한다. Tidal rhythm은 밀물과 썰물의 주기에 따라 해양동물에서 볼 수 있다. 1년 주기로는 동물의 발정기, 동물의 집단이동 등이 있다.

하루 24시간 리듬circadian rhythm을 관장하는 체계를 생물시계biological clock 또는 synchronizer라 하는데, 알려진 구조는 시상하부의 앞쪽에 있는 시신경교차상핵suprachiasmatic nucleus이라 추정되고 있다. (이때 교뇌망상형성pontine reticular formation도 영향을 미친다.) 이 구조가 지구의 자전에 따른 낮과 밤의 변화, 즉 빛의 변화라는 시간의 흐름을 알려 주는 신호, 즉 차이트게버zeitgeber에 따라 인체 리듬을 조절한다. (현대인에게는 정해진 식사시간, 출근시간 등도 하나의 차이트게버이다.) 이를 관장하는 호르몬은 멜라토닌melatonin(indoleamine의 한 종류)이다. 멜라토닌의 합성은 시신경교차상핵에서 송과선으로 가는 회로에 의해 조절된다. 혈중 멜라토닌 농도는 밤에 증가하였다가 낮에 되돌아온다. 이 차이트게버를 제거하면 사람의 하루 24시간 리듬은 하루보다 약간 긴 24.18시간의 주기(endogenous rhythm)를 보인다. (Endogenous rhythm은 차이트게버에 따라 reset된다. 약 3개월간 endogenous rhythm을 유지하면 밤낮이 바뀐다.) 수면과 각성, 체온, 호르몬 분비, 먹고 마시기 등 하루 24시간의 인체 주기는 많이 연구되고 있다. 양극성 정동(기분)장애affective disorder 같은 병에는 주기성이 있어 생체리듬과의 관련성이 연구되고 있다.

계절성

동물에서 계절에 따라 겨울에 밤이 길면 그에 따라 멜라토닌 상승도 길게 지속된다. 이는 생식기능에 영향을 준다. 임신기간이 긴 동물은 가을(발정기)에 임신하고 봄에 출산하지만, 임신기간이 짧은 동물은 봄에 임신하고 출산한다.

인간에도 계절성 행동이 있는데, 겨울에 잠을 많이 잔다거나, 여름에 자살률이 높다거나, (산업화된 사회에서는 뚜렷하지 않지만) 봄에 출산율이 높다고 한다.

수면 조절

빛이 없어지면(밤이 되면) 잠을 자고 체온은 낮아지고 멜라토닌은 증가한다. 각성상태(잠을 깬 상태)는 멜라토닌이 증가하기 직전(오후 9시경)에 최고조에 달하다가 이후 점차 줄어든다. 실험에 의하면 오전 5~6시 사이 체온이 최저점에 도달하는데, 그 6시간 전(대개 오후 11~12시)에 잠을 자기 시작해야 8시간을 중간에 깨지 않고 잘 수 있다고 한다. 아침형 인간morning people(lark)은 밤형 인간night people(owls)보다 일찍 깨는데, 체온이 더 일찍 낮아진다.

여기에 두 과정이 관련되는데, sleep homeostat과 circadian clock(수면과 각성의 시계)이다. Homeostat이란 변화하는 환경에 적응하게 하는 장치로, 수면에 관련된 sleep homeostat은 밤낮 변화에 대응하여 수면의 축적과 소실에 관련된 sleep debt라는 과정이 있다고 본다. 그 기제는 아직 미상이나 adenosine이 neuromodulator로 관여하는 듯하다고 한다.

나이가 들면 일찍 자고 일찍 깨는 등 circadian rhythm이 앞으로 당겨지며, 그 강도가 줄어들며, jet-lag 같은 phase shift를 잘 견뎌 내지 못한다. (동물실험에서 늙은 쥐는 강한 phase shift를 견디지 못하고 죽기도 한다.) (수면장애는 제21장 수면-각성장애 참조)

건강 관련 인체시계의 지배에서 벗어나는 상태로 밤낮 교대로 일하는 것(night shift)과 jet-lag가 있는데, 이는 건강을 해친다. 사회적 시계는 등교시간, 출퇴근시간 같은 것에 맞추는 것인데, 현대사회에서는 이 부분에서 social lag 현상이 나타나고 있다. 이 역시 건강을 해친다. 사회적 거리두기와 재택격리도 비슷한 문제를 일으킬 수 있다.

수면장애와 정신장애

이들 주기성 기능의 장애는 특정 주기가 없어지거나, 빨라지거나phase advance, 느려지는phase delay 것으로 나타난다. 가장 흔한 예가 외국여행 중에 겪는 밤낮이 바뀌게 되는 비행시차증후군과 주야교대 근무자들이 보이는 장애 등이다.

수면주기의 장애인 불면증은 여러 정신질환의 증상으로 나타난다(제21장 수면-각성장애 참조).

반대로 사람이 장기간 잠을 못 자면 정신장애가 나타날 수 있다. 예를 들면 우울증은 리듬이 일찍 진행하는 phase advance disorder로 아침에 일찍 깨는 것이 특징이며, 항우울제나 수면박탈, 광선치료 등은 그러한 리듬을 지연시켜 치료할 수 있다.

Circadian rhythm과 약물치료

치료약물에 대한 효과나 부작용 등이 하루 리듬에 따라 다르게 나타날 수도 있다. 예를 들어 우울증 때 시상하부의 장애로 밤에 체온이 높아지는데, TCA나 SSRI들은 체온을 낮추고 circadian rhythm의 강도amplitude를 높인다. Lithium은 circadian rhythm의 길이를 연장한다. 단기작용의 benzodiazepine은 아마도 세라토닌 체계에 영향을 끼쳐 rhythm phase를 앞당긴다. 환각제 ecstasy(MDMA)나 각성제 methamphetamineh 수면리듬을 방해한다.

Circadian rhythm의 영향은 아마도 약물의 흡수, 분포, 대사 및 배설에 대한 인체 기능에 대한 것으로 생각된다.

따라서 앞으로 약물을 주는 시간을 정할 때, 효과를 평가할 때 생물학적 리듬에 대한 고려가 있어야 한다.

X. 정신질환의 동물모델

작은 동물(생쥐나 새)들은 사람과 공통적인 신경전달물질 체계를 가지고 있으므로, 위축행동, 탐구행동, 수동성 등 기본적 행동경향에 대한 연구나 약물실험에 많이 사용된다. 그러나 인간은 전전두엽이 매우 발달해서 동물보다 훨씬 더 복잡한 기능을 하므로, 동물에서의 연구결과를 사람에게 직접 적용하기에는 곤란하다. 더군다나 사람의 유전자를 조작할 수 없기 때문에 우연히 돌연변이가 일어나지 않는 한 검증할 수도 없다.

스트레스 연구

많은 연구자가 스트레스가 동물에 미치는 영향을 연구하였다. Pavlov는 개에 조건화 기술을 이용하여 극도의 지속적 초조*agitation*를 나타나게 하는 소위 실험적 신경증*experimental neurosis*을 만들어 냈다. Horsely Gantt는 개에 갈등적 학습상황을 가하여 소위 behavior disorder를 만들어 냈다. Howard Liddell은 동물에 단순히 매일 하는 실험의 횟수를 unscheduled manner로 배로 증가함으로써 소위 experimental neurasthenia를 만들어 냈다.

동물에게 만성적으로 예측 불가능한 스트레스*unpredictable stress*를 계속 주면(예: 과밀, 쇼크, 불규칙한 먹이 공급, 수면 방해 등) 동물은 행동이 감소하고 탐구행동을 중단하며 점차로 긴장, 과민해진다. 만일 그 동물이 다른 동료보다 서열상 우월한 입장에 있을 때는 감정 고양이 나타나지만, 열등한 위치에 있을 경우에는 우울 상태에 빠지게 된다.

학습된 무력상태 모델*learned helplessness model*: 우울증의 대표적 동물모델*animal model*이다. 동물을 도망칠 수 없도록 구속한 상태에서 반복적으로 고통을 주면 처음에는 몸부림치던 동물이 결국 더 이상 반응하기를 포기하고 고통을 주어도 그대로 받아들인다. 이 상태가 사람의 우울증과 유사하다고 한다.

공포행동: 최근 연구에서 새끼 원숭이들이 날 때부터 개체 차이가 있어 낯선 환경이나 대상에 대해 공포행동을 하는 경우와 정상적 탐구행동을 하는 경우가 둘 다 발견된다. 자연 상태에서 시간이 지남에 따라 낯선 것에 대한 친밀성이 증가하면서 이러한 행동상의 차이는 사라진다. 또한 성체가 된 이후 새끼를 가질 때, 어려서 공포행동을 보였던 원숭이도 온화한 안정된 환경에서 자랐다면 좋은 어미가 되나, 자라면서 분리를 경험하고 우울증이 있었다면 커서도 양육 태만, 학대 등 어미의 기능을 제대로 잘하지 못한다. 어려서 공포행동을 하지 않았던 원숭이는 자라면서 분리되어도 우울증으로 반응하지 않았고 나중에 좋은 어미가 되었다.

기질*temperament*: 유전을 통해 형성되는 기질은 행동에 영향을 미친다. 예를 들면 개는 기질에 따라 사람을 잘 따르기도 하고 어떤 개는 사람을 피하고 적대적이다. 개가 공포를 느끼고 친밀감을 못 느끼는 환경에서 자라면, 그 개는 나중에 소심하고 공포를 잘 느끼는 기질을 갖게 되어 잘 놀라고 탐색행동을 잘하지 못하고 심장부정맥을 잘 일으킨다. 벤조디아제핀계 약물은 이를 안정시키고, 코카인이나 암페타민 등은 이를 악화시킨다.

지배*dominance*: 위계상 지배적 위치에 있는 동물은 짝짓기나 먹을 것 차지에 있어 우위에 있다. 이들은 고양된 상태에 있지만, 하위로 떨어지면 우울해진다. (사람에서도 직장 상실, 부서 옮김 등으로 위계상 지배적 위치가 변하면 우울증을 경험하기 쉽다.)

유전 연구

동물을 특정 소질을 갖도록, 즉 돌연변이 유전자*mutant gene*를 갖도록 사육하여 이를 positional cloning 연구에 이용한다. 예를 들어 생쥐에서 비만조절인자와 관련하여 비만한 쥐를 정상 쥐와 비교하는 연구에서 렙틴*leptin*이 더 발견되었다. 렙틴은 지방세포 내에 있는 호르몬으로 뇌에서 식사행동을 조절한다. 렙틴은 사람에게서도 발견되었으나 비만과의 관련 여부는 아직 밝혀지지 않고 있다.

동물에 장기적 스트레스를 주면 특정 유전자가 나타나는데, 이는 새끼로 유전되는 것을 볼 수 있다.

또한 유전자 적중법*gene targeting*(knockout technology라고도 함) 같은 유전공학적 기술로 특정 유전자를 없애거나 변화시킨 동물을 생산할 수 있다. 이런 동물은 외양, 행동, 기타 생화학적 특징 같은 phenotype에 변화를 나타낸다. 이런 변화를 통해 없앤 유전자의 기능을 알 수 있다. 예를 들어 5-HT$_{1B}$ 수용체를 knockout시킨 생쥐는 코카인을 투여해도 정상 쥐처럼 흥분성이나 공격성을 나타내지 않는다. 이로써 코카인 작용에 관련된 수용체 중의 하나를 확인할 수 있는 것이다. 이러한 연구는 노화와 각종 질병의 유전적 원인, 약물의 작용기전 등의 연구에 사용된다. 동물모델 중에서 쥐가 가장 빈번하게 사용되는 동물이다.

뇌자극연구*brain stimulation*

동물에서 뇌의 여러 부위를 자극하여 나타나는 행동을 보고 그 부위의 기능을 알 수 있다. 예를 들어 쥐의 뇌의 특정 부위를 자가 전기자극하여 쾌락을 유발하는 부위를 확인할 수 있는데, 즉 medial forebrain bundle, septal area, lateral hypothalamus 등이다. Catecholamine이 이 부위를 활성화한다. 쾌락중추는 성적 극치감과 관련된 부위, 아편류 약물이 쾌감을 야기하는 부위와 해부학적으로 서로 가까이 있다(본 장, IV-2. 쾌락과 보상체계 참조).

약물학적 증후군*pharmacologic syndrome*

생물정신의학이 발달하면서, 동물에 향정신성 약물을 투입하여 정신병리적 증후군을 유발하는 연구도 진행되었다. 대표적 연구는 우울증의 레세르핀 모델*reserpine model*이다. 동물에 reserpine을 투여하면 노르에피네프린의 결핍이 일어나 인간의 우울증과 유사한 행동을 나타낸다. 항우울제를 투여하면 이 행동이 사라진다. 동물에서 분리 경험과 카테콜아민 결핍은 이런 우울증 야기에 상승작용을 한다. 실제 사람에서 reserpine이나 항정신병 약물은 우울증을 야기한다.

동물에 암페타민을 투여하면 인간의 망상성 정신병에서 흔히 볼 수 있는 상동적, 부적절한 공격성 내지 공포 반응을 보인다. 이것이 amphetamine psychosis 모델이다. 실제 사람에서 암페타민이나 코카인을 과량이나 장기 남용할 때 피해망상형 조현병 같은 정신병적 행동이 야기된다.

XI. 신경유전학

1. 유전학

정신의학이 유전학에 관심을 갖는 이유는 많은 연구가 정상과 정신장애에 있어서 인간의 행동이 유전의 영향을 받는다는 것을 보여 주기 때문이다. 인간행동에 대한 또 다른 영향은 환경에서 온다. 따라서 인간의 정신장애의 원인이 유전인가 양육인가 하는 논쟁이 있다.

유전인가 양육인가nature vs nurture

어떤 행동 또는 어떤 정신장애가 전적으로 유전한다거나 전적으로 양육 때문이라고 단정하기는 어렵다. (양육이란 경험 또는 환경이라고도 할 수 있다.) 어느 한쪽이 상대적으로 우세한 경우가 있겠지만, 두 가지가 모두 영향을 미친다고 본다. 또한 환경은 전적으로 정신사회적인 것만은 아니다. 즉 생물학적 환경도 있는 것이다. 또한 정신질환이 생길 소인predisposition은 유전하는 경향이 있으나, 해당 정신장애가 실제로 발병하는 데는 환경요인이 큰 영향을 미친다. 정신장애의 유전도 단순한 멘델식 유전이라기보다는 다원적 방식multifactorial model을 따른다고 본다. 유전자와 환경(생물학적 또는 정신사회적)이 상호작용하여 유전자에 변이를 일으키지만, 변화된 유전표현에 따라 환경도 변화될 수 있다. 환경은 뇌를 변화시킬 수 있고, 뇌는 환경을 변화시킬 수 있다.

후성유전epigenesis

한 개인의 모든 세포 내에는 그 개인의 모든 유전자가 다 포함되어 있으나, 세포종류(뇌세포, 피부세포, 근육세포 등)에 따라 어떤 유전자는 표현되기도 하고 표현되지 않기도 한다. 또 같은 종류의 세포라도 표현되는 양도 사람마다 다르다. 이는 유전자표현조절gene expression regulation이라는 과정 때문이다. 이 과정에는 변이variation라는 현상과 후성유전epigenesis이라는 기전이 있다. 인간의 행동양식도 인체의 발달과 마찬가지로 그 개체발생ontogenetic은 계통발생phylogenetic의 유전적 프로그램에 근거하면서도, 후성유전적epigenetic으로 분화되면서 발달된 것이다. 정신장애의 유전적 요인을 알아냄으로써 새로운 향정신성 약물 개발 등 치료방법이 개선될 수 있다.

유전자gene

인간의 유전자들은 어머니와 아버지로부터 받은 23쌍(46개. 그중 22쌍은 체염색체, 나머지 1쌍이 XY성염색체)의 염색체에 포함되어 있다. 염색체는 DNA와 인산으로 된 이중나선을 포함하고 있는데, DNA이중나선(nucleotide 10개가 나선의 한 바퀴를 형성)상에 4종류의 염기들이 일정하게 짝(전체 약 30억 개의 짝)을 이루고 있다.

Nucleotide: DNA(및 RNA)의 기본단위이다. 아데닌adenine (A), 타이민thymine(T), 구아닌guanine(G), 시토신cytosine(C) 등 염기들 중 하나와, 오탄당(ribose 또는 deoxypribose) 중 하나와, 1개 이상의 인산phosphate으로 구성되어 있다. Deoxyribose를 가지고 있는 deoxyribonucleotide 여러 개가 중합되면 DNA(deoxyribonucleic acjd)가 되고, ribose를 가지고 있는 ribonucleotide 여러 개가 중합하면 RNA(ribonucleic acid)가 된다. Nucleotide에서 인산과 당은 공통적 구조이지만 A, T, G, C 네 염기의 서열序列 sequence에 따라 각각 다른 유전정보가 코딩된다.

DNA이중나선의 특정한 분절이 특정 유전자이다. 그 특정 분절에 포함된 염기의 서열이 나타내는 정보에 따라 특정 단백질이 생산되어 특정 세포의 특정 기능이 수행된다. 어떤 유전자들이 어떤 수준에서 표현expression되는가에 따라 기초적인 생화학 작용, 즉 해당 세포의 본성이 정해진다.

어떤 분절은 유전자의 조절인자regulator에 대한 정보를 기록code하고 있고, 또 어떤 분절은 기능이 알려지지 않은 미지의 분절이다(intron이라 부른다). 아마도 미지의 어떤 중요한 기능을 할 것으로 예상된다.

염색체에서 한 유전자가 있는 곳을 유전자좌locus라 한다.

한 인간의 DNA는 약 30억 개이며 유전자 수는 약 25,000개로 알려져 있다. 그중 70~80%가 뇌에서 표현된다. 뇌에는 약 10만 개의 각기 다른 단백질이 있고, 그중 약 1만 개는 기능이 알려져 있다. 그리고 그중 약 100여 개는 정신장애의 약물치료의 타깃이다.

대립유전자對立遺傳子 allele

대립유전자란 한 쌍의 상동염색체에서 같은 위치, 즉 locus에 존재하면서 양쪽 부모로부터 하나씩 받아 쌍을 이루어 서로 대립되는 형질을 갖게 된 유전자를 말한다. 이들은 우성 또는 열성 대립유전자로 구분된다. (대립유전자는 유전자 기호에서 우성은 대문자로, 열성은 소문자로 나타낸다.) 한 유전자에서 대립유전자가 RR 또는 rr로 서로 같으면 동종접합*homozygous*이라 하고, Rr 또는 rR로 서로 다르면 이종접합*heterozygous*이라 한다. 이 차이에 따라 개인 간에 서로 다른 특성형질이 나타날 수 있다. 대립유전자를 확인하는 기술은 친자확인에 이용된다. 인종 간에도 특정 대립유전자가 흔하기도 하고 적기도 한 차이가 있다. 이 대립유전자의 차이가 정신장애 발생과 관련 있기도 하다. 예를 들어 serotonin transporter gene에서 short allele를 가진 사람이 long allele를 가진 사람보다 스트레스 상황에서 우울증이 발생할 위험이 높다고 한다.

유전적 다형성*polymorphism*

유전적으로 다양한 양상에 따라 인간의 행동과 인격에도 다양한 모습이 나타나는데, 여기에 정신장애도 포함된다.

단일 염기 다형성*single nucleotide polymorphism*; SNP: DNA sequence에서 각 염기에 나타나는 변이로, 예를 들어 DNA 사슬의 특정 nucleotide 부위에 어떤 사람은 아데닌(A)을 가지고 있는 반면, 어떤 사람은 시토신(C)을 가지고 있다. 이런 미세한 차이에 의한 여러 형태, 즉 단일 염기의 다형성에 의해 해당 유전자의 기능이 달라질 수 있다. 이런 다양한 SNP 들이 서로 상호 작용하여 서로 다른 모양의 사람을 만들기도 하고, 행동에서의 차이, 질병에 대한 감수성의 차이 등을 만들기도 한다. 따라서 인체나 행동의 다양성이란 결국 다양한 SNP가 만들어 내는 단백질에서의 다양성 때문이다. SNP는 500~1,000개 염기당 1개 정도 나타나며, 인간의 게놈에는 약 300만 개의 SNP가 존재하는데, 그중 약 20만 개가 단백질을 만드는 유전자에 존재하는 SNP일 것으로 추정된다. SNP 빈도*SNP density*는 한 위치에서 특정한 SNP가 얼마만큼의 확률로 존재하는지를 뜻한다. 개인 차이를 판별해 주는 SNP를 marker라고 부른다.

단순서열반복*simple sequence repeats*: 염기의 서열이 반복해서 나타남에 있어 반복 횟수에 개인별로 차이가 있는 것을 말한다. Microsatellites 또는 short tandem repeats(STRs)라고도 한다.

제한효소단편길이다형성*restriction fragment length polymorphism*; RFLP: Restriction endonuclease라는 효소는 특정한 염기배열을 인식하여 DNA 구조 내 특정 핵산의 위치에서 DNA를 일정 길이의 조각으로 잘라낼 수 있다. 그 하나가 하나의 유전자에 해당된다. 그런데 이때 생성된 유전자들의 길이나 DNA구조의 염기서열이 개인에 따라 또는 질병에 따라 다를 수 있다. 이러한 다형성을 RFLP라 한다. 이러한 차이를 이용해 현재 RFLP는 유전자 감식 등 법과학*forensic science*에서 신원을 구별하는 데 이용된다.

복제수 변이*copy-number variations*; CNVs: SNP가 하나의 nucleotide base의 변이라면, CNVs는 특정 염색체상 게놈의 비교적 큰 지역[약 1 kilobase(1,000nucleotide bases)에서 수 mega-bases에 걸쳐]에서 나타나는 DNA의 구조적 변이*structural variation*이다. 예를 들어 한 염색체가 A-B-C-D의 section을 가진다 할 때, C가 한 번 더 복제되어 A-B-C-C-D로 되거나, C가 삭제*delete*되어 A-B-D로 될 수 있다. 이런 변화는 인간 게놈의 약 12%에서 나타날 수 있다. CNVs는 유전되어 나타날 수도 있고 돌연변이로도 나타날 수 있다. 일반적으로 CNVs는 진화에서 긍정적으로 역할을 해왔다고 본다. 그러나 임상적으로 어떤 CNVs는 특정 질병의 취약성이나 저항성에 관련될 수 있다. (예를 들어 어떤 CNVs는 조현병, 자폐증 등의 원인으로 지목되고 있다.)

돌연변이|突然變異 *mutation*

유전변이 또는 다형성 중에는 부모에게서 물려받는 것이 아니라 완전히 새로운 변이에 의한 것이 있는데, 이를 돌연변이라고 한다. 돌연변이는 DNA 또는 RNA의 회복되지 못할 손상 때문인데, 자연적인 경우(molecular decay), 방사선 또는 화학적 mutagens에의 노출, 잘못된 복제, DNA 조각의 삽입*insertion* 또는 탈락*deletion*, 그리고 mobile genetic elements(MGE)(transposons, retrotransposons, DNA transposon 등 게놈 내에서 이동이 가능한 DNA의 한 형태로 이들 전체를 mobilome이라 부름) 때문에 생긴다. 돌연변이는 드물기는 하지만 지금까지 없던 완전히 새로운 변이를 만들어 낼 수 있는 원인이라고 추측된다.

돌연변이는 관찰 가능한 특징(phenotype)을 나타낼 수도 아닐 수도 있다. 나타낼 경우, 진화, 암발생, 면역체계발달 등에서 그 역할이 정상적일 수도 비정상적일 수도 있다. 유기체는 변이된 서열을 원래 상태로 되돌림으로써 돌연변이를 예방하거나 교정할 수 있는 DNA repair 기전을 가지고 있기도 하다. 현재 돌연변이 유전자*mutant gene*에 의해 생긴 유전적 장애가 다수 확인되고 있다(예를 들어 Lesch-Nyhan syndrome).

변이|變異 *variation*

변이란 같은 종種 *species*의 생물 개체 사이의 서로 다른 특성을 말한다. 예를 들어 같은 부모에서 태어난 자식들이라도 외양이 약간 다르다. 변이는 형질形質 *character* 또는 특성*trait*과 비슷한 의미이다. 변이에는 유전적으로 타고나는 유전적 변이*genetic variation*와, 개체가 성장해 가면서 환경(양육)에 영향을 받아 생기는 환경적 변이*environmental variation* 두 가지가 있다. 대체로 한 개인에 있어서의 변이는 이 두 가지의 요인이 동시에 작용한 결과라고 본다. 변이는 앞서 말한 유전자 다형성에 의한 인간 개인들 간의 질병에 대한 취약성의 다양성뿐 아니라 질병의 심각도와 약물치료에 대한 신체반응에서의 차이 등을 설명한다. 현재의 진화론, 특히 멘델의 연구를 기반으로 한 신다윈주의*Neo Darwinism*에서는 (돌연변이와는 달리) 개체가 태어난 후에 유전자와는 상관없이 나타나는 획득형질(환경적 변이)은 다음 세대로 유전되지 않는다고 본다. (이는 J.B. Lamarck와 C. Darwin의 견해와는 다르다.)

유전학 연구

정신장애가 유전하는지를 연구하는 방법은 인구학적 연구(통계유전학*statistical genetics*), 분자유전학*molecular genetics*, 그리고 동물연구(예: Knockout mouse) 등으로 나뉜다. 인구학적 유전학도 이제는 분자생물학적 연구와 통합되어 연구되고 있다. 현대 의학의 유전연구는 세밀하게 그러나 대규모로 진행되고 있으며, 인간게놈프로젝트가 그 대표 격이다.

인간게놈프로젝트*human genome project*

유전체 또는 게놈*genome*은 유전자*gene*와 염색체*chromosome*의 합성어로 개인의 전체 유전자 양상을 말한다. 즉 생명체의 유전정보 전체를 의미한다. 이를 연구함으로써 phenotype 변이에 관련된 genotype(DNA sequence)를 연구함으로써 질병의 원인을 밝혀내고 있다. 유전체는 사람들 간에 같으면서도 약간씩 다른 지문과 같다. 그런 개인 간의 차이가 유전 때문인지 경험 때문인지(nature vs nurture)에 대한 연구가 지속되고 있다. 사람의 인지기능, 기질, 심지어 성격까지 상당 부분 유전적 요인에 의해 결정된다는 증거들이 있다.

인간게놈프로젝트는 1990년대 초 미국을 중심으로 하여 국제적 연구기관들이 연합해서 인간 DNA를 구성하는 30억 개의 염기서열을 모두 밝혀내기 위해 시작된 연구프로젝트이다. 이는 DNA variants를 발견하는 도구이자 International Hap-Map(map of common human DNA variation)을 생성하게 하는 도구이다. 인간게놈프로젝트는 2003년에 완성된 보고서 초안을 공개하였으며, 여기에는 인간이 가진 모든 유전자 염기서열의 99%가 99.99%의 정확도로 제시되었다. 그 결과 인간의 유전자는 약 2만 5천 여개로서 그리 많지 않다는 것이 알려졌다. 그러나 유전자의 대안적인 짜깁기*splicing*에 의해 변이들을 생산하는 능력이 매우 커서 많은 다양한 단백질을 만들어 낼 수 있다(즉 다양한 기능이 가능한 것이다).

유전체학*genomics*이란 게놈을 대상으로 하여 유전정보를 밝히고자 실험구상과 정보처리를 수행하는 학문으로, 유전체 염기서열 판독*sequencing*이 중심을 이룬다. 이와 관련된 genomic medicine은 일반적 질환뿐 아니라 정신장애의 원인규명과 진단, 치료에 점점 더 중요해지고 있다.

Exome: Exome은 게놈 중 모든 엑손*exon*을 가리키는 생물학 용어이다. 엑손이란 유전자 구조에서 단백질의 정보를 갖고 있는 부분을 말하며, 그렇지 않은 부분을 인트론*intron*이라 한다. 핵 내에서 RNA전사 시 짜깁기를 통해 인트론은 제거되고 엑손만 남아 서로 연결되어 단백질을 합성하게 된다. 전체 인간 게놈에는 180,000개(전체 게놈의 1%)의 엑손이 있다. 다양한 엑손 때문에 인간은 다른 동물에 비해 유전자가 많지 않더라도 훨씬 다양한 기능을 갖게 된다고 한다.

단백질체학*proteomics*: 유전은 최종적으로 실제 단백질의 합성에 의해 성취된다. 한 유전자의 DNA는 RNA를 통해 특정 단백질을 만든다. 프로테옴*proteome*은 게놈의 상대어로, 게놈에 따라 생산된 유전정보를 간직한 단백질의 집합체를 말한다. 이러한 프로테옴에 대한 연구를 단백질체학이라 하는데, 이는 국제적 포스트 게놈프로젝트 중 하나인 기능유전체학*functional genomics*의 한 분야가 되고 있다. 단백질체학은 단백질의 구조와 기능, 세포 내 단백질 구성 등에 대한 다학제 간 연구로, 그 목적은 프로테옴을 대량으로 분석하고, 상호관계의 지도를 작성하며, 구조분석을 통해 궁극적으로 특정 단백질과 이를 만드는 유전자의 기능을 밝혀내는 것이다. 이와 관련하여 대사체학*metabolomics*은 metabolome(세포, 조직, 기관 또는 유기체에서 세포과정의 마지막 산물인 특정 대사산물*metabolite*의 총체)을 연구한다. 전사체학*transcriptomics*은 transcriptome(모든 RNA molecules의 총체)을 연구한다. 이들이 단백질체학과 통합적으로 연구되어야 보다 완벽한 연구가 된다.

후기유전체학後期遺傳體學 *postgenomics*

인간게놈프로젝트를 통해 밝혀진 DNA 염기서열을 토대로, 하나의 유전자가 어떤 기능을 가지는지 밝히는 것을 기능유전체학*functional genomics*이라고 하며, 염기서열이 개인 간, 인종 간, 정상인과 특정 장애를 가진 환자 간 어떻게 차이가 나는지를 규명하는 것을 비교유전체학*comparative genomics*이라고 한다. 약물유전체학*pharmacogenomics*은 약물유전학*pharmacogenetics*과 신기술인 유전체학을 결합한 학문으로, 환자들의 유전 성향의 차이 때문에 여러 의약품에 대한 반응이 다양하게 나타난다는 사실의 근거를 연구한다. 이로써 치료효과는 크고 부작용은 적은, 환자에게 가장 적절한 약물을 알아낼 수 있을 것으로 기대된다.

유전방식

유전모델의 종류는 다양하지만 대체로 단일유전자형*single major gene(locus) model*과 다요인-다원유전자형*multifactorial-polygenic model*으로 구분된다. 전자는 1개 유전자에 의해 하나의 특성*trait*(임상적으로 정의되는 하나의 상태)이 유전되는데, 이는 대체로 멘델식*Mendelian*이다. 우성*autosomal dominant*, 열성*autosomal recessive*, 반성*sex-linked* 등 세 가지 형식이 있다. 다요인-다원유전자형은 2개 이상의 유전자에 의한 특성(phenotype)의 유전모델로, 멘델식이 아니고 양적으로 측정되며, 표현은 연속적으로 bell curve를 보인다(예를 들면 피부색, 당뇨병이나 자폐증 발생 등). 환경과의 상호작용에 의한 부분도 여기에 포함된다.

연구방법
정량적 유전학*quantitative genetics* 및 분리분석*segregation analysis*

유전적 관련성과 발병률이 꼭 일치하지 않는 경우가 많은데, 이유는 유전의 투과도*penetrance*가 각기 다르기 때문이다. 단일유전자 유전일 때는 그 병이 일반인구 중에서는 비교적 비연속적이고 질적으로 다른 분포 형태로 나타나는 경향이 있으나, 가족 내에서는 일정 비율로 나타난다. 반면 다요인-다원유전자성일 때는 연속적이고 양적인 분포를 나타내는 경향이 크다. 단일유전자일 때 특정 분리비*segregation ratio*가 있으나, 다요인-다원유전자형에서는 가족 내 병의 빈도나 심한 정도가 환자의 병의 심한 정도와 양적으로 비례하는 경향이 있다.

여러 세대의 가계를 분석하는 pedigree analysis와 장애를 가진 형제들을 분석하는 affected sib pair analysis 방법이 있다.

쌍둥이 연구*twin study*: 일란성 쌍둥이의 한쪽에 특정 병이 있을 때 다른 한쪽에서 같은 병이 있을 일치율*concordance rate*이 이란성 쌍둥이의 경우보다 높다면, 그 병은 유전하는 병일 가능성이 높다. 그러나 대개 쌍둥이는 같은 가정, 같은 부모 밑에서 자라므로 이 연구방법은 특정 정신질환이 유전에 의한 것인지 또는 같은 가정환경에 의한 것인지를 구별하는 데 문제가 있다.

양자 연구*adoption study*: 이환된 부모의 자식이 입양된 후의 발병률을 대조군과 비교하기도 하고(양자연구법), 입양아가 환자인 경우 친부모와 양부모의 발병률을 비교하기도 하고(양자가족법), 친부모가 환자이고 양부모가 건강한 경우의 입양아의 발병률을 친부모가 건강하고 양부모가 환자인 경우의 입양아의 발병률과 비교하기도 한다(교차양육법). 특히 일란성 쌍둥이들이 각기 다른 가정으로 입양되었을 때 같은 병의 발병빈도를 비교한다(일란성 쌍둥이 분리양육). 문제는 양자로 가기 전에 이미 받은 환경적 영향(예: 자궁 내 환경)들을 어떻게 배제하는가이다.

가족 연구: 환자(proband 또는 index case라 부름)의 가족, 친척에서 같은 병의 발병빈도를 조사하여 일반인구에서의 빈도와 비교하는 연구이다. 가족 내 발병빈도가 더 높으면, 특히 이차가족보다 일차가족 내에서 더 높으면 그 병은 더 유전적이라 할 수 있다.

위험요인 연구*high risk studies*: 위험요인에 노출된 집단에서의 발병빈도에 대한 위험요인에 노출되지 않은 집단에서의 발병빈도의 비율을 상대위험도*relational risk*라 하는데, 상대위험도가 높을수록 유전적 확률이 높다. 정신질환에서는 이러한 상대위험도가 높은 경우가 많다. 예를 들어, 어머니가 가지고 있는 정신질환이 장래 태어날 아이에게 미칠 영향을 조사한다.

스펙트럼*spectrum* **연구**: 어떤 특정 정신장애의 가족 연구에서 다른 종류의 장애가 함께 증가하는 현상이 발견되었다. 예를 들어, 우울증 환자 가족 중에서 감정부전장애가 많이 발생한다는 것이다. 이러한 사실을 근거로 일정 정신장애군들의 스펙트럼이라는 개념이 발전하였다(예: 조현병 스펙트럼 장애).

Genetic Mapping

이는 유전자의 염색체상의 위치를 확인하는 것이다. 정신장애에 대해서도 원인이 되는 유전자의 위치를 확인하려 한다. 이는 크게 연계분석*linkage analysis*과 연관성 분석*association analysis* 두 가지 방법이 있다.

연계분석*linkage analysis*: 어떤 생물학적 현상이 특정 병에서 공존하는 것이 자주 발견된다면, 그 병의 유전자가 병적 생물학적 현상에 대한 유전자와 염색체상 가까이 있어 서로 연계되어 유전하였기 때문으로 본다. 그 생물학적 현상이 그 질병의 생물학적 지표*biological marker*가 된다. 위치가 알려진 지표 유전자와의 거리, 즉 연계성을 분석함으로써 특정 질환의 유전자의 위치를 확인할 수 있다. 예를 들어, 1회의 감수분열*meiosis*에서 재조합*recombination*이 일어날 확률이 1%라면, 두 유전자 사이의 거리는 1 centimorgan(cM)으로 약 100만 염기쌍의 거리이다.

전장유전체 연관성 연구*genome-wide association studies*; GWAS

특정 후보유전자를 염두에 두지 않고 전체 게놈을 대상으로 비교 연구하는 것이다. 여기에는 환자군과 대조군을 비교하는 case-control 방식과 Family trios 방식(부, 모, 자식의 삼자를 대상으로 함)이 있다. 연계분석보다 강력하다.

이 경우 어떤 phenotype를 연구대상으로 하는가가 중요하다. 진단명, 즉 범주적 특성*categorical traits*을 기준으로 분석할 때는 진단기준이 있다 하더라도 증상표현도 주관적이며 평가도 주관적인 수가 많고 개인 차이가 많아 신뢰하기가 어렵다. 다른 기준은 연속적 특성*continuous traits*을 기준으로 하는 것인데, 보다 단순하여 신뢰성이 있다. 이때 특성은 병의 상태에 따라 변동이 없는 state-independent라야 한다(예를 들어 성격, 기질, 신경인지검사결과, 해마와 편도의 용량, 호르몬 수치, 뇌파양상 등). 이로써 endophenotype를 확인할 수 있다.

Gene-specific candidate-driven studies: 개인 수준에서 유전적 변이를 검사하여 어떤 특성*trait*이 어떤 장애와 관련 있는지를 규명하기 위해 환자군과 대조군 두 집단의 DNA를 SNP 배열*arrays*로 비교한다. 한 대립유전자*allele*의 변이가 장애집단에 많으면 그 SNP가 그 장애와 연관되었다*associated*고 하고, 그 SNP가 있는 게놈 부위는 위험요인으로 표시*mark*된다. 특정 후보를 염두에 둔 연구이다.

유전학의 임상 응용

분자유전학 연구는 병의 유전적 원인 규명, 유전적 분류, 유전 치료 및 예방까지 가능하게 할 것으로 전망되고 있다. 특히 유전연구로 새로운 약물치료뿐 아니라 환경치료 방법까지 개발할 수 있게 될 것으로 기대되고 있다.

분류 및 진단: 주요 정신장애를 유전적 유형*genetic subtype*으로 분류할 수 있을 것이다. 이를 위해 장애의 증상(이상행동) 가운데 어느 부분이 유전적이고 어느 부분이 환경에 의한 것인가를 구별할 수 있어야 한다. 정신장애를 유발하는 환경적 요인들 *disease-triggering environmental factors* 및 유전자-환경 상호작용*gene-environmental interactions*이 기여하는 바는 계속 연구되어야 한다.

정신의학에서 특정 정신장애를 특정 유전자와 연관시키는 것은 단순하지 않다. (개별 정신장애의 유전적 원인은 각론에 기술된다.) 현재 DSM-5-TR 또는 ICD-10(및 ICD-11)이 분류하고 있는 여러 정신장애는 각각이 유전적으로 다양한 소질을 가진 환자들의 집단이다. 각 정신장애에 대한 객관적이고 정량적인 검사방법이 없다는 것도 문제이다.

하나의 돌파구로 유전연구를 뇌의 구조적 및 기능적 이상과 연계하기 위해 뇌영상 연구와 협력하는 것을 들 수 있다. 이를 neuroimaging genomic studies라 한다. 이러한 생체in vivo 연구는 사후post-mortem 연구나 동물연구보다 더 우수하다.

유전치료: GWAS로부터 얻은 정보는 진정한 genotype와 phenotype 간의 관계에 대해 알 수 있게 해주어 이를 변경할 수 있는 방법을 모색하게 해준다. 우선 정신장애의 원인이 되는 변이를 확인하게 해줌으로써 장애의 발생을 예견할 수 있어 예방조처를 취할 수 있고, 병의 경과와 치료경과를 모니터할 수 있으며, 치료 목표를 정해 줄 수 있다. 또한 새로운 치료약물을 개발할 수 있게 된다. 개인별로는 장애의 원인적 과정을 알 수 있어 DNA로 정신질환을 진단할 수 있고, 그에 따라 개인에 맞춘 치료가 가능해질 전망이다.

인간행동 전체를 유전적으로 규명할 수 있다면, 윤리적인 문제가 있기는 하나 재조합recombinant DNA 기술, 유전자 짜깁기gene splicing, 유전자 복제cloning 등의 유전공학genetic engineering 기술로 DNA, RNA를 조작하여 유전정보와 그 표현을 원하는 대로 조작해 낼 수 있을 것이다. 나아가 정상적 유전자를 병적 유전자와 교체하는 등 유전적으로 병을 예방, 치료하는 소위 유전자 치료genetic therapy가 가능한 시대가 올지도 모른다.

2. 정신장애와 유전

사람의 행동은 수많은 유전자의 통합된 기능에 의해 나타나기도 하지만, 1개의 유전자 변형에 의해 일정한 변형된 행동이 나타날 수도 있다. 연구를 통해 볼 때 현재로서는 일반 행동특성trait뿐 아니라, 대부분의 정신질환은 멘델의 법칙을 따르는 단일유전자로 유전되기보다는 다수의 유전자가 복합적으로 작용하는 다유전자적multigenetic인 것으로 생각된다. 또한 정신장애의 유전적 복잡성은 유전자의 불완전한 투과incomplete penetrance, phenocopy 현상(유전에 의하지 않은 장애가 있음), locus heterogeneity(같은 병이 다른 유전자에 의해 나타남) 등의 현상이 있기 때문이기도 하다.

현재 수많은 유전정보가 해독decoding되고 있으며, 정신장애와의 관련성이 연구되고 있다. 그 결과 현재까지 조현병, 양극성 장애, 우울장애, 불안장애, 강박장애, 알코올중독, 신체증상장애(Briquet증후군), 자폐증, 틱장애, 지능장애(지적장애), 알츠하이머병 등 다수 정신장애

에서 유전적 증거가 발견되고 있다(각 장애에 대해서는 해당 장 참조). 그러나 어떤 정신질환에서도 원인이 되는 특정 단백질은 아직 확인되지 않고 있다.

지금까지 분자유전학과 통계학의 발달을 바탕으로 미국 국립정신건강협회NIMH를 중심으로 한 거대한 다기관들과 국가들이 협력하여 여러 나라 수만 명의 환자와 정상인들의 유전자 풀 데이터베이스database를 비교 분석한다. 예를 들어, 5대 정신장애(조현병, 양극성 장애, 주요우울증, 자폐증 스펙트럼 장애, ADHD 등)에서 돌연변이가 있는 4개의 chromosomal regions을 확인하였다. 이에 포함된 특정한 SNP들은 calcium-channel activity gene의 변이들이었다. 또한 많은 공통된 SNP의 변이들이 5대 정신장애의 전반적 위험도risk에 기여할 뿐 아니라 그 상당수가 중첩overlap됨을 보고하고 있다. 즉 한 공통되는 특정 SNP 변이들의 집단이 이들 장애의 위험도의 17~28%를 기여한다는 것이다. 조현병과 양극성 장애 간의 유전적 중첩이 가장 크고, 그다음으로 양극성 장애와 우울증 간의 중첩도가 컸고, 다음 조현병과 우울증 간, 우울증과 ADHD 간, 조현병과 ASD 간 순서였다. 그러나 그 외의 다른 두 정신장애 사이의 중첩도는 유의하지 않았다.

또한 강박장애와 관련된 유전자 표지genetic marker가 발견되었는데, 이와 관련된 단백질을 규명하면 강박장애를 치료하는 약물을 개발할 수 있을 것이다.

그러나 GWAS는 어느 유전자가 어떤 병의 원인인지는 특정화하지 못한다. 이는 그런 원인적 유전자 변이가 존재하지 않아서가 아니라, 게놈에 수많은 위험변이risk mutation들이 흩어져 있고 그 각각이 전반적 위험도에 작으나마 기여를 하고 있기 때문이다.

유전상담genetic counselling: 정신질환과 유전의 관계에 대한 지식이 증가함에 따라, 정신과 의사나 관계 전문가가 배우자나 가족들에게 관련 정보를 제공하고 결혼 또는 임신에 대해 결정하거나 불안감과 죄책감 등을 해결하는 데 조언해 주어야 할 필요성이 증가하고 있다.

정신장애의 유전과 Endophenotype

정신장애에 대한 유전연구에서 연구 대상인 phenotype를 무엇으로 정의하는가가 중요하다. 여기에는 두 방향이 있는데, 범주적 특성categorical traits 및 연속적 특성continuous traits이다. 전자의 경우 대개 DSM상의 병명을 사용하고, 후자의 경우 병명과는 상관없이 기질, 인지기능, 뇌영상 소견, 약물효과, 유전자 표현, 호르몬 농도 등을 사용한다. 최근 후자가 연구하기에 단순하여 이를 채택하는 연구가 선호되고 있다. 이로써 경과와는 독립적인 특정 정신장애의 생물학적 경로biological pathway를, 즉 endophenotype를 연구한다. 현재 가장 신뢰할 수 있는 endophenotype는 뇌영상 소견, EEG 패턴, 그리고

심경심리검사라 한다. 직접적인 endophenotype 연구의 예로서 생물학적 시계에 대한 동물모델이 있다.

정신의학에서 하나의 biomarker가 하나의 endophenotype라는 정의를 만족시키려면 다음 조건에 맞아야 한다. ① 인구 중에 병을 가짐으로 분리segregate되어야 한다. ② 유전적이라야 한다. ③ State-dependent이면 안 된다(병이 나아도 현상이 남아 있어야 한다)(이 기준은 아직 논쟁 중이다. State-dependent endophenotype도 있을 수 있기 때문이다.). ④ 가족 내에서도 병을 가짐으로 공동분리co-segregate되어야 한다. ⑤ 일반 인구보다 병이 있는 가족에게 그 빈도가 높아야 한다. ⑥ 신뢰성 있게 측정될 수 있어야 하고 해당 병에 특정적이어야 한다.

조현병의 경우, 이는 정신병psychosis이지만, 기본적 표현형phenotype은 sensory gating의 부족 및 working memory의 장애이다. 이 두 가지는 각기 유전적 특성을 가지기 때문에 endophenotype가 된다. 공포의 자극에 대한 반응을 억제하는 prepulse inhibition 현상이나 특이한 QEEG 소견, 병 전 및 회복 후 등 병의 경과와 상관없는 행동특징들, 가족들의 행동 특징들 등도 조현병의 강력한 endophenotype 후보이다. 조현병의 endophenotype와 관련된 유전인자로 알려진 RELN은 reelin protein을 코딩하는데, 조현병 환자 뇌에서 down regulation된다. 이는 환자의 핵가족 중에서도 발견되는 언어적 및 시각적 working memory tests에서의 장애의 원인되는 유전자와 관련된다. 또 다른 예로, FABP7는 Fatty acid-binding protein 7을 코딩하는데, 환자 뇌에서 down regulate되어 있다. 또한 CHRNA7은 neuronal nicotinic acetylcholine receptor alpha 7 subunit을 코딩하는데, 이 수용체는 prepulse inhibition, pre-attentive 및 attentive states에 관련된다.

양극성 장애의 경우 face emotion labeling 연구가 있다. 즉 fMRI상에서 이 endophenotype는 dorsolateral 및 ventrolateral prefrontal cortex, anterior cingulate cortex, 선조체, 편도 등의 장애와 관련된다. 유전인자로 CACNA1C gene이 있는데, 이는 voltage-dependent calcium channel Cav1.2 등을 코딩하며, facial emotion recognition 장애와 관련된다.

자살행동에 대한 endophenotype도 제안되고 있다. 즉 충동적 성격과 공격성이다. 유전인자로서는 serotonin receptor 5-HT$_{1B}$를 코딩하는 유전인자가 제안되고 있는데, 이는 공격행동과도 관련된다.

정신약물유전학psychopharmacogenetics

정신약물유전학은 약물이 행동에 미치는 영향이 유전에 의해 차이가 나는 것을 연구하는 것이다. 즉 약물의 약역학적 차이(약물에 대한 synaptic sensitivity 등)나 약동학적 차이(흡수나 대사 등)(제35장 약물치료 및 기타 생물학적 치료 참조) 등이 유전적 소인에 따라 개인별(인종 간의 차이까지)로 다르게 나타난다는 것이다. 또한 약물의 영향으로 유전자 표현에 변화가 나타날 수 있는데, 예를 들어 약물에 의해 유도된 정신과적 증상이 유전자 변이와 관련된다고 한다. 약물효과의 지연 등을 이것으로 설명

할 수 있다. 이러한 경향이 가족적인 것은 당연하다. 유전적 경향은 약물 부작용에서도 발견된다. 예를 들어, 알코올 분해효소인 알코올 탈수소효소alcohol dehydrogenase; ADH에 의한 대사산물인 acetaldehyde의 농도가 알코올 중독자 가족들에서 비중독자 가족들보다 높다는 것이다. 이와 같은 약물에 대한 반응의 개인차를 특정 환자집단과 그 가족들에서 또는 쌍둥이들에서 연구함으로써 정신병리와 관계된 신경생리학적 원인을 규명할 수 있을 것으로 기대되고 있다.

3. 후성유전학

유전학이 유전되는 것에 대한 연구라면, 후성유전학後成遺傳學 epigenetics은 그 표현에 대한 연구이다. 후성epi이라는 용어는 유전자 자체의 작용과는 직접적인 상관 없이, 즉 DNA의 염기서열이 변화하지 않는 상태에서 유전자 발현 메커니즘에 변화가 일어나는 현상을 의미한다. 타고난 유전자에 의해 어떤 행동유형이 일정하게 나타나게 되어 있지만, 실제로 개인에 따라 다른 다양한 환경(자연환경, 가족환경, 사회환경 등)의 영향, 즉 경험, 학습 등에 의해 성장과정 중에 유전자 표현 또는 세포 표현형cellular phenotype에 다양한 변이가 야기되고 있다. 말하자면 비유전적 요인들이 유전자들로 하여금 다르게 표현되도록 만드는 것이다. 예를 들면, 하나의 수정란에서 출발하여 한 개체가 다양한 기능을 갖는 여러 종류의 다른 세포들로 발생하는 세포 분화과정을 들 수 있다. 즉 선천적인 유전자 체계를 후천적인 경험이 변화시킬 수 있다는 사실에 대한 연구가 후성유전학이다.

후성유전의 기전

후성유전은 주로 DNA 염기서열상의 변화 없이 크로마틴의 구조적 변화, 즉 염색질 개조chromatin remodeling라는 기전에 의한다.

염색질chromatin의 기본 요소는 뉴클레오솜nucleosome인데, 뉴클레오솜은 히스톤histone 단백질과 그 주위를 둘러싼 DNA의 밀집체이다. 염색질 개조는 DNA 메틸화methylation와 히스톤의 아세틸화acetylation라는 기전에 의한다. DNA 메틸화란 DNA nucleotides(cytosine 또는 adenine)에 메틸기가 결합하는 것으로, 염색질 구조를 밀집시켜 특정 유전자 표현을 억제한다(그림 2-9). 그 변화는 비가역적이고 영구적이다. 한편 히스톤이 아셀틸화되면 밀집되어 있던 염색질이 느슨하게 열려 유전자의 전사가 쉽게 일어나게 된다. 반대로 deacetylation은 염색질을 다시 밀집되게 한다.

그 외 후성유전적 변화를 야기하는 기전으로 DNA 복제, DNA 수리, 세포자멸사apoptosis, 염색체분리chromosome segregation 등이 있다. (이런 염색질 개조의 장애로 나타나는 질병으로

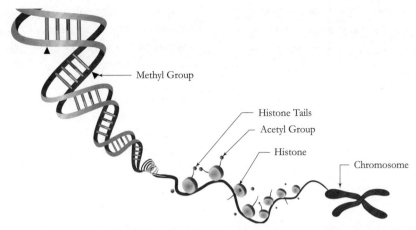

그림 2-9 Chromatin formation에 대한 DNA methylation과 histone acetylation에 의한 epigenesis 개념도. Histone 주위를 DNA사슬이 둘러싸고 있는데, acetylation에 의해 둘러쌈이 풀리면 유전자 표현(cellular phenotype 형성)이 용이하게 된다. 반면 methylation은 이를 다시 compact하게 만들어 유전자 표현을 억제한다.

는 암이 대표적이다.) 이런 후성유전적 변화는 기본 DNA 배열에는 변화가 없이 개체의 생애 동안에 유지된다.

이런 메틸화나 히스톤의 변형으로 일어나는 가장 두드러지는 진화적 현상은 유전적 각인*genetic imprinting*이다. 이는 포유류에서 부모 중 어느 한쪽으로부터 받은 유전자만 발현되고 다른 쪽에서 유래된 유전자는 발현이 억제되는 현상이다. 이런 경우는 DNA의 염기서열을 변화시키지 않으며, 따라서 멘델의 유전법칙을 따르지도 않는다. 인간의 경우에는 Beckwith-Wiedemann증후군, Silver-Russell증후군, Angelman증후군, Prader-Willi증후군 등이 유전자 각인과 관련된 유전병들이다.

인지기능과 인격의 후성유전학

소아기 경험은 언어, 감정, 기타 발달된 행동기능에 대한 기초적 신경회로를 만든다고 생각된다. 어린 시절의 경험의 영향에 대한 이론은 다른 정신사회적 이론에서도 암시되고 있다(S. Freud, J. Piaget, E. Erikson, J. Bowlby 등. 제3장 인간행동에 대한 정신사회적 이론 참조).

세포와 회로 수준에서의 증거를 제시하지는 못하나, 어릴 때 어린이와 돌보는 이*caregiver* 간의 상호작용 경험이 어린이의 이후의 감정생활에 큰 영향을 미친다는 것은 잘 입증되고 있다. 어릴 때 돌보는 이가 어린아이의 내적 감정표현에 적절히 예민하고 일관성 있게 반응해 주면 어떤 감정적 회로가 풍부하게 재강화된다. 이러한 감정 관련 회로는 변연계, 특히 편도에 자리 잡게 된다. 이 기전이 애착*attachment*현상을 설명해 준다. 이 회로는 물론 이후의 경험에 따라 변화할 수 있다. 이러한 상황이 바로 환경 대 양육에 있어 뚜렷한 상호 영향이 드러나는 예이다.

또 다른 한 연구는 생후 2년간 돌보는 이의 반응이 소아의 특정 신경회로로 내재화한다고 본다. 즉 생후 10~18개월 사이에 가정 내에서 혼란스럽고 무서운 경험을 하였다면, 편도와 기억 회로가 그러한 위협적 자극에 압도되어 언어나 학업에 대한 회로가 발달하지 못하게 된다. 즉 소아는 나중에 학교에서 신경학적 장애가 생겨, 공부 못하는 또는 복잡한 인지기술을 습득 못하는 아이가 된다. (정신분석학 내지 역동정신의학에서는 어린 시절의 경험이 정신병리의 근원이라고 밝히고 있다. 따라서 Freud는 어린 시절의 기억의 실마리를 찾기 위해 정신분석기법을 발전시켰고, Alexander는 덜 병적인 환경을 조성하여 병을 치료하는 기법인 교정적 감정경험*corrective emotional experience*을 제안한 바 있다. 이러한 경험을 매개로 정신역동이론을 신경과학과 연결하여 연구하는 것을 neuropsychoanalysis라 한다.)

최근의 신경발달 연구들은 Piaget의 themes 이론에 따라 수행되고 있는데, 인간의 대뇌피질의 발달을 위계적 표상 구축 *hierarchical-representation construction*의 발달로 본다. 즉 constructive growth algorithms을 피질의 hierarchical construction과 통합해 보면, 대뇌피질의 발달이란 증가하는 복잡한 표상에서의 하나의 연속적 단계*cascade*임을 알 수 있다. 따라서 장기간의 대뇌피질의 발달은 취약성 증가와 부모의 투자라는 대가를 치르지만, 인지기능의 기반이 되는 표상을 구축하는 데 대한 강력하고 융통성 있는 전략이다.

이러한 모든 사실은 영아기 교육(경험, 양육)이 중요하다는 사실과, 이를 위한 사회의 투자가 필요함을 제시한다. 경험이 시냅스 조직에 영향을 준다는 사실은 뇌 기능에 대한 마음이론과 인식론, 나아가 인격이론의 새로운 기본이 되고 있다.

정신장애와 후성유전학

정신의학의 경우 후성유전 연구는 환경이나 경험이 발달적 정신병리에 어떤 영향을 미치는가를 연구하는 것이다. 임상적 예로 스트레스(약물남용, 음식, 아동학대, 환경오염, 정신적 외상 등)를 심하게 받으면 유전자 표현이 영향을 받아 그 변형된 유전자 체계가 분자적 상처 *molecular scars*를 받고, 정신질환에 걸릴 위험을 높일 수 있다. 그러나 그와 반대되는 긍정적 경험을 하게 하면 질환에 대한 저항성이나 회복력*resilience*이 강해질 수도 있다.

예를 들어 자폐장애의 빈도가 공해(특정 독소에 대해서는 아직 모르지만) 등 환경의 영향을 받는다는 것이다. 연구에 의하면 미국의 카운티별 자폐증 빈도와 성기관의 선천성 기형 간의 상관성에서 어떤 공통적인 환경의 영향이 시사되고 있다.

외상후 스트레스장애 환자의 경우, 위협적 스트레스의 회상이 우측편도를 과활성화시키는 것을 볼 수 있다. 이는 위협적인 스트레스를 받은 기억에 대한 신경회로가 일반적인 기억변화 회로에 의해 지워지지 않음을 시사한다. 이는 장애의 발생 원인에 대해 Darwin이 'Bad inheritance'가 문제라고 말한 바 있다면, Freud는 'Bad mothering'이 문제라고 말하는 바와 비유된다. 이러한 연구를 behavioral epigenetics라 부른다.

참고문헌

민성길(20015): 인간행동에 대한 생물학적 이론. 민성길(편) 최신정신의학(제6판). 서울, 일조각, pp.35~90.

Armida BA, Ingrid FP, Alma L, et al(2009): Brain plasticity, signal transduction and epigenesis: a missing link revealed. Annual Review of Biomedical Sciences 11:114~122.

Bancroft J(2005): The endocrinology of sexual arousal. J Endocrinol 186:411~427.

Beauchaine TP(2009): The Role of Biomarkers and Endophenotypes in Prevention and Treatment of Psychopathological Disorders. Biomarkers in Medicine 3:1~3.

Black DW, Andreasen NC(2022): Introductory Textbook of Psychiatry. 7th ed. American Psychiatric Association Publishing, Washington D.C.

Boland R, Verduin ML, Ruiz P(2021): Kaplan & Sadock's Synopsis of Psychiatry. 12th ed. Wolter Kluwer, Philadelphia.

Bruce-Keller AJ, Micheal S, Berthoud HR(2018): Gut Microbes for Mental Health: Getting From Here to There. Biological Psychiatry 83:214~223.

Bunney WE Jr., Davis J(1965): Norepinephrine in depressive reaction. Arch Gen Psychiatry 13:483~494.

Cannon WB(1939): The wisdom of the body. WW Norton and Company, New York.

Cross-Disorder Group of the Psychiatric Genomics Consortium, Lee SH, Ripke S, et al(2013): Genetic relationship between five psychiatric disorders estimated from genome-wide SNPs. Nat Genet 45:984~994.

Davidson RJ, McEwen BS(2012): Social influences on neuroplasticity: stress and interventions to promote well-being". Nature Neuroscience 15:689~695.

Davis J, Mass JW, eds(1983): The affective disorder. American Psychiatric Press, Washington D.C.

Ecker C, Pretzsch CM, Bletsch A, et al(2022): Interindividual Differences in Cortical Thickness and Their Genomic Underpinnings in Autism Spectrum Disorder. Am J Psychiatry Published Online: 10 Sep 2021. https://doi.org/10.1176/appi.ajp.2021.20050630

Fillman SG, Sinclair D, Fung SJ, et al(2014): Markers of inflammation and stress distinguish subsets of individuals with schizophrenia and bipolar disorder Translational Psychiatry doi:10.1038/tp.2014.8.

Freitas HR, Isaac AR, Malcher-Lopes R, et al(2018): Polyunsaturated fatty acids and endocannabinoids in health and disease. Nutritional Neuroscience 21:695~714.

Gabbard GO(1992): Psychodynamic psychiatry in the decade of brain. Am J Psychiatry 149:991~998.

Geschwind N(1965): Disconnexion syndromes in animals and man Ⅰ·Ⅱ. Brain 88:237~294, 585~644.

Grenell R, Gabay S, eds(1976): Biological foundation of psychiatry. Raven Press, New York.

Halaris A, Leonard BE(2013): Inflammation in psychiatry. Modern Trends in Pharmacopsychiatry 28:1~19.

Hales RE, Yudofsky SC, Roberts LW, eds(2014): Textbook of psychiatry. 6th ed. American Psychiatric Publishing, Washington D.C.

Hurko O(2001): Genetic and genomics in neuropsychopharmscology: The impact on drug discovery and development. Eur Psychopharmacol 11:491~499.

Kwon JS, Joo YH, Nam HJ, et al(2009): Association of the glutamate transporter gene SL1A1 with atypical antipsychotics-induced obsessive compulsive symptoms. Arch Gen Psychiatry 66:1233~1241.

Lenzenweger MF(2013): Endophenotype, intermediate phenotype, biomarker: definitions, concept comparisons, clarifications. Depression and Anxiety 30:185~189.

Lloyd D, Fricker LD(2012): Neuropeptides and Other Bioactive Peptides: From Discovery to Function. Colloquium Series on Neuropeptides 1:1~122.

Lorenz KZ(1974): Analogy as a source of knowledge. Science 185:229~234.

McCarthy, M, Abecasis GR, Cardon LR, et al(2008): Genome-wide association studies for complex traits: consensus, uncertainty and challenges. Nat Rev Genetics 9:356~369.

McLean PD(1972): Cerebral evolution and emotional processes: New findings on the striatal complex. Ann NY Acad Sci 193:137~149.

Min SK, Oh BH(1992): Hemispheric asymmetry in visual recongnition and motor response in schizophrenic and depressive patients. Biol Psychiatry 31:255~262.

Pardes H, Kaufmann CA, Pincus H, et al(1989): Genetics and psychiatry: Past discovery, current dilemmas, and future directions. Am J Psychiatry 146:435~443.

Radley JJ, Kabbaj M, Jacobson L, et al(2011): Stress risk factors and stress-related pathology: neuroplasticity, epigenetics and endophenoytpes. Stress 14:481~497.

Schildkrauf JJ, Kety S(1967): Biogenic amines and emotion. Science 156:21~30.

Stephani C, Vaca G, Koubeissi M, et al(2011): Functional Neuroanatomy of the Insular Lobe. Brain Structure & Function 216:137~149.

van den Heuvel MP, Sporns O(2011): Rich-Club Organization of the Human Connectome. J Neurosci 31:15775~15786.

Wedeen VJ, Wang RP, Schmahmann JD, et al(2008): Diffusion spectrum magnetic resonance imaging (DSI) tractography of crossing fibers. Neuroimage 41:1267~1277.

Wehr TA, Goodwoin FK(1981): Biological rhythm and psychiatry. 2nd ed, vol. 7. Basic Books, New York.

Zhan Y, Paolicelli RC, Sforazzini F, et al(2014): Deficient neuron-microglia signaling results in impaired functional brain connectivity and social behavior. Nat Neurosci 17:400~406.

Zhang J(2019): Basic Neural Units of the Brain: Neurons, Synapses and Action Potential. arXiv:1906.01703 [q-bio. NC]

03

인간행동에 대한 정신사회적 이론
Psychosocial Theories on Human Behaviors

인간의 행동을 이해하여 설명하고 예측하려는 노력은 인류 역사와 함께 시작되었다. 인간 본성*human nature*, 즉 선한 행동과 악한 행동, 사랑과 증오, 공격성과 공포심과 같은 인간의 여러 특성이나 비정상적 행동 등은 언제나 종교와 철학의 중심 주제였다. 종교는, 무속이나 원시종교에서부터 고등종교에 이르기까지, 나름 세계관과 인간관을 제시하여 왔다. 고대 그리스의 철학자 Heracleitos(540 BC~480 BC)는 "성격이 곧 그 사람의 운명이다"라는 말을 남겼고, Socrates(470 BC~ 399 BC)는 "너 자신을 알라"고 하였다. 서구 의학역사에서, 정신병에 대한 연구와 치료는 15세기에 종교로부터 분리되어, 의학의 대상이 되어 정신의학이 태동하였다. 19세기 말과 20세기 초에 정신병 치료는 정신병리학과 정신분석학을 통해 패러다임 전환이 있었다. 한편 20세기 철학에서 분리된 심리학은 인간의 사고, 감정 및 행동을 관찰과 실험을 통해 연구하는 과학으로, 학습이론, 인지심리학, 동물생태학 등을 통해 정신의학에서의 인간이해의 폭과 깊이를 더하고 정신장애를 치료하는 데 크게 기여하였다.

I. 프로이트 정신분석

Sigmund Freud(1856~1939)(그림 1-3 참조)는 정신과 의사이자 정신분석*psychoanalysis*의 창시자로, 무의식의 발견자로 유명하다. 그가 창시한 정신분석은 치료기술이기도 하지만, 인간정신 현상과 행동에 대한 이론이며 연구방법이기도 하다. 정신분석은 정신의학뿐 아니라 심리학, 사회학, 교육학, 철학, 문학과 예술에 이르기까지 20세기에 큰 영향을 미친 사상으로 꼽히고 있다.

Freud는 1873년 비엔나대학교 의학부에 입학했고, 1881년 의사 자격을 얻은 후 비엔나대학교 생리학 연구소에서 신경학을 연구하기 시작하였다. 그러나 경제적 어려움과 유태인이라는 사회적 제약 때문에 15개월 만에 연구소를 나와 개인병원에서 신경정신과 의사로 일을 하였다. 당시 Freud는 신경학적 증상을 보이지만 해부학적·생리학적 원인을 찾아낼 수 없는 소위 히스테리 환자들에게 흥미를 느꼈다. Freud는 스승인 E. W. von Brücke(1819~1892)의 추천으로 파리 Bicetre병원으로 유학을 가서, 당대의 유명한 신경학자 J. M. Charcot(1825~1893)로부터 최면술을 이용하여 히스테리성 마비나 경련 증상을 치료하는 것을 배웠다. 1887년 비엔나로 돌아와 개인병원을 시작한 Freud는 처음에는 최면술로, 다음에는 정화기법*catharsis* 또는 제반응*abreaction*이라는 방법으로 환자를 치료하다가, 나중에는 자신이 창안한 자유연상과 정신분석이라는 새로운 기법으로 환자를 치료하였다(제34장 정신사회적 치료 참조).

프로이트 정신분석의 기본 이념은 서구 전통의 "너 자신을 알라"라는 생각이다. 즉 Freud는 불합리하게 보이는 인간의 행동을 무의식적 감정 때문으로 보고 그 관련성을 합리적 내지 과학적으로 이해하려고 하였던 것이다. 그러나 당대의 주된 과학은 뉴턴의 역학과 생물학의 진화론으로, 뇌과학은 아직 프로이트 이론을 증명할 만큼 발달하지 못하고 있었다.

1. 마음의 지형학적 이론*topographical theory of mind*

Freud의 초기 인격이론에 해당하는 지형이론은 인간의 정신이 의식*conscious*, 전의식*preconscious*, 무의식*unconscious*의 세 가지 영역으로 구성되어 있다는 것이다

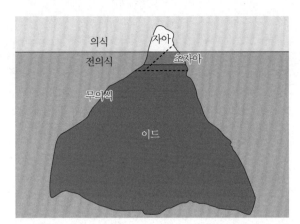

그림 3-1 마음의 지형 자아는 대개 의식적이지만, 무의식적인 부분도 있다. 초자아도 의식과 무의식에 걸쳐 있다. 이드는 전체가 무의식적이다.

(그림 3-1).

의식conscious

우리가 주의attention하고 있는 부분, 즉 알고 있는 마음을 말한다. 그림 3-1에서 보듯 빙산에 비유한다면 의식은 수면 위에 떠 있는 부분에 해당하는데, 일상생활에서의 말이나 생각, 행동을 통해 알 수 있는 주관적 경험세계로 개인이 자신의 내면과 외부환경으로부터 오는 자극을 지각하는 정신영역을 의미한다.

무의식unconscious

인간의 정신세계의 심층부에 존재하는, 의식될 수 없는 정신영역을 의미한다. 대개는 본능적 욕구와 충동들이 무의식을 이루고 있다. 보다 자세히 말하면 억압된 사고와 감정, 성적 욕구drive나 공격성, 이기적이고 비도덕적인 내지 비이성적인 욕망desire, 공포, 원망, 수치스런 경험과 기억 등이다. 이러한 무의식의 내용들은 끊임없이 의식으로 나와 실현하려는 경향성을 가지고 있기 때문에, 사회 환경에 적응하려는 인간의 자아는 다양한 방어기제를 사용하여 이를 막기 위해 노력한다. 그 과정에서 심리적 갈등, 긴장, 불안 등의 증상이 일어나게 된다. 무의식의 존재를 짐작할 수 있는 증거로는 꿈의 내용, 잘못 튀어나오는 말slips of the tongue, 최면 상태에서 암시를 걸면 최면에서 깨어난 후 자신도 모르게 암시받은 대로 행동하는 것, 유쾌한 일은 기억을 잘하는 반면 불쾌한 일은 쉽게 잊는 현상, 그리고 정신병리적 상태에서 나타나는 이해할 수 없는 행동 등을 들 수 있다.

전의식preconscious은 의식과 무의식 사이에 존재하는 영역으로, 평소에는 의식하지 못하지만 애를 써서 주의집중을 하면 의식할 수 있는 기억이나 저장된 지식의 영역이다(전의식은 무의식과 거의 같은 것으로 보아 현재 사용되고 있지 않은 개념이다)(그림 3-1).

2. 마음의 구조이론structural theory of mind

이 이론에 따르면 인격은 자아, 이드, 초자아 등 세 가지 구조로 이루어져 있다(그림 3-1). 이들 중에 Freud의 역동적 이론은 정신내면과 외적 세계와 상호작용interact하는 자아를 중심으로 전개된다.

자아ego

자아는 의식적이기도 하고 무의식적이기도 한데, 개인을 현실검증reality testing에 기초하여 행동하도록 한다. 자아는 현실에 맞추어 개인을 조정해 가는 집행부분executive part이다. 자아는 어린 시절 부모와의 닮음, 즉 동일시identification에 의해 형성되기 시작해서 성인이 되면서 더욱 성숙한다. 자아의 건전한 발달은 성숙한 인격의 필수요소이다. 자아는 결과를 예측하는 판단기능을 수행하고, 대상관계object relationships를 수립하며, 조직, 조정, 일반화 등 여러 요인을 통합하는 기능synthetic function을 하고, 충동과 초자아의 요구, 그리고 사회 환경으로부터의 영향 간의 충돌을 중재한다. 자아는 언어, 학습, 직관, 이해, 지각, 기억, 사고 기능을 수행하여 외부세계를 탐색하는데, 이것을 일차적 자율적 자아 기능primary autonomous ego function이라 부른다. 이런 자율적 기능이 갈등에 직면하게 될 때 욕구들을 방어하기 위해 이차적 자율적 자아 기능secondary autonomic ego functions이 나타난다. 즉 억압, 투사 같은 방어기제(제6장 정신병리학, Ⅲ-3. 방어기제 참조)를 사용하여 개인을 보호한다.

자아는 비사회적 욕망을 즉각적으로 만족시키려는 이드와 무자비한 초자아와 현실 사회적 요구 등에 의한 갈등을 조정하고 타협을 추구한다. 이를 현실원칙reality principle이라 하며, 이때 나타나는 사고과정을 이차과정사고secondary process thinking라 한다. 이차과정사고의 행동양식에서는 즉각적인 욕구 만족은 더 나은 다른 목적을 위해 연기될 수 있으며, 상반된 생각들이 타협되며, 감정보다 이성과 논리에 의해 행동이 결정된다.

이드id

이드는 개체의 존속과 종족의 번식을 위한 원시적 생물학적 욕구와 충동, 즉 본능으로 구성된, 거의 전적으로 무의식적인 구조이다. 이드는 개인으로 하여금 현실을 고려하지 않고 본능적 욕구의 즉각적인 만족을 얻도록 하기 때문에 쾌락원칙pleasure principle에 따라 행동하게 만든다. 이러한 이드에 의해 나타나는 사고를 일차과정사고primary process thinking라 하는데,

이는 무의식적 사고과정으로, 불쾌감을 피하고 욕구를 만족시켜 해소하는 방향으로 생각이 진행되는 것이다. 일차과정사고는 현실을 무시하거나 마음대로 압축하거나 상징으로 변형시켜 나타내며, 정상적인 시공간 개념이 없어서 상반된 생각들이 공존할 수 있다. 즉 비논리적이고 비합리적이며 비현실적이다.

초자아superego

초자아는 개인의 도덕심, 양심(나쁜 것, 벌 받을 것에 관해 저장된 정보), 이상ideal(좋은 것, 해야 할 것에 대한 정보) 등으로 나타나며, 항상 자아에 압력을 가한다. 그러나 양심이 대개 의식적인 데 반해 초자아는 대개 무의식적인 구조이다. 초자아는 자아가 발전하는 과정에서 남근기에 부모와의 동일시를 통해 부모의 가치관, 도덕규범, 사회적 금지 혹은 금기를 받아들이면서 형성된다. 초자아는 자아의 행동에 대해 감독자, 검열자로서 기능하므로 자아의 입장에서는 이드만큼 위협적이고 부담스런 존재이다. 즉 초자아가 지나치게 강력할 경우 자아는 위축되고 후회나 죄책감에 시달리게 된다.

3. 정신결정론psychic determinism

이는 인간의 모든 정신현상과 행동, 그리고 병적인 장애들은 우연히 일어나는 것이 아니라, 반드시 과거에 그럴 만한 원인(예를 들면 본능, 인간관계 또는 사회적 갈등 등에 관련된 기억 등)이 있어서 일어난다는 이론이다. 이러한 과정은 의식과 무의식 간, 자아, 이드, 초자아 간의 어떤 인과관계적 내지 역동적dynamic 과정이 있다고 생각하며, 따라서 모든 사람에게서 비슷한 원인적 경험은 비슷한 행동(증상)을 나타내게 한다고 본다.

본능이론theory of the instincts: 정신분석에서 볼 때, 행동을 하게 하는 근본적인 근원은 본능이다. Freud는 본능(대개 이드의 욕구)을 개인의 존속과 만족을 위한 생물학적 혹은 신경생리학적 욕구로 보았다. 이 본능적 욕구들은 근원source, 힘impetus, pressure, 목적aim 및 대상object을 가지고 있다. 근원은 본능이 발생하는 신체 장기이며, 힘은 본능 만족을 위해 동원되는 힘으로서 강도와 양을 가진다고 본다. 목적은 욕구의 만족satisfaction이나 긴장의 해소discharge에 있다. 본능적 욕구가 이루어지면 쾌감이 오고 아니면 불쾌가 온다. 본능은 고통을 피하고 긴장해소를 통한 쾌락을 목표로 기능하는데, 이를 쾌락원칙pleasure principle이라 한다. 대상은 본능표현의 목표물(주로 사람)이다.

Freud는 본능을 최종적으로 두 가지로 보았는데, 성적 본능sexual instinct(초기에는 리비도libido 또는 에로스eros라고도 명명함. 나중에는 삶의 본능life instinct이라 불리기도 함)과 공격 본능aggressive instinct(초기에는 죽음의 본능death instinct이라고 하여 타나토스thanatos라고 명명하였음)이다. 성적 본능은 부분을 모아 생명을 창조하는 경향이고, 죽음의 본능(공격성)은 스스로 갈등이 없는 무無의 상태로 돌아가고자 하는 경향으로, nirvana principle을 따른다고 본다.

갈등conflict: 두 가지 이상의 상반된 요구 또는 충동이 같이 마음에 존재하는 것이다. 예를 들어 생물학적·본능적 충동과 자아 또는 사회문화적 요구 사이의 갈등이 있다. 그 밖에 대인관계에서 나타나는 상반된 욕구들에 대한 갈등이 있고, 자아와 이드 및 초자아 사이의 상반된 욕구들 간의 갈등도 있다.

정신역동psychodynamic: 현재의 행동은 무의식적인 역동적인 과정을 거쳐 결정된다. 이 정신역동적인 과정에는 자아의 능력이 이드와 초자아의 요구(역동적 힘)를 통제하고, 현실의 요구 사이의 갈등을 조정함으로써 현실에 적응하는 기제mechanism가 포함되어 있다. 인간은 언제나 최소의 노력을 들여 불쾌감과 고통을 피하고 쾌락은 최대로 얻고자 하는 쪽으로 움직인다. 이를 정신적 경제주의psychic economism라 한다.

방어기제defense mechanism

정신성 발달psychosexual development 단계에 따라 특정한 욕구(충동)가 생겨나거나 불안할 때, 자아는 무의식적으로 현실을 조작하거나 부정하거나 왜곡하려는 정신적 전략을 구사하여 자신(자아, 자기)을 보호하려 한다. 이를 방어기제라 한다(제6장 정신병리학 참조). 본능이나 갈등은 무의식적인 방어기제들과 의식적 대응전략을 사용하느냐에 따라 적응적 행동으로 나타나든지 또는 비적응적 행동maladaptive behavior으로 나타나든지 하게 된다. 비적응의 정도가 병적인 경우가 정신장애인 것이다.

방어기제 중 대표적인 것이 억압repression인데, 이는 고통스러운 느낌이나 생각(불안과 갈등)을 의식으로부터 무의식으로 보내는 것이다(예: 기억상실). 그러나 역동적으로는 본능적 충동이나 불안과 갈등은 사라지지 않고 여전히 강력하여, 다른 모습을 통해서라도 (즉 다른 방어기제를 통해) 표현되려 한다. 그 결과로 나타나는 것이 병적인 증상, 즉 어떤 방어기제를 사용하는가에 따라 각종 신경증이 나타난다.

특정 방어기제를 반복 사용함으로써 신체적으로 또는 정신적으로 현실에서 장애가 나타날 때를 비적응적maladaptive이라 한다.

4. 발달이론developmental theory

Freud는 인간의 마음은 발달(성숙)한다고 보았다. 어려서부터 신체기능의 발달과 더불어 자아가 발달함으로써 이드(본능, 소아기 경험 등), 초자아, 그리고 현실의 요구 간의 갈등을 처리하는 능력의 성숙, 즉 성숙한 방어기제의 사용이 증가한다. 즉 소아기의 건강한 발달이 이후 성인으로의 성숙에 기초가 된다. 따라서 성인이 되어 나타나는 비정상적 행동은 과거, 주로 소아기의 갈등이 해소되지 못하였던 경험 내지 미숙한 방어기제 사용에 머물러 있음(고착*fixation*이라고 함)에 기인하는 수가 많다. 이러한 현재의 행동은 과거에 기인한다는 가설을 정신분석의 genetic hypothesis이라고도 한다.

정신성 발달*psychosexual development*

Freud는 성적 본능이 사춘기가 아니라 유아*infant* 때부터 나타난다는 유아성욕론*infantile sexuality*을 주장하였고 이것을 정신병리의 중요 요인으로 보았다. 이는 당시 사회적으로 큰 논쟁을 일으켰다. 그는 성기적 성*genital sexuality* 이외 식사나 배변 같은 신체기능과 관련된 쾌락을 포함하는 성이론으로 확장하였다. 그리고 출생 후 사춘기에 이르기까지 소아 성*childhood sexuality*의 발현양상에 따라 5단계의 정신성 발달이론을 제시하고, 이를 성인의 신경증 및 성도착과 관련시켰다(제5장 생애주기와 정신건강 참조).

구강기*oral stage*: 출생부터 생후 18개월까지이며, 본능적 욕구로서 입으로 빠는 행동, 즉 먹는 것을 통해 배고픔을 해결하고 쾌감을 느끼는 시기이다. 이 시기는 수용적*receptive*이며 대상에 대한 개념이 없어 손가락 빨기 같은 자기애*autoeroticism*, *narcissism* 행위가 특징적으로 나타난다. 이 시기에 고착*fixation*된 성격 유형을 구순적 성격*oral personality*이라고 하는데, 의존성, 자기중심적 태도, 미숙함, 수동성, 먹거나 마시거나 말하는 행동에 집착하는 것(과식, 흡연, 알코올중독) 등이 특징이다. 이 시기의 공격성은 깨무는 행동으로 나타난다.

항문기*anal stage*: 생후 18개월~3세까지이며, 본능적 욕구로서 배변, 배뇨 행동이 주된 관심의 대상이자 쾌감의 근원이 되는 시기이다. 이 시기에는 배변훈련*toilet training*을 시키려는 부모와 갈등이 생기면서 자신의 신체근육(특히 배변 시의 괄약근)의 조종과 통제 능력을 획득하게 되고 그 결과 자율성이 형성된다. 배변훈련 과정에서 부모의 칭찬과 징벌은 부모에 대한 사랑과 미움의 양가감정*ambivalence*을 불러일으킨다. 이 시기의 인격 발달에 장애가 생기면 지나치게 완고하고 인색하며, 완벽주의, 강박성, 죄책감, 가학적·피학적 성격 또는 양가감정 등의 특징을 갖게 되는데, 이런 특징을 소위 항문적 성격*anal personality*이라고 한다.

남근기*phallic stage*: 3~6세까지의 시기이며, 본능적 욕구로서 성기가 주된 관심의 대상 내지 쾌락의 근거가 된다. 남자아이들은 자신의 성기를 힘과 우월성*superiority*의 상징으로 보고, 여자아이는 그것이 없다는 점에서 남근선망*penis envy*과 더불어 열등감을 가지게 된다. 소아는 이때 부모의 성적 차이에 대해 인식하므로, 대상관계는 자신과 아버지, 어머니와의 삼각관계가 된다. 아들은 어머니에게 애정적 관심을 가지고 어머니를 독차지하려 하고, 반면 아버지에게는 적대감과 더불어 아버지

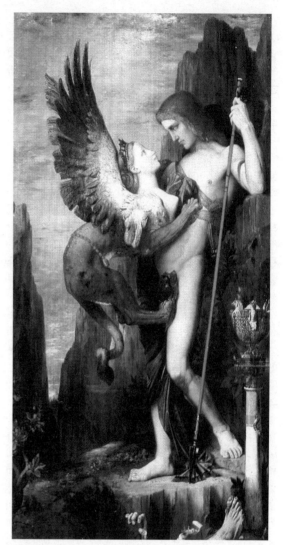

그림 3-2 오이디푸스와 스핑크스(Gustav Moreau, 1864). 오이디푸스는 스핑크스의 세 가지 수수께끼를 풀어 자신과 테베인들을 구하였다. 작가가 스핑크스를 여자로 그린 것은 이들의 만남이 남녀 간의 대결과 죽음의 극복을 상징하기 때문이다. 나중에 오이디푸스는 자신도 모르게 아버지를 죽이고 어머니와 결혼하게 되는데, Freud는 이 신화로부터 오이디푸스 콤플렉스 이론을 명명하였다. 그는 오이디푸스 콤플렉스가 해결되지 않으면 이후 인격성숙장애, 신경증, 성정체성과 성기능장애 및 도착증의 원인이 된다고 주장하였다.

가 없으면 좋겠다는 욕구를 가진다. Freud는 이를 오이디푸스 콤플렉스*Oedipus complex*라고 불렀다(그림 3-2). 여자아이의 경우에는 반대로 아버지와 가까워지고 어머니를 적대하는 행동을 보이는데, 이를 엘렉트라 콤플렉스*Electra complex*라고 한다. 하지만 아이들은 점차 이러한 금지된 희망과 적대행동에 대해 죄책감을 느끼고, 특히 남자아이는 아버지로부터 징벌을 당할 것

이라는 공포를 느끼는데, 이를 거세공포castration fear라 한다. 그 결과 이성의 부모를 사랑하려는 금지된 소망을 포기하고 동성의 부모를 닮는 것을 통해 갈등과 공포를 해소한다. 또한 이러한 동일시identification 과정을 통해 부모의 규범과 자신이 속한 사회의 규범을 내재화introjection하면서 자아와 초자아가 발달한다. (이처럼 프로이트학파의 오이디푸스 콤플렉스에 대한 견해는 남녀 간의 음경의 유무에 기초를 두고 거세의 위협을 '문자 그대로' 받아들이고 또한 여자아이에게 남근선망penis envy이 있다 하여 많은 비판을 받아 왔다.)

잠복기latency: 6~12세의 시기로, 이때는 본능적 욕구가 잠재화되어 이성에 대한 관심은 줄어들고 동성의 아이들과 어울리게 된다. 동성 간의 동일시, 자신의 성적 정체성gender identity 확립, 친구나 학교 선생님에 대한 관심 등이 특징이다. 또래관계peer relationship는 이후 사회관계 발전에 중요한 기초가 된다.

사춘기adolescence: 12~18세까지로, 성기기genital stage라고도 한다. 신체적 성장과 더불어 제2차 성징이 나타난다. 성인으로서 성기에 관심이 집중되고 성적 욕구가 쾌락의 근거가 되는 시기이다. 이성에 대한 관심 증가, 왕성한 성적 욕구에 의한 긴장감과 이에 대한 적절한 해소, 정체성identity 확립과 건전한 인생관, 가치관 확립, 독립적인 능력의 확보 등이 이 시기의 중요한 과제라고 할 수 있다.

소아기 경험childhood experiences

자아의 원만한 발달을 위해서는 성장과정 중의 경험이 중요하다. 세 살 버릇이 여든 가는 것이다. 이때의 경험을 학습learning 또는 사회화socialization라 한다. 예를 들면 부모와의 관계 맺기를 통해 자기 존중감 등이 발달하며, 성정체성이 형성되고, 자신이 속한 사회의 일원으로 성장한다. 인간관계가 부모-가족으로 확대되면서 어릴 때 형성된 기본적 행동방식(방어기제와 대응전략)이 강화되거나 수정되어 간다. 소아기 경험이 긍정적이면 이후 사회와 잘 맞는데fit, 이를 적응적adaptive, 성숙 내지 건강이라 하고, 부정적이면 비적응적maladaptive, 미숙 또는 병적이라 한다.

대상관계object relation: 어릴 때 아기는 어머니와 한 몸으로 느끼는데, 자라면서 점차 하나의 독립된 개인으로 발달하면서 대상관계가 발달한다. 즉 인생에서 첫 번째 대상인 어머니와의 사랑과 미움의 관계는 부모 형제와의 관계로 확대되고, 동네와 학교에서 친구와 교사와 동네 어른들과의 관계로 연장되며, 사회와 직장에서 상사와 동료들과의 관계 등으로 이어진다. 역동이론에서는 어릴 때 어머니와의 대상관계가 기본이 되어 이후 자라는 동안에 다른 대상들에게 반복된다고 본다. 예를 들면, 어려서 어머니가 자신을 미워하였다고 느꼈다면, 나중에 모든 여성이 자신을 미워할 것으로 예상한다. 이를 동일시identification라 한다. 정신분석과정에서 치료자를 향해 나타나는 경우를 전이transference라 한다. 이런 식으로 사람은 어릴 때 습득한 행동을 평생 반복하는 경향이 있는데, 이를 반복강박repetition com-pulsion이라 한다. 때에 따라 어떤 물건, 사람, 재산(돈), 나아가 추상적 존재 등도 대상이 될 수 있다. 리비도가 대상에 향해져 관련을 맺는 것을 카섹시스cathexis라고 한다.

자기애narcissism

리비도의 대상이 타인이 아니라 자신이 될 경우 자기애라 한다. 손가락 빨기, 자위 등과 같은 자기애적 행위를 자애행동autoerotism이라 한다. 소아기 때는 전적으로 자기애적이며 이를 일차적 자기애primary narcissism라 한다. 어린이가 자라며 타인을 의식하게 되면서 리비도를 자신으로부터 외부 대상으로 옮겨 대상애착object attachment으로 옮겨 간다. 대상과의 관계에서 외상trauma과 고통을 받으면 대상 리비도는 그 대상으로부터 철수하여 다시 자기에게로 투입된다. 이러한 퇴행적 입장을 이차적 자기애secondary narcissism라 한다. Freud는 자기애가 이후 다수 정신병리 현상의 원인이 된다고 생각하였다. 즉 자기애 현상을 과대망상, 전능감 등 현실판단을 잃은 정신병 상태를 설명하는 데 사용하였다. 또한 몸이 아플 때, 건강염려증이 있을 때에도 자기애 현상이 나타난다고 보았다.

갈등과 성장

인간은 경험을 통해 어떤 방어기제가 적응적인지 아닌지를 시행착오로 배우면서, 건강하고 성숙한 방어기제를 사용하게 되므로 자아가 성장하고 인격이 성숙해져 간다.

방어기제는 인격의 발달 내지 성숙에 따라 출현하는 위계적인 리비도의 욕구에 대응하여 나타난다. 예를 들어, 항문기에는 항문기적 충동과 쾌락, 수치와 혐오, 그리고 양가성에 대해 반동형성reaction formation 기제를 사용하여 완벽성을 나타내기 쉽다. 남근기 불안(대표적으로 거세공포)에 대한 대표적 방어기제는 아버지와의 동일시이다. 가장 원시적인 방어기제는 투사 같은 자기애적 방어로서 흔히 소아와 정신병 상태에서 나타난다. 덜 미숙한 신경증적 방어는 강박증과 히스테리, 그리고 성인의 스트레스와 흔히 관련된다(제6장 정신병리학, Ⅲ-3. 방어기제 참조).

부모와 사회는 나이에 따라 또는 뇌의 성숙정도에 따라 적절한 갈등상태를 야기하여 (주로 상과 벌로서) 성숙한 방어기제를 발달시키도록 교육한다. 이를 양육nuruture, discipline 또는 사회화socialization한다고 말한다. 이를 다른 말로 고통(불안, 스트레스, 트라우마)을 통해 인간은 성숙한다고 한다.

인간은 청년기 초기까지 뇌가 발달하므로, 그때까지 적절한 교육을 받아야 할 필요가 있다. 발달에서 미숙immature하거나 (소아 같거나) 조숙premature하면 병적이 된다. 자아가 성숙한 방어를 배우는 데 실패하면, 즉 제대로 훈육받지 못해 미숙한 방어기제를 사용하게 되면 사회에 비적응적인 행동maladaptaive behavior이 나타난다.

5. 불안과 신경증 이론*theory of neurosis*

Freud의 초기이론에 의하면, 불안*anxiety*이란 무의식의 리비도 또는 본능적 욕구가 억압*repression*되어 있어, 의식화되려 하기 때문에 느끼는 위기감이다. 그러나 이후에 Freud는 불안 또는 신경증*neurosis*(정신적 이유로 나타나는 신경증적 장애를 의미하는 정신신경증*psychoneurosis*의 준말)의 근원을 이드와 초자아로부터의 욕구와 현실원칙을 따르는 자아, 그리고 사회적 제약 사이의 무의식적 갈등*conflict* 때문이라고 보았다. 이러한 갈등과 불안은 인생에서 피할 수 없는 것으로, 성장과정 중 어느 시점마다 그 특유의 위기로 반드시 나타나게 마련이다. 대표적인 예로 어머니와의 이별, 거세 불안, 초자아가 야기하는 불안, 청소년기의 정체성 위기, 사랑의 상실, 실패의 두려움, 죽음의 공포 등을 들 수 있다. 이후 Freud의 딸 Anna Freud(1895~1982)는 불안이론을 더욱 발전시켜, 억압과 갈등에 대한 자아의 예기, 임박한 위험*impending disaster* 내지 갈등의 신호현상*signal phenomenon*이라 하였다.

인격발달이 미숙하면 성장한 이후에도 환경에 적응하는 능력이 부족하게 되고, 더 풍부하고 더 다양하고 더 만족스러운 인격을 발달시키지 못한다. 예를 들어, 어릴 때의 결핍 경험(어머니 또는 돌봄의 결핍 등)은 자아의 발달을 방해하여 (부모와의 적절한 동일시가 일어나지 않게 되어) 욕구와 환경 사이를 잘 중재하지 못하게 된다. 또한 부모의 태도가 일관성이 없거나 과도하게 엄격하거나 너무 몰입적이면 소아의 초자아 기능이 정상적으로 발달하지 못하게 된다. 어려서 심한 외상 또는 갈등을 겪으면 자아 내지 인격의 발달에 지연, 고착 또는 퇴행*regression*이 일어난다.

신경증*neurosis*

불안이나 갈등에 대해 자아가 성숙한 방어기제로 잘 방어하지 못하게 되면, 불안이 그대로 표현되기도 하고(불안장애), 무의식에서 신경증적 방어기제를 사용하기도 하는데, 그 결과 (갈등이 주는 압력이 해소되나 대신) 신경증적인 반응이 나타날 수 있다(제6장 정신병리학, Ⅲ. 정신장애의 발생과 회복 및 각 장의 원인론 참조).

주로 사용되는 방어기제의 종류에 따라 신경증의 형태, 즉 우울증, 히스테리, 해리현상, 강박증, 공포증 등의 '신경증'들과 성격장애들이 결정된다. (각 장애별 원인 참조)

[심리학에서 말하는 neuroticism은 기본적으로 신경증적인 인격(성격) 특성*personality trait*으로서 정신분석의 신경증 개념과는 다르다.]

6. 정신분석 치료

정신분석*psychoanalysis*은 인간의 내면 깊이 감추어져 있는 욕망을 드러내는 기법으로, 정신치료 중 가장 철저하며 강력한 형태로서, 자유연상自由聯想 *free association*, 꿈의 해석解釋 *interpretation*, 전이轉移 *transference*와 저항抵抗 *resistance*의 해석 등으로 무의식에 대한 통찰을 얻는 기법이다(제34장 정신사회적 치료 참조).

꿈의 해석*dream interpretation*

Freud의 꿈에 대한 이론은 그의 정신분석의 거의 모든 이론을 포함하고 있다. 그는 꿈을 무의식에 잠재되어 있는 어릴 적 갈망이 변형되어 충족되는 현상이라고 하였다. 즉 현실세계에서는 실현되기 어려운 소망이 잠을 자는 동안 꿈이라는 형태로 표현됨으로써 소망충족과 수면유지의 상반된 두 가지 목적을 동시에 달성한다는 것이다.

Freud는 꿈이 발현몽*manifest dream*, 잠재몽*latent dream*, 꿈작업*dream work*이라는 세 가지 요소로 이루어져 있다고 주장하였다. 발현몽은 우리가 잠에서 깨어난 후에 기억하는 꿈 내용을 말한다. 잠재몽이란 원래의 꿈으로 무의식적 욕구를 기본으로 삼고 유아기 기억과 근래의 공상 등으로 구성되며, 수면 시의 신체적 자극, 바로 그날의 생활경험, 생활상황 등에 의해 자극되어 꾸게 되는 꿈으로 기억해 낼 수 없는 꿈이다. 무의식의 잠재몽의 요소들은 현실적으로 용납할 수 없는 것일 가능성이 많아, 초자아와 자아가 검열하게 되는데, 검열 결과 압축*condensation*, 전치*displacement*, 상징화*symbolization*, 이차개정*secondary revision* 등의 작업을 통해 기억해도 될 만한 꿈으로 만들어 간다. 이 과정을 꿈 작업이라 한다. 여기서 압축은 둘 이상의 아이디어가 하나의 이미지로 결합되는 것을 말한다. 예를 들면, 꿈속에 나타난 어떤 사람이 얼굴은 아버지인데 목소리와 말투는 동생과 같다는 식이다. 전치는 한 대상과 결부되어 있는 감정적 에너지가 상징적으로 유사성이 있지만 용납될 수 있는 다른 대상으로 옮겨 가는 것이다. 예를 들어, 아버지에 대한 살의가 꿈속에서 낯선 중년 남자에게로 향하는 것이다. 상징화는 한 아이디어나 대상이 다른 아이디어나 대상으로 상징적으로 표현되는 것이다. 즉 꽃은 여성의 성기를, 뱀은 남성의 성기를 상징한다. 이차개정은 압축, 전치, 상징화 등의 일차적 과정*primary process*에 의해 형성된 기괴하고 비논리적이며 무의미한 꿈을 좀 더 그럴듯하게 다듬는 작업을 의미한다. 그리하여 꿈은 비로소 어떤 줄거리를 갖게 된다.

꿈의 해석은 검열(방어기제)과 치료저항을 제거하여 잠재몽의 내용을 알게 함으로써 무의식의 내용을 알고자 하는 것이다.

7. 정신분석의 발달

Freud의 제자들 또는 그의 사후 등장한 정신분석가들은 정통적 내지 전통적 정신분석이론을 발전시키기도 했지만, 뿌리는 같으나 보다 다양하고 풍부한 이론을 발전시키기도 하였다.

Karl Abraham(1877~1925)

우울증의 정신분석을 연구하고, 정신성 발달단계를 세분하였다. 즉 구강기를 biting phase와 sucking phase로, 항문기를 destructive-expulsive(anal-sadistic) phase와 mastering-retentive(anal-erotic) phase로, 남근기를 조기 partial genital love phase(true phallic phase)와 후기 mature genital phase로 나누었다. 그는 또한 각 단계를 특정 신경증과 연결하였는데, 강박증은 anal sadistoc phase에의 고착 때문으로, 그리고 우울증을 구강기에의 고착 때문으로 보았다.

Sandor Ferenczi(1873~1933)

Freud가 분석가의 중립성을 주장한데 비해, Ferenczi는 active therapy라 하여 분석가의 보다 적극적인 역할을 주장하였다. 예를 들면 환자로 하여금 현실에 직면시켜 알도록 격려하거나, 신경증은 어린 시절 신체적 내지 성적 학대와 관련된다고 하면서 분석과정에서 보상적으로 환자에 대한 사랑을 표현하라고 하는 것 등이다.

Sandor Rado(1890~1972)

유기체는 쾌락에 의해 통제되는 생물학적 체계로, (Freud의 쾌락원칙과 유사) 사회가 자기-통제에 간섭함으로써 장애가 발생할 수 있다고 하였다. 그는 이를 adaptational dynamic이라 불렀고, 치료는 쾌락을 경험하는 다른 방법을 재학습하는 것이라 하였다.

자아 심리학*ego psychology*

자아 심리학은 Freud의 자아*ego* 이론을 계승하고 자아에 초점을 맞추어 더욱 발전시킨 이론이다. Freud는 이드-자아-초자아라는 구조와 억압과 갈등의 관계에서 자아가 생겨났다고 한 바 있는데, 이에 비해 자아심리학은 자아의 기능, 즉 자아의 정상 및 병적 발달과 본능적 충동에 대한 방어와 현실*reality*에의 적응의 작인*agency*이라는 생각에 초점을 두었다. 자아의 기능은 현실검정, 충동통제, 감정통제, 대상관계, 사고, 방어, 자존심, 인격 내 모든 요소를 통합하는 합성*synthesis* 등, 그리고 mastery(모든 발달적 과제를 성공적으로 수행함으로써 발전된 수준의 자아가 된 상태) 등이다.

1940년대 유럽의 정신분석가들이 나치를 피해 영국과 미국으로 오면서 크게 발전하였다.

Anna Freud(1895~1982)

Freud의 딸인 그녀는 영국에서 자아의 방어에 대한 이론을 크게 발전시켰다. 방어를 이드로부터의 받아들이기 어려운 소망을 회피하기 위한 것으로 보았고, Freud의 방어이론을 확장하여 반동형성, 취소, 내재화, 동일시, 자신에게로 향함*turning against the self*, *reversal* 등의 개념들을 추가하였다. 그녀의 자아심리학은 1940~1960년대 미국 정신분석학계에 큰 영향을 미쳤다.

Heinz Hartmann(1894~1970)

자아가 갈등조정과 방어의 기능 이외에, (Freud와 달리) 타고나는 자율적*autonomic*인 기능이 있다고 하였다. 예를 들어 지각, 주의, 사고, 기억, 운동, 그리고 언어 등이다. 그는 자아는 단순히 환경에 적응하는 것이 아니라 환경과 상호작용한다고 하였다.

기타

자아심리학에 속한 정신분석가로는 David Rapaport, Ernst Kris, Rudolph Loewenstein, René Spitz, Margaret Mahler, Edith Jacobson, Paul Federn, Erik Erikson 등이 있다. 1960년대에 Heinz Kohut은 자아심리학에서 자기심리학을 발전시켰다. 1980년대 Charles Brenner가 자아심리학을 다시 부흥시키려 하였다. 그는 자아가 타협함을 통해 intrapsychic conflict를 현실적으로 해결하는 과정을 중시하였다.

II. 정신분석의 분화

정신분석은 창시자 Freud의 개인 업적만이 아니다. Freud 자신도 여러 차례에 걸쳐 자신의 이론을 수정했으며, 수많은 후계자 또는 분파에 의해 수정·보완되면서 다양하게 발전하였다.

1. Adler의 개인심리학*individual psychology*

Alfred Adler(1870~1937)는 정신분석을 연구하다가, Freud가 지나치게 유아성욕론*infantile sexuality*을 강조하는 데 반대하여, 인간은 자기실현을 위해 합목적적으로 추구하는 존재라는 점을 강조하면서 1911년 Freud를 떠나 개인심리학을 창시하였다. 여기서 개인이란 인지, 감정, 행동 등의 차원을 모두 통합하는, 그리고 그 한 개인이 관련되고 있는 사랑-관련, 또는 직업-관련의 사람들과 사회 전체를 같이 고려하는 개념이다. 즉 인간을 (본능과 욕망과 충동의 존재라기보다) 환경의 맥락 안에 있는 한 사람의 독특한 개인으로 본다.

인간은 유아 시절의 작은 체구의 무력하고 열등한 상태(이를 primary inferiority라 한다)를 극복하고 우월성*superiority*을 갖기 위해 노력하면서 성장한다. 즉 인간은 태어날 때 이미 타고나는 성장−지향 생명력*innate growth-oriented life-force*을 가지고 있어, 부모가 이의 성숙을 돕는다. 그러나 소아에게 병이 있거나 불구가 있거나 부모가 학대하거나 냉담하거나 방임하거나 또는 기타 사회경제적 상황이 부정적이면 열등감*inferiority feeling*이 발생한다. 이런 열등의식*inferiority complex*을 극복하고 우월성*superiority*과 권력*power*을 쟁취하려는 권력의지*will to power*를 추구하는데, 그러면서 인격이 발달한다고 하였다. 따라서 Adler 이론의 핵심 중 하나는 목적론이다. 즉 인간은 과거 경험보다 미래의 목표에 영향을 받는다는 것이다. 이러한 추구는 사회적 관심과 유용성에 대한 인식을 갖게 하며, 주어진 사회 환경 속에서 자존심을 유지하고, 자기 나름의 라이프스타일*life style*을 갖고 살게 하는 중요한 원동력이 된다. 그러나 성인이 되어 비현실적이거나 불가능한 목표 내지 완벽성을 추구함에 따라 열등감을 느낄 수 있다. 이를 이차적 열등감*secondary feelings of inferiority*이라 한다. 삶의 과제에서 실패할 것이라는 비관적 체념과 더불어 어려움을 극복하지 못할 것이라는 극단적 가정을 하는 상태를 열등콤플렉스*inferiority complex*라 한다. 그런 의미에서 Adler는, 어려서의 가족공동체와의 경험이 중요하다고 하였다. 즉 미움 받는 소아, 신체불구, 형제간의 출생 서열*birth order*, 생후 첫 기억*earliest memory* 등이 인격발달에 미치는 영향이 크다는 것이다.

보상*compensation*은 무의식적으로 신체적 또는 정신적인 미숙이나 열등상태를, 훈련을 통해 극복하려는 것이다. 과잉보상*overcompensation*은 정상적인 범위를 넘어서 비현실적인 완벽성 등 과대적 현상으로 나타난다.

체념*resignation*은 자신의 열등상태와 세상의 무관심과 냉정함에 대해 대응하기를 포기하고 타협하는 것이다.

공동체 감각*feeling of community*은 다른 사람들과 정서적·인지적 및 행동적으로 상호연결 내지 상호의존되어 있다는 인식과 기대이다.

인격발달이 미숙하면 "비밀의 계획으로 최종적 보상을 얻을 계획"이라는 우월성의 환상을 가지면서 사회로부터 고립*withdrawal*하고 실패의 위협에 대해 스스로를 보호하려 한다.

라이프스타일은 인격의 구조로, 여기에는 자신이 느끼는 세계와 타인과 자신에 대한 의미, 우월성, 성취, 완료 등 바라는 바 최종적 목표*fictional final goal*와 그 목표에 도달하기 위한 감

정적·인지적 및 행동적 전략 등이 포함된다. 삶의 세 가지 목표, 즉 다른 사람, 일, 섹스 등에 대해 적극적인가 회피적인가 하는 태도도 라이프스타일 평가에 포함된다.

치료

Adler가 제안하는 치료방법은 라이프스타일과 열등의식을 밝히고, 스스로가 갖고 있는 창조적이고 자기분석적인 자원을 활용하여, 자신에 대해 보다 낙관적이고 긍정적인 입장이 되는 것과 용기를 가지고 사회와 협력을 이루는 것이다. 그의 치료접근은 전체적*holistic*이며 eclectic하고, 보다 인본주의적*humanistic*이며, 성격에 초점을 둔다. 치료자는 진단가이며 교사로서, 환자를 도와 건강한 라이프스타일과 인류와 사회적 유익을 위해 행동하도록 격려하고 책임을 강조한다.

Rudolf Dreikurs는 Adler의 이론에 근거하여 정신치료의 4단계를 말하였다: ① 치료관계의 형성, ② 환자의 라이프스타일 평가, ③ 환자의 바라는 바 최종적 목표에 대한 통찰 증진, ④ 환자의 관심을, 자신을 자극하고 정당화하는 개인적 논리의 방어에서 벗어나, 보다 넓은 공동체의식*sense of community*, 즉 사회에서 합의되고 누적되어 온 상호이익이 되는 공동체의식을 가질 것을 격려함 등이다.

2. Jung의 분석심리학*analytic psychology*

Carl G. Jung(1875~1961)은 스위스의 정신과 의사로 분석심리학의 창시자이다. 그는 바젤대학교와 취리히대학교에서 의학을 공부하여 정신과 의사가 되었다. Eugene Bleuler의 지도를 받았고, 자극어에 대한 단어연상을 연구하였다. 그는 한동안 Freud와 함께 공동으로 정신분석을 연구하였으나, 정통 정신분석학의 성욕설, 생물학적 환원주의, 기계론적 인간관 등을 비판하고 Freud와 결별한 후에 분석심리학이라 명명된 독자적인 이론을 정립하였다. Jung의 이론은 환원적 의미의 분석이 아니라, 무의식과 의식의 합일을 추구하는 합성적*synthetic* 의미를 갖고 있다.

분석심리학은 무의식의 존재를 인정하고 인격의 성숙이란 무의식적인 것들이 의식화되어 가는 과정이라고 주장한 점에서는 Freud의 정신분석학과 같지만, 성욕이론을 거부하였다. 무의식에 대해서도 Jung은 개인적 무의식*personal unconscious*과 집단무의식*collective unconscious*으로 구분하였다. 개인적 무의식은 출생 이후 개인의 경험 중에서 억압 또는 망각된 내용들로 정신분석학에서의 무의식과 유사하지만, 집단적 무의식은 좀 더 깊은 곳에 자리 잡고 있는 인류 전체의 공통적인 무의식으로 신화적 상징적 과거를 내포하고 있다. Jung 이론은 사회적 관계보다, 개인적·내적 및 영적이라 한다.

집단적 무의식을 구성하고 있는 원형archetype은 시간, 공간, 인종, 지리, 문화를 초월하여 인간이라면 누구나 갖고 있는 인간체험의 전체의 은유metaphor로서, 꿈과 환상, 신화와 전설, 동화와 민요, 종교, 예술적 영감 등에서 반복적으로 나타난다. 원형적 모습은 어머니, 아버지, 어린이, 영웅 등 상징적으로 나타나며, 세대를 이어 유전된다고 본다. 원형에서는 특히 다섯 가지가 중요한데, 여성적 요소인 아니마anima와 남성적 요소인 아니무스animus, 겉으로 나타난 사회적 또는 가면적 인격양상인 페르소나persona와 사회적으로 나타나지 않는 인격의 무의식적이고 어두운 측면인 그림자shadow, 그리고 모든 원형과 콤플렉스complex를 통일하고 평형을 유지하는 자기self 등이 바로 그것이다. 자기는 정신의 전체성을 의미하며 인격 성숙이 나아가는 방향이다. 인격의 성숙은 개인화individuation 또는 자기실현self-realization이라고 하는데, 이는 자기가 중심이 되어 그림자를 포함한 인격의 무의식적 측면을 의식화해 나감으로써 정신의 전체성을 확보해 가는 과정을 의미하는데, 이 과정은 대개 고통스럽다.

콤플렉스는 개인 경험이 원형적 이미지와 상호작용한 결과 만들어지는데, 예를 들어 어머니 콤플렉스는 모자 관계에서뿐 아니라, 어머니에 대한 원형적 기대와 실제 어머니 역할을 하고 있는 여성과의 실제 경험 간의 갈등에 의해서 만들어진다.

Jung에 의하면 정신병리현상은 정신의 전체성에서 벗어난 상태이다. 신경증은 의식이 무의식으로부터 또는 자기로부터 멀리 떨어져 나갔을 때 생기는 것이다. Jung은 신경증을 개인이 정상적 사회기준에 성공적으로 잘 적응하였으나 그럼에도 불구하고 자신의 삶의 의미에 문제를 느끼고 있는 경우로 보았다. 즉 인생의 질문에 대한 부적절하고 잘못된 대답에 만족하는 경우, 즉 신앙을 잃은 사람들이 신경증적이라는 것이다. 신경증에 걸렸을 때 겪는 고통은 바로 분열된 자기 자신을 되찾아서 다시 정신의 전체성을 이루려는 목적을 갖고 있다고 보았다. 즉 정신장애는 과거에 의해 결정된 것이라기보다 미래와 관련하여 어떤 이유가 있다는 목적론적teleological 견해를 제시하였다.

동시성synchronicity: Jung은 내면의 사건과 그와 인과적 관계가 없는 외적 사건이, 어떤 미지의 연결성을 가지고 동시에 일어난다는 주관적 경험을 동시성이라 하였다. (이 개념에 대해 모두가 찬성하지는 않는다.)

성격유형: Jung은 성격을 내향성introversion과 외향성extrover-sion으로 나누고, 마음의 기능을 사고thinking, 느낌feeling, 감각sensing, 직관intuition에 따라 분류하였다. 내향성이란 이 네 가지 마음의 기능에 있어 내적 세계에 초점을 두는 것이고, 외향성이란 마음이 바깥 세계, 타인들, 그리고 물질적인 것으로 향하는 것이다. 모든 개인에서는 이 두 가지가 각기 다른 비율로 혼합되어 있다. [이러한 성격유형론에 근거하여 Myers-Briggs-Type Indicator(MBTI)가 만들어졌으나, 정신과 임상에서는 사용되지 않는다.]

치료: 인격 요소들을 이해하여 균형을 회복시키고 통일을 이루는 작업이다. 분석심리학에서 정신치료는 무의식의 의식화를 통한 자기실현self-realization 내지는 개인화individuation를 촉진시켜 나가는 과정이며, 진실에 적절히 적응하는 것이며, 자신의 창조성을 획득하는 것이며, 자신의 정체성에 맞는 자신만의 개성적인 삶을 살도록 하는 것이다. 이때 상징symbol의 이해가 중요하다. 무의식을 이해하는 방법으로는 꿈 분석, 그림 분석, 적극적 상상active imagination 등이 있다.

치료에서 개별적인 치료기법보다는 치료자의 기본자세를 중시한다. 치료자는 모든 전제, 지식, 권위, 작용하고자 하는 의지 등을 포기하고 환자와 그야말로 순수한 대화에 나서야 한다. 이때 치료자는 더 이상 치료주체가 아니라 환자의 발달과정의 공동체험자이다.

3. Bowlby의 애착이론愛着理論 attachment theory

John Bowlby(1907~1990)는 영국의 정신분석가로서 애착이론의 선구자이다. 그에 의하면 인간은 태어난 지 1개월이 되면 대상(주로 어머니)을 추구하고 그에 대해 애착attachment이 일어나기 시작한다. 애착이란 소아와 보호자care-giver(주로 어머니) 간의 감정적 상태emotional tone로, 이는 소아와 대상(즉 외적 제공자outer-provider 또는 보호자)과의 사이에 형성되는 생리적 생존에 근거한 원초적인 관계에서 상호 만족과 기쁨을 느끼는 따뜻하고 친밀하며 지속적인 정서적인 느낌을 의미한다. 애착행동은 원하는 사람(주로 어머니)과 더욱 가까이 있을 수 있도록 디자인된 행동이다.

애착은 보호자(주로 어머니)를 찾고 매달리고 가까이 있고자 하는 행동을 비롯하여, 네 가지 신호지표signal indicator를 나타내는데, 이는 울음(배고픔, 분노, 통증 등 고통의 표시), 미소, 옹알거림, 바라봄 등이다. 애착 행동은 대개 젖 빠는 행동 등으로 나타나는데, 이는 어머니의 목소리에 의해 촉진될 수 있다. 애착은 monotropic한데, 즉 모든 관심과 주의가 오로지 어머니와의 관계에 집중된다는 것이다. 애착형성에 있어 소아가 어머니와 같이 있는 시간이 얼마나 긴가보다는 둘 사이의 상호작용이 얼마나 많은가가 더 중요하다.

애착은 소아에게 안전하다는 느낌을 제공하기 때문에 소아는 점진적으로 자신이 느끼기에 보다 강하고 현명하고 자신의 불안과 고통을 감소시켜 줄 것으로 보이는 사람을 선호하고 그와 같이 있으려 한다. 그래서 대개 소아는 한 사람의 대상에 애착을 가지나, 자라면서 아버지 같은 다른 여러 사람과 애착을 가질 수도 있다.

소아와 어머니 사이의 애착은 핵심적·동기적 힘을 가지며 핵심적 인간관계의 매개물로, 이후 평생 동안 인격발달과 사회활동 및 정서적 안정에 지대한 영향을 미친다. 즉 안전한 애착형성 경험은 이후 평생에 걸쳐 건강한 인간관계를 맺게 하는 능력을 결정한다.

애착행동은 인간뿐 아니라 유인원을 비롯한 모든 동물에서 관찰된다. 따라서 이는 진화론적으로 본능적이다. 최근 생물정신의학 연구는 애착이론을 입증, 지지해 주고 있다. 각인 *imprinting*(그림 2-4)이나 Harlow의 원숭이 실험 등이 그 증거들이다(그림 3-4).

애착의 발달: ① Preattachment stage : 생후에서 8~12주까지. 어머니 목소리에 시선을 돌린다. ② Attachment-in-the-making : 8~12주에서 6개월까지. 한 사람 이상에게 애착을 보인다. ③ Clear cut attachment : 6개월에서 24개월까지. 어머니와 떨어지면 울며 고통을 보이며, 어머니가 돌아오면 울음이 중단된다. ④ 24개월 이후. 어머니를 독립적 존재로 보기 시작하면서 보다 복잡한 관계가 발달한다.

분리에 대한 반응: Bowlby는 소아는 애착대상과 이별할 때 고통을 느끼는데, 이것이 불안*anxiety*의 원형이라 하였다. 소아가 자극을 받고 공포를 느껴 울면, 이는 신호지표*signal indicator*로서 어머니로 하여금 달려와 달래고 재확인을 하게 한다. 그렇지 못한 상태에서는 소아는 불안을 갖게 된다. 즉 어머니의 부재, 이별, 냉담함(예를 들어 우울증 때문에), 기타 모성결핍*maternal deficiency*은 소아에게 불안을 야기한다. 이를 분리불안*separation anxiety*이라 한다. 생후 10~18개월 사이에 가장 잘 나타나고 3세 말에 점차 소실된다. 8개월 때 나타나는 낯선 사람에 대한 불안을 stranger anxiety라 하는데, 어머니가 즉시 달려와 달래면 안전의 느낌을 갖게 된다. 소아는 불안을 극복하기 위해 이행대상*transitional object*(곰인형, 담요 등)에 매달리기도 한다. 소아가 여러 가지 고통을 느낄 때 애착행동이 증가한다. 소아학대의 경우에도 대체로 애착행동이 증가한다.

어머니와의 이별에 대해 소아는 장기적으로 ① 저항*protest*, ② 절망*despair*, ③ 분리*detachment*의 단계를 보인다. 이별이 장기화되면 소아에게는 소위 성장실패증후군*failure to thrive syndrome* 내지 정신사회적 발육부진*psychosocial dwarfism* 등이 생긴다. 그 좋은 예를 R. Spitz(1887~1974)가 말한 병원증후군*hospitalism* 또는 의존우울증*anaclitic depression*에서 볼 수 있다(제9장 신경발달장애 및 소아기 정신장애 참조). 그리고 이러한 경험은 성장 후에도 비정서적*affectionless* 성격이 발달하거나 우울, 비행, 학습장애, 회피적 인격, 지능장애 등 온갖 정신질환이 생기도록 한다.

Mary Ainsworth(1913~1999)

Ainsworth는 발달심리학자로서, 특히 아기의 애착 발달 과정, 특히 불안전한 애착*insecure attachment*에 대한 연구를 하였다. 연구 결과 어머니가 무심하여, 아기의 울음에 세심하게 반응하지 못하거나, 평소 신체접촉을 하지 않거나, 성격이 미숙하거나 지능이 부족하면, 아기가 더 울게 만들고, 자기신뢰를 갖지 못하게 만들고, 결국 불안하게 만든다고 하였다. 반면 애착이 원만하게 발달하면 아기는 애착을 마스터하고 안전감을 근거로 주변 환경을 탐색하기 시작할 수 있게 되는데, 이를 secure base effect라 한다.

연구방법으로 strange situation이라는 프로토콜을 창안하였다. 즉 방에 아기와 어머니가 같이 들어오게 하고, 다음 낯선 이가 들어오게 하고, 그 후 어머니가 나가 아기와 낯선 이가 같이 있게 하고 다음 혼자 있게 하고 등 7개의 상황을 연출하고 아기의 애착행동을 관찰하는 것이다. 이로써 Ainsworth는 생후 24개월 때 65%의 아기가 애착을 형성한다고 하였다.

소아의 불안전한 애착*insecure attachment*을 다음 세 가지로 개념화하였다.

Insecure avoidant: 냉담하고 공격적인 부모를 경험한 결과, 위협을 느낄 때 사람들에게로 다가가기보다 멀어지려 한다. 어머니에게 매달리기보다 주변을 맴돈다.

Insecure ambivalent: 위험이 없어도 탐구적 행동을 하지 못한다. 일관성 없는 부모에게라도 매달린다.

Insecure disorganized: 소아기에 학대를 받은 적이 있는 부모의 아기들은 괴이한 방식으로 행동한다. 성장 후 해리장애나 성격장애를 보인다.

정신의학적 응용

애착이론의 정신과적 응용은 매우 광범위하다. 특히 사람은 사춘기나 성인기에도 애착행동을 계속한다고 본다. 형이나 언니, 친척, 교사 등과 친구, 배우자, 직장 상사 등이 애착의 대상이 된다. 따라서 어릴 때의 애착경험은 성인기의 자존심, 사회관계, 감정적 상처받기 쉬움, 사랑 맺기 등과 밀접하게 관계된다고 본다. 한편 새로운 긍정적 애착대상은 과거의 부정적 경험을 교정해 주는 감정경험을 가능케 한다.

관계장애relationship disorders : 성인에게도 배우자와의 이별, 부모의 별거 또는 애착대상의 상실이 있으면 우울증이나 자살, 기타 신체장애를 야기할 수 있다(제14장 불안장애 참조).

어려서 경험한 왜곡된 애착은 이후 대인관계를 어렵게 만든다. 그 결과 관계장애라 할 수 있는 문제가 생긴다. 너무 가까이하려 한다거나 너무 거부적이 되는 것이다. Anxious ambivalent attachment style은 연인에 대해 강박적으로 집착하고 심한 질투로 괴로워하며, 이혼하는 수가 많다. Avoidant attachment style은 친밀한 관계를 맺지 못하고 고독을 느껴도 위협이나 갈등이 있으면 그냥 물러난다. 반면 secure attachment style은 좋은 관계를 형성하며 독점하려 하지 않고 거부될 것이라는 공포도 없다.

정신치료: 치료자에게로 향한 애착은 안전기반secure base 효과를 나타내어 환자는 과감하게 위험을 감수하고 불안을 극복하고 새로운 행동양식을 발전시킬 수 있다. 과거 애착에 문제가 있었던 환자는 치료 장면에서 이를 재현하려고 하는 수가 있는데, 치료자는 이를 지적하고 독립적이 되도록 치료해야 한다. 치료자는, 특히 소아를 다루는 치료자는 환자에 대해 처음부터 일관성과 신뢰성 있는 모습을 보여 주어야 한다. 따라서 치료자와의 교정적 감정경험corrective emotional experience이 정신치료의 핵심이기도 하다.

4. Erikson의 정신사회적 이론

Erik Erikson(1902~1994)은 미국 신프로이트학파의 대표적 인물로, 정신사회적 발달Psycho-Social Development이라고 부르는 인격발달의 단계이론을 발전시켰다. 그는 인격이 소아기뿐만 아니라 성인기를 포함하는 전 생애를 통해 발달한다고 주장하며, 이를 8단계로 나누었다. Erikson에 의하면, 각 단계마다 극복해야 할 독특한 사회적(반드시 성적이 아닌) 갈등과 과제가 있으며, 이를 성공적으로 수행하면 다음 단계로 무난하게 발달·성숙해 간다(제5장 생애주기와 정신건강, 그림 5-1 참조). Erikson의 정체성identity 연구에 의하면, 정체성은 인격의 핵심이다. 정체성은 자신의 자신됨과 독특함에 대한 자각적 의식, 인생의 지속성에 대한 무의식적 욕구, 그리고 사회와 집단의 영향 속에 뿌리를 내리고 환경의 도전을 극복하는 데서 오는 자신감 등이 복합된 다차원적 개념으로 형성된다. 나아가 그는 어떤 특정 사회문화적 원칙에 입각한 정체성은 다른 사람들을 통제하거나 해를 끼칠 수 있다 하였다.

정신사회적 발달의 단계

유아기infancy(출생~1세): 구순-감각기oral-sensory에 해당하며, 이때의 발달과제는 기본적 신뢰basic trust를 성취하는 것이다. 어머니나 그 대리자의 일관되고 애정 어린 돌봄을 통해 아이는 기본적 신뢰감을 갖게 된다. 이때의 정신사회적 특성 및 과제는 얻기to get 또는 되돌려 주기to give in return이다. 이때 이러한 과제를 성취하지 못하면 기본적 불신basic mistrust 상태에 빠지게 된다.

소아기early childhood(1~3세): 항문-근육기anal-muscular에 해당되며, 이때의 발달과제는 자율성autonomy을 성취하는 것이다. 부모가 아이를 자율적으로 기능하도록 적절히 도와주면 아이는 자신과 자신의 세계를 자율적으로 통제할 수 있다고 느낀다. 이때의 정신사회적 특성 및 과제는 유지하기to hold 또는 내

버려 두기to let go이다. 반면에 자율적 행동을 부당하게 통제하거나 벌하면 아이는 수치심shame을 느끼고 자신과 세계를 의심doubt하게 된다.

아동기play age(3~5세): 남근-운동기genital-locomotor에 해당되며, 이때의 발달과제는 주도성initiative을 성취하는 것이다. 주도성의 발달 정도는 얼마나 많은 신체적 자유가 주어지고 지적 호기심이 얼마나 잘 만족되는가에 달려 있다. 이 단계의 말기에는 신체적으로 활발하게 움직일 수 있게 되어 친구들과 놀이를 통해 교제하는 방법을 배운다. 이때의 정신사회적 특성 및 과제는 to make 또는 to play roles이다. 이때 공격적 공상들이 적절히 다루어지면 주도성과 야심이 잘 발전하지만, 그런 공격적 공상이나 충동의 표현에 대한 지나친 징벌이나 비난은 죄의식guilt을 느끼게 한다.

학령기school age(6~12세): 잠복기latency에 해당되며, 이때의 발달과제는 성인들의 기술을 습득하고 자기의 과업을 완수할 수 있는 능력인 근면성industry을 성취하는 것이다. 생산적인 어린이는 성취의 즐거움과 어떤 일을 잘해냈다는 자긍심을 배운다. 이때의 정신사회적 특성 및 과제는 무언가 하기to make things 또는 같이 하기to make them together이다. 그러나 학교에서의 냉대, 열등하다는 지적, 가정에서의 과보호, 동성 부모와의 불리한 비교 등은 열등감inferiority을 발전시킨다.

청소년기adolescence(12~20세): 사춘기puberty에 해당되며, 이때의 발달과제는 정체성identity을 확립하는 것이다. 청소년 후기에 들어서면 지금까지의 발달단계를 통해 얻은 자신에 대한 이해, 사회적 위치, 장래 직업 등을 생각하면서 "나는 누구이며, 내 인생의 목적과 의미는 무엇인가"라고 질문하는데, 이로부터 정체성 확립이 일어나게 된다. 이때의 정신사회적 특성 및 과제는 자신이 되거나to be oneself 또는 되지 않는 것not to be이다. 정체성 확립을 이루지 못하면 자기감sense of self의 결여와 세계 내의 자기 위치에 대한 혼도 등을 특징으로 하는 정체성 혼동identity diffusion이나 역할혼동role confusion으로 괴로워하게 된다. 정체성 혼동은 성적 정체성sexual 또는 gender identity의 장애로 나타나고, 역할혼동은 가출, 범죄, 정신병 등의 행동 이상으로 나타날 수 있다.

청년기young adult(20~40세): 이 성기성genitality 시기의 주요 발달과제는 친밀성intimacy을 이루는 것이다. 친밀성을 통해 이성관계, 교우관계, 결혼관계, 성관계 및 다른 깊은 교제관계가 가능하고 이를 통해 경쟁과 협력의 의미 있는 사회활동이 이루어진다. 이때의 정신사회적 특성 및 과제는 자신을 잃거나to lose 또는 타인에게서 자신을 발견하는 것to find oneself in another이다. 그러나 친밀성을 이루지 못한 경우에는 사회로부터 고립isolation된다.

중년기adulthood(40~65세): 이 시기에서는 사회적으로 생산성generativity을 보여 줄 수 있어야 하는데, 이는 일에서 업적을 이루어 내고, 다음 세대인 자녀를 독립된 성인으로 양육하는 것이다. 그렇지 못하면 정체stagnation에 빠진다. 이때의 정신사회적 과제는 존재를 성취하거나to make be 또는 돌봄care for이다.

노년기_mature age_(65세 이상): 마지막으로 노년기는 지금까지 살아온 삶의 단계별 성취를 회고하며 의미 있고 성공적이며 행복한 경험과 실패와 좌절, 고통스런 경험 모두를 수용하는 통합성_integrity_을 이루는 단계이다. 이때의 정신사회적 특성 및 과제는 과거를 인정하거나_to be through having been_ 또는 무에 직면하는 것_to face not being_이다. 이 과제에 실패하여 자신의 삶에 의미가 있었다는 확신이 없으면 절망감_despair_을 느끼게 된다.

치료: Erikson은 Freud와 달리 인격이 성인 이후에도 변화할 수 있다고 보았다. 즉 사람은 정신적 성장이 전 생애에 걸쳐 일어날 수 있다는 것이다. Erikson에 의하면, 치료목표는 환자가 과거 인생단계(주기)를 어떻게 거쳐 왔으며 어떻게 과제를 완수하였는가를 인식하고, 장래에 어떤 단계와 위기가 있을 것인가를 예측해서, 이를 완수할 수 있도록 돕는 것이다. 그리고 치료자가 억제하거나 허용하는 등 환자를 이끌어 나가는 데 주저할 필요가 없다고 하였다.

치료에 있어 Erikson은 의사-환자 사이의 신뢰_trust_를 강조하였다. 치료자는 어머니처럼 환자의 욕구에 예민하게 반응하여 의사-환자 관계에서 신뢰를 수립할 수 있어야 할 뿐만 아니라, 능동적이어야 하고 자기 신뢰감이 있어 이 믿음이 환자에게 전달되어야 한다고 하였다. 또한 치료자와 환자는 대등하며 상호성_mutuality_이 중요하다고 강조하였다. 즉 환자의 치료받고자 하는 욕구와 더불어 치료자의 치료하고자 하는 욕구도 중요하다는 것이다. 치료자는 마음을 열고 치료에 '객관적 참여_objective-participation_'를 해야 한다는 것과, 엄격한 실험적 방법으로 얻은 통찰, 즉 지식이 치료에 적용되어야 한다는 '지식-참여_knowledge-participation_'를 주장하였다. 그리고 통제는 의사-환자 사이를 멀리하며 의사-환자 모두의 실현_realization_을 어렵게 한다고 주장하였는데, 이를 인내-분노_tolerance-indignation_의 차원이라 한다.

Erikson도 자유연상과 꿈을 치료에 이용했는데, 특히 꿈에 대한 첫 연상을 중시하였다. 또한 소아정신과 의사로서 Erikson은 놀이치료와 가족의 협력을 얻는 방법에 대해 공헌하였다.

5. 대상관계이론_object relations theory_

정신분석에서 대상관계이론이란, 모든 개인에게 내면에 내면화된, 기본적으로 무의식적인 관계_relationship_의 영역이 있다는 가정이다. 대상관계이론은 개인이 타인과의 상호작용을 이해하고 그 관계가 어떻게 내면화되는지, 개념화된 대상관계가 어떻게 개인의 정신상태에 영향을 미치는지 등에 대한 이론이다.

대상_object_이라는 개념은 이미 Freud도 말한 바 있고, 이어 Sandor Ferenczi, 그리고 1930년대 H. S. Sullivan도 'interpersonal'이라는 용어를 사용하였다. 1940~1950년대 영국의 Melanie Klein, Donald Winnicott, R. Fairbairn 등이 소위 'English School'로서, 대상관계이론을 확장하였다. 그들은 (Freud가 본능의 만족을 추구한다고 한 바에 반대하여,) 소아가 행동하는 주된 동기는 본능의 만족보다 대상을 찾는 것이라 주장한다.

대상관계이론은 인간정신_psyche_이, 소아시절의 환경에서 다른 사람들과 관계를 어떻게 형성해 가는가 하는 과정에 대한 정신분석적 이론이다. 대상관계이론은 영아와 어머니와의 관계가 아이가 자라 성인이 되면서 인격을 형성하는 데 기초적 역할을 한다고 주장한다. 현재의 인간관계는 이미 과거에 이루어진 관계의 영향을 받는다는 것이다. 즉 어릴 때의 내재화된 대상관계_introjected object relationship_가 그 후 모든 대인관계에서 반복되고 재현된다고 본다. 예를 들어 애착은 자기의 발달과 정체감의 발달에 핵심적으로 중요하다.

Melanie Klein(1882~1960)

Klein은 영국의 정신과 의사로, 특히 인격발달에 있어 외부 대상과의 관계, 특히 초기 모자관계의 중요성을 강조했는데, 이는 후에 대상관계이론으로 발전하였다. Klein은 Freud가 말한 정신역동적 투쟁은 영아시기에 시작되며 그 기원도 Freud와 다르다고 하였다. 예를 들어 초자아는 부모를 내재화_introjection_함으로써 형성되는 오이디푸스기 이전에 나타난다고 주장하였다. 그녀는 인간행동의 주된 동기는 욕구해소에 있다고 보았으며, 리비도보다는 공격성을 강조하였다.

Klein은 영아의 언어 이전의 실존적 불안 때문에 무의식에서 세상을 좋은 것과 나쁜 것으로 분리_splitting_하게 된다고 하였다. 즉 신생아는 태어나자마자 첫 모자관계에서 어머니 젖꼭지를 찾는 과정에서 좋은 어머니_good mother_, 나쁜 어머니_bad mother_라는 이분법적 구도로 분리_splitting_하여 인식한다는 것이다. (Klein은 이로써 소아의 자아가 신생아 때부터 기능한다고 보았고, 이 점이 정통 정신분석이나 자아심리학과 다르다.) 이렇게 대상을 향해 사랑과 미움을 동시에 느끼게 되는 것을 양가감정이라 한다. 소아가 이러한 분리를 해결하는 방식은 소아의 체질_constitution_과 소아가 경험하는 양육방식의 특징들에 달려 있다. 즉 분리가 어떻게 해결되느냐에 따라 미래에 성인이 된 후 경험하는 정신적 고통이 있든지 또는 없든지 또는 있다면 어떤 고통인지가 결정된다는 것이다. 이처럼 Klein은 분리를 한 개인의 경험을 유형화시키는 기본적인 형태라고 보았다.

영아와 어머니의 관계는 너무나 깊고 강렬하여 어머니를 처음 인식하면서 영아의 욕구구조의 초점이 되며, 어머니와의 관계에서 좌절과 분노 또는 의존감정을 촉발하며, 때때로 영아의 개인성을 압도한다고 한다. 영아가 그런 갈등을 해결하는 방법은 성인이 되어서도 남아 있게 된다.

특히 자신의 나쁜 대상 이미지를 어머니에게 투사한 후 투사적 동일시projective identification 과정에 의해 어머니가 나쁜 어머니로 규정된다. 그리고 그런 나쁜 어머니가 자신을 공격하지 않을까 불안해하는데, 이를 피해불안persecutory anxiety이라고 하며, 이런 유아 초기의 경험체계를 편집-분열형 입장paranoid-schizoid position이라고 명명하였다.

그러나 자라면서 분리되었던 대상이, 즉 나쁜 어머니와 좋은 어머니가 실은 하나의 대상이라는 것을 깨닫게 되면서 편집-분열형 입장에서 벗어나게 된다. 그러나 동시에 과거 자신을 좌절시켰던 대상(나쁜 어머니를) 파괴하는 것이 동시에 피난처인 좋은 어머니를 파괴하는 것이라는 것을 깨닫게 되어 유아는 강렬한 공포와 죄책감을 느끼게 되는데, 이를 우울입장depressive position이라고 하였다.

이런 시기를 거치면서 소아는 "사랑을 표현함을 통해" 상처에 대한 수리reparation를 배우며, 대상관계에서 분리를 극복하고 통합하게 되면서 성숙해 나간다. (이런 이론은 어머니가 전적으로 아기를 키운다는 이유로 여자에게 인간의 공격성이나 성차별의 책임이 있다는 논쟁을 낳았다.)

Klein은 본능의 심리적 측면을 무의식적 판타지unconscious phantasy라 했는데, 이것이 사고능력 발달에 긴요하다고 하였다. Phantasy는 영아가 자라면서 실제 환경과 만나면서 현실검정을 하게 되는데, 이것이 사고의 시작이라는 것이다. 신생아는 어머니 젖꼭지를 찾는 원초적인 반사행동이 있는데(이는 선입견preconception이다), 젖꼭지를 찾느냐 못 찾느냐가 현실과의 첫 만남이다. 이런 상호작용이 반복되면 개념conception이 생겨나고 개념에서 사고가 생겨난다.

치료: Klein은 소아정신질환의 치료에 정신분석을 도입하였다. 특히 어린이에게는 자유연상기법을 실시할 수 없으므로 대신 장난감을 주어 그것을 갖고 노는 과정에서 아이가 표현하는 무의식적 갈등, 공포, 애증에 접근하였다. 즉 놀이로서 진단하고 치료하였다. 이를 놀이치료play therapy라 한다. (치료에서 Klein은 소아기 경험만 다루며, 현재 성인의 실제 삶을 다루지 않는다는 비판을 받는다.)

Ronald Fairbairn(1889~1964)

Freud와 완전히 결별하지 않았던 Klein과 달리, Freud와 완전히 결별했고, 독자적으로 나름의 대상관계이론을 제시하였다. 그는 인간은 욕망의 만족을 추구하는 것이 아니라 실제로는 타인과의 관계 속에서 만족을 추구한다고 하였다. 즉 "리비도는 쾌락 추구pleasure seeking가 아니라 대상 추구object seeking이다"라는 것이다. 그는 어린 시절 학대를 당한 사람은 그 경험을 내면화하여 도덕적 방어moral defense를 하게 된다고 하였다. 이는 학대받은 것이 자기가 도덕적으로 나쁘기 때문이며,

학대하는 양육자를 좋은 사람으로 생각하는 것이다. 이는 결코 안전하지 않은 세상에서 애착을 유지하기 위한 방어로서 분리splitting라는 기제를 사용하는 것이다. 어머니에게 학대를 받은 아이는 언제인가 어머니가 자기에게 잘해 줄 것이라 믿는 것이다. 그 아이가 어머니를 나쁘다고 생각한다면 그 아이는 이 세상에서 갈 곳이 없는 것이다. 인격발달은 의존상태에서 성숙한 독립된 상태로 나아가는 것이며, 치료도 치료적 관계를 통해 치료자를 내면화함으로써 내적 bad object를 good object로 바꾸는 것이다.

Donald W. Winnicott(1896~1971)

Winnicott은 충분히 좋은 어머니good enough mother에 의한, 충분히 안전하고 반응적이고 지지적인 환경에서 아기는 true self를 발달시킬 수 있다고 하였다. 그는 소아가 자기감sense of self을 적절하게 개발하지 못할 정도의 외상적 파괴traumatic disruption를 받으면, true self가 통합성integrity을 유지하기 위해 보호적으로 거짓자기false self를 발달시키게 된다고 하였다. Winnicott은 소아 발달에 놀이play가 존재의 느낌sense of being을 느끼게 해주고 true self가 발달하게 해준다고 보고 그 중요성을 주장하였다. 성인의 경우도 마찬가지여서 성인의 놀이인 예술, 스포츠, 취미, 유머, 의미 있는 대화 등이 진정한 자기를 증진한다고 하였다. 그는 또한 이행대상transitional object이라는 개념을 제시했는데, 아이가 어머니로부터 분리하여 독립하게 되는 중간단계의 시기에, 어머니가 없을 때에도 안도감sense of security을 제공받기 위해 어머니의 대체물로 가짜 젖꼭지, 담요, 곰인형 등을 사용한다고 하였다. Winnicott은 또한 어머니가 안아 주고 먹이고 목욕시키는 등 통상적인 사랑의 돌봄으로 키우는 것이 건강의 기초라고 주장하였다. 이를 concept of holding (of child)이라 한다. 그는 정신치료에서도 이러한 holding environment를 조성해 주는 것이 중요하다고 하였다. 그는 치료가 성공하기 위해 공감과 상상하기imagination를 강조하였다. 정신치료란 건강한 치료자와의 관계를 통해 회복적 관계reparative relationship를 제공함으로써 건강하게 발달하게 해주는 것이다. 즉 어머니-소아 관계처럼 치료자가 환자와 사랑의 결합loving bond을 형성하는 것이다. 또한 분석과정에서 권위주의적 해석보다, 창조적이며 진정한 발견의 유희성 경험이 통찰획득에 도움이 된다고 하였다. 소아를 치료할 때 게임을 이용하기도 하였다.

Michael Balint(1896~1970)

일차적 사랑의 대상primary love object에 대한 욕구가 모든 심리현상의 기저에 있다고 하였다. 영아는 전적이고 무조건적인 사랑을 요구하는데, 어머니가 이를 제공해 주지 못하면, 이를 기본적 잘못basic fault이라 하였다. 그러면 아이는 평생 그 잃어버린 사랑을 추구한다. 그러나 Balint는 욕망이론을 전적으로 버리지 않아, 리비도는 쾌락과 대상을 모두 추구하는 것이라 본다. 그는 정신분석에서 언어 이전의 현상이 분석되어야 한다고

하였다.

Otto Kernberg(1928~)

미국의 정신분석가로, 자아심리학 위주의 미국에 Klein의 대상관계이론을 접목시킨 공헌자이다. 그는 주로 정체성에 관련하여 경계형 인격구조borderline personality organization라는 개념을 연구하였다. 즉 통합된 정체성이 없음, 취약한 자아, 초자아 통합의 부재, 분리splitting와 투사적 동일시projective identification 같은 원시적 방어기제와, 일차적 사고과정 등을 특징으로 하는 광범위한 개념으로 보았다. 따라서 경계형성격장애의 정신분석에서 전이를 조기에 해석해야 한다고 하였다.

관계적 정신분석relational psychoanalysis

1980년대 미국에서 하나의 a 'paradigm shift'로서 나타난 정신분석학파로, 정신장애의 발생과 치료에 있어 타인과의 실제적 및 상상적 관계의 역할을 강조한다. 이는 대인관계 정신분석과 영국의 내면화된 대상관계이론이 통합된 모습을 띠고 있다. 이 이론은 인격은 어린 시절 부모와 기타 타인들과의 관계에서 형성된다고 말한다. 이 이론은 사회구성주의social constructionism 철학과 밀접한 관련을 갖는다.

6. 기타

자기심리학self psychology

미국의 정신분석가인 Heinz Kohut(1913~1981)이 1970년대에 자기애narcissism 연구를 하면서 이룩한 자신의 정신분석을 자기심리학self psychology이라 하였다. (그의 이론은 정신분석 이론들 중에서 '관계적 접근'의 출발점으로 인정되고 있다.) 프로이트 정신분석이 욕망, 콤플렉스, 갈등 같은 개념에 주안점을 두지만, 자기심리학의 강조점은 '자기self'를 인간정신의 중심적인 작인agency이라고 보았다. 즉 자존감self-esteem과 자기응집self-cohesion이 성욕이나 공격성보다 더 중요하다는 것이다. 자기심리학은 성찰에 기반하여 주관적 경험의 내면에서 개인을 이해한다. 그러나 Kohut은 자기를 구체적으로 정의하지 않고, 대신 한 개인의 여러 행동을 통해 포착되는 개념이라 하였다. 중요 개념은 공감 또는 감정이입empathy, 자기대상selfobject, 거울화mirroring, 이상화idealising, 다른 자아/이중성alter ego/twinship 및 세 종류의 자기the tripolar self 등이다.

자기-구조self-structure는 어려서 시작되는바, 타인이 자기에게 해주는 위로, 감정통제 등을 경험하면서 점차 이들을 내면화한다. 그리하여 나중에는 타인이 없어도 스스로 기능하게 된다. 소아는 적절한 발달 상태와 특히 부모의 적절한 공감 내지 감정이입을 통해 점차 성인이 되어 감에 따라 과대적 자기는 좌절과 실망을 겪으면서, 성인의 전체적인 인격으로 융합된다.

나이가 들고 인격이 성숙되면서 자기로 향해 있던 리비도가 대상으로 향하게 된다. Kohut은 이들 자기애적 리비도narcissistic libido라 하며, 대상-리비도object-libido와는 다른 독자적인 발달경로를 거쳐 개인이 성숙되더라도 없어지지 않는다고 주장하였다.

성장과정 중 적절한 감정이입의 실패empathic failure가 반복되는 경우, 예를 들어 어머니가 감정이입적이지 못할 경우, 자기애적 구조는 성숙되지 못하고 자기의 통합이 방해되면서 병적인 원초적 상태에 그대로 머물러 있게 된다. 즉 나르시시즘은 리비도가 성숙되지 못한 단계에 머물러 있거나 퇴행된 상태이다. 그런 유아기의 욕구만족 상태를 가리켜 일차적primitive 나르시시즘이라 하였다.

소아는 초기의 만족스러운 모자관계를 잃을지도 모른다는 공포에 직면하여 과대자기grandiose self, 다른 자아alter ego/twinship, 이상화된 부모상idealized parent image이라는 세 가지 형태의 자기tripolar self를 나타낸다. (이 과정은 정신치료과정에서 자기대상 전이selfobject transference의 형태로 나타난다.)

과대자기는 어머니로 대표되는 세계 속에서 자기가 중심적인 존재이며, 어머니의 신체는 자기 신체의 연장이며 기능의 합일 상태에 있다고 보는데, 이런 상태는 가장 원초적인 자기이다. 과대자기에서 성숙한 통합적 자기cohesive self로 발달하기 위해서는 소아는 반드시 부모를 통해 갖게 된 '전능감 환상fantasy of omnipotence'에 대한 환멸을 느끼는 과정을 겪어야 한다. 이때 부모는 소아의 욕구에 공감하며 그에 맞게 반응해 주어야 한다.

다른 자아alter ego 또는 쌍둥이 욕구twinship need는 소아가 다른 사람에게서 비슷함을 느끼고자 하는 욕구를 말한다. 예를 들어 다른 아이가 넘어진 것을 본 아이가 자기가 넘어진 것처럼 우는 것이다. Kohut은 다른 자아/쌍둥이 욕구와 관련된 환상들은 자기애성 인격의 정신분석에서 자주 전이로 나타난다고 하였다. Freud도 비슷한 The idea of the 'double'이 일차적 자기애primary narcissism로부터 자라난다고 하였다. Jacques Lacan이 말하는 거울단계mirror stage가 이와 비슷하다.

이상화는 초기 자기애의 핵심이다. 이상화된 부모상이란 자기의 원초적인 완전성을 유지하기 위해 부모의 이상형을 자기 속에 내재화한 것을 말한다. 이상화된 부모상은 초자아 속에 통합되어 자아이상ego-ideal의 일부로 이상과 가치를 형성하는 주요 요소가 된다. 치료에서 이상화된 부모 이미지와 같은 전능대상omnipotent object을 이용하는 것을 이상화 전이idealizing transference라 한다. (이상화 전이는 Melanie Klein 학파에서 말하는 투사적 동일시 개념과 일부 일치한다.)

자기대상selfobject은 외적 대상external object이지만 자기의 일부로 경험되는 대상의 일부를 말한다. 자기대상은, 자기가 정상적인 기능을 하기 위해, 결핍된 자기를 '완성'시켜 주는 사람,

대상, 또는 활동*activity*이다. 예를 들어 소아와 양육자 간의 초기 상호작용이 바로 '자기대상'이 개입된 상황이다. 아기들에게 곰인형이나 담요조각이 이 기능을 하기도 한다. 성인에서는 한 개인의 특정 습관, 교육과 직업의 선택, 평생 반려자에 대한 취향, 어떤 집단의 지도자 등이 자기대상의 기능을 한다. 자기대상은 정신치료에서는 전이*transference*로 나타난다. 즉 자기대상은 자기가 처방한 치유법*self-prescribed cure*이다. 그러나 환자는 이를 알지 못한다. 따라서 치료에서 환자의 자기대상을 파악하는 것이 자기심리학의 핵심 부분이다. 자기대상이 필요하지만 없을 경우 자기애적 좌절*narcissistic frustration*을 경험하게 된다. 이때 견딜 수 있을 만한 정당한 좌절*optimal frustration*은 자기를 형성하는 내적 구조를 발달시키는 데 필요하다. 적당한 좌절의 원칙은 치료에 응용할 수 있다.

치료: 정신병리의 근원은 부모와 아이 사이에 공감*empathy* 형성의 실패와 이러한 공감 실패에 대한 아이들의 반응이다. 발달단계에서 selfobject인 타인들이 위로, 감정통제 등을 해주지 못하면 자아감각에 결함이 생긴다. 이 결함은 전이로 나타난다. 치료에서는 치료자가 자기대상이 된다. 여기서 치료자는 empathic interpretations를 제공함으로써 환자가 결핍된 기능을 적절하게 내면화하게 해준다. 이 과정을 'transmuting internalisation'이라 불렀다.

Kohut은 환자가 스스로 과도하게 인정받음과 자기만족을 요구하고 있음을 깨닫고 이해하는 데서 치료효과가 나타난다고 말한다. 일관성 있는 공감적 동조*empathic attunement*는 간접적 자기성찰*introspection*로 재부모 경험*reparenting experience*을 함으로써 치료가 된다. 공감은 치료자와 환자 사이에 더 강력한 유대를 만들어 환자로 하여금 이해받는다는 느낌을 갖게 함으로써 직접적인 치료효과가 있다. (그러나 Kohut은 치료자는 공감과 관련하여 전능감의 환상을 가지면 안 된다고 경고한다.)

Kohut의 방법과 고전적 정신분석의 차이는 다음과 같다: 환자를 존중한다. 환자의 '자기'를 파악함으로써 정신병리를 이해한다. 이론보다 임상적 관찰을 중시한다. 고전적 정신분석이 분석가의 중립성을 요구하는 것에 비해 자기심리학 분석가는 환자와 분석가를 하나의 구성단위로 파악하고 공감이라는 기법을 사용한다. 공감을 통해 환자에 대한 정보를 수집하고, 공감으로 환자를 긍정적으로 대한다. 환자의 자기를 통해 병리만을 보는 것이 아니라, 자기의 건강한 부분을 보도록 치료한다. 전이에 대해 자기대상 전이(자기애 전이)는 자기애성 인격장애 환자뿐 아니라 일반인들에게도 관찰되는 전이로, 자기의 손상 부분을 회복시키거나 자기를 형성하기 위해 발생하는 본질적인 행위로 본다. 이는 Freud의 정신분석에서 신경증 환자에게 나타나는 전이와는 다르다는 것이다. 이렇게 공감을 강조하는 Kohut의 관점은 역동적 치료와 인본주의적 치료 중간에 해당된다.

Harry Stack Sullivan(1892~1949)

Sullivan은 1930년대에 활동한 미국 정신과 의사로, 소아-어머니 관계, 생물학적 욕구와 대인관계에서의 안전*interpersonal security*에 대한 욕구를 중심으로 연구하고, 정신분석을 정신 내적인 이론이라기보다, 대인관계에 관한 학문이라고 정의하였다. 그래서 그의 정신분석을 대인관계 정신분석*interpersonal psychoanalysis*이라 한다. 그는 인격이 다른 사람들과의 사회적 교류에 의해 형성되며, 출발점은 아이와 어머니의 관계라고 하였다. 특히 인격이 건강하게 발달하고 기능하기 위해서는 생물학적 욕구의 만족뿐만 아니라 대인관계에서의 안정*interpersonal security*이 중요하다고 하였다. 그리고 불안이란 대인관계, 특히 부모-소아 관계의 안정에 대한 위협 때문에 발생한다고 하였다.

그는 대인관계에서의 경험은 세 가지 형태가 있다고 하였다. 원향형*prototaxic mode*은 가장 미분화되고 자신과 상대방의 감정과 사고에 대한 구별이 없으며 즉각적이고 유아적 형태의 경험이다. 준향형*parataxic mode*은 시간 관계나 앞뒤 연결이 있는 듯하지만 비현실적·비논리적 사고로 현실과 공상을 혼동하는 경우이다. 공향형*syntaxic mode*은 논리적이고 합리적이며 성숙한 형태의 경험이다. 사람은 인격을 성숙시키고 불안을 극복하기 위해 여러 형태의 방어기제를 사용하는 방법을 습득하는데, Sullivan은 이를 보안활동*security operation*이라 불렀다.

치료: Sullivan이 제안하는 치료방법은 불안과 불안이 발생하게 된 대인관계에 초점을 맞추는 것이다. 이를 대인관계 정신치료*interpersonal psychotherapy*라 한다. 치료효과는 치료자와의 관계를 통해 새롭고 건강한 대인관계 패턴을 수립해 나감으로써 나타난다. 이때 치료자는 환자와 함께 치료과정에 참여하는 동시에, 환자의 방어나 치료의 전개과정을 살펴보는 관찰자의 역할을 하는 소위 참여적 관찰자*participant observer*가 되어야 한다.

Karen Horney(1885~1952)

미국의 정신과 의사로, 전통적인 정신분석을 공부했으나 남근선망 등의 성욕론과 본능으로서의 공격성 이론을 부인하면서 Freud와 결별하였다. 그녀는 사람의 근본적 불안*basic anxiety*이 개인의 내적 심리*intrapsychic*에 의해 발생하는 것이 아니라, 환경(부모)과의 상호관계에 의해 생긴다고 주장하였다. 즉 어린 시절의 환경(주로 부모 자신들의 신경증적 요구와 반응)이 허용적이거나 따뜻하지 않고 융통성이 결여되면, 그런 왜곡된 현실 때문에 소아의 실재자아*real self*가 성숙되지 못하고 근본적 불안이 야기되어 거짓된 이상화된 자아*idealized self*가 발달한다. (그런 이상화된 자아는 특정 경험, 더 어린 시절의 환상*fantasy*, 특정 욕구, 주어진 faculties 등으로 만들어진다.) 근본적 불안을 해소하는 전략으로 사람들은 순응moving toward people하거나 공격moving against people하거나, 또는 스스로를 고립시키는moving away from people 전략을 사용한다. 그러고는 그 전략들을 이상화한다.

정신병리: 순응은 선함, 사랑, 성스러움으로, 공격성은 강함, 리더십, 영웅주의, 전능감으로, 그리고 고립은 지혜, 자기 충족self-sufficiency, 독립성으로 이상화한다. 그리고 약점이나 결점으로 보이는 것은 항상 극소화시키거나 수정한다. 그리고 이런 이상화된 자아에 근거하여 기준을 설정하고 우선권을 가진 것처럼 타인이나 인생에 대해 요구가 많아진다. 그는 과대적이 되고, 자기애, 완벽주의perfectionism, 복수적 집념vindictiveness을 나타낸다. 그러나 그런 자만심은 진실한 자존심에 근거하지 않기 때문에 취약하다. 결국 자신의 실제적인 한계를 알게 되고 자신을 증오하고 경멸한다. 자기지우기self-effacing, 곤궁needi-ness, 상호의존codependence, 강박적인 불평 등의 행동을 나타내거나 후퇴resign하여 분열성 경향schizoid tendency를 나타내기도 한다.

이후 이 전략들은 개인의 기본 성격 특성으로 남게 된다. 이러한 성격 특성 중 한 가지가 지나치게 우세하여 다른 특성이 나타나는 것을 가로막을 때, 즉 성격이 경직되어 있을 때 신경증적 장애가 발생한다. 신경증은 세상과 자신을 바라보는 시각에, 세상 그대로에 대한 진정한 관심보다 어린 시절부터 지속되어 온 강박적인 요구에 의해 왜곡이 생긴 경우이다. 이 경우 치료는 신경증을 야기하는 영향들을 제거하여 진정한 자아가 성숙되게 하는 자기실현과정이다. 자기실현은 불안에 따른 강박에 의한 것이 아니라, 진실한 깊이의 자연스런 느낌으로 세상에 반응하고, 그리하여 도토리가 나무로 자라듯이 개인이 자신의 타고난 잠재력을 실현하는 방향으로 성장하는 것이다.

Horney는 페미니스트로서 Freud가 여성의 오르가슴이 음핵에 기반한다는 이론을 비판하고 질에 있다고 주장하였다.

Otto Rank(1884~1939)

Freud의 제자로 초기 정신분석발달에 크게 기여했으나, 1924년 'trauma-of-birth' 이론을 발표하면서 Freud와 결별하였다. 그에 의하면 소아가 어머니, 즉 자궁과 분리되면서 느끼는 트라우마(separation anxiety)가 불안의 원형이다. 소아에게 자궁은 노력 없이 만족을 얻는 근원으로서, 아기에게 태어난다는 것은 트라우마를 겪는 고통스런 경험인 것이다. 이후 수면이나 꿈은 자궁으로의 회귀를 상징한다. 그의 '영웅의 탄생'에 대한 정신분석적 연구는 유명하다. 그에 의하면 세계적 영웅들에 대한 신화(이야기)는 모두 공통적 패턴을 보이는바, 이는 어린 시절로 돌아가고 싶어하는 인간들의 무의식적 욕구를 상징한다는 것이다.

또한 Rank는 인격을 충동, 감정 및 의지로 구분하였다. 소아의 충동은 즉각적 만족을 추구하나, 성장하면서 이 충동은 통제된다(예를 들어 대소변가리기). 통제력의 발달에 따라 소아에게 의지will가 발달한다. Rank는 자유와 타인으로부터의 독립independence이 건강과 창조성의 근원이라 하였다. 그는 독립을 성취하는 수준에 세 가지가 있다 하였는데, ① adopted type(의지가 약하여 사회관습에 순응함), ② neurotic type(의지는 강하나 두려움과 죄의식이 동반된다), ③ productive type(의지를 사용하여 새로운 자기 고유의 무엇인가를 창조한다. 예술가 또는 천재들이 이에 해당한다)이다.

그가 주장한 정신치료 방법은 will therapy라 하는데, 이는 개인독립성과 타인(가족)과의 관계 사이의 균형을 향하면서 자기실현self-actualization을 지향하는 것이다.

Erich Fromm(1900~1980)

독일 출신의 인본주의적 사회주의자, 철학자 및 정신분석가이다. Fromm은 인간의 근본적 문제는 소외alienation를 피하고 타인 및 사물과 관계를 맺는 데 있다고 보았으며, 그 관계 맺음의 형태에 따라 다섯 가지 인격형으로 구분된다고 하였다: ① 수용적 성격receptive character: Freud의 수동적인 구순적 성격에 해당하는데, 피학적 성격이며 사회적으로는 노예 상태에 해당된다. ② 착취형 성격exploitative character: 공격적인 구순적 성격으로, 사회적으로 가학성, 식민지적 착취로 나타난다. ③ 저축형 성격hoarding character: 보존적인 항문적 성격으로, 인색한 부의 축적이 특징이다. ④ 시장성 성격marketing character: 공허와 불안을 극복하기 위해 환경에 순응하고 물질적 성공을 추구하며 인격을 교환 가능한 상품으로 취급한다. 기계적 순종이 특징이다. 현대 산업사회의 전형적 인격형이라고 할 수 있다. (위의 네 가지 성격은 모두 병적인 것으로, 분리와 고립을 두려워한 나머지 진정한 자유로부터 도피escape from freedom한 결과이다.) ⑤ 생산적 성격productive character: 고립을 극복하고 개인을 초월하여 타인에 대한 관심, 책임, 존경을 갖는 자유롭고 건강한 성격이다. 이러한 속성으로 생산적인 진정한 사랑의 관계를 맺을 수 있다.

치료에 있어 Fromm은 사회에 순응하도록 적응능력을 키워주기보다는 자기 스스로 책임을 지고 타인에 대한 존경과 윤리적 행동을 강화하며 생산적 사랑, 즉 돌봄을 증진시켜 주어야 한다고 강조하였다.

Freudo-Marxism

이는 정신의학의 이론이라기보다, Freud와 Karl Marx의 이론들을 느슨하게 연결하는 사상들이다. 그들의 사상과 방법론은, 니체와 더불어, '의심의 해석학hermeneutics of suspicion'이라 불린다. 그들은 모두 무신론자이며 종교를 비판하였다. 이 사상은 1920년대 소련에서 등장하였다.

서유럽에서는 Freud의 제자이며 공산주의자였던 Wilhelm Reich(1897~1957)가 선구자였는데, 그는 성격분석과 파시즘 비판과 집단심리 연구와 성혁명 사상으로 유명하다. 그는 성격무장character armor이라는 개념을 제안했는데, 이는 자신의 내면적 약점을 방어하기 위한 습관적 성격특성으로, 근육의 긴장이나 특정한 자세 등 신체적으로 나타난다고 하였다. 이 개념은 정신의학에서는 널리 인정받지 못하였으나, 부분적으로 gestalt therapy 같은 치료방법들이 발달하는 데 영향을 미쳤다. 그는 급진적 공산주의적 성혁명을 주장하므로 인해 1930년대 정신분석학회에서 추방되었다. 미국으로 건너온 후 그는 프리섹스와 오르가슴 이론을 증진시키려 하였다.

1920년대 베를린에서 활동하던 Reich의 주변에 Erich Fromm이 있었는데, 그는 1930년대에 프랑크푸르트 학파*Frankfurt school*에 정신분석을 소개함으로써 Herbert Marcuse, Theodor Adorno, Max Horkheimer 등이 비판이론*critical theory*을 발전시키는 데 기여하였다. (Fromm은 이후 프랑크푸르트 연구소를 떠났다.) Reich와 Marcuse 등의 사상은 1960년대 반문화운동*counter-culture movement*과 68학생 좌파 운동, 성혁명에 큰 영향을 미쳤다. 이후 Freudo-Marxism은 Jacques Lacan의 정신분석과 더불어, Louis Althusser, Slavoj Žižek, Michel Foucault, Jacques Derrida, Gilles Deleuze 등 후기구조주의 사상가들로 연결된다.

Frantz Fanon(1925~1961)은 프랑스령 서인도제도 출신의 정신과 의사로, 식민주의*colonialism*를 비판하는 데 정신분석이론과 마르크시즘을 이용하였다.

이 이론들은 사회사상과 인문학 연구에서는 왕성하게 거론되고 있으나, 정신의학의 임상에서는 거의 주의를 끌지 못한다.

Eric Berne(1910~1970)

그는 정신분석가였지만, 독자적인 transactional analysis를 창안하였다. 인격이론, 집단 역동이론 및 정신치료에 대한 이론의 하나로, 내적 자아상태*internal ego states*와 사회적 상황에서 사람들이 벌이는 게임*game*들을 설명하는 특징적 상호작용*interaction*에 대한 이론이다. Transaction(상호작용)이란 한 사람이 자극을 하면 다른 사람이 그에 대한 반응을 한다는 것이다. 그는 심리적 게임*psychological game*을 말했는데, 이는 어린 시절에 학습하여 확립된 상동적이며 예측 가능한 transaction, 즉 수법, 책략*trick*을 의미하며, 사람들은 이 게임을 평생 반복한다고 하였다.

행동의 동기요소를 stroke이라 하였는데, 이는 사람들 사이의 접촉을 의미하며, 보상(인정, 사랑 등)을 포함한다. 한 게임에서 사람은 세 가지 자아상태*ego state*를 갖는다고 하였는데, 소아로서의 자아(어린 시절에 학습된 고정된 원시적 요소), 성인으로서의 자아(현실을 객관적으로 평가하는 자아), 부모로서의 자아(부모의 가치관을 내면화한 자아) 등이다. 이들 중 지배적인 자아가 행동-게임을 결정한다. 예를 들어 한 사람이 소아처럼 행동하는 것에 대해 상대방은 부모처럼 대응하는 것인데, 이런 상호작용의 특정한 하나의 패턴을 게임이라 한다. 이 게임은 이기고 지는 게임이 아니라, 패자처럼 보이는 쪽에서도 나름 이익 분배를 얻는 게임이다. 예를 들면 소아-부모라는 게임에서 소아자아가 손해 보는 듯해도 균형을 유지한다는 이득을 얻는다.

그래서 게임은 일상생활에서 반복하여 등장한다. 어려서 가족 환경이나 감정적 상호작용에 의해 형성된 게임은 궁극적으로 무의식적 삶의 각본*life script*이 된다.

Transactional 정신분석은 환자로 하여금 자신이 어떤 수준의 자아로 기능을 하고 있는지, 그리고 상호작용에서 환자가 게임을 하고 있는지, 자신의 삶의 각본이 어떤지를 깨닫게 함으로써 성인으로서 기능하도록 해주는 것이다.

Jacques Lacan(1901~1981)

Lacan은 프랑스의 정신과 의사로 파리의 Freud학파를 대표하는 정신분석가이다. 그는 기본적으로 Freud의 원래 텍스트를 재발견해야 한다고 주장하며, 구조언어학 및 기호학*semiotics*(언어와 상징에 대한 연구) 같은 여러 가지 현대 학문의 개념을 빌려와 Freud의 정신분석을 고찰하고 재해석, 확대하였다.

Lacan의 주안점은 주체*subject*라는 문제와 사회 속에서의 인간의 위치, 그리고 인간과 언어 및 상징*symbol*의 관계이다. Lacan의 주요 주장은 다음과 같다: (Freud는 무의식을 욕구, 소원 본능이 끓어오르는 용광로 같이 보았음에 비해) 무의식은 세계를 구성해 주는 언어의 일종이다. 무의식이란 언어와 마찬가지로 조직된 것이며 하나의 담론*discourse*이다. 무의식은 인간 내부에 존재하는 것이 아니라 외부에, 즉 인간관계 또는 인간 '사이'에 존재한다. 언어의 세계는 (the Symbolic으로서) 인간의 마음을 구조화하고, 만족이 불가능한 끊임없는 욕망*desire*의 중요성을 강조한다. 자아*ego*가 자기*self*의 일부라기보다 자기에 의해 보여진 자기의 외부의 무엇이며, 부모나 사회를 대변하는 것이다. 일차사고과정이란 실제로 통제되지 않은 자유롭게 흐르는 의미의 연결이다. 증상은 내면의 과정에 대한 상징 내지 신호이다.

발달이론: Lacan은 아동기 성*sexuality*의 시간적 발달 이론 내지 선형적 개념에 대해 비판적이다. 특히 전성기기*pregenital stage*(구강기에서 잠복기까지)는 시간적으로 순서가 정해져 있는 단계가 아니라 사후적으로 과거에 투사된 것으로, 시간과는 무관한 구조라 하였다. 즉, 우리의 경험을 '사후적으로*nachtraeglich*' 파악하는 것은 성인의 경험에서 출발하기 때문이다. 그러나 Lacan의 정신분석에서 '단계'라고 말할 수 있는 두 가지가 있다. '거울단계*mirror stage*'와 오이디푸스 콤플렉스이다.

거울단계*mirror stage*: 이는 Freud의 나르시시즘 이론을 재구성한 것으로, 객관화*objectification* 과정을 통한 자아의 형성에 대한 이론이다. 즉 어린이는 생후 6개월 내지 18개월 사이(언어 경험을 하기 전), 즉 자신의 몸의 움직임에 대한 통제를 획득하기 전에는, 자신의 몸을 조각난 것으로 인식하고 있다. 그러다가 거울을 통해 전체 이미지를 보면서 지금까지의 인식과 다르다는 것을 느끼고 주체성과 이미지 간에 공격적 긴장이 일어난다. 이 공격적 긴장을 해소하기 위해 어린이는 거울의 이미지를 자신과 동일시하게 된다. 이 일차적 동일시로서 자아가 형성된다. Lacan은 이 동일시의 순간이 상상적 정복감*imaginary* sense of mastery을 가져다준다고 하여, 환희의 순간moment of jubilation이라 불렀다. 즉, 자아는 개인의 지각된 시각적 이미지와 개인의 감정적 경험 간의 갈등의 결과라는 것이다. 그러나 어린이는 거울의 이미지가 자기 자신과는 다른 존재라는 것을 아직 모르기 때문에 결국 오인misunderstanding이 자아를 형성하는 것이다. 즉 거울이론이란 타자의 관점으로 자신을 인지한다는 것이다. 그리하여 이미지와의 동일시에 의해 '나'는 자기로부터 '소외'된다.

어린이는 자라면서 우주적 합일을 이루고 있던 어머니와의 양자적 관계가 깨지고, 상징계, 즉 언어의 세계, 아버지와 사회의 세계에 들어오게 된다. 어린이는 자라면서 성인, 즉 big Other로 시선을 돌린다. The Other는 근본적 내지 초월적 타자로서 언어, 법, 상징에 해당하고, 여기서 언어가 나온다. 따라서 언어는 주체의 의식 통제 밖에 있다. 따라서 무의식은 the Other의 담론discourse인 셈이다. 이제 거울 이미지와의 동일시라는 '오인'에서 벗어나 상징계의 방식을 따라 타인의 욕망, 즉 상징계의 욕망을 욕망한다. 자아는 진정한 자기보다 부모와 사회를 표상한다. 주체성의 발달은 소외에서 출발한다는 것이다.

치료: 치료는 환자의 인격구조의 기호학적 텍스트semiotic text를 해석하는 것으로 보았다. Lacan 정신분석의 목적은 피분석자를 인도하여 자신의 욕망에 관한 진실을 밝혀, 환자로 하여금 자기로부터 덜 소외되게 하고 타인과 더 관련 맺도록 하고, 현실을 왜곡하는 상상적인 관계가 교정되도록 하는 것이다. Lacan은 제도화된 기존의 분석기법에도 변화를 가져왔는데, 예를 들어 피분석자le psychoanalyse, 즉 환자를 정신분석의 주체 또는 무의식의 주체라고 해서 분석자le psychoanalyant로 보았다. 치료자의 역할은 환자의 인격구조를 의미론적 문맥에서 해석하는 것이라고 하였다. 관계에 대한 환상은 현실을 왜곡하는 것으로, 교정되어야 한다고 하였다.

영향과 비판: Lacan 정신분석은 철학에 가까워, 대륙철학과 문화이론, 후기구조주의, 비판이론, 페미니스트 이론, 영화이론, 퀴어이론, 좌파사상과 정치 등에 영향을 미치기도 하였지만, 그의 이론은 난해하며 실증적 근거가 없다는 비판을 받고 있다. 실제 임상에서는 Lacan의 이론은 널리 이용되지 않는다. 예를 들어, 정신분석에서 저항이란 환자가 치료자와의 실제 관계를 이해하지 못하는 것이라 하며, 이를 해결하기 위해서는 치료시간을 짧게 하는 것이 좋다고 한 것이나, 정신분석은 세션이나 시간이 아니라 내용과 과정에 따라 표준화되어야 한다고 한 것에 대해서는 비판이 있다.

III. 학습이론

학습이론learning theory은 흔히 행동주의behaviorism라고 부르며, 자극-반응 모델stimulus-response model이라고도 한다. 여기에는 I. Pavlov가 창시한 고전적 조건화 classical conditioning 이론과 Skinner가 말한 조작적 조건화 operant conditioning 등 크게 두 가지가 있다.

학습learning이란 특정 상황하에서 반복적인 경험을 통해 행동이 영구적 또는 반영구적으로 변화하는 것을 말한다. 이를 위해서는 자극과 반응 사이에 어떤 연관 association이 일어나야 한다. 대개의 경우 연관은 욕구의 만족이다. 그리고 학습이란 다음과 같은 전제가 성립되어야 하는바, 변화된 행동이 타고난 반응의 경향성이나 성숙에 따른 변화 또는 일시적 상황에서의 변화가 아니어야 한다. 인지cognition, 환경, 그리고 행동이 상호작용하여 학습된 변화가 나타난다. 이런 학습은 항상 일어나며 정신장애도 발생시킨다.

행동주의 또는 학습이론은 실험적 방법을 강조하며, 주관적이고 내면적이고 입수할 수 없는 것(즉 마음)은 무시하고, 오로지 우리가 관찰하고 측정하고 조작manipulate할 수 있는 변수variables들에 초점을 둔다. 실험적 방법이란 한 변수를 조작하여 다른 변수에 미치는 영향을 측정하는 것이다. 여기서의 인격이론은, "환경이 행동을 지배한다"는 것이다.

학습이론은 Freud의 정신분석학과 비슷한 시기인 20세기 초에 실증주의 철학의 영향을 받으며 발전하였다. 정신분석학이나 역동정신의학 이론이 임상경험을 통해, 그리고 정신 내부, 무의식 등의 추론을 통해 형성된 데 반해, 행동주의 심리학자들은 '검증 가능한 것'을 강조하던 당시의 시대적 분위기에 발맞춰 심리학 연구에 있어서도 '검증 가능한 것'들만을 연구대상으로 삼아야 한다고 주장하였다. 그러나 '검증 가능한 것'에 대한 집착 때문에 정작 심리학의 진정한 연구대상이라 할 수 있는 심적·내적 과정, 즉 자극-반응이 어떠한 경로와 기제를 통해 일어나는지에 대한 탐구를 소홀히 한다는 비판을 받는다. 즉 행동주의 심리학은 '블랙박스 심리학'이라는 비판을 받는다.

실험실 연구

학습이론은 주로 실험실에서 동물행동을 통해 연구되었다. 예를 들면 보상을 어떤 비율ratio로 또는 어떤 간격interval으로 주는 것이 학습에 더 효과적인가 등을 실험하였다. 또한 동기 motivation의 영향, 선택choice의 영향, 빠르게 제공되지만 작은 보상이 주어질 때나 느리게 제공되지만 큰 보상이 제공될 때 중 어느 것이 더 효과적인가 등을 실험하였다. 수많은 다양한 상황이 실험되어, 이를 기초로 인간의 행동(정신장애 포함)과 그 해결방법이 제안되었다. 그러나 대개 실험실 동물에서 얻은 결과를 복잡한 사회에서 생활하는 인간에게 그대로 적용하는 데는 한계가 있다고 판단된다.

치료에 대한 함의

학습이론은 정신장애의 발생기전을 설명하고 그에 근거하여 행동치료가 제안되었다. 예를 들면, 교사가 한 학생이 난폭한 행동을 한다고 정신과에 데려왔다면, 의사는 그 행동이 어떤 자극 때문*respondent*인지, 결과(조작) 때문인지*operant* 생각해야 하며, 그에 따라 원인을 수정하든지 결과를 수정하든지, 대응방법이 달라져야 한다. 그러나 실제로는 이 두 방법은 통합적으로 적용되는 것이 최적이라 하겠다.

Reinforcer란 결국 효과이다. 현재까지의 연구들을 종합하면 현재 동기가 있고, 또 바람직한 결과를 생산할 것임을 알면 도구적/조작적 학습을 더 잘하게 된다는 것이다. 예를 들면, 우울증 때 reinforcer-치료(약물)의 효과를 직접 경험해야 환자가 우울증을 개선하는 행동들에 더 관심을 갖게 된다.

치료기법은 행동교정*behavior modification*을 목표로 한다. 즉 원하는 행동이 발달될 때까지 재강화, 처벌, 무시, 토큰경제*token economy*[원하는 행동이 일차 강화제인 보상으로 교환될 작은 표*token*(이차 강화)로 재강화되게 하는 것. 예를 들어 성공할 때마다 작은 표를 주고 표가 일정 수로 쌓이면 실제로 큰 상을 줌] 등을 통해 행동을 변화시키는 것이다(제34장 정신사회적 치료, III. 행동치료 참조).

부모-자식 관계도 이런 상호작용의 연속이라 할 수 있다.

1. 고전적 조건화 이론*classical conditioning theory*

Ivan Pavlov(1849~1936)는 러시아의 생리학자로, 개의 소화작용에 대해 연구하는 도중, 개가 먹이를 보는 것만으로도 타액을 흘린다는 사실을 관찰하고 이를 본격적으로 연구하기 시작하였다.

개는 고기와 같은 음식을 보면 무조건 침을 흘리는데, 이때 고기를 무조건자극*unconditioned stimulus*; US이라 하고, 고기에 침을 흘리는 반응은 무조건반응*unconditioned response*; UR이라 한다. 그런데 고기를 주기 직전에 종소리를 들려주는 것을 반복하면 개는 마침내 종소리만 듣고도 침을 흘리게 된다. 여기서 고기를 주기 직전에 종소리를 들려주는 것을 연합*pairing*이라 하고, 무조건자극과 연합되어 제시하는 자극을 조건자극*conditioned stimulus*; CS, 조건자극에 대한 반응을 조건반응*conditioned response*; CR이라 한다. 이와 같이 처음에는 아무런 반응도 일으키지 않던 자극이 무조건자극과 결합하여 반복 제시되는 과정을 통해 조건반응을 일으키는 조건자극이 되는 과정을 고전적 조건화*classical conditioning* 과정이라고 한다. (그래서 자라 보고 놀란 가슴 솥뚜껑 보고 놀라는 것이다.) 한편 무조건자극(음식) 없이 조건자극(종소리)만 계속해서 제시하면 조건반응(침 흘림)은 강도가 점차 약해지고 마침내 나타나지 않게 되는데, 이를 소거*extinction*라 한다. 또한 조건반응이 애초의 조건자극뿐 아니라 그와 유사한 다른 자극에 의해서도 나타나는 것을 자극일반화*stimulus generalization*라 한다. (이는 범불안장애나 PTSD의 발생기전을 설명한다.)

2. 조작적 조건화*operant conditioning*

이는 행동은 결과에 따라 지속되거나(긍정적 강화*positive reinforcement*) 또는 중단된다(부정적 강화*negative reinforcement*)는 학습이론이다.

Edward L. Thorndike(1874~1949)

Thorndike는 미국의 심리학자로, 조작적 조건화 이론의 선구자이다. 그는 앞발로 빗장을 올려야만 문이 열리고 먹이를 먹을 수 있는 문제상자*puzzle box*를 만들어 굶주린 고양이를 그 안에 가두었다. 고양이는 먹이를 먹기 위해 온갖 시도를 하는데, 이 과정에서 점차로 불필요하거나 부적합한 행동은 줄어들고 점점 더 정확하고 적합한 행동을 하는 것을 관찰하였다. 그는 이 현상을 시행착오학습*trial-and-error learning*이라고 불렀다. 즉 시행착오와 우연적 성공이 반복되면서 문제해결에 필요한 방법을 학습하게 된다는 이론이다. 또한 빗장을 올리는 고양이의 행동은 먹이라는 보상을 얻기 위한 도구가 되므로 이를 도구적 학습*instrumental learning*이라고도 하며, 성공한 행동, 즉 문제해결에 효과가 있는 행동이 각인되는 이러한 학습의 원리를 효과의 법칙*law of effect*이라고 한다.

Burrhus F. Skinner(1904~1990)

B. F. Skinner는 하버드대학교 심리학과 교수로, 조작적 조건화의 원리와 과정에 대한 이론을 체계적으로 확립하였다. 굶주린 쥐를 스키너 상자*Skinner box*(그림 3-3)라는 특별히 고안한 상자 속에 넣으면, 쥐는 그 안에서 이리저리 돌아다니다가 우연히 지렛대를 누르게 되고, 그러면 먹이가 떨어지게 된다. 먹이를 먹은 쥐는 다시 먹이를 얻기 위해 지렛대를 누르는데, 이것을 행동이 강화*reinforce*되었다고 한다. 즉 어떤 행동에 의해 특정한 결과가 뒤따르고 그 결과에 의해 애초의 행동을 보다 빈번히 하게 되면 그 행동은 강화되었다고 하고, 강화를 일으키는 특정한 결과를 강화인자*reinforcer*라고 한다. 긍정적 강화*positive reinforcement*는 어떤 행동에 긍정적 결과가 뒤따르기 때문에 그 행동이 보다 빈번히 일어나는 경우를 말하며, 부정적 강화*negative reinforcement*는 어떤 행동 뒤에 예상하였던 부정적 결과가 일어나지 않기 때문에 그 행동이 보다 빈번해지는 경우를 말한

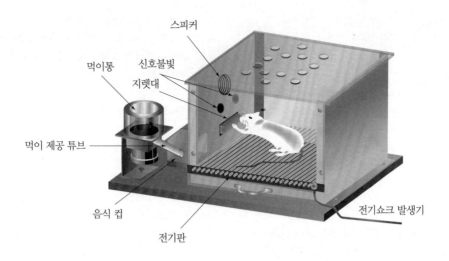

스피커
신호불빛
먹이통
지렛대
먹이 제공 튜브
음식 컵
전기판
전기쇼크 발생기

그림 3-3 스키너 상자

다. 또한 어떤 행동을 수정하기 위해서는 특정 행동의 빈도를 감소시킬 필요가 있는데, 이때 혐오자극을 제공(벌punishment을 줌)하거나 선호자극을 제거함(박탈성 벌. 예 '타임아웃')으로써 행동의 빈도수를 감소시킬 수 있다.

즉 operant behavior는 그 행동이 야기한 효과 때문에 증가하거나 감소한다. 즉 결과가 좋으면 그 행동이 증가하고, 결과가 나쁘면(처벌을 받으면) 그 행동이 감소한다. 긍정적 결과가 없으면 그 행동은 안 하게 되고(time-out), 부정적 결과가 없으면 그 행동은 강화된다. 그리하여 긍정적 결과만 많고 부정적 결과가 적으면, 환경과의 관계는 최적이 된다.

Skinner는 강화기제들을 계획적 사용programming으로 제시함으로써 단계적으로 특정 행동양식을 만들어 낼 수 있다고 하였다. 이를 shaping이라 한다. 그는 이를 실험적으로 보여 주었는데, 즉 비둘기에게 탁구를 가르쳤다. 그는 자신의 연구를 바탕으로 급진적 행동주의라고 부르는 과학철학을 만들어 냈다.

그는 실험실에서 강화가 주어지는 방식, 즉 강화 스케줄reinforcement schedule에 따른 반응(효과)의 차이를 실험하였다. 첫째, 계속적 강화continuous reinforcement schedule는 반응이 있을 때마다 강화자극reinforcer을 주는 것이다(예: 자판기에 동전을 넣으면 음료수 캔 하나가 나옴). 이 방식은 반응횟수를 빠른 시간에 증가시키므로 신속히 학습된다는 점에서 효과적이나 점차 효과가 감소된다. 또한 강화가 중단되면 소거도 신속하게 일어난다. 둘째, 간헐적인 강화intermittent reinforcement schedule는 간격interval을 변동시켜 가며 또는 비율ratio을 변동시켜 가며 강

화자극를 주는 것이다. 제시 방법과 규칙성 여부에 따라 다음과 같이 구분된다: ① 고정간격 스케줄fixed interval schedule(일정 시간마다 규칙적으로 강화함. 예: 주급, 정기시험), ② 가변간격 스케줄variable interval schedule(전체적으로는 일정하지만, 다양한 시간 간격으로 강화함. 예: 퀴즈 시험), ③ 고정비율 스케줄fixed ratio schedule(실험동물이 지렛대를 세 번 누르면 한 번의 비율로 강화함. 예: 주급 또는 월급), ④ 가변비율 스케줄variable ration schedule(전체적으로는 일정하지만, 요구되는 반응의 개수를 어떤 평균을 중심으로 변화시켜 강화함. 예: 슬롯머신)(④로 갈수록 효과적이다).

그러나 실제 사회에서의 인간의 행동에는 선택choice이라는 요소가 있다. 즉 인간은 해당 행동에서의 강화인자뿐 아니라 그 상황에 있는 다른 강화인자들에 영향을 받기 때문이다. [예: 청소년이 어떤 약물을 남용할 때 약물효과라는 강화인자뿐 아니라, 학업의 성취라는 강화인자의 영향을 받는다. 그래서 청소년은 즉각적 만족을 택할지 만족의 연기(욕구의 통제)를 택할지 선택해야 한다.]

기타 Skinner가 연구한 강화이론들: ① 덜 좋아하는 행동이 더 좋아하는 행동을 할 수 있게 해주는 경우, 그 덜 좋아하는 행동은 강화된다(이를 premack peinciple이라 한다). ② 동기motivation가 있으면 더 잘 강화된다. 즉 음식이라는 보상이 제공되고 실험동물이 배가 고프다면 학습이 더 잘 일어난다. 이 경우를 incentive learning이라 한다. ③ 보상이 클수록 행동이 더 잘 학습된다. 그러나 이전에 받던 보상에 대한 기대보다 보상이 적어 실망하면 학습된 행동이 저하된다. ④ Paradoxical reward effect란 보상이 오히려 행동을 저하시키는 경우이다(또는 보상이 없으면 행동이 강화됨). 예를 들면, partial reinforcement extinction effect는 가변성 또는 부분 강화 schedule에서 보상

을 영구 중단하면 지속할 때보다 더 행동이 강화된다. ⑤ 많이 노력한 경우 그 행동은 더 강화된다.

두 이론의 통합

고전적 조건화(학습) 이론은 이전 자극에 의해 이후 행동이 유도된다는 이론이다. 한편 조작적 및 도구적 학습이론은 이전 자극이 아니라 결과가 행동을 통제한다는 이론이다. 이 두 가지의 중요한 공통점은 공통적인 law of effect로, 학습과정은 궁극적으로 환경에 적응케 한다는 것이다.

실제 인간의 행동에는 이 두 이론이 통합적으로 작동한다. 즉 단순한 자극-반응 과정으로 보이지만, 실제로는 그 사이에 많은 도구적 내지 조작적 학습과정이 개입되고 있다. 예를 들어, 소아는 무서운 아버지에 대해 회피한다. 그러나 소아는 아버지가 처벌하는 이유가 되는 행동을 더 이상 하지 않을 수도 있는데, 이는 Pavlov식 부정적 학습이다. 소아가 벌 받을 행동을 줄이기보다 벌 주는 아버지를 회피하는 것은 처벌받지 않는 상황이 보상reward이 되어 피하는 행동이 강화된 결과이다. 이는 도구적(조작적) 학습이다. 즉 회피행동은 고전적 및 조작적 방식 두 가지가 통합된 결과이다.

이러한 통합적 설명으로 소거extinction, 학습된 무력감, 혐오, 습관형성 등을 잘 설명할 수 있다. 즉 소거는 무조건자극이나 reinforcer가 제거된 결과 나타나는 현상이다. 또한 두 이론의 통합으로 기억과 신경기전과 학습의 관계, 약물(항불안제) 효과와 학습 등을 더 잘 설명할 수 있다.

3. 학습이론의 발전

치료에의 응용

학습이론은 여러 행동치료behavioral therapy와 인지행동치료ognitive behavioral therapy의 길을 열었다(제34장 정신사회적 치료 참조).

John B. Watson(1878~1958)

동물실험을 통한 조작적 조건화 이론을 인간행동에 최초로 적용한 미국의 심리학자이다. 그는 little Albert라고 알려진 소아의 공포증을 체계적 탈감작법systemic desensitization으로 치료하였다.

Joseph Wolpe(1915~1997)

불안행동이란 불안을 야기하는 상황에서 중추신경계에 의해 학습(조건화)된 지속적인 습관이라고 보았다. 따라서 불안을 억제하는 반응을 불안을 야기하는 상황에서 동시에 일어나게 한다면 불안을 억제할 수 있다고 보았다. 즉 불안할 때 불안 상태에 반대되는 이완relaxation을 한다면 불안이 억제된다는 것이다. 이를 상호억제reciprocal inhibition라고 한다. Wolpe는 그 밖에 체계적 탈감작법도 개발하였다. 즉 불안을 일으키는 자극 중

가장 덜 자극적인 자극에 노출시킨 후 그 자극을 견뎌 내면 점차 더 자극적인 자극에 노출시켜 나가는 방법으로 불안을 억제하는 것이다. 자극의 강도에 따른 불안 수준의 위계를 anxiety hierarchy라 한다.

John Dollard(1900~1980)와 Neal Miller(1909~2002)

이들은 학습이론과 정신분석이론의 통합을 꾀하였다. 사람은 긴장 또는 욕구나 정신분석에서 말하는 본능에 의한 긴장을 감소시키는 방향으로 행동하게 마련이며, 그렇지 못할 때 불안이 학습된다. 이를 긴장감소 이론tension reduction theory이라 한다. 불안을 해결하기 위한 방법으로 회피행동avoidance behavior이 발달하므로, 따라서 치료는 학습취소과정unlearning process을 밟게 하는 것이다.

Albert Bandura(1925~2021)의 사회학습이론social learning theory

Bandura는 인지이론과 학습이론 간의 통합에 기여하면서 사회학습이론의 선구자로 인정된다. 청소년의 공격성에 대해 주로 연구하고 교육학에 기여하였다. 그는 행동이란 인지적cognitive 및 환경적environmental 요인들의 상호작용에 의해 잘 이해된다고 하였다. 예를 들어, 어려서부터 적절한 부모와 사회의 영향과 닮기imitation 또는 모델작용modelling을 경험하면 건강한 적응능력인 자기효능감self-efficacy이 발달하지만, 그렇지 못하면 부적응적maladaptive 학습을 하게 되어 인격장애가 나타난다. 그는 환경이 행동에 영향을 미치지만, 행동도 환경에 영향을 미친다고 하여, 이를 reciprocal determinism이라 하였다. 나중에는 상상, 언어 기능 등을 고려하여 심리과정도 환경과 행동과 더불어 삼자 관계로 포함시켰다. (그리하여 인지학파로 분류되기도 한다.) 그가 제안한 치료법에는 self-control therapy와 modelling therapy가 있다.

사회학습이론: 실제 사회에서 일어나는 여러 학습 경험을 설명하는 포괄적인 모델로 행동/학습 이론과 인지이론을 통합한 이론이다. 즉 학습은 사회적 맥락에서 일어나는 인지과정이라는 것이다. 이는 재강화reinforcement 없이도 관찰이나 직접적 지시로 일어날 수도 있다. 또한 보상이나 처벌을 관찰함으로써도 일어날 수 있는데, 이를 대리강화vicarious reinforcement라 한다.

인지학습cognitive learning

인지학습은 인지이론과 학습이론을 통합한 이론이다. 인지와 학습(배움)에 대한 이론은 오래되었다. 일찍이 Platon에서 시작하여 Descartes에 이르기까지 인지행동과 지식의 획득에 대한 연구들이 이어졌다. 근대에 Wilhelm Wundt, William James, John Dewey, J. Piaget, John Watson, A. Beck 등이 연구하였다. 현대에는 W. Kohler의 통찰학습 이론, E. C. Tolman의 잠재학습 이론, 그리고 정보처리information processing 이론 등이 있다.

인지학습이란 학습에 있어 단순한 자극과 반응이 아니라 그 사이에 중재변인intervening variable, 즉 이해understanding 같은 정신과정의 역할을 강조한다. 개인이 어떤 지침을 잘 이해하고 수행함으로써(또는 생각하거나 예상하거나 기억함으로써), 모르는 상태에서 무조건적으로 수행할 때보다, 행동을 더 잘 변화시킬 수 있다는 것이다. 즉 성공하면 성취감으로 인해 다음 과제도 성공적으로 수행할 수 있게 될 뿐 아니라, 인지학습을 평생 습관으로 유지하게 된다고 보는 것이다.

인지학습에서의 과정은 이해(지식), 기억(뇌 기능), 실제 적용(행동), 문제해결, 새로운 학습 자극, 학습행동의 지속(습관) 등으로 진행된다. 관련 개념으로 다음과 같은 것들이 있다.

사회적 인지이론social cognitive theory: 사회적 맥락, 즉 개인(의도), 환경(압력), 행동표현에서의 학습을 말한다.

인지행동이론cognitive behavioral theory: 생각, 감정, 행동이 직접적으로 서로 연결되어 있다는 생각이다. 정신의학에서는 인지행동치료로 나타나고 있다.

인지적 부조화cognitive dissonance: 한 개인에 있어 신념, 지식, 그리고 행동 간에 불일치 또는 부조화가 있는 것이다. 예를 들어, 비싼 자동차가 지위의 상징이라고 보는 것은 실제 잘못된 생각이라는 것을 인정하려 하지 않는 것이다. 다른 예는 어떤 결정을 한 후에 그 결정을 강하게 믿는 것이다. 이런 부조화가 크게 느껴지면 개인은 생각을 바꾸거나 행동을 변화시키려 한다.

귀인歸因 attribution: 개인이 어떤 행동의 원인을 어떻게 인식하는가에 대한 인지적 접근에 대한 이론이다. 흔히 사람들은 자신의 행동의 원인은 환경 탓으로, 타인의 행동은 내적 소인(인격특징) 탓으로 돌리려 한다. 이런 탓하기는 이후의 감정과 행동에 영향을 미친다. 예를 들면, 의사가 어떤 약을 매우 강하고 효과적이라 말해 주면, 나중에 좋아졌을 때 환자는 그 좋아진 이유는 전적으로 약 때문이라고 믿는다.

학습된 무력감learned helplessness: 학습이론은 불안의 이해에 도움을 주었다. 마찬가지로 억제 상태의 동물에게 부정적 자극을 지속적으로 주면, 동물은 이를 피할 수 없음을 체득한다. 즉 어떤 행동도 환경을 바꿀 수 없다는 무기력 상태를 학습된 무력감이라 한다. 이는 우울증을 설명하는 하나의 모델이 되고 있다.

Ⅳ. 기타 정신사회적 이론

1. Adolf Meyer의 정신생물학psychobiology

Meyer(1866~1950)의 학문을 정신생물학이라 하는데, 정신과 환자를 신체적·정신적·사회적biopsychosocial 관점에서 과학적으로 접근하여 종합적으로 이해하고 치료해야 한다는 것이다. 단순한 용어로도 인간에 대한 이해가 가능하다고 하여 그의 정신의학을 상식적 정신의학common sense psychiatry이라 한다. 그는 정신장애를 생물학적으로 특정화된 자연적 질병(뇌의 병)으로 보지 않고, 생물정신사회적 스트레스에 대해 잘못된 인격기능이 나타내는 하나의 생물정신사회적 반응형bio-psycho-social reaction type이며, 비적응적 습관maladaptive habits이라고 개념화하였다. (그는 조발성 치매도 하나의 반응형이라고 보았다.)

Meyer는 스위스 출신 신경정신과 의사로, 1892년 미국으로 이주하여 여러 중요 대학에서 연구와 진료를 하면서, 제자 Phyllis Greenacre(1894~1989)와 Curt Richter(1894~1988) 등과 더불어 20세기 전반 미국 정신의학을 현대적으로, 그리고 전반적으로 발전시키는 데 큰 공헌을 하였다. 그는 T. Huxley, 그리고 John Dewy와 William James의 실용주의pragmatism와 경험주의empiricism의 영향을 받았고, 그래서 도움이 된다면 어떤 이론도 수용, 통합하려 하였다. Kraepelin의 분류체계와 Freud의 정신분석을 미국에 소개했으며, DSM 창설에 기여하였고, Freud의 성이론과 어린 시절의 양육 경험이 성인기 인격형성에 중요하다는 견해를 받아들였다. 그는 1930년 Leo Kanner가 존스홉킨스대학교에 처음으로 소아정신과를 만들도록 도왔다. 그의 포괄적 이론, 즉 상식적 정신의학이론은 일반체계이론의 선구적 역할을 했을 뿐 아니라, 정신의학적 사회사업, 재활, 그리고 지역사회정신의학의 발전에 크게 공헌하였다. Meyer는 또한 Clifford Beers에게 정신위생mental hygiene이라는 용어를 제안한 것으로 알려졌으며, William James와 함께 1909년 미국의 the National Committee for Mental Hygiene의 결성을 도왔다.

Meyer는 Freud의 초심리학metapsychology을 버리고 실험연구를 중시하고, 실제 증상들 간의 상호관련성을 강조하고, 정신질환에 대해 객관적·역동적·상식적 접근과 다원적 접근 내지 절충적 접근eclectic approach을 주장하였다. 그는 나중에는 Freud가 너무 무의식만 강조하고 일상생활에서의 문제, 사회환경 등을 소홀히 함에 대해서는 반대하였다. 이러한 주장은 지금도 정신과적 임상 진찰과정, 즉 병력조사history taking 부분에 잘 반영되고 있다. 즉 정신장애란 병적 인격을 가진 사람이 퇴행하여 적응할 수 없게 된 상태이기 때문에, 따라서 증상을 이해하기 위해서는 유전과 신체적·심리적·환경적·사회적 스트레스를 포함하는 자세한 case histories를 통한 전기적 연구biographical study가 필요하다고 하였다.

Meyer는 의무기록의 중요성을 가르친 선구자이다. 치료도 환자에 대한 정확한 진단과 평가에 기초하되 궁극적 목적은 습관훈련habit training을 통해 현실생활에서의 적응을 돕는 것이다. 구체적 방법으로는 의사·환자 간의 의견접근negotiation과 분산적 분석distributive analysis, 합성synthesis을 주장하였다. 그는 환자가 매일의 일상생활을 할 수 있도록 환자를 병원이라는 고립된 상태에서 지역사회로 내보내어야 한다고 하면서, occupational therapy와 community-based services를 지원했으며, 환자의 현재 생활이 실제적으로 개선되어야 한다는 것을 강조하면서 정신위생*mental hygiene*을 위한 사회운동을 하였다.

2. 현상학과 실존주의

현상학적 이론*phenomenological theory*들은 현상을 설명하기보다 이해하려 한다. 인간에 관련해서는 현상학은 인간 개인의 독자성*uniqueness*과 자기실현의 잠재력*self actualizing potential*을 강조하며, 행동주의의 환원적 이론이나 역동적 결정론에 반대한다. 게슈탈트 심리학과 실존주의 심리학에 영향을 미쳤다. 정신의학에서는 K. Jaspers가 선구적 역할을 하였다.

Karl Jaspers(1883~1969)

Jaspers는 하이델베르크대학의 정신과 의사였으며 철학자이자 휴머니스트였다. 그는 현상학의 방법, 즉 특정 원인론에 매이지 않고 현상을 직접 관찰하고 묘사함으로써 『General Psychopathology』(1913)를 저술하였다. 핵심은 인간행동의 규칙성과 패턴을 관찰함으로써 행동을 설명하는 것(Erklärende Psychologie 설명심리학)은 인간 존재에 의해 경험되는 '의미관계*meaning-relations*'를 이해함(Verstehende Psychologie 이해심리학)으로 보완되어야 한다고 주장하였다. 또한 그는 정신현상에 있어 과정*process*과 발달*development*을 구별하였다. 그는 이해*understanding*와 이해불능*incomprehensibility*, 망상, self-awareness 등 정신병리학을 통합적으로 설명함으로써 현대 정신의학의 증상론과 진단학의 발전에 지대한 공헌을 하였다. 이로써 그는 E. Kraepelin(1856~1926)이 중심이 된 생물학적 절대론*biological absolutism*에 근거한 독일 전통의 정신의학의 질병분류와 증상기술, 정신장애의 원인에 대한 이론, 임상정신의학에서의 방법 등이 지나치게 객관적이고 경직된 것이라고 비판하였다. 그는 현대 정신의학에서 조현병의 정신병리, 정신장애의 실존적*existential* 개념, 정신치료 등의 발전에 공헌하였을 뿐 아니라, 신경과학, 철학, 종교에도 다중적 전망*multiperspectivity*, 이해, 공감 등 방법적 질문을 던져 주었다.

Jaspers는 정신병리학이 하나의 과학이 되기를 원하였다. 그는 Freud처럼 개인 환자를 자세히 연구했는데, 병력뿐 아니라 증상에 대한 환자 자신의 평가도 조사하였다. 이러한 biographical method는 현대 정신의학의 주류적 방법이다. 그는 정신병리학에서 증상 내용이 아니라 증상 형태로 진단해야 한다고 하였다. (환각에 있어 환청 현상이 있다는 사실이 중요하지 무슨 내용의 말을 들었는지는 진단에 중요하지 않다는 것이다.) 망상에 대해 Jaspers는 일차적 망상*primary delusions*과 이차적 망상*secondary delusion*으로 구별하였는데, 전자는 원인 없이 나타나고 의미가 정상적 정신과정으로는 이해가 되지 않는 용어로 나타나는 것이고(그러나 이해할 수 없는 것 같은 망상도 이해가능한 경우도 있다는 점에서 이 개념은 비판을 받고 있다), 후자는 개인의 과거, 현재 상황 또는 정신상태에 관련하여 생겨나는 망상이다.

이후 철학자로서 Jaspers는 독일 실존주의 철학의 중요 인물이 되었다. 그는 인간 정신생활의 여러 개별 사실들을 연구하고, 인간 전체에 대해 이해하고 설명하려 하였다.

실존주의*existentialism*

실존주의의 강조점은 인간실존의 주어짐과 인생의 궁극적 관심*ultimate concern*이다. 실존주의에서는 인간은 제한된 존재로서 세상에 던져진 존재*being-in-the-world*이며, 그로 인해 생기는 실존적 불안*existential anxiety*에 직면하면서 성장이 시작된다고 본다. 인간은 실존을 위한 투쟁을 통해 환경의 한계를 직면한다. 인간은 이 현상을 통제하지 못하지만, 환경에 대한 반응으로서의 자신의 행동과 태도는 통제할 수 있다. 그런 개인의 반응이 그의 Dasein 내지 being-in-the-world를 결정한다. 이 선택으로 그는 환경의 제한을 뛰어넘을 수 있다는 희망과 용기를 갖는다. 불안을 극복하고 성장을 이루기 위해 위엄과 자기존중을 유지하며 자기 인생을 살고자 하는 진실성*authenticity*과 용기*courage*를 필요로 한다. 진실성은 인간애로서 개인의 의무를 충분히 인식하고 인간의 자유와 책임을 포용함으로써 얻어진다. 이 과정은 매우 힘들며 따라서 용기가 필요하다.

실존주의의 대표적인 학자로는 S. Kierkegaard(1813~1855), Nietzsche(1844~1900), M. Heidegger(1889~1976), M. Buber(1878~1965), J. P. Sartre(1915~1980), Paul Tillich(1886~1965) 등이 있다.

실존주의를 정신치료에 응용하는 것을 현존재분석*dasein analysis* 또는 실존주의 정신치료*existential psychotherapy*라 한다(제34장 정신사회적 치료 참조).

Ludwig Binswanger(1881~1966): 철학자 Martin Heidegger와 Freud의 psychoanalysis의 영향을 받아 현존재분석*Daseinanalysis*을 제안하였다. 그는 인간의 정신적 문제는 모두 타인과의 삶에서의 dilemma와 궁극적으로 혼자라는 사실에서 파생된다고 하였다. Daseinanalysis는 사람이 Dasein 상태가 되도록 치료한다는 것인데, Dasein이란 인간실존*existence*으로 모든 경험에 개방적이며, 현상학적 세계를 있는 그대로 자유롭게 경험하는 상태를 말한다.

Medard Boss(1903~1990): Boss의 Daseinsanalysis는 실제적 정신치료 기법이다. 이는 Binswanger가 실존주의를 체계적으로 정신의학과 정신병리에 적용하는 이론가에 가까움과 대조된다. Boss는 Heidegger와 공동연구를 통해 Heidegger의 현상학을 신경증 이론과 정신치료에 실제적으로 적용하였다. Freud의 꿈이론과 무의식이론을 비판하였다. 그는 인간의 몸과 영혼의 이중성에서 벗어나 그 둘을 연결하려 하였다.

Rollo May(1909~1994)

심리학자로, 프로이트 정신분석과 실존주의를 연결시키고

자 하였다. Otto Rank를 실존주의적 정신치료자로 존경했고, Paul Tillich의 영향을 받았으며, Victor Frankl처럼 실존주의 철학을 정신치료에 적용하였다.

그는 발달단계를 말하였는데, 이는 연령별이 아니라 삶의 이슈들의 연속sequence에 대한 것이다: ① Innocence: 영아의 자아(또는 자기) 이전의 단계. 다소의 의지가 없지는 않지만, 해야 할 행동만 한다. ② Rebellion: 자유는 원하지만, 책임을 이해하지 못한다. ③ Ordinary: 보통 성인의 자아 수준으로 책임을 배우지만, 너무 강요적이라 보고, 순응과 전통적 가치로 도피한다. ④ Creative: 실존적 단계로 진실한authentic 성인으로 자기실현self-actualizing 및 단순한 자기중심성의 초월transcending simple egocentrism을 보인다.

May는 불안anxiety을 한 개인의 자기self로서의 실존에 핵심적인 요소로, 가치에 대한 위협에 의해 야기되는 불안이라고 정의하였다. 그는 불안은 삶에 있어서의 실제적 주된 촉매제로서 인간으로 하여금 용기 있는 결정을 하게 해주고 위험을 피하게 해주면서 동시에 안전하게 되는 방법을 발견하는 능력을 키워준다고 주장한다. 그는 불안에 죽음의 공포, 무nothingness의 공포 등도 포함하였다.

발달에 관련된 세계의 모습에는 다음 세 가지를 들었다: ① Umwelt: 우리 주위의 세상world around us이다. 이는 인간에 대한 (무의식적) 유전적 생물학적 영향을 나타내며, 운명 같은 개념을 심어 준다. ② Mitwelt: 소위 'the world'이다. 이는 물리적 세계로서 끊임없이 변화하는 관계 속에서 의미가 도출된다. 여기서 인간은 어린이로서 타인을 조절하는 법이나 책임감에 대해 배운다. ③ Eigenwelt: 우리의 고유의 세계our 'own world'이다 심리적 영역으로 개인이 자신과 관계를 맺는 세계이다. 여기서 자기-개발, 자기-앎, 자기-숙고, 자기-정체성 등이 창조된다. 의식적 세계이며, 자의식self-awareness을 알게 한다.

사랑love에 대해 May는, 사회는 사랑과 섹스를 2개의 다른 이데올로기로 분리하였지만 하나로 보았고, 따라서 사랑 없는 섹스를 부정적으로 보았다. 사랑에는 다음 다섯 가지 형태가 있다 하였다: ① Libido: 성교나 긴장을 해소하는 방법으로 만족될 수 있는 생물학적 기능, ② Eros: 사랑하는 사람과 지속적인 연합을 통해 생식 또는 창조를 추구하는 심리적 요구, ③ Philia: 두 사람 간의 친밀한 비성적non-sexual 우정, ④ Agape: 타인에 대한 존경, 이익을 얻으려는 것이 아닌 타인의 안녕에 대한 진정한 관심, 비사욕적 사랑, 특히 인간에 대한 하나님의 사랑, ⑤ Manic: 충동적인 감정적으로 생겨나는 사랑. 느낌이 뜨겁거나 차다.

죄의식guilt: 불안과 더불어 인간 실존에 대한 문제이다. 죄의식은 잠재력을 부인할 때, 타인의 욕구를 지각하는 데 실패할 때, 세상에 대한 의존을 인식하지 못할 때 나타난다. 죄의식은 상황에 의한 것이 아니라, 존재론적ontological이고 nature of being이다.

Victor Frankl(1905~1997)

Frankl은 오스트리아의 정신과 의사로, 『Man's Search for Meaning』의 저자이다. 그는 홀로코스트 생존자로, "살아야 할 이유를 가진 사람은 결국 살아남는다"는 것을 목격하였다. 예를 들어, 사랑하는 사람과 재회하는 것, 완수해야 할 일이 있다는 것, 깊은 신앙심 등이 힘든 삶을 견디게 해준다는 것이었다. 그 경험을 토대로 실존주의 철학에 근거하여 인간을 존재의 모든 형태에서 의미meaning와 삶을 계속해야 하는 이유를 발견하려는 존재로 보았다. 따라서 실존적 공허가 정신질환의 원인이라 하였다.

그는 또한 어떤 종류의 긴장은 고통스럽더라도 의미와 관련 있다면 건강을 위해 필요하다고 했는데, 이를 noödynamics(영적 역동)이라 하였다. 그는 뇌과학, 정신분석, 행동주의 등의 환원주의reductionism의 위험을 경고하였다. 그의 이론을 비엔나 정신치료의 제3학파라 부르며, 그의 정신치료 기법은 의미치료logotherapy라 부른다(제34장 정신사회적 치료 참조).

유기체 이론organismic theory

이는 인간을 정신과 육체를 가진 하나의 통일된 전체, 즉 유기체로 파악하려는 이론으로, 멀리 Aristoteles, R. Descartes, W. Wundt, W. James 등의 심리학에서 나온 것이다.

Kurt Goldstein(1878~1965)

Goldstein은 유기체 이론의 대표적인 신경정신의학자로, 게슈탈트 심리학과 실존주의의 영향을 받았다. 그는 뇌손상 환자들의 행동을 연구한 결과, 유기체는 여러 부분이 연결되어 역동적으로 평형을 이루어 하나의 전체로 행동한다고 하였다. 부분들이 분리된 상태는 긴장-불균형tension-disequilibrium을 이루기 때문에 병적이라고 보았는데, 유기체는 자동적으로 정상상태로 돌아가려 한다. 신체와 정신은 하나의 단위이며 전체의 법칙이 부분들의 기능을 지배한다는 것이다. 인간은 생태적인 잠재력을 실현해 가는 존재로 환경이 가하는 제약에 대해 영향력을 조절하거나 제약에 적응해 나가는데, Goldstein은 이를 자기실현self-actualization이라 불렀다. 그는 특히 추상적abstract 행동과 구체적concrete 행동에 대한 개념을 발전시켰다. 또한 뇌기능장애 환자들이 심한 스트레스(뇌손상 등) 때 공포와 격정 상태와 더불어 단순한 작업도 하지 못하는 무능 상태에 빠지는 현상인 파국반응catastrophic reaction에 관해서도 기술하였다.

V. 심리학

심리학psychology은 인간의 마음과 행동을 '과학적'으로 연구하는 학문이다. 심리학이 다루고 있는 대상의 범위는 대단히 넓기 때문에 심리학을 한마디로 정의하는 것은 간단하지 않은 일이다. 심리학은 인간에 대한 심층적 이해, 인간이 당면하는 실제적인 문제들의 해결 및 정신장애의 치료에 많은 기여를 하고 있다. 심리학자들은 다양한 자극 상황에 대한 반응으로 나타나는 여러 행동의 원인, 예를 들어 물리적·생화학적·생리구조적·심리적 원인들을 밝히기 위해, 미세한 수준에서는 신경과학을 연구하기도 하고, 거시적인 수준에서는 사회학자들의 연구 대상인 사회현상들 배후의 기제 mechanism를 다루거나, 인공지능 연구자들과 함께 무생물인 컴퓨터의 지능적 행동을 가능하게 하는 심적 과정을 찾기도 한다.

'심리학'에 대한 용어를 사용하지 않았을 뿐이지, 기원전부터 심리학에 대한 생각은 계속 있어 왔다. 그러나 현대 심리학의 정립 이전의 심리학은 철학과의 경계가 모호하였다. 일찍이 Platon과 Aristotles는 인식론에 관한 문제를 다루었으며, 인식론에 대한 논쟁은 Descartes와 Spinoza로 이어졌다. 특히 Descartes는 마음과 몸이 별개의 실체라는 이원론을 주장하였다. 이는 현대의 정신의학과 심리학의 입장과는 다른 것이다.

실험적 심리학은 중세에도 간혹 그 흔적이 남아 있으나, 본격적으로는 영국의 의사 Thomas Willis(1621~1675)가 정신과적 치료의 목적으로 뇌의 기능을 연구하면서 '정신의 법칙'을 다루는 학문으로서 심리학이라는 용어를 사용하기 시작하였다. Ebbinghaus(1850~1909)는 베를린대학교에서 기억에 대한 선구적인 실험을 수행하였다. H. L. F. von Helmholtz(1821~1894)는 독일의 생리학자, 철학자, 물리학자로서 생리학과 생리심리학 분야에서 공간의 인지, 시각이론, 음향의 인지 등 생리광학 및 생리음향학에 기여하여 정신물리학자로도 불린다. (그는 물리학에서도 열역학 이론, 전기역학 및 열화학, 유체역학 등에 업적을 남겼다.)

Charles Darwin(1809~1882)은 『종의 기원』을 통해 감정표현 연구의 선구자가 되었다.

Francis Galton(1822~1911)은 우생학eugenics과 심리측정의 선구자로서 인체 측정학을 확립하였으며, 지문finger prints연구를 통해 범죄자를 가려내는 방법의 개발에 많은 관심을 가졌다.

현대 심리학은 분야에 따라 생리심리학, 인지심리학, 지각심리학, 발달심리학, 성격심리학, 사회심리학, 정서심리학, 심리측정 등의 이론 분야와 임상심리학, 교육심리학, 산업심리학, 조직심리학, 범죄심리학, 여가심리학 등 여러 가지 응용심리학 분야로 나뉜다. 정신분석, 행동주의, 인지심리학, 게슈탈트 심리학, 인본주의 심리학, 진화심리학 등도 현재 넓은 의미의 심리학에 포함된다.

Wilhelm M. Wundt(1832~1920)

19세기에 이르러 심리학은 철학에서 완전히 분화되어 과학의 한 분야로 자리 잡게 되었다. 1879년, 흔히 '심리학의 아버지'라 불리는 Wundt는 라이프치히대학교에 정신물리실험실을 개설하고 심리학을 연구하는 방법론으로 '내성법introspection'을 주장하였다. 내성법이란 자신의 정신상태를 스스로 관찰하고 분석하는 방법으로, 현재 상태를 관찰하는 방법과 과거의 상태를 회상하는 방법으로 대별된다. 그러나 이 방법은 객관성과 신뢰성을 담보하기가 어려워 과학적 방법이 되지 못한다는 비판을 받아 왔다. 이후에 Wundt는 민족심리학, 비교심리학, 그리고 문화인류학의 발전에도 기여하였다.

William James(1842~1910)

James는 하버드대학교 출신의 의사로 미국실용주의를 옹호하였다. 그는 한 생각의 진실됨은 결코 증명될 수 없으므로 대신 생각의 유용성(소위 '현금적 가치cash value')에 초점을 두어야 한다고 주장하였다. 어떠한 관념이든지 그것을 믿는 자에게 효용이 있다면 그러한 한에서 그것은 진리라는 것이다. 그는 근본적 경험론radical empiricism을 통해 세계는 물질도 정신도 아닌 '순수경험純粹經驗'으로 이루어져 있으며, 경험이 바로 실재實在라고 주장하였다. 그의 '믿고자 하는 의지의 원리will to believe doctrine'는 증거주의evidentialism 원리를 거부하고 모험시도venturing를 정당화하려 한 의도를 나타낸다. 그런 의미에서 그는 종교적 믿음을 정당화하였는데, 신에 대한 믿음이 인생에 가져다주는 바에 따라 신의 존재가 입증된다는 것이다. 그는 the Will to Believe의 개념에 따라 의지는 자유라고 하였다. 종교적 경험은 정신적인 것으로, 신비의 계시는 진리를 간직하고 있지만 신비할 때만 그러한 것이며, 그런 개인적 경험이 없이는 종교적 경험이나 진리에 대해 뭐라고 할 것이 없다고 하였다. 본능에 대해서는 James는 Freud와 같이 Charles Darwin의 자연선택설theory of natural selection에 영향을 받아 인간은 (동물보다) 많은 본능을 가지고 있다고 했으며, 본능은 경험과 갈등하며 다른 본능과도 갈등하며 서로 영향을 주고받는다고 하였다. 그러나 나중에는 그는 radical behaviorism을 옹호하였다.

James-Lange Theory of Emotion: 1890년대에 James가 덴마크 생리학자 Carl Lange와는 독립적으로 제안한 이론으로, 이는 한 정신적 사건은 생리적 반응(높은 아드레날린 농도, 심장 박동 등)을 유발하는데, 감정은 이러한 생리적 반응들에 대한 지각과 해석에 의해 생겨난다는 것이다. 말하자면, 곰을 보고 공포를 느끼는 것이 아니고 곰을 보고 도망하고 그러고 나서 곰을 두려워한다는 것이다. 이러한 감정에 대한 시각은 미학과 철학에도 큰 영향을 주었다.

심리학의 연구방법

현대 심리학이 과거의 철학적 심리학과 가장 크게 다른 점은 현대 심리학이 경험과학empirical science이라는 점이다. 이는 Wundt의 실험실 창건 이래로 계속 이어져 온 전통이다. 현대 심리학을 과학으로 볼 수 있는 근거는 심리학이 채택하는 연구방법, 즉 체계적 경험주의systemic empiricism, 반복replication, 동료학자의 검증peer review, 경험적으로 해결 가능한 문제의 추구empirically solvable problems 등 방법의 과학성 때문이다.

심리학적 연구방법에 있어, 질적 연구방법은 주로 임상가들에 의해 사용되며, 소수의 내담자나 연구대상의 심리적 상태를 심도 있게 기술, 분석하는 것이다. 반면 양적 연구방법은 주로 기초분야 전공자들에 의해 많이 사용되는데, 연구 대상의 특성을 수치화, 계량화하기 용이한 경우에 사용된다. 예를 들어 반응시간response time 연구, 지능 연구 등에서 통계학의 지식들을 이용하여 연구 대상의 특성을 기술하고 예측한다.

심리학 연구에 통계는 매우 중요하다. 통계방법에는 다층모형multilevel model, 구조방정식모형structural equation model, 경로분석path analysis, 요인분석factor analysis 등이 있다. 양적 연구방법론의 가장 큰 강점은 일반화하기에 용이하다는 것이다.

게슈탈트 심리학

게슈탈트 심리학形態心理學 Gestalt Psychology은 20세기 심리학의 한 학파로, 지각작용에 대한 연구를 통해, 한 개체를 통합된 상호 연관성이 있는 전체로 파악하며, 자신과 주위 환경 간의 균형적 관계, 실제 경험, 가치, 의미, 형태 등을 중시한다. 게슈탈트Gestalt란 독일어로 전체를 의미하는데, 사물이 '형성된' 방법, 즉 어떤 자리에 '놓이거나', '조립된' 방식을 뜻할 때 쓰인다. 심리학에서는 이를 영어로 'pattern'이나 'configuration'으로 번역하는 경우가 많다. 이 이론의 핵심 중 하나는 '전체는 부분의 합 이상'이라는 것이다. 초기의 게슈탈트 심리학파는 지각의 영역, 특히 착각이라는 현상으로 설명되는 시각적 지각구조에 대해 연구하였다.

이 이론은 경험을 최소의 구성요소로 분해하는 방법론과는 달리 현상학의 방법론을 이용하였다. 현상학적 방법은 직접적인 심리적 경험을 아무런 제약도 받지 않고 그대로 기술하는 것이다. 게슈탈트 심리학은 부분적으로는 과학적 연구의 접근방식에 행태, 의미, 가치 등 인본주의적 차원을 포함시켰다. 대표적 학자로 M. Wertheimer, W. Koehler, K. Lewin 등이 있다.

1912년에 Wertheimer(1880~1943)는 실제로는 정지해 있는 물체가 분명히 움직이고 있는 것처럼 보이는 착각현상을 파이현상이라고 불렀다. 관찰자의 신경계와 관찰자의 경험은 물리적으로 입력되는 정보를 하나씩 수동적으로 기록하지 않는다. 오히려 이러한 자극을 받게 되면, 지각 경험만이 아니라 다른 기능으로 분화한 부분들까지 포함하는 하나의 완전한 신경조직화가 즉시 생성되어 반응하게 된다. Wertheimer는 "부분과 과정은 그 자체가 전체의 고유한 성질에 의해 결정된다"고 하였다. Wertheimer의 피험자였던 Koffka와 Kohler 등 심리학자들은 게슈탈트 현상이 어떤 원리로 조직되는지를 연구하여 근접성, 유사성, 연속성으로 Gestalt organizing principles이라는 원리가 이루어진다고 하였다.

Kurt Lewin(1890~1947)

독일 출신으로, 인격을 정의하기 위해 물리학의 이론을 빌려 장場이론field theory으로 도식화하였다. 장이란 각기 상호의존하는 부분들의 총체라고 정의되는데, 이에 의하면 인간과 환경은 하나의 life space라는 장을 이루고 있다. 이에 따르면 행동에 영향을 주는 것은 환경과 사람 모두이다. Lewin은 이에 대해 위상기하학을 차용하여 자신의 개념들을 시각적으로 표현하곤 하였다. 즉 인간행동은 개인과 환경의 하나의 함수[B=f(P, S)]라는 것이다. 장에는 끊임없이 만족을 요구하는 욕구(또는 valence)가 교차하고 있다. 즉 배고픈 사람은 배고프지 않은 사람에 비해 식당에 대해 더 잘 의식한다. 장이론을 집단에 응용하여 서로 의존하는 구성원 간의 상호작용을 집단역동group dynamic이라 부르는데, 이에 의하면 집단은 개인에 영향을 주고 개인은 집단에 영향을 준다. Lewin은 게슈탈트의 원리를 동기부여와 사회심리학 및 성격 연구, 나아가 미학과 경제적 행동에도 적용하였다. 그는 사회심리, 발달심리 등 여러 분야에 걸쳐 업적을 남겼으며, 리더십 연구, 개별 사례 연구 등의 업적을 남겼다. Lewin은 사회심리학의 창시자의 한 사람으로도 간주된다.

인간행동과 정신치료에 대한 게슈탈트 정신치료는 Frederick 'Fritz' Perls(1893~1970)가 개발하였다(제34장 정신사회적 치료 참조).

1. 인본주의 심리학humanistic theory

인본주의humanism이란 개인과 사회의 잠재력과 인간의 행위human agency를 강조하는 철학으로 모든 도덕적 및 철학적 추구의 출발점으로 인간을 중시한다. 인본주의의 개념은 역사적으로 지적 운동에 따라 변화해 왔는데, 대체로 인간의 웰빙을 중시하고, 자유freedom, 자율autonomy, 진보progress를 옹호한다. 인류humanity가 개인의 발전에 책임이 있고, 모든 인간은 평등한 타고난 위엄을 가진다고 보며, 인간과 세계 간의 관계에 관심을 가진다. 인간이 자신들의 가치관을 만들며, 좋은 의미 있는 삶을 살아갈 수 있다고 본다.

대체로 인본주의는 세계를 이해하는 human agency에 있어 무신론적이며, 초자연적인 계시보다 과학과 이성에 의존한다. 인본주의자는 인권, 언론자유, 진보적 정책, 민주주의를 옹호하며, 종교가 도덕의 전제조건이라고 보지 않으며, 교육과 국가에 있어 과도한 종교의 영향에 반대한다(이와 관련 아래 영성 정신치료 참조).

1950년대 실존주의의 영향으로 인본주의 심리학이 파급되었다. 이는 인간을 자율적이며 스스로 지향적이며 독특하게 창조적인 하나의 개체로 보고자 하는 시도들이다. 주요 학자로는 욕구이론을 주창한 Gordon Allport, Abraham Maslow 등이며, 정신치료 분야에서는 Carl Rogers가 있다(제34장 정신사회적 치료 참조). 또한 직관적이며 전체적 인지를 중시한 장이론인 게슈탈트 심리학을 주창한 Fritz Perls 등이 있다.

Gordon Allport(1897~1967)

심리학의 인본주의학파humanistic school를 창시하였다. 그는 인간을 태어날 때 이미 성숙의 잠재력을 가지고 있는, 기능적 자율성을 가진 자기지향적 존재로 보았다. 따라서 개인의 경험이나 개인성은 생물학적으로나 정신분석적으로 쉽게 연역하거나 일반화할 수 있는 것이 아니기 때문에 인격발달사를 중요하게 보지 않으며, 오히려 현재의 목적과 그 추구를 중요시한다. 성숙하고 적절한 행동을 하는 자아self를 인격기능의 핵심으로 보고 이에 대한 개념은 proprium이란 용어로 표현하였다. 여기에는 정체성, 자존심, 자기확대, 합리적 대처, 추구, 통찰력, 열성, 큰 뜻aspiration, 양심, 미래지향적 창조성, 성숙maturity(따뜻함과 친밀성으로 타인과 관계를 맺으며, 자아감sense of self의 확장) 등이 포함된다.

Abraham Maslow(1908~1970)

미국의 심리학자로, 인간은 자기실현의 근본적인 욕구가 있는 존재로, 본래 선하다고 주장하였다. 그의 욕구단계설hierarchy of needs은 인간의 욕구need는 순차적으로 구성되는데, 그러한 욕구들은 피라미드식으로 표현된다는 것이다. 가장 아래에 생물학적 생존을 위한 생리적 욕구physiological needs가 있으며, 그 위에 안전의 욕구safety needs(개인적 안전, 경제적 안정, 건강과 웰빙), 애정과 소속감love and belonging을 위한 욕구(우정, 친밀, 가족), 자존심esteem에 대한 욕구, 그리고 가장 높은 단계로서 자신을 초월self-transcendence하고자 하는 욕구, 즉 자기실현self-actualization의 욕구가 있다. 이들은 순차적으로 만족이 되는데, 전 단계의 욕구가 만족되면 다음 단계의 욕구가 활성화되며, 각 단계에서는 그 선택에 대한 개인의 갈등이 뒤따른다. 자기실현이란 "한 사람이 될 수 있다면 그렇게 되어야 한다"는 것이다. 즉 인간은 자신의 모든 잠재력을 실현시켜야 한다는 것이다. Marslow는 개인의 성장을 위해 힘쓰는 '진실한 자아'를 인간의 핵심 부분으로 보고 이를 잘 개발할 것을 주장하였다. 따라서 그는 환자를 대할 때 병리학 관점을 남용하는 주류 심리학을 비판하였다.

2. 임상심리학clinical psychology

임상심리학은 인간의 행동문제에 대한 원인과 진단과 치료에 관한 심리학 분야이다. 진단을 위해서는 심리검사의 실시와 면접, 해석 등이 이루어진다. 치료에 있어서는 상담심리학이라 한다. 연구에는 심리검사의 개발, 치료기간 동안의 변화와 치료결과에 대한 평가 연구, 그리고 정신장애의 원인에 대한 연구 등이 포함된다. 기타 어디에 중점을 두는가에 따라 실험심리학experimental psychology, 생리심리학physiological psychology, 발달심리학developmental psychology, 종교심리학psychology of religion 등 여러 분화가 있다.

심리측정학psychometrics

심리측정학은 factor theory라고도 하는데, 각종 심리검사 및 통계심리학 등에 기초한 심리학이다.

R. Cattel(1905~1998)

Cattel은 사람의 생활사 조사, 개인면담자료, 설문지 등을 통해 자료를 모아, 이를 통계적으로 다변량분석multivariate analysis과 요인분석factor analysis을 하여 인격 내 여러 변인variables과 요인factor 간의 관계를 분석하고 성향trait의 개념을 발전시켰다. 인격은 생물학적 성향(성, 집단성, 공격성, 개체보호 등)과 환경으로부터 학습된 성향(일, 종교, 친밀성, 로맨스, 정체성 등)에 의해 이루어지는 실제적·잠재적 행동형태의 총체이며, 구성은 인식적 부분, 욕동적conative 부분, 정동적 부분 및 신체적 부분 등으로 되어 있다고 본다. 그에 의하면 성향이란 생물학적 근거를 가지면서 동시에 환경에 의해 결정되는 것으로, 관찰할 수 있는 개인의 행동적인 버릇이다. 한편 유형type은 성향을 일부로 하는 일반화된 전반적인 인격 부분이다. 또한 사회는 유전적으로 각기 다른 개인들을 그 사회의 규범에 맞도록 강제하는 경향이 있는데, 이를 law of coercion to biosocial mean이라 한다.

H. J. Eysenck(1916~1997)

Eysenck는 독일 심리학자로 주로 영국에서 활동하였다. 지능과 유전의 관계, 그리고 인격연구로 유명하다. 그는 성격유형을 내성적introversion, 외향적extroversion, 신경증적neuroticism 및 정신병적psychoticism으로 분류하였다. Eysenck는 특정 유형의 성격발현을 뇌의 특정 구조의 활성화cortical arousal와 연관시켰다. Eysenck Personality Inventory(EPI) 등 많은 척도를 개발하였다.

신경심리학neuropsychology

사람의 인지와 행동이 어떻게 뇌(신경계)와 관련되는지를 연구한다. 주로 뇌손상이나 뇌의 질병이 인지기능과 행동에 미치는 영향을 통해 연구하고, 이를 진단과 치료에 응용한다. 자연스레 연구와 임상에서 신경정신의학neuropsychiatry, 행동신경학behavioral neurology과 일치한다.

인간정신의 장소가 뇌라는 생각은 고대부터 있었으나, 이를 의학적으로 연구한 것은 근대 이후이다. 선구자로는 17세기의 Thomas Willis, 18세기의 Franz Joseph Gall, 19세기의 Jean-Baptiste Bouillaud 및 Paul Broca, 20세기의 Karl Lashley 등이 있다.

연구 분야에는 실험신경심리학experimental neuropsychology(예

를 들어, 좌우 시야 자극제시를 통한 대뇌비대칭성 연구), 임상신경심리학clinical neuropsychology(신경심리학적 검사 및 평가 연구, 뇌손상 환자의 인지장애에 대한 치료와 재활 등), 인지신경심리학cognitive neuropsychology(functional localization 연구 등), connectionism(인공적 neural networks 연구), 그리고 기능적 뇌영상functional neuroimaging(특정 과제 수행 시 뇌영상의 변화 연구) 등이 있다.

연구방법으로는 표준화된 신경심리검사neuropsychological tests, 뇌영상, 동물 뇌 모델, 전기생리학(예를 들어, 유인원에서 신경세포의 전기적 활동을 기록하는 연구), 특정 과제수행 등이 있다.

상담심리학counselling psychology

상담counselling이란 말은 미국의 Carl Rogers가 처음 사용하였다고 한다. 현재 상담가는 약물을 처방할 수 없다는 점 이외에는 정신치료에서 정신과 의사와 크게 다르지 않다. 상담은 제2차 세계대전 후 제대군인들의 사회복귀를 위해 본격화되면서, counselling psychology란 말이 등장하였고, 점차 본격적인 이론 연구와 대학원의 PhD 교육과 수련이 시작되었다. 상담심리학은 상담과정과 그 효과, 수련과 슈퍼비전, 정신건강과 예방, 평생개발career development 등에 대한 연구이다.

Carl Rogers(1902~1987)

Rogers는 한 인간의 현상학적 장은 그의 경험의 총체이며 그것에 의해 행동이 결정되고 예지된다고 하였다. Rogers는 인본주의자로서 인간 본성을 기본적으로 선하다고 보았다. 그는 인생에서 중요한 것은 사회환경과의 갈등이라기보다 개인의 잠재력을 적극 활성화시키려는 추구라고 믿어, 궁극적으로 인간에 대한 긍정적 관점을 신봉하였다. 그는 개인에게 받아들임, 따뜻함, 그리고 감정이입의 환경이 주어진다면 개인은 자기-실현self-actualization으로 나아간다고 믿었다. 인간은 원래부터 건강한 방법으로 완전의 경지로 자신을 인도할 수 있는 능력을 가지고 태어난다고 보았다. 그는 1957년 한동안 Martin Buber와 이론적 토론을 했고 Buber의 내담자의 긍정적 잠재력을 인정하는 생각에 공감하였다. Rogers는 인간은 내면에 건강을 향하는 충분한 욕구가 있으며, 이는 삶의 경험에 따라 좌절될 수 있지만, 올바른 조건이 주어지면 그 사람은 스스로 전진하여 어려움을 해결할 수 있다고 보았다. 그가 말하는 자기실현self-actualization은 개인이 성장, 의미, 목적을 향해 나아가게 하는 동기이다. 또한 인간중심person-centered이란 개인에게는 현상학적 및 심리학적으로 개인의 현실에 대한 지각perception이 현실이라는 것이다. 그래서 그의 상담이론은 인간-중심 이론person-centered theory이라 한다.

인간중심이란 흔히 자기 이론self-theory으로 언급되는데, Rogers가 자기self가 개인의 삶의 경험, 그리고 타인과 같은가 다른가 하는 비교에 대한 의식의 결과라는 것을 강조하기 때문이다. Rogers는, 모든 사람에게 어린아이로서 조건적 용납acceptance이 주어졌다고 믿었으며, 사람들은 그 용납을 확인하는 방식으로 행동하도록 이끈다고 보았다. 그러나 사람들은 흔히 용납을 너무 소원한 나머지 자신의 진정한 자기self에 조화되지 않는 방식으로 행동한다. 따라서 진정한 실제 자기와 이상적 자기 사이의 부조화가 클수록 개인은 더 고립적 그리고 비적응적이 된다.

Rogers는 신학을 공부한 심리학자로, 현상학적 입장을 취하면서 치료에 있어 정신분석적 이론을 탈피하였다. 그럼에도 Rogers는 자아란 어린 시절을 통해 개인의 현상학적 장의 분화되고 의식화된 부분이 발전된 것으로 보았다. 그는 치료방법에 대해서는 내담자 중심치료client-centered therapy를 제안하고, 치료상담의 목적이 자아실현self-actualization과 자기주장self-direction이 되어야 한다고 강조하였다(제34장 정신사회적 치료 참조).

3. 긍정심리학positive psychology

긍정심리학은 삶을 가치 있게 만드는 것에 대한 여러 심리학적 연구로, 정신건강에 대한 새로운 연구 분야이다. 긍정심리학은 삶의 생물학적·개인적·관계적·제도적·문화적 및 세계적 차원에서 삶을 긍정적으로, 의미 있게, 가치 있게, 만족스럽게 그리고 번영하게 만드는 것에 대한 여러 심리학적 연구를 말한다. 긍정심리학은 강점은 살리고 약점은 보완함으로써 최고의 삶을 살도록 돕기를 원한다. 그래서 긍정심리학은 병적인 것만큼 긍정적인 것에, 잘못된 것을 고치는 것만큼 좋은 것을 이루는 것에, 그리고 병적인 것을 치유하는 것만큼 삶을 풍부하게 하는 것에 관심을 둔다. 이러한 접근으로 문제나 정신장애 중심의 심리학과 정신의학을 보완하고 확장하려 한다. 특히 탄력성resilience, 어려운 상황에서도 역경을 이겨내는 개인들의 강점strength, 덕성virtue, 영성spirituality, 낙관주의, 행복감, 감사 등 긍정적인 요인들에 대해 과학적으로 연구하고 이들을 동원하여 효과적으로 개입하고자 하는 노력이다.

긍정심리학은 현재 발전 초기단계에 있는 심리학으로, 1998년 심리학자 Martin Seligman(1942~)이 제시한 개념이다. 이는 이미 이전 1950년대의 Abraham Maslow, Rollo May, James Bugental, Carl Rogers 등 인본주의 운동과 이론 등에서 산발적으로 제시되고 있던 바였다. 이는 과거 정신장애나 비적 응적 행동maladaptive behavior 및 부정적 사고를 치료하려 했던 기존의 심리학이나 정신의학에 대한 반동으로 출현하였다. 즉 긍정적인 것에, 좋은 것을 성취하는 것에, 그리고 삶을 풍부하게 하는 것에, 더 관심을 둔다. 긍정심리학은 긍정적인 주관적 경험, 긍정적인 개인적 특성traits, 긍정적 사회제도 등을 연구함으로써 삶의 질의 증진을 목표로 한다. 긍정심리학 이론은 많은 임상적 연구를 통해 발견된바, 무엇이 삶을 가장 살 만하고 가치 있게 만드는지에 대한 과학적 연구로서 개인적 및 사회적 웰빙에 포커스를 준다.

긍정심리학은 하나의 단일한 이론이 아니다. 모든 상황을 이해하기 위해 심리학, 사회문화적 모델 등 다양한 이론을 동원한다. 긍정심리학자들은 미래에 어떤 통합적인 이론이 나오기를 기대하고 있지만, 아직은 아니다. 그러나 긍정심리학은 단일 이론이 없어도 문제 될 것이 없다고 본다.

긍정심리학은 설명적descriptive인가, 규범적prescriptive인가 하는 논쟁에서, 설명적이며 경험적 과학이라 본다. 그러나 전제가 없는 가치중립적인 것은 아니다. 긍정심리학은 좋은 것과 정말 좋은 것을 연구를 통해 구별하려 한다. 통상적 심리학이나 정신의학은 문제점, 약점, 결핍 내지 정신장애를 조사한다. 그러나 긍정심리학은 장점, 능력competence을 평가한다. 따라서 긍정심리학은 정신건강에 다소 문제가 있더라도, 높은 삶의 만족도는 가능하다고 본다.

연구방법: 통상 정신건강 척도는 우울증 유무를 물어보고 없다면 '0'으로 평가된다. 그러나 이런 척도들은 기쁨, 열정, 행복감 등은 평가하지 못한다. 긍정심리학 평가방법은 이런 약점을 해결하고 있다. 긍정심리학은 일반인들을 대상으로, 연구를 위해 고안한 측정도구들을 사용하여, 행복하다고 생각하는 사람들이 보고하는바, 그들의 인구학적 및 개인적 상황들, 성격 특성, 행동과 사고방식, 성격, 자신들의 장단점들 등 특징들을 확인한다. 즉 현장조사 결과를 근거로, 행복과 주관적 웰빙에 기여하는 여러 요인을 제시한다. 대표적 도구는 the Value in Action Inventory of Strength(VIA-IS) 같은 온라인 설문지이다.

연구결과: 많은 연구에서 일관성 있게 확인되는바, 사람들이 웰빙과 행복의 근거로 보고한 요인들은 다음과 같다: 배우자와 가족, 친구, 외향성, 감사하는 마음, 종교적임, 여가를 즐김, 고용, 신체적 운동 등이다. 좀 더 깊이 들어가면, 지혜, 지식, 용기, 인간다움humanity, 정의, 기질, 초월, 감사, 유머, 희망 등이 긍정적 심리의 요소들이다. 행복은 경제적 수입과 비례해서 증가하지만, 어느 정도 이상이 되면 비례해서 행복이 증가하지 않거나 오히려 감소할 수 있다고 한다. 수입보다 직장이 있는가가 더 중요하였다. 행복한 사람은 직업을 소명으로 알고, 직장에서 생산성이 높고, 병으로 결근하는 경우가 적으며, 은퇴를 늦추려고 한다. 조사 결과, 결혼에서의 행복을 증진시키는 대화방식으로 적극적이고 건설적이며 열정적으로 반응해 주기가 도출되었다. (그러나 수동적이거나 파괴적인 대화는 그

반대였다.) 특히 종교적 신앙과 영성spirituality 등은 과거 심리학이나 정신의학에서는 무시되거나 비판의 대상이었지만, 긍정심리학은 신앙, 영성 수련, 종교적 헌신, 명상 등이 행복과 웰빙의 증진에 크게 기여한다고 주장한다. 내면화된 종교적 신앙은 문제해결을 돕고, 병으로 빠지는 것을 피하게 해주고, 장수하게 해준다. 따라서 종교와 영성은 긍정심리학의 중요 연구 분야이다.

종합적으로 행복의 원인들은 결혼, 친구, 동료, 그리고 더 넓은 사회적 네트워크 같은 사회적 연결, 사회조직의 회원이 됨 등 사회적이라는 사실이다. 즉 사람들과의 친밀한 관계가 필수불가결한 요건이다.

치료: 치료의 목표는 증상의 제거나 문제의 교정remediation이라기보다, 행복과 웰빙의 증진promotion이다(제34장 정신사회적 치료, Ⅵ-3. 긍정심리학 참조).

비판: 긍정심리학이 현실을 왜곡한다거나 시야가 좁다는 견해도 있다. 긍정적 감정뿐만 아니라 부정적 감정도 의미가 없지 않다는 견해도 있다. 예를 들면 두려움, 긴장, 슬픔은 더 건강한 방법을 찾게 해준다. 한편 과도한 긍정은 비적응적일 수도 있다. 즉 웰빙의 느낌이 이기적·자기애적 내지 피상적일 수도 있다. 주관적 웰빙이 양극성 장애나 해리장애에서처럼 일시적 착각일 수도 있고, 낙관적 기질 때문일 수도 있다. (따라서 설문지의 웰빙을 묻는 항목의 대답은 신뢰성이 없다고 한다.) 따라서 건강해서 웰빙인지 아니면 그 역인지도 구별해야 한다. 또한 긍정심리학적 방법은 슬픔이나 분노 또는 후회 등 전체 감정을 충분히 인식하지 못하거나 처리하지 못하거나 또는 stigmatize하여 억제하거나 부정함으로써 병적 부작용도 있다고 한다. 긍정심리학은 stress와 coping에 대한 이론들과 크게 다르지 않다는 비판도 있다.

4. 기타 심리학

동양심리학eastern psychology

전통적으로 동양에서는 심리학이란 학문이 따로 발전된 바가 없다. 근대에 이르러 서구학자들이 말하는 동양심리학이라 함은 대체로 불교, 유교(특히 심학心學), 노장사상老莊思想, 힌두교, 수피즘sufism 등에서 도출된 인간관, 마음에 대한 이론, 수양(수도)과 통찰, 깨달음, 치유이론 등을 말한다고 보면 적절하다 하겠다. 많은 연구자가 이러한 동양 심리학적 사유와 서구 심리학 이론의 비교연구를 시도해 왔다. 흔히 서구 심리학이 분석적인 반면, 동양 심리학(철학)은 통합적이라 한다. 그러나 동양사상의 내용은 다양하다. 이러한 동양사상에 근거하여 서구의 정신병리나 정신치료에 통합하는 많은 제안이 있다. 실제 현대화된 요가, 명상, 선 등이 정신건강을 위한 방편으로 시행되고 있다. 그러나 그 증거를 위한 과학적 연구가 필요하다(제34장 정신사회적 치료 참조).

종교심리학psychology of religion

종교는 원래의 의미에서 자연과학이나 인본주의를 초월하는 것이기 때문에 세속적 심리학의 대상이 되기에 한계가 있다. 그러나 서구 문화에서 기독교와 관련된 인간심리 연구 또는 철학적 연구는 역사적으로 오래되었다. 그중에서 종교심리학은 다양한 심리학적 해석의 틀과 연구방법을 여러 종교적 전통과 종교적 또는 비종교적 인간에 대해 적용하는 것이다.

종교심리학은 종교에 대해 대체로 다음 세 가지 접근을 한다: ① 종교의 내용, 종교적 태도, 경험 및 표현 등에 대한 체계적 기술, ② 종교의 기원에 대한 설명(인류역사적 및 개인적 삶에서의), ③ 개인과 사회에서 나타나는 종교적 태도와 행위에 의한 결과 등.

정신의학과의 관련에 대해서는 Freud, Jung, Erikson 등 정신분석가들이 주로 연구하였고, 심리학에서는 James가 대표적이다. (철학자로는 Juan Luis Vives, Rene Descartes, John Locke, Gottfried Leibniz, Søren Kierkegaard 등이 있다.)

심리학적 연구로 James W. Fowler는 Piaget의 인지발달과 Kohlberg의 도덕발달에 비추어, 신앙의 발달단계stage of faith를 말하였다: 0단계: 'Primal or Undifferentiated' faith(출생~2세. Sensory-motor 단계), 1단계: 'Intuitive-Projective' faith(3~7세. preoperation 단계), 2단계: 'Mythic-Literal' faith(학령기. concrete operation 단계), 3단계: 'Synthetic-Conventional' faith(청소년기. formal operation 단계), 4단계: 'Individuative-Reflective' faith(20대 중반~30대 후반), 5단계: 'Conjunctive' faith(중년기 위기), 6단계: 'Universalizing' faith 또는 'enlightenment'.

정신의학이 종교에 관심을 갖는 것은 종교나 신앙이 개인의 정신건강에 영향을 미칠 수 있기 때문이다. 지금까지의 연구는 긍정적이라는 연구도 있고 부정적이라는 연구도 있다. 특히 인격이론과 관련하여 종교적 인물들을 설명하기도 하고 정신병리학과 관련하여 광신을 설명하기도 한다. 그러나 전반적으로 신앙은 정신건강뿐 아니라 신체건강에 긍정적이라는 평가가 지배적이다.

기독교 심리학christian psychology

기독교 심리학christian psychology: 기독교 신학과 인간관에 기초하며, 기독교 정신치료(목회상담)의 기반이 된다(제34장 정신사회적 치료 참조). 기독교 심리학은 인간의 마음과 행동에 대한 예수와 성경의 가르침이다. 이에 기초하여 기독교 정신치료가 수행된다(제34장 정신사회적 치료 참조). 따라서 기독교 심리학자들은 모든 심리학이론을 다 받아들이지 않는다. 선구적 학자로 Norman Vincent Peale(1898~1993), Clyde M. Narramore(1916~2015), 그리고 기독교 심리학의 아버지라 불리는 G. C. Dilsaver 등이 있다.

초월심리학transpersonal psychology, 영성심리학spiritual psychology

이는 인간경험의 종교적 및 비종교적 영성이나 초월적 측면을 현대 심리학과 연결하여 연구하는 심리학의 한 분야이다. 초월적transpersonal이란 말은 정체성 또는 자기self의 감각 또는 통상적 수준을 넘어선 개인적 경험이다. 더 넓은 인류적 측면 또는 삶, psyche(영혼, 정신) 또는 우주를 아우르는 경험을 말한다. 이에 관련되는 이슈로는 자기발달, 자아 너머의 자기, 신비적 경험, peak experience, 트랜스, 종교적 전환religious conversion, 변화된 의식altered state of consciousness, 영성수련 등이다(제34장 정신사회적 치료 참조).

VI. 동물행동학과 사회생물학

1. 동물행동학動物行動學 ethology

동물행동학은 자연 상태에서 객관적으로 동물의 행동을 관찰, 연구하고 그 결과를 토대로 행동의 원인을 찾고 그것이 동물의 생존에 어떠한 가치가 있으며 진화와 어떤 관련이 있는가를 밝히는 학문이다. 동물의 행동을 통해 인간의 행동을 이해할 수 있는 이유는 동물과 인간의 마음 사이에 어느 정도의 유사성이 있다고 보기 때문인데, 이는 양자의 진화적 공통기반에 근거한다.

동물행동학의 선구자로서 곤충학자 Jean H Fabre, 논병아리를 연구한 Julian Huxley 등이 있다. 1973년에 Karl von Frisch, Konrad Lorenz, Nikolaas Tinbergen 등은 동물행동 연구로 노벨 생리학·의학상을 공동수상하였다. 동물행동 연구자들은 처음에는 자연 상태의 동물행동을 연구하는 데서 시작하였으나, 최근에는 자연 상태에 실험적 요소를 가미하거나 실험실 내의 동물행동도 연구한다. 동물행동 연구 결과를 살펴보면, 결과적으로 정신분석학 이론들과 많은 공통점이 발견된다.

Konrad Lorenz(1903~1989)

Lorenz는 오스트리아에서 출생한 동물행동학자로, 동물연구 결과를 인간행동의 해석에 사용하였다. 그의 '행동 특성적 에너지가설action specific energy hypothesis'은 특정한 본능적 행동을 수행하는 데는 일정한 양의 에너지가 관련된다는 것으로, 정신분석학 이론과 유사하다. Lorenz는 각인imprinting 연구(그림 2-4 참조)와 공격성 연구로 특히 유명하다. 각인이란 어린 동물이 발달과정 중의 짧은 특정 시기에 특정 타입의 자극에 민감하게 반응하여 이를 통해 특정 행동패턴을 형성하는 현상이다. 각인은 어린 시절의 발달상의 경험과 나중 행동의 관계를 이해하는 데 중요한 개념이다. (그림 2-4에서 보듯이, 어린 거위의 뇌는 태생적으로 부화 후 처음 보는 움직이는 물체를 따르도록 프로그램화되어 있다. 실제로 Lorenz는 알에서 갓 부화한 어린 거위 옆에 어미 대신 있다가 움직임으로써 거위가 자신을 어미처럼 따르는 것을 증명해 보였다.)

또한 Lorenz는 영역을 지키려는 조류와 물고기의 행동을 통해 공격성aggression 이론을 전개하였다. 그는 정상적인 경우에는 같은 종끼리 죽이거나 심한 해를 입히는 경우가 거의 없으며, 비록 동물들이 서로 공격을 하여도 싸우느냐 도망하느냐fight or fright 사이에는 균형이 이루어져 있다고 하였다.

Lorenz는 또한 Tinbergen과 공동으로 innate releasing mechanism에 대해서도 연구하였다. 즉 한 종 내 개체들의 의사소통의 수단으로 어떤 sign stimulus(또는 social releaser)가 제시되면 이에 대해 다른 개체들이 자동적으로 일정한 일련의 행동양식으로 반응하는 것이다. 예를 들면 환경 내 특정 자극(소리, 색깔 등)에 의해 일정한 동물행동(공격, 성행동 등)이 유발된다는 것이다. 일정하다는 것은 고정된 행동 패턴fixed action pattern(또는 modal action pattern)으로 본능적인 일련의 행동양상이다. 즉 특정 자극에 대해 하나의 neural network(innate releasing mechanism)가 고정된 본능적인 행동양상을 생성하는 것이다. 예를 들어, 새들이 보이는 짝짓기 춤mating dance이 고정된 행동 패턴인데, 암컷의 존재가 그 sign stimulus가 된다. 사람의 경우 영아의 큰 눈망울은 (자동적으로) 어른의 보호행동을 유발한다.

Nikolaas Tinbergen(1907~1988)

Tinbergen은 네덜란드 출신의 영국 동물학자로, 소위 본능적 반응을 나타내는 데 있어 호르몬 상태와 환경요인 간의 관계가 중요하다고 주장하였다. 그는 새의 행동연구에서 전치행동displacement activity을 발견하였는데, 이는 싸우느냐 도망하느냐 사이의 팽팽한 갈등 상황에 처한 새들이 갑자기 그 상황과 전혀 관련이 없는 엉뚱한 행동을 하는 것을 말한다. 예를 들어, 영역싸움을 하던 갈매기들이 별안간 풀을 뜯는 행동을 하는 것이다. 사람도 심한 스트레스를 받으면 이런 식의 행동을 하는 것을 관찰할 수 있다. Tinbergen은 또한 동물실험에서 동물이 낯선 대상stranger을 만났을 때 도망치고자 하는 공포와 접촉하고자 하는 욕구 사이에서 갈등을 일으키는데, 이때의 행동이 자폐아의 행동과 비슷한 것에 주목하였다. 그는 이에 대해 어떤 소인을 갖고 태어난predisposed 소아에서는 공포가 쉽게 지배적 감정으로 유발될 수 있으며, 따라서 이 아이의 경우, 대부분의 다른 소아에서는 긍정적인 사회적 가치를 가진 자극으로 경험되는 자극에 대해서도 공포가 유발된다고 하였다.

Karl von Frisch(1886~1982)

Frisch는 물고기의 색깔변화와 그들의 색깔감각을 연구하였다. 또한 꿀벌의 색깔 인지와 춤행동 같은 행동을 통해, 그들의 의사소통 방식을 연구하였다. 그의 연구는 다른 동물들과 인간의 의사소통 방식에 대한 연구를 자극하였다.

동물의 의사소통

의사소통은 개체 상호 간에 fitness를 증진시키기 위함이다. 문제는 신호의 표현이 신뢰성이 있는가 하는 것이다. 동물들은 비교적 정직하게 자신의 신체적 fitness를 표현한다고 한다(기생충이 없다, 병이 없다, 유전적으로 우세하다 등). 그러기 위해서는 비싼 대가를 치르기도 한다. 예를 들어, 짝을 찾기 위한 효과적인 의사소통을 위해 공작이 화려한 꼬리를 펼친다거나, 사람이 돈을 막 씀으로써 부를 과시하는 신호를 내보낸다. 이를 handicap principle이라 한다.

유인원 연구

자연상태나 실험실 상태에서 유인원의 행동을 통해 인간의 행동과 정신병리를 연구한다. 주로 원숭이들을 이용하여 출생에서 성장할 때까지, 여러 정도의 환경적 박탈deprivation을 가하여 그 결과로 나타나는 행동 내지 병리적 행동을 연구한다. 대표적 연구방법으로 사회적 고립social isolation은 출생 직후 어미로부터 분리하여 애착형성을 차단하는 것이고, 분리separation는 애착대상을 떼어 놓아 이미 형성된 애착관계를 파괴하는 것이다.

지배dominan : 위계상 지배적 위치에 있는 동물은 짝짓기나 먹을 것 차지에 있어 우위에 있다. 이들은 고양된 상태에 있지만, 하위로 떨어지면 우울해진다. (사람에서도 직장 상실, 부서 옮김 등으로 위계상 지배적 위치가 변하면 우울증을 경험하기 쉽다.)

공포행동: 최근 연구에서 새끼 원숭이들이 날 때부터 낯선 환경이나 대상에 대해 공포행동을 하는 경우와 정상적 탐구행동을 하는 경우가 둘 다 발견된다. 자연 상태에서 시간이 지남에 따라 낯선 것에 대한 친밀성이 증가하면서 이러한 행동상의 차이는 사라지지만, 그 경향성은 사춘기 시절까지 지속되는 것 같아 보인다. 또한 성인이 된 이후 새끼를 가질 때, 어려서 공포행동을 보였던 원숭이도 온화한 안정된 환경에서 자랐다면 좋은 어미가 되나, 자라면서 분리를 경험하고 우울증이 있었다면 커서도 양육 태만, 학대 등 어미의 기능을 제대로 잘하지 못한다. 어려서 공포행동을 하지 않았던 원숭이는 자라면서 분리되어도 우울증으로 반응하지 않았고 나중에 좋은 어미가 되었다.

Harry Harlow(1905~1981)

Harlow는 미국의 심리학자로, 원숭이에게 다양한 종류의 사회박탈을 가하는 일련의 실험적 연구를 하였다(그림 3-4).

출생 후 바로 어미와 격리하여 따로 키운 새끼, 즉 사회적으로 고립되어 자란 새끼들은 영양과 보호뿐 아니라 소위 접촉을 통한 안락감contact comfort(신체적 따뜻함과 감정적 안정)을 느끼지 못해 정상적 성숙에 장애가 생기고, 결국 다른 원숭이들이나

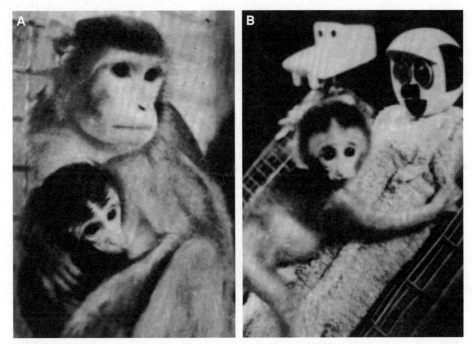

그림 3-4 붉은 원숭이의 모자관계. 어미와 새끼 사이의 정상적인 복부와 복부의 접촉(A)에 대한 H. Harlow의 고전적 실험. 원숭이 새끼는 철사로 된 어미 모형보다 A와 비슷한 천으로 된 부드러운 어미 모형을 선호한다(B).

자신의 새끼 원숭이와 애착관계를 형성하지 못함을 밝혀냈다. 유명한 실험으로, 새끼에게 두 종류의 어미 모형, 즉 헝겊으로 덮인 모형과 철사로 덮인 모형을 제시하였을 때, 새끼는 헝겊으로 덮인 어미 모형을 선호하였다. 이는 헝겊이 접촉을 통한 안락감*contact comfort*을 제공해 주기 때문으로 설명된다.

완전 격리(어미 원숭이나 동료와 일절 접촉하지 못하는 것)했을 때 새끼 원숭이는 구강적으로 행동하고*self-orality*, 동료를 만나면 두려워하고, 자란 후에도 교미도 하지 못하며, 임신을 해도 어머니 역할을 전혀 하지 못하였다.

어미 원숭이가 홀로 새끼를 기르는 경우에도 그 새끼는 어미를 떠나 외부세계를 탐구하지 못하며, 동료를 만났을 때 두려워하며 같이 놀지 못하고, 교미를 하지 못하였다. 집단이 새끼를 기르는 경우에도 구강행동을 보이고, 징징거리면서 매달리고, 쉽게 놀라며, 겁이 많아진다.

부분격리*partial isolation*(다른 원숭이를 보고 듣고 냄새 맡을 수는 있지만 지속적인 유대관계 형성은 불가능) 시에는 한곳을 멍하게 응시하고, 자해적 행동이나 판에 박힌 행동을 한다. 분리 *separation*란 일단 유대관계가 형성된 후에 어미로부터 떨어지는 것인데, 이때 처음에는 어미를 찾아 울고불고 떼쓰는 항의행동 *protest*을 보이다가 절망*despair*의 단계를 거치며 놀기를 거부한다. 그러나 다시 어미에게 보내 주면 재애착*reattachment*이 빠르게 회복된다.

Jane Goodall(1934~)

Goodall은 수십 년간 탄자니아에서 야생 상태의 침팬지의 가족적·공동체적 및 사회적 상호작용을 관찰하고 연구한 학자이다. 그녀는 통념과 달리 침팬지도 인간처럼 개성을 보이고, 지적 합리성을 보이고, 기쁨과 슬픔 등 감정을 나타내고, 껴안고 키스하고 등을 토닥거리고 간질이는 등 친밀하고 지지적이고 정동적인 관계를 맺는 등 인간적인 행동을 한다는 것, 특히 도구를 사용하며, 사냥과 지배를 위한 공격성을 보인다는 사실을 보고하였다. 그러나 그녀의 연구방법에 대한 비판이 있다.

Stephen Suomi

Suomi는 격리되었던 원숭이에게 다른 원숭이가 다가와 위협이 없는 신체접촉을 하고 같이 쉬운 놀이를 하다 보면 점차 격리로 인한 이상행동이 개선된다는 것을 관찰하였다. 이 치료자 원숭이*therapist monkey*의 조건은 부드러운 놀이를 하고, 다가가고, 매달리는 행동을 하는 것이다.

치료에의 응용: 이 모델은 발달이 지연되고 사회적으로 위축된 소아를 치료하는 데 응용될 수 있다. 또한 분리는 어떤 동물에 우울증의 신체적·심리적 증상을 나타나게 하는데, 전기경련 요법이나 항우울제는 모든 실험동물에서는 아니지만 이를 개선시킨다는 것이 발견되었다.

정신질환의 동물모델

동물들은 인간보다 실험 대상으로 확보하기 쉽고 실험조건에 맞추어 더 잘 통제할 수 있어 인간에 대해 많은 것을 알려 줄 수 있다. 현재 많은 신경과학 연구는 동물실험(유인원, 쥐, 초파리 등)에 근거하고 있다(제2장 인간행동에 대한 생물학적 이론, X. 정신질환의 동물모델 참조). 그러나 동물행동을 인간행동과 동일하게 생각하는 일에는 신중해야 한다.

2. 사회생물학社會生物學 sociobiology

사회생물학은 사회적 행동의 생물학적 근거(주로 유전학)를 연구하는 것이다. 즉 동물과 인간의 사회적 행동이 진화론과 유전학적 측면에서 같은 것인가 다른 것인가, 또는 공통기반이 있는가 하는 것이다. 사회생물학은, 기존의 행동과학과 심리학들의 지식 중에서 사회조직에 관련된 주요 사실들을 도출해 내고, 그 사실들을 기존의 생태학 및 유전학적 연구결과들을 토대로 재구성하여, 사회집단이 진화를 통해 환경에 어떻게 적응해 왔는지를 파악하고자 한다. 즉 사회생물학은 동물행동연구, 환경론, 인구생물학population biology, 인류학, 유전학 등을 통합하는 학문이다. 사회생물학에서는 다윈의 자연선택natural selection이라는 진화론에 근거하여 동물과 사람의 행동을 공통적으로 생물학적 과정으로 이해하고 설명하려 한다.

Charles Darwin은 생식력과 공격적 경쟁력에서 우위에 있는 개체가 성공적으로 살아남으며, 그 유전자를 후세에 유전할 수 있게 되어, 특성이 진화하는 것이라 하였다. 남녀 차이sexual dimorphism도 이 fitness 이론으로 설명하였다. 즉 특정 동물의 종에서 수컷과 암컷의 행동에 차이가 나타나는 현상은 다른 두 성이 그들의 유전자를 후손에 전달하기 위해 서로 다른 전략을 구사한 결과로 설명될 수 있다. 결국 자연선택의 진화과정이란 결국 개체의 번식기회를 증가시키는 행동적 및 신체적 특성trait이 강화되어 가는 과정이라고 말할 수 있다. 대체로 사회생물학은 생물학적 결정론에 근거하고 있다고 보겠다. 이 견해의 극단적인 표현은 인체도 결국 유전자가 살아남기 위한 도구에 불과하다는 것이다. 그러나 다양한 인간의 사회행동을 종족 번식을 위한 적응의 효용성으로만 설명하려 한다면 논쟁의 여지는 많아지게 된다.

Francis Galton(1822~1911)은 영국의 유전학자로, 일찍이 유전의 통계적 해석을 기반으로 돌연변이 또는 도약 진화만이 선조의 유전적 형질의 한계점을 극복할 수 있고 새로운 종으로의 진화나 인류의 진화를 유지시킬 수 있다고 주장하였다.

Hugo de Vries(1848~1935)는 네덜란드의 식물학자이자 유전학자로, Mendel의 유전이론과 Darwin의 진화론을 포괄한 이론을 전개하였다.

Max Weber(1864~1920)는 전통적 행위나 카리스마적 행위 등 사회현상과 관련해 '생물학적' 유전성의 중요성을 강조한 바 있다.

W. D. Hamilton(1936~2000)은 혈연도태kin selection와 이타주의 연구 등으로 진화론의 유전자 중심설을 제창하였다. 이 연구들이 사회생물학의 바탕이 되었다.

Edward O. Wilson(1929~2021)

Wilson은 미국의 곤충학자이며 진화이론가로, 사회생물학의 창시자이다. Wilson은 사회society, 집합체aggregation, 군체colony, 개체individual, 집단group, 개체군population 등의 개념을 정의하고, 동물세계에서 관찰되는 의사소통communication, 조절coordination, 위계hierarchy, 통제regulation, 이타주의altruism 같은 사회적 행동들이 인간사회에서와 유사함을 설명하였다. Wilson은 "사람들은 절대적이라고 믿는 규칙에 대해 언제나 감정적으로 된다"는 점을 인간의 사회성의 특징으로 보았다.

이타주의는 사회생물학이 제기한 주요 담론 중 하나이다. 이타주의는 Darwin의 자연선택 이론에 맞지 않는 것이기 때문이다. 사회생물학은 어떤 동물의 종種들에서 나타나는 이타행위도 유전적으로는 이기적인 것이라고 설명한다. 이러한 관점은 병정개미가 자신들의 집단을 방어하기 위해 생명을 희생하는 이유와 일벌이 여왕벌의 생식을 돕기 위해 생식을 하지 않는 이유를 설명하는 데 도움이 된다. 이타주의는 개인에게는 불리하지만, 이타적 개인이 많은 집단은 다른 집단에 비해 생존의 기회가 높다. 즉 이타주의는 유전자 입장에서는 이기적이다.

Wilson은 인간의 이타주의에는 두 가지 유형이 있다고 하였다. 첫째, hardcore 이타주의는 이타 행동을 한 자가 똑같은 보답을 바라지 않는 경우이다. 둘째, softcore 이타주의는 궁극적으로 이기적인 이타주의로, 이타행동을 한 자가 자신의 이타적 행동에 대해 사회가 자기 자신이나 자신의 가장 가까운 친척들에게 보답해 주기를 기대한다. 이 두 유형의 상대적 비율에 있어, Wilson은 부족 중심주의와 민족성의 본성을 연구한 바를 토대로, 인간사회에서는 목적성 이타주의가 맹목성 이타주의보다 더 빈번하게 나타난다고 하였다.

VII. 인지과학

1. Jean Piaget의 인지발달이론

Piaget(1896~1980)는 스위스의 철학자, 자연과학자이며 발달심리학자이다. 어린이에 대한 연구인 인지발달이론과 자신의 인식론적 관점인 '발생론적 인식론genetic epistemology'으로 잘 알려져 있으며(발생론적 인식론이란 생물학적 및 선천적 요소를 기초로 추상적 사고의 발달을 연구하는 것이다), 구성주의 인식론의 선구자이다. 그의 인지심리학cognitive psychology은 생각(이론)에 대한 이론theory theory으로, 소아가 어떻게 사고하며 지식을 얻어 가는가를 연구하였다. 그의 인지이론은 소아에 대한 이해와 치료 및 교육에 크게 기여하였다. 또한 동물행동 연구, 철학, 그리고 인공지능 연구의 발달에 기여하였다. 그는 소아의 정신성 발달과 욕구와 감정에 대한 정신분석을 창시한 Freud와 비교된다.

Piaget는 22세 때인 1919년부터 2년간 지능검사를 개발한 프랑스의 Binet실험실에서 심리학을 공부하였다. 여기서 그는 아동용 지능검사 제작에 관여했는데, 아이들의 오답과 실수가 항상 일정한 유형을 갖고 있음을 발견하였다. 또한 아이들의 사고체계가 성인들과 전혀 다르다는 것도 알게 되었다. 이때부터 Piaget는 아이들의 정신구조의 특징과 발달과정을 체계적으로 연구하기 시작했는데, Piaget 자신이 아동을 직접 관찰하거나 질문에 대한 아동들의 대답을 통해 아동들의 생각과 지식의 획득이 어떻게 이루어지고 발달하는지 또 지각은 어떻게 발달하는지에 대해 연구하였다. 그는 또한 Burghoeltzli정신병원에서 Eugene Bleuler와 같이 연구하기도 하였다.

유전적 인식론genetic epistemology: 유전적 인식론은 지식의 발달이론, 즉 지식의 기원에 대한 연구이다. Piaget에 의하면, 이는 지식의 역사에 기초하여, 지식, 특히 과학적 지식을 설명하려는 것이다. 그는 이러한 이론이 어린이들의 사고와 행동의 발달을 연구함으로써 가능하다고 보았다.

Piaget의 이론은 첫째, 인간의 지능은 생물학적 적응의 연장이며, 둘째, 적응에는 논리적 구조가 있고, 셋째, 인간의 지능은 연령에 따라 단계별로 진화한다는 전제를 갖고 있다. 진화란 한 단계에서 더 높은 단계로 발전하는 것이며, 다음 단계의 발전은 그 전 단계의 발달이 완료되었다는 기본 위에서 이루어진다. 이는 타고난 생물학적 기초 위에서 어떻게 추상적 사고와 능력이 획득되고 변화되며 성숙, 발달하는지에 대한 연구이다.
Piaget는 단순히 소아의 심리 내지 인지발달을 연구하였지만, 그의 연구는 인류의 지식의 전진적 발달에 대한 것이기도 하다.

주요개념

인지적 조직화cognitive organization: 학습과 앎이 일정한 방법으로 일어나는 과정을 의미한다. 여기서의 중요개념은 적응adaptation이다. 적응은 동화assimilation와 조절accommodation이라는 두 가지 과정으로 구분된다.

동화란 개체가 이미 확립된 자신의 지식체계 또는 정신구조를 통해 세계 또는 새로운 경험을 받아들이는 주관적 과정이다. 반면에 조절이란 개체가 환경으로부터의 현실적 요구에 직면하였을 때 기존 인지체계를 변화시키고 재조정함으로써 자신의 지식을 환경에 적응시키는 과정이다. 아동이 외부환경에 반응할 때에는 동화와 조절 사이에서 균형을 찾으려는 시도를 하는데, 이 과정은 정적인 것이 아니라 역동적인 것으로 평형화equilibration라고 한다. 평형화란 기존의 사고방식으로는 납득하기 힘든 새로운 경험에 직면할 때, 즉 인지적 불평형 상태에 빠질 때, 아이가 보존개념을 획득함으로써 해소된다. 예를 들면, 어린아이는 진흙으로 만든 판을 납작하게 눌러서 늘여 놓으면 처음에는 양이 늘었다고 생각하지만, 나중에는 점토의 두께가 얇아진 것을 발견하고 줄어들었다고 말한다. 즉 점토의 두께와 너비라는 두 가지 측면을 동시에 고려하지 못하고 갈등에 빠지는 것이다.

도식schemata: 동화와 조절이라는 두 가지 과정의 조직화가 반복되면 유사한 상황들이 일반화되고 전이되는데, 이것이 특정 인지구조라 하는 도식이다(제34장 정신사회적 치료, Ⅳ-1. 인지치료 참조).

아동은 도식으로 외부세계에 적응한다. 즉 소아가 효과적인 행동을 하거나 대상을 조직하게 되면, 그는 행동의 원리와 효과를 구별하고 통합할 수 있다. 또한 소아는 대상에 영향을 주는 여러 가지 방법의 행동을 통해 대상의 특징들을 인식한다. 이 과정을 반복하면서, 대상을 다루는 새로운 방법과 대상에 대한 새로운 수준의 지식과 통찰에 도달하게 된다. 일단 소아가 이런 새로운 종류의 지식을 구성하면, 이 지식을 사용하여 더욱 복잡한 도식을 인지하고 더욱 복잡한 대상을 구성하기 시작한다. 도식은 잡기반사grasp reflex처럼 지각-운동 행동 형태에 머물러 있다가 지능이 점차 발달하면 추상적인 조작operation 수준으로 발전한다. 따라서 성장에 따라 도식도 복잡해진다. 그 결과 의식awareness과 행동은 더욱 복잡한 양상을 띠는데, 이를 조직organization이라 부른다. 새는 날기를 조직하고, 아기는 기는 행동을 조직한다.

인지발달이론theory of cognitive development
감각운동기sensorimotor stage: 출생 후부터 2세까지의 시기로 만짐, 움직임 등과 같은 지각과 행동을 통해 대상물에 대한 개념을 갖는다.
이 단계를 세분하면 출생 후부터 2개월 시기까지는 외부세계와 상호작용하고 동화·조절하기 위해 타고난 운동 및 감각반사를 사용한다(예: 빨기, 잡기, 보기 등). 2~5개월이 되면 일차 순환반응primary circular reaction을 보인다. 자신의 신체와 오감을 협응시키고(예: 엄지손가락 빨기), 현실을 주관적으로 인식하며, 자신의 시야 밖의 자극은 찾지 않고, 호기심을 보인다. 5~9개월 때에는 이차 순환반응secondary circular reaction을 보인다. 환경으로부터 새로운 자극을 찾고, 자신의 행동의 결과를 예견하며, 환경을 변화시키기 위한 목적 있는 행동을 시작한다. 즉 의도적 행동이 시작된다. 9개월~1년이 되면 대상영속성*object permanence*의 징후를 나타낸다. 자신과는 떨어져 대상이 존재함을 희미하게 느끼고, 짝꿍놀이를 하며, 새로운 행동을 흉내 낸다. 1~1.5년이 되면 삼차 순환반응*tertiary circular reaction*을 보인다. 새로운 경험을 찾고 새로운 행동을 한다. 마지막으로 1.5~2년이 되면 상징적 사고*symbolic thought*를 나타낸다. 사건이나 대상의 상징적 대치물을 사용하고, 이성의 징후를 보이며(예: 어떤 장난감을 도구로 사용하여 다른 장난감을 손에 넣는다), 특히 자신과 상관없이 대상이 존재할 수 있다는 대상영속성 개념을 갖게 된다. 이로써 소아는 자신과 세상을 구분하고 정신적 이미지를 가지게 된다. 18개월이 되면 소아는 상징화*symbolization* 과정을 가지는데, 이때 정신적 상징을 발달시키며 단어를 사용하기 시작한다.

전조작기|*preoperational stage*: 2~4세까지의 시기로, 마술적 사고가 우세해지고 운동 기능을 습득한다. 더 많은 상징과 언어를 이해하고 사용하며 직관적 수준의 사고를 한다. 그러나 아직 논리적이거나 연역적이지는 않고, 분류, 관계 등의 개념을 갖지 못한다.

대상을 상징이나 신호(언어, 제스처, 이미지, 그림 등)로써 표현할 수 있지만, 인과관계를 잘 이해하지 못하여 컵을 깨뜨려도 자기 실수인 줄 모르고, 같은 대상이 다른 환경에 있으면 다른 대상인 줄 안다. 사물을 기능으로 인식할 수 있다. 단어 2개로 된 문장을 쓰기 시작한다. 도덕적 판단의 기준을 질보다 양에 둔다(일부러 접시 1개를 깬 것보다 실수로 10개를 깬 것이 더 나쁘다고 생각한다). 나쁜 행동을 하면 벌 받는 것을 당연하다고 생각한다(*immanent justice*). 자신이 우주 중심에 있다고 생각하고, 타인의 역할을 이해하지 못하는 자기중심성*ego centricity*을 보이며, 타인을 위해 자기 행동을 변경하지 못한다. 물리적 현상이나 대상에도 감정이나 의도 등 생명현상이나 심리현상이 있다고 보는 물활론적 사고*animistic thinking*를 한다.

구체적 조작단계|*concrete operational stage*: 5~10세까지의 시기로, 보존개념을 습득한다. 초보적인 연역적*deductive* 사고가 가능하다. 대상이나 사건을 구체적·실제적으로 지각되는 대로 이해한다. 좀 더 주의를 기울이면서 자신 밖의 정보를 다루기 때문에 다른 사람의 관점에서 볼 수 있어 자기중심성을 벗어난다.

제한된 논리적 사고가 가능하고 더 큰 숫자를 다루나, 구체적·법칙적이어서 예외를 이해할 줄 모른다. 2개의 전제로 결론을 내리는 논리 방식의 하나로 삼단논법*syllogistic reasoning*이 나타난다(예: 말은 포유류다. 포유류는 온혈동물이다. 그러므로 모든 말은 온혈동물이다). 규칙을 따르며 자신을 통제할 수 있고 자신 스스로 규범을 만들 수도 있다. 대상이 모양이나 형태가 달라져도 같은 특징을 간직할 수 있다는 보존개념*conservation*을 이해한다. 사물 간의 관계를 이해하여 다른 형태로 변화하였다가 원래 모습으로 돌아올 수 있다(예: 물과 얼음)는 사물의 가역성*reversibility*과 수량의 개념을 이해한다. 외부적 사건 간에 관련을 지을 수 있고 대상을 여러 차원에서 분류할 수도 있다.

형식적 조직단계|*formal operational stage*: 11세 이후로, 추상적 사고, 연역적*deductive* 사고, 이상과 현실에 대한 개념이 발달하고, 형식적 고차원의 논리적·체계적·상징적 방식으로 사고할 줄 알게 된다.

이 시기에 언어는 논리적 형식을 따르며, 문법적이 된다. 순열과 조합의 개념을 이해하고, 자료나 사건을 설명함에 있어 확률, 관계, 가설 등의 개념을 사용한다. 특히 가설과 전제를 만들고 이를 사실*reality*에 대해 검증하는 인지조직의 최고 수준을 획득한다. 이를 hypothetic deductive thinking이라 한다. 그중에서 귀납적*inductive* 사고는 단편적이고 특정한 것으로부터 전체적인 것을 추론하는 것이며, 연역적*deductive* 사고는 일반적인 것으로부터 특정한 것을 추론하는 사고로서 보다 복잡한 것이다. 그리하여 청소년은 철학, 종교, 윤리, 정치 등의 개념을 이해하는 능력이 생긴다. 이로써 자의식이 강해지고 자아중심적이 되기 쉽고 과대적이 되기도 한다. 그러나 능력과 경험에 따라 이러한 높은 수준에 도달하는 정도와 시기가 개인에 따라 다르다.

비판: Piage이론에 소아 발달에 있어 문화적 배경의 영향을 소홀히 하였다는 비판이 있다. 또한 각 한 단계에서 다음 단계로의 이동을 설명하는 정보처리과정의 기초가 되는 기전*mechanism*에 대한 연구가 결여되어 있다는 것이다. 또한 최근 Piaget의 소아에 대한 연구에 대해 사소하지만 다른 견해들도 나타나고 있다.

인지발달이론의 전개

Piaget의 인지발달이론은 심리학은 물론, 교육, 도덕론, 진화론, 철학, 사고와 인지에 대한 역사연구, 유인원 연구, 인공지능 등의 발전에 기여하였다.

교육

무엇보다도 Piaget의 인지발달이론은 어릴 때의 경험이 인지기능의 성숙에 중요하다고 말한 점에서 교육 분야에 공헌이 크다. 환경으로부터의 긍정적 자극이 풍부하고 다양할수록 높은 수준의 정신기능이 발달할 가능성이 높다는 것이다. 또한 그의 이론은 지적 발달에 대한 평가, 교육 적성, 학년 배정, 읽기 준비 등 실제 교육에도 도움이 되고 있다.

치료에서의 응용

Piaget 자신은 자신의 인지모델을 정신치료에 응용할 수 있게끔 발전시키지 않았다. 그러나 그의 영향으로 1960년대에 심리학계에 특히 정신치료(상담) 분야에 소위 '인지혁명*cognitive revolution*'이 일어났다. 정신분석적 정신치료가 욕망과 감정을 중시하고, 행동치료가 외형적 행동에 중점을 둔 반면, 인지이론에 근거한 정신치료는 사고(생각), 즉 자동적 가정*automatic assumption*, 신념, 계획, 의도 등에 포커스를 둔다.

첫째 인지발달이론은 소아의 문제에 대한 개입(치료)에 새로운 시각과 기법이 개발되게 하였다. 예를 들어 인지이론은 감각운동단계의 소아가 보이는 어머니와의 이별불안을 이해하는 데 도움이 된다. (어린이가 입원할 때 밤에는 어머니가 병원에 와서 같이 있게 해준다.) 또한 질병이 나쁜 행동에 대한 처벌이라는 개념을 가지는 소아 환자의 행동이나 생각을 이해하는 데도 큰 도움이 된다. 추상능력이 부족한 소아에게 말로 하기보다 장난감이나 역할놀이role-playing를 통해 도움을 줄 수 있다. 나아가 인지이론은 청소년들의 사고가 너무 형식적·추상적이어서 생길 수 있는 특유의 혼란을 이해하게 해준다.

둘째 성인의 경우 정신병 환자의 지적 퇴행을 이해하는 데도 공헌을 하고 있다. 예를 들어 Stanley Greenspan이 개발한 발달기반 정신치료developmentally based psychotherapy는 인지, 정서, 욕구, 인간관계 등을 통합하고 새로운 발달단계에 대한 이론을 추가한 정신치료 기법이다.

셋째, Piaget의 이론과 직접 관련이 없지만, 그의 Schema 이론에 근거하여 Aaron Beck이 인지치료cognitive therapy라는 기법을 개발하였다(제34장 정신사회적 치료 참조).

도덕발달

Lawrence Kohlberg(1927~1987)는 심리학자로, Piaget의 인지이론에 기초하여 소아의 도덕적 사고를 연구하여 다음과 같은 도덕발달moral development단계 이론을 제시하였다.

관습전 도덕성preconventional morality : 학령전기에 소아는 부모의 처벌과 그에 대한 복종이 주가 되는 단순한 도덕법칙을 모방하거나 그것을 자기의 소원에 따라 왜곡하거나, 상벌로 선악right-wrong을 구별하거나, 법칙을 합의에 의해 바꿀 수 없다는 생각을 한다.
관습적 도덕성conventional morality : 권위와 상호 이익의 인식에 기초한 도덕 수준으로, 타인의 칭찬을 얻거나 상호존중과 타인을 기쁘게 하려는 동기에서 도덕적이 되는 단계이다.
관습후 도덕성postconventional morality : 보편적 내재화된 도덕 원칙에 기초한 도덕 수준으로, 계약, 양심, 그리고 스스로 선택한 기준에 따라 행동하고 예외를 인정하는 성숙한 성인의 도덕법칙을 갖게 되는 단계이다.

2. 인지과학cognitive science

인지심리학認知心理學 cognitive psychology

인지과학의 한 부분으로, 주의, 언어, 생각, 지각, 기억, 학습, 문제해결, 창조성, 이성reasoning 같은 정신과정을 연구하는 심리학의 한 분야이다. 정보처리의 관점에서 생체의 인지활동을 연구한다. 정신과정을 연구하기 위해 정신분석이 인간의 주관적 지각에 주로 의존하는 데 비해, 인지심리학은 과학적 연구방법을 사용한다. 인지심리학의 연구목적은 인지수행의 기초

가 되는 과정과 구조를 밝히는 것이다.

연구방법으로는 객관적이고 철저한 통제된 과학적 방법을 따르며, 연구결과를 정신과정에 대한 추론inference의 기초로 삼는다. 기본 가정은 학습이론과 달리 자극과 반응 사이에 중개과정mediational processes이 있다는 것이다. 중개과정으로 정신과정mental processes를 중요시한다. (앞서 말한 인지학습cognitive learning이론과 유사하다.)

인지심리학의 초기 선구자로는 Gustav Fechner, Wilhelm Wundt, Edward B. Titchener, Hermann Ebbinghaus, William James 등이 있었고, 20세기 전반기에는 게슈탈트심리학이나 Jean Piaget, Lev Semenovich Vygotsky 등이 인지론적 연구를 하고 있었다.

인지혁명cognitive revolution과 인지과학

인지혁명은 1950년대 '마음'과 그 과정에 대한 학제 간 연구로서 시작된 지적 운동이다. 이 학제 간 연구의 혁명에 동참한 과학 분야에는 인지심리학, 언어학, 인류학, 철학, 동물연구, 그리고 새로이 발생하고 있던 신경과학, 컴퓨터학, 인공지능 등이다. 기여한 학자로 George Miller(인지심리학), Ulric Neisser(인지심리학), Noam Chomsky(언어학), John McCarthy(컴퓨터과학) 등이 있다.

1950년대까지는 심리학에서는 관찰 가능한 행동에 대한 행동주의 심리학(학습이론)이 주도하고 있었다. 1950년대 이후 인지심리학자들은 (추론적인 정신분석이나 외부 행동만을 연구대상으로 하는 행동주의 심리학 이론을 비판하고) 철저한 실험적 방법을 통해 감각(정보)투입sensory input에 의한 지식의 획득, 그리고 인간의 마음속에 진행되고 있는 정보처리 등에 대한 더 나은 인지모델을 구축하려 하였다.

1967년 드디어 인지심리학이라는 용어가 나타났고, 이런 변화는 인지혁명이라 불렸다. 1970년대에 심리학 패러다임은 행동주의(학습) 이론에서 인지연구로 옮겨 가기 시작하여 1980년대에는 심리학의 주류가 되었다. 이는 초기에는 인지연구, 정보처리 심리학 등으로 불리다가 나중 전체적으로 인지과학으로 알려지게 되었다.

The theory of mind(ToM) : 이는 다른 사람의 신념, 욕망, 의도, 감정, 사고 등 정신상태에 대해 이해하는, 또는 다른 사람의 마음속에서 무슨 일이 벌어지고 있는가에 대해 추측하는 능력을 말한다. 이는 오래전 Decartes 같은 철학자들의 관심사였다. 공감 내지 감정이입empathy, 정신화mentalization와 비슷한 개념이다(제34장 정신사회적 치료 참조). 이러한 타인에 대해 분석하고 유추하고 판단하는 능력은 사람이 매일의 사회생활에서 성공할 수 있는가 하는 핵심요인이 된다. 현대에 이르러 이 연구는 초기에 동물과 영아의 애착행동 관찰에서 시작되었다. 이 능력이 결핍된 경우는, 어린 나이, 인지 및 언어 발달장애, 약물이나 술 같은 남용물질 중독상태, 자폐증, 조현병 등이다. 이 능력은 뇌과학적으로는 전두엽의 기능으로 추측되고 있다.

반면 Theory-Theory는 사람 이외 기계적 도구나 기타 물건과도 관련된다는 점에서 Theory of mind와 다르다.

Theory-Theory: 이는 1980년대에 등장한 인간이 사회 환경을 이해하는 능력과 그 발달과정에 관련된 과학적 이론(연구)이다. 즉 인지에 대한 이론을 연구하기 위한 이론을 Theory-Theory라 하는 것이다. 인간은 신념, 욕망 또는 감정 등 정신상태에 대한 기본적 내지 순진한naive 이론(심리학)을 가지고 있는데, 이는 사회에서 경험을 하면서 개정revise함으로써 발달한다. 따라서 Theory-Theory 과정은 인류의 과학이 발달하는 과정과 유사하다. 또한 이는 Piaget가 말하는바, 소아가 세상을 관찰하고 정보를 모으면서, 자신의 순진한 이론을 개정해 나가면서 세계관을 구축해 나가며 성장하는 것과 비슷하다. 소아는 이 이론을 사용하여 인과관계를 이해하고 타인의 행동 이면의 의도를 추론하고 미래 행동을 예측하고 또 검정해 본다. 이러한 인지발달 과정을 the 'Child Scientist' theory라고도 한다. 이 Theory-Theory는 심리학자가 인간의 사회적 이해(인지)를 연구하는 기초가 된다.

Script theory

Silvan Tomkins이 제안한바, 이는 인간의 행동이 연극 각본script에 의한 행동과 같다는 것이다. (Eric Berne도 transactional analysis에서 life script를 말하였다.) 각본은 대개 일상에서 목표와 관련되어 공통적으로 나타나는 의례적인 일련의 행동을 보여 준다. 또한 한 개인에 관련된 각본은 그의 인지발달의 정도를 설명해 준다. Script theory에서의 기본 요소는 장면scene이다. 장면이란 한 감정에 연결된 사건들의 연쇄sequence를 말한다. 장면에는 그 감정에 관련된 인물, 장소, 감정의 강도 등이 포함된다. 각본에는 긍정적 감정은 극대화하고 부정적 감정은 최소화하는 방향으로 행동하게 되는 정보가 기술되어 있다. 즐거움이나 공포 같은 개개의 감정들이 행동의 동기가 되며 인격구조와 기능은 그런 self-defining 감정들의 연쇄인 장면들과 각본으로 이해될 수 있다는 것이다. 정교한 script에 따라 순서적으로 맞게 진행하면 행동은 조화롭게 진행된다.

각본에는 융통성이 없다. 그래서 상황에 따라 memory organization packets(MOP)라고 하는 작은 모듈들을 삽입시킴으로써 융통성을 발휘할 수 있다.

Scripts theory는 확대되어 Roger Schank, Robert P. Abelson 등에 의해 procedural knowledge에 관련된 인공지능artificial intelligence 연구에 사용되었다.

인지과학cognitive science

인지과학은 인지심리학뿐 아니라, 뇌, 컴퓨터(인공지능), 교육학, 언어학, 철학, 문화인류학 등을 연결하는 학제적 기초과학 내지 통합과학이다. 방법론적으로는 실험심리학의 전통을 이어받아 가설을 세우고 실험을 실시하여 그것으로부터 얻어진 결론을 토대로 예상 가능한 또 다른 모델을 만드는 과정으로 나아간다.

기본이론은 다음과 같다: 인간은 일종의 정보처리기information processors이며, 마음은 black box가 아니라, 자극과 반응 사이에 주의, 지각, 단기기억, 문제해결 등의 정보처리과정, 즉 중개과정mediational processes이 있어 체계적 방식으로 정보를 변형시킨다.

인지cognition는 감각입력이 변형되고 축소되고 정교화되고 보존되고 재발견되고 사용되는 전 과정이다. 행동을 이해하기 위해서는 이 중개과정을 이해해야 한다. 이 과정은 이미지, 환각과 같이 해당되는 자극이 없어도 일어날 수 있는 과정이다.

인간 뇌의 정보처리, 즉 정보의 변형, 저장(기억), 재생(검색)하는 기능은 컴퓨터와 유사한데, 이를 computer-mind analogy 또는 computer brain metaphor라고 한다.

인지과학은 간학문적인 성격을 지니고 있어, 현재 인접 학문들, 즉 철학, 컴퓨터과학, 뇌과학, 신경심리학, 정보과학, 인공지능, 언어학linguistics 등과 협력하여 연구되고 있다. 인지에 대한 연구를 통해 교육계에서는 학습/기억능력의 개선, 판단의 정확성 개선, 학습을 증진시키기 위한 교육과정의 구축 등을 도모할 수 있다. 과학자, 공학기술자, 예술가, 건축가, 디자이너 등 전문가들도 이러한 내적 정신 상태와 과정으로부터 도움을 받을 수 있다. 또한 인지심리학을 기반으로 사회학습이론social learning theory, 인지신경심리학cognitive neuropsychology 및 인공지능 등이 발달하였다.

언어학psycholinguistics

인지과학의 핵심은 현대 언어학으로 설명될 수 있다. 언어심리학psychology of language 또는 언어학은 언어적 요소들과 심리학적 요소들 간의 상호관계에 대한 학문이다. 언어가 마음 또는 뇌에서 처리되고 표상되는 메커니즘을 연구한다. 즉 인간이 언어를 획득하고 이해하고 생산하게 하는 심리학적 및 신경생물학적 요인들을 연구한다. 구체적으로는 언어의 문법적 구조를 만들어 내는 데 필요한 인지적 능력과 과정, 듣는 사람이 그 구조를 지각하는 과정 같은 것이다. 원래는 철학이나 교육학 분야에 속하여, 사회과학, 인간발달, 커뮤니케이션 이론 등에서 연구하였으나, 현재는 생물학, 신경과학, 인지과학, 정보과학, 언어학 등과 협력하여 mind-brain이 언어를 처리하는 과정을 연구한다.

"인간은 상대적으로 제한된 감각적 입력sensory input에도 불구하고 어떻게 그렇게 많은 지식을 갖는가?" 이러한 질문에 대해 Noam Chomsky는 타고난 학습 메커니즘이 있어 감각정보를 처리한다고 말하였다. 인간의 마음에 다른 동물과 다른 고유한 타고난 생물학적 구조가 있어, 여러 형태의 학습에 같은 학습이론이 적용된다고 하였다. Chomsky는 이러한 생각을 그의 언어학으로 설명하였다.

Avram Noam Chomsky(1928~)

Chomsky는 미국의 언어학자 및 인지과학자이다. 그는 1950년대에 주류였던 B. F. Skinner와 행동주의자들의 인간의 언어습득은 자극-반응으로 된 훈련과 다를 바 없다는 주장을 비판함으로써 인지과학의 선구자가 되었다. Chomsky는 보편 언어설과 언어생득설을 주장하였다. 보편언어설이란 수많은 현존 언어가 겉으로는 서로 다른 것처럼 보이지만 그것들은 모두 보편적 문법, 즉 'Universal Grammar'를 공유하고 있다는 것이다. 언어생득설은 모든 인간에서 그런 언어능력은 타고난다는 것이다. 즉 두뇌 속에 언어습득 장치가 있어 어떤 특정 언어 자료를 투여해 주면 주어진 그 언어를 구사하게 된다는 것이다 (이를 변형생성문법*transformational grammar* 이론이라 한다).

Chomsky의 인지심리학 이론은 다음과 같다. 첫째, 마음은 인지적이다. 실제로 마음에는 정신상태, 신념, 의심 등이 포함되어 있다. 둘째, 대부분의 언어기능처럼 마음의 특성도 타고난 것이다(Chomskyan nativism). 셋째, 마음의 인지적 구조의 핵심 형태로서, 마음은 상호작용하는 특화된, 그러나 상호소통은 제한된, 일련의 하위 module들로 구성되어 있다는 것이다 (the concept of 'modularity'-아래 설명 참조). 이 모델은, 마음에서 어떤 작은 정보도 다른 인지적 과정에 의해 접근될 수 있다는 과거 이론과 강하게 대조되는 것이다. (예를 들어, 시각적 착각은 착각이라는 사실이 알려져도 사라지지 않는다.)

컴퓨터과학*computer science*

20세기 후반, 인지심리학과 통신공학, 정보처리공학, 언어학 등 정보과학의 등장과 함께 컴퓨터과학이 등장하였다. 컴퓨터의 정보처리 방식, 즉 입력, 처리, 출력을 인간의 인지기능과 비교하면서, 심리학의 패러다임을 완전히 바꾸었다. 그런 선구자들 중 한 사람인 Norbert Wiener는 컴퓨터에서 사용하는 input and output 개념을 심리학에 도입하였다.

컴퓨터는 인간의 마음에 대한 metaphor로서 인지심리학에 개념들을 제공한다. 컴퓨터는 외부로부터 입력*input*된 정보를 코드로 변환시키고*encode* 저장*store*하며 처리*process*하여 새로운 정보를 생산*output*한다. 인지심리학자들은 이 정보처리 과정을 인간의 마음이 작동하는 모델로 채택하였다. 이때 Piaget의 인지이론 중 하나인 schema 개념이 중요하게 응용된다. Schema 란 경험을 통해 형성된 신념과 기대의 틀*framework*이다(나이가 들면서 sophisticate하게 된다). Schema는 필요한 정보를 걸러내고*filter* 조직하고 해석한다. Schema가 적절하지 않다면 정보처리는 왜곡된다.

한계: 컴퓨터를 이용한 연구를 실제 인간의 삶에 적용하는 데는 한계가 있다. 즉 ① 컴퓨터는 처리하는 정보의 양에 한계가 있다. 인간 뇌는 parallel processing 능력이 크다(컴퓨터는 대

개 serial processing에 의존한다). ② 인간의 인지는 컴퓨터와 달리 많은 갈등적 감정과 동기적 요인들에 영향을 받는다. ③ 실험적 연구는 인위적이며 독립된 상태에서 진행되기 때문에 그 결과를 실제 삶에 적용하기 어렵다. 즉 생태적 타당성이 부족하다. (실험이 성공적일수록 그 이론은 일상에 적용하기 어렵다.) ④ 실험실 연구에서 사용되는 정보는 자극에 의해 유도된 bottom-up 정보이다. 그러나 사람들의 실생활에서는 기대나 과거 경험 등이 'top-down' 방식으로, 또는 '개념에 의해 유도된' 과정*'conceptually-driven' processes*으로 행동에 영향을 미친다.

인지과학의 특징

① 인지과학 연구에서 과학적 방법을 사용한다. 즉 인간의 정신과정에 대한 이론을 체계적으로 연구하는데, 통제된 실험실 세팅에서, 인공지능의 computational model을 사용한다.

② 감각투입*sensory input*뿐 아니라 그 정보의 저장과 재사용하기 위한 정신기제가 있다고 본다. 다른 말로, 물리적 세계와 마음(생각, 개념, 의미, 의도 등) 사이를 연결하는 장치가 있다. 즉, 정보, computation 및 feedback이라는 과정이 있다.

③ 선천성*innateness*을 인정한다. 위 Chomsky의 언어생득설에서 설명한 바와 같다. 즉 현대 인지과학들은, 17세기 철학자 Gottfried Wilhelm Leibniz(1646~1716)와 같이, 마음이 빈 석판처럼 시작한다는 생각을 믿지 않는다. 그들은 nature-nurture 논쟁은 하지만, 학습은 인간에게 타고나는 어떤 구조에 기반한다고 믿는다. 이 선천성이 없다면 학습과정은 없는 것이다. 인간의 신체적 조건은 한계가 있지만, 인간의 행위에는 한계가 없다. 예를 들어, 인간이 사용하는 단어나 절은 한계가 있지만, 말하는 문장은 한계가 없다. 인류에게 수많은 종류의 언어가 있지만, 공통되는 어떤 기반이 있어, 같은 개념이나 생각을 전달할 수 있다.

④ 마음의 모듈 방식*modularity*: 인지혁명의 중요 요소로서 마음은 모듈*module*들로 구성되어 있다는 것이다. 다수의 부분 (module)들이 협력하여 일련의 생각들 또는 일련의 조직된 행동들을 생성한다는 것이다. 특정 임무에 특정 체계가 사용된다. 행동방식은 문화에 따라 다르지만, 정신적 프로그램은 다를 필요가 없다.

인지신경과학*cognitive neuroscience*

1980년대 후반에 인지과학과 생물학과 신경과학이 다시 '혁명적'으로 협동하게 된다. 여러 심리현상과 행동이 인지신경과학에 의해 설명되기 시작하였다. 예를 들어 상상*imaging*이 뇌영상연구에서 시각피질의 활성화와 연결되는 것이다.

인지와 관련하여 뇌영상 연구, 뇌의 전두엽의 인지기능, 주의와 태만*neglect*, 기억, 언어, 음율*prosody*, 시각처리과정, 대상 확인 기능, 그리고 대뇌피질, 변연계, 기저신경절, 시상, 소뇌 등과 행동 간의 상호관계를 연구한다. 임상적으로는 측두엽 뇌전증, 주요 정신장애, 치매 등을 연구한다. 현재는 지각, 운동뿐만 아니라 감정도 인간 인지과정에 포함되어 뇌과학적으로

연구된다. 그리하여 하나의 개념에 대한 처리conceptual process-ing도 뇌의 여러 부위–감각피질, 운동피질 및 감정영역까지도 활성화한다는 것을 발견하고 있다. 즉 세계 내에서의 경험에 대한 의미에 관련되는 모든 뇌영역에서의 활성화를 동반한다는 것이다.

인간의 인지과정이 인체 전체에 의해, 즉 감각체계와 운동체계 모두가 통합되어 환경과 상호작용하면서 형성된다는 이론을 체화된 인지embodied cognition라 한다. 즉 뇌뿐만이 아니라 온몸이 사용되어 느끼고 경험한 것이 인지를 형성한다는 것이다. '냉정한 사람'이라는 개념에서 보듯 온도를 인격의 설명에 사용하는 것이다. 외부 세계가 유기체의 기능적 구조 안에 구축되어 있다는 것이다. 이러한 체화된 마음이론embodied mind thesis은 인지주의cognitivism, computationalism 및 cartesian dualism과 상반된다. 반면, 이는 extended mind thesis, 상황인지situated cognition 및 행화주의enactivism와 비슷하다.

정신과정은 modal symbol들로 이루어지는데, 이는 특정 감각신호에 연결된 유추적 정신적 표상들analogical mental representations이다. 예를 들면 '개'라는 표상은 개의 모습이라는 시각적 이미지, 짖는 소리에 의한 청각적 이미지, 개를 보거나 짖는 소리를 들은 기억 등과 모두 연결되어 있다. (반면 amodal symbol은 말로 하는 언어, 산술적 이성 같은 것이다.) 한편 'grounded cognition'이란 인지형태는 amodal symbols, modal symbols, the body and the world 간의 상호작용으로 형성되는 인지과정이다.

이제 인지과학은 로봇공학, 동물과 식물의 인지 등으로 확대되고 있다.

치료에의 응용

인지치료cognitive psychotherapy는 socratic questioning 같은 사려 깊은 일련의 질문을 함으로써 같은 사건을 다르게 보는 시각을 갖게 한다거나, 문제를 인지cognition하고 거기서 기인한 감정affect과 연결해 주며, 더 적절한 해결방법을 찾게 하는 것이다. 즉 형식적 사고방식formal operational thinking을 체득하게 해주는 것이다.

인지행동치료cognitive behavioral therapy는 인지기술과 학습이론에서 나온 실제 행동 조절 기술을 통합하는 것이다. 행동기술이란 즐거운 활동, 개선된 대화, 문제해결 기술 등을 의미한다.

인지이론은 script theory, 서사치료narrative therapy 등의 발전에도 기여하였다.

3. 일반체계이론general system theory

이는 정보이론information theory, 인공두뇌학cybernetics 및 servomechanism 개념 등에 의해 자극된 것으로 체계에 대한 일반적인 이론을 연구한다. 정신의학에서는 J. Ruesch와 L. von Bertalanffy가 선구적 연구를 하였다.

한 체계는 상부체계suprasystem의 한 구성분자로 하부체계subsystem가 되며 또한 동시에 그 자체는 다른 하부체계의 상부체계가 된다. 이러한 체계는 위계(서열)hierarchy를 이룬다. 그 기능은 입력input되어 체계 내에서 조정한 후 필요에 따라 출력output하며, 전체 기능은 되먹임기전feedback mechanism에 따라 균형을 유지한다.

모든 살아 있는 생명체계living system도 이와 같으며 유전물질이 주는 정보에 따라 발생, 성장하고 기능하며, 그 하부구조로 정보처리체계, 물질·에너지처리체계 및 생식체계가 있어 각종 정보와 물질을 섭취하여 다양한 행동과 에너지로써 나타내며 후손을 남긴다. 체계는 개방되어 있어야만 입력, 출력이 가능하다. 만일 막혀 있으면 죽음에 이르게 된다.

인간의 경우 상부체계로서 가정과 사회가 있으며, 하부체계는 기관, 조직, 세포, 세포하구조 등으로 구성된다. 특히 뇌는 정보를 입력받아 해독, 보존하고 과거의 성공과 실패의 경험에 따른 기억과 연결 대비하여 적절한 출력, 즉 반응행동을 하도록 선택하며 각 하부구조 간의 관계를 통제하는 특수한 구조이다. 이 행동의 선택과정은 가치우선서열preferential hierarchy of value의 원칙을 따른다.

이 이론은 행동연구뿐만 아니라 정신의학의 치료적 수행에도 생물학적·심리적, 나아가 사회적 수준을 일관하는 일반적이고 포괄적인 골격을 제공한다.

참고문헌

이동식(1985): 정신분석과 도道. 서울, 삼일당.

이부영(1988): 분석심리학. 서울, 일조각.

임기영(2015): 인간행동에 대한 정신사회적 이론. 민성길(편), 최신정신의학(제6판). 서울, 일조각, pp.91~126.

Ainworth MS(1992): John Bowlby(1907~1990): Obituary. Am Psychol 47:668~684.

Alexander F, Eisenstein S(1966): Psychoanalytic Pioneers. Basic Books, New York.

Baker HS, Baker MN(1987): Heinz Kohut's self psychology: An overview. Am J Psychiatry 144:1~9.

Boland R, Verduin ML, Ruiz P(2022): Kaplan & Sadock's Synopsis of Psychiatry. 12th ed. Walter Kluwer, Philadelphia.

Brenner C(1982): The mind in conflict. International Universities Press, New York.

Brown JAC(1964): Freud and the post–Freudian. Penguin

Books, London.

Dollard J, Miller NE(1950): Personality and psychotherapy. McGraw-Hill, New York.

Erikson E(1950): Childhood and society. WW Norton, New York.

Frankl V(1945): Man's search for meaning. An introduction to logotherapy. Pocket Books, New York.

Freud S(1938): A general introduction to psychoanalysis. Garden City Publishing Company.

Fromm E(1955): The sane society. Rindhart, New York.

Gable SL, Haidt J(2005): What (and why) is positive psychology? Review of general psychology 9:103~110.

Hales RE, Yudofsky SC, Roberts LW, eds(2014): Textbook of psychiatry. 6th ed. American Psychiatric Publishing, Washington D.C.

Harlow HF, Harlow MK(1962): Social deprivation in monkey. Sci Am 207:136~146.

Horney K(1950): The neurotic personality of our time. WW Norton, New York.

Jung CG(1916): The collective works. Translated by RFC Hull, Routledge & Kegan Paul, London.

Kim EH, Hogge I(2013): An Adlerian conceptualization of Korean women with hwa-byung. Journal of Individual Psychology 69:41~54.

May R(1953): Man's Search for Himself. Delta Publishing, Stuttgart.

Park SC(2019): Karl Jaspers' General Psychopathology (Allgemeine Psychopathologie) and Its Implication for the Current Psychiatry. Psychiatry Investig 16:99~108.

Piaget J(1952): The origins of intelligence in children. International Universities Press, New York.

Sullivan HS(1953): The interpersonal theory of psychiatry. WW Norton Company, New York.

Suomi SJ, Harlow HF(1972): Social rehabilitation of isolated-reared monkeys. Dev Psychol 6:487~499.

Walsh R, Vaughan F(1993): On transpersonal definitions. Journal of Transpersonal Psychology 25:125~182.

Wilson EO(1975): Sociobiology the abridged edition. Belknap Press, Cambridge.

Windholz G(1992): Pavlov's conceptualization of learning. Am J Psychol 105:459~469.

04

사회와 정신의학 *Society and Psychiatry*

I. 사회정신의학

인간은 사회를 만들고 사회는 인간을 만든다. 인간의 정신은 인간이 모여 살아가는 사회를 만들지만, 동시에 자신들이 만든 사회에서 살아가는 인간은 그 사회에 의해 교육을 받고 정신세계가 형성된다. 그러므로 인간의 정신과 사회는 매우 밀접한 연관을 가지고 있다. 이러한 인간의 정신과 정신장애와 사회의 연관을 다루는 학문 분야가 사회정신의학*social psychiatry*이다. 사회정신의학의 범위는 넓으나 크게 다음의 세 분야로 구분할 수 있다.

정신질환의 발생 분포와 사회문화적 발생원인

정신장애의 분포에 대한 연구를 역학疫學 *epidemiology*이라 하는데, 이에는 지역 또는 사회계층 간에 정신질환의 유병률과 빈도가 어떠하며, 거기에 사회적·환경적·정신적·문화적 변수들이 어떻게 영향을 미치는가를 연구한다. 특히 사회정신의학에서는 정신의 정상, 비정상의 구분에 대한 사회적·문화적 결정인자, 개인의 생활스트레스, 생활사건, 위기 및 라이프 스타일의 영향에 대해 연구한다.

사회의 정신질환에 대한 인지와 반응

사회정신의학은 또한 정신건강과 정신질환에 대한 사회적·문화적 반응, 즉 정신질환에 대해 자신, 가족, 이웃, 사회 전체가 어떻게 이해하며, 어떻게 도움을 찾고*help seeking behavior*, 선입견이나 낙인*stigma* 등에 대해 어떻게 대응하는가에 대해 연

구한다. 넓게는 횡문화정신의학*crosscultural psychiatry*과 연결이 된다.

정신의학 서비스

사회정신의학은 정신장애의 치료와 예방과 건강유지에 대해 연구한다. 특히 정신장애자를 지역사회*community* 내에서 치료할 때 공공公共정신의학*public psychiatry* 또는 지역사회 정신의학*community psychiatry*이라 하고, 장애를 예방하는 데 주안을 둔 공공정신의학을 예방정신의학*preventive psychiatry*이라 한다(제36장 정신의학 서비스와 지역사회 정신의학 참조). 여기에는 치료 시설과 그 구조, 가족에 대한 도움, 사회적 및 법적 요건, 의료 이외의 자원(심리학, 사회사업학, 정치, 경제, 종교 등), 사회조직망*social network*과 사회적 지지*social support*가 포함된다.

II. 정신의학적 역학

1. 역학

정신의학적 역학疫學 *psychiatric epidemiology*이란 정신장애의 발현 양태樣態에 관한 연구를 말한다. 따라서 정신질환의 분포, 발병률, 유병률, 이환기간 등에 대해 우리가 살아가고 있는 사회적 환경과 신체적·생물학적 환경을 관련지어 연구하는 학문분야이다. 정신의학적 역학은 주로 임상 소견과 나이, 성, 사회경제적 계층 등 사회인구학적 변인과의 관계를 입증해 준다. 따라서 역

학은 질병의 위험요인risk factor, 발병경위pathogenesis뿐 아니라, 질병의 치료와 예방, 경제적 부담burden, 통제를 위한 지역적 또는 국가적 전략을 세우게 하고, 그 결과를 평가하게 해준다. 또한 역학 연구로 국제적 내지 횡문화적 비교연구가 가능하다. 역학에는 다음과 같은 중요 개념들이 있다.

유병률prevalence rate: 조사 당시 전체 집단 중에 존재해 있는 질병의 사례수事例數의 비율을 말하는데, 여기에는 몇 가지 서로 다른 형태들이 포함된다. 시점時點유병률point prevalence rate이란 특정 시점(조사 당일)에 존재하고 있는 환자 수를 말하고, 기간期間유병률period prevalence rate이란 하루 이상의 일정 기간에 걸쳐 존재하고 있는 환자 수의 비율이다(예를 들어 1년이면 연간유병률annual prevalence rate, 지난 전 생애이면 평생유병률lifetime prevalence rate이다).

발병률incidence rate: 일정 기간(대개 1년간) 동안에 일정 집단 내에서 새로이 발병한 환자의 비율을 말한다.

위험요인risk factor: 질병의 원인과 관련되는 요인들이다. 이는 요인특정적factor-specific(예를 들어 어떤 질병이 특정 성의 사람에게만 나타난다) 또는 요인관련적factor-related(예를 들어 어떤 질병이 특정 환경에서 나타난다)일 수 있다. 위험요인은 발병에 선행하는 시간적 관련성으로, 한 질병에 대한 다수 연구에서 반복적으로 나타남으로써, 한 질병에만 특정적으로 나타남으로써, 또는 그 요인을 제거한 결과 특정 질병이 발병하지 않음으로써 입증된다.

최근 역학 연구는 단순히 인구 중 정신장애의 빈도를 조사하는 데 그치지 않고 특정 증상(예를 들어 자살행동 등)의 빈도도 조사한다. 나아가 정신장애의 원인을 연구하는 데도 사용된다(사람에 대해 원인을 알기 위해 실험할 수 없기 때문이다). 즉 생물학적 유전연구, 예를 들어 가족이나 인구집단 연구를 통해 질병의 유무와 관련된 기질, 뇌 구조와 기능 검사(편도, 전두엽 등), 그리고 유전자 확인 등으로 이어진다. 또한 소아에서 성인으로 이어지는 장기적 연구longitudinal studies가 자연 상태에서의 발병과 경과를 연구하는 데 크게 도움이 된다.

2. 평가방법assessment instruments

정신장애 역학조사에서 중요한 것은 어떤 분류와 진단기준을 사용하는가이다. 정신의학에서 정보를 얻는 방법은 대개 진단기준에 맞게 규정된 질문들을 모은 질문지(진단도구)를 사용한다.

도구를 통한 측정이 차원적dimensional인 것이 좋은지 범주적categorical인 것이 좋은지 하는 논의가 있다. 범주적 측정은 너무 제한적이어서 인간행동을 범주적으로 구분할 수 있는가 하는 비판이 있다(그러나 부분적으로 차원적 평가도 포함되어 있다). 한편 차원적 측정은 척도scale에서 cut point 방법을 사용하여 범주를 만들어 낸다. 일반적으로 의학에서는 범주적 진단을 사용한다.

진단도구는 척도 또는 schedule(질문조사표)로 디자인된다. 임상전문가(또는 훈련된 조사원)의 직접면담을 통해 진단도구를 사용하는 것이 가장 바람직하지만, 목적에 맞게 고안된 자기보고서식structured self-report form을 사용하는 간접조사도 사용된다. 또한 등록된 환자에 대한 기록 모음, 즉 case register를 사용하기도 한다. 예를 들어 우리나라의 정신질환 실태 역학조사에서 2011년에는 WHO와 미국 Alcohol, Drug Abuse and Mental Health Administration(ADAMHA)이 공동 개발한 Composite International Diagnostic Interview(CIDI)의 한국판(K-CIDI)이 사용되었다. 2021년에는 개별 방문 Tablet Assisted Personal Interview(TAPI)라는 조사방법을 사용하였다.

조사도구는 신뢰도reliability와 타당도validity가 높아야 하고, 편견bias의 개입이 없어야 하며, 예민sensitive해야 한다.

신뢰도: 평가결과가 믿을 만한가 하는 것인데, 두 평가자의 결과가 얼마나 일치하는가 하는 inter-rater reliability, 또는 다른 시간대에 평가해도 결과가 일치하는가 하는 test-retest reliability로 결정된다.

타당도: 도구가 측정하려는 바를 정확히 측정하는가 하는 것이다. Criterion validity는 타당도가 이미 확립된 다른 도구와 비교될 때이고, face validity는 사용하는 평가자가 보기에 합당한가 하는 것이며, content validity는 평가하고 점수를 매기게 되는 특정 정보(질문)를 제대로 포함하고 있는가 하는 것이다. 또한 concurrent validity는 같은 문항을 가진 다른 도구의 결과와 서로 대응하는가 하는 것이고, construct validity는 계획된 바를 측정하게끔 도구가 구성되어 있는가 하는 것이다.

평가자의 편견이 주는 효과를 통제하기 위해 평가자와 피평가자가 모두 실험방법을 모르게 하는 이중맹double-blind 방법과 대상을 우연하게 결정하는 무작위화randomization 방법을 이용한다. 무작위 선정을 하지 않고 일정 집단을 정해 시간에 따른 차이를 연구하는 것을 코호트 연구cohort study라 하는데, 지난 일을 연구하는 것을 후향적retrospective, 장차 일어날 일을 연구하는 것을 전향적prospective 연구라 한다.

평가도구는 예민해야 하는데, 이는 평가되어야 할 것을 판별해 낼 수 있어야 한다는 것이다. 즉 피평가자에게 특정 장애가 있다면 그 장애가 있다고 평가되어야 한다. 병이 없는데도 있는 것처럼 평가되는 것을 가양성false positive이라 한다. 또한 평가도구는 specific해야 하는데, 병이 없으면 없다고 평가되어야 한다는 것이다. 병이 있는데도 없다고 평가되는 것을 가음성false negative이라 한다. 도구는 예언적 가치predictive value가 커야 하는데, 즉 true positive와 true negative의 비율이 높아야 한다.

통계방법: 생통계학*biostatistics*은 의학에서 자료를 기술하고 조직하고 해석하는 수학이다. 통계학을 사용함으로써 역학 연구자는 질병의 원인을 규명하고 어떤 치료가 효과가 있는지를 과학적으로 평가할 수 있다. 기술통계학*descriptive statistics*은 자료의 정리, 기술, 요약, 해석 등을 통해 자료의 특성을 규명하는 통계적 방법이다(예를 들어 측정결과의 평균과 표준편차 등). 추론통계학*inferential statistics*은 자료에 기초하여 일반화를 위한 확률이나 가설을 검정하는 통계학이다(예를 들어 두 집단의 자료를 비교하기 위한 t-test와 변량분석*ANOVA* 등).

3. 정신질환의 역학 연구 결과

현대적 역학 연구에는 정신의학 이외에 사회학, 인류학의 도움이 점차 커지고 있다. 연구 분야도 확대되어 사회계층, 스트레스, 문화적 갈등, 이민, 인종주의*racism*, 성행동, 노인문제, 실업, 심지어 유전적 연구까지 포함되고 있다. 통계학의 도움도 필수적이다.

현대의 대표적 역학 연구는 1977년 미국에서 NIMH Epidemiologic Catchment Area(NIMH-ECA) 프로젝트에 따라 실시된 것으로, 본격적인 역학 연구가 시행되어 많은 연구결과를 보고하였다. 여기서의 진단기준은 DSM-Ⅲ(또는 DSM-Ⅲ-R)이었고, 연구도구는 DIS-Ⅲ이었다. 이 연구결과에 따르면 최소한 미국 일반인구의 '정신장애'의 1년유병률이 15%였고, 평생유병률은 32.2%였다. 그러나 환자의 1/5만이 정신건강 전문가의 치료를 받았다. 대표적 소견으로 우울증은 남자보다 여자에게 2배 더 많고, 알코올의존은 남자에게 더 많았다. 물질남용은 30세 이하에 많았다.

2013년 Cohen 등은 미국에서 16,423명을 대상으로 한 연구에서 '정신병적 증상'에 대한 평생유병률은 백인계 9.7%, 라틴계 13.6%, 흑인계 15.3%, 아시안계 9.6%로 인종에 따라 차이가 있었으며, 증상들은 물질남용, PTSD, 정신적 스트레스, 현재의 일상생활 기능장애 등과 관련되었음을 보고하고 있다.

사회계층과 정신장애

1920년대 Chicago 지역의 한 역학적 연구 결과를 보면, 많은 조현병 환자가 도시 중심부에 살고 있는 사회경제적으로 가장 낮은 수준의 사람들이었다. 여기에서 이동가설*drift hypothesis*이 나왔는데, 이것은 정신질환으로 인해 사회적 계급이 점차 낮은 계층으로 이동하게 된다는 가설이다. 한편 조현병 환자들이 좀 더 잘 조직된 사회가 요구하는 여러 가지 부담을 덜어 보려고 익명과 격리라는 보호가 가능한 시내市內로 몰려들게 된다는 분리가설*segregation hypothesis*도 등장하였다. 이와 관련하여 사회원인가설*social causation theory*은 낮은 사회경제적 수준이 정신질환을 일으키는 원인이 된다는 이론이고, 사회선택가설*social selection theory*은 정신질환에 걸렸기 때문에 더 낮은 사회경제적 수준으로 밀려 이동*drift*하게 된다는 이론이다.

1939년 B. P. Dohrenwend 등 사회심리학자들은 만성 스트레스가 중산층보다는 근로계층에서 더 흔히 일어나며 근로계층이 스트레스에 더 취약하다는 사실을 밝힌 바 있다. 또한 정신장애는 의미 있는 사회적 결합이 없는 사람들에서, 쓸모 있는 사회적 역할이 주어지지 못한 사람들에서, 그리고 사회적으로 의미 있는 상처를 받은 사람들에서 많이 발생한다고 하였다.

1958년에 A. B. Hollingshead와 F. C. Redlich에 의한 New Haven 연구는 26세 이상 인구 중 15.1%에서 정신장애가 있었으며, 정신병은 낮은 사회경제적 수준에서 많았고, 신경증은 높은 수준에서 많았다고 보고하였다. 경제 수준이 낮은 환자들은 정신보건 클리닉을 주로 이용하였고, 경제 수준이 높은 환자들은 개원한 정신과 의사를 많이 찾아갔다.

스트레스와 정신장애

1954년 Midtown Manhattan 연구는 소위 생활스트레스가 정신질환을 유발한다는 증거를 제시하였다. 하층계급에서는 경제문제, 한쪽 부모만 있는 것, 신체질병이 많은 것, 사회적 고립, 직장 걱정 등의 스트레스도 많으나, 한편으로는 자신들의 인격문제, 스트레스를 중화시키는 수단의 부족, 적응기제의 차이 등도 문제가 된다고 하였다.

1967년 T. H. Holmes와 R. Rahe는 개인이 적응해야 하는 생활변화*life change*를 측정하여 스트레스를 측정하는 도구, 즉 social readjustment rating scale을 고안하였다. 1년간 일정한 양 이상의 사건을 경험하면 정신장애나 신체장애의 발병위험이 커진다고 한다.

2013년 Cohen 등은 정신병적 증상의 평생유병률에서 스트레스가 있고 없음에 따른 차이를 연구하여 인종에 관계없이 스트레스가 높을 때 정신병적 증상이 많이 나타남을 보고하면서, 증상이 일시적이라도 이는 스트레스를 받음에 대한 신호라고 하였다.

2014년 미국 National Epidemiologic Survey on Alcohol and Related Conditions에 참여한 33,375명의 자료를 분석하여 소아기와 3년 전 성인기에 경험한 스트레스를 조증의 새로운 발병과 재발에 관련시킨 결과, 소아기 스트레스는 조증에 대한 민감제*sensitizer*로 역할을 하고, 성인기의 스트레스는 조증의 촉발제*trigger*로 역할한다고 제안하였다.

취약성 연구

1976년 J. Rabkin은 유명한 취약성 가설*vulnerability hypothesis*을 제시하였다(위험도*risk*와 유사한 개념). 개인은 각자 취약성의 역치*threshold*를 가지고 있으며 스트레스를 이기는 타고난 능력도 각각 다르다. 잘 발병되는 성향은 생물학적으로 결정되는데, 이를 principle of preparedness라 한다. 따라서 같은 스트레스를 받더라도 취약성이 있는 사람에서 정신질환이 더 자주 발생한다. 취약성의 원인은 어릴 때의 육아 받은 경험, 신체 질병, 가족관계, 정신사회적 스트레스, 유전적 소인 등이다. 이러한 취약성에 대해 극복을 도와줄 수 있는 자원은 사회적 지지(대인관계를 통해 개인이 파괴적 스트레스로부터 보호되는 기전), 경제적 자원, 학습(부모의 양육방식, 사회적 경험, 교육 등)을 통한 개인의 대응기술coping skill 등이다. 사회적 지지가 강력하면 발병도 적고 발병해도 회복이 빠르다. 즉 정신장애는 생물정신사회적 모델bio-psycho-social model의 틀 안에서 이해해야 한다.

최근 정신장애의 유전적 원인, 신경발달적 원인, 분자생물학적 원인 등이 중시되고 있다. 그런 상황에서 1970년대에 the Dunedin Multidisciplinary Health 및 Development Study and the Christchurch Health and Development Study 등이 출산 시 문제들, 유전적 소인들, 소아기 때의 학대, 그리고 기타 소아기 심리적 문제들이 이후 성인이 되었을 때 어떤 정신건강 문제와 관련되는지를 연구하였다. 어릴 때의 성적 학대가 이후 정신건강에 미치는 영향에 대한 연구도 이루어졌다. The Generation R Study('R'은 Rotterdam 의미)는 소아들의 population-based cohort를 태아기 때부터 추적하는 연구이다. 여기서는 9,778명의 임신부와 그들의 아기가 추적 대상이 된다. 이런 연구결과들이 pool을 이루면 더욱 과학적인 추정을 얻을 수 있을 것이다.

현대사회에서 정신장애는 증가하는가

많은 연구에 의하면, 최근 매독에 의한 진행마비general paresis, 영양결핍에 의한 펠라그라pellagra 정신병, 히스테리전환hysterical conversion 등은 감소 추세에 있다. 증가 추세의 장애로는 스트레스 증가에 따른 우울증이나 불안장애 등이 있고, 노인인구 증가에 따른 노인정신장애(치매, 노인우울증 등) 등이 있고, 의학기술 발전에 따라 생존율이 높아지는 바람에 신경발달장애, 뇌혈관장애에 의한 뇌증후군, 환각제나 정신자극제, 마약류의 범람으로 인한 물질중독 등이 증가하고 있다.

사회문화적으로 볼 때, 현재 전 세계적으로 정신질환이 증가하는 것에 대해 다음과 같은 이유들이 제시되고 있다.

첫째, 정신질환 발병연령에 도달한 인구가 급증하였다. 정신질환은 주로 15세 이후, 45세 이전에 발병하는 경우가 많다. 그런데 전 세계적으로 1985~2000년에 15~45세의 인구가 45%나 증가하였다. 이것은 정신질환의 발병이 그만큼 증가함을 의미한다. 또한 노인인구의 증가에 따라 치매 등 노인정신장애가 증가하고 있다.

둘째, 경제적 성장과 사회의 급격한 변화는 인간의 사회적·정신적·행동적 병리현상의 증가를 야기하였다. 그에 따라 알코올중독, 약물남용, 자살, 폭력 등이 증가하였다. 예를 들어 모자사망률은 현저히 감소하였으나, 여성, 아동, 노인 등을 대상으로 한 폭력이 급격히 증가함에 따라 심각한 정신건강 후유증을 남겨 다시 새로운 정신질환의 발생을 야기하고 있다. 지난 15년간의 커다란 경제적 발전에도 불구하고 서구인들의 정신건강은 더 나빠진 것으로 나타나고 있다.

셋째, 가난이다. 경제적 번영이 좋은 정신건강과 연관되는 것은 아니지만, 가난 자체는 나쁜 정신건강과 직접 연관된다. 시골에서 도시로 이주한 사람들의 정신건강은 이주 때문이 아니라 이주 후의 취업 여부에 더 큰 영향을 받는 것으로 나타났다. 이러한 가난 내지 빈부격차는 전 세계적으로 큰 문제가 되고 있다.

넷째, 난민refugee과 이주민, 이민의 증가이다. 난민이란 인종, 종교, 국적, 정치적 견해, 특정 단체 참여 등의 이유로 인한 박해로 또는 전쟁의 공포를 피해 국경선을 건너온 사람들을 의미한다. 세계적으로 국가 간 갈등은 더 심화되고 있다. 유엔 난민기구에 따르면 2018년 현재 난민은 2,000만여 명이고, 그밖에 비보호신청자, 실향민, 무국적자 등을 합친 숫자가 7,400만여 명에 이른다. 이들의 정신건강은 매우 취약하여 이로 인해 전 세계적인 정신건강 상태가 악화되고 있다. 우리나라도 현재 이민자가 증가하고 있다.

다섯째, 환경파괴 현상이다. 삼림화재, 기근 등 생태계 파괴로 인한 자연재난으로 발생하는 이재민의 숫자가 크게 증가하고 있는데, 이러한 요인들도 사람들의 정신건강을 크게 위협하고 있다. 대기오염 같은 인공적 자연파괴도 신경발달에 영향을 미쳐 각종 정신정애를 발생시킨다는 연구들이 있다.

4. 우리나라 정신장애 역학

우리나라에서는 1960~1970년 6개 도서지방과 8개 농촌지역에서 조사가 있었는데, 그 결과 조현병의 빈도가 0.21%, 조울정신병이 0.017%였다. 그러나 이 연구는 객관적 조사 방법이나 도구를 사용하지 않아 연구자의 편견bias이 개입되었을 가능성이 높다는 문제점이 있다.

1984년에 서울대학교 의과대학 정신과에서 DIS-Ⅲ 한국판으로 전국적인 역학조사를 했고, 1985년 연세대학교 의과대학 정신과에서 강화지역 사회정신의학 프로젝트에 따라 역시 DIS-Ⅲ 한국판으로 역학조사를 하였다. 그 결과 대체로 조현병, 기분장애(정동장애)는 다른 나라와 비슷하나 우리나라에서는 알코올 남용과 의존, 그리고 한국형 진단기준에 따른(즉 한국인이 흔히 보이는 증상표현을 진단기준으로 하였음) 신체증상장애의 빈도가 매우 높았던 것이 주목된다.

2001년 이후 정신건강복지법 제10조에 근거하여 5년 주기로 전국 정신질환 실태조사, 정신의료서비스 이용률 조사 및 자살률 조사(제28장 자살과 자살행동장애 참조) 등이 이루어져 왔다.

2021년 정신건강실태조사

보건복지부는 전국 만 18세 이상 만 79세 이하 성인 5,511명(가구당 1인)을 대상으로, 「2021년 정신건강실태조사」를 실시하고, 그 결과를 발표하였다. [이전에는 지필식 방문면접조사였으나, 2021년도에는 개별방문 Tablet Assisted Personal Interview(TAPI) 조사였다.] 단 지역사회 유병률이 극히 낮은 양극성 장애와 조현병 스펙트럼 장애는 2021년 조사에서 제외되었다.

조사 결과 정신장애 평생 유병률은 남자 32.7%, 여자 22.9%, 전체 27.8%로, 성인 4명 중 1명이 평생 한 번 이상 정신건강 문제를 경험하고 있는 것으로 나타났다.

정신장애 1년유병률은 남자 8.9%, 여자 8.0%, 전체 8.5% 였으며, 니코틴 사용 장애를 제외한 1년유병률은 남자 5.2%, 여자 7.6%, 전체 6.4%로 여자의 경우 남자보다 1.5배 높았다. (지난 1년간 정신건강 문제를 경험한 사람은 약 355만 명으로 추산된다.)

연도별 정신장애 1년유병률은 2021년 9.1%로, 이전에 비해 감소하는 추세였다. (각 장애별 유병률은 해당 장을 참조할 것)

기타 정신장애 유병률

2021년 조사에서 제외된 정신장애들에 대한 유병률에 대해서는 이전 자료를 참고할 수 있다. 즉 2011년 조사에서 평생 유병률은 조현병 0.2%, 단기정신병적 장애 0.4%, 양극성 장애 0.2%, 주요우울증 6.7%, 기분부전장애 0.7%, 신경성 식욕부진증 0%, 신경성대식증 0.2%, 신체형 장애 1.4%, 그리고 모든 정신장애 28.1%였다. 또한 별도로 인터넷중독은 전체 인구의 1% 정도에서 발견되었으며, 특히 18~29세 연령층에서는 1.9%(남자 2.3%, 여자 1.4%)에서 발견된다고 하였다. 문제도박problematic gambling은 인구 3.3%에서, 특히 병적 도박 pathologic gambling은 인구 1%에서 발견되었다.

2012년의 다른 한 연구에서 소아·청소년의 인구는 감소하고 있었지만 주의력결핍과다활동장애, 소아불안장애, 우울장애, 품행장애 등 정신장애 빈도는 증가하고 있었으며, 특히 7~12세 소아 중 자폐증 스펙트럼 장애autism spectrum disorder 가 2.64%로 매우 높은 발병률을 보이고 있다. 소아청소년에서도 자살률이 높은데, 이는 학교폭력과 관련되어 있다. (노인 치매에 대한 실태는 제26장 신경인지장애 참조)

III. 정신장애와 경제

질병부담disease burden은 질병에 의한 재정적 비용, 사망률, 이환율morbidity, 기타 지표로 계산된 건강문제의 영향력을 말하며, 흔히 disability-adjusted life years(DALYs) 등 질병으로 인해 상실된 햇수years로 수량화된다. DALYs는 YLLs와 YLDs 합으로 산출하는데, YLLs는 조기 사망으로 인해 잃어버린 햇수이고(years of life lost to premature mortality)이고 YLDs 는 장애를 가지고 산 햇수(years lived with disability)를 의미한다. WHO는 매년 global burden of Diseases(GBD)를 조사하고 있다.

전 세계적으로 정신건강비용을 줄이는 방안을 연구하고 있다. 경제성장을 하더라도 건강 관련 비용을 지불하면 별 소용이 없을 것이기 때문이다.

정신장애로 인한 경제적 부담

정신장애로 인한 전체 사회의 경제적 부담은 파악하기 쉽지 않다. 그러나 치료비용은 다른 질병에서와 같이 어느 정도 추정할 수 있다. GBD 2019 Mental Disorders Collaborators라는 단체가 204개의 국가와 지역에서 1990~2019년 사이 12개 정신장애(우울증, 불안장애들, 양극성 장애, 조현병, 자폐증 스펙트럼 장애, 품행장애, ADHD, 식사장애, 지능장애, 기타 정신장애들의 후유증 등)로 인한 DALYs를 산출한 결과, 매년 평균 8천80만 년에서 1.25억 년(93.0~163.2) 사이였다. 이는 전체 질병으로 인한 총 DALYs의 3.1%(95% UI 2.4~3.9)에서 4.9%(3.9~6.1) 사이였다. 정신장애에 의한 부담은 전 세계적 부담의 10위 안에 들었다.

정신장애의 DALY rates는 1990년에서 2019년 사이 거의 일정하였다. YLDs가 정신장애 부담의 대부분을 차지하였다(즉 부담을 주면서 오래 살았다는 의미). 부담은 여자에서 남자보다 컸다. 결론적으로 이 보고서는 정신장애가 사회에 미치는 부담을 줄이기 위해 잘 조정된 국가적 및 세계적 보건 기구의 효과적 예방과 치료 프로그램이 필요하다고 하였다.

물질남용을 포함하면 부담이 훨씬 커진다. 참고로, 2011년 보고서에 의하면, 정신장애와 물질사용장애로 인한 DALYs는 1.83억 년으로, 전 세계 전체 DALYs의 7.4%로 심혈관장애, 감염, 신생아 장애, 암에 이어 5위를 차지하고 있었다. YLDs 는 1.75억 년으로 전체 YLDs의 22.9%로 전체 1위였다. 또한 YLLs는 860만 년으로 전체 YLLs의 0.5%였다. 즉 정신장애는 환자가 일찍 죽지는 않으나 오랫동안 앓음으로써 사회에 주는 부담은 매우 크다는 것을 알 수 있다. DALYs는 남녀 모두 청소년기와 청장년기(10~29세 군에서 최고)에서 주로 부담을 많이 주고, 남자보다 여자에서 더 많았다. 특히 우울장애는 전체 정신장애(물질사용장애 포함) DALYs의 40.5%를 차지하였고, 다음 불안장애가 14.6%, 불법약물사용장애는 10.9%, 알코올 사용장애는 9.6%, 조현병은 7.4%, 양극성 장애는 7.0%, 전반적 발달장애(자폐증)는 4.2%, 소아기 행동장애는 3.4%, 섭식장애는 1.2%를 차지하고 있었다.

IV. 문화와 정신의학

문화란 어떤 집단에 소속된 사람들이 공통으로 갖는 조상 대대로부터 습득, 축적된 사회경험accumulated social experience의 총화로 정의된다(그림 4-1 참조).

문화는 인간의 지각, 인지, 생각, 가치체계, 그리고 아름다

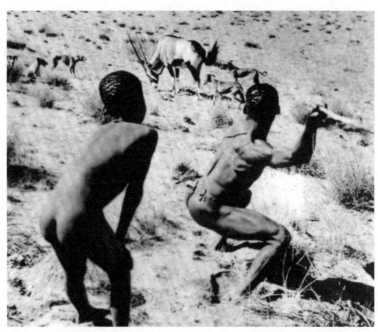

그림 4-1 사냥을 가르치는 아버지와 배우는 아들. 부모는 자식을 사회의 일원으로서 독립된 성인으로 키워야 하는 과제를 가진다. 이러한 성장과정에서 경험(학습)을 통해 소년은 그 사회문화에 적응된 성인의 인격을 가지게 된다. (from Family of Life)

움과 선에 대한 정의를 만든다. 문화는 세대를 거쳐 전파된다. 즉 대물림된 사회적 실행*social practice*의 전통이 문화이다. 문화는 개방적이며 역동적이어서 시간에 따라 변화한다. 따라서 고정된 문화적 개념으로 문화적 정보를 과잉 일반화하거나 어떤 집단을 상투적으로 정의하면 안 된다. DSM-5-TR에서도, 문화를 세대를 이어 학습되고 전승된 지식, 개념, 법칙, 수행의 체계로 정의하고 있다.

문화에 따라 그 문화에 특유한 스트레스에의 적응양식과 비정상적 행동이나 병에 대한 규정 등이 있게 된다. 이를 다루는 것이 문화정신의학*cultural psychiatry*이다. 문화정신의학은 문화가 정신장애의 발생(예를 들면 문화에 따른 신체화 경향이 다름), 진단(예를 들면 정신장애에 대한 개념이 다름, 특히 문화 관련 증후군), 치료와 예방, 그리고 정신의학의 연구에 미치는 영향 등을 연구한다. 질병경험에서 문화적 문맥*cultural context*을 이해한다는 것은 효과적인 진단적 평가와 임상적 관리에 필수불가결한 것이다. 특히 최근에는 문화정신의학 중에서 인종정신약리학*ethnopsychopharmacology*, 약리유전학*pharmacogenomics* 등에 대한 연구가 활발해지고 있는데, 이는 인종에 따라 같은 약물이라도 적정 용량이 다르고 나타나는 부작용이 다르기 때문이다.

1. 인류학*anthropology*과 정신의학

인류학과 정신의학의 관련은 문화정신의학 또는 횡문화정신의학 연구를 통해 발견된다. 문화정신의학 영역에서 인류학은 문화의 정의, 문화와 개인 간의 관계, 정상과 비적응적 행동 간의 구별, 문화 관련 증후군, 건강, 병, 치유 등의 개념에 대한 횡문화적 차이 등을 연구한다. 또한 인간행동 내지 정신장애의 원인에 대한 자연 대 양육*nature vs nurture*의 논쟁 등과도 연관된다.

문화인류학*cultural anthropology*

인류학은 인간 존재의 기원과 분포, 인간의 유적, 인간과 환경의 관계, 사회적 관계, 그리고 문화, 특히 인간 정신의 외적 표현(언어, 신념, 관습, 기술, 대인관계 등)을 연구한다. 이에 따라 20세기에 들어서면서 인류학자들은 원시적 토착민들의 종교와 행동 등의 연구에서 '참여관찰*participant obser-vation*'이라는 조사방법을 이용한 방대한 민속학적 연구논문들을 발표하였다.

인류학 관련 문헌을 읽은 S. Freud는 원시사회의 토템*totem*과 터부*taboo* 현상을 정신분석적으로 해석하였다. C. G. Jung은 고고학적·인류학적 자료, 특히 민담과 설화 등을 개인환자 분석과 연관시켰다. 그 후로 비서구非西歐 세계에 뛰어든 정신의학자들은 서구에서 보는 Kraepelin식의 정신질환과 동일한 정신질환의 존재 여부를 확인하고자 하였다. Kraepelin도 자바

지역을 여행하면서 amok이라는 문화 관련 증후군을 보고하면서 비교정신의학이라는 용어를 사용하였다. E. Erikson은 미국 인디언들의 관습을 소아의 성숙과정에 비추어 연구했을 뿐만 아니라, Gandhi와 Martin Luther의 행동을 성장과정 중의 사회문화적 영향에 비추어 분석하였다.

B. Malinowski와 M. Mead 등은 어린 시절의 경험이 문화 내 성인의 인격이나 정신기능 방식을 결정한다고 했고, 오이디푸스 콤플렉스가 모든 종족에 다 있는 것은 아니라고 하였다. 1930년대 Ruth Benedict와 Margaret Mead 등은 남태평양 섬들의 주민들에 대한 연구를 통해 문화인류학, 정신의학, 정신분석학 등을 상호 연결하였다. 특히 통과의례通過儀禮 rite of passage 등은 흥미 있는 연구대상이었다. 특히 Mead는 성과 성역할 행동sex-role behavior에 대한 연구를 하였다. 그녀는 New Guinea의 세 부족을 관찰하여 각 종족마다 남녀 간의 성역할 행동이 다름을 보고했고, 이 결과를 가지고 인간의 행동은 상대적이며, 어떤 행동패턴을 칭찬하거나 벌함으로써 사회는 어떤 행동양식을 창조해 낼 수 있다고 하였다. 그녀의 일련의 연구는 그 후 방법론적인 면에서 많은 비판을 받기도 하였으나 전형적인 문화결정론cultural determinism으로 오랫동안 학계에 영향을 끼쳐 왔다. 또한 Benedict는 일반적으로 사람들은 자신이 속한 사회에서 요구하는 행동방식에 적응하려고 하기 때문에 성격특성이 문화적 요인의 영향을 많이 받는다고 하였다.

G. Devereux는 미국 인디언 연구를 통해 정신병 환자에 대한 태도가 문화마다 다르다는 것을 입증하였다. A. Kardiner는 여러 민족성의 특징에 대해 연구했는데, 예를 들어 러시아인들은 우울증적 또는 조증적 성격이 있다고 하였다.

J. Whiting과 B. Whiting은 문화에 따른 인격의 발전모형을 다음과 같이 요약하였다. ① 사회와 문화는 소아의 주요경험을 결정할 수 있다. ② 소아기의 경험이 그 사회의 성인 인격 형성에 커다란 영향을 미친다(그림 4-1). 사회와 문화의 어떤 면은 전형적인 성인 인격과 소아 경험의 결과일 수 있다.

정신분석학자들은 어린 시절의 부정적 경험이 필연적으로 나중에 성인이 되어서 나쁜 정신건강, 비행, 비적응적 행동을 야기한다고 주장하는데, 이에 대해서는 여전히 논란이 많다. 즉 한 번 있었던 부정적 경험이 일생 동안 계속 부정적 영향을 끼치며 이것은 불가피하다는 식의 주장을 지지하는 연구 결과는 실제로 많지 않다. 반면 J. Bowlby는 사랑받지 못하고 자라난 아이들도 그 후 사랑을 받는 경험을 하면 다시 애착attachment 관계를 맺을 수 있다는 것을 보여 주었다. 또한 사회적으로 성공하고 성숙한 사람들 중에도 매우 나쁜 정신적 환경에서 자라난 경우가 많아, 그런 나쁜 환경의 영향이 절대적이 아니라는 사실들이 나타나고 있다.

그러나 문화의 차이에 상관없이 공통적 내지 보편적으로 발견되는 행동양식이 있다. 예를 들어 인사할 때 웃는 행동, 남녀 역할의 차이, 근친상간이나 살인에 대한 터부, 치유행위, 남아들이 여아들에 비해 더 공격적인 점, 생후 6개월~1년 사이에 분리불안separation anxiety과 낯가림stranger anxiety이 있는 것,

정신장애 등이 모든 문화권에서 발견된다.

자녀양육 태도에 대한 인류학적 연구들의 공통된 결론은 다음과 같이 요약될 수 있다. ① 어린 시절의 양육과정이 성인기의 정신건강에 주요한 역할을 한다. ② 어머니가 아닌 다른 양육자caretaker가 양육에 관여하더라도 해로운 결과를 낳지는 않는다. ③ 문화에 따라서 다양한 자녀양육 양식들이 존재한다. ④ 성적 행동에 대한 통제보다는 사랑-미움, 의존-독립과 관련된 태도가 인격형성에 더 중요한 역할을 한다.

또한 인류학은 정신질환에 대한 일반인의 개념, 정신장애에 대한 사회의 반응, 정신질환의 역학이나 발병, 경과, 전귀outcome, 치료형태에 대한 사회문화의 영향 등의 연구에 공헌하고 있다. 특히 의료인류학medical anthropology은 의료행위를 제공하고 제공받는 것에 대한 문화적 영향에 초점을 맞춘다.

2. 문화와 정신건강의 상호작용

문화는 다양한 경로를 통해 사람들의 정신건강에 영향을 미친다. 또한 사람들의 정신건강이 문화를 형성한다. 현대사회에서는 정치적 및 사회적 변화가 빠르게 진행됨에 따라 문화와 하위문화subculture(지역문화, 직장문화, 가족문화 등)도 빠르게 변화하고 있다. 이 때문에 개인과 집단에서 문화 변동에 의한 스트레스가 더 강하고 빈번하게 일어나고 있다.

Tseng은 문화가 정신의학에 미치는 영향을 다음과 같이 정리한 바 있다.

① 문화에 의해 정신건강 문제가 나타난다: 예를 들어 학문적 성취, 혹은 남자아이는 가족의 대를 이어야 한다거나 부모를 승계해야 한다는 과도한 요구 등과 같은 압박이 정신적 스트레스를 야기한다.

② 문화에 따라 형성되는 스트레스 반응과 정신병리의 표현이 다르다: 예를 들어 조현병에서는 증상 내용뿐만 아니라 빈도도 문화권에 따라 별 차이점이 없으나, 우울증을 비롯한 신경증, 그리고 신체증상에서는 문화권에 따라 큰 차이가 있다.

③ 문화는 임상적 평가에 영향을 준다: 정상과 비정상에 대한 정의는 문화에 의해 영향을 받으며, 해당 사회의 문화적 정의에 의해 다르게 평가된다.

④ 문화는 선호하는 치료 접근방식에 영향을 준다: 환자들은 문화적 관습과 습관에 기초하여 각기 주류 치료mainstream treatment, 특수치료, 민속치료folk treatment 등 다양한 형태의 치료방법을 찾는다.

문화정체성의 요소들

Francis G. Lu와 동료들에 의하면 문화정체성의 요소들에는 민족성ethnicity, 인종race, 출신 국가, 성, 나이, 성적 지향, 종

교와 영적 신앙, 사회경제적 계급과 교육 수준, 정주국에 거주
한 햇수, 직업상태, 언어숙달 정도, 정주국 문화 사회망에의 참
여 정도, 문화화acculturation 정도 등이 포함된다.

정신장애에 대한 사회의 반응과 낙인

문화인류학적 요인이 정신질환에 대한 개념형성에 영
향을 미친다. 즉 정신병 또는 정신장애에 대한 소위 '낙
인labeling, stigma'과 편견, 무지, 오해, 차별 등은 환자가
적절한 정신과적 치료를 받는 것을 방해한다. 그래서
사회 부담이 가중된다. 대체로 저학력자, 노인, 남자들
에서 정신장애에 대한 태도가 더 부정적이다. (낙인에 대
한 사회적 대응은 제36장 정신의학 서비스와 지역사회 정신의학,
I. 정신의학 서비스 참조)

이러한 낙인은 미지의 것에 대한 두려움과 분리splitt-
ting 기제에 기인하는 것으로 이해할 수 있다. 선진 문
명사회에서는, 인권존중 차원에서 이를 타파하고 정신
장애자를 존중하고 사회의 일원으로 더불어 살게 하고
치료를 돕는 것이 윤리적으로 옳은 행동이라는 방향으
로 나아가고 있다. 의학도는 낙인해소를 위해 옹호자
advocate들과 연대하여 연구하고 노력해야 한다. 우리나
라에서는 1980년대 이래 정신보건법(제37장 법, 정신의학,
그리고 윤리, II. 정신건강복지법 참조)의 제정과 더불어, 정
신장애에 대한 낙인문제와 인권보호문제를 해결하기 위
해 노력하고 있으며, 그리하여 사회복지적 차원에서 혜
택을 받을 수 있게 되었다.

과거 정신장애에 대한 낙인은, 대체로 정신장애가 악마 내지
귀신 때문이라는 생각 때문이었다. 그래서 무속적 내지 종교적
방법으로 치료하려 하였다. 당시 환자는 가정에서 억제되었지
만, 증상이 어느 정도 나아지면 지역공동체 내에서 돌봄을 받으
면서 살았다.

그러다가 18세기에 정신장애가 뇌병으로 인식되면서, 정신
병자의 행동은 예측할 수 없으며 난폭하고 고칠 수 없다는 편견
이 더해지고, 따라서 치료를 위해 정신병원에 장기간 격리시켜
야 한다고 생각하였다. 그러나 적절한 치료법이 개발되지 않은
상태에서 환자들은 열악한 정신병원에서 인권유린을 당하면서
장기간 감금당할 수밖에 없었으며, 이 때문에 정신병이나 정신
병원에 대한 편견이 더욱 심해졌다.

현대에 이르러 의학이 더욱 발전하면서, 정신장애가 유전병
이어서 나을 수 없다는 편견에다, 전기충격요법 등 정신의학적
치료는 기계적이고 비인간적이며, 정신장애를 치료하는 약물은 부
작용만 많다라는 편견이 추가되었다. 그러나 실제로는 발달한
현대의학에 의해 정신장애가 치유되는 경우가 많아지고 있다.

일반 사회에는 정신질환을 일종의 신체질병 또는 뇌의 질병

으로 보는 의학적 개념이 있는가 하면, 한 사람의 환자와 다수
정상인들(가족, 정신과 의사, 공공기관) 사이의 세력다툼의 결과
로 보는 과격한 견해도 있다. 심지어 정신의학자들 중에도 R.
D. Laing(1927~1989)처럼 반정신의학antipsychiatry을 주장하
는 사람이 있다. 즉 사회적 약자弱者가 '환자'가 되며, 입원당하
고 돌봄을 당해야 하는 '정신환자'라는 것이 그의 사회적 역할
이 되어 버린다는 것이다. 그러나 약자가 바로 낙인찍힌다기보
다 그의 정신상태 장애에 의한 이상한 행동이 먼저 표현되고,
낙인찍힘이 뒤따르며, 그 후 그에 대한 개인적·사회적 반응과
결정이 뒤따른다는 견해가 있다.

어쨌든 낙인이 찍히고 정신병원에 장기간 입원하게 되면 후
유증이 뒤따르기 쉽다. 즉 본래의 정신질환에 이어 만성 사회
성 붕괴증후군chronic social breakdown syndrome이 합병증으로
나타날 수도 있다. 퇴원하더라도 환자의 운명은 낙인의 영향을
많이 받는다. 이 때문에 많은 사람이 정신과 방문을 두려워하
고 가급적 기피하려 한다. 병이 발생해도 부인하고 치료도 거
부한다. 즉 낙인은 정신장애의 원인도 되고, 치료와 사회복귀
도 방해한다.

낙인의 주 내용은 치료낙인treatment stigma(정신과 치료를 받
는다는 것에 대한 낙인)과 내면화된 낙인internalized stigma(자신
이 정신장애자라는 사실에 대한 수치, 당황)이다. 기타 치료를 방
해하는 요소는 자신의 정신건강 문제가 폭로되는 것, 비밀유지
에 대한 우려, 자신의 문제는 자신이 해결한다는 욕구, 도움이
필요하다는 것을 믿지 않는 것 등이었다. 특히 남자, 젊은이들,
소수민족 출신, 군인, 건강전문가 등이 낙인문제로 치료를 회
피하는 경향이 더 강하였다.

도움요청행동help-seeking behavior

이는 문제가 생겼을 때 사람들이 어떻게, 누구에게
도움을 청하는가를 말한다. 우선 정신과적 문제가 있음
을 어떻게 인지하는가, 즉 스스로 인지하는가, 주위에
서 먼저 인지하는가라는 문제가 있다. 도움 요청과 관
련해서는 환자 스스로 요청하는 경우도 있고 주위(가족,
이웃, 친구)에서 주선하는 경우도 있으며, 사회기구에 의
한 강제의 경우도 있다. 이 모든 것은 그 지역사회의 정
신질환에 대한 개념, 태도, 관습, 사회구조와 제도 등
문화인류학적 요인에 의해 결정된다.

문제행동이 발견되면 대개 다음과 같은 과정을 밟게 된다.
처음에는 가족(예를 들어 남편에 대해 부인이)은 신체장애나 스
트레스로 해석하려 하고 애써 정상적인 것으로 보려고 한다. 그
리고 그 문제행동에 자신들을 적응시키고 타인에게는 사실을
숨기고 방어하려 한다. 결국 방어나 대응이 한계에 이르면 정신
장애로 간주하여 가정 밖의 체계나 기관에 도움을 청하게 된다.
정신과 의사보다 내과 등의 비정신과 의료기관이나 한방 의사,
약국을 찾기도 하고, 민간치료, 무속치료, 종교에서 도움을 찾

기도 한다. 대개 정신질환은 낙인이 찍히는 것을 기피하여 치료가 늦어지게 되는 경우가 많다. 그러나 조기발견 조기개입이 비용이나 정신적 고통 면에서 유리하다는 사실이 증명되고 있다. 보다 나은 정신건강 서비스를 위해 도움요청행동에 대한 연구 분석이 필요하다.

대개 정신과 치료를 받을 것인지 아닌지는 환자 주위의 가족, 친구 등의 소수집단이 결정한다. 대체로 여자가 남자보다 정신과적 문제에 대해 인지와 이해를 잘하며 결정과정에 개방적이다. 또한 고학력자, 고소득자 및 높은 계층의 사람들이 정신과적 전문치료에 더 적극적이고, 종교성이 낮은 사람이 정신과 치료에 호의적이다. 우리나라에서는 정신과 치료에 대한 태도가 여전히 부정적인 편이나, 점차 긍정적인 방향으로 바뀌고 있다. 따라서 최근 정신과에 자발적으로 의뢰하는 경향이 높아지고 있다.

사회조직망social network과 사회적 지지social support

사회조직망이란 특정 개인이 관계를 맺는 사람들과의 조직망을 의미한다. 사회적 지지란 대인관계를 통해 특정 개인을 스트레스의 악영향으로부터 보호해 주는 메커니즘을 의미한다. 일반적으로 강한 사회적 지지를 받을 수 있는 상황에서는 정신질환에 대한 위험성은 낮고 회복의 가능성은 높아진다. 예를 들어 사회학자 G. Brown은 가족 내에서 적대적이며 침범적인 감정이 여과되지 않고 그대로 표현되는 것을 표출감정expressed emotion; EE이라 하였는데, 이것이 심하면 조현병 환자의 경우 퇴원 후 예후가 나쁘다(우리나라의 경우, 사회적 지지에 대해서는 제36장 정신의학 서비스와 지역사회 정신의학, III. 지역사회 정신의학 참조). 적절한 사회적 지지를 받지 못하는 경우에는 질병의 발생상황에 대한 대처능력이 떨어지기 때문에 사망위험이 증가될 수 있다. (예를 들면 심근경색이 있는 경우 사회적 지지의 정도에 따라 사망률이 달라진다.)

전귀outcome

병원에서 퇴원 후 지역사회에서 살아갈 때 환자의 예후가 어떤가 하는 것을 전귀라 한다. 전귀에는 그 지역사회의 문화가 큰 영향을 미친다. 예를 들어 조현병의 발생에는 유전적 요인과 생물학적 요인이 더 크게 작용하지만 치료결과는 문화적 배경에 따라 차이가 크다. 그래서인지 조현병의 경과와 전귀는 선진국보다 개발도상국에서 훨씬 좋다. 개발도상국이 농업을 주로 하는 대가족제도 사회이며 사회적 이동이 별로 없고 가족이 치료에 적극 참여하며 정신질환에 대한 사회적 고정관념community stereotype이나 편견이나 낙인문제가 별로 없기 때문에 치료결과도 더 좋은 것이다.

정신병원의 문화

정신병원의 물리적·사회문화적 환경은 환자치료에서 매우 중요하다. 입원병동은 하나의 작은 사회 또는 공동체이며, 역사적으로 나름 병원문화가 발달해 왔다. 예를 들면 과거에는 정신병원 문화라 함은 흔히 감금적custodial이라는 측면이 강하였고, 병동 안에서는 위계조직hierarchy이 생겨날 수 있었다. 병원에 따라 치료자들 간에도 독특한 조직문화가 발달할 수 있다. 치료팀 구성원 간에 의견일치가 잘 안 되면 환자관리에 곤란이 생긴다. 그렇다면 어떤 병원문화가 좋은가에 대해, Maxwell Jones는 모든 환자와 치료자 사이에 분열이 없는 민주적·인도주의적이고 환자와 치료자가 치료에 동등하게 공동으로 참여하는 치료공동체therapeutic community를 바람직한 것으로 제시하였다(제34장 정신사회적 치료, IX-3. 환경치료 참조).

3. 종교와 정신건강

종교는 인간의 정신건강과 깊은 연관을 가지고 있다. 그래서 과거에는 정신질환은 종교에 의해 해석되고 환자들은 성직자들에 의해 관리를 받았다. 종교생활, 즉 신앙, 기도, 경외감, 삶의 의미, 영성 등은 정신적 행복이나 사회적 관계에 못지않게 삶의 질에 공헌하는 것으로 나타났다. 종교에서 요구하는 인생에 대한 관점과 도덕적 생활은 정신건강이 전제되지 않는 한 이루기 어렵다.

영성spirituality

전통적으로 영성은 신비한 종교적인 경험이다. 역사적으로 인간의 영성은 정신건강의 한 요소인 동시에, 개인의 안정감을 넘어서서 지역사회가 추구하는 이상이기도 하였다. 현대에 이르러서는 영성은 종교적인 활동이나 입교와 무관하게, 주관적 경험으로 의미 있는 행복하고 기쁜 경험, 초월transcendence의 경험, 새로운 변화의 경험, 정신적 성장 등으로 정의되기도 한다. 몸과 마음의 건강을 유지하는 것과 개인의 영성 간에는 상호 기여하는 바가 있다. 영성은 정체성 형성에 중요하고 보호적 기능 등으로 정신치료에 통합될 수 있다. 많은 임상적·역학적 연구들이, 위기가 닥쳤을 때 특정한 종류의 영성은 스트레스에 대한 실제적인 완충 효과의 강력한 원천이 될 수 있다고 보고하고 있다.

대체로 종교적 교리는 인간의 본성과 인간 자신에 대한 긍정적인 시각을 담고 있다. 종교활동은 신체적·정신적 건강에 좋은 태도와 감정적 상태를 만들어 낸다. 또한 내면의 가치와 개인의 특별함을 강조하여 자존감을 높여 준다. 종교적 결속은 자기중심성을 벗어나 타인과 긍정적인 방법으로 교류하게 하고 불건전하거나 스트레스를 주는 인간관계를 줄여 준다. 또한 종교적 신앙생활에 따른 영성이 더 나은 정신건강, 특히 낮은 neuroticism과 더 큰 외향성*extraversion*을 나타내며, 용서*forgiveness*가 정신건강의 유일한 예측인자라 한다. 또한 높은 수준의 신앙과 영성은 긍정적인 삶의 자세, 사회적 지지에 대한 더 큰 수용성, 스트레스에 대한 강한 회복력, 낮은 분노 수준 등을 예상하게 하는 인자라고 한다. 영적 안녕*spiritual well-being*이 받아들임, 만족, 행복, 자기 절제, 장기적 희망 등을 제공함으로써 정신건강은 물론 신체건강을 좋게 하며, 수명도 연장시킨다고 하였다. 영적 안녕은 개인에게 받아들여짐의 느낌, 만족, 행복, 자제*self-control*, 그리고 장기적 희망을 제공한다고 한다.

우울증 고위험군 가족의 자녀들의 대뇌피질, 특히 좌측 반구의 대뇌피질이 얇다는 것이 알려져 있다. 종교나 영성에 중요성을 두는 사람들은 그러지 않은 사람들에 비해, 우울증 위험도와 상관없이 우측 전두엽 등의 피질이 더 두껍다는 것이 밝혀져 있다. 이로써 개인의 종교성이나 영성은 우울증에 predisposed될 사람을 cortical reserve를 확대함으로써 취약성*vulnerability*을 감소시켜 우울증 발병으로부터 보호한다는 사실 또는 resilience의 neural pathway가 있다는 것이 확인된다.

한 연구는 지난 20년간 발표된 종교, 영성 등에 대한 논문 43편을 review하여 72.1%에서 종교성/영성이 우울증, 자살, 스트레스 관련 장애, 치매, 물질남용 등 정신장애에 긍정적 효과를 나타내었다고 하였다.

종교성이 정신장애나 알코올, 담배 의존성 등과 역상관관계에 있음이 밝혀져 있다. 또한 종교와 영성은 신체적 건강을 개선할 수 있는 건강활동과 정신건강을 포함한 행복감을 증진할 수 있는 생각을 북돋운다는 보고도 있다.

Neurospirituality

이는 뇌가 영적 경험을 만들어 낼 수 있다는 것을 의미한다. 즉 여기서의 가설은 영성 경험의 근원은 변연계의 활동성 증가라는 것이다. 이들 현상의 특징은 현실에서 벗어난 신비경험, 근사체험*near to death experiences*, 측두엽 뇌전증의 증상들과 공통적이라는 것이다. (최근 측두엽에 electromagnetic stimulation을 가하면 영적 경험이 유도된다는 실험이 있다.) 또한 영성 경험은 entheogen drugs의 효과와 비슷하다고 하는데, entheogen드란 영성경험을 위해 사용되는 정신활성물질이다. 이 물질들은 지각, 기분, 의식, 인지 등 정신기능을 변화시킨다. (유명한 것으로 멕시코의 peyote라는 선인장이 있는데, 메스칼린을 함유하고 있다.) 일찍이 문화인류학자들이 여러 문화권에서 종교의식, 마술적 제의, 샤먼의식 등에서 이런 물질들을 사용하는 것을 관찰하였다. 개인적으로도 초월상태에 들어가기 위해 예언, 명상, 요가, 감각박탈, 금욕, 기도, 황홀상태, 주문, 영가, 춤 등을 수행할 때 이런 약물들을 복용하였다. 그러나 여기서 말하는 영성은 비종교적 영성으로, 명상 같은 수행이나

LSD 같은 환각제로 유도된 altered states of consciousness로 본다. 이를 psychedelism이라고도 한다.이런 영성은 자아의 붕괴상태로 인한 것으로 해석되며, 진정한 종교적 영성과 같다고 보기 어렵다.

V. 횡문화정신의학

1. 개념

원래 문화정신의학은 서구 정신의학의 정신장애에 대한 개념이 아시아, 아프리카 등 다른 문화권에도 적용되는지 여부를 밝혀내는 연구, 특히 식민주의 정신의학*colonial psychiatry* 연구 내지 인종정신의학*ethnopsychiatry*으로부터 시작하였다. 그러나 현재는 과거의 식민주의 정신의학이나 인종정신의학은 식민지나 미개지역을 지배하고자 하는 서구 제국주의의 이데올로기를 반영하였다고 비판받고 있다. 따라서 현재는 문화정신의학을 비교정신의학, 횡문화정신의학橫文化精神醫學 *cross-cultural or transcultural psychiatry*이라고도 부른다.

인종*race*: 인종에 대해 일정한 생물학적 정의는 없으나, 인종은 어떤 가설적·내재적·생물학적 특징들에 따른, 겉으로 드러난 신체적 특성에 기초하여 인간 집단을 구별하는 문화적으로 구축된 정체성의 범주를 의미한다. 인종은 이데올로기, 인종주의, 차별 등 정신건강에 부정적 영향을 미침으로써 사회적으로는 중요하다.

민족*ethnicity*: 이는 사람들이나 지역사회를 정의하기 위해 사용되는, 문화적으로 구성된 집단정체성을 의미한다. 한 ethnic group은 다른 집단과 구별되는 공통된 역사, 지역, 언어, 종교, 기타 공통적 특징들을 공유한다. 이는 스스로 부여하기도 하고 타인들에 의해 부여되기도 한다. 현대 세계는 국제적 이동, 결혼이주, 문화적 혼합 등 새로운 혼합된 다중적 hybrid ethnicity를 만들어 내고 있다.

횡문화적 연구는 태도, 믿음체계, 가치체계, 사회적 역할, 편견 등에 대한 문화적 차이를 비교 연구한다. 여기에 역학, 사회학, 인류학, 심리학이 참여하고 있다. 정신의학 분야에서의 횡문화적 연구는 문화적 요인들이 정신장애의 민간적 정의*folk definition*, 발병과 증상, 경과, 그리고 정신장애에 대한 사회적 대응방법들에 있어 차이를 야기하고 있다는 것을 보여 주고 있다. 그러나 실제 연구에서 각 문화마다 다른 언어를 사용하기 때문에 조사도구의 번역에 따른 심각한 오류가 야기될 수

있다. 따라서 횡문화적 연구가 타당성을 갖추기 위해서는 언어와 대화의 기능에 대한 연구(이것을 정신언어학 psycho-linguistics이라고 한다)가 필수적이다. 예를 들어 어떤 개념의 병에 대해 지역마다 다른 이름으로 불리어도 같은 병으로 보아야 하는 수도 있고, 비슷한 이름으로 불리어도 다른 개념의 병일 수도 있다.

2. 문화충돌과 문화화

한 문화권에서 다른 문화권으로 이동할 때 문화의 차이cultural difference에 적응하기가 쉽지 않다. 자신이 새로 정착하게 된 정주사회host society 내지 정주국定住國의 문화를 채용하는 것을 그 문화에 동화assimilation된다고 한다. 반면, 새로운 이주사회에 들어가서 새로운 문화적 정체성을 갖게 되는 것은 문화화acculturation된다고 한다.

문화충격culture shock

문화와 정신장애 사이의 관련을 보여 주는 전형적 보기는 문화충격 현상이다. 문화가 급격히 변화하면 개인의 적응기제나 사회적 지지가 그 변화를 감당하지 못할 수가 있다. 이때 문화충격이 올 수 있는데, 이는 보다 급격한 외상trauma 내지 스트레스로 경험되고, 불안, 외상후 스트레스장애PTSD, 우울, 고립감, 비현실감, 이인증, 심지어 망상증 등의 증상이 발생할 수 있다. 이때 가족이 온전히 보존되어 있거나, 미리 사전에 변화에 대비하고 있었거나, 같은 입장의 사람들이 집단으로 모여 있으면 충격이 완화된다.

이는 전형적으로는 이민 또는 난민으로서 고향을 떠나 다른 나라로 이주할 때 나타난다. 전쟁 같은 집단으로 겪는 외상은 어떤 사고로 개인이 겪는 외상과는 질적으로 다르며 치료방법도 달라야 한다.

20세기 후반에 이르러 나타난 산업화와 도시화에 따른 인구의 이동도 문화충격 현상을 야기하고 있다.

한 문화권 내 하위문화 사이의 갈등(예를 들어 지역갈등, 정치적 갈등, 경제격차, 세대갈등 등)도 같은 의미에서 정신사회적 관심사이다. 더 작은 규모로는 지역사회 내 또는 지역사회 간의 이동(이사, 전학), 지역사회 간의 이동(취업, 결혼) 등도 적응문제를 야기한다.

다문화사회multiculture society와 정신건강

근대 이후 세계는 무역, 선교, 파병, 식민지화, 이민/이주 등으로 문화의 접촉이 급속도로 증가되어 왔다. 그에 따라 이민으로 구성된 다문화, 다인종 국가가 생겨났다. 이는 필연적으로 문화의 충돌로 이어졌고, 다문화사회 내 인종 간, 문화권 간 갈등을 증폭시켰다. 이에 따른 정신건강 문제도 증가해 왔다.

이러한 문화차이에 적응하는 과정에서 생겨날 수 있는 건강 문제는 여러 가지가 있을 수 있다. 과거에는 다른 문화와의 접촉은 풍토병이라는 신체질병의 위험을 동반하였으나, 현대사회에서는 낯선 문화에 대한 오해와 갈등, 나아가 문화적 충돌 때문에 문제가 더 중요시된다. 즉 이는 정신사회적 문제인 것이다. 자발적으로 또는 강제적으로 원래 고향의 문화를 포기하는 것도 문제이며, 정주사회 또는 정주국의 문화에 과도하게 동화되어 정체성을 상실하거나 건강하고 생산적인 문화화에 실패하는 것도 문제이다.

또한 사람들은 자신들과 다른 문화를 가졌다고 생각되는 사람들을 구분하려 하고 그 사람들에 대한 편견을 가지며, 그들을 차별discrimination하고 학대하는 문제도 있다.

이러한 실패와 차별은 대개 개인에게 정체감과 인생목표를 상실하게 하고, 그 결과 불안, 외상, 우울, 고립감, 비현실감, 이인증, 망상증, 자살, 약물남용, 알코올중독 등의 정신장애의 증상들을 나타나게 만들 수 있다.

이처럼 이주와 정신건강 문제는, 정신장애의 원인과 치료에 있어 사회 환경과 문화의 영향을 가장 잘 드러낸다. 우리 한국 사회에서 보는 외국인 노동자, 결혼이주여성, 탈북자 등이 초기에 나타내는 적응문제와 정신건강문제는 대개 문화충격에서 시작된다.

정신과 의사의 문화적 능력cultural competence

정신건강의 문화 관련성에 관심을 갖는 것은, 모든 시민에 대한 정신건강 서비스에서 차별mental health care disparity을 없애고, 건강평등health equity을 실현하기 위한 것이다. 이러한 문화 관련 정신건강 서비스에서의 정신과 의사의 능력을 문화적 능력이라 하며, 이에는 지식, 태도, 기술 등이 포함된다. 특히 태도는 차이에 대한 존중, 자기 능력의 한계를 아는 겸손, 진료에 영향을 미칠 수 있는 자신의 문화적 정체성과 문화적 편견을 이해하는 성찰 능력, 문화적 차이에 의한 권력의 역동에 대한 경계심, 평가와 치료에 대해 적응하면서 문화적 차이를 알고 이에 반응하는 것 등을 의미한다. 이를 위해 전문가 수련에 문화정신의학 교육이 필요하다.

3. 문화적 변이에 따른 정신장애의 진단과 치료

횡문화정신의학에서는 현대 서구 정신의학의 개념들이 다른 문화권에서도 적용되는지 여부를 밝혀내는 것을 중요하게 여긴다. 예를 들어 대부분의 문화권마다 '미친 상태insanity'에 해당되는 단어들이 있고 그것이 의미하는 바는 조현병과 비슷하다. 1980년대에 전 세계적으로 정신질환자를 대상으로 같은 면담도구[Present

State Examination(PSE)]를 이용하여 조사 연구하였는데, 연구결과 증상 표현은 다양해도 전반적인 진단 일치율이 85%로 높은 편이었다. 그러나 환각과 망상의 경험이 보편적이라 하더라도 그 내용은 문화에 따라 독특할 수밖에 없다.

정신병의 경우와는 달리, 우울증이나 불안 등 신경증적 장애에 대한 개념은 문화에 따라 더욱 다양하다. 예를 들어 개발도상국에서는 우울한 환자들이 자신을 우울증이란 말로 표현하지 않기 때문에 '우울증'을 번역할 만한 단어를 찾기 어려운 경우가 많다. 따라서 횡문화연구에서는 용어의 번역과 연구자의 문화적 배경을 고려하는 것이 중요하다. A. Kleinman은 비서구 문화권, 특히 중국인들은 불쾌기분을 인정하지 않고 이를 신체화증후군으로 더 잘 나타내는 것을 관찰하였다. 한국인도 신체화 경향이 크다고 한다.

문화 관련 증후군culture-related syndrome

문화관련 정신병리적 표현의 극적인 예로 문화와 관련된 특정 증후군이 있다(제27장 기타 정신장애, Ⅵ-1. 문화 관련 증후군 참조). 문화 관련 증후군들이 현대 정신의학적 질병분류 체계 내에서 어디에 해당하는지 명확히 연구된 바는 적으나 대체로 비전형적 정신장애로 분류된다. 그 이유는 국제 질병분류 체계가 서구의학에 의해 만들어졌기 때문이다. 그러나 현재 그런 유사한 증후군이 서구사회에서 발견되기도 하고, 또한 그런 증후군을 서구사회에 존재하는 정신장애의 다른 정신과적 증상표현으로 생각하여, 문화에 따른 차이는 표면적인 것일 뿐이라는 견해가 지배적이다.

외국인에 대한 정신의학적 진찰

외국인 내지 타 문화권에서 온 환자에 대해서는 추가적인 조사가 필요하다. 인적 사항, 국적, 해당 대사관, 연락처(개인, 가정, 직장, 친구 등) 등이다. 특히 초진 시 정확한 진단과 적절한 치료를 위한 증상에 대한 정보를 얻기 위한 도구, 예를 들어 screening test 개발이 필요하다. 이는 간단하면서 종합적이며 각 나라의 언어로 번역되어 있어야 한다.

장애의 원인이 대개 사회적 스트레스 또는 트라우마라고 한다면, 이에 대한 정보수집이 필요하다. 이주, 이민, 난민 등과 관련된 세 가지 주된 스트레스 요인은, ① 흔히 낮은 직업적·사회적 수준으로 옴, ② 대인관계와 화해의 문제, ③ 문화화 과정 등이다.

또한 이민자와 소수민족 사람들에 대해 본국 문화와 정주국 문화에 대한 관여도degree of involvement를 각각 평가해야 한다.

이에 더해 개인의 이주의 역사가 조사되어야 한다. 이주민 환자들이 정주국에 도착하였을 때 비로소 삶이 시작된다고 보는 것은 잘못이다. 그들이 진술한 임상적 자료에 환자의 이민

전의 경험에 대한 자료가 누락되는 것은 잘못이다. 특히 난민의 경우 본국에서 피난 나올 때 겪었던 신체적 또는 감정적, 또는 양쪽 모두의 외상적 경험(예를 들어 특히 고문의 피해 또는 목격) 등이 소홀히 다루어진다. 그러나 이 외상적 경험들은 이후 정주국에서의 이민자의 정신적 고통과 정신병리와 문화화 과정을 이해하는 열쇠이다.

전체 가족의 문화화acculturation 정도에 대해서도 평가될 수 있어야 한다. 가족구조의 각 단위는 이주 경험과 관련된 장점과 위험성에 있어 다른 모습을 보여 준다. 그런 관점에서 이주가족은 ① 전통문화, ② 통과 문화, ③ 정주국 문화라는 진화의 연속선상에 있다고 할 수 있다.

2022년 새로이 개정된 DSM-5-TR에서는 환자에 대한 진단과 이해에 있어 배경이 되는 문화를 중요시하여 문화적 공식화cultural formulation라는 개념을 도입하고 있다(자세한 내용은 제7장 정신의학적 면담과 평가, Ⅴ. 문화와 진단 참조).

치료

문화에 의한 정신장애의 개념이 다름에 따라 치료방법(정신치료, 대화 스타일, 전이에 대한 인종적 고려 등)과 장애에 대한 관리방법에서도 문화적으로 다른 용어나 체계를 사용하게 된다. 특히 종교, 영성과 정신건강문제의 관련은 문화권에 따라 상당히 다를 수 있다. 따라서 이민으로 이룩된 미국 같은 나라에서는 횡문화정신의학이 발달하게 된다. 이런 나라에서는 어떤 민족이든 도울 수 있는 전문가의 또는 사회기구의 문화적 능력cultural competency이 증진되어 있어야 한다.

문화적 능력이란 언어적 능력이기도 한데, 사회체제, 기관 또는 전문가 집단이 횡문화적 상황에서 효과적으로 일하도록 대상 문화에 일치한congruent 행동, 태도, 정책이 하나의 세트로 통합된 것이다.

약물사용에 있어서도 인종과 문화에 따라 용량, 투여방법, 약동학 및 약역학 등에서도 다르다. 이에 대한 연구를 ethnopsychopharmacology라 한다.

횡문화연구와 정신의학의 미래

현재 정신의학은 지나치게 '서구 중심적'으로 이루어져 있다. 실제로 전 세계 인구의 20%에 불과한 서구 백인들에 관한 정신의학 연구결과를 가지고 문화와 사회 배경이 전혀 다른 나머지 80%의 정신과적 문제를 진단, 해석, 치료하는 것은 오류일 수 있다. 따라서 각 민족과 문화집단마다 따로 적용되는 진단기준이 만들어지고, 그에 따른 특화된 치료방법 개발이 더 많아질 것이다. 향후 정신의학은 인종, 민족, 집단의 문화적 특징이 적용되는 방향으로 바뀌어 갈 것이다.

VI. 한국문화와 정신의학

1. 문화변천과 정신건강 문제

전통적 한국문화에는, 문화인류학적이고 정신의학적으로 볼 때 대가족제도, 효孝 문화, 가문의 계승, 개인보다 집안을 중요시하는 것, 독특한 모자관계와 육아방식, 집단주의, 정서적으로는 한恨, 정情, 신바람, 흥興, 종교적으로는 무속, 의학적으로는 민간의학과 한방의학, 그리고 문화 관련 증후군으로 신병과 화병이 거론되고 있는 등 독특한 점들이 있다. 한국인의 전통적인 정서로 알려진 한과 정이 어떻게 행동으로 표현되며, 문화와 어떤 관련이 있고, 정신병이나 정신장애 발생과 어떤 관계가 있는가, 나아가 어떻게 그런 정서가 치유되는가 하는 것은 앞으로 연구할 과제이다(제29장 신병과 화병 참조).

한국의 현대문화를 규정하기는 쉽지 않다. 그러나 현재 한국사회가 큰 문화적 변화를 겪고 있다는 것은 사실이다. 지난 60년간 급격한 사회경제적 및 정치적 변화를 겪으면서 전통문화는 약화되고 서구 문화가 지배적이 되어 가고 있다. 인구학적으로는 노인인구가 급증하고 있고 소아인구는 줄어들고 있다.

우리나라에는 전통적으로 오이디푸스 콤플렉스가 없다는 견해가 있어 논의가 분분한 시절이 있었다. 또한 Ruth Benedict가 기술한 죄문화罪文化와 창피문화 중에서 우리나라는 창피문화권에 속하기 때문에, 명분, 도리, 의리, 체면을 중시하여 불안이 히스테리로 나타나는 경향이 많다는 견해가 있었다.

그러나 전형적 히스테리는 우리나라에서도 점차 감소하고 있는바, 이런 문화적 특성은 오히려 화병과 같은 신체증상장애로 나타나는 것으로 생각된다.

최근 급속한 정치경제적 발전과 도시화, 산업화, 격화일로의 경쟁체제, 전통문화의 붕괴 등과 관련하여 음주와 흡연 문제가 심각하며, 조현병과 양극성 장애 같은 정신병적 장애의 발생빈도는 별 변화가 없지만, 우울증, 불안장애, 공황장애, 신체증상장애 등은 분명 증가하고 있다. 그러한 정신건강의 악화는 높은 자살률로도 입증되고 있다. 또한 새로운 경향으로 인터넷중독, 병적 도박, 신종 물질남용, 소아 주의력결핍과다활동장애, 발달장애 등이 문제가 되고 있다. 무엇보다도 노인인구가 증가하면서 치매와 우울증 등 노인 관련 정신장애의 급증과 비용 문제가 현안으로 떠오르고 있다.

한때 망상 내용에 간첩이나 감시 같은 정치사상적 내용이 많았던 것, 알코올남용, 신체증상장애, 화병 등이 많은 것 등이 한국의 정신문화와 정신질환 사이의 관계에 대한 좋은 예이다.

치료 면에서 한국의 전통한의학이 아직도 건재하고 있어 많은 환자가 치료받고 있고, 일반인들의 질병 개념 중에도 한의학적인 요소가 대단히 많다. 정신치료 면에서도 유교, 불교 등의 전통종교와 전통사상 등을 정신분석학 등과 결합하여 한국인에게 적합한 치료방식을 모색하려는 노력이 있다(예를 들어 도道 정신치료tao psychotherapy가 있다).

북한의 사회와 문화, 그리고 정신건강

북한 사람과 남한 사람은 같은 한국인이고, 사용하는 말과 문자도 같고, 역사와 전통문화도 공유하고 있다. 그러나 남북한 사람들은 1945년 이래 분단 상태에서 6·25전쟁이라는 동족상잔의 전쟁을 겪었고, 이로 인한 가족의 죽음과 이산의 고통을 겪었고, 이후 냉전체제하에서의 적대적 관계에서 교류단절을 겪으면서, 각기 다른 정치 이데올로기에 따라 다른 문화를 발전시켰다. 따라서 북한 사람들은 남한 사람들과 의식구조mentality, 생활방식life style, 가치관value system이 다를 것으로 보고 있다. 따라서 북한 사회문화 내에서의 정신건강문제나 정신건강 서비스가 어떠한지 연구가 필요하다. 이는 장차 통일국가를 이룰 때 남북 주민들 간의 상호적응을 위해 대비한다는 점에서 중요한 문제이다.

2. 다문화 사회화

최근 우리나라에 외국인들의 이주가 증가하고 있다. 1990년대부터 북한이탈주민(탈북자)를 비롯하여 외국인 노동자들이 들어왔으며, 2000년대부터 결혼이주여성이 증가하였고, 그 결과 많은 다문화 가족이 생겨났고 많은 혼혈자녀가 태어나고 있다. 한국사회의 외국인 체류자는 꾸준히 증가하고 있다. 한국에도 다문화 사회화가 시작되고 있는 것이다. 이들이 문화적 장벽을 뚫고 한국 사회에 성공적으로 적응하는가 하는 것은 나라의 미래를 위해서도 큰 사회적 도전이 되고 있다. 그리고 동시에 정신의학적 이슈가 되었다.

탈북자

북한을 탈출하여 남한에 들어온 탈북자들의 정신건강 문제도 중요한 사회 이슈가 되고 있다. 탈북자들에게 탈북과 관련된 정신적 외상이 심각하다고 알려져 있다. 그들은 국경을 넘어 제3국으로 갔다가 남한으로 오게 되는데, 북한에 있을 때 이미 많은 외상을 겪었고, 탈북 당시는 말할 것 없고 불법체류자로서 제3국에 있는 동안 받은 외상도 심하다. 뿐만 아니라 탈북자들은 가까스로 남한에 입국한 이후에도 특수한 남북관계에서 비롯된 체제적 및 문화적 이질성, 그리고 과거 북한 사회 문화 내에서의 인격발달 과정, 그리고 개인의 적응기제 등에 관련하여 다양한 적응문제와 정신건강문제를 겪는 것으로 알려져 있다.

이들은 남한사회 입국 초기에는 외상후 스트레스 장애나 불안 등으로 고통을 받으나, 장기적으로는 경제적 어려움과 우울증, 그리고 문화적 차이로 고통을 겪는다.

탈북자의 남한사회 적응문제는 횡문화정신의학적 견지에서 독특한 위상을 차지하고 있다. 탈북자들은 겉모습은 한국인이면서도 북한이라는 다른 문화권에서 살던 사람이다. 이러한 문화차이는 탈북자들이 적응하기에 매우 어려운 상황이다. 그들의 상황은 과거 동독인들이 서독으로 탈출하였으나 서독생활에서 이등국민이라는 자괴심으로 고통을 받았던 경우와 유사하다. 따라서 탈북자의 남한사회 적응과 정신건강 문제는 문화정신의학 분야의 한 독특한 연구주제가 될 수 있다. 이러한 상황은 남북한이 통일되었을 때도 벌어질 수 있는 상황이어서 우려를 낳고 있다.

이주자

국가 통계에 의하면 2021년 8월 말 현재 체류외국인은 1,976,999명이다. 그중 단순기능 인력은 371,840명, 전문인력 46,040명이었다. 난민은 1994년 이후 금년 8월 말까지 난민신청자는 72,597명이며, 이 중 1,122명이 난민인정을 받았고, 2,410명이 인도적 체류허가를 받았다. 결혼 이민은 여자 136,903명, 남자 31,502명, 총 168,405명이다(전년 대비 0.5% 증가).

다문화 가족과 그 자녀들

한국사회의 저출산 문제와 맞물려 결혼이주여성이 증가하고 있다. 결혼이주여성 중에서 중국인(조선족 중국인 포함)이 가장 많고, 다음 베트남인, 일본인, 필리핀인, 캄보디아인, 타이인, 몽골인 등의 순서로 많다.

결혼이주여성들은 대체로 언어능력 부족과 더불어 생활문화의 차이, 향수병, 그리고 한국인 가족과 이웃들의 이주여성의 본국 문화에 대한 무지, 그리고 차별로 갈등을 겪고 있다. 정신건강 문제는 흔히 우울증, 불안장애, 적응장애 심지어 정신병적 장애까지 이르기도 한다. 그러나 이런 일로는 전문적 도움을 청하는 경우는 드물다. 이혼은 13,701건으로 상당수가 이혼하고 있다.

다문화가족에서 태어나는 혼혈 아동은 매년 2만 여명으로, 조금씩 증가하고 있다. 혼혈 아동은 어머니 언어로 양육되면서 한국어를 잘 배우지 못한다. 그리고 학교에 가면 언어능력 부족과 다른 피부색과 외양으로 아이들한테 따돌림을 당하는 등 학교생활에 적응하기도 어렵다. 심지어 어머니가 생활에 바쁘다보니, 모국의 친정에 양육을 맡기게 되기도 하는데, 그럴 경우 성장 후 청소년이 되어 귀국하였을 때 더 큰 사회적응 문제에 직면한다.

참고문헌

김광일(1972): 한국의 전통적 질병개념. 최신의학 15:49~51.
민성길(1991): 화병과 한恨. 대한의학협회지 34:1189~1198.
민성길(편)(2012): 다문화사회와 정신건강. 서울특별시 은평병원.
민성길, 서신영(1979): 히스테리신경증과 과거 16년간의 증상 양상의 변화에 관한 연구. 신경정신의학 46:75~81.
법무부(2021): 2021년 8월 출입국 외국인정책 통계월보. 2021. 9. 24.
보건복지부: 2021년 정신건강실태조사.
전우택(2015): 사회와 정신의학. 민성길(편), 최신정신의학(제6판). 서울, 일조각, pp.127~146.
전우택, 민성길(2010): 서울을 정신분석하다. 서울, 청년의사.
통계청: 2020년 다문화 인구동태 통계. 2021. 11. 8.
Alarcon RD(1995): Cultural Psychiatry. Psychiatr Clin North Am 18:197~200.
Bhugra D, Littlewood R, eds(2001): Colonialism and Phychiatry. Oxford University Press, London.
Boland R, Verduin ML, Ruiz P(2022): Kaplan & Sadock's Synopsis of Psychiatry. 12th ed. Walter Kluwer, Philadelphia.
Clement S, Schauman O, Graham T, et al(2014): What is the impact of mental health-related stigma on help-seeking? A systematic review of quantitative and qualitative studies. Psychol Med 26:1~17.
Dohrenwend BP(1975): Sociocultural and sociopsychological factors in genesis of mental disorders. J Health Soc Behav 16:365.
Freud S(1955): Totem and taboo. In Standard edition of the complete psychological works of Sigmund Freud. vol. 13, Hogarth Press, London.
GBD 2019 Mental Disorders Collaborators(2022): Global, regional, and national burden of 12 mental disorders in 204 countries and territories, 1990-2019: a systematic analysis from the Global Burden of Disease Study 2019. The Lancet Psychiatry 9:137~150. doi: 10.1016/S2215-0366(21)00395-3
Herman H, Saxena S, Moodie R(2005): Mental Health Promotion; concept, emerging evidence, practice. WHO.
Jeon WT, Eom JS, Min SK(2013): A 7 year follow-up study on mental health of North Korean defectors in South Korea. J Trauma Stress 26:158~164.
Johnstone B, Yoon DP, Cohen D, et al(2012): Relationships among spirituality, religious practices, personality factors, and health for five different faith traditions. J Relig Health 51:1017~1041.
Kim YS, Leventhal BL, Koh YJ, et al(2011): Prevalence of

autism spectrum disorders in a total population sample. Am J Psychiatry 168:904~912.

Kleinman A(1980): Patients and health in the context of culture. University of California Press, Berkeley.

Lintang G(2021): The Relation between Physical, Mental and Spiritual Health. Academia Letters, Article 3322.

Lu FG, Lim RF, Mezzich JE(1995): Issues in the assessment and diagnosis of culturally diverse individuals. American Psychiatric Press Review of Psychiatry 14:477~510.

Min SK(2008): Divided countries, divided mind 1: Psycho-social Issues in adaptation problems of North Korean defectors. Psychiatry Invest 5:1~13.

Nakane Y, Ohta Y, Uchino J, et al(1988): Comparative study of affective disorders in three Asian countries. I. Differences in diagnostic classfication. Acta Psychiat Scand 78:698~705.

Tseng WC, Min SK, Nakamura K, et al(2009): Culture-Related Specific Psychiatric Syndromes Observed in Asia. In: Xhang E, ed. Handbook of Adult Psychopathology. In Asia: Theory, Diagnosis, and Treatment. Oxford University Press, New York.

Verhulst FC, Tiemeier H(2015): Epidemiology of child psychopathology: major milestones. European Child Adolescent Psychiatry 24:607~617.

Westermyer J(1985): Psychiatric diagnosis across cultural boundaries. Am J Psychiatry 142:798~805.

05

생애주기와 정신건강 *Life Cycle and Mental Health*

Ⅰ. 인격발달

정신의학에 있어 인격발달*personality development*이나 인생주기*life cycle*를 이해하는 것은 정신장애의 발생과 치료를 연구하는 데에 대단히 중요하다. 따라서 인격의 구조와 기능 등 모든 인격이론 중에서 인격발달에 대한 이론이 가장 핵심적이라고 할 수 있다.

인간은 시간의 흐름 속에서 생물학적·심리학적·사회문화적인 세 가지 요소가 상호작용하는 가운데 일생을 보낸다.

발달*development*이란 어린아이가 자라면서 생존에 필요한 기능을 습득하고 환경에 적응*adaptation*해 가는 과정이다. 발달은 단순한 세포의 증가 또는 어떤 기관의 발달, 중추신경계의 성숙만을 의미한다기보다는 ① 날때부터 주어진 신체적·생물학적인 요소(유전, 신체발육, 기질 등)와 ② 성숙하면서 나타나기 시작하는 여러 정신기능, ③ 그 개체가 처해 있는 사회문화적 환경의 기대와 요구, ④ 환경과의 상호작용의 경험(양육방식, 부모자식 관계, 학교경험, 사회경제적 및 문화적 환경 등)이라는 요소들이 상호작용하여 얻어지는 정신과 행동상의 기능적 조직화*functional organization*라고 정의할 수 있다.

발달에 관련된 정신역동적 접근은 주관적 경험과 narrative를 고려하고, 신체(몸)의 역할, 대인관계의 세계, 무의식적 공상, 정신조직화의 단계적 발달 등에 대해 특히 주목한다.

최근 학계는 사람의 발달이 선형적 성장*linear growth* 과정을 밟는 것이 아니라 생물학적 단계에 따라 이루어진다는 의견에 일치를 보이고 있다. 예를 들어 언어기능이나 성기능은 신체적 성숙이 일정 단계에 이르러야 비로소 가능하다. 따라서 단계에 따라서 사람이 이루어야 할 발달과제*developmental task*가 주어지기 마련이다. 즉 가족과 사회는 젖떼기, 대소변 가리기, 학교공부, 결혼, 취직, 출산 등의 특정 성숙단계에서 극복해야 할 단계별 과제를 부여하기도 한다. 각 단계마다 개인에게 주어진 독특한 환경과 심리적 적응과정에 따라 대단히 다양하고 복잡한 인격의 변화가 초래된다.

이렇게 나이에 따른 결정적 시기*critical period*에 주어진 과제를 잘 성취해야 다음 단계로 발전한다. 그렇지 못하면 발달이 중단되어 고착*fixation*되거나 오히려 퇴행*regression*하기도 하는데, 그 결과 감정적·인지적·사회적 기능을 수행하는 데 있어 병적인 비적응적 행동*maladaptive behavior*이 나타나게 된다.

이러한 인생주기나 인격발달에 대한 개념은 인류사회에 오래 전부터 있어 왔다. 동양의 공자孔子도 나이에 따라 시기를 구별하고, 15세(청소년기) 때 지우학(志于學. 학문에 뜻을 두다), 30세 때 이립(而立. 뜻을 확고하게 세움), 40세 때 불혹(不惑. 무엇에도 미혹되지 않음), 50세 때 지천명(知天命. 하늘의 뜻이 무엇인지 앎), 60세 때 이순(耳順. 무슨 소리를 들어도 귀에 걸림이 없음), 70세 때 종심(從心. 마음이 내키는 대로 좇아 했지만 법도를 벗어나 본 적이 없음) 등 성취해야 할 과제들을 제시하였다.

정신의학에서의 발달 이론

현대정신의학에서는 S. Freud가 최초로 정신분석학에서 성과 공격성 등 감정반응에 관련하여 청년기까지 구강기, 항문기, 남근기, 잠복기, 사춘기 등의 정신성적 발달과정을 기술하였다(제3장 인간행동에 대한 정신사회적 이론, Freud 부분 참조).

Anna Freud(1895~1982)는 정신분석이론에 기초하여 발달선*developmental line*이라는 개념으로 소아에서 성인으로 발달되는 방식을 설명하였다. 즉 성적·공격적인 본능욕구를 가진 소아는 자신이 처한 환경과 상호작용하여, 점차로 환경에 적응하면서 자아와 초자아를 발전시킨다. 그런데 이런 발달과정이 제대로 이루어지지 않을 때 본능적 충동, 자아, 초자아 사이에 갈등이 생기고, 이 갈등이 적절히 방어*defense*되지 않을 때 소아기부터 정신적 장애가 유발된다. 또한 그녀는 소아의 놀이가 성인의 일*work*로 발달하는 과정을 기술하였다.

Margaret Mahler(1897~1985)는 소아가 정상적으로 부모로부터 분리되어 독립적인 개인으로 성장하는 과정을 분리개별화 과정*separation-individuation process*이라 하였다. 그 과정은 정상적 자폐기*normal autism*(0~2개월), 정상적 공생기*normal symbiosis*(2~6개월), 분리개별화기*separation individuation*(6~36개월)로 진행된다. (분리개별화기는 다시 분화*differentiation*, 연습*practicing*, 재접근*rapprochment*, 공고화*consolidation*로 구분된다.) 분리개별화가 완료되면, 소아는 어머니가 없어도 필요로 할 때 언제든 돌아와 자신을 돌볼 것이라는 믿음을 갖는데, 이를 대상항상성*object constancy*이라 한다. 이러한 분화과정이 제대로 이루어지지 못하면 소아기 초기부터 정체성*identity*, core self-esteem, 대인관계, 성숙 등에 장애가 온다.

C. G. Jung도 인격발달은 전 생애에 걸쳐서 나타나며 인격의 성숙에는 성욕이나 본능 이외에도 외부환경과 종교적 내지 영적 욕구도 관여한다고 하였다.

H. S. Sullivan은 대인관계와 사회성에 중점을 두어 인격발달과정을 단계별로 설명하였다.

R. Spitz는 고아원이나 수용소의 소아가 정상적 가정에서 자란 소아보다 신체발육이 늦고, 병에 잘 걸리고, 빨리 사망하고, 저능아가 많음을 관찰하였다. 이를 anaclitic depression이라 한다.

John Bowlby도 모성이 소아의 성장발달에 필수조건이라고 주장하였다. 즉 사람은 영아기 때 어떤 특정인(대체로 어머니)과 애착*attachment*을 형성해야만 한다(그림 5-2 참조)(제3장 인간행동에 대한 정신사회적 이론 참조).

Erik Erikson은 사회적 발달과정으로 확대하여 Freud의 5단계 이후를 청년기, 중년기, 노년기까지 연장하여 그 나름의 독특한 8단계설을 제시하였다(제3장 인간행동에 대한 정신사회적 이론, Erikson 부분 참조).

J. Lacan의 정신분석에서 '단계'라고 말할 수 있는 두 가지가 있는데, '거울단계*mirror stage*'와 오이디푸스 콤플렉스이다.

J. Piaget는 4단계 과정의 인지발달을 제시하였다. Piaget의 인지발달 역시 Erikson의 이론과 마찬가지로 각 단계에는 고유의 특징과 요구가 있고, 다음 단계로 발전하기 위해서는 이전 단계의 과제가 해결되어야 한다고 주장하였다. 이와 관련하여 L. Kohlberg는 Piaget의 인지발달에 기초하여 도덕발달*moral development*을 연구하였다.

D. Levinson은 인생을 대개 소아·청소년기*childhood and adolescence*(0~22세), 초기성인기*early adulthood*(17~45세), 중기성인기*middle adulthood*(40~60세), 후기성인기*late adulthood*(65세 이후)의 4단계로 나누었다. 그 사이사이에 4~5년의 과도기*transitional period*가 있는데, 이때 사람은 이전 시기를 끝내고 새 시기를 시작한다고 하였다.

장기간 종적으로 현장연구를 시행하였던 G. Vaillant에 의하면 어린 시절이 행복하면 성인이 되었을 때 긍정적 성향이 나타난다. 즉 의존적 성향이 적고 정신병리가 적으며 유희(놀이)할 수 있는 능력이 있고 좋은 대상관계가 나타난다.

정신사회적 발달의 생물학적 기반

인격발달은 자동적이 아니며, 중추신경계의 발달과 경험 간의 상호작용에 의해 이루어진다. 환경적 조건이 좋으면 발달이 촉진되지만 좋지 않으면 늦어진다.

발달과정이란 유전적으로 결정된 인자들의 시간에 따른 사건의 전개라고 할 수 있다.

신체적 발육은 정신적·감정적 발달에 밀접하게 관련된다.

정신분석은 소아기 경험(기억)을 중요시한다. 이는 뉴런과 신경회로 수준에서의 뇌발달 이론과 일치하는 것이다. 이미 정신분석학자들(Freud, Erik Erikson, Margaret Mahler, John Bowlby)과 인지심리학자 J. Piaget 등은 인격, 인지기능, 감정반응, 기억 등의 발달에는 생물학적 기반이 있다고 말해 왔다. 특히 Erikson의 후성유전적*epigenetic* 발달이론은 단계별 성장을 말하는바, 전 단계를 성공적으로 성취해야 다음 단계로 성숙할 수 있다고 주장한다. 이런 이론은 신경발달과 어느 정도 일치한다.

감정은 변연계의 기능이지만, 생후 10~18개월 때 전전두엽과 연결됨으로써 감정반응은 통제될 수 있게 된다. 이즈음 소아의 감정표현에 대해 어머니(보호자)가 일정하고 센스 있게 제대로 반응*mirror*하면 아이의 특정한 부위(편도)에 특정한 신경회로가 형성되고, 이러한 경험이 반복되면 그 회로가 강화된다. 「해마는 감정경험을 기억회로에 저장하고 있는데, 편도는 기억이 의식화(전두엽으로 전달)되는 것에 대해 관여역할을 한다고 본다.」 그러나 어머니가 아이의 감정반응에 제대로 반응하지 못하면 아이는 이를 내면화하여 하나의 특정한 신경회로가 형성되어, 성인이 될 때까지 제대로 교정되지 않으면, 감정통제에 문제가 발생할 수 있다고 본다. 예를 들어 아이의 흥분에 대해 어머니가 제대로 반응해 주지 못하면 그 아이는 나중에 수동적이 되고 흥분이나 스릴, 기쁨 등을 경험하지 못한다.

소아 때 혼란되고 폭력적인 가정환경 같은 강한 공포경험이 편도를 압도한 적이 있으면, 그에 대한 기억회로가 형성되어 잠재적인 위협적 자극에 예민한 상태에 있게 된다. 그러면 다른 학습(언어, 학교공부)에 장애가 발생한다. 이런 현상은 성인의 PTSD에서도 관찰된다. 즉 위협적 경험이 기억으로 등록되는 동안 스트레스호르몬이 기억회로에 영향을 미쳐, 안전한 상황에서도 두려움이 지속되게 만드는 것이다. 그래서 PTSD는 뇌영상에서 우측 편도의 과잉활동성과 관련됨을 볼 수 있다.

청소년기에 뇌는 신경세포와 시냅스 형성이 최고조에 달하여 청소년기 특유의 행동방식이 나타난다. 즉 충동성, 모험심, 호기심, 위험감수 행동, 변덕 등이 증가한다. 점차 pruning과 수초화가 진행되며 뇌기능이 능률적이 된다. 이러한 청소년기 뇌성숙은 20대 중반에 완료된다고 본다.

발달의 장애

대부분의 사람은 성장에 따라 완벽하지는 않으나 대개 성공적으로 성숙해 나간다. 그러나 감정적·인지적·도덕적·사회적·행동적인 측면에서 발달에 장애가 일어나면, 예를 들어 조숙하거나 미숙하면, 또는 발달이 고착되거나 퇴행하게 되면, 사회적응에 문제가 생기고 정신장애가 발생하기 쉽게 된다. 정신장애의 진단과 치료는 이러한 발달에 대한 이해에 기반을 두어야 하기 때문에 인격발달에 대한 연구는 매우 중요시된다.

Ⅱ. 태아기

임신과 출산*pregnancy and childbirth*

근래에 이르러 여러 사회문화적 여건이나 경제적 여건의 변화가 어린이 양육문제를 부담스럽게 만들고 있으나 임신과 출산이라는 사건이 인생에서 아주 중요한 사건이라는 데는 이론의 여지가 없다. 모두가 다 동의하는 바는 아니지만, 많은 여성이 임신과 출산을 통해 여성으로서의 자아실현*self-realization*을 이루고 자아정체성을 확인한다.

임신에 대한 여성의 반응은 과거 평소에 가졌던 생식과 임신에 대한 신념을 나타낸다. 따라서 어떤 여성은 임신에 즈음하여 엄마로서의 역할에 미리 자신감을 잃고 출산을 두려워하기도 한다. 임신과 출산에 대한 긍정적 또는 부정적 태도는 자신이 어렸을 때 자신의 어머니와 어떤 관계를 맺었고, 어떻게 분리(이별)하였고, 어떻게 독립적이 되어 왔는가 하는 경험에 따라 다르게 나타난다. 산모 자신이 어머니와의 관계에 문제가 있었던 경우 현재의 출산에 대해 신뢰가 부족하고 장차 어머니 역할에 대한 자신감이 결여되기 쉽다.

임신 중 태아는 하나의 별개의 존재로서 어머니와 하나의 대인관계가 형성된다. 그래서 어머니는 태아와 대화하기도 하고, 태아를 위해 담배나 커피를 끊기도 하며, 태아의 모습에 자신의 희망과 두려움을 투사하기도 한다. 대부분의 임부는 임신 16~20주에 태동을 느끼는데, 태아의 모든 움직임을 무척 예민하게 지각한다. 즉 태아의 움직임이 활발한지 조용한지, 심하게 차고 있는지, 다른 위치로 옮겨 다니는지 등을 자세히 묘사할 수 있다.

남성들도 아버지 역할을 통해 부모 노릇에 더욱 많이 참여하게 된다. 부인의 임신은 남성에게도 어떤 성적 역할과 성정체성, 그리고 자신의 아버지와의 분리경험을 통합하도록 도와준다. 그리고 자신의 역량을 증명하고 Erikson이 말하는 생산성*generativity*의 과제를 완수하였다는 느낌을 준다.

출산과 관련하여 부모는 모두 남편-아내로서의 역할 이상의 역할을 해야 한다는 것에 불안을 느끼기 시작한다. 이제 모든 대인관계에 부모-자식관계라는 새로운 상황이 추가되고, 어린이 양육이라는 새로운 부담을 안게 된다. 남편은 부인의 임신과 출산에 따르는 고통에 대해 불안과 함께 죄책감을 느끼기도 하고, 임신에 대해 질투를 느낄 수도 있다. 대부분의 부부는 이러한 상황 변화를 환영하고 이에 잘 적응한다. 그러나 이에 실패하여 아이 갖기를 거부하거나 부부관계가 악화되기도 한다. 임신 때문에 부부의 애정관계나 성생활에도 변화가 나타난다. 난폭한 남편이 불화 중에 부인을 폭행하여 유산에 이르게 할 수도 있다.

임신한 여성에 대한 다른 사람들의 태도도 각 개인의 지능, 기질, 문화적 관습이나 그 사회의 신화*myth*에 따라 결정된다.

1970년대부터 태아경*fetoscopy*, 초음파스캐너*ultrasound scanner* 등을 통한 연구관찰 결과, 태아와 신생아에 대한 개념과 이해가 바뀌었다. 임부가 어떤 자극을 받으면 자궁 내의 태아는 손가락을 빨거나 자궁을 발로 찬다든가 하는 반응을 보이는데, 이것은 태아모니터링을 통해 알아낼 수 있다. 태아는 임신 18주경부터 소리에 반응하며 어머니의 심장박동소리와 목소리, 음악, 소음, 주변의 음성 등 다양한 태외의 소리 자극을 느낄 수 있으며, 특히 음악소리에 집중한다. 미각과 후각도 같은 시기에 발달한다고 알려져 있는데, 양막 내에 조영제를 투여하면 태아가 반응을 보인다. 또한 출생 후에 보이는 반사작용도 태내에서부터 나타난다. 움켜잡기반사*grasp reflex*는 임신 17주에, 모로반사*startle(Moro) reflex*는 25주에, 흡입반사는 28주에 나타나기 시작한다.

임신 중 태아는 약물이나 어머니의 정신적 스트레스 등의 외부자극에 민감하게 반응한다. 동물연구에서는 임신기간 중 어미가 받는 스트레스가 출생 후 새끼들의 행동에 영향을 미친다고 알려져 있고, 최근 인간에서도 같은 현상이 나타난다고 보고되었다. 임부의 영양부족이나 태반기능장애는 태아 영양부족의 원인이 된다. 최근 들어 태아가 자궁 속에서 자라는 동안 어머니가 복용하는 약물이나, 음주와 흡연, 정신장애 등으로부터 두뇌발달에 영향을 받는다는 사실이 밝혀지고 있다. 임부의 호르몬이 태반을 통과하여 태아에 영향을 미치므로, 임부가 정신적 스트레스를 받으면 스테로이드*steroid* 호르몬을 비롯한 각종 스트레스와 연관된 호르몬들이 태아의 순환기에 영향을 미쳐 혈압을 변화시킨다. 불안 증세가 많았던 임부의 아이들은 흔히 산만하고 짜증이 많고 잘 못 자고 잘 먹지 않는 등의 문제가 나타난다고 한다. 따라서 태교胎敎의 의미를 여기에서 알 수 있다.

III. 영아기

출생 직후 생존을 위한 숨쉬기 행동부터 시작하여 빨기, 삼키기, 순환기 운동, 체온조절 기능 등이 시작된다.

출산 시의 체중이 평균 체중보다 가벼운 신생아는 이후 발육과 발달에 문제가 더 많다. 출산 시 신생아는 압박이나 호흡장애(또는 임부가 투여받는 약물)로 인해 뇌 손상을 받을 수 있고 이는 이후 성장에 장애를 줄 수 있다. 출산 시의 문제점, 즉 조산, 만산, 자간증eclampsia 등도 신생아에게 생물학적 영향을 끼친다.

태어나는 아기의 대뇌 신경세포 수는 어른의 것과 비슷하다. 아이가 자라면서 신경세포가 커지고 돌기들이 생겨나 다른 세포들과 접촉을 이루면서 뇌가 커진다. 이러한 세포 간 접촉과 연결의 발달도 역시 환경의 영향을 받아 유연성plasticity 있게 발달한다(제2장 인간행동에 대한 생물학적 이론, III. 뇌의 구조와 기능 참조).

태내에서 보이던 여러 운동기능은 생후에도 유지되어 반사reflex 형태로 나타난다. 출산 직후부터 rooting reflex(입 주변 자극에 입술을 오므리는 반응), 움켜잡기반사, 족저반사plantar(Babinski) reflex, 슬개반사knee reflex, 복벽반사abdominal reflex, 경악반사, 긴장성 목반사tonic neck reflex 등 여러 가지 반사작용을 보인다. 그러나 생후 4개월이 되면서 움켜잡기반사, 경악반사, 긴장성 목반사 등은 소실된다.

운동과 모든 감각 기능은 생후에 빠르게 발달한다. 단지 청각의 발달은 보다 점진적이다. 시각은 출생 시 아직 미성숙하여 신생아는 초점을 맞추지 못하고 볼 수 있는 거리가 20cm에 불과하다. 그러나 시각은 빠르게 발달하여 생후 6개월이 되면 색채감, 세밀한 시각, 약간의 입체감을 획득하고 안구 조절이 용이하다. 생후 1년이 되면 물체의 다양한 색채와 삼차원 입체감을 완전히 지각할 수 있다. 촉각과 평형감각도 태내에서 이미 발달하기 시작하는데, 생후에는 빠르게 발달하여 여러 운동기능의 발달을 촉진한다.

정상적 뇌발달을 위해 여러 정상적인 환경자극이 필요하다. 소아의 신체적 능력이 발달함에 따라 환경 조작능력도 점차 발달한다. 변화된 환경은 다시 소아의 뇌발달에 영향을 미친다.

기질temperament : 영아의 타고난 기질에 대해 Chess와 Thomas는 아홉 가지 기질을 제시하였다. 이러한 기질은 유전적이기도

하지만 부모의 영향, 환경 등과의 상호작용에 따라 변하기도 한다. 순하고 잘 웃고 규칙적인 행동을 하므로 행동의 예측이 잘 되는, 그리고 다루기 쉬운 소아easy children(전체 소아 중 약 30%에 달한다)는 자연스럽게 부모, 특히 어머니의 좋은 돌봄을 받도록 유도한다. 반면 사소한 자극에 잘 울고 잘 자지 않고 잘 먹지 않고 불안정하고 달래기 힘든 어려운 소아difficult children(전체 소아 중 약 10%에 달한다)는 어머니의 인내력을 시험하고 돌봄을 소홀하게 함으로써 인생의 시작을 곤란하게 만든다. 약 25%의 영유아는 새로운 환경이나 자극에 대해 처음에는 적응하기 어려워 잘 울고 자지 않고 먹지 않으며 달래기 어렵지만, 시간이 지남에 따라 점차 적응해서 순응하는 유형인 slow to warm up children에 속한다. 남은 35%는 이 세 가지 유형의 혼합형이다.

거울신경세포mirror neuron : 출생 후 3주가 되면 아기는 어머니나 돌보는 이의 표정을 흉내 낼 수 있다. 즉 자신이 보는 사람을 따라 입을 벌리거나 혀를 내미는 이러한 흉내내기는 영아의 감정발달을 의미한다.

언어기능에 있어 영아는 출생 직후부터 울음 등 소리 내는 행동을 시작한다. 그러나 어머니의 자극에 대한 반응으로 나오는 목구멍소리나 옹알이 같은 반응은 생후 8주가 되어야 가능하다. 이후 언어발달은 부모의 적절한 자극에 따라 촉진된다. 1.5~2세가 되면 상징놀이와 문장 언어가 가능해진다. Piaget는 이때부터 사고가 가능하다고 하였다.

2세가 되면 태어날 때 보이던 반사운동을 자의적 행동으로 바꿀 수 있다. 즉 블록쌓기가 가능해진다. 또한 환경과 상호작용이 가능해지고, 자신의 신체로부터 피드백을 경험한다. 전통적으로 신생아는 수동적이고 무력한 존재로 생각되었지만, 1980년대 초반의 연구결과 R. N. Emde는 신생아는 능동적으로 자신의 세계를 이해하고 환경을 창조하며 자극을 추구stimulus-seeking한다고 주장하였다. 어머니의 행동이 영아에게 영향을 주기도 하지만 영아의 행동도 어머니의 행동에 영향을 미친다. S. Chess와 A. Thomas는 소아와 어머니 사이에 형성되는 조화롭고 일정한 관계를 goodness of fit라 불렀다. 이러한 관계가 제대로 형성되지 못하면poorness of fit, 장차 소아발달 장애와 함께 비적응적 기능이 나타난다(제27장 기타 정신장애, V. 기타 임상적 주의를 요하는 상태들 참조. 소아 학대 또는 태만의 가능성 고려해야). 이는 부모의 잘못도 있지만 소아 쪽에도 문제가 있음을 이해하고 대처해야 한다.

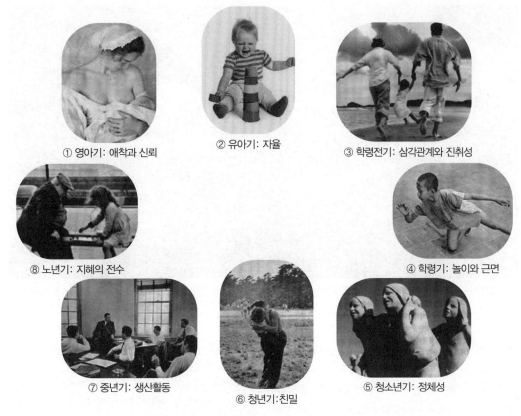

① 영아기: 애착과 신뢰
② 유아기: 자율
③ 학령전기: 삼각관계와 진취성
⑧ 노년기: 지혜의 전수
④ 학령기: 놀이와 근면
⑦ 중년기: 생산활동
⑥ 청년기: 친밀
⑤ 청소년기: 정체성

그림 5-1 생애주기*life cycle***와 그 과제** (from Family of Life 등)

감정

생후 1년은 인생에서 가장 중요한 시기로 생각되고 있다. 인생이 그리고 인간관계가 처음 시작되는 시기이기 때문이다. 출생 직후 어머니의 돌봄 또는 모성결핍(주로 어머니의 직업, 질병이나 우울증 때문)이 영아 발달과 정신장애 발생에 영향을 미칠 수 있다는 것이 밝혀지고 있다. Freud는 이 시기를 구강기*oral stage*라 불렀다(제3장 인간행동에 대한 정신사회적 이론, Ⅰ. 프로이트 정신분석 참조). 정신분석학자 Otto Rank는 출생 순간 신생아는 부모와 분리되는 데 따른 정신적 불안, 즉 출생트라우마*birth trauma*를 겪는다고 한 바 있다. 출생 직후에 아기는 소위 배냇짓이라 하여, 반사적으로 웃거나 찡그린다.

6~8주가 되면 자신을 돌보는 사람들에게 반응하는 웃음을 보이는데, 이를 사회적 미소*social smile*라 부른다. 8주 이후에는 어머니(영아의 주된 양육자를 의미) 얼굴에 대해 특별히 반응하여 웃는데, 이 선택적 사회적 미소*preferential social smile*는 애착*attachment*발달로 인해 구체적이고 분화된 인간관계 형성능력이 발달하고 있음을 뜻한

다. 이와 같이 아기는 울기, 응시하기, 미소, 옹알이 등의 행동으로 외부세계에 신호를 보낸다. 이때 감정반응은 매우 불안정하며 내적 상태(예: 배고픔)와 밀접하게 연결되어 있다.

영아의 감정반응은 외부자극에 관련되어 나타나는데, 이 시기에 나타나는 일차적인 감정반응은 즐거움*pleasure*, 슬픔*sadness*, 분노*anger*, 호기심*curiosity*, 두려움*fear* 등이다. 어머니는 아기의 신호를 받고 신속, 적절, 따뜻하게 반응하여 아기의 욕구*need*를 만족시킨다. 이 과정에서 아기에게 인생에서 제일 중요한 어머니에 대한 애착이 형성된다(제3장 인간행동에 대한 정신사회적 이론, Ⅱ-3. 애착이론 부분 및 제16장 외상 및 스트레스 관련 장애, Ⅱ. 반응성 애착장애 참조). 어머니나 돌보는 이가 섬세하게 영아의 감정표현에 잘 반응하면, 영아는 감정이 안정된다(예를 들어 울음에 안아 주면 덜 운다). 즉 어머니의 적절한 감수성*sensitivity*과 반응성*responsiveness*은 안정된 애착을 이루도록 한다(그림 5-1). (어머니와의 애착관계는 돌봄에 초점이 주어지나 아버지와의 애착관계는 놀이에 편중되어 있다. 따라서

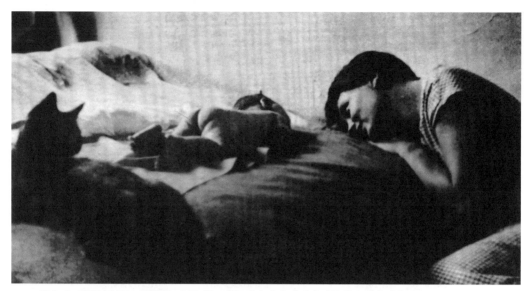

그림 5-2 애착과 분리-개체화. 이 문제는 이후 여러 가지 정신적 갈등의 요인이 된다. (from Family of Life)

선택의 여지가 있다면 영아는 어머니에게 가지만, 어머니가 없다면 아버지에게로 간다.) 불안한 영아는 애착대상을 다른 데서 찾는데, 예를 들어 곰인형이나 담요조각 등 무생물적 대상에 애착을 가지게 된다. Winnicott은 이를 이행대상*transitional object*이라 불렀다.

생후 3주가 되면 거울신경세포*mirror neuron*에의 기능으로 보이는바, 어머니나 돌보는 이의 표정을 흉내 낼 수 있다. 이 흉내내기 행동은 premotor cortex, inferior parietal cortex에 있는 거울신경세포의 기능으로 생각되고 있는데, 거울신경세포가 모방과 언어습득, 그리고 타인의 행동에 대한 이해, 공감 기능 획득에서 중요한 역할을 한다고 보인다. 이는 하나의 신경세포라기보다 신경세포들이 구성하는 하나의 전체적인 네트워크로 생각된다.

낯가림(또는 stranger anxiety)은 어머니 아닌 타인을 보게 될 때 아기가 보이는 불안반응인데, 생후 6개월부터 처음 발견되고, 8개월경이면 충분히 발달한다. 이를 8개월 불안*eight months anxiety*이라고도 하며 보통 18개월까지 지속된다. 또한 어머니가 보이지 않아도 울거나 불안반응을 보인다. 이것은 아기의 마음속에 자기의 어머니 상*image*이 형성되고 있음을 의미한다. 객체를 직접 보거나 듣지 않아도 객체의 상이 마음속에 뚜렷이 남아 있는 현상을 대상영속성*object permanence*이라 한다.

한편 생후 6~18개월 때 보이는 이별불안*separation anxiety*은 stranger anxiety와 유사하나, 전자가 애착이 형성된 사람과 이별할 때 나타나는 데 반해 후자는 어머니 품에 있으면서도 낯선 이에 대해 나타난다는 차이점이 있다. 영아는 나이가 듦에 따라 어머니로부터 분리해서 떨어져 나가려고 시도하나 때때로 뒤를 돌아보면서 어머니의 존재를 재확인하려고 한다. 이는 Mahler의 분리-개체화의 첫 단계에 해당한다(그림 5-2).

아기의 필요나 욕구가 잘 충족되면 아기는 편안한 행복감을 느끼고, 이 경험을 통해서 아기는 어머니를 따뜻하게 느끼게 되며, 이런 느낌이 더욱 일반화되어 자기와 주위 세계에 대해서 호의적이고 긍정적인 감정과 개념을 가진다. 즉 Erikson의 8단계설 중 제1단계의 기본신뢰*basic trust*와 희망*hope*, 그리고 낙관성*optimism* 등이 형성된다. 아니면 기본적 불신*basic mistrust*이 형성된다. 즉 아기의 어떠한 요인들 때문에 신호를 보내는 표현 행동에 이상이 있거나, 아니면 어머니 역할자에게 이상이 생기거나 모성결핍이 있으면(예를 들면 보호자가 여럿인 고아원에서 자라거나, 생모가 우울증이나 산후합병증에 걸려서 아기가 산모로부터 격리되어 양육될 경우 등) 아기에게 기본적 불신이 생겨 영아우울증에 빠지고, 이후 자라서 성인이 되어도 불신이 기본적인 태도가 지배적이 되어 타인과의 공감대 형성이나 친밀하고 신뢰 있는 상호관계를 형성할 때 장애가 올 수 있다. 이처럼 영아의 생존과 발달은 성인과의 상호작용에 의해 촉진된다.

Ⅳ. 유아기

생후 18~24개월쯤이면 구강기를 넘어 항문기*anal stage*(제3장 인간행동에 대한 정신사회적 이론, Ⅰ. 프로이트 정신분석 참조)로 들어간다. 이때의 특징은 근육발달로 인한 왕성한 신체운동능력과 지적능력의 발달이다. 이때가 되면 소아는 걸을 수 있고, 자신의 움직임을 통제할 수 있으며, 대상에 접근하거나 후퇴할 수도 있다. 이러한 근육의 능력이 발달함에 따라 이때부터 소아는 대소변 가리기 훈련toilet training을 받게 된다. 이 훈련은 가정 전체의 일방적 훈육방식의 한 전형 또는 패러다임이 된다. 즉 대소변 가리기 훈련이 엄격하다면 다른 훈육방식도 엄격하기 쉽다. 대개 낮시간의 소변 가리기는 2.5세 때, 잠잘 때 소변 가리기는 4세 때 완료된다. 한편 18~36개월 사이에 아기는 어머니로부터 점점 분리하려는 시도를 하고 부모에게 거역하기 시작한다. "아니야, 내가 할래" 식의 자기주장이 나타난다. 먹기, 잠자기, 대소변 가리기 등 매사에 부모와 충돌한다. 이 시기의 현상을 'the terrible twos'라고도 칭한다. 이는 소아의 나름대로의 독립을 위한 과정이다. 이때 부모는 소아의 행동 허용 범위에 대해 일관성 있고 확고해야 하며 동시에 소아의 점진적 행동발달을 격려할 수 있어야 한다. 독재적authoritarian이어서는 안 되지만 권위적authoritative이어야 하며, 자율성을 키우기 위해 스스로 실수를 통해 배워 나가도록 하고, 자신의 능력을 벗어난 도전을 시도할 때는 보호하고 도와주어야 한다(그림 5-1).

M. Mahler는 아기가 어머니로부터 심리적으로 독립하는 과정을 설명하였다. 태외로 나온 아이는 태외환경에 적응하다가 점차로 어머니가 자기와 다른 대상임을 분별하게 되고, 운동능력이 발달하여 걸어 다니게 되면 어머니로부터 분리하는 연습을 하다가, 나중에는 어머니가 보이지 않고 어머니의 소리가 들리지 않아도 자기 혼자 놀 수 있는 상태, 즉 분리-개체화separation-individuation에 도달한다. 여기에 도달하기까지 대개 36개월이 걸린다고 한다(제3장 인간행동에 대한 정신사회적 이론, Mahler 부분 참조).

Erikson의 8단계설에 의하면 2세 전후 항문기의 경험에 근거해 자율성autonomy과 의지will가 발전하지만, 실패하면 수치shame와 의심doubt이 생겨날 수도 있다.

언어를 구사할 수 있어 사물에 이름을 붙이거나 자기의 욕구도 전달할 수 있게 된다. 3세가 될 즈음에는 문장을 구사할 수 있게 된다. 인과관계를 알기 시작하고 설명을 알아듣고 욕구충족의 지연을 견딜 수 있게 된다. 옛 방식으로부터 새로운 것을 창조할 수 있고 상징적 기능도 생긴다.

이때 초보단계의 시행착오에 따른 추리능력이 생긴다. ▣ 구멍에 ▲ 물건을 이렇게 저렇게 끼워 보는 것을 예로 들 수 있는데, 이것이 Piaget가 말한 감각운동단계sensory motor stage의 후반기로서 감각, 움직임 등으로써 대상물에 대한 개념을 알게 된다. 이때 탐색하는 즐거움, 발견하는 즐거움, 자기주장의 즐거움을 알게 되며 무언가를 숨기고 누군가를 놀라게 하는 놀이를 알게 된다. 껴안고 뽀뽀하기 등 부모에게 사랑을 표시하는 방법도 학습한다.

여러 사회문화적 여건 때문에 다양한 자연으로부터의 자극이 많은 시골보다 도시에서 자란 사람에게 정신과적 장애가 더 많이 발생하는 것으로 생각된다. 주의력결핍장애는 중산층보다 빈민층에서 성장한 사람에게 2배나 더 많이 발생하고, 정신사회적 지체psychosocial retardation 또는 언어사고력 지체도 빈민층에서 더 많이 발생한다. 중산층에서는 젖떼기가 대략 생후 1년에 일어나고 빈민층에서는 3~4세에 일어난다. 대소변 가리기 훈련을 중산층에서는 18~36개월 사이에 시도하나 빈민층에서는 14개월 만에 끝난다.

이즈음 소아의 동생이 태어나 경쟁관계가 생기면 소아는 부모를 독점하려 하는데, 이때 소아의 사랑을 위한 투쟁이 잘 해결되지 않으면 소아는 복수당하는 것에 대한 공포가 생길 수 있고, 때에 따라 이를 외부로 전치하여 공포증이 생길 수 있다. 그러므로 부모는 현실적 한계를 분명히 하고, 처벌과 허용과 상주기의 균형을 적절히 유지하는 동시에 공평하고 사랑이 있는 관계를 형성하여 소아의 도덕적·윤리적 개념이 발달하도록 도와야 한다.

핵심적 성(젠더)정체성core sex(gender) identity은 생후 18개월쯤 나타나기 시작하여, 2.5세 때 성(젠더)정체성이 확립된다고 한다. 소아는 부모의 태도, 훈육 등에 따라 자신의 성에 대해 알게 되고 그 문화가 정의한 성적 역할을 배우고 실행하기 시작한다. 또한 신체적·성적 차이에 대해 호기심을 나타낸다. 이때 솔직하고 나이에 알맞은 설명을 해주면 소아는 자신의 성과 역할에 편안함을 느끼게 된다.

놀이play는 18~36개월에 나타나는데, 처음에는 즐거움과 긴장완화의 목적으로 시작해, 차츰 숙달mastering을 목적으로 하게 된다. 숨바꼭질놀이를 하는 동안 아이는 분리나 상실의 경험을 마스터한다. 가정놀이, 부엌놀이, 인형놀이를 통해 부모와 동기간의 갈등을 재경험·극복하려 한다.

V. 학령전기

이 시기는 3세경에서 학교입학 전인 5~6세까지이다. 이때 신체적·감정적 발달이 매우 왕성하다. 이제 소아는 대소변 가리기, 옷 입기, 식사하기 등 신체통제 능력을 완료하고, 동시에 분노나 눈물 같은 감정의 억제를 배우면서 사회화의 첫걸음을 시작한다. 학령전기라 하지만 이때 유치원 등에서 학교와 비슷한 단체생활을 시작하는 경우가 많다. 이때의 과도한 교육은 소아에게 스트레스가 되어 오히려 해로울 수 있다.

이때 소아는 언어능력이 확대되어 완전한 문장을 구사하고 상징적으로 사고할 수 있지만, 아직 여전히 자기중심적이어서 타인의 입장에서 생각하는 능력이 부족하고, 감정이입이 어려우며, 직관적이고 논리가 부족한 방식으로 생각하고, 인과관계를 잘 이해하지 못한다.

이때부터 소아는 다소 복잡한 감정(사랑, 불행, 질투)을 언어적·비언어적으로 표현하기 시작하는데, 대개 아프다, 피곤하다, 배고프다 등 신체화된 언어로 표현한다. 자기중심적이기는 하지만 다른 이들과 협조하고 나눌 수 있는 능력도 생겨난다. 칭찬과 용납의 상실, 사랑하고 의존하는 사람과의 이별 등의 경험은 불안을 야기한다. 또한 신체에 상처를 입는 일을 매우 중요시하고 두려워한다(흔히 오이디푸스 콤플렉스와 거세불안과 관련된다고 한다). 모든 상처는 부모가 잘 보고 치료해 주어야 한다(따라서 이때를 반창고시대bandaid phase라고 부른다).

이 시기의 끝 무렵에는 소아의 호기심, 자만심, 흥분적 놀이, 확대적 감정 등이 발달하는 한편, 수줍어하고 부끄러워하고 두려워하고 질투하는 감정과 죄의식도 발달한다. 소아는 점차 자신이 원하는 것과 해야 할 일을 구분하기 시작한다. 소아는 부모의 훈육에 따라 순종, 자기통제, 자책 등의 행동방식을 획득하게 된다.

Freud는 이 시기를 남근기phallic stage라 하였다(제3장 인간행동에 대한 정신사회적 이론, Ⅰ. 프로이트 정신분석 참조).

오이디푸스 콤플렉스oedipus complex

정신분석에서 말하는 남근기 또는 오이디푸스시기oedipal period는 3~6세에 해당된다. 아버지, 어머니, 그리고 자식의 삼각관계(그림 5-1)에서 아이는 부모에 대해 사랑과 미움의 복합감정을 경험한다. 이러한 삼각관계 경험을 통해 아이의 마음속에 장래 외부세계의 남자나 여자에 대한 기본 태도가 형성되고, 부모 중에서 어느 쪽을 더 내재화(닮기, 동일시)하는가에 관련되어 자신에 대한 기본 태도가 결정된다. 관심의 초점이 성기에 집중된다. 사정이 없는 자위행동, 성에 대한 호기심, 성기의 과시나 노출행동이 나타나는데, 의사-간호사 놀이는 이러한 관심을 나타내는 행동이다(제3장 인간행동에 대한 정신사회적 이론, Ⅰ. 프로이트 정신분석 참조).

어린이는 이 시기를 지나면서 부모 권위자의 속성들을 내재화하는데, 이로써 아이의 양심conscience과 초자아superego가 형성된다. 형제간 경쟁sibling rivalry은 카인 콤플렉스Cain complex라고 부른다. 어린아이에게 동생이 생겼을 때 이것은 아이에게 기쁨도 되지만 부모의 사랑을 뺏긴다는 슬픔도 될 수 있다. 즉 아이에게 동생의 출현은 인생에서 매우 중요한 사건인데, 그동안 부모의 사랑을 독차지하다가 이제는 서로 나누고 협조해야 하기 때문이다. 부모의 관심이 동생에게 옮겨 갔다고 느끼면 퇴행행동이나 동생학대행동이 나타날 수 있다. 과거에 비해 지금은 남성우대사상이 비교적 덜한 것 같지만 아직도 어떤 가정에서는 남성우대가 그대로 남아 있다. 여자 어린이가 다른 남자형제에 비해 차별대우를 받고 성장하면 그 내면세계에 남성을 미워하면서도 동일시하는 현상이 생길 수 있다. 여러 형태의 편애favoritism는 동기간 경쟁을 유발하여 해로운 결과를 낳는다.

이 시기 놀이의 특징은 역할놀이role playing이다. 흔히 소아는 부모 역할, 힘센 어른이나 의사 역할, 또는 무서운 괴물 역할을 흉내 내는데, 이 놀이에는 권위자에게 익숙해지고 극복하려는 의미가 있다. 어린이의 놀이를 관찰해 보면 현실과 환상을 구별하기 시작함을 알 수 있다. 다른 존재가 되어 노는 것은 실제 인생을 시험해 보는 것과 같다. 실제로 소아들은 각자가 꽤 자율적인 고유 행동을 하고 또한 상호 반응하고 협동하며 놀이를 한다. 이 시기에 상상의 친구imaginary companion가 있다는 공상을 하는 경우가 많은데, 상상의 친구는 사람일 수도 있으나 천사, 의인화된 인형이거나 물건일 수도 있다. 이는 소아의 불안해소에 도움이 되는 것으로 생각된다.

가족구성원 이외에 친척이나 친구, 이웃 등 인격발달에 중요한 사람들이 하나하나 늘어난다.

Erikson의 8단계설에 의하면 이때 진취성initiativeness과 목적성purpose을 획득하며, 진취성 획득에 실패하면 소아는 죄책감guilt에 빠지게 된다.

Piaget의 인지이론에 따르면 2~7세 시기는 전조작기preoperational stage이다. 동작이나 감각 위주의 전 단계에서 사고·생각 위주로 바뀌는 것이 특징이다.

Ⅵ. 학령기

학령기는 7~11세의 시기로, Freud는 이때를 (리비도의) 잠복기latency라 하였다(제3장 인간행동에 대한 정신사회적 이론, Ⅰ. 프로이트 정신분석 참조). 어린이의 관심은 가정으로부터 학교나 친구에게로 옮겨 간다. 이때 학업이 중요한 기능이 된다. 오이디푸스시기에 비해 이성에 대한 관심은 잠복하고 주로 동성 친구끼리 어울린다. 집 밖의 상황에 대한 관심이 증가하고, 또래관계chum relationship, peer relationship가 중요해진다. 정해진 규칙rule에 따라 팀을 이루고 선의의 승화된 경쟁을 경험하는 과정에서 이기고 지는 것에 관련된 불안에 익숙해지고 이를 극복하게 된다. 여러 가지 집단놀이에 참여하고 친구와 협동관계를 경험하는 것은 인격발달에 중요한데, 이를 통해 감정이입과 타인에 대한 사랑과 나눔에 대한 능력이 나타난다. 운동기술과 근력이 강해지면서 글씨를 쓰게 되고 그림과 체육을 잘할 수 있게 된다.

성역할이 뚜렷해져서 소년은 남자다워지고 소녀는 여자다워진다. 소년의 경우 아버지가 무식하거나 난폭하거나 없을 때 또는 어머니가 아버지를 동일시하는 것을 방해할 때, 그리고 소녀의 경우에는 아버지와 너무 밀착되어 있거나 어머니가 냉정하고 난폭할 때 인격발달에 문제가 생긴다. 예를 들어 여자 또는 남자답지 못하게 되거나, 학교공포증이 생기거나, 자발성이 부족하거나, 학업을 성취하지 못하게 된다.

엄한 양심과 강한 방어기제들이 이 시기의 특징이다. 그래서 "나는 여자를 싫어한다"라는 반동형성, 영웅·인기인 숭배라는 동일시 현상, 아버지와의 경쟁 대신에 축구·야구·농구팀에서 친구들과 경쟁하는 전치현상이 많이 일어난다. 또한 공상, 상상이 많아지는데 "시시하게 보이는 현재의 부모가 친부모가 아니라 친부모는 고귀하고 부자인데 아마도 다른 데에서 살고 있다"라는 'family romance'의 공상을 한다. 상상의 친구 공상도 지속되어 자기에게 사랑, 관심, 우정을 쏟아 주는 친구, 쌍둥이, 수호천사 또는 애완동물을 자기 주위에 설정한다.

소아는 보다 독립적이 되고, 배우는 능력이 증가하고, 사회화과정도 활발해지고, 도덕적 발달도 나타난다. 공부하고 친구를 사귀고 그룹에 어울리는 동안 장차 어른으로서의 역할을 하나하나 배운다. 부모 이외에 교사, 동네어른 등 여러 성인을 동일시하여 역할을 획득한다. Erikson의 정신사회적 발달 8단계설에 의하면, 아동은 이때 근면성industry 내지 유능성competence을 획득하는데(공부 또는 놀이 기술, 나아가 삶의 형식적 기술formal skill)(그림 5-1), 근면성 획득에 실패하면 열등감inferiority을 갖게 된다.

이 시기에는 뇌기능의 성숙과 더불어 언어기능이 좀 더 발달하고 개념적 기술도 발달하여 논리적 탐구가 공상을 능가하기 시작한다. 따라서 법칙, 질서, 자기통제에 관심을 갖는다. 이 시기가 끝날 즈음에는 추상적 사고가 가능해진다. 이때가 Piaget의 구체적 조작기concrete operation stage이다. 아동의 사고는 전 단계에 비해 급격한 진전을 보인다. 보존개념이 생기고 자기중심성에서 탈피하며 자율적 도덕성이 생긴다. 많은 대상을 서열화하고 분류하는 능력이 생겨 대상과 대상 간의 공통점과 차이점 및 관련성을 이해한다.

이 나이에는 이해력이 발달하기 때문에 부모에게 혼나거나 자기주장을 할 경우, 이전처럼 소리 지르고 떼쓰기보다는 논리적으로 따지거나 생각을 해서 자신을 정당화하거나, 또는 자신의 잘못을 반성할 수 있다. 따라서 훈육에 있어 많은 시간이 들더라도 아이들에게 충분한 논리적 설명을 해야 한다. 어른들의 이런 노력이 아이들의 사회적·도덕적 인지능력을 키우고, 아이들 자신이 독립적 존재임을 알게 해준다. 그러지 않고 부모가 체벌 등의 손쉬운 방식으로만 대응한다면 아이는 부모에 대해 점차 부정적이고 적대적인 태도를 취한다. 부정적인 훈육은 아이들의 죄책감과 수치심, 분노를 키우고 더 나아가 자신감을 상실하게 하여 보다 부정적인 행동을 야기한다.

학령기 이전의 아동은 자신이 저지른 어떤 행위의 결과를 중요하게 여기지만 행위 동기의 중요성은 이해하지 못하는 데 반해, 초등학생은 옳고 그른 것의 차이나 규칙과 규율을 이해할 수 있다. 아동은 이러한 것들이 다른 사람들과 같이 사는 데 필요하다는 것을 경험하고 다른 사람의 감정을 공감할 수 있게 된다. 비로소 자기중심성에서 벗어나 사회화되는 데 필요한 자기통제력과 도덕인지의 발달이 활발해지는 것이다.

소아기 집단 괴롭히기childhood bullying

영국에서 7,771명의 소아들의 성장을 관찰한 한 연구에서 어린 시절 집단 괴롭힘bullying을 경험한 소아는 그렇지 않은 경우에 비해 40년 지난 성인이 된 후 정신적 고통, 우울증, 불안장애, 자살 등의 빈도가 유의하게 높았고, 사회적 관계가 부족하고, 경제적으로 어려웠고 주관적 삶의 질도 나빴다.

VII. 청소년기

청소년기는 흔히 초기(11~14세), 중기(14~17세), 후기(17~20세)로 나뉜다. (뇌의 성숙과 사회적 책임성을 고려하여 24세까지를 청소년기로 보는 견해도 있다.) 실제 발달은 연속적으로 이루어지며, 개인에 따라 발달 속도가 다르다. 사춘기puberty는 대체로 신체적 변화에 초점을 두고, 청소년기adolescence는 사회심리적 변화에 초점을 둔 개념이다. 대체로 청소년기는 성적·정신사회적 성숙을 가져오는 신체적·정서적 과정으로 시작되어 독립과 사회적 생산성의 역할을 수행할 수 있는 시기까지로 잡고 있다. 둘은 동시에 진행되지만 진행속도가 일치하지는 않아 그 불균형 때문에 청소년들은 스트레스를 받는다.

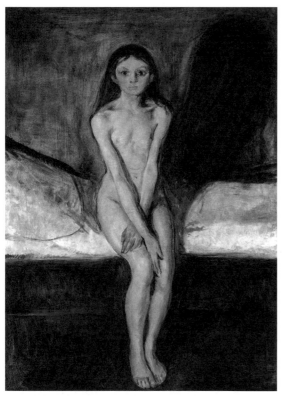

그림 5-3 사춘기(E. Munch, 1895). 사춘기 소녀의 기대와 불안이 잘 표현되고 있다.

청소년기는 사춘기적 변화로 시작되는데, 생물학적으로도 두 가지 면에서 특색이 있다. 골격의 성장과 이차성징(음모 발현, 월경 시작, 사정의 경험)의 발달과 더불어 나타나는 성욕증진이다. 따라서 이때 이성교제-데이트가 시작된다. 이성 흠모로 시작하여 나이가 들면서 차츰 성숙한 사랑의 관계로 발전한다. 또한 이성과 정신적으로 친밀해지고 신체 접촉을 원하게 된다. 최근 첫 성경험을 하는 연령이 점차 낮아지고 있다. 이때 자위행위가 시작되는데, 여자보다 남자에게 훨씬 더 많다. 이 시기의 자위행위는 보편적인 현상이지만, 이 사실을 모르거나 성억압이 심한 소수의 청소년들은 자위행위에 대해 죄의식을 갖기도 한다.

신체적 변화는 소년보다 소녀에서 12~18개월 빠르게 나타나는데, 소년은 13세(10~14세), 소녀는 11세(8~13세) 때 시상하부-뇌하수체-부신피질-성선축*hypothalamus-pituitary-adrenal-gonadal axis*의 성숙과 더불어 성호르몬이 분비된다. 초경은 소녀에게 청소년기의 시작을 알리는 사건이다. 최근 초경 연령이 점차 빨라지고 있는데, 미국의 경우 1980년대 14.5세에서 최근 13세로 낮아졌다. 우리나라의 경우도 최근 12.4±1.1세

로 알려져 있다. 청소년기도 소년보다 소녀가 2살 빠른데, 이때 이차 성징이 나타나며 성행위와 임신이 가능해진다.

청소년기 동안 난포자극호르몬*follicle stimulating hormone*; *FSH*과 황체형성호르몬*luteinizing hormone*; *LH*이 증가하는데, 17~18세 때는 성인기보다 더 많이 분비되기도 한다. 소년의 경우 남성화를 주도하는 테스토스테론*testosterone*은 16~17세 때 증가하다가 성인기 수준으로 감소하여 안정화된다. 반면 소녀에서는 에스트라디올*estradiol*이 여성화에 주 기능을 한다. 이두 호르몬은 감정과 행동 등 중추신경계에도 영향을 미친다. 즉 테스토스테론은 남성적 성욕과 자위, 공격성과 관련되는데, 소년의 경우 17~18세에 성욕이 최고조에 이른다. 한편 에스트로겐*estrogen*이 감소하면(월경전기 때) 여성은 우울해질 수 있다. 그러나 여성의 경우 성행위는 성호르몬보다 정신사회적 요소의 영향을 더 받는다. 소녀들은 청소년기가 빨라 성행위를 보다 일찍 시작하지만, 같은 나이의 소년들은 성적 자극을 더 쉽게 받고 성행위도 더 왕성하다.

이 시기는 어린이에서 성인으로 변화하는 중간단계에 있어, 급격한 신체적·심리적·사회적 변화를 나타낸다. 청소년들은 흔히 우울, 불안 및 절망감을 보이다가도 의기양양해하며, 정열적인 상태를 보이기도 하고 열심히 공부하기도 하고 철학에 많은 관심을 보이다가도 주체할 수 없는 외로움, 부모에 대한 압박감, 기성세대에 대한 분노와 적대감정, 자살에 대한 공상, 이성에 대한 관심 등으로 변화가 극심한 시기이다(그림 5-3).

청소년기는 개인의 삶과 사회생활의 바탕을 마련하는 중요한 시기로, 개인적으로는 이 시기에 정상적인 성숙과정을 통해 성인의 성격구조를 구성할 수 있는 인격 특성과 특질이 형성되고 구체화된다.

청소년들은 타인이 자신의 신체에 대해 어떻게 생각하는가에 예민하므로, 신체적 성징문제는 실제든 상상이든 간에 열등감, 낮은 자존심, 자기 신뢰감 등의 손상을 초래한다(소녀가 이런 일에 더 예민하다). 음모나 유방 등 신체적 성징발달에 문제가 있을 때, 그 정신적 영향은 크다.

Anna Freud는 이 시기 청소년들이 성에 대해 두 가지 방어기제를 사용한다고 하였다. 첫째, 지능화*intellectualization*로 생각과 책에 몰두하는 것이며, 둘째, 금욕주의*asceticism*로 더 큰 사상으로 후퇴하거나 신체쾌락을 포기하는 것이다. 과도한 절제나 무절제는 발달의 이전 단계에서 문제가 있었음을 시사한다.

청소년기 초기에는 부모와의 사이에 오이디푸스적인 갈등이 재현될 수 있다. 이 갈등은 흔히 억압되고 외부로 표현되기 때문에 흔히 영웅 숭배, 인기인 이상화 등 갑자기 특정인에게 몰

두하는 현상이 나타난다. 중기에 이르면 다양한 성적 실험적 행동이 나타나거나, 이룰 수 없는 사랑에 몰두하기도 한다. 정서적 혼란 가운데 동성애적 경험도 일시적으로 있을 수 있다.

이 시기에 자기 정체성identity의 확립이 이루어지는데, 청소년기에는 신체적 성장과 성적 성숙에 따라, 자신에 대한 자신의 생각과 타인들의 자신에 대한 생각을 통합하는 것이 성숙을 위한 과제가 된다(그림 5-1, 5-3). 청소년들이 청소년기에 성취할 발달과제는 가족 및 부모로부터의 독립, 정체성의 형성, 성격구조의 안정화, 직업 및 자율성과 관련된 인생목표의 설정 등이다. 즉 보다 더 넓은 세상으로부터 경험하는 새롭고 다른 가치관, 도덕관, 인생관들이 갈등, 방황, 그리고 통합의 과정을 거쳐 자기 고유의 주체의식으로 확립된다. 이때 나는 누구인가, 장차 어떤 직업을 가질 것인가 하는 정체성에 대해 고민하게 된다. 그래서 Erikson은 8단계설에서 이 시기를 정체성과 역할혼란role confusion의 시기라 하였다. 즉 청소년기에 자아 정체성ego identity과 충실성fidelity을 획득하는 것이 이루어야 할 과제이다. 정체성의 성공적 성취는 이전 단계의 발달, 즉 신뢰, 자율, 진취성, 근면성에 기초한다. 그리하여 청소년기가 끝나면서, 청소년은 정체성을 확립하면 정상적으로 성인기로 이행한다. 이에 실패하면, 즉 정체성 통합identity cohesion을 성취하지 못하면 역할혼란이라는 정체성 위기identity crisis가 온다. 정체성 위기의 현상은 소위 청소년기의 격정, 정체성 문제 등으로 나타난다(제9장 신경발달장애 및 소아기 정신장애, IX-1. 소아·청소년기 정체성 위기 참조). 따라서 다수의 문화권에서는 이 중요한 청소년기의 시작을 특별한 의식으로 구별하고 있다. 즉 통과의례通過儀禮 rite of passage(우리나라의 경우 성인식)를 통해 소아가 성인이 되는 것을 축하하며 동시에 새로운 의무와 책임을 부여한다. 현대사회에서는 이러한 성인 되기가 다소 연기되고 있으나 청소년기는 인생발달의 중요한 시기이다.

청소년기의 적응장애, 정체성 문제, 감정적 격정turmoil, 자살시도, 문란한 성행동, 원치 않은 혼전임신, 난폭운전, 스카이다이빙 같은 위험한 운동, 폭력, 음주, 흡연, 약물남용 같은 지나친 행동이나 감정 변화를 겪는 것을 청소년기 격정adolescent turmoil이라고 하여 한때는 당연한 정상적인 반응이라고 생각하였다. 그러나 그동안의 연구결과에 의하면 이것은 실제 사망률을 높이는 정신적 장애의 표출이다. 즉, 이러한 문제행동들은 역공포counterphobic 기전에 의해 생기며, 부적절한 느낌에 대한 공포, 성적 정체성의 확립 시도, 친구들의 압력 같은 집단 정신역동과 전능감의 환상 등의 표현으로 본다. 한때는 위험행동을 하는 데에 유전적 요인이 있다고 여겼으나 근거가 확실하지는 않다. 나이가 들면서 책임 있는 행동이 증가한다.

청소년폭력은 또 다른 심각한 문제이다. 전 세계뿐 아니라 우리나라에서도 청소년폭력과 학교폭력이 증가하고 있고, 미국의 경우 청소년 사망원인 중 살인과 자살은 사고 다음으로 두 번째를 차지하고 있다.

미혼소녀의 원치 않는 임신도 큰 문제인데, 일부 소녀들은 임신을 통과의례의 하나로 보기도 한다. 즉 우울하거나 자신에게 매력이 없다고 느끼는 소녀, 혹은 이혼한 부모의 딸은 안정된 배경의 소녀들보다 임신할 가능성이 높다. 미혼소녀가 임신하게 되면 인공 유산할 가능성이 크다. 더구나 어린 소녀들의 매춘은 세계적인 문제가 되어 있고, 소년들은 동성애 매춘에 관련되고 있다. 이러한 청소년들은 대개 가정파탄이나 가정폭력 또는 강간의 희생자인 경우가 많다. 이들 중 다수가 가출 상태에 있고 약물남용을 하고 있다.

인터넷중독, 게임중독 등 social media의 남용도 문제인데, 예를 들어 소녀들이 facebook 등에 올린 사진들에 의해 신체상에 손상을 경험한다는 것이다.

이 시기에 사고능력이 크게 발달하는데, 추상적이고 개념적이며 미래지향적이다. 가설적·연역적 사고, 조합적combinational 사고, 둘 이상의 명제 간의 논리적 관계를 따질 수 있는 인지기능 능력 등이 발달한다. 이것은 Piaget가 말한 형식적 조작단계formal operation stage에 해당되는 것이다. 그리고 이때 인격형성이 공고해지고 사회적으로 청년기에 대비한 준비를 하게 된다. 창조성이 왕성하여 특히 시 쓰기나 음악활동을 많이 하고, 체육에 몰두하거나 사상이나 도덕, 휴머니즘, 종교 등에 심취하기도 한다. 부모로부터의 정신적 독립은 인생의 전 시기에 걸친 과정이지만, 이 시기에는 특별히 자율의 문제가 다시 대두된다. 옷차림, 머리모양, 학업, 친구관계, 식성, 이성교제, 방의 정리정돈 등의 여러 면에서 부모와 자식의 의견이 대립한다. 부모의 거부적 태도는 분노와 연결되기 쉽다.

청소년은 이 시기에 도덕성morality을 확립하게 된다. 도덕성이란 여러 사람이 공유하는 기준, 권리, 의무를 따르는 것이다. 이 기준이 상반될 때 개인은 양심에 따라 판단하는 것을 배워야 한다. Piaget는 어릴 때는 단순히 부모가 정해 준 기준을 따라 행동하고, 학령기가 되면 법칙을 받아들이나 예외를 인정할 줄 모르지만, 청소년기가 되면 전체적으로 사회를 위해 좋은 것인가 아닌가 하는 관점에서 법칙을 인지한다고 하였다.

청소년과 부모와의 관계는 세대차이generational gap라는 개념으로 대표된다. 이 차이는 인생에 대한 경험과 지각의 차이 때문인데, 대개 자식의 독립성 추구와의 마찰로 나타난다. 부모의 간섭을 벗어나려는 청소년의 욕구와 그들을 자신들의 틀 속에 가두어두려는 부모의 욕구가 충돌하게 된다. 다수의 부모가 한계를 제대로 정하지 못하고, 이 갈등상황 속에서 자신들의 무의식적 욕구나 공상을 행동화acting out하고 자식을 통해 이루고자 한다. 특히 자식의 성적 행동은 부모를 불안하게 만든다. 부모가 동성 또는 이성의 자식들에게 애착하기도 하는데, 애착의 대상이 된 청소년은 그로 인한 부담감과 불안을 잘못 처리하여 분노 같은 잘못된 비적응적 행동을 보이기도 한다. 그러나 대부분의 청소년과 부모는 서로 잘 적응하고 청소년은 성숙해 나간다. 청소년들은 부모의 칭찬이나 꾸중을 잘 받아들여 세대 간 차이를 극복해 가는데, 만약 그렇지 못하면 부모와 자식 모두에게 정신장애 또는 비행이 발생하기 쉽다.

발달된 문명사회일수록 청소년기가 길다. 현대사회에서는 학업기간이 길고, 그 때문에 직업인이 되거나 결혼하는 시기가 늦다. 이를 정신사회적 유예기간moratorium이라 한다. 최근 신체발달, 특히 뇌의 성숙 같은 생물학적 성숙 수준과, 실제 사회에서의 역할의 이동이 늦어진다는 의미에서 청소년기를 20대 중반으로 연기하는 것이 정확하다는 견해가 있다. 경제문화 수준이 낮을수록 일찍 직업을 갖고 결혼하며 성인이 된다.

이 시기와 관련된 정신의학을 청소년 정신의학adolescent psychiatry이라 한다.

Ⅷ. 청년기

청년기는 20~40세의 시기로, 인생의 방향을 정하는 중요한 결정이 이때 이루어진다. 즉 직업 선택과 구애를 통한 배우자 선택과 자식의 생산 등이 바로 그것이다. 이 모든 경험은 새로운 상황으로서 스트레스를 주고 위기도 형성한다.

청년기는 성인기의 첫 단계이다. 성인이란 충분히 발달하여 성숙해 있으며 개인의 성취도가 최고조에 달하는 시기이다. 청년기는 우선 신체적 성숙이 완료된 때이며, 학교생활이 끝나고 사회적 역할이 주어져 직업을 갖게 되고, 결혼하게 되고, 자식을 갖게 되고, 성인으로서의 자아와 인생의 구조가 발전하는 시기이다. 30대가 되면 더욱 자율적이 되고, 독립적이 되며, 권위를 획득하고, 자기충족적이 된다. 이때 자신의 선택이 과연 자기가 원하던 것인가를 자문하게 된다. 이 의문에 만족하지 못하면 위기가 올 수 있다. 즉 결혼생활이 깨지거나 직업에 문제가 생기거나 정신과적 장애가 발생할 수 있다. D. J. Levinson은 이를 30세 변동age 30 transition이라 불렀다.

정신장애가 발생할 수 있는 위험인자가 뚜렷하더라도, 성장기 동안 지능이 높고 소아기 때 문제행동이 없었고 가정교육이 확고히 안정적이었고 외부의 지지가 좋았다면 정신장애가 발병하지 않을 가능성이 커진다.

이 시기에 심리적으로 편안하고 친밀하며 성적으로 만족할 수 있는 이성관계를 유지하기를 바라게 된다. 대개 결혼하는데, 결혼을 통해 친밀성intimacy이 유지되고 대인관계적 욕구를 만족하게 된다(그림 5-1). 배우자나 상대방의 소망욕구를 나의 소망욕구처럼 다루어 줄 수 있는 성숙한 사랑love의 능력이 절실히 요구되는 시기이기도 하다. 배우자 또는 상대방과 의견 충돌이나 불만이 있을 때 상대방과의 관계를 깨지 않으면서 대화를 통해 자기 의견을 주장하여 서로가 만족할 수 있는 관계로 이끌어 가는 능력이 필요하다. Erikson에 의하면 청년시기에 이런 일이 잘 진행되면 친밀성을 획득하고, 실패하면 고립isolation을 자초하게 된다. 특히 Erikson은 건강한 성sex에 대해, 사랑하고 믿는, 일과 성, 그리고 여가의 주기를 조절하는 데 협력하는 이성 파트너와 자기상실의 공포 없이 성기 결합을 통해 상호 절정감mutual orgasm을 공유하여, 자식을 낳고 협력하여 키워 만족스러운 성장을 하도록 해주는 것으로 정의하였다.

태어난 자녀에 대해 부모 역할을 잘하는 것이 이 시기의 또 하나의 과제이다. 주된 과제는 가정교육을 잘하여 자식을 유능하고 도덕성을 갖춘 사회인으로 만드는 것이다. 이로써 사회문화가 존속된다.

투자한 만큼 거두어들이는 것이 가정교육이므로 가정교육에 시간과 구체적 노력을 바쳐야 한다. 이때 얼마나 자녀에게 허용적이어야 하는가, 얼마나 자녀들을 속박할 것인가 하는 갈등이 나타난다. 동시에 부모가 자식을 기르는 동안에 되살아나는 부모 자신의 어린 시절의 기억과 갈등들이 자녀교육에 큰 영향을 주기도 한다. 즉 자녀교육을 통해 자신의 예전의 상처와 좌절을 수정 보완하고자 한다. 대체로 아버지는 자신의 직업에 더 충실해지는 경향이 있고 어머니는 자녀양육에 더 관심을 갖는다. 최근 직업과 자녀양육을 부부간에 공평하게 나누는 경향이 늘어나고 있다. 가정 내에서 자식이 자람에 따라 상황도 항상 변한다. 변하는 상황에 따라 어른도 계속 같이 변해야 한다.

동시에 이때는 자식 역할도 제대로 해야 한다. 효도가 중시되는 동양문화권에서 청년기의 성인이 노년의 부모와 어떻게 관계를 유지할 것인가는 중요한 과제이다. 이를 해결하기 위해서는 많은 생각과 경험이 필요하다. 개인의 사정에 따라 어떤 사람은 부부나 부모 역할보다 자식 역할에 큰 비중을 두기도 한다.

어릴 때의 놀이는 이제 직업vocation이 된다. 직업이란 경제적으로 돈을 버는 것만이 아니다. 사람은 직업을 통해 정체성이 확실해진다. 즉 땀 흘려 일하고 적응하고 기술을 향상시켜 가는 과정에서 자신감과 자기 존경심self-esteem이 생긴다. 사회에서의 역할신분이 뚜렷해진다는 점에서 직업이 인생에서 차지하는 비중은 대단히 크다. 직업의 선택과 적응, 창조성의 발휘, 능력의 인정받음, 그리고 계속적인 발전을 해나가는 것에는 개인의 내부와 외부의 여러 요소가 복합적으로 작용한다. 여성의 경우 가정주부로 만족할 것인지 아니면 직장을 우선에 두고 가정을 유지할 것인지를 진지하게 따져 보게 된다.

Ⅸ. 중년기

중년기는 대체로 40~65세의 시기이다. 이때 신체적 청춘은 상실되어 가지만, 인격적·사회적으로 더욱 원숙해지며 지도자로서의 역할이 무거워지고 사회의 모든 종류의 생산활동에서 중추적 역할을 하게 된다(그림 5-1).

특히 자신이 부모로부터 독립하였듯이 자식이 적당한 나이에 이르면 독립하도록 해주어야 한다. 자식들이 떠난 후 부모가 우울해지는 것을 빈둥지증후군empty nest syndrome이라 한다. 그러나 어떤 부모는 홀가분하다고도 한다. 어쨌든 간에 자식이 떠난 후 남은 시간을 활용할 수 있는 보상적 활동을 개발하지 않으면 우울에 빠지기 쉽다.

중년기가 되면 여성은 자녀를 다 키웠기 때문에 다른 부분에 힘을 쏟게 된다. 그리하여 새로운 분야를 독자적으로 추구하고, 새삼스럽게 확신과 경쟁적 정신을 가지게 된다. 반면에 남성은 감정을 이전보다 자유롭게 표현할 줄 알게 되고 자신의 의존욕구를 깨닫게 된다. 마치 전통적인 남성과 여성의 심성이 바뀐 것 같아 보이는 현상이 나타난다. 이러한 변화에 의한 남성성 또는 여성성의 새로운 균형감각에 의해 사람들은 과거보다 더 융통성 있게 이성이나 타인과 관계를 맺을 수 있게 된다.

R. Butler가 말한 것처럼, 중년기에 사람들은 비로소 노화를 의식하고 이에 대응하게 된다. 또한 과거에 이룬 것을 정리하고 미래를 대비하며, 가족, 직장, 결혼생활에서 무엇을 더 할 수 있는가를 재평가하고, 자식들과의 관계를 재정립한다. 지금까지 길러 온 능력을 책임 있고 윤리적으로 올바르게 사용하는 것에도 관심을 가진다. 자신의 늙은 부모의 질병이나 죽음에도 대처하게 된다. 이때 모든 중년기의 과제에 참여해야 하지만, 즐거움을 누리는 능력이나 즐거운 활동에 참여하는 능력을 잃지 않아야 한다.

Vaillant에 의하면 중년기의 신체건강과 감정적 건강 간에는 밀접한 관계가 있으며, 청년기에 정신적 적응문제가 있었다면 중년기에 이르러 신체질병이 생길 가능성이 높다. 어려서 가정이 안정적이었던 경우에는 성인이 된 후 적응상태가 좋고, 대학시절에 형제간 관계가 좋았다면 이후 정서적 안정이나 신체건강이 계속 좋을 가능성이 커진다. 소아기의 근면성이나 능력은 성인기의 정신건강 및 원만한 대인관계와 관련이 높다.

중년기의 성생활은 매우 중요하다. 성학자들(W. H. Masters, V. E. Johnson, A. C. Kinsey 등)에 의하면 기능은 감퇴할 수 있어도 노년기까지 성행위를 즐길 수 있다고 한다. 성행위는 젊은이들만의 특권이라는 인식이 중년기의 성생활을 방해할 수 있는데, 이는 잘못된 인식이다. 중년기의 성기능장애는 노화 때문이라기보다는 대부분 과음, 약물남용, 스트레스, 피곤, 불안 같은 정신적인 것이다. 여성의 경우 청년기 때보다 중년기에 극치감을 느낄 능력이 증가하고, 여러 가지 이유로 젊었을 때보다 성행위를 더 바라게 된다. 그러나 여성은 이때 외모 변화 면에서 남성보다 자존심 손상을 더 많이 받는다.

여자의 경우 40대와 50대 사이에 폐경기menopause가 온다. 신체 내분비기관의 변화와 여러 신체증상과 아울러 자신의 일생을 어떻게 평가하느냐에 따라 정신적 불안, 우울이 수반되기도 한다. 오히려 임신 가능성에 대한 우려가 없어져서 성적으로 더 자유롭게 느끼기도 한다. 남성에게는 폐경기에 해당되는 구체적인 신체 변화는 없으나 감정적으로 우울과 불안이 오기 쉽다.

50대에 이르면 직업, 배우자, 가족, 여가생활, 기타 상황이 변화하면서 자신이 무엇을 원하는지가 명확해진다. 현재가 자신이 이를 수 있는 최고조의 시기이므로 더 이상 오를 수 없다는 점에서 좌절을 느끼고, 미래에 대한 새로운 도전의식도 희미해진다. 자녀들이 떠나기 때문에 역할 정체성에 위기가 오고, 연로한 부모를 봉양하기 위해 새로운 경제적 부담도 갖게 된다. 자신의 건강도 성인병의 위험을 받아 점차 문제가 된다. 사회적 지위 때문에 의무사항도 많아지고 대인관계 폭도 넓어진다. 이런 일들은 어떤 사람에게는 더 큰 만족을 주지만 어떤 이에게는 새로운 부담이 된다. 이 시기에 권력, 리더십, 지혜, 이해심, 아량 등을 획득할 수도 있으나, 이것은 모두 건강과 활력이 유지된다는 전제가 있을 때 가능하다. 이러한 상황에 급작스런 변화가 생기면 적응하는 동안 불안과 우울반응이 올 수도 있다.

Erikson의 8단계설에 의하면, 직업적·가정적으로 성공하여 자식을 낳고 성장시키고 후세를 지도하고 사회를 개선하는 중년기의 정신사회적 과제, 즉 돌봄care을 성공적으로 수행한다면, 생산성generativity을 획득하게 되었다고 말한다. 만약 이에 실패하면 발달과 생산이 중단되고 자식을 낳았으나 성숙시키지 못하는 등 정체stagnation가 온다. 즉 자신이 희망하였던 바와 성취한 바를 비교할 때 만족스러우면 남은 인생도 살 만한 가치가 있다고 느끼나 그렇지 못하면 미래를 대비하지 못하고 정신과적 문제가 발생한다.

대체로 중년기는 무난하게 넘어가나 심각한 문제가 발생하면(예를 들어 배우자가 죽거나, 직장을 잃거나, 심한 신체질병을 앓게 되면) 중년기 위기middle life crisis가 온다. 과거에 자신과 부모와의 관계에 문제가 있었거나 부모에게 문제가 있었을 경우에 이러한 위기가 발생할 가능성이 더욱 커진다.

X. 노년기

65세 이상을 노년기라 하는데 이를 둘로 나누어 74세까지를 초기노년기, 75세 이후를 후기노년기로 구분한다. 현대에 이르러 노인인구가 증가하면서 노인학gerontology이 큰 관심분야가 되고 있다. 특히 병든 노인에 관련된 문제가 심각한 사회문제가 되고 있다(노화의 기전, 노화의 임상양상, 노인기 정신장애 등 기타 노년기에 관련된 문제들은 제31장 노인정신의학 참조).

성공적인 노화를 위해서는 병이나 장애가 없어야 하고, 인지기능과 신체기능이 좋아야 하고, 생활에 적극적으로 참여해야 한다. 최근 연구들은 노인의 신체건강을 증진하는 방안으로 좋은 식사, 운동, 좋은 수면, 대사성 증후군의 예방과 치료, 사회참여 등 소위 상식적 건강행동commonsense health behavior을 제시하고 있다. 결국 라이프스타일이 중요하다는 것이다.

노인의 행복은 신체건강에만 달려 있지 않다. 노인의 행복은 감정, 기능, 인지 등 정신 차원에서도 건강해야 가능하다. 정신건강을 유지하기 위해서는 스트레스에 대한 노인의 대응기술coping skills이 성숙해 있어야 한다. 건강한 대응기술에는 대체적으로 삶에 적극적으로 참여하기, 종교와 영성, 사회적 지지를 끌어내기, 내적 통제 등이 포함된다. 인생의 최종단계에서 기대할 수 있는 훌륭한 태도는 질병에 대처하는 강인한 용기, 사람들과의 화해, 자신의 죽음이 다른 사람들에게 미칠 수 있는 영향을 어느 정도 고려하는 것 등이다. 이런 것들을 성공적인 노화라고 말할 수 있다.

건강한 노인은 사회활동을 젊었을 때에 비해 크게 줄이지 않는다. 많은 노인이 평소와 같은 계속적인 지적·감정적·정신사회적으로 성숙하고 지혜로운 노인의 모습을 보인다. 이때 젊은이들과의 접촉이 유지되는 것이 활동에 도움이 된다(그림 5-1). 어떻게 시간을 유용하게 보내느냐가 문제가 될 수 있다.

장수longevity는 유사 이래 모든 인류의 꿈이다. 현재까지의 많은 연구는 장수가 유전적이라고 한다. 그러나 노력을 통해 수명단축을 예방할 수 있다. 즉 정기적인 건강검사, 술과 담배의 절제, 만족스러운 직업, 자기가 이타적으로 쓸모 있다는 신념, 건강식, 적절한 운동 등이 오래 살게 하는 방법으로 알려져 있다.

Erikson은 노인기의 정신사회적 과제로 통합integrity과 지혜wisdom를 말하고 있으며, 이에 실패하면 절망despair이 온다고 하였다. 지혜는 상황에 대처하기 위한 사실적 지식factual knowledge, 자료를 수집하고 결정하는 절차적 지식procedural knowledge, 상이한 영역 간의 내부갈등과 긴장, 그리고 인생사에 대한 평생에 걸친 맥락화lifespan contextualism, 그리고 불확실성uncertainy의 수용(세상의 가치의 상대성 때문에 완전한 해결책을 알 수 없어 상황에 따른 해결책을 모색하는 것) 등이다.

Vaillant는 젊어서 형제관계가 좋았고 실용주의적이고 신뢰성 있는 성격을 가진 경우에 노년기 정신건강이 좋았으며, 부모의 죽음이나 이혼 같은 외상적 경험은 큰 영향을 미치지 않았다고 하였다. 그러나 21~50세 사이 어느 시점에 우울증이 있었다면 노년기에 감정문제가 있을 것으로 예측된다고 하였다.

한 연구는, 노인의 정신건강을 위해 내적 정신상태와 외부환경 간의 일치성, 과거와 현재의 적응양상 간에 어느 정도의 지속성, 고령과 다가오는 죽음에 대한 인정, 안정감, 책임으로부터 해방됨으로써 얻어지는 행복감, 적당한 재정상태 등이 필요하다고 하였다.

또 다른 한 연구는 노인은 자존심과 자신감을 유지하며, 지혜롭게 운명을 수용하며, 특히 젊은이들과 함께 나누고 즐길 수 있는 능력을 포기하지 말고 유지할 수 있어야 한다고 하였다. 또한 어떤 연구는 건강한 노화를 위해 신체적 병이 없음, 주관적 건강평가가 좋음, 장애가 없었던 지난 인생, 좋은 정신건강, 객관적인 사회적 지지, 그리고 인생의 여러 영역(결혼, 수입 있는 근로, 자녀, 친구 및 사회적 교제, 취미, 지역봉사활동, 종교, 레크리에이션/스포츠 등)에서 주관적으로 만족해야 한다고 하였다.

성공적인 노화는 개인의 성격특성에 따라 다를 수 있다. 대체적으로 인지적 전략이나 미숙한 방어기제라도 성공적으로 잘 사용하여, 노인 특유의 내적이고 억압된 의존적이고 신경증적인 감정적 욕구들이 어느 정도 만족되거나, 그런 욕구들과 환경적 현실의 간극을 줄일 수 있다면, 만족스런 노화를 누릴 수 있다고 한다.

노화와 관련하여 우리나라의 전통적 효사상孝思想의 회복을 다시 고려할 만하다. 효사상에는 조상숭배만이 아니라, 홍익인간, 부모와 노인들을, 그리고 이웃을 위하는 이타주의, 나의 욕구충동과 나 본위적인 감정을 통제하는 예의, 부모와 더 나아가서 사회와 자연과 조화를 이루는 화해, 부모를 모시고 자녀를 기르며 이웃과 친하게 사는 평화공존과 생명존중 등의 정신이 농축되어 있다.

상실에의 대응

노년기의 정신건강 문제는 여러 종류의 상실에 대한 애도반응인 경우가 많다. 즉 배우자·가족·친구의 죽음, 은퇴, 사회적 지위의 상실, 신체기능의 상실 등이 애도반응을 야기한다. 노인은 이러한 상실을 견디고자 많은 힘을 쏟는다. 상실로 외로움을 느끼는 노인은 보다 일찍 사망할 확률이 14% 높다고 한다.

은퇴: 사회적 단절과 자존심의 저하를 야기하므로 노인에게 심각한 타격을 줄 수 있다. 특히 은퇴가 경제적 어려움을 동반하게 되면 문제가 더욱 심각하다. 퇴직, 은퇴, 사회적 고립, 수입의 감소가 불안을 야기할 수 있고, 자신이 쓸모없는 사람이라고 자책하거나 자기비하를 하게도 한다. 가난이나 질병, 해결할 수 없는 고독, 고립 등만 없다면 은퇴 후 노년기를 행복하게 보낼 수도 있다. 이런 경우 은퇴는 오히려 여가를 즐기게 해주고 직업에서 오는 책임으로부터 자유로워지는 기회이기도 하다. 선택은 자신에게 달려 있다. 은퇴하는 나이도 과거에 비해 많이 늦어지고 있다.

자기정체성, 자존심과 자기애의 손상: 이 모두 하나의 상실이다. 노인기는 제2의 유년기로 자기중심적으로 되고, 따라서 자존심의 손상, 애정 대상의 상실, 의존적 욕구의 좌절 시에 자기

애적 발달단계로 쉽게 퇴행된다. Fromm Reichman은 실제 관계와 환상적 관계 사이의 복잡함과 무서운 고독감이 중요하다고 했는바, 특히 노인에서 고독감의 증가는 인생 초기의 원초적 고독감의 재활성화로 인해 결국 자기애적 손상이나 상실을 초래한다고 하였다.

상실(이별)을 극복하기 위해서 노인은 자기개념과 자기이미지를 안정되게 유지해야 한다. 적절한 자기확인을 통해 존재가치를 느끼는 것, 형제간의 밀착 같은 가족관계를 유지하는 것, 승화, 억제, 예견, 이타주의, 유머 같은 성숙한 방어기제를 사용하는 것, 술 같은 물질중독에 빠지지 않는 것, 우울증 같은 정신질환이 걸리지 않는 것 등이 상실에 대응하는 능력을 강화시켜 준다. 긍정적 반추 및 회상은 노인의 인생만족에 상당히 기여하고 자기정체성을 강화시켜 준다.

편견의 극복: 노인에 대한 부정적인 고정관념이나 편견을 가지고 차별하는 태도를 에이지즘ageism이라고 한다. 즉 노인을 고독, 과민하고 까다로움, 만성 질병, 노쇠, 치매, 가난, 허약, 무능, 죽음 등의 개념과 연결시킨다. 노인들도 자신들을 편견적으로 바라보고 노화에 대해 두려워하고 억울해하고 다른 노인을 싫어하고 차별한다. 성공적인 노화를 위해서는 노인 자신들이 노인에 대한 편견에서 벗어나야 한다.

이런 일에 실패하면 노년기에 우울증에 걸리기 쉽다. 노인 우울증은 노인의 자살로 연결되기 쉽다.

죽음

인생주기의 자연스러운 끝은 죽음이다. 노인은 가까운 이와 사별하면 더욱 죽음을 가까이 느끼고 위기를 느낀다. 이 모두 상실(이별)의 하나이다. 죽음을 앞두고 자기가 살아온 일생을 평가하게 되는데, 풍요롭고 떳떳하게 살아왔다고 느끼면 만족스런 노년이 될 것이고 반대로 부정적으로 평가한다면 우울에 빠진다. Elisabeth Kübler-Ross에 의하면 사람은 죽음을 앞두고 충격shock과 부정denial의 단계, 분노anger의 단계, 타협bargaining의 단계, 우울depression의 단계, 그리고 마지막으로 수용acceptance의 단계 등을 거친다고 한다(제32장 정신신체의학 및 자문조정 정신의학, IV. 말기 환자 및 죽음의 문제 참조).

모든 사람은 결국 죽음의 불가피성을 받아들여야만 한다. 이로써 Erikson이 말한 완성감sense of integrity과 지혜wisdom가 성취·유지되며, 그렇지 않으면 절망감sense of despair만이 남을 뿐이다. 완성integrity이란 지난 7단계의 발달을 성공적으로 이루고, 노인이 되어 그런 모든 경험을 통합하여 원숙과 지혜의 경지에 이르는 것이다.

웰다잉well-dying: 죽음에 대한 불안, 두려움, 공포가 노인들에게 아주 중요한 문제 중 하나이다. 인생의 최종단계에서 질병

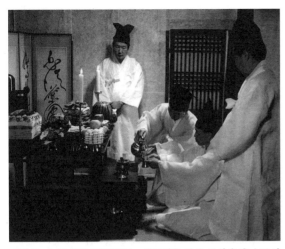

그림 5-4 조상에 대한 제사. 한국인은 죽은 조상을 후손들이 오래 기억하고 그 뜻에 따르는 것이 마땅한 도리라고 생각한다.

에 대처하는 강인한 용기, 사람들과의 화해, 자연과의 화해, 자신의 죽음이 다른 사람들에게 미칠 수 있는 영향에 대한 고려, 평화, 용서, 자유, 사랑의 삶, 자신의 인생에 만족하고 감사하는 마음, 타인의 축복 속에 인생을 마치는 것 등은 웰다잉을 위한 요소라 말할 수 있을 것이다. 한편 죽음에 가까이 온 노인에게는 자아기능과 인지능력이 감소되어 있고 의식적 고통이 크게 감소되거나 소실되어 있기 때문에, 죽음 불안과 공포가 가장 중요한 정신적 문제가 아니라고도 한다. 현실적으로 그들의 실제 고통은 더 심각한 역동적 갈등, 즉 가족이나 의료인과의 갈등에서 초래된다고도 한다.

성공적으로 살아온 많은 사람은 노년기에 평온한 삶을 영위한다. 성숙한 노인은 일상적인 개인생활에 관심을 가지며, 어린이와 친하며, 자신의 인생경험에서 얻은 바를 다음 세대에 전하는 데 긍정적이다(그림 5-1). 그리하여 사망 후에도 인생의 주기는 후손에 의해 이어지고 반복되는 것이다(그림 5-4).

참고문헌

김종주(2015): 생애주기와 정신건강. 민성길(편). 최신정신의학(제6판). 서울, 일조각, pp.147~165.

유계준(2001): 의학행동과학. 서울, 연세대학교출판부.

Baldwin AI(1968): Theories of child development. Wiley, New York.

Benvenuto B, Kennedy R(1986): The works of Jacques Lacan: An Introduction. Free Association Books, London. 김종주 옮김, 『라깡의 정신분석 입문』(1999). 하나의학사.

Bowlby J(1969): Attachment and loss. vol. 1. Attachment. Basic Books, New York.

Brown JAC(1964): Freud and the post-Freudian. Penguin Books, London.

Erikson E(1950): Childhood and society. WW Norton, New York.

Freud A(1965): Normality and pathology in childhood. International Universities Press, New York.

Gesell A(1945): Embryology of behavior. Harper & Row, New York.

Hales RE, Yudofsky SC, Roberts LW, ed(2014): Textbook of psychiatry. 6th ed. American Psychiatric Publishing, Washington D.C.

Hall GS, Lindzey G(1978): Theories of personality. John Wiley & Sons, New York.

Piaget J(1952): The origins of intelligence in children. International Universities Press, New York.

Sawyer SM, Azzopardi PS, Wickremarathne D, et al(2020): The age of adolescence. Lancet Child Adolesc Health 2:223~228.

Scott JP(1962): Critical periods in behavioral development. Science 138:949~958.

Simon RC, ed(1985): Understanding human behavior in health and illness. 3rd ed. Williams and Wilkins, Baltimore.

Takizawa R, Maughan B, Arseneault L(2014): Adult Health Outcomes of Childhood Bullying Victimization: Evidence From a Five-Decade Longitudinal British Birth Cohort. Am J Psychiatry doi:10.1176/appi.ajp.2014.13101401

Tsao C(2010): Kübler-Ross. Academic Psychiatry 34:38~38.

Vaillant GE(2002): Aging Well. Little Brown, Boston.

06

정신병리학 *Psychopathology*

I. 정신병리학

정신병리학精神病理學 *psychopathology*은 비정상적 경험, 행동, 인지에 관한 체계적인 연구이다. 정신병리학에는 환자가 보고하거나 환자에서 관찰되는 비정상적인 경험들을 정확하게 기술하고 범주화*categorization*하려는 기술정신병리학記述精神病理學 *descriptive psychopathology*과 병리현상들을 이론적 체계에 따라 설명하려는 설명정신병리학說明精神病理學 *explanatory psychopathology*이 포함된다. 전자는 병명, 증상 등에 대한 연구이고, 후자는 증상이나 병의 원인, 발생기전 등에 대한 연구이다.

1. 정상*normal*과 이상*abnormal*

흔히 우리는 누구에게서나 빈번히 볼 수 있는 행동을 할 때 정상이라 하고, 흔하지 않고 눈에 거슬리는 행동을 할 때 이상이라 하기 쉽다. 그러나 건강하다고 할 때에도 건강의 기준은 실제로 다양하다.

통상적으로 건강상태란 질병에 걸려 있지 않고 일상생활을 충분히 유지해 나가는 상태를 말한다. 따라서 정신적으로 건강하다는 것은 정신적으로 병적인 증세가 없을 뿐만 아니라 자기 능력을 최대한 발휘하고, 환경에 대한 적응력이 있으며, 일상생활을 독립적·자주적으로 건설적으로 처리해 나갈 수 있고, 정신적으로 성숙하여 평소 스트레스에 대해 저항력이 있어서 원만한 개인생활과 사회생활을 할 수 있는 상태로 정의할 수 있다.

정상과 이상에 대한 기준이 어떠한 것이든 간에 완전한 기준은 될 수 없다. 일상에서 정상·이상은 상호 비교되는 것이며, 정도의 문제이지, 흑·백으로 정확히 구분할 수는 없다. 또한 정상·이상의 개념과 건강·불건강의 개념이 반드시 일치되는 것도 아니다. 건강·불건강의 개념은 정상·이상의 개념보다 본질적인 것으로, 이를테면 있어야 할 것이 제대로 있느냐, 어느 목적에 부합되는 상태인가 같은 가치적이고 기능적인 성질을 띠고 있다(그림 6-1).

역사적으로 볼 때 정상과 병적인 것을 구별함에 있어 두 가지 견해가 있다. ① 정상과 병리가 하나의 연속된 스펙트럼상에 위치해 있으며, 그 차이는 양의 과다 또는 강약의 차이일 뿐이다. 즉 질병은 정상적인 기능의 장애인 것이다. ② 우리가 알고 있는 생리적 기능이란 대부분의 경우 병리적 현상을 통해 사후적으로 유추된 것이기 때문에, 병리적 상태는 정상적 상태의 부재로 표현되는 소극적 양태가 아니라, 또 다른 적극적 존재양태라는 것이다. 즉 병리적 상태는 유기체 각자가 감내하고 살아내는 주관적 상태이다.

세계보건기구*WHO*의 정의

건강한 상태를 '육체적·정신적 및 사회적 안녕상태*well-being*가 유지되는 것'으로 정의하고 있다. 이 점에서 정신건강은 신체건강 이상으로 인생에서 중요하게 인식되어야 한다. 즉 심한 정신장애를 가지면 기대수명이 10~20년 짧아진다는 통계가 있다. 이는 흡연에 의한 피해보다 심하다고 한다.

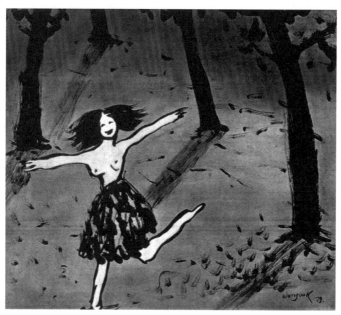

그림 6-1 **달밤의 체조**(김원숙, 1979). 억압된 내면세계는 밖으로 표출되어 행동으로 나타나기도 하는데, 예술적으로 승화되어 해소되기도 한다.

통상적 기준

① 보통상태*average*일 때 건강하다고 볼 수 있다. 즉 무엇이든 극단적이면 비정상에 속한다는 것이다. 이는 통계학적 입장에서 정규분포상 다수가 중간에 속하며, 이 상태가 정상적이라고 보는 개념이다. 그렇지만 평범한 것을 바람직하다고 할 수는 없다. 이 개념은 인간의 행동에 대한 규범적 연구를 할 때 사용된다. 그러나 현대사회에서는 통계적으로 대다수가 병이 없다. 현재 사람들의 평균체중은 정상이 아니다. IQ는 이미 100을 넘고 있다.

② 이상적*ideal*인 상태가 건강한 상태라고 볼 수 있다. 이는 인격의 여러 요소가 최상의 조화를 이루어 갈등 없이 욕구만족을 누리는 경우이다. 이 개념은 정신과 의사나 정신분석가들이 말하는 '성공적 치료'의 결과에 해당한다. 그러나 이는 대부분의 보통 사람이 환자란 것을 의미한다.

③ 과정*process*으로 건강을 이해하는 것이 가장 합당하다. 즉 정신 상태는 늘 변화하는 상태에 있으며 건강과 불건강은 절대적인 것이 아니다. 예를 들면 한때의 불안이나 스트레스는 과도하지 않은 한 인격성숙을 위해 필요한 경우도 있다.

④ 병이 없을 때, 즉 정상*normal*일 때 건강하다고 볼 수 있다. 이 개념은 질병에 대한 전통적인 의학적 개념이다. 실제 임상에서는 증상이 없는 경우를 정상으로 보는 것이 현실적이다.

그러나 병은 겉으로 쉽게 드러나지 않는다. 즉 암이라도 초기일 때는 건강해 보일 수 있다. 또한 지역 문화권에 따라 건강의 기준이 다르다. 예를 들면 sickle cell anemia는 서구에서는 병이지만 말라리아가 퍼져 있는 지역에서는 생명을 지켜 준다. 정신건강에서도 마찬가지인데, 남에게 해가 되지 않고 정

상인 속에서 잘 어울리고 있지만, 내면적으로는 실의와 불만, 불행감에 차 있을 수도 있다. 서구에서 신비경험은 catatonic schizophrenia로 오해될 수 있다. 경쟁은 서구에서는 정상이지만, 다른 문화권에서는 병일 수도 있다. 개인으로는 좋아해도 사회적으로는 곤란할 수도 있다. Trait-state 문제, 즉 건강한 사람이 다리를 다치면 건강한 것인가 건강하지 않은 것인가의 문제도 있다.

미국 정신보건위원회

정신건강은 단지 정신적 질병에 걸려 있지 않은 상태뿐만 아니라, 만족스러운 인간관계와 그것을 유지해 나갈 수 있는 능력을 의미한다고 하였다. 이는 모든 종류의 개인적·사회적 적응을 포함하며, 어떠한 환경에도 대처할 수 있는 건전하고 균형 잡혀 있으며 통합된 인격*wholesome*, balanced, integrated personality의 발달을 의미한다.

정신장애의 개념

DSM-5-TR에서, 정신장애는 개인의 인지, 감정조절, 또는 행동에서 나타나는 임상의학상 의미 있는 장애를 특징으로 하는 증후군으로, 정신기능의 기초가 되는 생물학적·정신적, 또는 발달과정에서의 기능장애를 반영한다. 정신장애는 대개 사회적·직업적 또는 기타 중요한 활동에서의 의미 있는 고통과 기능장애와 관련된다. 그러나 사랑하는 사람의 죽음 같은 흔한 스트레스요인 또는 상실에 대한 예측할 수 있거나 문화적으로 용인되는 반응은 정신장애가 아니며, 또한 사회적으로 변이된 행동(예를 들어 정치적·종교적·성적) 및 주로 개인과 사회의 사

이에서 일어나는 갈등도 개인에서의 기능장애 때문이 아니라면 정신장애가 아니다.

이러한 기준은 ICD-11의 '정신, 행동 및 신경발달장애'의 개념과 유사하다.

II. 정신장애의 원인

정신질환의 원인은 생물정신사회적 모델bio-psycho-social model에 따라 크게 생물학적(기질적)·정신적·사회적 원인으로 나눌 수 있다. 정신질환이 단 한 가지 원인으로만 일어나는 경우는 드물다. 물론 그중에는 가장 중요하고 핵심적인 원인이 있으나, 대개 다른 요인들이 연결되어 나타나거나 같이 합쳐지거나 누적되었을 때 발병한다. 따라서 정신장애에 대해 단순하게 그 원인과 결과를 지적하기 어렵다. 또한 원인에 대해 개체 내에 있는 내적 원인endogenous etiology과 외적 원인exogenous etiology으로 구분할 수도 있다.

정신장애는 소인素因 predisposing factors이 있는 사람에게 유발인자precipitating factors가 작용하여 초기 내지 급성으로 발병한다. 일단 발병한 후에는 병을 지속시키는 요인들perpetuating factors이 있으면 완전히 발병한다. 소인이란 개인의 저항력, 반응성, 이환경향 등 그 사람의 병에 걸릴 소질을 의미하며 내적 원인에 속한다. 유발인자는 정신장애(증상 또는 삽화)의 발생을 촉발하는 또는 촉발에 기여하는 요인으로, 근본 원인은 아닐 수도 있다. 대개 정신사회적 스트레스가 유발인자가 된다.

1. 생물학적 원인

생물학적 소인predisposing factors
유전genetics: 유전은 개인의 타고난 성향을 결정함으로써 개체가 환경과 상호작용하는 양상을 결정한다. 대체로 병이 유전되기보다는 그 병에 걸릴 소질이 유전되는 경우가 많고, 유전된다 하더라도 환경과의 상호작용에 따라 신경가소성neuroplasticity이나 후성유전적epigenetic 요인으로 유전표현이 변화될 수 있기 때문이다. 유전인자도 하나이기보다는 다중적polygenic인 경우가 많다. 또한 유전소질이 정신질환을 출현시키는 정도를 투과도 penetrance라 하는데, 이것 역시 질병마다 다르다. 따라서 유전에 의한 정신질환이라 하더라도 그 유전방식을 밝혀내는 것은 어려운 일이다.
나이: 정신질환은 종류별로 나이에 따라 많이 또는 적게

발병하는 경향이 있다. 대개 사춘기, 갱년기, 노년기가 정신질환이 호발되는 위기의 시기이다.

성性: 성별에 따라 정신질환의 빈도에 차이가 있다. 남자는 진행마비, 알코올정신병, 외상성 정신병, 뇌전증과 동맥경화증에 관련된 뇌증후군 등이 많고, 여자는 기분(정동)장애, 편집장애, 신체질병과 관련된 정신질환이 많다. 조현병은 남녀 간에 비슷하다.

여성 정신의학women psychiatry: 여성에서는 여성이라는 신체적 조건, 여성호르몬, 임신, 출산, 육아 및 주부로서의 경험, 여성이기에 갖는 사회적 불이익(교육과 취업에서의 차별, 편견 등), 성폭력 피해, 폐경현상, 외로운 노년기 등으로 정신장애의 발생과 증상표현, 치료의 기회 등에서 남성과 다르다. 특히 여성호르몬과 관련된 월경전 불쾌장애premenstrual dysphoric disorder, 여성호르몬과 향정신성 약물의 상호작용, 정신장애를 가진 여성의 임신문제, 임신과 관련된 호르몬 변화와 정신장애, 정신과 약물의 teratogenic effect, 산후 우울증postpartum depression, 수유와 향정신성 약물, 갱년기 우울증 등의 상황은 특별한 임상적 주의를 요한다.

체질體質 constitution: 체질은 유전과 산전 영양상태, 산전 외상, 감염, 주산기 외상, 소아기 때의 질병 등 출산 전후의 여러 가지 영향에 의해 결정되고, 이후 사회적 대인관계에 의한 학습을 통해 다소 변화한다. 특히 신생아의 수면습관, 과민성, 울기 같은 감수성은 체질과 관련하여 흥미 있는 연구대상이 되고 있다.

체형體型 somato-type과 성격 또는 정신질환의 관련성은 Hippocrates, Galenos, 그리고 근대의 E. Kretschmer와 W. H. Sheldon 등에 의해 연구되었다. 비만형endomorphic type은 사교적 성격과 기분(정동)장애와 관련이 있고, 근육형mesomorphic type은 투사형 성격 및 반사회적 인격장애와 관련이 있으며, 마지막으로 세장형ectomorphic type은 내성적 경향의 성격이나 조현병과 관련이 있다고 한다.

기질氣質 temperament: 기질은 유전적으로 타고난 것과 어린 시절 경험에 의해 결정되는 비교적 영구적인 성격유형을 의미한다.

Cloninger는 기질과 성격character을 구분하고, 기질로서 새로움 추구novelty seeking, 피해회피harm avoidance, 보상의존성reward dependence, 지속성persistence 등 네 가지를, 성격으로서 자기지향성self-directedness, 협동성cooperativeness, 자기 초월 self-transcendence 등 세 가지를 말하였다.

다른 연구는 기질을 5요인모델Five Factor Model로 구분하기도 한다(제25장 성격장애 참조).

한 연구는, 과거 외상을 받았어도 이후 기질에 따라 건강을 유지할 수도 있고 발병할 수도 있다고 하였는데, 예를 들면 외향성, 개방성 등의 기질이 강하면 외상을 이겨내고 높은 삶의 질을 누린다는 것이다.

인종: 흑인이나 소수 민족, 이민자들에게 폭력, 편집증, 약물

남용, 우울증 같은 정신질환이 많다는 연구가 있다. 그러나 이는 인종적 차이 때문이라기보다는 사회경제적 여건, 공중위생, 교육, 새로운 사회에 대한 적응문제, 인종 간의 갈등 등 환경적인 문제 때문이라는 견해가 있다.

기질적器質的 원인organic etiologies

뇌에 영향을 미치는 모든 질병, 외상, 감염, 내분비 장애, 면역장애, 독성물질, 심지어 음식 등은 생물학적 원인으로 신경정신장애를 야기하거나 정신건강에 영향을 미칠 수 있다. 이때 정신과적 증상은 뇌장애의 직접적 표현이기도 하고, 장애에 대한 방어 또는 적응의 결과이기도 하며, 두 가지가 겹쳐 나타나기도 한다. 예를 들어 대뇌손상으로 기억에 장애가 있을 수 있으며, 동시에 그 때문에 불안하고 우울해하거나, 이를 부인하기 위해 거짓 기억을 만들어 내기도 하고, 이를 진실로 알고 표현하기도 한다(작화증confabulation).

자기투약이론self-medication theory은 자아기능의 결핍을 외부 신체적 약물의 사용을 통해 해결하는 것으로, 약물중독을 설명한다.

자극장벽stimulus barrier

적응기능의 일부로 자극장벽 기능이 있다. 이 기능은 주로 뇌의 시상하부가 담당하고 있다. 급작스런 스트레스반응이나 정신장애에서 이 자극장벽의 기능이 붕괴되는 것을 볼 수 있다. 인간은 의식하지 못하지만 그냥 스쳐 지나가는 하찮은 외부자극들도 뇌에 등록registration되는데, 등록된 자극들의 지각 여부는 바로 자극장벽의 차단기능에 의한다. 예를 들어 전투 중에 부상당한 병사들이 생명에 대한 다른 위험 때문에 상처의 통증을 지각하지 못하는 경우가 있다.

기후변화climate change, 공해pollution, 그리고 정신건강

최근 기후변화와 환경오염과 정신건강의 관련성에 대한 논의들이 증가하고 있다. 예를 들어 기후변화에 따른 자연재해와 산업화에 따른 환경오염에의 노출 정도와 정신장애의 발병빈도 간의 상관성을 보는 것이다.

흔히 지역에 따라 기후, 인구밀도, 환경오염 수준 등이 다른데, 지역별로 정신장애의 발병빈도를 조사함으로써 그 영향을 확인할 수 있다.

덴마크에서 인구밀도가 높은 지역과 낮은 지역 사이 정신장애 발생빈도를 비교한 연구가 있다. 생애 첫 10년을 도시지역에서 자란 사람들 중에 조현병, 우울증, 양극성 장애 및 성격장애의 발병 위험도가 높았다. 미국의 경우, 환경오염이 심한 곳에서 적은 곳보다 우울증과 양극성 장애의 발병률이 높았다.

미국 신시내티에서 공기오염이 심할 때 소아정신장애 아이들의 응급실 내원이 증가하였다고 한다. 자동차로 인해 공기오염이 심한 낙후된 지역의 어린이들에게서 불안장애와 자살의 빈도가 높다고 한다.

이런 연구들은 직접적으로 원인과 결과를 말해 주는 것은 아니지만, 연구자들은 환경오염 물질들이 뇌에 신경염증neuroinflammation을 야기하여 뇌에 손상을 주기 때문으로 생각하였다.

2. 정신적 원인

소아기 경험childhood experiences

소아기 경험, 즉 애착, 이별, 외로움, 학대 또는 태만, 어릴 때의 부모의 죽음(그림 6-2), 기타 스트레스 등 외상적 경험traumatic experience이 이후 신체건강뿐 아니라 인격발달과 정신건강, 나아가 정신장애 발생에 의미 있는 영향을 주는 소인이 된다.

소아기 때 부정적 경험, 특히 집단괴롭힘이나 성적 학대를 당한 사람은 40년 후 성인이 되었을 때 그렇지 않았던 사람에 비해 우울증, 불안장애 및 자살의 빈도가 유의하게 높았고, 전반적으로 정신적 고통 수준, 사회관계 결핍, 경제적 어려움, 나쁜 삶의 질 등을 보였다. 이에 관련된 연구들은 소아기 외상경험이 적응과정이나 인격발달에 미치는 영향에 대해서뿐 아니라, 영구적으로 뇌에 영향을 미치며, 나아가 그런 영향이 대를 이어 전달(유전)되는가 하는 데까지 이르고 있다. 이를 정신장애의 traumagenic neurodevelopmental model이라 한다. 이러한 연구를 통해 정신장애의 이론, 치료, 예방에 대한 새로운 방안을 추구한다.

정신역동적psychodynamic 이론

정신역동적 이론에 의하면, 개인의 본능적 충동과 그에 관련된 감정반응들의 영향력들이 갈등conflict을 일으켜 정신장애의 원인이 되며(유발요인이라고도 할 수 있다), 그에 대한 비적응적 반응maladaptive respones으로 정신장애가 발생한다(제3장 인간행동에 대한 정신사회적 이론, Ⅰ. 프로이트 정신분석 참조).

상실loss: 정신장애의 또 다른 주요 원인으로 거론된다(그림 6-2). 상실에 대한 심리적 반응도 역시 갈등으로 나타난다. 상실에 관련하여 Freud의 애도반응grief reaction에 대한 연구가 고전적인데, 주로 우울증을 설명하는 데 많이 인용되고 있다. 사랑이나 자존심 또는 의존의 상실, 죽음, 이별 등은 절망, 미움, 분노와 억압이라는 갈등을 불러일으키며, 사용하는 방어기제에 따라 여러 정신장애의 원인이 될 수 있다. 최근 27,000여 명을 대상으로 조사한 한 연구는 "예상치 못한 사랑하는 사람의 죽음"은 과거 정신장애의 병력이 없었던 사람에서도 여러 종류의 정신장애, 특히 조증을 유발한다고 말하고 있다. 특히 50~54

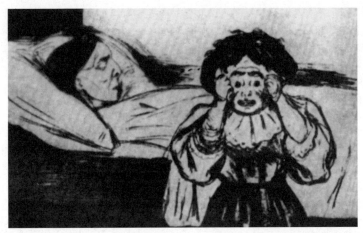

그림 6-2 어머니의 죽음(E. Munch, 1901). 사랑과 의존 관계에 있는 사람과의 갑작스런 영원한 이별은 커다란 정신적 영향을 미친다.

세 및 70세 이상 집단에서는 위험도가 5배 이상이었다. 신체불구나 만성 질병도 상실감을 초래하여 열등감, 분노, 공격성, 방어, 보상 등의 심리적 반응을 일으킨다.

3. 정신사회적 및 사회문화적 요인

가족

가족은 대인관계의 최초이자 기본적인 단위이다. 가족은 인간의 마음에 지대한 영향을 미친다. 따라서 정신장애의 원인을 밝히는 데 가족문제를 연구하는 것은 필연적이다.

소아시절의 가족의 질병, 불구화, 사망, 이혼, 별거 같은 가족위기*family crisis*와 부모의 정신질환, 아버지와 어머니의 부재, 또는 가정 내 사랑과 자극의 결핍 등은 자녀의 정신질환 발생과 관계가 있다. (일종의 소인이다.) 예를 들어 McDermid에 의하면 나이 2.9세 이전의 부모나 가까운 가족의 죽음이 성장 후 정신장애의 발병을 84% 증가시킨다고 한다. 부모의 의존 조장과 임기대응, 거짓말, 과잉보호, 편애 또는 거부, 증오, 위협, 폭행, 학대, 무관심 또는 양가적 태도 같은 양육방식도 문제이다. 소아학대의 대상이 된 소아나 가족 내 갈등의 희생양으로 지목된 자녀는 나중에 정신질환에 걸리기 쉽다. 가족 내 성적 유혹이나 학대, 근친상간은 매우 심각한 병적 요소이다. 형제간의 갈등과 과도한 경쟁도 문제가 될 수 있다.

결혼은 성욕 해소, 안정감, 역할수행에 따른 소속감 등을 제공한다. 실제 결혼에서의 성공은 건강하다는 것을 입증하는 것이라 할 만큼 고도의 지속적 적응능력을 요한다. 한편 결혼에서의 갈등이 정신장애를 야기할 수도 있다. 따라서 미혼자와 이혼한 사람에게 정신질환의 빈도가 높은 것은 원인과 결과로서 당연하다. 한편 정신질환이 있는 사람은 결혼생활에 적응하기 어렵다.

성행위, 임신, 출산, 양육, 부모 되기 등은 인생주기에서 위기를 형성한다. 특히 아내 학대 같은 배우자와의 갈등은 정신건강에 큰 영향을 미친다. 출산 후에 산모에게 나타나는 정신병적 장애들을 총칭하여 출산후 정신병*postpartum psychosis*이라 한다. 자식들이 성장하여 출가한 이후에 집안에 노부부만 남게 되는 경우 우울증 같은 정신질환에 이환될 확률이 높아지는데, 이를 빈둥지증후군*empty nest syndrome*이라 한다. 우리나라에서는 고부간의 갈등이 정신질환의 유발인자가 되는 경우가 많다.

사회적 고립 또는 경험(교육) 박탈은 창조성, 불안과 스트레스에 대처하는 능력, 성행동, 의미 있는 대인관계를 맺는 능력 등을 감퇴시킨다. 스트레스란 한 체계를 과부하된 상태로 전체 체계를 점점 악화시켜 붕괴시키는 내외의 위협을 말한다. 병적 행동의 유인 또는 원인이 되는 모든 신체적·정신적·사회적 요인을 스트레스라 할 수 있다. 보상 문제의 여부, 법적 소송 등은 정신장애의 지속요인이 된다.

경쟁심이 강하고 야망이 크고 강박적일수록 일을 과다하게 해서 문제가 야기된다(예: 일중독증*workaholic*). 경쟁을 뚫고 성공하여 원하는 자리에 올랐을 때 우울해지는 경우도 있는데, 이를 성공후 우울*success depression*이라 한다. 또한 성공을 두려워하여 성공 직전에 포기하는 경우를 성공공포*success fear*라 한다. 은퇴도 큰 스트레스로 흔히 우울증의 발병요인이 된다.

특히 발달단계에서 젖떼기, 남근기, 사춘기 등 결정적 시기 *critical period*의 경험은 성장 후 사회적응에 결정적이다.

사회경제적 계층별 정신질환의 빈도가 다르다는 연구도 있다. 빈곤이나 가치관의 혼란도 스트레스가 된다. 도시화*urbanization*에 따라 정신질환이 증가한다는 견해도 있다. 도시사회에서는 각종 사건, 소음, 공해 등 물리적 스트레스가 많고 경쟁, 소외, 좌절 같은 심리적 스트레스도 많다. 어린이들에 대한 텔레비전 폭력물의 부정적 영향도 논란의 대상이 되고 있다.

문화충격, 이민 또는 사회적 소수자minority 등 문화적 요인 및 인류학적 요인도 정신장애 발생과 관련이 있다. 특히 정신병에 대한 사회적 낙인이나 정신질환에 대한 사회적 무지와 편견은 정신질환의 발병, 악화, 치료기회의 박탈, 재발 등 중요한 부정적 요인이 된다.

문화의 영향

장애나 증상의 형태는 생물학적 내지 정신병학적으로 일정하지만, 빈도(어떤 증상이 많이 나타나는가 하는 것)와 내용은 대체로 사회문화적 경험에 의해 결정된다(제4장 사회와 정신의학, Ⅳ. 문화와 정신의학 참조). 문화인류학적 연구에 따르면 정신질환의 임상양상은 시대와 지역에 따라 다르다. 예를 들어 망상과 환청이라는 증상형태는 모든 문화권에서 일정하게 나타나지만, 문화권에 따라 단순한 망상이나 정교한 체계의 망상이 다른 빈도로 나타난다. 또한 환각과 망상의 내용도 대개 사회문화적으로 정해진다. 예를 들어 1960년대 우리나라 환자들이 보인 피해망상은 정치적·이데올로기적이었으나(예: 나를 간첩으로 본다 등), 최근에는 경제적 또는 직업적인 내용이 많다(예: 직장 동료들이 내 험담을 퍼뜨려 쫓아내려 한다 등). 기분(정동)장애는 북유럽에 많고, 알코올 습관성 중독은 러시아와 아일랜드에 많으나 유태인에게는 적다. 증상에 대한 기준도 지역문화권에 따라 다르다. 우리나라에서는 최근 입시제도에 따른 학생들의 부담감과 경쟁심리에 의한 소위 고3병, 직장에서의 스트레스, 생활고 등 많은 사회문제가 중요한 유발인자가 되고 있다.

사회적 지지

가정, 친구, 직장, 종교, 기타 사회 공동체 등은 갈등의 원인일 수도 있지만, 환자에 대한 지지체계supporting system이기도 하다. 가족은 가장 강력한 지지체계이다. 결혼상태에 있는 사람이 혼자인 사람보다 정신건강뿐 아니라 신체건강, 수명 등에서 낫다는 증거들이 많다. 직장근무도 신체적·정신적 스트레스를 주지만, 일을 통한 대인관계의 수립, 공격성의 해소, 창조적 표현의 기회, 성취감, 동료애 등으로 인해 자아에 큰 도움이 된다. 정신질환이 심한 환자일수록 친구가 적다.

Ⅲ. 정신장애의 발생과 회복

1. 발병

스트레스 이론

중요한 시험 날짜가 다가오면 사람은 스트레스를 느낀다. (스트레스는 정신장애의 정신사회적 유발요인이다.) 그 스트레스는 몸과 마음에 변화를 야기한다. 이로써 몸과 마음이 연결되어 있음을 알 수 있다. 스트레스란 원래 물리학에서 어떤 물체에 가해지는 압력이나 물리적 힘을 가리키는 것으로 사용되었다. 이 개념이 인체에 적용되면서, 스트레스란 변화를 야기하는 자극instigating stimulus(스트레스요인stressor)에 대한 신체(그리고 마음)의 생리적·정신적 및 행동적인 일련의 반응set of responses으로, 상황이 가하는 요구가 개인이 그 요구에 대응하려 할 때 동원할 수 있는 개인의 자원을 능가하는 경우이다. 스트레스는 대체로 자극상태 내지 흥분상태를 의미한다. 스트레스는 우리를 각성시켜 변화하는 환경에 적응하게 만듦으로써 긍정적일 수 있고, 장기간 지속됨으로써 건강을 해쳐 부정적일 수도 있다.

스트레스 연구 역사

Cannon은 내적 환경의 항상성homeostasis을 유지하기 위한 생리적 또는 자율신경계의 통제과정을 기술하였다. 항상성의 통제요소들에 영향을 주는 외적 및 내적 상태를 스트레스라 칭했고, 이것이 체내의 항상성 상태를 깨뜨린다고 하였다. 감정이 생리적 반응을 일으킨다는 점을 강조했는데, 즉 내외의 자극에 대해서 "싸우느냐 도망하느냐fight-or-flight" 하는 반응이 자율신경계(교감신경계 및 부교감신경계)를 자극하여 신체증상을 일으킨다고 설명하였다.

Pavlov는 개가 조건화반응으로 침을 흘리게 되는 실험을 통해, 이러한 자극에 의한 감정적 생리반응이 학습될 수 있음을 입증하였다. 현재는 이러한 조건화반응 현상을 소화성 궤양, 천식, 고혈압, 궤양성 장염, 기타 질환 등에 대한 발생기전의 하나로 보고 있다.

Engel은 포기하고-포기된giving-up-given-up 상태를 기술하고, 대상 상실과 욕망의 좌절 때문에 생긴 비애반응, 낙망, 무력감, 절망 등이 주요한 정신신체장애를 유발한다고 하였다. Schmale은 절망-무력감 개념을 기초로 정신신체장애를 설명하려고 하였다. Ruesch는 의사소통의 중요성을 역설하고 의사소통의 장애(퇴행)가 정신신체질환을 유발한다고 하였다.

실험생리학자인 M. Mahl은 사람과 동물에서 만성적인 불안이 위산분비를 증가시켜 소화성 궤양을 일으키는 것을 관찰하였다. H. G. Wolff는 위수술을 받은 환자의 위점막을 사용하여 분노의 감정이 위점막 충혈, 위산분비와 위운동의 항진을 초래하여 결국 위궤양이 생기는 것을 관찰했고, 또한 낙담과 두려움은 위의 기능저하를 초래한다고 하였다.

한때 특정specific 스트레스가 특정 기관의 장애를 일으키는가 또는 그러한 특정성이 없는가 하는 특정원인론-비특정원인론 specificity-nonspecificity이 주요논쟁이 된 적이 있었다. 예를 들어 Franz Alexander는 특정성specificity 원인론을 제시한바, 특정 성격이 특정 정신신체장애를 일으킨다고 보았다. 즉 특정 갈등이나 억압이 (체질적·소인적 요인이 있는 개인에서) 특정 자율신경계의 기능을 변화시켜 특정 병리상태를 유발한다고 설명하였다. 예를 들어 무의식적 의존에의 욕구가 위궤양을 일으킨다는 것이다. Dunbar도 각 정신신체질환에는 이에 대응하는 특정 성격군이 있다고 주장하였다. 특히 Friedman과 Rosenman은 소위 A형 인격이 관상동맥질환을 일으키는 것과 관계가 있다고 보았다. (그러나 음식섭취와 배변 같은 주요 수의적 성질의 몇몇 질환을 제외하면, 대체로 내적 갈등과 특정 신체증상의 상징적 관련은 뚜렷하지 않은 것 같다.) 한편 비특정성non-specificity 이론도 있는데, 만성 스트레스가 불안과 더불어 일반적으로 정신신체장애를 일으킨다는 것이다.

Selye는 1936년 스트레스를 '변화를 요구하는 데 대한 인체의 비특이적 반응'으로 정의하였다. 그는, 정신적이든 물리적이든 스트레스 종류가 달라도 많은 동물이 상동적manneristic 행위를 보이고 공통적으로 hypothalamic-pituitary-adrenal(HPA) axis 반응이 나타남을 보고, 이러한 연구결과와 Claude Bernard의 milieu intériieur 개념과 Cannon의 homeostasis 이론을 통합하여 일반 적응 증후군general adaptation syndrome이라는 개념을 만들었고, 광범위한 지속적 스트레스는 병적 상태를 야기한다는 이론을 정립하였다. 즉 스트레스가 첫 단계로 경고상태alarm state를 야기하고, 이어 저항resistance과 적응adaptation 상태에 들어가게 되며, 다음으로 다수의 스트레스에 장기간 노출되어 적응이 더 이상 유지될 수 없는 상태인 탈진exhaustion 단계가 올 수 있다. 이러한 3단계 중 비특이성 변화는 어느 단계에서나 생길 수 있는데, 특히 초기의 경고반응 시와 마지막 단계인 탈진 시에 가장 현저하게 나타난다. 또한 그는 부정적 영향을 미치는 distress와 긍정적 영향을 미치는 eustress 개념도 만들었다.

Lazarus는 스트레스에 대한 인지적 평가cognitive appraisal에 대해 연구하였다. 현재의 스트레스요인(위협)은 자신에게 무엇을 의미하며 어떤 영향을 주는가를 평가한 결과 (중요하지 않다 또는 좋다라는 반응보다) 괴롭다는 반응이 나타난다면, 그런 상태가 스트레스라는 것이다. 이러한 평가에 이어 자신이 그 스트레스에 대응할 수 있는 자원에 대해 평가하게 된다. 즉 Lazarus는, 스트레스는 개인이 처한 실제 현실보다 개인이 자신이 가진 자원의 힘을 얼마나 지각하고 있는가에 더 관련이 있다고 하였다. 그는 인생의 주요사건major life events보다 일상의 번잡함hassles이 더 큰 스트레스라고 하였다. 또한 스트레스에 어떻게 대응coping하는가에 따라 정신적 well-being이나 정신장애가 결정된다 하였다. 그는 사람에서 부정denial과 지능화intellectualization라는 자아의 방어기제가 스트레스를 곧잘 해소하는 것을 관찰하였다. 주변의 변화(스트레스)와 그 의미에 대해 자동적인 무의식적 평가를 함에 따라 감정(분노, 공포, 슬픔, 혐오, 행복 등)이 나타난다고 하였다.

Holmes와 Rahe는 생활 스트레스가 질병에 선행되고, 이 스트레스 전체의 강도와 병의 기간 및 질병의 심한 정도가 상관성이 있는 것으로 보았다. 또 사회 재적응 평가척도(배우자의 죽음 100점, 이혼 75점, 별거 65점, 결혼 50점, 해고 47점, 이사 20점, 휴가 15점 등)에서 6개월 또는 1년간 경험한 사건들을 점수로 환산하여 총점이 200점 이상 되면 질병을 일으킬 위험이 아주 높은 것으로 평가하였다. 이로써 심근경색 같은 질병의 발생이나 경과에 영향을 줄 수 있는 스트레스에 대한 체계적 연구가 가능해졌다.

현대의 스트레스 연구는 만성적, 지속적, 예측불가의 스트레스요인들은 면역적 및 내분비적 장애, 기분장애, 기타 신경생물학적 및 정신적 장애들을 야기한다고 말하고 있다. (반면 짧고 예측 가능한 스트레스요인들은 때로는 유익한데, 인지기능, 감정통제, 면역체계 등 신경생물학적 체계를 강화시켜 준다.) 당장의 스트레스(고용, 재정, 주거, 건강, 인간관계 등)도 정신장애에 영향을 미치지만, 과거 어린 시절의 외상이나 스트레스도 오랫동안 영향을 미친다. 이러한 스트레스이론은 과거 Freud가 제시하였던 역동이론과 정신장애의 반응성 개념, 즉 neurotic reaction 또는 psychotic reactions의 개념과 유사하다.

현재는 스트레스반응을, 생존을 증진시키고 위협적 상황이 주는 영향을 최소화하고자 하는 생리적·정신적 및 행동적 변화를 포함한 적응적 반응adaptive response으로 본다. 예를 들어 스트레스는 혈압, 심장박동, 산소운반 등을 자극하고, 소화, 생식, 성장 등은 저하down-regulation시켜, 생체로 하여금 능률적으로 방어 행동을 하게 한다. 이때 수반되는 느낌이 공포, 긴장, 불안, 분노 등의 감정이다. 스트레스에 대한 적응 내지 방어 행동이 성공적이면 만족과 기쁨의 감정이 나타난다.

최근의 연구들은 스트레스와 신경학적 및 내분비적 반응과 정신장애들과 정신신체장애들 간의 연결을 연구하고 있다. 예를 들어 동물실험에서 어릴 때 어미와 분리되었던 새끼는 우울행동을 보이며 스트레스반응이 크고 혈중 CRF(corticotropin-releasing factor)가 높다고 한다. 또한 그 연결기전으로 유전을 연구하기도 하는바, 예를 들어 serotonin transporter gene의 short variation(allele)이 삶의 스트레스(고용, 재정, 주거, 건강, 인간관계 등)에 노출될 때 우울증 위험도를 높인다고 한다. 또한 조현병 환자에서 양극성 장애나 정상대조군에 비해 염증 관련 유전자inflammatory-related genes들 중 SERPINA3 messenger (m) RNA가 증가해 있고, interleukin(IL)8 mRNA는 감소해 있었다 한다. 따라서 정신장애가 스트레스에 대한 반응인 것은 사실인 것 같다.

Distress와 eustress: 스트레스를 일으키는 요인에는 부정적 생활사건과 긍정적 생활사건 모두가 포함된다. 부정적 생활사건과 관련된 스트레스는 고통distress이란 용어로 표현하며, 가족의 사망, 실직, 사업의 실패 등이 그 예이다.

그렇다고 스트레스가 전혀 없는 상태가 반드시 건강에 좋은 것도 아니다. 때로는 권태가 사람을 무기력하게 만들 수도 있다. 따라서 적절한 스트레스는 생활에 활력을 불어넣어 자신감을 심어 주고 일의 생산성과 창의력을 높여 줄 수 있고 적응과 성장을 돕는다는 점에서 긍정적 효과도 있다. 이를 스트레스를 통한 성장stress-related growth이라고 하며, 이러한 의미의 스트레스를 최적 스트레스 또는 eustress라 한다. 즐거움을 주는 긍정적 생활사건, 즉 승진, 결혼, 휴가 등은 eustress라 할 수도 있으나, 경우에 따라 그런 좋은 사건이 오히려 정신적 부담을 가중시켜 스트레스가 될 수도 있다.

스트레스 대응방법

스트레스를 피한다는 것은 사실상 불가능하기 때문에 스트레스에 대한 효과적인 대응으로 스트레스의 부정적 효과를 극소화시키는 것이 중요하다. 그런 대응방법으로는 신체적 방법(약물, 음식물, 이완요법, 운동 등), 정신적 방법(낙관성, 유머와 같은 긍정적 반응기술, 예술, 자연과 가까이 하기 등), 사회적 방법(가족, 친구, 단체 등을 통한 사회적 유대 및 지지 추구), 그리고 종교적 방법(기도, 명상 등 영적인 생활) 등이 있다.

스트레스에 대한 대응에 따라 면역기능이 증강되기도 하고 약화되기도 한다. 예를 들면, 근육이완법이 스트레스에 의한 인터루킨-6interleukin-6; IL-6 및 알파 종양 괴사인자와 같은 친염증성 사이토카인의 변화를 감소시킨다고 한다. 즉 긍정적 재평가와 같은 능동적 대응전략이 스트레스에 의해 유도된 면역기능 저하를 역전시킨다.

스트레스관리stress management

Lazarus는 스트레스반응이 스트레스요인에 대한 직접적 반응이라기보다 스트레스반응을 중개하는 개인의 자원resources 내지 대응능력ability to cope에 달렸으며, 따라서 자원과 능력을 개선함으로써 스트레스는 조절 가능하다고 보았다. 또한 그는 스트레스를 위협으로 보기보다 긍정적 내지 도전대상으로 보았다. 이러한 견해들에 근거하여 스트레스관리라는 기법을 제안하였다.

정신적 탄력성psychological resilience : 이는 스트레스나 그 부정적 결과에 직면하여, 적절히 적응하는 내지 용이하게 극복하는 능력으로 정의된다. 이는 단순히 부정적 감정을 경험하지 않는다거나 낙천주의를 의미하지 않는다. 이는 훈련 가능한 능력으로, 성격특성이라기보다 긍정적 및 부정적 감정 간의 균형을 취하는 positive emotionality를 가지고 모든 대응방안을 사용하며 위기를 헤쳐 나가는 하나의 과정이다. 탄력성을 이루는 요소로 가족 내외의 상호지지와 돌봄의 긍정적 관계가 가장 핵심적이며, 기타 현실적 계획을 세우고 이를 단계별로 해결해 가는 능력, 긍정적 자기개념self-concept과 자신의 강점과 능력에 대한 신뢰, 의사소통 능력과 문제해결 기술, 충동과 느낌을 관리하는 능력 등이 제시되고 있다.

2. 적응과 비적응adaptation and maladaptation

모든 종의 생명체들은 진화과정에서 스트레스에 적응하기 위해 또는 스트레스를 방어하기 위한 여러 가지 방법과 기제들을 발전시켜 왔다.

스트레스를 받으면, 개체는 이에 대처하기 위해 신경계를 각성arousal시키고, 이어 근육계, 심혈관계, 내분비계를 활성화시킨다. 인간 개인은 생리반응 경고와 더불어 정신적으로도 인지작용과 감정작용이 활성화된다. 이때의 느낌이 공포와 불안이다. 스트레스가 반복되면 불안이 학습learned되거나 조건화conditioned되고, 결국 일반화generalized된다. 유전적 또는 체질적으로 취약하거나 소인이나 위험성risk이 있는 개인은 고조된 감정을 통제하지 못해 인격이 와해되거나 조절력을 잃을 위험에 빠진다. 따라서 개체는 스스로 자신을 지키기 위해, 즉 문제해결과 적응 및 생존을 위해 정신적인 대응전략과 방어기제들을 동원하게 된다. 비상사태에 직면하여 다시 평형equilibrium을 유지하고자 하는 것이다. 이러한 노력이 실패하면 탈진exhaustion에 빠진다.

스트레스에의 적응과 방어는 생명유지에 필수적인 것이다. 생명체는 적응을 위해 신체기관의 진화 같은 해부학적인 적응뿐만 아니라, 정서적 욕구나 스트레스를 처리할 수 있는 심리적 적응방안도 함께 발전시키고 있다. 신체가 물리적·생화학적 과정을 통해 생리적 평형physiological equilibrium, 즉 항상성을 유지하려는 것과 마찬가지로, 인격도 자동적이고 무의식적인 정신적 과정을 통해 정신적 안정성psychological stability을 유지하려는 경향성이 있다.

언어와 의사소통communication

인간에게는 문제해결과 관련된 행동, 즉 언어와 일차 사고과정 또는 이차 사고과정 등 사고과정의 발달이 적응을 위해 매우 필요한 요소이다(그림 6-3). 인간의 두뇌는 어떤 언어와 생각도 수행할 수 있도록 준비되어 있다. 언어의 발달로 인해 인간의 사고와 분별력의 범위는 간단한 비언어적 의사소통체계만을 가진 동물보다 월등하게 확대되었다. 인간의 사고능력은 적응의 결과로, 과거 경험을 기록하고 기억해 내고 의문을 제기하며 점차 세밀한 분별력과 복잡한 조합을 형성해 낸다. 또한 의사소통에는 울음소리나 웃음 또는 여러 몸짓으로 감정반응을 나타내는 비언어적 의사소통nonverbal communication도 있다. 이런 행동양식도 진화론적으로 발달해 온 것이다. 언어뿐만 아니라 비언어적 의사소통의 발달에서 가장 중요한 것은 영·유아 때 주된 인간관계를 차지하는 어머니 또는 주양육자primary caretaker와의 접촉이다.

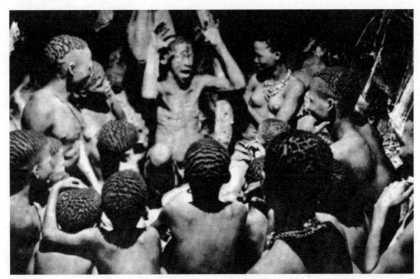

그림 6-3 인간의 언어능력. 언어능력의 발달과 이야기*narrative story*로 인해 사람은 고도의 적응능력을 갖게 되었다. 공동체와 언어가 있기에 과거의 경험이 후대로 전승될 수 있다. (from Family of Life)

인간의 이야기*narrative story*를 만들어 내는 능력은, 사건들을 연결함으로써 공동체 내에 역사, 정체성, 가치관 등에 관련하여 공감을 불러일으키고 이를 교육을 통해 후세에 전수하게 된다(그림 6-3).

비적응*maladaptation*

일반적으로 어떤 특정 소인을 가진 사람에서 삶의 과정 중에 감당하기 어려운 생물학적·정신적·사회적 스트레스, 즉 유발인자가 발생하면 대응전략과 방어기제를 사용하여 조정·극복하려 한다. 그런데 스트레스가 너무 크거나 누적되어 적응범위를 넘어서면 스트레스에 대한 감정반응이 그대로 표현되거나(범불안장애) 병적 방어기제를 동원하게 되어, 비적응적 행동*maladaptive behavior*, 즉 정신과적 증상이 나타난다.

환경적 스트레스가 작더라도 병적인 유전적 또는 기질적 소인이 강하게 있는 사람이면 정신과적 증상이 나타나기 쉽다. 병적인 유전적 또는 기질적 소인이 약하더라도 스트레스가 너무 크거나 많이 누적되면 정신장애가 발생할 가능성이 커진다.

이처럼 다양한 요인이 발병에 기여하기 때문에 어떤 요인이 어떤 증상을 만드는가는 일정하게 정하기 어렵다.

3. 대응*coping*

대응전략*coping strategies*

대응이란 스트레스에 대한 반응으로, 넓은 의미에서 방어기제도 포함된다. 대체로 대응이란 어려운 상황에 처하였을 때 의식적이며 결과적으로 보다 적응적인 반응을 보인다는 의미가 크다. (반면에 뒤에 기술한 방어기제란 대부분 무의식적이며 다소 비적응적인 반응을 보인다는 의미가 강하다.) 대응전략은 방어기제에 비해 개념이 아직 체계적으로 기술되고 있지는 않다. 대표적인 대응전략으로는 다음과 같은 것들이 있다.

사고초점의 변화*changing mental focus*: 이는 의도적으로 어떤 사태에 대해 깊이 생각하거나 반대로 의도적으로 생각하기를 피하는 것이다.

사고형태의 변화*altering modalities of thought*: 예를 들어 언어적 생각을 시각적 상상으로 바꾸는 것이다. 즉 병으로 음식을 못 먹게 된 사람이 음식의 모양과 냄새를 상상함으로써 배고픔을 달래는 것이다. 다른 예를 들자면 대형 교통사고를 당한 사람이 그가 본 참혹한 장면에 대한 감정적인 회상을 피하고 말로써만 기계적으로 설명하는 것이다.

역할의 변화*shifting roles*: 예를 들어 신체질병이 생겼을 때 활동을 삼가고, 의식 수준을 감소시켜 잠을 많이 자거나, 일시적으로나마 독립적 역할을 계속하기보다 남에게 의존하는 행동을 보이는 것이다. 즉 일시적 퇴행을 하는 것으로 반드시 병적이거나 비적응적인 것은 아니며 나중에 성숙으로 나아갈 수도 있다.

어떤 큰 집단(예: 학교, 군대, 종교집단)에 의존하거나 애착을 갖는 것도 이 같은 대응전략이다.

새로운 정보 획득seeking new or additional information : 스트레스와 관련된 사태에 대해 자세한 정보를 아는 것, 즉 지식을 풍부히 하는 것은 중요하고도 흔히 사용되는 대응전략이다. 아는 것이 힘이라는 것이다. 의사가 환자에게 병에 대해 자세히 교육하는 것은 환자에게 공포를 주기보다 대응할 힘을 주는 수가 많다.

업무 선택task involvement : 의미 있다고 생각되는 일을 선택적으로 하는 것이다. 장기적 회복을 위해 단기적 쾌락을 희생하는 것이 그 예이다.

사회적 지지social support : 친구가 되어 주고 정보를 제공해 주며 자신을 이해해 주는 사람 또는 집단과 개인적인 관계를 가지는 것이다.

기타 : 자기통제self-control, 유머, 철학, 가치관, 신앙, 창조적 작업, 정체성 확립, 직면confrontation, 거리 두기distancing, 책임을 받아들임, 문제의 회피escape-avoidance 등 여러 용어가 대응전략으로 기술되고 있다.

방어기제defence mechanisms

정신역동적 이론에 의하면, 본능적 욕구가 좌절되면 갈등과 불안이 생기고, 그 불안에 대한 대응전략을 동원하거나 외적인 환경을 변화시킴으로써 해소하지 못하면, 무의식적으로 내적인 방어기제를 동원하게 되는데, 그 결과 증상이 나타난다.

오랜 기간 동안의 인격의 발달과정과 대인관계 경험을 통해 사람들은 환경, 즉 스트레스에 대해 자신을 방어하고, 갈등을 일으키는 충동들 간에 타협을 시키는 등, 내적 긴장을 완화시킬 수 있는 다양한 심리적 기교를 획득하게 된다. 이들은 무의식적으로 선택되고 자동적으로 작동되는 자아ego기능이다. 이를 정신기제mental mechanism 또는 방어기제라 부른다. 이는 자아가, 이드id나 초자아superego 및 현실 환경으로부터 오는 요구들 간의 균형을 맞추고자 하는 하나의 자동적 조작automatic operation이다. 방어기제와 대응전략이 구별되기는 하나 서로 중첩되는 점도 많다. 정상인이든 환자이든 간에 이러한 방어기제들을 긍정적 또는 적응적으로 사용하기도 한다.

방어기제의 성숙도 : 방어기제가 얼마나 원시적인가, 미숙한가, 또는 성숙한가에 따라 창조적인 행동, 보통 행동, 신경증적 또는 정신병적 행동이 나타나게 된다.

자기중심적narcissistic 방어

정신병적 상태에 관련된 방어기제들이다. 그러나 어린이 행동, 성인의 꿈이나 공상에도 사용된다. 공통점은 현실의 부정, 회피, 왜곡이다.

투사projection : 용납할 수 없는 자신 내부의 문제나 결점의 원인이 자기 외부에 있다고 생각하는 기제이다. 예를 들어 자신이 누구를 미워할 때, 그가 자기를 몹시 미워한다고 생각한다. 관계망상, 피해망상 등을 비롯한 여러 가지 망상형성의 중요한 기제이다.

부정denial : 엄연히 존재하는 위험이나 불쾌한 현실을 부정함으로써 그로 인한 불안을 회피하고 편안한 상태를 유지하려는 방어기제이다. 말기 암 환자가 자기 병을 의식하지 못하거나 심지어 부정하는 것을 예로 들 수 있다.

왜곡distortion : 엄연한 외적 현실을 내적 욕구에 따라 크게 변형시키는 것이다.

미숙한immature 방어

성인의 성격장애와 청소년기 이전의 어린이들에서 본다. 친밀함 관련 또는 그 상실에 대한 불안을 극복하기 위해 사용된다. 바람직하지는 않지만, 인격성장에 매개과정으로 사용될 수 있다.

행동화acting out : 무의식적 충동이나 욕구를 억제하거나 만족을 연기시키지 않고, 무의식적으로 즉각적 행동으로 표현하는 것이다.

차단blocking : 일시적으로 사고(또는 감정)가 중단되는 것을 차단이라 하는데, 예를 들어 진술을 하다가 갑자기 더 이상 생각이 나지 않아 중단된다. 이때는 억압과 달리 긴장이 발생한다.

건강염려hypochondriasis : 회피와 퇴행을 위해 앓음을 과장하거나 과도히 강조하는 것이다. 애도, 외로움, 타인에 대한 용납할 수 없는 공격적 충동에 의한 손상을 변형시켜, 자기에 대한 손상과 통증, 신체적 앓음, 신경쇠약 등으로 나타낸다. 이로써 책임은 피해지고 죄의식은 속여지고 본능적 충동은 차단된다. 이러한 건강염려증적 내재화는 ego-alien(자아에 용납되지 않음)하므로 자신에게도 불쾌하고 고통이 된다.

내재화introjection : 사랑하는, 미워하는 또는 두려워하는 대상의 특질들을 자기 것으로 만드는 기제이다. 사랑하는 대상의 특성들을 자기 것으로 만들면 그 대상이 상실되어도 불안을 통제할 수 있다.

동일시identification : 자아와 초자아의 건강한 성장을 결정해 주는 데 가장 중요한 정신기제이다. 동일시가 잘 일어나게 하려면 계속적인 강화reinforcement가 필요하다.

병적 동일시pathological identification는 어렸을 때 부모로부터 부정적 경험을 하면 부모역할 동일시parenting identity를 형성하게 되어 자기 자녀들이나 다른 것들에 대해 똑같이 부정적인 태도를 취하는 것을 말한다. 지나친 동정심이라든지 범죄에 대한 거짓자백 등도 병적 동일시 때문이다.

자신에게 공격적인 사람에 대해 의식적으로 싫어하지만 무의식적으로 그의 강함을 동일시하는 공격자와의 동일시*identification with aggressor*도 있다(예: 호되게 시집살이를 한 여자가 호된 시어머니가 됨, 아들이 무서운 아버지를 닮음).

피해자와의 동일시*identification with victim*는 죄의식에서 나온 것으로, 대상이 자기를 징벌하는 것을 자신이 받아들여 스스로를 징벌하는 것이다.

투사적 동일시*projective identification*는 원하지 않는 자신의 일부를 외부로 투사하고 이에 따른 상대의 반응을 다시 동일시하는 것이다. 예를 들어, 누군가가 미울 때 그가 날 미워한다고 투사한 다음 그래서 자기도 그를 미워하게 된다는 것이다.

가상적 성격*as if character*이란 자신에게 중요한 인물이나 인격양상에 대해 병적으로 동일시한 결과로 나타난 성격이다(예: A. P. Chekhov의 소설 『귀여운 여인』의 주인공은 새 남편에 따라 성격이 바뀐다). 이는 경계성 성격장애나 조현성 성격장애의 특징이기도 하다.

또한 어릴 때 중요하였던 인물에 대한 감정을 현재 대상에게 동일하게 느끼는 경우도 있는데, 때문에 까닭 없이 누군가를 좋아하거나 싫어하는 감정의 전이*transference*가 생긴다. 전이는 정신치료에서 환자가 치료자에게도 느끼는 것으로 치료에 있어 중요한 개념이다.

그 밖에 대상인물의 감정을 잘 이해하는 것을 감정이입 또는 공감*empathy*이라 한다. 똑같이 느끼는 것을 동정*sympathy*이라 한다.

함입*incorporation*: 원시적 형태의 정신병적 동일시로서 자신과 대상을 구분하지 않은 상태에서 대상의 특질을 통째 자기 것으로 만드는 기제이다.

수동공격성 행동*passive-aggressive behavior*: 타인에 대한 공격성을 수동적·비공격적으로 대상에게 향하도록 표현하는 것이다. 흔히 뚱함, 미적거림, 수행 실패 등으로 나타난다.

비정신병적 투사: 인식하지 못하는 자신의 느낌을 외부 탓으로 하는 것이다. 예를 들어 편견, 질투, 의심으로 친구 되기를 거부함, 외부적 위험에 대해 과도히 예민함, 부정부패 자료를 수집함, 타인의 동기나 태도를 오해하는 것 등이 있다.

퇴행*regression*: 현재의 스트레스와 상관없는 그 이전의 어린 단계로 되돌아가는 것을 퇴행이라 한다. 소변을 잘 가리던 아이가 동생이 태어난 뒤에 다시 야뇨증을 보이는 것이 좋은 예다.

조현성 공상*schizoid fantasy*: 자폐적으로 퇴행하여 대인관계를 피하고 특이한 형태를 띠며 공상을 전적으로 믿지는 않지만 행동화를 자제하지 못하는 상태이다.

신체화*somatization*: 타인에 대한 부정적 감정이나 자책이 신체증상으로 전환*convert*되어 나타나는 것이다. 즉 "사촌이 논을 사면 배가 아파진다." 탈신체화*desomatization*는 영아기의 신체반응이 사고와 감정으로 대치되는 것이고, 재신체화*resomatization*는 현재의 해소되지 않은 갈등에 직면하여 영아기 때의 신체형 장애로 퇴행하는 것이다.

신경증적*neurotic* **방어**

신경증적 개인 또는 정상적으로 보이는 개인에게서 흔히 발견된다. 괴로운 감정을 줄이기 위해 사용되며 흔히 신경증적 행동으로 나타난다. 상황에 따라서는 적응적이기도 하다.

통제*controlling*: 불안과 내적 갈등을 최소화하기 위해 사건이나 대상을 관리·조절하려고 시도하는 것이다.

전치*displacement*: 정서적 감정이 원래 대상에서 다른 대상을 향해 표현되는 것을 말한다. 여기서 전치되는 대상은 원래 대상보다 감정적으로 덜 위협적인 대상이 선택되는데, 예를 들면 소아의 말에 대한 공포증은 아버지에 대한 공포를 말에 대한 공포로 전치한 결과이다. 그 밖에 손 씻는 것 같은 강박증상, 상징화 등도 전치의 한 종류로 생각된다.

해리*dissociation*: 인격의 부분들 간에 의사소통이 잘 이뤄지지 않을 때, 괴롭고 갈등을 느끼는 인격의 일부분을 인격의 다른 부분과 분리시키는 기제이다. 이중인격 또는 다중인격*dual or multiple personality*, 몽유병*somnambulism*, 둔주*fugue*, 자동증*automatism*, 자동수서*automatic writing* 등이 예가 된다.

외부화*externalization*: 개인 자신의 욕구나 기분, 태도, 사고를 외부세계나 외부대상에 있는 것으로 지각하는 경향으로 투사보다 더 넓은 의미가 있다.

참기*inhibiting*: 불안을 피하기 위해 자아가 스스로 또는 초자아 또는 환경의 힘이나 다른 사람과의 연대하에 어떤 기능을 제한하거나 부인하는 것이다.

지식화*intellectualization*: 받아들일 수 없는 충동이나 욕구를 의식하지 않기 위해 지적 능력을 최대한 발휘하여 실제 현실을 강조하며 장황한 논리를 펴는 것이다.

격리*isolation*: 고통스러운 생각이나 기억을 그에 수반된 감정 상태와 분리시키는 것이다. 따라서 화나는 일을 말하면서도 분노의 감정을 못 느낀다.

합리화*rationalization*: 사회적으로 용납될 수 없는 충동이나 행동에 대해 의식적으로 사회적으로 용납되는 그럴듯한 설명이나 이유를 대는 것이다. 의식적 거짓말과 달리 이것은 순전히 무의식적으로 일어난다. 대표적인 예로 이솝우화의 「신 포도」를 들 수 있다.

반동형성*reaction formation*: 용납할 수 없는 감정이나 충동 또는 성향과는 정반대로 행동하게 하는 정신기제이다. 예를 들어 어떤 사람에 대한 공격적 증오심이나 죽기를 원하는 무의식적 욕구가 그 반대로 매우 예의 바르게 행동하고 걱정해 주고 관심을 갖는 태도로 나타날 수 있다. 이는 또한 항공포적 방어*counterphobic defense*에 사용되는 기제이기도 하다. 즉 공포의 대상을 오히려 가까이하거나 보통 이상으로 몰두하는 행동으로, 높은 곳을 두려워하는 사람이 높은 곳으로 올라가거나 성에 대한 공포 때문에 오히려 성문란 행동을 하는 것이다.

억압*repression*: 억압은 갈등을 해결하기 위해 가장 흔히 사용되는 무의식적 정신기제로, 역동정신의학의 기본이론이 된다. 이 기제에 의해, 용납되지 않는 욕구나 충동, 사고 등이 의식 밖으로 밀려나 무의식 속으로 잠기게 된다. 특히 죄책감이나 수치심 또는 자존심을 상하게 하는 경험일수록 억압되기 쉬운데, 그 전형적인 예가 기억상실이다.

성화sexualization: 불안을 피하기 위해 비성적인 대상이나 기능에 성적인 의미를 부여하는 것이다.

고착fixation: 어떤 스트레스에 부딪칠 때 인격발달과정이 그 수준에서 중단되는 상태를 고착이라 한다.

보상compensation: 생리적인 보상이나 신체적 보상은 흔히 경험할 수 있는 일이다. 마찬가지로 '작은 고추가 맵다'는 속담처럼 체구가 작아 열등감이 있을 때 오히려 공격적이고 지배적인 속성을 보일 수 있다. 그러나 사회적으로 용납될 만한 또는 누구나 칭찬해 마지않는 성격도 때로는 신경증적 욕구에 대한 보상일 수 있다.

대치substitution: 욕구불만으로 생긴 긴장을 감소시키기 위해, 원래 대상과 비슷하고 동시에 사회적으로 용납되는 다른 대상 또는 취득 가능한 대상으로 만족하는 기전이다. 즉 '꿩 대신 닭'이라는 말이 이에 해당된다.

상환restitution: 상환행위로 죄책감에서 벗어나려는 기제이다. 끊임없이 지칠 줄 모르는 마음씨 좋은 성품이나 어떤 창조적인 행위로 나타날 수 있다.

분리splitting: 자아나 대상을 전적으로 좋은 또는 나쁜 사람(것)으로 이분법적 구분을 하는 것이다. 예를 들어 의사는 무조건 좋은 사람이고 간호사는 나쁘다라고 하며 이간질시킨다. 흔히 경계성 인격장애 환자에서 나타난다.

상징화symbolization: 어떤 사람이나 사물에 부착된 감정적 가치를 어떤 상징적 표현으로 전치시키는 것이다. 즉 상징화는 무의식의 언어라고 볼 수 있다. 꿈, 공상, 신화, 농담 등이 상징화의 가장 흔한 예이다. 보편적 상징universal symbol이란 많은 사람에게 공통적으로 존재하는 상징을 말하는데, 예를 들어 길게 팽창하는 것이나 뱀이 남근penis을 상징한다.

자신에게 향함turning against self: 자기가 사랑하는 사람에게(부모 등) 공격적 충동이 생길 때, 이를 자신에게 돌려 자신을 해치는 것을 말한다. 공격대상을 내재화하고 이를 처벌하는 것인데, 우울증의 정신역동적 원인이다.

취소undoing: 무의식적 욕구나 충동, 그에 의해 생긴 피해를 없애고 원상 복구하려는 것이다. 예를 들어 죄의식이 있을 때 손 씻는 행동을 반복한다.

반복강박repetition compulsion: 어떤 충동 때문에 실패한 경험으로부터 배우지 못하고 계속 일정한 병적 행동양상을 반복하는 것이다. 미숙한 자아는 실패를 거듭함에도 불구하고 같은 행동양상을 되풀이하기 쉽다. 예를 들어 남편이 알코올중독자여서 결혼에 실패하였음에도 불구하고 또다시 알코올중독자와 결혼하는 것이다.

성숙한mature 방어

건강하고 적응적이며, 존경스럽고 덕스러운 방어기제이다.

이타주의altruism: 반동형성의 하나로 자기본능의 만족을 포기하고 다른 사람을 건설적으로 도와줌으로써 대리만족을 하는 것이다.

예기anticipation: 미래에 나타날 정신적 고통에 대해 미리 현실적으로 예견하고 준비하는 것이다.

금욕주의asceticism: 경험의 쾌락효과를 제거하는 것으로 특정 쾌락에 대한 가치를 결정하는 데 도덕적 기준이 개입된다.

유머humor: 자신에게 불편이나 무력감을 야기하지 않고 타인에게도 불쾌감을 야기하지 않게 느낌이나 생각을 우스꽝스럽게 표현하는 것이다. 이로써 사람은 가지고 있기에 너무 힘든 것을 견딜 수 있게 되고 동시에 거기에 집중할 수 있게 된다.

승화sublimation: 원시적이고 용납되지 않는 충동을 억압으로 충분히 해결하지 못할 때 그 충동이 갖고 있는 에너지를 변형시켜 사회적으로 용납되는 건설적이고 유익한 목적을 위한 행동으로 표현하게 하는 기제이다. 따라서 가장 건전하고 바람직한 기제이다. 예를 들어 성충동이나 폭력충동이 승화되어 각종 예술, 문화, 종교, 과학 및 직업 활동으로 나타날 수 있다.

억제suppression: 받아들이고 싶지 않은 욕구나 기억에 대해 주의를 주는 것을 의도적으로 또는 반무의식적으로 연기하는 것이다. 무의식적 억압과 구별된다. 이때 불편은 의식되지만 최소화된다.

방어과정defensive processes

좀 더 복잡하게 구성된 자아의 관념운동ideomotor과 지각기능 및 인식기능들은 정신기제라고 하기보다는 자아의 방어과정이라고 부른다. 이러한 자아의 방어과정의 예에는 성격방어character defense, 전환conversion, 공상, 꿈 등이 있다.

Freud가 꿈의 연구에서 밝혀냈듯이 꿈에서도 많은 방어기제가 결합되어 나타난다. 즉 압축condensation, 전치, 상징화, 퇴행 및 기타 방어기제들이 나타나는데, Freud는 이를 꿈 작업dream work이라 불렀다. 꿈의 기능은 소원의 부분적 만족과 무의식적 갈등의 해소, 사태의 예견 및 극복의 노력을 나타낸다.

성격방어란 개개인의 개성 있는 특징을 보여 주는 여러 가지 지속적인 태도와 타인에게 접근 또는 반응하는 방식이다. 이는 독특하고 일정한 버릇이나 가식으로 나타나는데, 불안이나 기타 오래 지속된 정서들을 방어, 해소 또는 배출시키기 위한 수단이 된다. 그러나 성격방어가 반드시 정신병리적 증상은 아니다. 증상이란 성격방어에도 불구하고 나타나는 한두 가지 방어기능의 병적 산물이다.

전환도 억압, 동일시, 전치, 부정 및 상징화의 방어기제들이 통합적으로 이용되는 방어과정이다.

4. 회복력resilience

회복력(탄력성으로도 번역된다)의 사전적 의미는 어려운 일을 겪은 이후, 다시 행복, 성공 등에 이르는 능력을 의미한다. (물질의 경우 본래의 형태로 돌아오는 것을 의미한다.) 인생에서의 역경이란 개인적 위기(사랑하는 사람의 죽음, 이별, 학대, 실직, 재정적 상실 등)와 사회적 위기(테러, 전쟁 등), 자연적 위기(자연재해, 전염병 등) 등을 말한다. 트라우마를 연구하는 사람들은 흔히 역경(트라우마, 스트레스 등) 후 인격은 더욱 성장할 수도 있다고 말한다. 이를 트라우마 후 성장*post-traumatic growth*이라고 한다. 회복력에 대한 연구는 새로운 과학의 하나가 되고 있다. 회복력에 대해서도 생물정신사회적 모델에 따라 연구한다.

회복력 이론*resilience theory*

역경, 변화, 상실, 위험 등에 의해 사람들이 어떻게 영향을 받으며 그에 대응하는가에 대한 연구이다. 흔히 회복력은 정신의 강인함을 말하지만, 그보다 감정적 고통에 대처하는 것이다.

회복력은 보통 다음 세 가지에서 온다. ① 의식적으로 사회적 도움을 구하는 능력, ② 의식적 인지전략(극복을 위한 의도적 노력), ③ 무의식적인 적응적 방어(대응)기제 사용이다.

사람은 갑작스런 스트레스에 적응하고 안정(평형)을 유지하기 위해 무의식적으로 방어기제를 동원한다. 흔히 고통을 줄이기 위해 내외의 현실에 대한 지각을 변형시키거나 충동을 무시하거나 피한다. 또는 정신적 타임-아웃*time-out*을 가질 수 있다(끔찍한 장면을 영화 장면처럼 생각하는 것 등). 다른 중요한 사람 탓으로 돌리기도 한다.

회복에 관련된 인격 내지 사회적 기술에는 유머감각, 이타적 경향, 대인관계 문제해결 능력, 바람직한 감정 통제, 감정지능*emotional intelligence* 등이 포함된다. 다른 말로, 회복을 위한 건강한 방어기제가 확인되는데, 즉 유머, 이타주의, 승화, 억제, 금욕주의, 예기 등이 있다.

회복력은 안전하다는 느낌 속에서, 긍정적 사회적 연결이 있고, 능력감*sense of competence*이 있고, 긍정적으로 미래를 볼 수 있으면, 잘 발휘된다. 능력감이란 자신감, 통제감 등을 의미한다.

개인적으로 회복에 중요한 것은 ① 작인*agency*(자신이 할 수 있는 것과 할 수 없는 것을 구별하는 것), ② 구획화*compartmentalization*(할 수 있는 것으로 문제를 해결함), ③ 단순히 즐기는 것*simply joy*이다. The Mayo Clinic은 연구를 통해 탈진을 예방하기 위해서는 하루 직업활동의 20%를 활기를 북돋는 데 사용하라고 조언한다. 사회적 조직에서는 지도자의 리더십이 조직의 회복력에 중요한 영향을 미친다.

결국 회복은 생존과 생식을 위해 접근과 회피를 조절하는 능력을 말한다. 즉 외부로부터 정보를 받아 적절한 행동으로 나타냄으로써 생존과 생식을 위한 최적의 행동을 나타내는 것이다. 이런 회복력으로 사람들은 역경에 도전하고 이겨내고 성장할 수 있다.

신경학적 배경

생명현상은 궁극적으로 생존*survival*과 생식*reproduction*이다. 이를 위해 뇌는 내외의 자극에 대해 다음과 같이 반응한다: ① 교감신경계*sympathetic nervous system* 활성화(fight-flight 또는 freeze mechanisms), ② 부교감신경계*parasympathetic nervous system* 활성화(휴식, 이완, 회복, 사회적 관여 증진 등)이다. 회복력이 있는 사람은 위험과 트라우마에 직면하여 이러한 복잡한 신경생리적 체계를 적응적으로 잘 사용할 수 있는 사람이다.

회복능력은 남녀 모두에서 테스토스테론*testosterone*을 높이고 스트레스 반응을 담당하는 hypothalamic pituitary adrenal(HPA) axis의 활동성을 저하시킨다.

사랑받는 느낌이나 공감은 옥시토신*oxytocin*과 관련된다. 옥시토신이 social engagement system(SES)을 활성화하여 관계를 맺게 해주고, 코르티솔*cortisol*을 감소시키고 항불안작용을 나타낸다.

회복력 증진은 신경학적으로 신경가소성을 통해 뇌의 구조와 기능이 변화하는 것을 의미하기도 한다. 정신과적 치료도 타고난 내면의 the parasympathetic social engagement system을 활성화하여 회복력은 증진시킨다.

회복력의 증진

회복력은 역경이나 트라우마를 겪으면서 증진될 수도 있지만, 일부 사람들은 회복에 성공하지 못하고 병에 빠질 수 있다. 따라서 평소 회복력을 길러 두어야 한다. 회복력은 어릴 때 기질로 시작하고 자라면서 대인관계를 통해 성숙한다. 이 능력은 평생 성장하면서 교육이나 크고 작은 트라우마를 겪으면서 이겨내었던 긍정적 경험, 그리고 정신치료 등을 통해 만들어질 수 있다. (그래서 젊어서 사서 고생한다는 말이 있는 것이다.) 이런 것들이 부족하면 사후라도 만들어 내거나 사회가 제공해 주어야 한다. 예를 들어 교육, 운동, 예술, 음악, 글쓰기, 문제해결, 신앙생활, 조직에 속하여 활동함, 직업 등을 통해서이다.

종교와 신앙, 미래에 대한 희망 등이 회복력을 증진시켜 준다. 회복력 이론은 긍정심리학과 밀접한 관련이 있다고 보여진다.

사회관여체계

회복력에 포함되는 사회적 기술이란 위험에 즉각 대응하고 주변으로부터 사랑과 사회적 지지를 끌어들이는 능력이다. 이는 사회관여체계*social engagement system*; *SES*가 통합적으로 수행되는 것을 의미한다.

소위 사회적 관여체계는 아기와 어머니 간의 상호작용에서 시작된다. 아기의 목소리 내기나 얼굴표정 짓기 같은 행동에 어머니가 즉각 반응한다. 여기에는 타고난 신경계 기능이 포함된다. 대표적인 예가 어머니-아기의 애착관계이다. 이 관계에 소위 '거울신경*mirror neural system*'가 작동하는데, 이는 insular cortex와 기타 여러 sensorimotor cortical regions 사이의 상호작용에 의해서이다. 이로써 인간은 다른 사람의 감정을 읽고 자신의 감정을 표현할 수 있게 된다. 여기서 공감, 감정적 자기의식emotional self-awareness 및 정신화mentalization 등의 현상이 일어난다. 이 과정이 제대로 성숙하지 못하면 감정조절, 스트레스대응, 사회적 관여 등에서 장애와 결핍이 오고, 인격장애가 생겨난다. 즉 사회관여체계란 궁극적으로 긍정적 사회관계, 회복(수리) 및 생식행동(결혼, 출산, 가족 형성 등)과 관련된다.

회복력 측정: The Connor-Davidson Resilience Scale, the Brief Resilience Scale(BRS) 등이 있다. 한국형 회복탄력성 검사-53Korean resilience quotient-53; KRQ-53는 다음 세 가지 범주로 구성된다: ① 감정과 충동을 잘 통제할 수 있는 자기조절력(감정조절력, 충동통제력, 원인분석력), ② 주변 사람과 건강한 인간관계를 맺을 수 있는 대인관계 능력(소통능력, 공감능력, 자아확장력), ③ 긍정적 정서를 유발하는 습관인 긍정성(자아낙관성, 생활만족도, 감사).

Ⅳ. 증상론

정신과 의사가 환자들의 정신 상태, 즉 증상들을 잘 파악해야 하는 이유는 다음과 같다: ① 정확한 진단을 내리기 위해, ② 효과적인 치료를 시행하기 위해, ③ 적절한 예후를 알기 위해, ④ 가능한 한 충분히 정신의학적 논쟁점을 분석하기 위해, ⑤ 다른 의사들과 효과적으로 의사소통하기 위해서이다.

이를 위해 징후sign와 증상symptom들을 인지하고 정확하게 기술하는 것이 중요하다. 증상의 정확한 기술을 위해서는 나타나는 행동을 정확히 관찰할 수 있어야 한다. 그뿐 아니라 환자의 주관적인 경험을 공감empathy하고 이해하며 평가assessment할 수 있어야 한다. 그러나 한편 대부분의 징후와 증상은 정상 행동에 뿌리를 두고 있어 병적 수준과 정상을 분명한 이분법적으로 구분하기 어렵다. 대체로 마치 스펙트럼처럼 다양한 수준으로 표현된다.

한편 증후군syndrome은 징후와 증상의 집단으로 함께 하나의 상태로 정의되는데, 특정 장애disorder나 질환disease에 비해 덜 분명한 개념이다.

증상 및 정신장애의 의미

정신 증상 또는 정신장애는 스트레스 또는 생물학적 결함에 대응하려는 자아의 적응적 노력adaptive effort의 표현이기도 하다는 것을 간과해서는 안 된다. 비유하자면 열이 고통스러운 증상이기는 하지만, 이는 외부로부터의 세균감염에 대항하는 면역과정이다. 즉 정신의학적 증상은 자신의 실존을 유지하기 위해 나름대로 가장 효과적인 적응방법을 택한 결과인 것이다. 따라서 정신장애를 치료한다는 것은 환자로 하여금 병적인 방어기제를 인식토록 하여 보다 건강하고 보다 성숙한 대응전략과 방어기제를 사용하게 돕는 것이다. 그러므로 치료를 위해서는 증상을 만드는 주체인 인격에 대한 이해가 선행되어야 한다.

1. 의식의 장애disturbances of consciousness

의식이 정상적이라고 하기 위해서는 감각, 지각, 인식, 지남력指南力 orientation, 주의집중 등에 이상이 없고, 정상적 통각apperception을 사용하여 경험을 통해 새로운 관념을 형성할 수 있으며, 관념 간에 합리적 연관을 시킬 수 있고, 일이나 사태의 이해와 파악에 장애가 없어야 한다. 여러 정신적 원인과 뇌기능장애에 의해 의식에 장애가 온다.

주의의 장애disorders of attention

주의attention란 유용한 정보를 찾아 의식적·선택적으로 외계를 검색하고, 그중에서 중요한 자극을 선택하여 주의를 집중concentration하고, 이를 과거의 경험과 연관시켜 해석하는 연상과정association process을 거치는 3단계 행동이다. 피곤, 뇌기능장애, 병적 정동상태 등이 주의를 방해한다. 충분한 기간 동안 유지하지 못하고 계속 다른 자극에 주의를 돌리는 것을 주의산만distractability이라 하고, 불안을 야기하는 것에 대해서만 선택적으로 주의가 차단되는 것을 선택적 부주의selective inattention라 한다. 반면 과잉각성hypervigilance은 내외의 자극에 대해 지나치게 주의를 하고 초점을 맞추는 상태로서 망상이나 편집상태와 관련된다. 황홀경trance은 한곳에 주의가 집중되면서 의식이 변화하는 것으로 최면, 해리장애, 황홀한 종교적 경험 등의 경우에 나타난다.

고양된 의식상태heightened consciousness

감각과 주의가 예민해지고 의식이 고양된 상태는 정상적인 상태에서도 나타날 수 있고 깊은 종교적 경지 또는 조증의 초기나 환각제(예: LSD), 중추신경흥분제인 암페타민amphetamine 복용 시에도 나타날 수 있다.

의식의 혼탁clouding of consciousness

감각자극에 대한 지각, 사고, 반응, 기억 등에 장애가 있는 것으로, 주의가 산만하며 착란이 있고 이해력이 부족해진다. 정도에 따라 경도의 의식혼탁으로 주의집중이 잘 안 되는 정도에서부터 작은 자극으로도 쉽게 의식이 회복되나 방치하면 다시 의식혼탁에 빠지는 경우까지 여러 수준이 있다. 대개 대뇌기능장애 때문이나 발작적인 형태의 의식혼탁은 뇌전증과 히스테리에서 볼 수 있다.

착란confusion: 당황, 혼동, 지남력장애, 연상장애, 사고의 빈곤 등이 특징인 특수한 형태의 의식장애로, 전형적으로 광범위한 뇌기능손상 때 나타난다. 심한 정신병이나 해리상태에서 나타나기도 한다.

몽롱상태*dream state, twilight state*: 의식과 무의식의 중간 상태이다. 신체적 원인에 의한 섬망과 달리 심인성이 많으며, 해리상태에서 전형적으로 나타난다. 증상은 몇 분 또는 며칠에 걸쳐 착란, 환각, 그리고 나중에 기억을 못하는 일련의 복잡한 행동을 하는 것이다. 몽유병*somnambulism*과 야경증*night terror*도 몽롱상태의 한 특수형태라고 보는 견해도 있다. 뇌전증의 복합부분발작이나 정신운동발작에서도 이 상태가 나타날 수 있다.

섬망*delirium*: 급성 뇌증후군(예: 고열, 수술 후, 산욕기, 요독증, 중독상태, 알코올 금단 후 등)의 일반적 증상이다. 의식장애, 착란, 주의산만, 당황, 좌불안, 지남력장애, 지리멸렬한 사고, 착각, 환각, 불안, 의심, 공포, 악몽 등의 증상과 경과의 변동이 심한 것이 특징이다. 감각자극이 감소되는 밤에 악화된다. 대체로 회복 후 그동안의 일을 잘 기억하지 못하나, 꿈 같다고 회상하기도 한다.

혼미*stupor*: 운동능력을 상실하게 되고 외부자극에 대해 거의 반응하지 않는 상태이다. 그러나 때로는 강력한 통증자극에 의해 일시적으로 깰 수 있고 약간의 의식이 남아 있는 경우도 있다. 이때 안구운동이나 불수의적인 삼키는 운동이 나타나기도 한다. 심인성 혼미와 기질성 혼미가 있는데, 심인성 혼미는 우울이 심할 때, 긴장이 심할 때, 무력감이 심할 때, 전환장애 때 실제로 의식의 장애는 없으면서 의식장애가 있는 것처럼 보인다.

혼수*coma*: 모든 정신활동과 신경조직의 기능이 마비되고, 단지 생명을 유지하는 데 필요한 심장과 폐의 기능만 남아 있는 경우이다. 각성 혼수*coma vigil*는 운동기능이 차단되어 말이 없고 혼수처럼 보이나 쉽게 각성되는 상태로, akinetic mutism이라고도 한다.

피암시성*suggestibility***의 장애**: 외부의 생각이나 영향력에 순응하고 무비판적으로 반응하는 경우이다. 두 사람 이상 사이에 감정문제가 공유되는 경우인 folie à deux(세 사람인 경우 folie à dtrois)와 최면*hypnosis* 때 볼 수 있다.

Sundowning: 이는 특징적으로 노인에서 밤에 발생하는 증후군으로, 졸음, 착란과 운동실조*ataxia*, 넘어짐 등이 나타나며 주로 약물로 인해 지나치게 안정된 결과로 생각된다. Sundowner 증후군이라고도 한다.

2. 행동의 장애*disorders of activity*

표정과 태도*facial expression and attitude*

환자의 표정이나 태도는 하나의 의사소통 수단이므로 증상으로도 나타날 수 있다. 힘없는 태도와 우울하고 무표정한 얼굴은 우울증에서 볼 수 있고, 의심하는 듯한 방어적 또는 거부적 태도, 괴상한 자세, 무의미한 웃음이나 찌푸린 얼굴 등은 조현병에서, 과장적·연출적·의존적·유혹적 태도는 히스테리성 인격

장애에서 볼 수 있다.

행동증가*increased activity*

행동증가는 정신운동이 증가되어 있는 상태로, 계속 변화하므로 목적 달성이 어려운데, 조증에서 전형적으로 볼 수 있다. 과다활동증*hyperkinesis*이라고도 한다. 흥분*excitement*은 대체로 격정적이고 목적 없는, 외부자극에 상관없는 행동이 증가된 상태이다. 정신운동격정*psychomotor agitation*은 내적 자극에 의해 필요 없는 운동과잉과 과잉심리상태가 나타난 것이다.

행동감퇴*decreased activity*

정신운동이 느린 것으로, 말도 적고 움직임도 적다. 우울증에서 전형적으로 나타난다. 탈력발작*cataplexy*은 감정상태에 따라 일시적인 무력상태가 되는 것인데, 기면증*narcolepsy*에서 잘 나타난다. 함구증*mutism*은 신체장애 없이 나타나는 말이 없는 상태이고, 무력증*anergia*은 힘이 없는 상태이다. 무의지증*abulia*은 행동이나 사고할 욕구가 없는 상태로, 행동의 결과에 대해 무관심한데, 주로 신경학적 결함, 우울증, 조현병 등과 관련될 수 있다.

반복행동*repetitious activity*

같은 행동을 반복하는 것으로 상동증常同症*stereotype*이라고도 한다. 한 가지 자세를 계속 유지하는 것을 강경증强硬症*catalepsy*이라 하며(그림 6-4), 이때 타동적으로 취해진 자세를 유지하려는 경향 때문에 관절에서의 움직임이 밀랍과 같이 된 것을 납굴증蠟屈症*waxy flexibility, cerea flexibilitas*이라 하고, 이러한 장애 전체를 긴장증*catatonia*이라 한다. 긴장성 흥분*catatonic excitement*은 외부자극에 상관없이 격정과 목적 없는 운동증가를 보이는 경우이며, 긴장성 혼미*catatonic stupor*는 외부환경과 상관없이 운동이 느리거나 움직이지 않는 경우이다. Catatonic rigidity는 움직이지 않으려는 상태이다. 한 가지 자세를 계속 유지하려는 것은 catatonic posturing이라 한다.

같은 움직임을 반복하는 것을 현기증術奇症*mannerism*, 의

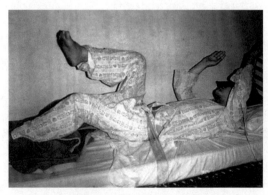

그림 6-4 **강경증**(민성길 제공)

미 없는 단어나 짧은 문장을 반복해서 발성하는 것을 음송증吟誦症 verbigeration이라 한다. 이와 비슷한 것으로 보속증保續症 perseveration이 있는데, 이는 자신은 다른 행동이나 말을 하려고 하지만 정신기능의 장애로 새로운 동작이나 말로 넘어가지 못하고 반복적으로 같은 행동을 하는 것이다. 같은 장소에 있고자 하는 상동증도 있다.

자동증automatism

자동증에는 강박적으로 타인의 말을 자동적으로 따르는 명령자동증command automatism, 주어진 말을 따라 하는 반향反響언어echolalia, 보여진 행동을 따라 하는 반향동작echopraxia 등이 있다. 이는 증오와 분노를 억압하고 복종을 가장한 표현일 수도 있고, 소아의 경우 발달미숙 때문일 수도 있다. 소아에서 보이는 단순한 흉내는 mimicry라 한다.

거절증negativism

주어진 것에 대해 저항하거나 반대하는 행동인데, 질문에 대답하지 않고 음식이나 투약 또는 지시에 거부한다. 적개심, 증오 또는 공포의 표현이거나, 상대방에게 불안을 야기시키려는 목적 때문일 수도 있다.

강박행동compulsion

불합리한 줄 알면서도 특정 행동을 하려는 반복적 욕구에 저항할 수 없을 때 나타나는 행동이다. 문을 잠근 것을 몇 번이나 확인하는 간단한 행동에서부터 몇 가지 행동과 언어를 일정한 순서대로 나타내 보이는 보다 복잡한 의식儀式 ritual 같은 행동에 이르기까지 다양하다. 의식은 불안을 감소시킬 목적으로 자동적·강박적 행동을 하는 것인데, 흔히 강박사고obsession를 동반한다. 음주광dipsomania은 강박적으로 술을 마시는 경우이고, 남자색정광男子色情狂 satyriasis과 여자색정광女子色情狂 nymphomania은 각각 남자와 여자에서 과도하고 강박적인 성행위에 대한 욕구가 있을 때이다. 발모광trichotillomania은 강박적으로 머리털을 뽑는 행위이며, 절도광kleptomania은 강박적으로 훔치는 행동이다. 병적 도박pathological gambling은 도박하는 행동을 자제할 수 없는 경우를 지칭한다.

공격성aggression

공격성은 분노 또는 증오에 따른 강압적이고 목적이 있는 성향으로서 폭력적 언어나 행동으로 표현된다.

충동적 행동impulsive act은 미리 계획되거나 심사숙고된 요구에 의해서가 아니라, 감정의 지배 아래 순간적이고 돌발적인 행동을 폭발적으로 일으키는 현상이다. 충동적 행동이 공격적으로 표현될 때 폭언, 폭행, 파괴, 방화, 자해, 살인 등을 저지를 수 있다. 정신박약에 의한 발달장애, 술 또는 환각제 중독 같은 뇌기능의 장애, 초자아 결함superego lacunae 같은 성격장애 등 여러 가지 이유로 인한 충동억제의 장애가 나타난다.

행동화acting out는 이와 비슷하게 무의식적 욕구나 충동, 환상 등이 행동으로 직접 표현되는 것이다.

자살suicide

자살, 자살기도, 자살의도suicidal ideation 등은 대체로 사랑의 결핍과 무능감, 거부감을 느끼거나, 자기를 버린 사람에게 죄책감을 불러일으키기 위한 것인 경우가 많다. 대상에 대한 증오와 복수의 감정이 자기에게로 향해졌을 때에도 자살한다. 죽은 사람의 기일에 자살을 기도하는 것에서 볼 수 있듯이 자살은 죽은 사람과의 상상적 재결합이 목적이 되기도 한다. 나쁜 자신을 죽이고 새로운 자신으로 다시 태어난다는 재탄생의 목적도 있다.

실행증失行症 apraxia

실행증은 운동마비나 운동장애가 아니면서 행위를 이해하지 못하며, 또 수의적 행위가 불가능한 상태이다. 실행증은 실어증 및 실인증과 함께 대뇌의 국소증상으로 나타난다.

사지운동성 실행증limb-kinetic apraxia: 실행증과 마비의 중간 이행단계의 상태이다. 환자는 행위의 의미는 이해하고 있지만 그것의 분석과 종합을 못해 합목적적 운동을 하지 못한다.
관념운동성 실행증ideomotor apraxia: 자동적인 운동은 가능한데 명령받아 의도적으로 하는 운동을 못한다. 병소부위는 대뇌의 우세반구의 두정엽 하부로 알려져 있다.
관념성 실행증ideational apraxia: 개개의 부분적인 행위는 가능하지만, 운동의 순서에 혼란이 일어난다.
구성실행증constructional apraxia: 임상에서 가장 많이 보는 것으로, 개개 운동의 실행증이 아니라 외부공간 또는 신체공간에 맞도록 하는 행위의 구성에 장애가 있는 것이다. 예를 들면 토막쌓기로 물건의 모양을 만드는 것이 불가능하다. 두정부에서 후두부로 이행하는 부위의 손상이 원인으로 생각된다.
착의실행증dressing apraxia: 관념운동성 실행증과 달리 뇌의 비우세반구의 두정엽-후두엽에 병소가 있을 때 나타나는 것으로 의복을 입거나 벗는 것이 불가능한 상태이다.

3. 지각의 장애disorders of perception

지각이란 물리적 자극을 심리적 정보로 변화시키는 과정으로, 감각자극이 의식화되는 정신과정이다.

착각錯覺 illusion

감각자극을 잘못 해석하여 지각하는 것으로, 강한 감정, 욕구, 충동 때문에 투사에 의해 일어난다. 예를 들어 죄책감이 심하면 바람소리를 자기를 비난하는 소리로 듣는다. 그러나 뇌증후군에서 볼 수 있는 착각은 신경전달의 착오 때문이다.

특수한 형태로 흔히 전환장애나 해리장애 때 보이는 거시증

macropsia은 사물이 크게 보이는 것이고, 미시증*micropsia*은 사물이 작게 보이는 것이다. 공감각*synesthesia*은 음악소리가 색채로 눈에 보이는 등 한 감각이 다른 감각의 형태로 지각되는 착각을 말한다. 무감각증은 감정적 갈등 때문에 감각기능을 잃은 상태이다. 이인증*depersonalization*은 자신의 존재감각이 비현실적이거나 이상하거나 낯선 것인데, 조현병, 해리장애에서 잘 나타난다. 비현실감*derealization*은 환경이 비현실적이고 이상하며 변화된 느낌으로, 조현병, 공황발작, 해리장애 등에서 잘 나타난다.

환각幻覺 hallucination

외부자극이 실제로 없는데도 마치 외부에서 자극이 들어온 것처럼 지각하는 현상이다. 환각의 정신분석학적인 설명에 의하면, 의식세계에서 용납될 수 없는 무의식의 욕구가 외부로 투사되어, 마치 자신의 욕구가 아닌 것처럼 위장되어, 외계에서의 자극으로 지각되는 것이다. 환각이 나타날 때는 거의 대부분 병적인 정신상태에 있음을 의미한다.

예기환각*anticipatory hallucination*: 강한 감정상태에서 무엇인가가 들리거나 보일 거라고 예상할 때 나타나는 환각이다.

진성 환각*true hallucination*: 예를 들어 아무도 없는 방에서 사람의 말소리를 실제로 듣고 현실로 인식하는 경우로, 지각의 성질을 갖는 것을 말한다.

가성 환각*pseudohallucination*: 실제로는 들리지 않지만 무슨 소리가 나는 듯이 느끼는, 지각의 성질이 없는 것을 말한다. 이때는 환각을 경험하지만 그것이 사실이 아님을 어느 정도 인식하고 있다. 가성 환각은 기질성 뇌증후군, 히스테리, 공황상태, 심한 불안상태, 그 밖에 소아에서도 일시적으로 나타날 수 있다.

정상적 환각: 정상인에서도 환각이 있을 수 있는데, 잠들 때 나타나는 입면시 환각*hypnagogic hallucination*, 잠이 깰 때 나타나는 각성시 환각*hypnopompic hallucination*, 감각박탈 시 나타나는 환각이 있다. 이들 입면시 및 각성시 환각은 가벼운 신경증적 장애, 인격장애, 편집상태*paranoid state*, 우울증, 조현병, 알코올중독, 약물중독, 뇌전증, 급성 뇌증후군에서도 볼 수 있다.

기분일치성*mood congruency*: 환각의 내용이 감정상태와 일치하느냐 않느냐에 따라 기분일치*mood congruent* 또는 기분불일치*mood incongruent hallucination*라는 용어도 쓴다.

명령환각*command hallucination*: 복종해야 된다고 느끼는 명령을 환각으로 체험하는 것이다.

환시*幻視 visual hallucination*: 존재하지 않는 사물이 보이는 것으로, 진전섬망*delirium tremens*, 열성섬망*febrile delirium*, 코카인중독 같은 기질성 뇌증후군에서 자주 볼 수 있다. 그 밖에 실제보다 아주 작은 모습의 사람이나 동물이 보이는 것을 왜소환각*lilliputian hallucination*이라 한다. Trailing phenomenon은 환각제의 효과로 움직이는 대상이 단절된 이미지의 연속으로 보이는 것이다.

환청*幻聽 auditory hallucination*: 실제로 없는 소리를 의미 있는 소리나 말소리로 듣는 것이다. 의식이 명료한 상태에서 환청이 있는 경우는 조현병이나 정동장애에서 흔히 볼 수 있다. 대부분 불안, 공포감을 일으키는 내용이지만 만성이 되면 기분 좋은 내용의 환청이 들리기도 한다. 의식의 혼탁이 있는 상태에서 환청이 있으면 기질성 뇌증후군을 의심한다.

환촉*幻觸 tactile hallucination*: 실제로 자극이 없는데도 어떤 물체가 피부에 접촉되고 있다고 느끼거나 또는 성기에서 성적 접촉을 느끼는 것이다. 알코올중독, 진전섬망, 코카인중독, 조현병에서 볼 수 있다.

환취*幻臭 olfactory hallucination*: 실제로 없는 냄새를 맡는 것인데, 대부분 기분 나쁜 냄새이다. 조현병이나 측두엽에 병변이 있을 때 볼 수 있다.

환미*幻味 gustatory hallucination*: 실제로 없는 맛을 지각하는 것이다.

운동환각*kinesthetic hallucination*: 절단된 신체부분이 존재하는 것처럼 지각하는 환상지*幻像肢 phantom limb*, 또는 사지의 모양이나 크기가 다르게 느껴지는 환각, 몸이 움직이는 것같이 느껴지는 환각 등을 말한다. 흔히 환각제에 의한 환각에서 볼 수 있다.

신체환각*somatic hallucination*: 신체 내에서 또는 신체를 향해 무언가가 일어나고 있다는 환각으로, 주로 내장에 관련되며 cenesthetic hallucination이라고도 한다.

실인증agnosia

사물을 인지하지 못하거나 감각자극의 의미를 해석하지 못하는 것이다.

신체실인증*asomatognosia*: 자기 자신의 신체에 대한 감각 또는 인식에 관해 장애가 있는 것이다. 신체상*body image*의 장애라고 할 수 있다. 병소는 대개 대뇌 우세반구에 있는 경우 양측성 신체실인이, 비우세반구의 병소인 경우는 반대쪽의 신체편측무시*hemineglect*가 나타난다. Autotopagnosia는 자세를 인식하지 못하는 것이고, somatopagnosia는 자신의 신체부분을 인식하지 못하는 것이다. Anosognosia는 자신의 병을 인정하지 않는 것이다.

촉각실인증*tactile agnosia*: 촉각으로 물체의 재질과 형태에 대한 인지를 하지 못하는 것으로 입체감각실인증*astereognosia*으로도 불린다.

시각실인증*visual agnosia*: 이는 시력장애가 없는데도 대상사물을 인식할 수 없는 것으로, 두정엽과 후두엽의 손상 때문에 나타난다. 시각실인은 대상에 따라 물체(대상)실인증*object agnosia*, 얼굴실인증*prosopagnosia*, 색채실인증*color agnosia*, 시공간실인증*visual spatial agnosia*, 반측공간실인증*unilateral spatial agnosia*(그림 26-2), 동시실인증*simultanagnosia* 등으로 구분된다.

청각실인증*auditory agnosia*: 음향에 대한 장애로, 소리는 들리는데 음의 크기, 음의 성질, 어떤 음인지 등을 구별하기 어렵고 음악의 템포나 멜로디를 이해하지 못하는 것이다.

4. 사고의 장애 disorders of thought

사고란 목적을 향한 생각들의 흐름으로, 문제점이나 과제에 의해 시작되어 현실적인 결론에 도달하는 연상 행동이다.

사고형태의 장애 disorders in the form of thought

정상적 사고란 이성과 논리에 따른 합리적 사고이고, 비현실적 사고dereism는 정신기능이 논리적 경험과 일치하지 않는 것이다. 자폐적 사고autistic thinking나 백일몽day dreaming, 마술적 사고magical thinking 등은 무의식적·자기중심적 또는 본능적 욕구에 따른 것으로 현실을 무시한 비논리적 사고이다. 구체적 사고concrete thinking란 문자적 사고literal thinking로 은유meta-phor의 사용이 없고 의미의 뉘앙스를 이해하지 못하는 일차원적 one-dimensional 사고이다. 반면 추상적 사고abstract thinking는 의미나 뉘앙스를 알고 다차원적multidimensional이며 은유와 가설을 이해하는 사고이다.

사고과정의 장애 disorders in process of thought

사고과정이란 연상association의 속도와 방식을 의미한다. 대개 완전한 연결이 없이 한 내용에서 다른 내용으로 이동되어, 언어가 지리멸렬할 때는 연상의 이완loosening of association 또는 derailment로 표시된다.

관념분일觀念奔逸 flight of ideas: 한 생각에서 다른 생각으로 계속 연상이 빨리 진행되며 목적에 도달하지 못하는 것이다. 사고 비약 또는 사고일탈tangentiality이라고도 한다. 가속된 내적 욕구와 주의산만 때문인데 조증에서 흔히 볼 수 있다.

사고지체retardation: 사고의 시작과 진행이 느린 것으로, 흔히 목소리도 낮다. 우울증에서 흔히 볼 수 있다.

보속증保續症 perseveration: 한 관념이 지속적으로 반복 표현된다. 즉 다른 질문에도 같은 대답을 하는 것이다.

우원증迂遠症 circumstantiality: 많은 불필요한 묘사를 거친 후에 말하고자 하는 목적에 도달하는 경우를 말한다. 조현병, 기질성 정신장애, 지적장애 등에서 흔히 보인다.

지리멸렬incoherence: 사고진행이 와해되어 논리적 연결이 없고 의미론적으로도 파괴된 언어로, 구句나 단어들이 흩어진 상태이다. 조현병에서 보는 연상이완이 전형적 예이고, 극심한 예로 word salad가 여기에 속한다.

차단blocking: 연상의 진행이 갑자기 중단되는 것으로, 강한 감정 때문인데 다시 재개되기도 한다. 조현병에서 볼 수 있다.

신어증新語症 neologism: 환자가 자기만 뜻을 아는 독특하고 새로운 말을 조합하거나 창조하는 것이다. 조현병에서 흔히 보인다.

음향연상clang association: 음에 따라 새로운 관념이 연상되는 것인데, 예를 들어 우연히 시작된 '사' 발음 때문에 '사람, 사슴, 사랑……' 등으로 무의미한 언어의 연결을 보인다.

압축condensation: 여러 개념을 하나로 융합시키는 것이다.

엉뚱한 대답irrelevant answer: 질문에 맞지 않는 대답을 하는 경우이다.

헛소리glossolalia: 전혀 알아들을 수 없는 단어로 신의 계시를 전달하는 것으로, 소위 방언tongues이 여기에 해당된다.

음송증吟誦症 verbigeration: 단어나 짧은 문장을 반복해서 발성하는 것이다(반복행동에 포함되기도 한다).

사고내용의 장애 disorders of content of thought

사고 경향 thought trend

과잉결정적 사고overdetermined idea라고도 하는데, 이는 비정상적인 믿음으로, 믿음의 근거를 이성적으로 설명할 수 없다. 그러나 망상의 정도에까지는 이르지 않았고 그렇다고 강박적 사고라고 할 수 없는 사고를 말한다. 이러한 비정상적 믿음의 배경은 반드시 근거가 없는 것은 아니다. 비정상적인 믿음을 결정하는 것은 강력한 감정요소이며 정치적 또는 종교적 열정, 믿음과 비슷한 성질을 가지고 있다.

망상妄想 delusion

망상은 불합리하며 잘못된 생각 또는 신념을 말한다. 정도가 약할 때는 지배적 관념overvalued idea이라고 한다. 사람에게는 인격균형을 유지하기 위해 가공적 사고를 발달시키는 경향이 있는데, 편견이나 이데올로기 등이 그 예이다. 이러한 경향이 개인에게서 병적으로 나타날 때 망상이 되는데, 단순히 이성과 논리적 설명만으로는 이러한 망상을 바꾸지 못한다. 망상으로 출발하였으나 그 이후의 전개가 논리적일 때는 체계화된 망상systematized delusion이라 하고, 망상 내용이 매우 괴상하고 엉뚱할 때는 괴이하다bizarre라고 표현한다. 또한 망상이 감정 상태와 일치할 때는 mood congruent delusion이라 하고(예: 우울할 때의 죄망상), 일치하지 않을 때는 mood incongruent delusion이라 한다.

과대망상delusion of grandeur: 자신이 '위대하다, 전능하다, 부자다'라고 믿는 망상이다. '천리안이다, 텔레파시가 있다'는 등의 마술적 사고도 보인다. 자신이 '신이다, 선지자다'라는 믿기도 한다. 자신이 고귀한 혈통에 속한다는 혈통망상도 있다. 이는 대개 열등감, 불안정감에서 나온 것이다.

종교망상religious delusion: 신과 특별한 관계를 가진다, 신에 대한 죄를 지었다, 특별한 종교적 소명을 받았다, 자신은 악마이며 지옥에 있다 등의 종교적 내용의 망상이다.

피해망상delusion of persecution(또는 편집망상paranoid delusion): 누군가 자신을 해치려 한다는 망상으로, 대개 자신의 증오나 공격성이 투사된 결과이다. 추적당하고 있다는 추적망상, 감시 또는 관찰당하고 있다는 망상, 누군가 자신에게 독약을 먹였다는 피독被毒망상 등도 이에 속한다. 때때로 과대망상과 복합되어 나타나기도 하는데, 자신이 신의 아들이기 때문에 박해당하고 있다고 믿는 것이 그 예이다.

관계망상delusion of reference: 주변의 일이 자기 자신과 관련되고 있다는 망상이다. 누군가가 또는 신문과 라디오가 내 말을 하고 있다고 말하기도 한다. 이는 자기비판이 투사된 것이다.

자책망상delusion of self-accusation: 죄의식과 자기징벌을 내용으로 하는 망상으로 초자아가 심하게 비판적일 때 나타난다. 이와 관련된 죄망상delusion of sin은 자신이 큰 죄를 지었다는 망상이다.

조종망상delusion of control, passivity feeling: 자신이 타인에 의해 또는 미지의 존재에 의해 조종당한다는 망상이다. 다른 생각이 내 마음으로 들어온다는 사고삽입thought insertion, 타인에 의해 생각을 빼앗긴다는 사고탈취thought withdrawal, 생각이 다른 사람에게 알려진다는 사고전파thought broadcasting 등의 망상이 있는데, 이들은 조종망상에 포함되기도 하고 어떤 분류에서는 사고체험의 장애disorder of thought experience라고도 한다.

질투망상delusion of jealousy, infidelity: 오셀로증후군Othello syndrome이라고도 하는데, 자신의 배우자나 사랑하는 사람이 부정하다고 믿는 망상이다.

성적 망상sexual delusion: 자신의 성행동이 알려졌다는 망상, 자신이 창녀, 소아성애자, 강간자라는 망상, 자위가 병을 일으킨다는 망상 등이다.

연애망상delusion of loving: 누군가 자기를 몹시 사랑하고 있다고 믿는 erotomania, 존재하지 않는 사람 또는 죽은 사람이 자신을 사랑한다고 믿는 phantom lover syndrome, 유명인사가 신분 때문에 몰래 자기를 사랑한다고 믿는 de Clerambault 증후군 등이 있다.

빙의망상delusion of possession: 귀신, 악령, 동물이 자신의 몸속에 들어와 지배한다는 망상이다. 비슷하게 자신이 동물이나 괴물로 변신하였다는 망상인 lycanthropy도 있다.

빈곤망상delusion of poverty: 자신은 가진 것이 없다 또는 망하였다는 망상이다.

신체망상somatic delusion: 장기 기능이 정지되었거나 상하고 있다, 뇌 같은 신체 기관이 없어졌거나 변형되었다 같은 망상이다.

병망상delusion of illness: 자신이 중병에 걸렸다는 망상이다.

허무망상nihilistic delusion: 자신은 죽었다, 자신이 존재하지 않는다, 세상은 존재하지 않는다 등의 망상이다. 이러한 우울한 내용의 망상들은 죄의식, 자존심손상, 자기징벌, 적개심 등이 투사된 결과이다.

공상적 거짓말pseudologia fantastica: 공상을 사실로 믿고 거짓말하는 것이다.

자아광egomania: 자기 자신에게 병적으로 집착하는 것이다.

단일광單一狂 monomania: 하나의 병적 현상에 병적으로 집착하는 것이다.

대양적 느낌oceanic feeling: 신비적 합일unio mystica이라고도 하는데, 이는 자신이 무한한 힘의 존재와 신비적으로 합일하였다는 느낌이다.

Noesis: 자신이 타인을 지도하고 명령하기 위해 선택되었다는 느낌과 함께 계시를 받았다고 생각하는 상태이다.

강박사고obsession

사고체험의 장애로도 분류되는데, 이는 의식적으로 원치 않음에도 불구하고 계속해서 같은 생각이 의식에 떠오르는 것이다. 예를 들어 의혹, 원인 탐색, 계산을 반복하는 경우 등이다. 대개 공포증, 우유부단, 의식儀式 ritual과 같은 강박행동들이 동반된다.

공포증phobia

사고체험의 장애로도 분류되는데, 어떤 대상이나 상황에 대해 불합리하게 무서워하며 피하려는 상태이다. 대상에 따라 단순공포, 대인공포, 동물공포 또는 상황에 따라 광장공포, 고소공포 등 여러 가지가 있다.

건강염려증hypochondria

신체건강에 대해 과도한 관심을 갖는 것으로, 흔히 어떤 장기가 특정 병에 걸리지 않았나 걱정하는 것이다. 건강염려증은 상당히 흔하지만 일과성인 경우가 많다. 정상적인 신체감각을 병적인 것으로 잘못 해석하거나 우울과 같은 불쾌한 정동affect이 건강염려증으로 전환되는 경우가 많다.

5. 언어장애disturbance of language

언어 압박pressure of speech: 말이 많고 빠르며 중단시키기 어려울 경우인데, 주로 조증상태에서 관찰된다.

다변증多辯症 logorrhea: 말이 많으나 논리적일 수도 있다.

언어 빈곤poverty of speech: 말과 언어적 행동이 감소하는 경우를 말하며 이는 사고의 황폐화를 반영한다. 질문에 대한 답이 구체적concrete이거나 대답이 단음절일 경우가 많다. 말하는 양은 적당하나 의미 있는 내용이 전달될 수 없는 경우(말이 너무 추상적overabstract이거나 너무 구체적overconcrete이거나 반복적·상동적stereotyped이어서)를 언어내용의 빈곤poverty of content of speech이라고 한다. 무언증alogia은 지능발달장애나 치매 등으로 인해 말을 할 수 없는 상태를 가리킨다.

억양장애dysprosody: 말에 정상적 억양이 없다.

발음장애dysarthria: 단어 선택이나 문법은 올바르나 발음에 장애가 있다.

실어증aphasia

일단 습득한 언어기능이 국소병변에 의해 표현과 이해에 장애가 있는 상태이다. 경우에 따라 몇 가지로 나뉜다.

운동성 실어증motor aphasia: Productive aphasia 또는 Broca's aphasia라고 하는데, 언어이해는 가능하나 자발적으로 말로 표

현하기에 장애가 있어 말하는 것이 줄어들고 무언에 가깝게 된 상태이다. 말하더라도 더듬거리고 문법에 맞지 않는다. Broca 영역(또는 anterior motor speech center)에 병변이 있을 때 나타난다.

지각성 실어증sensory aphasia: Receptive aphasia라고도 하는데, 언어를 이해하지 못하는 상태이다. 말이 유창하게 나오나 지리멸렬하여 word salad라고도 한다. 착어성 실어증jargon aphasia은 전적으로 신어증neologism과 의미 없는 단어로만 말하는 것으로, Wernicke's aphasia라고도 하는데, 우세반구의 측두엽의 Wernicke영역(또는 posterior sensory speech center)에 병변이 있을 때 나타난다.

전도성 실어증conduction aphasia: Broca영역과 Wernicke영역은 arcuate fasciculus로 연결되어 있는데, 이의 장애를 전도성 실어증이라 하며 절phrase을 반복하지 못하는 장애가 나타난다.

어의성語義性 **실어증**semantic aphasia: 이는 두정엽 부근의 뇌손상 때문에 일어난다고 생각되고 있다. 말이나 문장의 전체 의미를 파악하지 못하고 자발적으로 생각을 언어로 엮지 못한다. 표의문자인 한자의 읽기, 쓰기의 장애가 더 심하다.

문장적 실어증syntactical aphasia: 단어들을 올바르게 연결하지 못하는 경우이다.

명칭 실어증anomia: 물건의 이름을 말하지 못하는 것으로 angular gyrus와 supramarginal gyrus의 장애이다. Angular gyrus의 장애는 명칭 실어증 외에도 읽고 쓰는 능력에도 장애가 있으나, 말하기, 듣기에는 장애가 없다. 한편 supramarginal gyrus의 장애는 명칭 실어증 외에도 네 가지 모두 장애가 있다. 명칭 실어증은 lithium에 의해서 나타날 수 있다.

총체적 실어증global aphasia: 운동성, 지각성 실어증 둘 다 있는 경우이다. 좌측 반구 전체에 손상이 있을 때 언어기능 전체가 상실되고 신체우측 마비가 동반된다.

기타: Transcortical aphasia는 전두엽 내측, 기저신경절, pulvinar thalamus에 장애가 있을 때 언어 이해와 말하기에 장애가 생긴다. 우세반구의 시상의 장애에 의한 thalamic aphasia도 있다.

6. 감정장애disturbances of emotion

감정emotion은 정동과 기분에 관련된 정신적·신체적·행동적 요소들이다. 정동은 자신에 의해 표현되고 타인에 의해 관찰되는 감정경험을 말한다. 기분mood은 자신에 의해 주관적으로 경험되고 보고되는 전반적이고 지속적인 감정이다.

기분mood의 장애

기분이란 전반적이고 지속적인 감정으로, 주관적으로 경험되어 환자가 보고하거나 타인에 의해 관찰된다. 우울이나 고양된 기분이 아닌 정상 범위의 기분은 euthymic mood라 한다.

고양된 기분elevated mood: 보통 이상의 즐거운 기분으로 조증에서 흔히 본다. 그중 다행감euphoria은 낙관적 태도와 자신감, 유쾌한 기분, 행복감을 느끼는 것이고, 고양elation은 즐거운 기분이 넘쳐 행동과 욕구가 과장되어 나타나는 경우이다. 앙양exaltation은 즐거운 기분이 더욱 고양되어 과대적이 되는 것이고, 황홀경ecstasy은 가장 극단적 경우로 특이한 초월적 신비감, 전능감 등을 가질 때를 말한다. 확대적 기분expansive mood은 기분을 거리낌 없이 표현하는 것으로 자신의 중요성을 과대평가하는 행동이 곁들여진다. 이자극성易刺戟性 기분irritable mood은 쉽게 화내거나 자극되는 경우를 말한다. 기분변화mood swing는 고양된 기분과 우울한 기분(또는 불안)이 번갈아 나타나는 것이다.

우울depression: 슬픈 느낌의 정동으로, 가장 흔한 증상 중 하나이다. 우울할 때 환자는 슬픈 기분, 비관, 자기비하, 무력감, 무겁고 처진 느낌, 절망감, 고립무원감, 의욕감퇴, 흥미와 재미 상실, 죄책감 등을 가지며 조용하고 행동이 감소되어 있다. 불면, 두통, 식욕상실, 체중감소, 성욕감퇴, 무력 등 신체증상이 동반된다. 우울은 대개 증오, 분노, 공격성 등의 감정을 억압한 결과로 나타난다.

불쾌기분dysphoria: 즐겁지 못한, 불쾌한, 나쁜 기분을 말한다.

무쾌감증anhedonia: 흥미를 상실하고, 일상적인 일에서 재미와 즐거움을 못 느끼고, 유쾌한 활동에서 위축되고, 우울한 기분에 빠져 있는 경우이다.

애도mourning, grief: 실제적 상실에 따른 슬픔이다(그림 6-5). 우울과 애도과정은 같은 정신역동적 과정을 가지는데, 애도반응이 연장될 때 우울이 된다.

감정표현불능증alexithymia: 자신의 감정이나 기분을 말로 표현하거나 인식하는 것이 어렵거나 불가능한 경우이다.

불안anxiety

불안은 두려움, 걱정 등 재난이 임박하였다는 지속적 느낌으로, 무의식적 충동이나 환경적 요인에 의한 위협에 대한 경고신호로 생각된다. 구갈, 심계항진, 호흡곤란, 진땀 등 특정 신체증상이 동반된다.

부동성浮動性 **불안**free floating anxiety: 불안이 특정 상황에 대한 것이 아니라 원인을 모른 채 단지 불안만을 느낄 때이다.

공포fear: 특정 대상에 대한 불안 또는 두려움으로 phobia와 같은 의미이다.

격정agitation: 불안이 심하여 신체적 긴장 상태가 되거나 어찌할 바 모르는 좌불안석 상태가 되는 때를 말하는데, 초조라 하기도 한다.

긴장tension: 감정적·신체적 활동이 증가된 불쾌하고 팽팽한 느낌으로, 두 가지 상반되는 욕구가 공존할 때 또는 안전을 위해 싸워야 할 때 나타난다.

공황恐慌 panic: 급성의 심한 불안을 의미한다. 고전적 의미에서는 장기간 긴장 후에 갑자기 발생하는 공포, 의심, 인격붕

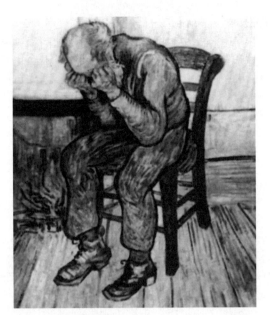

그림 6-5 영원의 문턱에서_An der Schwelle der Ewigkeit_(V. van Gogh, 1890). '애도하는 노인_Trauernder alter Mann_'이라고 하기도 한다. Gogh가 자살하기 얼마 전에 그린 그림이라 한다. S. Freud는 애도과정의 분석을 통해 우울증을 설명하였다.

괴, 환각, 피해망상 등이 나타나는 것으로, 대표적으로 동성애 공황_homosexual panic_이 있다. DSM-5-TR에 기술된 공황장애의 공황발작은 갑작스러운 극심한 공포감, 격렬한 불안의 발생과 함께 특징적인 신체증상이 동반되는 급성 불안발작을 의미한다.

정동_affect_ 장애

정동情動이란 감정의 외부 표현으로, 환자 자신의 설명과 일치하지 않을 수도 있다.

불충분 정동_inadequate affect_: 감정적으로 둔하며 멀어짐과 무관심으로 인해 방관자처럼 느끼는 것을 무감동_apathy_이라 하는데, 쾌·불쾌에 대한 감수성이 감소된 상태이다. Flat affect는 정동적 느낌의 표현이 거의 없는 상태로 황폐_deterioration_라고도 한다. 이때 피암시성이 증가한다. 둔마된 정동_blunted affect_은 밖으로 표현된 정동의 정도가 감퇴된 것으로 flat affect보다는 둔마 정도가 덜하다. 제한된 정동_restricted affect_은 표현된 정동의 정도가 둔마정동보다 약간 덜한 상태이다.

부적합 정동_inappropriate affect_: 사고, 언어 등과 조화되지 않는 정동으로, 상황에 어울리지 않게 울거나 웃는 것이다. 유동적 정동_labile affect_은 외부자극에 상관없이 정동의 표현이 빠르고 급격히 변하는 상태이다. 분노발작_temper tantrum_은 자연적으로 또는 사소한 자극으로도 유발되는 분노 또는 짜증으로, 어린이에서 흔히 볼 수 있다. 특정 소리(예: 분필 긁는 소리)에 분노,

증오, 짜증, 혐오, 회피행동 등을 보이는 현상을 misophonia라 한다.

양가성_ambivalence_: 한 대상에 대해 사랑과 미움이 동시에 있는 것처럼 상반된 두 가지 감정이 모순 없이 존재할 때를 가리킨다. 대체로 한쪽이 무의식 내에 억압되어 있다.

제반응_abreaction_: 고통스러운 기억을 회상한 후 감정적으로 정리하게 되는 것이다.

수치_shame_: 자신의 기대만큼 살지 못하였을 때의 기분이다.

죄책감_guilty feeling_: 잘못이라고 생각되는 행동을 하였을 때 이차적으로 나타나는 기분이다.

기분과 관련된 생리적 변화

기분장애에 따라 여러 신체증상이 동반되는데, 주로 자율신경계 기능장애가 나타난다. 흔히 vegetative sign이라고 부른다. 특히 우울증일 경우에 식욕감퇴, 과식, 폭식, 불면증, 과면증, 일중기분변화_diurnal variation_, 성욕감퇴, 변비, 피곤, 이식증_pica_, 가상임신 등이 있다. 불안 때도 심계항진, 호흡곤란, 근육긴장, 구갈, 진땀 등이 나타난다.

7. 인지_cognition_장애

지남력指南力장애_disorders of orientation_

환경을 이해하고 그에 대해 자신의 위치를 파악하는 것을 지남력이라 하는데, 여기에는 시간, 장소 또는 상황, 타인과의 관계 등의 세 가지 분야가 있다. 현재의 때_time_와 장소_place_ 또는 만나고 있는 사람_person_에 대해 모르거나 잘 알지 못할 때 지남력장애가 있다고 한다. 대개 기억, 주의, 지각장애가 있을 때 나타나며, 뇌증후군, 심한 정신병, 격한 감정 상태에 있을 때 흔히 볼 수 있다.

기억장애_disorders of memory_

기억은 정보가 받아들여져서 하나의 정신적 인상으로 등록_registration_, 저장, 또는 유지_retention_되었다가 나중에 회상_recall_하게 되는 과정으로 구성되어 있다. 기억은 감정의 영향을 받을 수 있는데, 그 결과로 나타난 망각이나 기억착오에는 역시 관련된 부정적 감정에 대한 방어적 목적이 있다.

기억항진_hypermnesia_

특정 정동과 관계된 특정 기간이나 특정 사건 또는 경험에 한정되어 기억이 병적으로 과도히 상세한 경우이다. 조증, 편집증, 긴장증 등에서 보인다.

건망증 또는 기억상실_amnesia_

기억불능상태이다. 기질성 건망증_organic amnesia_은 알코올중독이나 두부외상 시처럼 입력된 정보가 등록 안 될 때와 Korsakoff증후군에서처럼 저장이 오래가지 못할 때 나타난다.

이때 기억장애는 전반적이고, 발병은 점진적이며, 회복한다 해도 불완전하다. 반면 심인성 건망증psychogenic amnesia은 등록과 저장은 정상적이나 회상이 안 되는 것으로, 방어와 회피 등의 역동적 목적이 있는 능동적 과정의 결과이다. 이때 신경세포 기능에는 장애가 없으며 의식은 명료하다. 심인성 기억장애는 선택적이고 일정 기간에 국한되며 어떤 사건 후에 돌발적으로 발생하고 갑자기 회복하며, 회복되면 완전히 회복되는 것이 특징이다. 일시적으로 사람 이름이나 단어가 생각나지 않는 것을 lethologica라고 한다. Blackout은 술 취하였을 때의 행동을 깨어난 후에 기억하지 못하는 것이다.

전향 건망증anterograde amnesia은 발생 이후 일정 기간의 경험까지도 회상하지 못하는 것이다.

후향 건망증retrograde amnesia은 발생 이전의 일정 기간의 경험까지 회상하지 못하는 경우이다.

기억착오paramnesia는 방어 목적으로 무의식적으로 거짓 기억을 하는 것이다. 그 결과 기억이 나지 않는 부분에 대해 이야기를 꾸며 메우는 것을 작화증作話症 confabulation이라 한다. 때에 따라 내용이 달라지기도 하지만 환자 자신은 이를 믿고 있다. 회상조작retrospective falsification은 강한 무의식적 동기 때문에 과거의 기억 중 자신의 이익에 맞는 것만 선택적으로 기억하거나 잊거나 왜곡해서 기억하는 것이다. 병적 거짓말pseudologia fantastica은 의도적으로 거짓말을 하는 것이다.

기시감旣視感 deja vu은 낯선 것을 전에 본 것같이 느끼는 현상이고 **미시감**未視感 jamais vu은 전에 알고 있던 것이 생소하게 보이는 현상이다. 소리 기시감deja entendu, 사람에 대한 기시감, 장소에 대한 기시감, 상황에 대한 기시감, 생각에 대한 기시감deja pensm, 느낌에 대한 기시감 등도 있다. 이는 환자가 잊고 싶어 하는 고통스러운 과거경험과 연관되기 때문에 방어 목적으로 기억장애가 온 결과이다.

직관상eidetic image은 거의 환각적인 생생함으로 나타나는 시각적 기억을 말한다.

차폐 기억screen memory은 고통스러운 기억을 감추기 위해 의식적으로 참을 만한 기억으로 대신하는 것이다.

병식病識 insight

병식 또는 통찰력insight은 자신이 처한 상황의 진정한 원인과 의미를 이해하는 능력이다. 그러므로 병식장애impaired insight는 상황의 객관적 현실을 이해할 능력이 부족한 것이다.

지적 병식intellectual insight: 일련의 상황을 객관적 현실로 이해하는 것인데, 이해를 상황극복을 위해 긍정적 방법으로 사용할 능력은 없는 상태를 병식장애라 한다.
진정한 병식true insight: 상황의 객관적 현실을 이해하고 동기와 감정적 추진력과 결합하여 상황을 극복할 수 있게 한다.

판단장애impaired judgement

판단이란 상황을 옳게 평가하고 그 상황에 적절하게 행동하는 것인데, 판단장애는 이러한 판단능력이 감퇴된 상태이다. Critical judgement는 상황 내 여러 선택 중에서 올바르게 평가하고 선택하는 것이다. Automatic judgement는 하나의 판단행동을 반사적으로 수행하는 것이다.

8. 지능장애disorders of intelligence

정신지체mental retardation

정신지체는 유전적·선천적 또는 발육 초기과정에서 여러 가지 원인으로 지능발달이 정상적으로 이루어지지 않아 지능이 낮은 상태가 된 경우를 말한다. 대개 지능지수IQ 90 이하를 열등으로 분류한다. 과거 moron이라 불렸던 상태는 지능지수 50~70(정신연령 8세), imbecile은 지능지수 25~50(정신연령 3~7세), idiot는 지능지수 25 이하(정신연령 3세 이하)의 경우를 지칭한다(현대적 분류는 제9장 신경발달장애 및 소아기 정신장애, Ⅱ. 지능발달장애 참조). DSM-5-TR에서는 지능발달장애intellectual developmental disorder라는 진단명으로 변경되었다.

치매dementia

치매는 생후 정상적으로 발달하였던 지능과 기타 인지기능이 후천적인 뇌기능장애 때문에 영구적이고 비가역적으로 저하된 상태를 의미한다. 그러므로 과거에 체험하였던 기억과 지식의 단편이 남아 있을 수 있다. 가성假性 치매pseudodementia는 기질성이 아닌, 정신장애 때문에 나타나는 일견 치매같이 보이는 현상으로, Ganser증후군, 우울증 등에서 볼 수 있다.

9. 성격장애personality disorders

개인은 각기 성격특성을 갖고 있지만 어떤 성격유형은 병적인 것으로 규정될 수 있다. 이는 일정하게 분류되어 기술, 명명될 수 있으며, 또한 역동적으로도 이해가 가능하다(제25장 성격장애 참조).

10. 경과

질병이 발생하면, 호전하기도 하고 악화하기도 하며, 치료에 반응하여 회복하기도 하고, 재발하기도 하는 과정을 밟는다(그림 6-6). 이에 관련된 개념과 용어는 다음과 같다.

질병으로의 진행progression to disorder: 정상 상태에서 증상이 시작되어 질병이 나타나는 과정
반응response: 치료에 의해 증상이 호전한 상태

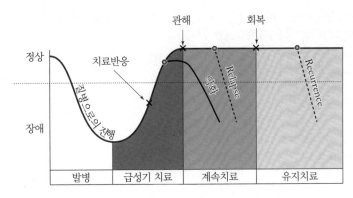

그림 6-6 장애의 경과

관해寬解 *remission*: 일단 치료로서 급성기 증상이 호전되어 정상적이 된 상태
Relapse: 관해 중에 또는 관해 후에 증상이 다시 나타나 질병이 재발된 상태
회복recovery: 관해가 일정 기간 지속되어 유지치료로서도 정상상태가 유지된 상태
Recurrence: 회복 후 질병이 다시 나타난 상태

V. 정신장애의 분류와 진단

1. 분류와 진단이 필요한 이유

정신의학에서 병명이나 질병분류가 필요한 이유는 다음과 같다: ① 인지, 사고, 감정, 행동 등 정신증상의 복잡성을 고려할 때, 분류나 진단명은 의사의 사고방식에 질서*order*와 구조*structure*를 제공함으로써, 임상현상에서 관찰되는 복잡성을 감소시켜 준다. ② 분류나 진단명은 의사들 또는 전문가들이 서로 의사소통할 수 있는 언어를 제공한다. ③ 분류나 진단명으로서 그 환자의 임상적 특징들이나 기본적인 문제들, 심지어 일반적인 예후를 예측할 수 있다. ④ 진단기준을 밝힘으로써 서로 유사한 질환들과 어떻게 다른가를 이해할 수 있다. ⑤ 분류와 진단명에 의거하여 특히 특정 질병의 자연사를 연구할 수 있고, 치료경과를 모니터하게 해주고, 궁극적으로 질환들의 원인을 알 수 있게 된다. ⑥ 분류와 진단명에 의거하여 치료방침을 세울 수 있고, 궁극적으로 효과적인 치료법을 발견할 수 있다. ⑦ 기타 진단명은 역학조사나 법적 다툼에 사용된다.

역사

BC 5세기에 Hippocrates가 경험적 관찰에 근거하여 정신장애를 '조증*mania*', '멜랑콜리아*melancholia*', '히스테리아*hysteria*' 등의 6종류로, 또 기질을 특정 체액의 균형에 따라 4종류로 분류하였다. 반면 Platon은 논리적 또는 합리적 개념에 의해 정신장애를 신으로부터 선물 받은 것과 신체에서 기인하는 것으로 나누어 '신성한 광기*divine madness*', '색정적 광기*erotic madness*' 등 네 가지로 나누었다. 이러한 관찰적 경험론 대 관념적 합리론의 대조적인 방법은 오늘에 이르기까지 정신의학의 역사를 통틀어서 공존하거나 교대되어 왔다.

정신장애에 대한 체계적이고 현대적인 병명 붙이기와 분류는 E. Kraepelin(1856~1926)에 의해 이루어졌는데, 그는 같은 경과를 밟는 증상을 가진 환자들은 모두 동일한 질병에 걸렸을 것이라고 가정하였다. 그의 정신장애의 증상과 증후에 대한 객관적 기술은 지금도 여전히 높이 평가되고 있다.

현대 정신장애의 분류는 통계적·역학적 자료에 대한 전문가들의 요구와 정신질환자의 관리 책임을 맡은 공공기관의 요구가 점차 증가하면서, 또 제2차 세계대전을 거치는 동안 필요에 따라 크게 발전하였다. 현재 대표적으로 국제질병분류(ICD)체계와 미국의 DSM 체계 두 가지 분류가 있다(아래 참조).

2. 정신장애 진단의 특징

현재 정신장애의 진단분류는 환자의 상태, 원인, 치료, 예후에 관한 정보를 함축하고 있으나, 신체의학에서의 진단분류와는 다른 특징을 갖는바, 신체의학에서는 질병을 주로 원인에 따라 분류하지만, 정신장애에 대해서는 원인에 관한 지식이 아직 불충분하기 때문에 주로 증상의 집단인 증후군*syndrome*으로 진단명을 삼고 있다.

정신장애의 원인에 대한 연구가 부족할 뿐 아니라 원인에 대한 이론이 다양하며, 유전적·정신적 및 사회환경적 소인과 유발인자들과 방어과정이 복합되어 있고, 증상표현도 개인에 따라 다양하다. 따라서 정신장애에 대해 병인론적인 진단분류 *etiologic diagnostic classification*는 현실적으로 적용하기가 어려우며, 자연히 현상학적 또는 기술적*descriptive*이 되었다. 즉 하나의 진단명을 가진 정신장애는 특징적인 증상과 징후들의 집합 *cluster*인 하나의 증후군으로 보아야 한다. 예를 들어 "다음 증상 중 최소한 몇 개의 증상이 얼마 동안 있으면 무슨 병으로 진단한다"는 것이다. 여러 통계학적 방법이나 표준화된 면담, 증상등급표 등을 이용하여 더욱 신뢰성*reliability*과 타당성*validity*이 높은 진단이 가능해지도록 연구가 활발히 진행되고 있다.

기타 차이점들

정신의학에서의 진단은 임상병리검사나 기타 특수검사보다도 병력청취, 정신상태검사 등의 임상기술*clinical skill*에 더 의존한다. 특히 면담기술*interview skill*이 중요하다.

적절한 진단을 내리기 위해서는 환자 자신뿐만 아니라 가족이나 친구 등 주위 사람들로부터도 많은 정보를 얻어야 한다.

신체의학에서는 환자에게 어떤 이상이 있을 때 그것이 질병이나 상처, 장애 때문에 생긴 것이라고 생각하지만, 정신의학에서는 환자에게 나타난 이상이 어떤 정신질환 때문이 아니라, 생활에서 겪는 어떤 어려움 때문에 생긴 경우가 적지 않다고 본다. 따라서 문제가 되는 것은 이상을 일으킨 원인이 무엇이냐가 아니라, 그 이상을 과연 장애나 병으로 보아야 하는지 여부이다. 이런 경우 진단은, 특히 법적·윤리적 문제를 내포하는 강제 치료를 결정해야 할 때 임상적으로 중요하다.

원인적 분류*etiological classification*와 기술적 분류*descriptive classification*

질병은 흔히 원인(또는 구조적 병리)에 따라 분류되는바, 신체의학에서는 대부분 이러한 체계를 따른다. 그러나 정신장애는 원인을 이해할 수 있는 몇몇 예를 제외한 대부분의 경우 증상에 근거한 기술적 분류를 한다.

차원적 분류*dimensional classification*와 범주적 분류*categorical classification*

차원적 분류는 질병상태가 병전 특성의 차원적 변화로, 건강한 상태와는 정도의 차이, 또는 정상과 비정상이 연속되어 있다는 연속체*continuum*라고 보는 것이다. 따라서 정상과 비정상을 구분하는 역치*threshold*를 둘 필요가 없다. 이는 장애의 중증도*severity*를 나타내는 데 유용하다. 한편 범주적 분류는 질병은 각각 별개로 구분되는 유형으로 진단되어야 한다고 보는 것이다. 전통적으로 정신장애들은 범주에 따라 분류되어 왔다. 그러나 범주형 진단명은, 정신장애 분류가 그렇듯이, 타당도와 신뢰도가 낮을 경우가 많고 특정 진단명에서 나타나는 증상이나 징후가 다른 진단명에서 나타나는 경우가 많아 특이성이 떨어진다.

3. 현재 정신장애 진단 분류

국제질병분류*international classification of diseases*; ICD

정신장애 분류는 1948년 세계보건기구*WHO*에서 책임을 지고 출판하기 시작한 6판(ICD-6)에서부터 별도의 항으로 다루기 시작하였다. 현재 ICD는 세계에서 널리 사용되고 있는 공식적 분류 통계 방법이다. 1992년에 나온 ICD-10을 우리나라에서도 공식적으로 채택하고 번역하여 '한국 표준 질병 사인 분류'로 사용하고 있다. 2019년 ICD-제11개정판*ICD-11*이 나왔다. ICD의 제11차 개정은 30년 만의 개정으로, 수록 내용과 규모, 코드 적용체계, 사용자 지원 도구 등의 변화가 매우 크고 다양하며, 특히 전산화 및 디지털 환경에서 사용할 수 있도록 설계되었다.

ICD-11과 DSM-5-TR는 둘 다 정신병리학*psychopathology*에 근거하였기 때문에 전체적으로 서로 비슷하다. 둘 다 정신병적 장애들의 분류에서 신경생물학적 및 유전적 요인은 고려되지 않았다. 주된 차이는 기능적 장애가 DSM-5-TR에서는 필수적*mandatory*이었지만, ICD-11에서는 그렇지 않다는 것이다.

우리나라

우리나라에서의 공식 질병분류는 세계보건기구*WHO*의 국제질병분류 체계를 따른다. 1952년 이후 통계청은 통계법에 따라, 한국표준질병·사인분류*Korean Classification of Diseases*; *KCD*를 작성·고시하고 있으며, 각종 법령에서 준용해 왔다. 현재는 1992년에 개정된 ICD-10을 우리말로 번역하여 '한국 표준 질병 사인 분류'라는 명칭으로 사용하고 있다. 이 분류법은 대한민국에서 의무기록, 보험급여신청 및 질병과 사망원인통계 조사 등에 사용되고 있다. 한국표준질병·사인분류의 개정 주기는 5년인데, 제8차 개정판(KCD-8)이 2021년 1월 1일부터 시행되고 있다(표 6-1). 우리나라 통계청은 ICD-11을 기준으로 하는 새로운 한국표준질병·사인분류의 개정에 관한 계획을 수립 중에 있다.

미국 정신장애 진단 및 통계 편람

Diagnostic and Statistical Manual for Mental Disorders; DSM

미국에서는 1952년 독자적으로 정신장애진단 통계편람 제1판(DSM-I)에서 mental disorder categories에 대한 기술이 처음으로 체계적으로 시도되었다. DSM-I에서는 역동적 개념이 영향을 미쳤다. 예를 들어, 우울증*depression*을 우울반응*depressive reaction*이라 불렀다.

이후 WHO에서 제정하는 ICD의 개정판들과 서로 보완하면서 차례로 DSM-II(1968)로 개정되었는데, 체계나 기술이 단순하였다. DSM-III부터는 포괄적이고 자세하고 객관적이고 신뢰성 있는 진단기준을 포함함으로써 분량도 500여 페이지에 달하였다. 또한 Kraepelin의 기술적 정신병리학이 진단분류에 주된 영향을 미쳤다. 그러나 진단기준은 여전히 환자가 말하는 증상들과 병력에 의존하였다. 1994년 DSM-IV가 발간되었는데, 원인에 대한 고려보다는 순수한 기술적descriptive인 체계로, 보다 정밀한 임상 기술, 생물학적 지표, 명확한 특징적 진단 구분, 예후에서의 특징, 유전 양상 등이 진단분류 기준에 포함되었다. 2000년에 내용 일부가 보완되어 DSM-IV-TR로 발간되었다.

2013년 5월 1일 전면 개정한 DSM-5가 발간되었다. 그간 DSM-IV에 대해 진단명이 뇌 기능, 유전-환경 상호작용, 기타 생물학적 연구결과와 통합되지 않았다는 점 등 비판이 많았다. 이에 반응하여, DSM-5는 임상적 효용성을 높이기 위해, 진단집단군 간의 유전적 연관성, 유전적 취약성vulnerability, 신경회로, 생리적 위험요인, 예후의 지표, 가능한 생물학적 지표biological marker 등 신경과학 연구와 임상과학, 치료에 대한 연구, 환경의 스트레스요인에 대한 연구 등 증거에 기초하여, 범주로 묶는 스펙트럼spectrum 또는 관련related이라는 개념을 포함시켰다. 또한 이전의 DSM 체계와 유사한 현상학적 기술적 방법의 틀을 사용하여 본질적인 연속성을 유지하고자 하였다. DSM-5는 다음과 같은 특징이 있다.

다축체계 폐기: DSM-5에서는 DSM-IV의 다축진단을 폐기하였다.

새로운 범주화: 관련 장애들을 한 새로운 체계의 범주로 묶어 제시하고 있다. 예를 들어 정신병의 경우 조현병, 조현형 성격장애, 조현정동장애, 단기 정신병적 장애 등을 한 범주로 묶어 조현병 스펙트럼 및 기타 정신병적 장애들schizophrenia spectrum and other pychotic disorders이라 하였다. 이러한 범주화는 Kraepelin의 이분법dichotomy을 극복한 것이다. 즉 정신병리는 정상으로부터 연속성을 가지며, 정신장애는 다른 장애와 흔히 중복되어 나타나고, 신경과학적 증거들은 차원적 양상을 보여 주고 있다는 것이다.

차원적 심각도 평가dimensional measure of severity: 임상가로 하여금 각각의 장애에서 0에서 4까지의 severity scale로 심한 정도를 평가하게 한다. 심각도를 평가함으로써 차원적 접근방법을 통합하고자 하였다.

보다 현실적인 병명: 병명을 보다 현실적으로 만들기 위해 노력하였다고 한다. 예를 들어 DSM-IV에 비해 양극성 장애에서 우울장애를 독립시키고, 우울장애에 파괴적 기분조절장애 disruptive mood regulation disorder(temper tantrum에 해당)를 포함시켰다.

발달적 접근: DSM-5에서는 발달적 관점에서 가장 이른 소아기에서 진단될 가능성이 높은 장애를 가장 먼저 배치하고 노인에게서 나타나는 장애를 가장 나중에 배치하고 있다. 즉 developmental lifespan에 따라 병명들을 배치하였다. 한 범주chapter 내의 배열 순서도 같은 방식이다.

문화의 영향: 개인 환자의 정신장애에 영향을 미치는 문화와 성sex의 영향을 반영하였다. 즉 정신장애의 문화적 맥락과 임상에서 사용할 the cultural formulation interview(CFI)를 제공하고 있다.

2022년 일부 text revision하여 DSM-5-TR을 내어 놓았다(표 6-2). 이는 전체 배열에서 DSM-5와 같지만, 지난 10여 년간의 과학적 발달과 임상적 경험에 근거하여 진단기준과 진단코드 등을 업데이트하고, 빈도, 예후, 위험도, diagnostic markers 등 전체적으로 더 자세한 기술을 하기 위해 노력한 결과라 한다. 특히 소아 정신장애를 더욱 세밀히 관찰하여 반영하였다고 한다. 새로운 병명, 즉 Prolonged Grief Disorder를 추가하였다. 자살행동suicidal behavior에 대한 주의와 모니터를 위해 진단과 상관없이 새로운 코드를 부여하고 있다. 남녀라는 성의 binary classification을 폐기하였다(젠더불쾌증에 관련하여서는 제22장 성과 성 관련 장애 참조). 장애의 문화적 맥락을 강조하기 위해 문화, 인종race, 민족ethnicity, 차별discrimination 같은 개념을 개선하고 있다. 예를 들면 race/racial 대신 racialized 또는 ethnoracial이라는 용어를 사용한다. 또한 'minority' 또는 'non-White'라는 용어도 피한다. Latino/Latina가 성별을 나타내고 있으므로 Latinx라는 용어로 대체하고 있다. Caucassian이라는 용어도 하나의 prototypical pan-European ethnicity라는 지역적 오리진을 나타낸다고 보아 사용하지 않는다. (이러한 변화된 시도에 대한 비판도 있다.)

표 6-2 DSM-5-TR 분류

신경발달장애*Neurodevelopmental Disorders*

조현병 스펙트럼 및 기타 정신병적 장애*Schizophrenia Spectrum and Other Psychotic Disorders*

양극성 및 관련 장애*Bipolar and Related Disorders*

우울장애*Depressive Disorders*

불안장애*Anxiety Disorders*

강박 및 관련 장애*Obsessive-Compulsive and Related Disorders*

외상 및 스트레스 관련 장애*Trauma- and Stressor-Related Disorders*

해리성 장애*Dissociative Disorders*

신체증상 및 관련 장애*Somatic Symptom and Related Disorders*

급식 및 섭식 장애*Feeding and Eating Disorders*

배설장애*Elimination Disorders*

수면-각성장애*Sleep-Wake Disorders*

성기능장애*Sexual Dysfunctions*

젠더 불쾌증*Gender Dysphoria*

파괴적, 충동조절 및 행실 장애*Disruptive, Impulse-Control, and Conduct Disorders*

물질 관련 및 중독성 장애*Substance-Related and Addictive Disorders*

신경인지장애*Neurocognitive Disorders*

성격장애*Personality Disorders*

성도착장애*Paraphilic Disorders*

기타 정신장애*Other Mental Disorders*

약물 유도성 운동장애 및 기타 약물부작용*Medication-Induced Movement Disorders and Other Adverse Effects of Medication*

기타 임상적 주의를 요하는 상태들*Other Conditions That May Be a Focus of Clinical Attention*

성격장애에 대한 DSM-5 대안모델*Alternative DSM-5 Model for Personality Disorders*

추가 연구를 요하는 상태*Conditions for Further Study*

그동안 미국의 DSM 체계는 ICD 체계와 서로 달랐다. 그래서 국가적 통계, 보험신청, 국제 간 임상시험, 과학연구의 국제적 비교 등을 위해 미국은 DSM 병명에 ICD 코드를 적용해 왔다. DSM-5-TR에 2015년 이래 사용 중인 ICD-10-CM을 적용하고 있다. (이 책은 DSM-5-TR을 따라 저술되었다.)

연구 중인 진단 분류

연구도메인 진단편람*Research Domain Criteria; RDoC*

현재의 모든 정신장애 진단분류 체계가 관찰된 증상과 환자의 진술을 기준으로 하고 있기 때문에, 원인과 병태생리에 대한 연구뿐 아니라, 새로운 치료법 개발에 적절한 신경생물학적 및 행동적 체계를 잘 반영하고 있지 못하다는 비판이 있다. 이에 미국의 The National Institute of Mental Health(NIMH)는 2009년부터 임상가를 위한 것이 아닌 순수히 연구를 위한 the Research Domain Criteria(RDoC) 프로젝트를 수행하고 있다. 즉 유전학, 신경과학, 인지과학에서 진행되고 있는 연구결과를 반영하여, 현재의 증상 표현에 기초한 heterogenous한 범주적 병명이 아닌, 근본적 생물-행동학적 차원의 진단 연구를 지원하는 것이다. 이 프로젝트의 주장자들은, 진단분류를 뇌의 일차적 행동을 수행하는 신경학적 체계에 근거할 것(예를 들어 신경회로)과 그 체계의 와해라는 관점에서 정신병리를 생각할 것을 제안하고 있다. 이를 위해서는 전통적 진단 경계 내에 들지 않는 대상을 포함하는 넓은 표집의 틀로서 연구해야 한다고 주장하고 있다.

Endophenotype에 근거한 분류

유전역학*genetic epidemiology*에서 endophenotype(또는 intermediate phenotype)은 증상이 아닌, 더 안정된 개념인 분명한 유전적 관련성을 갖는 phenotype이다(제2장 인간행동에 대한 생물학적 이론, XI. 신경유전학 참조). 비슷한 개념으로 'biological marker', 'subclinical trait', 'vulnerability marker' 및 'cognitive marker' 등이 있다. 이러한 endophenotype에 따라 분류하면 비슷한 본질을 가진 장애들을 구분할 수 있다.

참고문헌

여인석(2009): 고대 그리스 생리학에 나타난 열(thermos)과 열병(puretos)의 관계. 의사학 18:189~203.

정영기(2015): 정신병리학. 민성길(편), 최신정신의학(제6판). 서울, 일조각, pp.166~195.

통계청(2022): 한국 표준 질병 사인 분류. 8차 개정판. http://kostat.go.kr/kssc/stclass/StClassAction.do?method=dis&classKind=5&kssc=popup

American Psychiatric Association(2013): Diagnostic and Statistical Manual of Mental Disorders. 5th ed. APA, Washington D.C.

Andreasen NC(1979): The clinical assessment of thought, language and communication disorder. I. The definition of forms and evaluation of their reliability. Arch Gen Psychiatry 36:1315~1322.

Black DW, Andreasen NC(2022): Introductory Textbook of Psychiatry. 7th ed. American Psychiatric Association Publishing, Washington D.C.

Boland R, Verduin ML, Ruiz P(2022): Kaplan & Sadock's

Synopsis of Psychiatry. 12th ed. Walter Kluwer, Philadelphia.

Cuthbert BN, Insel TR(2013): Toward the future of psychiatric diagnosis: the seven pillars of RDoC. BMC Med doi: 10.1186/1741-7015-11-126.

Fenichel O(1946): The psychoanalytic theory of the neuroses. WW Norton, New York.

Gaebel W(2015): ICD-11 and DSM-5-Similarities and Differences. European Psychiatry 30:28-31.

Hales RE, Yudofsky SC, Roberts LW, eds(2014): Textbook of psychiatry. 6th ed. American Psychiatric Publishing, Washington D.C.

Hollingshead AB, Redlich FC(1958): Social class and mental illness. John Wiley & Sons, New York.

Khan, A, Plana Ripoll O, Antonsen S, et al(2019): Environmental pollution is associated with increased risk of psychiatric disorders in the US and Denmark. PLOS 17(10):3000513.

Keyes KM, Pratt C, Galea S, et al(2014): The Burden of Loss: Unexpected Death of a Loved One and Psychiatric Disorders Across the Life Course in a National Study. Am J Psychiatry doi:10.1176/appi.ajp.2014.13081132

McDermid E(2014): Childhood bereavement contributes to future psychosis risk. BMJ 348:f7679.

Murphy JM(1976): Psychiatric labeling in cross-cultural perspective. Science 191:1019~1028.

Robins LN, Helzer JE, Croughan J, et al(1981): National institute of mental health diagnostic interview schedule. Arch Gen Psychiatry 38:381~389.

Rutter M(1972): Maternal deprivation reconsidered. J Psychosom Res 6:241~250.

Vance JE(2018): Can We Prescribe Resilience? Psychiatric Times, Volume 35, Issue 5.

Vaillant GE(1986): Empirical studies of ego mechanisms of defense. American Psychiatric Press, Washington D.C.

WHO(2010): International Statistical Classification of Diseases and Related Health Problems 10th Revision (ICD-10) Version for 2010. http://apps.who.int/classifications/icd10/browse/2010/en#/V

WHO(2019): International Classification of Diseases 11th Revision(ICD-10) https://icd.who.int/en

07

정신의학적 면담과 평가 Psychiatric Interview and Assessment

I. 정신의학적 면담

1. 정신의학적 면담 psychiatric interview의 특징

정신의학적 면담의 중요성

이는 의학적(생물학적)으로 진단을 정밀히 함으로써, 그에 맞는 약물치료와 정신사회적 치료를 하며, 또한 그 결과를 모니터하는 것이기 때문에 중요하다. 따라서 방법이 정확하고 적절해야 한다. 정신의학적 평가방법에는 면담, 병력조사, 정신상태 진찰mental state examination, 신체상태 진찰과 검사, 환자의 정신기능을 평가하기 위한 심리검사와 평가척도 사용 등이 포함된다.

정신의학적 면담은 다른 의학적 면담과 같으나, 정신장애를 진단해 내기 위함이라는 것이 특징이다. ① 환자 행동의 심리적 원인을 파악하고(통찰 지향적insight-oriented 또는 정신역동적psychodynamic) 형태), ② 정신병리(증상)를 파악하고 진단하고(증상 지향적symptom-oriented 또는 기술적descriptive 형태), 치료계획을 세운다. 당연히 이 둘은 상호보완적이어야 한다. 따라서 정확한 정보를 위해 본인뿐 아니라 가족, 친구, 직장동료로부터도 '환자의 정신장애'에 관련된 정보를 얻을 수 있어야 하며, 개인 사적인 사항이나 내밀한 사회적 관계에 대한 정보도 필요하다. 그리고 정신상태 검사를 한다.

정신과 면담의 또 다른 특징 중 하나는 면담 자체가

표 7-1 정신의학적 면담기술의 요점

1. 가능한 한 면담 초기에 환자-의사 관계rapport를 확립한다.
2. 환자의 주소chief complaints를 확인한다.
3. 주소를 이용하여 감별진단 목록을 생각한다.
4. 세부적인 질문을 통해 감별진단을 정리한다.
5. 애매모호한 대답에 대해서는 정확한 판단을 할 수 있도록 지속적으로 질문한다.
6. 사고의 연상에 대해 평가하기 위해 30초 이상 자유롭게 이야기하도록 한다.
7. 열린 질문과 닫힌 질문을 섞어서 사용한다.
8. 질문이나 대답이 어렵거나 당황스러워도 질문하기를 두려워하지 않는다.
9. 자살사고에 대해 질문한다.
10. 면담 끝 무렵에는 환자에게 질문할 기회를 준다.
11. 첫 면담 종료 시에는 가능한 한 신뢰와 희망을 준다.

치료효과를 가지고 있다는 점이다. 첫 면담부터 시작되는 환자-의사 관계(제8장 환자-의사 관계 참조)와 환자가 자신의 인생과 문제점을 자세하고 솔직하게 설명하는 그 자체로도 치료적 효과를 얻는다. 또한 정신과적 면담을 통해 자신의 질병과 치료에 대한 이해가 깊어져 치료 과정에 협조할 수 있게 된다(표 7-1).

정신의학적 면담에 영향을 미치는 요인

① 환자의 성격적 특징, ② 면담환경(외래인가, 입원실인가, 응급실인가), ③ 기술적 문제(녹음, 기록, 통역 등), ④

면담자의 행태, 학파, 경험 등이 있다.

일반적인 주의사항

정신장애 치료를 위한 정보수집도 일반적인 대원칙인, 생물정신사회적bio-psycho-social 차원, 즉 다차원적multidimensional이어야 한다.

면담자가 환자의 상태를 정확하게 기술하기 위해서는 면담자 자신의 불안과 정신질환에 대한 선입관 및 역전이countertransference를 잘 극복하고 있어야만 한다. 또 환자 본인이나 그 질환에 대해, 다른 의학 분야에서보다 훨씬 더 광범위한 정보를 얻어야 하며, 그러기 위해서는 기술, 시간, 인내가 필요하다.

정신과적 증상은 일반 의학적 증상에 비해 발생 시기, 원인, 내용에 있어 생물학적이기보다는 다분히 정신적·사회적 사건이 중요한 역할을 한다. 따라서 진단을 위해 알아야 할 정보, 즉 정신과적 증상은 신체증상에 비해 파악하기도 어렵고 기술하기가 쉽지 않다.

환자가 자발적으로 정신과에 왔더라도 정신의학적 면담에 반드시 협력적이지는 않다. 그 이유는 면담할 내용이 수치스럽다고 생각하거나 비밀스러운 것일 수도 있고, 정신과적 장애에 대한 사회적 편견이나 사회적 낙인 때문일 수도 있다. 또한 사고장애(망상 등) 때문에 병식과 판단에 장애가 있을 수 있고, 언어표현과 대화에 장애가 있어 정확히 파악하기가 어렵고, 환자의 감정적 장애(흥분, 우울) 때문에 면담이 불가능하기도 하다. 개인적으로 의사에 대해 부정적 감정을 가질 수도 있다.

따라서 의사는 환자의 언어표현 외에 표정, 움직임 등의 신체언어를 관찰하고 이해해야 한다. 그렇기 때문에 정신의학적 면담은 글로 된 기록이나 다른 사람의 기술보다도 환자와 직접 대면 면담face-to-face interview을 하는 것이 가장 바람직하다.

또한 환자가 자신의 문제를 감추기 위해 면담을 이용하기도 한다는 것을 간과해서는 안 된다. 환자의 정신상태에 따라 기억이 없거나 엉뚱한 정보를 주기도 한다. 따라서 환자 외에 주변 사람(가족, 친구 등)으로부터도 정보를 얻을 수 있어야 한다.

의사의 태도

의사는 권위를 내세우지 말고, 선입관이나 편견 없이 진실한 관심을 갖고 대하며, 자기 자신을 환자의 입장에 두고 공감empathy할 수 있어야 한다. 또한 환자의 정신 중 건강한 부분에 작용하여 이를 돕고 격려해야 한다. 치료적 동맹therapeutic alliance이란, 환자를 이해하기 위한 치료자의 능력과 환자의 성숙하고 합리적이며 관찰적 입장에 있는 자아ego가 연대하는 것을 의미한다. 의사는 환자의 고통을 이해하며 환자가 어떠한 이야기를 하더라도 참고 수용한다는 지지적 태도를 견지해야 하고, 환자의 비언어적 표현을 잘 이해할 수 있어야 한다. 좋은 환자-의사 관계에서는 환자가 의사를 신뢰하여 마음의 가장 비밀스런 내용까지도 이야기할 수 있게 된다.

의사는 정신건강에 대한 전문가로 환자와 좋은 협력관계를 이루어야 하고, 동시에 자신과 환자의 관계를 객관적으로 관찰할 수 있어야 한다. 즉 면담 중 의사는 참여하는 관찰자participant observer의 입장을 취할 필요가 있는데, 환자가 이야기하는 것이나 행동에 대해 항상 동참하되 객관성을 유지해야 한다. 필요한 면담 기술은 의사의 인격 수준에 따라 다르지만, 스스로를 철저하게 검토하면서 환자와의 다양하고 끊임없는 실제경험을 통해 훈련하고 습득할 수 있다.

의사는 환자와의 면담을 통해 질환의 양상, 증상의 특징과 원인을 밝히고 환자의 인격과 인생사와의 관계를 이해해야 한다. 병력history은 하나의 역사 또는 서사narrative라는 관점에서 모든 자료와 발전과정이 생생한 내용으로 기술되어야 한다. 처음부터 개인력이나 가족력을 자세히 묻는 것보다는 현재 증상부터 물어가는 것이 적절하다. 직접적으로 묻기도 하고 환자가 스스로 자기의 이야기를 해나가도록 하여 균형을 취해야 한다. 유도하는 질문이나 대화를 중단시키는 질문은 피해야 한다. 그러나 너무 일반화generalization시키려는 데 대해서는 특정한 실제 예를 묻거나 의문이나 논평을 가해 진술경향을 바꿈으로써 면담을 잘 이끌어 나가야 한다.

모든 경우에 더 자세한 자료를 얻기 위해 가족이나 친구들과 면담하는 것이 필요하다.

기록

기록은 의학적 및 법적인 면에서 중요하며 의사의 기억을 도와준다. 면담은 일정한 순서에 엄격히 따를 필요는 없으나 이를 기록할 때는 일정한 순서에 따라 하는 것이 좋다. 면담 당시의 환자가 표현하는 바대로 자세히 기록한다. '망상'이라든지 '이인증' 같은 의사의 주관적 판단에 따른 용어를 적지 말고 환자가 말한 그대로 적어 두고 다른 사람들이 보고 나름대로 해석할 수 있게 해야 한다. 면담 직후 기록을 보강하여 완전한 의무기록을 작성한다. 양성적 소견, 즉 뚜렷이 드러나고 있는 증상뿐만 아니라, 음성적 소견, 즉 건강하다면 있어야 할 현상이 없는 상태(예를 들면 무기력)도 기록해야 한다. 가능한 한 면담 당시 환자의 정신상태 또는 행동에 대해 생생하게 기록하도록 한다. 환자에게 기록해도 된다는 승낙을 받아야 할 때도 있다.

가족이나 친구들로부터 정보를 얻었을 때, 정보의 근원에 대해 명확히 밝힌다. 즉 이름, 주소, 전화번호, 환자와의 관계, 정보제공자의 인상, 신뢰성이 있는가, 무관심한가, 지나치게 걱정하는가 등도 기술해 둔다.

모든 기록에는 서명이 되어 있어야 하고, 모든 의무기록에서와 같이 비밀이 보장되어야 한다.

2. 면담의 실제

면담은 시작부분, 면담 자체, 그리고 끝내기로 구성된다. 어떤 학자는 면담을 4개 영역, 즉 ① rapport 형성, ② 면담기술, ③ 정신상태 진찰, ④ 진단으로 나누었다. 면담은 또한 5개 단계로 나뉘기도 하는데, ① 준비 및 문제의 파악warming-up and screening of problem, ② 예비적 인상의 추적follow-up of preliminary impression, ③ 병력과 자료 수집history and data base, ④ 진단과 피드백diagnosis and feedback, ⑤ 예후와 치료계약prognosis and treatment contract 등이다.

면담시간

첫 면담은 상황에 따라 15분에서 1시간 정도 지속된다. 정신병적이거나 신체 질병이 심한 환자에게는 면담 자체가 부담을 주기 때문에 짧은 면담이 좋다. 그러나 응급실에서는 상황에 따라 면담시간이 길어지는 경우가 많다.

환자가 약속시간보다 너무 일찍 또는 늦게 올 때는 이유를 알아본다. 너무 일찍 오는 환자는 불안한 경우가 많다. 너무 늦게 오는 경우는 불가피한 사정이 아니라면 환자가 의사에게 오는 것이 무엇인가 불안하거나 불편하다는 의미가 있을 가능성이 있다. 그 이유를 잘 들어보면 환자 자신도 모르는 주제를 찾아낼 수도 있다.

진찰실 분위기

진찰실은 소음이 차단되고 아늑하여 환자가 편하게 느낄 수 있어야 한다. 의사의 의자는 위압감을 주지 않도록 높지 않은 것으로 한다. 폭력의 위험성이 있는 환자인 경우에는 출입문을 열어 두고 의사는 출입문 가까운 곳에 앉는다. 도와줄 사람을 불러 방 밖이나 또는 방 안에 대기시킬 수도 있다.

면담 시작

면담의 첫 단계는 환자의 주소chief problem를 파악하는 것이다. 이후 그러한 문제가 나타나게 된 사연story(현 병력, 과거력, 가족력 등)을 완성한다. 그리고 정신의학적 진찰을 시행하고, (진단을 내리고) 환자가 원하는 치료방식과 의사의 견해 사이를 조절하여 치료계획을 세운다.

관계rapport형성

첫 면담에서 관계가 잘 형성되어야 한다. 이는 빠를수록 좋다. 이를 위해 의사는 환자에 대해 친절과 존경과 배려로 대해야 한다. 진정으로 환자를 이해하고 돕고 싶다는 마음이 표현되어야 한다. 중요한 것은 의사의 공감능력이다. 이를 위해 ① 환자를 편하게 하고, ② 고통을 파악하며 사랑과 연민을 표시하고, ③ 환자의 병식(통찰력)을 파악하여 연대하고, ④ 의사 자신이 전문가임을 알게 하고, ⑤ 의사(치료자)의 권위를 나타내고, ⑥ 공감적으로 듣는 자, 전문가, 그리고 권위자로서의 역할 간에 균형을 이루어야 한다.

치료적 관계는 이해와 신뢰에 바탕을 두게 되지만, 환자의 정신사회적 또는 경제적 형편, 환자가 속한 하위문화subculture(신념, 언어, 행동방식 등), 지적·교육적 수준, 어린 시절에 경험한 스트레스(압박)와 그에 대처하였던 방식에 의해 좌우된다. 이론 면에서 환자의 전이transference와 의사의 역전이가 중요 요인이다.

의사 자신을 드러내는 것(나이, 결혼 여부, 학위, 종교 등)은 환자를 편하게 만드는 데는 도움이 될 수 있으나, 환자에 따라 신중히 해야 한다.

비밀보장confidentiality

면담에서 나온 모든 정보는 비밀이 보장되어야 한다. 가족과 다른 사람은 물론 보험회사에 제공하는 정보에 대한 통제는 법으로 정해져 있다(제37장 법, 정신의학, 그리고 윤리 참조).

가족이나 기타 동반자가 있을 때는 동석 여부를 환자한테 허락받아야 한다. 그러나 단독면담의 기회는 따로 있어야 한다. 가족문제를 논의할 때는 환자와 가족 전원이 같이 참여하도록 하는 것이 좋다.

환자가 다른 사람을 해칠 우려를 표현하였을 때, 잠재적 피해자에게 알릴 수 있다.

학술적 목적 또는 치료팀의 협력을 위한 토론 시 환자에 대한 정보가 공개될 수 있는데, 이에 대해서는 미리 환자의 허락을 받아 두어야 한다. 법적 증언을 위한 공개 역시 법적으로 정해진다.

면담을 성공적으로 이끄는 방법들

환자와의 면담은 언어로 표현되는 내용과 비언어적 대화 과정으로 구성된다. 의사는 이 두 가지 모두에 예민하게 대처해야 충분한 정보를 최대한 얻을 수 있다. 면담을 성공적으로 이끌어 많은 정보를 얻을 수 있는 기술에 대해 여러 가지가 제시되고 있다.

어떤 태도manner를 가지고 무슨 말부터 시작할 것인가가 중요하다. 환자의 이름을 부른다거나 의사 자신의 이름을 정중하게 소개하는 등 첫마디에 신경을 써야 한다. 면담의 이유를 설명하고, 동의를 얻고, 비밀보장에 대해 언급하고, 상호 올바른 협력이 필요하다는 등을 언급한다. 첫 만남에서의 경험이 이후 치료관계에 결정적으로 중요한 영향을 미친다.

환자의 사생활을 존중한다는 것을 암시하면서 조용히, 그리고 환자의 말을 중요하게 여기고 진지하게 듣겠다는 신호를 보내도록 한다. 환자가 불안해하거나 거부하면 부드럽게 격려하거나 슬쩍 넘겨짚는 질문을 할 수 있다. 그리고 왜 지금에야 왔는지를 물어보는 것도 중요하다.

첫 질문은 주소chief complaints를 물어보는 것인데, 대답이 명료하지 않으면 재차 묻거나 구체적으로 물어본다. 이로써 대강의 진단명들을 추정하고, 어떤 진단을 포함rule-in하고 또는 배제rule-out할 것인가를 고려하면서 증상과 발병 경과, 유발인자, 동반 신체증상 등을 자세히 물어본다.

주소를 이용하여 감별진단 목록을 생각한다. 세부적인 질문을 통해 감별진단을 정리한다.

자유롭게 말하게 한다. 최소 3, 4분은 중단시키지 말고 스스로 자유롭게 말하게 한다. 이로써 연상의 장애를 파악할 수 있다.

진술이 애매하거나 중간에 바뀌면 다시 질문하여 자세히 진술하게 하여 확인한다.

개방된 질문open-ended question은 다양한 정보를 자연스럽게 얻게 하고, 폐쇄적 질문closed-ended question은 특정 정보를 정확하게 얻기 위해 필요하다. 따라서 이 두 가지를 섞어 가며 질문한다.

반문reflection은 이해를 재확인하고 관심을 표현하는 방법이 된다.

질문이나 대답이 어렵거나 당황스러워도 질문하기를 두려워하지 않는다.

긍정적 재강화positive reinforcement는 고개를 끄덕이거나 "예, 그리고는?" 하는 식의 독려facilitation, 칭찬하거나 감사를 표시하는 것으로 면담을 촉진하는 기술이다.

침묵silence도 거부나 무관심을 나타내기보다는 생각할 기회를 주거나 감정표현을 하게 하거나 있는 그대로를 받아 준다는 인상을 준다.

직면confrontation은 환자가 놓치거나 빠뜨리는 것, 부인하는 것을 제시하는 것인데, 환자가 화내지 않도록 조심해서 한다.

명료화clarification는 이미 말한 것을 의사가 더 자세히 또는 다른 방식으로 되풀이해 주는 것이다. 환자의 진술을 해석interpretation하거나 요약summation하기도 한다.

환자가 자기 식대로만 진행할 때는 화제 바꾸기transition를 적절히 시행해야 한다.

사적인 사항을 질문한다. 예를 들면, 성생활, 성지남이나 성정체성, 약물남용, 그리고 특히 자살생각 등에 대해 물어보아야 한다. 환자들도 정신과 의사와의 대화에서는 으레 이런 질문을 받으리라고 예상하고 있다. 만일 당황해하거나 화를 내면 왜 이런 정보가 필요한지 설명한다.

면담 끝 무렵에는 환자에게 질문할 기회를 준다.

첫 면담 종료 시에는 가능한 한 신뢰와 희망을 준다.

좋은 면담을 방해하는 요소

폐쇄된 질문, 복잡한 질문(2개 이상의 답을 요하는), 왜라는 질문, 가치판단을 말하게 하는 질문, 환자의 걱정을 덜어 주려는 목적으로 너무 단순하게 괜찮다고 말하는 것, 너무 이른 조언이나 해석, 갑작스럽게 주제를 바꾸는 것, 무관심이나 지루함을 드러내는 비언어적 행동(시계를 자주 보는 것, 하품, 컴퓨터 화면만을 쳐다보는 것 등) 등이 있다.

모든 면담과정은 감정이입적empathetic이어야 하고 공격적이거나 성급해서는 안 된다.

면담의 종료

면담이 종료될 즈음, 환자로 하여금 자신이 이해되었다는 느낌, 존중받았다는 느낌, 중요한 정보가 교환되었다는 느낌, 그리고 의사가 감정이입적empathetic이었다는 느낌을 갖도록 해야

한다.

면담이 끝날 때 그다음 단계의 계획이 무엇인지를 알도록 해야 한다. 환자가 받을 조처(치료계획)와 치료가능성에 대한 희망과 최선을 다하겠다는 열의를 말한다. 재확인reassurance이나 충고advice는 진실 되게 해야지 거짓 되게 하면 우선은 좋을지 모르나, 나중 치료가 파괴적으로 되기 쉽다.

끝으로 환자가 질문할 기회를 가져야 한다. 환자의 마지막 질문에서 뜻밖에 중요한 정보를 얻을 수 있다.

의사는 환자의 협조에 감사를 표하고 이 면담이 다음 과정에 도움이 되었다고 말한다. 그리고 다음 예약을 확실히 한다.

처방전을 발행할 때는 글씨를 분명하게 하여 환자가 읽을 수 있도록 한다.

3. 특수한 상황의 면담

응급면담

응급면담 시(예를 들어 자살 시도 등) 빠르게 능률적으로 시행하여, 환자가 적절한 치료를 받을 수 있도록 적절한 곳으로 보내는 것triage이 핵심이다. 의사는 환자가 의사와 접촉할 수 있도록 또는 다른 의사의 치료를 받을 수 있도록 연락통로를 만들어 두어야 한다. 환자에 따라서는 응급이라 하더라도 전화면담을 거절하는 것 등 약속시간 외의 접촉을 미리 제한할 수 있다.

비협조적인 환자

의사소통을 할 수 없는 비협조적인 환자를 진찰해야 하는 경우, 환자의 표정, 주변 환경에 대한 반응, 외적 자극에 대한 반응, 환자가 보이는 특별한 움직임이나 행동 등을 관찰하고, 보호자 또는 제3자 등의 진술을 참조하여 정신상태를 검사한다. 환자가 말을 전혀 하지 않는 경우나 전혀 움직이지 않는 경우에도 주변에서 일어나는 일에 민감하고 이를 모두 기억하고 있는 경우가 많기 때문에 의사는 사려 깊은 태도를 견지해야 한다.

심한 정신병적 환자와의 면담

정신병을 가진 환자는 망상 같은 사고장애, 흥분, 병식결여, 판단장애 같은 증상으로 면담이 어렵다. 환자에 따라서는 통찰력을 갖게 되는 것을 두려워하기도 한다. 이들과의 면담은 지지적supportive이어야 한다. 전체 면담을 구조화해서 환자가 무엇을 질문받을 것인지, 무엇을 말해야 하는지를 알려 주는 것이 좋다. 망상에 대해 부인 일변도의 발언은 피하는 것이 좋고, 괴이한 증상에 대해 웃지 말아야 하며, 위협적으로 대하면 안 되고, 정중하고 존경하는 태도를 취해야 한다. 의사의 너무 친밀한 태도도 환자는 위협적으로 느끼기도 한다. 할 수 있는 것 외에 무엇을 해야 한다는 식의 압박감을 주어서도 안 된다. 침묵은 대개 환자를 불안하게 만든다. 환자는 사소한 것에도 모욕감과 수치를 느낀다는 것에 신경 써야 한다. 매일매일 성공적으로 생활하는 기술에 대해 초점을 맞추는 것이 좋다.

난폭한 환자

정신과 의사는 난폭한 환자를 만나는 일이 종종 있다. 예를 들면 경찰이 환자를 응급실로 데려올 때 수갑 등으로 신체를 결박한 상태로 데려오는 경우가 있다. 이럴 때는 우선 환자와 언어적 의사소통이 가능한지, 아니면 현실감각에 장애가 있어서 효과적인 면담이 불가능한지 여부를 빠르게 결정한다. 현실 검증에 장애가 있다면 면담을 시작하기 전에 먼저 투약을 할 수도 있다. 그다음에는 환자의 신체결박을 풀어 줄지 여부를 결정한다. 대체로 어느 정도 병력청취가 되고 어느 정도 공감적인 관계가 이루어질 때까지 결박상태를 유지하는 경우가 많다. 또 결박을 풀 때에는 환자를 예의 주시해야 한다. 환자가 조용하고 안정을 찾았다고 생각되면 결박을 푼 상태로 두지만, 환자가 동요하면 재결박을 고려해야 한다.

난폭한 환자는 단독으로 면담하지 않도록 한다. 적어도 한 사람이 항상 같이 있어야 하고, 경우에 따라서는 병원의 안전요원이나 경찰관이 같이 있는 것이 좋다. 정신과 의사는 환자에게 어떤 감정을 표현하거나 어떤 말이라도 할 수는 있지만, 난폭한 행동은 절대로 해서는 안 된다는 점을 명확히, 침착하고 단호하게 말해 주어야 한다. 그러나 환자를 경멸하거나 자극하는 일은 절대로 피해야 한다.

우울하고 잠재적으로 자살 가능성이 있는 환자

우울증 환자는 정신운동 지연이나 절망감 같은 증상 때문에 자신의 상태를 자발적으로 설명하기 어려운 경우가 많다. 따라서 의사는 우울증과 연관되는 병력과 증상을 하나하나 물어보아야 한다. 이때 정신과 의사는 섣불리 모든 것이 다 잘될 것이라고 안심시키지 않도록 주의해야 한다. 대신, 그럼에도 불구하고 치료하는 방법을 찾아내기까지는 해야 할 일과 시간이 좀 필요할지 모르지만 분명히 도와줄 수 있음을 진실 되게 말해 준다.

우울한 환자를 면담할 때 특별히 관심을 가져야 할 점이 자살 가능성이다. 겉으로 보아서는 자살 위험이 없어 보여도 자살 가능성을 반드시 염두에 두어야 한다. 자살의도에 대해 분명하게 질문한다. 만약에 환자의 자살 위험이 높다고 판단되면 입원을 시키거나 기타 안전한 보호책을 마련해야 한다.

망상이 심한 환자

환자가 가진 망상에 직접적으로 도전하고 공격하는 것은 삼가야 한다. 망상은 방어적이고 자기보호적인 수단이므로 그런 망상을 틀렸다거나 불가능한 일이라고 매도하면 환자의 불안이 증폭되어 더욱더 필사적으로 망상에 매달리게 된다. 그러나 환자의 망상을 의사도 같이 믿는 척하는 것도 좋지 않다. 바람직한 태도는 환자가 그런 망상을 진실이라고 믿는다는 것을 이해하지만 그런 믿음에 의사는 동조하지 않음을 나타내 보이는 것이다. 또한 특정 망상이 환자에게 어떤 의미와 기능이 있는지를 이해하기 위해서는 그런 망상의 밑바닥에 있는 느낌과 공포 또는 희망에 초점을 맞추도록 한다. 환자는 정신과 의사가 자신을 존중하고 이해해 준다고 느끼면, 그때부터는 망상에 대한 이야기보다는 자신에 대한 말을 더 하게 될 것이다.

속이려는 환자

환자가 의사를 속이려는 이유는 환자역할sick role, 이차이득을 위해 등 다양하다. 의사는, 검사상 생물학적 근거가 없음, 본인의 호소에 일관성이 없음, 본인의 호소와 다른 사람의 증언collateral information이 일치하지 않음, 심리검사 등으로 거짓 진술을 판단할 수 있다.

약물이용 면담

Sodium amytal이나 sodium pentotal, diazepam 등의 약물을 서서히 정맥주사하면서 시행하는 면담을 의미한다. Narco-synthesis라고도 한다. 이는 심한 정신적 억압을 제거하여 무의식적 내용을 의식세계로 나타나도록 하기 위함이다. 전환장애, 외상후 자극장애, 둔주, 심인성 기억상실 등에 사용될 수 있다.

제한적 상태의 또는 법의학적 정신의학적 진찰

위기crisis 상태, 재난 시, 소아, 형사상 또는 민사상 법적인 정신감정을 위한 진찰 등 특정 상황에 대해서는 위에서 말한 정규면담과는 다른 형태의 면담이 필요할 수 있다. (제30장 소아·청소년 정신의학, 제31장 노인정신의학, 제33장 응급 및 재난 정신의학, 제37장 법, 정신의학, 그리고 윤리 참조)

II. 정신의학적 진찰

1. 병력 조사history taking

정신의학적 진찰psychiatric assessment은 병력조사로부터 시작된다. 이는 다른 의학 분야에서와 마찬가지로 진단과 치료에 필수적이다. 이는 정신장애에 대한 종단적longitudinal 조사이다. 핵심적 기술은 환자가 자신의 언어로 자신이 중요하다고 판단한 바에 따라 자신의 이야기를 하도록 하는 것이다. 그러나 기록은 다음과 같이 조직적으로 한다.

신원identifying data

환자의 이름, 성별, 나이, 생년월일, 주민등록번호, 출생지, 종교, 결혼 여부, 교육정도, 직업, 직장, 인종, 주소, 전화번호, 가족과 주치의, 주요친척과 이웃에 대한 자료 등이 포함된다.

정보제공자informants에 대해서도 신원과 환자와의 관계와 정보의 신뢰성에 대해 기술한다.

환자가 스스로 내원하였는지, 누군가가 데리고 왔는지, 누구의 의뢰로 왔는지 등을 밝힌다.

주소主訴chief complaint

환자가 방문한 이유를 환자의 말 그대로 적는다. 환자의 말이 비논리적이고 괴이해도 그대로 적어 둔다. 환자가 말하지 않을 경우, 정보제공자가 환자가 방문한 이유에 대해 말한 것을 기록한다. 정보의 신뢰성에 대해 언급한다.

현병력present illness

현재의 주 문제점chief problems을 조사 기록한다. 가능한 한 환자 자신의 설명 그대로 기록하도록 한다. 환자의 상태가 나빠 이야기를 잘 못하면 제삼자에게서 들을 수 있다. 가족과 기타 관련된 사람들의 관점도 기록한다. 문제의 내용과 그 심각성도 잘 기술해야 한다.

핵심은 환자의 증상의 발병과정(evolution)을 기술하는 것이다. 모든 증상의 발생과정을 체계적으로 기술함으로써 정확한 진단과 감별진단을 내릴 수 있다. 그러한 증상들이 언제 발생했으며(onset), 그동안 경과는 어떠하였는가(급성 발병 또는 전진적 발병)를 조사해야 한다. 또한 그런 증상으로 인해 환자가 얼마나 무능상태에 있었는지 심각도를 기술한다. 그런 증상들로 자신이나 가족 내지 주변 사람들에게 어떤 어려움을 주고 있는지 등을 기술한다. 또한 문제들의 발생, 악화 및 호전에 관계된 유발인자, 즉 환경적 요인 및 신체건강상태, 그리고 이차적 이득도 조사한다. 현재 증상에 대해 누구로부터 무슨 진단과 치료(예: 약물의 종류와 용량 등)를 언제 및 얼마나 오랫동안 받았는지를 기술한다. 과거 유사한 증상들이 있었는지, 만약 있었다면 그 기간, 횟수, 진단과 치료(의사이름 포함) 등에 대해 알아보아야 한다.

현재 증상에 대한 치료경험에 대해서도 조사해야 한다. 진단, 치료약물, 기타 치료방법들에 대해 기술한다.

과거 병력past illness

과거의 정신질환을 포함하여 신체질병의 병력medical history, 수술, 상해(특히 두부 상해), 알레르기 등을 조사하고, 발생나이, 진단, 삽화의 기간들, 증상, 입원경력, 치료의 종류, 약물의 종류와 기간, 효과, 경과 등을 시간대별로 자세히 기록한다. 병전의 평소 성격에 대해서도 자세히 조사한다. 음주나 물질사용의 병력을 반드시 확인해야 한다. 가능하면 가족의 진술은 물론 과거 치료기록을 참조할 수 있어야 한다.

가족력family history

전체 가계도를 파악한다. 부모에 대한 자료부터 기록하되, 건강하신지, 살아 계시는지, 돌아가셨다면 언제 돌아가셨는지, 사인은 무엇인지 등을 묻는다. 가족의 직업, 교육 수준, 사회경제적 계층, 가족적 질환의 유무, 유전적 요소 등을 알아본다. 특히 가정의 분위기, 가족 간의 인간관계, 가족생활의 중요

한 사건, 가족 중의 정신장애(정신병원 입원여부 등), 음주문제와 범죄 관련, 약물사용, 자살시도 등을 묻는다. 장애와 관련하여 친가와 외가의 조부모에 대해서도 조사한다. 환자뿐만 아니라 다른 가족의 이야기를 들어볼 필요도 있다. 가족 구성원 중 누가 환자에게 도움이 되는지 또는 해를 끼치는지를 파악한다.

개인력personal history

환자의 평생에 대한 이야기를 상술한다. 핵심은 현재의 상태에 대해 정확한 평가와 진단을 내리기 위한 것이다.

환자의 생년월일, 출생지, 출생이 환영받았는지의 여부, 정상 출산 여부, 임신 중과 출산 후의 모친의 건강 상태, 수유방법, 말하거나 걷기 시작한 시기 등의 발육상황, 어려서의 성격 특징, 신경증적 경향, 야뇨, 신경증, 말더듬, temper tantrum, 경련 같은 행동문제의 과거병력에 대해 묻는다.

특별히 평생에 걸친 가족관계를 알아본다. 부모형제 간의 관계도 중요하다. 가정의 문화 종교적 태도를 알아본다. 성장과정 중 환자에게 특별한 영향을 주었을 만한 가족, 기타 사람이나 사건과 이에 대한 환자의 감정반응, 기억 등을 알아본다.

학교생활의 적응, 인지기능과 운동능력, 신체건강, 정서문제, 학력, 성적, 교우관계, 특별활동, 학교공포, 선생님에 대한 태도 등을 조사한다. 학교 밖 생활, 교우관계 등도 조사한다.

정신성발달에 대해 조사한다. 언제 첫 성경험이 있었는지, 이성관계가 어떠하였는지 조사한다. 초경연령, 월경의 규칙성 여부, 월경주기, 월경곤란, 월경전 불쾌장애, 폐경 시의 증상을 조사한다. 결혼 여부, 가정생활과 자녀들의 수, 유산경험 등을 조사한다. 결혼생활에 대해서는 배우자와의 관계, 성생활 등에 대해 청취한다. 성생활에 대한 질문은 상대를 보아 가며 조심스럽게 실시한다. 자위행위에 대한 것, 동성애 경험, 결혼 외의 성적 체험 등을 조사한다.

성인이 된 후 직업에 관한 자료로 취직, 일의 내용, 직장에서의 인간관계, 근무상태를 살펴보며(실업자였다면 그 이유), 수입은 얼마였는지, 직장을 자주 전전하였던 경우 특히 주의를 기울여 알아본다. 군대생활을 하였다면 이를 조사한다.

그 외에 술, 담배, 약물 등을 일상적으로 사용하는지 등을 살펴야 한다. 현재의 생활상태, 법적 문제도 조사한다. 환자에게 도움이 되었던 지지체계에 대해 조사한다.

2. 정신상태 진찰mental status examination

이는 정신장애에 대한 횡단적cross-sectional 평가이다.

외모, 전반적 태도 및 활동성

appearance, general attitude and behavior

외견상 나타나는 모습, 태도나 행동, 복장상태에 대해 관찰한다. 환자가 병이 들어 보이는가, 실제 나이에 맞게 보이는가 혹은 더 늙거나 어리게 보이는가 등을 관찰 기록한다. 일례로

우울증 환자는 흔히 나이보다 더 늙어 보이는 경우가 많다. 자세는 어떠한가, 불안한가 등도 관찰한다. 예를 들어 우울증 환자들은 힘이 없고 축 처져 있다. 검사요구에 잘 응하는지의 여부, 말투, 복장, 행동거지에서 달라진 점은 없는가를 기술한다.

면담자에 대한 환자의 태도가 협조적인가, 주의를 기울이는가, 솔직한가, 흥미를 느끼는가, 유혹적인가, 방어적인가, 적대적인가, 장난조인가, 회피적인가 등을 기술한다.

운동motor activity: 활동이 현저하게 감소하거나 증가하였는가, 자발적 행동은 어떠한가, 자극에 대한 반응은 어떠한가 등을 기술한다. 틱이나 상동증적인 동작, 반향언어, 반향동작, 납굴증waxy flexibility, 거절증, 강박증, 언어장애, 공격성 따위는 없는가, 식사나 수면 습관, 청결 여부 등을 기술한다. 특이 소견(예: 문신)이 있는지 기술한다. 몸에서 나는 냄새도 중요한 정보이다.

의식consciousness**의 장애**: 의식혼탁은 주변 파악 능력이 전반적으로 감소되어 있는 상태이며, 외부자극에 집중할 수 없고 목표를 향한 일관성 있는 사고나 행동을 할 수 없다. 이 경우 대부분 기질성 뇌장애가 있다고 볼 수 있다. 의식의 정도를 표현하는 용어로는 명료alertness, 몽롱somnolence, 기면lethargy, 혼탁clouding, 혼미stupor, 혼수coma 등이 있다.

사고와 말thought and Speech
사고의 과정thought process: 말수가 많은지 적은지 또는 말을 하지 않는지, 스스로 이야기하는지, 큰 소리인지 작은 소리인지, 또는 질문받을 때만 이야기하는지, 주저하며 말하는지, 천천히 말하는지 빨리 말하는지, 유창한지 더듬거리는지, 요점 또는 줄거리 없이 이야기하는지, 화제를 바꿔 버리는지, 이야기 도중 갑자기 옆길로 나가는지, 우원증, 사고분일, 지리멸렬, 차단, 부조리한 진행 등 연상의 이완loosening of association 등이 있는지를 관찰하여 기록한다.
사고의 내용contents of thought: 환자 자신에 대한 생각 또는 주위 사람들이나 주위의 여러 가지 일에 대한 환자의 생각에 대해 질문한다. 자신이 특별히 주목받고 있다고 생각하는가, 특별히 사람들이 자기를 피하고 있다고 생각하는가, 존경하고 있다고 생각하는가, 자신의 과거행동, 도덕성, 소유물, 건강에 대해 어떻게 평가하는가, 자신의 소유물이나 개인적 능력에 대해 실제보다 크거나 높게 평가하고 있는가, 환자가 몰입해 있는 주된 생각(優格概念)predominant thoughts, 몰입된 사고preoccupation에 대해 묻는다. 망상, 강박증, 공포증, 건강염려증, 자살의도, 살인의도 등의 특별한 생각을 갖고 있으면 그 내용에 대해 알아본다.

지각perception
환청, 환시 등의 환각이나 착각에 대해 알아내는 것이 필요하다. 환자가 무엇인가 잡음을 들은 적이 있는가, 사람의 목소리가 들리는가, 환각이 밤에 일어나는가 낮에 일어나는가, 내

용은 어떠하며, 복잡성, 선명성은 어느 정도인가 등을 조사한다. 이인증, 비현실감 등도 조사한다. 환자는 그것을 어떻게 받아들이는가, 어떤 상황에서 나타나는가 등을 묻는다. 정상인에서도 나타날 수 있는 입면성 환각을 감별해야 한다.

감정반응emotional reaction
환자의 감정반응은 이미 전반적 행동, 말투, 행위에서 나타난다. 환자에게 기분mood은 어떠한가를 물어보기도 하고, 우울한가 조증적인가, 감정이 변하기 쉬운가, 감정변화의 요인은 무엇인가, 환자의 행동·표정이 환자 자신이 술회하는 자신의 감정 상태와 일치하는가를 관찰한다. 감정이 고양되어 있는지 우울한지 불안한지, 또는 감정반응이 부적절한지 불충분한지 양가적인지 기술한다. 환자가 진술하는 내용에 따른 감정의 반응을 기록한다.

인지기능cognition
기억력, 계산력, 지남력, 읽기, 쓰기, 독해력, 일반적인 지식, 상식, 추상력 등의 지적 능력에 대해 조사한다.

기억memory: 개인의 과거역사를 물어봄으로써 장기 기억능력을 알아볼 수 있고, 몇 시간 전의 일을 물어보거나 조금 전에 대화하였던 내용을 다시 물어봄으로써 단기 기억능력을 알아볼 수 있다.
주의력attention: 철자를 거꾸로 말해 보게 한다. 100에서 7씩 빼나가게 함으로써 집중력을 검사할 수 있다.
지남력orientation: 시간(날짜, 연도, 요일 등), 장소(여기가 어딘지), 사람(자신의 정체성이나 면담자가 누구인지 등)에 대해 질문한다.
시공간능력visuospatial ability: 간단한 도형을 그리게 한다. 예를 들어 원속의 사각형 또는 11시를 가리키는 시계판 등을 그리게 한다.
읽기, 쓰기: 텍스트를 주고 소리 내어 읽게 하거나 그대로 써보라고 한다.
일반 정보general information: 대통령의 이름을 물어봄으로써 일반적 지식에 대해 알아볼 수 있다.
계산력calculation: 간단한 계산을 시켜 본다.
판단력judgement: 길에서 편지를 주웠을 때 어떻게 할 것인가 같은 내용을 물어보아 사회적 판단력을 알아볼 수 있다.
추상력abstraction: 속담풀이를 하도록 하여 추상능력을 평가해 볼 수 있다.

병식insight
병식은 자신이 얼마나 병들어 있는지를 아는가, 자신의 병의 종류를 인식하는가, 치료받는 이유를 아는가, 발병에 관한 정신역동적 의미를 얼마만큼 이해하고 있는가 하는 것이다. 병식의 수준은 다양한데, 완전히 병을 부인하는 것, 병을 어느 정도 인식하고 도움이 필요하다는 것을 알지만 동시에 부인하는

것, 병을 인식하나 타인을 탓하는 것, 그리고 지적인 병식, 진실한 감정적 병식 등이 있다. 정신치료는 병식을 갖도록 해주는 것이 일차목적이지만, 이것이 훈습working through되어 생활방식이 변화되는 것이 최종 목적이다.

신체적 평가

신체진찰, 신경학적 진찰neurological examination, 임상병리검사, 신경심리검사 등을 시행한다(아래 Ⅲ. 신체적 평가 참조).

3. 진단 및 치료계획

이상 정신의학적 진찰 결과를 요약하고, 잠정적 진단diagnostic impression을 내리고, 감별진단에 대해 토론하고, 정신역동적 공식화dynamic formulation를 하고, 어떤 검사를 더 할지, 그리고 어떤 치료를 할지에 대한 계획therapeutic plan 등에 대해 기록한다.

Ⅲ. 신체적 평가

신체적 검사는, 정신장애의 생물학적 원인을 알기 위해 또는 정신장애를 가진 환자의 신체적 문제를 발견하기 위해 사용되는데, 현재는 아직 부족하지만 장차 정신장애의 유전적 또는 생물학적 marker를 찾는 데 중요한 기술이 될 것이다.

1. 신경학적 진찰

정신과 환자에서도 신경학적 진찰은 체계적으로 수행되어야 한다. 우선 병력청취는 구체적이어야 하며, 시간적 경과에 따른 변화를 잘 기술해야 하고, 유발인자와 악화 및 완화 요인들을 포함해야 한다. 그리고 일반적 신체검사와 혈액, 간기능 검사 등의 이학적 검사가 뒤따른다.

뇌신경cranial nerve

12개 뇌신경 각각의 독특한 기능에 대해 검사한다. 특히 유의할 점은 대뇌반구 내에 병소가 있을 때 다음과 같은 뇌신경 증상이 나타난다는 것이다. 예를 들어 제2뇌신경(시신경)에서는 contralateral homonymous hemianopsia가 나타나며, 제3, 4, 6 뇌신경에 자극적 병소나 파괴적 병소가 있을 때는 안구의 돌아감, 제5삼차신경에서는 병소가 있는 곳의 반대쪽의 안면의 감각장애, 제7안면신경에서는 병소가 있는 곳의 반대쪽 안면(이마 제외)의 마비, 제11부신경에서는 병소가 있는 곳의 반대쪽 삼각근의 무력, 제12인후신경에서는 병소가 있는 곳의 반대쪽 혀의 마비가 나타난다.

운동상태motor status

사지의 무력상태, upper motor neuron 장애의 spasticity, lower motor neuron 장애의 flaccidity, 사지와 동체의 자세 뒤틀림 등을 진찰한다. 근육의 긴장도, atrophy, fasciculation, tenderness 등도 진찰한다.

불수의적 운동에는 주로 추체외로증상이 나타나는데, 파킨슨증, athetosis, 무도병chorea, dystonia, dyskinesia, choreoathetosis, hemibalism 등이 있고, 기타 각종 틱, tourette syndrome, 사경torticollis, 진전, hemifacial spasm, restless leg syndrome, 뇌전증epilepsy 등이 있다.

운동의 협응coordination도 보아야 하는데, 여기에는 서고 걷는 균형성equilibratory 기능과 사지의 운동조화를 보는 비균형성nonequilibratory 기능이 있다. 전자의 검사법은 Romberg's sign이며, 후자는 빠르게 반대행동을 반복하게 하는 교대운동diadochokinesis을 하게 한다.

감각기능sensory function

촉각, 통증, 온도, 압박감, 진동vibration, 자세, 미세분별감각fine discriminative sensation을 검사한다.

기타

반사운동reflex으로 deep tendon reflex와 병적 반사인 Babinski sign 등을 검사한다. 자율신경계기능에 대해서는 피부의 발한, 온도 등을 보고, 내분비계기능은 체모의 발육상태, 비만상태 등을 본다.

2. 신경학적 검사도구

뇌파electroencephalography; EEG

뇌파는 주로 뇌전증의 진단에 사용되며, 그 밖에 치매와 섬망, 두부외상, 의식 수준, 환각, 해리현상의 진단에도 도움이 된다. 뇌전증 진단 때 뇌전증 뇌파가 나타나지 않을 수도 있는데, 이를 자극하는 기술로 광선자극, 과호흡, 수면박탈과 수면기법 등이 있다. 변연계의 장애를 보기 위해서는 nasopharyngeal electrode(코-인후 속에 전극을 둠)를 사용한다.

뇌파의 이상은 정신장애의 진단에 보조적으로 이용될 수 있다. 감염 같은 광범위한 뇌병변 때는 전반적 서파slow wave가 나타난다. 국소적 장애 때는 국소적 서파가 나타난다. Hepatic encephalopathy 또는 toxic metabolic encephalopathy에서는 특이한 triphasic wave가 나타난다. 뇌전증이나 국소적 급성 파괴적 뇌손상 때는 특이한 뇌전증형 뇌파가 나타난다. 뇌의 무산소증 때는 전반적 극파sharp wave가 나타난다. 신경안정제(benzodiaepine, barbiturate 등)는 전반적 beta-파를, 아편류와 흡입제 등은 서파를, 마리화나, 코카인, 니코틴 등은 alpha-파의 증가를 나타낸다.

정신과적 질환에서 뇌파는 비특이적이며 일정하지 않기 때문에 현재로서는 뇌파를 정신과적 진단의 근거로 삼기는 어렵다. 그러나 감정장애 때 비정상적인 뇌파가 출현하는 경우가 있다.

뇌파는 특수용도로도 이용된다. 진정역치*sedation threshold*는 뇌파상 속파*fast wave*를 일으키는 amobarbital의 용량으로 표시된다. 불안, 반응성 우울, 조현병 때 역치가 높고, 정상일 때 뇌증후군, 내인성 우울 때 역치가 낮다.

심부전극*depth electrode*은 시상하부, 편도 등에 전극을 놓는 경우인데, 이때 각종 정신질환에서 특수형태의 뇌파가 나타난다.

전산화 뇌파*computerized EEG*: 특정 주파수의 부위별 분포를 컴퓨터로 분석하여 영상(EEG mapping이라고도 함)으로 그려 낸 것으로, 뇌파를 눈으로 판독할 때 생길 수 있는 실수를 보완한 것이다. 이는 환자 인체에 대해 비침습적이며 당시의 뇌기능을 측정한다는 장점이 있다. 향정신성 약물의 치료효과를 예측하는 등 장차 정신과에서 진단과 연구에 크게 이용될 전망이다.

다원수면검사*polysomnography*: 수면 시 뇌파를 측정하면서, 안구운동, 심전도, 근전도, 음경발기 상태까지 동시에 기록한다. 그 밖에 혈중산소포화도, 신체 움직임, 체온, 전기피부반응*galvanic skin response*, 위액분비까지 동시에 기록하기도 한다. 이는 수면 관련 장애를 진단하기 위해서인데, 특히 렘*REM*수면 연구에 도움이 된다.

유발전위*evoked potential*: 일정한 감각자극(시각, 청각, 신체감각 등)에 의한 특정 뇌파반응을 컴퓨터로 평균화*averaging*하여 나타낸 파형이다. 사건관련전위*event related potential*; ERP라고도 한다. 자극 종류에 따라 체감각유발전위*somatosensory evoked potentials*, 청각유발전위*auditory evoked potentials*, 시각유발전위*visual evoked potentials*라 한다. 특히 청각유발전위검사 결과 positive wave(아래로 내려간 파)와 negative wave(위로 솟은 파)로 구성된 특정 형태의 파형이 생산된다. 그 특정 파가 나타난 시간에 따라 P300(300milisecond에 나타난 아래로 내려간 뇌파라는 의미) 등의 명칭이 붙는다. 초기의 유발전위 파형들은 감각신호가 감각중추나 연상중추에 이르렀을 때를 반영하고, 후기의 파형들은 자극에 대한 인지적·심리적 반응들을 반영하는데, 진단과 연구에 널리 이용되고 있다.

뇌척수액*cerebrospinal fluid*; CSF

요추천자*lumbar puncture*로 뇌척수액의 압력, 색깔, 투명도, 혈구, 단백질, 당, 매독검사 등을 시행한다. 검사 소견은 대뇌의 화학적 변화를 반영한다.

뇌영상*brain imaging*

뇌영상기술은 뇌의 구조와 화학적 기능 등을 측정하고 이를 시각적 영상으로 나타내는 것으로, 살아 기능하는 전체 뇌를 연구할 수 있는 강력한 첨단 연구도구이다(그림 7-1).

X선검사: 두개골과 대뇌의 구조적 형태를 검사한다. 특수방법으로 뇌혈관조영술*neuroangiography*, 기뇌조영술*pneumo-encephalography* 및 척추검사를 위한 척수강조영술*myelography* 등이 있다.

컴퓨터단층촬영*computed tomogram*; CT: 이는 X선이 조직을 통과할 때 조직마다 흡수되는 정도가 다른 것을 컴퓨터로 계산하여 영상으로 그려 낸 것으로 뇌실의 확장, 피질의 위축, 종양, 혈관장애, 좌우비대칭성 등의 구조를 조사하고, 뇌증후군을 진단하는 데 매우 적절하다. 특히 석회화 병변을 알아내는 데 우수하다(그림 7-1B).

자기공명영상*magnetic resonance imaging*; MRI: 강력한 자장하에서 인체 각 장기 내에 있는 수소 원자핵의 위치 변화에 따라 방출되는 electromagnetic energy를 측정하여 컴퓨터로 영상화한 것이다(그림 7-1D).

Functional MRI(fMRI): 혈역학적 활동도*hemodynamic activity*의 국소적 변화를 영상화하여 다양한 정신과정이 어떤 뇌구조와 관련되는지를 연구할 수 있는 자기공명영상의 한 기법이다.

Magnetic Resonance Spectroscopy(MRS): MRS에서는 protium(1H), phosphorus 31(31P), lithium 7(7Li), florine 19(19F), cabon 13(13C) 등에서 나오는 신호를 사용한다. 이는 N-acetyl aspartate, creatinine, choline, myoinositol 등에 의한 세포기능을 측정함으로써 신경세포의 손상에 대한 정보를 제공한다.

단일광전자방출전산화단층촬영*single photon emission computed tomography*; SPECT: 이는 방사성 물질(technetium-99m, iodine-123, Xenon-133 등), d, l, hexamethy-lpropyleneamine-oxime(HMPAO)이나 iodoamphetamine 등에 부착시켜 주사하여 이들이 각각 혈뇌 장벽을 넘어 뇌로 들어갔을 때 여러 기관에 분포한 상태를 방출되는 photon을 측정해서 영상화한 것이다. 이로써 국소 뇌 혈류량*regional blood flow*; rCBF를 측정한다. I-123을 부착한 isoflupane을 이용하는 DAT-SPECT는 파킨슨병 진단에 사용한다(그림 7-1F).

양전자방출단층촬영술*Positron emission tomography*; PET: 이는 중추신경계에서 사용되는 화학물질을 동위원소로 만들어(예: fluorine-18-deoxyglucose, FDG) 체내 주입하고 거기서 방출되는 양자를 대뇌 각 부위별로 측정해서 컴퓨터로 영상화한 것이다(그림 7-1C). 해부학적 구조는 물론 대사활동 정도와 뇌 혈류량을 볼 수 있는 장점이 있다. 신경인지장애 감별평가와 뇌전증의 foci 위치화에 이용될 수 있다.

Neuroreceptor Imaging: 최근에는 PET와 SPECT에서, 동위원소를 dopa 같은 dopamine 전구물질이나 수용체-ligand, 또는 transporter, enzyme 등에 부착하여 뇌 내 분포를 영상화함으로써 신경전달물질의 분포와 이동, 수용체의 뇌 내 분포와 밀도*density* 또는 향정신성 약물의 수용체 결합 등을 연구하고 있다.

Magnetoencephalography(MEG): 신경세포의 전기적 활동에 의해 생성된 자장을 측정하여 컴퓨터로 영상화하는 기술

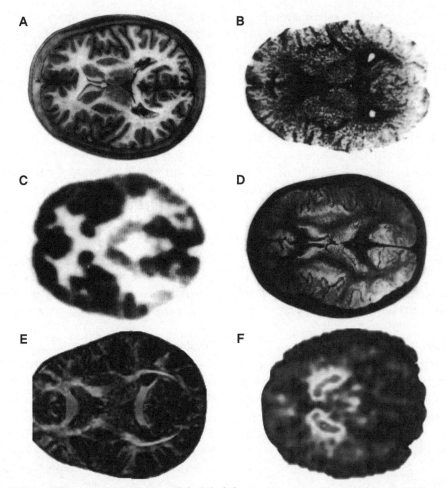

그림 7-1 여러 가지 뇌영상brain imaging**기술. A.** 실제 뇌의 단면, **B.** CT, **C.** PET, **D.** MRI, **E.** Diffusion Tensor Imaging(DTI), **F.** DAT-SPECT. CT가 실제 뇌 단면과 유사한 양상을 보이고, PET는 신경세포의 활동량(검은 부분일수록 활동량이 크다)을 보인다. MRI는 양자를 다 볼 수 있다. DTI는 분자의 확산diffusion을 MRI로 지도화한 것으로 주로 신경경로를 본다. DAT-SPECT는 파킨슨병을 진단하는 데 사용된다.

이다. 환자에 대해 비침범적인 것이 장점인데, 뇌파와 달리 피질하 구조에 대한 정보도 제공한다. 현재 연구용으로 사용된다.
Diffusion Tensor Imaging(DTI): 조직 내 물의 확산diffusion 속도의 차이를 측정함으로써 뇌 또는 기타 조직의 미세구조적 속성을 연구하는 데 사용된다(그림 7-1E). 뇌에서는 백질white matter의 경로tract를 측정하는 데 이용된다(tractography)(이로써 백질의 지도화map가 가능해졌다).

기타

뇌음향도echoencephalography, 초음파진단diagnostic ultrasound, 근전도electromyography; EMG, nerve conduction velocity 측정 등이 있다.

3. 실험실 검사

정신장애의 신체적 원인을 알기 위해 또는 정신장애에 동반되는 신체 상태를 파악하기 위해, 또는 생물학적 치료의 부작용을 파악하기 위해 신체검사를 실시한다. 그러나 정신장애를 평가하기 위해 routine laboratory test를 해야 하는가에 대해서는 통일된 견해가 없다.

검사실 검사

인지장애 노인의 경우 routine screening test(CBC, serum chemistry, urinalysis), 뇌영상검사와 더불어, 비타민 B12 결핍, 갑상선저하증, ESR, rheumatoid factor, antinuclear antibody 등을 확인하는 것이 권장된다. 또한 특정한 장애를 확

인하기 위해 HIV serology, CSF검사, unrine porphyrin, C-reactive protein, apolipoprotein E genotyping 등이 필요하다.

물질남용을 진단하기 위해 혈중 특정물질을 검사한다. 응급실에서 정신의학적 증상을 호소하는 환자 중 약 20%에서 소변에 알코올에 대한, 그리고 약 40%에서 물질에 대한 양성반응이 나타난다고 한다. 혈중보다 소변에서 남용물질이나 그 대사산물이 더 장기간 검출된다(알코올과 barbiturate는 예외).

우울증, 조현병 등의 진단과 생물학적 연구를 위해 혈중, 소변, 또는 뇌척수액에서 MHPG(3-methoxy-4-hydroxy-phenylglycol, norepinephrine의 대사산물), 5-HIAA(5-hydroxyindoleacetic acid, serotonin의 대사산물), HVA(homo-vanillic acid, dopamine의 대사산물) 등을 측정한다. 한때 우울증 진단을 위해 Dexamethasone Suppression Test(DST)나 TRH stimulation test가 권장되었다. 최근 타액으로 유전자검사, 코르티솔검사, 단백질(proteomic)검사가 가능해지고 있다.

흉부X-선검사와 심전도: 반드시 필요한 경우는 아니지만, 의심스럽거나 노인의 경우나 응급실 상황에서 사용한다.

치료약물 모니터링

약물의 특정 농도가 효과와 관련되고 더 높은 농도에서는 효과가 커지지도 않으며 부작용만 증가하기 때문에 적정 농도를 유지하려 한다. 이를 위해 정기적으로 혈중 약물농도를 측정하는 치료약물 모니터링therapeutic drug monitoring; TDM을 실시한다. 이에 해당하는 약물은 lithium, valproate, carbamaze-pine, 삼환계 항우울제 등이다.

유전자검사

유전학의 발달에 따라 유전자검사를 통해 현재 장애의 진단뿐 아니라 미래 어떤 장애가 나타날지에 대한 예측도 가능하게 되었다. Pharmacogenetics은 유전자검사를 통해 환자에게 어떤 약이 효과를 나타낼지를 예측하게 해준다. 현재 cytochrome P450(CYP) 효소체계의 유전인자들의 다형성polymorphism에 대한 genotyping test가 가능하지만 임상에 이용되기 위해서는 더 연구가 필요하다.

Ⅳ. 심리평가

1. 심리검사psychological tests

심리검사란 능력, 성격, 흥미, 태도 등과 같은 심리학적 구성요소들을 수량화하기 위해 표준화된 신뢰성 있고reliable 타당한valid 측정도구를 말한다.

구성요소란 '외향성' 또는 '내향성' 등 심리학자들이 만들어 낸 가설적인 개념이다. 이는 직접 측정하는 것이 불가능하며, 사람의 행동을 관찰함으로써 '내향성의 정도' 또는 '외향성의 정도'를 추론inference할 수 있을 뿐이다.

표준화 심리검사란, 경험적으로 작성되어 실시 및 사용을 위한 분명한 지침이 있고 적절한 규준 및 신뢰도와 타당도의 자료가 제시되는 검사를 의미한다. 측정이란 대상 자체가 아니라 내향성 및 외향성 같은 그 대상의 속성attribute에 수치를 할당하는 과정이다.

정신과 진찰에서의 심리검사의 목적은 정신의학적 진단을 보조하고 치료방침을 세우는 데 도움을 주는 것이다. 그러나 이는 어디까지나 보조적인 것으로, 진단은 임상적 관찰에 근거하지 않으면 안 된다. 다만 숙련된 심리 검사자가 시행한다면 환자의 정신상태에 대해 객관적이고 가치 있는 자료를 제공할 수 있다.

심리검사의 장점은 병의 정도를 객관적으로 파악할 수 있고, 수량적으로 취급할 수 있으며, 단시간 내에 검사를 실시할 수 있다는 것이다. 경우에 따라 집단검사도 가능하다.

심리검사를 의뢰할 때 환자의 상태를 잘 기술해 주고 의사가 검사를 통해 알고자 하는 문제점을 정확히 기술해야 한다.

지능검사intelligence test

세계적으로 널리 사용되는 대표적인 지능검사는 1939년에 D. Wechsler가 개발한 웩슬러형 지능검사이다. 우리나라에서는 최근 이를 재표준화한 아동용 Korean-Wechsler Intelli-gence Scale for Children-IV(K-WISC-IV)와 성인용 Kore-an-Wechsler Adult Intelligence Scale-IV(K-WAIS-IV)가 사용되고 있다. 웩슬러형 지능검사는 언어성 지능, 동작성 지능으로 구성되며 전자에 6개 소검사, 후자에 5개의 소검사가 있다.

성격검사personality test

인격의 성향을 검사하는 방법이다. 질문지를 이용해서 자신의 특징에 대해 응답하도록 하는 자기보고식 검사(MMPI 등)와 비구조적인 과제를 제시하고 자유롭게 연상하도록 하여 분석하는 투사적 검사projective test(로르샤흐검사, 주제통각검사, 인물화검사, 단어연상검사, 문장완성검사 등)가 있다.

미네소타 다면성 인성검사

Minnesota multiphasic personality inventory; MMPI

1942년 S. R. Hathaway와 J. C. McKinley에 의해 고안되어 널리 사용되는 자기보고형 검사이다. 현재 국내에서 주로 사용하는 MMPI-2에서는 해당 질문에 대해 '예', '아니오' 둘 중의 하나로 답변한다. 567문항의 많은 문항 수에도 불구하고 축적된 방대한 연구결과에 근거하여 세밀한 해석이 가능하다. 하위 10개의 임상척도는 건강염려증(Hs, Hypochondriasis), 우울증(D, Depression), 히스테리(Hy, Hysteria), 반사회성(Pd, Psychopathic deviate), 남성성-여성성(Mf, Masculinity-Femininity), 편집증(Pa, Paranoia), 강박증(Pt, Psychasthenia), 조현병(Sc, Schizophrenia), 경조증(Ma, Hypomania), 사회적

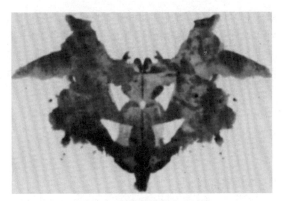

그림 7-2 로르샤흐검사 제1카드

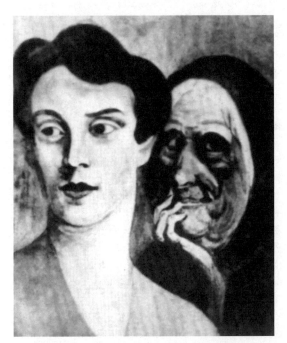

그림 7-3 주제통각검사에 쓰이는 그림의 일례

내향성(Si, Social introversion) 등이다. 척도의 점수가 높을수록 해당 정신병리가 심각함을 나타낸다. 그러나 상대적으로 낮은 점수에 대한 해석을 뒷받침할 연구는 부족하여 낮은 점수는 조심스럽게 해석되어야 한다.

로르샤흐검사*Rorschach test*

1921년 H. Rorschach에 의해 창안되었다. 일련의 막연하고 무의미한 잉크 반점*ink blot*에 대해 한 사람이 일으키는 지각반응을 분석하여 개인의 인격성향을 추론하는 검사이다. 10장의 카드가 있고 각각의 카드에는 잉크 반점 무늬가 있다(그림 7-2). 흑백카드가 5장, 색채카드가 5장 있는데, 순서대로 카드를 보여 주면서 무엇으로 보이는가 또는 어느 부위를 무엇으로

생각하였는가 등을 묻고 답한다. 각각의 카드에 대한 반응 내용, 반응 방식, 반응의 수 등에 의해 해석한다.

주제통각검사*thematic apperception test; TAT*

1935년 H. A. Murray에 의해 고안된 방법으로, 여러 가지 인물 또는 상황을 그린 20장의 그림으로 구성된다(그림 7-3). 피검자는 카드에 그려져 있는 대상이 어떤 상황에 있는가 또는 무엇을 하고 있는가를 느끼는 대로 설명한다. 이는 환자가 그 인물과 자기 자신을 동일시하여 자신의 원망, 갈등, 공포 따위를 투사하도록 하는 투사적 검사법의 하나이다.

문장완성검사*sentence completion test*

검사자가 관심 있는 분야에 관련된 어떤 문장의 일부를 주고, 나머지를 작문하여 문장을 완성하게 하는 것이다. 의식적 연상을 시키는 것이다.

인물화검사*draw-a-person test; DAP*

남녀를 그리게 하거나*DAP*, 집-나무-사람을 그리도록 하거나*house-tree-person test*, 또는 가족과 동물을 그리도록 하여, 환자의 내면 및 환자와 주변 환경의 관계를 알아보려는 검사법이다. 소아에서 지능 측정용으로도 활용가능하다.

신경심리검사*neuropsychological test*

뇌손상의 유무, 정도, 부위를 측정하고, 뇌와 행동의 관계를 규명하려는 검사이다. 진단뿐만 아니라 치료계획의 수립과 경과를 평가하기 위해 지적 능력, 언어, 집중력, 기억, 지각, 좌우 대뇌반구의 기능, 수행능력, 문제해결능력, 성격, 감정상태 등을 종합적으로 평가하는 검사이다. 특히 교통사고나 산업재해로 인한 정신증상 발생 시 정신능력의 평가에 필수적으로 사용된다. 배상의학적 문제가 첨예하게 대립되는 현대사회에서 신경심리검사의 중요성은 증대되어 가고 있다.

Luria-Nebraska 검사법: 대표적인 신경심리검사 도구로 구소련의 정신과 의사이며 신경심리학자인 A. R. Luria의 경험적 이론과 검사들을 미국의 Nebraska대학에서 표준화시킨 검사법이다. 검사항목은 운동, 리듬, 촉각, 지각성 언어, 운동성 언어, 쓰기, 읽기, 계산, 기억 및 지적과정, 좌우대뇌반구기능 등이다.

Halstead-Reitan battery of neuropsychologocal test: 검사 내용은 촉각인지, 리듬, 손가락운동, 언어지각, 추적검사*trail making*, critical flicker frequency, 시간지각, 실어증, 감각지각 등이다.

지각 및 기억력 검사*psychological test for perceptual and memory ability*: Bender-Gestalt검사(BGT)는 Bender가 게슈탈트 심리학에 근거하여 고안한 것으로, 일정한 기하학적 도형을 모사하도록 하는데, 주로 기질적 정신장애 평가에 이용된다. Benton Visual Retention Test는 도형의 기억재생 등을 조사한다. 웩슬러 기억척도*Wechsler Memory Scale*; WMS는 기억력검사방법이다.

언어기능은 좌측 측두엽의 기능이며, 동작은 우측 측두엽의 기능이다. 웩슬러형 지능검사는 IQ를 측정하는데, 이는 verbal IQ(언어지능)와 performance IQ(동작지능)로 구분된다. 따라서 지능검사는 전두엽 기능장애를 평가하는 데는 한계가 있다.

영역별 검사

최근 신경심리검사에서는 단순 지능검사와 달리 보다 포괄적인 인지기능을 다루는데, 지능검사에서도 다루었던 주의, 언어능력, 시공간 능력에 더해, 기억력과 전두엽 관리 또는 집행기능과 같은 고차적인 인지기능까지 평가가 가능하다. 각 영역별 검사는 다음과 같다.

주의력 검사: 숫자 따라 외우기, 연속 빼기, 지우기검사*cancelation*, 연속수행력검사*continious performance test*, 선로 잇기 검사*tail making test*, 스트룹*stroop*검사 등이 있다.
언어능력 검사: 보스턴 이름 대기 검사*Boston naming test*, 언어유창성*verbal fluency*검사, 토큰*token*검사, 웨스턴 실어증 검사*Western aphasia battery* 등이 있다.
시공간처리능력 검사: 벤더 도형*Bender visual Gestalt*검사와 레이 복합도형*Rey-Osterrieth Complex Figures*검사가 있다.
기억력 검사: 숫자 외우기와 Corsi block tapping test 등의 단기 또는 작업 기억 검사가 있다. 일련의 단어 목록을 반복하여 제시한 후 회상, 재인하는 언어기억검사로는 Rey Auditory Verbal Learning검사, California Verbal Learning검사 등이 있다. 그 외에 배터리형의 기억검사로는 Wechsler Memory Scale이 가장 보편적으로 사용하는 검사이며 현재 WMS-IV까지 개발되어 있다.
실행/전두엽기능: 실행기능은 추상적 사고력, 개념형성 능력, 추론 및 예측 능력, 목표설정과 계획수립 능력, 인지적 융통성 등 보다 고차원적인 인지기능을 말하며 충동 및 감정 조절, 판단력, 통찰력 등도 포함된다. 언어유창성검사, 선로 잇기 검사, 스트룹검사, 레이 복합도형검사, 위스콘신 카드 분류*Wisconsin Card Sorting*검사, 런던탑(하노이탑)검사, Contrasting Program, Go-No-Go test, 루리아 3단계*Lulia 3-step: Fist-Edge-Palm* 검사 등이 있다.

2. 증상척도*symptom rating scale*

여러 정보제공자와 관찰자가 환자의 특정 기능 영역에서의 행동을 평가하기 위한 도구이다. 이를 사용함에 있어 반구조화된 면담*semistructured interview*이 흔히 사용되는데, 이는 질문, 점수매기기 등을 통제한 표준화된 면담이다. 환자가 평가하는 자기보고형*self-report* 척도도 있는데, 이는 객관적 평가보다 신뢰도와 타당도가 떨어지나 사용하기에 편리하다.

전반적 증상 평가

증상 체크리스트는 협조가 가능한 환자에게 자신의 증상에 대해 자신이 평가하도록 하는 방법이다. 고전적 척도로 Cornell Medical Index(CMI), Symptom Check List-90(SCL-90) 등이 있다.

특정 분야 증상 평가

특정 분야, 예를 들어 진단에 따른 증상들을 평가하기 위한 것으로, 흔히 시간에 따른 환자의 행동 변화를 비교할 때 편리한 여러 가지 행동평가 척도들이 있다. 특히 약물치료의 효과를 수량화하기 위해 이러한 평가척도를 사용하는 경우가 많다. 현재 수많은 척도가 개발되어 있다.

정신병적 장애: Brief Psychiatric Rating Scale(BPRS), Positive and Negative Syndrome Scale(PANSS), Scale for the Assessment of Positive Symptoms
조증: Young의 Mania Scale
우울증: Hamilton의 Depression Scale(HRDS, HAM-D), Geriatric Depression Scale(GDS), Beck Depression Inventory(BDI)
불안: Hamilton의 Anxiety Scale(HRAS), State-Trait Anxiety Inventory
분노/공격성: State-Trait Anger Expression Inventory
자살: Beck Hopeless Scale, Suicide Intent Scale
섭식장애: Eating Disorder Inventory
물질남용: Alcohol Use Inventory, Drug Abuse Screening Test
성격장애: Dimensional Assessment of Personality Pathology-Basic Questionnaire, Millon Clinical ulatiaxial Inventory
정신역동: Rorschach Inkblot Test, Thematic Apperception Test, Bond's Defense Style Scale
사회성숙도검사*social maturity scale*: 연령별로 수행 가능한 능력들을 조사하여 사회연령*social age* 또는 사회지수*social quotient*를 알아보는 검사이다.
치매: Mini-Mental State Examination(MMSE), 한국판 치매평가*Dementia Rating Scale*, CERAD 평가집*Consortium to Establish a Registry for Alzhemer's Disease Battery*, 서울신경심리검사 II*Seoul Neuropsychological Screening Battery II* 등

현시점 증상척도*Cross-Cutting Symptoms Measures*

DSM-5-TR의 제3부*section III*에는 임상평가와 연구를 위해 환자 평가척도들을 제시하고 있다. 이는 첫 환자 면담과 치료경과 모니터를 돕기 위한 것이며 진단하기 위한 근거로 사용하면

안 된다.

1단계 현시점 증상척도 Level 1 Cross-Cutting Symptom Measures에는 DSM-5 자가평가Self-Rated 1단계 현시점 증상척도-성인용, DSM-5 부모/보호자 평가 1단계 현시점 증상척도(6~17세 소아의 부모/보호자용) 및 DSM-5 자가평가 1단계 현시점 증상척도(11~17세 소아용) 등이 있다.

2단계 현시점 증상척 Level 2 Cross-Cutting Symptom Measures에는 성인용, 6~17세 환자의 부모용, 11~17세 청소년용 등이 있는데, 우울, 분노, 조증, 불안, 신체증상, 수면장애, 반복 사고 및 행동, 물질사용(소아의 경우 inattention, irritability 포함) 등에 대해 평가한다.

장애-특정 심각성 척도Disorder-Specific Severity Measures

이는 우울증, 이별불안장애, 특정 공포증, 사회공포증, 공황장애, 광장공포증, 전반적 불안장애, PTSD, 급성 스트레스 증상, 해리증상 등을 평가한다. 성인용, 11~17세 소아용(자폐증 스펙트럼 장애, 적대적 반항장애, 품행장애, 비자살자해 등에 대한 척도가 추가적으로 있다), 임상가-평가용 등이 있다.

임상가-평가 정신병 증상 차원 조사

clinician-rated dimensions of psychosis symptom survey

이는 임상가가 정신병의 기본 증상인 환각, 망상, 와해된 사고, 비정상 정신운동 행동, 음성증상, 인지기능 장애 등을 평가하는 것이다. 8개 항목으로 구성되어 있으며, 5-point로 평가한다. 이로써 기능장애 수준과 예후에 대해 예측할 수 있다.

장애 척도disability measures
WHO The World Health Organization Disability Assessment Schedule, Version 2.0(WHODAS 2.0)

이는 기능장애 척도Disability Measures로 18세 이상 성인에 대해 36항목을 사용하여 측정하도록 제시하고 있다. 자가평가형과 대리자 평가형이 있다. 평가 영역은 다음 여섯 가지이다: 이해와 의사소통understanding and communicating, 돌아다님 getting around, 자기 돌봄self-care, 다른 사람들과 어울림getting along with people, 생활life activities(가사 및 직장/학교), 사회참여 participation in society.

성격평가personality inventories

Negative affect, detachment, antagonism, disinhibition 및 psychoticism 등 다섯 가지를 평가한다(성인용, 청소년용이 있다).

초기 발달 및 가정배경 평가Early Development and Home Background, Cultural Formulation Interview는 부모/보호자용, 임상가용 등이 있다.

V. 문화와 진단

문화, 인종, 민족 등은 경제적 불평등, 인종주의, 차별 등과 관련되어 정신건강문제로 이어질 수 있다(제4장 사회와 정신의학 참조). 따라서 DSM-5부터는 이러한 환자가 처한 문화적 상황은 진찰과 의무기록, 그리고 치료에 포함되어야 한다고 제안하고 있다.

DSM-5-TR에서는 제3부 문화와 정신의학적 진단 culture and psychiatric diagnosis 부분에 잘 설명하고 있다.

문화적 공식화cultural formulation

1994년 DSM-IV부터 각 장애에 대한 문화적 고려사항, 문화적 공식화 개요Outline for Cultural Formulation; OCF, 문화 관련 증후군 용어집glossary of culture-bound syndromes, 문화적으로 적절한 진단범주culturally relevant diagnostic categories 등이 포함되기 시작하였다. 이에서 더 나아가 2013년 DSM-5에서는 OCF를 업데이트하고 이를 위한 문화적 공식화 면담조사표 Cultural Formulation Interview; CFI를 포함하고 있다. 이는 문화에 따라 환자가 보여 주는 증상 표현이 다를 수 있기 때문에 이에 대한 고려를 하면서 환자를 진찰하고 치료해야 한다는 점을 강조한 것이다. 이전에는 문화 관련 증후군이라는 이름으로 모든 것을 설명하였지만, 이 개념은 너무 지역적인 특수함만을 강조하고 고통에 대한 문화적 해석을 제한하는 경향이 있어 비판을 받는다.

문화적 공식화가 정신과 진단에서 중요한 이유

① 오진을 피하기 위해(예를 들어 의사가 잘 모르는 병에 대한 환자나 가족의 영적 설명은 환자를 정신병으로 오진하게 한다): 문화적 개념을 포함시킨 것은 진단의 정확성과 임상평가의 포괄성comprehensiveness을 증진시키기 위함이다. 이로써 DSM 진단기준 중 특정 장애에 해당하는지 또는 기타 특정specific 또는 비특정non-specific 진단에 해당되는지를 결정할 수 있다.

② 유용한 임상적 정보(위험요인, 탄력성, 전귀 등)를 얻기 위해: 문화적 관용구와 설명은 경우 사례공식화case formulation에 포함된다. 이로써 증상과 원인이 명확해진다.

③ 환자-의사 관계(rapport and engagement)를 위해: 환자가 말하는 언어로 대화할 수 있다면 관계가 증진된다.

④ 치료효과를 높이기 위해: 발병기전에 영향을 미친 문화적 요인을 알 수 있다면 치료에 도움이 된다.

⑤ 임상연구를 위해: 문화적 개념들 간의 연결을 알 수 있다면, 장애의 병존comorbidity이나 생물학적 원인을 알아내는 데 도움이 된다.

⑥ 문화적 역학을 명료히 하기 위해: 고통의 문화적 개념들은 한 문화권 내에서 개인들 간에 꼭 같지 않다.

DSM-5-TR 문화적 공식화 면담조사표

위 공식화 개요에 근거한 16개 질문으로 된 반구조화된 인터뷰 척도이다. 정신건강 평가 때 문화의 영향을 평가하기 위해 같이 사용한다. 16개 질문은 다음 6부분으로 구성된다.

① 문제의 문화적 정의*Cultural Definition of the Problem*

② 원인, 맥락, 그리고 지지에 대한 지각*Perceptions of Cause, Context, and Support*

③ 스트레스요인과 지지*Stressors and Supports*

④ 문화적 정체성의 역할*Role of Cultural Identity*

⑤ 자기-대응과 과거 도움요청에 영향을 미치는 문화적 요인들*Cultural Factors Affecting Self-Coping and Past Help Seeking*

⑥ 현재 도움요청에 영향을 미치는 문화적 요인들*Cultural Factors Affecting Current Help Seeking*

특정 module로서 정보제공자용, 소아용, 청소년용, 노인용, 이민자용, 난민용, care-giver용 등이 있다.

참고문헌

강연욱, 장승민, 나덕렬(2012): 서울신경심리검사 II(Seoul Neuropsychological Screening Battery II; SNSB II) 전문가 매뉴얼. 서울, 휴브알엔씨.

권용철, 박종한(1989): 노인용 한국판 Mini-Mental State Examination(MMSE-K)의 표준화 연구. 신경정신의학 28:125~135.

이상혁(2015): 정신의학적 평가. 민성길(편), 최신정신의학(제6판). 서울, 일조각, pp.196~213.

American Psychiatric Association(1995): Practice guideline for psychiatric evaluation of adults. Am J Psychiatry 152(suppl 11):66~78.

American Psychiatric Association(2013): Diagnostic and Statistical Manual of Mental Disorders, Fifth Edition(DSM-5). American Psychiatric Publishing, Washington D.C.

Black DW, Andreasen NC(2022): Introductory Textbook of Psychiatry. 7th ed. Washington DC. American Psychiatric Association Publishing.

Boland R, Verduin ML, Ruiz P(2022): Kaplan & Sadock's Synopsis of Psychiatry. 12th ed. Walter Kluwer, Philadelphia.

Gabbard GO(2005): Psychodynamic Psychiatry in Clinical Practice, Fourth Edition. American Psychiatric Publishing, Washington D.C.

Hales RE, Yudofsky SC, Roberts LW, eds(2014): Textbook of psychiatry. 6th ed. American Psychiatric Publishing, Washington D.C.

MacKinnon RA, Michel R(1971): The psychiatric interview in clinical practice. WB Saunders, Philadelphia.

Othmer E, Othmer SC(1994): The clinical interview using DSM-IV. American Psychiatric Press, Washington D.C.

Yudofsky SC, Hales RE(1992): Textbook of neuropsychiatry. American Psychiatric Press Inc, Washington D.C.

08

환자-의사 관계 *Patient-Physician Relationship*

Ⅰ. 환자

1. 환자*patient*는 누구인가

대개 사람들은 병에 걸리면 고통과 무력감을 느끼고 주위 환경에 의존하게 된다. 질병행동*illness behavior*은 환자가 질병을 앓는 것에 대한 반응 내지 조치이다. 이에는 환자역할*sick role*, 도움요청행동*help seeking behavior* 등이 포함된다. 이로써 주변 사람들은 그가 질병을 앓는 줄 알게 된다. 이런 질병행동 또는 환자역할에는 책임을 면하는 것, 남의 도움을 받을 수 있다고 기대하는 것, 전문가를 찾아가는 것, 의사에게 의지하고 지시에 순응하는 것 등이 있다. 질병에서 벗어나면 환자는 그 역할이나 행동을 그만두게 된다.

환자가 의사에게 요구하는 바는 대개 최고의 기술을 갖고 있고, 자세히 설명해 주고, 고통을 빠르게 해결해 주고, 자기를 버리지 않는 '나의 의사'가 되어 주는 것이다. 한편 환자들은 병든 자기를 노출하는 것을 부끄러워한다. 따라서 낯선 사람을 만나는 데 대한 두려움이 있는 경우에는 의사가 자기 고통을 알아주는 이해심 많고 안심할 수 있는 인물이기를 바란다. 그래서 특별히 소개받거나 의사에 대한 항간의 평판에 의지하는 수가 많다. 그러나 의사에 대한 과도한 기대는 환자-의사의 관계에 부담으로 작용하기도 한다.

질병행동은 문화적 특징의 영향을 받는다. 질병행동이나 환자역할은, 환자 자신의 과거 경험과 평소의 사고방식이나 감정 또는 행동방식, 그리고 질병에 대한 사회 문화적 개념에 의해 정해진다. 질병을 상실이나 신의 징벌 혹은 새로운 도전의 기회로 보는 것과 같은 개인의 신념에 따라 질병행동이 다르게 나타난다. 우리나라 사람들의 경우 신체화 경향이 높고 전통 한방의학의 영향을 많이 받고 있다.

2. 의사에 대한 환자의 반응

환자는 다음과 같은 여러 가지 요인 때문에 의사에 대한 반응이 달라진다.

환자요인

과거 경험: 환자의 성장과정이나 가족관계에 따라 의사에 대한 반응이 정해질 수 있다. 예를 들어, 경쟁의 대상이던 형이 의사가 되었다면 다른 의사도 경쟁의 대상으로 볼 수 있다. 또 가족 중 수술을 받다가 사망한 사람이 있을 경우에는 의사를 불신할 수도 있다.

사람들은 인생의 위기 앞에서는 정신적으로 퇴행*regression*하게 되어 있다. 특히 병이 난 경우에는 더욱 정신적으로 퇴행하게 마련이다. 그러면서 무의식적으로 어린 시절 부모가 몸이 아팠던 자신에게 그랬던 것처럼 의사가 자기를 돌봐 주기를 바란다. 같은 병이라도 과거 과잉보호 또는 방임 등 부모의 양육태도에 따라 이후 질병행동이 다르게 나타날 수 있다.

환자-의사 관계에서 환자의 반응에 영향을 주는 무의식적인 요소로 전이*transference*가 있다. 전이란 어린 시절 부모나 다른 중요인물에게서 느꼈던 감정을 자기도 모르게 치료자에게 옮겨서 체험하는 현상을 말한다. 좋았던 사람에게 느낀 것을 옮겨 의사를 좋아하게 되는 것을 긍정적 전이positive transference, 싫었던 감정을 전이해 이유 없이 의사를 미워하는 것을 부정적 전이negative transference라고 한다. 이 경우 환자들은 의사를 자신의 내면세계의 대상으로 보기 때문에 같은 의사라도 환자마다 다른 반응을 보일 수 있다.

의사가 강력한 힘을 가지고 자신의 병을 틀림없이 고쳐 줄 것을 소망하는 경우 기대가 클수록 실망도 커서 의사가 자신에게 조금이라도 신경을 쓰지 않는다고 느끼거나 실력이 없는 것 같다고 느끼면 실망은 물론 분노 반응마저 보일 수 있다.

성격: 환자의 성격에 따라 의사에 대한 반응이 달라진다. 예컨대 자기도취적이고 권위주의적인 환자는 '교수, 박사님' 의사만을 찾는 등 다른 치료자들을 무시하여 불쾌감을 준다.

사회·경제적 요인: 가난한 환자는 열등감 때문에 의사에 대해 오해를 하기도 한다. 응급환자 때문에 대기실에서 오래 기다리게 되었을 때 "의사가 돈 많은 환자를 먼저 봐주고 있다"고 화를 낼 수도 있다.

문화적·인종적 요인: 불교신자인 환자가 진찰실에서 십자가상을 보았을 때 의사에 대한 거부감을 가질 수 있다. 인종적 편견을 가진 백인은 흑인 의사를 무시하기도 한다.

의사 요인

전문과목과 치료 종류: 의사의 전문과목에 따라 반응이 달라지기도 하는데, 수술 환자가 외과 의사를 같은 인간이 아닌 하느님처럼 믿고 의지하려 한다든가, 산부인과를 찾은 여자 환자가 남자 의사에게 불안감과 죄책감을 느끼는 경우 등이다. 또 치료 종류에 따라 의사에 대한 반응이 다를 수 있다. 즉, 임신중절 수술을 받는 환자가 의사를 태아살해의 공범으로 보거나, 비뇨기과 환자가 거세에 대한 공포를 느끼는 것, 정신과 환자가 치료 자체를 기피하거나 의사에게 자신의 병력을 비밀로 하려는 것 등 치료 종류에 따라 다양한 반응이 있다.

진료환경: 개인병원인가 종합병원인가, 병원이 화려한가 초라한가 등도 환자에게 영향을 준다.

다른 의료진의 태도: 불친절한 간호사, 검사실 직원 등의 사무적인 태도 등은 환자에게 실망과 분노를 일으킬 수 있다.

3. 다루기 어려운 환자

아마도 모범환자의 정의는 스스로 나으려고 노력하며 매사를 합리적으로 생각하고 의사의 권고를 잘 따르는 환자일 것이다. 그러나 상당한 숫자의 환자들이 의사의 말을 잘 따라 주지 않는 것이 현실이다. 의사는 특히 정신과 의사(정신과 간호사 또는 기타 정신건강 전문가)는 망상이 있거나 난폭한 환자에 의해 공격을 당할 위험이 높다. 평소 안전을 위한 대책을 세워 두어야 한다.

의사의 권고에 따라 주지 않는 환자

환자가 의사의 권고를 따르지 않는 형태는 수없이 많다. 약 처방전을 받고도 약을 짓지 않고 그냥 돌아가는 경우, 약의 용량이나 복용기간을 임의로 늘리거나 줄여서 먹는 경우, 웃어른이나 동네사람 말만 듣고 의사의 지시를 지키지 않는 경우, 병세를 중하게 보는 의사의 의견을 거부하고 자기는 그럴 리 없다면서 병을 부정하는 경우, 예약하였음에도 나타나지 않는 경우, 의사의 권고에 반해 조기퇴원을 하는 경우 등이다. 환자가 무지하거나 또는 약물 복용방법이나 치료법이 너무 복잡한 경우에도 의사 권고대로 따르기 어렵다. 증상을 느끼는 환자들보다 증상을 못 느끼는 환자들의 비순응noncompliance 정도가 높다.

순응을 증진하는 방법으로는 의사의 성의 있는 태도, 환자를 편하게 해주는 태도, 지긋한 나이, 경험, 충분한 면담시간, 짧은 대기시간 등이 있다. 특히 의사가 시술 중인 치료법이나 투여약물의 효과에 대해 설명을 자세히 잘해 줄수록 환자의 순응도는 높아진다.

유혹해 오는 환자

환자 중에는 진료하는 의사를 유혹하는 사람이 있다. 의사의 사생활에 대해 자꾸 물어보거나 사적인 만남을 요구하기도 한다. 진찰대 위에 누워 노골적인 몸짓으로 유혹하려 들기도 한다. 대개 그런 경우 의사는 당황하고 놀라고 화가 나며 그래서 기를 쓰고 그런 환자를 피하려고 한다. 그러나 그런 태도는 환자심리 내면 깊숙이 자리 잡고 있는 '특별한 의미에서의 의사소통' 욕구를 발견하고 분석할 기회를 놓치게 한다.

환자가 의사를 유혹하는 이유는 ① 환자가 실은 성적 관계가 아니라 친밀한 인간관계를 원하기 때문이다. ② 신체적인 열등감, 병으로 인한 신체상body image의 변화에 따르는 열등감을 극복하기 위해서이다. ③ 주로 여자 환자의 경우 히스테리성 성격으로 오랫동안 그런 유혹으로 남자들을 대하는 습성이 붙어 있기 때문이다. 그러나 성관계보다는 의사의 애정 어린 관심을 원하는 경우가 많으므로 그 유혹에 잘 대처해야 한다. ④ 정신병 또는 망상 때문이기도 한데, 이때에도 환자가 갈구하는 것은 성이 아닌 인간관계를 통한 구원이다.

화내는 환자

환자가 의사에게 화내는 것은 현재 환자-의사 관계 때문일 수도 있지만, 과거 어떤 중요인물에게 향해 있던 환자의 분노가 지금의 의사에게 옮겨 온 전이현상일 수도 있다. 흔히 과거 대인관계에서 입은 상실감 내지 스스로의 열등감 때문이다. 이때 의사가 취할 바람직한 대응책은 ① 쉬운 일은 아니지만 화를 참는다. ② 그런 환자를 만나기 전후에 미리 자기감정을 동료 의료진에게 이야기하여 발산함으로써 환자를 만났을 때는 중립성, 객관성을 유지하도록 한다. ③ 환자의 분노가 과거 인물에 대한 감정의 전이일 경우에는 환자가 이를 깨닫도록 알린다. ④ 성격적으로 화를 잘 내는 경우는 남들에게서 소외되는 것을 겁내는 것일 수도 있지만, 남과 가까워지는 것도 겁내기 때문일 수 있다. 의사가 좀 더 시간을 내주고 좀 더 친절하고 자상하게 대해 주면 버림받는 데 대한 두려움이 감소하여 분노도 사라진다. ⑤ 열등감을 가진 환자에게는 환자 자신이 치료의 주인임을 강조하면서 환자의 모습 그대로를 존중하는 태도를 취한다. ⑥ 환자의 분노를 대신 말로 표현하게 해준다. "기분이 언짢아 보이는데 혹시…", "무슨 하실 말씀이 있는 듯 보이는데…" 식으로 유도한다.

치료를 거부하는 환자

이는 정신과 의사의 자문조정consultation-liaison 활동 때 가끔 보는 유형이다. 이런 환자는 ① 죽음, 신체손상, 의존성, 통증을 심히 두려워하기 때문에, ② 병을 인정하려 들지 않기 때문에, ③ 정신병 또는 기질적 뇌증후군으로 현실 판단을 잘 못하기 때문에, ④ 특수 종교에 몰입해 있기 때문에(수혈을 종교적 입장에서 절대 용인치 않는 '여호와의 증인' 같은) 등의 이유로 거부한다. 이렇게 수술을 거부하던 환자가 주위의 압력과 설득을 못 이겨 수술을 받는 경우에는 처음부터 순탄하게 수술을 받은 환자들에 비해 경과가 다소 좋지 않으며 합병증도 더 잘 생긴다.

분리splitting하는 환자

분리는 대상을 전적으로 좋은 또는 나쁜 사람(것)으로 이분법적 구분을 하는 것이다. 예를 들어 의사는 무조건 좋은 사람이고 간호사는 나쁘다라고 하며 이간질시키는 것이다. 처방된 약물에 대해 긍정적인 효과는 약 덕분이라 하고 치료가 잘 안 되는 것에 대해서는 의사 탓으로 돌린다. 흔히 경계성 인격장애 환자에서 나타난다.

II. 의사

1. 의사는 누구인가

과거 의사는 인간의 고통과 죽음을 다룬다는 의미에서 주술사 또는 종교인의 기능이 함께 포함된 역할을 담당하였으나, 점차 의학 본연의 영역이 독립됨에 따라 의사의 역할도 질병의 치료에 국한되어 왔다. 의사는 인간의 고통과 죽음을 다룬다는 뜻에서 높은 지식과 기술 수준뿐 아니라 강한 사회적 책임과 윤리성이 요구되었고, 따라서 사회의 일반적인 존경을 받아 왔다. 한편 현대에 이르러 의사는 자신의 보람, 직업인으로서의 의미, 인간적 성취에도 관심을 갖게 되었는데, 물론 의사는 이러한 면을 소홀히 해서는 안 된다.

의사는 자신의 역할을 적절히 수행하기 위해 자신의 행동이

나 인격을 끊임없이 살펴야 한다. 왜 의사가 되려고 하는가 하는 의식적·무의식적 동기, 자신의 사고방식, 가치관, 행동방식, 외부의 요구나 압박, 대인관계 방식, 질병과 고통과 환자에 대한 태도와 개념 등에 대해 늘 자기의 마음을 살피는introspecting 마음자세가 필요하다.

특히 현대 고도기술 사회에서의 의사는 첨단의료기술의 도입으로 자칫 의료의 인간적인 면, 즉 전통적으로 인술仁術이라고 부르던 의사의 중요한 역할을 소홀히 하기 쉽다. 자본주의적 사고방식은 환자-의사 관계에서 상업적 계약관계를 보다 중요하게 여겨 이로 인해 의료의 본질을 잃게 될지도 모를 위험을 낳는다. 또한 너무 복잡하고 다양해진 의료체계(다양한 전문화, 의료보험제도, 대형 병원, 전자의무기록) 때문에 정작 의료의 본질은 뒤로 미뤄지는 경우도 있다.

미국의학협회가 설문조사한 바에 따르면, 좋은 의사가 되기 위해서는 의사의 직업적 만족과 의사 자신의 능력에 대한 자부심이 중요하다. 의사의 직업적 만족은 자율성autonomy, 일하는 양quantity과 속도pace, 업무적 리더십practice leadership 및 보수payment에 의한다고 한다.

의사는 직업적 특성 때문에 다음과 같은 인격적 능력을 갖추도록 권고되고 있다. ① 과학적 객관성을 유지하되 환자의 상태나 요구에 대해 인간적인 공감도 할 줄 알아야 한다. ② 환자를 사랑으로 돌보는 마음도 중요하지만 높은 수준의 의료기술도 실제적으로 연마해야 한다. ③ 누구에게나 조건 없이 같은 의술을 베풀어야 하며 환자를 착취하지 말아야 한다. ④ 병을 치료하는 능력을 최대로 수련하고 의사로서의 직업적 이상을 달성하기 위해 노력하는 한편, 자신의 한계와 미래의 불확실성에 대해서도 이해해야 한다. 이러한 여러 조건을 갖추고 그것들이 적절히 균형을 이룰 때 의사는 의사로서의 성숙함과 정체성identity을 획득하게 될 것이다.

훌륭한 의사의 요건

① 질병에 대해 잘 알고, 환자에 대해 잘 알고, 환자-의사 관계에서의 상호성을 잘 안다. ② 적절한 때 적절한 질문을 한다. ③ 잘 듣는다(마음으로). ④ 하고자 하는 치료의 유익함과 위험성을 설명함으로써 환자가 스스로 올바른 판단을 하도록 돕는다. ⑤ 실수를 빨리 깨닫고 실수로부터 배운다. ⑥ "무엇보다도 해를 끼치지 말라"는 Hippocrates 의료윤리를 실행한다. ⑦ 의사, 즉 physician이라는 의미를 안다. 그것은 physis, 즉 nature이다. ⑧ 환자에게서 자신을 발견할 줄 안다. 환자와의 관계형성을 통해 의사 자신도 변화한다. ⑨ 참여적 관찰자participant observer가 된다. ⑩ 최고의 명약은 사랑이라는 것을 믿는다. 효과가 부족하면 증량한다.

2. 환자에 대한 의사의 반응

환자에 대한 의사의 반응을 결정하는 요소에는 다음

과 같은 것들이 있다.

의사를 직업으로 택한 무의식적 동기: 성장과정에서 생긴 자신의 문제를 해결하기 위해 의사를 직업으로 택한 무의식적 동기가 환자에 대한 태도를 결정한다. 예를 들어 어렸을 때 부모와 가족 중 중병을 앓았거나 죽은 사람이 있어 병과 죽음에 대한 두려움이 큰 의사들은 부족하였던 모성애를 환자에게서 보상받으려 하거나, 아버지의 강함을 본받아 지나치게 권위적인 의사가 되어 무력한 환자를 지배하려고 한다.

과거 경험: 가난 때문에 고생한 의사는 자기 문제를 환자에게 투사하여, 진단에 필요한 검사나 치료를 위한 처방이 가격이 비싸면 차마 권하지 못하는 경우가 있다. 또는 반대로 환자를 돈벌이로 여겨 충족감을 얻으려 하기도 한다.

부정적 자아상: 열등감이 심하고 부정적인 자아상을 가진 의사는 오히려 지나치게 자신감을 보이거나 환자를 무시하는 태도를 보이며 명예욕에 사로잡히기도 한다. 자신감이 없는 의사는 합리적인 평가를 못하고 환자의 첫인상이나 차림새에 평가가 좌우되기도 한다.

불안: 절망에 대해 심히 두려움을 느끼는 의사는 절망적인 상황을 인정하지 않는다. 그래서 자신의 불안 때문에 암 선고 등 어떤 병명의 경우에는 이를 환자에게 정확히 알려 주지 못한다.

투사: 감정적으로 미숙하고 자기도취적인 의사는 인간의 의지로 할 수 없는 것은 없다고 믿으므로, 환자나 그 가족 또는 이전에 환자를 치료한 의사를 비난하기 쉽다. 그리고 치료효과가 나타나지 않으면 환자의 잘못으로 돌리고 환자를 미워한다.

화내는 의사

환자 치료에 부정적 영향을 미치는 의사의 언어와 행동에는 공격적 행동(소리지르기, 폭력, 성희롱, 모욕 등), 수동 공격적 행동(뒷말, 냉소, 은밀한 위협, 업무 완료 거절 등) 및 수동적 공격적 행동(의무기록 미비, 부름에 응하지 않음, 잦은 결석, 느린 업무수행, 회피, 무시 등) 등이 있다. 그 원인은 대개 의사의 탈진, 공감능력 부족, 역할 경계의 불명확성, 갈등해소 전략의 부재, 빈약한 사회성, 기술 부족, 정신장애, 약물 남용 등이다.

의사의 화내기는 환자의 안전을 위협하고, 일하는 분위기를 적대적으로 만들고, 의료사고의 위험을 높인다. 이때 감독자supervisor가 개입하여 당사자와 대화하고 재발 방지를 당부해야 하고, 기록을 남기도록 하여 follow-up해야 한다. 문제가 심각하면 치료program에 의뢰한다.

역전이counter transference

이는 환자에 대한 의사의 반응을 결정하는 무의식적 요소이다. 어린 시절 자신에게 중요했던 사람에게 느꼈던 감정을 환자에게 느끼는 것이다. 여기에도 환자의 전이와 마찬가지로 긍정적 역전이와 부정적 역전이가 있다. 긍정적 역전이가 생기면 이유 없이 환자가 좋아지며 흔히 성적인 상상마저 하게 된다. 부정적 역전이가 생기면 이유 없이 환자가 밉고 지겨우며 오지 말

앉으면 하는 바람을 갖게 된다. 의사가 약속을 잊기도 하고 오진이나 실수도 하게 한다. 역전이도 역시 부조리한 감정으로 무의식 중에 진행되기 때문에 의사는 자기도 모르게 실수를 하거나 환자를 당황하게 만들기도 한다.

역전이를 잘 살펴 자기분석self-monitoring을 해 볼 수 있다면 역전이는 환자를 더 잘 이해할 수 있는 도구가 되기도 한다. 이를테면 의사는 매달리는 환자를 '부모가 귀여운 자식을 대하듯' 대하게 되는 역전이의 위험에 빠질 수 있음을 이해하고 이를 경계할 수 있다. 또는 환자에 대해 의사가 유난히 지루해한다면, 그 환자는 자신의 문제가 의사에게 알려지는 것을 회피하려는 무의식 때문이라는 것을 깨달을 수 있다. 의사는 가족이나 동료 의사나 친구들이 병이 났을 때 대수롭지 않은 것으로 가볍게 판단해 버리는 경향이 있는데, 이도 역전이이다. 예를 들어 무의식 속에서 그들을 자기와 동일시identification해서 자신을 병자로 보고 싶지 않은 거부감이 그런 역전이를 만드는 것이다.

3. 의사의 탈진

의사는 매일 계속적으로 질병, 고통, 슬픔, 공포, 죽음 등에 직면하는 생활을 반복하고 살아간다. 과로하거나 기대만큼 수입을 올리지 못하거나, 진료 이외 관공서나 법에 관련된 일이 많거나 할 때 탈진burn out에 빠지기 쉽다. 또한 여성일 때, 나이가 젊을 때, 그리고 반정신의학적 비판 등에 직면할 때 탈진하기 쉽다. 또한 완벽주의적 성격, 지배적 성격, 강박 성향 등이 강한 의사에게서 탈진이 잘 일어난다고 한다. (이런 의사는 전문적인 도움을 받아야 한다.) 그래서인지 실제 의사는 일반인보다 자살률이 높다. 그러므로 의사는 자신의 역할을 확실히 알고 이 힘든 직업을 보람과 확신을 가지고 견뎌내야 한다.

탈진에서 벗어나기 위한 조언도 많다. 대개 상황을 잘 평가하고, 휴식, 적절한 수면, 그리고 운동 등이다.

의사는 환자를 이해하고 치료하는 데 필요한 지식과 기술도 갖추어야 하지만, 안정적으로 적절한 감정적 태도를 유지해야 한다. 즉, 온정적인 관심과 이성적인 객관성 사이에서 균형을 잘 잡아야 하고, 환자의 고통을 덜어 주기 위해 어렵고 고통스러운 결정을 내려야 하며, 완벽한 치료를 목표로 해야 하지만 자신이 실제로 성취할 수 있는 것에는 한계가 있다는 점을 받아들여야 한다. 한편 완벽주의적 성향도 그러한 자신에 관한 합리적 지식이 있고, 유머감각, 겸양, 친절한 마음 등이 균형을 잘 이룰 수만 있다면 장점이 되기도 한다. 이러한 균형 감각을 갖지 못하면 의사는 힘들어지고 우울해지며 탈진하기 쉽고 자신의 직업에 대해 좌절하고 분노하게 되고, 나아가 환자뿐 아니라 자기 자신에 대해서도 부정적 태도를 갖게 된다. 극단적으로

는 환자에게나 다른 동료들에 대해 수동공격적(예: 퉁명스럽거나 냉소적인 코멘트)인 또는 파괴적이고 폭력적인 행동을 나타낼 수도 있다. 이 모든 것은 병원 분위기를 나쁘게 하고 환자의 안전과 치료를 방해한다.

Ⅲ. 환자-의사 관계

환자와 의사의 관계는 병의 진단과 치료에서 가장 중요한 역할을 한다. 특히 정신과 환자와의 관계에서 그러하다.

고전적으로 환자-의사 관계는 환자는 말하고 의사는 처방하고, 그러면 환자는 순응하는 일방적인 것이었다. 그러나 현재의 의학은 환자 중심 의료patient-centered care로 바뀌었다. 이는 환자에게 의미가 있는 치료목표를 결정함에 있어 환자의 참여에 강조점을 두는 것이다.

의미 있는 치료목표란 증상해소를 넘어 삶의 질과 신체와 정신의 기능, 희망, 그리고 자기효율성을 높이는 것이다. 그러기 위해서는 환자-의사 관계에서 권위와 책임에 균형을 맞추고, 의사결정과정의 공유shared decision making; SDM, 특히 치료에 대한 결정과정을 공유하는 것이다.

의사결정과정의 공유란 치료방법의 결정에 있어 가장 나은 과학적 증거와 환자의 가치관과 선호도를 고려하여 의사와 환자가 공동으로 협력하는 과정을 갖는 것이다. 즉 환자는 참여에 대해 관심을 가져야 하고, 의사는 특정치료법의 이익과 위험에 대해 이해할 수 있는 방법으로 정보를 제공하고 환자의 결정을 위해 대화해야 하고, 의사가 특정 방법을 강력하게 추천할 수 있지만 일방적 추천보다 환자의 관점과 선택과 타협해야 한다는 것을 의미한다.

환자-의사 사이의 의사교환은 말뿐 아니라 여러 차원에서 동시에 일어난다. 환자-의사 관계에 역사, 문화, 환경, 마음 등이 미치는 영향에 대해 깊이 인식하고 있는 의사들은, 환자들을 다양한 면을 가진 인간으로서 다루며, 단순히 병의 증상만 가지고 씨름하지는 않는다.

의과대학이나 대학병원에서 의과대학생들이나 수련의들을 교육할 때 전문분야의 모든 복잡하고 중요한 기술을 가르치면서도 환자-의사의 관계를 효과적으로 유지하는 능력에 대한 교육은 소홀히 하는 경향이 있다. 이 능력을 배양하기 위해서는 인간행동의 복잡성에 대한 통찰력에 대해서, 그리고 말을 하거나 남의 말을 들을 줄 아는 기술에 대해서 교육해야 한다.

1. 정신의학에서의 특징

내과나 외과 질환과는 달리 정신과 진료에서는 진단과정이 주관적이고 따라서 기계적으로 치료방법이 결정

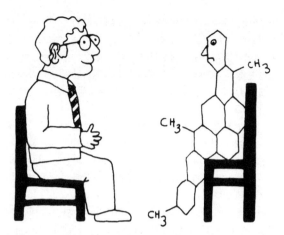

그림 8-1 Who's the patient here?(Copans와 Singer 작). 환자-의사 관계는 인간과 인간의 관계이어야 한다. 의사는 환자를 약물을 처방받는 단순한 생물-화학적 존재로 보아서는 안 된다.

되는 경우가 드물다. 정신과 의사는 정신과 환자의 신체 상태뿐 아니라 미묘한 정신 상태와 대인관계 및 사회환경적 상황까지 다 고려해야 한다. 정신과 환자의 증상은 같은 진단을 가진다 하더라도 사람에 따라 다양하고 주관적 요소가 많아 정확하고 깊이 있게 파악하기 어려운 것이 보통이다.

정신과 영역에서는 의사와 환자의 관계가 중요하다. 대개 환자들은 지금까지의 삶 중에서 그 누구에게도 말하지 못하였던 자기만의 깊은 비밀이나 상처를 정신과 의사에게 털어놓기 때문에 더욱 의사의 표정이나 말투, 사용하는 언어들에 민감해질 수밖에 없다. 정신과 의사는 환자의 정신 내적 상황을 파악하고 의사와의 상호작용이 원만하게 이뤄지도록 환자를 이해하려는 공감적인 태도를 가져야 한다.

환자의 질병을 진단, 관리, 치유하기 위해서 의사들은 모든 방법을 동원한다. 그 방법들에는 아주 복잡한 병리검사에서부터 최첨단 뇌영상의학과 유전학에 이르기까지 모든 영역의 기술과, 환자의 과거, 가족관계, 직장관계, 사회경제 수준 등에 대한 파악이 포함된다. 이는 생물정신사회적 모델bio-psycho-social model에서의 개념과도 일치하는 것이다. 그러나 정신장애를 생물학적으로 설명하는 것은 의사의 공감을 줄이는 영향을 주며(그림 8-1), 환자에게도 자신의 장애에 대해 부정적으로 지각하게 만들 수 있다.

듣기의 중요성

정신과적 질병에는 의학적 원인 외에 한 개인의 삶 전체가

관련되는 경우가 대부분이다. 따라서 더욱 그들이 편안하게 자신의 삶의 이야기를 의사에게 털어놓을 수 있는 분위기를 만들어 주어야 한다. 특히 정신과적 질환은 만성적이기 때문에 그러한 만성적 과정에 지친 환자의 가족이 환자를 멀리하려고 하는데, 그럴수록 의사는 더욱더 한결같은 자세로 환자 편에 있어야 한다.

정신과 환자에 대해서는 무엇보다 정신과 의사가 환자에게 귀 기울이는 것이 중요하다. 정신과 진단을 위한 객관적 신체 증상의 특징이나 임상검사나 영상검사가 별로 없어, 정신과 의사는 병력이나 환자가 묘사하는 주관적 증상에 주의를 기울이는 수밖에 없다.

그러나 흔히 정신과 의사들은 훈련과정에서 환자를 대할 때 중립적인 태도를 취하는 것이 좋다는 교육을 받는다. 그래서인지 정신과 의사들은 냉정해지기 쉽다. 정신과 의사들은 적극적으로 편안하게 남의 이야기를 들어주는 능력, 환자-의사 사이의 피상적인 대화뿐 아니라 양자 사이에 깔려 있는 의미나 말로 표현되지 않은 감정까지도 잘 읽어 낼 수 있는 능력이 있어야 한다.

Rapport

이를 굳이 번역하면 "긍정적이고 조화로운 치료적 관계형성"이다. 환자는 고통 중에 있어 상처받기 쉬운 상태에 있는데, 특히 정신장애에 대한 낙인stigma과 정신의학에 대한 오해가 환자로 하여금 정신과 의사를 만나는 것을 불편하게 느끼게 만들 수 있다. 의사는 이를 이해하고 환자에 대해 존경과 배려를 표시함으로써 rapport가 이루어진다. 이를 위해 첫 면담부터 감정이입적 개입empathic intervention을 해야 한다. 예를 들면 "그랬군요", "그간 얼마나 힘드셨는지 알 것 같습니다" 또는 "오!" 같은 짧은 감탄사 같은 것이다. 그러나 핵심은 의사가 환자의 입장에 서되 객관적 시각을 유지하는 것이다. 단순한 동일시identification는 환자-의사 관계에서의 경계boundary를 혼란스럽게 만들 수 있어 곤란하다. 필요하면 웃기도 하고 실수를 인정하기도 해야 한다. 의문이 있으면 물어 확인하는 것이 필요하다. 무엇보다 환자가 의사는 자신을 돕는care 사람임을 확실하게 알게 하는 것이다.

2. 환자-의사 관계의 유형

환자와 의사 양쪽의 인간성, 상대방에 대한 기대, 요구에 따라서 몇 가지로 나뉜다. 보통 의사나 환자 어느 쪽에서도 자신들이 어떤 유형인지 인식하지 못하는 경우가 많다. 또한 환자와 의사는 인격, 기대, 요구가 서로 다르지만 대개는 그것을 말로 표현하지 않기 때문에 양쪽 모두 의사소통에 어려움을 겪고 실망에 이르기가 쉽다. 따라서 의사들은 환자의 특성에 따라 다른 유형의 관계를 적용해야만 하며, 환자들의 까다로운 요구에

따라서 또는 특별한 임상적 상황에서 요구되는 치료법에 부응하기 위해 적용하는 유형을 융통성 있게 계속 변동할 수 있어야 한다.

능동-수동형active-passive model

환자는 완전히 수동적인 상태이고 의사가 능동적으로 모든 것을 주도하는 관계이다. 이러한 유형에서는 환자는 자신의 치료에 실제로 전혀 책임이 없으며 치료에도 전혀 참여하지 않는다. 극단적인 유형은 환자들이 무의식 상태이거나 치매 또는 섬망 상태일 때에 해당된다.

스승-학생형teacher-student model

이는 부모자식형 또는 지도-협조형으로도 불린다. 의사의 역할은 부모와 같이 지배적이고 지시하며, 환자의 역할은 어린 자식처럼 의존적이고 순종적이다. 외과수술을 받은 환자의 회복기에 흔히 보이는 유형이다.

우정형friendship model

사교적 유형이라고도 한다. 환자-의사 관계의 유형 중 비윤리적이라고까지는 할 수 없으나 비기능적인 유형이다. 이는 환자로부터 관심을 받고자 하는 의사의 심리적인 문제 때문에 생기는 관계다. 이 경우 의사는 환자를 돌보기보다는 서로의 지식과 애정을 함께 나누려는 정신적 욕구를 가진다. 이 유형에서는 환자-의사 관계가 적당한 선에서 끝나지 않고 지속적인 관계가 된다. 그리고 직업적이고 전문적인 관계와 개인적인 관계의 구분도 애매모호해진다.

상호참여형mutual participation model

의사와 환자가 상호 동등한 입장에서 공동 목표를 달성하기 위해 적극적으로 함께 노력하는 경우이다. 만성신부전, 당뇨병 등의 만성병이나 정신병처럼 환자가 의사로부터 지식을 얻고 병의 치료에 참여하는 경우에 적합하다.

3. 순응compliance

순응이란 치료하는 의사의 지시사항을 환자가 얼마나 그대로 수행하는가 하는 정도를 의미한다. 예를 들어, 예약을 지켜 병원에 오고, 약을 지시대로 먹고, 처방한 치료 프로그램을 제대로 따르는 것이다.

순응은 의사의 객관적 평가보다 환자의 주관적 이해, 즉 환자가 자기 병을 얼마나 제대로 이해하는가에 달려 있다. 대체로 모든 환자의 1/3은 순응하나, 1/3은 때때로 또는 부분적으로 순응하고, 1/3은 전혀 순응하지 않는다고 한다. 특히 정신과 환자에는 비순응 환자가 많다. 비순응은 의료비뿐 아니라 의사의 노력을 낭비하게

한다.

가족문제, 직장문제로 환자가 잘 순응하지 못하게 되면, 의사는 그러한 사태에 대해 융통성 있게 이해심을 가지고 타협할 수 있어야 한다.

비순응을 증가시키는 요인

환자 측 요인으로, 환자의 의사에 대한 부정적 이미지, 질병 자체의 증상(피해의식 등) 등이 있다.

의사 측 요인으로, 치료가 복잡할 때(약 종류가 많거나 먹는 방법이 복잡할 때 또는 주의사항이 많거나 요구사항이 많을 때), 말로만 지시할 때, 의사가 불친절하고 거부적일 때, 약봉지 글자를 읽지 못할 때, 묻기만 하고 피드백을 주지 않을 때, 진단이나 치료에 대해 설명하지 않을 때 등이다.

상호관계 문제로, 환자-의사 간에 가치관이나 대화방식, 기대치가 다를 때, 의사소통장애가 있을 때도 순응이 나쁘다.

순응이 증가하는 경우

의사가 열정적이거나 동정적일 때, 태도가 허용적일 때, 나이와 경험이 많을 때, 대화시간이 충분할 때, 대기시간이 짧을 때, 설명이 자세할 때, 지시를 글로 써줄 때, 환자가 약 이름을 알 때, 의사의 지시와 환자의 기대 및 주관적 만족감이 일치할 때 등이다.

4. 처방의 정신역동적 의미

정신과 환자는 의사의 처방과 약물에 대해 특수한 반응을 보일 수 있다. 즉 정신역동적으로 환자는 약물을 복용하는(먹는) 행동에 대해 자신의 일반적인 대상관계 *object relationship*를 반영시킨다. 약물처방을 긍정적으로 받아들이기도 하고 부정적으로 받아들여 저항하기도 하고, 양가감정을 가지기도 한다. 의사는 단순한 약물 순응*compliance*을 넘어 환자-의사 간의 동맹*doctor-patient*

*alliance*을 통해 환자의 투병 역량을 강화해야 한다(제35장 약물치료 및 기타 생물학적 치료, I-3. 약물치료에서의 일반적 지침 참조).

약물을 좋은 대상*good object*으로 보기도 하는데, 마치 약을 어머니가 주는 사랑으로 함입*incorporation*(동일시의 원시적인 형태)하기도 하고, 다음 만남 때까지의 간극을 메꾸는 매개물(transitional object)로 보거나, 심지어 약을 악*惡*으로부터 자신을 지켜 주는 부적이나 신물로 여기기도 한다.

나쁜 대상*bad object*으로서는 약물을 자신의 신체에 대한 침범 또는 개체영역에 대한 침입으로 보거나 유혹으로 보기도 한다. 자신을 무기물로 보는 환자는 약을 자신을 와해시키는 존재로 간주하기도 한다.

처방에 대해 환자는 정신과 약물에 대해 반감 또는 과도한 기대를 가질 수 있다. 즉 약으로 어떻게 정신적 문제를 해결하려 하는가 하거나, 반대로 정신적 고통을 약물로 간단히 해결하기를 바라기도 한다.

정신과 약물의 습관성에 대해 매우 예민하게 경계하는 환자도 있다.

의학 자체에 불신과 의심을 가질 수도 있다. 처방을 하나의 명령 내지 통제나 지배로 받아들이고 그에 대한 복종을 거부할 수도 있고, 자신이 수동적이어야 하는 상황을 싫어할 수도 있다. 죄의식이 강한 사람은 처방을 하나의 징벌로 간주하기도 한다.

또는 의사가 처방하는 것을 자신에 대해 인간적으로 대하지 않고 약을 중간에 개입시켜 거리감을 두려는 시도로 생각하기도 한다. 또는 의사가 치료의 책임을 약에 두려는 시도로 보기도 한다.

약물에 의해 자신의 몸이나 마음이 변화하는 것에 대해서는 환영하기도 하고 거부하기도 한다. 치료효과를 거부하는 마음은, 병이 낫지 않고 환자역할과 이차적 이득*secondary gain*을 계속하고자 하는 무의식적 동기 때문이다.

참고문헌

양창순(2015): 의사-환자 관계. 민성길(편), 최신정신의학(제6판). 서울, 일조각, pp.214~223.
이부영 편(1995): 의사와 환자. 서울, 서울대학교출판부.
조두영(1985): 임상행동과학. 서울, 일조각.
Bird B(이무석 역)(1995): 환자와의 대화. 서울, 집현전.
Andrews LB(2008): The psychiatric interview and mental status examination: Textbook of Psychiatry. 5th ed. American psychiatric publishing Inc, Washington D.C., pp.3~17.

Frankel BL(1987): The physician-patient relationship. In: Behavioral science. Wiener JM, ed. John Wiley & Sons, New York, pp.183~196.
Friedberg MW, Chen PG, Van Busum KR, et al(2013): Factors affecting physician Professional satisfaction and their implications for patient care, health systems, and health policy. RAND Research Reports RR-439 to American Medical Association, RAND Corporation.
Obrien R(1994): The doctor-patient relationship. Ann NY

Acad Sci 729:22~35.

Ong LM, de Haes JC, Hoos AM, et al(1995): Doctor-patient communication: A review of literature. Soc. Sci Med 40:903~915.

Sandler J(1976): Countertransference and role responsive-ness. Int Rev Psycho Anal 3:43~47.

Seo, MA, Min SK(2005): Development of structural model explaining medication compliance of persons with schizophrenia. Yonsei Med J 46:331~340.

09

신경발달장애 및 소아기 정신장애
Neurodevelopmental Disorders and Mental Disorder of Childhood

I. 개념

2013년 개정된 DSM-5에서는 과거 '소아·청소년 정신장애'라는 이름의 범주에 포함되었던 여러 발달장애가 신경발달장애*neurodevelopment disorders*라는 이름의 범주에 속하도록 하였다. 그 이유는 소아에서 나타나는 정신장애들을 뇌발달의 초기과정의 문제라고 보고, 인지, 언어, 운동, 사회적 기능 등에서의 신경발달의 장애라고 정의하였기 때문이다. 예를 들면 자폐증 스펙트럼 장애의 경우, 게놈 연구의 결과 뇌의 전두엽의 두께와 자폐증적 증상 간의 상관성이 있다는 것이다. 이런 신경(뇌)발달에의 장애는 이후 인격발달과 정신사회적 생활에서 성취를 제한하고 여러 신경정신장애를 초래하게 된다는 것이다. 이런 이론에 근거하여 조기발견과 조기치료(약물치료와 행동치료)와 지지, 교육 등으로 환자의 발달을 도울 수 있다고 보는 것이다.

신경발달장애 범주에 속하는 장애들은 다음과 같은 공통점이 있다: ① 유아기나 소아기 사이의 다양한 어느 시점에 발병한다. ② 중추신경계의 생물학적 발달과 밀접하게 연관된 기능발달의 장애나 지연*delay*이다. ③ 관해나 재발 없이 꾸준한 경과를 밟는다. 대부분의 경우 언어, 시공간 기술*visuo-spatial skills*, 운동조절*motor coordination* 등에 장애가 있다. 대개 지연이나 장애는 어린 시기에 생겨나며, 나이가 들어가면서 점진적으로 감소하지만, 성인이 되어서도 흔히 경한 결함으로 남기도 한다.

DSM-5에서는 병명에도 다소 변화가 있었다. 정신지체는 지능장애*intellectual disability*로(다시 DSM-5-TR에서는 지능발달장애*intellectual developmental disorder*로), 자폐증은 자폐증 스펙트럼 장애로 바뀌었고, 의사소통장애 범주에 사회적(실용적) 의사소통장애*social (pragmatic) communication disorder*가 새로이 포함되었다. DSM-5는 또한 추가연구를 요하는 상태로 산전 알코올노출에 의한 신경발달장애*neurobehavioral disorder due to prenatal alcohol exposure; ND-PAE*를 제시하고 있다.

반면 과거에 소아정신장애로 분류되었지만 신경발달장애로는 생각되지 않는 '행동 및 감정 장애'들은 일반범주로 분류되었는데, 즉 유아기 애착장애, 이별불안장애, 선택적 함구증 등은 불안장애의 범주로, 적대적 반항장애와 행실장애는 파괴적 충동조절 및 행실장애 범주로, 파괴적 기분조절장애는 우울장애 범주로, 소아기 섭식장애는 급식 및 섭식 장애 범주로, 소아기 성정체성 장애는 젠더불쾌증 등 일반 정신장애 범주로 이동하였다.

또한 이 장에서는 소아기에 발견되는 성인 정신장애를 포함하고 있다. 그런 장애에는 소아기 발병 조현병, 소아기 발병 기분장애(양극성 장애, 우울장애) 등을 포함한다.

II. 지능발달장애

1. 개념

이는 종래 정신지체*mental retardation*, 정신박약*mental deficiency*, 정신저하*mental subnormality*, 저능*subintelligence* 등으로도 불리었다. DSM-5에서는 지능장애*intellectual disablity*라고 부르고, 신경발달장애의 하나로 보았다. DSM-5-TR에서는 지능발달장애*intellectual developmental disorders*라 부르는데, 이는 ICD-11의 지능 발달의 장애*disorders of intellectual development*와 맞추기 위해서이다. DSM-5-TR에는 전반적 발달지체*global developmental delay* 및 비특정 지능발달장애*unspecified intellectual disability*를 포함하고 있다.

가장 두드러진 DSM-5에서의 개정은 지능장애의 진단을 지능점수*IQ scores*에만 근거하지 않고, 적응기능평가*adaptive-functioning assessments*를 추가한 것이다. 적응기능이란 위에서 말한바, 환경의 요구에 대응*coping*하는 능력, 개인적 자립성*independence*의 획득 능력, 나이, 사회문화적 배경, 지역사회 상황 등에 근거하여 기대되는 사회적 책임*responsibility*을 완수하는 능력 등을 말한다. 적응기능은 개념적*conceptual*, 사회적*social*, 실제적*practical* 등 세 가지 영역*domain*에서 평가된다.

과거 지능발달장애는 ① 유의하게 낮은 지능, ② 적응행동의 유의한 결함 또는 장애, ③ 18세 이전의 발현으로 정의되었다. 첫째, 지능은 지능지수*intelligence quotient*; IQ로 나타내는데, 유의하게 낮은 지능이란 표준화된 지능검사법에 의해 평균치의 2 표준편차 미만으로, 대체로 IQ 70 이하를 말한다. 둘째, 적응행동*adaptive behavior*은 개인이 처해 있는 환경과 연령에 부과된 개인적 자립성, 사회적 책임에 대처하는 능력을 말하는 것이다. 이는 표준화된 검사법과 임상적 판단에 의해 평가되며, 사회지수*social quotient*; SQ로 표시되기도 한다. 셋째, 18세 이전이라는 연령 규정은 이 연령까지를 발달기간으로 보기 때문이다. 18세 이후에 뇌손상 또는 질병 등으로 지능저하가 초래되었을 때는 치매*dementia*라 진단한다. 따라서 DSM-IV에서는 IQ 70 이하를 진단기준으로 삼았지만, IQ는 판단력에 대한 평가에서 잘못된 인상을 주었다. 특히 법정신의학적 측면에서 단순히 IQ만으로 판결하는 데 문제가 많다는 것은 사실이다. 즉 IQ 71 이상이라고 해서 법적 지적 능력이 정상적이라 말할 수 없는 것이다.

2. 역학

지능발달장애의 유병률은 1%로 보고되고 있다. 지능지수 70 이하를 지능발달장애라 할 때 이론적 기대치는 2.3%이다. 고도 지능발달장애는 인구의 0.6%이다. (미국의 경우 소아인구 중 0.71%로 추정한다.) 남녀 성별비는 약 1.5:1로 남자에 많다. 연령별로는 고도 및 최고도 지능발달장애는 1세 이전에, 중등도는 1~5세 사이에, 그리고 경도는 6세 이후에 발견되는 수가 많다. 지역별로 농촌보다는 도시에서 더 잘 판별된다. 경도 장애는 저소득층 및 열악한 사회환경에서 유병률이 높다. (고소득 국가에서는 0.9%, 저소득 국가에서는 1.6%라 한다.) 그러나 생물의학적 요인에 의해 발현되는 중등도 이상의 심한 지능발달장애는 사회경제적 상태와 상관관계가 없다.

3. 원인

지능발달장애의 원인은 다양하나 대별하여 ① 생물의학적*biomedical* 요인, ② 정신사회환경적*psycho-socio-environmental* 요인(또는 사회문화 적응적*sociocultural adaptational* 요인), 그리고 ③ 이들 양자가 병합된 요인 등으로 구분할 수 있다. 지금까지 지능발달장애의 약 25%는 생물의학적 요인에 의한 것이며, 나머지 약 75%는 정신사회환경적 요인 또는 양자의 병합에 의한 것으로 생각되어 왔다. 최근 원인규명을 위한 광범위하고 적극적인 연구에 의해 30~40%만이 원인불명으로 남고, 나머지는 원인이 규명되고 있다.

유전적 원인

염색체 이상: Down증후군(trisomy 21)(그림 9-1), Fragile X 증후군, Prader-Willi증후군(15번 염색체 이상), Patau증후군 (trisomy 13, D₁), Edwards증후군(trisomy 18, E₃), cri-du-chat증후군(5번 염색체 부분 결손) 등은 두개안면 기형이나 기타 신체적 결함을 동반하는 지능발달장애를 야기한다. 그러나 성 염색체 이상이 반드시 지능발달장애와 연관되는 것은 아닌데, Turner증후군을 가진 아동 중에는 보통 또는 보통 이상의 지능을 가진 경우도 있다. Sequence variation, copy number variation 등이 지능발달장애와 연관된다.

유전 장애: 매우 드물지만 지능발달장애를 야기하는 유전 장애는 종류가 매우 많다. 대표적인 아미노산 대사 장애로 페닐케톤뇨증*phenylketonuria*; PKU이 있다. 그 외 maple syrup urine disease, Hartnup병, homocystinuria 등의 질환이 있다. Rett 장애는 X-linked dominant 유전으로 나타나는 지능발달장애 증후군으로, 여아에서만 발견된다. 신경피부형성장애*neu-*

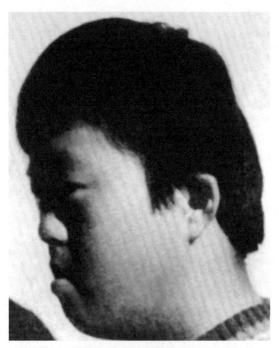

그림 9-1 Down증후군 환자

rocutaneous dysplasia는 신경섬유종증*neurofibromatosis*(일명 Von Recklinghausen병)과 결절성 경화증*tuberous sclerosis* 등이 대표적이다. 기타 Lesh-Nyhan은 purine대사에 관계된 효소결핍 때문에 생긴다. 신경세포 지방질 축적장애는 연령에 따라 Tay-Sachs병, Bielschowsky병, Spielmeyer-Vogt병, Kufs병 등으로 나뉜다. Mucopolysaccharide 대사장애로 Hurler증후군이 있고, 올리고당이나 당단백질 대사장애로 I-cell병이 있다. 윌슨*Wilson*병은 구리 대사장애로 진행성 간경화와 추체외로 장애를 동반한다.

산전 원인*prenatal factor***:** 정상적인 태아의 발달을 위해서는 산모의 신체적·정신적 건강이 필요하다. 임신 동안의 감염(풍진 매독, 단순포진, AIDS 등), 임신중독증, 산모의 만성적 질환과 잘 조절되지 않는 당뇨병, 빈혈, 고혈압, 신장염, 영양실조, 술이나 마약, 흡연 등은 태아의 정상적인 뇌 발달을 저해한다.

주산기 원인*perinatal factor***:** 미숙아는 유아 사망률이 높을 뿐만 아니라 지능발달장애 발현율이 정상아에 비해 10배 정도 높다. 주산기 저산소증은 태반조기박리, 전치태반으로 인한 과다출혈이 원인이다. 반면, 산후 저산소증*postnatal hypoxia*은 심한 빈혈, 쇼크, 중독경련, 손상 등이 원인이다. 출산 시의 기계적 상해로 (난산으로) 인한 뇌손상, 수막 및 혈관 손상, 혈전증 등이 있다.

출생 후 원인*postnatal factor***:** 감염(바이러스, 세균, 기생충, 진균 등에 의한 뇌염 또는 뇌막염 등), 두개강 내 종양, 뇌 외상, 그리고 퇴행성 장애(Sudanophilic leukodystrophy, 헌팅턴*Huntington*병, Schilder병 등) 등이 지능발달장애를 초래할 수 있다.

환경적 요인

특이한 기질적 병변 없이 양육의 잘못, 사회적·언어적 기타 자극의 결핍 등 불리한 환경조건으로 인해 지능발달장애가 생긴 것을 말한다. 부모의 영양결핍, 의료를 받지 못함, 미혼모로부터의 출생, 독성물질에의 노출, 불안정한 가정환경, 잦은 이사, 부적절한 양육 등이 지능발달에 필요한 적절한 사회적 자극을 박탈한다. 부모의 우울증이나 조현병 등도 위험인자로 알려져 있다. 이는 모두 failure to thrive 또는 뇌발달 장애를 초래한다. 부모 중 한 사람 또는 동기 중에 하나 이상이 저지능을 보이는 경우도 이에 포함된다. 이럴 경우 보통 주거환경, 영양상태, 의료혜택 등이 좋지 않고, 소아에 조산, 미숙아, 감염성 질환 이환 발생률이 높다.

감각박탈: 부모-자녀 관계에 의한 것으로, 모성박탈이 심하였거나 장기간 격리로 인한 극단적인 환경적 제약 등이 이에 속한다.

기타

한 가지 또는 그 이상의 특수감각의 결함, 예를 들어 청각장애, 시각장애 등으로 인한 감각적 자극의 결여로 인해 이차적으로 지능발달장애가 동반될 때, 다양한 생물학적·사회적 요인이 복합적으로 작용하여 지능발달장애의 원인이 될 때, 또는 원인이 명확하지 않을 때 등이다.

4. 임상양상

지능발달장애는 낮은 지능과 적응행동의 장애뿐만 아니라 각종 정서 및 행동 장애, 신경학적 장애를 동반하는 복합 또는 중복 장애이다. 지능의 저하는 문제해결 능력, 계획, 추상적 사고, 판단, 학업성취도의 저하로 나타난다. 적응능력의 저하는 도움 없이는 일상생활을 잘해내지 못하는 것으로 나타난다. 지능 정도는 일반적으로 표준화된 지능검사로 추정될 수 있으나 사회적 적응을 평가하는 척도로 보완되어야 한다.

지적능력과 사회적 적응기능은 시간에 따라 변화할 수 있다. 또한 아무리 지체가 심하다 해도 훈련과 재활의 결과 호전할 수 있다.

지능발달장애자의 성발달 수준은 일반인보다 다소 늦거나 거의 같다. 적절하지 못한 성교육이나 성충동 조절능력과 판단력의 미숙으로 성적 탈선이나 성범죄율이 높다는 점에 유의해야 한다. 지능발달장애는 다른 정신적 또는 신체적 장애와 같이 나타날 수도 있고 아닐 수도 있다.

정신장애 동반

지능발달장애자에서의 조현병, 정동장애 등 다른 정신장애 유병률은 일반인보다 3~4배 높다. 특히 고도 지능발달장애에서 이러한 장애를 많이 볼 수 있는데, 약 50%가 다른 정신장애를 가지고 있다.

지능발달장애 환자가 정신증상을 보일 때는 먼저 두 가지 관점에서 관찰할 필요가 있다. 증상이 지능발달장애 자체로 인한 것인가 하는 점과, 다른 모든 정신과적 장애가 그러하듯이 대인관계 또는 환경적 요인으로 인한 반응인가 하는 점이다. 중증의 지능발달장애자는 많은 경우 지능발달장애 그 자체로 인한 정서 및 행동 장애를 보인다. 그러나 대부분의 경도 또는 중등도 지능발달장애자는 대인관계의 제한, 학업성취의 결여, 사회적응의 실패, 가족과 사회의 냉대와 거절 등으로 인한 불안, 좌절, 분노 등으로 인해 위축되거나 안절부절못하거나 난폭한 (반응) 행동을 하는 경우가 많음에 유의해야 한다. 특히 사회적응과 관련하여 자살의 위험이 높다.

Idiot savants(또는 Savant syndrome)

심한 신경발달장애 내지 정신장애(자폐증 스펙트럼 장애, 뇌손상 등)가 있고 지능검사상 지능지수가 낮음에도 불구하고 특정 영역(계산, 기억, 예술, 음악 등)에서 비상한 능력을 나타내는 경우이다. 비록 증후군이라는 용어가 쓰이지만, 이는 ICD-10이든 DSM-5-TR이든 질병분류에는 포함되어 있지 않다. 이에 대한 정신의학적 연구가 많지 않다.

5. 진단

진단은 전문가의 지적기능의 전반적 평가에 의한다. 진단은 기능의 현재 수준에 근거하여 내려져야 한다.

지능발달장애를 진단하기 위해서는 문진을 통해 가족력, 유전적 질환, 출생 전후의 병력을 알아본다.

신체발달과 건강상태를 검사한다. 특징적으로 특히 두부, 안면, 그리고 신체 전체에 기형이 있는 수가 많은데, 예를 들어 얼굴 기관들 사이의 거리가 먼 격리증hypertelorism, 낮은 코, 내안각주름epicanthal fold 및 각막혼탁corneal opacity, 귀의 기형, 튀어나온 혀, 이빨의 기형 등이다(그림 9-1). 시청각장애, 언어장애, 뇌전증 등의 합병 유무를 조사한다.

필요에 따라 소변 및 혈액 검사(특정 효소나 아미노산 검사), 뇌파검사(경련검사), 뇌영상, 대사장애 및 내분비학적 검사, 염색체검사 등을 시행한다.

염색체검사: 임신 15주쯤 양수천자amniocentesis로 amniotic fluid cell을 채취하고 culture하여 cytogenetic 및 biochemical study를 한다. 35세 이후 임신한 경우 이 검사를 고려해야 한다. Chorionic villi sampling(CVS)는 태아에서의 염색체 이상에 대한 screenig 기술인데, 태반의 융모를 채취하여 염색체나 유전적 이상을 검사하는 것으로, 임신 8~10주에 시행한다. 이상이 발견되면 첫 3개월 이내에 임신중단을 고려할 수 있다. 이 경우 2~5%의 유산의 위험이 있다. Percutaneous umbilical cord blood sampling(PUBS, 또는 cordocentesis)은 fetal umbilical cord로부터 채취한 혈액으로 태아에 대한 유전검사를 하는 방법이다.

발달평가 척도

지능검사로 ① Stanford-Binet 지능 척도, ② 웩슬러 Wechsler 지능검사(소아용, 성인용 등), ③ 인물화검사Draw-A-Person; DAP Test 등이 있다.

적응행동검사로 ① 사회성숙도 척도Social Maturity Scale, ② 미국정신박약협회 적응행동 척도AAMD Adaptive Behavior Scale; ABS 등이 있다.

소아에 대한 발달평가 척도로 ① Denver 발달평가 검사Denver Developmental Screening Test; DDST, ② Bayley 유아발달 척도Bayley Scales of Infant Development; BSID, ③ Cattel 유아지능 척도Cattel Infant Intelligence Scale 등이 있다.

기타 검사로, 시각-운동 통합능력visual-motor integration을 알아보기 위한 Bender Gestalt Test(BGT)와 Beery Buktenica Developmental Test of Visual Motor Integration이 있으며, 학업성취도검사, 문제행동에 대한 검사 등이 있다.

DSM-5-TR

지능발달장애Intellectual Developmental Disorder

(지능장애Intellectual Disabilities)

지능발달장애(지능장애)는 발달 시기에 발생하며, 개념적·사회적, 그리고 일상적 영역에서의 지적 및 적응적 기능 모두가 저하된 경우이며, 아래 세 가지 기준이 만족되어야 한다.

A. 지적 기능의 저하. 여기에는 논리, 문제해결능력, 계획, 추상적 사고, 판단, 학업성취도, 그리고 경험으로부터의 학습 등이 포함되며, 이는 임상적 평가 및 표준화된 개별적 지능검사로 확인된다.

B. 적응능력의 저하 및 이로 인해 개인적 독립과 사회적 책임의 발달적 및 사회문화적 기준을 만족시키지 못하는 경우. 지속적인 도움 없이는 일상생활의 한 가지 이상의 영역(가정, 학교, 직장, 그리고 사회 등 다수의 환경에서 의사소통, 사회적 참여, 그리고 독립적인 생활 등)에서 적응능력의 저하로 인해 기능이 제한되게 된다.

C. 지적 기능 및 적응능력의 결핍은 발달시기에 시작된다.

주: 지능발달장애라는 개념은 WHO ICD-11에서 사용되는 지능발달의 장애disorders of intellectual development라는 병명과의 관계를 명확히 한 상태에서 사용되어야 한다. 같은 의미의 intellectual disabilities는 (계속 사용되기 위해서는) 괄호 안에 넣어져야 한다. 의학 및 연구문헌들은 두 가지를 모두 사용하고 있다. 반면 intellectual disabilities는 교육학과 기타 전

문분야, advocacy 집단, 그리고 일반 공공에서 흔히 사용되고 있다. 미국에서는 Public Law 111-256(Rosa's Law)가 연방법에서 'mental retardation'에 관련된 모든 사항을 'intellectual disabilities'로 바꾸었다.

특정형: 현재 심한 정도에 따라

F70 경도
F71 중등도
F72 고도
F73 최고도

F88 전반적 발달지체*Global Developmental Delay*
5세 이하의 아동에서 발달상의 지체가 확인되나 아동이 너무 어려 표준화된 검사방법을 통해 그 임상적 심각성을 정확하게 평가하기 어려운 경우에 내려지게 된다. 그러므로 이 진단의 경우, 일정 시간이 지난 이후 재평가가 요구된다.

F79 비특정 지적장애*Unspecified Intellectual Disability*
지능발달장애*intellectual developmental disorder*라고도 한다. 5세 이상의 아동 혹은 성인에서, 시각장애 혹은 청각장애 등의 감각장애나 신체장애, 운동장애 혹은 심각한 행동장애나 동반된 정신질환 등과 같은 이유로 인해, 지적장애의 정도를 평가하기 어려울 때 사용된다. 이 진단은 특수한 경우에만 사용되어야 하며, 일정 시간이 지난 이후 재평가해야 한다.

ICD-10 및 한국 표준 질병 사인 분류

F70~F79 정신지체*Mental retardation*

F70 경도 정신지체*Mild mental retardation*
IQ가 50~69(성인에 있어서 6세에서 12세 이하의 정신연령)로, 학교에서 학습에 어려움을 겪는다. 그러나 많은 성인이 사회에 공헌하고 좋은 사회적 관계를 유지하고 일해 나갈 수 있다. 정신박약*feeble-mindedness*이라고도 한다. (전체 지능발달장애의 70~75%를 차지한다. 교육가능급*educable group*이라고 불린다. 우리나라 장애등급 3급 해당)

F71 중등도 정신지체*Moderate mental retardation*
IQ가 35~49(성인에선 정신연령이 6~9세)로, 소아기 때는 현저한 발육지연이 있으나 대부분 자립자행의 독립성 정도는 배울 수 있고 적당한 의사소통 능력과 평범한 기술을 획득할 수 있다. 성인은 공동생활에서 생활과 일에 대한 여러 가지 보조가 필요하다. (전체 지능발달장애 중 약 20%를 차지한다. 적절히 지도하면 단순한 작업은 가능하기 때문에 훈련가능급*trainable group*이라고도 한다. 우리나라 장애등급 2급 해당)

F72 중증 정신지체*Severe mental retardation*
IQ가 20~34(성인에선 정신연령이 3~6세)로, 지속적인 보조가 필요하다. (전체 지능발달장애의 3~4%를 차지한다. 훈련을 하면 신변처리를 겨우 할 수 있으나 생활 전반에서 보호가 필요하다. 완전보호급*complete care group*이라 불린다. 우리나라 장애등급 1급 해당)

F73 최중증 정신지체*Profound mental retardation*
IQ가 20 이하(성인에서 정신연령이 3세 이하)로, 자립자행, 자제, 의사소통 및 기동에 있어서 매우 제한된다. (전체 지능발달장애의 1~2%에 해당한다. 고도 지능발달장애와 같이 완전보호급이다. 우리나라 장애등급 1급 해당)

F78 기타 정신지체*Other mental retardation*
F79 상세불명의 정신지체*Unspecified mental retardation*
행동장애 정도: F70~F79 범주에서 행동장애의 정도를 확인하기 위해 다음의 네 자리째 숫자로 된 세분화가 사용된다.

.0 행동장애가 없거나 최소라고 진술된 것
.1 주의나 처리가 필요한 심각한 행동장애
.8 기타 행동의 장애
.9 행동의 장애에 대한 언급이 없는 것

경계형 지능기능*borderline intellectual functioning*
지능지수*IQ*가 70~84 범위인 경우로 인구의 6~7%를 차지한다. 이들은 적응능력이 부족하여 사회적·직업적 기능을 수행하기 어렵다. 따라서 내외의 정신장애 원인이 없더라도 이들은 좌절이나 당황 같은 심한 감정적 고통을 느낀다. 그러나 적절한 지도로 고통을 경감시킬 수 있다. 그러나 이들은 특정 분야에서는 능력을 잘 발휘할 수도 있다.
DSM-5-TR 및 ICD-10에서는 R41.83으로 코드화하고 있다.

감별진단: 주요 및 경도 신경인지장애*major and mild neurocognitive disorder*(이미 획득된 인지기능을 상실한 치매)와 감별해야 한다. 의사소통장애, 자폐증 스펙트럼 장애, 발달장애, 특정학습장애 등과도 감별해야 한다. 또한 신경증적 장애, 정신병적 장애 등과 감별해야 한다. 또한 지능발달장애가 있으나 특정 영역에서는 상당한 지능(예: 날짜의 요일 알아맞히기)을 나타내는 idiot savants가 있으므로 진단에 유의해야 한다.
경계성 지능기능과 경도*mild* 지능발달장애 간의 감별을 위해서는 자세한 지능검사와 적응기능 검사, 차이점의 평가, 그리고 특히 표준적 검사에 대한 환자의 순응에 영향을 미칠 수 있는 병존하는 정신장애(조현병, 충동성을 동반한 ADHD 등)가 있는지에 대한 평가가 필요하다.

동반장애
지능발달장애에서 흔히 볼 수 있는 정신장애는 주의력결핍과 다활동장애, 자폐증 스펙트럼 장애, 상동행동장애 등이며 이식증*pica*도 가끔 볼 수 있다. 정서적으로 불안정하고 공격적인 경향이 있으며 분노발작*temper tantrum*도 흔히 볼 수 있다. 신경근육계 장애, 시력, 청력 또는 언어 장애, 뇌전증 등의 복합장애를 특히 중증에서 많이 볼 수 있다.

6. 경과 및 예후

지능발달장애는 개선되지 않는다는 선입견이 있으나, 개개인에게 알맞은 개별화된 지지를 지속적으로 받으면 전반적인 삶의 기능이 향상될 수 있다는 것이 최근의 일반적인 견해이다. 그러나 고도 지능발달장애의 경우 점진적 신체적 장애가 병발되며, 조기 사망에 이르기 쉽다.

7. 치료

예방

무엇보다 일반인들의 지능발달장애에 대한 인식을 높이는 사회적 계몽이 필요하다.

조기발견 및 조기치료로 지능발달장애를 예방할 수 있다. 유전적 질환에 대한 병력조사, 양수천자를 통한 태생기 진단, 풍진예방 같은 임신기 산전의료, 위생적인 환경에서의 출산, 예방접종 등의 강화, 출생 초기에 선천성 대사장애와 갑상선 기능부전증에 대한 검사(예: 페닐케톤뇨증과 galactosemia에서의 screening test) 등이 그 수단이 된다. 즉 전반적 보건위생의 개선과 모자보건을 충실히 하는 것이다.

환경적 요인에 의한 지능발달장애에 대해서는 적절한 감각자극을 제공하는 것이 예방책이다.

유전적 소인이 있다고 생각되는 가족에 대해 가족상담 또는 유전상담*genetic counselling*(제34장 정신사회적 치료 참조)을 시행하여 지능발달장애의 발생을 감소시킬 수 있다.

치료

치료는 결국 지능발달장애가 생기는 병의 경과를 단축시키고 지능발달장애의 후유증과 사회적 제한*handicap*을 최소화하는 것이다.

페닐케톤뇨증이나 갑상선 기능저하증 같은 대사장애는 조기의 음식조절과 호르몬 추가공급 등으로 치료할 수 있다.

감정장애나 행동장애는 정신과적 치료를 요한다. 정신과적 치료는 환자의 지능 수준에 맞춰 변형해야 한다. 여기에는 놀이요법, 집단치료, 행동치료(특히 긍정적 재강화*positive reinforcement*) 등이 포함된다.

과다행동, 충동성 등 심한 정서 및 행동 장애에 대해 적절한 행동요법과 향정신성 약물치료를 시행한다.

자해적 내지 공격적 행동에는 lithium, naltrexone, carbamazepine, valproic acid, risperidone 등이 효과적인 것으로 보고되고 있다. 반복적 자기자극적*self-stimulation* 행동에는 항정신병 약물(haloperidol 등), 강박적 행동에는 fluoxetine 등 선택적 세로토닌 재흡수 억제제*SSRI*를 사용할 수 있다. 충동적 분노 반응에는 β-차단제(propranolol)와 buspirone을 시도하며, 주의력결핍과다활동장애에는 methylphenidate를 사용할 수 있다(각 해당 장애 장과 제35장 약물치료 및 기타 생물학적 치료 참조).

지능발달장애에 흔히 합병되는 신체장애와 뇌전증 등에 대해 해당 장애 치료를 시행한다.

교육

지능발달장애아의 교육은 신체발달과 감각운동 등 신체적 기능의 발달과 통합된 과정으로 진행한다. 기본적 생활습관의 획득부터 사회적 자립에 이르기까지 개별적인 목표를 정하여 지도와 훈련을 행한다. 지능발달장애의 정도에 따라서 일반학교, 특수학교, 특수학급 등에서 교육을 받을 수 있으며 보호작업소*sheltered workshop*를 통한 직업훈련도 받을 수 있다.

가족교육: 중요하다. 우선 지능발달장애라는 진단을 받았을 때 부모들이 흔히 나타내는 충격, 실망, 죄책감, 분노 등 위기나 기타 이후의 배척이나 과잉보호 같은 적응문제에 대해서도 적절히 도와주어야 한다. 상담이나 정신치료를 실시한다. 가족이 지능발달장애아에 대해 현실적 기대를 갖게 하되, 최대한 지능발달장애아의 상태를 발전시키고 자존심을 유지할 수 있도록 도와주어야 한다. 즉 지능발달장애아의 자립성을 돕되 적절한 돌봄도 제공하는 등 교육의 균형을 잘 맞출 필요가 있다.

사회복지

역사적으로 볼 때 지능발달장애인은 놀림 받거나, 신의 저주를 받은 자 또는 정신질환자와 동일한 취급을 받아왔다. 18세기에 들어서면서 인도적 차원의 보호가 이루어졌으나, 19세기에는 진화론과 우생학의 발전과 더불어 인도주의적 접근이 다시 후퇴하여 환자들은 사회로부터 격리되었다. 지능발달장애에 대한 좀 더 과학적인 접근은 20세기에 들어서면서 시작되었다. 지능발달장애인을 위한 수용시설이 확충·개선되고, 특수교육이 발전하였으며, 지능발달장애의 원인을 규명하기 위한 연구가 활발히 진행되었다. 1970년대에 와서 장애인에 대한 새로운 의식이 등장하였는데, 소위 '주류화*main stream*'와 '통합*integration*' 원리가 그것이다. 장애인을 사회와 격리해서 수용·보호하는 것은 또 다른 사회부적응을 야기할 수 있다는 전제하에, 모든 장애인은 정상인과 똑같은 환경에서 살면서 주류 사회의 일원이 되어야 한다고 생각하게 되었다. 장애아동도 일반아동과 한데 섞여 통합적으로 교육을 받을 권리가 있으며, 그렇게 함으로써 장애의 개선과 재활을 도모할 수 있다는 것이다. 따라서 최근의 추세는 '탈수용화deinstitutionalization' 경향으로, 일반주거지역에서 멀리 떨어져 대규모로 장애인을 수용·보호하던 시설을 폐쇄하고, 대신 장애인을 가정 또는 지역사회로 되돌려 보내 지역사회 중심의 서비스community based service를 제공하는 것이다.

현재 우리나라에도 다수의 지능발달장애자 수용시설과 지적장애 특수학교 및 직업재활시설이 있을 뿐 아니라, 최근에는 그룹홈, 주간보호, 보호작업소 등 지역사회 중심시설이 늘어나고 있다.

III. 의사소통장애

1. 개념

의사소통communication이라 함은 다른 사람의 행동, 생각 또는 태도에 영향을 미치는 어떠한 언어적 또는 비언어적 행동(의도적이든 비의도적이든)을 포함한다. DSM-5-TR에서는 의사소통장애communication disorders는, 환자가 속한 지역사회에서 공유되는 언어적·비언어적 및 문자graphic 상징과 체계를 인지하고 표현하고 처리하고 이해하는 능력에 장애가 생긴 것으로 개념화하고 있다.

DSM-5-TR에서의 의사소통장애는 각각 언어장애language disorder, 언어발음장애speech sound disorder(과거의 음성장애), 소아기 발병 유창성 장애(말더듬)childhood-onset fluency disorder (stuttering), 사회적 (실용적) 의사소통장애social (pregmatic) communication disorder 및 비특정 의사소통장애unspecified Communication Disorder로 세분되었다.

의사소통에서, speech라 함은 소리의 표현적 생산을 말하며 이에는 발음, 유창성fluency, 목소리, 공명resonance의 질 등을 포함한다. Language라 함은 형태, 기능, 상징(말하는 언어, 수화, 쓰인 단어, 그림 등)의 사용을 포함한다. 의사소통이라 함은 다른 사람의 행동, 사고 및 태도에 영향을 미치기 위해, 의도적 및 비의도적으로 언어적 및 비언어적 행동을 하는 것을 의미한다.

이를 평가하기 위해서는 아동의 언어적 및 문화적 맥락(특히 이중언어), 남녀 차이 등을 파악하고 있어야 한다.

의사소통장애는 다른 신경발달장애와 동반되는 수가 많다.

2. 언어장애language disorder

언어장애는 소아의 언어이해 능력은 정상 수준이나 말하는 언어표현 능력이 정신연령에 적절한 수준보다 현저히 낮은 경우이다.

미국의 경우 3~5세 소아들의 46%가 다소의 언어장애가 있다 한다.

원인

원인은 밝혀지지 않았다. 대뇌손상과 대뇌성숙 지연으로 추정하나 아직 근거가 입증되지는 못하였다. 왼손잡이나 양손잡이에서 잘 생기며, 가족력이 있는 것으로 보아 유전적 요인도 있는 것 같다.

임상양상 및 진단

주된 증상은 소아의 나이나 비언어성 지적 능력을 고려할 때 그 수준보다 훨씬 낮은 표현성 언어능력을 보이는 것이다. 어휘를 적절히 생각해 내거나 구사하지 못하고, 시제를 정확하게 사용하지 못하며, 종속절이 포함된 복문을 만들기 어려운 경우를 말한다. 그러나 발음상의 이상은 있기도 하고 없기도 하다. 즉 다른 사람이 말하는 것을 알아듣고 이해하는 수용성 언어능력은 비교적 정상이지만, 자기가 뜻하는 바를 올바르게 표현하지 못한다. 심한 경우는 3세 이전에도 알 수 있으나, 대체로 조기 청소년기까지는 잘 드러나지 않는다. 18개월이 되어도 '엄마', '아빠'와 같은 단순한 말도 하지 못한다. 그래서 몸짓이나 손짓으로 표현하기도 한다. 즉 의사소통을 하고 싶은 것같이 보이고, 눈 접촉을 유지하고, 어머니에게 잘 대하고, 까꿍놀이를 즐긴다. 또한 이 장애는 말을 하기 시작하였을 때 현저하게 드러나는데, 발음이 미숙하여 특정 발음을 빼먹거나 다른 발음으로 대체한다.

언어장애아는 흔히 읽기능력도 불충분하여 결국 학습장애가 초래된다. 낮은 자아상self-image, 좌절감 등으로 우울증 등의 정서장애도 올 수 있다. 또한 과다활동, 주의력장애, 엄지손가락 빨기, 유뇨증, 사고호발경향accident-proneness 및 행동장애도 흔히 동반되어 나타난다. 나이 어린 소아에서는 음성장애를 자주 볼 수 있고 발달성 조정장애, 읽기장애도 흔히 동반된다. 따라서 학업성취, 직업능력, 사회화 등에서 뒤떨어지기 쉽다.

최근 표현성 언어장애아의 약 반수 이상에서 정신질환이 있으며, 이 중 주의력결핍과다활동장애가 가장 많다는 연구보고가 있다.

정확한 진단을 하기 위해서는 표준화된 표현성 언어검사와 비언어성 지능검사를 실행해야 하고 학교, 집, 놀이방에서 소아가 사용하는 구두나 손짓으로 말하는 언어양상을 관찰해야 한다.

DSM-5-TR

F80.2 언어장애 *Language Disorder*

초기 발달시기에 언어를 습득하고 사용함에 있어 어휘력의 제한, 문장구조 구성능력의 장애 등 언어의 이해 혹은 생성의 능력이 또래에 비해 상당히 부족하여 대화의 여러 영역(구어, 문어, 수화 등)에 걸쳐 지속적인 어려움이 나타난다. 이로 인해 효율적인 의사소통, 사회적 참여, 학업적 성취 혹은 직업적 성과에 기능적 저하가 야기된다. 그리고 이 장애들은 다른 의학적 혹은 신경학적 상태로 인한 것이 아니며, 지적장애(지적 발달장애) 혹은 전반적 발달지체로 더 잘 설명되지 않는다.

ICD-10 및 한국 표준 질병 사인 분류

F80.1 표현언어장애 *Expressive language disorder*
F80.2 수용성 언어장애 *Receptive language disorder*

어린이의 언어 이해능력이 그의 정신연령의 적당한 수준보다 낮은 특수 발달장애. 언어 표현력에도 뚜렷이 영향을 주며, 단어-소리 발성의 장애도 있다.

선천 청각성 지각부전 *Congenital auditory imperception*, 발달성 언어장애 또는 실어증, 수용형 *Developmental dysphasia or aphasia, receptive type*, 발달성 베르니케실어증 *Developmental Wernicke's aphasia*, 단어농 *Word deafness*

감별진단: 언어장애를 진단할 때는 4세까지의 언어장애는 정상적 변이일 수 있다. 우선 청각 및 기타 감각 장애도 감별해야 한다. 진단할 때는 말하기의 지역적 또는 문화적 차이 등 정상적 변이를 고려해야 한다. 청각장애 등 기타 감각장애, 그리고 뇌전증 등 신경과적 장애와 감별해야 한다. 지적장애, 기타 의사소통장애, 자폐증 스펙트럼 장애와 감별해야 한다. 수용성·표현성 혼합언어장애는 언어 이해력이 나이에 비해 현저하게 떨어지는 반면에 표현성 언어장애에서 언어 이해력은 정상이다. 자폐증 스펙트럼 장애아에서는 내적 언어와 상징적 놀이나 상상놀이를 하지 않으며 적합한 몸짓을 볼 수 없고, 다른 사람과 대화하고자 하는 욕구가 없고, 다른 사람과 의미 있는 대인관계를 맺을 수 없으며, 더욱이 언어장애로 인한 좌절감이 없다. 또한 선택적 함구증에서는 언어발달이 정상이며 가족(예를 들면 부모, 형제)과는 말을 잘한다.

경과 및 예후

언어장애의 예후는 일반적으로 공존질환의 종류에 따라서 차이가 난다. 가벼운 경우 약 50%에서는 다른 언어장애가 없는 상태로 저절로 회복되지만, 심한 경우에는 후에 경도에서 중등도의 언어장애로 발달할 수 있다. 4세 이후 계속되는 언어장애는 이후 지속되기 쉽다.

치료

진단되는 즉시 언어치료를 시행하는데, 치료내용은 행동강화기법으로 음소, 어휘력, 문장구성능력 등을 훈련시키는 것이다. 감정적 적응문제는 정신치료로 한다. 가족이 협조하도록 지도하는 것도 중요하다.

3. 언어발음장애 *speech sound disorder*

언어발음장애는 소아의 언어기술은 정상적이지만, 말하기 소리 *speech sounds*를 구사하는 수준이 정신연령에 적절한 수준 아래에 있는 경우이다. 이는 부적절하거나 분명하지 못한 발음장애로 환아의 나이나 지능에 비해 기대되는 언어음 발달이 정확하지 않거나 부적절하거나 지연되는 경우를 다 포함한다.

6~7세 소아의 2~3%에서 음성장애가 있다고 보고하고 있다. 남아에서 여아에 비해 2~3배 많다.

원인

이 장애의 원인은 밝혀지지 않았다. 해부학적·구조적·생리학적·청각적 또는 신경계통 장애가 원인이 아니다. 가설로는 언어에 대한 이해력 저하, 청각기억장애 *auditory memory problem*, 적절한 단어를 찾지 못함 *word finding problem* 때문이라는 이론이 있다. 또한 낮은 경제사회적 계층의 대가족에서 성장한 경우가 많은 점으로 보아 가족 내의 부적절한 언어자극이 원인으로 고려되고 있다. 운동조정장애나 비대칭성, 왼손잡이는 음성장애와 원인적 관련이 별로 없다.

임상양상 및 진단

본질적인 임상양상은 언어발달상 부적절한 자음 사용이다. 음소생략이 가장 심한 발음장애이며, 그다음이 음소대치이고 음소왜곡이 가장 덜 심한 장애이다.

예를 들어 ㅋ 대신 ㅌ을 발음하는 등, 같은 자음의 대치나 한 음절의 마지막 자음을 생략하는 것 등을 말한다. 가장 빈번하게 잘못 발음되는 자음은 ㅅ, ㅆ, ㅊ, ㅈ 등으로 언어발달과정에서 후천적으로 습득된 것이다. 그러나 장애가 심한 경우와 어린 소아에서는 ㅂ, ㅁ, ㅌ, ㄷ, ㄴ, ㅎ 같은 자음의 발음이 틀릴 수도 있다. 하나 또는 그 이상의 자음에 장애가 올 수 있지만 모음이 틀릴 경우는 드물다. 또한 한 음절의 마지막 자음을 생략하거나 (예: car의 r), 어려운 음소는 부정확한 음소로 대치한다. 드물게는 부적절한 모음을 첨가하는데, 예를 들면 "어, 그래서, 어, 너 지금, 어, 뭐 할 거니?"와 같다.

이 장애는 소아기 초기에 발견된다. 장애가 심한 경우에는 약 3세에서 발견되며, 덜 심한 경우는 6세까지 발견되지 않을 수도 있다. 한편 생략, 왜곡, 대치는 소아가 말을 배우는 정상적인 언어발달과정에서도 볼 수 있는데 이는 물론 정상이다.

발음장애를 진단할 때는 다음의 세 가지를 확인해야 한다. ① 발음이상이 비정상적일 정도로 심각한지를 확정하고 나이 어린 소아의 정상적인 발음이상은 배제해야 한다. ② 신체적 이상으로 발음이상이 발생하는 것이 아니며, dysarthria나 청각장애, 지능발달장애를 배제해야 한다. ③ 표현성 언어가 정상 범위 내에 있어야 하고 표현성 언어장애, 수용성·표현성 혼합언어장애, 전반적 발달장애를 배제해야 한다.

DSM-5-TR

F80.0 언어발음장애 Speech Sound Disorder
초기 발달 시기에 발생하며, 언어 발성에 지속적인 어려움이 있어 언어 명료도가 저하되고 구두의사 전달이 어렵고, 이러한 장애로 인해 효율적인 의사소통에 제한이 있으며, 이는 사회적 참여, 학업적 성취 혹은 직업적 성과에 지장을 준다. 또한 다른 의학적/신경학적 상태 등의 선천적 혹은 후천적 질환으로 인한 것이 아니어야 한다.

ICD-10 및 한국 표준 질병 사인 분류

F80.0 특정 구음장애 Specific speech articulation disorder
구음장애Dyslalia, 발음혼동(요설)Lalling

감별진단: 음성장애를 진단할 때는 말하기의 지역적 또는 문화적 차이 등 정상적 변이를 고려해야 한다. 신경계통검사, 구강구조검사, 청각검사audiometric examination를 실시하여 신체적 이상이 있는지를 먼저 확인한다. 발음과 관련된 근육을 관장하는 신경계통의 장애 때문에 생기는 dysarthria, 청각장애, 지적장애, 표현성 언어장애, 수용성·표현성 혼합언어장애, 전반적 발달장애와 감별해야 한다.

경과 및 예후

발음장애가 2~3개의 음소에만 있는 경우에는 대부분 저절로 회복된다. 5세가 지난 후에도 발음장애가 지속되고 여러 종류의 다른 언어장애가 같이 있으면, 광범위한 평가를 해야만 한다. 8세 이상의 소아에서는 자연 회복되는 경우가 드물다.

치료

치료는 언어치료가 효과적이다. 또한 환자의 친구관계나 학교에서의 행동도 관찰하며, 필요하면 부모상담도 한다.

4. 소아기 발병 유창성 장애(말더듬)

childhood-onset fluency disorder (stuttering)

소아기 발병 유창성 장애(말더듬)는 대부분 소아기에 발생하며, 말할 때 음이나 음절을 자주 반복하거나 지연시키고 한 단어 사이를 쉬어서 발음하기 때문에 유창하게 말하는 것이 나이에 비해 현저한 장애가 있을 때 진단된다. ICD-10에서의 말더듬은 소아 및 청소년기 발병 기타 행동 및 정서장애 중 하나로 분류하고 있다. 눌어증訥語症 stammering은 말더듬기와 같은 의미로 사용된다.

말더듬의 유병률은 일반인의 약 1%로 추정된다. 어린 소아에서 가장 많으며 나이가 들거나 성인이 되면 해소되는 경향이 있다. 말더듬기는 남아에 많고, 남녀비는 3~4:1이다. 말을 더듬는 소아의 가족에서 일반인에서보다 더 많이 발생한다.

원인

정확한 원인은 미상이지만, 여러 가지 가설이 제시되고 있다. 예전에는 말더듬기가 갈등, 공포 또는 신경증 때문에 발생한다는 가설이 주장되었으나, 이를 입증할 만한 근거가 없다. 말 더듬는 사람이 다른 형태의 언어장애가 있는 사람보다 정신질환이 더 많다는 근거도 없다. 그러나 스트레스가 있을 때 더 악화되는 것은 사실이다.

뇌의 기질적 요인으로 대뇌의 불완전한 비대칭성이나 비정상적 대뇌 우세가 제시되고 있다. 유전적 요인은 말더듬기에서 보이는 쌍둥이 연구와 뚜렷한 성차이(남·여)가 그 근거가 된다.

학습이론은 이 장애를 조기 소아기에 한때 정상적으로 나타나는 말더듬기가 병적으로 학습되고 강화된 결과로 간주한다. 다른 학습이론 모델은 환경적 요인이 조건화된 것으로 보기도 한다. 또한 cybernetic model에서는 언어는 조절regulation에 대한 적절한 feedback에 의해 좌우되는 처리과정이므로, 말더듬기는 feedback loop가 파괴되어 발생한다는 견해도 있다.

말더듬기는 가족력이 뚜렷하여 유전적 요인과 환경적 요인이 복합적으로 작용하여 발생하는 것으로 추정된다.

임상양상 및 진단

말더듬기는 보통 12세 전에 나타나는데, 대부분 18개월~9세 사이에 나타나며, 2~3.5세 사이와 5~7세 동안에 가장 빈번하다. 증상은 몇 주에서 몇 개월에 걸쳐 서서히 나타난다. 대개 첫 자음의 반복으로 시작되며 점차 긴 단어나 구절의 첫 번째 단어를 반복하면서 점차 악화되어 간다. 그러나 구두로 읽거나, 노래하거나, 인형이나 애완동물에게 이야기할 때는 말더듬기가 없어지는 경우가 많다. 말더듬기가 심하게 예상될 때는 특정 단어의 발음을 안 하려고 피하며, 눈을 깜박거리거나 틱tic이 나타나거나 입술이나 턱이 떨리기도 한다. 만성적 말더듬기 환자는 좌절, 불안, 우울감에 자주 빠지며, 흔히 음성장애, 표현성 언어장애, 수용성·표현성 혼합언어장애, 주의력결핍과다활동장애가 동반된다.

말더듬기는 다음의 4단계로 발달한다고 확인되었다. 제1단계는 학령전기에 발생하며 처음에는 일시적으로 나타난다. 수 주나 수개월간은 말을 더듬지 않는 시기가 있다. 이때는 회복률이 높다. 제2단계는 보통 초등학교 때 발생하는데 만성적이다. 이때는 명사, 동사, 형용사, 부사 등 말의 주요 부분만 더듬는다. 제3단계는 보통 8세 이후와 성인기에서 본다. 대부분 후기 소아기와 초기 청소년기에서 발생된다. 이때는 교실에서 암송할 때, 낯선 사람과 말할 때, 가게에서 물건을 살 때, 전화할 때와 같은 특수한 상황에서 말을 더 많이 더듬는다. 전형적인 말더듬기는 후기 청소년기와 성인기에서 보는데 이때가 제4단계이다.

DSM-5-TR

F80.81 소아기 발병 유창성 장애(말더듬)

Childhood-Onset Fluency Disorder (Stuttering)
소아의 나이에 부적합한 유창하게 말을 하거나 말하는 속도에 장애가 있는데, 음 및 음절 반복, 음을 길게 발음함, 말을 띄엄띄엄함, 들리거나 들리지 않는 차단, 완곡한 언어(확실하게 발음할 수 없는 단어를 피하려는 단어 대치), 말할 때 신체적 긴장이 지나치게 나타남, 단음절의 전체 단어 반복 등 중에서 하나 이상이 자주 나타난다. 이러한 장애 때문에 말하는 것에 대한 불안이 있거나 효율적인 의사소통, 사회적 참여, 학업적 혹은 직업적 성취에 지장을 준다. 또한 이러한 장애는 음성 운동장애 혹은 감각장애, 신경학적 손상(뇌경색, 암, 외상 등)으로 인한 언어장애, 혹은 다른 의학적/신경학적 상태 등의 질환으로 인한 것이 아니다.

ICD-10 및 한국 표준 질병 사인 분류

F98.5 말더듬[말더듬증]Stuttering[stammering]
F80.8 말하기와 언어의 기타 발달장애
Other developmental disorders of speech and language
혀 짧은 소리Lisping

감별진단: 말더듬기를 진단할 때 학령전기에서의 일시적인 말더듬기, spastic dysphonia, 속화증速話症 cluttering(조구증무口症이라고도 함)과 감별해야 한다. 조구증이 있는 사람은 자신에게 언어장애가 있다는 것을 모르지만, 말을 더듬는 사람은 자신이 언어장애가 있다는 것을 안다.

경과 및 예후

만성적이다. 호전과 악화를 반복하기도 하지만, 경한 경우 50~80%가 자연치유된다. 심하면 학교생활, 친구관계에 지장이 있고, 이후 직업선택 및 사회생활에도 영향을 준다.

치료

19세기 말까지 말더듬기치료의 가장 흔한 방법은 방심distraction, 암시와 이완이었다. 기타 율동적으로 팔, 손, 손가락을 움직이면서 천천히 말하기, 노래하듯이 말하기, 단소롭게 발하기 등을 가르치기노 하였다. 최년을 사용한 암시요법도 사용하였다. 그러나 이런 치료방법들은 일시적 효과만 인정되므로 현재는 별로 사용하지 않는다.

정신역동적 정신치료는 효과가 뚜렷하지 않으나 관련된 정서장애에는 효과가 있다. 가족 내에 문제가 있어 증상이 악화된다면 가족치료를 해야 한다.

행동치료는 호흡훈련, 이완요법 및 언어치료 등이다. 말은 천천히 하고 음량을 조절하도록 도와준다. 최신 치료기법은 말더듬기를 유지·강화시키는 문제들을 찾아 최소화하며, 이차적 증상을 해소함으로써 말더듬기를 완화시키고, 말을 더듬더라도 쉽게, 그리고 애를 쓰지 않는 방식으로 말을 하도록 격려하여 말하는 것에 대한 공포를 경감시키고, 말의 중단을 피하도록 하는 것이다. 이러한 치료의 예가 소위 self-therapy로, 말더듬기에 대한 감정반응과 이에 관련된 행동을 변화시킴으로써 말을 더듬는 순간에 자신이 스스로 긍정적으로 조절하도록 시도하는 치료법이다. 즉 말더듬기란 자신이 변화시킬 수 있는 것임을 확신시키는 치료방법이다.

5. 사회적 (실용적) 의사소통장애

social (pragmatic) communication disorder

사회적 (실용적) 의사소통장애는 DSM-5에 포함된 새로운 개념이다. 이는 DSM-IV 등 과거에는 흔히 '전반적 발달장애 NOS'(PDD-NOS)의 한 부분으로 진단되었던 장애이다. 즉 자폐증 스펙트럼 장애의 두 가지 증상 중, 사회적 의사소통과 상호작용의 장애는 심하게 있으나, 제한적 반복행동패턴은 없는 경우를 분리하여, 사회적 의사소통장애로 명명하였다. 즉 자연스러운 문맥으로나 사회적 실용성 측면에서 언어적 및 비언어적 의사소통을 잘 못하여, 사회적 관계와 담론에 대한 이해의 발달이 저해되는 것이다. 이는 단어사용이나 문법문제 또는 일반적 인지능력의 장애가 아니다.

이 장애의 정확한 유병률은 아직 확인되지 않고 있다. 4세 이전에 진단되는 경우는 드물며, 대부분의 아동이 언어능력을 발달시키는 만 4~5세에 진단되는 경우가 많다. 그러나 증상이 경미한 경우에는 청소년기가 되어서 진단되는 경우도 있다.

원인

자폐증 스펙트럼 장애, 의사소통장애, 혹은 특정 학습장애의 가족력이 있는 경우 사회적 (실용적) 의사소통장애의 위험이 증가하는 것으로 알려져 있다.

임상양상 및 진단

증상은, 언어적 및 비언어적 의사소통에 있어 실제로 의미 있는 의사소통을 못하는 것이다. 즉 인사, 정보교환, 맥락, 상황이나 상대의 요구에 맞추기 위한 소통방식의 변화 등 사회적 목적을 위한 의사소통 능력이 부족하다(아래 진단기준 참조).

DSM-5-TR

F80.82 사회적 (실용적) 의사소통장애

Social (Pragmatic) Communication Disorder

언어와 비언어적인 의사소통의 사회적 활용에 있어 지속적인 어려움이 있다. 그 양상은, 사회적 맥락에 적절한 방식으로 인사나 정보교환 등 사회적 목적을 위해 의사소통하지 못하고, 상황이나 청자에 따라 의사소통 방식을 변화시키는 능력에 장애가 있는데, 예를 들어 놀이터에서 말할 때와 교실에서 말할 때, 어른에게 말할 때와 아이에게 말할 때 다르게 말하는 것, 그리고 과도하게 격식을 차린 언어를 사용하지 않는 것 등이 포함된다. 대화나 이야기를 할 때의 암묵적인 규칙을 따르는 것. 규칙에는 대화에서 번갈아 말하기, 잘못 이해하였을 때에는 좀 더 분명히 말하기, 상호작용을 조절하기 위해 언어와 비언어적 신호들을 사용하는 것 등을 잘 못한다. 명시적으로 전달되지 않은 내용을 유추하는 것과 숙어, 유머, 상징, 그리고 상황에 따라 다중의 의미를 갖는 언어 등 언어의 비문자적이거나 모호한 사용에 대해 어려움이 있다. 이러한 장애로 인해 효율적인 의사소통에 제한이 있으며, 이는 사회적 참여, 학업적 성취 혹은 직업적 성과에 지장을 준다. 그리고 증상은 초기 발달시기에 발생한다. (그러나 어려움은 사회적 의사소통 요구가 능력치를 초과할 때까지 분명하게 나타나지 않을 수 있다.) 또한 이러한 장애는 다른 의학적·신경학적 상태나, 단어 구조와 문법 영역의 능력의 저하로 인한 것이 아니고, 자폐증 스펙트럼 장애, 지적 장애(지적 발달장애), 전반적 발달지연, 혹은 다른 정신과 질환으로 설명되지 않는다.

감별진단: 자폐증 스펙트럼 장애는 사회적 의사소통에 장애도 있으나, 제한적 및 상동적 행동, 관심 및 활동 등이 동반된다는 점에서 감별된다. 기타 주의력결핍과다활동장애, 사회불안장애, 지능발달장애 등과 감별해야 한다.

경과 및 예후

사회적 (실용적) 의사소통장애의 예후는 다양하다. 어떤 아동의 경우에는 시간이 지남에 따라 상당히 개선되는 반면, 다른 아동들은 성인이 되어서까지 지속적인 어려움을 보이기도 한다. 그러나 증상이 상당히 개선되는 아동의 경우에도, 어린 시절 실용언어의 장애는 사회적 관계와 행동에 지속적인 장애를 야기할 수 있다.

치료

치료의 궁극적 목적은 특정 말하기의 기술을 가르치기보다는 사회적 상호작용을 개선시키는 것이다. 환자가 치료에 잘 참여하도록 하는 치료서비스 전달 모델 및 개인화된 프로그램이 필요하다. 직, 간접적 방법으로 임상가가 일대일로 중개하는 개인적 개입이 사회적 상호교류를 위한 새로운 기술을 가르치는 데 도움이 되나, 그런 기술을 일반화하는 데는 한계가 있다. 따라서 자연스럽게 배우는 환경*natural learning environments*으로 조절하고, 학교교사가 그리고 나아가 친구들이 중개하는 치료가 보다 효과적이다. 즉 치료에 가족의 참여, 문화적 가치와 표준, 다양한 전문가들과 의사소통 상대들의 협력 등이 중요하다. 치료는 가정과 학교, 그리고 지역사회 등 여러 환경에서 연속적이어야 한다. 즉 특정 의사소통기술을 배우는 데 일대일 개입을 집단적 개입과 연계하여 환아가 그 기술을 집단상황에서 사용하도록 한다.

6. 기타

DSM-5-TR

F80.9 비특정 의사소통장애 Unspecified Communication Dosrder
의사소통에 장애가 있으나, 의사소통장애 또는 어떠한 신경발달장애 등의 전체 진단기준을 충족시키지 못하는 경우에 해당된다. 이 진단은 임상가가 의사소통장애 또는 어떠한 신경발달장애 등의 진단기준이 충족되지 않은 이유를 특정화하지 않기로 결정한 경우에 사용되며, 보다 특정한 진단을 내리기에 정보가 불충분할 때를 포함한다.

ICD-10 및 한국 표준 질병 사인 분류

F80.3 뇌전증에 동반된 후천성 실어증[란다우-클레프너]
Acquired aphasia with epilepsy [Landau-Kleffner]

F80.9 말하기와 언어의 상세불명의 발달장애
Developmental disorder of speech and language, unspecified

주저함이나 반복은 없으나 말하는 속도가 빨라, 유창하게 되지 않고 언어이해도가 감소되는 정도의 장애. 말하기는 산만하고 부정 율동이며 빠른 반사적 분출로써 잘못된 구를 이룬다.

속화증速話症 cluttering

조구증이라고도 한다. 말이 빨라 알아들을 수 없을 정도이지만, 반복이나 주저는 없다. 말이 불규칙하고 쉼이 없고, 리듬이 없어지고 빠른 분출하는 식이고, 단어나 단어집단이 문장과 관련이 없어지기도 하고, 대개 어법syntax이나 문법grammar에서 잘못되기도 한다. 대체로 2~8세 때 발생하며, 환자의 2/3가 청소년기 초기에 자연치유된다. 조구증은 학습장애, 다른 의사소통장애가 동반된다. 유창성 장애에 해당되지만 말더듬(F98.5)이나 틱장애(F95.-)가 아니다.

환아들은 이 장애를 병으로 인식하지 못하기 때문에 치료에 무관심하거나 비협조적이다. 더욱 신중한 확고한 oral-motor response pattern을 형성하기 위해 흔히 delayed auditory feedback(DAF)(마이크에 자신의 말을 하고 1초 후에 헤드폰으로 자신이 한 말을 듣게 함)이 사용된다. 기타 story-telling picture books 사용법, 언어치료language therapy 등으로 이야기하는 순서와 방식을 개선한다.

뇌전증에 동반된 후천적 실어증acquired aphasia with epilepsy

정상 언어발달을 보이던 아동이 수용형, 표현형 언어 숙련도를 상실하나 전반적 지적 능력은 유지된다. 이 장애의 발병은 뇌전도상의 발작적 이상파를 수반하고 이런 경우 대부분은 뇌전증 발작을 수반한다. 3세에서 7세 사이에 발병하며 숙련도는 수일에서 수 주간 상실된다. 발작의 시작과 언어의 상실의 시간적 연관성은 수개월에서 2년까지 선행할 수 있다. 염증성 뇌염의 과정이 이 장애의 원인으로 생각된다. 이런 환자의 2/3가 좀 덜 심하거나 더 심한 수용형 언어 장애를 남기게 된다.

Ⅳ. 자폐증 스펙트럼 장애

1. 개념

1943년 L. Kanner가 자폐증自閉症 autism, 언어발달장애, 반복적인 기이한 상동적 행동장애를 보이는 소아를 조기 유아 자폐증early infantile autism이라고 보고하였다. 이전까지는 공생 정신병symbiotic psychosis, 소아기 정신병, 소아기 조현병, 비전형 발달atypical development 등 여러 가지 병명으로 명명되었다. 자폐장애는 조기 유아 자폐증, 소아기 자폐증childhood autism 또는 Kanner자폐증이라고도 한다.

그러나 최근의 연구결과 유아자폐증은 Kanner의 주장대로 조현병의 조기 발현이 아닌 별개의 질환으로 밝혀졌다. 또

한 이들은 선천적으로 또는 발달 초기부터 전반적인 발달과정의 왜곡 때문에 생긴다는 것이 알려짐에 따라 발달장애developmental disorder라는 개념이 도입되었다. 1980년 이후 DSM-Ⅲ와 DSM-Ⅳ, 그리고 ICD-10에서는 이 장애에 전반적 발달장애pervasive developmental disorders라는 진단명이 사용되었다. ICD-10에서는 전반적 발달장애 집단은 사회적 상호 작용과 소통 형태의 질적 이상과 흥미와 활동에서의 제한된 상동적stereotyped 반복적 행태가 특징이라 하였다. 그리고 전반적 발달장애를 세분하여, 소아자폐증, 비전형적 자폐증, Rett장애, 기타 소아기 붕괴장애, 지능발달장애와 상동적 운동을 수반한 과다활동장애, Asperger장애, 기타 전반적 발달장애, 비특정 전반적 발달장애 등으로 구분하고 있다.

DSM-Ⅳ-TR에서는 이 전반적 발달장애에 자폐장애autistic disorder, Rett장애, 소아기 붕괴성 장애childhood disintegrative disorder, 아스퍼거장애Asperger's disorder 및 자폐장애 NOSpervasive developmental disorder not otherwise specified를 포함시켰다.

그러나 DSM-5에서는 위에서 말한 전반적 발달장애의 하위진단 4개, 즉 autism, Asperger's disorder, childhood disintegrative disorder 및 pervasive developmental disorder not otherwise specified(PDD-NOS) 등을 하나로 묶어 자폐증 스펙트럼 장애autism spectrum disorder; ASD로 바꾸고, 확장된 특정성specifier과 심각도 평가ratings of severityity를 포함시켰다. 이러한 개정은 많은 연구에서 자폐증을 치료하는 많은 기관 간에 DSM-Ⅳ의 4개 진단기준을 적용함에 있어 일관성이 결여되고 있다는 지적을 하고 있음을 반영한 것이다.

DSM-5-TR에서는 자폐증 스펙트럼 장애autism spectrum disorder의 개념에 사회적 소통과 사회적 상호작용deficits in social communication and social interaction 및 제한된 그리고 반복적 행동패턴restrictive and repetitive behavior patterns이라는 두 가지 기본적 증상을 포함시켰다. 과거에 있던 증상이 현재는 없어도 현재 진단을 내릴 때 포함되도록 하였다. 증상이 3세 이후에 생겨도 진단기준에 포함되도록 하였다. 이러한 개정을 통해 더 많은 환자가 치료를 받는 기회를 가질 것으로 기대하였다. 그리고 개인 환자들이 가지고 있을 여러 증상(예를 들어 지적장애, 유전적 또는 후천적 상태 등)을 특정화할 많은 특정형specifier들을 포함한다.

2. 역학

1970년대까지는 소아 1만 명당 5명으로 매우 드물게 보고되었다. 그러나 점차 유병률이 증가하여 최근 역학조사 결과는 자폐증 스펙트럼 장애는 소아에서나 성인에서나 같은, 인구 중 1%에서 나타난다고 한다. 미

국의 경우 자폐증 스펙트럼 장애는 88명 중 1명이라 한다. 심각한 경우는 더욱 드물다.

자폐증은 대부분 36개월 이전에 나타난다. 여아보다 남아에서 4~5배로 많이 발생한다. 그러나 자폐장애 여아는 남아보다 인지장애가 더 심하다. 사회·경제적 계층은 상관이 없다 한다.

미국 CDC의 2010년도 조사는 2년 전에 비해 자폐증 스펙트럼 장애 유병률이 약 30% 증가하였다고 한다. 유병률이 증가한 이유는 미상이나, 아마도 용이하게 발견되고 인지도도 높아지고 진단기준도 완화되었기 때문으로도 보인다. 즉 DSM-IV의 자폐장애, 전반적 발달장애NOS(비전형 자폐증), 아스퍼거장애 등의 기준을 충족시킨 경우를 모두 자폐장애에 포함하였기 때문일 가능성이 있거나 또한 연구방법이 달랐거나, 또는 진실로 자폐장애가 증가하였거나 하는 이유일 것이다.

최근 Kim 등이 한국의 한 지역사회에서 7~12세 소아 55,266명을 대상으로 the Autism Spectrum Screening Questionnaire를 사용하여 연구한 결과, 자폐증 스펙트럼 장애의 유병률은 2.6%로 매우 높았다.

3. 원인

원인에 대한 견해는 다양하다. 초기에는 정신사회적 원인 또는 정신역동적 원인이 있다고 보았으나, 최근에는 유전적 및 중추신경계 장애 등 생물학적 요인으로 보는 견해가 지배적이다. 현재 종합적으로 하나의 신경발달장애neurodevelopmental disorder로 생각되고 있다.

생물학적 요인

최근 자폐증 스펙트럼 장애가 유전, 염색체이상, 뇌의 구조적 이상, 생화학적 이상, 뇌손상이나 감염 등과 관련된다는 보고가 증가하고 있다. 출생 시 부모 나이가 많은 것, 체중이 적은 것 등도 위험요인으로 알려져 있다.

유전적 요인으로 자폐아의 형제자매들은 2~7%에서 자폐장애에 이환되는데, 이는 일반인보다 많은 유병률이다. 일란성 쌍둥이에서의 일치율에 근거한 유전성hereditarity은 37~90%에 이른다고 한다. 자폐증 환자의 염색체 7, 2, 4, 15, 19에서 이상이 발견되었다는 보고가 있다. 또한 fragile X syndrome, tuberous sclerosis 환자에서 자폐증이 동반하여 나타나며, 특히 자폐증아의 0.4~2.8%에서 tuberous sclerosis가 발견되었다고 한다. 대체로 약 15%의 환자에서 유전자 변이가 알려져 있는데, 즉 meiosis 동안에 나타나는 copy number variant (CNV) 또는 특정 유전자의 (부모가 가지지 않았던 또는 전달된 것이 아닌 새로운) de novo mutation 등이 알려져 있다. 그러나 penetration율이 적어 이 장애의 유전적 요인은 polygenic으로

생각된다.

또한 뇌전산화단층촬영 결과 산전 신경발달장애neurodevelopmental disorder로 인한 것으로 추정되는바, (신체 크기에 비해) 뇌의 용적(특히 소위 사회적 뇌social brain)이 정상아보다 크다는 것이 관찰되었다. 이는 증가된 neurogenesis, 감소된 neuronal death, prunning의 감소, 신경계 이외의 뇌조직(glial cell과 혈관)의 증가 등으로 설명되고 있다. 부검 결과 소뇌의 Purkinje 세포가 감소되었다는 보고도 있다. 또한 한 최근 연구는 자폐증 환아의 전전두엽과 측두엽 피질에 laminar cytoarchitecture의 국소적 파괴(glia는 아님)가 발견된다고 하였다. 또한 gyrus의 malformation(polymicrogyria)이 발견된다고도 한다. 소뇌(특히 vermis), 측두엽, 해마, 좌우뇌비대칭성 등에서의 장애도 관련 있다 한다. 뇌영상 연구에서 주의, 의식, 자의식 등에 관련된 대뇌 network의 연결성connectivity에 전반적 장애가 발견되고 있다.

신경병리에서 소뇌에서 작고 밀집된 형태의 (아마도 미성숙한) 세포들이 발견된다고 한다.

면역학적 이상이 이 장애의 원인이라는 연구가 최근 큰 주목을 받고 있다. 즉 태아에 대한 어머니의 자가항체autoantibody 때문에 태아의 신경계가 손상을 입는다는 것이다.

출생 시, 신생아의 호흡곤란과 빈혈, 뇌손상(특히 측두엽) 등이 자폐장애와 동반된다고 한다. 자폐아의 4~32%는 언젠가는 뇌전증 발작이 발생한다고 한다.

생화학적 요인: 자폐아의 1/3에서는 혈중 serotonin 양이 정상아보다 많지만, 이는 비특이적 이상으로 간주된다. 자폐장애가 없는 지능발달장애아에서도 serotonin의 혈장치가 증가하기 때문이다. 또한 소수의 자폐아 뇌척수액에서 homovanillic acid가 상승되었다는 보고가 있는데, 이는 사회적 위축 및 상동증과 관련이 있다고 한다. 이 밖에 norepinephrine, dopamine과 같은 신경계전달물질, corticotropin, gonadotropine, thyrotropin 등 내분비기능장애에 대한 연구가 있으나 아직 미흡한 상태이다.

최근 자폐증이 증가한 원인으로 빈번한 환경 독성물질 또는 백신 등이 거론되고 있다.

전체적으로 자폐아들은 연성 신경학적 증후들과 원시적 반사를 보이며, 비오른손잡이가 많고, 언어기능에서 좌측반구의 정상적 우세성을 보이지 않는다고 한다.

정신사회적 요인

한때 Kanner를 위시한 여러 학자가 자폐아의 부모 성격이 냉정하고 지적이며 완벽하고 강박적이며 기계적이라고 지적한 바 있다. 그 후 수많은 임상연구와 추적조사 결과, 자폐아 부모와 정상아 부모의 성격 특성과 육아법에는 차이가 없다고 하면서, 이는 장애아를 기르는 부모의 극심한 스트레스와 힘든 육아에서 오는 이차적 반응이라고 시사하였다. 실제로 자폐아는 가족 및 환경의 변화에 매우 민감하게 반응하여 정신사회적 스트레스(예: 가정불화, 동생 출생, 이사)가 발생하면 증상이 악화된다.

4. 증상

증상은 초기 발달시기에 발생한다. 기본적이고 핵심적인 증상은 ① 사회적 소통과 상호작용의 결핍*deficits in reciprocal social communication and social interaction* 및 ② 행동, 관심, 활동 등에서 제한된 그리고 반복적 행동패턴 *restrictive and repetitive behavior patterns*이라는 두 가지이다. 이런 질적인 장애는 모든 상황에서의 개인의 기능의 전체적인 양상에서 나타난다. 그러나 그런 어려움은 사회적 의사소통 요구가 능력 범위를 초과할 때까지, 즉 어느 정도 나이가 들 때까지는 분명하게 나타나지 않을 수 있다.

사회적 상호관계의 장애: 대인관계가 질적으로 장애되어 모든 자폐아는 부모나 다른 사람과의 사회적 관계*relatedness*를 발전시키지 못한다(그림 9-2). 사회적 관계를 갖고 유지하고 이해하는 것에 장애가 있다. 대화에 대한 정서적 소통에 결함이 있고, 상대방의 감정과 정서 그리고 심리적인 상황에 대한 인식이 결여되어 사실 수준의 대화나 상황에 맞지 않는 답변을 함으로써 상대방이 존중받지 못하게 되며 공감받지 못하게 된다. 다양한 사회적 상황에 맞춰 행동을 조절하지 못한다. 상상놀이를 하지 못한다. 친구를 만들기 어렵고 또래에 대한 관심이 없다. 사회적·정서적 상호작용도 장애되어 있는데, 예를 들어 사회적 접근이 부적절하여, 정상적인 대화의 주고받기를 하지 않는다. 다른 사람들과 관심사, 감정 혹은 애착의 공유가 적고, 사회적 상호작용을 시작하거나 응답하지 못한다. 사람에 대한 반응이 결여되어 유아기 때부터 social smile이 거의 없고, 특히 사람들과의 눈 접촉*eye contact*을 피하며, 신체적 접촉을 싫어하고, 혼자 지내려 한다. 사회적 상호작용을 위한 언어적 의사소통과 비언어적 의사소통이 잘 통합되지 않고 있다. 몸짓이 이상하고, 또한 몸짓을 이해하지 못하고 사용하지 못하며, 표정이나 비언어적 의사소통이 전혀 없다. 자세히 관찰하면 유아기에 부모를 쳐다본다든가, 부모가 안아 주려고 하면 꼭 안기려고 하지 않고 바둥거리는 등 부모에 대한 애착행동이 별로 없다. 즉 특정 사람과의 유대관계*person-specific bonding*도 제대로 형성하지 못한다. 또한 이전에 외인불안*stranger anxiety*이나 이별불안이 없었던 경우가 많다고 한다. 학령기가 되어도 친구가 없고, 성인이 되어도 대인관계나 이성관계를 제대로 못하므로 극히 소수만 결혼을 한다.

매우 한정적이고 고착된 관심사를 보이며, 그 강도나 초점이 비정상적이다. 예를 들어, 사람이 아닌 대상(예를 들면 특별한 장난감, 세탁기 같은 사소한 물건 등)에 관심이 많다. 특이한 물체에 강한 애착을 보이거나 몰두하고, 과도할 정도로 국한되거나 집요한 관심을 보인다.

행동장애: 겉으로 보이는 증상으로는 먼저 자세가 어설프거나 운동신경이 덜 발달된 경우이다. 뭔가 서투르고 어설픈 동작과

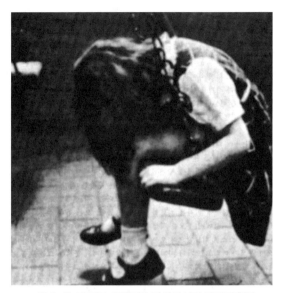

그림 9-2 자폐증 스펙트럼 장애에서의 자폐적 행동

자세가 아스퍼거증후군의 특징 중에 하나가 된다.

겉으로 보이지 않는 증상으로는 눈맞춤이 떨어지는 것이다. 엉뚱하게 쳐다보는 눈빛은 아스퍼거증후군을 가진 특징에 해당된다. 괴상한 행동을 반복적으로 되풀이하는 상동적*stereotyped*인 행동, 물건의 사용, 혹은 말하기를 보인다. 예를 들어, 간단한 운동 상동증, 장난감을 줄 세우거나 물체를 뒤집는 행동, 기이한 구절을 말하기, 발가락 끝으로 걷거나 몸을 주기적으로 흔듦 등이다. 주위환경의 변화에 대한 저항이 많아서 새로운 환경이나 새로운 경험을 받아들이지 못하고 똑같은 것만을 고집하고 이를 그대로 유지하려는 경향이 있다. 즉 어디를 가도 같은 길로만 가거나, 관습적으로 인사를 하고, 한 가지 음식만을 먹고, 특정 대상이나 장난감에 병적으로 지속적인 애착을 보이거나, 한 가지 질문을 반복적으로 되풀이하는 등, 언어적 혹은 비언어적 행동의 관습을 완강하게 고수하려 한다. 작은 변화에도 매우 스트레스를 받고, 변화를 힘들어한다. 사고에 융통성이 없다. 과다활동은 자폐아에서 흔히 보이는 증상으로 주의가 산만하고 부산하며 가만히 있지 못하고 아무 물건이나 만진다. 머리를 박는다든지*head banging*, 살갗을 할퀴거나 물거나 머리카락을 뽑는 등의 자해행위를 보인다. 이 밖에 불면증, 식사문제, 유뇨증, 유분증이 자주 나타난다.

자폐아의 놀이는 단순하고 반복적이고 비기능적이며 비사회적이다. 놀이는 다양하지 못하고 제한되어 있으며, 창조적이거나 상상력이 풍부한, 호기심에 찬 탐구적 그리고 상징적인 놀이 요소(예: 소꿉장난, 인형놀이)가 결여되어 있다.

의사소통 및 언어 장애: 말할 때가 지났는데도 전혀 말이 없거나, 괴상한 소리를 지르거나, 인칭대명사를 제대로 사용하지 못하거나(예: 나를 너라고 한다; 나, 장난감 가지고 놀래?), 또는 반향언어*echolalia*를 보인다. 유아기 때도 옹알이를 하지 않는 등 언어발달이 비정상이거나 늦다. 약 40%에서는 평생 동안 언

어발달이 이루어지지 않는다.

지각장애: 감각적 자극에 대해 과도하게 크거나 작은 반응성, 혹은 환경의 감각적 측면에 대한 특이한 관심을 보인다. 예를 들어, 통증이나 기온에 대한 무관심, 특이한 소리나 감촉에 대한 혐오반응, 물체를 과도하게 냄새 맡거나 만지는 행동, 빛이나 움직임에 대해 시각적으로 매혹된다. 외부자극(예: 소리, 통증 등)에 대해 어떤 자극에는 과장되게 반응하거나 어떤 자극에는 아예 반응을 보이지 않거나 괴이한 반응을 보인다. 특정한 관심에 과도한 집착이나 강박적인 특징을 보인다. 별거 아닌 상대방의 모습에 지나치게 집착한다든지, 특정 소리나 특정 물건에 지나치게 집착한 나머지 주변에 대한 관심도가 떨어진다. 예를 들어 천둥소리에는 아무런 반응이 없으나 전화벨 소리에는 깜짝 놀라며, 신체 통증에 둔감하여 많이 다쳐 아픈데도 울지 않는다.

정서장애: 소수의 장애아는 갑작스런 기분변화mood change를 보여 특별한 이유 없이 울거나 웃거나 한다. 흔히 공포증, 수면장애, 식사장애, temper tantrums, 공격성(자신에게로 향하는 self-directed) 등 기타 비특징적 문제들이 다양한 정도로 있다.

지능발달장애: 지능발달장애가 70~80%에서 동반된다. 40~50%가 중등도 이하의 지능발달장애를 보이고, 30% 정도는 경한 지능발달장애이며, 10~20%만이 IQ 70 이상이다. 약 10%에서는 경도 및 중등도의 지능발달장애인데도 특정 분야, 즉 단순암기, 계산, 음악, 그림 등에서 놀랄 만한 재능을 보이기도 한다.

신체특징: Kanner는 자폐아가 영리하고 매력적으로 보인다고 기술하였다. 체구가 작은 편으로 2~7세 사이의 자폐아는 정상아보다 키가 작은 편이다. 미세한 신체이상, 즉 ear malformation과 양손잡이가 비교적 많은 편이다. 관련 신체장애로 상기도 감염 또는 기타 감염의 빈도가 높다. 과도한 트림, 변비, 설사 등 소화기계 장애가 자주 동반된다. 열성 경련의 빈도도 높다.

임상유형

ICD-10에서는 다음 유형을 두고 있다.

소아기 자폐증childhood autism: 3세 이전에 나타나는 병적 또는 장애된 발달로, 사회적 상호작용, 의사소통, 제한된 상동적 반복적 행동 등 세 가지 영역에서 장애를 보인다. 기타 공포증, 수면장애, 섭식장애, 분노발작temper tantrums, 자신에게 향하는 공격성 등 여러 가지 비특이적 장애들을 보인다.

비정형 자폐증atypical autism: 3세 이후에 발현되며 자폐증이란 진단에 요구되는 세 가지 정신병리학적 기준(말하자면 사회상호작용의 상반성, 소통의 상반성, 제한되고 동일화된 반복적 행동)의 하나 혹은 두 개가 없는 비전형적 발달장애이다. 비전형성 자폐증은 심한 발육지연자나 중증 이해성 언어 특수 발달장애자에게서 종종 발생한다. 비정형 소아기 정신병atypical childhood psychosis, 자폐 성향의 정신 발육지연mental retardation with au-

tistic features 등을 포함한다.

레트증후군Rett syndrome: 1965년 Rett가 22명의 여아를 보고하였다. 아직까지는 7개월에서 24개월 사이 여아에서만 발견되는 장애이다. DSM-5에서는 이를 자폐증 스펙트럼 장애로 통합하였다. 대체로 1만 5,000~2만 2,000명의 여아 중 1명이 이 병에 이환된다고 추정한다.

Rett장애의 정확한 원인은 밝혀지지 않았다. 여아에서만 발생하고 일란성 쌍둥이에서는 일치율이 100%라는 증례보고로 보아, 유전적 원인이 강하게 시사된다. 최근 대부분 증례에서 유전자 MECP2와 관련된다는 사실이 발견되었다. 생후 6~12개월까지는 정상적으로 발달한다. 즉 운동능력, 머리둘레, 신체성장이 정상 범위에 속한다. 이후 심각한 퇴행현상을 보인다. 6~24개월 사이에 점진적으로 뇌장애encephalopathy가 발생하면서 두뇌성장이 감퇴되면서 뇌가 작아진다(microcephaly). 부분적 또는 전반적으로 언어기능이 손상되는데, 이미 배워서 습득한 말을 하지 못하게 되어 수용성, 표현성 의사소통장애가 온다. 운동기술을 잃고 목적성 손운동이 소실되고, 특징적인 손을 비틀거나 손가락을 핥거나 물어뜯거나 손으로 쓰는 것 같은 상동운동hand-wringing stereotypy이 나타난다. 그리고 불규칙적인 호흡, 과호흡증, 무호흡 등의 호흡기계 증상 등이 나타나기 시작한다. 정신운동지체와 더불어 사회적 발달, 놀이 발달이 중지되나 사회적 관심은 유지된다. 4세경에는 ataxia 및 apraxia 등 운동실조를 보인다. 이어 흔히 choreoathetoid movements가 나타난다. 척추측만증scoliosis이 많이 동반된다. 대개 고도의 지능발달장애가 동반된다. Rett장애아의 60~75%에는 뇌전증이 동반된다.

질병이 경과되면 근육긴장도muscle tone가 증가하여 근육강직이 일어나 약 10년이 지나면 대부분 휠체어를 사용하게 된다. 또한 말도 할 수 없게 된다.

이처럼 Rett장애가 전형적 자폐장애와 다른 점은 생후 6개월 이후에 심각한 발달·성장장애를 보이고, 특징적인 손운동이 있고, 언어능력이 완전히 소실되고, 호흡기계 증상이 있다는 점이다.

점진적으로 악화되는 신경계 퇴행성 질환이라 성인이 되면 운동장애와 경화증sclerosis으로 거동할 수 없고 급사로 이어질 위험도가 높아진다.

기타 소아기 붕괴성 장애other childhood disintegrative disorder: 드문 질환으로 발병 전까지 수년간 전적으로 정상적으로 성장하다가, 수개월 동안 이전에 습득하였던 여러 발달분야의 기술들을 뚜렷하게 상실하는 것이다. T. Heller는 1908년 생후 2~3년간은 정상적인 발달을 보이다가 3~4세부터 수개월간에 걸쳐서 지적·사회적 기능 및 언어기능이 붕괴되는 소아를 기술하였다. 소아기 붕괴성 장애는 증상이 발현된 후에는 자폐장애와 유사하다. 유아치매dementia infantilis, 붕괴성 정신병disintegrative psychosis, 헬러증후군Heller syndrome, 공생정신병symbiotic psychosis 등이 이에 해당된다. DSM-5에서는 이들 모두 자폐증 스펙트럼 장애로 통합되었다. 역학조사가 충분하지 않지만 유병률은 낮아 10만 명당 1명 정도로 추정한다. 남아에서 압도적으로 많이 발생한다. 정확한 원인은 밝혀지지 않았으나 신경학적 요인이 중요하다고 본다. 약 1/2 이상에서 비정상적인 뇌파 소견을 보이며 때로 경련성 발작seizure이 나타난다. 발병시기는 1~9세까지로 보고된 바 있으나 거의 대부분 3~4세 사이에 발생한다. 발병은 수개월에 걸쳐 서서히 진행되다가 수일 내지 수 주 내에 갑자기 악화된다.

주 증상은 전형적으로 환경에 대한 전반적 흥미소실, 상동적 반복적 운동mannerism, 사회적 상호작용과 의사소통에서의 자폐증-유사 장애 등이 특징적으로 동반된다. 의사소통기술이 소실되고, 다른 사람과의 상호교류가 현저히 퇴행한다. 상동성 행동과 강박행동이 나타난다. 이 밖에 정서장애, 특히 불안증이 자주 생기는데, 이는 대소변가리기 같은 자립능력self-help skill의 퇴행으로 발생한다고 본다. 또한 경련성 질환도 많이 발생한다. 대부분 환자는 최소한 중등도 정도의 지적장애가 있다. 어떤 경우에는 관련 뇌장애가 확인되나 진단은 행동양상으로 내린다. 소아기 붕괴성 장애는 자폐장애와 임상양상이 유사하지만, 이전에 습득된 기능이 손실된다는 점이 다르다. Rett장애는 소아기 붕괴성 장애보다 더 어린 나이에 발생하며 특징적인 손운동이 나타난다. 소아기 붕괴성 장애의 경과는 다양하나 예후는 나쁜 편이며 자폐증보다 더 불량하다.

정신 발육지연 및 상동성 운동과 연관된 과활동성 장애overactive disorder associated with mental retardation and stereotyped movements: 이는 질병학적 타당도가 불확실한 별로 잘 정의되지 않은 장애이다. 이는 중증 지능발달장애(IQ 34 이하)인 어린이가 상동성 행동과 주의력 장애, 과활동성 문제를 보일 때 진단된다. 그들에게는 각성제의 효과가 없는 경향이 있고, (IQ 정상범위의 환자에서는 그렇지 않지만) 자극이 주어졌을 때 중증의 신체위화반응(때때로 정신운동 장애)을 보일 수 있다. 청년기의 환자에서는 과활동성이 저활동성으로 대치되는 수도 있다(정상지능의 과활동성 어린이에서는 이러한 양상은 흔하지 않다). 이 증후군은 다방면의 특이적 혹은 전반적인 발달지연을 수반한다. 낮은 IQ나 기질적 뇌손상이 행동양상에 어느 정도까지 영향을 미치는지는 알려지지 않고 있다.

아스퍼거증후군Asperger syndrome: 의학용어로서 타당성이 불확실한 장애이다. 이는 1944년 H. Asperger가 보고하면서 '자폐적 정신병질autistic psychopathy'로 명명하였다. Schizoid disorder of childhood라고도 하였다. DSM-IV에서는 아스퍼거Asperger장애라 하였는데, DSM-5에서는 이를 자폐증 스펙트럼 장애로 통합되었다.

아스퍼거증후군은 자폐증의 특징인 사회적 상호작용의 질적 이상과 관심과 활동에 있어 제한된 상동적 반복적 양태가 특징적이다. 그러나 이는 기본적으로 자폐증과 달리 언어와 인지기능의 발달에 전반적 지연이나 지체가 없다. (DSM-IV에서의 아스퍼거장애는 자폐장애에서처럼 사회적 상호교류의 장애, 제한된 관심, 행동장애를 보이지만, 인지발달이 정상이고 언어장애는 없다고 정의된다.) 그러나 이 장애는 흔히 뚜렷한 서툶과 관련된

다. 장애는 흔히 청소년기나 성인기까지 연장된다. 때때로 청년기에 정신병적 삽화가 나타난다. 유병률은 아직 모르나 최근 조사 결과 1만 명당 1~2명으로 추정한다. 정확한 원인은 모르지만 생물학적 요인이 중요한 것으로 시사된다. 최근 유전학적 연구 결과 자폐증보다 유전적 요인이 더 강하다는 보고가 있다.

임상양상은 자폐증과 유사하게 질적인 사회성 장애, 즉 비언어성 의사소통 제스처 장애가 현저하고, 상동적이고 어색한 활동의 반복 행동을 특징으로 한다. 친구관계를 유지하지 못하고, 다른 사람과의 사회적 또는 정서적 상호교환이 결여되었고, 관심과 행동이 한정적이며, 타인의 행복을 기뻐해 주는 표현능력이 없다. 이런 비정상적 행동은 청년기나 성인기까지 지속되는 경향이 있다. 초기 성인기에는 정신병적 에피소드가 때때로 일어난다.

이 장애는 언어나 인지능력발달의 전반적 지체나 지연이 없다는 점에서 자폐증과는 구별된다. 질병학적 타당도가 불확실하다.

체계적 연구는 미흡하지만 경과와 예후는 다양하다. 지능이 정상이고 고도의 사회성 기술이 있을 때 예후가 좋다.

5. 진단

DSM-5-TR

F84.0 자폐증 스펙트럼 장애Autism Spectrum Disorder

A. 사회적 의사소통과 사회적 상호작용의 지속적인 장애로, 아래 항목에서처럼 모든 영역에 걸쳐서 나타난다.

1. 사회적·정서적 상호작용의 장애. 예를 들어 부적절한 사회적 접근과 정상적인 대화의 주고받기를 하지 않는 것, 관심사, 감정 혹은 애착의 공유가 적은 것, 그리고 사회적 상호작용을 시작하거나 응답하지 못하는 것.

2. 사회적 상호작용을 위한 비언어적 의사소통 행동의 장애. 예를 들어 언어적 의사소통과 비언어적 의사소통이 잘 통합되지 않는 것, 눈 맞춤과 몸짓의 이상이나 몸짓을 이해하고 사용하지 못하는 것, 혹은 표정이나 비언어적 의사소통이 전혀 없는 것.

3. 관계를 가지고 유지하고 이해하는 것의 장애. 예를 들어, 다양한 사회적 상황에 맞춰 행동을 조절하지 못하는 것, 상상놀이를 하거나 친구를 만드는 데 어려움을 보이는 것, 그리고 또래에 대한 관심이 없는 것.

B. 행동, 관심 혹은 활동이 한정되고 반복적인 양상으로, 다음 중 최소 2개로 나타난다.

1. 상동적이고 반복적인 행동, 물건의 사용, 혹은 말. (예를 들어, 간단한 운동상동증, 장난감을 줄 세우거나 물체를 뒤집는 행동, 반향 언어, 기이한 구절)

2. 같음에 대한 고집을 부리거나, 관습을 완강하게 고수하거나, 언어적 혹은 비언어적 행동의 관습적 사용. (예를 들어, 작은 변화에도 매우 스트레스를 받고, 변화를 힘들어하고, 사고에 융통성이 없고, 관습적으로 인사를 하거나, 매일

같은 길로 가거나, 매일 같은 음식을 먹어야 함.)

3. 매우 한정적이고 고착된 관심사를 보이며, 그 강도나 초점이 비정상적임. (예를 들어, 특이한 물체에 강한 애착을 보이거나 몰두하고, 과도할 정도로 국한되거나 집요한 관심)

4. 감각적 자극에 대해 과도하게 크거나 작은 반응성, 혹은 환경의 감각적 측면에 대한 특이한 관심. (예를 들어, 통증이나 기온에 대한 무관심, 특이한 소리나 감촉에 대한 혐오반응, 물체를 과도하게 냄새 맡거나 만지는 행동, 빛이나 움직임에 대한 시각적으로 매혹)

C. 증상은 초기 발달시기에 발생한다. (그러나 어려움은 사회적 의사소통 요구가 능력치를 초과할 때까지 분명하게 나타나지 않을 수 있다.)

D. 증상은 사회적·직업적 혹은 다른 중요한 영역에서 임상적으로 유의한 장애를 일으킨다.

E. 이러한 장애는 지적장애 (지적 발달장애) 혹은 전반적 발달지연으로 설명되지 않는다. 지적장애와 자폐증 스펙트럼 장애는 흔히 병발한다. 자폐증 스펙트럼 장애와 지적장애를 동시 진단하기 위해서는 사회적 의사소통 능력이 전반적 발달수준에 비해 더 낮아야 한다.

주: 잘 확립된 DSM-IV 진단, 즉 자폐장애, 아스퍼거장애, 전반적 발달장애NOS 등을 가진 개인에 대해서 자폐증 스펙트럼 장애 진단을 내려야 한다. 심각한 사회적 의사소통장애가 있으나 다른 증상들이 자폐증 스펙트럼 장애 진단에 맞지 않으면 사회적 (실용적) 의사소통장애에 대한 평가를 해보아야 한다.

특정형

심각도에 따라, **매우 상당한 지지 요함, 상당한 지지 요함, 지지 요함** 등으로 평가된다.

지적 장애 동반 여부

언어장애 동반 여부

알려진 유전적 또는 기타 의학적 또는 환경적 요인과의 관련성

다른 신경발달장애, 정신장애 또는 행동장애와의 관련성

긴장증cataonia **동반**

ICD-10 및 한국 표준 질병 사인 분류

F84 전반발달장애 Pervasive developmental disorders

F84.0 소아기 자폐증

F84.1 비정형자폐증

F84.2 레트증후군

F84.3 기타 소아기 붕괴성 장애

F84.4 정신지체 및 상동운동과 연관된 과다활동성 장애

F84.5 아스퍼거증후군

F84.8 기타 전반발달장애

F84.9 상세불명의 전반발달장애

감별진단: 소아 조현병은 5세 미만에서는 생기지 않는다. 조현병의 가족력도 감별에 도움이 된다. 주산기 합병증이 있을 경우에는 자폐장애일 가능성이 높다. 조현병의 경우에는 망상이나 환청을 보이지만 자폐장애의 경우는 그런 증상은 없다(그러나 두 장애가 공존할 수 있다). 조현병에서는 뇌전증을 보이는 경우가 드물다는 사실도 감별에 도움을 준다.

지능발달장애와의 감별은 어려운데, 지능발달장애의 경우에는 사람들과의 관계를 전혀 맺지 않는 모습은 드물며, 다른 사람과의 의사소통을 위해 가능한 언어를 구사하나, echolalia 같은 언어의 이상을 보이는 경우는 드물다. 또한 지능발달장애의 경우에는 모든 종류의 지능이 다같이 일정하게 감퇴되어 있으나, 자폐증의 경우는 다양하며, 어떤 영역에서는 정상이거나 뛰어나다. 지능발달장애의 경우 자폐적인 행동은 없거나 있어도 심하지 않다.

의사소통장애, 선택적 함구증 등과 감별해야 한다. 이들에서는 자폐증적 행동이 드물다. 선천성 농아나 심한 난청자는 audiogram이나 auditory-evoked potential 검사로 감별이 가능하다.

선택적 함묵증, 언어장애, 사회적 (실용적) 의사소통장애, 상동적 운동장애stereotpic movement disorder, 주의력결핍과다활동장애, 정신사회적 결핍상태, 퇴행적 정신병적 상태 등과 감별해야 한다.

6. 경과 및 예후

자폐증 스펙트럼 장애는 만성 질환이며 예후는 대체로 나쁜 편이다. 예후는 자폐아의 지능 정도와 언어발달 정도에 따라 결정되는 것으로 생각된다. 즉 처음 진찰할 때 지능이 70 이상이고, 5~7세에 말을 하였으며, 특수교육을 받은 자폐아에서 예후가 가장 좋다. 이 장애는 퇴행성 장애는 아니므로, 환아가 성장함에 따라 학습과 보상이 지속된다. 증상은 주로 유아기와 학동기에 가장 두드러지고, 청소년이 됨에 따라 사회적 상호작용에 관심이 증가하는 등 대체적으로 증상이 경감된다. 그러나 독립적 생활이 가능한 성인으로 성장하는 경우는 많지 않다. 장기적으로 보아 성인이 되면 약 15%만 직업을 가져 자립된 생활이 가능하며, 20%는 타인의 보조를 받으며 간신히 생활할 수 있다. 자폐아의 약 2/3는 평생 동안 가족에 의존하거나 장기간의 입원생활을 요한다.

7. 치료

우선 부모에게 이 장애는 신경발달상의 문제이며, 부모의 잘못된 양육 때문이 아니라는 것을 설명한다. 그리고 행동, 언어, 사회적 기술 등에 관련된 행동관리에 대한 지침을 준다.

어떤 유형이든 자폐증 스펙트럼 장애를 완치할 수 있는 약물이나 특수치료는 아직까지 없다. 따라서 치료목표는 다양한 프로그램이 포함된 포괄적 특수교육을 시행하고, 행동치료, 정신치료를 통해 체계적으로 행동교정을 시행하는 것이다. 이를 위한 기법으로 소위 applied behavioral analysis(ABA)가 개발되어 있다. 이는 대증치료로, 행동장애를 감소시키고 언어습득, 의사소통, 자립기술습득 등을 개선하는 것이다. 부모에게도 이러한 교육훈련을 이해시켜 문제해결형식으로 환아들을 돌보도록 개인지도를 한다. 이것은 많은 시간과 노력을 요한다.

약물치료는 다양한 행동증상을 감소시키기 위해 보조적으로 투여한다. 항정신병 약물인 risperidone, aripiprazole 등은 공격성, 과잉행동, 자해행위 등 행동증상을 감소시키고 교육학습을 촉진한다. Serotonin specific reuptake inhibitor(SSRI)들은 우울증, 불안, 강박증 등을 감소시킨다. 최근 oxytocin이 자폐증 스펙트럼 장애의 사회적 의사소통 결핍을 호전시켰다는 연구가 있다. 뇌전증이 있으면 항경련제를 사용한다. 경도의 장애(예: 아스퍼거병) 때 치료효과가 더 좋다.

V. 주의력결핍과다활동장애

1. 개념

특징적 증상은 짧은 주의집중 기간short attention span, 충동성 및 과다활동이다. 즉 주의 산만하며 부산스럽고 그래서 다루기 어렵다. 자라면서 이런 증상들은 호전되나, 소수에서 성인기까지 지속하기도 한다.

1900년대 초기에는 충동적이고 산만하고 과다활동을 보이는 경우를 과다활동증후군hyperactive syndrome이라 하였다. 당시 대부분의 과다활동증후군 환아는 뇌염으로 인한 신경계통의 손상이 있었다. 1960년대에는 minimal brain damage로 명명되었는데, 이는 주의가 산만하고 학습장애가 있고 정서가 불안정하지만 뚜렷한 신경계통장애가 없는 모든 소아를 포함하였다. 이후 정신자극제가 증상을 호전시키자 arousal level의 이상과 정서상태를 조정하는 능력의 장애로 보고 유전적 요인을 원인으로 추정하였다. 최근에는 주의력결핍과다활동장애가 단일요인으로 온다고 보지는 않는다.

DMS-III(1980)에서는 주의력결핍을 핵심증상으로 보아 주의력결핍증으로 진단명을 내리고, 과다활동이 동반된 군과 동반되지 않는 군으로 세분하였다. 그 후 연구결과, 과다활동이 동반되지 않는 군에 대해 진단을 하는 과정에서 문제점이 많다는 점 때문에 DMS-III-R부터는 주의력결핍과다활동장애라고 하였다. DSM-IV-TR(1994)는 부주의inattention만 있거나, 과다활동과 충동성만 있거나, 또는 둘 다 있는 경우를 모두 주의력결핍과다활동장애로 진단하였다.

ICD-10에서는 과다활동장애hyperkinetic disorders는 초기, 즉 생후 첫 5년 내에 발생하고, 인지기능을 요구하는 활동의 지속성이 결여되고, 한 활동을 완료하기 전에 다른 활동으로 옮겨가는 경향이 있고, 와해되고 통제되지 않는 과잉활동을 하는 장애로 정의하고 있다.

DSM-5-TR에서의 주의력결핍과다활동장애attention-deficit/hyperkinetic disorders; ADHD의 진단기준은 DSM-IV에서의 진단기준과 크게 다르지 않다. 그러나 발병연령을 7세에서 12세로 올렸다. 그리고 아형이었던 주의력 결핍inattentive, 과다활동hyperactive 및 혼합mixed 등 아형들이 특정형specifiers으로 바뀌었다.

2. 역학

ADHD는 가장 빈번한 소아정신질환으로 발생빈도는 학령기 아동의 6~7%로 본다. 발병시기는 보통 3~6세이나, 초등학교에 입학할 때까지는 진단을 내리지 않는다. 남녀 비는 약 3:1로 남자에 많다. 성인 ADHD는 약 2.5%로 최근 보고되고 있다. 혼합형이나 부주의형이 과다활동-충동형보다 많다. 과다활동-충동형은 학령전기 때 많으나 나이가 들면서 감소한다. 혼합형은 학령기 때 많으나 이후 줄어든다. 부주의형은 나이에 따른 변동이 적다.

3. 원인

이 장애의 정확한 원인은 아직 충분히 밝혀지지 않았으나 신경발달장애의 한 표현이라고 본다.

생물학적 원인

유전적 요인: ADHD의 유전적 요인에 대한 근거로, 첫째, 쌍둥이 연구에 의하면 일란성 쌍둥이에서의 일치율이 이란성 쌍둥이에서보다 높다. 두 번째, 과다활동아의 형제자매 중 20~25%가 ADHD이며 또한 ADHD에 이환될 위험도가 일반인보다 3배나 많다. 또한 형제자매 중 한 명에 과다활동증이 있으면 다른 형제자매는 주의결핍이 있을 가능성이 높다. ADHD 환자의 친부모는 양부모보다 ADHD가 있을 확률이 더 높다.

또한 ADHD와 행동장애가 같이 있는 소아의 부모에서 일반인보다 알코올사용장애와 반사회적 인격장애가 더 빈번하게 발생한다.

기질적으로 ADHD는 행동적 탈억제, 통제나 자제 노력의 결핍, 부정적 감정, 증가된 novelty seeking 등이 특징이지만, 이들은 ADHD에만 특정적인 것은 아니다.

뇌장애: 출생 전이나 출산할 때 입었을 미세한 뇌손상이나 출생 후 고열, 감염(뇌염 등), 독성물질, 대사장애나, 외상으로 인한 뇌손상 때문이라는 추정이 있다. 미세한 뇌손상은 학습장애와 ADHD 모두의 발생원인이 될 수 있다. 운동기능 지연, 신경학적 연성(비국소적) 징후_neurological soft(non-focal) sign_들이 환아에서 빈번히 관찰된다. 시각 및 청각 장애, 대사장애, 수면장애, 영양결핍, 뇌전증 등이 발병과 관련된다. 이 장애를 가진 환아가 9월 중에 태어난 경우가 가장 많았다. 이는 산전 첫 trimester 기간에 겨울철 감염에의 노출이 이 장애의 발생과 관련될 가능성을 시사한다.

한 최근 연구는 임신 시 어머니의 흡연, 음주, 과도한 다이어트 및 비뇨기계 감염, 임신중독증_preeclampsia_, 조기분만의 위협, 그리고 유도분만 등이 위험도를 높인다고 한다. 분만 시 산소공급은 위험도를 감소시킨다. 그러나 분만 시 체중, post-term pregnancy, 낮은 Apgar scores, fetal distress 등은 위험도에 영향을 미치지 않는다고 하였다.

인간의 뇌는 정상적으로 3~10개월, 2~4세, 6~8세, 10~12세, 그리고 14~16세 사이에 급속하게 발달한다. 그러나 ADHD가 있는 소아의 상당수에서 출산 시 저체중(1,500그램 이하)이 많고, 뇌성숙 지연이 있다. 어떤 경우 나이 어린 소아에서와 같은 비특이적·비정상적인 뇌파검사 소견을 보이기도 한다. 주의력장애는 뇌파에서 beta band의 증가, delta band의 감소와 관련된다. 인체 기형도 관련되는바, hypertelorism, highly-arched palate, low-set ear 등이다.

신경화학적 요인: Norepinephrine과 dopamine을 유리하는 정신자극제_stimulant_가 ADHD를 치료한다는 데 근거하여 중추신경계(locus ceruleus)의 norepinephrine이나, 이의 전구물질인 DOPA 또는 dopamine 결핍이 원인이라는 가설이 있다. 또한 치료효과가 있는 desipramine이 소변 내의 norepinephrine(NE) 대사물질인 3-methoxy-4-hydroxyphenyl-glycol(MHPG)을 감소시키며, NE agonist인 clonidine 역시 과다활동을 호전시킨다고 한다. 따라서 이 장애의 원인은 adrenergic 및 dopaminergic system의 역기능으로 추정된다.

신경해부학적 요인: 뇌전산화단층촬영 결과는 일정하지 않으나, PET 결과 전두엽에서 혈류와 신진대사가 감소하는 것으로 나타났다. 뇌자기공명검사 결과 ADHD 환아에서 전두엽에 이상이 있다는 보고도 있다. 따라서 ADHD에서 전두엽이 inhibitory mechanism을 적절하게 수행하지 못하므로 과다행동이 발생한다는 가설이 제시되고 있다.

정신사회적 요인

고아원 같은 기관에서 자라는 소아에게 이 장애가 많은데, 이는 장기간의 감정박탈 때문인 것으로 생각된다. 스트레스 많은 정신적 사건, 아동학대, 소아태만, 가정의 와해, 다수의 양부모 가정을 전전함, 불안 등은 ADHD의 발병과 유지에 관련된다. 사회경제적 계층은 장애의 발생과 관련 없어 보인다.

4. 임상양상

부주의_inattention_와 과다활동-충동성_hyperactivity-impulsivity_이 주 증상이다. 이러한 장애는 12세 이전부터 나타난다. 즉 유아기 때부터 자극에 지나치게 민감하며 소음, 빛, 온도와 그 밖의 환경변화에 쉽게 과민반응을 보이고, 번잡스럽고 잠을 잘 자지 않고 많이 운다. 커서는 집이나 학교에서 가만히 앉아 있지 못하고 자리에 앉아도 안절부절못하며, 항상 지나치게 많이 움직이고 부산하다. 한 동작을 완전히 끝마치지 않고 다른 동작으로 옮겨 가는 경향이 있으며, 천방지축이라는 말을 듣는다. 학교에서는 수업시간에 교사의 지시대로 행동하지 못하며, 주의가 산만하여 여러 번 지적당하는 등 교사의 특별한 배려를 받게 된다. 무모하고 충동적이며 무분별하게 규칙을 위반하고 사고를 잘 낸다. 점차 (다른 사람들의 배척으로 인한) 정서장애가 심해지고 결국 부정적 자아개념, 적대적·공격적으로 악화된다. 다른 아이들과 어울리지 못하고 고립된다. 어른들과의 관계도 종종 나쁘게 된다. 그리하여 사소한 자극에도 폭발적으로 반응하고, 쉽게 울거나 웃는다.

ADHD의 75%에서 공격적 및 반항적 행동장애가 나타난다. ADHD 소아는 인지장애가 보편적으로 나타나며 운동 및 언어의 특수발달장애가 자주 수반된다. 읽기장애, 산술장애, 언어장애, 운동조정장애가 동반되는 경우가 많다. ADHD는 때로 의사소통장애나 학습장애의 원인이 되기도 한다. 이차적 합병증으로 반사회적 행동이나 낮은 자부심이 있다.

5. 진단

ADHD를 진단하려면 소아의 출생력과 발달력에 대해 알아야 한다. 아울러 가정과 학교생활에 대한 부모와 교사의 평가보고도 중요하다.

DSM-5-TR

주의력결핍/과다활동장애

Attention-Deficit/Hyperkinetic Disorders

A. 부주의 및/또는 과다행동-충동성이 지속적 양상으로 있어 다음 1 및/또는 2에 의해 특징지어지는 기능과 발달을 방해한다.

1. 부주의*inattention*: 다음 중 6개(또는 그 이상)의 부주의 증상이 있고, 이 증상이 최소 6개월간 지속되며, 이는 발달 수준과 일치하지 않고 사회적·학업/직업적 기능에 직접적으로 부정적인 영향을 끼친다.

   주: 이 증상들은 반항장애, 반항, 증오심, 또는 임무나 지침을 잘못 이해한 결과만이 아니어야 한다. 후기 청소년이나 성인(17세 이상)에서의 진단을 위해서는 5개가 요구된다.

   a. 흔히 정밀한 일에 세심한 주의를 기울이지 못하거나, 학업, 직업이나 다른 활동을 할 때 조심성이 없어 실수를 자주 한다. (예를 들어, 세부사항을 간과하거나, 일을 부정확하게 한다.)

   b. 흔히 작업이나 놀이에 계속해서 집중하기 어렵다. (예를 들어, 수업이나 대화 혹은 독서 중에 집중을 유지하는 것이 어렵다.)

   c. 흔히 다른 사람이 직접 말하는 것을 귀 기울여서 듣지 않는 것 같다. (예를 들어, 특별히 자극이 없음에도 불구하고 다른 곳을 본다.)

   d. 흔히 지시대로 따라 하지 못하며 학업, 간단한 일이나 일터에서 직무를 자주 끝내지 못한다. (예를 들어, 시작은 잘 하지만 금방 관심을 잃고 다른 일로 샌다.)

   e. 흔히 작업 및 활동을 조직적으로 하기 어렵다. (예를 들어, 순차적인 일을 하거나 자료나 물건들을 정리하는 데 어려움이 있다.)

   f. 흔히 지속적인 정신력을 요하는 작업을 피하거나 싫어하거나 거부한다. (예를 들어, 학업이나 숙제, 어른의 경우 보고서를 작성하고 긴 서류를 검토하는 일)

   g. 흔히 작업이나 활동에 필요한 물건을 자주 잃어버린다. (예를 들어, 장난감, 숙제, 연필, 책 또는 도구)

   h. 흔히 외부 자극으로 생각이 쉽게 흩어진다. (후기 청소년이나 성인에서는 관련 없는 생각을 포함할 수 있다.)

   i. 흔히 일상적인 활동을 자주 잊어버린다. (예를 들어 잡일, 심부름. 후기 청소년이나 성인의 경우 전화 답신하기, 청구서 지불, 약속지키기)

2. 과다활동과 충동성: 다음 중 6개 또는 그 이상의 과다활동-충동적 증상이 있고, 이 증상이 최소 6개월간 지속되며, 이는 발달 수준과 일치하지 않고 사회적·학업/직업적 기능에 직접적으로 부정적인 영향을 끼친다.

   주: 이 증상들은 반항장애, 반항, 증오심, 또는 임무나 지침을 잘못 이해한 결과만이 아니어야 한다. 후기 청소년이나 성인(17세 이상)에서의 진단을 위해서는 5개가 요구된다.

   a. 흔히 손이나 발을 움직이거나 몸을 뒤트는 등 가만히 앉아 있지 못한다.

   b. 흔히 가만히 앉아 있어야 하는 교실이나 다른 장소에서 차분하게 앉아 있지 못한다.

   c. 흔히 어떤 장소에서 부적절하게 지나치게 뛰어다니거나 기어오른다. (청소년과 성인의 경우 안절부절못한다는 느낌만으로도 진단된다.)

   d. 흔히 놀이나 여가활동을 평온하게 즐기지 못한다.

   e. 흔히 마치 모터가 달린 것처럼 계속하여 쉴 새 없이 움직인다. (예를 들어, 식당, 모임 등에서, 상당기간 동안 가만히 있지 못하고 불안정하다. 다른 사람이 보기에 불안정하고 가만 있기가 어려운 것 같다.)

   f. 흔히 말을 지나치게 자주 많이 한다.

   g. 흔히 질문이 다 끝나기도 전에 불쑥 대답한다. (예를 들어, 한 문장이 끝나기 전에. 대화에서 차례를 기다리지 못한다.)

   h. 흔히 차례를 기다리지 못한다. (예를 들어, 줄서기에서)

   i. 흔히 다른 사람이 하는 일을 자주 방해하거나 간섭한다. (예를 들어, 대화, 게임, 활동에서 불쑥 끼어들어 참견한다. 요청이나 허락 없이 다른 사람의 물건을 사용한다. 청소년이나 성인에서는 다른 사람이 하는 일에 개입하거나 넘겨받으려 한다.)

B. 여러 개의 과다활동-충동적 증상이나 부주의 증상으로 인한 장애가 12세 이전부터 나타나야 한다.

C. 여러 개의 과다활동-충동적 증상이나 부주의 증상으로 인한 장애가 2개나 그 이상의 환경(예: 가정, 학교 또는 일터; 친구들과 또는 친지들과의 관계; 기타 활동 등)에서 나타난다.

D. 사회, 학업 또는 작업기능에서 임상적으로 심각한 장애가 있다는 근거가 확실하다.

E. 증상이 주로 전반적 발달장애, 조현병 또는 기타 정신질환의 과정에서 발생되는 것이 아니며, 다른 정신질환(예: 기분장애, 불안장애, 해리장애, 인격장애)에 의한 것이 아니다.

특정형

F90.2 혼합형: 지난 6개월간 A1 및 A2 진단기준에 모두 맞을 때

F90.0 주로 부주의형: 지난 6개월간 A1의 진단기준에는 맞지만 A2 기준에는 맞지 않을 때

F90.1 주로 과다활동-충동성형: 지난 6개월간 A2 진단기준에 맞지만 A1 기준에는 맞지 않을 때

특정형

부분적 완화상태: 과거 전체기준에 맞았지만 지난 6개월간에는 전체기준에 모두 맞지 않고, 증상이 여전히 사회적·학업적·직업적 기능에 장애가 될 때.

특정형 현재 심각도

경도: 진단을 위해 필요한 증상이 약간 있음. 증상들이 사회적 및 직업적 기능에서 약간의 장애가 있음.

중등도: 증상이 경도와 중등도 중간 정도임.

고도: 진단에 요한 증상들이 과도하게 많음 또는 특히 심각한 증상들이 몇 가지 있음, 또는 증상들이 사회적 및 직업적 기능에 뚜렷한 장애를 야기함.

F90.8 기타 특정 주의력결핍/과다활동장애

Other Specified Attention−Deficit/Hyperactivity Disorder

주의력결핍과다활동장애의 증상들이 있으나 주의력결핍과다활동장애 혹은 다른 신경발달장애의 진단기준을 모두 충족시키지 못하는 경우이다. 이는 임상가가 그 충족시키지 못하는 이유를 의사소통하고자 할 때 선택하는 진단명이다.

F90.9 비특정 주의력결핍/과다활동장애

Unspecified Attention−Deficit/Hyperactivity Disorder

주의력결핍과다활동장애의 증상들이 있으나 주의력결핍과다활동장애 혹은 다른 신경발달장애의 진단기준을 모두 충족시키지 못하는 경우이다. 이는 임상의가 그 충족시키지 못하는 이유를 의사소통하지 않고자 할 때 선택하는 진단명이다. 아직 구체적인 진단을 내리기에는 정보가 충분하지 않은 경우가 이에 포함된다.

ICD−10 및 한국 표준 질병 사인 분류

F90 운동과다장애 Hyperkinetic disorders
F90.0 활동성 및 주의력 장애
F90.1 운동과다성 행동장애
F90.8 기타 운동과다장애
F90.9 상세불명의 운동과다장애

감별진단: 소아가 어릴 때, 특히 3세 이전에는 정상적으로 산만할 수 있으므로 정상적 과다활동과 감별을 요한다. 학대적 내지 혼란한 가정환경에 의한 정상적 반응일 수도 있다. 불안장애 때도 주의력결핍과 과다활동이 나타날 수 있다. 적대적 반항장애, 간헐성 폭발성 장애 등과 감별해야 한다. 다른 신경발달장애, 즉 자폐증 스펙트럼 장애, 틱장애, 특정 학습장애, 지능발달장애, 반응성 애착장애, 파괴적 기분조절장애 등과도 감별해야 한다. 학습부진과 좌절감 때문에 이차적으로 우울증이 올 수 있는데, 원발성 우울증(이때는 행동이 감소된다)과 감별해야 한다. 조증에서도 ADHD와 유사한 증상이 나타나지만 과다활동이 지속적으로 나타나지 않는다. 흔히 행동장애와 ADHD가 같이 잘 오는데, 이때 둘 다 진단명을 붙여야 한다. 이 밖에 학습장애와도 감별진단해야 하는데, 학습장애는 부주의보다는 읽기장애나 산술장애로 학업에 지장이 생길 수 있기 때문이다. 한편 ADHD는 읽기장애, 산술장애, 표현성 쓰기장애 같은 학습장애를 자주 동반한다. 갑상선 장애 같은 내분비계 장애와 감별해야 한다.

청소년에서 물질사용장애와 반사회적 행동과 ADHD가 같이 나타날 수 있다. 성격장애, 정신병적 장애, 신경인지장애와도 감별해야 한다.

6. 경과 및 예후

대단히 다양하다. 청소년기나 성인 때까지 지속되기도 하고 사춘기 때에 호전되기도 한다. 대개 과다활동은 쉽게 소실되나 주의력감퇴와 충동조절 문제는 오래 지속되는 경우가 많다. ADHD의 25% 이상에서 성인기까지 증상이 지속되는데, 이때 과다활동은 감소하지만 충동성과 사고호발 경향은 그대로 지속된다. ADHD가 청소년기까지 지속되는 경우 행동장애가 발생할 위험성이 크며, 이 경우 상당수에서 반사회적 인격장애, 알코올 및 약물 중독자가 될 수 있다.

7. 치료

ADHD에는 약물치료가 매우 효과적이다. Dextroamphetamine(dexedrine), methylphenidate(ritalin), pemoline(cylert) 같은 중추신경자극제가 가장 효과가 좋다. 미국 식품의약국FDA은 3세 이상일 때 dextroamphetamine 사용을, 6세 이상일 때 methylphenidate 사용을 승인하고 있다. 최근 adderall(amphetamine의 d형과 l형의 혼합제), atomoxetine(norepinephrine 작용약물), guanfacine(alpha 2A−adrenergic receptor agonist) 등이 개발되어 사용되고 있다. 최근에는 methylphenidate 서방형(methylphenidate−OROS, methylphenidate SR)이 개발되어 반감기가 8~12시간으로 증가되었다. 처음에는 소량으로 시작하여 효과와 부작용을 보아 가며 점차 권장량으로 증가시킨다. 식욕억제작용이 있으므로 식후에 복용시킨다. 치료효과를 확인하기 위해 교사의 도움을 받을 수 있다.

Methylphenidate의 정확한 작용기전은 아직 밝혀지지 않았으나, ADHD 환자의 약 3/4에서 공부시간에 집중력이 증가하며 학업을 개선시키는 등 증상을 호전시킨다. 치료용량은 5mg부터 시작하여 점차로 10~60mg까지 증량한다. 반감기가 3시간 내외로 짧아 하루에 2~4회 반복한다. 오후에 투여하면 불면증이 나타날 수 있다. 가장 흔한 부작용은 식욕감퇴, 두통, 위통, 오심, 불면이다. 과거에 틱장애가 있었거나 가족력에 뚜렛Tourette장애가 있는 경우에 methylphenidate 복용이 틱증상을 유발시키거나 악화시킬 수 있으므로 사용하지 않는 것이 좋다. 최근 연구조사에 따르면 methylphenidate를 복용한 환아의 75%에서 부작용으로 성장과 체중증가를 억제한다는 보고도 있으므로 여름이나 주말에 drug holiday를 만들어 약 복용을 간헐적으로 쉬도록 한다. 어떤 환자에서 고용량의 부작용으로 불쾌증, 우울증 등이 야기될 수 있다. 이때 투여중단을 고려한다.

성장장애가 우려되기도 한다.

Imipramine, desipramine, nortriptyline, serotonin-specific reuptake inhibitor(SSRI), bupropion 등도 ADHD 치료에 효과가 있을 수 있다. 불안장애나 우울장애가 같이 있는 경우와 틱장애가 있어서 중추신경자극제를 사용할 수 없는 경우에 항우울제를 사용하면 좋다. 이때 심장에 대한 부작용을 고려해야 한다. Clonidine도 사용할 수 있는데, 특히 틱장애가 같이 있는 경우에 효과적이다.

정신사회적 치료

ADHD 치료에서 약물치료만으로 효과가 만족스럽지 못할 경우, 인지행동치료가 주요 보조치료로 효과적이다. 경우에 따라 지지적 정신치료와 부모 및 교사와의 상담, 환경조정이 필요하다. 부모에게 기본적인 행동조절기법을 가르쳐 주어야 한다. 예를 들면 긍정적 재강화기법, 확고한 태도, limiting setting, 비난하거나 벌을 가하지 않는 것, 그리고 자극이 되는 상황(예를 들어, 시끄러운 소리가 나는 장난감, 공격적 장난감, 전자기기, 여러 아이와 집단으로 놀기 등)을 줄이기 등이다. 숙제를 도울 수도 있다. 주의를 집중하기 쉬운 사소한 하나의 임무를 완수하게 해주고 다음 점차 어렵고 복잡한 임무를 하도록 지도할 수 있다.

8. 성인 ADHD

17세 이상의 성인 ADHD에서의 진단기준은 주의력 증상들 중 5개 및 과잉운동/충동성 증상들 중 5개가 있는가 하는 것이다.

발생빈도는 대체로 4~5%로 추정한다. 학령기에 ADHD를 가졌던 소아의 약 60%에서 장애가 성인으로 계속된다. 성인이 되어도 충동성과 주의력장애, 과다행동 등은 그대로 계속된다. 어릴 때는 ADHD에 대해서는 몰랐거나 단순히 문제아동으로만 알려져 있다가, 성인이 되어 직장, 가족부양 등 책임이 많아졌을 때 이를 잘 감당 못하여 비로소 ADHD가 있음이 드러나기도 한다. 이때 과거력에서 학업성적이 나빴고(낙제 등) 훈육문제(퇴학 등)가 있었음을 알 수 있다.

일을 조직하고 완수하지 못하며, 결과를 생각하지 않고 갑자기 의사결정하는 행동 등을 보인다. 생각이 많고, 말이 많으며, 흔히 대화 도중 다른 주제로 빠지거나, 갑자기 개입한다. 가만있지 못하고 주의가 분산되고, 읽거나 듣기에서 집중하지 못하고, 꾸물대고, 결과를 생각하지 않고 무모하게 행동하며, 자제를 못하며, 간단한 일도 끝내지 못하고, 세밀한 것을 놓치고,

물건을 잘못 두고, 지시를 따르거나 정보를 기억하거나 업무를 조직하거나 정해진 시간에 업무를 완수하는 데 장애가 있다. 쉽게 지루해함, 비판에 쉽게 예민해짐, 분노조절장애, 좌절에 대한 인내심 부족, 변덕스러운 기분 등이 동반된다. (자신이 흥미 있어 하는 일을 할 때는 집중을 잘하기도 한다. 이 모순된 모습을 hyperfocus라 한다.) 자극을 추구하기도 하고 자극을 피하기도 한다. 유능해 보이고 활발하기도 하지만 부산스럽기만 할 뿐 실제 과제를 완수하지 못하는 경우가 많다. 이 때문에 대개 이차성 우울이나 불안이 있고, 자존감이 낮고, 약물남용, 그리고 인간관계의 장애 또는 학업이나 직업 등 사회생활에 적응장애가 생기게 된다.

성인 ADHD 환자는 치료를 잘 받으려 하지 않는다. 남자의 경우 60세 이상, 저학력, 알코올남용 등은 치료를 받게 하지 않게 하는 요인이다. 그러나 우울증, 공포증 같은 공존 정신장애가 있으면 치료를 받는 비율이 높아진다.

치료는 정신치료, 인지행동치료, 약물치료, 사회적 지지 등이 있다. 소아 ADHD에서와 공통적이며, 단지 약물에서는 용량에 차이가 있을 뿐이다. 성인 ADHD에 대한 약물치료도 소아에서와 같이 amphetamine(5~30mg/일), methylphenidate(5~60mg/일), adderall(5~60mg/일), atomoxetine(40~80mg/일), bupropion, desipramine 등을 사용한다.

고등학생이나 대학생이 학교성적을 올리기 위해 자극제를 남용하는 것을 막아야 한다.

자극제는 고용량에서 환각이나 다행감을 유발하기에 오락 목적으로 자극제를 남용하는 것도 막아야 한다. 고용량을 남용하는 경우 환각, 망상, 피해사고 등 조현병 같은 정신병이 유발될 수 있다.

VI. 특정 학습장애

1. 개념

특정 학습장애specific learning disorder는 정상적인 지능과 신체를 가지고 있으면서도 읽기, 쓰기표현, 수학 등 3개의 분야의 학습장애가 있을 때이다. 일반적으로 지능은 정상적이기 때문에 학습의 실패로 인해 좌절감과 친구들로부터 배척감을 느끼게 된다. 따라서 조기에 치료하지 않으면 큰 장애로 남게 된다.

DSM-5-TR의 특정 학습장애는 이전 DSM-IV의 학습장애learning disorder 개념을 그대로 계속 사용하되, 읽기, 쓰기표현 및 수학 등 3개의 분야의 결핍을 하나의 장애로 묶었는데, 이유는 학업적 기술academic skills에서 이 세 가지가 서로 동반되어 나타나는 경향이 있기 때문이다. 즉 DSM-5-TR 기준의 장점은 더 포괄적이라는 것이다. 대신 그 3개의 분야의 결핍을

각기 특정형*specifiers*으로 분리 기술한다.

읽기장애는 과거에 실독증*alexia*, 난독증*dyslexia*, 발달성 읽기장애*developmental reading disorder*, reading backwardness, 학습장애, 특수 읽기장애, developmental word blindness 등 다양한 병명으로 명명되어 왔다. DSM-5-TR에서는 특정 학습장애의 읽기장애 동반형*with impairment in reading*으로 진단하고 있다.

쓰기장애는 이전에는 쓰기장애*writing disability*로 부르던 장애로, 철자장애*spelling disorder* 또는 spelling dyslexia 등으로도 불리었다. DSM-IV에서는 표현성 쓰기장애*disorder of written expression*라 하였고, DSM-5-TR에서는 특정 학습장애의 쓰기표현장애 동반형*with impairment in written expression*으로 진단하고 있다.

수학장애는 DSM-III 이전에는 정신질환으로 생각하지 않았다. DSM-IV에서 수학장애*mathematics disorder*라 불리었고, DSM-5-TR에서는 특정 학습장애 수학장애 동반형*with impairment in mathematics*으로 불린다.

2. 역학

특정 학습장애의 유병률은 학령기 아동의 5~15%이다. 성인의 특정 학습장애는 약 4%이다.

읽기장애의 발생빈도는 미국의 경우, 학령기 소아의 4~10%에서 나타난다고 한다. 남아가 여아보다 2~3배 많은데, 이는 남아가 행동장애를 많이 보이므로 눈에 잘 띄기 때문이다. 성인에서의 읽기장애는 남녀 차이가 없다.

쓰기표현장애의 빈도는 미상이나 학령기 소아의 약 6%에서 나타나는 것으로 추정된다. 남녀 성비는 아직 알려지지 않았다.

수학장애는 학령기 소아의 약 1%에서 발생한다. 다른 학습장애나 언어장애와 같이 올 수도 있다. 남녀의 비는 아직 연구 조사 중이나, 여아에 많은 것으로 추측된다.

3. 원인

신경발달 장애로, 여러 다른 신경발달장애와 공통적이다. 유전적 요인이 다른 학습장애와도 공통적으로 관련된다고 본다. 정상군에 비해 일차가족에 읽기장애의 경우 4~8배, 수학장애의 경우 5~10배 많은 가족력이 있다. 산전 nicotine에의 노출(어머니의 흡연), 조산, 출산 시 저체중, 두부 손상 등이 관련된다. 한편 부모가 문맹일 때도 자녀에 읽기장애가 많아 환경적 요인도 작용한다고 본다.

읽기장애: 원인은 아직 확실히 밝혀지지 않았지만, 복합적인 요인으로 추정된다. M. Rutter는 뇌손상, 선천적 발달지연, 외부자극 결핍, 소아의 정서장애 등의 복합적 요인으로 인해 읽기

장애가 생긴다고 하였다. 현재 읽기장애의 원인에 대한 가설로는 대뇌피질의 손상, 유전적 요인, 대뇌비대칭성의 장애, 대뇌성숙지연*developmental delay*, 영양실조, 태아 시 어머니의 감염 등이 있다. 이 밖에 정신질환, 정서장애나 행동장애 등도 원인이 될 수 있다고 한다.

한편 지능은 정상이나 뇌성마비가 있을 때, 뇌전증이 있는 경우, 미숙아를 포함하여 산전·산후에 문제가 있었던 경우, 저체중아일 경우에 읽기장애의 발생빈도가 높다고 한다.

가족력이 높아서 유전적 원인도 추정하나 쌍둥이 연구 결과 근거가 제시되지 못하고 있다.

최근 전산화단층촬영술, 자기공명영상, 부검 등의 검사결과 소수에서 대뇌(측두엽 또는 두정엽) 비대칭성의 이상이 제시되었다는 연구보고가 있다.

쓰기표현장애: 원인은 아직 확실히 모른다. 뇌에서 central information-processing areas의 장애나 인지기능의 장애로 보기도 한다. 이 질환에서는 가족력이 빈번하기 때문에 유전적인 소인을 추정할 수 있다. 기타 기질적 특징, 즉 짧은 주의력 집중기간*short attention span*과 주의산만 등이 표현성 쓰기장애의 원인이 될 수 있다.

수학장애: 원인은 아직 확실하지 않지만 뇌기능장애(특히 우측 대뇌의 후두엽), 뇌의 미성숙, 인지, 정서, 교육, 사회경제적 요소가 복합적으로 관련된다고 본다.

4. 임상양상

이 장애의 발병, 인지, 진단 등은 소아가 초등학교에 입학하여 학습을 시작하게 되면서 드러난다. 그러나 정규교육을 받기 전부터 말이 늦거나 계산을 잘 못하거나 섬세한 운동기술이 결핍된 것을 알아차릴 수 있다. 관련된 세 가지 특정 학습장애가 상호 겹쳐 나타나는 수가 많다. 또한 수용성·표현성 혼합 언어장애, 표현성 언어장애, 발달성 조정장애, 파괴성 행동장애, ADHD 등이 흔히 동반되기도 한다.

읽기장애*impairment in reading*

지능이 정상이며 지각장애가 없고 정상적 수업을 받는데도 글자를 인지하지 못하거나, 느리게 또는 부정확하게 글을 읽거나, 철자를 빼먹거나 더하거나 왜곡해서 읽는 등 많은 오류를 범한다. 글을 읽는 속도도 느리며 읽은 글에 대한 이해력도 떨어진다. 읽기장애는 흔히 언어발달장애의 병력에 선행되기도 한다. 학교시절 감정 및 행동 장애와 흔히 관련된다. 쓰기표현장애도 흔히 읽기장애와 연관되는데, 이는 읽기기술이 사춘기 이후 어느 정도 호전되어도 쓰기표현장애는 남아 있는 수가 많다. 대개 7세경에는 확실히 드러난다. 심한 경우 6세에도 주변 사람들이 알아챌 수 있는 반면, 지능이

높으면 9세까지도 모를 수 있다. 흔히 언어장애 및 의사소통장애가 동반된다. 읽기장애아의 10%에서만 시각장애*visual perceptual deficit*가 있다.

쓰기|표현장애*impairment in written expression*

한 개인의 나이, 지능지수, 학력을 고려하여도 예상외로 쓰기능력*writing skills*에 장애가 있다. 초등학교 초기부터 생각한 것을 글로 쓰는, 즉 단어나 문장으로 표현하는 데 문제가 나타난다. 초등학교 2학년 때부터 간단한 문장을 쓸 때에도 문법을 틀리게 사용한다. 즉 단어선택이 부족하거나 잘못되고 철자법도 부정확하다. 글 쓰는 솜씨도 서투르다. 대부분 산수 외의 다른 과목의 학교성적에도 문제가 생기므로 절망감이 생겨 만성우울장애에 빠지기도 한다. 또한 학교거절증, 무단결석, 주의력장애, 행동장애가 함께 오기도 한다.

수학장애*impairment in mathematics*

한 개인의 학력, 지능지수를 고려하여도 예상외로 산술능력*arithmatic skills*에 장애가 있는 것을 말한다. 대체로 8세가 되면 확실하게 나타난다. 숫자를 세고 더하고 빼는 등의 기본적인 수의 개념이 나이에 비해 현저하게 떨어진다. 그러나 다른 분야에서는 정상적인 지적 기능을 나타낸다.

수학장애는 다음과 같이 네 가지 분야의 능력에 지장이 온다. 첫째, 언어능력*linguistic skills*으로 산술용어를 이해하고 산술기호로 바꾸는 것을 못한다. 둘째, 지각능력*perceptual skills*으로 기호를 인지하고 이해하며 뒤섞인 수를 배열할 수 있는 능력이 부족하다. 셋째, 수리능력으로 덧셈, 뺄셈, 곱셈, 나눗셈을 기본적인 계산방식대로 잘 하지 못한다. 넷째, 주의력 능력으로, 계수를 정확하게 복사하고 계산기호를 따르는 것을 잘 하지 못한다.

한편 산술장애아에게는 읽기장애, 표현성 쓰기장애, 조정장애, 표현성 및 수용성 언어장애가 같이 오는 경우가 흔하다. 또한 철자법, 기억력이나 주의력에도 문제가 동반된다.

5. 진단

소아에 대한 의학적 평가, 발달의 평가, 가족력 평가, 학교성적, 학력 검사결과 등을 기초로 종합적으로 평가하고 진단한다.

DSM-5-TR

특정 학습장애*Specific Learning Disorder*

학업적인 기술을 배우고 사용하는 데 어려움 여섯 가지 중 최소한 하나가, 그 어려움에 대한 개입에도 불구하고, 6개월간 지속되어야 한다는 것이다. 즉 단어를 읽을 때 부정확하거나 느리며 노력을 요하고, 읽은 내용의 의미를 이해하기 어렵고, 철자에 어려움이 있고, 작문이 어렵고, 숫자 개념, 숫자 사실, 혹은 계산을 배우기 어렵고, 논리적 추론이 어렵다. 그리고 이러한 어려움이 개인의 나이에 비해 상당히 그리고 측정 가능한 정도로 심하고, 학업적 또는 직업적 기능이나 일상생활에 영향을 끼친다. 이는 개별적으로 시행된 표준화된 검사 및 포괄적인 임상평가를 통해 확인되어야 한다. 17세 이상의 경우에는, 학업의 어려움이 기술된 문서가 표준화된 검사를 대신할 수 있다. 이러한 학습의 어려움들은 학령기에 시작되지만, 학업적 기술요구가 능력치를 초과할 때까지 분명하게 나타나지 않을 수도 있다. 그리고 증상이 지적장애, 교정되지 않은 시각 혹은 청각 장애, 다른 정신적 혹은 신경학적 질환, 사회심리학적 어려움, 학교에서 사용하는 언어에 능숙하지 못함, 혹은 부적합한 교습에 의한 것 등 때문이 아니다.

특정형

F81.0 읽기장애 동반형: 글자를 정확히 읽기, 읽기속도와 유창성*fluency*, 읽고 이해하기 등에 장애가 있는 경우이다. (Dyslexia는 이러한 읽기장애와 더불어 단어인식, decoding 장애, 철자장애가 포함된 상태이다.)

F81.81 표현성 쓰기장애 동반형: 철자의 정확성, 문법과 띄어쓰기의 정확성, 쓰기표현의 명료성과 조직성에 장애가 있다.

F81.2 수학장애 동반형: 숫자 감각, 산술적 사실들에 대한 기억, 정확하고 유려한 계산, 정확한 수학적 생각 등에 장애가 있다. (Dyscalculia는 숫자적 정보의 처리, 수학적 사실에 대한 학습, 정확하고 유려한 계산 등에 장애가 있을 때이다.)

특정형 현재 심각도
경도, 중등도, 고도

ICD-10 및 한국 표준 질병 사인 분류

F81 학습술기의 특정 발달장애

Specific developmental disorders of scholastic skills

F81.0 특정 읽기장애

F81.1 특정 철자장애

F81.2 특정 산술술기장애

F81.3 학습술기의 혼합형 장애

F81.8 학습술기의 기타 발달장애

발달과정의 표현적 쓰기장애*Developmental expressive writing disorder*

F81.9 상세불명의 학습술기의 발달장애

특정 철자장애specific spelling disorder

특수 읽기장애의 과거력 없이 철자능력발달에 장애가 있는 것이 주된 형태이다. 이것은 낮은 정신연령이나 시각적 명료도 문제 또는 부적당한 학교교육에 의한 것이 아니다. 철자를 말하는 능력과 단어를 쓰는 능력 둘 다 장애가 온다.

학습술기의 혼합형 장애mixed disorder of scholastic skills

산술과 독서 혹은 철자 모두 손상된 장애에 대한 불명확하게 정의된 진단명이다. 이 장애는 일반적인 정신 발육지연이나 부적절한 학교교육으로 설명되지 않는다.

감별진단: 교육기회의 박탈, 부적절한 교육, 이중언어 상태 등 학업성취의 정상적 변이 등과 감별해야 한다. 지능발달장애, 신경학적 장애 또는 감각장애에 의한 학습의 곤란과 감별해야 한다. 신경퇴행과 관련된 신경인지장애와 감별해야 한다. ADHD와 정신병적 장애와도 감별해야 한다.

표준화된 읽기기능장애검사로는 Comprehensive Test of Phonological Processing, Woodcock-Johnson Tests of Cognitive Abilities(제4판)(WJ IV) 등이 있다.

6. 예후

소아는 읽는 것을 배우기 이전에 말을 할 수 있고, 쓰기 이전에 읽는 것을 배울 수 있기 때문에 쓰기장애, 언어장애, 읽기장애가 공존하는 경우가 흔하다. 이럴 때 가장 어린 나이에 진단되는 것은 언어장애이고 제일 늦게 쓰기표현장애가 진단된다. 장애가 심한 경우 7세가 되면 확실히 알 수 있지만, 덜 심한 경우에는 10세나 그 이후에야 알 수 있다. 특수교육을 받지 못하면 성인이 되어도 증상이 지속되므로 직업 선택에도 큰 영향을 준다. 따라서 이들은 성인이 된 후 대체로 장사를 하거나 수위 등 글 쓰는 것과 관련이 적은 직업을 갖게 된다.

특수치료를 받지 않았거나, 집중적 특수치료를 받았는데도 개선되지 않으면 지속적인 학업장애, 빈약한 자아개념poor self-concept, 우울증 등의 후유증이 오게 된다. 이런 후유증은 학교에 가기를 꺼리게 만들거나, 무단결석 또는 행동장애, 나중에는 약물남용 등을 유발할 수 있다.

7. 치료

학습장애 치료는 특수교육이며, 꾸준한 학습지원과 동정적인 노력이 필요하다. 이때 치료자와의 좋은 관계 와 강한 동기가 된다. 또한 다른 행동 및 감정 장애들이 동반되는 수가 많아 이에 대한 전문치료와 부모치료가 필요하다. ADHD와 동반되기도 하는데, 이때는 다같이 치료해야 한다.

읽기장애: 가장 좋은 치료방법은 정확한 평가와 그에 맞는 특수교육이다. 대개 소리(음소phoneme)와 글자 간의 관계, 다음으로는 음절syllable과 단어word의 관계에 대한 주의에 초점을 맞추어 읽기의 여러 요소에 대해 직접 가르치고 연습시키는 것이 중요하다. 특수 교육프로그램이 개발되어 사용되는데, 미국의 경우 Direct Instructional System for Teaching and Remediation (DISTAR) 프로그램이 대표적이다. (Decoding skill, word attack skill이라고도 한다.) 이는 읽기에 관련된 신경학적 결핍을 보상하기 위한 학습전략이다. 소규모의 구조화된 읽기교육과 집단치료가 적절하다. 정신치료에서처럼 환자와 치료자의 관계가 중요하다. 읽기장애의 경우 치료를 따로 받지 못하면 초등학교 1학년이 끝나도 2~3개의 글자만 읽을 수 있다. 초등학교 3학년 때까지 언어치료를 받지 못하면 평생 읽기 장애자로 남게 된다. 따라서 읽기장애의 위험성이 발견되면 유치원 때나 초등학교에 입학한 후 즉시 언어치료를 받게 해야 한다.

쓰기표현장애: 현재로는 특수교육이 가장 좋은 치료이다. 직접적인 철자연습, 문장쓰기, 문법공부 등을 시킨다. 또한 다른 학습장애, 언어장애, 정서장애나 행동장애가 같이 올 수 있으므로 이에 대한 신속한 정신과적 치료와 부모상담도 필요하다.

수학장애: 가장 효과적인 치료는 특수교육이다. 계속 수학적 개념을 가르치고 문제풀기 연습을 시킨다. 어떤 경우에는 multimedia와 self-instruction 또는 group instruction을 사용하는 in-service training program인 project MATH가 효과적일 수 있다. 또한 컴퓨터프로그램도 효율적인 교육에 도움을 준다.

VII. 운동장애

1. 개념

운동장애motor disorders는 비정상적이며 불수의적인 (통제되지 않은) 움직임을 일으키는 신경계 장애들이다. DSM-5-TR에서는 신경발달장애의 새로운 범주로 포함되었는데, 여기에는 발달성 조정장애, 상동적 운동장애 및 (뚜렛장애를 포함한) 틱장애tic disorders 등이 포함된다.

2. 발달성 조정장애developmental coordination disorder

발달성 조정장애는 전반적 지능발달 지연이나 선천성 또는 후천성 신경학적 장애로는 설명되지 않는 운동장애 중 하나이다. 나이에 비해 기어 다니기, 걷기, 자전거타기, 스포츠 등 운동조정능력에 현저한 장애가 있다. 따라서 학업성취나 일상 활동에 현저한 지장이 있다. 따라서 이를 운동기술장애*motor skill disorder*라고도 한다. 그리하여 소아는 자존심 저하나 감정장애나 행동문제를 가질 수 있고, 청소년과 성인의 경우 정교한 운동기술의 장애나 속도가 느림으로 인해 학업이나 직업적 장애가 있을 수 있다.

정확한 발생빈도는 모르지만 5~11세 소아의 5~8%에서 나타난다. 대체로 남아에 많아서 연구자에 따라 남녀 비는 2:1에서 7:1 사이로 남자에 많다.

원인은 아직 미상이지만 기질적 또는 발달성 장애로 추정된다. 즉 조산아, 저산소증, 영양실조, 저체중, 신경화학적 이상, 두정엽 병변 등에서 이 장애가 나타날 가능성이 크다. 또한 의사소통장애와 관련성이 크고, 충동적 행동 및 학습장애아에서 빈번한 것으로 보아 복합적 요인들이 작용하는 것으로 추정된다.

임상양상 및 진단

이는 나이와 발달단계에 따라 다양하게 나타나는데, 빠르면 유아기부터 증상이 드러난다. 즉 나이가 어린 경우에는 몸을 뒤집기, 기어다니기, 앉기, 서기, 걷기, 그리고 2~4세에서는 단추 채우기, 바지를 입고 지퍼를 올리기, 퍼즐 맞추기나 블록 쌓기 등의 게임, 더 나이가 들어서는 글씨 쓰기, 그림 그리기, 각종 놀이나 스포츠 게임하기 등에 지장이 있다. 즉 운동조정을 요하는 거의 모든 행동에서 장애가 나타난다. 학습장애, 의사소통장애, 파괴성 행동장애, 주의력결핍장애가 동반되는 경우가 흔하며, 이차적으로 학교생활과 기타 사회생활에 장애가 올 수도 있다.

진단 시 먼저 환자의 유아기 때부터의 운동행동에 대한 과거력부터 조사해야 한다. 약식검사로는 gross motor coordination(예: 한 발로 뛰기, 두 발로 뛰기, 한 발로 서 있기), fine motor coordination(예: 손가락으로 두드리기, 운동화 끈 매기), hand-eye coordination(예: 공잡기, 문자를 그대로 베끼기)에 대한 검사 등이 있다. 지능검사에서 언어성 지능은 평균 내지 평균 이상이지만 동작성 지능이 평균 이하인 경우가 많다. 특수검사로는 Bender Visual Motor Gestalt Test, Frostige Movements Skills Test Battery, Bruininks-Oseretsky Test of Motor Development 등이 있다.

DSM-5-TR

F82 발달성 조정장애*Developmental Coordination Disorder*
초기 발달시기에 발생하며, 운동조정을 요구하는 일상생활의 작업이 그 사람의 나이나 측정된 지능에 비해 현저히 낮아, 걷기, 기어다니기, 앉기 등 운동발달 이정표*motor milestone*상의 성취가 현저히 늦고, 물건을 잘 떨어뜨리고, 운동경기, 쓰기 등에서 서투르다. 이 때문에 학업성취나 일상생활의 활동에 현저한 지장을 준다. 증상은 지적장애나 시각장애로 인한 것이 아니며, 운동에 영향을 끼치는 신경학적 상태에 의한 것이 아니다.

ICD-10 및 한국 표준 질병 사인 분류

F82 운동기능의 특정 발달장애
Specific developmental disorder of motor function
둔한소아증후군*Clumsy child syndrome*, 발달성 협조장애*Developmental coordination disorder*, 발달성 행동장애*Developmental dyspraxia*

감별진단: 발달성 협조장애를 진단할 때는 뇌성마비, muscular dystrophy, 전반적 발달장애, 지능(발달)장애, ADHD, 자폐증 스펙트럼 장애, 시각장애 등과 감별해야 한다.

예후 및 경과

평균 또는 평균 이상의 지능을 가진 소아에서 경과가 더 좋다는 연구가 있다. 서투른 동작은 청소년기 및 성인기까지 지속된다고 본다. 한편 발달성 협조장애아에서는 비운동시점*non-motor milestone* 지연, 표현성 언어장애, 수용성·표현성 혼합언어장애가 함께 오는 경우가 흔하다.

치료

치료는 특정 운동과제에 대한 훈련을 목적으로 시각, 청각, 촉각을 통합한 방법을 사용한다. 예를 들어 운동과 감각기능에 대한 의식을 증가시키기 위해 sensory-integration program이 사용된다. 최근 motor imagery training이라는 기법이 개발되었다. 팀 스포츠에서 압박을 주지 않으면서 운동을 즐기도록 하는 adaptive physical education program이라는 기법도 있다. 학령전기 소아에는 운동능력의 발달을 주로 하는 몬테소리기법*Montessori technique*이 좋다. 부모상담 역시 필요하다.

3. 상동적 운동장애*stereotypic movement disorder*

상동적 운동장애는 어떤 인지되는 정신과적 또는 신경학적 상태의 한 부분이 아닌, 수의적*driven*으로 보이지만, 반복적이며 상동적이나 비기능적(목적이 없어 보이는) (그리고 흔히 리듬적) 운동을 나타내는 장애이다. 이로써 결국 사회적·학업적 및 기타 활동에서 장애를 나타내며, 자해self-injury로 귀결되기도 한다.

성장 중의 소아에서 몸 흔들기 같은 상동행동은 5~19%에서 발견된다. 보다 복잡한 상동적 운동장애의 유병률은 2~4%로 추정한다. 가족양상은 아직 확실하지 않다. 자해행동으로 머리 부딪치기는 남아에 많고, 자기 깨물기는 여아에 빈도가 높다. 자해행위 빈도는 성인 지능(발달)장애자에서는 15~25%로 많으며, 그 외 Prader-Willi증후군, Lesch-Nyhan증후군에서 빈도가 높고, 뚜렛장애에서도 볼 수 있다. 이 장애는 맹아와 농아에 많고, 시설에 있는 소아에 많다.

원인

상동적 운동은 신경발달장애가 기저에 있다고 본다. 따라서 다른 신경발달장애와 공존하는 수가 많다. 가족력이 발견된다. Cortico-striatal pathway의 장애가 관련되는 것 같다고 한다. 신경생물학적 측면에서 dopamine agonist가 상동증을 유발 또는 증가시키고 dopamine antagonist는 감소시킨다는 도파민 가설과, endogenous opiates가 자해행동과 관련이 있다는 가설 등이 있다. 자해행동은 신경학적 장애(예: Lesch-Nyhan증후군, Rett증후군 등)의 phenotype일 수 있다. 한편 자해행동은 의도적이고, 감각운동 자극적이고, 긴장을 해소시키고 즐기기 위한 것처럼 보인다. 공포도 생리적 상태를 고조시켜 상동행동의 빈도를 높일 수 있다. 심한 신체통증(중이염, 식도역류, 치과적 문제 등)도 상동운동을 유발하기 쉽다. 또한 양육자의 학대, 사회적 고립, 정신사회적 자극 결핍 등 환경적 스트레스가 상동적 운동을 유발할 수 있다.

임상양상 및 진단

소아기 초기부터 장애가 나타난다. 비자해적non-self injurious 운동으로 몸 흔들기body-rocking, 머리 흔들기head-rocking, 털 뽑기hair-plucking, 털 비꼬기hair-twisting, 손가락 튀기기 버릇finger-flicking mannerisms, 손바닥 치기hand-flapping, 손 비틀기, 기타 신체부분을 반복하여 움직이기 등이 포함된다. 상동성 자해self-injurious 행동에는 반복적 머리 부딪치기repetitive head-banging, 얼굴 때리기face-slapping, 눈 찌르기eye-poking, 손, 입술, 또는 다른 신체부위 깨물기biting of hands, lips or other body parts, 피부 후비기skin picking 등이다. 이런 행동이 하나 또는 여러 가지가 공존하여 나타난다. 심한 자해행동은 영구적으로 신체손상을 야기하기도 하고 생명을 위협하기도 하는 등 의학적 조치를 요한다. 모든 상동적 운동장애들은 가장 흔히 지능발달장애와 관련하여 나타난다.

DSM-5-TR

F98.4 상동적 운동장애 Stereotypic Movement Disorder

반복적이고 외관상 충동적이고 비기능적인 행동이 있고, 그런 행동으로 사회적·학업적 혹은 다른 활동에 지장을 받고, 자해가 발생할 수도 있으며, 증상은 초기 발달시기에 발생하고, 증상은 약물로 인한 생리학적 효과나 신경학적 상태로 인한 것이 아니며, 다른 신경발달장애나 정신과질환으로 인한 것이 아니다.

특정형으로 **자해행동 동반형** 및 **자해행동 비동반형** 등을 두고 있다.

특정형으로 **알려진 의학적 또는 유전적 상태**, **신경발달장애**, 또는 **환경요인과 관련됨**(예: Lesch-Nyhan증후군, 지적장애, 자궁 내 알코올 노출) 등이 있다.

특정형으로 현재 심각도에 따라 **경도, 중등도, 고도** 등을 두고 있다.

ICD-10 및 한국 표준 질병 사인 분류

F98.4 상동적 운동장애 Stereotyped movement disorders
상동증/습관 장애Stereotype/habit disorder

감별진단: 손톱 물어뜯기 같은 단순한 상동운동 대부분은 양성으로 상동적 운동장애로 진단되지 않는다. 상동적 운동장애는 자폐증 스펙트럼 장애, 틱장애, 강박장애, 신경학적 이상 운동장애 등과 감별해야 한다. 상동적 운동장애와 동시에 진단할 수 있는 병은 물질 관련 장애(예: amphetamine 사용장애), 심한 지각장애, 중추신경계 및 퇴행성 장애(예: Lesch-Nyhan증후군), 심한 조현병 등이다.

경과 및 예후

경과는 다양하나 대체로 증상이 지속적이다. 스트레스가 있을 때 짧게 삽화적으로 오기도 하고 또는 만성적으로 되기도 한다. 우울증, 양극성 장애, 정신병이 공존하거나 자해가 빈번하고 심하면 예후가 나쁘다.

치료

치료는 증상의 종류, 원인, 환자의 정신연령에 따라 다르다. 정신사회적 환경을 개선하여 정상활동을 격려하고 자극한다. 긍정적 보상, 처벌, 혐오요법, 재강화, 행동교정behavior shaping 등의 행동치료가 도움이 된다. 정신치료는 내적 갈등이나 대인관계 곤란이 현저할 때 도움이 된다. 약물치료는 신체상해가 심한 지적장애나 자폐증 스펙트럼 장애에서 사용할 수 있다. Phenothiazine계 항정신병 약물, opiate antagonist인 naltrexone, clomipramine, fluoxetine, valproic acid도 자해행동과 상동적 운동 증상에 효과가 있다는 보고가 있다.

4. 틱장애 *tic disorder*

틱*tic*은 갑작스러운, 빠른, 반복적, 'jerky'(갑작이 움직이는), 또는 비리듬적인 운동*movement* 또는 소리내기*vocalization*이다. 틱은 어릴 때 흔히 나타나나 대부분의 경우 일시적이다. 모든 틱장애에서 스트레스나 불안은 틱 증상을 악화시킨다. 틱은 대체로 수면 중에는 없지만 심한 경우 수면 중에도 틱이 나타난다. 이 장애의 원인은 주로 신경발달장애로 생각된다.

1885년 G. de la Tourette이 뚜렛장애의 개념을 처음 기술했는데, 그는 다양한 운동 틱, 음성 틱, 외화증*coprolalia*, 반향언어증*echolalia*이 나타나는 증후군이라고 하였다.

DSM-5에서의 틱장애*tic disorder*의 개념은 DSM-IV에서 크게 변화하지 않았다. 단, 이전에는 진단기준에서 "틱이 거의 매일 하루 중 많은 횟수로 나타난다"라고 한 바에 비해, DSM-5에서는 전체 장애에서 "틱이 빈도에서 심해졌다 덜해졌다 하면서 1년 이상 지속된다"는 기준을 제시하였다. 뚜렛장애, 만성 운동 또는 음성 틱장애*chronic motor or vocal tic disorder*, 일과성 틱장애*transient tic disorder*로 세분하고 있다.

역학

뚜렛장애의 유병률은 학동기 아동의 경우 1천 명당 3~9명이다. 여아보다 남아에서 2~4배 많다. 만성 틱은 3.7%로 알려져 있다. 일과성 틱장애의 정확한 유병률은 미상이나, 20% 정도로 상당히 흔한 것으로 추정된다. 운동 틱은 대체로 7세에 호발하고, 음성 틱은 평균 11세경에 나타난다.

원인

뚜렛장애

유전적 요인: 쌍둥이 연구에 따르면 일란성 쌍둥이에서의 일치율이 이란성 쌍둥이에서보다 현저하게 높다. 뚜렛장애 환자의 가족 중에서 뚜렛장애, 만성 운동 또는 음성 틱장애, 강박장애가 발생할 위험성이 높다. 어떤 가족에서는 뚜렛장애가 autosomal dominant로 유전된다는 근거도 제시되었다. 소녀에서 소년보다 뚜렛장애에 대한 genetic loading이 크다고 하는데, 이는 여자에서 장애에 대한 penetrance가 낮다는 것을 시사한다고 한다.

최근 한 연구는 2세대에 걸친 뚜렛장애에 대한 연구에서 뚜렛장애가 histamine생산을 차단하는 L-histidine decarboxylase(HDC)로 알려진 유전자의 돌연변이와 관련 있다고 보고하면서, 기저핵에서의 histaminergic neurotransmission과 histamine/dopamine imbalance가 뚜렛장애와 틱의 기전에 관련된다고 하였다.

한편 뚜렛장애의 틱은 강박행위와 비슷하며 뚜렛장애와 강박장애는 공통의 가족력이 발견된다. 또한 ADHD와 관련성이 높아서, 두 질병 사이에 유전적 관련성이 있을 가능성이 제기되고 있다.

생화학적 요인: 도파민 길항제인 haloperidol, pimozide, fluphenazine은 틱 증상을 억제하며, central dopaminergic activity를 증가시키는 약물인 methylphenidate, amphetamine, pemoline, 코카인*cocaine* 등은 틱 증상을 악화시킨다는 사실은 뚜렛장애가 대뇌 도파민계의 과다활동과 관련이 있음을 시사한다. 따라서 도파민계의 nigro-striatal pathway의 병변과 틱이 관련 있으리라는 가설이 있다. 한편 opiates 길항제인 naltrexone은 틱 증상을 완화시키고, α-adrenergic agonist인 clonidine(catapres)이 틱 증상을 감소시킨다는 것은 다른 생화학적 물질도 틱 증상과 연관이 있음을 시사한다.

기타: 기질적으로 틱장애는 불안, 흥분, 피로, 스트레스(시험 볼 때 등) 시에 악화하고, 조용한 몰입된 활동 시에서는 감소한다. 방과 후 집에 있을 때보다 학교에서 공부할 때 틱이 감소한다.

임신 시의 어머니의 흡연과 음주, 출산 시의 합병증, 나이 많은 아버지 등이 틱장애의 원인으로 고려되고 있다.

최근 group A beta-hemolytic streptococcus 감염 후 뚜렛장애가 나타난다는 연구가 있어, 같은 원인으로 발생하는 Sydenham's chorea와 더불어, 공통으로 pediatric autoimmune neuropsychiatric disorder associated with streptococcal infection(PANDAS)과 관련된다는 주장이 있다.

임상양상 및 진단

일과성 틱장애 *provisional tic disorder*

Transient tic disorder라고도 한다. 일시적으로 단순 또는 다발성 운동/음성 틱이 나타나는데, 유사한 증상은 소아기에서 많이 볼 수 있다. 대부분의 일과성 틱장애는 더 심한 틱장애로 이행되지 않지만 스트레스가 있을 때 재발한다. 극소수에서 만성 운동성 또는 음성 틱장애나 뚜렛장애로 이행된다.

만성 운동성 또는 음성 틱장애 *chronic motor or vocal tic disorder*

만성적으로 단일 또는 다수의 운동 틱이나 음성 틱이 있는 경우이다. 6~8세 때 발병한 경우에서 예후가 좋다. 대개 수년간 지속되다가 초기 사춘기 때 중단된다. 틱이 얼굴에 국한된 경우가 사지나 몸통에 있는 경우보다 예후가 좋다.

뚜렛장애 *Tourette's disorder*

뚜렛장애는 다양한 운동 틱과 1개 또는 그 이상의 음성 틱이 1년 이상 지속될 때를 말한다. 이런 틱 증상들은 동시에 나타날 수도 있고, 각기 다른 시간에 나타날 수도 있다. 틱은 4~6세 사이에 첫 발생하며, (빠르면 2세에도 나타난다.) 늦어도 16세 이전에 발생한다. 눈깜빡임이 가장 흔한 첫 증상이며, 이후 얼굴과 목에 나타나고 점차로 신체하부, 즉 몸통(호흡기 및 소화기 계통), 상지, 하지로 확대된다. 10~12세에 최고조에 달하며, 이후 감소한다.

틱은 고의성이 없으며 갑자기 나타난다. 보편적인 단순운동 틱은 눈 깜박, 고개의 까딱임, 어깨 으쓱하기, 얼굴 찡그리기, 코 찡그리기, 입술 깨물기, 혀 내밀기 등이다. 단순 목소리 틱은 '음, 음' 하며 혀를 차거나 말하면서 '끙끙'거리거나, 무엇을 빨거나 입맛 다시는 소리, 목 고르기*throat-clearing*, 기침, 코를 킁킁거리기, '악', '윽' 등의 비명소리(개 짖는 소리*barking* 같다고 함), 쉿소리 내기*hissing* 등을 말한다. 복합형 운동 틱은 자신을 때리기, 펄쩍 뛰어오르기, 몸 웅크리기 등이다. 복합형 목소리 틱은 특수한 단어 반복, 사회적으로 받아들여질 수 없는(외설적) 말의 반복(외설증*coprolalia*), 자신만의 단어를 되풀이함(말되풀이*palilalia*) 등이다. 한 부위의 틱이 심하였다 덜해지거나, 다른 부위의 틱이 새로 나타나거나 악화하는 양상이 계속 반복된다. 틱은 스트레스나 긴장에 의해 악화되고 잠잘 땐 소실된다. 틱은 수 분 내지 몇 시간 동안 억제할 수 있으나 오랜 기간 동안 억압하면, 어느 순간 갑자기 많이 나타난다. 결국 틱을 해야(대개 참았던 틱이 폭발적으로 한꺼번에 나타난다) 긴장이 해소된다. 틱인 줄 모르는 사람들에게는 틱은 매우 괴이하게 여겨진다. 그래서 환자들은 당황해하고 스트레스를 받는다. 그래서 뚜렛장애의 경우 사회관계나 대인관계를 기피하기 쉽고, 자살위험도가 높아진다.

10~12세 사이 이후 증상이 감소한다. 그러나 소수에서 성인기까지 연장된다.

외설증*coprolalia*은 공격적인 내용과 성적 내용의 외설스러운 욕지거리를 내뱉는 것으로 전체 환자의 1/3에서 나타난다. 욕설이 갑자기 생각으로 나타나는 경우도 있는데, 이를 mental coprolalia라 한다. 외설스런 단어들이나 문구를 내뱉거나 관련된 외설스런 몸짓*copropraxia*의 반향행동*echopraxia*이 나타나기도 한다.

DSM-5-TR

F95.2 뚜렛장애*Tourette's Disorder*
다수의 운동 틱과 1개 또는 그 이상의 음성 틱이 존재하며, 이는 꼭 동시에 나타나지 않을 수도 있다. 틱은 첫 발생 이후 1년 이상 지속되었어야 하며, 증상은 증감을 반복할 수 있다. 18세 이전에 발병한다. 증상은 약물(예를 들어, 코카인)이나 다른 의학적 상태(예를 들어, 헌팅턴병, 바이러스성 뇌염)에 의한 것이 아니다.

F95.1 지속적 (만성) 운동 또는 음성 틱장애

Persistent (Chronic) Motor or Vocal Tic Disorder
단일한 또는 다수의 운동 틱 또는 음성 틱이 일정 기간 있으나, 동시에 있는 것은 아니며, 틱은 첫 발생 이후 1년 이상 지속되었어야 하며, 증상은 증감을 반복할 수 있고, 18세 이전에 발병한다. 또한 증상은 약물(예를 들어, 코카인)이나 다른 의학적 상태(예를 들어, 헌팅턴병, 바이러스성 뇌염)에 의한 것이 아니다. 그리고 뚜렛장애의 진단기준을 만족한 적이 없다.

특정형: **운동틱만 있는 경우, 음성틱만 있는 경우**

F95.0 일과성 틱장애*Provisional Tic Disorder*
단일 또는 다발성 운동 및/또는 음성 틱이 있고, 틱이 첫 발생 후 1년 이하로 있었고, 18세 이전에 발병하였고, 장애가 어떤 물질(예: 코카인)의 생리학적 효과 때문이 아니며, 다른 의학적 상태(예: 헌팅턴병, 바이러스성 뇌염 후 상태)에 의한 것이 아니며, 뚜렛장애나 지속적 (만성) 운동 또는 음성 틱장애의 진단기준을 만족한 적 없다.

F95.8 기타 특정 틱장애*Other Specific Tic Disorder*
임상적으로 유의한 틱장애의 증상은 있으나, 틱장애나 다른 신경발달장애의 전체 진단기준을 만족시키지 않을 때 사용된다. 이때 임상의는 증상이 진단기준을 만족시키지 않는 특정이유를 의사소통하려 할 때 이 범주를 선택한다.

F95.9 비특정 틱장애*Unspecified Tic Disorder*
임상적으로 유의한 틱장애의 증상은 있으나, 틱장애나 다른 신경발달장애의 전체 진단기준을 만족시키지 않을 때 사용된다. 이때 임상의는 증상이 진단기준을 만족시키지 않는 이유를 의사소통하지 않으려 할 때 이 범주를 선택한다.

ICD-10 및 한국 표준 질병 사인 분류

F95 틱 장애*Tic disorders*
  F95.0 일과성 틱장애
  F95.1 만성 운동 또는 음성 틱장애
  F95.2 복합된 음성 및 다발성 운동 틱장애[데라투렛증후군]
  F95.8 기타 틱장애
  F95.9 상세불명의 틱장애

동반장애: 뚜렛장애 환자는 다른 정신질환, 특히 ADHD, 강박장애가 동반되는 수가 많다. 즉 뚜렛장애 환자의 약 반수에서 ADHD 및 충동적인 행동이 나타난다. 뚜렛장애라는 진단을 받기 이전에 ADHD로 중추신경자극제를 사용한 환자는 25%가 넘었다는 보고가 있다. 강박증세는 뚜렛장애 환자의 31~68%에서 나타난다.

감별진단: 틱장애는 choreiform movement, dystonic movement, athetoid movement, myoclonus, restless leg syndrome, akathisia, hemiballismic movement 등 movement disorder와 감별진단해야 한다. 신경과적 질환, 즉 헌팅턴병, 파킨슨증후군, Sydenham무도병, 윌슨병과 감별해야 한다. 또한 진전, mannerism, 상동적 운동장애와도 감별해야 한다. 수의운동 중에 나타나는 비수의적이고 삽화적인 paroxysmal dyskinesia와도 감별해야 한다. 강박증 및 관련 장애(충동적이지만 목적이 있어 보이는 행동, 즉 손톱 물어뜯기, 머리 털 뽑기, 피부 파기 등)와 감별해야 한다.

경과 및 예후

뚜렛장애는 치료받지 않을 경우 예후가 만성적이며 평생 동안 나타나기도 한다. 대개 한때 호전하였다가 악화하는 것을 반복한다. 장기화되면 환자는 심한 적응문제(학교, 친구관계, 직장 등)가 생기고 우울장애 등 정서장애나 심하면 드물지만 자살기도를 하기도 한다. 그러나 증상이 계속됨에도 불구하고 적응을 잘하는 경우도 많다.

치료

일과성 틱장애의 경우, 초기에는 틱 증상을 가족이 무시하는 것이 좋다. 그러나 틱이 심해져서 환자에게 지장을 주거나 정서장애가 생기면 정신과적 검사와 소아신경과적 검사를 한 후 치료한다. 행동치료요법 중 습관반전치료habit-reversal treatment가 효과가 있다. 환경적으로 오는 긴장이나 불안감을 제거해 주는 정도의 가족상담과 지지적 정신치료를 한다. 증상이 심하지 않으면 약물치료는 하지 않는다. 가족치료는 환아를 지지하는 방법을 알려 주는 교육이다.

만성 운동 또는 음성 틱장애는 틱의 심각성과 빈도에 따라 치료한다. 틱 때문에 불안, 우울장애가 같이 올 수도 있으므로 정신치료도 필요하다. 정신치료는 대체로 효과가 없지만, 행동장애나 적응 문제가 있을 때 또는 예방하기 위해 필요하다.

뚜렛장애의 가장 효과적인 치료방법은 약물치료이다. 우선 소량의 α-2 agonist로 시작한다(예: clonidine 0.2~0.3mg/일, 또는 guafacine 1.5~4mg/일). 이것이 효과가 없으면, 항정신병 약물이 사용된다. Pimozide가 FDA 승인약물이지만, 2세대 항정신병 약물인 risperidone, aripiprazole 등 dopamine 억제제들이 이 질환의 치료 약물로 가장 많이 사용된다. 약 80%에서 호전된다. 또한 naltrexone이 틱 증상과 주의력결핍 증상을 완화시켰다는 보고가 있다. 틱장애와 ADHD가 공존하는 경우에는 α-2 agonist를 사용하며 methylphenidate, amphetamine, pemoline 같은 중추신경자극제는 틱 증상을 악화시키므로 사용하지 말아야 한다. Bupropion도 뚜렛장애와 ADHD가 공존하는 환아에서 틱 증상을 악화시켰다는 보고가 있다. Fluoxetine은 틱장애에 흔히 공존하는 강박 증상에 효과가 있다고 한다. Benzodiazepine제제는 불안을 감소시키는 데에는 효과적이

지만 틱의 발현빈도를 줄이지는 못한다.

VIII. 기타 신경발달장애

DSM-5-TR

F88 기타 특정신경발달장애

Other Specified Neurodevelopmental Disorder

사회적·직업적 혹은 다른 분야에서 장애를 야기하는 신경발달장애의 증상이 명백하게 존재하나, 어느 한 진단의 전체 진단기준을 만족시키지 않을 때 사용된다. 이때 임상의는 증상이 진단기준을 만족시키지 않는 특정이유를 의사소통하려 할 때 이 진단을 선택한다.

F89 비특정 신경발달장애

Unspecified Neurodevelopmental Disorder

사회적·직업적 혹은 다른 분야에서 장애를 야기하는 신경발달장애의 증상이 명백하게 존재하나, 어느 한 진단의 전체 진단기준을 만족시키지 않을 때 사용된다. 이때 임상의는 증상이 진단기준을 만족시키지 않는 이유를 서술하지 않으려 할 때 이 진단을 선택한다. 진단을 내리기에 정보가 부족할 때 사용된다.

산전 알코올노출에 의한 신경발달장애neurobehavioral disorder due to prenatal alcohol exposure; ND-PAE

DSM-5-TR에서는 독립적인 진단이 되기 위해서 더 연구를 요하는 추가연구를 요하는 상태들Conditions for Further Study 중 하나로 이 장애를 제시하고 있다. (제27장 기타 정신장애, Ⅵ. 추가연구를 요하는 상태들 참조)

ICD-10 및 한국 표준 질병 사인 분류

F83 혼합형 특정 발달장애

Mixed specific developmental disorders

말하기와 언어, 학습능력 및 운동기능의 특수 발달장애의 혼합형 장애 항목으로 어느 하나로 진단 내리기에 충분히 우세하지 않은 경우. 이런 특수 발달장애 사이의 주된 겹침현상이 있을 때만 이 항목이 쓰인다. 이것은 주로(항상 그런 것은 아니지만) 전반적 인식상의 장애를 어느 정도 동반한다. F80.-, F81.-와 F82의 두 가지 이상의 기준에 맞을 때 이 항목이 쓰인다.

F88 심리적 발달의 기타 장애

Other disorders of psychological development

발달성 실인증

F89 심리적 발달의 상세불명의 장애

Unspecified disorder of psychological development

발달성 장애 NOS

IX. 기타 소아·청소년기 정신장애

1. 기타 소아에서 발견되는 정신장애

DSM-5-TR

DSM-5-TR에서는 신경발달장애라고 생각되는 장애 이외에 소아에서 발견되는 정신장애들을 대개 일반 분류에 포함시키고 있다.

조기 발병(소아기) 조현병, 조기 발병 양극성 장애, 소아기 우울장애, 소아기 범불안장애, 소아기 사회성 불안장애, 소아기 발병 외상후 스트레스장애, 조기 발병(소아기) 강박장애 등은 원인과 진단기준은 물론 치료방법도 성인에서와 거의 같다. 단지 증상표현이 성인과 다소 다르고, 약물사용에서 아직 안전성이 검정되지 않은 바가 있을 뿐이다.

기타 소아·청소년 정신장애로 알려진 정신장애들도 각기 일반 정신장애의 해당범주에 포함되고 있다.

파괴적 기분조절장애는 우울장애 범주에 속한다.

이별불안장애, 선택적 함구증 등은 불안장애 범주에 속한다(제14장 불안장애에 기술).

소아기 반응성 애착장애 및 소아기 탈억제성 사회관여장애 등은 외상 및 스트레스 관련 장애 범주에 속한다(제16장 외상 및 스트레스 관련 장애에 기술).

소아기의 섭식장애와 이식증 등은 급식 및 섭식 장애 범주에 속한다(제19장 급식 및 섭식 장애에 기술).

유뇨증, 유분증 등은 배설장애 범주에 속한다(제20장 배설장애에 기술).

행실장애Conduct disorders 및 적대적 반항장애는 파괴적, 충동조절 및 행실 장애 범주에 속한다(제23장 파괴적, 충동조절 및 행실 장애, Ⅳ. 행실장애에 기술).

ICD-10 및 한국 표준 질병 사인 분류

ICD-10은 여전히 다음과 같이 따로 소아기 정신장애를 분류하고 있다.

소아기 및 청소년기에 주로 발병하는 행동 및 정서 장애

Behavioural and emotional disorders with onset usually occurring in childhood and adolescence[F90-F98]

F90 운동과다장애 Hyperkinetic disorders(본 장, Ⅴ. 주의력결핍 과다활동장애에 기술)

F91 행동장애 Conduct disorders(제23장 파괴적, 충동조절 및 행실 장애, Ⅳ. 행실장애에 기술)

F92 행동 및 정서의 혼합 장애 Mixed disorders of conduct and emotions

지속 공격적, 반사회적 혹은 반항적 태도와 우울, 불안, 기타 정서적 혼란의 명백한 증상이 혼합된 장애 형태

F92.0 우울증성 행동장애

　　포함: F32.-의 우울성 장애와 연관된 F91.-의 행동장애

F92.8 행동 및 정서의 기타 혼합 장애

　　포함: F93.-의 정서 장애와 연관된 F91.-의 행동장애, F40-F48의 신경증적 장애와 연관된 F91.-의 행동장애

F92.9 행동 및 정서의 상세불명의 혼합 장애

F93 소아기에만 발병하는 정서장애

Emotional disorders with onset specific to childhood

F93.0 소아기의 분리불안장애

F93.1 소아기의 공포불안장애

F93.2 소아기의 사회적 불안장애

(이상 모두 제14장 불안장애에 기술)

F93.3 동기간경쟁장애(아래 설명)

F93.8 기타 소아기 정서장애

　　주체성 장애Identity disorder, 과잉불안장애Overanxious disorder(제14장 불안장애에 기술)

F93.9 상세불명의 소아기 정서장애

F94 소아기 및 청년기에만 발병하는 사회적 기능수행장애

Disorders of social functioning with onset specific to childhood and adolescence

F94.0 선택적 무언증(제14장 불안장애에 기술)

F94.1 소아기 반응성 애착장애(제16장 외상 및 스트레스 관련 장애에 기술)

F94.2 소아기 무억제성 애착장애(제16장 외상 및 스트레스 관련 장애에 기술)

F94.8 사회적 기능수행의 기타 소아기 장애

F94.9 사회적 기능수행의 상세불명의 소아기 장애

F98 소아기 및 청년기에 주로 발병하는 기타 행동 및 정서 장애 Other behavioural and emotional disorders with onset usually occurring in childhood and adolescence

F98.0 비기질성 유뇨증(제20장 배설장애에 기술)

F98.1 비기질성 유분증(제20장 배설장애에 기술)

F98.2 영아기 또는 소아기의 급식장애(제19장 급식 및 섭식 장애에 기술)

F98.3 영아기 또는 소아기의 이식증(제19장 급식 및 섭식 장애에 기술)

F98.4 상동적 운동장애(본 장, Ⅶ. 운동장애에 기술)

F98.5 말더듬[말더듬증](본 장, Ⅲ. 의사소통장애에 기술)

F98.6 속화증(본 장, Ⅲ. 의사소통장애에 기술)

F98.8 기타 명시된 소아기와 청소년기에 주로 발병하는 행동 및 정서 장애

　　과다활동을 수반하지 않는 주의결핍장애Attention deficit disorder without hyperactivity, 과다자위행위Excessive masturbation, 손톱씹기Nail-biting, 코 파기Nose-picking, 엄지손가락빨기Thumb-sucking

F98.9 소아기 및 청소년기에 주로 발병하는 상세불명의 행동 및 정서 장애

과잉불안 장애*Overanxious disorder*(제14장 불안장애에 기술)
주체성 장애*Identity disorde*(제22장 성과 성 관련 장애에 기술)

동기간 경쟁장애*sibling rivalry disorder*

대부분의 어린 소아는 바로 아래 동생이 태어나면 대개 어느 정도 감정적 혼란을 보인다. 대체로 가볍지만 동생이 태어난 후 발생한 경쟁심이나 시기심은 상당히 오래 지속될 수도 있다. 동기간 질투*sibling jealousy*도 이에 해당된다.

진단은 그런 감정적 혼란의 정도와 지속성이 통계적으로 비통상적이고 사회적 상호작용을 장애할 때만 내려져야 한다. ① 동기간의 대항 및/또는 시기심의 증거가 있고, ② 동생(보통 바로 밑의)이 태어난 지 수개월 이내에 발병하며, ③ 정서장애의 정도 및/또는 지속성 면에서 비정상적이고, 정신사회적 문제를 수반하는 경우에 내린다.

증상들은 여러 가지 형태로 나타날 수 있다. 퇴행되어 이미 익힌 기술(예를 들면 대소변 가리기)을 못하게 되거나 부모의 관심을 끌기 위해 젖먹이 같은 행동들을 흉내 내기도 한다. 부모에게 대항하거나 반항하기도 하고 분노발작, 불안, 비탄, 사회적 위축 등을 보일 수도 있다. 수면장애도 있을 수 있어 취침시간에 자주 부모의 관심을 끌려고 한다. 심하지 않은 경우에는 일을 나누어 함께 하는 것을 거부하거나, 호의적 배려나 친밀한 관계를 보이지 않을 수 있다. 심한 경우에는 다른 형제에 대해 노골적인 적대감과 신체적 손상 또는 악의, 그리고 은밀하게 그 형제를 해치는 행위를 할 수 있다.

신체질환에 대한 이차적 심리반응

건강하던 소아가 신체질환에 걸리면 이에 대한 이차적 반응으로 불안, 우울, 일시적 유뇨, 의존심, 화를 잘 내고 다투는 등의 여러 가지 정서·행동장애가 나타난다. 이런 상태가 장기화되면 신경증적 증상 또는 성격에 변화가 올 수 있다. 대체로 급성 질병은 적응장애를 야기하고, 만성 질병은 인격발달에 영향을 준다.

이러한 심리반응의 양상은 소아의 발달단계, 지금까지의 적응능력, 신체질환이 소아와 부모에게 주는 의미, 지금까지의 모자관계 등에 따라 좌우된다.

대체로 갑자기 병에 걸리거나 부상을 입으면 학령전기 소아는 퇴행하여 일시적 유뇨, 엄지손가락 빨기*thumb sucking*, 분노발작 등을 보인다. 학령기 소아 및 청소년기에서는 공격적 행동, 불안, 우울, 수면장애, 히스테리 증상이 나타난다.

한편 당뇨병, 심장질환, 신부전 등 만성 질환에 걸리면 퇴행, 부인, 불안, 우울, 전환반응, 건강염려증 등 다양한 정신증상이 나타나는데, 장기적으로 보면 인격발달에 지대한 영향을 주어 의존적이고 자립심이 부족하고 매사에 불안해하며 소극적인 인격이 된다.

소아가 입원하는 경우에는 부모와 이별하게 되므로 이에 대한 이차적 반응이 나타난다. 즉 일종의 이별반응*separation reaction*으로 부모와 떨어지지 않으려고 불안·초조해하며 울고 반항하다가 결국은 우울해진다. 이런 상황이 장기화되면 무감각해진다.

이러한 문제를 예방하기 위해서는 소아와 의사의 역할이 중요하다. 즉 보다 충분한 시간을 환자에게 할애하여 좋은 환자–의사 관계를 맺고, 기계적인 투약이나 처치가 아닌 가족과 같은 따뜻하고 이해심 있는 태도로 환아의 기분 등 모든 면에 관심을 가지도록 노력한다.

소아·청소년기 정체성 위기*identity crisis*

이는, Erik Erikson에 의하면, 청소년기에 자아 정체성*ego identity*을 획득하는 데 실패하는 것이다. 청소년기에는 신체적 성장과 성적 성숙에 따라, 자신에 대한 자신의 생각과 타인들의 자신에 대한 생각을 통합하는 것이 성숙을 위한 과제가 된다. 그런데 정신사회적 발달에서 Identity Cohesion을 성취하지 못하고 Role Confusion에 빠지면 정체성 위기가 온다(제5장 생애주기와 정신건강 참조)(그림 5-3). 이때 이전 단계의 발달, 즉 신뢰, 자율, initiative, 근면성에 기초하여 자신의 이미지를 형성하고 자아정체성의 위기를 극복하여 나간다. 진단개념으로서의 정체성 문제*identity problem*는 인생에 있어서의 장기적 목표, 경력 선택, 친구관계의 양상, 성적 지남*sexual orientation* 또는 성적 행위, 도덕적 가치관, 집단에 대한 충절과 같은 동일시와 관련된 문제 등도 정신의학적 관여의 대상이 될 때 진단된다.

참고문헌

김경희, 민성길(1985): 유뇨증과 누분증에 대한 임상적 연구. 신경정신의학 24:124~132.

민병근, 이길홍, 김헌수, 박두병(1985): 청소년 비행의 가정 내 상관변인 분석. 중앙대학교 논문집 29:512~531.

신의진(2015): 소아청소년 정신의학. 민성길(편), 최신정신의학(제6판). 서울, 일조각, pp.625~670.

신의진, 이경숙, 박숙경(1997): 반응성–애착장애아의 어머니–아동 관계. 소아 청소년 정신의학 8:22~33.

통계청(2022): 한국 표준 질병 사인 분류. 제8차 개정판. http://kostat.go.kr/kssc/stclass/StClassAction.do?method=dis&classKind=5&kssc=popup

American Psychiatric Association(2022): DIagnostic and statistical manual of mental disorders. 5th ed. Text Revision. American Psychiatric Association. Washington

D.C.

Black DW, Andreasen NC(2022)：Introductory Textbook of Psychiatry. 7th ed. American Psychiatric Association Publishing, Washington D.C.

Boland R, Verduin ML, Ruiz P(2022)：Kaplan & Sadock's Synopsis of Psychiatry. 12th ed. Walter Kluwer, Philadelphia.

Bowlby J(1958)：The nature of the child's tie to his mother. Int J Psychoanal 39:350~373.

Chess S, Hassibi M(1986)：Principles and practice of child psychiatry. 2nd ed. Plenum Press, New York.

Ecker C, Pretzsch CM, Bletsch A, et al(2022)：Interindividual Differences in Cortical Thickness and Their Genomic Underpinnings in Autism Spectrum Disorder. Am J Psychiatry 179:242~254.

Emde RN(1981)：Changing models of infancy and the nature of early development: Remodeling the foundation. J Am Psychoanal Assoc 29:179~219.

Hales RE, Yudofsky S, Robert LW(2014)：Textbook of Psychiatry. 6th ed. American Psychiatric Publishing, Washingon D.C.

Hong KEM(1983)：Pervasive developmental disorder: Changing concept of early childhood psychosis. Psychiatry Bulletin 9:206~214.

Kazdin AE(1993)：Replication and extension of behavioral treatment of autistic disorder. Am J Mental Retard 97:377.

Kim YS, Leventhal BL, Koh YJ, et al(2011)：Prevalence of autism spectrum disorders in a total population sample.
Am J Psychiatry 168:904~912.

Mark D, Swanson MR, Wolff JJ, et al(2022)：Subcortical Brain Development in Autism and Fragile X Syndrome: Evidence for Dynamic, Age- and Disorder-Specific Trajectories in Infancy. Am J Psychiatry. 179:562~572.

Matson JL, Mulick JA(1991)：Handbook of mental retardation. 2nd ed. Pergamon Press, New York.

Min SK, Lee HR(1986)：A clinical study on Gilles de la Tourette's syndrome in Korea. Br J Psychiatry 149:644~647.

Paula Goines P, Van de Water(2010)：The Immune System's Role in the Biology of Autism. Curr Opin Neurol 23:111~117.

Rutter M, Hersov L, eds(1985)：Child psychiatry: Modern approaches. 2nd ed. Blackwell Scientific Publication, London.

Sadock BJ, Sadock VA, Ruiz P(2014)：Synopsis of psychiatry. 11th ed. Wolters Kluwer, Philadephia.

Silva D, Colvin L, Hagemann E, et al(2014)：Environmental Risk Factors by Gender Associated With Attention-Deficit/Hyperactivity Disorder. Pediatrics Published online doi: 10.1542/peds.2013-1434.

Stoner R, Chow ML, Boyle MP, et al(2014)：Patches of Disorganization in the Neocortex of Children with Autism. N Engl J Med 370:1209~1219.

Weiener JM, Dulcan MK(2004)：Textbook of child and adolescent psychiatry, 3rd ed. American Psychiatric Publishcing, Washington D.C.

10

조현병 *Schizophrenia*

I. 개념

조현병 스펙트럼 및 기타 정신병적 장애*schizophrenia spectrum and other psychotic disorder*란 DSM-5-TR의 개념으로 대체로 정신병*psychosis*을 의미한다. 즉 망상, 환각이 있고, 자신의 병적 상태에 대한 병식이 없고, 자아의 경계*ego boundaries*가 상실되고, 현실검증*reality testing*능력이 크게 장애된 상태인 것이다. 조현병*schizophrenia*이 가장 대표적이고 가장 흔한 정신병적 장애이다. 그러나 조현병 진단기준에는 꼭 맞지 않는 다양한 형태의 정신병적 증후군들이 있다. 예를 들어 망상장애, 단기정신병적 장애, 다른 의학적 상태에 의한 정신병적 장애, 긴장증, 조현형 성격장애, 조현정동장애, 조현형 장애 등인데, DSM-5-TR에서는 이들을 한 범주로 묶어 조현병 스텍트럼 및 기타 정신병적 장애라 하였다.

DSM-5 조현병 스펙트럼 및 기타 정신병적 장애의 개념

DSM-5에서는 조현병 스펙트럼 및 기타 정신병적 장애 *Schizophrenia Spectrum and Other Psychotic Disorders*라는 큰 범위의 범주명을 새로 만들어 조현병, 조현병 스펙트럼 장애 및 다른 정신병적 장애*psychotic disorder*들을 묶어 한 질병단위로 하였다. 이는 이들 장애 모두가 조현병과 유사한 정신병의 임상양상을 보이기 때문에 하나의 정신병 연속선*psychosis continuum*상에 있다고 본다. 연구에 의하면 정신병 현상은 상당 부분 공통된 유전적 및 환경적 요인을 가진다. 그리고 더 연구할 장애로, 약화된 정신병 증후군*Attenuated Psychosis Syndrome*을 Section

3에 제시하였다.

ICD-10 및 한국 표준 질병 사인 분류
F20-F29 조현병, 분열형 및 망상 장애

Schizophrenia, schizotypal and delusional disorders

이 항목군에는 가장 중요한 형태인 조현병과 함께 조현형장애, 지속적 망상성 장애, 급성 및 일과성 정신병적 장애가 포함된다. 조현정동장애는 논란의 여지가 있음에도 불구하고 이 항목군에 포함되었다.

역사적 고찰

오늘날의 조현병과 유사한 정신병의 기록은 고대 서구는 물론 중국, 인도 문헌에서도 찾아보기 어렵다. 한의학의 『황제내경皇帝內經』에 있는 전광癲狂의 증상은 과대망상, 환청, 환시, 행동장애 등이라고 한다. 서구에서는 고대 그리스-로마 시대에 우울증, 섬망, 정신병, 뇌전증 등에 대한 기술이 있었다. 그러나 현대적 개념의 조현병이 언제 정확하게 기술되었는가에 대해서는 다양한 논의들이 있다.

조현병의 개념은 1856년 프랑스의 B. A. Morel이 조발성 치매, 즉 'demence precoce'라는 용어를 처음 기술하면서 시작되었다고 본다. Morel은 이 병이 노인성 치매와 달리 어린 나이에 발병하여 급격히 치매처럼 되어 버리는 정신병이라고 설명하였다. 이후 1868년 독일의 K. Kahlbaum은 흥분이나 혼수상태가 특징인 긴장증*catatonia*을, 1878년 독일의 E. Hecker는 감정둔마와 의욕상실을 주로 보이는 파과증*hebephrenia*을 기술했는데, 1896년 독일의 E. Kraepelin은 이 긴장증과 파과증에 망상치매*dementia paranoides*를 추가하여 이 모두가 '조발성 치매dementia praecox'라는 장애의 아형들이라고 주장하면서 이들을 모두 하나의 질병으로 제시하였다. 그는 이 병에 대해 모두 외적인 원인요인이 발견되지 않고 청소년기에 발병하여(이로써 '조발성'의 개념을 확고히 함) 결국 인지기능과 행동기능이 전반적이고 지속적인 장애에 이르고 궁극적으로 인격의 황폐화로 끝난다고 기술하였다. 이 병명은 1889년 독일 정신의학 교과서에 실린다.

1911년 스위스의 E. Bleuler는 이른바 조발성 치매가 뇌의 병이긴 하지만 반드시 치매와 황폐화로 끝나는 병은 아니며, 인격의 통합이 와해되고 관념연합이 이완되는 현상이 핵심적 증상이라는 역동적 개념을 주장하면서, 이 병을 '정신이 분열되는 병', 즉 schizophrenia라고 개명하였다. 그는 연상이완associative loosening, 감정둔마affective blunting, 자폐증autism, 양가감정ambivalence(이른바 4A 증상)이 중요한 일차적 증상primary symptoms이라고 했으며, 망상, 환각은 이차적 증상accessory symptoms이라고 하였다. (여기서 일차적 증상은 아직 알 수 없는 뇌의 병적 과정과 직접 관련된 증상을 말하며, 이차적 증상은 일차적 증상과 그 심리적 반응이 결합해서 생긴 증상이라는 것이다.) 또한 Bleuler는 Kraepelin이 주장한 조발치매의 세 가지 아형에 '단순형simple type'을 추가해, 네 가지(단순형, 긴장형, 망상형, 파과형)를 조현병의 아형으로 삼았다. 그는 또한 조현병은 기질적 요소와 심리적 요소로 구성된 증후군이므로 치료적 관계와 정신치료가 중요하다고 강조하였다.

1938년 독일의 K. Schneider는 자아통합성의 장애가 조현병 정신병리의 핵심이라 했고, 조현병의 진단기준이 되는 증상pathognomonic symptoms으로 1급 증상first-rank symptoms을 제안하였다. 1급 증상의 공통적인 내용은 환자가 자신의 사고, 감정, 신체에 대한 수동성passivity을 자각하는 것이다. 즉 자신의 생각이 들리는 환청audible thoughts, 다른 사람들이 서로 다투는 내용 또는 다른 사람이 자신의 행동을 간섭하는 내용의 환청, 자기 몸에 어떤 영향력이 미치고 있다는 경험somatic passivity experiences, 사고의 철퇴thought withdrawal, 사고전파thought broadcasting, 그리고 정상적인 지각과정에 대해 이해 불가능한 망상적 해석을 하는 망상지각delusional perceptions 등을 기술하였다. 2급 증상으로는 기타 지각장애, 급성 망상적 사고sudden delusional ideas, 혼동perplexity, 우울 및 다행감 간의 변동depressive and euphoric mood changes, 감정 빈곤의 느낌feelings of emotional impoverishment 등을 제안하였다. Schneider는 정상 범위의 연속 선상에 있는 것으로 보이는 Bleuler의 4A 증상과는 달리, 명백히 정상과 분리되는 병적인 현상들을 증상으로 정의함으로써 진단적 신뢰도를 향상시켰다.

1939년 G. Langfeldt는 이제까지 외적인 요인 없이 발병되는 것으로 생각되어 왔던 조현병을 과정성 조현병process schizophrenia이라 명명하고, 감정적인 손상을 야기하는 외부 사건에 반응하여 발병하는 경우를 반응성 조현병reactive schizophrenia 혹은 조현형 정신병schizophreniform psychosis이라고 명명하였다.

철학자이기도 한 독일의 K. Jaspers는 기존 개념에 구애받지 않고 증상들을 있는 그대로 현상학적으로 보았고, 조현병 증상의 심리학적 의미를 이해하는 데 기여하였다. 1943년 J. Kasanin은 조현병과 조울증 증상들을 동시에 나타내는 조현정동형 정신병schizoaffective psychosis을 제안하였다. 1949년 P. H. Hoch와 P. Polatin은 가신경증성 조현병pseudoneurotic schizophrenia을 조현병의 한 아형으로 제안했는데, 이는 이후에 경계형borderline으로, 그리고 DSM-Ⅲ에 이르러 분열형 인격장애schizotypal personality disorder로 병명이 변하였다.

20세기 중반까지 미국에서는 Kraepelin보다 Bleuler의 견해를 더 따랐고, 조현병의 심리적 측면을 더 중시하여 진단기준의 경계가 생물학적 기준보다 더 넓어졌다. 미국의 A. Meyer는 조현병이 병이라기보다는 지속적인 적응 부전의 결과로 생기는 습관의 와해이며 어려운 상황에 잘못 반응하기 때문에 생기는 것이라고 보고 이를 조현성 반응schizophrenic reaction이라고 주장하였다.

1960년대 초반, 유럽과 미국 간에 진단 차이에 대한 논의가 일기 시작하면서 1966년부터는 세계보건기구WHO의 후원으로 세계적인 연구가 실시되었다. 그 결과 비교적 객관적인 진단기준이 만들어지기 시작하였다.

1980년 미국정신의학회에서 개정한 DSM-Ⅲ에서는 경과 및 사회직업적 기능장애를 중시하는 Kraepelin의 견해, 음성 증상을 잘 기술한 Bleuler의 견해, 환각과 망상을 잘 기술한 Schneider의 견해 등을 통합하여 조현병에 대해 이전보다 엄격한 객관적 진단기준을 만들어, 진단이 남용되는 것을 막고 진단의 타당성을 높이려 하였다. 이러한 입장은 ICD-10과 2013년 개정된 DSM-5에서도 그대로 유지되고 있다.

1990년대에 이르러 조현병의 원인과 발현기전에 대한 연구가 활발한 가운데 인지신경과학의 발달과 더불어 인지기능장애의 중요성이 부각되고 있다.

치료에 있어서는 20세기 초 수면제에 의한 지속수면용법, 발열요법, 그리고 1930년대 인슐린혼수요법Insulin coma therapy; ICT과 전기경련치료가 출현하였다. 이런 치료법들은 실패율이 높을 뿐 아니라 환자에게 고통과 공포를 불러일으켰으며, 때때로 환자를 사망으로 이끌기도 하였다. 1952년 클로르프로마진chlorpromazine의 출현으로 조현병 치료는 항정신병 약물치료라는 획기적인 계기를 맞게 되었다. 그 후 클로르프로마진과 유사한 약물들이 속속 개발되면서 현대 정신약물학의 시대가 열렸다. 약물이 사용됨으로써 영구적으로 입원하고 있던 환자들이 정신병원에서 지역사회로 사회적 복귀가 가능하게 되었고, 조현병에서 치료라는 개념이 강조되기 시작하였다.

정신분열병의 조현병으로의 개명

2011년 오랜 연구 끝에 대한신경정신의학회는 그간 사회적으로 편견과 낙인문제를 야기해 온 정신분열병이라는 병명을 조현병으로 바꾸기로 하였다. 일본에서는 2002년 통합실조증統合失調症이라는 병명으로, 그리고 홍콩에서는 사각실조증思覺失調症이라는 병명으로 바꾸었다. 우리나라에서는 2007년 '아름다운 동행'이라는 조현병 환자와 가족 동호회에서 대한조현병학회(구 대한정신분열병학회)에 병명을 바꾸어 줄 것을 요청하였다. 이에 학회는 정신과 의사, 환자 가족, 사회사업가, 변호사, 국어학자들과 정신분열병 병명 개명개정 위원회를 결성하고 오랜 연구 끝에 국어국문학회의 자문을 참조하여 고전에 등장하는 조현긴완調絃緊緩의 개념에 따라 명명한 조현병調絃病을 정신분열병에 대신하기로 결정하였다. 조현은 '거문고의 줄을 고르다'라는 의미이다.

II. 조현병

1. 개념

조현병調絃病 schizophrenia(이전의 정신분열병)은 인지, 지각, 정동, 행동, 사회활동 등 다양한 정신기능에 이상을 초래하는 주요 정신병psychosis이다. 주된 양상은 인지와 감정 장애로, 진단상 특징적 증상은 망상, 환각, 음성증상(정동의 둔마, alogia, avolition 등) 등이며, 그 때문에 사회적·직업적 및 대인관계에서 장애를 보인다. DSM-5-TR에서는 조현병을 진단하기 위해서는 병의 경과가 6개월 이상이어야 한다. 치료는 빠를수록 예후가 좋으며, 약물치료가 중요하며, 기타 가족교육, 고용지원 등 지역사회적 접근이 효과적이다.

조현병은 정신이 분열된 상태라기보다 이성적으로 명료하게 사고하지 못하고, 정상적 감정을 경험하지 못하는 장애이다. 이는 학업, 직업, 결혼 등 한창 창조적이고 생산적이 되기 위해 성장하는 나이, 즉 10대 후반 내지 20대 초반에 발병하는 파괴적인 장애이다.

DSM-5에서의 조현병의 기본개념은 DSM-IV에서와 거의 같으나, 단지 조현병으로 진단되기 위해서는 다섯 가지 핵심 증상 중 2개가 있어야 되는데, 그중 하나는 반드시 망상, 환각, 혼란스러운 언어라는 핵심 세 가지 증상 중 하나이어야 한다는 것이다. ICD-10 및 한국 표준 질병 사인 분류에서의 F20-F29 조현병, 분열형 및 망상 장애에 해당된다. 고전적으로 Kraepeline과 E. Bleuler은 조현병에 망상형, 파과형, 긴장형, 단순형이라는 기본아형을 두었는데, DSM-IV에서는 긴장형, 망상형, 미분화형 등 조현병의 아형을 두었지만, DSM-5에서는 폐기되었다. 그러나 ICD-10에는 아직 남아 있다. 이를 폐기한 이유는 흔히 한 아형은 다른 아형으로 진전되기도 하고, 아형끼리 겹치는 수가 많고, 아형을 구분하기도 어렵고, 진단 타당도가 낮기 때문이다. 그러나 긴장증catatonia의 개념은 조현병 및 관련된 정신병적 장애schizophrenia and other psychotic conditions의 한 특정형specifier으로 남았다. (이러한 긴장증의 특

정성 개념은 양극성 장애나 주요우울장애에서도 사용된다.) 또한 DSM-5에서는 조현병의 핵심 증상의 심각성에 대한 차원적 측정dimensional ratings of severity을 추가하였다.

2. 역학

전 세계적으로 조현병의 평생유병률은 인구의 0.5~1%로 흔한 정신병의 하나이다. 1년유병률은 0.2~0.4%이며, 1년발생률은 0.01~0.05%로 보고되고 있다. 국제적 연구에 의하면 조현병의 유병률과 발병률은 서양과 동양, 선진국과 개발도상국 등 지역, 인구, 문화적 특성에 관계없이 대체로 일정하게 나타나고 있다. 그러나 지역적 편차가 다소 존재하며 특히 아일랜드 같은 곳은 조현병의 유병률이 높은 편이다. 아프리카 지역에서는 서구보다 파과형(혼란형)이 많다고 한다.

발병률이 가장 높은 연령층은 젊은 층으로 남성의 경우 18~25세(평균 21.4세), 여성은 21~30세(평균 26.8세)로 남성이 다소 일찍 발병한다. (모든 조현병 환자 중 0.1~1%에서 10세 이전에 발병하고, 4%는 15세 이전에 발병하는 것으로 추정된다.) 드물지만 45세 이후에 발병하는 이른바 후기 발병 조현병late-onset schizophrenia도 보고되고 있다. 발병률에 남녀 차이는 거의 없으나 일반적으로 치료반응과 예후는 남성보다 여성에서 더 좋다. 조현병 환자들의 사망률은 높다.

과거에 비해 조현병의 아형 중 긴장형은 감소하고 망상형이 증가하는 추세이다. 망상의 내용도 종교적이고 원시적인 것에서 현실적이고 건조한 내용으로 바뀌고 있다.

약물치료의 발달과 탈원화 정책, 지역사회 정신의학의 발달로 조현병 환자들이 결혼하는 경우가 증가하여 발병위험이 높은 자녀들의 인구가 증가하고 있다.

우리나라의 현대적인 역학조사로서 1984년 서울대학교 의과대학 이정균 교수 팀에서 시행한 조사결과에 따르면, 우리나라 성인의 조현병 평생유병률은 지역별로 서울지역 0.4%, 농촌지역 0.7%로 보고되었다. 1985년 연세대학교 의과대학 정신과 교실에서 한 농촌지역을 대상으로 한 역학조사에서는 농촌지역의 평생유병률이 0.6%이다. 이는 같은 방법으로 시행된 미국의 결과(0.7~2.2%)보다 다소 낮은 것이다. 우리나라의 경우 입원환자는 남성이 더 많은 경향을 보이고 있다. 2011년 보건복지부 역학조사에 의하면, 정신병적 장애(조현병, 조현형 장애, 조현정동장애, 망상장애, 단기정신병적 장애)의 평생유병률은 전체 0.6%(남성 0.3%, 여성 0.9%)이고, 1년유병률은 0.4%(남성 0.2%, 여성 0.5%)이다. 연령별 1년유병률은 18~

29세에서 0.7%이고, 이후 연령대에서는 완만히 감소한다. 지역별 1년유병률은 도시가 0.2%이고, 농촌이 0.9%이다. 소득에 따라 보면 월 200만 원 미만의 집단에서 0.4%, 200만~300만 원의 집단에서 0.3%, 300만 원 이상인 집단에서 0.4%를 보였으나 통계적으로 유의한 차이는 아니었다.

3. 원인

조현병의 원인에 관한 학설은 매우 많지만 뚜렷한 원인으로 밝혀진 것은 아직 없다. 대체적으로 유전적 소인이 있을 때 다른 요인들이 작용하여 발병한다고 본다. 즉 어느 한 원인에 의해 조현병이 발병하기보다는 여러 요인이 합해져 발병에 기여한다는 것이다. 영아기 이전에 뇌발달에 이상을 가져올 수 있는 유전 같은 어떠한 요소가 작용하여 비정상적 뇌신경발달이 이루어질 수 있는데, 이는 어떤 개인의 조현병에 대한 특별한 취약성vulnerability(소인diathesis)으로 작용한다. 이러한 취약성을 가진 사람이 사춘기를 지나 성인기에 접어들면서 환경적 스트레스를 받게 되면 비로소 증상이 발현하는데, 여기서 환경적 스트레스는 생물학적인 것일 수도 있고 정신사회적인 것일 수도 있다. 이러한 이론을 stress—diathesis model이라고 하는데, 이 이론은 취약성의 기반을 신경발달가설neurodevelopment hypothesis에 두고 있다.

정신병의 5대 위험요인으로, 부모의 정신의학적 질병의 병력, 도시지역에서 태어남, 출생 시 부모의 나이가 많았음, 부모의 상실, 2세대 이민 등이 거론되기도 한다. 연구가 진행됨에 따라, 조현병에 관련된 유전학, 대뇌 구조, 신경병리학, 신경전달물질, 정신생리학, 정신면역학, 정신내분비학, 뇌발달, 심지어 정신사회적 요인 등에 대한 연구들의 소견은 분자생물학적 차원에서 점차 상호 연결되어 있다는 인상을 주고 있다.

현재 조현병 환자들에서 발견되는 뇌신경계 이상은 다양한 연구를 통해 확인되고 있다. 그러나 이미 발병한 환자들에서 관찰되는 비정상적 소견들은 이 병의 직접적인 원인이라기보다는 병의 진행과정에서 결과적으로 나타난 변화일 가능성도 있다.

유전적 요인

조현병은 유전하는가 하는 의문에 대한 답을 얻기 위해 가족력family history을 이용한 가계연구family studies를 비롯하여, 쌍둥이 연구twin studies, 양자 연구adoption studies가 있으며, 분자생물학적 기법을 이용하여 표지자marker의 가족 내 분포를 토대로 한 연계연구linkage study 등이 시행되어 왔다. 그 결과 대체로 조현병의 유전율

heritability은 73~90%로 추정되고 있다고 한다.

가족력과 가계연구: 가계연구의 대부분은 조현병이 가족 내에서 전파된다는 증거를 계속 제시하고 있다. 일반인들의 조현병 이환위험률morbid risk은 약 1%인 데 비해, 환자의 부모에서는 6%, 동기간에서는 10~15%이다. 부모 중 한 사람이 조현병일 경우 그 자녀들의 이환위험률은 8~18%이며, 양친이 모두 환자일 경우 이환위험률은 35~45%로 높아진다.

쌍둥이 연구: 연구들을 종합해 보면 일란성 쌍둥이의 평균 일치율은 46%였으며, 이에 비해 이란성 쌍둥이의 일치율은 14%이다. 이 결과는 조현병의 발병원인으로 환경적 요인 또한 중요한 역할을 함을 의미한다.

양자 연구: 조현병을 가진 어머니에게서 태어나서 다른 사람에게 양자로 입양된 사람 가운데 조현병이 발병한 비율이, 대조군으로 선정된 정상 어머니에게서 태어난 양자에서의 조현병 발병률보다 훨씬 높다. 이런 결과는 환경보다는 부모가 물려준 유전자가 조현병의 위험을 전하는 데 더 중요하다는 것을 알 수 있다.

유전양식: 아직까지 조현병의 유전양식에 대해 정확히 밝혀진 것은 없다. 조현병의 유전양식을 설명하기에 전형적인 멘델식의 유전모델은 분명히 맞지 않고, 아마도 다유전자polygenic 및 다요인multifactorial 모델이 옳을 가능성이 높다. 최근 한 연구는 조현병의 polygenic risk가 intermediate phenotype에 미치는 영향을 조사하여 left dorsolateral prefrontal cortex(DLPFC)에서의 neural inefficiency와 유의한 관련이 있음을 보고하고 있다.

유전인자 연구: 현재까지 염색체의 특정 위치(1q, 15q 및 22q 등)에 조현병과 관련된 linkage site가 있다는 것이 밝혀졌다. 특정 유전자도 제안되고 있는데, alpha—7 nicotine receptor, COMT, dystrobrevin, neureglin, ZNF804A 등이다. 또는 the International Schizophrenia Consortium이 보고한바, 다수의 copy number variations가 관련된다고 한다. 최근의 한 genome—wide association study는 36,989명의 조현병 환자와 113,075명의 대조군을 대상으로 분석한 결과 새로이 조현병 관련 SNP들을 100개 이상 발견하였다. 또한 도파민수용체 DRD2와 glutamatergic neurotransmission에 관련된 몇 개의 유전자가 조현병과 조현병의 약물치료와 관련됨을, 그리고 면역기능에 중요하게 관련된 유전표현이 관련됨을 발견하였다. 또한 6번 염색체의 major histocompatibility complex(MHC), transcription factor 4(TCF4), neurogranin, zinc protein 804A 등이 위험유전자라 한다.

후성유전epigenetic 연구

현재는 유전 양식에 있어 후성유전 연구가 다수 나타나고 있다(제2장 인간행동에 대한 생물학적 이론 참조). 예를 들어 가족력은 없어도 고령의 아버지에게 태어난 자녀에 조현병 발병이 높다는 것이다.

신경발달의 장애

소아기의 발달지연이 조현병 발생과 관련이 있다. 출산 시의 산과적 합병증들이나 두부손상 등은 직접 관련이 없으나 발달지연과 겹칠 때 조현병 발생에 추가적으로 기여한다고 한다. 선천적 기형들이 조현병과 관련이 있는데, 이는 신경발달에서의 장애 때문으로 본다.

신경화학적 이상

도파민dopamine 가설

조현병의 병인론으로 도파민 가설이 전체 원인 가운데 가장 지배적이다. 고전적 도파민 가설은 도파민의 과다 분비 혹은 도파민 수용체의 증가로 인해 도파민 활동이 과잉상태가 되면 조현병이 발생한다는 것이다. 최근에는 변연계에서의 기능적 도파민계 과다활동성hyperactivity과 전두엽에서의 기능적 도파민계 과소활동성hypoactivity이 관련된다고 본다.

이 가설의 주요한 근거는 항정신병 약물의 효과가 도파민 D_2 수용체 차단효과와 밀접한 상관성을 갖는다는 것, 도파민 활성을 항진시키는 암페타민amphetamine과 같은 약물에 의해 조현병 증상이 유도되거나 악화된다는 것, 도파민의 주요 대사물인 homovanillic acid(HVA)의 혈장농도가 조현병에서 증가한다는 것, 이 물질의 증가가 조현병 증상의 심각도 및 치료반응과 밀접한 관련이 있다는 것 등이다. 그러나 이 가설은 너무 단순하고 포괄적이어서 도파민 과활성이 도파민 유리의 증가를 의미하는지, 도파민 수용체 수의 증가 혹은 도파민 수용체의 감수성 증가를 의미하는지가 확실하지 않고, 또 뇌의 어떤 도파민 경로의 문제인지도 불확실하다는 한계가 있다.

최근 수정된 도파민 가설의 하나는, 조현병 발생 시에 도파민계의 일부는 활성이 증가되고 다른 일부는 오히려 활성이 감소된다는 것이다. 즉 조현병의 증상이 중뇌피질경로mesocortical tract의 도파민 저활성과 중뇌변연계경로mesolimbic tract의 도파민 과다활성에 의해 발생한다는 것이다. 또 다른 수정 가설은 도파민 수용체 아형에 따라 뇌조직별 분포, 항정신병 약물과의 결합, 그리고 약물학적 작용이 다르다는 것이다. 즉 D_1 수용체는 선조체 외에도 전두엽을 포함한 대뇌피질에 분포하며 음성증상과 관련이 있다고 알려져 있으며, D_2 수용체는 주로 선조체와 변연계에 존재하며 양성증상과 관련이 있다고 제안되고 있다. 최근 D_5 수용체가 D_1 수용체와 관련이 있고, D_3, D_4 수용체가 D_2와 관련이 있음이 밝혀져 연구관심사가 되고 있다.

세로토닌serotonin 가설

이 가설은 환각제인 LSD(lysergic acid diethylamide)가 세로토닌 수용체에 대한 길항제로 작용한다는 데 기초한 것이다. 최근 들어 clozapine, risperidone, olan-zapine 등과 같은 강력한 세로토닌 활성 억제작용을 가진 세로토닌-도파민 길항제serotonin-dopamine antagonist가 항정신병 약물로 등장하였기 때문이기도 하다. 또한 $5-HT_{2a}$ 길항제(inverse agonist)인 pimavanserin이 파킨슨병의 후기에 나타나는 망상 환각 등의 정신병 증상의 치료제로 2017년 미국 FDA에서 허가받았다는 사실도 세로토닌 가설을 뒷받침한다.

특히 $5HT_2$ 수용체의 역할이 주목을 받고 있는데, 세로토닌-도파민 길항제들은 공통적으로 D_2보다 $5HT_2$에 대한 작용이 상대적으로 강한 것으로 밝혀졌다. 따라서 조현병의 증상 역시 세로토닌이 독자적으로 조현병의 원인으로 작용한다기보다는 다른 신경전달물질, 특히 도파민에 대한 조절을 통해 중요한 역할을 하는 것으로 보고 있다. 또한 세로토닌은 기분장애에서와 마찬가지로 조현병 환자에서 자살행동이나 충동적 행동과도 관련이 있는 것으로 보인다.

글루타메이트glutamate 가설

이 가설은 NMDA 수용체의 기능저하가 있어, 흥분성 글루타메이트체계와 억제성 GABA 체계 사이의 균형이 와해되어, excitotoxicity와 장애된 신경가소성neuroplasticity으로 인해, 조현병이 생긴다는 것이다.

글루타메이트수용체의 아형인 NMDA 수용체의 비경쟁적 길항제인 펜시클리딘phencyclidine; PCP과 MK801이나 케타민ketamine 같은 PCP 유사약물을 정상인에게 투여하였을 때 조현병의 양성 및 음성 증상과 유사한 증상이 나타난다는 사실, PCP 유사약물 투여로 조현병 환자에서는 병세가 급격히 악화된다는 사실, 조현병 환자의 뇌척수액 글루타메이트 활성도가 정상인의 50% 정도밖에 되지 않는다는 것, 만성 조현병 환자 전두엽 피질에서 글루타메이트 및 글루타민glutamine 농도의 이상이 발견된다는 것 등에 근거하여 글루타메이트 가설이 나왔다.

기타

노르에피네프린norepinephrine가설: 조현병에서 특징적으로 나타나는 무쾌감증anhedonia은 노르에피네프린계가 관여하는 보상체계reward system의 장애로 볼 수 있다. 노르에피네프린계 역시 다른 여러 가지 신경전달물질과 마찬가지로 도파민계의 조절에 관계하고 있으며, 노르에피네프린계의 이상은 조현병 환자에게서 병의 잦은 재발을 일으킨다고 한다. 그러나 아직까지 노르에피네프린계의 이상이 조현병의 주된 원인이라고 믿을 만한 증거가 없다.

Gamma aminobutyric acid(GABA): GABA는 신경계의 대표적인 억제성 신경전달물질로, 조현병 환자는 해마hippocampus의 GABA를 분비하는 신경구조가 소실되어 있다는 보고가 있으며 이러한 GABA 신경의 소실은 도파민과 노르에피네프린의 과활성을 유발할 수 있다.

기타 생화학적 가설: 이상에 언급된 신경전달물질 외에도, 항콜린제가 음성증상을 호전시킨다는 사실과 환자에게서 발견되는 렘REM수면 잠복기latency의 감소는 항진된 콜린choline계 활성과 관련이 있음을 근거로 한 콜린 가설이 있다. 사후부검 연구에서도 무스카린muscarinic 및 니코틴nicotinic 수용체가 뇌에서 감소되어 있다 한다. 니코틴 수용체의 다형성polymorphism이 조현병 발병에 관련된 유전자와 연계되어 있다는 연구도 있다.

또한 환각제가 도파민과 세로토닌이 메틸화된 물질이라는 근거로 이들 신경전달물질의 이상메틸화 가설, 콜레시스토키닌cholecystokinin과 뉴로텐신neurotensin 같은 신경펩티드의 사후 뇌 혹은 뇌척수액 농도가 대조군과 차이가 있는 것을 근거로 한 신경펩티드 가설 등이 있다. 특히 대마초cannabis는 조현병 발병위험을 6배나 높인다 하여 수용체와의 관련성이 대두되고 있기도 하다.

분자영상 소견: 자기공명분광법MRS을 통한 소견에서 조현병 환자의 등외측측 전전두엽 피질dorsolateral prefrontal cortex에서 신경막 구성물질의 농도 이상을 보인다. SPECT와 PET 같은 기능적 영상기술은 수용체 혹은 수송체transporter의 영상화를 가능하게 하는데, 연구결과 조현병이 세로토닌계, 글루타메이트계 및 GABA계의 복합장애임이 확인되고 있다.

대뇌구조적 이상

20세기 초기의 환자 사후 뇌를 이용한 뇌병리 소견들은 비특이적이었다. 그러나 최근 PET, MRI, rCBF 등 뇌영상 연구들과 사후 뇌 연구들을 종합해 보면, 조현병에 관련된 대뇌구조는 변연계, 전두엽, 기저신경절 등 세 가지이다. 그러나 뇌 전체에 걸쳐 기능이 항진된 구조 또는 저하된 구조들이 모두 분포되어 있다고도 한다.

조현병 환자의 뇌에서 신경병리학적 소견이 나타나는 원인에 대해서는 대개 다음과 같은 가능성이 제시되고 있다. ① 뇌의 비정상적 발달 때문이다. 즉, 뇌 발달 시 신경세포의 이동migration에 이상이 생겼을 가능성이 있다. ② 뇌의 발달이 완성된 후 일어난 신경세포의 변성 때문(예를 들면 헌팅턴병과 같은)이다. 즉, 미리 프로그램된 조기 세포사망과 유사한 과정이 있을 수 있다. ③ 유전자 표현gene expression의 통제에 차이가 있기 때문이다. 즉, 일란성 쌍둥이에서 성장하면서 환경과의 상호작용을 통해 발병 일치율이 50%밖에 되지 않는다는 사실에서 알 수 있다.

대뇌피질의 위축: CT 혹은 MRI를 이용한 조현병 환자의 뇌구조 연구에서 환자들 중 10~50%가 측뇌실의 확대를, 10~35%가 대뇌피질의 위축cortical atrophy을 보인다고 한다. 특히 회백질gray matter 용량이 조현병을 포함한 정신병 환자에서 가장 많

이 감소하고, 그다음 정신병 환자 가족, 정상인 순으로 감소한다. 이러한 위축은 병으로 인한 퇴행성 때문에 나타난 현상이 아니라, 태생기의 신경발생학적 이상에 기인한 것으로 본다. 대뇌피질 위축을 보이는 환자들은 특히 병전기능장애, 음성증상, 인지장애 등 신경정신과적 증후, 항정신병 약물에 의한 추체외로증상의 발생, 약물치료반응의 불량, 예후 불량 등과 관련된다고 한다.

전두엽 크기 감소: 다수의 PET 연구에서 조현병 환자는 전두엽의 기능저하hypofrontality와 기저신경절의 상대적 기능항진을 보였다. 위스콘신카드 분류과제Wisconsin Card Sorting Test를 이용한 조현병 환자의 뇌혈류에 관한 연구는, 조현병 환자에서 전전두엽과 같은 특정 뇌 부위에서 혈류 또는 대사활동도가 감소해 있을 뿐만 아니라, 개념화 과정의 효율성이 저하되어 있고 인지활동이 분열fragmentation된 것으로 보아, 전두엽의 뇌회로에 문제가 있다고 주장하고 있다.

변연계: 최근 변연계가 인지와 감정의 조절기능, 다양한 감각자극의 통합과 연합, 환경적 맥락의 파악과 분석, 자극검색sensory gating 및 원초적 욕구와 감정의 생성·제어 등의 정신기능들을 관장한다고 알려지게 되었다. 조현병과 관련하여 변연계에 대한 이상 소견이 다수 보고되고 있는데, 특히 해마-편도복합체hippocampal-amygdala complex와 hippocampal gyrus가 작아져 있으며 특히 좌반구에서 그러하다는 것이다. 조현병 환자의 변연계 조직에서 세포구축학적 이상 소견cytoarchitectual abnormalities이 많이 발견되는 것은 출생 초기에 뇌발달장애가 있다는 가설을 뒷받침한다.

기저신경절: 오래전부터 조현병 환자들이 항정신병 약물을 복용하지 않았음에도, 어색한 걸음걸이, 얼굴 찡그림, 제스처, 상동행동 등 괴상한 운동증상을 보이는 경우가 많아 기저신경절 또는 소뇌의 이상이 의심되어 왔다.

시상과 소뇌: 이 두 구조의 크기 감소도 조현병과 관련된다고도 한다. 어떤 연구는 cerebellar-thalamo-cortical circuitry(소뇌-시상-피질 회로)에 장애가 있어 정상 뇌기능에 필요한 정보를 조화롭게 통합하지 못하는 인지기능의 장애cognitive dysmetria가 나타난다고 주장한다. 최근 소뇌와 right dorsolateral prefrontal cortex 간의 연결 장애가 음성증상과 관련된다는 연구가 있다. (TMS가 이 연결성을 일부 호전시킨다고 한다.)

대뇌비대칭성brain asymmetry

최근 많은 조현병 환자의 사후 뇌 연구에서 전두엽, 측두엽뿐만 아니라 sylvian fissure에서 좌우 간 구조적 비정상적 비대칭을 발견할 수 있었다. 언어, 왼손잡이, 기타 신경심리학적 검사들을 통한 연구들은 조현병이 전두엽, 특히 좌반구의 기능장애임을 시사하고 있다. 최근 한 연구는 이러한 비대칭성의 장애를 환경적 요인과 fetomaternal immune component 간의 상호작용, 그리고 prenatal sex hormonal status가 면역기능에 미치는 영향 때문으로 보았다. 즉 조현병이 신경면역내분비 경로neuroimmunoendocrine pathways의 장애라는 것이다.

신경회로neural circuit

최근 조현병이 특정 뇌구조의 장애라기보다, 앞서 말한 모든 구조를 연결하는 신경회로의 장애라는 견해가 우세해지고 있다. 예를 들면 발달 초기 전전두엽에 연결된 도파민경로의 손상이 전전두엽과 변연계 기능에 장애를 야기하여, 양성, 음성 증상과 인지장애를 일으킨다는 것이다. 또한 해마의 구조적 이상이 전전두엽의 대사활동이나 기능과 연계된다거나, anterior cingulate-basal ganglia-thalamo-cortical circuit의 장애가 양성증상을 야기하고, dorsolateral prefrontal circuit 장애가 일차적 내지 음성 증상 또는 결핍증상을 야기한다는 연구도 있다. 조현병에서의 인지장애도 전전두엽, 대상회, 하부 두정피질inferior parietal cortex, 해마 등을 연결하는 회로의 이상 때문이라 한다. 환각은 특정 뇌부위 간의 연결성connectivity과 관련지어지는바, 특히 환시는 편도와 시각피질 간의 과다연결성hyperconnectivity과 관련된다고 한다.

거울뉴런mirror neuron : 조현병에서의 사회적 장애는, 생물학적 움직임이나 지각에서 운동으로의 변환에 대한 지각에 장애가 있기 때문, 즉 거울 뉴런 체계mirror neuron system (the inferior parietal lobe, inferior frontal gyrus 및 posterior superior temporal sulcus 등에 존재한다고 생각됨)에서의 흉내능력imitative ability 및 사회적 인지능력의 장애 때문으로 보인다.

신경생리적 이상

뇌파electroencephalogram ; EEG

뇌파를 이용한 연구 결과 조현병 환자에서는 정상뇌파보다 극파와 서파 등 뇌전증형 상태를 보이는 수가 많았으며, 특히 좌반구 장애가 조현병과 연관이 있을 가능성이 제시되었다. 이들 연구는 조현병과 측두엽 뇌전증, 특히 complex partial epilepsy와의 어떤 연관성을 암시하고 있다. 특히 좌측 측두엽에 병소가 있을 때 정신병적 장애가 잘 나타난다는 것이다.

유발전위evoked potential ; EP : 뇌파에서 여러 유발전위 연구는 조현병 환자에서, 자극 후 300msec 때 나타나는 이른바 P300이 감소된다고 보고하였다. 이러한 P300의 이상은 전체적인 주의집중력의 감소나 주의집중력을 적절히 배분하는 능력의 장애로 여겨지며 측두엽의 위축과 관계가 있는 것으로 알려졌다. 임상적 증상이 호전되면 주로 청각적인 자극보다는 시각적인 자극에 의해 발생하는 P300의 반응이 좋아진다고 한다.

추종안구운동pursuit eye movement

1970년 조현병 환자들은 움직이는 물체를 따라 눈동자를 부드럽게 움직이는 원활추종안구운동smooth pursuit eye movement ;

SPEM을 잘 못하고, 갑자기 안구를 움직이는 급속눈운동saccadic eye movement이 잦다는 것이 발견되었다. 이러한 급속안구운동은, 목표물이 움직이는 속도를 따라가지 못하는 안구가 뒤처진 만큼 한꺼번에 쫓아가려는 시도라고 생각할 수 있다. 이러한 이상은 조현병 환자의 50~85%에서 발견되고, 다른 정신질환 환자에서는 약 25%에서 관찰된다. 또한 대조군보다 조현병 환자의 직계가족에서 원활추종안구운동의 이상이 많이 발견된다. 이러한 이상은 조현병의 특성표지자trait marker로 추정된다. 안구운동은 부분적으로는 전두엽에서 조절하므로 안구운동장애는 조현병의 전두엽 병리 가설을 지지하는 증거로도 생각된다. 원활추종안구운동은 최근 게놈연관분석에 사용되어 조현병의 원인 유전자를 찾는 데 이용되고 있기도 하다.

얼굴의 감정표정 인식recognizing facial emotions

조현병 환자, 기타 정신병 환자, 그리고 그 가족들은 다른 사람의 얼굴에 나타난 감정표현을 인식하는 데 장애가 있다고 한다. 이 결함은 정신병 환자가 중요한 사회적 인식에 중요한 결함이 있다는 것을 반영한다고 생각된다.

감염과 정신면역학적 이상

정신면역학적으로 조현병은 바이러스 감염이 원인이라는 이론과 뇌에 대한 자가면역질환autoimmune disease이라는 연구가 있다. 근거는, 출생 시 신체적 기형이 많다는 점, 바이러스 감염 가능성이 높은 계절(흔히 겨울)에 태어난 사람의 발병률이 높다는 점, 조현병 환자의 입원에도 계절성이 있다는 점, 면역 관련 국소 신경병리학적 이상이 발견된다는 점 등이다. 이런 관련성을 조현병의 감염이론infection theory 또는 염증성 병태생리 가설inflammatory pathophysiology hypothesis이라 한다. 이 가설은 기분장애에도 적용 연구되고 있다.

계절성과 바이러스 감염 : 환자가 태어난 계절, 즉 겨울철이 조현병의 발생과 관련이 있다는 것이 알려져 있다. 1988년 인플루엔자가 조현병 발병에 끼치는 영향에 대한 첫 번째 연구결과가 발표됨으로써 이 분야의 연구는 획기적으로 발전하였다. 1957~1958년 겨울에 A2 인플루엔자의 대유행이 있었는데, 이 시기에 핀란드의 헬싱키에 살던 임신부에게서 태어난 아이들에서 조현병 발병률이 대조군보다 유의하게 높았다. 즉, 조현병 환자 중 많은 수가 북반구에서는 1~4월에 태어나고, 남반구에서는 이 경향이 역전되어 7~9월 출생이 많다고 한다. 또한 이런 계절에 따른 차이가 북반구에서는 공업화가 고도로 이루어진 북서쪽에서 더 두드러진다는 사실로 인해 조현병에 바이러스 감염이 중요한 역할을 할지 모른다는 가설도 제시되었다. 이런 공업화된 대도시들은 저소득과 인구밀집이 특징으로, 이런 지역에서는 인플루엔자에 감염될 위험이 높아지고 따라서 조현병이 발생할 위험이 높아진다는 것이다.

면역체계 장애: 환자에서 T-cell interleukin-2 생산이 높고, 림프구 반응이 감소하고, anti-brain antibody가 발견되고, 자연살해세포*natural killer cell*가 감소하며, 면역글로불린*immunoglobulin*들의 농도에 변화가 있는 점 등도 면역장애의 가능성을 시사한다. 즉 면역체계의 단백질들이 조현병 발병과 관련이 깊다는 것이다. 최근에는 어떤 음식물과 감염 병원체들에 대한 항체들이 조현병 발병의 한 위험인자라고 하는 보고가 다수 있다. 특히 덴마크에서 이루어진 대규모 연구에서 감염이 조현병-유사 정신병과 자가면역질환들의 공통적 원인이라고 밝힌 바 있다. 그러나 이와 관련하여 치료약물의 부작용 가능성 역시 배제할 수 없다.

신경내분비학적 이상

조현병의 원인이나 소인으로 내분비계의 이상을 가정하게 된 이유는, 조현병의 임상적인 양상이 성별에 따라 다르고, 호발연령과 증상이 심해지는 시기가 신경내분비학적으로 중요한 변화를 겪게 되는 청년기와 일치하고, 실제로 조현병 환자에서 부신피질이나 갑상선, 생식기능의 이상 등이 자주 보고되기 때문이다. 일부 환자에서 dexamethasone suppression test(DST) 반응에 이상이 있고, 황체형성호르몬*luteinizing hormone*, 난포자극호르몬*follicle stimulating hormone* 등이 감소하며, 특히 프로락틴*prolactin*의 감소와 성장호르몬*growth hormone*의 기능 감퇴가 음성증상과 관련이 있음이 보고되고 있다. 또한 시상하부도 조현병의 면역계 장애와 내분비계 장애와 관련되는 것 같다. 그러나 조현병이 내분비학적인 질환이라고 할 만한 명확한 증거는 아직 없다는 것이 일반적인 생각이다.

그리하여 종합적으로 조현병이 신경면역내분비 경로*neuroimmunoendocrine pathways*의 장애라는 견해도 있다.

정신사회적 원인

현재 정신사회적 요인 내지 환경요인들이 조현병의 직접적인 원인이라고 생각되지는 않는다. 그러나 유전적 고위험에 있는 사람이 환경적 위험에 노출될 때 정신병 발생이 용이하게 된다는 것은 잘 알려진 사실이다. 그런 환경적 요인에는 소아기 시절의 외상, 대마흡연, 인종적 소수자 집단, 출생 시 부모의 나이가 많았음 등이 있다. 따라서 조현병의 치료나 재발 예방을 위해서는 정신사회적 요인을 이해하는 것이 매우 중요하다. 인간행동과 정신장애에 대한 후천성 연구도 이런 사실을 시사한다.

정신역동적 이론

조현병 환자의 인격은 신경증에 비해 훨씬 더 광범위하게 퇴행되어 있다. Freud는 조현병은 정신성 발달*psychosexual development* 단계상 제1단계인 영아기, 즉 구순기*oral stage* 또는 전성기기*pregenital stage*에 인격 수준이 고착된 상태로 보았다. 그런 자아*ego*의 심한 결함 때문에 타인과의 사이에서 갈등과 좌절을 겪을 때 정신 내적인 갈등을 적절히 방어하지 못해 정신병적 상태, 즉 조현병을 유발한다고 보았다.

Freud는 조현병 환자들이 전이와 애착을 잘 형성하지 못한다고 보아 정신분석이 곤란하다고 생각하여 조현병 치료에 대한 연구에 많은 노력을 기울이지 않았다. 그러나 이후 많은 정신분석 학자가 환자의 초기 인간관계, 특히 모자관계에 관심을 갖고 연구하였다. H. S. Sullivan은 조현병의 원인이 초기 대인관계, 특히 부모-자식 관계에서의 어려움에 있다고 믿었기 때문에, 조현병 환자에 대한 치료를 이러한 어린 시절의 문제점을 해결해 가는 장기간의 과정으로 보았다. 그에 따르면, 잘못된 양육은 영아에게 항상 '불안을 가지고 있는 자기*anxiety-laden self*'를 형성하게 하여 자신의 필요를 충족시키지 못하도록 방해한다. 이런 자기 경험은 곧 해리되지만 심각한 자존심의 손상을 남긴다. 이런 해리된 자기가 재출현하여 공황상태에 이른 환자가 결국 정신병적 혼란 상태에 이르게 된다는 것이다.

M. Mahler 역시 이른바 분리-개별화 과정*separation-individuation process* 이론을 제안하였다. 즉 아이에게 어머니는 욕구충족과 안전감의 근원이지만, 아이는 점차 어머니로부터 분화하여 독립된 개체로서 성장해 간다. 이 과정에서 실패하면 조현병에 걸릴 위험성이 커진다는 것이다.

P. Federn은 조현병에서 대상 투자가 철회된다는 정통이론 대신, 자아 경계에 대한 정신적 투자가 없기 때문이라는 것을 강조하였다.

M. Robbins는 신경생물학적 소견과 정신분석적 견해를 둘 다 고려한 계층적 원인모델을 고안하였다. 조현병을 설명하는 데 있어서 신경생물학적 요인이 꼭 필요하지만 충분하지는 않다는 것이다. 체질적 소인이 정신사회적 스트레스와 상호작용한다는 개념을 바탕으로 하여 조현병의 소질이 있는 아이는 주어진 발달과제에 다른 의미를 부여하고 이를 다른 방식으로 해결하는데, 이는 돌보는 사람과의 초기 대상관계의 성질에 따라서 형성된다고 하였다. 더욱이 돌보는 사람의 아이에 대한 대상관계에서, 발병에 취약한 아이를 기르는 스트레스에 따라 다르게 대상관계를 맺을 수도 있고 또 아이를 키우는 것과 관계없는 자신의 어려움 때문에 다른 태도를 취할 수도 있다는 것이다.

정신분석이론은 여러 조현병 증상에 상징성과 의미가 있다고 보고 있다. 예를 들어 과대망상은 열등감이 전치된 것이고, 환각은 객관적 현실에 대처할 능력이 없음을 나타내거나 내적 욕구나 공포를 투사한 결과라는 것이다. 청소년기에 이 병이 집중적으로 발생하는 이유에 대해서는, 환자들이 사춘기에 들어서면서 자아기능의 확장이 요구되는 과제들에 부딪혀 갈등을 겪게 되면서 자아가 붕괴되기 때문으로 보았다.

또한 환자들의 병전성격은 대체로 조현성*schizoid* 성격과 폭풍성*stormy* 성격이 특징이라 하는바, 전자인 경우는 대상관계를 회피하고 사람들로부터 멀리 떨어져 있으려 하며, 후자인 경우는 가능한 모든 성격방어를 사용하고 극단적인 복종, 공격성, 분열성 사이를 왔다 갔다 하며 위기의 연속인 삶에서 가능한 해결책을 찾으려 애를 쓴다.

가족이론

대부분 1950년대에 제안된 가설로 조현병과 관련된 가족이론이 있다.

Schizophreniogenic mother: Fromm-Reichmann은 어머니 역할을 잘못했을 때 그 아이에게 조현병이 잘 생긴다고 하였다. 이 주장 때문에, 한때 환자의 어머니가 비난의 대상이 되고 환자 가족의 죄책감이 가중되었었다. 그러나 실제로는 어떤 특정한 가족형태가 조현병과 직접적인 연관이 있다는 근거는 없다. 하지만 조현병에 취약한 소인을 갖고 있는 사람에게 가족으로서의 기능을 제대로 하지 못하는 가족은 심각한 스트레스를 불러일으키며, 발병이나 병의 악화에 중요한 역할을 한다고 보고 있다.

이중구속double-bind transaction: G. Bateson은 조현병 환자의 가족 내의 의사소통 방식을 연구하여 이중구속이라는 개념을 제시하였다. 이는 아이에게 서로 상이한 언어적 의사소통verbal communication과 비언어적 의사소통non-verbal communication이 동시에 부과되는 상황을 말한다. 즉 말과 행동이 서로 다른 상황을 말한다(예를 들어, 싸우지 말라고 하고서는 매 맞고 오면 한심한 듯 쳐다본다). 이때 아이는 이러지도 저러지도 못하게 되어 갈등하다가 마비되거나 분노하거나 불안에 싸이거나 절망에 빠지고, 자신도 장차 분명한 의사소통 능력과 사회적 판별 능력을 획득하지 못해 결국 조현병을 앓게 된다는 것이다.

결혼분파marital schism**와 결혼편중**marital skew: T. Lidz가 조현병의 원인으로 기술한 병적인 가족구성 양식이다. '분파schism'에서는 두 배우자가 서로에게 실망하여 각자 고립된 생활을 하며 감정적 보상을 자식에게서 구하려 한다. '편중skew'은 가족의 감정생활을 한쪽 배우자가 지배하는 경우인데, 지배적이고 증오에 찬 부인과 수동적이고 의존적인 남편으로 구성되거나, 폭군 같은 남편과 겁이 많고 유순한 부인으로 구성된다. 어느 경우에나 약한 쪽이 이성의 자식을 편애하고 동성의 자식에게는 노골적인 증오를 표현한다. 이때 자식은 어느 편을 들어야 할지 혼란스러워하게 되며, 한쪽 편을 들면 다른 쪽 부모에게 죄책감을 느끼게 된다. 이러한 나쁜 부모의 개념은 최근 조현병의 원인으로서는 부인되고 있으나, 증상의 악화에 기여하는 것은 사실이라고 보고 있다.

거짓 상호배려pseudo-mutuality **및 거짓 적대감**pseudo-hostility: L. Wynne은 가족이 늘 자기들끼리만 통하는, 그래서 그 가족 밖의 사람들은 이해하지 못하는 거짓 상호배려적 또는 거짓 적대적인 대화방식을 사용하는 것이 문제라고 하였다. 이런 가정에서는 가족성원들이 서로 돕고 상대방을 이해하려는 것처럼 보이나, 실제로는 개개인의 독립된 개성의 발전을 두려워하고 이를 막기 때문에 자녀의 정상적인 발전을 차단한다. 이 과정에서 점차 가족 외부의 사람이 이해할 수 없는 가족 내에서만 통하는 의사소통 양식이 성립되며, 이런 의사소통 양식에 길들여진 아동이 사회생활을 하게 될 때 문제가 발생하게 된다는 것이다.

Expressed emotion(EE): 이는 가족 구성원이 다른 구성원에 대해 비판, 공격성, 적개심, 과잉보호 등의 감정을 그대로 표현하는 것이다. 이런 가족의 감정표현이 조현병의 재발률을 유의하게 높인다는 보고가 있다. 이런 가족들의 지나친 감정표현을 감소시켜 주는 가족치료를 시행하면 조현병의 재발률을 감소시킬 수 있다.

학습이론learning theory

학습이론은 조현병이 어린 시절에 문제를 가진 부모를 닮아 비이성적 반응과 사고방식을 나타내게 된다는 것이다.

사회문화적 원인

많은 연구에서 최하위 사회적 계층에서 조현병 발병률이 가장 높은 것으로 나타났다. 이러한 현상을 이 계층의 사람들에게 스트레스가 많기 때문으로 보는 것을 사회적 원인 가설social causation hypothesis이라 한다. 한편 이를 원인이라기보다는 결과로서 병 때문에 환자들이 사회경제적으로 실패하여 낮은 계층으로 몰락한 것으로 보는 하향이동가설downward drift hypothesis도 있다.

이 밖에도 인종 문제, 이민, 도시화, 산업화 등 여러 사회적 요인과 발병의 관계가 연구되고 있는데, 사회적 스트레스가 발병 자체나 증상의 악화와 관련되는 것은 사실인 것 같다. 대체로 이민자, 도시 거주자에서 많이 발병하고, 선진국과 교류가 늘어나고 있는 제3세계 국가들에서 유병률이 증가하고 있기 때문이다. 또한 사회가 정신질환을 어떻게 보는가에 따라, 즉 낙인stigma, 사회적 지지체계, 의사소통의 복잡성 등이 발병에 영향을 미친다고 생각된다.

일반적으로 문화는 정신장애의 발생빈도에는 별 영향을 미치지 않으나 질병의 증상 양상, 경과, 예후 등에는 영향을 주는 것으로 생각된다.

4. 임상양상

병전 증후premorbid sign 및 전구단계prodromal pahse

환자는 보통 수개월 내지 수년에 걸쳐 서서히 발병하면서 병전 증후를 보인다. 대개 조현성schizoid 내지 조현형schizotypal 성격장애를 보이는바, 조용하고 수동적이며 내성적이다. 어려서부터 친구가 적고 집단행동을 피하고(사회적 철퇴), 영화, TV, 음악, 컴퓨터게임 등을 즐기는 편이다.

병전 증후들에 이어 전구증상prodromal symptom들을 보인다. 갑작스런 발병의 경우 대개 급성의 심하게 혼란된 정신병적 증상을 보이는 수가 많다. 초기 전구증상으로는 (의학적 근거가 발견되지 않는) 두통, 신체통증, 무력감, 소화장애 등 신체증상을 표현하는 수도 많다. 학교, 직장 등 사회적 활동의 기능이 위축된다. 흔히 발병 전에 주위 사람들은 그 사람이 뭔가 변하였다는 인상을 받는다. 또는 추상적 사고, 철학, 오컬트occult 현상, 종교 등에 심취하기도 한다. 그리고 괴상한 생각과 행동과 언행, 비정상적 감정반응 및 괴이한 착각 등을 보인다. 예를 들면, 고립, 가족과 거리 두기, 무엇이 현실이고 무엇이 상상인지 헷갈림, 말이 부조리해짐, 시간이 이상하게 빨리 간다거나 느리게 간다는 느낌, 괴이한 자세를 취함, 사람들이 자신을 속인다는 느낌 같은 망상적 내지 과대적 사고, 이상한 낯선 냄새를 맡는 것 같은 환각이나 착각, 화를 잘 낸다거나 나태해지는 등 행동의 변화, 악마나 좀비 같은 특이한 현상에 대한 몰두 등이다. 또는 평소 언동의 변화가 서서히 나타나거나 불안, 사회불안장애, 공황, 강박증 등 신경증적 장애나 사회적 위축, 감정둔마나 물질남용 등으로 시작될 수 있다.

그러나 환자는 2~3년 발견되지 않고 지낸다.

조현병의 첫 삽화first episode of schizophrenia

약 2년간의 전구단계 후, 망상, 환각, 와해된 언어와 행동 등 정신병적 증상이 나타난다. 이를 active phase라 한다. 대개 이때부터 치료가 시작된다. 처음 조현병이 발생하였을 때, 빨리 발견하여 치료하는 것이 좋은 치료효과와 좋은 예후를 위해 중요하다. 첫 삽화는 대개 후기 사춘기 내지 20대 초기에 나타난다.

조현병 환자의 모습은 다양하다. DSM-5-TR과 ICD-10 모두에서 조현병의 핵심증상으로 5개의 증상들을 제시하고 있다. 즉 ① 망상, ② 환각, ③ 혼란스러운 언어(사고장애), ④ 전반적으로 혼란스러운 혹은 긴장성 행동, ⑤ 음성증상(무의욕증avolition) 등이다.

양성증상positive symptom, 음성증상negative symptom

정신병리학자들은 복잡한 조현병 증상들의 단순화를 시도하여, 양성증상과 음성증상으로 크게 두 군으로 나누었다. (그러나 대부분의 환자에서는 양성증상과 음성증상이 혼합되어 있다.) 양성증상은 정신기능의 왜곡이나 과도함을 보이는 것으로, 있으면 안 되는 증상이다. 즉 망상, 환각, 공격성, 흥분하고 소리 지름, 난폭성, 지리멸렬한 사고장애, 괴이하고 혼란된 행동 등 생성적productive 증상이다. 흔히 뚜렷한 조현병의 양성증상들은 주위 사람들의 주의를 끈다. 음성증상은 정상적으로 나타나는 정신기능들의 소실, 결핍 또는 감소이다. 즉 없으면 안 되는 증상으로 무언증alogia(현저하게 빈약한 언어 또는 내용이 없는 언어), 감정 또는 정동 둔마affective blunting(감정표현 능력의 감소), 무쾌감증anhedonia(기쁨 체험 불능, 사회적 상호작용에서의 흥미상실), 무의욕증avolition(목적지향적 행동을 시도하거나 유지하지 못함), 극도로 움직임이 없고 조용하고 위축되어 있음(그림 10-1), 신체활동성이 적음, 사회적 위축, 사고차단, 주의집중능력 감소 등이다. 음성증상이 주인 환자는 조용한 편이지만, 원만한 가족관계나 대인관계를 유지하거나 학교나 직장 생활에 적응하는 데 실패한다. 이런 음성증상이 뚜렷할수록 예후가 좋지 않다.

1980년 Crow는 양성증상과 음성증상에 관련하여 조현병을 type Ⅰ(양성형, 생산형productive)과 type Ⅱ(음성형, 결핍형deficit)로 구분하였다. 이 분류는 병의 예후와 생물학적 변인의 유의한 상관관계를 근거로 하고 있어 주목을 받은 바 있다. 즉 현저한 양성증상을 지닌 환자들은 보다 빠른 급성 발병, 더 좋은 병전 적응, 덜 손상된 인지기능, 보다 나은 치료반응, 보다

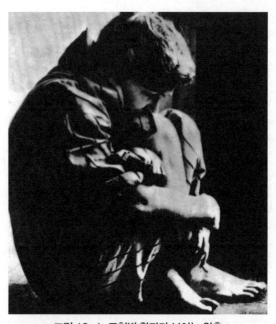

그림 10-1 조현병 환자가 보이는 위축

나은 예후를 보인다는 것이다. 양성형 조현병은 항정신병 약물에 더 잘 반응하여 일차적으로 도파민계의 과활동성과 같은 생화학적 기전 때문이라는 것이 가설화되고 있다. 한편 음성형 환자들은 더 나쁜 병전 기능, 잠행성 발병, 인지 손상, 더 나쁜 예후를 보이기 쉽고, 약물치료에 치료반응이 나쁘다. 음성형은 뇌 생화학보다 오히려 뇌의 구조 이상에 의한 것이라고 가설화되어 왔는데, 이는 그 증후군의 비가역성 또는 난치성을 설명한다.

와해*disorganization* 차원의 증상이란 지리멸렬하고 혼란스러운 언어나 사고, 이완된 연상, 언어빈곤, 응답에서의 tangentiality, 기온에 맞지 않는 옷을 입거나 하는 괴이하고 혼란된 행동, 혼자 웃거나 하는 부적절한 감정을 말한다(제6장 정신병리학, Ⅳ. 증상론 참조). 특정한 자세와 catatonic stupor나 catatonic excitement 등 긴장증*catatonia*을 보이기도 한다. 보속증, 주의력 결핍, 신어증, clang association, 상동행동*stereotyped behavior*, 현기증衒奇症 *mannerism*, 반향행동*echopraxia*, automatic obedience, 거절증 등을 보인다. 병이 심해지면 위생상태가 나빠지고 주변 상황을 고려하지 못하며, 더러운 몸과 옷차림을 하게 되고, 먹을 것을 찾기 위해 쓰레기통을 뒤지고, 아무 데서나 욕설 같은 말을 소리 지르게 된다. (이런 증상은 Eugene Bleuler가 강조한 증상들로 그가 정신분열증이라는 병명을 붙인 근거이기도 하다. 그러나 이런 증상은 양극성 장애나 우울증 같은 정신병에서도 발견된다.)

자기장애*self-disorders*

이는 비정상적 자기경험*anomalous self-experiences*이라고도 하는바, 정신병적인 것은 아니지만 주관적 경험이 변화된 상태로, 자기의식*self-swareness*의 변화(예: 일인칭적 관점의 약화, 기본적 정체성의 약화, 이인증, hyperreflexivity), autopsychic disorders(예: 사고압박, 사고차단, 사고흐름의 지각화*perceptualization*, 사고의 공간화*spatialization*), 일반 감각의 상실(예: 혼동*perplexity*), 존재감의 변화*existential alterations*(예: 유아론唯我論적 과대성*solipsistic grandiosity*) 등이다. 이 장애는 조현병 스펙트럼 장애를 가진 사람에서 흔히 발견된다.

사고의 장애

사고장애는 조현병의 주된 장애이다. 사고는 대부분 언어를 통해 표현되므로 언어장애*speech disorder*로 기술되기도 한다. 즉 와해된 연상과 망상이 특징적이다. 사고장애는 크게 ① 사고과정*thought process*, ② 사고형태 *thought form*, ③ 사고내용*thought content* 등의 장애로 나누어 볼 수 있다. (제6장 정신병리학, Ⅳ-4. 사고의 장애 참조)

사고과정의 장애: 조현병에서는 연상의 이완*loosening of association*이 일어나 원래 의도하였던 사고의 흐름에서 벗어나는 탈선*derailment*, 이질적인 요소가 뒤섞이는 융합*fusion*, 사고 흐름의 구성요소가 뒤죽박죽으로 뒤섞이는 혼합, 사고의 흐름이 갑자기 멈추었다가 완전히 새로운 사고의 흐름이 시작되는 사고의 단절*blocking* 등이 나타난다. 이와 같은 결과로 작화증, 우원증, 사고이탈*tangentiality*, 보속증, 사고억제, 사고압력*pressure of thought* 및 사고비약*flight of thought* 등이 나타난다.

사고형태의 장애: 사고형태의 장애는 E. Bleuler 이후 조현병의 특징적인 증상으로 여겨졌다. 사고가 비논리적이고 추상적으로 이해하기가 어려우며, 구체적*concrete*인 경우가 많아 개념형성*concept formation*에 어려움이 있다. 조현병 환자의 사고가 매우 기이하게 보이는 것은 무의식에 존재하는 강한 감정적 갈등들이 상징적으로 표현되기 때문이다. 이러한 특징적 사고를 Bleuler는 내폐적 사고*dereistic thinking*, Storch는 일차과정 사고*primary process thinking*, Arieti는 고논리적 사고*paleologic thinking*라고 불렀다. von Domarus는 정상인이 주어부를 중심으로 사고하는 데 반해 조현병 환자들은 술어부만 같으면 주어부도 같은 것으로 단정한다는 이른바 von Domarus 원리에 따라 사고한다고 하였다. 즉 "성모 마리아는 처녀이다. 나는 처녀이다. 그러므로 나는 성모마리아다"라는 식의 논리전개를 한다.

사고내용의 장애: 이는 망상을 의미하며, 조현병의 대표적인 증상 중 하나이다. 망상의 종류에 대해서는 K. Jaspers는 망상이란 "환자의 문화적·교육적 배경을 고려했을 때 전혀 이해가 불가능하고, 설득해도 바뀌지 않으며, 사실과 다른 굳은 신념"이라고 정의하였다. 예를 들어, 누군가 자신에게 생각을 집어넣는다는 사고주입*thought insertion*, 자신의 생각이 전파되어 모든 사람이 알게 된다는 사고전파*thought broadcasting*, 사고가 위축된다는 사고위축*thought withdrawal*, 누군가 나를 조종한다는 사고조종*thought control* 등의 괴이한 망상*bizarre delusion*들이 있다. 또한 TV에서 자신의 얘기를 한다는 등의 관계망상이나, 누군가 나를 미행한다거나 나를 죽이려 한다는 등의 피해망상이 흔히 나타난다. 그 밖에도 과대망상, 질투망상, 허무망상, 신체망상, 성적 망상, 빈곤망상, 죄책망상, 종교적 망상 등 다양한 망상을 보일 수 있다. 망상의 구체적인 내용은 환자가 속한 문화의 영향을 많이 받는다.

지각장애

조현병의 발병 초기부터 환각이 주 증상으로 나타나며, 기타 착각 등 다양한 지각*perception* 이상이 나타난다 (제6장 정신병리학, Ⅳ-3. 지각의 장애 참조).

환각*hallucination*: 특히 환청*auditory hallucination*이 조현병 환자가 흔히 경험하는 대표적인 지각장애이다. 환청은 단순한 소음부터 뚜렷한 말소리까지 다양하다. 들리는 말소리는 대개 욕설 등 불쾌한 내용이다. 행동을 지적하거나 지시하는 목소리, 여러 명의 사람이 대화하는 목소리가 들리기도 한다. J. Schneider가 제안한 1급 증상에 생각이 들리는 가청사고*audible thoughts*, 논쟁 또는 토론하는 목소리*voice arguing or discussion*, 환자의 행동에 대해 언급하는 목소리*voice commenting on the patient's action* 같은 환청이 포함되어 있다. 환청에 대해 환자는 다양한 태도를 보일 수 있다. 어떤 환자는 아무런 관심을 갖지 않고, 어떤 환자는 매우 괴로워하며 환청의 내용과 투쟁하려 하기도 한다. 반면 어떤 환자는 환청이 지시하는 대로 행동하거나 환청에 대답하기도 한다.

환청보다 흔하지는 않지만 환시가 있다. 그 외 몸에서 열, 통증, 성적 감각 등 이상감각을 느끼는 신체환각*bodily hallucination*도 있다. 냄새와 맛에 대한 환각도 조현병 급성기에 드물게 나타나기도 한다.

착각*illusion* : 자신을 포함하여 주변의 모든 사물이 변형되어 이상하게 보이고, 빛을 내뿜거나 눈부시고, 사물의 색깔이 진해져 보이고, 윤곽이 지나치게 뚜렷해 보이기도 하며, 소리의 강도도 전과는 다르게 들린다. 시간이 매우 빨리 지나가고 주위의 모든 움직임이 너무 빠르게 느껴지기도 한다. 이러한 착각현상은 병적 과정에서 일어난 현실왜곡의 결과로 생각된다.

감정의 장애

조현병에서 보는 정동장애의 특징은 정동반응의 감소*flattening of affect*(감정둔마*emotional bluntness*, affective blunting), 정동의 부적절성*incongruity of affect*(부적합한 감정표현 *inappropriate affect*. 예를 들어 혼자 실없이 웃음*silly smile*), 그리고 정동의 완고함*stiffness of affect*이라고 할 수 있다. 심한 경우에는 자신이나 외부의 사건에 대해 무관심하고 감정표현을 전혀 하지 않는 무감동*apathy* 상태가 되기도 한다. 무쾌감증*anhedonia* 상태 또는 불쾌감*dysphoria* 또는 분노를 보이기도 한다. 특히 감정의 이자극성*mood irritability*이 동반되는데, 피해망상과 환청이 있을 때 적개심, 공격성 등을 나타내기도 한다. 이처럼 조현병 환자의 감정표현에는 일관성이 없으며 감정표현에 깊이와 초점이 결여되어 있기 때문에 다른 사람들과 정서적 유대관계를 맺기 어렵다(제6장 정신병리학, Ⅳ-6. 감정장애 참조).

피해망상이나 갑작스런 환각을 경험할 때 불안증상이 나타나는 경우가 많다. 이러한 불안은 대체적으로 만성 환자보다 급성 환자에서 더 자주 나타나지만, 만성 환자도 갑작스런 환청 내용의 변화 등에 의해 불안의 엄습을 경험할 수 있다. 초기에 많은 환자가 우울증상도 보인다. 정신병적 증상*psychotic symptom*이 어느 정도 관해된 후 우울증상이 나타나는 경우를 ICD-10에서 조현병 후 우울증*post-schizophrenic depression*이라 한다. 그리 흔하지는 않지만 경조증*hypomania*도 보인다. 이인증, 비현

실감, 건강염려 등을 나타내기도 한다. 하지만 이러한 감정의 장애는 조현병에 특징적이라고 할 수는 없다.

충동조절, 의욕 및 행동의 장애

조현병 환자들이 나타내는 변덕스럽고 충동적인 행동들은 양가감정*ambivalence* 때문이다. 정상인의 경우에는 서로 모순되는 두 가지 충동이 있을 경우 상황에 따라 어느 하나를 억압하거나 타협을 하지만, 조현병 환자에서는 이러한 능력이 상실되어 일관성 없는 예측불허의 급격한 행동변화를 나타낸다. 동기*motivation*의 결여는 무욕증*avolition*이라 한다.

의지의 약화와 양가감정 때문에 우유부단하고 능동성, 자발성이 없으며 어떤 목표를 끈기 있게 추구하지 못한다. 때로는 자신의 고집을 굽히지 않고 다른 사람의 지시를 따르지 않는 거절증*negativism*을 보이기도 하는데, 이는 갈등과 불안을 야기하는 현실에 직면하지 않으려 해서 나타나는 적대감의 표현 혹은 유아기로 퇴행한 결과로 해석할 수도 있다. 이와는 반대로 피암시성*suggestibility*이 병적으로 증가하여 남의 말을 잘 듣거나, 심하면 말이나 행동을 자동적으로 흉내 내는 반향언어*echolalia*, 반향행동*echopraxia*을 보이기도 한다. 동일한 행동을 반복하는 상동행동*stereotyped behavior*, 동일한 자세, 언어, 옷차림을 그대로 유지하려는 현기증*mannerism*이나 강경증도 관찰된다.

긴장성 흥분*catatonic excitement*과 긴장성 혼수*catatonic stupor*가 나타날 수 있다. 긴장성 흥분은 폭력으로 발전할 수도 있다. 가벼운 흥분상태는 오래 지속되기도 하는데, 왔다 갔다 하거나 의미 없는 신음*moaning* 소리를 내기도 한다. 한편 긴장성 혼수는 흥분과는 반대로 꼼짝 않고 가만히 앉아 있거나 누워 있는 상태를 말한다. 이때는 질문이나 자극에 반응이 없고 표정도 없으며 침을 흘리거나 대소변 실금을 보이기도 한다. 드물게 흥분상태에서 혼수상태로 전환되기도 한다.

또한 조현병 환자는 태어날 때부터 다른 사람들보다 훨씬 민감하여 외부자극에 노출될 때 받는 자극을 제대로 처리하지 못해 압도당하곤 한다. 조현병의 흔한 증상 중의 하나인 위축 *withdrawal*이나(그림 10-1) 자폐증도 지나친 자극이 들어오는 것을 방어하려는 시도로 볼 수 있다. 동시에 이들은 다른 사람으로 하여금 감정적 거리감*emotional distance*을 느끼게 하기도 하여 타인들과 어떤 인간관계를 수립할 수 있는 능력이 결핍되어 있다.

폭력

조현병 환자는 감퇴된 사회적 감수성과 격정으로 인해 충동조절 장애를 보이는 수가 많다. 예를 들어 갑자기 다른 사람의 물건을 뺏는 등 난폭한 행동을 하기도 한다. 특히 발병 초기나 치료받지 않을 때 환각이나 피해망상에 따라 6명 중 1명 정도에서 폭력을 행사할 위험이 높다. 그러나 대개 심한 피해는 주지

않는다. 심한 폭력은 1%에서 나타날 수 있다. 조현병 환자의 범죄(살인 등)율은 매스컴의 과장된 강조와는 달리 일반인에 비해 높지 않다. 폭력의 위험요인에는 과거 폭력경험, 신경학적 결핍, 물질사용 등이 포함된다. 그러나 최근 한 국내 연구는 조현병 환자들의 폭력은 피해망상이나 인지 결함 이전의 분노감정이 더 근본적 원인이라고도 한다.

폭력의 피해자: 조현병 등 정신장애자들은 다른 사람들이 행사하는 폭력의 희생자가 되는 경향도 일반인들보다 높다.

자살

자살은 조현병 환자의 조기 사망 원인의 하나로 반드시 염두에 두어야 할 위험이다. 일반적으로 기분장애에서 자살 위험성이 더 높지만, 실제로 자살에 성공하는 확률은 조현병 환자에서 더 높다. 일반인보다는 자살률이 20배 높다고 한다. 어떤 조사보고에 의하면 20년간 추적조사했을 때 조현병 환자의 20~50%가 자살을 시도하고 5~10%가 자살에 성공하였다고 한다. 발병 시, 초기 치료 시에 자살위험이 높으며 이후 감소한다. 자살 위험요인은 남자, 30세 이하 젊은 나이, 미혼, 혼자 살 때, 높은 이상이 좌절된 경험, 치료효과에 대한 신뢰상실, 정신병적 증상이 심할 때, 명령적 환청, 증상에 대한 의식이 있을 때(특히 망상, 무쾌감증anhedonia, 비사회성, 둔마된 감정 등), 우울의 병력, 공황증상, 음성증상이 적을 때, 약물남용, 만성 경과, 실직, 이전 자살시도가 있을 때, 치명적인 도구에 접하기 쉬울 때, 최근의 퇴원 등이다. 대개 환자는 우울기분에서 탈피하기 위해 자살을 시도하며, 사전 경고나 언어적 의도를 하지 않는다. 그래서 치료자가 짐작하기 어렵다. 좋은 예후의 조건들(음성증상이 적고, 감정을 경험하는 능력이 있고, 추상적 사고력이 좋은)을 가진 환자에서 역설적으로 자살률이 높다. Clozapine이 자살위험도를 낮춘다고 한다.

의식sensoirum 및 인지기능의 장애

조현병은 보통 의식 수준의 손상은 없으며, 사람, 장소, 시간에 대한 지남력은 유지되어 있다. 그러나 급성기에는 간혹 환각이나 망상으로 지남력 상실을 보일 때가 있다. 조현병 환자는 같은 계층의 또래에 비해 지능이 낮은 경향이 있으며, 또한 병중에는 과제수행을 잘 하지 못해 지능이 낮게 측정되기도 한다. 그러나 영구적·근본적인 지능장애는 적다. 조현병 환자가 일반적인 검사에서 기억력의 장애를 보이는 경우는 적으나 일부 환자의 경우 그야말로 기억상실amnesia을 앓고 있다고 할 정도로 기억력의 장애를 보이기도 한다. 최근의 한 연구에 따르면 조현병 환자들은 재인recognition보다는 회상recall의 장애가 더 크고 무작위적으로 섞여 있는 자료를 조직화하지 못한다고 한다.

대개는 병식insight이 없다. 치료로 다른 증상은 호전되고 있어도 병식이 호전되지 않는 수도 많다. 주의가 산만하거나 외부에 대한 무관심 때문에 병식에 대해 확인하기 어려운 경우도 있다.

신체 증상

조현병 특유의 신체증상이 있는 것은 아니다. 그러나 흔히 국소적 및 비국소적 신경학적 증후가 동반된다. 환자의 75%에서 연성 신경학적 징후soft neurological sign들이 발견되는데, 예를 들어 입체지각의 장애astereognosis, 글자인식의 장애agrahesthesia, 균형balance의 장애, 위치지각proprioception의 장애 등이다. 눈 깜박임eye blinking의 빈도가 증가한다는 주장도 있다. 흔히 원활추종안구운동smooth pursuit eye movement; SPEM에 장애가 있으며, 가족에서도 이 현상이 발견된다. 기타 틱, 얼굴 찡그림, 길항운동반복diadochokinesia, 원시반사primitive reflex, 실어증, 실행증 등이 나타난다. 태아 때의 신경발달과 관련된 왼손잡이가 많다. 이러한 신경학적 징후들이 있으면 감정둔마 등 병이 심하고 예후가 나쁜 경향이 있다.

또한 자율신경계 장애로서 수면장애, 성기능장애, 그리고 두통, 어깨의 류머티스성 통증, 요통, 허약감, 소화불량 등의 막연한 신체증상이 나타나는데, 이는 신경쇠약증이라는 진단을 받게 만들기도 하고, 건강염려증이나 꾀병에 의한 것으로 간주되기도 한다.

흔히 술이나 약물을 남용하는데, 조현병 환자의 90%가 흡연한다. 약물사용자는 대개 젊고 남자들이다.

검사 소견

조현병의 진단을 위한 획일적이고 상세한 검사는 없다. 그러나 임상가는 환자의 임상양상, 발병양상, 과거력 등에 따라, 진단, 감별진단 및 치료에 관한 결정을 돕기 위해서 다양한 검사를 할 수 있다.

흔히 시행하는 기본적인 검사로는 전혈구계산CBC, 요 분석, 내분비기능 평가, 간기능 평가, 뇌파검사EEG, 전산화단층촬영CT, 자기공명영상MRI이 있다. 이러한 검사들은 어떤 의학적 상태가 어떤 증상을 만드는지에 대한 단서를 제공하고 향후 치료약물 선택이나 예후를 고려하는 데 유용하다.

신경심리검사로 임상가는 환자의 인지기능 수준을 결정하고, 기능의 수준이 개인의 교육적 성취 또는 사회계층에 비해 기대되는 것보다 낮은 수준인지를 결정할 수 있다. 더 자세히 심리검사를 하면 기능영역이나 기능부전의 영역을 규명하고 재활계획을 세우는 데 도움이 될 수 있다.

투사적 검사(Rorschach test, draw-a-person test, thematic apperception test 등)는 개념상의 혼란이나 조현병적인 사고장애를 결정하는 데 유용하다. 특히 전형적인 임상 면담에서는 분명하지 않은 사고의 혼란 또는 망상적 사고를 알아내는 데 큰 도움이 된다.

5. 진단

DSM-5-TR에 비해, ICD-10은 조현병 진단을 위해 1개월의 증상 기간이 필요하다는 점, DSM-5-TR

에서 요구하는 사회적 혹은 직업적 기능장애를 요구하지 않는다는 점에서 진단범위가 보다 광범위하다. 그러나 ICD-10은 Schneider의 1급 증상을 중심으로 뚜렷한 정신병적 증상을 강조한 반면, DSM-5-TR 진단기준은 나열된 특징적 증상들이 다소 광범위하고 포괄적인 편이다. DSM-5-TR에서는 긴장형을 제외하고 아형분류를 폐기하였지만, ICD-10에서는 아직 아형분류를 유지하고 있다.

DSM-5-TR

F20.9 조현병Schizophreniua

A. 다음의 증상 중 2개(또는 이상)가 있고, 그 각각이 1개월의 기간(또는 성공적으로 치료되었을 경우는 그 이하) 중에 의미 있는 기간 동안 존재한다. 최소한 이들 증상 중 하나는 1, 2, 또는 3이어야 한다:

1. 망상
2. 환각
3. 와해된 언어(예: 빈번한 일탈이나 지리멸렬)
4. 전반적으로 혼란스러운 혹은 긴장성 행동
5. 음성증상, 즉 감정적 둔마, 무언증 혹은 무의욕증

B. 장애가 발생한 이후로 상당 기간 동안, 일, 대인관계, 자기 돌봄 등과 같은 영역 가운데 하나 또는 그 이상에서의 기능 수준이 발병 이전에 성취한 수준보다 현저히 낮다. (아동기나 청소년기에 발병한 경우에는 대인관계, 학업, 직업에서의 기대되는 성취에 실패한다.)

C. 질병의 계속적인 징후가 최소 6개월 이상이다. 6개월의 기간에는 최소한 1개월간(또는 성공적으로 치료받았을 경우는 그 이하) 진단기준 A(즉, 활성기 증상)에 맞는 증상이 있어야 하는데, 전구증상 또는 잔류증상들을 포함할 수도 있다. 전구기 혹은 잔류기에는 장애의 증후들이 오로지 음성증상만으로 나타나거나, 혹은 진단기준 A에 열거된 증상 중 2개 이상이 약화된 형태(예: 괴상한 믿음, 특이한 지각 경험)로 나타날 수 있다.

D. 분열정동장애와 정신병적 양상을 가진 기분장애 또는 양극성 장애가 배제되어야 한다. 그 근거는 다음 중 하나이다. 1. 이 병의 활성기에 주요우울증, 조증 삽화가 동시에 나타나지 않는다. 또는 2. 이 병의 활성기에 기분장애의 삽화가 나타난다면, 기분장애의 총기간이 이 병의 활성기 및 잔류기의 기간에 비해 짧다.

E. 이 장애가 물질(예: 약물남용, 투약)이나 다른 의학적 상태의 생리적 효과로 인한 것이 아니다.

F. 만일 소아기 발병의 자폐증 스펙트럼 장애나 의사소통장애의 병력이 있으면, 현저한 망상이나 환각 포함 조현병의 증상들이 1개월 이상(또는 성공적으로 치료되었을 경우에는 그 이하) 존재할 경우에만 조현병의 추가진단이 가능하다.

특정형(경과에 따른)

다음의 경과 관련 특정화는 장애기간 1년을 지난 후에만 사용되어야 한다. 그리고 진단적 경과 기준과 모순되지 않아야 한다.

첫 삽화, 현재 급성 삽화

첫 삽화, 현재 부분관해(이전 삽화의 호전이 유지되고 진단기준이 부분적으로 만족되는 상태)

첫 삽화, 현재 완전관해(이전의 삽화 이후의 기간으로 장애 특정의 증상이 없는 기간)

다중 삽화, 현재 급성 삽화[Multiple episode란 2개 이상의 삽화를 의미(예를 들어 첫 삽화 이후 하나의 관해와 최소한 하나의 삽화가 있음)]

다중 삽화, 현재 부분관해

다중 삽화, 현재 완전관해

지속성. 진단적 증상 기준을 모두 만족시키는 증상들이 질병경과의 대부분에서 남아 있고, 역치하의 증상기간은 전체 경과에 비해 매우 짧다.

비특정성

특정형

긴장증 동반형

특정형

현재 심각도: 5 point sclae로 평가한다.

주: 조현병의 진단은 이러한 심각도의 사용 없이 내릴 수 있다.

ICD-10 및 한국 표준 질병 사인 분류

F20 조현병schizophrenia

조현병성 장애는 대체로 사고 및 지각의 근본적이고 특징적인 왜곡 그리고 부적절하거나 둔감한 정동이 특징이다. 경과 중 특정 인지결손이 생길 수 있기는 하지만 명료한 의식 및 지적능력은 보통 유지된다. 가장 중요한 정신병리학적 현상은 사고반향, 사고 삽입 또는 철회, 사고전파, 망상적 지각 및 조절 망상, 영향성 또는 수동성, 제3자로서 환자를 논평 또는 논의하는 환각적 음성, 사고 장애 및 부정증상을 포함한다.

F20.0 편집조현병

F20.1 파과형조현병

F20.2 긴장성 조현병

F20.3 미분화조현병

F20.4 조현병후우울증

F20.5 잔류조현병

F20.6 단순형조현병

F20.8 기타 조현병

F20.9 상세불명의 조현병

기타 조현병

체감장애조현병Cenesthopathic schizophrenia

조현양상장애 NOSSchizophreniform disorder NOS

조현양상정신병 NOSSchizophreniform psychosis NOS

Cenesthesias는 원인이 없는 괴이하고 불편한 비정상적 주간적 신체 감각을 의미하는데, 병적인 신체감각은 cenesthopathy라 한다. 따라서 체감장애조현병Cenesthopathic schizophrenia은 현저한, 그리고 지배적인 비정상적 신체감각을 가진 조현병의 한 유형이다. 증상으로는 이상 감각(예를 들어, 찬 느낌)이 몸속에서 움직인다는 느낌, 몸속에 결절nodule이 느껴짐 등이다.

편집성 조현병paranoid schizophrenia

다른 유형들보다 늦게, 30대 전후에 발병하는 경우가 많다. 교육을 많이 받은 층에서 호발한다. 주로 청각적 환각 및 지각장애를 동반하는 편집증형 망상이 지배적이다. 정동, 의지 및 언어 장애와 긴장성 증상은 없거나 비교적 미미하다. 망상은 주로 관계망상, 피해망상, 과대망상이 많으나 건강염려성 망상, 우울망상, 애정망상 등도 나타난다. 망상이 체계화되어 있는 경우가 많다. 이들은 상대방에게 긴장되어 있고 의심이 많고 숨기는 것이 많다는 인상을 주고, 때로는 상대방에게 적대적이고 공격적일 수도 있다. 지능은 정신병으로 인한 장애를 받지 않으며 때로는 그런대로 사회생활을 적절히 영위하여, 20대 혹은 30대 후반까지 사회생활을 하는 데 큰 문제가 없어서, 결혼하고 직장을 가지고 있는 경우가 많다. 다른 아형보다 퇴행이 덜 일어나며, 다른 아형들과 비교할 때 대체로 예후가 좋다.

파과형 조현병hebephrenic schizophrenia

대개 어린 나이에, 즉 25세 이전, 특히 사춘기 전후에 서서히 발병하며 때로는 아급성으로 발병하기도 한다. 임상유형 가운데 사고와 감정의 혼란, 인격의 황폐화 퇴행이 가장 심하다. 행동은 원시적이고 충동적이며, 의미 없는 웃음이나 얼굴 찡그림 등이 특징이다. 정동변화가 두드러지고, 감정은 천박하고 부적절하다. 사고는 해체되며 연상작용의 와해(연상이완)가 두드러져서 지리멸렬한 사고, 신어조작증neologism, 말비빔word salad 등이 나타난다. 망상과 환각이 순간적이며 단편적이고, 망상형과 달리 체계화되어 있지 않고, 망상의 내용이 다양하고 수시로 변하며 기이하다. 행위가 무책임하고 예견할 수 없으며, 매너리즘이 흔하다. 사회적으로 고립되는 경향이 있다. 예후는 불량하다. 초기에는 정동반응이 매우 부적절하고 예측할 수 없으며 충동적이고 공격적이지만, 점차 감정의 둔마, 사회적 철퇴와 자폐적 양상, 퇴행이 심해진다. 편집성에 비해 정신병리의 가족력이 높고 병전 적응과 예후도 나쁘다.

긴장성 조현병catatonic shizophrenia

15~25세에 호발하며 대개 정신적 외상psychic trauma 후 급성으로 발병한다. 최근 이 유형의 환자는 줄어들고 있다. 극심한 정신운동장애psychomotor disturbance가 특징이다. 혼미상태에서 일시적인 운동중단에서부터 운동과다증, 거절증negativism, 자동복종증automatic obedience, 반향언어, 반향행동, 장시간의 강직 내지 납굴증waxy flexibility, 상동증stereotypy 등의 증상이 나타난다(그림 6-4 강경증 참조). 긴장현상이 꿈 같은 생생

한 영상 환각을 동반한 상태와 복합될 수 있다. 흥분상태에서는 강한 긴장을 보이고, 잠시도 쉬지 않고 안절부절못하며, 난폭한 행동을 하기도 한다. 심하면 잠도 자지 않고 자해하기도 하고 고열이 동반되기도 하며, 식사도 거부하여 급기야 탈진하여 사망하는 수도 있다.

미분화 조현병undifferentiated schizophrenia

조현병의 일반적 진단기준에는 합당하나 F20.0~F20.2의 어느 아형에도 맞지 않거나, 진단적 특징의 특정 조합의 명백한 우위가 없이 한 가지 이상의 양상을 보이는 정신병성 병태를 말한다.

조현병후 우울증post-schizophrenic depression

조현병을 앓고 난 후에 발생하며 연장될 수 있는 우울성 에피소드이다. 음성증상일 수도 있으나 우울증 쪽이 더 흔하다. 우울증상이 새로 생긴 것인지, 어느 정도 본래 있던 것이 단지 이전의 정신병적 증상이 해소되면서 밖으로 드러나게 된 것인지, 또는 조현병에 대한 심리적 반응인지, 조현병 고유의 부분인지 하는 문제는 불확실하다. 이 증상이 우울증의 기준에 맞을 만큼 충분히 심하거나 광범위한 경우는 드물다. 우울상태는 자살위험의 증가와 관련된다.

잔류 조현병residual schizophrenia

조현병의 정신병적 증상이 왕성하게 발달하였다가 만성기에 도달하여 나타내는, 반드시 비가역적이지는 않으나 '음성증상'이 특징적인 상태이다. 정신운동성 지연, 활동성 저하, 정동의 둔감, 수동성 및 주도권 부족, 언어의 양 또는 내용의 빈곤, 얼굴 표정, 눈 접촉, 음성 변조 및 자세 등 비언어성 의사소통의 불량, 자기 관리 및 사회적 역할 수행 불량 등의 증상이 나타난다. 지속적으로 조현병을 시사하는 증상이 존재하지만 다른 아형의 진단기준을 만족시키기에는 증상의 활성이나 뚜렷함이 충분하지 않다.

단순형 조현병simple schizophrenia

다른 정신병적 증상이 선행됨이 없이 발병 초기부터 기이한 행동, 게으르고 목적이 없는 행동, 정동의 둔감과 의지의 상실 등의 음성증상, 사회의 요구에 대응할 능력이 없음, 총괄적인 수행능력의 감퇴 등이 서서히 그러나 진행성으로 발달한다. 잔류형 조현병의 특징적 양상과 유사하며, 눈에 띄게 정신병적이거나 망상, 환청을 보이지 않는다.

소아기 발병 조현병schizophrenia with childhood onset

1980년대 이전에는 '소아기 정신병childhood psychosis'을 전반적 발달장애의 한 변형으로 보았다. 1960년대와 1970년대 광범위한 연구조사 결과 소아기 정신병과 자폐증(전반적 발달장애)의 임상양상, 가족력, 발생나이, 경과가 서로 다른 것으로

밝혀졌다. 이런 견해가 반영되어 DSM-Ⅲ(1980년)에서는 소아기 발병 조현병을 자폐장애와 분리하였다. 그러나 이후 이와 관련한 논쟁이 지속되고 있다. 첫째, 소수의 학자는 일부 자폐증 스펙트럼 장애 소아는 조현병도 동반한다고 주장한다. 그러나 조현병과 자폐장애는 쉽게 감별할 수 있다. 둘째, 소아 조현병을 진단할 때 성인 조현병 진단기준을 사용할 수 있는가 하는 문제가 있다. 즉 특징적인 조현병 증상인 환각, 망상, 사고장애를 보이더라도, 어린 나이에는 언어발달의 미성숙 상태와 공상과 현실을 구별하는 능력이 미숙하기 때문에 조현병 진단을 내리기 어렵다. 그러나 DSM-Ⅳ-TR 이후 그리고 DSM-5-TR에서는 소아기 발병 조현병은 개념상으로 청소년 및 성인의 조현병과 동일한 것으로 간주한다. 그러나 18세 이하에서 조현병의 증상이 나타나면 소아기 발병 조현병 또는 조기 발병 조현병early-onset schizophrenia이라고도 부른다.

조현병은 5세 이하에서는 매우 희귀하고 12세 이하 소아에서도 드물다. 발생은 청소년기에 급증하며 15~30세에 최고도에 달한다. (모든 조현병 환자는 0.1~1%에서 10세 이전에 발병하고 4%는 15세 이전에 발병하는 것으로 추정된다.) 남아에 조금 많아서 남녀비는 1.67:1이다.

소아기 발병 조현병은 자폐장애에 비해 유전적 경향이 더 뚜렷하고, 신경학적 장애가 더 많이 발견되며, 장애가 더욱 심각하고 지속적이어서 예후가 나쁜 편이다. 성인 환자보다 조현병 환자의 일차 친족에서는 5~20배 유병률이 더 높다. 이란성 쌍둥이보다 일란성 쌍둥이의 일치율이 더 높다. 최근 연구에 의하면 조현병의 위험도가 높은 소아에서 neurological soft sign이 많이 나타나고, 뇌전산화단층촬영, 자기공명영상에서 비정상, 비특이적 소견이 많이 발견된다. 최근 생물학적 지표에 대한 연구가 진행되고 있다.

정신사회적 요인: 발병 전에 사회적 거부social rejection, 서툰 친구관계, 매달리며 움츠러드는 행동 및 학업부진 등이 성인 때 발병한 조현병 환자보다 더 많다고 한다. 따라서 생물학적 취약성과 환경적 요인이 조현병 발현과 밀접한 관련이 있는 것으로 생각된다.

조현병의 핵심적 현상은 모든 나이에서 동일한데, 환자의 발달 정도가 표현에 영향을 줄 뿐이다. 주요 증상은 무감동apathy, 사회적 위축, 개인위생 소홀 등이다. 정동의 둔마가 뚜렷하지만 부적절한 정동도 있어 특별한 이유 없이 낄낄거리거나 울기도 한다. 촉각, 후각, 미각 등의 감각자극을 시각과 청각보다 선호한다. 나이가 들수록 성인에서의 조현병과 유사해지며 발병도 더 진행성이 된다. 그러나 소아기 발병 조현병의 망상과 환각은 소아기 특유의 공상과 구별해야 한다. 소아의 환각은 공격, 증오, 죄책감, 공포 등의 감정을 그대로 나타내는 경향이 있다. 환청은 여러 사람의 목소리가 들리며, 내용은 환자를 비난하거나 '사람을 죽이라'는 등의 명령적 환청이다. 환시visual hallucination는 귀신, 해골, 상처 난 얼굴 등이 자주 보여

환자는 놀라는 행동을 빈번히 나타낸다. 망상은, 어려서는 단순망상frank delusion이 많지만 나이가 많을수록 다양해지며 피해망상, 과대망상, 종교망상 등이 나타난다. 연상작용의 해이loosening of association와 사고차단thought blocking 같은 사고장애도 자주 볼 수 있다. 또한 비논리적 사고, 사고의 빈곤도 흔히 본다.

감별해야 할 장애로 자폐장애는 3세 이전에 일찍 발병하고 기능장애가 전반적이며, 자폐증 스펙트럼 장애 증상이 두드러진다. 반면 소아기 발병 조현병은 발병이 5세 이전에는 드물고, 지능이 대개 정상적이며, 환각, 사고장애, 망상 증상이 나타난다. 우울증과 감별해야 하는데, 초기 증상이 우울증 같아 보이나, 항우울제에 효과를 나타나지 않는다. 기타 언어장애, 발달장애, 행동장애 등과 감별해야 한다.

경과 및 예후에서 발달지연 및 주의력결핍과다활동장애, 행동장애, 학습장애가 동반될 때 예후가 나쁘다. 이 밖에 10세 이전에 조현병으로 진단되고 이전부터 인격장애가 있을 때, 약물에 대한 반응이 적을 때도 예후가 나쁘다. 최근 16년간 조현병 소아(7~13세 발병)에 대한 추적조사 결과 20%는 완치되었고, 30%는 호전되어 사회적응도가 좋았으며, 나머지 50%는 지속적인 치료가 필요하였다는 보고가 있다.

약물치료, 가족치료, 정신치료, 놀이치료, 행동치료, 특수교육 등을 종합적으로 시도함으로써 정상적 발달을 도와준다. 약물치료는 성인에서와 같다. 소아의 경우 인지기능 저하, 학습장애, 추체외로계 증상 등의 약물 부작용에 주의한다. 가족치료는 가족 내 문제가 심각할 때 도움이 되며, 가족교육을 통해 환자를 지지해 주도록 한다. 사교능력결핍, 학업부진 등이 있는 경우 적절한 특수교육을 받도록 권한다. 정신치료는 환아의 발달 정도를 고려하여 시행하며 환아가 현실검정능력reality testing을 갖도록 지지해 준다.

기타 개념

가신경증성 조현병pseudoneurotic schizophrenia: 초기에 광범위한 불안pan-anxiety, 광범위한 공포pan-phobia, 심한 범양가감정pan-ambivalence, 심한 성욕sexuality 및 강박성을 동시에 보이다가 나중에 사고장애나 환각 등 정신병적 증상을 나타내게 되는 경우를 말한다.

잠재형latent type: DSM-Ⅳ와 DSM-5-TR에서는 분열형schizotypal 성격장애로 분류되고 있다. 망상이나 환각 등 전형적인 조현병의 증상은 없으나 사회적으로 철퇴되어 있고 괴팍하고 감정의 기복이 심하며 광범위한 범불안pan-anxiety, 광범위한 범공포pan-fear와 같은 여러 가지 신경증적 증상을 보인다. 학자에 따라 이를 경계선 상태borderline state 또는 보행 조현병ambulatory schizophrenia(지역사회에서 돌아다니는 조현병이라는 뜻) 등으로 부르기도 한다.

감별진단

조현병의 진단을 위한, 질병 특유의pathognomonic 증상

은 존재하지 않는다. 따라서 다른 정신병적 장애와 양극성 장애들과의 감별진단에 상당한 어려움이 있다.

조현병의 DSM-5-TR의 진단기준을 충족하려면 6개월의 기간이 필요하다. 비슷한 증상이 6개월 이하의 기간 동안만 지속되었다면 조현형 장애schizophreniform disorder로 진단되며, 1일 이상 1개월 이내면 단기 정신병적 장애brief psychotic disorder로 진단된다.

만일 소아기 발병의 자폐증 스펙트럼 장애나 의사소통장애의 병력이 있으면, 현저한 망상이나 환각을 포함한 조현병의 증상들이 1개월 이상(또는 성공적으로 치료되었을 경우에는 그 이하) 존재할 경우에만 조현병의 추가진단이 가능하다.

명백한 조현병적 증상이 나타나기 전 며칠 또는 몇 개월간 심한 긴장이나 불안이 선행될 수도 있다. 또한 급성기에는 불안이나 우울증이 더 뚜렷해질 수 있고 강박 증상도 흔하게 동반되어 불안장애, 강박장애 등과 혼동될 수 있다. 급성 조현병에서는 히스테리 증상이 흔히 나타나기도 하므로 감별해야 한다.

이차적 정신병적 장애: 정신병적 장애는 암페타민, 마리화나, 환각제, 스테로이드 등과 같은 각종 약물에 의해 발생할 수 있다. 만약 조현병이 약물사용의 이차적 결과라면(예: 약물사용 후 바로 정신병이 발생하였거나, 약물을 끊자마자 증상이 없어졌다면), 감별진단은 비교적 단순하다. 그러나 약물을 남용한 경우에는 처음에 급성 정신병적 상태인 것 같던 환자가 결국 만성적인 조현병(정신병) 환자가 될 수도 있다. 이런 경우 정확하게 진단하기 위해 2~6주간 약물의 사용을 중지하고 관찰하는 것이 필요하다.

다양한 의학적 상태medical condition에도 정신병적 증상이 존재할 수 있다. 측두엽 뇌전증temporal lobe epilepsy, 뇌종양, 뇌졸중stroke, 뇌외상, 내분비/대사성 장애, 감염성 과정(예: 진행마비general paresis, HIV-AIDS), 다발성 경화증, 자가면역질환 등이 모두 감별진단해야 할 질환들이다.

기타 정신병적 장애: 단기 정신병적 장애, 조현정동 장애, 조현형 장애 등은 증상이 비슷하고 공통적이므로 증상과 기간 등 진단기준에 따라 감별해야 한다. 급성 및 일과성 단기 정신병적 장애군은 2주 이내의 급성 발병이고 증상이 다형적polymorphic이며 발병에 원인이 되는 스트레스가 존재하며, 발병 후 2~3개월 내에 회복한다. 조현정동 장애는 조현병의 주요증상과 조증 혹은 우울 증상이 함께 나타난다. 청소년기에 발병하는 정신장애는 조현병이 아닌데도 불구하고 고양exaltation, 추상적 사고에 대한 강한 집착, 예측 불가능한 기분의 변화, 백일몽, 내성화introspection 및 수줍음 같은 증상 때문에 조현병으로 오진되는 수가 있다. 조현병에서도 피해망상 및 과대망상이 주 증상이지만, 망상장애와 달리 조현병에서는 진단기준에 부합되는 여러 다른 증상을 쉽게 볼 수 있다. 소아·청소년의 경우 자폐증 스펙트럼 장애와 감별해야 한다.

양극성 장애 및 우울장애: 조현병과 기분장애 간의 임상적 구분은, 특히 질병의 초기에 어려울 수 있다. 정신병 증상을 경험하고 있는 많은 젊은 사람은 그 경험들에 대해 두려움, 근심, 슬픔으로 반응한다. 우울증에서 에너지와 흥미의 상실 증상은 조현병적 무의욕증 및 무쾌감증 또는 기분장애 증후군 때문일 수 있다. 양극성 장애의 조증과 긴장형 조현병과의 감별진단이 어려울 때도 있다. 그러나 조증의 행동이나 언어는 주의 산만하고 주위환경의 지배를 많이 받지만 긴장형 조현병의 언동은 예측할 수 없고 무의미하여 이해하기 어렵고 언어 내용도 지리멸렬하다는 차이가 있다.

기타 정신장애: 공황장애, 이인성 장애, 강박장애 등과 감별해야 한다.

성격장애: 조현성, 조현형, 경계형 성격장애들은 조현병과 유사하여 감별을 요한다. 심한 강박성 성격은 조현병의 원인일 수도 있다. 일반적으로 성격장애는 조현병과 달리 증상이 가볍고, 일생에 걸쳐서 존재하며, 언제 발병하였는지를 알기 어렵다는 것이 특징이다.

꾀병, 인위성 장애factitious disorder: 환자가 조현병 증상을 전적으로 잘 통제하고 있다면 이는 꾀병일 가능성이 크다. 이들 환자는 대체로 정신장애가 있다는 것을 이유로 법적·경제적 이득을 얻으려고 한다. 증상 통제가 덜 완벽하다면 인위성 장애일 수 있다. 그러나 실제 조현병 환자도 어떤 이득을 위해 증상을 가장하거나 과장할 수 있음을 유의해야 한다.

문화 관련 진단적 문제: 환자가 속한 사회의 문화적으로나 종교적으로 적절하고 흔히 있는 지속적인 망상적 신념은 진단기준으로 생각하지 않는다.

병발 장애comorbidity

조현병에 우울증이 병발하는 수가 많다.

비만, 당뇨병, 심혈관계 장애 등 대사증후군이 병발하기 쉬운데, 이들은 대개 운동부족, 영양불균형, 항정신병 약물의 부작용 등 때문이다. 기타 AIDS, 만성 폐색성 폐질환(과도한 흡연 때문), 류마티스관절염, polydipsia, 성기능장애 등이 많다. 이런 신체장애는 쉽게 인지되지 않아 치료하기 어렵다.

조현병 환자의 90%에서 니코틴nicotine 의존이 있다. 조현병 환자의 흡연율이 높은 것은 니코틴이 항정신병 약물의 대사를 촉진하기 때문이거나 도파민 활성을 자극하여 약물유도성 추체외로계 부작용을 감소시키기 때문이라는 추측이 있다. 흡연은 사망률을 높이고, 니코틴은 치료약물의 농도를 낮추어 치료효과를 약하게 만들기도 하지만, 환각 같은 양성증상을 경감시켜 치료에 도움이 되기도 한다는 견해도 있다.

조현병 환자는 흡연을 제외해도 알코올, 정신자극제, 대마 등 물질남용을 동반하는 수가 정상인보다 약 50% 많다. 물질남용과 음주는 흔히 입원의 계기가 된다.

6. 경과 및 예후

발병은 급성, 아급성, 그리고 점진적인 만성 등 다양

하다. 병의 경과는 병전 증후 및 전구단계prodromal pahse
와 활성단계active phase를 거쳐 잔류단계residual phase로 진
행한다. 발병 후 회복하는 수도 있고, 회복과 재발이 반
복되기도 하고, 지속적 만성화 과정을 밟기도 한다. 잔
류단계란 급성 활동성 양성증상들은 소실되었지만, 여
전히 둔마된 감정 같은 음성증상이 남아 있고, '약화된
양성증상attenuated positive symptoms'도 있으며 사회적 활동
에 장애가 있다. 전구증상 때와 비슷하다. 사람에 따라
다시 활동성 증상이 재발할 수 있다. 따라서 재발을 예
방하기 위해 지속적 약물치료가 필요하다.

조현병의 예후는 과거에 생각하였던 것에 비해 최근
훨씬 양호한 것으로 나타나고 있다. 그 이유는 약물치
료의 발전 때문이기도 하겠지만, 병 자체의 경과에 변
화가 있어서일 수도 있고 예후 판단의 기준이 변화하
고 있기 때문이기도 하다. Turner 등의 2013년 보고에
의하면, 13%의 환자는 완전히 회복하였고, 과거 수차
례 정신병적 악화가 있었지만 호전되어 비교적 정상적
인 생활이 가능한 '양호한 회복good recovery'인 경우는 약
30%였다. 약 10%는 5년 동안 몇 차례 병의 악화가 있
으면서 만성적인 정신병 상태에 있었고, 나머지 47%는
불완전한 관해상태로 점차 기능이 황폐화되었다. 흔히
환자의 1/3에서 예후가 좋고, 1/3에서는 회복하지 못하
며, 1/3에서 그 중간이라 하는바, 이를 'rule of third'라
한다.

조현병 환자의 사망률은 일반인구에 비해 2~4배이
고, 평균수명은 25년이 짧다. 원인은 자살, 외상, 병발
신체장애 때문으로, 특히 심장장애, 비만, HIV 감염
등이 주요인이다. 특히 자살예방이 중요하다.

조현병의 예후를 판정하는 데 도움이 되는 몇 가지 요인이
있다.

예후가 좋은 경우는, 여자일 때, 늦은 나이에 발병, 발병이
급성일 때, 병기간이 짧을 때, 과거 정신과적 병력이 없을 때,
정동증상이나 혼동confusion이 있을 때, 발병할 만한 원인적 사
건이 있을 때, 발병 전에 직업상이나 생활 면에서나 사회적으로
잘 적응하고 있었을 때, 결혼생활이 잘 영위되고, 정신성기능
이 양호할 때, 주위 사람들과 대인관계가 좋아 감정적으로 따뜻
하고 자연스런 유대관계를 맺고 있었을 때, 지능이 높을 때 등이
다.

예후가 나쁜 경우는, 정신병적 증상이나 음성증상이 심할
때, 발병연령이 어릴 때, 점진적 발병, 병기간이 길 때, 과거
정신과적 병력이 있을 때, 가족력이 있을 때, 발병할 만한 원인
적 사건이 없을 때, 정동의 둔마, 강박증상, 공격적 증상 등이
있을 때, 병전 성격이 나쁠 때, 독신일 때, 직업기능이 낮았을

때, 감정적인 철퇴나 무관심한 감정반응을 보일 때, 뇌장애가
동반될 때, 발병 후 2~3년 후에도 호전이 없을 때, 가정 내에
긴장감이 고조되어 있을 때 등이다.

조현병의 임상유형별로 보면 혼란형(파과형)과 단순형에서
예후가 나쁘고 긴장형에서 예후가 좋은 편이다.

개발도상국이 선진국보다 조현병의 경과와 예후가 양호하다
는 보고가 있는데, 이는 개발도상국의 전통적인 사회구조가 선
진국보다 환자에게 더 많은 사회적 지지를 제공하고, 생산활동
과 사회화 면에서 환자들에게 생산성과 효율성을 덜 요구하기
때문인 것으로 이해되고 있다.

재발은 스트레스가 원인이기도 하지만, 대부분 예측
불가능하다. 단 퇴원 후 약물유지요법을 잘 지키지 않
는 환자에서 재발하기 쉽다. 재발을 거듭할수록 인격의
황폐화 위험성이 높아진다. 그러나 지능의 황폐화까지
는 오지 않는 것으로 알려져 있다.

만성 조현병이라고 해서 치료를 포기해서는 안 된다.
왜냐하면 예후는 다양하며 장기간에 걸쳐 서서히 회복
되는 경우도 있기 때문이다.

7. 치료

일반적 원칙

치료의 대원칙은 조기발견early detection, 조기치료early
prevention 및 재발방지relapse prevention이다. 발견과 치료
가 빠르면 빠를수록 치료효과가 좋다.

무엇보다 치료자가 중요한데, 치료자는 환자와 감정
이입적 관계empathetic relationship를 형성할 수 있어야 한
다. 조현병 환자는 감정적으로 둔마된 상태에 있어 치
료관계를 형성하기 쉽지 않다. 따라서 의사의 치료는
환자의 실제 생활에 도움이 되도록 구체적이라야 한다.
의사는 환자의 가족과 긴밀히 협력할 수 있어야 하며,
지역사회에서 같이 일할 정신건강 전문가와 같이 일할
수 있어야 한다.

치료는 약물치료, 개인정신치료, 사회재활치료 모두
가 통합적으로 이루어져야 한다. 항정신병 약물치료와
정신사회적 치료의 조합이 어느 한 가지만 시행하는 것
보다 좋은 결과를 가져온다고 알려져 있기 때문이다.
비록 약물치료가 기본적이고 효과적인 것으로 입증되었
지만, 환자에 따라 개인적·가족적·사회적 환경이 각각
다르므로 모든 치료는 환자 중심으로 개별화되어야 한
다. 또한 정신사회적인 치료가 회복을 앞당기고 재발을
방지한다는 것이 여러 연구에서 입증되고 있다. 특히
만성기에는 개인정신치료, 가족 및 집단 치료, 행동치

료, 사회기술훈련 및 재활치료와 같은 정신사회적 치료를 함께 적용해야 한다.

급성기를 지났거나 만성기에 있는 환자의 치료에는 두 가지 주요 목표가 있다. ① 가능한 한 최상의 수준으로 환자가 기능을 할 수 있도록 재활시키는 것이다. ② 재발방지, 즉 다시 급성기로의 재발을 막는 것이다.

꾸준하게 치료를 받는 것과 환자 자신의 탄력성resilience, 대응기술coping skills, 가족과 동료들의 지지 등이 좋은 예후에 기여한다.

조현병 환자들은 흔히 알코올과 약물 남용이 심한 편이다. 이에 대한 치료를 병행해야 하는 수가 많다.

이러한 원칙을 위해서는 다중요소 팀기반 접근multi-element team-based approach(팀접근team approach)이 요청된다.

조기개입early intervention

첫 발병 후 치료를 받기 시작할 때까지의 기간을 duration of untreated psychosis(DUP)라 하는데, DUP가 빠를수록 예후가 좋다. DUP를 지연시키는 요인에는 어린 나이에 발병, 물질사용장애, 심한 양성 증상, 기능저하 등이 있다. 발병 전부터 고위험군에게 조기 치료를 시행하면 어느 정도 발병을 예방할 수 있다.

조기발견이 DUP를 줄인다. 조기발견을 위한 방안에는 정신병에 대한 정보제공, 정신건강 서비스에 대한 접근성 증가, 가족교육 등이 있다.

청소년기 또는 청년기에 위험기at-risk stage, 첫 삽화 조현병first episode of schizophrenia, 또는 조기 정신병early psychosis에 관심을 가지고, 초기 징후들을 조기 발견하여 조기개입(교육, 정보제공, 사회화socialization, 가족치료, 학업 및 직장 지원, 그리고 필요하면 항정신병 약물 투여 등)함으로써 집중 치료하면 발병이나 악화, 그리고 입원을 상당 수준 예방할 수 있고, 그런대로 환자가 사회생활을 영위할 수 있다. 그러나 발병의 첫 징후들은 미묘한 행동 변화로 시작하므로 인식하기 쉽지 않다. 대개 조기발견을 위해서, 부모, 주치의, 교사, 친구, 카운슬러 등으로부터 의뢰를 받아 자세한 screening process를 밟는다. 대개 고위험군은 정신병의 가족력, 조현형, 조현성, 그리고 편집성 성격장애 등을 가진 젊은이들이다. 그러나 유전적 요인은 치료되지 않는다는 점(반면 조기치료에는 스트레스관리가 포함된다)과 발병안 할 수도 있는 젊은이에게 항정신병 약물을 미리 투여한다는 점에서 윤리적 문제가 있다는 비판도 있다.

입원: 급성기 환자는 증상이 심하고 행동장애를 동반하는 경우가 많기 때문에, 치료를 확실히 하기 위해 대개 입원치료가 필요하다. 특히 자해와 타인에 대한 위해의 우려가 있는 경우, 자살위험이 있을 때, 먹기를 거부할 때, 진단을 위해 관찰이나 검사를 요할 때, 약물선정과 적정 용량을 정하기 위해, 전기충격을 고려할 때, 약물치료에 심각한 부작용이 있을 때 등 강제 입원도 고려해야 한다. 입원 시에는 약물치료, 정신치료, 교육, 재활치료, 사회복귀훈련 등 모든 치료법이 적절히 통합되고 인도주의적 처우가 결합된 환경치료milieu therapy가 시행된다. 치료는 정신과 의사를 비롯한 정신건강 전문가들(정신간호사, 임상심리사, 사회복지사, 예술치료사, 작업치료사 등)이 하나의 팀을 이루어 환자를 돕는다. 이를 팀접근team approach이라 한다.

외래치료: 대부분의 환자는 다양한 시설을 갖춘 외래에서, 약물치료, 정신치료, 인지행동치료, 집단치료, 사례 관리 등을 시행하는 외래치료를 받을 수 있다.

부분입원 또는 낮병원day hospital: 약물치료에 잘 반응하지 않고, 보다 구조화된 치료를 요하는 경우에 시행된다. 주로 약물관리와 정신사회적 서비스를 제공한다. 대개 주중에 시행되며 밤이나 주말에는 집으로 돌아간다.

약물치료

조현병의 치료는 항정신병 약물의 투여가 주 치료이다. 정신병적 증상에 대한 항정신병 약물의 실질적인 가치가 대단하다는 것은 여러 객관적 연구에 의해 증명되었으며, 특히 조현병의 양성증상을 경감시키는 데 결정적인 역할을 하고 있다. 항정신병 약물을 투여하면 진정작용이 먼저 나타나고 항정신병 효과는 그보다 늦게 나타난다. 보통 망상, 환각, 사고장애 등의 양성증상이 먼저 호전되며 음성증상, 즉 정서적 둔마, 의욕저하, 사회적 철퇴, 병식 결여 등은 서서히 장기간에 걸쳐 호전된다(항정신병 약물의 종류, 작용기전이나, 부작용, 사용방법 등에 대해서는 제35장 약물치료 및 기타 생물학적 치료, Ⅱ. 항정신병 약물 참조).

부가적 치료: 조현병 환자라 하더라도 불안증상이 있으면 항불안제를, 우울증이 있으면 항우울제를, 충동성이나 공격적 행동이 있으면 valproate나 carbamazepine을 사용한다. 우울증이 심하거나 긴장증이 있으면 전기충격치료를 할 수 있다.

약물치료의 단계는 크게 급성 단계acute phase, 안정단계stabilization phase, 유지단계maintenance phase로 나뉜다. 급성 단계의 치료 목표는 급성 조현병 환자의 심한 증상을 신속하고 효과적으로 조절하는 것이다.

초기 급성단계: 고효능high-potency의 항정신병 약물들, halo-peridol, risperidone, olanzapine 등을 사용한다. 첫 삽화는 항정신병 약물치료에 잘 반응한다. 제1세대 약물은 추체외로계 부작용이 잘 나타난다. 제2세대 약물은 추체외로계 부작용은 적으나 체중증가, glucose intolerance 지질대사 장애 등을 야기하는 수가 많다. 이차선택으로 clozapine을 사용할 수 있으나, 이는 agranulocytosis의 위험이 있다.

장기 유지치료long-term maintenance therapy: 유지단계에서는 호전된 증상을 유지하고 재발을 방지해야 한다. (물론 환자에 따라 약물을 계속 복용하더라도 어떤 시점에서 재발할 수도 있다.) 첫 삽화 환자의 80% 정도가 5~7년 후 두 번째 삽화가 재발된다. 따라서 너무 빨리 투약을 중단하지 않는 것이 좋다. 최소한 5년간 지속하는 것이 권장된다. 따라서 장기작용 주사용 항정신병 약물이 유용하다. 어느 정도 환자의 정신병적 증상이 완화된 안정단계에는 안전하게 투여용량을 감소한다. 항정신병 약물의 일부 부작용은 용량과 밀접한 관련이 있고, 부작용은 많은 만성 환자에서 약물 치료 거부의 주요 이유가 된다는 것을 항상 염두에 두어야 한다.

약물로써 증상이 잘 조절되면 통상 급성기에 투여하던 평균 용량의 50~90%를 감량한다. 용량을 줄일 때에는 병의 심한 정도, 병식의 정도, 지지체제의 유용성, 성별 등을 고려한다. 이상적으로는 치료자와 환자(가족 구성원 포함)가 다 함께 약물 감량의 장단점과 재발의 위험성은 물론 약물복용 시 부작용으로 인한 불편함이나 지연성 운동장애의 위험성을 검토하는 것이 좋다.

시간이 지날수록 조현병의 음성증상은 증가하고 양성증상은 감소하는 경향이 있다. 어떤 증상은 약물 없이도 좋아진다. 그러므로 임상의는 유지치료가 계속 필요한지 정기적으로 재평가해 볼 필요가 있다. 증상이 안정된 만성 조현병 환자에서 저용량으로 장기간 지속적으로 유지치료하는 전략이 좋다는 의견, 필요할 때만 단기적으로 치료하는 것이 좋다는 의견, 또는 간헐적으로 목표증상에 대한 치료brief intermittent targeted treatment를 하는 것이 좋다는 의견 등이 제시되어 있으나, 어떤 전략이 좋은지에 대한 객관적인 증거는 없다.

약물의 종류

비정형 항정신병 약물(제2세대 항정신병 약물): 도파민-세로토닌 길항제라고도 불린다. 이들은 약물순응도가 높고 조현병의 음성증상 및 인지증상의 치료에도 효과적이어서, 조현병 치료의 일차 선택 약물이 되고 있다. Clozapine, 리스페리돈risperidone, olanzapine, quetiapine, aripiprazole 등이 이에 포함된다.

정형 항정신병 약물(제1세대 항정신병 약물): 도파민 수용체 길항제라고도 불리는 이들은 조현병의 양성증상 치료에 효과적이다. 추체외로증상을 비롯한 부작용이 많아 약물순응도가 낮다. 또 지연성 운동장애나 항정신병 약물 악성증후군neuroleptic malignant syndrome 등의 부작용의 우려가 높다. 따라서 근래는 조현병 치료의 이차 선택 약물로서 혹은 약물병합요법 때 보

조치료제로 사용되고 있다. 클로르프로마진chlorpromazine, 할로페리돌haloperidol, perphenazine 등이 이에 포함된다.

항정신병 약물 사용 지침

조현병 환자에서 항정신병 약물 치료의 가장 중요한 전략은 약물 부작용을 최소화하고 항정신병 효과를 최대화하는 것이다. 이를 위해 다음과 같은 다섯 가지 일반적 원칙을 고려해야 한다. ① 치료해야 할 목표증상target symptoms을 잘 파악해야 한다. ② 이전의 치료에서 효과가 있었던 약물을 다시 사용하는 것이 좋다. 이에 대한 정보가 없을 때는 부작용 프로파일을 우선적으로 고려해 선택한다. ③ 적정량을 최소한 4~6주간 투여해 본 후에도 효과가 없으면 변경하는 것을 고려한다. ④ 여러 가지 약물을 한꺼번에 투여하는 것을 가급적 피한다. 그러나 치료에 잘 반응하지 않는 환자들에서는 여러 약물의 병용치료가 도움이 되는 경우가 많다. ⑤ 약물의 용량은 가급적 최소량을 유지해야 한다.

약물투여 전 평가: 약물투여 전의 기초평가로 환자의 병력조사, 신체검사, 신경학적 진찰과 함께 활력징후vital sign는 물론 혈액검사, 백혈구검사, 간기능검사, 신장기능검사, 심전도 검사ECG 등을 반드시 시행한다. 과거병력이나 평가에서 심한 알레르기 반응의 기왕력이 있는 경우, 혼수상태에 있는 환자, 심한 심혈관 질환이 있는 경우, 기질적 또는 특발성 원인idiopathic causes으로 뇌전증의 위험성이 높은 경우, 임신(특히 3개월 이내)한 경우, 협우각 녹내장narrow-angle glaucoma이 있는 경우에는 항정신병 약물을 투여해서는 안 된다. 골수기능억제 환자에서는 약물사용을 가능한 한 피해야 하며 꼭 사용해야 하는 경우에는 세심한 주의가 필요하다.

항정신병 약물 치료를 시작하기 전에 가능한 한 약물치료의 이익과 위험에 관해 환자와 가족에게 설명해 주어야 한다. 특히 추체외로 부작용, 지연성 운동장애tardive dyskinesia, 비만을 비롯한 가능성 있는 부작용에 대해 설명해 주어야 한다.

난치성 환자에 대한 치료전략

항정신병 약물을 적정기간 사용하여도 치료적 반응을 보이지 않는 치료저항treatment-resistant 환자들이 있다. 약물의 치료효과를 예측하는 객관적 기준은 없으나, 몇몇 연구를 종합해 보면 뇌실이 커져 있는 경우, 연성 신경학 징후soft neurological sign가 보이는 경우, 인지장애가 심한 경우, 무감동apathy, 무의욕증, 언어빈곤impoverished speech과 같은 음성증상이 현저한 경우에는 약물의 치료효과가 좋지 않다고 한다. 이러한 경우에는, 아직까지 대처 치료법으로 공인된 제안이나 기준이 없으므로 신중하게 치료계획을 세워야 한다.

일반적으로 사용하는 약물의 용량을 늘려 보거나 다른 계열의 항정신병 약물로 바꾸어 볼 수 있다. 기존 방법을 바꾸고자 할 때에는 한 번에 한 가지씩 적용하는 것이 바람직하다. 또한 치료반응을 평가하는 데도 충분한 시간을 가져야 하는데, 새로

운 약물의 반응이 나타나려면 보통 4주 이상이 필요하기 때문이다.

이러한 노력에도 불구하고 조현병 환자의 20~30%에서 치료적 반응이 없을 때 clozapine을 투여하거나 다른 약물과의 병용치료를 고려할 수 있다. 병용치료제로 제안되고 있는 대표적 약물은 lithium, carbamazepine, valproate, benzodiazepine, 항우울제, propranolol 등이다. 전기경련요법도 긴장형 조현병 환자나 심한 정동장애가 동반된 경우 약물치료와의 병용을 고려할 수 있다.

정신사회적 치료

정신사회적 기법들의 목표는 환자의 대응coping능력을 강화함으로써 독립적 사회생활 기술을 향상시키고, 병의 위기crisis 동안 지지를 제공하고, 그들의 기능적 불구를 최소화하여 제한된 적응력을 보조함으로써 재발을 억제하는 데 있다(자세한 기법은 제34장 정신사회적 치료 참조).

개인 정신치료

분석적 기법보다 현실적이고 실용적인 지지정신요법supportive psychotherapy이 선호된다. 즉 환자가 새로운 대응전략, 현실검증 방법, 문제해결 능력 등을 배우게 하고 스트레스와 재발과 관련한 문제를 인식하게 한다.

정신치료가 조현병에 효과가 있는가에 대한 논란은 있다. 즉 신경증 환자와 달리 정신병 환자의 전이transference는 현실적으로 상당히 왜곡되어 있거나 환자 자신과 외부세계가 분화되어 있지 않기 때문에 근본적으로 치료관계의 형성에 한계가 있어 정통적인 정신분석치료가 어렵다는 것이 일반적인 견해이다. 그러나 배려하는 마음으로 열정을 가지고 성역으로서의 치료공간을 제공하는 치료자의 태도는 혼란상태에 있는 조현병 환자의 치료에 핵심적 요소가 되고 있다. 심지어 정통 정신분석 내지 역동정신치료도 조현병 환자에 시행하여 효과를 볼 수 있다는 주장도 있다. 환자는 정신치료를 통해 자신의 조현병에 대해 역동적 통찰을 할 수 있고 자신의 병적 경험을 자신의 삶에 통합시킬 수 있다는 것이다.

치료관계의 형성을 위해 우선 치료자와 환자 간의 치료적 관계가 선행되어야 한다. 어떤 때는 그러한 관계형성을 위해 치료자가 중립적이기보다 적극적으로 행동해야 한다. 환자와 함께 병실 내에서 식사를 하거나 그냥 환자 곁에 말없이 앉아 있어 주거나 환자의 생일을 기억해 주고 언제든지 전화해도 좋다고 하여 치료자가 환자를 이해하고 싶고 또 그렇게 하려고 한다는 뜻이 환자에게 전해질 수 있도록 한다. M. Bleuler은 올바른 치료적 태도는 환자를 형제처럼 받아들이는 것이라고 하였다.

간혹 환자들이 치료자를 화나게 하고 당황하게 만들어, 치료

자로 하여금 희망이 없다고 생각하게 하거나 자신은 적절한 치료자가 못 된다고 생각하게 하는 등의 역전이counter-transference가 일어날 수 있다. 환자가 치료자를 욕하거나 은근히 유혹하거나 난폭한 행동을 보여 치료자로 하여금 환자와 밀접한 치료관계 형성을 곤란하게 만드는 경우도 있다. 그러므로 치료자는 이러한 역전이를 오히려 치료가 잘 이루어질 수 있도록 건설적으로 활용할 수 있어야 한다.

인지행동치료cognitive behavioural therapy; CBT

인지행동치료는 환자의 인지구조를 재구성함으로써 조현병 증상, 특히 양성증상의 치료에 효과적이라 한다. 동시에 환자의 사회적 기능을 증진시키기 위해 사회기술훈련social skill training 등 행동기법을 병행하는데, 이는 음성증상을 치료하는 데 보다 효과적이라 한다.

Cognitive remediation therapy(CRT), cognitive enhancement therapy(CET) 또는 인지재활치료법cognitive rehabilitation therapy으로도 불린다. 주의, 작업기억working memory, 인지유연성cognitive flexibility, 기획, 수행 기능 등을 개선시켜 사회적 기능을 호전시키고자 하는 치료기법이다. 컴퓨터를 이용한 과제수행으로도 시행된다. 재발위험이 낮은 안정된 조현병 환자에게 권장된다.

행동치료 기법으로는 사회기술훈련social skill training과 토큰경제훈련token economy 등이 있다. 사회기술훈련은, 시선 맞추기 반응의 지연, 괴상한 얼굴표정, 사회적 상황에서의 자연스러움의 결여, 타인의 감정에 대한 부적절하거나 결여된 지각 등 대인관계 방식을 개선하는 데 유용하다. 구체적으로 언어적 및 비언어적 대화하기, 자신의 의사나 감정을 적절히 표현하기, 비판에 대한 반응하기, 감사와 칭찬 하기, 면접 보기, 타인의 의도를 요약하기, 데이트하기 등 사회적 기술을 배우는 것이다. 그 방법에는 환자의 다른 사람과의 상호작용을 녹화해서 보여 주기, 역할하기role playing, 집에서 숙제로 연습하기 등이 있다. 토큰경제훈련은 일상의 활동들을 토큰으로 보상해 주고, 이렇게 받은 토큰을 기분 좋은 항목들로 교환해 주는 것이다. 장기입원 조현병 환자의 재활에 있어서 첫걸음이 될 수 있다.

집단치료

집단치료 시 환자들은 집단상황에서 인간관계의 상호작용을 예행연습하면서 스트레스를 알아내게 되고, 집단의 지도자들과 다른 참가자들에게 지지적인 지도를 받게 된다. 집단치료는 주로 입원치료에서 이용되었으나 최근에는 외래치료에서도 많이 응용된다. 대인관계에서의 문제점 발견과 개선, 특히 실생활에 대한 계획수립에 효과적이다. 그 밖에도 사회와 직업에서의 역할이라든지 약물복용과 부작용 및 병실활동 등에 관한 의논도 집단치료에 포함될 수 있다.

가족치료

조현병이 발병하거나 악화하는 데 가족의 역할은 매우 중요하며, 또한 가족의 조현병 자체가 가정 내의 심각한 문제와 갈등을 야기하기도 한다. 그러므로 가족치료는 가족 내 질병과 관련된 스트레스나 갈등을 완화, 예방함으로써, 특히 분노표현*expressed anger* 통제를 통해 병의 재발, 악화를 막는 데 효과적이다. 환자가 입원 중이든 퇴원해서 통원치료 중이든 가족이나 그 밖의 중요한 인물들을 적극적으로 치료에 참여시키는 일이 필수적이다.

정신건강교육*psychoeducation*

교육적 기법과 집단치료의 혼합된 형태로, 가족뿐만 아니라 환자에게도 조현병의 본질과 과정을 교육하는 데 목적이 있다. 병 자체와 치료형태에 대한 지식은 환자와 가족 구성원 모두에게 이득이 되며, 좋은 결과를 얻기 위해 좋은 수용적 태도를 갖게 하는 데 효과적이다. 이런 최초의 설명적인 접근은 가족 구성원들이 갖고 있는 낙인과 당황을 줄이는 데 도움이 되며 환자의 질병에 대한 인식을 높인다. 만약 치료자가 낙인, 당황 같은 가족 구성원들의 정서를 감소시키는 데 성공한다면 항정신병약물을 감량하더라도 재발률은 급격히 감소할 것이다. 따라서 가능한 한 치료 초기에 시행하는 것이 좋다.

재활치료 및 사회복귀 훈련

만성 조현병 치료에 있어 중요한 것은 환자가 어느 정도 회복하여 사회에 복귀하려 할 때 이것이 순조롭게 진행되지 않는 수가 많다는 것이다. 환자의 역량 부족도 문제이고, 조현병에 대한 사회적 인식이 부정적이어서 환자가 잘 적응하지 못하는 것도 문제이다. 이러한 어려운 사회복귀를 돕는 치료를 크게 재활치료 또는 사회복귀 훈련이라 부른다. 사회화*socialization*, 가족치료, 학교교육 및 직업교육, 약물치료 등을 통합한 집중치료를 상당기간 동안 지속하면 많은 환자를 사회복귀(고용)로 이끌 수 있다.

위기와 관련하여 환자와 보호자들(가정주치의, 정신건강 전문가, 가족 구성원들을 포함하여)이 재발 악화가 임박하였음을 알리는 조기신호를 인지할 수 있도록 훈련하고, 그럼으로써 효과적인 위기관리가 최대한 신속하게 이루어지도록 한다. 정상적 직업활동이 곤란한 환자에게는 직업기술을 가르쳐 주거나(작업요법*occupational therapy*) 보호적이며 단순한 일을 하는 직업을 마련해 주는 것이 좋은데, 이를 직업치료*vocational therapy*라 한다.

이런 치료는 병원과 지역사회 정신보건센터*community mental health center* 등이 서로 연계되어 이루어진다. 사회복귀를 용이하게 하기 위해 어떤 환자에게는 낮병원, 중간거주지*halfway house* 또는 그룹홈*group home* 등 중간 이행단계를 갖는 것이 적절하다. 이로써 환자는 사회와 접촉을 유지하며 대인관계도 호전되고 다소의 수입도 올릴 수 있게 된다.

Assertive community therapy: 입원을 줄이기 위한 한 방법으로 목적에 맞는 모바일 치료팀을 구성하여 만성 정신질환자들에게 치료, 재활, 기타 활동지원 등 정신건강서비스를 제공하는 것이다. 특히 이 치료를 가족치료와 통합한 Family-aided Assertive Community Treatment(FACT)가 소개되고 있다.

사례관리*case management***:** 환자와 병의 경과에 영향을 미치는 요인들이 다양하고 그래서 치료방법도 정신치료, 약물치료, 사회복귀 훈련, 취업알선 등 전문적으로 다양하기 때문에, 이 모든 치료계획이나 프로그램, 그리고 의료*care*활동을 통합하고 조정하고 치료 약속을 지키고 치료에 순응하도록 격려하는 역할을 할 훈련된 사람, 즉 사례관리자가 필요하다. 사례관리자는 필요하면 가정을 방문하고 환자와 동행하기도 한다.

참고문헌

김용식, 최진숙, 이정균(1987): 정신분열병의 5년 추적조사. 신경정신의학 26:702~715.

김채원(1996): 정신분열병. 중앙문화 진수출판사, pp.281~314.

대한조현병학회(2013). 조현병, 마음의 줄을 고르다. 서울, 군자출판사.

서신영(2015): 조현병. 민성길(편), 최신정신의학(제6판). 서울, 일조각, pp.253~277.

이홍식, 전지용(1995): 새 세대 항정신병 약물의 최근 현황. 대한정신약물학회지 6:29~35.

통계청(2022): 한국 표준 질병 사인 분류. 제8차 개정판. http://kostat.go.kr/kssc/stclass/StClassAction.do?method=dis&classKind=5&kssc=popup

한진희(1990): 정신분열병의 역학. 신경정신의학 29:13~33.

American Psychiatric Association(2022): Diagnostic and statistical manual of mental disorder. 5th ed-text revision. American Psychiatric Association, Washington D.C.

Andreasen NC, Flaum M, Swayze VW 2nd, et al(1990): Positive and negative symptoms in schizophrenia: a critical reappraisal. Arch Gen Psychiatry 47:615~621.

Black DW, Andreasen NC(2022): Introductory Textbook of Psychiatry. 7th ed. American Psychiatric Association

Publishing, Washington D.C.

Bleich A, Brown SL, Kanh R, et al(1998): The role of serotonin in schizophrenia. Schizophr Bull 14:297~315.

Boland R, Verduin ML(2022): Kaplan and Sadock's Synopsis of psychiatry. 12th ed. Wolters Kluwer, Philadelphia, pp.337~364.

Buchsbaum MS(1990): The frontal lobes, basal ganglia, and temporal lobes as sites for schizophrenia. Schizophr Bull 16:379.

Carlsson A(1988): The current status of the dopamine hypothesis of schizophrenia. Neuropsychopharmacology 1:179~186.

Davis JM, Andriukaitis S(1986): The natural course of schizophrenia and effective maintenance drug treatment. J Clin Psychopharmacology 6:25.

Eaton WW, Nordentoft M, Mortensen PB(2013): A nationwide study on the risk of autoimmune diseases in individuals with a personal or a family history of schizophrenia and related psychosis. Am J Psychiatry doi:10.1176/appi.ajp.2013.13010086.

Hales RE, Yudofsky SC, Roberts LW, eds(2014): Textbook of psychiatry. 6th ed. American Psychiatric Publishing, Washington D.C.

Hollingshead AB, Redlich FC(1958): Social class and mental illness: A community study. John Wiley & Sons Inc., New York.

Kim JJ, Kwon JS, Park HJ, et al(2003): Functional disconnection during working memory processing in schizophrenia:a(150)H2O PET study. Am J Psychiatry 160:919~923.

Kim Y, Kim J, Kim S, et al(2008): Catechol-O-methyltransferase Val158Met polymorphism in relation to aggressive schizophrenia in a Korean population. Eur Neuropsychopharmacology 18:820~825.

Li Y, Weber NS, Fisher JA, et al(2013): Association between antibodies to multiple infectious and food antigens and new onset schizophrenia among US military personnel. Schizophrenia Research doi:10.1016/j.schres.2013.10.004.

McFarlane, WR, Levin B, Travis L, et al(2014): Clinical and functional outcomes after 2 years in the early detection and intervention for the prevention of psychosis multisite effectiveness trial. Schizophr Bull doi: 10.1093/schbul/sbu108.

Meltzer HY(1987): Biological studies in schizophrenia. Schizophr Bull 13:77~111.

Min SK, Ahn SK, Jeon DI, et al(1999): Positive and negative symptoms and regional cerebral perfusion in antipsychotic-naive schizophrenic patients. A high resolution SPECT study. Psychiat Res Neuroimag 30:159~168.

O'Donovan MC, Craddock N, Norton N, et al(2008): Identification of loci associated with schizophrenia by genome-wide association and follow-up. Nature Genetics 40:1053~1055.

Schizophrenia Working Group of the Psychiatric Genomics Consortium(2014): Biological insights from 108 schizophrenia-associated genetic loci. Nature doi:10.1038/nature13595.

Song HJ, Min SK(2009): Aggressive behavior model in schizophrenic patients. Psychiatry Research 167:58−65.

Thakkar KN, Peterman JS, Park S(2014): Altered brain activation during action imitation and observation in schizophrenia: A translational approach to investigating social dysfunction in schizophrenia. Am J Psychiatry doi:10.1176/appi.ajp.2013.13040498.

The International Schizophrenia Consortium(2008): Rare chromosomal deletions and duplications increase risk of schizophrenia. Nature 455:237~241.

Turner DT, van der Gaag M, Karyotaki E, et al(2013): Psychological interventions for psychosis: A meta-analysis of comparative outcome studies. Am J Psychiatry doi:10.1176/appi.ajp.2013.13081159.

Venkatasubramanian G, Debnath M(2014): Neuroimmunological aberrations and cerebral asymmetry abnormalities in schizophrenia: Select perspectives on pathogenesis. Clin Psychopharmacol Neurosc 12:8~18.

Walton E, Geisler D, Lee PH, et al(2013): Prefrontal inefficiency is associated with polygenic risk for schizophrenia. Schizophr Bull doi: 10.1093/schbul/sbt174.

Weinberger DR, Berman KF, Suddath R, et al(1992): Evidence of dysfunction of a prefrontallimbic network in schizophrenia: A magnetic resonance imaging and regional cerebral blood flow study of discordant monozygotic twins. Am J Psychiatry 149:890.

11

조현병 스펙트럼 및 기타 정신병적 장애

Schizophrenia Spectrum and Other Psychotic Disorders

Ⅰ. 조현형 성격장애

DSM-5-TR에서 조현형 성격장애*schizotypal personality disorders*는 조현병과 유전적 연관성을 보이는 성격장애로, 조현병 스펙트럼장애*schizophrenia spectrum disorder*에 포함시키고 있다. ICD-10은 이를 조현형 장애*schizotypal disorder*라 명명하고 있다. (이 책에서는 이 장애를 제25장 성격장애, Ⅱ-3. 조현형 성격장애에서 기술하고 있다.)

Ⅱ. 망상장애

1. 개념

DSM-5-TR에서는 망상장애妄想障碍 *delusional disorders*라 부르고, ICD-10에서는 지속성 망상장애*Persistent delusional disorders*라 부른다. (편집장애偏執障碍 *paranoid disorder*라고도 부른다.) 이는 주된 증상이 정교하게 체계화된 지속적인 망상이다. 대개 망상은 괴이하지 않으며, 인격 기능은 유지된 채 망상내용에 적절한 감정을 동반한다. 망상에, 피해적·질투적·과대적·색정적*erotic*·신체적 망상 등이 있다. 망상장애는 남녀 모든 연령층에서 발생할 수 있으며, 일시적이거나 간헐적일 수도 있고, 일생 동안 지속될 수도 있다.

역사적으로 paranoia의 어원은 beside mind라는 뜻의 그

리스어로, 광범위한 정신장애를 의미하였으나, 최근에는 주로 피해의식을 뜻하게 되었다. 1818년 J. C. A. Heinroth가 paranoia 개념을 처음 시사했고, 1838년 J. E. D. Esquirol이 monomania의 개념을, 1863년 K. L. Kahlbaum이 편집증*paranoia*이라는 용어를 사용했으며, 1921년 E. Kraepelin은 paraphrenia라는 병명을 사용하였다. (그는 환각이나 정신병적 증상, 인격 붕괴가 없다는 점에서 조현병과는 다르다고 하였다.) Freud는 환자 Schreber case를 분석하면서 망상장애를 정신분석적으로 해석하고 치료하려고 하였다. DSM-Ⅲ에서는 망상장애를 급성형(paranoid state)과 만성형(paranoia, paraphrenia)으로 구분하였다. 그러나 DSM-5에서는 이런 구분을 없앴고, 이중정신병*folie à deux*(또는 공유 편집장애*shared paranoid disroder*)도 제외시켰다.

2. 역학

일반인구중 약 0.2%에서 나타난다. 남녀 차이는 없다. 그러나 이런 환자는 거의 스스로 자신을 드러내지 않기 때문에 역학조사를 하기가 어렵다. 우리나라의 경우는 알려져 있지 않다. 평균 발병연령은 약 40세이지만 발병연령이 18세부터 90대까지로 다양하다. 이민자나 낮은 사회경제적 계층에 많다.

3. 원인

생물학적 원인

현재로서는 유전적 요인이 크게 작용한다고는 볼 수 없지만, 조현병이나 조현형 성격장애의 가족력이 많이 발견되는 등 유전적 요인이 있는 듯하다. 그러나 이는 기분장애의 가족력과는 관련이 없는 것 같다.

한편 신경학적 장애(특히 변연계와 기저신경절 등)가 있을 때 많은 망상이 발견되는 것으로 보아 생물학적 원인이 추측되고 있다. 이때 대뇌피질은 정상적이므로, 대뇌피질은 일단 형성된 망상을 지능화intellectualization하는 데 기여하는 것이 아닌가 한다.

망상상태는 특정 환경에서의 감각 착오로 인한 정상적 반응으로도 나타날 수 있다. 예를 들어 발자국 소리 때문에 자신이 미행당하고 있다는 생각을 할 수 있다. 망상장애 환자들은 부족한 증거에도 불구하고 쉽게 결론에 비약하는 성향이 있어 그러한 감각 착오를 잘 일으킨다. 즉 망상장애 환자들은 극히 적은 정보만으로도 쉽게 결론에 도달하는 경향이 있는데, 이러한 경향은 특히 정서적 자극에 대해 심하다.

정신사회적 원인

정신역동적 견해: Freud는 편집증에 걸렸던 법학자 D. P. Schreber의 자서전을 분석하여, 억압된 무의식적인 동성애적 경향unconscious homosexual tendency이 부정denial, 반동형성reaction formation, 투사projection 등의 방어과정을 거쳐 편집상태로 발전한다고 하였다. (그러나 망상장애 환자가 모두 동성애적 경향이 있다는 의미는 아니다.)

망상장애 환자들은 다른 사람들로부터 주시받는 것을 두려워하는데, 이는 어렸을 때 부모로부터 주시받는 것을 두려워하며 자랐기 때문으로 설명될 수 있다. 이들의 비판적이고 위협적인 망상은 초자아 비판이 투사되어 나타나는 것으로 해석된다. 망상장애 환자의 과대적 사고는 바닥에 깔려 있는 자기애적 욕구의 좌절에서 오는 실망감, 부정적 자기개념 또는 열등의식을 덮어 보려는 시도일 수 있다. 타인에 대한 비난은 의식적으로 느껴지는 굴욕감, 수치감, 그리고 손상된 자존심에 대한 방어인 것이다. 따라서 이 경우 환자는 매우 예민hypersensitivity하다. 색정광도 자존심 결여와 자기애의 손상에 대해 투사라는 방어기제를 사용한 결과로 생각된다.

망상장애 환자들의 과거력상의 특징은 부모와의 관계에서 기본적인 신뢰감을 형성하거나 발전시키지 못하였다는 것이다. 또한 환자들 중에는 어린 시절 부모로부터 무엇이든 틀림없이 일을 해낼 것을 요구받거나 부모의 기대에 조금이라도 어긋난 일을 할 때마다 벌을 받으면서 성장한 경우가 많다. 이들은 능력에 맞지 않는 일을 해낼 것을 요구받을 때마다 자존심을 강화할 수 있는 자기 나름대로의 공상을 하게 된다. 망상장애 환자의 병전 성격에서 나타나는 과도한 야심은 이와 같은 경험에 따라 발전된 것이다.

사회적 원인: 편집성 인격의 소유자는 극복할 수 없는 심한 좌절에 처하였을 때 사회와의 관계를 회피하고 은둔하게 된다. 그러다가 주위 사람들의 사소한 행동이나 자신과 상관없는 행동을 자신에게 해로움을 끼치려는 것으로 받아들이기 시작한다. 다음 단계에는 주위의 많은 사람을 자기를 해치려는 음모자들의 집단으로 생각하게 된다. 이때에는 주위에 실제로 존재하는 사람뿐 아니라 공상 속의 사람들까지도 포함시킨다.

이민자나 이주자에서는 새로운 문화에 대한 부담, 고독감, 사회적 고립감, 사회경제적 빈곤, 기타 스트레스 등이 망상적 사고를 형성하는 데 영향을 주기도 한다. 이를 이민정신병migration psychosis이라고 한다. 비슷한 상황인 감옥 내 경험도 망상장애(교도소 정신병prison psychosis)를 만들기 쉽다.

4. 임상양상

환자는 대개 단정하며 일반 사회적 활동에는 지장이 없어 보이고 인격도 건전해 보인다. 대개 직장을 유지하며 스스로 생활할 수 있다. 대부분 다소 우울하지만, 때에 따라 망상과 일치하여 감정이 고양되고, 분노하거나 적대적이 되기도 하고, 피해망상적일 때는 경계적이고 의심스러워한다. 망상의 내용에 따라 충동조절장애가 드러날 수 있어, 자살, 살인, 강간, 기타 폭력을 행사할 의도나 계획을 가질 수 있고 또 수행할 위험도 있다. 의사는 이를 직접 물어볼 수 있어야 한다. (이를 자제할 능력이 없거나 그런 병력이 이미 있을 때는 입원시키는 것이 좋다.) 환각이나 착각은 거의 없으나, 있다 해도 대개 망상내용과 관련된다. 사고내용은 유형에 따라 피해적·질투적·색정적·신체적·과대적 및 혼합적 등으로 나눌 수 있다. 망상은 조직적이며 체계적이나 단순하기도 하고 복잡하기도 하다. 망상 이외의 다른 사고장애는 보기 드물다. 그러나 면담 시 의심이 많고 편파적이며 적대적이다. 시비가 많고 잘 따지려 든다. 기억과 지남력은 정상적이지만 병식insight은 없다. 노인에게 나타날 경우 노인망상증late paraphrenia이라 한다(제31장 노인정신의학, Ⅲ. 노인정신장애 참조).

임상유형

피해형被害型 persecutory type

가장 흔한 형태이다. 주된 망상은 자신 또는 자신과 가까운 사람이 어떤 방법으로든 피해를 받고 있다는 것이다. 흔히 어떤 사람 또는 다수의 관련된 사람들이 의도적으로 교묘하게 여러 가지 방법으로 자기에게 피해를 주거나 자신을 악의적으로 다루고 있다는 망상이다. 그래서 이에 대해 집요하게 소송을 걸기도 하는데, 이를 고소광litigious mania이라고 한다.

색정형色情型 erotomanic type

Erotomania, psychose passionelle 또는 de Clerambault syndrome이라고도 부른다. 주된 망상은 어떤 사람이 자신과 사랑에 빠졌다는 것이다. 상대방은 대개 높은 신분으로 유명한 사람 또는 직장 상사일 때가 흔하나, 전혀 모르는 사람일 수도 있다. 망상에는 대체로 이상적·낭만적인 내용이 많고 성적 매력에 의해서라기보다 영적 결합에 의한 것이라는 내용이 많다.

스토커stalker는 상대방과 접촉하기 위해 노력한다. 대개 전화, 편지, 선물, 방문, 조사, 미행을 한다. 환자는 이 망상을 비밀로 하기도 한다. 여성에게 많다. 그러나 법적 문제에 걸리는 사람은 대개 남자들인데, 망상 속의 애인을 추적하거나 위험에서 구하기 위한 행동을 하다가 법에 걸린다.

과대형誇大型 grandiose type

주된 망상은 위대한 가치, 힘, 지식, 신분 등을 가졌다거나 또는 신성神性이나 유명한 인물과 특별한 관계에 있다는 망상이다. 또한 자신이 위대한 그러나 남들이 모르는 재능이나 통찰력을 가졌거나 중요한 발견을 해서 조만간 정부의 주요직책을 맡을 것이라는 망상도 발견된다. 어떤 중요한 사람과 특별한 관계에 있다는 망상도 있는데, 그는 실제 인물일 수도 있고 가상의 인물일 수도 있다. 또는 종교적일 수도 있어 신성과 특별한 관계에 있거나 종교적 집단의 지도자가 된다는 망상도 있다.

질투형嫉妬型 jealous type

오셀로증후군Othello syndrome, 결혼편집증conjugal paranoia으로도 불린다. 우리말로는 소위 의처증疑妻症, 의부증疑夫症이 이에 해당된다(그림 11-1). 주된 망상은 정당한 이유 없이 배우자나 애인 등 개인의 성적 파트너가 믿을 수 없다는 망상이다. 옷차림의 흐트러짐이나 이불에 묻어 있는 얼룩 같은 사소한 근거를 가지고 망상을 정당화한다. 그리고 가상의 부정不貞에 대해 점차적으로 밝혀내려 하고 압박해 나간다. 배우자를 외출하지 못하게 하거나 미행하고 조사하기도 한다. 심지어 배우자에게 폭력을 행사하거나 가상의 정부情夫를 공격하기도 한다.

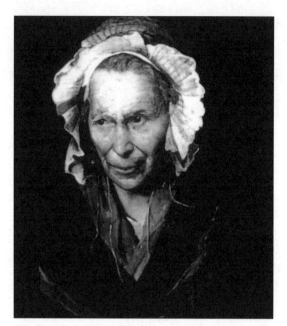

그림 11-1 La Folle d'Envie(T. Géricault, 1824). 의부증 환자의 의심, 질투하는 모습이 잘 표현되어 있다.

신체형身體型 somatic type

주된 망상은 자신에게 어떤 신체적 결함이 있거나 질병에 걸렸다는 망상이다. 흔한 망상의 내용은 자신의 몸, 피부, 입, 항문, 성기 등에서 나쁜 냄새가 난다는 것이다. 또는 피부에 벌레가 기어 다닌다는 망상, 몸속에 기생충이 있다는 망상, 신체의 일정 부위가 잘못되었거나 추하다는 망상, 또는 신체 일부의 기능이 잘못되었다는 망상 등이 있다. 그들은 이 때문에 사회기능을 잘 할 수 없다고 주장한다. 대개 다른 의사들을 찾아서 고쳐 달라거나 성형수술해 달라고 요구하는 경우가 많다. 망상장애는 환자가 걸려 있다고 추측하고 있는 자신의 질병에 대한 신념이 확고하다는 점에서 건강염려증과 구별된다.

혼합형mixed type

뚜렷한 하나의 망상유형으로 분류할 수 없는 경우로, 전술한 망상의 형태 중 하나 이상을 특징적으로 가지고 있으면서 어느 하나도 주가 되지 않는다.

비특정형unspecified type

비정형atypical으로 분류되기도 한다. 여기에는 카그라스증후군Capgras syndrome(제27장 기타 정신장애 참조), 프레골리현상Fregoli phenomenon(박해자가 연극배우처럼 여러 얼굴을 갖고 있다는 망상), 수화광獸化狂 lycanthropy(자신이 늑대가 되었다는 망상), heutoscopy(자신이 또 다른 자신을 가지고 있다는 망상) 등이 있다. 망상성 기생충증delusional parasitosis은 피부(또는 몸)속에 벌레가 번성하고 기어 다닌다는(의주감蟻走感) 망상으로, 흔히 피부에 이를 긁어 내려 한 상처가 있다.

5. 진단

망상장애를 진단하기 위해, 환자 자신은 물론 가족, 친구, 직장 동료 및 주위 사람들로부터 환자의 과거력, 현 병력, 가족력, 호소내용 등 철저하게 모든 면에서 정보를 얻어 내야 한다. 환자에게 면접에 대한 신뢰감을 갖도록 해주는 것이 무엇보다 중요하다.

DSM-5-TR에서는 망상장애의 진단을 위해서는 망상이 괴이*bizarre*하지 않아야 한다는 기준을 더 이상 요구하지 않는다. 그러나 괴이한 또는 괴이하지 않은*non-bizarre* 망상에 대해서는 특정형*specifier*으로 기술하게 함으로써 DSM-IV와 연결성을 유지하고 있다.

DSM-5-TR

F22 망상장애*Delusional Disorder*

A. 망상(예: 실제 생활에서 일어나는 상황, 즉 추적, 독극물중독, 감염, 타인으로부터의 사랑, 배우자나 애인의 속임, 병에 걸림)들이 최소한 1개월간 있어야 한다.

B. 조현병의 진단기준 A에 맞지 않아야 한다.

　주: 환각이 있다면 현저하지 않고, 망상의 주제와 연관된다.

C. 망상이나 그에 따른 영향으로 인한 것 말고는 전반적인 기능이 현저하게 저하되지 않고 행동이 뚜렷하게 이상하거나 괴이하지 않다.

D. 만일 기분의 삽화가 망상과 함께 존재한다면 그 기분장애의 총 기간은 망상장애의 기간에 비해 짧아야 한다.

E. 이 장애가 물질(예: 남용약물, 투약)이나 일반적 의학적 상태의 직접적인 생리적 영향에 의한 것이 아니어야 한다.

특정형(주된 망상 주제에 따라 다음과 같은 유형으로 분류할 수 있다.)

색정형*erotomanic type*
과대형*grandiose type*
질투형*jealous type*
피해형*persecutory type*
신체형*somatic type*
혼합형*mixed type*
비특정형*unspecified type*
특정형
괴이한 내용 동반*with bizarre content*
특정형(장애의 1년 경과 후)
첫 삽화로서 현재 급성기 삽화
첫 삽화로서 현재 부분적 관해
첫 삽화로서 현재 완전 관해
다중삽화로서 현재 급성기 삽화
다중삽화로서 현재 부분적 관해
다중삽화로서 현재 부분적 관해
지속형
비특정형

특정형
현재 심각도 측정: 증상의 정도에 따라 0~4점까지 평가함.

ICD-10 및 한국 표준 질병 사인 분류

F22 지속성 망상장애*Persistent delusional disorders*
장기간 지속되는 망상이 유일하고 가장 두드러진 임상적 특징이며, 기질적, 조현병적 또는 정서장애에 분류할 수 없는 여러 장애들을 포함한다. 몇 개월이 넘지 못한 망상장애는 적어도 임시적으로라도 F23.-에 분류해야 한다.

F22.0 망상장애
F22.8 기타 지속성 망상장애
F22.9 상세불명의 지속적 망상장애

감별진단: 망상장애에서는 K. Schneider가 말한 조현병의 1급 증상을 볼 수 없다. 그러나 망상형 조현병에서는 망상이 괴이하고 단편적이며 체계화되어 있지 않으며, 환각이 그들의 망상과 관련하여 있을 수 있다. 신체추형장애와 강박장애와 감별해야 한다. 편집성 인격장애 환자는 항상 사람을 믿지 못하고 과민하나 망상은 없다. 색정형이나 과대형은 조증과 감별해야 한다. 조증의 분노는 곧잘 가라앉는 것이 특징이지만 망상장애에서는 불평이 많고 증오적인 행동이 지속된다. 정신병적 우울증에서는 신체망상이 가장 흔하며 의욕상실, 불면증, 식욕감퇴, 체중감소, 기력상실 같은 우울증의 생물학적 징후가 나타난다. 기타 꾀병, 인위성 장애와도 감별해야 한다. 기질성 망상증후군에서는 편집상태가 인지장애(건망증, 기억력장애, 판단력장애, 지남장애)와 동반되지만, 망상장애에서는 기억력이 정상이다. 기질성은 임상병리검사, 뇌척수액검사, 뇌파검사, 뇌전산화단층촬영, 신경심리학적 검사를 통해 감별한다.

6. 경과 및 예후

급성 발병이 많다. 대개 만성적으로 되며 회복이 쉽지 않다. 장기간 추적조사 결과 50%는 회복하고 20%는 증상이 감소하며 30%는 변함이 없다고 한다. 질투형의 경우 이혼하면 증상은 없어지나 과거에 대해서는 망상이 남아 있고, 재혼하면 다시 새로운 질투가 나타나기 쉽다. 피해형, 신체형 및 색정형은 예후가 좋은 편이다.

망상장애 환자들은 처음에는 이웃과도 친밀한 것 같지만 차차 망상, 의심, 적대감이 되살아나서 불화가 점차 많아지고 자신을 박해한다고 생각하는 사람에게 공격적인 언행을 보이기 시작한다. 자신에게 해를 주는 사람을 피하기 위해 이사를 자주 한다. 도망가거나 자살하기도 한다.

예후가 좋은 조건은, 직업적·사회적·기능적 적응이

좋았을 때, 30세 이전에 발병하였을 때, 급성적으로 발병한 경우, 기간이 짧을 때, 유발인자가 있는 경우, 남성보다는 여성일 때, 그리고 결혼한 경우 등이다. 망상장애 환자들은 기분(정동)장애나 조현병에서의 망상증상을 가진 환자보다도 약물치료나 정신치료의 효과가 만족스럽지 않다고 한다.

7. 치료

망상장애 환자들은 의심이 많고 냉담하므로 치료관계를 형성하기가 매우 어렵다. 신뢰관계를 형성하기 위해 긴 시간과 인내와 노력이 필요하다. 의사는 일단 망상에 대해 비판해도 안 되고, 망상 내용에 동조해도 안 된다. 또한 환자의 비밀을 전적으로 지킨다는 확신을 주어야 한다. 치료자는 환자의 불안을 제거해 주고 현실적인 차원에서 환자와 의사소통을 하기 위해 환자의 마음을 이해해 주려는 태도를 가져야 한다. 병식이 없어 강제로 치료를 받게 하는 수가 많은데, 이때에는 환자 가족들의 협조가 필요하다. 환자의 망상을 없애지 못해도 사회적응이 개선된다면 그 또한 성공적인 치료라 할 수 있다.

입원

환자가 자기 자신이나 남을 해칠 위험성이 적을 때는 외래치료를 하는 것이 바람직하다. 그러나 망상이 지배적이어서 환자의 언행에 심각한 영향을 주고 있거나, 장차 공격적 행동을 할 가능성이 있을 때는 입원시켜야 한다. 이때 치료자는 환자에게 입원할 것을 직접 설득해야 하며, 만일 환자가 입원치료를 거부할 경우에는 보호자의 동의를 얻어 강제로 입원시켜 치료해야 할 수도 있다.

정신치료

정신치료를 통해 환자와 의사의 관계가 확립되면, 환자는 자신의 욕구를 중화시킬 수 있게 되고 방어기제를 강화시킬 수 있게 되며 현재의 갈등을 해소할 수 있게 된다. 환자는 망상이 생겨난 상황을 이해하고 다른 반응양식을 배울 수 있게 된다. 치료목적을 망상을 없애는 데 두기보다 우선 만족스러운 사회적응을 형성하는 데 둘 수도 있다. 망상장애 환자들에 대한 정신치료에서는 다음과 같은 사항을 유의해야 한다.

① 우선 정신치료는 환자로부터 신뢰감을 얻은 후에 시작해야 한다. 치료자는 환자로 하여금 신뢰감을 갖도록 하기 위해 환자와의 약속시간을 지키며 면담일정을 규칙적으로 짜주어야 한다.

② 처음에는 환자의 망상을 긍정도 부정도 해서는 안 된다. 환자의 망상에 대해 정면으로 도전하거나 토의하거나 직접적으로 접근하지 말아야 한다.

③ 환자가 치료자를 의지할 수 있는 관계가 형성되었더라도 지나치게 환자의 요구를 들어주지 말아야 한다. 이는 환자에게 불안감을 조장할 수 있다.

④ 환자가 망상으로 괴로워하거나 건설적인 생활을 못하는 점을 부드럽게 지적해 주면서 현실평가능력을 강화시켜 준다.

⑤ 환자의 공격적 욕구를 중화시켜 주어야 한다.

⑥ 환자와 치료관계가 형성된 후에 환자로 하여금 망상에 대한 연상을 하도록 하면, 환자 스스로 그 망상에 대한 회의를 하게 되는데, 이때 망상에 대한 치료적인 암시와 평가를 준다. 그 후 환자에게 신뢰의 마음이 생겨나게 되면 주체성을 찾아 현실적인 갈등을 잘 처리할 수 있도록 도와준다.

망상장애 환자에 대한 정신치료는 매우 어렵지만 장기간에 걸친 정신치료와 약물치료를 병용하였을 때 호전되는 경우가 2/3 정도 된다는 보고가 있다. 가능하다면 가족을 치료에 참여시키는 것이 좋다. 이때 환자가 의사와 가족들이 자신의 적으로서 적들끼리 연합한다고 느끼지 않도록 신중해야 한다. 결국 환자와 가족이 서로 이해하고 돕도록 해야 한다.

약물치료

망상장애 환자들은 약물사용에 대해 의심이 많고 피해적으로 받아들이기 쉽다. 그러므로 환자에게 관계형성과 더불어 약물에 대해 자세히 설명해 주는 것이 바람직하다. (환자에게 불안이나 불쾌감 또는 스트레스에 대한 약물이라고 설명하면 비교적 잘 받아들인다.) 정신병적 망상을 완화시키기 위해서는 주로 항정신병 약물이 사용된다. 비록 다른 정신병적 장애에 비해 항정신병 약물치료에 대한 반응률이 낮기는 하지만, 효과적인 경우가 분명히 있다. 일단 치료에 반응한 환자들에게는 장기유지요법도 필수적이다.

항정신병 약물을 선택할 때는 정형 항정신병 약물보다 부작용이 적은 비정형 항정신병 약물을 선택하는 것이 바람직하다. 그러나 비정형 항정신병 약물 중 clozapine은 부작용의 위험성 때문에 지속적 혈액검사가 필요해 망상장애 치료에는 권장되지 않는다. 비정형 항정신병 약물 중 어떤 것을 선택할 것인가는 부작용 프로파일, 약물치료력, 복용 중인 다른 약물과의 상호작용 등을 고려해 선택하면 된다. 신체형 망상장애에 pimozide가 효과적이라는 연구가 있다. 비정형 항정신병 약물에 반응하지 않는 경우에는 정형 항정신병 약물의 사용을 고려할 수 있다. 때로 항우울제 투여가 효과적일 수 있는데, 특히 신체형 망상을 가진 경우 SSRI 계통의 항우울제가 도움이 되기도 한다.

8. 유도성 망상장애induced delusional disorder

이는 이전에 공유 정신병적 장애共有精神病的 障碍 shared psychotic disorder로 불리던 망상장애 유형으로, 한 사람의 망상체계가 가까운 관계 때문에 다른 사람에게 전달되어 비슷한 망상체계를 공유하게 된 경우를 말한다.

이는 1977년 프랑스 정신과 의사 C. Lasègue와 J. Falret가 기술한 folie à deux(이중 정신병) 또는 DSM-Ⅲ-R의 유도정신병적 장애induced psychotic disorder와 같은 양상의 것이다. 이 장애는 ICD-10에는 남아 있으나 DSM-5-TR에서는 따로 범주화되지 않고, '기타 특정 조현병 스펙트럼 및 기타 정신병적 장애' 범주 내 한 형태인 '망상장애를 가진 사람의 파트너에서 보는 망상 증상delusional symptoms in partner of individual with delusional disorder'으로 기술되고 있다. 학자에 따라 이를 비정형 정신병적 장애로 분류하기도 한다.

매우 드물다. 하층계급일 때, 그리고 신체불구(청각장애인, 뇌손상) 등이 있을 때 발병할 위험률이 크다. 가족 내에서 나타날 때 유전적 요인도 있을 수 있으나 아직 연구된 바는 적다. 전체 가족 내 조현병의 가족력이 높다고 한다.

대체로 두 사람 사이에 일어나는 경우가 가장 많고, 3명 이상에서도 일어나며, 한 가족 전체에서도 일어난다(이것을 folie à famille라고 부른다). 두 사람 사이일 경우 남자와 여자 사이가 많다. 95%가 가족 내에서 일어나며 그 중 1/3이 두 자매간에, 1/3이 부부간에 또는 어머니와 자식 간에 나타난다.

원인은 대개 정신사회적이다. 두 사람 중 한 사람이 지배적이고 한 사람은 복종적으로 서로 의존적이며, 같이 외부세계로부터 고립되어 있는 상황에서 잘 나타난다. 지배적 인물에게 이미 정신병이 있어 증상으로 망상적 사고를 가지고 있는데, 복종적 상대방을 통해 외부세계와 접촉하게 될 때 복종적 인물도 같은 망상체계를 갖게 된다. 복종적 인물은 지배적 인물을 숭배하고 인정을 받고 싶어 하므로 같은 생활방식, 같은 욕구, 같은 희망 등을 가지기 쉽다. 한편 복종적 인물은 지배자를 증오하기도 하는데, 이를 내향화하면 우울증이 나타날 수 있다.

주된 임상양상은, 상대방이 가지고 있는 망상을 무조건 받아들이는 것이다. 이때 망상들은 어느 정도 가능성 내지 현실성이 있을 수 있다. 망상내용은 흔히 피해망상 또는 건강염려증적이다.

진단은 지배적 인물의 망상내용과 같은 유도된 망상이 있을 때 진단된다. 한편 유도망상induced delusion이 생기게 된 개인에게는 다른 정신병적 장애가 없어야 한다.

ICD-10 및 한국 표준 질병 사인 분류

F24 유도망상장애Induced delusional disorder

가까운 감정적 연계를 가진 두 사람 이상이 함께 공유하는 망상장애. 단지 그중 한 명만이 진짜 정신병을 앓고 있으나 다른 한 사람에게도 망상이 유발되며 보통 그 사람들이 떨어져 있으면 망상이 사라진다.

감응성 정신병Folie a deux, 유도편집장애induced paranoid disorder, 유도정신병장애induced psychotic disorder 등이 이에 포함된다.

이 장애는 꾀병, 인위성 장애, 기질적 정신장애 등과 감별해야 한다. 집단정신병과는 감별하기가 어렵다. 지배적 인물로부터 수동적 인물을 격리한다면 증상이 극적으로 없어질 것이라는 일반적 인식이 있지만, 실제로는 그럴 경우 회복률은 10~40%로 낮다. 격리 후에도 망상이 계속된다면 환자는 편집장애나 조현병에 해당되는 수가 많다.

치료는 지배적 인물로부터 유도된 환자를 격리하고 각각 따로 치료하는 것이다. 복종적 환자에게는 입원치료와 역동적 정신치료가 권장되며, 약물치료는 필요한 경우에만 시행한다. 또한 지배적 인물을 대신할 다른 의존할 지지를 제공하는 것이 좋다. 지배적 인물의 정신장애도 치료해야 한다.

Ⅲ. 단기 정신병적 장애

1. 개념

단기 정신병적 장애短期精神病的 障碍 brief psychotic disorder는 장애가 짧은 기간 지속되는데, 기간은 최소 하루 이상 1개월 이내여야 한다. 증상은 조현병의 기준에 맞을 수도 있고 맞지 않을 수도 있다. 이 장애와 비슷한 장애를 이전에는 반응성 정신병reactive psychosis, 히스테리성 정신병hysterical psychosis 또는 심인성 정신병psychogenic psychosis으로 부르기도 하였다.

2. 역학

장애의 빈도, 유병률, 성비, 평균 발병연령에 대해 신뢰할 만한 자료는 거의 없다. 일반적으로 흔치 않은 것으로 알려져 있다. 첫 발병 정신병 중에서 약 9%를 차지한다고 한다. 여성에서 남성보다 약 2배 많고, 성격장애자 중에 많고, 저소득층에 많다.

우리나라 2011년 역학조사에서 단기 정신병적 장애의 평생유병률은 0.4%(2006년에 비해 33.3% 증가), 1년유병률은 0.2%였다. 1년유병률은 여성(0.4%)에서 남성(0.1%)보다 높았다. 남녀 모두 18~29세 연령군에서 높았다.

3. 원인

역동적 원인은 스트레스와 그에 대한 부적절한 대응기제와 이차적 이득이다. 즉 발병은 스트레스에 대한 방어 또는 회피, 그리고 욕구충족 때문이다. 이미 있던 인격장애, 특히 히스테리성, 자기애적, 편집성, 분열형 및 경계성 성격장애가 있을 때 잘 발생한다. 단기 정신병적 장애 환자의 가족에서의 조현병의 빈도는 높지 않은 반면, 기분장애의 빈도는 높다. 젊은 환자, 낮은 사회경제적 계층의 사람에게 흔한 경향이 있다. 재해를 경험한 환자나 문화충격culture shock 같은 주요 문화적 변화를 경험한 사람들도 정신사회적 스트레스 후 이 장애가 발병할 가능성이 높다.

4. 임상양상과 진단

증상은 조현병과 기분(정동)장애(양극성 장애 및 우울증)의 정신병적 증상에 해당된다. 망상, 환각, 자주 벗어나거나 또는 지리멸렬한 혼란된 언어, 현저하게 혼란된 또는 긴장성 행동 등이 있다. 대체로 기분장애의 증상이 더 뚜렷하다. 증상 중 일부는 섬망과 유사하기 때문에 기질적 원인을 배제하기 위한 검사를 시행할 필요가 있다.

단기 정신병적 장애의 증상유형은 문화권에 따라 다소 다르게 나타날 수 있다. 스칸디나비아 및 그 외 유럽의 일부 학자들은 단기 정신병적 장애에서 몇몇 특징적 증상군을 구분하고 있어, 이 점에서는 유럽과 미국 학자 간에 다소 차이가 있다.

임신 중이거나 출산 4주 이내, 즉 peripartum 시기에 나타나는 단기 정신병적 장애는 과거 산후정신병postpartum psychosis이라 불렸다(본 장, IX-2. 산후정신병 참조). 이는 대개 2~3개월 내 회복한다. 산후 우울기분postpartum blue과는 구별되는데, 이는 처음으로 어머니가 되는 여성의 약 80%에서 나타나 수일간 지속된다.

DSM-5-TR

F23 단기 정신병적 장애Brief Psychotic Disorder

망상, 환각, 혼란된 언어(예: 빈번한 탈선 혹은 지리멸렬), 현저하게 혼란된 또는 긴장성 행동 중 하나 이상이 존재하고, 이들 중 최소 하나는 앞의 3개 중 하나이어야 한다. (그러나 문화적으로 인정된 반응이면 증상에 포함하지 말 것) 기간이 최소한 하루 이상, 1개월 이내여야 하며, 이 기간 동안 이전 기능이 완전히 회복된다. 또한 정신병 양상을 가진 기분장애, 분열정동장애, 조현병으로 더 잘 설명되지 않으며, 물질(예: 남용약물, 처방약물)이나 일반적 의학적 상태로 인한 직접적인 생리적 영향에 의한 것이 아니어야 한다.

특정형으로 **현저한 스트레스 동반형**(단기 반응성 정신병)과 **현저한 스트레스 비동반형**이 있는데, 전자는 그 사람이 속한 비슷한 환경에서는 어느 누구에게나 현저한 스트레스가 되는 단일한 또는 복합적 사건 직후나 그에 대한 반응으로 증상이 생기는 경우이고, 후자는 그 사람이 속한 비슷한 환경에서 어느 누구에게나 현저한 스트레스가 되는 단일한 사건 직후나 그에 대한 반응으로 생기는 정신병 증상이 아닐 경우이다. **산후형**은 임신 중이거나 산후 4주 내에 시작할 경우이다. **긴장증** catatonia **동반형**도 있다.

특정형으로서 현재 심각도는 0~4점까지의 5 point scale로 평가한다.

ICD-10 및 한국 표준 질병 사인 분류

F23 급성 및 일과성 정신병장애

Acute and transient psychotic disorders

망상, 환각 및 지각장애와 같은 정신병적 증상의 급성 발병 및 일상 행동의 심한 파괴를 특징으로 하는 이질적 질병군. 급성 발병이란 약 2주 이내에 명백히 이상한 임상양상이 점점 강하게 발달하는 것으로 정의된다. 이런 장애에 기질적 원인은 없다. 당황은 가끔 있으나, 시간, 장소 및 사람에 대한 지남력상실은 기질적으로 원인이 된 섬망의 진단을 정당화할 정도로 지속적이지도 심하지도 않다.

F23.0 조현병의 증상이 없는 급성 다형성 정신병장애
F23.1 조현병의 증상이 있는 급성 다형성 정신병장애
F23.2 급성 조현병-유사정신병장애
F23.3 기타 급성 주로 망상우세성 정신병장애
F23.8 기타 급성 및 일과성 정신병장애
F23.9 상세불명의 급성 및 일과성 정신병장애

감별진단: 단기 정신병적 장애는 인위성 장애, 꾀병, 기질적 정신장애 등과 감별해야 한다. 그 외 뇌전증, 섬망, 다중 인격장애, 경계성 성격장애 및 조현형 성격장애와 연관된 정신과적 삽화, 그리고 조현병, 기분장애와도 감별해야 한다.

5. 경과 및 예후

단기 정신병적 장애의 정의에 따르면 발병 1개월 내 완전히 회복해야 한다. ICD-10의 급성 및 일과성 정신병장애의 진단기준도 1개월 또는 3개월 이내에 회복해야 한다는 것이 포함되어 있다. 그러나 이러한 심각한 정신병적 장애가 발병하였다는 것은 환자가 정신적으로 취약함을 의미하며, 따라서 처음에 단기 정신병적 장애로 진단된 환자 중에 일부는 이후 조현병이나 기분장애 같은 만성 정신병으로 발전한다. 하지만 정확한 비율은 알려져 있지는 않다.

좋은 예후와 관련된 요인에는 좋은 병전 적응, 적은 조현성, 적은 정서적 둔마, 짧은 정신병 기간, 조현병의 가족력이 없음 등이 포함된다. 이러한 환자들은 재발이 적고 이후에 조현병이나 기분장애 같은 주요 정신병으로 발전하지 않는다.

6. 치료

정확한 평가와 보호를 위해 단기간의 입원이 도움이 될 수 있다. 입원 치료의 경우 병원의 조용하고 구조화된 환경이 환자가 현실감을 되찾는 데 도움이 된다. 또한 급성 삽화 동안 자해와 타해의 위험성을 염두에 두고 치료해야 한다. 약물치료로 정신병 증상의 조절을 위해 항정신병 약물이 사용되며, 진정을 위해 benzodiazepine이 사용된다. 항정신병 약물은 단기간 사용하며 대개 소량을 사용하게 된다. 항정신병 약물은 부작용이 적은 제2세대 항정신병 약물을 많이 사용한다. 젊은 환자에게 고역가 항정신병 약물을 사용하는 경우, 추체외로 부작용을 예방하기 위해 항콜린성 약물을 함께 사용하는 것이 도움이 된다. 정의상 발병 기간이 단기이기 때문에 항정신병 약물의 장기유지요법은 필요 없으며, 만일 장기간의 유지요법이 필요하다면 진단이 잘못된 것이다.

환자가 급성 정신병 상태에서 회복된 후 개인정신치료, 가족치료, 집단치료를 시행할 수 있는데, 이는 유발인자의 의미와 자신의 방어기제에 대해 깨닫게 함으로써 이후 환자의 적응을 돕고 재발을 방지할 수 있다.

Ⅳ. 조현형 장애

1. 개념

조현형 장애調絃型障碍 schizophreniform disorder는 조현병의 증상이 나타나지만, 경과가 1개월 이상 6개월 이내일 경우이다. 이 병명은 1939년 G. Langfeldt에 의해 처음 사용되었으나. 그는 조현병과 증상이 유사하나 예후가 좋은 환자군을 발견했는데, 이들의 경우 병전에 적응이 좋고, 갑작스럽게 발병하며, 흔히 정신사회적 스트레스가 동반되고, 예후가 좋다는 점을 강조하였다.

2. 역학

연구된 바가 적다. 유병률은 대개 조현병의 절반 이하라고 보고 있으며, 청소년이나 젊은 성인에서 많다고 한다. 일부 보고에 의하면 평생유병률이 0.2%, 1년유병률이 0.1%로 알려져 있다.

3. 원인

아직 정확한 원인은 알려져 있지 않다. 이 장애에는 다양한 환자군이 포함되는 것으로 생각된다. 일부 환자에서는 원인이 조현병과 유사하고, 또 다른 환자들은 기분장애와 원인 면에서 유사하다. 아직 잘 모르는 어떤 중추신경계 요인이 있어 단기적인 조현형 장애를 만들기도 하고 장기적인 조현병을 만들기도 하고, 또는 그 중간인 조현형 장애를 만드는 것이 아닌가 추측되고 있다. 또한 조현형 장애 환자의 일부 집단에서 조현병에 비해 정동증상이 더 많고, 예후가 더 좋다는 점, 친척에서 기분장애 환자가 더 많다는 점 등은 조현형 장애가 기분장애와 관련성이 높다는 것을 간접적으로 시사한다.

4. 임상양상과 진단

증상이 1개월 이상 6개월 이내의 기간 동안 지속된다는 점을 제외하고는 조현병과 동일하다. [그러나 잔류 기분증상(둔마된 정동)이 그 이상 지속될 수도 있다.] 증상이 6개월 이상 지속된다면 조현병으로 진단을 바꾸어야 한다.

DSM-5-TR

F20.81 조현형 장애 *Schizophreniform Disorder*

조현병의 진단기준 A, D, E에 맞아야 하고, 전구기, 활성기, 잔류기를 포함한 장애의 삽화가 최소한 1개월간 지속되고 6개월을 넘지 않아야 한다. (회복을 기다리지 않고 진단을 내릴 경우에는 '잠정적provisional'이란 조건을 달아야 한다.)

특정형로는, **나쁜 예후 양상, 좋은 예후 양상** 등이 있고, **긴장증 동반형**도 있다.

특정형으로서 현재 심각도는 0~4점까지의 5 point scale로 평가한다.

F20.8 기타 조현병 Other schizophrenia의 조현양상장애 NOS Schizophreniform disorder NOS에 해당된다고 볼 수 있다.

감별진단: 조현병의 감별진단과 동일하다. 인위성 장애, 일반적 의학적 상태에 의한 정신병적 장애, 물질에 의한 정신병적 장애를 우선 배제해야 한다. AIDS가 많은 나라에서는 특히 AIDS에 의한 정신병적 장애와 감별해야 한다. 그 외에 측두엽 뇌전증, 뇌종양, 뇌혈관질환에 의한 단기 정신병적 장애와 감별해야 한다.

5. 경과 및 예후

조현병보다 예후가 좋다. 6개월 이내에 회복하며 병전 상태로 돌아간다. 나중에 조현병이나 기분(정동)장애 또는 조현정동장애로 이행될 수도 있다. 조현병으로의 이환율은 60~80%로 알려져 있다. 좋은 예후와 관련된 요인에는, 일상적 행동이나 기능에 현저한 변화가 나타난 지 4주 이내에 뚜렷한 정신병적 증상들이 나타날 때, 정신병적 삽화의 최고조기에 착란과 혼동이 있을 때, 병전 사회적·직업적 기능이 좋았을 때, 둔마된 정동이 없을 때 등이 있다.

6. 치료

치료는 조현병의 경우와 같다. 입원을 필요로 하는 경우가 많다. 항정신병 약물을 사용한다. 약물은 회복 정도에 따라 3~6개월 내에 끊는다. 긴장형 증상이 심하면 전기경련요법도 고려할 수 있다. 항정신병 약물을 예방 목적으로 쓸 필요는 없다. 정신치료도 환자의 정신기능의 통합을 위해 중요하다.

V. 조현정동장애

1. 개념

조현정동장애調絃情動障碍 schizoaffective disorders는 조현병과 기분(정동)장애의 양쪽 증상을 모두 가지고 있는 상태이다. 1933년 J. Kasanin이 이 장애를 처음으로 명명하였다. 처음에는 조현병의 한 아형으로 간주되다가, DSM-Ⅳ에서 조현병과는 다른 별개의 병명으로 설정되었지만, DSM-5에서는 조현병 스펙트럼 장애의 하나로 개념화되었다. DSM-5-TR에서는 전체 정신병 기간 중 50% 이상에서 정동장애를 보여야 진단된다. 양극성 형과 우울형 두 가지 아형이 있다.

2. 역학

대체로 평생유병률은 1% 정도로, 조현병의 유병률보다는 적은 것으로 알려져 있다. 이 장애의 유병률은 여성이 남성보다 다소 높다. 그러나 조현정동장애의 진단기준이 다양하게 변화되어 왔고, 실제 임상에서 의사들이 조현병과 기분장애 간의 감별이 불확실할 때 이 진단을 내리는 경향이 많아 과거의 역학조사는 정확하지 않다.

3. 원인

정확한 원인은 아직 분명하지 않지만 현재까지 네 가지 개념적 모델이 제시되어 왔다. ① 조현정동장애는 조현병의 한 유형이거나 기분장애의 한 유형일 것이다. ② 조현정동장애는 조현병과 기분장애가 동시에 표현된 것이다. ③ 조현정동장애는 조현병이나 기분장애와는 관계없는 제3의 정신병이다. ④ 조현정동장애는 위의 세 가지 가능성을 모두 포함하는 하나의 새로운 형태의 장애군이다. 이 중에서 현재 네 번째 모델이 가장 가능성이 높은 모델로 인정받고 있다.

4. 임상양상과 진단

조현병, 조증, 우울증의 증상들이 모두 나타나는데, 그 증상들이 동시에 또는 교대로 나타날 수 있다. 정신병적 증상은 기분에 일치하기도 하고 일치하지 않기도 한다.

DSM-5-TR

조현정동장애Schizoaffective Disorders
조현병의 연속되는 기간 동안 조현병 진단기준 A와 주요기분 삽화(주요 우울증 또는 조증)가 동반하며(주: 주요우울삽화는 진단기준 A1: 우울한 기분을 포함해야 함), 평생 유병기간 동안 주요기분 삽화(주요 우울 또는 조증) 없이 망상이나 환각이 2주 이상 있어야 하며, 주요기분장애 삽화의 기준에 맞는 증상이 병의 활동기와 잔류기 부분의 전체 지속 기간의 대부분 동안 존재해야 하며, 물질(예: 남용약물, 치료약물)의 효과나 다른 의학적 상태로 인한 것이 아니어야 한다.

특정형으로, 조현병에 양극성과 우울증 중 어느 것이 주로 동반되는가에 따라

F25.0 양극성 형_bipolar type_
F25.1 우울증형_depressive type_
긴장증 동반형도 있다.

경과 특정형은 질병경과 1년 후 판단하도록 되어 있다. 여기에는, **첫 삽화로서 현재 급성 삽화, 첫 삽화로서 현재 부분관해, 첫 삽화로서 현재 완전 관해, 다중 삽화로서 현재 급성 삽화, 다중 삽화로서 현재 부분관해, 다중 삽화로서 현재 완전 관해, 지속형, 비특정형** 등이 있다.

특정형으로서 현재 심각도는 0~4점까지의 5 point scale로 평가한다.

ICD-10 및 한국 표준 질병 사인 분류

F25 조현정동장애_Schizoaffective disorders_
  F25.0 조현정동장애, 조증형
  F25.1 조현정동장애, 우울증형
  F25.2 조현정동장애, 혼합형
  F25.8 기타 조현정동장애
  F25.9 상세불명의 조현정동장애
    조현정동정신병 NOS

감별진단: 조현병과 기분장애의 감별진단 시 열거되는 모든 질병이 조현정동장애의 감별진단 시 고려될 수 있다. 우선 조현병의 기분장애로 진단될 수 있는 모든 가능성을 배제해야 한다. 스테로이드를 투여받은 환자, amphetamine과 phencyclidine(PCP) 남용자, 측두엽 뇌전증 환자들은 특히 조현병과 기분장애의 증상을 동시에 가지고 있을 가능성이 있기 때문에 유의해야 한다.

5. 경과 및 예후

경과는 매우 다양하다. 전체적으로 조현병과 기분장애의 중간에 해당된다. 즉 조현정동장애의 예후는 우울장애보다 훨씬 나쁘며 양극성 장애보다도 나쁘지만, 조현병보다는 양호하다. 병의 경과상 지속적인 악화가 드물고 lithium에 반응이 좋다는 점에서 조현병과 다른 양상을 보인다. 양극성 형 조현정동장애는 양극성 기분장애와 예후가 비슷하고, 우울형 조현정동장애는 조현병과 예후가 유사하다.

나쁜 예후를 시사하는 요인으로 병전 적응이 나쁠 때, 점진적 발병, 유발요인이 없음, 조기발병, 회복기간이 없었음, 정신병적 증상, 음성증상이 두드러짐, 조현병의 가족력 등이 알려져 있다. 예후에 있어 성별 간의 차이가 뚜렷하지는 않으나, 남자 환자보다 여자 환자에서 자살행동이 더 흔하다고 보고된 바 있다.

6. 치료

주요 치료방법은 입원, 약물치료 및 정신사회적 치료이다. 약물치료의 기본은 항우울제와 항조증약물의 투여이다. 항정신병 약물은 단지 단기간의 증상 조절을 위해 사용되어야 한다. 조현정동장애 양극성 형 환자에게는 lithium, carbamazepine, valproate를 사용할 수 있으며, 한 가지 약물이 효과적이지 못하면 이들 약물을 혼합할 수 있다. 조현정동장애 우울형에는 항우울제를 사용하고, 항우울제가 효과가 없으면 전기경련요법을 시행할 수 있다.

VI. 물질/약물 유도성 정신병적 장애

1. 개념

이는 다양한 약물사용과 관련되어 또는 약물사용 중 혹은 금단기간 중에 환청이나 망상 등의 정신병적 증상이 나타나는 경우이다. 환자는 자신이 경험하는 증세에 대한 현실검증 능력이 없기 때문에 증세가 약물과 관련되었음을 인식하지 못한다.

2. 역학

일반 인구에서 이 장애에 대한 유병률은 알려져 있지 않다. 정신병 첫 발병 시 7~25%가 물질/약물 유도성 정신병적 장애와 관련되었다는 보고가 있다.

3. 원인

정신병 증세를 유발하는 약물 중 대표적인 것에 corticosteroids, 자극제_stimulants_, dopaminergic drugs(L-dopa 등), interferon, 항콜린성 약물 등이 있다. 물질로는 알코올, 코카인, 대마_cannabis_, phencyclidine 등의 환각제나 흡입제가 있다. 기타 심혈관계 약물, 마취제, 항말라리아 약물, 결핵약(cycloserine), 항생제, 항바이러스약물, 항암제, 항경련제, 진통제(아편류, indomethacin), 교감신경효현제 등도 드물지만 정신병적 장애를 유발한다. 정신병적 증세는 이런 약물의 과도한 사용이나 금단기간에 나타나게 되며, 대부분 약물을 중단하면 수일 내에 호전된다.

4. 임상양상과 진단

물질/약물 사용 이후에 정신병적 증상이 나타나고, 증상출현이 약물사용의 기간이나 사용한 양으로 예상되는 바와 일치하고, 대부분 증세는 약물사용을 중단하면 수일 내에 사라진다.

약물에 따라 환각이나 망상의 임상양상이 다소 다르게 나타난다. 예를 들어 환촉은 코카인을 사용할 때, 환청은 알코올남용 때 잘 생긴다. 또한 amphetamine류 물질, phencyclidine, cocaine 등 물질의 사용은 즉각 일시적인 정신병적 상태도 유발하지만, 금단 시나 치료 후에도 정신병 상태가 수 주 이상 지속되는 경우가 있다.

진단 시 의심 물질/약물의 혈중 농도 측정이 진단하는 데 도움이 된다. 또한 환자의 신분이나 그가 속한 문화권이나 거주하는 지역을 고려하면 물질남용에 대한 예상을 할 수 있다.

DSM-5-TR
물질/약물 유도성 정신병적 장애
Substance/Medication-Induced Psychotic Disorder
다양한 물질/약물 사용과 관련되어 환청이나 망상 등의 정신병적 증세가 생기고, 약물유도성 환각증상에 대한 병식이 없어야 되며, 원발성 정신병에 해당되지 않아야 된다. 환각이나 망상이 약물중독 또는 금단이 나타난 지 1개월 이내에 생기고, 약물사용이 장애와 원인적으로 관련이 있다. 장애가 약물로 유발되지 않은 정신병적 장애로 더 잘 설명되지 않는다. (진단 코드는 약물의 종류에 따른다.)

특정형으로 중독기간 동안 장애가 시작되거나 금단기간 동안 장애가 시작되는 경우가 있는바, 전자는 증상이 중독증후군 기간 동안 생기는 경우이고, 후자는 증상이 금단증후군 기간 동안 또는 바로 직후에 생기는 경우이다.

특정형으로서 현재 심각도는 0~4점까지의 5 point scale로 평가한다.

ICD-10 및 한국 표준 질병 사인 분류
F10-F19 정신활성물질의 사용에 의한 정신 및 행동 장애*Mental and behavioural disorders due to psychoactive substance use*에 서 **F1x.5 Psychotic disorder**에 해당된다.

5. 치료

우선 사용물질을 알아내고 해당 물질/약물 사용과 관련된 금단이나 중독 증세에 대한 치료를 한다. 환청이나 망상 등의 정신병적 증세가 심하거나 지속되면 항정신병 약물을 투여하며 그 밖에 필요에 따라 항불안제,

수면제 등을 사용한다.

VII. 다른 의학적 상태에 의한 정신병적 장애

1. 개념

이 장애는 결국 뇌기능장애 때문이기도 하지만, 기능장애에 의한 스트레스와 신체질환 치료과정에서 받는 스트레스에 적응하려는 과정에서 반응성으로 나타나는 경우도 있다. 원인에 따라 신경인지장애(섬망, 치매)로 이행할 수 있다.

주된 증상은 환각, 착각, 그리고 망상이다. 환각은 간헐적이거나 지속적이며, 대개 의식은 명료하지만 혼탁할 수도 있다. (신체 질병별 증상에 대해서는 제27장 기타 정신장애, II. 다른 의학적 상태에 의한 기타 정신장애 참조)

이는 ICD-10에서 기질성器質性 정신장애*organic mental disorders*(F00-F09)라고 분류한 범주였는데(증상성症狀性 *symptomatic* 포함), 주로 망상과 환각을 보이기 때문에 기질성 정신병 *organic psychosis*이라 부른다. 이는 DSM-IV에 포함되었던 기질성 망상장애*organic delusional disorder*와 기질성 환각증*organic hallucinosis*의 복합형과 비슷하며, 좀 더 세밀화한 개념이다. DSM-IV에 포함되었던 일반적 의학적 상태에 의한 긴장장애 *catatonic disorder*는 따로 분류된다.

역학
역학 자료가 부족하지만, 평생유병률은 0.21~0.54%로 추정된다. 연령별로 보았을 때 65세 이상 유병률이 젊은 군보다 의미 있게 높다고 한다. 특히 뇌전증에 의한 정신병은 주로 발작후 정신병*postictal psychosis*이 가장 흔하며, 뇌전증 환자 중에서 2~7.8% 나타나고 있다. 복합부분발작*complex partial seizure*에 동반된 망상증후군은 남자보다 여자에게서 더 흔하다.

2. 진단

진단을 위해서는 다른 정신병(예: 조현병 스펙트럼 장애, 망상장애 등)과 감별해야 할 뿐 아니라, 원인이 되는 섬망, 치매, 물질/약물 유도성 정신병 등을 감별해야 한다. 그러기 위해서는 병력조사, 신체진찰, 신경학적 진찰, 인지기능 평가, 혈액, erythrocyte sedimentation rate(ESR), 간기능, 소변, 호르몬 등 이학적 검사, 비타민 B12 결핍 검사, 감염(HIV, 매독 등)에 대한 검사, 뇌파 및 뇌척수액 검사, 뇌영상검사 등을 시행해야 한다.

다른 의학적 상태에 의한 정신병적 장애

Psychotic Disorder Due to Another Medical Condition

현저한 환각 또는 망상이 있고, 이 증상들이 일반적 의학적 상태에 의한 직접적인 생리적 결과라는 것이 병력·신체적 검진과 검사소견으로 입증되며, 장애가 또 다른 정신장애로 더 잘 설명되지 않는다. 섬망의 기간에 나타나지 않아야 된다.

특정형(우세한 증상에 따른)으로서

F06.2 망상동반형*With delusions*

F06.0 환각동반형*With hallucinations*

특정형으로서 현재 심각도는 0~4점까지의 5 point scale로 평가한다.

ICD-10 및 한국 표준 질병 사인 분류

F6 뇌손상, 뇌기능이상 및 신체질환에 의한 기타 정신장애*Other mental disorders due to brain damage and dysfunction and to physical disease*에 해당된다.

F06.0 기질성 환각증

F06.1 기질성 긴장성 장애

F06.2 기질성 망상성 [조현병-유사] 장애

3. 치료

일단 내재된 일반적 의학적 상태를 알아내야 한다. 그리고 대개 의학적 치료를 해야 하기 때문에 입원치료를 요한다. 정신과적 증상에 따라 항정신병 약물이나 benzodiazepine 등을 단기간 사용할 수도 있다.

VIII. 긴장증

긴장증緊張症 *catatonia*은 역사적으로 긴장형 조현병 *catatonic schizophrenia*에서부터 알려져 왔다. 증상에 따른 아형으로 akinetic catatonia, excited catatonia, malignant catatonia, delirious mania, 자폐증에서의 자해적 행동 등이 기술되어 왔다. 그러나 이런 상태가 조현병 이외에서도 발견됨에 따라, DSM-5에 이르러 이는 단독적 병명이 아닌, 조현병 스펙트럼 및 기타 정신장애, 양극성 장애, 우울장애 등 범주에 특정형*specifier*으로 포함되어 있다.

증상은 아래 진단기준에서 보는 것과 같이, 비정상적 움직임이나 행동, 움직임이 고정됨*immobility*, 위축 등이다. 증상은 급성으로 나타나나 경과는 심했다 호전했다 한다.

F06.1 다른 의학적 상태와 관련된 긴장증

Catatonia Associated With Another Medical Condition(긴장증 특정형*Catatonia Specifier*)

혼미*stupor*, 강경증*catalepsy*, 납굴증*waxy flexibility*, 함구증*mutism*, 거절증*negativism*, 가식*posturing*, 현기증*mannerism*, 상동증*stereotypy*, 초조*agitation*(외부 자극에 영향받지 않은), 찡그림*grimacing*, 반향언어*echolalia*, 반향행동*echopraxia* 중 세 가지 이상이 지배적일 때 진단한다.

F06.1 다른 의학적 상태에 의한 긴장장애

Catatonic Disorder Due to Another Medical Condition

상기 증상들 중 세 가지 이상이 지배적일 때, 또한 병력상, 신체진찰상, 실험실 검사상 장애가 다른 의학적 상태의 직접적 결과라는 증거가 있고, 다른 정신장애로 더 잘 설명되지 않으며, 섬망의 경과 중에 전적으로 나타나지 않을 때, 그리고 장애가 사회적·직업적 또는 다른 중요한 기능영역에서 임상적으로 뚜렷한 고통과 장애를 야기할 때 진단한다.

R29.818 증상명, F06.1 비특정 긴장증*Unspecified Catatonia*

긴장증이 사회적, 직업적, 다른 중요기능을 저해하지만 기저 정신병이나 기타 의학적 상태에 의한 증상인지 불분명할 때 해당 된다. 또한 긴장증의 진단기준을 충족하지 못할 때나 응급실 상황같이 충분한 정보를 얻지 못해 특정한 진단을 내릴 수 없을 때 이 진단을 내릴 수 있다.

ICD-10 및 한국 표준 질병 사인 분류

F06.1 기질성 긴장성 장애*Organic catatonic disorder*

긴장증은 섬망과 감별해야 한다.

치료는 통상적인 항정신병 약물보다 benzodiazepine 과 전기충격요법*electroconvulsive treatment*으로 한다. Benzodiazepine에 저항적인 catatonia에 NMDA receptor antagonist인 amantadine이나 memantine이 효과가 있을 수 있다. 항정신병 약물을 사용할 수도 있으나, 증상을 악화시킬 수 있으며 부작용이 심하다. 이 상태가 잘 치료되지 않으면 경과가 나쁠 수 있고, 심지어 사망에 이를 수도 있다.

IX. 기타 특정 및 비특정 정신병적 장애

1. 기타 특정 및 비특정 정신병적 장애

증상이 조현병 스펙트럼 및 기타 정신병적 장애와 유사하나 전체 진난기준을 충족하지 못하는 경우에 진단한다.

DSM-5-TR

F28 기타 특정 조현병 스펙트럼 및 기타 정신병적 장애Other
Specified Schizophrenia Spectrum and Other Psychotic Disorder
이 범주는 조현병 스펙트럼 및 기타 정신병적 장애의 특징적인
증상들을 지배적으로 가지고 있지만, 그 장애의 진단기준 모
두를 충족시키지 못하는 경우에 적용된다. 이 진단은 임상가가
그 진단기준을 충족시키지 못하는 특정 이유를 의사소통하고
자 할 때 내려진다.

그러한 '기타 특정'의 예는 다음과 같다.

1. **지속적 환청**persistent auditory hallucinosis은 다른 정신병적 양
상이 없는 상태에서 환청이 지속적으로 있는 경우이다.
2. **기분삽화가 현저히 겹치는 망상**delusions with significant over-
lapping mood episodes은 지속적 망상에 상당부분 기분장애의
삽화가 겹치는 경우이다.
3. **약화된 정신병적 증후군**attenuated psychosis syndrome은 증
상이 진정한 정신병의 진단기준보다 경하거나 보다 일과성이
거나 병식이 비교적 유지되고 있을 때이다.
4. **뚜렷한 망상을 가진 사람과의 관계의 문맥에서의 망상 증상**
*delusional symptoms in the context of relationship with an individ-
ual with prominent delusion.* 이는 관계의 문맥에서 정신병적 장
애를 가진 사람으로부터 온 망상적 자료들이, 달리 정신병적
장애의 진단기준에 맞는 증상을 가지지 않은 타인에게 같은
망상을 위한 내용을 제공하는 경우이다. 지배적 파트너가 가
진 망상 자료들이, 다른 개인에게 전달된 상태이지만, 전적
으로 망상장애의 진단기준에 맞지 않는 경우이다. (공유 망상
또는 유도망상에 해당된다.)

F29 비특정 조현병 스펙트럼 및 기타 정신병적 장애
Unspecified Schizophrenia Spectrum and Other Psychotic Disorder
이 범주는 조현병 스펙트럼 및 기타 정신병적 장애의 특징적인
증상들을 지배적으로 가지고 있지만, 그 장애의 진단기준 모두
를 충족시키지 못하는 경우에 적용된다. 예를 들어 특정한 진
단을 내리기에 정보가 부족할 경우이다.

ICD-10 및 한국 표준 질병 사인 분류

F28 기타 비기질성 정신병장애other nonorganic psychotic disorders
조현병(F20.-), 지속성 망상성 장애(F22.-), 급성 및 일과성 정
신병적 장애(F23.-), 조병(F30.2) 또는 심한 울병성 에피소드의
정신병적 형태(F32.3)의 진단에 적합하지 않은 망상성 및 환각
성 장애.

만성 환각성 정신병Chronic hallucinatory psychosis

F29 상세불명의 비기질적 정신병
Unspecified nonorganic psychosis
정신병Psychosis NOS 등은 포함되나, 정신장애 NOS(F99), 기
질적 또는 증상성 정신병 NOS(F09) 등은 아니다.

2. 산후정신병postpartum psychosis

이는 출산과 시간적 연관성을 가진, 망상과 극심한
우울을 동반하는 정신병 상태를 말한다. 흔히 신생아나
환자 자신을 해치기도 하므로 위험하다.

빈도는 산모 1,000명 중 1명꼴이다. 산후정신병 환
자 중 50~60%는 첫 아이를 출산하였을 때 발병한다.
50% 정도는 비정신과적인 주산기 후유증을 동반한다.
이환된 산모의 약 50%는 기분장애의 가족력이 있다.

원인은, 이미 있는 양극성 장애, 조현병이지만, 기타 출산
시 감염, 약물(모르핀, scopolamine 등), 임신중독, 출혈 등이
관련된 기질성 장애도 원인으로 생각된다. 정신역동적으로는
산모가 과거 자기 어머니와의 사이에 가졌던 갈등 또는 부부갈
등 등이 원인이 된다.

평균 발병시기는 대개 출산 2~3주 후이다(그러나 심한 정신
병의 경우 임신기 동안에도 증상이 나타나는 수가 많다). 증상은
불면, 피로, 과민성 등으로 시작되어 감정의 급변, 울음, 착
란, 부조리한 언동, 아기의 상태에 대한 강박적 사고, 자신이
아기를 사랑하지 않는 것이 아닌지 또는 자신이 아기를 해치지
않을까 하는 강박관념 등이 나타난다. 심하면 아기가 죽었거나
불구가 아닐까 하는 망상, 출산 자체를 부인하는 망상, 결혼하
지 않았다는 망상, 피해망상, 성도착 행동, 환각 등이 나타날
수 있다.

진단은 출산 후 30일 이내에 발생하면 내린다. 과거 조현병
이나 기분(정동)장애가 있었으면 그 병의 재발로 생각한다. 정
상적인 산후 우울기분postpartum blues은 단지 수일간만 지속되
다가 없어지므로 구별되어야 한다.

ICD-10 및 한국 표준 질병 사인 분류

F53 달리 분류되지 않은 산후기의 정신 및 행동 장애Mental
and behavioural disorders associated with the puerperium; NEC
이 항목은 충분한 정보가 없거나 특별한 부가적 양상이 존재해
서 이 장(Chapter)에 달리 분류되지 못하는, 산후기(분만 후 6주
이내 시작된)의 정신장애만을 포함한다.

**F53.0 달리 분류되지 않은 산후기와 연관된 경한 정신 및 행
동 장애**

**F53.1 달리 분류되지 않은 산후기와 연관된 심한 정신 및 행
동장애**

**F53.8 달리 분류되지 않은 산후기와 연관된 기타 정신 및 행
동 장애**

F53.9 상세불명의 산후기 정신장애

예후는 병전 성격이 좋을 때, 조현병이나 우울증이 없을 때,
가족들의 지지가 있을 때 좋다.

이 장애가 있을 때 자살이나 영아살해가 일어날 수 있으므로

응급치료를 시행해야 한다. 증상에 따라 항우울제, lithium, 항정신병 약물을 단독 또는 병용 투여한다. 환자가 아기와 접촉할 때는 신중히 감시해야 한다. 급성기에서 회복한 후 정신치료로 환자의 재적응을 도와야 한다. 가족의 도움도 꼭 필요하다.

3. 경도 정신병적 증후군attenuated psychosis syndrome

망상, 환각, 와해된 언어 등 세 가지 중 최소한 한 가지 이상에서 약화된 증상을 보이는 상태이다(제27장 기타 정신장애, Ⅵ. 추가연구를 요하는 상태들 참조).

4. 기타 비정형 정신병atypical psychosis

망상이나 환각, 사고장애 및 행동장애 등의 여러 가지 정신병적 증상을 보이지만 특정한 정신장애로 분류할 수 없는 정신병을 말한다. DSM-5-TR에 제시되어 있지 않지만 그동안 보고되거나 사용된 다양한 정신병이 있다.

자가음영현상autoscopic phenomena

이 현상은 자신의 신체 전부나 일부가 거울에 나타나는 것처럼 느껴지는 갑작스런 환각경험이다. 대개 무색이며 투명해 보인다고 한다. 어떤 때는 자신의 동작을 따라 하는 것처럼 보여 매우 당황할 수도 있다. 특히 해 질 무렵에 잘 나타나고 환청을 동반할 수 있다. 보통 몇 초 동안만 지속되지만 드물게는 끊임없이 보이기도 한다. 빈도는 매우 낮고, 원인은 잘 모른다. 측두엽장애가 관계된다는 연구가 있다. 간혹 조현병이나 우울증의 한 증상으로 나타날 수 있다. 일반적 치료법 이외에 특별한 치료법이 없다.

카그라스증후군Capgras syndrome

프랑스 정신과 의사인 J. M. J. Capgras가 1923년에 '이중착각illusion of double'이라는 의미로 처음 기술하였다. 특징은 자기가 만난 사람은 진짜 그 사람이 아니고 사기꾼이 마치 그 사람인 양 변장하고 나타난 것이라고 믿는 망상적 확신이다. 이러한 증상은 현실검증능력의 장애로, 낯선 느낌에다가 망상적 경향이 결합되어 나타난 결과이다. 빈도는 매우 낮으나 여자에게서 더 잘 나타난다. 망상형 조현병의 한 증상으로도 간주된다.

코타르증후군Cotard syndrome

19세기 말에 프랑스 정신과 의사인 J. Cotard가 '부정 망상delusion of negation'이란 의미로 기술하였다. 즉 자기 주변의 현실을 부정하여 자기 재산이나 지위, 힘 또는 심장이나 피, 내장 등을 상실하였다고 호소하는 것이다. 결국은 자기는 죽지 않는

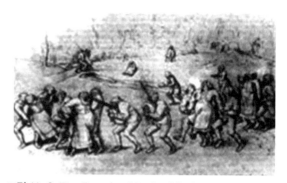

그림 11-2 The Dancing Mania. Pilgrimage of the Epileptics to the Church at Molenbeek[Pieter Breughel (the Elder), 1564]. 일명 St. John's Dance(또는 성 비투스 무도병)라고도 한다. 군중이 모여 원을 이루고 최면 상태에서 수 시간 춤을 추는 집단정신병이다.

다고 믿는 영생불멸의 망상delusion of immortality까지도 보일 수 있는데, 특히 이러한 망상은 다른 과대성 생각megalomanic idea과 동반되기도 한다. 빈도는 매우 드물다. 초조성 우울에서 가장 흔하고 급성 조현병과 노인성 정신병에서도 간혹 볼 수 있다.

비정형 조현병atypical schizophrenia

Nitrogen 균형장애와 관련된 것으로 알려진 장애로, 흥분기와 혼미기가 교대로 나타나는 주기성 긴장증periodic catatonia이 이에 해당된다. 빈도는 매우 낮다. 치료로는 항정신병 약물치료가 좋다.

집단정신병collective psychosis

역사적 기록에 의하면, 특히 중세 유럽에서 많은 사람의 집단에서 동시에 비슷한 정신병 상태가 발병하였다고 한다. 대개 종교적인 광신 상태에서 나타났는데 일명 집단 히스테리mass hysteria라고도 불린다. 기전으로는 집단적으로 암시를 받아 최면 상태에서 정신병적 상태가 유도되는 것으로 설명되고 있다. 특히 미신적이고 무지하며 광신적이고 공포적인 분위기에 잘 휩싸이는 사람들의 집단에서 많이 나타났던 것 같다.

중세 유럽의 성 비투스St. Vitus 무도병 또는 St. John's Dance(그림 11-2), 타란툴라라는 독거미 때문에 생긴다고 믿었던 집단무도병인 타란티즘tarantism 현상이 그러한 예이다. 현대에도 이러한 집단정신병 내지 집단히스테리 현상이 목격되곤 하는데, 우리나라에서도 광신적 종교집단이나 피암시성이 강한 어린 여학생들 사이에서 이런 현상을 볼 수 있었다.

권준수(2015): 정신질환의 진단 및 통계 편람(제5판). 서울, 학지사, pp.93~130.

김도훈(2015): 조현병 스펙트럼 및 기타 정신병적 장애. 민성길(편), 최신정신의학(제6판). 서울, 일조각, pp.280~301.

김이영, 김명정, 김광일(1984): 집단 히스테리에 관한 조사연구. 정신건강연구 2:159~172.

김종은(1980): 편집성 증상들에 대한 임상적 고찰. 카톨릭의대 잡지 33:579~586.

조철현, 이헌정(2014): DSM-5의 조현병 스펙트럼장애: 새로운 변화인가? 대한조현병학회지 17:5~11.

통계청(2022): 한국 표준 질병 사인 분류. 제8차 개정판. http://kostat.go.kr/kssc/stclass/StClassAction.do?method=dis&classKind=5&kssc=popup

American Psychiatric Association(2022): Diagnostic and statistical manual of mental disorder. 5th ed-text revision. American Psychiatric Association, Washington D.C.

Arieti S(1974): American Handbook of Psychiatry. 2nd ed. Basic Book, New York.

Black DW, Andreasen NC(2022): Introductory Textbook of Psychiatry. 7th ed. American Psychiatric Association Publishing, Washington D.C.

Boland R, Verduin ML(2022): Kaplan and Sadock's Synopsis of psychiatry. 12th ed. Wolters Kluwer, Philadelphia, pp.337~364.

Fink M(2009): Catatonia: A Syndrome Appears, Disappears, and is Rediscovered. The Canadian Journal of Psychiatry 54:437~445.

Freud S(1925): Psychoanalytic notes upon an auto-biographical account of a case of paranoid(dementia paranoides). In: Collected Papers, vol 3. Hogarth Press, London, p.387.

Gabbard GO(1994): Psychodynamic psychiatry in general practice. American Psychiatric Press, Washington D.C.

Hales RE, Yudofsky SC, Roberts LW, eds(2014): Textbook of psychiatry. 6th ed. American Psychiatric Publishing, Washington D.C.

Hart JJ(1990): Paranoid states: Classification and management. Br J Host Med 44:34~40.

Lapensee MA(1992): A review of schizoaffective disorder: I Current concepts. Can J Psychiatry 37:335~344.

Popkin MK, Tucker GJ(1992): "Secondary" and drug-induced mood, anxiety, psychotic, catatonic and personality disorders: A review of the literature. J Neuropsychiatry Clin Neurosci 4:369~376.

Stephens JH, Shaffer JW, Carpenter WT(1982): Reactive psychosis. J Nerv Ment Dis 170:657.

Winokur G(1977): Delusional disrorder(paranoia). Compr Psychiatry 18:511~521.

12

양극성 및 관련 장애 *Bipolar and Related Disorders*

Ⅰ. 개념

1. 기분, 정동, 그리고 양극성의 개념

양극성 장애兩極性障碍 *bipolar disorders*는 과거 조울정신병躁鬱精神病 *manic-depressive psychos*is 또는 조울증躁鬱症이라 하여, 조증과 우울증이 주기적으로 교대로 나타나는 만성 정신장애이다. 기분(정동)장애라고도 하는데, 이는 ICD-10에서 우울장애들을 포함한 범주이다.

기분氣分 *mood* 또는 정동情動 *affect*은 모두 감정感情 *emotion*에 포함된다. 일반적으로 감정은 정서가 신체생리적인 외적 표현으로 드러나는 것에 중점을 둔다. 감정은 정상적일 수도 우울할 수도 고양될 수도 있다. 기분이란 전반적pervasive이고 지속적인 감정상태로, 개인의 외모, 자신과 타인, 그리고 환경 전반에 대한 지각에 깊은 영향을 미친다. 기분이 주관적 감정이라면 정동은 객관적인 면이 강한 것으로 볼 수 있다.

감정 내지 정동의 장애는 역사적으로 오래전부터 기술되어 왔다. 그리스의 Hippocrates, 로마의 Celsus와 Galenos 등은 조증mania, 멜랑콜리아melancholia 등을 기술하고 관련된 체액설 등을 발전시켜 왔다. 1854년 J. Falret이 우울증과 조증이 교대로 나타나는 상태를 기술했고, 1882년 K. Kahlbaum이 cyclothymia를 기술했고, 1899년 E. Kraepelin은 당시까지의 기술을 종합하여 조울정신병manic depressive psychosis을 기술하고 dementia praecox(조발성 치매, 지금의 조현병)와 구별하는 현대적 분류를 시도하였다. Kraepelin은 조울정신병을 조발성 치매와 달리 삽화적episodic이며 non-deteriorating한 병으

로 보았다. 한동안 기분장애mood disorder(조울병, 우울증 포함)로 또는 정동장애affective disorder(역시 조울병, 우울증 포함)로도 불리다가, 세계보건기구의 ICD-10에서는 양극성 정동장애情動障碍 *bipolar affective disorder*로, 미국정신의학회의 DSM-5에서는 양극성 장애*bipolar disorder*로 바뀌어 불리었다.

양극성 장애가 이전에는 조울정신병이라 불리었던 이유는, 증상 중에 망상, 환각, 현실 검증력 장애 등 정신병적 증상이 포함되어 있기 때문이다. 이런 점에서 양극성 장애와 조현병 사이에는 증상뿐 아니라 병태생리학적으로도 공통점이 발견되고 있는바, 예를 들어 dorsolateral prefrontal cortex에서 dendritic spine density가 감소되어 있는 것이다.

우울장애와 Ⅰ형 양극성 장애 사이의 관계에 대해서는 현재까지 적어도 다음 세 가지의 주요 가설이 있다. 즉 이 두 가지 장애는 서로 다른 질환이라는 가설, Ⅰ형 양극성 장애가 주요우울장애보다 더 심한 병태생리적 표현이라는 가설, 우울증과 조증이 감정적 경험의 연장 선상의 양쪽 극단이라는 가설 등이다. 실제로 우울증을 갖고 있는 환자 가운데 상당수가 양극성 장애를 가지고 있다. 양극성 장애에서의 우울증 때 항우울제만 쓸 경우 조증을 일으킬 수 있다.

DSM-5-TR에서는 기분장애mood disorders를 양극성 장애와 우울장애로 나누었기 때문에 unspecified mood disorder는 양극성 장애와 우울장애 모두에 포함되어 있다.

2. 진단

DSM-5-TR 양극성 및 관련 장애*bipolar and related disorders*

DSM-5-TR에서는 양극성이라는 특징을 공통적으로 보이는 장애들만을 하나의 범주로 묶었다. 여기에는 Ⅰ형 및 Ⅱ형

양극성 장애, 순환성 장애, 물질/약물 유도성 양극성 및 관련 장애, 다른 의학적 상태에 의한 양극성 및 관련 장애, 기타 특정 양극성 및 관련 장애, 비특정적 양극성 및 관련 장애 등이 포함된다. 그리고 분류표에서 이를 조현병 스펙트럼 및 기타 정신병적 장애와 우울장애 사이에 배치하였다. 이는 이 질환이 증후군이나 가족력과 유전의 측면에서 이 두 범주의 질환들 사이의 가교가 된다는 인식에 근거한다. 또한 DSM-5-TR은 특정형*specifier* 개념을 사용하여, 치료 결과에 많은 유의한 영향을 미치는 특정 임상양상을 확인하도록 하고 있다. 특히 과거에는 조증삽화가 우울증상을 동반할 때 'bipolar I disorder-mixed type'이라 하였는데, DSM-5-TR에서는 그 대신 'with mixed feature'라는 특정형*specifier*으로 두었다.

양극성 및 관련장애 특정형

모든 양극성 장애에 다양한 다른 임상양상이 동반된다. DSM-5-TR에서는 각 양극성 장애들을 진단함에 있어 동반되는 임상양상을 다음과 같은 특정형으로 추가 기술하게 함으로써, 임상가로 하여금 정확한 진단을 하도록 하고 치료를 보다 개인화하도록 하고 있다.

불안한 고통 동반*with anxious distress*: 불안과 우울은 동반되어 나타나는 수가 많다. 이는 불안한 고통이 주요우울장애 기간 동안 뚜렷하게 나타나는 경우이다. 흔히 자살 위험을 높이고, 질병기간을 연장하며, 치료에 불순응하도록 한다. 이는 DSM-IV 부록에서 mixed anxiety-depression disorder라는 연구진단명으로 제안되어 있었으나, DSM-5-TR에서는 특정형으로 제시되고 있다.

혼합 양상 동반*with mixed features*: 주요우울장애가 주로 있지만 몇 가지 조증 또는 경조증 증상들이 혼재하고 있을 때이다. 이러한 혼합양상에 대해서는 lithium이나 항우울제 약물치료가 효과적이지 않다.

급속 순환형 동반*with rapid cycling*: I형 및 II형 양극성 장애에서 지난 12개월간 조증, 경조증 또는 주요우울증의 기준에 맞는 삽화가 최소한 4회 있다.

멜랑콜리아 양상 동반*with melancholic features*: 고전적인 멜랑콜리아의 증상이 동반되는 경우이다. 멜랑콜리아의 특징적 증상은 쾌락이 없음, 즐거운 자극에 반응이 없음, 공허한 기분, 아침에 악화되는 우울감, 이른 기상, 심한 정신운동 초조 또는 지체, 심한 식욕저하 또는 체중저하, 심한 부적절한 죄의식 등이다. 과거에는 반응성이 아닌 우울증을 melancholia라 불렀다. 우울증의 약 50%에서 나타난다. 대체로 내인성*endogenous* 우울과 비슷한 뜻이다. 약물치료와 전기경련요법이 효과가 있으나 정신치료는 효과가 적다고 한다.

비전형적 양상 동반*with atypical features*: 기본적으로 우울증이지만, 비전형적 증상으로 mood reactivity(긍정적 자극에 기분이 쉽게 밝아짐), 과식과 과수면, 사지의 무거운 마비감, 대인관계에서 거부에 대한 예민성과 그에 따른 심각한 사회적·직업적 장애를 동반하는 경우이다. 이는 한때 hysteroid dysphoria라고 불리었다. 그 밖에 젊은 나이의 발병, 정신운동지연, 공황장애의 병발, 물질남용장애의 병발 또는 신체증상장애의 병발이 있을 때도 비전형적이라 한다. MAO 억제제로 잘 치료된다는 의견이 있다.

정신병 양상 동반*with psychotic feature*

정신병적 양상: 자신의 내적 감정을 투사한 결과, 무가치감, 죄책감, 자기비난, 건강염려증, 우울망상*depressive delusion* 등 망상을 나타낸다. 의심하고 피해의식에 차 있고 불평하고 편집적이다. 환각이 나타날 수 있으나 현저하지 않다. 일상의 일을 착각하여 잘못 해석하는 경우가 흔한데, 예를 들면 지하실에서 나는 소리를 자기의 관을 짜고 있다고 해석하는 것 등이다. 이와 같이 망상, 환각, 착란, 기억장애, 사회적 위축, 높은 자살우려 등의 증상이 있을 때 정신병적 양상이라 한다. 이때 지남력은 대체로 괜찮으나 정신병적 증상이 지나치게 심하면 혼란에 빠질 수 있다. 정신병적 양상을 보이면 상태가 심각함을 의미하며 예후가 나쁘다.

기분-일치성 정신병적 양상 동반*with mood-congruent psychotic features*은 삽화기간 동안 공존하는 망상과 환각의 내용이 우울한 기분과 일치할 때이며, **기분-불일치성 정신병적 양상 동반** *with mood-incongruent psychotic features*은 삽화기간 동안 공존하는 망상과 환각의 내용이 우울한 기분과 일치하지 않을 때이다.

긴장증 동반*with catatonia*: 강경증*catalepsy*, 납굴증*waxy flexibility*, 멍함, 감정둔마, 극도의 퇴행, 거부증, 함묵증, 심한 정신운동지체, 괴상한 자세, 상동증, 찡그림 등 긴장증 증상이 우울장애나 양극성 장애에서 나타날 수도 있다. 과도한 운동증가도 나타날 수 있다. 이는 조현병이나 기질적 정신장애 때 발견되는 긴장성 양상과 유사하다.

주산기 발병 동반*with peripartum onset*: 이는 임신 시 또는 출산 후 4주 이내에 조증, 경조증 또는 주요우울증이 발병하는 경우를 말한다. 대체로 정신병적 양상이 동반된다. 전에는 산후*postpartum* 우울증이라 하였으나, 50%의 산모가 출산 이전에도 주요우울장애를 경험하므로 주산기*peripartum*라는 용어로 대체하고 있다.

계절성 양상 동반*with seasonal pattern*: 기분장애의 발생과 회복이 1년 중 특정 시기와 관련되는 경우이다. 햇빛이 적어지거나 또는 실직이 많은 겨울철에 많이 발병하는데, 주로 북북쪽지역에서 많다. 우울증과 더불어 비전형적 증상으로 간주되는 수면과다, 무기력, 탄수화물 갈구에 의한 과식, 체중증가, 정신운동지연 등이 특징적 증상이다. 대개 초봄이 되면 우울증이 끝난다. 흔히 봄부터 여름에 걸쳐 경조증이 뒤따라 나타난다. 원인으로 멜라토닌*melatonin* 조절장애가 제시되고 있다. 계절성 우울증은 수면박탈*sleep deprivation*치료와 광선치료*light therapy*가 효과가 있다.

F30-F39 기분[정동]장애_Mood [affective] disorders_

양극성 장애와 우울장애를 모두 기분[정동]장애라는 한 범주에 포함하고 있다. 기본 증상양상은 정동_affect_ 또는 기분_mood_의 변화(관련 불안이 있기도 하고 없기도 한), 또는 고양_elation_을 포함하고 있다. 기분변화는 대개 전반적 활동 수준의 변화를 동반한다. 다른 대부분의 증상은 기분과 활동의 변화라는 주 증상에 대해 이차적이다. 이 장애들의 대부분은 재발하는 경향이 있다. 개개 에피소드들의 발병은 흔히 스트레스 사건과 관련 있을 수 있다.

II. I형 양극성 장애

1. 개념

I형 양극성兩極性 장애_bipolar I disorder_는 조증삽화_manic episode_와 우울증 삽화_depressive episode_가 교대로 나타나는 장애이다. 정의상 이 장애는 최소한 하나 이상의 조증 및 혼합 삽화_mixed episode_가 있어야 한다. 양극성 장애의 DSM-5-TR 진단기준은, 최근의 연구결과들을 토대로 기분_mood_만이 아니라 활동성_activity_과 에너지_energy_에서의 변화를 강조한다.

2. 역학

대체적으로 I형 양극성 장애는 1% 정도이다. I, II형 합하면 2% 정도이다. 남녀 간 약 2:3으로 여성에 약간 많다. 연령적으로는 I형 양극성 장애는 전 연령층에서 발생하나, 평균적으로 10대 후반에서 20대 초반에 가장 많이 발병하며, 30대에 유병률이 가장 높다. 초발연령의 중간값은 25세이며, 남성에서 약간 빠르다.

조현병과는 대조적으로 기분장애는 사회 상류계층에 많다는 보고가 있었으나, 지금은 그런 상관관계가 널리 인정되지 않는다. 환자 중에 이혼하였거나 별거 중인 사람이 많다. 우울증이 농촌지역에 많고, 양극성 장애는 학력이 낮은 사람에게 많다는 보고도 있다. 사춘기나 어린 나이에도 양극성 장애가 생기는 것 같다는 주장이 있는데, 주의력결핍과다활동장애_ADHD_가 조증 증상의 일부일 수 있다.

기분장애(양극성 장애와 주요우울증 포함)라 할 때는 여러 연구를 통해 평생유병률은 약 20%로 보고되고 있다.

우리나라에서는 2011년 역학조사에서 양극성 상애의 평생유병률과 1년유병률은 모두 0.2%이다. 여성의 경우 이혼/별거/사별 집단에서 1년유병률이 0.6%로 높았다.

3. 원인

양극성 장애는 하나의 요인보다는 유전적·생물학적·환경적·심리적 요인들이 복합적으로 작용하여 발생하는 것으로 생각된다.

유전

기분장애(우울증 포함)의 빈도는 환자의 친척에서 더 높다. 특히 I형 양극성 장애의 경우에 가족력이 높아 일차 가족에서 양극성 장애의 평생위험률_life time risk_은 25%로, 일반인에서보다 8~18배 더 높다. 주요우울증 환자의 일차 가족에서의 I형 양극성 장애 발생빈도는 일반인보다 1.5~2.5배 많다. 인척 관계가 멀어질수록 발생빈도가 감소한다. 또한 양극성 장애 환자의 가족에서의 출현빈도는 형제자매 17~23%, 이란성 쌍둥이 5~25%, 일란성 쌍둥이 33~90%라고 한다. 이러한 결과와 입양연구 등은 기분장애에 유전적 원인이 있다는 가설을 지지해 준다.

유전방식에 있어 과거에는 단일 염색체 우성유전이 가장 많이 제안되었으나, 최근에는 작은 효과를 가진 유전자들 다수가 합쳐져서 장애를 유발하는 것으로 보고 있다.

연관연구_linkage study_들을 통해 염색체상 양극성 장애를 일으키는 후보유전자들이 제시되었다. 한 연구는 양극성 장애가 염색체 19q 및 22q와 연계되어 있음을 보여 주고 있다. 최근의 중요한 분자유전학적 발견은 미국의 Old Order Amish를 대상으로 한 연구에서 I형 양극성 장애가 11번 염색체의 한 우성 유전자와 관련이 있다는 것이다. 또한 가계연구에서 I형 양극성 장애가 D$_2$ 수용체 유전인자가 위치한 5번 염색체와 X염색체의 어떤 유전자와 관련된다는 보고도 있다. 그러나 양극성 장애에 대한 단일 원인적 유전자는 아직 발견되지 않았다고 본다.

양극성 환자의 유전정보, 가족력 조사, 증상양상, DNA database 등을 분석한 결과, 많은 phenotypic variable이 강하게 가족적이었다.

양극성 장애는 phenotype에 있어서도 heterogeneous하다. 다수의 polymorphisms들이 조현병, 조현정동장애, 기타 정신병, 주요우울증 등과 공유된다. 즉 이들 간에 공통적인 신경발달_neurodevelopment_의 과정이 관련되어 있을 것이라는 가정이 성립된다.

최근 neurotransmitter receptors, ion channels 등 postsynaptic density에 관련된 SHANK 유전자군에 대한 한 연구는 양극성 장애에는 두 가지 유전적 기전이 있다고 시사하였는데, 첫째, excitatory/inhibitory balance가 흥분 쪽으로 이동한 시냅스 장애*synaptic dysfunction*가 과잉운동과 관련된다고 하고, 둘째, glycogen synthase kinase 3 pathway의 장애가 표준적 mood-stabilizing treatment에 의한 반응과 관련된다고 한다.

Lithium 효과가 큰 집단과 작은 집단이 구분된다는 점에서 양극성 장애의 발생에 후성유전적*epigenetic* 요인이 있음을 시사하는 연구도 있다.

최근 시행되는 combined genome-wide association studies 중 양극성 장애에 대한 연구를 통해 많은 관련 유전자들이 제안되고 있는바, 이들 각각은 작은 영향을 주지만 다수 유전자의 효과가 누적되어 양극성 장애를 나타나게 한다고 생각된다.

해부학

감정 내지 정동의 조절은 주로 대뇌의 전전두엽, 전측 대상회*anterior cingulate*, 해마, 편도 등에서 이루어진다. 따라서 기분장애는 변연계, 기저신경절, 시상하부, 뇌하수체 등의 병리와 관계가 있다고 본다.

기분장애 환자의 CT 이미지를 보면 뇌측실이 확장되어 있고, 백질 위축, 피질용량의 감소 등이 발견된다. 이는 Ⅰ형 양극성 장애에서 보다 더 뚜렷하다. MRI 연구에서도 우측내실, 좌측측두엽, 우측 putamen 등이 커져 있었다.

PET 또는 SPECT 연구에서는 대뇌 대사활동, 특히 전두엽의 혈류량이 저하되어 있음이 발견되었다. fMRI 연구에서 대체로 frontal hypoactivity와 limbic hyperactivity를 보여 주고 있다. 또 다른 한 연구는 우울증 상태에 비해 조증 때 inferior frontal cortex 또는 ventrolateral prefrontal cortex가 비활성화되었음을 보고하고 있다. 또 다른 한 연구는 조증 때 모든 변연계 구조(medial temporal structures), 즉 parahippocampal gyrus, hippocampus, basal ganglia의 기능들이 활동성 증가를 보였다(편도 제외).

대뇌 비대칭성에 있어 양극성 장애 환자에서 시공간 정보처리 방식이 단극성 우울증 환자에서와 다르다고 한다.

신경화학

양극성 장애의 치료에 약물이 효과적이라는 사실은 이 장애의 생물학적 원인에 대한 연구에도 중요한 영향을 미쳤다. 약물들이 catecholamine(norepinephrine), indoleamine(serotonin) 등 생체아민*biogenic amine* 대사에 작용한다는 가설은 기분장애의 생화학적 원인을 밝혀내는 실마리가 되고 있다. 이를 기분장애의 아민가설*amine hypothesis*이라 한다.

Catecholamines: 양극성 장애 환자에서 norepinephrine과 dopamine의 농도와 활성이 조증 때나 회복기 때 우울증 기간 때보다 상대적으로 더 높다. 또한 기분장애 때 혈중 소변 및 뇌척수액에서 dopamine의 대사산물인 homovanilic acid(HVA)와 norepinephrine의 대사산물인 3-methoxy-4-hydroxy-phenylglycol(MHPG)의 농도에 이상이 발견된다. Dopamine을 감퇴시키는 병(Parkinson병)이나 약물(reserpine)은 우울을 야기하고, 이를 증가시키는 약물(amphetamine)은 조증을 야기한다.

Indoleamines: 기분장애 때 혈중, 소변 및 뇌척수액에서 serotonin 대사산물인 5-hydroxyindoleacetic acid(5-HIAA) 농도에 이상이 발견된다.

기타: GABA와 second messenger들(adenylcyclase, phosphatidylinositol, calcium regulator)이 기분장애와 원인적으로 관련이 있다는 주장이 있으나 이에 대한 연구는 아직 부족하다.

Neurotrophic factor(BDNF)의 장애, 신경가소성 장애도 거론되고 있다.

신경생리학

Chronopsychobiology: 조증 때는 전체 수면시간과 REM이 감소하고 렘 잠복기*REM latency*는 증가하는데, 이는 일중주기*circadian rhythm*가 지연된다는 뜻이다. 여기에는 어떠한 intrinsic pacemaker의 기능이 증가되었기 때문일 가능성이 있다.

Kindling: 이는 역치*threshold* 아래일지라도 자극을 반복하면 궁극적으로 활동성 전위를 일으킨다는 신경전기생리적 과정이다. 이 활동성 전위는 해당 기관에 경련을 유발한다. 기분장애, 특히 Ⅰ형 양극성 장애에서 carbamazepine, valproic acid와 같은 항경련제가 효과가 있고 또한 기분장애에 주기성이 있다는 점에서 기분장애의 병태생리로서 측두엽의 kindling이 관련된다는 가설이 대두되었다.

신경내분비학

내분비의 변화와 전해질대사에 대한 연구도 기분장애에 대한 연구의 일부를 이루고 있는데, 이러한 생화학적 변화를 가져오는 신체질환이나 약물들이 양극성 장애나 우울증을 유발한다(표 13-1 참조). 특히 magnetic resonance spectroscopy에서 양극성 장애와 관련된 뇌의 신경화학적 이상이 당뇨병과 유사하다는 보고가 있다.

정신면역학

면역체계와 양극성 장애의 상호관계는 매우 복잡하다. 조증 때 C-reactive protein, soluble interleukin(IL)-2 receptor,

IL-6, 그리고 tumor necrosis factor-α 같은 proinflammatory marker들이 증가한다는 연구가 있으나, 다른 연구들에서는 결과가 일정하지 않다. 또한 양극성 환자에서 염증 관련 유전자들의 한 특정 집단에서 higher expression을 보인다고도 한다. 항조증 약물들이 염증 관련 유전자 표현을 억제한다는 사실에 근거하여 항염증 약물anti-inflammatory medication들이 조증을 완화시킬 가능성이 제시되고 있다.

정신사회적 원인

Hippocrates 이래로 임상가들은 기분(정동)장애의 범주에 해당하는 증상들이 어떤 특정한 인격특성과 관련이 있다고 여겨 왔다. 특히 순환성 인격이나 경조성 인격은 양극성 장애와 관련이 있다.

환경이 양극성 장애 발병에 미치는 영향은 많이 연구되고 있지 않다. 그러나 쌍둥이에서의 일치율이 50% 수준이라는 점은 발병에 정신사회적 요인이 작용한다는 의미이다. 확실히 정신사회적 스트레스가 양극성 장애의 발병, 재발, 경과, 치료, 약물남용 병발 등에 영향을 미친다. 특히 소아기에 겪은 부정적 경험은 양극성 장애의 조기 발병과 관련이 있는 것 같다.

정신분석학에서는 조증이, 여러 정신사회적 스트레스 요인으로 발생한 우울정서에 대해 부인denial, 반동형성reaction formation, 망상에서와 같은 투사projection 등의 정신적 방어기제가 작동하여 나타난다고 보고 있다.

4. 임상양상

Ⅰ형 양극성 장애는 조증 삽화와 우울증 삽화가 교대로 나타나는 경우이다. 조증 삽화 앞에 또는 뒤에 정상상태euthymic 상태, 또는 경조증 삽화hypomanic espisode(Ⅱ형 양극성 장애 참조)가 올 수 있다. 각 삽화 사이 기간은 수 주에서 수년일 수 있다.

조증 삽화manic episode

조증mania은 고양된 과대적인 불안정한 기분이다. 즐겁고, 열정적이며, 의기양양, 기고만장, 흥분상태 등을 보인다. 춤추고 노래 부르고 휘파람을 불며 소란스럽고 제약이 없는 열정상태를 보인다. 부와 권력에 관한 과대망상이나 종교적 과대망상, 그리고 그와 관련된 피해망상도 나타날 수 있다. 환각이 나타날 수 있으나 흔하지 않고 착각인 경우가 많다. 사고과정에 비약이 많고 연상이 빠르다. 말이 힘차고, 높낮이가 자주 변하고, 강조하는 악센트가 두드러진다. 신어증, 말비빔

word salad, 음향연상, 지리멸렬 등의 장애가 나타난다. 의미상 관계가 없는 얘기를 장황하게 지껄인다. 주의 깊게 관찰하면 조증 환자의 연상작용은 와해되어 있다. 매사에 속도가 빨라진다. 병원 안에서는 병실활동에 끼어들어 간섭하고 다른 환자들을 방해한다. 활동하는 동안 몸 여기저기를 다치고 베이기도 하지만, 그에 대해 관심도 없고 심각하게 여기지도 않는다. 대개 예의범절을 무시한다. 잠도 거의 자지 않고, 피로를 느끼지도 않는다. 많은 양의 음식을 집어삼키는 수가 많지만 너무나 바빠서 식사도 안 하려고도 한다. 여러 가지 자질구레한 장신구, 배지, 메달 따위로 기괴한 몸치장을 하기도 한다. 자신의 방 벽에 온통 그림을 붙여 장식하기도 한다. 그리고 자신의 병적 상태에 대해 병식이 없다.

경조증hypomania

조증보다 가벼운 상태이다. 조증 삽화 대신 나타나기도 하고, 조증의 전후에 나타나기도 한다(본 장 DSM-5-TR 진단기준 경조증 삽화 참조).

경도의 기분고양, 에너지와 활동성의 증가가 있으나, 가볍거나 대체로 역치 이하의 조증 상태로, 심각한 장애는 없다. 증가된 사회성, 다변talkativeness, 과도한 친밀성, 증가된 성적 에너지, 그리고 감소된 수면욕구 등이 흔히 있으나, 환각이나 망상을 동반하지 않는다. 증상 때문에 일하는 데 심각한 장애에 이르지 않고 사회적 배척을 당하는 데 이르지 않는다. 통상적인 다행감이 많은 사회성euphoric sociability, 이자극성irritability, 독단conceit, 무작스런 행동boorish behaviour 등이 나타날 수 있다. 감정은 유쾌하며, 주의 주장이 많고, 자기도취, 자기확신, 자기만족, 자신감, 힘, 허세 등이 넘친다. 돈을 낭비한다. 여러 가지 야심적인 계획에 가득 차 있고 금방 실패하거나 포기해 버릴 일을 벌인다. 때로는 음주에 빠지게 되는데, 다른 어느 문제보다도 과음 때문에 입원치료가 필요한 경우가 있다. 흔히 목소리가 커지고 말이 빠르고 많으며 최상급의 정도를 나타내는 수식어를 사용하는데, 예를 들어 '절대로', '결코', '최고로' 따위의 표현을 많이 쓰고 과장과 강조가 흔하다. 참을성이 없고 무슨 일이든지 지속적인 관심이 없고 너무 분주하며 주의가 산만하다. 사고과정이 급하고 쉽게 일탈한다. 장난이 심하고 떠들썩하게 유머와 농담을 많이 한다. 타인과의 관계가 대개 피상적이고 타인의 요구나 느낌에 대해 둔감하다. 더구나 요구가 많은데, 그 요구를 거절당하거나 비판을 받으면 금방 분노, 신랄한 언사, 욕설, 노골적인 적개심으로 반응한다. 감정의 기복도 갑작스럽게 나타난다. 기분과 태도가 한창 고양되는 한가운데서 갑자기 눈물을 흘리기도 한다. 간섭을 많이 해 주위의 동료한테 방해가 되고 불편을 끼친다. 본인은 휴식이 필요 없다고 선언하고 실제로 피로를 못 느낀다. 많은 양의 글을 쓰기도 하는데,

단어나 구절에 밑줄을 긋고 괄호 안에 인용을 하기도 한다. 개인적 사적 성격의 일을 아무하고나 붙들고 의논하고자 한다. 성에 대해 과다하게 몰두하기도 하여, 평소 정숙하였던 여자가 화장을 짙게 하고 성적으로 활발해지기도 한다. 충동성이 자주 나타나고, 이는 자살이나 물질사용장애로 진행할 수 있다. 충동성은 동반되고 있는 성격장애, 물질사용장애, 불안장애 등에서 유래할 수도 있다.

창의성이 높게 나타날 수도 있다. 더 가벼운 양극성 장애 환자거나 환자 가족들 중에서 창의성 높은 사람을 발견하기 쉽다. 경조증 삽화 중에 나타나는 뛰어난 창의성에 대한 집착이 지속적 치료유지를 방해할 수 있다.

우울증*depression*

조증 삽화 뒤에 우울증 삽화가 나타난다(제13장 우울장애, Ⅲ-4. 임상양상 부분과 같음. 본 장 DSM-5-TR 진단기준 주요우울증 삽화 참조).

소아기 양극성 장애

사춘기 이전에는 드물게 진단된다. 소아기 조증 삽화는 극심한 기분변화, 다행감, 들뜸, 이자극성, 공격적 행동 등 분명한 조증으로 나타나며, 기타 주의산만, 주의력 저하가 동반된다. 소아·청소년기 양극성 장애의 유병률은 나이가 들수록 증가한다. 사춘기 이전에는 드물어서 10만 명당 5명이고, 청소년기에서는 1,000명당 5명으로 증가한다. 최근 빈도와 유병률이 증가하고 있다.

소아 양극성 장애의 원인, 증상 및 예후도 성인에서와 같다. 환자에서 편도 부피가 감소해 있다거나 활동성이 증가해 있다 한다. 발병 초기에 행동이 부산하고 공격적이고 감정조절이 안되어 ADHD나 비행 청소년으로 오진되는 경우가 많다. 청소년기 조증 삽화는 정신병적 양상이 흔하므로 입원치료를 받아야 하는 경우가 많다.

소아 및 청소년기 기분장애 진단기준은 전체적으로 성인의 진단기준을 따르고 있다. 단지 DSM-5-TR에서 소아에서 양극성 장애가 과다 진단되는 것을 방지하기 위해, 파괴적 기분조절장애*disruptive mood dysregulation disorder*가 신설되었다(제13장 우울장애, Ⅱ. 파괴적 기분조절장애 참조). 이는 ADHD, 반항장애, 행실장애와 감별해야 한다.

청소년기 양극성 장애는 성인과 마찬가지로 lithium, carbamazepine, valproate, lamotrigine 같은 기분안정제*mood stabilizer*, 그리고 asenapine 같은 제2세대 항정신병 약물을 사용한다.

5. 진단

DSM-5-TR

F31.-Ⅰ형 양극성 장애*Bipolar I Disorder*

Ⅰ형 양극성 장애를 진단하기 위해서는 다음 조증의 기준에 맞

아야 할 필요가 있다. 조증 삽화는 경조증이나 주요우울증 삽화의 뒤에 올 수도 앞에 올 수도 있다.

조증 삽화*manic episode*

A. 비정상적으로 지속적인 고양된, 팽창적인 또는 이자극적인 기분과, 적어도 1주일 이상 비정상적으로 지속적으로 증가된 목표지향적 활동과 에너지가 분명하게 두드러진 기간이 거의 하루 내내 그리고 거의 매일 (또는 입원이 필요하다면 어떠한 기간이든) 나타난다.

B. 기분장애와 증가된 에너지나 활동의 기간 동안 다음의 증상들 중 세 가지(또는 그 이상)가 의미 있는 정도로 나타나고(기분이 단지 이자극적일 뿐인 경우 네 가지), 통상적인 행동과는 두드러진 차이를 나타낸다.
   1. 팽창된 자존심과 과대성
   2. 감소된 수면요구(예: 3시간 수면으로도 충분하다고 느낀다)
   3. 평소보다 더 말이 많아지고, 계속 말해야 할 것 같은 압박감
   4. 사고의 비약 또는 생각이 쏟아져 나온다는 주관적 경험
   5. 보고되거나 관찰되는 주의산만함(즉 중요하지 않은 또는 상관없는 외적 자극에 쉽게 주의가 쏠림)
   6. 목적지향적 활동의 증가(사회적으로, 일터나 학교에서, 성적으로) 또는 정신운동흥분(즉 목적 없는 비목표지향적 활동)
   7. 고통스러운 결과가 초래될 가능성이 높은 활동에 과도하게 몰두(예: 절제 없이 흥청망청 구매하기, 성적 무분별, 어리석은 사업에 투자함)

C. 기분장애는 사회적 또는 직업적 기능에 현저한 장애를 일으키거나, 자신이나 타인에게 해를 입히는 것을 막기 위해 입원이 필요할 정도로 충분히 심각하거나, 정신병적 증상이 있다.

D. 이 삽화는 어떤 물질(예: 남용약물, 치료약물 또는 다른 치료)의 생리적 효과 또는 다른 의학적 상태 때문이 아니다.

   주: 항우울제(예: 치료약물, 전기충격요법) 치료기간 동안에 나타났으나 그 치료법의 생리적 효과 이상의 본격적인 증후군 수준으로 지속되는 완전한 조증 삽화는 조증 삽화의 충분한 증거이며 따라서 Ⅰ형 양극성 장애 진단이다.

주: A~D 기준은 조증 삽화의 구성 요소이다. Ⅰ형 양극성 장애를 진단하기 위해서는 평생 동안 적어도 한 번의 조증 삽화가 필요하다.

경조증 삽화*hypomanic episode*

A. 비정상적으로 지속적인 고양된, 팽창적인 또는 이자극적인 기분과, 적어도 4일 이상 연속으로 비정상적으로 지속적인 증가된 활동과 에너지가 거의 하루 내내 그리고 거의 매일 나타난다.

B. 기분장애와 증가된 에너지나 활동의 기간 동안 다음의 증상들 중 세 가지(또는 그 이상)가 지속하고(기분이 단지 이자극적일 뿐인 경우 네 가지), 통상적인 행동과는 두드러진 차이가 있고, 의미 있는 정도로 나타난다.

1. 팽창된 자존심과 과대성
2. 감소된 수면요구(예: 3시간 수면으로도 충분하다고 느낀다)
3. 평소보다 더 말이 많아지고, 계속 말해야 할 것 같은 압박감
4. 사고의 비약 또는 생각이 쏟아져 나온다는 주관적 경험
5. 보고되거나 관찰되는 주의산만함(즉 중요하지 않은 또는 상관없는 외적 자극에 쉽게 주의가 쏠림)
6. 목적지향적 활동의 증가(사회적으로, 일터나 학교에서, 성적으로) 또는 정신운동 흥분(즉 목적 없는 비목표지향적 활동)
7. 고통스러운 결과가 초래될 가능성이 높은 활동에 과도하게 몰두(예: 절제 없이 흥청망청 구매하기, 성적 무분별, 어리석은 사업에 투자함)

C. 이 삽화는 개인이 증상이 없을 때의 특징이 결코 아닌 명백한 기능의 변화와 연관된다.
D. 기분의 장애와 기능의 변화는 타인들이 관찰할 수 있다.
E. 이 삽화는 사회적 또는 직업적 기능에서 현저한 손상을 일으키거나 입원을 필요로 할 정도로 심각하지 않다.
F. 이 삽화는 어떤 물질(예: 남용약물, 치료약물 또는 다른 치료)의 생리적 효과 때문이 아니다.

주: 항우울제(예: 치료약물, 전기충격요법) 치료기간 동안에 나타났으나 그 치료법의 생리적 효과를 넘어서는 본격적인 증후군 수준으로 지속되는 완전한 경조증 삽화는 경조증 삽화 진단의 충분한 증거이다. 그렇지만, 하나 또는 2개의 증상들을(특히 증가한 이자극성, 날카로움이나 항우울제 사용에 따른 초조) 경조증 삽화의 진단으로 충분하다거나 반드시 양극성 장애 경향성을 나타내는 것이라고 하지 말아야 한다.

주: A~F 기준이 경조증 삽화의 구성요소이다. 경조증 삽화는 I형 양극성 장애에 흔히 나타나나 I형 양극성 장애의 진단을 위해서는 필요하지 않다.

주요우울증 삽화 *major depressive episode*

A. 동일한 2주일 기간 동안 다음 증상들 중 5개(혹은 그 이상) 나타나고 이전의 기능과 다른 변화를 나타낸다; 증상들 중 적어도 하나는 (1) 우울한 기분이거나 (2) 흥미나 쾌감의 상실이다.

주: 분명히 다른 의학적 상태에서 기인한 증상들은 포함시키지 않는다.

1. 주관적 보고나(즉 슬프다거나 공허하거나 절망감) 타인의 관찰(즉 눈물을 글썽인다)로 나타나는 하루 중 거의 대부분 그리고 거의 매일 우울한 기분(주: 아동이나 청소년에서는 이자극적인 기분일 수도 있다)
2. (주관적인 언급이나 관찰로 알 수 있듯이) 거의 매일 하루의 대부분 동안 모든 또는 거의 모든 활동에서 흥미나 쾌감이 현저하게 감소하였다.
3. 절식하지 않는 동안의 유의한 체중감소나 체중증가(즉 한 달에 5% 이상의 체중 변화), 또는 거의 매일 식욕의 감퇴나 증가(주: 아동에서는 기대되는 체중 증가 도달 실패도 고려한다)
4. 거의 매일 불면 또는 과수면
5. 거의 매일 정신운동 초조 또는 지연(타인이 관찰 가능; 단지 안절부절이나 처진다는 주관적 느낌만이 아님)
6. 거의 매일 피로와 에너지 상실
7. 거의 매일 (단순히 자기 비난이나 병든 것에 대한 죄책이 아닌) 무가치감이나 지나친 또는 부적절한 죄책(망상적일 수도 있다)
8. 거의 매일 (주관적인 언급이거나 타인의 관찰에 의한) 사고나 집중 능력의 저하 또는 우유부단함
9. (단지 죽음에 대한 공포가 아닌) 반복적인 죽음에 대한 사고, 구체적 계획 없이 반복적 자살 사고, 또는 자살 시도나 자살 결행을 위한 구체적 계획

B. 증상들은 사회적·직업적 또는 다른 중요 기능 영역에서 임상적으로 유의한 고통이나 손상을 일으킨다.
C. 이 삽화는 물질의 생리적 효과나 다른 의학적 상태로 기인하지 않는다.

주: A~C 기준이 주요우울 삽화의 구성요소이다. 주요우울 삽화는 I형 양극성 장애에서 흔하지만 I형 양극성 장애의 진단을 위해 필요한 것은 아니다.

주: 중요한 상실에 대한 반응(즉 사별, 재정적 파산, 자연재해로 인한 상실, 심각한 질병이나 장애)은 우울 삽화와 유사하여, A 기준에서 보는 심한 슬픔, 상실에 대한 반추, 불면, 식욕부진, 체중감소를 포함할 수 있다. 그러한 증상들은 상실에 대해 적절하고 이해할 만하더라도, 주요한 상실에 대한 정상 반응에 더하여 주요우울 삽화가 있는지를 주의 깊게 고려해야 한다. 이러한 결정은 어쩔 수 없이 개인의 병력과 상실의 여건에서 고통의 표현에 대한 문화적 규범에 입각하여 임상적으로 판단하는 것이 요구된다.

I형 양극성 장애 진단기준과 분류

A. 진단을 내리기 위해서는 적어도 하나의 조증 삽화 기준에 맞아야 한다(조증 삽화 항목의 A~D 기준).
B. 조증이나 주요우울증 삽화의 발현은 분열정동장애, 조현병, 조현형 장애, 망상장애나 다른 특정 또는 비특정 조현병 스펙트럼 장애나 기타 정신병적 장애로 더 잘 설명되지 않는다.

Coding 및 recoding 과정

현재 조증[심각도(경도, 중등도, 고도), 정신병적 양상, 부분 관해, 완전 관해, 비특정적]
현재 경조증
현재 우울증[심각도(경도, 중등도, 고도), 정신병적 양상, 부분 관해, 완전 관해, 비특정적]
현재 비특정성: 경도, 중등도, 고도

ICD-10 및 한국 표준 질병 사인 분류

F30 조증 에피소드 *Manic episode*
　F30.0 경조증
　F30.1 정신병적 증상이 없는 조병

F30.2 정신병적 증상이 있는 조병

F30.8 기타 조증 에피소드

F30.9 상세불명의 조증 에피소드

F31 양극성 정동장애 Bipolar affective disorder

F31.0 양극성 정동장애, 현존 경조증

F31.1 양극성 정동장애, 현존 정신병적 증상이 없는 조증

F31.2 양극성 정동장애, 현존 정신병적 증상이 있는 조증

F31.3 양극성 정동장애, 현존 경증 또는 중등도의 우울증

F31.4 양극성 정동장애, 현존 정신병적 증상이 없는 심한 우울증

F31.5 양극성 정동장애, 현존 정신병적 증상이 있는 심한 우울증

F31.6 양극성 정동장애, 현존 혼합형

F31.7 양극성 정동장애, 현존 관해상태

F31.8 기타 양극성 정동장애: 양극성 II장애, 재발성 조증 에피소드 NOS

F31.9 상세불명의 양극성 정동장애

진단도구: 진단을 위한 심리검사 도구로 Young Mania Scale 등이 사용된다.

감별진단

주요우울장애는 진단에 필요한 증상의 수효나 기간이 짧을지라도 조증이나 경조증 증상을 동반할 수 있다. 주요우울증 삽화가 있을 때 과거에 조증이나 경조증 삽화의 병력을 잘 조사해야 한다. 주 증상이 심한 이자극성이면, 특히 소아나 청소년의 경우, 이 증상이 주요우울장애나 양극성 장애를 비롯하여 주의집중/과잉행동장애, 성격장애 등에서 모두 나타날 수 있으므로 진단이 복잡해진다.

양극성 장애 I형과 II형의 감별은 과거에 한 번이라도 조증 삽화가 있었느냐에 따른다. 조증은 조현병과 감별해야 한다. 특히 청소년의 경우 조현병이나 반사회적 인격과 조증을 구별하기 어렵다. 각종 정신자극제(amphetamine, cocaine)와 corticosteroid, L-dopa, bromide, cimetidine, cyclosporin, disulfiram, 여러 환각제, isoniazid, opiate, yohimbine 등 약물 사용에 따른 조증을 구별해야 한다.

양극성 장애와 동반 발병하는 정신질환도 흔하다. 양극성 장애 증상이 기분증상뿐만 아니라 정신병적인 증상을 동반하는 경우도 있는데, 조현병으로 진단되기도 한다. 또한 가장 흔한 동반질환으로 불안장애는 약 3/4에서 발견할 수 있다. I형 양극성 장애의 반 이상에서 주의집중/과잉행동장애, 품행장애, 충동조절장애, 물질사용장애 등이 함께 나타난다.

신체적 질환으로 대사성 질환과 편두통이 양극성 장애 환자에서 일반인보다 더 흔하다. 양극성 장애의 진단기준을 충족하는 사람들의 반 이상이 알코올사용장애가 있고, 이런 경우 자살 시도의 위험성이 훨씬 높아진다.

II형 양극성 장애는 경계형 성격장애와 감별해야 한다. 순환성 장애는 특히 경계형, 히스테리성 및 반사회적 성격장애와 감별해야 한다.

6. 경과 및 예후

기분장애의 경과는 대체로 예후가 조현병보다는 양호하나, 장기간의 장애로 재발 경향이 크다는 것이 문제이다. 첫 발병 때는 정신사회적 스트레스가 원인으로 관계되는 경우가 많으나 이후 재발은 뇌의 장기적 변화 때문으로 나타나는 수가 많다. 상대적으로 조증이 우울증보다 빨리 회복하며, 우울상태는 조증보다 치료하기가 매우 어렵다.

양극성의 경우 대개 우울증으로 장애가 시작된다.

치료하지 않은 상태에서 조증의 기간은 약 3개월이며 삽화 사이의 간격은 대개 6~9개월이나, 병이 진행될수록 짧아진다. 조증은 대개 빠르게 발병하여 수일 내지 수개월 지속한다. I형 양극성 장애 환자의 40~50%는 첫 발병 후 2년 내에 두 번째 발병을 경험한다. 조증이 계속되면 사회생활이 파괴되거나 약물중독에 빠지기 쉽고 과잉활동으로 신체탈진이나 심장장애가 오기도 한다.

양극성 장애의 경우 예후가 나쁜 조건은 병전 직업적 기능이 나쁠 때, 알코올의존이 있을 때, 정신병적 양상이 있을 때, 우울증이 혼합될 때, 남자일 때 등이다. 예후가 좋은 조건은 조증 삽화가 짧을 때, 나이가 많을 때의 발병, 자살의도가 적을 때, 다른 정신과적 문제가 없을 때 등이다.

일회의 조증 삽화를 가진 사람의 90% 이상에서 반복적 기분 삽화로 진행한다. 대략 조증 삽화의 60%는 주요우울장애 직전에 발생한다. 정신병적 양상을 동반한 조증 삽화를 가진 다음에 재발한 조증 삽화는 정신병적 양상을 포함하는 수가 많다. 현재의 삽화에 기분-불일치성 정신병적 양상이 동반한다면 삽화 사이에 완전히 회복하기 어렵다.

양극성 장애 환자의 평생 자살률은 일반인에 비해 적어도 15배 이상 높다. 양극성 장애 환자가 모든 성공적 자살의 1/4을 차지한다. 자살 위험은 자살 관련 과거력과 지난 한 해 동안의 우울기간과 관련된다.

7. 치료

일반적 치료 및 관리

신속하게 약물치료를 시작하는 것이 중요하며, 장기간 유지 치료도 해야 한다. 약물치료 중 우울증으로 전환할 가능성에 대해 주의하고 있어야 한다.

환자의 말과 행동이 모두 이치에 어긋나는 것은 아니므로 가족들은 상태가 정신병적이라고 인정하지 않는 수가 많다. 이런 이유에서 가족들은 환자를 입원시키기 꺼려 하고, 단지 분위기를 바꿔 주고 조용히 쉬게 하고 환자 스스로 각성하기를 권고하기만 하면 나아질 줄 알기 때문에 혼란이 많다. 급성 조증일 때 안전을 유지하기가 쉽지 않아, 환자와 주변 사람들의 안전을 충분히 고려해야 된다. 좋은 수면을 할 수 있도록 관리해 주어야 한다.

입원은 진단적 절차가 필요할 때, 자살 또는 살인의 위험이 있을 때, 환자가 안전을 도모하지 못할 때, 식사를 소홀히 할 때, 급성 증상 악화가 있을 때, 지지 구조가 미약할 때 시킨다.

환자는 에너지가 넘치므로 이를 적절히 배출할 수 있게 해야 한다. 단지 피로해진다고 해서 안정이 되는 것은 아니며 오히려 흥분만 더 심해진다는 것을 명심해야 한다. 흔히 현명하지 못한 투자나 사업을 벌려 손해를 입을 가능성이 있으므로 적절히 이를 예방해야 한다. 입원이 안 되는 경우에는 알코올남용, 돈의 낭비, 성적 문란 등에 대해 잘 감독해야 한다. 자부심이 강하므로 환자와 대립하거나 논쟁을 벌여 병세를 악화시키지 않도록 조심해야 한다. 경우에 따라 조증이 생산성, 창조성과 관련 있다는 긍정적인 점을 알려 주는 것도 좋다.

최근 들어 진단기준이 변화하고 전기충격요법, 정신약물치료들을 사용함으로써 치료기간이 수개월에서 수주일 정도로 짧아졌다.

약물치료

약물치료는 한 삽화의 기간과 증상의 정도를 줄이기 위해서다. 기분안정제, 즉 lithium, 항경련제, 제2세대 항정신병 약물 등을 사용한다. 재발방지를 위해 지속적인 치료제로도 사용된다.

급성기에는 조증의 증상완화를 촉진하기 위해 강력한 진정제가 필요하며, 이때 사용되는 약물은 clonazepam, lorazepam 등 benzodiazepine계 약물들과, haloperidol, olanzapine, risperidone 등 항정신병 약물들이다. Lithium은 적정농도에 도달하기까지 시간이 걸리므로, 보통 lithium 치료를 시작하면서 동시에 항정신병 약물로 조증을 억제하는 방식을 택한다. 조증이 잘 억제되면 lithium을 계속 투여하면서 항정신병 약물을 줄인다.

Lithium은 급성 조증과 유지치료에 유용하다. 항경련제인 carbamazepine, valproic acid는 급성기와 유지기에 모두 유용하다. Lamotrigine은 급성기에는 사용이 어렵고 유지기에 특히 효과가 좋고, topiramate도 일부 효과적이라 한다. 혼합형mixed type, 불쾌 조증dysphoric mania, 급속 순환형rapid cycling, 정신병적 조증psychotic mania에서는 항경련제가 lithium보다 낫다고도 한다. (그러나 lamotrigine은 조증이 아니고 우울증에 효과가 있을 수 있다.)

이들은 효과가 잘 나타나도록 하기 위해 일정한 혈중농도를 유지해 주어야 한다. 즉 lithium은 0.8~1.2mEq/L, valproic acid나 divalproex는 50~125mcg/mL, carbamazepine은 4~12mcg/mL의 혈중농도가 유지되어야 한다. 기타 verapamil, nimodipine, clonidine 등이 항조증 효과가 있다고 알려져 있다.

항정신병 약물은 급성 조증에 효과적이다(clozapine은 예외). Quetiapine 및 olanzapine-fluoxetine 합제(symbyax)가 양극성 우울증에 효과적이다. Olanzapine, quetiapine 및 aripiprazole 등은 유지치료에 유용하다. 최근 asenapine, lurasidone 등도 사용되고 있다. 양극성 우울증에서 항우울제를 사용할 때, 우울증을 조증으로 전환switching시킬 수 있기 때문에 조심스럽게 사용해야 하며, 항조증 약물과 병용투여하면 전환을 예방할 수 있다.

치료저항적일 때 lithium과 항경련제의 병용, 둘 이상의 항경련제의 병용을 시도한다.

유지치료 시 약물동태를 잘 감시해야 한다.

약물치료에도 불구하고 치료가 잘 되지 않고 심한 조증 때문에 본인이나 타인에게 위해를 가할 위험성이 높으면 전기경련요법이 필요하다.

정신사회적 접근

질병의 이차적 장애 방지, 역동적 요인의 해결, 의사소통능력 증진, 긴장 감소, 대인관계 개선, 사회적응을 위해 정신치료가 필요하다. 가벼운 우울증이나 경조증 상태에서 이 치료가 효과적으로 적용될 수 있다. 그러나 경조증이나 조증 자체의 정신치료는 어렵다. 환자들은 흔히 가족 중에 공격적·가학적·성공적인 사람과 치료자를 동일시하여 의도적으로 치료자가 자신을 거부하게끔 부정적 감정을 유발하므로 치료자는 매우 조심해야 한다. 대개 조증이나 경조증 증상이 일단 우울증상으로 전환되는 것이 바람직하다고도 한다. 때로 치료자는 환자의 과대적 주장에 대해 직면하기보다는 의문이 있다는 정도로 표현하는 것만으로도 효과를 볼 수 있다. 양극성 환자의 정신치료에서의 목표는 자포자기적 우울증이나 복수하는 듯한 과잉행동에 의지하지 않고 이별이나 고독감에 직면할 수 있게 하는 데 있다.

그 외 필요하면 가족치료도 시도해 볼 수 있다. 기타 인지행동치료, 집단치료, 입원과 환경치료milieu therapy, 지역사회 접근 등 모든 치료법이 사용될 수 있다. 그중에서도 집단 및 가족에 초점을 둔 정신교육group-

*and family-focused psychoeducation*이 효과적이라는 연구가 있다.

Ⅲ. Ⅱ형 양극성 장애

1. 개념

Ⅱ형 양극성 장애*bipolar Ⅱ disorder*는 우울증과 경조증이 교대로 나타나는 경우로, 적어도 하나의 경조증 삽화와 하나의 주요우울증 삽화가 있을 때이다. DSM-5-TR에서의 기준은 대체로 DSM-Ⅳ 진단기준과 같으나, 경조증의 기간을 7일에서 적어도 4일 이상으로 완화하였다. 임상 실제에서 보면 일차적 양상이 우울 삽화인데 병세의 경과 중에 가벼운 조증(경조증) 삽화가 간혹 끼어드는 형태로 나타나는 수가 많다.

2. 역학

빈도는 미상이다. 대체로 Ⅱ형 양극성 장애의 평생 유병률은 0.5% 정도이고, 1년유병률은 국제적으로 0.3%이고, 미국에서는 0.8%라 한다. 여성에 약간 많다. Ⅰ형 양극성 장애보다 젊은 나이에 발생하고, 결혼생활에 장애가 더 심하며, 주요우울장애보다 자살위험도 더욱 크다고 한다. Ⅱ형 양극성 장애는, Ⅰ형 양극성 장애나 주요우울장애에서와 달리 Ⅱ형 양극성 장애가 있는 환자의 친척 중에서 빈도가 더 높다. 발병연령에도 유전적 요인이 있을 수 있다.

3. 원인

원인은 다른 기분장애와 같을 것으로 본다.

어떤 연구에서는 경계성 성격장애와 관계가 있다고도 한다. 염색체의 11p15의 adrenomedullin(ADM)에 가까이 있는 한 genetic variants가 Ⅱ형 양극성 장애에 특정적인 유전자인 것 같다는 연구가 있다.

4. 임상양상

Ⅱ형 양극성 장애는 임상적으로 한 번 이상의 주요우

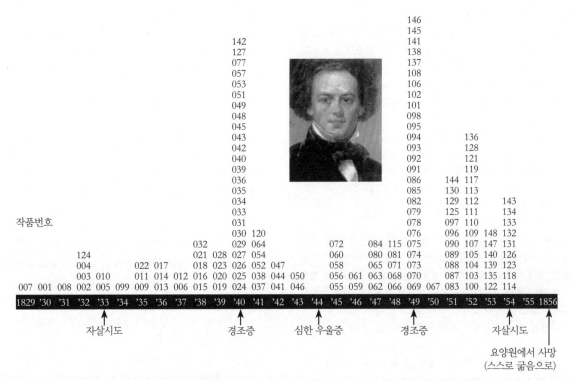

그림 12-1 작곡가 R. A. Schumann의 창작활동. 연도별 작품 수를 보면 그의 감정상태와 창조성의 관계를 극명하게 알 수 있다. 경조증 때 작곡을 많이 하였고, 우울증 때 작품 수도 적지만 자살시도도 있었다.

울증 삽화와 한 번 이상의 경조증 삽화가 반복하는 기분 삽화의 경과가 특징적이다(그림 12-1 참조). 가벼운 형태의 조증 상태가 일정 기간 지속되는 상태가 경조증이다. (ICD-10 F30.0 경조증Hypomania 및 DSM-5-TR 진단기준 I형 양극성 장애, 경조증 삽화 부분에서 기술한 바와 같다.)

우울 삽화와 경조증의 기복은 사회적·직업적 또는 다른 중요한 기능 영역에서 임상적으로 유의한 고통과 손상을 일으켜야 하지만, 경조증 삽화는 이를 충족하지 않아도 된다. 의미 있는 정도의 손상을 일으키는 경조증 삽화는 조증 삽화로 진단할 것이므로, 평생 진단은 I형 양극성 장애에 해당하게 된다. 반복적인 우울 삽화는 I형 양극성 장애에서보다 대개 더 자주 나타나고 기간이 길다(그림 12-1).

5. 진단

II형 양극성 장애로 진단하기 위해서는 현재 또는 과거의 경조증 삽화와 현재 또는 과거의 주요우울증 삽화를 충족해야 한다. 경조증 삽화와 주요우울증 삽화는 아래 진단기준표에서 보는 바와 같다.

DSM-5-TR

F31.81 II형 양극성 장애 Bipolar II Disorder

적어도 한 번 이상의 경조증 삽화(I형 양극성 장애 진단기준의 경조증 삽화 항의 기준 A~F)와 한 번 이상의 주요우울증 삽화(I형 양극성 장애 진단기준의 주요우울증 삽화 항의 기준 A~C)의 기준을 충족해야 하며, 결코 조증 삽화는 없어야 한다. 그리고 경조증 삽화와 주요우울증 삽화는 분열정동장애, 조현병, 조현형 장애, 망상장애 또는 다른 특정 또는 비특정 조현병 스펙트럼과 기타 정신병적 장애로 더 잘 설명되지 않아야 한다. 또한 우울증의 증상이나 우울증과 경조증의 기간 사이의 잦은 기복에 의한 비예측성은 사회적·직업적 또는 다른 중요한 기능 영역에서 임상적으로 유의한 고통과 손상을 일으킨다.

현재 또는 가장 최근의 삽화에 따라 특정형으로 경조증, 우울증 등을 두고 있다.

동반양상에 의한 특정형으로 **불안 고통 동반, 혼합 양상 동반, 급속 순환형 동반, 멜랑콜리아 양상 동반, 비전형적 양상 동반, 기분-일치성 정신병적 양상 동반, 기분-불일치성 정신병적 양상 동반, 긴장증 동반, 주산기 발병 동반, 계절성 양상 동반** 등을 두고 있다.

경과에 따른 특정형으로 **부분 관해, 완전 관해** 등을 두고 있다.

심각도에 따른 특정형으로 **경도, 중등도, 고도** 등을 두고 있다.

F31.8 기타 양극성 정동장애 Other bipolar affective disorders
여기에 Bipolar II disorder가 포함되어 있다.

감별진단: 주요우울장애, 순환형 장애, 조현병 스펙트럼 및 기타 정신병적 장애, 공황장애, 불안장애, 주의집중/과잉행동장애, 성격장애, I형 양극성 장애를 감별진단해야 한다.

II형 양극성 장애는 다른 정신질환과 함께 나타나는 수가 많은데, 이 중에서 불안장애가 가장 흔하다. 이 환자들 중 60%는 세 가지 이상의 정신질환, 75%는 불안장애, 37%는 물질사용장애를 함께 앓는다. 이 공동이환 질환들은 그 자체로서 독립적인 질병 경과를 밟는 것 같지 않고 기분상태와 밀접하게 연관되는 경향이 있다.

6. 경과 및 예후

평균 발병연령은 20대 중반으로 I형 양극성 장애보다 조금 늦고, 주요우울장애보다는 조금 빠른 편이다.

경조증 삽화 양상 때문에 II형 양극성 장애라고 진단하나, 오랫동안에 걸쳐 실제로 더 문제 되는 것은 주요우울증이다. 이 질환은 대개 우울증 삽화로 시작하는데, 나중에 경조증 삽화가 나타나기 전까지는 II형 양극성 장애라고 알아차릴 수 없다. 처음으로 경조증 삽화를 알아차리기 전까지 수차례 주요우울장애를 앓는 수가 많다. 이로 인해 처음에 주요우울장애로 진단받는 경우가 12%에 이른다. 우울증이 아무리 심해도 한 번이라도 경조증 삽화가 생기면 II형 양극성 장애라고 진단 내리고, 다시는 주요우울증으로 되돌려 진단할 수 없다.

또한 II형 양극성 장애 환자의 5~15%는 궁극적으로 조증 삽화도 겪는데, 그러면 추후 경과와 관계없이 I형 양극성 장애로 진단이 바뀐다. 평생 동안 경조증이나 주요우울증 삽화의 횟수는 I형 양극성 장애나 주요우울장애보다 많다. (그러나 경조증 삽화의 횟수는 I형 양극성 장애 환자에서 더 자주 나타난다.) 우울증에 대해 치료하는 중에 우울증에서 조증으로 바뀌는 수가 있다.

II형 양극성 장애 환자의 5~15%는 지난 1년 동안 적어도 4회 이상 여러 차례 경조증 또는 주요우울증의 기분 삽화를 겪는다. 이런 경우 '급속 순환형 동반with rapid cycling'이란 특정형에 해당된다. 급속 순환 양상은 예후가 나쁘다. 나이가 들어갈수록 병세의 경과 중 기분 삽화의 간격은 짧아진다.

많은 II형 양극성 장애 환자가 삽화 사이에는 완전하게 기능을 발휘하지만, 적어도 15%는 삽화 사이에도 여전히 기능에 장애가 있고, 20%는 회복하지 못한 채

바로 다음 삽화가 이어지기도 한다. 나이가 젊고 경한 우울증을 가진 환자의 경우 과거 기능 수준으로의 회복률이 높다. 오래 앓을수록 예후가 나쁘다.

정신병적 증상은 정의상 경조증 삽화에서 발생할 수 없다. 있더라도 I형 양극성 장애에서보다 II형에서는 더 드물게 나타난다. 불안, 물질사용이나 섭식장애와 같은 양상이 먼저 시작하는 수도 있어 진단이 복잡해질 수도 있다.

II형 양극성 장애에서 자살 위험성은 높다. 평생 동안에 이들 중 대략 1/3이 자살 시도한 과거력이 있다. 이 비율은 I형 양극성 장애와 비슷하지만, 치명성의 정도는 II형에서 더 높다.

7. 치료

I형 양극성 장애에서와 같다.

IV. 순환성 장애

1. 개념

순환성 장애cyclothymic disorder는 이전에는 cyclothymia 라고도 불리었다. 이 질환은 증상으로 볼 때 가벼운 형태의 II형 양극성 장애이다. 즉 만성적으로 조증 삽화보다 가벼운 경조증과 주요우울증 삽화보다 가벼운 경우울증이 여러 차례 주기적으로 교대로 나타나는 것이다. 주기는 I형 양극성 장애보다 짧고 급격하고 불규칙적이다. 성격장애를 동반하는 수가 많아 기분장애라기보다 성격장애로 보는 견해도 있으나, 기분장애에 해당하는 유전적 생물학적 요인들이 밝혀졌다.

2. 역학

일반인에서 평생유병률은 0.4~1%이다. 일반인에서 남녀 똑같이 흔하며, 치료를 받으려는 비율은 여성이 남성보다 더 많다. 대부분 15~25세 사이에서 발병한다. 알코올이나 약물을 남용하거나 의존한 환자가 5~10%로 상당히 많이 차지한다. 주거를 자주 옮겨 다니며 살고, 유사종교 집단이나 예술가 집단에 관계하는 수가 많다.

3. 원인

이 질환을 앓는 사람의 일차 가족 중에 주요우울장애, I형 양극성 장애, II형 양극성 장애가 더 흔하다. I형 양극성 장애 환자의 일차 가족 중에 이 질환이 흔하다. 정신역동적으로 어린 시절에 구순기적 외상으로 고착이나 갈등이 있고, 대상관계object relation의 혼란이 있는 것이 특징이다.

4. 임상양상

경조증과 주요우울증 삽화보다 가벼운 우울증이 여러 차례 주기적으로 교대로 나타난다.

경우울증 삽화

가벼운 우울증 삽화란, 횟수, 심한 정도, 포괄성, 기간 등에서 우울증의 기준을 충족시키기 어려운 가벼운 상태이다.

정서적으로 우울하며 슬픈 느낌을 갖는다. 환자는 자신감이 없고 삶에 대한 의욕이 없으며, 피곤해하고 일하기를 싫어하며 혼자만 있으려 하고, 평소 해오던 일을 수행하는 데 어려움을 느낀다. 생활의 재미나 즐거움을 느끼지 못하고, 매사를 짐이 되는 듯 여기며 평소 해오던 직업을 포기하려고 한다. 사고는 몇몇 주제에만 국한된다. 질문에 대한 답변이 매우 느리고, 가능한 한 최대로 압축하여 대답한다. 많은 경우 미래의 실패에 대한 불안, 거절, 보복에 대한 우려 때문에 무슨 일이든 쉽게 결정을 못하고 우유부단하다. 신체증상이 현저하게 나타나기도 한다. 체중감소, 식욕부진, 소화장애, 변비, 가슴답답함, 두통, 수면장애, 쇠약상태 등을 호소한다. 건강염려증이 생기고 자신이 신체장애 때문에 우울하다고 믿는다.

5. 진단

DSM-5-TR

F34.0 순환성 장애Cyclothymic Disorder

A. 적어도 2년(소아나 청소년에서는 적어도 1년 이상) 동안 경조증 삽화에 해당하지 않는 많은 경조증 증상과 주요우울증 삽화의 기준을 충족하지 않는 많은 우울증상이 있어야 한다.

B. 적어도 2년(소아나 청소년에서는 적어도 1년 이상) 동안에 경조증 또는 우울의 기간이 그 기간의 반 이상이고, 한 번에 2개월 이상 증상 없이 지낸 적이 없다.

C. 주요우울증 삽화, 조증 삽화, 경조증 삽화의 기준을 충족한 적이 없다.

D. 진단기준 A의 증상들은 조현정동장애, 조현병, 조현형 장

애, 망상장애, 또는 다른 특정 또는 비특정 조현병 스펙트럼 및 기타 정신병적 장애로 더 잘 설명되지 않아야 한다.

E. 어떤 물질(예: 남용약물, 치료약물)의 생리적 효과 또는 다른 의학적 상태(예: 갑상선 기능항진증) 때문이 아니다.

F. 이 증상들은 사회적·직업적 또는 다른 중요한 기능 영역에서 임상적으로 유의한 고통과 손상을 일으킨다.

특정형으로 **불안 고통 동반**을 두고 있다.

ICD-10 및 한국 표준 질병 사인 분류

F34 지속성 기분[정동]장애 Persistent mood [affective] disorders
　F34.0 순환기분장애 Cyclothymia

감별진단: 다른 의학적 상태에 의한 양극성 및 관련 장애나 우울장애, 물질/약물 유도성 양극성 및 관련 장애나 우울장애, 급속 순환형성 Ⅰ형 양극성 장애나 급속 순환형성 Ⅱ형 양극성 장애, 경계형 인격장애 등과 감별해야 한다.

6. 경과 및 예후

청소년기에 서서히 나타나며, 흔히 학업장애를 동반하기도 한다. 경과는 대개 만성적이고 지속적이다. 15~50%는 차후에 Ⅰ형 또는 Ⅱ형 양극성 장애로 발전한다. 항우울제 치료 중 조증을 유발하기 쉬우므로 조심해야 한다. 2년이 경과한 이후에 주요우울증, 조증, 경조증 삽화를 겪으면 순환성 장애라는 진단은 빠지고, 대신에 각각 Ⅰ형 또는 Ⅱ형 양극성 장애로 진단이 바뀌어야 한다. 순환성 장애 환자가 물질사용장애나 수면장애를 함께 겪을 수 있다. 대부분의 소아 환자는 공동이환질환이 있는데, 다른 정신질환보다 주의집중/과잉행동장애를 함께 앓는 수가 흔하다.

7. 치료

항조증 약물을 우선적으로 사용한다. Carbamazepine이나 valporate 등도 효과적으로 쓰인다. 항우울제는 조증을 유발하지 않도록 조심스럽게 사용한다.

Ⅴ. 물질/약물 유도성 양극성 및 관련 장애

과거에 정신활성물질 유도성 기질성 정신장애psychoactive substance-induced organic mental disorder로 불리던 장애이다. 어떤 질병을 치료하기 위한 약물(향정신성 약물, corticosteroid, 고혈압치료제, 호르몬제제, L-dopa, digitalis,

cyclosporin, disulfiram, isoniazid, yohimbin 등), 우연히 사고로 섭취한 독성물질, 쾌락 목적 내지 의존성 때문에 의도적으로 사용한 물질(마약, 환각제) 등에 의해 유도된 기분장애이다. 주요우울장애와 양극성 장애에서의 증상이 모두 나타날 수 있으나, 의식상태에 따라 다를 수 있다.

예후도 물질/약물에 따라 다르다.

치료는 섭취한 물질이 무엇인지를 확인하고 중단시키는 것이다.

이 질환의 진단적 임상양상은 본질적으로 조증, 경조증, 우울증과 동일하다. 일부 항우울제나 다른 향정신성 약물의 부작용이 조증 증후군의 일차적 증상과 비슷할 수 있으나, 이는 근본적으로 양극성 장애의 증상들과 구분되므로 이 진단을 내리기에는 불충분하다.

DSM-5-TR

물질/약물 유도성 양극성 및 관련 장애

Substance/Medication-Induced Bipolar and Related Disorder

기분의 현저하고 지속적인 장애가 임상양상에서 두드러지고, 기분의 고양, 팽창, 이자극적 기분, 우울한 기분이 있거나 없거나, 모든 또는 거의 모든 활동에 흥미나 재미의 현저한 감소가 특징이다. 또한 과거력, 신체검사 또는 검사실 소견으로 위 기준의 증상들이 물질 급성 중독이나 금단, 또는 약물노출이나 금단의 도중 또는 그 직후에 나타나고, 관련된 물질/약물은 위 기준의 증상들을 일으킬 수 있다. 이 장애는 양극성 또는 물질/약물 유도성이 아닌 관련 질환으로 더 잘 설명되지 않는다. 증상들이 물질/약물을 사용하기 전에 선행하고, 급성 금단이나 심한 급성 중독의 종료 후에도 실질적인 기간(예: 약 1개월) 동안 지속하고, 또는 독립적인 비물질/약물 유도성 양극성 및 관련 장애(예: 반복적인 비물질/약물 유도 삽화의 병력)의 존재를 시사하는 다른 증거가 있다면 이는 물질/약물 유도성이 아닌 독립적인 또는 관련 질환에 대한 증거이다. 그리고 이 장애는 전적으로 섬망의 경과 동안에만 나타나지 않는다. 또한 이 장애는 사회적·직업적 또는 다른 중요한 기능 영역에서 임상적으로 유의한 고통과 손상을 일으킨다.

특정형에는 **급성 중독 중 발병, 금단 중 발병, 약물사용 후 발병** 등을 두고 있다.

ICD-10 및 한국 표준 질병 사인 분류

F10-F19 정신활성물질의 사용에 의한 정신 및 행동 장애 Mental and behavioural disorders due to psychoactive substance use

F1x.8 기타 정신 및 행태 장애 Other mental and behavioural disorders 에 해당

감별진단: 항우울제 투약이나 다른 치료 후 경조증이나 조증이

발생하고, 그 후 증상들이 이 약물들의 생리적 효과를 넘어 지속하는 경우가 있는데, 이런 상태는 물질/약물 유도성 양극성 또는 관련 장애가 아니고, 본질적으로 양극성 장애를 나타낸 것으로 간주한다. 마찬가지로 분명한 전기경련요법 유도 조증 또는 경조증이 이 치료의 생리적 효과를 넘어 지속하면, 물질/약물 유도성 양극성 및 관련 장애가 아니고 양극성 장애로 진단한다.

VI. 다른 의학적 상태에 의한 양극성 및 관련 장애

이 양극성 장애는 기질적 원인이 가장 중요한 변수이다. 잘 알려진 원인들 중에는 뇌졸중과 외상, 뇌 손상뿐 아니라 쿠싱병Cushing's disease과 다발성 경화증이 있다. 기타 내분비계 장애, 신경계 장애(뇌암, 뇌염, 뇌전증 등), 췌장장애, 부갑상선장애, 류마티스관절염, 감염증(예: mononucleus), 각종 종양(특히 화학요법을 받고 있는), 영양장애 등은 조증이나 우울증상을 야기하는 수가 많다. 이 장애는 망상이나 환각을 동반하기도 하고 다소간의 인지장애도 있을 수 있다.

경과와 예후는 다양한데, 환자가 앓고 있는 신체질병의 상태에 따라 결정된다. 자살기도도 있을 수 있다. 경과는 해당 의학적 상태가 시작된 일주일 또는 한 달 사이에 급성적으로 또는 아급성적으로 발병한다. 의학적 상태가 나아지기 전에 또는 나아진 직후에 이 상태도 좋아질 수 있다.

섬망, 긴장증, 급성 불안 등의 증상과 감별하는 것이 중요하다. 의학적 상태에 대한 투여 약물도 기분 증상을 일으킬 수 있으므로 물질/약물 유도성 양극성 및 관련 장애와 감별해야 한다.

치료는 신체질환을 치료하면서 지침에 따라 항우울제나 항조증 약물을 사용하는 것이다.

DSM-5-TR
F06.3- 다른 의학적 상태에 의한 양극성 및 관련 장애
Bipolar and Related Disorder Due to Another Medical Condition
임상양상 중 두드러지고 비정상적인 기분의 고양, 팽창, 이자극적 기분과 비정상적인 활동과 에너지의 증가가 현저하고 지속적인 기간이 두드러지고, 과거력, 신체검사 또는 검사실 소견으로 이 장애가 다른 의학적 상태의 직접적 병태생리적 결과라는 증거가 있다. 또한 이 장애는 다른 정신장애로 더 잘 설명되지 않으며, 전적으로 섬망의 경과 동안에만 나타나지 않는다. 그리고 이 장애는 사회적·직업적 또는 다른 중요한 기능 영역에서 임상적으로 유의한 고통과 손상을 일으키거나, 자신이나 타인에게 해를 끼치는 것을 예방하기 위해 입원이 필요하거나 또는 정신병적 양상이 있다.
특정형: **조증 양상 동반형, 조증 또는 경조증 유사 삽화 동반형, 혼합 양상 동반형**

ICD-10 및 한국 표준 질병 사인 분류
F06.3 기질성 기분[정동]장애 Organic mood [affective] disorders

VII. 기타

DSM-5-TR와 ICD-10에서는 다음과 같이 기타 특정 및 비특정 양극성 장애를 제시하고 있다. 치료는 모두 양극성 장애에 준한다.

1. 기타 특정 및 비특정 양극성장애

DSM-5-TR
F31.89 기타 특정 양극성 및 관련 장애
Other Specified Bipolar and Related Disorder
이 범주는 양극성 및 관련 장애의 특징적인 증상들이 현저하나, 양극성 및 관련 장애 계통의 어떠한 질환의 기준을 충족시키지 못하는 경우에 적용한다. 이 진단은 임상가가 환자의 상태가 어떠한 특정 양극성 및 관련 장애의 기준에도 충족하지 않는 특별한 이유를 의사소통하고자 하는 상황에서 사용된다. (이는 DSM-IV의 bipolar disorder NOS를 분리한 것이다)
특정형으로 다음 네 가지 임상형을 두고 있다.
1. **단기 경조증 삽화(2~3일)와 주요우울증 삽화**는 일생 동안 1회 이상의 주요우울증 삽화를 가지나 조증이나 경조증의 전체 진단기준을 충족시키지 못하였지만, 짧은 기간(2~3일)이지만 전체기준을 충족시키는 경조증을 1회 이상 가진 경우이다.
2. **불충분한 증상의 경조증 삽화와 주요우울증 삽화**는 일생 동안 1회 이상의 주요우울증 삽화를 가지나 조증이나 경조증의 전체 진단기준을 충족시키지 못하지만, 경조증의 기간기준(4일)과 증상기준의 전체기준을 충족시키는 못하는 경조증을 1회 이상 가진 경우이다.
3. **과거 주요우울증 삽화 없는 경조증 삽화**는 과거 우울증 삽화나 조증 삽화의 전체기준을 충족시키지 못한 사람에서 1회 또는 그 이상의 경조증 삽화를 갖는 경우이다.
4. **단기 순환형(24개월 미만)**은 주요우울증, 조증, 경조증 또는 어떤 정신병적 장애의 전체기준을 충족시키는 장애가 없던 사람에서, 전체기준을 충족시키지 못하는 경조증 삽화와 우울증 삽화를 24개월(소아와 청소년은 12개월) 내

여러 차례 갖는 경우이다. 경조증이나 우울증 증상이 있는 날이 없는 날보다는 많고, 증상이 없는 날이 2개월을 넘지 않으며, 증상은 유의한 고통과 장애를 야기한다.

5. 조증 삽화가 겹침. 조증 삽화가 조현병, 조현정동장애, 망상장애, 기타 특정 및 비특정 조현병 스펙트럼 및 기타 정신병적 장애에 겹침. 주: 조현정동장애의 한 부분인 조증 삽화는 기타 특정 양극성 및 관련 장애의 추가 진단에 해당되지 않음.

F31.9 비특정 양극성 및 관련 장애
Unspecified Bipolar and Related Disorder

이 범주는 양극성 및 관련 장애의 특징적인 증상들이 현저하나, 양극성 및 관련 장애 계통의 어떠한 질환의 기준에도 충분히 맞지 않는 경우에 적용한다. 이는 임상가가 특정 양극성 및 관련 장애에 대한 기준을 충족하지 않는 이유를 특정화하지 않기로 선택한 경우 또는 더 특정한 진단을 내리기에 정보가 불충분한 경우(예: 응급실 상황)에 사용한다.

F39 비특정 기분장애*unspecified mood disorder*

이 범주는 평가 당시 기분장애의 특징을 가지나, 진단적 기준에서 어느 양극성 장애 또는 우울장애의 전체 진단기준을 충족시키지 못하는 경우에 해당된다. 예를 들어 응급실에서의 상황 같은 구체적인 진단을 내리기 위한 정보가 불충분할 경우에 사용된다(예: 급성 격정*agitation*).

ICD-10 및 한국 표준 질병 사인 분류

F31.8 기타 양극성 정동장애
양극성 Ⅱ 장애 및 재발성 조병 에피소드 NOS 등

F31.9 상세불명의 양극성 정동장애

F34.9 상세불명의 지속성 기분[정동]장애

F38 기타 기분[정동]장애*Other mood [affective] disorders*
심하거나 지속성이 아니기 때문에 F30~F34에 분류하기 적당하지 않은 기타 기분장애

F38.0 기타 단일 기분[정동]장애: 혼합형정동에피소드

F38.1 기타 재발성 기분[정동]장애: 재발성 단기 우울에피소드

F38.8 기타 명시된 기분[정동]장애

F39 상세불명의 기분[정동]장애
Unspecified mood [affective] disorder
정동성 정신병 NOS

2. 기타

단기 경조증을 동반한 우울 삽화*depressive episodes with short-duration hypomania*

DSM-5-TR에서는 독립적인 진단이 되기 위해서 더 연구를 요하는, 추가연구를 요하는 상태들*conditions for further study* 중 하나로 이 장애를 제시하고 있다(제27장 기타 정신장애, Ⅵ. 추가연구를 요하는 상태들 참조).

비전형 순환성 정신병*atypical cycloid psychosis*

Ⅰ형 양극성 장애와 유사하나 꼭 맞지는 않는 장애를 말한다.

운동 정신병*motility psychosis*

무동형*akinetic*과 과잉운동형*hyperkinetic*이 있다. 전자는 조현병의 긴장성 혼수형*catatonic stupor type*과 유사하고, 후자는 조증이나 긴장성 흥분*catatonic excitement*과 유사하다. 모두 예후는 좋다.

혼돈성 정신증병*confusional psychosis*

조증과 유사하나 불안이 심하고 주의집중장애는 덜하며 언어와해가 심한 경우이다.

불안 환희 정신병*anxiety blissfulness psychosis*

격정형 우울증*agitated depression*과 유사하나 억제가 심해 움직임이 적다. 주기적으로 불안과 편집적 관계망상이 엄습하며, 자책사고, 건강염려증, 환각 등이 동반되기도 한다. 과대적 행동과 과대망상이 동반되는 경우를 환희 단계*blissful phase*라 하는데, 자신을 과대화하기보다 타인을 행복하게 하고 세계를 구원한다는 식의 타인지향적 과대망상이 나타난다.

참고문헌

박원명, 전덕인(2014): 양극성장애. 서울, 시그마프레스.
신정호(2015): 양극성 및 관련장애. 민성길(편), 최신정신의학(제6판). 서울, 일조각, pp.303~319.
조맹제(2012): 2011년 정신질환 실태 역학조사. 보건복지부 학술연구 용역사업 보고서, 서울대학교 의과대학, 보건복지부 2012.
통계청(2022): 한국 표준 질병 사인 분류. 제8차 개정판. http://kostat.go.kr/kssc/stclass/StClassAction.do?method=dis&classKind=5&kssc=popup
American Psychiatric Association(2022): Diagnostic and statistical manual of mental disorder. 5th ed-text revision. American Psychiatric Association, Washington D.C.
Black DW, Andreasen NC(2022): Introductory Textbook of Psychiatry. 7th ed. American Psychiatric Association

Publishing, Washington D.C.

Boland R, Verduin ML(2022): Kaplan and Sadock's Synopsis of psychiatry. 12th ed. Wolters Kluwer, Philadelphia, pp.365~378.

Davis JM(1976): Overview: Maintenance therapy in psychiatry. Am J Psychiatry 133:1~13.

Fountoulakisa KN, Vietaa E(2008): Treatment of bipolar disorder: a systematic review of available data and clinical perspectives. The International Journal of Neuropsychopharmacology 11:999~1029.

Goldstein BI, Kemp DE, Soczynska JK, et al(2009): Inflammation and the phenomenology, pathophysiology, comorbidity, and treatment of bipolar disorder: a systematic review of the literature. J Clin Psychiatry 70:1078~1090.

Hajek T, Calkin C, Blagdon R, et al(2013): Type 2 Diabetes Mellitus: A Potentially Modifiable Risk Factor for Neurochemical Brain Changes in Bipolar Disorders. Biological Psychiatry doi:10.1016/j.biopsych.2013.11.007.

Hales RE, Yudofsky SC, Roberts LW, eds(2014): Textbook of psychiatry. 6th ed. American Psychiatric Publishing, Washington D.C.

Han K, Holder JL Jr., Schaaf CP, et al(2013): SHANK3 overexpression causes manic-like behaviour with unique pharmacogenetic properties. Nature 503:72~77.

Howland RH, Thase ME(1993): A comprehensive review of cyclothymic disorder. J Nerv Ment Dis 181:485~494.

Post RM, Leverich GS(2006): The role of psychosocial stress in the onset and progression of bipolar disorder and its comorbidities: The need for earlier and alternative modes of therapeutic intervention. Dev Psychopathol 18:1181~1211.

Rosenthal NE, Sack DA, Gillin JC, et al(1984): Seasonal affective disorder: a description of the syndrome and preliminary findings with light therapy. Arch Gen Psychiatry 41:72~80.

Shildkraut JJ.(1965): The catecholamine hypothesis of affective disorders: A review of supporting evidence. Am J Psychiatry 22:507~522.

Yang H(2011): Decoding the biology of bipolar disorder: An update on recent findings in genetics, Imaging, and Immunology. FOCUS 9:423~427.

13

우울장애 *Depressive Disorders*

I. 개념

대체로 우울장애憂鬱障碍 *depressive disorders*는 다양한 모습의 우울 감정과 의욕과 인지의 장애이다. 우울장애들은 신체적 문제들을 야기하며 장기간의 치료를 요하는 만성 질병이며, 유병률이 높고, 인류사회에 큰 부담을 주는 장애이며, 심하면 자살에 이르게 하는 장애이다.

질병의 '전반적 부담*global burden of disease; GBD*' 연구에 의하면, 주요우울증과 감정부전장애의 장애연수*years lived with disability; YLDs*는 1990년에 비해 2010년에, 전체 인구증가와 노인인구 증가를 고려하더라도 37.5% 증가하였다고 한다. 따라서 우울증에 관련된 사회적 비용도 상당하다. 그러나 효과적인 치료법이 개발되어 있다.

우리나라 2021년 보건복지부 정신건강실태조사에 의하면 (이 조사의 경우 주요우울장애와 기분부전장애를 합친 진단군을 우울장애라 정의하며, 양극성 장애의 우울증 에피소드는 제외되었다.) 우울장애 1년유병률은 남성 1.1%, 여성 2.4%, 전체 1.7%로 여성의 경우 남성보다 2.2배 높았다. 만 18세 이상 만 64세 이하를 대상으로 1년유병률을 비교하면 2016년 1.8%에서 2021년 1.6%로 2016년에 비해 0.2%p 감소하였다.

우울증은 고대로부터 멜랑콜리아*melancholia*라 불리던 장애이다. 중세의 M. Maimonides는 melancholia를 단일 질병으로 생각하였다. 이후 이 우울증이 조증과 교대로 주기적으로 나타나는 경우가 많아 우울증은 조울병 내지 양극성 장애의 일부로 생각되었다. 그러나 우울증만 나타나는 경우도 있고, 이 또한 여러 형태가 있음이 인식되어, DSM-5에서는 양극성 장애와 우울장애를 분리하여 범주화하였다.

우울장애들에는 많은 형태가 있다. 우울장애의 각 형태는 임상양상을 결정하는 핵심적 정신병리적 증상들에 의해 구분된다. 1899년 Emil Kraepelin은 지체된 사고와 저하된 운동 활동에 의해 특징되는 우울증을 기술하였다. K. Schneider는 1950년대 중반에 진료실에서 흔히 보는 우울증의 형태 중 하나인 vital depression이라는 개념을 제시했고, 이어 Karl Jaspers가 'personality development'와 'psychiatric disease process'를 구분한 것을 응용하여, 처음으로 depressive psychopathy와 reactive depression으로 구분하였다. 또한 우울증 중에는 너무 우울증이 심하여 혼미상태*stupor*가 나타나고 소량의 단기작용 barbiturate를 정맥주사해야만 일시적으로 완화되는 경우도 있고, 무쾌감증*anhedonia*이 주된 증상인 우울증도 있고, micromania(소규모의 조증)가 동반된 우울증도 제시되었다. 우울증들은 또한 ECT에 대한 반응성, 언어적 상호작용과 생활사건들 등에서도 서로 다르다. G. Winokur는 가족력의 유무에 따라 단극성 우울증을 특히 pure familial depressive disease, non-familial sporadic depression 및 depression spectrum disease로 분류하였다. 일차성(원발성) 우울증*primary depression*이란 내인성 우울증과 유사한 것으로 외부원인 없이 생물학적인 원인 때문에 생긴 것이며, 대개 멜랑콜리아와 정신병적 증상이 동반될 수 있다. 이차성 우울증*secondary depression*은 다른 신체질환이나 약물(표 13-1), 생활사건 또는 다른 정신질환에 관련되어 나타나는 것이다. 심리적 원인 또는 생활사건에 의한 것은 반응성*reactive* 또는 신경증적*neurotic* 우울이라 하며, 신체적 원인에 의한 것은 내인성 우울이라 불렀다. 이러한 논의들을 거쳐 단극성으로 우울증만 주기적으로 나타나는 경우를 DSM-IV에서부터 주요우울증*major depression*으로 부르게 되었다.

애도와 우울증, 그리고 외상 및 스트레스 관련 장애

DSM-5에서는 DSM-IV의 'bereavement exclusion'(애도 과정을 제외하라는 기준)을 삭제하였다. 즉 우울증을 야기하는 다른 스트레스 요인들과는 달리, 특정적으로 중요한 인물의 사망 뒤에 따르는 스트레스로 인한 애도의 슬픔에 대해 첫 2개월이 되기 전까지는 주요우울증의 진단을 내리지 않도록 권고하고 있었다. 그 이유는 정상적 애도를 함부로 주요우울증으로 진단하는 것으로부터 애도자를 보호해야 한다고 보았기 때문이었다.

그러나 DSM-5에서는 이 기준을 없앴다. 이는 상실자에게 애도기간 중에 정상적 애도반응에 이어 주요우울증도 나타날 수 있고, 애도가 처음부터 우울증과 겹칠 수도 있다고 보았기 때문이었다. 즉 이 제외기준을 제거함으로써 애도자에게서 나타날 수 있는 주요우울증이 간과되지 않고 적절한 치료와 기타 개입을 하도록 도울 수 있다고 보았기 때문이다. 따라서 DSM-5는 기준과 설명문에 임상가로 하여금 유의한 상실에 관련된 정상애도와 정신장애 진단 간에 감별할 것에 대해 주의를 촉구하는 문구를 삽입해 놓았다. (그러나 이 삭제는 세간의 비판을 받았다. 즉 보편적 현상인 애도를 하나의 병으로 의학화하였다는 것이다.)

그러나 DSM-5-TR에서는 중요한 사람의 죽음 이후 12개월이 경과된 이후에도 지속적인 비적응적인 애도반응이 진행되는 경우 지속적 애도장애prolonged grief disorder로 진단하고, 외상 및 스트레스 관련 장애 군에 포함시켜 놓고 있다(제16장 외상 및 스트레스 관련 장애, Ⅶ. 지속적 애도장애 참조).

DSM-5 우울장애depressive disorders

DSM-5에서는 교대로 나타나는 조증이 없는 우울증들의 개념을 통합하여 따로 우울장애depressive disorders로 분류하였다. 그리고 DSM-IV에는 없던 파괴적 기분조절장애disruptive mood dysregulation disorder와 월경전 불쾌장애premenstrual dysphoric disorder; PMDD가 추가되고, 감정부전장애dysthymic disorder가 만성 주요우울증과 합쳐져 지속적 우울장애persistent depressive disorder로 병명이 바뀌었다. 또한 진단기준에 소위 'bereavement exclusion'이 제외되었으며, dimensional approach로 chronicity, 심각도 및 우울증에 관련된 조증증상과 불안증상의 측정을 요구했으며, 각종 특정형specifier을 둠으로써 진단에 세밀성을 더하였다.

특정형specifiers

모든 우울장애에 다양한 임상양상이 동반된다. DSM-5에서는 각 주요 우울장애를 진단함에 있어 우울증에 동반되는 임상양상에 다음과 같은 특정형으로 추가 기술하게 함으로써, 임상가로 하여금 정확한 진단을 하도록 하고 치료를 보다 개인화하도록 하고 있다. (급속 순환형 동반with rapid cycling을 제외하고, 나머지는 양극성 장애에서의 특정형과 같다. 275쪽 참조)

불안한 고통 동반

혼합 양상 동반

멜랑콜리아 양상 동반

비전형적 양상 동반

정신병적 양상 동반: 기분-일치성 정신병적 양상 동반 및 기분-불일치성 정신병적 양상 동반

긴장증 동반

주산기 발병 동반

계절성 양상 동반

ICD-10 및 한국 표준 질병 사인 분류

F30-F39 기분[정동] 장애Mood[affective] disorders

양극성 장애와 우울장애를 모두 기분[정동]장애라는 한 범주에 포함하고 있다.

소아기 우울장애childhood depression

1950년대 말까지도 일반적으로 소아기 우울증에 대한 개념이 인정되지 않았다. 소아는 인격구조가 미숙하고 초자아가 완전히 형성되지 않았으므로 우울증이 발생할 수 없다는 것이 일반적인 생각이었다. 또한 소아기 우울증의 증상을 발달학적 현상으로 보고 하나의 질환으로 간주하지 않으려는 견해도 있었다. 1950년대에 비로소 소아기 우울증에 대한 관심이 나타나기 시작하였다.

소아 및 청소년기 주요우울장애 진단기준은 전체적으로 성인의 진단기준을 따르고 있다. 주요 우울장애의 유병률은 과거 생각하던 것보다 높아 학령기 소아는 5%, 청소년은 8%이다. 소아의 경우 성인과 달리 남녀 차이가 없고 학령기에서는 남아에 더 빈번하게 발병한다. 감정부전장애의 유병률은 주요우울장애보다 낮다.

소아기 우울장애의 근본적인 원인은 아직 밝혀지지 않고 있다.

생물학적 요인: 소아·청소년기 기분장애가 가족 내에서 집단적으로 발생하는 경향은 유전적인 면을 시사한다. 부모 중 한 명에서 우울장애가 있을 때 그 자녀에서 우울장애가 발현할 위험도는 2배가 되고, 양쪽 부모가 다 우울장애일 때 18세 이전에 기분장애가 발현할 위험도는 4배 정도로 증가한다. 주요우울장애가 있는 사춘기 전기 소아는 정상아에 비해 수면 중 성장호르몬 분비가 현저하게 증가한다고 한다. 일부 학자들은 우울장애가 회복된 후에도 이런 소견이 지속된다는 점 때문에, 이것을 우울장애의 생물학적 지표라고 주장하기도 한다. 한편 소아 및 청소년에서의 dexamethasone-suppression test와 수면다원검사에서는 특이 소견이 관찰되지 않았다. 사춘기 우울증 환자에서 free total thyroxin이 감소되어 있고 전두엽이 작아지고 뇌실이 커져 있는 수가 많은데, 이것은 성인 주요우울장애의 경우와 유사하다. 최근 neuroendocrine marker를 찾고자 하는 등 정신생물학적 측면의 연구가 활발히 이루어지고 있다.

정신사회적 요인: 부모의 결혼 상태, 형제자매 수, 경제사회 수준, 부모의 별거, 이혼, 부부불화 또는 가족구조 등이 소아기 우울장애 발현의 요인이 될 수 있다. 한편 아버지가 13세 이전에 사망한 남아는 우울증에 걸릴 확률이 대조군보다 더 높다는 보고도 있다.

주요우울장애major depressive disorder: 대체로 서서히 발생한다. 초기에 소아는 주로 복통 같은 신체증상을 호소하는 것으로 시작한다. 기타 증상은 불면증, 악몽 등이다. 수년간 과다활동, 분리불안장애가 동반되는 수가 많다. 기분장애가 처음 나타나는 나이가 어릴수록 만성화되는 경향이 있다. 파괴적 행동장애가 나타나면 따로 파괴적 기분조절장애로 진단한다(본 장, Ⅱ. 파괴적 기분조절장애 참조).

청소년의 경우는 피곤감, 불면 또는 과수면, 두통, 긴장, 식욕감퇴 등으로 시작하며 슬픈 감정, 과거에 대한 집착, 짜증, 주의산만, 절망감 등이 나타난다. 90%에서 스트레스가 있을 때 나타난다. 이러한 청소년들의 태도는 부정적이고 반사회적 행동 및 알코올이나 약물 남용이 많으므로 적대적 반항장애, 행동장애, 약물남용 등이 추가로 진단된다.

기능적 장애는 학업성취, 친구관계와 가족관계 등 소아의 정신사회 분야에 지장을 준다. 특히 학교 성적이 떨어지는데, 이는 집중력 저하, 관심과 동기 부족, 피곤, 졸림, 우울적 집착 등이 요인이 된다. 따라서 학습장애로 오진되기도 한다.

소아·청소년 주요우울장애에서도 환각과 망상이 나타날 수 있다. 환청은 보통 경멸하는 내용, 죽음 또는 자살과 관련된 내용이 단일 목소리로 머리 밖에서 들리는 경우가 전형적이다. 우울망상의 내용은 대개 죄책감, 신체질병, 죽음, 허무주의, 처벌, 그리고 때로 피해적인 것이다.

소아·청소년기 우울장애는 성인 우울증과는 달리, 명확한 우울감이나 생리적 증상보다 다른 형태로 위장되어 가면우울masked depression로 나타나는 경우가 많다. 즉 행동화acting out, 과다활동, 파괴성·공격성 비행, 친구관계 문제, 무단결석, 학교거절증, 가출, 성적 저하, 신체 증상, 분노발작, 사고호발경향accident proneness, 공포증, 방화, 물질남용 등으로 위장되어 나타난다. 기분장애가 청소년기에 발현될 때 술 또는 약물을 남용하였다면 처음에 진단하기 어렵다. 실제로 최근 조사에 의하면 기분장애 청소년의 17%가 처음에는 약물남용으로 진단되어 치료받았다고 한다.

소아들은 사회적 스트레스에 매우 민감한 반응을 보이는 경향이 크다. 환경이 좋아지면 우울 증세도 호전하는 경우가 많다.

감정부전장애: 성인과 진단기준이 동일하다. 감정부전장애의 평균 발현연령은 주요우울장애보다 수년 더 빠르다. 감정부전장애가 생기고 수년 후 주요우울장애가 발병하기도 하는데, 이 경우 진단을 둘 다 내릴 수 있어서 이중우울증double depression이라고 한다.

소아기 우울장애는 반항장애, 행실장애 등과 감별해야 한다. 정신병적 우울장애, 양극성 우울장애는 유사 증상을 보이는 주의력결핍과다활동장애ADHD, 조현병, 약물중독 등과 감별해야 한다. 불안장애, ADHD 및 행동장애가 우울장애와 공존하는 경우가 흔하므로 주의 깊게 관찰한다.

예후는 발생나이, 증상의 정도, 재발빈도, 공존질환의 유무에 따라 다양하다. 어린 나이에 발생하고 공존질환이 많으면 예후가 나쁘고, 회복되더라도 재발하기 쉽다. 우울장애는 학습장애, 정신사회발달 지연이나 정지, 자살, 약물남용, 비행, 행동장애 등의 후유증으로 이어져 문제가 된다.

치료에 있어, 자살, 자해, 등교거부, 가출, 약물남용의 위험성이 있을 때 입원치료가 필요하다. 개인정신치료, 인지행동치료, 대인관계치료, 가족치료, 사회기술훈련 등의 복합적인 치료접근이 요구된다. 약물치료도 중요하다. 주요우울장애인 경우에는 SSRI계 등 다양한 항우울제 투여를 시도한다. (현재 fluoxetine과 escitalopram이 소아에 대한 사용에서 미국 FDA의 승인을 받고 있다.)

2000년대에 소아와 25세 이하의 청소년에서 항우울제 사용이 자살행동을 유발한다는 경고가 있었으나, 이후 실제 자살은 보고되지 않았고, 오히려 약물치료 감소로 자살행동이 증가한다는 우려가 있었다 한다.

Ⅱ. 파괴적 기분조절장애

1. 개념

파괴적 기분조절장애disruptive mood dysregulation disorder는 소아·청소년에서 우울상태에 있다가 간헐적으로 파괴적 감정 발동temper tantrum을 보이는 경우를 말한다. 임상양상의 핵심은 기분의 변동(조증) 없이 극도의 이자극성irritability과 빈번한 행동조절장애의 삽화이다. 이는 새로이 등장한 병명이기 때문에 아직 자세한 연구는 많지 않다.

이는 DSM-IV에서는 부록에 포함되어 있었는데, 소아에서 양극성 장애의 특징인 기분의 변동(조증) 없이 극도의 이자극성과 hyperarousal, 빈번한 행동조절장애의 삽화를 보였기 때문에 양극성 장애와 유사하여 흔히 비정형적 항정신병 약물로 치료되었다. 이 범주는 DSM-5에서 정식 병명이 되고 우울장애 범주에 포함되었는데, 이는 소아에서 양극성 장애가 과다 진단 및 과다 치료되고 있다고 보는 견해에 대한 하나의 대안적 진단이다. 이 질환으로 진단된 소아는 청소년기와 성인기를 거치면서 제1형 양극성 장애보다는 단극성 우울장애나 불안장애가 발병하는 경우가 많으며, 그런 이유로 이 질환이 우울장애 범주에 포함된 것이다. Hyperarousal 관련 증상은 ADHD가 병존한 경우로 본다. 따라서 이는 10세 이하에서 발병한 소아에게서 진단하며, 6세 이전이나 18세 이후에 처음 진단되어서는 안된다.

2. 역학

이 장애는 새로이 개념화된 장애로 연구가 부족하여 현재 발병률은 불확실하지만, 핵심 증상인 만성적이고 심각한 지속적인 이자극성의 비율에 기초한다면 소아나 청소년에서 1년유병률 4%(2~5%)로 추정된다. 최근 수천 명의 2~17세 소아·청소년을 대상으로 한 연구에서, 3개월유병률은 0.8~3.3%라고 하며, 학령 전 소아에 많고 나이가 들면서 감소한다고 하였다. 남아가 여아보다 많고, 학령기의 소아가 청소년기보다 더 많다.

3. 원인

아직 원인에 대한 연구가 부족하다. 유년기의 심리적 외상이나 학대가 원인이라는 이론이 있으며, 불량한 영양상태나 편두통 등의 신경학적 장애가 원인이라는 보고도 있다.

뇌영상 연구에서 이 장애를 가진 소아는 양극성 장애를 가진 소아와 달리 부정적 얼굴 이미지에 대해 편도의 반응성에서 달랐다. 이 장애를 가진 환자는 정상인에 비해 과제에 대한 좌절을 더 많이 나타내었다. 그리고 부정적 feedback 때 좌절을 매개하는 뇌회로 중 좌측 편도와 좌우 선조체(공간적 주의와 보상 처리, 감정적 돌발적 표현과 관련된 구조)의 활성이 감소되어 있다 한다. 그러나 긍정적 feedback 때는 그런 변화는 없었다.
이 장애는 사회적 기능 장애, 정학, 사회복지서비스 사용, 그리고 가난 등과 관련이 깊었다.

4. 임상양상

만성적이고 심각한 지속적인 이자극성이 핵심 증상이며, 그 외 두 가지 두드러지는 임상양상은 반복적인 분노 표출temper outburst과 이런 분노 표출 사이에 존재하는 만성적이고 지속적인 짜증스럽고 화가 난 기분이다. 이자극성이란 좌절에 대한 반응으로, 상황이나 발달 정도에 맞지 않는 언어적(예를 들어, 고함을 지르며 격노) 및 행동적 공격성(예를 들어, 사람이나 물건에 대한 신체적 폭력)으로 나타난다. 즉 부정적 정서를 경험하는 데 대한 역치가 낮은 것이다. 그리고 우울, 때때로 다행감 등이 나타나기도 한다. 이 장애는 가족과 학교, 그리고 사회생활에 상당한 곤란을 야기한다. 증상의 발생이 10세 이전에 시작되어야 진단된다.
동반되는 장애로 우울증이 가장 많았으며, 적대적 반항장애도 많았다.

5. 진단

DSM-5-TR
F34.81 파괴적 기분조절장애
Disruptive Mood Dysregulation Disorder
진단기준은 6~18세 사이에, 12개월 이상, 상황이나 자극에 맞지 않는 temper outbursts, 즉 발달적으로 나이에 맞지 않는 강한 언어적 및 행동적 분노 표출과 공격적 행동이 주 3회 이상 최소 1년간 가정과 학교 등 두 가지 상황에서 나타나고, 분노 표출 사이에는 짜증이나 화난 기분이 거의 하루 종일, 거의 매일 나타나며, 하루 이상 조증 또는 경조증 진단기준에 맞는 날이 없다.

ICD-10 및 한국 표준 질병 사인 분류
F34.8 기타 지속성 기분[정동]장애
Other persistent mood[affective] disorders
(파괴적 기분조절장애는 이 범주에 해당된다고 볼 수 있다.)

감별진단: 이 장애는 적대적 반항장애oppositional defiant disorder, 간헐적 폭발장애intermittent explosive disorder, 양극성 장애 등과 감별해야 한다. 이들은 같이 동반장애로 나타날 수는 없다. 파괴적 기분조절장애와 적대적 반항장애 두 가지 모두의 기준을 만족시킬 때는 파괴적 기분조절장애로 진단한다. 그러나 이는 주요우울증, ADHD, 품행장애conduct disorder, 물질사용장애 등과는 동반될 수 있다.

6. 경과 및 예후

파괴적 기분조절장애를 가진 많은 소아에서 ADHD나 불안장애, 물질사용장애 및 주요우울장애를 보이는 경우가 많다. 오히려 양극성 장애를 보이는 경우는 드물다. 이러한 소아가 나중에 정보처리능력, 얼굴-감정 판단, 의사결정 및 인지적 조절에 문제를 보이기도 한다. 이들이 자라 성인이 되었을 때, 이 장애가 없던 소아에 비해 불안, 우울이 보다 심했고, 다중 건강문제를 가졌으며, 교육 수준이 낮았고, 더 가난하였으며, 사회적으로 고립되어 있고, 경찰문제가 많았다.

7. 치료

아직 정립된 치료법은 없으나 우울증 치료에 준하며, 대증요법과 문제 중심 접근으로 치료한다. 분노 표현을 줄이고 감정을 감소시키는 몇 가지 치료법이 연구되고 있다. 여기에는 행동변화치료behavior modification therapy, 행동치료behavior therapy, 부모 및 교사와의 상담 및 교육, 환자의 행동관찰, timeout 전략, 환경조정 등이 포함된다. 증상에 따라 SSRI 등 항우울제, ritalin 등의 중추신경자극제 치료stimulant therapy, 항조증약물 등이 시도된다.

III. 주요우울장애

1. 개념

주요우울장애major depressive disorder는 우울장애 범주 내에서 가장 고전적인 질환이다. ICD-10에서는 우울장애에 우울증 삽화揷話 episode와 재발성再發性 우울장애를 모두 포함한다. DSM-5-TR에서는 주요우울장애는 일회성一回性 및 재발성 삽화들major depressive disorder, single and recurrent episodes 모두를 포함한다. 우울 삽화(진단기준 참조)는 기분, 인지기능, 신경생체증상neurovegetative symptom이 정상상태와 분명한 차이를 보이는 상태이다.

세계보건기구에서 사망률과 유병률을 같이 고려하여 발표한 질병의 전반적 부담global burden of disease에 의하면, 특히 주요우울장애는 1990년에는 모든 질환 중 4위였으나, 2020년에는 허혈성 심장질환에 이어 2위가 될 것임을 예고하기도 하였다.

2. 역학

주요우울장애는 성인에서 흔한 정신과적 장애로, 평생유병률은 남성에서 5~12%이며 여성에서 10~25%로 높다(평균 약 17%). 1개월유병률은 약 6%라 한다. 주요우울장애는 전 연령층에서 발생한다. 우울증이 남성에 비해 여성에 2:1로 많은데, 그 이유로 호르몬의 차이, 출산경험, 정신사회적 스트레스, 학습된 무력감 등과 관련된 여러 가지 가설이 있다. 초발연령의 중간값은 32세이다. 최근에는 소아기 발생 우울증도 발견되고 있다.

우리나라의 경우 우울증의 유병률은 남성 약 2%, 여성 약 6%로 보고되고 있다. 2011년 전국규모의 역학조사는 주요우울증의 평생유병률은 6.7%(남성 4.3%, 여성 9.1%)였는데, 2006

년의 5.6%에 비하면 19.6% 증가하는 등 증가추세에 있었다. 주요우울증 평생유병률은 여성에, 18~34세 집단에, 학생, 주부, 무직인 경우에, 그리고 월소득 200만 원 이하 집단에 높았다. 1년유병률은 역시 여성이 2배 이상이었다. 그리고 남녀 모두에서 이혼/별거/사별 집단에, 남성에서는 교육 수준이 낮을수록, 여성에서는 소득 수준이 낮을수록, 주요우울증의 1년유병률이 높았다.

2021년 실태조사에서 우울장애(주요우울장애와 기분부전장애를 합친 진단군을 우울장애라 정의하며, 양극성 장애의 우울증 에피소드는 제외되었다) 1년유병률은 남성 1.1%, 여성 2.4%, 전체 1.7%로, 여성의 경우 남성보다 2.2배 높았다. 만 18세 이상 만 64세 이하를 대상으로 1년유병률을 비교하면 2016년 1.8%에서 2021년 1.6%로 2016년에 비해 0.2%p 감소하였다.

3. 원인

우울장애는 유전 등 생물학적 요인, 정신사회적 요인 등이 복합적으로 작용하여 발병한다고 생각된다. 또한 신체질환이나 약물에 의해 유발될 수도 있다(표 13-1).

이렇게 부분적 원인들이 제시되고 있으나, 이 모든 것을 설명하는 하나의 통합된 궁극적 가설은 다음과 같다: 대체적으로 정신사회적 및 환경적 요인들−스트레스요인들−이 개인의 취약성(predisposing factors)을 자극하여 우울증을 유발precipitate한다. 즉 스트레스가 스트레스호르몬(cortisol)을 분비시키면, 이미 유전적 요인이나 과거 경험에 의해 primed되어 있는 취약한vulnerable 개인에서 일련의 생리적 반응이 유발되는데, 이로써 우울증 증상들이 나타난다. 우울증의 원인이 되는 과거 경험이란 예를 들어, 어릴 때 부모와의 관계에서 학대를 받은 경험으로, 이로써 이후 인간관계에서 배척에 예민하게 된 상태 또는 생물학적으로 스트레스에 예민하게 되어 있는 상태가 된다.

문제는 그런 정신사회적 및 환경적 요인들이 하는 역할의 속성nature이 무엇인가를 아는 것, 즉 그 역할이 유발하는 것인지, 그 자체가 원인인지를 아는 것이 중요하다.

유전

우울장애 환자의 일차 가족 내에서의 주요우울장애 출현빈도가 일반인에서보다 2~10배 높으며, 단극성 장애의 경우 20%의 평생위험률life time risk이 보고되고 있다. 주요우울장애 환자의 일차 가족에는 I형 양극성 장애는 1.5~2.5배 많다. 인척관계가 멀어질수록 발생빈도가 감소한다. 쌍둥이 연구에 의하면 주요우울장애의 경우 양극성 장애에서보다는 적지만, 이란성 쌍둥이의 일치율은 10~25%, 일란성의 일치율은 약 50%로 비교적 높다. 이러한 결과와 입양 연구 등은 우울장애에 유전적 원인이 있다는 가설을 지지해 준다.

유전자 매핑gene mapping 연구는 2번 염색체의 cAMP Response Element-Binding Protein(CREB)에 해당하는 locus와 연계되어 있음을 보여 주고 있다. 그 외 다수의 genomic region이 연구대상이 되고 있다.

유전-환경 상호작용의 관점에서, 세로토닌 전달체serotonin transporter의 변이가 부정적 인생 경험에 의한 우울증 발생 위험도를 높인다고 한다. 즉 5HTTLPR의 's' allele가 우울증과 관련이 있다 한다.

최근 신경세포뿐 아니라 microglia의 기능장애가 만성 스트레스-유도성 우울증의 원인 중 하나일 가능성이 제시되고 있다.

뇌영상 연구

감정을 처리하는 뇌 구조들, 보상회로 구조들, 즉 변연계, 기저신경절, 시상하부, 뇌하수체 등에 이상이 있음을 보고하고 있다. 전반적으로 변연계 부위들에서 혈류감소와 포도당대사 감소가 보고되고 있다. 우울증 때, 피질하 구조들(기저핵, 시상, periventricular regions)에서 비정상적 hyperintensity, 해마의 위축 등이 자주 발견된다. 또한 전두엽 쪽(주로 좌측)의 대사 감소(우측의 상대적 증가)가 보고되고 있다(조증 때는 반대가 된다). 특히 슬픈 기분(자기비판, 비관적 기분)을 가질 때 정상인에서 subgenual prefrontal cortex에서 혈류가 증가하는데, 우울증 환자에서는 더 뚜렷하게 증가한다고 한다. 또한 신경심리학적 및 뇌파학적 증거들도 우울증이 대뇌 비대칭성의 장애와 관련이 있음을 보여 준다.

신경화학

생체아민biogenic amine 중 serotonin과 norepinephrine이 우울증에서 가장 중요한 신경전달물질이다. 우울증 때 catecholamine들과 serotonin의 감소현상에 관련하여, 기분장애가 아민 신경전달물질의 변화 때문이라는 아민가설amine hypothesis이 나왔다. 이 가설은 최근 생체아민 대사의 측정과 더불어 우울증을 재분류하는 생화학적 근거와 항우울제를 재분류하는 생화학적 근거를 제공하여, 항우울제 치료에 대한 반응을 예측할 수 있게 하였다.

기분장애의 치료에 약물이 효과적이라는 사실은 정신의학의 임상 실제뿐만 아니라 생물학적 연구에도 중요한 영향을 미쳤다. 즉 약물들이 생체 내 아민 대사에 작용한다는 가설은 기분장애의 생화학적 원인을 밝혀내는 실마리가 되고 있다. 내분비의 변화와 전해질 대사에 대한 연구도 기분장애에 대한 연구의 일부를 이루고 있는데, 이러한 생화학적 변화를 가져오는 신체질환이나 약물들도 궁극적으로 신경전달물질에 대한 영향을 동반하여 우울증을 유발한다고 본다(표 13-1).

Catecholamines와 관련물질

양극성 환자에서 norepinephrine과 dopamine의 농도와 활성이 조증 때나 회복기 후에 비해 우울증 기간 때 상대적으로 더 낮다. 또한 기분장애 때 혈중 소변 및 뇌척수액에서 dopamine의 대사산물인 homovanilic acid(HVA)와 norepinephrine의 대사산물 3-methoxy-4-hydroxy-phenylglycol(MHPG)의 농도에 이상이 발견된다. 대조군에서보다 우울증 환자에서 dopamine의 활성도가 더 낮고 조증 환자에서는 증가한다고도 한다. 또한 dopamine을 감퇴시키는 병(파킨슨병 등)이나 약물(reserpine 등)은 우울을 야기하고, 증가시키는 약물(amphetamine 등)은 조증을 야기한다. 또한 우울증이 mesolimbic dopamine pathway의 장애와 관련된다는 가설도 제시되고 있다.

Serotonin과 관련물질

기분장애 때 혈중, 소변 및 뇌척수액에서 serotonin 대사산물인 5-hydroxyindoleacetic acid(5-HIAA) 농도에 이상이 발견된다. 특히 우울증에서 serotonin 저하가 발견된다. 또한 비전형적 항우울제인 fluoxetine 등 이른바 selective serotonin reuptake inhibitor(SSRI) 등이 항우울작용을 나타냄으로써 최근에는 serotonin 저하가 우울증에서 가장 중요한 요인으로 부각되고 있다. Serotonin을 감퇴시키는 약물이 우울증을 야기한다는 것은 과거에 이미 밝혀진 사실이다. 또한 serotonin은 자살과 폭력에 연관된다는 연구가 있다.

수용체 감수성receptor sensitivity 가설

최근에는 우울증의 아민가설에 대해 신경전달물질의 변화라기보다 수용체 감수성의 변화라는 수용체 가설receptor hypothesis이 제안되었다. 이 가설 역시 항우울제의 작용기전에 대한 연구에 근거하고 있는데, 즉 항우울제 약리작용은 즉각적인 신경전달물질들의 재흡수 차단에 있으나 당장 항우울 효과가 나타나지 않는다는 것이다. 항우울제의 실제 항우울 효과는, 시냅스 후 β-아드레날린 수용체β-adrenergic receptor와 $5-HT_2$ 수용체 감수성의 저하down regulation에 따라 1~3주 후에 나타난다. 현재 여러 종류의 serotonin 수용체의 기능장애와 우울증 발생의 관련도 연구되고 있다. 한편 시냅스 전 α_2-아드레날린 수용체가 활성화되어 norepinephrine 및 serotonin의 유리가 감소하는 것이 우울증의 원인이라는 가설도 있다.

기타 신경전달물질

Acetylcholine, GABA, glutamate, glycine, 세포 내 G protein과 second messenger들(예: adenylcyclase, phosphodiesterae 등) 등이 기분장애와 원인적으로 관련이 있다는 주장이 있으나 이에 대한 충분한 연구는 아직 부족한 상태이다.

신경펩티드neuropeptides

수많은 신경펩티드가 행동, 심리, 내분비 기능에 복잡한 영향을 미친다. 이들이 우울증과 관련되어 연구되었으나 대부분 결과가 일관되지 않다. 일부 연구는 우울증 환자에서 혈장 β-endorpine이 증가했다고 보고하였다. 우울증 환자에서 somatostatin 농도가 저하되었다는 연구결과가 있으며, 이는 흔히 나타나는 증상인 불면과 관계가 있다고 한다. 한 연구에서는 arginine vasopressin(AVP)이 우울증에서는 유의하게 저하되어 있고 조증에서는 증가되었다고 보고하였다.

신경내분비학

뇌하수체 전엽의 호르몬 분비는 시상하부의 신경내분비 세포에 의해 지배된다. 시상하부에 있는 신경내분비 세포의 활동은 생체아민을 비롯한 여러 신경전달물질에 의해 조절되는데, 어느 한 내분비 반응이라도 몇 가지 신경전달물질 체계의 동시적 지배를 받는 것 같다.

시상하부-뇌하수체-부신축

hypothalamus-pituitary-adrenal axis; HPA axis

우울증에서는 시상하부-뇌하수체-부신축의 기능이 항진된다. 그 때문에 심한 우울증 환자, 특히 심한 불안이 있거나 자살 충동이 많고 정신병적 상태에 있을 때 부신피질호르몬인 cortisol 분비가 증가한다. 그러나 우울증에서 회복되면 대개 정상화된다. Cortisol 분비과다는 양극성 우울증 환자에서보다 단극성 우울증 환자에서 더 흔히 나타난다. 따라서 우울증 환자에서는 dexamethasone에 의한 cortisol 분비억제가 일어나지 않는다. 최근 한 연구는 우울증 환자에서 혈중 corticol 농도가 높으며, 그에 따라 해마hippocampus에 있는 cortisol 수용체의 장애를 발견하였다고 한다.

Dexamethasone suppression test(DST): 환자에서 dexamethasone에 의한 cortisol 분비억제가 일어나지 않는 nonsuppression(양성결과)이면 HPA축의 기능항진을 의미하므로 우울증을 시사한다. 우울증 환자의 70%에서 양성반응이 나온다. 그러나 위양성false positive, 위음성 반응에 유의해야 한다. 위양성 반응이 신경성 식욕부진증, 치매, 약물남용 등에서도 나타날 수 있다. 신체질병 중에서는 Cushing증후군, 신장질환, 간장질환, 당뇨병, 급성 입원, 특정 약물(steroid, estrogen, barbiturate, phenytoin) 복용 시 나타나므로 판정에 주의를 요한다. 이 검사법은 진단용으로 사용되며 연구를 위해서도 매우 유용하나 일상적으로 시행할 필요는 없다.

갑상선호르몬thyroid hormone: 우울증 환자에서 뇌하수체-갑상선 기능의 기준치는 일반적으로 정상이다. 그러나 우울증 환자에서 thyrotropin-releasing hormone(TRH) 투여에 대한 반응으로 thyroid-stimulating hormone(TSH) 분비가 저하되는 것이 관찰되었다. 또 TRH에 대한 TSH 반응이 지속적으로 떨

어지는 경우, 차후 재발할 가능성이 높다는 주장이 있다. 최근 어떤 종류의 환자에서는 갑상선의 자가면역질환autoimmune disease과 우울증이 관련 있다거나 또는 갑상선 기능저하와 Ⅰ형 양극성 장애의 급속순환성rapid cycling이 관계된다는 보고도 있다.

기타 호르몬: 일부 우울증 환자들에서는 성장호르몬 분비가 저하되어 있다. 또한 정상 대조군에 비해 수면에 의한, 저혈당에 대한, 또한 clonidine에 대한 성장호르몬의 반응이 낮다는 보고도 있다. Prolactin 장애도 연구되고 있다. Melatonin은 norepinephrine의 조절 아래 serotonin으로부터 합성되어 송과체pineal gland로부터 유래한다. 근래에 우울증과 광선에 의한 melatonin 분비의 변화 사이의 관계가 조사되고 있다. 일부 우울증 환자의 경우 야간에 melatonin 농도가 저하됨이 발견되었다.

시간정신생물학chronopsychobiology

우울장애는 주기적으로 나타나는 것이 특징이므로 생체리듬과 관계가 있을 것으로 추정된다. 증거로 동물에서 항우울제가 내부 생물학적 시계biological clock에 영향을 준다고 하며, 사람에서는 주요우울장애에서 수면주기에 변화가 발견된다. 초기 및 말기 불면, 자주 깸 또는 과면증 등이 우울증 때의 흔한 고전적 수면증상이다. 각성상태에서 non-REM으로 이행할 때 frontoparietal region과 시상에 PET상 hypermetabolism이 발견된다고 하는데, 이 점이 우울증의 수면장애를 설명한다.

시간정신생물학적 원인으로 나타나는 우울증 양상 중에 특이한 경우가 계절성 우울증이다. 이는 극지방에 가까운 지역에 사는 사람들에서 겨울철에, 즉 밤이 길어지고 햇빛이 감소하는 시기에 흔히 나타나는 주기적 우울증이다. 원인으로 melatonin 조절장애가 연구되고 있다. 따라서 계절성 우울증에 수면박탈치료와 광선치료light therapy가 효과가 있는 것이다.

수면뇌파sleep EEG: 우울증 환자는 전체 수면이 감소되고 자주 깬다. 따라서 전체 non-REM과 전체 REM이 감소한다. 늦게 잠들고 REM latency(잠이 들면서부터 첫 REM이 나타날 때까지의 시간)가 감소하며 REM density가 증가한다. 중간에 자주 깨고 아침에 일찍 깬다. 델타(δ) 수면의 감소가 있다. 수면박탈sleep deprivation(잠을 못 자게 함)은 항우울효과가 있다고도 한다.

신경면역학neuroimmunology

우울증 환자나 상을 당해 애도 중에 있는 사람들에게서 면역학적 이상이 발견된다. 예를 들면 mitogen 자극에 의한 lymphocyte proliferation이 감퇴되어 있다. Lymphocyte는 CRF, cytokine, interleukin 등을 생산한다. 이런 면역장애는 우울증 때 보이는 시상하부의 장애, 특히 그중에서도 cortisol의 변화와 관련이 있다고 본다. 또한 우울증 환자는 뇌의 면역학적 이상(brain inflammation)을 정상인에 비해 30% 정도 높게 나타내다고 하며, 그런 우울증은 항우울제에 잘 반응하지 않는다.

정신역동적 요인

Freud는 정신분석을 통해 어떤 단일의 정신역동적 요인이나 기전으로 우울증의 발병기전을 설명해 보려고 노력하였다. Freud는 사랑하는 사람이 사망했을 때의 애도과정*mourning process, grief reaction* 연구를 통해, 상실된 대상 또는 상실했다고 생각되는 대상을 향한 양가감정*ambivalence*이 내재화*internalize*되어 병적 애도가 나타난다고 하였다. 그러나 망자에게 투사된 리비도*libido*가 새로운 애정의 대상을 향하여 해방되고, 망자와의 애착관계에 대해 점점 더 명백한 이해가 가능하게 되고, 죽은 이에 대한 긍정적·부정적 감정이 현실적 균형을 이루게 되고, 자신의 고유한 역할, 가치관에 대해 명료하게 재인식하게 되면, 손상받은 자존심이 회복된다. 그렇지 못할 경우에 우울증에 빠지게 된다. 즉 상실 후에 생기는 명백한 죄책감, 갈등, 그리고 상실에 대한 분노, 무력감 또는 고립무원감 같은 반응, 갈등, 그리고 결국 자신에게로 향하게 된 적개심 등을 극복하지 못하게 된 것이 우울증의 원인이라고 보는 것이다. 또 내재화된 대상에게 향해 있는 양가감정이 자신에게 향하게 되므로 애도반응이 우울증으로 변한다는 것이다. 상징적 상실이든 실제 상실이든 사랑의 대상*love object*의 상실*loss*은 자신이 거부*reject*당하였다는 느낌을 갖게 한다. 또한 정신분석학에서는 완고한 초자아*superego*가 무의식적인 성적 충동과 공격 충동에 대해 죄의식을 갖도록 하며 징벌을 가해 우울증이 생긴다고 보기도 한다.

소아기 상실 경험: 정신역동적 설명에서 또한 중요한 것은 아동기 때의 상실 경험이다. R. Spitz와 J. Bowlby 등은 유아기나 아동기의 초기 모자간의 애착관계에서의 이별과 그에 따른 자아기능의 손상에 대해 많이 연구했는데, 우울증을 특히 애도반응*grief reaction*으로 설명하였다(제3장 인간행동에 대한 정신사회적 이론, Ⅱ-3. Bowlby의 애착이론 참조). 또한 부모의 상실과 가족 내 정신장애의 발생의 양적 빈도 사이의 관련성에 대해서도 연구되었는데, 우울증 환자는 다른 질환 환자들이나 정상인들보다 부모와의 사별(그림 6-2 참조), 이별과 같은 경험이 더 많다고 한다. 이처럼 우울증은 애도, 이별, 그리고 상실의 경험과 관계된다고 보는데, 공통점은 애도이다. 애도의 역동적 과정 각각의 단계에서 나타나는 현상들은 우울증과 공통적인 점이 많다. 이러한 역동적 요인(제6

장 정신병리학, Ⅲ. 정신장애의 발생과 회복 참조)들이 우울증에 대한 정신치료적 대책을 세워 나가는 데 중요한 지침을 제공한다.

애도의 초기단계에 소아나 생존자는 상실된 대상 또는 망자에게 집착하게 된다. 이 시기에는 찾거나*search*, 없으면 화를 내고 항의*protest*한다. 이때 이러한 행동은 병적으로 보이지만 대개 정상이다. 둘째 단계에는 절망감과 혼란이 특징적으로 나타나는데, 상실의 고통과 함께 나타나는 해체단계이다. 이 시기에 이들은 인생은 의미가 없고 정처 없으며 자살이 타당하다고 여기게 된다. 사회생활의 상호관계가 불가능해지고 혼자 있는 것을 견디지 못해 늘 누군가 곁에 있어 주어야만 한다. 마지막 단계로 정상적 기능과 행동을 회복하게 되는 재편성의 단계에 이르게 된다. 이 시기에 직전 단계 또는 더 초기의 두 단계의 현상들이 다시 나타나기도 하는데, 이때 옛날의 기억이나 상실의 아픔을 반복하여 다시 인식하게 된다.

병전 인격 특징: Hippocrates가 멜랑콜리아가 검은 담즙 때문이라고 말한 이래로, 임상가들은 기분(정동)장애의 범주에 해당하는 증상들이 어떤 성격 특성과 관계가 있다고 여겨 왔다. 흔히 우울증은 자존심이 낮고 초자아가 강하고, 대인관계에서 의존적이며, 지속적이고 성숙한 대상관계*object relation*를 이루지 못하는 사람들이 잘 걸린다고 믿고 있다. 정신역동적 설명에는 급성 삽화가 발생하기 전에 선행하여 나타났던 사건의 의미와 우울증의 소인이 되는 인격특징에 대한 설명도 포함되어 있다. K. Abraham은 우울증은 구강기와 항문기의 가학적 성향에서 나오고 반동형성이 주된 기전이며, 자존심 저하, 무쾌감증*anhedonia*, 내향화가 흔히 관련된다고 하였다. H. Kohut은 우울증이나 조증은 자기애성 성격*narcissistic personality*을 가진 사람에게 잘 나타난다고 하였다.

그러나 우울증 환자에서 이러한 특징이 흔히 나타나는 것이기는 해도 어느 단일한 성격 특징이나 유형이 특별히 우울증과 관계가 있다는 것은 아직 확립되지 않았다. 단, 구순 의존적, 강박적, 히스테리 성격 소유자들이, 반사회적 성격을 갖고 있거나 흔히 투사를 잘하고 외향적인 사람보다 우울증 발병 위험이 높다. 순환성 성격이나 경조성 성격은 양극성 장애와 관련이 있다.

인지이론*cognitive theory*

Aron. T. Beck의 인지이론에 의하면, cognitive triad, 즉 ① 부정적 자기평가("내가 나쁘기 때문에 모든 사물이 나쁘다"), ② 과거 생활경험에 대한 부정적 평가("모든 것이 항상 나빴다"), ③ 미래에 대한 비관적 인식("미래에도 모든 게 나쁠 것이다") 등 자신과 환경에 대한 인지에 잘못된 부정적 해석을 내리는 것이 우울증의 원인이다.

행동이론behavioral theory

주로 동물연구를 통해 나온 이론이다. 도망갈 수 없는 상황에서 계속 고통을 주면 동물은 '포기'상태에 빠진다. 이를 학습된 무력상태learned helplessness라 한다. 이 이론에 따르면 우울증은 사건을 통제할 수 없는 개인의 무능력 때문에 생기는 것이다. 치료는 자신감과 환경에 대한 극복감을 심어 주는 것이며, 이때 보상reward과 긍정적 재강화positive reinforcement의 방법을 사용한다.

사회적 원인

많은 임상가가 환경으로부터의 스트레스 또는 인생 중 특정한 사건이 우울 삽화의 원인 또는 유발인자라고 보고 있다. 즉 첫 번째 우울증 때 받은 스트레스가 뇌의 상태에 영구적인 손상을 야기하고 이 변화가 결국 신경전달물질체계나 신경세포 내 신호체계를 변화시켜 신경세포를 감소시키거나 시냅스를 감퇴시킴으로써 이후에 특별한 스트레스가 없어도 우울증이 쉽게 재발하는 소인이 된다고 본 것이다. 나아가 어린 시절, 11세 이전의 부모 상실(그림 6-2 참조)이 이후 우울증 발생과 관련된다는 주장도 있고 이러한 가정에 반대 의견도 있다. 최근 소아기에 집단괴롭힘을 당한 경험은 중년기에 이르러 우울증이 발병하는 데 기여한다고 한다.

한편, 특정 사건이 우울증을 야기한다는 보다 더 정교한 연구결과들도 제시되고 있다. 예를 들면 New Haven 연구 집단들은 인생사를 사회의 장場으로부터 '퇴장'이나 '입장'의 내용으로 구별하고, 퇴장일 때, 즉 은퇴, 죽음, 기타 상실과 같은 경험이 우울증과 흔히 연관된다고 보았다. 덧붙여 인생의 사건들을 바람직한 것과 바람직하지 않은 것으로 나누어, 바람직하지 않은 사건이 우울증과 연관된다고도 하였다. 그러나 특정 사건이 우울증의 발병이나 전개에 있어서 단지 부분적으로만 영향을 끼친다는 반론도 있다.

4. 임상양상

일반적 양상

우울증은 1회성 삽화single episode로만 나타날 수도 있고, 주기적으로 재발되기도 한다. 1회의 삽화는 대개 3~6개월간 지속된다. 재발형이라고 진단하기 위해서는 두 삽화 사이에 증상이 없는 기간이 2개월 이상이어야 한다. (우울증 증상은 제12장 양극성 및 관련 장애의 주요우울증 삽화에서와 같다.) 우울증 삽화는 우울한 기분, 흥미나 즐거움의 상실, 무가치감이나 죄의식, 사고, 집중력,

의사결정의 장애, 반복적인 죽음에 대한 생각, 자살사고, 식욕감소, 불면증, 이자극성irritability, 에너지 감소, 피곤 등이 특징이다(그림 13-1A).

우울한 기분은 정서적으로 슬픈 느낌을 갖는 것이다. 울 것 같은 느낌, 무망감, 낙담, 느낌이 없음 등으로도 나타난다. 사람에 따라 기분보다 통증 같은 신체증상으로 표현되기도 한다. 또는 분노, 짜증, 까탈스러움, 남 탓하기, 이자극성 등으로도 나타나는데, 특히 소아나 청소년에서 그러하다. 혼자만 있으려 한다.

흥미나 즐거움의 상실은, 아무것에도 재미와 관심 없음, 과거 취미에 대한 흥미 상실, 자신감 없음, 삶에 대한 의욕 없음 등으로 나타난다. 피곤해하고 매사를 짐이 되는 듯 여기며 일하기를 싫어하고, 평소 해오던 직업을 포기하려고 한다. 성적 관심이나 욕구도 감소한다.

식욕이 감소하거나 증가하기도 한다. 특정 음식, 예를 들어 단 음식에 대해 갈망이 나타나기도 한다. 따라서 체중 감소나 증가가 나타난다.

수면장애는 불면증이나 과면증으로 나타난다. 대개 중간에 깨는 불면증이나 새벽에 일찍 깨는 불면증이 많다. 과면증의 경우 밤낮으로 졸린다.

흔히 우울증은 아침에 일어났을 때 가장 심하고 오후가 되어 해가 저물어 가면서 덜해지는 일중변동diurnal variation의 형태로 나타난다.

정신운동장애는 이자극성으로 나타난다. 가만있지 못하고 왔다 갔다 하고, 손을 움직거리고 비비고 한다. 이를 초조성 우울agitated depression이라 하는데, 지속적인 불안, 걱정, 긴장, 장래의 위해에 대한 느낌과 어쩔 줄 몰라 하는 격정과 초조감, 좌불안석 등이 동반된 우울증을 말한다.

정신운동 지연으로도 나타나는데, 이는 말과 움직임, 생각 등이 적고 느리게 진행된다. 이를 지연성 우울retarded depression이라 하는데, 때로 이러한 환자들은 자신이 아무런 느낌도 없다고 말한다. 심할 때는 혼수상태에 빠지기도 한다.

에너지가 줄고 피곤하다. 가만있어도 또는 사소한 일을 해도 금방 피곤해진다. 평소 해오던 작업의 능률이 감소한다.

사고는 몇몇 주제에만 국한한다. 미래의 실패에 대한 불안, 거절, 보복에 대한 우려 때문에 무슨 일이든 쉽게 결정을 못하고 우유부단한 수가 많다. 자존심과 자기 신뢰는 감소되고, 개인의 가치에 대해 부정적이며 사소한 실패에 대해 죄의식을 가진다. 반복하여 생각(반추rumination)한다. 사소한 일상적인 일도 자신의 결함 때문으로 생각하거나 과도한 책임감을 느낀다. 무가치감이나 죄의식은 망상적 수준에까지 이르기도 한다.

사고진행에 억제가 나타나 말은 느리고 대답은 간단하고 대개 단음절이며 목소리가 낮다. 질문에 대한 답변이 매우 느리고, 가능한 한 최대로 압축하여 대답한다.

사고, 집중력, 의사결정에도 장애가 나타나는데, 주의산만하고 기억장애가 있다. 인지능력을 요하는 작업을 잘 수행하지

못한다. 사고는 몇몇 주제에만 국한되고, 소아·청소년의 경우 학교성적이 떨어진다. 노인의 경우 소위 가성 치매*pseudodementia*가 나타날 수 있다.

신체증상이 현저하게 나타나기도 한다. 잠깐의 노력에도 심한 피로감이 흔히 나타난다. 소화장애, 변비, 가슴 답답함, 두통, 쇠약상태 등을 호소한다. 건강염려증이 생기고 자신이 신체장애 때문에 우울하다고 믿는다. 한국인들은 우울증 때 신체증상을 보다 많이 호소하는 경향이 있다. 최근 우울증이 성인에서 심장질환의 주요 위험인자임이 입증되었다.

반복적인 죽음에 대한 생각, 자살사고 또는 자살시도나 자살하려는 구체적 계획 등이 나타난다. 무력감, 고립무원감, 분노와 공격의 감정, 죄책감, 자기징벌의 욕구 또는 망상 등의 이유로 자살을 시도하거나 자해하는 수가 있다. 자살은 심한 우울증에서 회복될 때 가장 빈번히 일어나므로 이때 주의해야 한다.

폭력에 의한 범죄가 발생하기도 하는데, 이러한 일은 조증 때보다 우울증 때 더 흔하다. 우울증을 증오나 공격적 성향의 억압 때문으로 본다면, 이 억압이 어느 순간 약화하는 경우 폭력이 드러난다고 본다. 우울증에 걸린 여자 환자의 경우가 남자보다 살인을 저지르는 수가 많다. 대개 희생자는 가족이거나 평소 가장 사랑하던 인물이다. 살인을 자살충동의 한 연장으로 간주해야 한다는 주장이 있다. 자살이 자신에 대한 공격성의 발휘라면, 살인은 자신뿐만 아니라 자신의 연장으로 여기는 가장 가까운 사람에 대한 공격성이라는 것이다. 이러한 정신병리는 우울증에 걸린 어머니가 자식과 함께 동반자살을 한 경우에서 볼 수 있다.

심한 양상

경한 상태에서와 비슷하지만 감정적 고통이 훨씬 심각하다. 고개를 숙이고 몸을 구부리며 무표정하거나 고통스러운 표정을 짓고 이마에 주름이 패여 있으며 아래만 내려다보고 있다(그림 13-1A). 양 눈썹 사이와 코와 구순 사이에 주름이 잡혀 있다. 체중이 빠지고 땀이나 다른 분비물은 감소된다. 근육의 힘이 감퇴되고 변비가 생기며, 성적 욕구도 감소되어 남성 환자의 경우 흔히 성불능이 된다. 수면장애는 대단히 특징적이다. 잠이 얼른 오지 않고 훨씬 빨리 잠에서 깨게 된다. 우울 상태 중 가장 심한 혼수성 우울증*stuporous depression*이 되면 자발적인 운동행위는 없어지고 외부자극에 대한 최소한의 반응만 하게 된다. 환자는 함묵상태이며, 의식이 혼미하다. 대소변을 가리지 못하는 경우도 있다. 죽음에 대한 생각에 강하게 집착하고 꿈과 같은 환각에 사로잡혀 있다. 이때는 강제 급식해야 한다.

동반양상

이자극성과 분노는 충동조절 장애, 불안, 약물남용, 반사회적 인격장애, 인생의 불만족 및 높은 우울증 심각도와 관련된다. 이런 증상은 남자에서 여자보다 많다.

자살

주요우울증이 있는 동안 자살 위험이 거의 늘 동반된다고 보아야 한다. 일반적으로 자살기도자의 70%는 정신장애를 가지고 있으며, 그중 70%는 주요우울장애 환자인 것으로 추정하고 있다. 과거 시도가 위험요인이지만, 과거 그런 시도 없이 자살 시도하는 일도 드물지 않다. 남자, 혼자임, 절망감*hopelessness*, 경계형 성격장애 등이 중요 위험요인이다.

특수양상

갱년기 우울증*involutional depression*

이는 과거에 널리 쓰이던 진단명이나, 현재는 ICD-10과

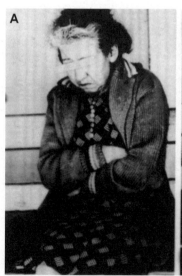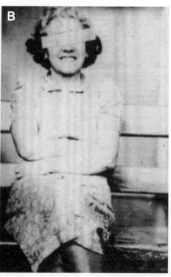

그림 13-1 지체성 우울증 환자(A)의 회복된 후의 모습(B). 우울증일 때 전형적인 입가의 주름과 구부린 자세 등을 볼 수 있다.

DSM-5-TR 모두에서 쓰이지 않고 주요우울장애에 포함시키고 있다. 그러나 독특한 양상이 있어 주요우울장애와는 어느 정도 구별된다. 이는 40~50대 갱년기에 발병하는 것으로 대체로 초조성 우울증이다. 주요우울장애 증상 이외에 특히 건강염려증, 후회, 죄책감, 절망감, 편집성 경향, 우울, 망상이 뚜렷하다. 병전 성격으로 강박적·양심적이며 융통성이 적고 책임감이 강하고 급하고 예민하다. 대개 이별, 자녀의 떠남, 경제적 손실, 좌절, 폐경으로 대변되는 젊음의 상실 등 상실loss이라는 유발인자가 뚜렷한 경우가 많다. 증상은 만성적이지만 치료하면 예후는 좋은 편이다.

가면우울masked depression

우울증상이 연령층에 따라, 약물남용, 알코올중독, 도박, 정신신체장애(depressive equivalent라고도 한다) 등 다른 모습으로 나타날 수도 있다. 이들을 모두 우울기분을 감추기 위한 가면이라는 뜻에서 가면우울이라 한다.

소아기에 겪는 상실에 따른 우울증에서는 이별불안, 학교공포증, 애착행동, 과다행동hyperactivity, 성적저하 등을 보일 수 있다.

사춘기에는 반사회적 행동, 가출, 무단결석, 알코올남용, 약물남용, 성적 문란, 행동화acting out 등이 나타난다.

알코올사용장애가 우울증과 흔히 동반되며, 여자에서 더욱 뚜렷하다. 그러나 두 장애는 유전적으로 서로 다른 병으로 간주된다. 또한 우울증이 여러 환각제나 정신자극제 등 물질남용과 동반되는 수가 많다. 우울한 기분을 잊기 위한 방편으로 남용이 시작되기도 한다.

노인에서는 경제적 장애, 배우자 상실, 신체질병, 사회적 고립 등에 의해 우울증이 잘 나타나며, 흔히 가성 치매로도 나타난다. 가성 치매란 주요우울증이 치매와 닮은 인지장애로 나타나는 경우로, 주로 노인에서 과거 우울증 병력이 있을 때 더 잘 나타난다. 노인들은 우울증을 극복하기 위해 매일의 정해진 활동routine activities에 매달리는 경향이 있다.

5. 진단

DSM-5-TR

F32.– 주요우울장애 Major Depressive Disorder

A. 다음의 증상 중 다섯 가지(또는 그 이상)가 동일한 2주일 기간 동안 나타났고 과거의 기능과 차이를 나타냈다: 적어도 하나의 증상이 (1) 우울한 기분 또는 (2) 흥미나 즐거움의 상실이다.
　주: 명백하게 다른 의학적 상태 때문에 생긴 증상은 포함하지 않는다.
　1. 주관적 보고(예: 슬프거나 공허하다)나 타인에 의한 관찰(예: 눈물을 글썽인다)에 의해 나타난 거의 매일 또는 거의 하루 내내 우울한 기분

　주: 소아와 청소년에서는 이자극적 기분일 수 있다.
　2. 거의 매일, 모든 것 또는 거의 모든 것에 대한 거의 하루 대부분의 활동에서 현저히 감소된 흥미(주관적 설명 또는 타인에 의한 관찰이 가능)
　3. 식이요법을 하지 않는 중에 의의 있는 체중감량과 체중증가(예: 1개월에 체중의 5% 이상 변화) 또는 거의 매일 식욕의 감소 또는 증가
　주: 소아에서는 기대만큼 체중이 증가하지 않을 수 있음을 고려
　4. 거의 매일 불면 또는 과수면
　5. 거의 매일 정신운동 흥분 또는 지체(단순히 안절부절못함 또는 느려진다는 주관적 느낌뿐 아니라 타인에 의해서도 관찰이 가능)
　6. 거의 매일 피로 또는 에너지 상실
　7. 거의 매일 무가치감 또는 과도하고 부적절한 죄책감(망상적일 수도 있다)(단순한 자기 비난이나 아픈 데 대한 죄책감이 아닌)을 느낌
　8. 거의 매일 사고와 집중 능력의 감퇴 또는 결정 곤란(주관적 설명 또는 타인에 의해서도 관찰 가능)
　9. 반복적인 죽음에 대한 생각(죽음에 대한 공포가 아닌), 구체적 계획이 없는 반복적 자살사고 또는 자살시도나 자살하려는 구체적 계획

B. 증상이 사회적·직업적 또는 다른 중요한 기능 영역에서 임상적으로 심각한 고통이나 손상을 일으킨다.

C. 증상이 물질이나 다른 의학적 상태에 따른 것이 아니어야 한다.

주: A~C 진단기준은 주요우울 삽화를 나타낸다.

주: 심각한 상실(예: 애도, 재정적 곤란, 자연재해로 인한 상실, 심각한 의학적 질병이나 장애)에 대한 반응은 A 진단기준에 나타난 우울 삽화와 비슷할 수 있는 과도한 슬픔, 상실에 대한 반추, 불면, 식욕 저하 등의 증상을 포함할 수 있으나 이 경우에도 주요우울 삽화의 존재에 대해서는 면밀하게 평가되어야 한다.

D. 주요우울 삽화의 발생이 정신분열정동장애, 조현병, 조현형장애, 망상장애나 다른 정신병적 장애로 더 잘 설명되지 않는다.

E. 조증이나 경조증 삽화가 없어야 한다.

주: 조증 유사 혹은 경조증 유사 삽화가 물질로 인한 것이거나 다른 의학적 상태의 직접적 생리적 효과로 인한 경우라면 이 제외 기준을 적용하지 않는다.

Coding 및 recoding 과정
　단일 삽화
　재발성 삽화
　경도, 중등도, 고도
　정신병적 양상 동반형
　부분 관해, 완전 관해
　비특정성

ICD-10 및 한국 표준 질병 사인 분류

F32 우울에피소드 Depressive episode

  F32.0 경도 우울에피소드

  F32.1 중등도 우울에피소드

  F32.2 정신병적 증상이 없는 중증의 우울에피소드

  F32.3 정신병적 증상이 있는 중증의 우울에피소드

  F32.8 기타 우울에피소드: 비정형우울증, "가면"우울증의 단일 에피소드 NOS

  F32.9 상세불명의 우울에피소드

F33 재발성 우울장애 Recurrent depressive disorder

  F33.0 재발성 우울장애, 현존 경도

  F33.1 재발성 우울장애, 현존 중등도

  F33.2 재발성 우울장애, 현존 정신병적 증상이 없는 중증

  F33.3 재발성 우울장애, 현존 정신병적 증상이 있는 중증

  F33.4 재발성 우울장애, 현존 관해 상태

  F33.8 기타 재발성 우울장애

  F33.9 상세불명의 재발성 우울장애

감별진단

주요우울장애는 다른 정신질환, 우울기분을 가진 적응장애, 알코올남용, 약물남용, 신경성 식욕부진, 불안장애, 거식증, 분열정동장애, 조현병, 조현형 장애, 신체화증상장애, 수면장애 등과 감별해야 한다. 그리고 합병증 없는 애도와도 감별해야 한다. 또한 여러 기분장애는 신경과적·내과적 질병, 기질적 뇌증후군, 약물의 영향들과 감별해야 한다(표 13-1). 특히 주요우울장애는 파킨슨병, 알츠하이머병, 뇌전증, 뇌종양, 뇌혈관장애, myxedema 등과 감별해야 한다.

가성 치매: 우울증에 의한 지적 기능상실 상태로, 알츠하이머병과 같은 true dementia와 감별해야 한다. 우울증에 의한 가성치매는 급성 발병, 우울증상, 일중변동을 보이는 인지기능, 질문에 주로 '모른다'라는 대답(기질성일 때는 작화증을 보임), 최근 기억과 먼 기억 모두에 장애가 생기는 것(기질성일 때는 최근 기억에 주로 장애가 생김) 등이 특징이다(제26장 신경인지장애, Ⅲ-5. 진단 참조).

애도와의 감별: 우울증을 야기할 수 있는 스트레스에는 사랑하는 사람의 죽음이 포함된다. 애도과정은 사랑하는 이의 죽음이나 기타 상실에 대한 감정적 반응의 일부로, 우울증과 공통되는 증상양상들, 즉 강한 슬픔, 일상적 활동으로부터 위축, 불면, 식욕감소, 체중감소 등을 나타낼 수 있다. 이러한 증상을 호전시키기 위해 전문가의 도움을 구하더라도 이들의 우울감은 자연스럽고, 매우 개인적unique이며, '정상'으로 간주된다. 또한 애도과정의 기간과 표현은 문화에 따라 다양하다. 전형적인 병적 애도반응 증상은, ① 그 사람이 사망할 때 자신이 어떤 행동을 하였거나 어떤 일을 하지 않은 것에 대한 죄책감 이외의 죄책감, ② 자신이 사망자와 함께 죽어야 한다고 느끼거나 차라리 자신이 죽었으면 좋았을 걸 하는 생각 이외의 죽음에 대한 생각, ③ 무가치함에 대한 심한 집착, ④ 현저한 정신운동지연, ⑤ 지속되고 현저한 기능수행장애, ⑥ 죽은 사람의 목소리를 듣거나 잠깐 죽은 사람의 모습을 보는 것 이외의 환각적 경험 등이다.

6. 경과 및 예후

주요우울장애는 양극성 장애에 비해 비교적 예후가 좋다. 우울증은 빠르게 또는 서서히 발생한다. 치료하지 않으면 주요우울장애의 삽화기간은 6~13개월이나, 치료하면 3개월 정도로 짧아진다.

주요우울장애의 재발 빈도는 대개 20년에 5~6회이다. 첫 번째 주요우울장애 이후 25%에서 6개월 내에 두 번째 삽화가 나타난다. 첫 번째 우울증 발병 후 2~4회 재발하고 나서(6~10년 후) 5~10% 환자에서 조증이 나타난다. 나이가 많아짐에 따라 우울증의 기간이 길어지는 경향이 있다. 우울증은 잠깐 경조증 상태가 되어 끝나는 수가 있다.

주요우울장애는 발병시기가 어릴수록 예후가 더 좋지 않다. 그러나 가족의 지지가 있을 때, 사춘기 시절 친구가 있었을 때, 인격장애가 없을 때, 발병이 늦을 때, 증상이 경할 때, 정신병적 양상이 없을 때, 입원기간이 짧을 때는 예후가 좋다.

신체장애 합병증: 우울증은 여러 신체장애를 야기하는 수가 많다. 특히 우울증은 심장장애의 주요 위험인자이다. 노인뿐 아니라 40세 이하 인구층에서도, 허혈성 심장병의 조기발병으로 인한 사망률이 우울증 환자에서 3.70배, 자살시도 병력을 가진 환자에서 7.12배 높았다. 주요우울증은 동반장애 없이도 신체운동 감소와 사회참여 감소로 생존율을 낮춘다. 기타 우울증은 운동부족과 더불어 비만과 관련이 높다. 노인에서 우울증은 치매의 위험을 높인다. 부모의 우울증은 자녀의 우울증 위험을 높인다. 우울증은 술, 담배, 물질 남용의 위험도 높인다.

7. 치료

일반적 치료 및 관리

외래 통원치료를 받는 환자는 계획된 스케줄에 따라 자주, 주로 주 2회 내원해야 한다.

경한 우울증 환자는 대부분 약물치료와 함께 정상적인 일상생활을 계속할 수 있지만, 증상이 심해져서 정신운동 지체가 심하여 일상생활 및 직장업무 수행이 곤란한 상태가 되면 입원이 가장 중요한 대책이 된다. 과거보다는 입원의 필요성이 많이 줄어들었지만, 증세가 심한 환자, 자살위험이 있는 환자, 위기개입crisis intervention이 필요할 때, 진단절차가 복잡할 때, 위험성이 높은 치료방법을 사용할 때, 내과적 병발 질환이 있는 환자, 전기경련요법을 할 때 간호의 어려움이 있는 환자에게는 입원이 꼭 필요하다.

충분한 수면을 가지도록 관리해야 한다.

우울증 환자의 식사는 칼로리가 충분해야 하며, 환자가 식사를 거부하는 경우 곧 강제 급식해야 한다. 때로 입원하기 전에 오랫동안 식사를 거부하여 전신상태가 좋지 않고 탈수, 산혈증 등이 있으면 충분한 영양과 수분 공급을 해야 한다. 우울성 혼수의 경우 방광 배뇨나 변비에 대해 대처해야 하고, 회복기에 자살의 위험이 더 높아지므로 잘 감시해야 한다.

충분히 회복하기 전까지는 너무 빨리 회사나 일상생활에서 일이나 의무, 책임을 맡기지 않도록 한다. 퇴원시기를 잘 조정해야 하고 퇴원 후에도 몇 주 동안은 평소에 맡았던 일을 하지 않게 한다.

운동은 강도가 강하지 않더라도 우울증을 예방한다.

약물치료

많은 임상 의사가 선택적 세로토닌 재흡수 억제제selective serotonin reuptake inhibitor; SSRI로 처음 치료를 시작한다. SSRI에는 fluoxetine, sertraline, escitalopram, paroxetine 등이 사용되고 있다. 약물 투여 후 1~2주에 효과가 나타나며, 충분한 효과는 더 오래 걸린다(제35장 약물치료 및 기타 생물학적 치료, Ⅳ. 항우울제 참조).

초기 부작용으로 불안, 위장장애, 두통 등이 있을 수 있다. 성기능에 대한 부작용에는 용량이나 약물을 바꾸거나 보조치료로 bupropion이나 buspirone을 추가 사용할 수 있다. 초기 부작용 중 불안은 자살 의도를 악화시킬 수 있으므로 용량을 줄이거나 항불안제를 병용하기도 한다. 우울과 동반한 불면증에는 수면제를 사용할 수 있다. 한 SSRI에 문제가 있으면 다른 SSRI로 바꿀 수 있다.

그 외에도 venlafaxine, mirtazapine, duloxetine, bupropion 등이 사용되고 있고, 최근에는 vortioxetine, agomelatine 등의 비전형적 항우울제가 개발되어 사용되고 있다. 약물을 선택할 때는 과거 효과가 있었던 경우와 부작용을 고려하여 선택한다(제35장 약물치료 및 기타 생물학적 치료, Ⅰ. 정신약리학 참조).

유지치료를 최소 16~36주 지속한다. 이후 상황을 보다 약물치료를 중단할 수 있는데, 증상을 세밀히 관찰하면서 또한 금단증상에 유의하면서, 서서히 감량해 나가야 한다. (금단증상은 불면증, 불안, 악몽, 오심과 구토 등 소화기계 장애 등이다.)

빈번한 재발이 있었던 환자에게는 더 긴 장기치료가 필요하며 처음 용량을 그대로 유지해야 한다.

항우울제 치료를 양극성 장애 때 하게 되면 조증을 유발할 가능성이 있어 조심해야 한다.

이러한 치료에 4~8주에 적절히 반응하지 않으면 약물을 증량하거나 다른 약물로 바꾼다. 삼환계 항우울제, monoamine oxidase inhibitor를 2, 3차 선택약물로 사용할 수 있다.

정신병적 증상을 동반한 우울증 환자에게는 항우울제와 더불어 항정신병 약물을 사용한다.

치료저항 우울증에 대해 강화요법augmentation은 SSRI에 lithium을 추가하는 것이다. 기타 항정신병 약물인 aripiprazole, 갑상선 호르몬 제제, amphetamine, buspirone, beta-blocker, benzodiazepine 등을 병용하거나 SSRI에 bupropion을 추가하는 것이다. 그래도 우울증이 호전되지 않으면 MAOI를 사용할 수 있는데, 이때 환자가 tyramine 함유 음식이나 물질을 복용하지 않도록 주의해야 하고 SSRI를 중단한 지 2~5주 후에 사용해야 한다.

기타 생물학적 치료

전기경련요법electroconvulsive therapy; ECT

오늘날까지도 경련치료는 심한 우울증이나 정신병적 양상이 있는 환자에 대해 시행하는 매우 중요한 치료수단이다. 대부분의 연구결과 '내인성' 우울증에 대해 더 탁월한 효과가 있다고 알려져 있으며, 특히 심한 우울증이나 정신병적 양상이 있는 경우 항우울제보다 치료효과가 좋다. 자살위험이 있는 우울증 응급환자에게도 첫 치료방법으로 고려할 수 있다. 항우울제에 반응하지 않는 환자, 약물을 잘 견디지 못하는 환자, 상태가 심해서 즉각 효과를 보아야 할 때, 심혈관장애나 임신 시 전기경련치료를 시도한다. 한 코스의 ECT가 완료된 후에는 항우울제 유지치료를 한다(제35장 약물치료 및 기타 생물학적 치료, Ⅹ. 자극요법 참조).

경두개 자기 자극술transcranial magnetic stimulation; TMS

전자기 코일을 머리 표면의 특정 부위에 놓고 국소적으로 다량의 자기장magnetic field을 두개골을 통해 통과시켜 뇌 특정 부위(예: 좌측전전두엽)의 신경세포를 활성화하도록 하는 새로운 뇌자극술이다(제35장 약물치료 및 기타 생물학적 치료 참조). 한 코스의 치료는 주 5회 치료를 4~6주간 시행하는 것이다. 현재 적절한 항우울제의 사용에도 치료효과가 만족스럽지 못한 우울증 치료에 사용하고 있다. 인지기능의 저하, 전신마취의 필요성 등으로 거부감을 주는 전기경련치료에 비해 간편하다는 장점이 있다. 부작용은 두통, 두피의 불편, 오심, 현훈 등이다.

기타

수면조작: 전통적 치료에 반응이 없는 우울증 환자에서 수면박탈sleep deprivation이나 수면 위상 전진sleep phase advance이 효과를 나타내는 수가 있다. 특히 부분적 수면박탈의 경우도 주요우울증의 2/3에서 유의한 효과가 있다는 보고가 있다.

광선치료light therapy: 계절성 정동장애는 일광과 관계가 있다고 한다. 이들은 대개 비전형적 증상을 나타내며 항우울제에 잘 반응하지 않는다. 이 환자들에게 몇 시간 동안 밝은 인공광(2,500lux)을 조사하면 신속하게 좋아진다는 연구가 있다.

미주신경자극술Vagus nerve stimulation; *VNS*: 가슴 피부 아래 device를 이식하고 미주신경에 전극을 연결하여 약한 전기 펄스를 뇌로 보내는 것이다. 부작용은 쉰 목소리, 기침, 연하곤란 등이다. 2005년 치료 저항성 우울증에 대해 FDA에서 승인을 받았으나, 사용에 대해서는 여전히 논쟁이 있다.

심부뇌자극술deep brain stimulation; *DBS*: 원래 파킨슨병이나 진전tremor에 사용되던 기법으로, 치료 저항성 우울증 치료에도 시도되었다. Subgenual cingulate gyrus, nucleus accumbens, ventral capsule/ventral striatum, inferior thalamic peduncle, lateral habenula 등에 전기자극을 가하는 것이다. 효과에 대한 연구가 아직 충분하지 않다.

정신치료

질병의 이차적 장애 방지, 역동적 요인의 해결, 의사소통능력, 긴장감소, 대인관계, 사회적응을 위해 정신치료가 필요하다. 가벼운 우울증이나 경조증 상태에서도 효과적으로 적용될 수 있다(제34장 정신사회적 치료 참조). 우울증은 질병이며, 환자 자신의 잘못 탓이 아니라는 신뢰감을 심어 주는 것이 중요하다.

정신역동적 정신치료psychodynamic psychotherapy

이는 우울증과 관련된 무의식적 갈등과 장애를 지속시키는 동기에 대한 치료이다. 정신치료적 면담에서 우울증 환자에게는 전통적인 방법보다는 다소 변형된 방법으로 임해야 한다. 즉 정신분석 치료를 할 때 너무 자주 깊게 면담하면 오히려 환자의 죄책감이나 수치감을 심하게 만들 수 있다. 또한 환자가 치료자에 대한 기대가 커져서 치료 결과에 만족하지 못하는 상황은 환자의 적개심과 죄책감을 부수적으로 더욱 조장할 수 있다. 그렇다고 전통적인 정신분석에서처럼 계속 수동적인 자세만 취해서는 안 된다.

한편 급성 위기 때 또는 주요우울장애의 회복기에는 분석 이론에 기초하되, 감정적 지지를 제공하는 지지적 정신치료supportive psychotherapy를 함께 시행한다.

이 변형된 정신분석적 정신치료의 특징은 치료자가 다소 능동적이며 지도적directive이고 인지 가능한 목표를 정하며 치료기간을 짧게 잡는다는 것이다. 환자가 안심할 수 있게 구체적으로 회복할 것이라는 분위기를 만들고, 환자의 문제를 직접 터놓고 다루는 것이다. 이때 환자는 실제이거나 또는 환상 속의 상실경험에 대해 정서적으로 과잉반응하고 있다는 것을 인식해야 한다. 한편 환자는 억압된 분노에 의한 죄책감으로부터 도피하려는 욕구가 있다. 그러므로 환자가 분노를 유발하는 사건을 언급하면서도 감정적 표현이 억제되어 표현하지 못할 때 치료자가 그러한 감정상태를 대신 언어화하여 표현해 주고 그 상황에 관계되는 사람과의 관계를 말해 주어야 한다. 그러면 환자는 자신의 분노를 진술해야 하는 부담에서 해방되고 억제된 감정을 표현한 데 대한 죄책감이 들지 않게 된다. 이렇게 유연하고 요구하지 않는 태도로, 동시에 적극적으로 해석하는 접근방식이 좋다.

어떤 치료자는 우울증 환자로 하여금 치료 초기에 어린 시절의 과거지사를 회상하게 하고 대인관계를 추적하게 하기보다는 최근의 상실의 경험에 초점을 맞춰 진행해 나가는 것이 더 좋다고 주장한다. 또 환자의 기본적인 소원이나 갈등이 무엇인지 이해하는 데 꿈을 통해 해석하는 것이 도움이 된다고도 한다.

인지치료

인지치료도 우울증에 효과적이다. 인지치료란 자신과 세계에 대한 부정적인 태도를 버리고, 대신 유연성 있고 긍정적이고 적극적인 사고방식을 가지며 새로운 인식과 행동반응을 연습하는 것이다. 약물치료와 병용하면 효과가 더 좋다고 한다. 주요 기술은 숙제homework를 통해 cognitive triad(자신, 과거, 그리고 미래에 대한 부정적 인식)로 대표되는 부정적 인식과 무의식적 가정을 검토하고 교정하는 것이다. 행동치료와 통합하여 치료할 때를 인지행동치료cognitive-behavioral therapy; *CBT*라 한다.

행동치료

학습이론(classic 및 operant conditioning)(제3장 인간행동에 대한 정신사회적 이론 참조)에 기초한 치료기법으로, 단기적이며 매우 구조화된 원치 않은 특정한 행동에 대한 치료법이다. 입원 시에 체계적으로 시도할 수 있다.

대인관계치료interpersonal therapy

현재의 대인관계 장애는 과거의 어떤 사건에 원인이 있으며 또한 대인관계 장애가 현재의 우울증을 악화·고착시키고 있다고 보고 대인관계를 호전시킴으로써 우울증을 치료하고자 하는 것이다. 무의식이나 내적 갈등은 다루지 않는 대신 자신감, 왜곡된 사고, 사회성 기술 등을 다룬다.

가족치료

병 때문에 환자의 결혼생활이나 가족기능에 위협이 있을 때 또는 가족상황이 환자의 우울증을 악화시킬 때 시도된다. 치료 시 환자의 증상행동에 대한 가족의 분노, 죄의식, 수치심 등도 함께 다루어야 한다.

집단치료

환자들은 집단을 통해 지지받고 대화하고, 긍정적 재강화를 하는 데 도움을 받을 수 있다. 또한 정신분석적으로 왜곡된 전이와 인지가 수정될 수 있다. 그러나 급성 진단의 위기에 있는 환자에게는 부적절하다.

생활습관 지도

유산소운동 또는 건강식사*healthy dietary practice*가 우울증 증상호전이나 재발방지에 효과적이라는 증거들이 제시되고 있다. 가장 설득력 있는 가설은, 우울증이 체내 염증 수치를 높이는데 걷기와 같은 유산소운동을 하게 되면 몸속 염증이 줄어들면서 증상이 아울러 완화된다는 것이다.

IV. 지속적 우울장애

1. 개념

지속적 우울장애*persistent depressive disorder* 또는 감정부전장애感情不全障碍 *dysthymic disorder*는 만성적 질환으로 거의 매일 하루 종일 지속되는 우울한 기분이 특징이다.

이 용어는 1980년에 소개되었는데, 그 이전에는 우울신경증(또는 신경증적 우울증)으로 분류되었던 질환이다. 우울신경증이란 진단은 1970년대에는 가장 흔한 정신과 진단이었으나, 이 질환의 원인이 다양하고 임상적으로 진단과 증상이 서로 불일치되는 점 때문에 DSM-III에서부터 감정부전장애*dysthymia*로 바뀌었다. 그러나 dysthymia라는 용어가 기질적으로 불쾌한 느낌 내지 우울기분을 경험하는 선천적 경향을 뜻하는 반면, 우울신경증은 비적응적 내지 반응성의 의미를 갖고 있다는 점에서 차이가 있다. 따라서 DSM-5-TR에서는 괄호 속의 dysthymia가 제거되었다. 또한 특정형*specifier*들에서 불안한 고통*anxious distress* 동반형과 비전형적 양상*atypical features* 동반형만 남기고 다 제거하였다.

주요우울장애, 불안장애(특히 공황장애), 물질남용 등과 공존하는 수가 많다.

2. 역학

일반인 중 1.53%에서 발견되며, 여성에 많다. 초발연령의 중간값은 31세이다.

우리나라의 경우 2011년 역학조사에 따르면, 감정부전장애의 평생유병률은 0.8%, 1년유병률은 0.4%(남성 0.3%, 여성 0.6%)로서, 역시 여성이 남성보다 많았다. 남녀 모두 무학에서, 그리고 60, 70대에서 1년유병률이 높았다.

3. 원인

원인적으로 주요우울장애와 유사하다고도 하나 확실치 않으며 DST 양성반응도 더 적다. 정신역동적으로 항문기적 상황에 대한 집착과 증오, 자아집착, 와해에 대한 방어 또는 반동형성의 결과로 본다. 조기발병 지속적 우울장애는 Cluster B나 C 인격장애와 강력한 연관성이 있다.

4. 임상양상

우울한 기분이 2년 이상 거의 하루 종일 지속된다는 것이 다른 우울장애와 구별되는 증상이다. 전형적인 주 증상은 주요우울장애와 같다. 주요우울 삽화가 공존하는 경우를 이중우울증*double depression*이라 하며 예후가 나쁘다.

5. 진단

DSM-5-TR

F34.1 지속적 우울장애*Persistent Depressive Disorder*

A. 최소 2년 이상 거의 매일 하루 종일 지속되는 우울한 기분
　　주: 소아나 청소년에서 기분은 이자극적일 수 있으며 기간은 최소 1년 이상이다.

B. 우울한 동안 다음의 증상 중 두 가지(또는 그 이상)가 나타나야 한다.
　　1. 식욕의 감소 또는 증가
　　2. 불면 또는 과수면
　　3. 낮은 에너지 또는 피로
　　4. 낮은 자존감
　　5. 집중력 저하 또는 결정 곤란
　　6. 무망감

C. 2년 동안(아동, 청소년에서는 1년) A 및 B의 진단기준에 해당하는 증상이 없는 기간이 연속적으로 2달 이상이어서는 안 된다.

D. 주요우울장애의 진단기준이 2년 이상 지속적으로 존재할 수도 있다.

E. 조증 또는 경조증 삽화가 없어야 한다.

F. 지속적인 정신분열정동장애, 조현병, 조현형 장애, 망상장애나 다른 정신병적 장애로 더 잘 설명되지 않는다.

G. 증상이 물질에 대한 직접적 생리적 효과(예: 남용약물, 치료약물) 또는 다른 의학적 상태(예: 갑상선 기능저하증) 때문이 아니라야 한다.

H. 증상이 사회적·직업적 또는 다른 중요한 기능 영역에서 임상적으로 심각한 고통이나 손상을 일으킨다.

주: 만약 질환의 현 삽화 기간 동안 어느 시점에서든 주요우울장애의 진단기준을 모두 만족하면 주요우울장애로 진단해야 한다.

특정형

    불안한 고통 동반형

    비전형적 양상 동반형

특정형

    부분 관해

    완전 관해

특정형

    조기발병(21세 이전에 발병)

    후기발병(21세 이후 발병)으로 나눌 수 있다.

특정형(지속적 우울장애의 최근 2년간)

    순수한 감정부전증후군 동반형: 적어도 2년간 주요우울 삽화의 진단기준을 충족시키지 않음.

    지속성 주요우울 삽화 동반형: 2년 내내 주요우울 삽화의 진단기준 충족

    간헐적 주요우울 삽화로 현재 삽화 동반형: 주요우울 삽화의 진단기준을 현재 충족하지만 적어도 8주 이상 역치 아래에 있는 경우

    간헐적 주요우울 삽화로 현재 삽화 비동반형: 주요우울 삽화의 진단기준을 현재는 충족하지 않지만 최근 2년 이내 한 번 이상의 주요우울 삽화가 있었을 경우

특정형(현재 심각도)

    경도, 중등도, 고도

ICD-10 및 한국 표준 질병 사인 분류

F34.1 기분저하증 Dysthymia

감별진단: 주요우울장애, 조현병 등 정신병적 장애들, 우울기분을 가진 적응장애, 신경성 식욕부진, 불안장애들, 신체증상장애, 수면장애 등과 감별해야 한다. 또한 신경과적·내과적 질병, 기질적 뇌증후군, 약물의 영향들과 감별해야 한다(표 13-1).

6. 경과 및 예후

대부분 20세 이전에 서서히 발병한다. 적극적인 치료에도 불구하고 만성적인 경과를 밟는 경우가 흔하다. 또한 악화와 일부 호전을 반복하는 경우가 흔하다. 신경증적 경향이 높은 경우, 증상이 심한 경우, 전반적 기능이 저하된 경우, 불안이나 품행장애가 동반된 경우 등이 예후가 더 나쁠 것으로 예측된다.

7. 치료

지속적 우울장애의 치료는 주요우울장애에서와 유사하다. 항우울제는 조증을 유발하지 않도록 조심스럽게 사용한다.

V. 월경전 불쾌장애

1. 개념

월경전 불쾌장애*premenstrual dysphoric disorder*는 우울증이 월경에 관련하여 나타나는 것이다.

월경주기와 기분의 변동 간의 관계에 대해서는 Hippocrates 이래로 기술되어 왔다. 전에는 late luteal phase dysphoric disorder 또는 월경전 증후군*premenstrual syndrome*; PMS으로도 불리었고, DSM-Ⅲ-R에서는 late luteal phase dysphoric disorder(LLPDD)로 부록에 실렸고, DSM-Ⅳ에서는 부록에 premenstrual dysphoric disorder(PMDD)라는 연구진단명으로 제안되었으며, DSM-5에서 정식 진단명으로 되었다.

2. 역학

가임기 여성의 70~90%가 다소간 이러한 증상으로 고통받는데, 2~10%에서는 증상이 심하여 이 진단기준에 맞는다고 한다. 한 review 연구는 유병률이 4.6~6.4%라고 하였다. 40개월 경과관찰 기간 동안 발병률은 2.5%이다.

3. 원인

생물정신사회적 요인이 모두 관련된다. 생물학적 원인은 다양하다. 월경주기 또는 호르몬 변화에 따른 감정적 예민성은 유전적일 수도 있다. 관련 호르몬에는 estrogen, progesterone, androgen, prolactin 등이 있다. 증상은 progesterone에 비해 estrogen 농도가 비정상적으로 높아지면서 나타난다.

대부분의 경우 신경전달물질들이 관련된다고 하며, 그중에서 serotonin과 allopregnanolone systems(ALLO, GABA 수용체에 작용하는 progesteron의 대사산물로 항불안효과가 있다)의 조절장애가 가장 중요하다고 여겨진다.

Gonadal steroid들이 endorphin 등에 작용하여 endorphin

과다분비 또는 급성 금단현상을 초래하여 주기적 발병을 일으킨다고도 한다. 또한 gonadotropin-releasing hormone(GnRH)이 dorsolateral prefrontal cortex와 medial frontal gyrus에 영향을 미침으로써 증상이 나타난다고도 한다. 자궁에서 prostaglandin 분비가 과다해서 통증이 온다고도 한다. 이런 호르몬 변화 때문에 신경세포가 장애를 받는다는 가설도 있다. Serotonin, GABA, brain-derived neurotrophic factor(BDNF) 같은 성장인자growth factor 등이 관여한다고도 한다.

뇌영상 연구를 통해 이 장애 때 호르몬 상태와는 상관없이 dorsolateral prefrontal cortex와 medial frontal gyrus, 그리고 소뇌의 활성화가 증가한다고 한다. 어떤 가설은 생물시계의 주기phase장애, 또는 prostaglandin장애라고도 한다.

정신역동적 요인으로, 월경 자체나 여성이라는 인식이 증상을 유발하는 데 영향을 미친다는 견해도 있다. 즉 이 장애는, 예를 들어 성을 부도덕하게 느끼며 월경을 부정적으로 보는 태도 등 환자의 가족과 사회의 문화적 배경, 특히 종교적 신념, 사회적 관용, 여성의 성적 역할 등과 깊이 관련된다.

4. 임상양상

우울과 심한 감정변동, 불안, 흥미감퇴, 주의집중장애, 식습관 변화, 수면장애, 두통, 유방통, 부종 등이며, 이는 월경 중에 나타난다. 증상들은 배란 직후 시작하여 점점 심해져 월경 시작 전에 최고조에 달하고, follicular phase 때 사라진다. 즉 월경 직전에 정동의 불안정, 이자극성, 불쾌감, 불안 등이 나타나고, 월경 시작 또는 그 직후에 완화된다. 기타 분노, 대인관계 갈등 증폭, 우울감, 절망감, 자기비하, 불안, 긴장, 흥분, 안절부절못함, 흥미감퇴, 집중장애, 무기력과 피로감, 식욕 변화(과식 혹은 특정 음식에 대한 갈망), 과수면 혹은 불면, 통제불능감, 신체증상(유방통, 유방팽창, 관절 혹은 근육통, 부종, 체중 증가 등)의 증상이 나타난다. 이 장애는 환자 본인뿐 아니라, 자녀나 부부 관계에 부담을 주고, 직장에서 생산성을 감소시키며, 의사방문이나 약물구매 등 건강서비스를 위한 비용을 증가시킨다.

5. 진단

DSM-5-TR

F32.81 월경전 불쾌장애 Premenstrual Dysphoric Disorder
진단은 2개의 월경 주기 동안 증상이 나타나는 시간과 증상 종류 확인으로 확정한다. 증상은 월경 시작 직전 주간에 나타나

고, 월경 시작 후 수일 내에 호전되며 월경을 마친 주에 사라진다. 대부분의 증상이 우울과 불안과 관련되기 때문에 동반장애로 우울증과 불안장애가 있을 수 있다. 만약 증상들이 적어도 2개의 월경 주기 동안의 전향적 일일 평가에 의해 확인되지 않았다면, '잠정적provisional'이라는 말이 진단명 뒤에 표기되어야 한다(예: '월경전 불쾌기분장애, 잠정적'). 또한 정신증상 없는 신체증상의 출현만으로는 이 진단을 내리지 않는다.

ICD-10 및 한국 표준 질병 사인 분류
N94.3 월경전긴장증후군Premenstrual tension syndrome에 해당

감별진단: 비슷한 증상을 나타내는 신체장애로 endometriosis, polycystic ovary disease, 갑상선장애thyroid disorders, adrenal system disorders, hyperprolactinemia, panhypopituitarism 등이 있으므로 이들과도 감별해야 한다.

6. 경과 및 예후

이 장애의 경과는 만성적이다. 폐경이 다가올수록 증상은 악화되나 폐경 이후 증상은 사라진다. 호르몬 대체 요법을 시행할 경우 증상이 재발할 수 있다.

7. 치료

치료는 정신치료와 항우울제, 그리고 배란에 따른 호르몬 변화를 제거하는 것이다. 배란에 따른 호르몬 변화의 제거에는 경구 피임제(ethinyl estradiol과 drosperinone 포함)가 흔히 사용된다. 기타 배란을 억제하는 호르몬, 항불안제, 비타민 보충, chasteberry, 미네랄 보충(calcium) 등이 도움이 된다. 항우울제로는 SSRI가 주로 사용된다.

정신치료로서는 인지치료 등이 있다. 기타 이완요법, 정신교육 프로그램psychoeducation programs을 통해 식이요법, 운동, 여성임을 긍정적으로 받아들이는 인식 재조정 등이 도움이 된다.

VI. 물질/약물 유도성 우울장애

물질/약물 유도성 우울장애는 과거 정신작용 물질 유도성 기질정신장애psychoactive substance-induced organic mental disorder로 불리었던 장애이다. 어떤 질병을 치료하기 위한 약물(향정신성 약물, 고혈압치료제, 호르몬제제)(표 13-

1), 우연히 사고로 섭취한 독성물질, 쾌락 목적 내지 의존성 때문에 의도적으로 사용한 물질(마약, 환각제) 등에 의해 우울장애가 나타날 수 있다. 주요우울장애와 양극성 장애에서의 증상이 다 나타날 수 있다. 예후는 물질에 따라 다양하다. 치료는 섭취한 물질이 무엇인지를 확인하고 중단시키는 것이다.

미국의 경우 평생유병률은 0.26%라 한다.
물질 또는 약물에 의한 우울증에서 자살 위험이 높아진다는 견해가 있다. 최근의 연구결과는 항우울제 투여 시 자살률이 극히 낮다는 보고를 하고 있다. 그러나 미국 FDA는 항우울제를 복용하고 있는 환자에서 치료 중에 자살사고가 나타날 수 있다고 보고, 2007년 약물설명서에 이를 경고하는 문장을 포함하도록 하고 있다.

DSM-5-TR

물질/약물 유도성 우울장애

Substance/Medication-Induced Depressive Disorder
진단기준은 DSM-IV의 물질 유도성 기분장애의 경우와 같다. 즉 우울한 기분과 흥미나 즐거움의 상실이 주가 되는 기분의 장애가 물질중독 또는 물질금단 또는 약물에의 노출(복용, 주사, 흡입 등) 동안 또는 직후에 나타나며, 물질의 생리적 효과, 중독 및 금단 기간 등을 넘어 더 이상의 우울증상이 나타난다. 물질 노출은 병력, 신체진찰, 병리검사로 확인되어야 한다. (진단 코드는 약물의 종류에 따른다.)
특정형으로 **중독 시 발생형, 금단 상태 시 발생형** 등을 두고 있다.

ICD-10 및 한국 표준 질병 사인 분류

F10-F19 정신활성물질의 사용에 의한 정신 및 행동 장애 Mental and behavioural disorders due to psychoactive substance use 중에서 **F1x.8 기타 정신 및 행태 장애**Other mental and behavioural disorders에 해당

감별진단

주요우울증, 물질에 의한 섬망 등과 감별해야 한다. 물질에 의한 우울증 이전에 우울증이 있었거나, 물질 노출이 끝난 지 1개월 이후까지 계속되는 우울증이 있으면, 이는 주요우울증으로 진단되어야 한다.

VII. 다른 의학적 상태에 의한 우울증

우울증을 일으킬 수 있는 다른 의학적 상태는 매우 많다. 대표적으로 내분비계 장애(특히 Cushing증후군,

표 13-1 우울증을 일으키는 신체질환과 약물들

심혈관계: 심근경색
위장계(우울증이 먼저인지, 위장계 증상이 먼저인지 구별하기 어려울 수 있다.)
신경계: 헌팅턴병, 뇌종양, 다발성 경화증
췌장질환
갑상선: 기능저하증
부갑상선: 기능항진증
Addison병, Cushing병
류마티스관절염
감염증: 특히 바이러스성 병(예: 단핵구증mononucleosis)
각종 종양: 암 환자(특히 화학요법을 받고 있는 환자)
영양장애: 노인 식사습관장애, 흡수장애, 단백질 및 비타민(B) 결핍증
향정신성 약물: 항정신병 약물(phenothiazines; butyrophenones); barbiturates; meprobamate; benzodiazepines; 각종 이른바 street drugs(코카인)
스테로이드제제
고혈압 치료제: Reserpine; alpha-methyldopa; propranolol; clonidine; guanethidine
기타: L-dopa; digitalis, bromide; cyclosporin, disulfiram, isoniazid, yohimbine

hypothyroidism), 신경계 장애(뇌암, 뇌염, 뇌전증, 뇌혈관장애, 헌팅턴병, 파킨슨병 등) 등이 있다(표 13-1). 망상이나 환각을 동반하기도 하고 다소간의 인지장애도 있을 수 있다.

임상양상에서 다른 신체질환의 발생과 악화, 호전과 우울증상이 시간적으로 연관된다. 대개 우울증은 전형적 우울증에 비해 발병연령이나 가족력에서 다르며, 증상도 비전형적이다. 다른 의학적 상태에 대한 적응장애와 감별해야 한다.

경과와 예후는 다양한데, 이는 환자가 갖고 있는 신체질병에 따라 결정된다. 자살기도도 있을 수 있다. 치료는 신체질환을 치료하면서 항우울제나 항조증 약물을 지침에 따라 사용하는 것이다.

DSM-5-TR

F06.3- 다른 의학적 상태에 의한 우울증

Depressive Disorder Due to Another Medical Condition
우울한 기분과 흥미나 즐거움의 상실이 주가 되는 기분의 장애가 다른 의학적 상태의 직접적인 병태생리적 결과로 생기며, 이러한 사실이 병력, 신체검진 또는 검사결과로 증명되어야 한다.
특정형으로 **우울양상 동반형, 주요우울증-유사 삽화 동반형, 혼재성 양상 동반형** 등을 두고 있다.

ICD-10 및 한국 표준 질병 사인 분류

F06.3 기질성 기분[정동]장애 Organic mood [affective] disorders
기분 또는 정서의 변화를 특징으로 하는 장애로, 우울증성, 경조병성, 조병성 또는 양극성 등 전반적인 활동 수준의 변화가 보통 동반되며 기질성 장애의 결과로 발생한다(F30-F38 참조).

VIII. 기타

1. 기타 특정 및 비특정 우울장애

DSM-5-TR

F32.89 기타 특정 우울장애 Other Specified Depressive Disorder
임상적으로 유의한 우울장애의 특성들을 가지지만 어느 특정 우울장애의 진단기준을 충족시키지 못하는 경우로 다음 4개의 유형이 있다.

반복성 단기 우울증은 과거에 어떤 우울장애 또는 양극성 장애의 진단기준을 충족시키지 못했고 현재도 어떤 정신병적 장애의 기준을 충족시키지 않으면서 우울기분과 최소한 4개의 다른 우울증 증상이 동시에, 최소한 연속되는 12개월 중 1달 내(월경 주기와는 상관없이) 최소한 한 번 이상 2~13일간 있을 때이다.

단기 우울 삽화(4~13일)는 어느 다른 우울 혹은 양극성 장애, 다른 정신병적 장애, 반복성 단기 우울증 등의 진단기준에 맞지 않으면서, 우울한 정동과 주요우울 삽화의 핵심 8개 증상 중 최소 4개 증상이 4일 이상, 14일 미만으로 나타날 때이다.

불충분한 증상을 가진 우울 삽화는 어느 다른 우울 혹은 양극성 장애, 다른 정신병적 장애, 혼재성 불안과 우울장애 증상의 진단기준에 맞지 않으면서, 우울한 정동과 주요우울 삽

화의 8개 증상 중 적어도 하나가 지속적으로 적어도 2주간 있을 때이다.

주요우울증 삽화가 겹침: 주요우울증이 조현병, 조현장동장애, 망상장애, 기타 특정 및 비특정 조현병 스펙트럼 및 기타 정신병적 장애에 겹침. 주: 조현정동장애의 부분인 주요우울증 삽화는 기타 특정 우울장애의 추가 진단에 해당되지 않음.

F32.A 비특정 우울장애 Unspecified Depressive Disorder
이 범주는 우울장애의 특징적인 증상들이 현저하나, 특정 우울장애, 우울기분 동반 적응장애 또는 우울-불안 혼합을 동반한 적응장애 등의 기준에도 충분히 맞지 않는 경우에 적용한다. 이는 임상가가 특정 우울장애, 우울기분 동반 적응장애 또는 우울-불안 혼합을 동반한 적응장애에 대한 기준을 충족하지 않는 이유를 특정화하지 않기로 선택한 경우 또는 더 특정한 진단을 내리기에 정보가 불충분한 경우(예: 응급실 상황)에 사용한다.

F39 비특정 기분장애 Unspecified Mood Disorder
이 범주는 평가 당시 기분장애의 특징을 가지나, 진단적 기준에서 어느 양극성 장애 또는 우울장애의 전체 진단기준을 충족시키지 못하는 경우에 해당된다. 예를 들어 응급실에서의 상황 같은 구체적인 진단을 내리기 위한 정보가 불충분할 경우에 사용된다(예: 급성 격정agitation).

ICD-10 및 한국 표준 질병 사인 분류

F32.8 기타 우울에피소드 Other depressive episodes
비정형 우울증Atypical depression, "가면"우울증의 단일 에피소드 NOSSingle episodes of 'masked' depression NOS

F32.9 상세불명의 우울에피소드 Depressive episode, unspecified
우울증 NOSDepression NOS, 우울장애 NOSDepressive disorder NOS

참고문헌

강병조, Halbreich U(1984): 우울증 환자에서의 시상하부-뇌하수체-부신피질축. 신경정신의학 23:329~346.
김광일(1977): 우울증의 증후학적 연구 제2편, 한국인 우울증 증상의 양상. 신경정신의학 16:46~52.
노재성(2015): 우울장애. 민성길(편), 최신정신의학(제6판). 서울, 일조각, pp.321~344.
민성길, 전우택(1988): 우울증에 있어 dexamethasone 억제검사의 판정기준 및 그 양성반응과 임상증상들 간의 관련성. 신경정신의학 27:955~964.
보건복지부: 2021년 정신건강실태조사.
조맹제 등(2011): 정신질환실태 역학조사. 서울, 보건복지부.
통계청(2022): 한국 표준 질병 사인 분류. 제8차 개정판. http://

kostat.go.kr/kssc/stclass/StClassAction.do?method=dis&classKind=5&kssc=popup
American Psychiatric Association(2022): Diagnostic and statistical manual of mental disorder. 5th ed-text revision. American Psychiatric Association, Washington D.C.
Black DW, Andreasen NC(2022): Introductory Textbook of Psychiatry. 7th ed. American Psychiatric Association Publishing, Washington D.C.
Boland R, Verduin ML(2022): Kaplan and Sadock's Synopsis of psychiatry. 12th ed. Wolters Kluwer, Philadelphia, pp.451~468.
Copeland WF, Angold A, Costello EJ, et al(2013): Preva-

lence, comorbidity, and correlates of DSM−5 proposed disruptive mood dysregulation disorder. Am J Psychiatry 170:173~179.

Davis JM(1976): Overview: Maintenance therapy in psychiatry. Am J Psychiatry 133:1~13.

Epperson CN(2013): Premenstrual Dysphoric Disorder and the Brain. Am J Psychiatry 170:248~252.

Ferrari AJ, Charlson FJ, Norman RE, et al(2010): Burden of Depressive Disorders by Country, Sex, Age, and Year: Findings from the Global Burden of Disease Study 2010. PLOS Medicine DOI: 10.1371/journal.pmed.1001547.

Gabbard GO(1994): Psychodynamic Psychiatry in Clinical Practice: The DSM−Ⅳ Edition. American Psychiatric Press, Washington D.C.

Goenjiana AK, Baileyc JN, Walling DP, et al(2012): Association of TPH1, TPH2, and 5HTTLPR with PTSD and depressive symptoms. J Affect Dis 140:244~252.

Hales RE, Yudofsky SC, Roberts LW eds(2014): Textbook of psychiatry. 6th ed. American Psychiatric Publishing, Washington D.C.

Karasu TB(1990): Toward a clinical model of psychotherapy for depression: I. Systematic comparison of three psychotherapies. Am J Psychiatry 147:133~141.

Lazarus AA(1992): The multimodal approach to the treatment of minor depression. Am J sychother 46:50.

Lichtman JH, Froelicher ES, James A, et al(2014): AHA Scientific Statement. Depression as Risk Factor for Poor Prognosis Among Patients With Acute Coronary Syndrome: Systematic Review and Recommendations. Circulation 129:1350~1369.

Mammen G, Faulkner G(2013): Physical Activity and the Prevention of Depression: A Systematic Review of Prospective Studies. Am J Prev Med 45:649~657.

Martin LA, Neighbors HW, Griffith DM(2013): The Experience of Symptoms of Depression in Men vs Women. Analysis of the National Comorbidity Survey Replication. JAMA Psychiatry doi:10.1001/jamapsychiatry.2013.1985.

Pearlstein T, Steiner M(2012): Premenstrual Dysphoric Disorder: Burden of Illness and Treatment Update. FOCUS 10:90~101.

Schatzberg AF, Rothschild AJ(1992): Psychotic(delusional) major depression: Should it be included as a distinct syndrome in DSM−Ⅳ? Am J Psychiatry 149:733~741.

Setiawan E, Wilson AA, Mizrahi R, et al(2015): Role of translocator protein density, a marker of neuroinflammation, in the brain during major depressive episodes. JAMA Psychiatry doi:10.1001/jamapsychiatry.2014.2427

Shah AJ, Veledar E, Hong Y, et al(2011): Depression and history of attempted suicide as risk factors for heart disease mortality in young individuals. Arch Gen Psychiatry 68:1135~1142.

Shildkraut JJ(1965): The catecholamine hypothesis of affective disorders: A review of supporting evidence. Am J Psychiatry 22:507~522.

Suija K, Timonen M, Suviola M, et al(2013): The association between physical fitness and depressive symptoms among young adults: results of the Northern Finland 1966 birth cohort study. BMC Public Health 13:535.

Takizawa R, Maughan B, Arseneault L(2014): Adult Health Outcomes of Childhood Bullying Victimization: Evidence From a Five−Decade Longitudinal British Birth Cohort. Am J Psychiatry doi:10.1176/appi.ajp.2014.13101401.

14

불안장애Anxiety Disorders

Ⅰ. 개념

1. 정의

불안不安 anxiety이란 광범위하게 매우 불쾌하고 막연히 불안한 느낌으로, 상황에 맞지 않게 두려움fear과 걱정apprehension이 있는 상태이다. 관련된 신체증상(두통, 가슴 두근거림, 혈압상승, 빈맥, 진땀, 가슴조임, 반사항진, 동공확대, 떨림, 위장계 불편, 빈뇨 등 자율신경계 항진증)과 행동증상(과민성, 서성댐 등)을 동반한다. 불안이란 생체가 친숙하지 않은 환경에 적응하고자 할 때 나타나는 가장 기본적인 반응양상이다. 불안은 당면한 위험에 대한 경고신호alerting signal로 그 위협에 대처하게 해준다.

공포fear는 불안과 다른데, 알려진 외부의 실재하는 또는 비갈등적 위협에 대한 반응이다. 반면 불안은 미지의 내적, 막연한 또는 갈등적 위협에 대한 반응이다. 불안이나 공포 반응은 적응적일 수 있고 비적응적일 수도 있다. 적응적인 경우는 위협으로부터 생명을 지키고 상처받는 것을 피하게 해준다.

불안장애는 전 세계적으로 가장 흔한 정신장애 중 하나로, 고통과 장애를 야기한다.

정상인도 위험이나 고통이 예견될 때, 또는 예기치 않은 상황에 직면하였을 때 불안현상을 경험하게 된다. 정상적 불안normal anxiety은, 예를 들어 모든 사람이 언젠가 한 번씩은 경험하는 것으로, 위험한 동물을 만났을 때, 시험 볼 때, 연설하려 할 때 등 정상적으로 인생에서 겪는 스트레스, 위협, 갈등 상황에서 느낀다(그림 14-1). 또한 인간발달과정에서 어린아이

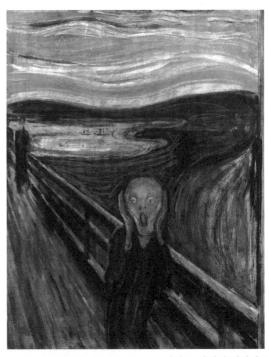

그림 14-1 절규(E. Munch, 1896). 작가는 자신의 내면적 경험을 근거로 현대인의 실존적 불안을 잘 표현하고 있다는 평가를 받는다.

의 어머니와의 분리, 첫 등교, 첫 데이트, 노화, 죽음 등에 직면하였을 때 나타나는 불안은 정상적인 것이다. 이런 불안 경험들을 통해 정상인은 성장하고 변화하며, 정체성을 획득하고, 인생의 의미를 깨닫는다. 불안은 사람을 좀 더 각성하게 하여 직면한 문제를 효율적으로 잘 해결해 나가도록 해준다. 이를 적응적 반응adaptive response이라 한다.

불안은 흔히 심혈관계, 내분비계, 위장계, 호흡기계, 신경계, 대사장애, 염증 등에서 신체현상으로 나타난다.

2. 불안에 대한 이론

역사적으로, 불안에 대한 기술은 Da Costa가 19세기 미국 남북전쟁에서 돌아온 병사들이 가슴통증, 심계항진, 현훈 등을 호소하는 것에 대해 기능적 심장 장애로 이해하고 'irritable heart syndrome'이라고 명명한 것에서 처음 시작한다. 이후 이 상태는 soldier's heart, effort syndrome, neurocirculatory asthenia 등으로 기술되었다. 이처럼 내과 의사들은 심혈관계 장애로 보았지만, 정신과 의사들은 이 상태의 심리적 측면에 초점을 맞추었다. Freud는 처음으로 불안을 어린 시절의 트라우마가 불안 증상과 행동으로 나타난다고 생각하였다. 그는 두려움, 공황, 불운 등의 느낌에 대해 anxiety neurosis라는 병 개념을 도입하였는데, 이는 현재 공황장애에 가깝다.

정신역동적 이론

역동이론에 의하면, 불안은 무의식적으로 임박한 위험(재난)impending danger(disaster)을 경고하는 경계신호alerting signal 내지 신호불안signal anxiety이다. 개인은 불안으로부터 자신을 보호하기 위해 무의식적인 방어기제defence mechanism를 동원한다. 공포는 외부의 실재하는 비갈등적인 위협에 대한 반응인데, 그러나 그 공포도 무의식적 불안이 방어기제에 의해 외부의 특정 대상에 전치displace된 결과이다.

Freud는 처음에는 불안을 ① 증가된 성욕libido을 억제할 때 생겨나는 생리적 긴장상태의 증가(이는 성행위로서 해소된다) 때문에 생기는 것(이때 actual neurosis, 즉 신경쇠약, 건강염려증, 불안신경증이 된다고 한다)과 ② 억압된 생각이나 소원 때문에 생기는 막연한 긴장, 걱정 또는 두려움 때문에 생기는 것(이때 정신신경증psychoneurosis, 즉 히스테리, 공포증, 강박신경증이 된다고 한다)으로 보았다. Freud는 오이디푸스 콤플렉스와 그에 유래한 거세공포, 근친상간에 대한 불안, 기타 성적 흥분에 따르는 갈등이 불안을 초래하는바, 이때 불안은 용납되지 않는 무의식적 갈등에 대한 경고라 하였다. 나중에 그는 불안을 무의식계의 또는 내적인 갈등적인 위협이 자아ego의 심리적 평형상태를 위협하는 것에 대한 위험신호로 수정하였다. 이후 Freud는 불안을 실제 외부적 불안real external anxiety과 신경증적 내적

불안neurotic internal anxiety으로 나누었다.

역동이론에서는 불안은 발달적 위계developmental hierarchy를 가진다고 본다. 즉 아주 어릴 때는 해체불안disintegration anxiety(자아를 잃는다는 공포, 대상과의 융합으로 경계를 잃는다는 공포, 또는 타인의 확인이나 인정을 못 받아 자신이 해체된다는 불안), 분리불안separation anxiety, 피해불안persecutory(paranoid) anxiety(외부의 악에 의해 침해되고 절멸된다는 불안, 사랑받지 못한다는 불안), 거세불안castration anxiety(부모의 징벌로 거세당하거나 신체에 해를 당한다는 불안), 그리고 가장 성숙하다고 보이는 초자아불안superego anxiety(부모로부터 전수받은 도덕적 기준에 따르지 못한다는 죄의식적·자기징벌적 불안)으로 다시 구분하고 있다.

어릴 때는 공포증이 정상적이라 하더라도 이는 이후 불안이 생길 소인이 된다고 한다. 미숙하고 의존적인 병전 성격, 아기가 어머니의 불안을 모방하는 것도 불안의 소인이 된다.

어떤 자극(경험, 스트레스)이 어떤 개인에게 위험이 될 것인가 아닌가 하는 것은 그 사건의 내용, 개인의 자원resource, 심리적 방어기제, 대응전략 등에 좌우된다. 즉 자아가 적절히 기능하면 내외의 세계에 잘 적응한다.

외부세계의 압력(도덕, 법률, 대인관계)과 내적 욕구(성적 충동, 공격성, 의존욕구) 내지 양심(초자아) 사이에 균형이 형성되지 않으면 갈등conflict을 느끼게 된다. 이때 자아가 건강하여 방어기제가 무의식적 생각이나 충동을 충분히 억압(방어기제의 하나)하면 갈등은 잠재되고 불안은 사라진다. 그러나 자아가 갈등이나 불안을 제대로 통제하지 못하면 불안이 그대로 경험된다(이를 범불안, 부유불안free floating anxiety이라 한다). 또는 여러 방어기제(예를 들어 억압, 전치, 반동형성, 분리, 대치, 전환, 취소 등)가 동원됨에 따라 불안이 다른 신경증 형태로 표현되면서 해소될 수도 있다. 즉 강박증, 신체증상장애, 해리장애, 심지어 인격장애, 정신신체장애, 성기능장애, 조증, 우울증, 조현병, 정신병 현상 등으로 나타난다. 따라서 모든 정신질환이 불안과 관계가 있다고 할 수 있다.

소아·청소년기에 발생하는 특정한 병적 불안

전통적으로 소아·청소년기에 발생하는 불안장애는 성인의 불안장애와 구분되어 왔다. 그 근거로 첫째, 소아의 불안장애와 성인의 불안장애 간에는 연속성이 없다. 즉 불안을 보이는 소아들 중 단지 일부만이 계속 문제가 되고, 대부분의 소아는 건강한 성인으로 성장한다. 또한 많은 성인 불안장애 환자에서 그들의 소아기에서 어떤 의미 있는 정신병리의 근거를 찾을 수 없다. 둘째, 소아의 불안장애는 대부분 정신병리적이라기보다는 정상발달의 과장된 표현으로 간주된다. 셋째, 소아기 불안장애의 정신기제mental mechanism는 성인과는 다르다. 넷째, 소아의 불안장애는 어른의 공포장애나 강박장애처럼 불안장애 간의 구분이 명확하지 않다.

인지이론

이 이론에 의하면, 불안이란 자동적이고 비현실적이고 자기 패배적인 비적응적 사고유형*maladaptive thought pattern*에 의한 고통이다. 예를 들어 불안장애 환자들은 길 건너기와 같은 해롭지 않은 사건에 대해서도 위협적인 내용이 내포된 것으로 잘못 해석하며, 이것이 커다란 재난으로 다가올 것이라고 예측하여 받아들인다. 다시 말해, 애매한 자극을 위협적인 것으로 잘못 민감하게 해석하는 경향이 강하다. 커다란 재난이 자신에게 더 자주 일어나는 경향이 있다고 생각하기도 한다.

행동이론

이에 의하면 불안이란 과거 징벌과 더불어 경험하였던 어떤 자극에 대해 조건화된 공포반응*conditioned fear response*이다. 즉 자라 보고 놀란 가슴 솥뚜껑 보고도 놀란다는 것과 같다. 이 밖에 어떤 쪽을 선택하더라도 부정적 결과를 초래할 두 가지 상황에 동시에 처하였을 때 불안이 나타난다고 한다. (따라서 조건화로 불안이 생긴 과정을 역으로 이용해서 조건화, 재조건화, 탈감작법으로 치료한다. 이를 행동치료라 한다.)

실존적 불안

실존주의 철학은 불안을 개인의 가치체계에 대한 위협 또는 비존재에의 위험 때문에 초래된 인간 특유의 조건으로 규정짓고 있다. 그러나 불안은 또한 개인을 각성시킴으로써 사전에 위험에 대해 적절히 대처·대응하게 하여 위험을 예방하고 감소시키는 기능이 있다. 즉 적절한 수준의 불안은 개인을 활성화시키고 곤란을 극복하고 적응하게 하여 더욱 높은 수준으로 성숙시킨다. 바꾸어 말하면 개체의 적응과 생존, 그리고 성숙과 발전을 위해 적정 수준의 불안이 필요하다.

3. 진단 개념

DSM-5-TR 불안장애들*anxiety disorders*

DSM 체계에서 많은 연구결과 불안장애 이외의 신경증적 장애에서는 불안이 기본증상이 아니라는 것이 확인되었고, 진단을 원인에 두지 않고 기술되는 증상에 따라 내리기로 했기 때문에, 불안이 주된 증상이 되는 정신장애만을 모아 불안장애로 규정하였다. 따라서 불안장애 군에는 특정공포증, 사회불안장애(사회공포증), 공황장애, 범불안장애 등이 포함되었다. 또한 광장공포증이 반드시 공황발작을 동반하지 않는다는 사실을 근거로 광장공포증을 독립된 장애로 분리하였다. 강박장애와 PTSD는 불안장애에서 빠져 각각 강박 및 관련 장애 및 외상 및 스트레스 관련 장애에 편입되었다. 나아가 DSM-5에서는 DSM-IV에서 소아·청소년기의 장애로 분류되었던 분리불안장애와 선택적 함구증 등이 불안장애 범주에 포함되었다. 그리고 기타 물질/약물 유도성 불안장애, 다른 의학적 상태에 의한 불안장애, 기타 특정 불안장애 및 비특정불안장애 등이 포함된다.

ICD-10 및 한국 표준 질병 사인 분류

ICD-10에서는 DSM 체계와는 달리 아직도 신경증성이란 용어를 사용하는데, 그 이유는 이 용어가 관용어처럼 널리 쓰이고 과거의 신경증이란 개념이 그런대로 유용한 점이 있기 때문이다. 즉 ICD-10의 F40-F48 신경증성, 스트레스-연관 및 신체형 장애 범주에 이 관점이 반영되어 있다. ICD-10은 여전히 소아특이성을 인정하고 있으며, 정서장애 범주 내에 여러 소아기 불안장애를 포함하고 있다.

F40-F48 신경증성, 스트레스-연관 및 신체형 장애

F40 공포성 불안장애
F41 기타 불안장애
F42 강박장애
F43 심한 스트레스에 대한 반응 및 적응장애
F44 해리[전환]장애
F45 신체형장애
F48 기타 신경성 장애

보건복지부 2021년 정신건강실태조사에 의하면, 불안장애(강박장애, PTSD, 공황장애, 광장공포증, 사회공포증, 특정공포증, 범불안장애 등) 1년유병률은 남성 1.6%, 여성 4.7%, 전체 3.1%로 여성의 경우 남성보다 2.9배 높았다. 불안장애의 1년유병률은 2016년에 비해 2021년에 감소하였으며, 이는 특정공포증의 감소에 따른 것으로 나타났다. 이는 2011년 8.7%에서 대폭 줄어든 것인데, 아마도 코로나19 판데믹 때문에 외부활동이 줄어들면서 공포의 대상이나 자연환경 등 특정 상황에 대한 노출 자체가 줄어들었을 가능성이 높다.

II. 분리불안장애

1. 개념

강한 감정적 애착*attachment* 대상이 되는 사람이나 장소로부터 분리(이별)*separation*할 때 지속적으로 나타나는 불안상태로, 일상생활을 할 수 없을 정도로 위험한 경우를 분리불안장애*separation anxiety disorder*라 한다. 즉 정상적인 발달 수준보다 훨씬 심한 정도의 불안을 보인다. DSM-IV에서 분리불안장애는 소아·청소년 정신장애에 포함되었으나, 최근 연구결과 성인에서도 이 장애가 발견됨에 따라 불안장애에 포함되게 되었다. 분리불안 대상은 소아의 경우 주로 부모이며, 성인의 경우 대개 배우자나 친구이다. 소아의 분리불안장애는 반드시 성인의 분리불안장애로 이어지지 않는다. 이는 건강한 소아가 정상적 발달단계에서 보이는 분리불안이나 stranger anxiety 등과 구별해야 한다(제5장 생애주기와 정신건강 참조).

2. 역학

나이 어린 소아에 4% 정도로 많으나, 청소년과 성인(1~2%)에서도 발병이 보고되고 있다. 발병 시기는 학령기 전에 올 수 있으나 7~8세에서 가장 빈번하다. 9, 11, 13세를 대상으로 한 연구는 유병률이 3.5%로, 여아는 4.3%이고 남아는 2.7%라고 보고하고 있다.

3. 원인

생물학적 요인

가족연구 결과 불안장애나 공황장애, 광장공포증이 있는 부모의 자녀에서 분리불안장애가 나타날 위험도가 높다는 것이 유전적 요인설의 근거가 된다. 특히 다른 불안장애들과 같이 신경증성neuroticism 성향이 관련된다고 본다. 공황장애와 유전적 연결이 강하다고 한다.

정신사회적 요인

정신역동적으로는 나이가 어리고 미숙하고 의존적일 때 분리불안이 심하다. 가족관계는 지나치게 밀착되어 있고 아이를 과잉보호하는 경향을 보인다. 따라서 환아의 성격은 지나치게 의존적·복종적이고 부모의 사랑을 지나치게 갈구하는 성품을 보인다.

외적인 스트레스도 흔한 발병 계기가 된다. 즉 가족의 죽음, 소아 또는 부모의 입원, 동생 출산, 이사, 입학, 전학 후에 잘 나타난다.

학습이론에 의하면 부모가 소아에게 불안공포를 심어준다고 한다. 즉 소아가 위험한 상태에 노출될 때 부모가 과잉보호하거나 지나치게 겁먹게 함으로써 소아에게 공포를 가르쳐 주게 된다. 예를 들면 부모가 쥐나 벌레를 무서워하면 소아도 같이 무서워하게 된다. 또한 소아가 무엇을 무서워할 때 부모가 화를 몹시 냄으로써 공포심을 더욱 조장하기도 한다.

4. 임상양상

주된 장애는 부모, 가정, 기타 친숙한 환경(장소)으로부터 격리되는 데 대한 극심한 불안이며, 장애는 대개 공포증의 형태를 보인다. 심할 때는 공황장애까지 온다. 자신이나 부모에게 큰 사고가 생기거나 갑자기 죽을지도 모른다는 두려움, 집착, 반추사고를 자주 나타낸다. 혼자 자려고 하지 않고, 집을 떠나는 것, 캠핑 가는 것, 여행 등을 피한다(진단기준 참조). 때로 학교에도 가기 싫어하는데, 이를 학교거절증school refusal이라 한다. 이때 흔히 복통, 두통, 오심, 구토 등 신체증상이 자주 나타나며, 불면증에 시달린다.

사춘기 때는 다소 다른 양상으로 나타난다. 예를 들어 집을 떠나는 것, 혼자서 무슨 일을 하는 것을 불편해하고, 옷을 사고 사회활동을 할 때 돌봐 주는 사람을 필요로 하는 것 등으로 나타난다.

가장 많이 공존되어 나타나는 불안증상은 특정공포증으로 약 1/3에서 발생한다. 특히 악몽, 어두움에 대한 공포dark phobia, 죽음에 대한 공포도 나타난다.

학교거절증school refusal

학교 가기를 꺼리거나 거부하는 증상을 학교거절증이라 한다. 학교공포증school phobia이라고도 한다. 발생빈도는 조사자에 따라 1~8%까지이나, 대체로 소아에서는 약 5%이다.

무단결석truancy은 부모에게 학교에 가는 것처럼 속이고 집을 나와서 전자오락실을 가거나 밖에서 배회하는 것으로, 분리불안장애가 아니다. (품행장애, 소아기 정신병, 집단괴롭힘bullying 같은 스트레스 때문일 가능성이 크다.)

표면적으로 나타나는 증상은 다양한 신체증상으로, 두통, 복통, 설사를 호소하고, 어지럽고 토할 것 같다면서 밥을 잘 먹지 않거나, 심하면 기절도 한다. 이런 증상은 대개 학교 가기 전 아침 일찍 시작되지만, 학교에 가지 않고 집에 있거나 등교시간이 지나면 호전된다. 핵심은 항상 어머니와 같이 집에 있으려는 것이다. 즉 독립성이 부족하여 부모에게 의존적이고 부모와 떨어지면 불안하고 무섭고, 떨어져 있는 사이에 부모나 자신에게 나쁜 사고가 생길 것 같아 두려워한다. 이런 경우 어머니 자신도 자녀가 자기 곁을 떠나는 것을 불안해하는 경우가 대부분이다. 즉 어머니와 자녀 모두에게 분리불안separation anxiety이 있다. 그러므로 치료할 때 소아뿐 아니라 부모도 같이 치료해야 한다.

한편 선생님, 또래관계, 학교규칙, 과중한 숙제, 시험공포 등 학교생활 자체에 대한 공포로 인해 발생하는 경우도 많다. 학교거절증 환자는 유뇨증, 야경증, 히스테리증상, 우울증상이 함께 오는 경우가 많다.

Love addiction

소위 'love addiction'(또는 'pathological love', 'behavioral addiction')이 실제로는 분리불안 때문이며, attachment disorder 의 한 변형으로 뇌의 애착 관련 생물학적 체계와 도파민 관련 보상체계와 관련될 가능성이 있다고 한다.

5. 진단

DSM-5-TR

F93.0 분리불안장애*Separation Anxiety Disorder*

다음 증상 중 최소한 3개의 양상으로 진단되는바, 애착된 사람으로부터 분리되는 것에 대한 발달적으로 부적절한 그리고 과도한 공포와 불안, 집으로부터 또는 주요 애착대상으로부터의 분리를 예상하거나 경험할 때 재발하는 과도한 고통, 주요 애착대상을 잃음 또는 그들에게 질병, 외상, 재난 또는 죽음 같은 가능한 손해에 대한 지속적 그리고 과도한 걱정, 주요 애착대상으로부터 분리를 야기하는 부정적 사건(예: 집 잃음, 납치당함, 사고당함, 병을 앓음)을 경험하는 것에 대한 지속적 그리고 과도한 걱정, 분리불안 때문에 집을 나가 학교, 직장, 기타 다른 곳으로 나가는 것에 대한 지속적 싫어함 또는 거부, 집 또는 다른 상황에 혼자 있는 것 또는 주요 애착대상 없이 있는 것에 대한 지속적 그리고 과도한 공포 또는 싫어함, 집을 떠나 잠자는거나 주요 애착대상이 가까이 있지 않은 상태에서 잠자러 가는 것에 대한 지속적 싫어함 또는 거부, 분리 주제에 관련된 반복적 악몽, 주요 애착대상으로부터의 분리가 생기거나 예상될 때 반복해서 나타나는 신체증상 호소(예: 두통, 복통, 오심, 구토) 등. 또한 공포, 불안 또는 회피가 지속적이어서, 소아와 청소년에서는 최소 4주, 성인에서는 전형적으로 6개월 이상 계속된다. 그리고 장애는 사회적·학업적·직업적 또는 기능의 다른 중요한 영역에서, 임상적으로 유의한 고통 또는 장애를 야기하며, 다른 정신장애로 더 잘 설명되지 않는다.

ICD-10 및 한국 표준 질병 사인 분류

F93.0 소아기의 분리불안장애

Separation anxiety disorder of childhood

감별진단: 우선 정상적인 불안인지, 일시적 적응장애 현상인지 감별해야 한다. 자폐증 스펙트럼 장애, 조현병, 범불안장애 등에서도 분리불안이 증상의 하나로 나타날 수 있다. 소아에서 주요우울장애가 있을 때 분리불안이 있을 수 있는데, 진단기준에만 맞는다면 둘 다 진단한다. 광장공포증이 있는 공황장애는 18세 이전에는 드물게 발생한다. 행실장애에서의 무단결석은 학교거절증(집에 있다는 점에서)과 다르다.

6. 경과 및 예후

분리불안장애의 경과와 예후는 발병연령, 증상기간, 불안장애, 우울장애와 공존되는지에 따라 다양하다. 나이가 어리고 학교거절증이 없는 경우가 학교거절증이 있는 청소년보다 예후가 좋다. 우울장애가 동반된 경우는 예후가 나쁘다.

1970년대에 광장공포증이 있는 다수의 성인 여성이 소아기에 분리불안장애가 있었다는 보고가 많았지만, 소아기 분리불안장애가 성인기의 광장공포증과 특수한 관련이 있다는 근거는 아직 확실하지 않다. 최근 연구로 소수의 환아에서 공황장애와 분리불안장애가 같이 있다는 보고가 있다.

7. 치료

정신치료, 인지행동치료, 약물치료, 가족치료, 가족교육이 포함된 다면적 치료가 도움이 된다. 인지행동치료는 잘못된 신념("아무도 나를 좋아하지 않으니까" 같은)을 교정하고, 자기 이미지를 긍정적으로 개선하며, 문제해결 기술 등을 배우게 한다. 이에 겸하여 사회기술 훈련, 탈감작기술, 이완기술, 점진적 노출 기법 등을 병용한다. 부모의 참여는 치료성공을 강화하며 소아의 참여를 증진하고 적절한 행동의 모델이 되어 준다는 점에서 바람직하다.

학교거절증은 정신과적 응급상태로 소아, 부모, 학교, 친구들에 대한 포괄적인 조처가 필요하다. 가능하면 빨리 정기적으로 학교에 가도록 격려하여, 거절증이나 결석이 지속되지 않도록 하는 것이 매우 중요하다. 이때 부모에게도 정신치료를 해야 하며 교사까지 치료과정에 포함시켜야 한다.

약물치료로는 SSRI계 약물이 일차선택약물로 두려움과 불안의 극복에 도움이 된다. 그 외에 imipramine 등의 삼환계 항우울제도 효과적이나 심혈관계 부작용 등의 문제가 있어 사용에 주의가 필요하다. Diphenhydramine은 수면장애에, alprazolam은 불안증에, clonazepam은 공황증상에 효과적이라는 보고가 있다.

III. 선택적 함구증

1. 개념

선택적 함구증selective mutism은 전통적으로 소아기 발병 정신장애로, 소아가 말을 이해하고 또 말할 줄 알면서도 말을 해야 하는 특정 상황에서 입을 다물고 말하기를 거부하는 질환이다. ICD-10에서는 소아·청소년기 특정 발병 사회기능장애(F94)에 선택적 무언증elective mutism(F94.0)으로 포함되고 있다. DSM-5에서는 이 장애의 핵심을 불안이라고 보아 독립적 장애로 만들고 불안장애 범주에 포함시켰다. 정상적 부끄러움이나 언어가 달라 말하기를 꺼리는 경우와 감별해야 한다.

2. 역학

유병률은 연구방법에 따라 다양하나, 최근 DSM-Ⅳ-TR 진단기준으로 연구한 결과, 0.18~1.9%로 나타났다는 보고가 있다. 주로 4~8세에 발병하는데, 대부분 5~6세에 시작된다. 남아보다 여아에 더 빈번하다.

3. 원인

이는 정신적 원인으로 말을 안 하거나 거부하는 것이다. 그러나 선택적 함구증 환아는 대부분 정상아보다 다소 언어발달이 늦거나 언어이상이 있다고 한다. 최근에는 말하는 것을 거부한다기보다 말하는 것에 대해 두려워한다는 개념이 우세하다. 즉 광범위한 연구결과 현재는 환아가 미세한 언어장애로 인해 언어표현에 공포를 느끼는 경우, 가족 내 병리가 심한 경우, 어머니가 우울증이 있거나 아이를 과잉보호하는 경우, 아동학대를 포함한 정신적 또는 신체적 외상을 당한 경우 등 다양한 정신적 요인으로 선택적 함구증이 발생한다고 본다.

4. 임상양상

선택적 함구증 환아는 집이나 친밀한 환경에서는 말을 잘하지만, 학교나 낯선 장소에서는 말을 하지 않는다. 어떤 경우 눈짓이나 몸짓, 즉 고개를 끄덕이거나 머리를 흔드는 것으로 의사소통을 하기도 한다. 함구증은 외상적 경험을 한 후 갑자기 또는 점진적으로 나타난다. 드문 경우 집에서 함구증이 나타나고 학교에서는 말을 잘하는 경우도 있다. 분리불안장애, 학교거절증, 지연된 언어습득이 같이 오기도 한다. 또한 강박증, 분노발작, 반항적·적대적 행동 등 부정적 행동이 동반되기도 한다. 선택적 함구증 소아는 대체로 부끄러움이 많고 사회적으로 위축되어 있으나 고집이 센 경우도 있다.

증상 때문에 사회적 기능에 장애가 많다. 사회적으로 고립되며, 학교에서는 성적이 나쁘다. 새 학교에 와서 말을 않는 것이 1개월 이내면 진단하지 않는다. 이민을 온 경우 언어가 달라 말하기 꺼리는 것이 선택적 함구증이 아니나, 말을 배운 후에도 말을 않는 것은 선택적 함구증이다.

5. 진단

DSM-5-TR

F94.0 선택적 함구증 Selective Mutism

다른 상황에서는 말을 함에도 불구하고, 말하기가 예상되는 특정 사회적 상황(예: 학교)에서 말하기에 항상 실패하고, 그런 장애가 학업적 또는 직업적 성취 또는 사회적 의사소통을 방해하며, 장애의 기간은 최소한 1개월이다(학교에서의 첫 1개월에 한정되지 않는다). 말하기의 실패는 사회적 상황에서 요구되는 구어에 대한 지식이나 편안함의 부족 때문이 아니며, 의사소통장애(예: 소아기 발병 유창성 장애)로 더 잘 설명되지 않고, 자폐증 스펙트럼 장애, 조현병 또는 다른 정신병적 장애 동안에만 나타나는 것이 아니다.

ICD-10 및 한국 표준 질병 사인 분류

F94.0 선택적 무언증 Elective mutism

감별진단: 부끄럼을 잘 타는 소아는 불안이 유발되는 낯선 상황에서 일시적으로 함구증을 나타내는데, 이때 낯선 사람과는 자주 말을 하지 않고 어머니에게 매달리지만, 입학하면 함구증은 자연히 소실된다. 지능발달장애(정신지체), 그리고 특히 전체 언어장애와 감별해야 한다. 자폐증 스펙트럼 장애, 조현병, 소아기 정신병과 감별해야 한다. 전환장애에서 오는 이차적 함구증은 전반적 함구증으로 나타난다. 사회불안장애와 감별해야 한다.

6. 경과 및 예후

병의 경과는 수 주일 또는 수개월 동안 지속되며, 드물게 장기적으로 지속되기도 한다. 추적조사에 의하면 선택적 함구증 환자의 약 30%는 학교를 졸업할 때에는 어느 정도 회복된다고 한다. 10세경까지도 회복되지 않으면 보다 장기화되며 예후가 나쁘다. 함구증 때문에 학업성취가 어려우며 심하면 낙제를 하기도 한다.

7. 치료

치료는 쉽지 않다. 놀이치료, 정신치료, 행동치료, 언어치료, 가족치료, 약물치료 등을 종합적으로 시도한다. 행동치료로, 긍정적 재강화, 탈감작, 자기주장훈련, contingency management(행동의 결과를 통제함으로써 그 행동을 변화시키고자 하는 기법) 등을 사용한다. 부모와 교사도 상담을 받고 치료에 참여하는 것이 좋다. 약물치료는 우선적인 치료법은 아니나 내재된 불안을 감소시키기 위해 fluoxetine 등 사회공포증에 사용하는 약물 등을 사용할 수도 있다.

Ⅳ. 특정공포증

1. 개념

특정공포증specific phobia은 특정한 대상이나 행동, 상황에 처하였을 때 비현실적인 두려움과 불안증세가 생겨서 이를 극복하지 못하고 그 대상이나 상황을 피해 버리는 장애이다. 정상적인 공포증은, 비록 두려움과 회피반응이 개인적 고통을 주지만, 일상생활이나 사회적 기능에 지장을 초래하지 않는 경우이다.

DSM-5-TR에서는 공포증을 특정공포증, 사회불안장애, 광장공포증으로 구분하였다. 또한 일시적 또는 경미한 공포증을 병적인 것으로 만들지 않기 위해 증상이 최소 6개월 이상 지속될 때만 진단 내리도록 하고 있다. 또한 공포가 비합리적이라는 사실을 환자가 알아야 한다는 조건도 제거하였다. 대신 공포가 실제 환경에 의해 주어진 위험에 비해 얼마나 큰가 하는 판단은 임상가의 판단에 맡겼다.

2. 역학

공포증은 흔한 정신장애이지만 많은 공포증 환자가 치료를 받으러 오지 않거나 잘못된 진단을 받게 되는 경우가 많다. 미국의 경우 특정공포증의 1년유병률은 11%로 2:1로 여성에 많다. 아시아인들에는 적다. 소아에서는 약 5%, 13~17세군에서는 16%이다. 남성에서

는 물질 관련 장애 다음으로 흔한 정신장애이다.

우리나라 2011년 역학조사는 특정공포증의 평생유병률이 5.2%(남성 2.7%, 여성 7.8%)로 2006년 대비 42% 증가하였다. 1년유병률은 4.8%(남성 2.4%, 여성 7.2%)였고, 남녀 모두 18~29세 연령군에서 가장 높은 1년유병률을 보였다. 이혼/별거/사별, 낮은 소득 수준 등이 유의한 위험인자였다.

3. 원인

위험인자: 대체로 어린 시절 부모의 과잉보호, 부모의 상실, 부모와의 이별, 신체적 및 성적 학대 등이 위험인자이다. Negative affectivity, neuroticism, behavioral inhibition과 anxiety sensitivity 같은 특징은 기질적인데, 다른 불안장애들과의 공통적 특징이기도 하다.

생물학적 원인

별로 연구되지 않았다. 피, 주사, 외상 등에 대한 특정공포증은 가족력 등 유전적 요인이 제시되고 있기는 하나, 쌍둥이 연구 등이 없어, 확정적은 아니다. 유전체질이론에서 공포증의 소인을 가지고 태어난 사람이(그런 체질을 가진 사람에서는 낯선 상황에 처하였을 때 행동억제가 나타남) 만성적 환경적 스트레스가 잦을 때 공포증이 발병한다고 한다(스트레스는 대개 부모의 죽음, 부모와의 이별, 형제들의 모독이나 비판, 가족 내 폭력 등이다). 생물학적으로 피, 주사 및 외상에 대한 공포증을 가진 사람은 특별히 강한 vasovagal reflex를 유전적으로 가지고 있다고 한다. 체질적으로 negative affectivity와 anxiety sensitivity가 강하다.

인성학적 견해에 의하면, 동물의 공포반응과 인간의 공포반응에 유사성이 있다고 보는데, 공포가 학습되거나 심리적 갈등에 의해 생긴다기보다는, 생태적으로 타고난다고 본다. 예를 들면 응시공포, 분리공포, 고소공포 등이 동물과 인간에 공통적으로 흔히 존재한다. 이는 공포란 동물과 인간 모두의 생존과 직결되기 때문이다.

역동적 이론

Freud는 공포증phobia에 대해서는 불안이 방어기제의 하나인 억압으로 해결되지 않으면, 대치displacement에 의해 '환자가 피할 수 있는' 다른 외부 대상에 옮겨져 그에 대해 공포를 가지게 된다고 설명하였다. 이때 갈등의 내용과 공포대상 간에 직접적인 연상적 내지 상징적 관련이 있다. 즉 상징화symbolization와 회피avoidance의 방어기제가 보조적으로 사용된다. 이 이론은 고전적 증례보고, 즉 아버지 대신 말을 두려워하게 된 5살 된 어린이 'little Hans'의 정신분석을 통해 제시되었다.

현재는 성적 갈등뿐 아니라 이별불안(광장공포증의 경우), 수치나 초자아불안(적면공포증의 경우) 같은 다른 불안도 원인으로 생각하고 있다.

부정denial으로 공포를 감추고 그 대상에 직면하고 극복하려는 행동이 나타날 수 있는데, 이를 역공포적 태도counterphobic attitude라고 한다(O. Fenichel이 기술하였음). 예를 들어 위험한 스포츠, 바위타기, 고공낙하 등이다. 이때 방어기제는 공격자와의 동일시identification with aggressor이다.

학습이론

J. B. Watson이 보고한 증례인 쥐와 토끼를 무서워한 'little Albert'에서 제시된 바와 같이 공포증이 조건화 반응conditioned response으로 나타난다고 본다.

공포를 일으키는 자극과 무해한 중립적 자극을 동시에 반복적으로 가하면, 나중에는 무해한 자극에도 공포를 느끼게 된다는 것이다. 즉 불안이나 공포를 잘 느끼는 경향이 있는 사람에서 특정 사건(자동차 운전)이 감정경험(교통사고)과 동반되면 자동차나 운전을 두려워하게 된다는 것이다. 감정경험이 내부적(공황)이라도 같은 결과가 나타난다. 또는 다른 사람(예: 부모로부터)의 공포반응을 보고 배우는 모델링modeling, 또는 부모가 위험하다고 경고했거나 가르친 경우(예: 독사를 피해라)인 정보전달information transfer도 공포증의 기전으로 설명되고 있다. (원래 개에 공포가 없던 소아가 개에 놀란 어머니에 의해 공포가 학습되는 것이 또 다른 좋은 예이다.) 최근 행동이론은, 불안이 개인이 고통스러운 감정을 피하고자 하는 동기가 된다고 보고 있다. 즉 개체가 우연히 피하는 행동을 알게 되면 불안을 줄이기 위해 회피행동을 반복하게 되고 고정되어 결국 증상이 된다는 것이다(이 이론은 너무 피상적이라는 비판을 받고 있다).

4. 임상양상

소아기에 시작하며 12세 전에 가장 많이 발생한다. 공포증 환자가 특정 공포대상에 접근하면 급속도로 공포반응이 생기면서 공황발작과 같은 증상에까지 이르는 불안을 겪는다. 동물공포zoophobia가 가장 많고, 다음 고소공포acrophobia, 질환공포nosophobia, 외상공포, 죽음공포thanatophobia 순서로 많다. 기타 협소공포claustrophobia, 불결공포mysophobia, 어둠, 천둥, 비행, 치과 방문, 피나 상처를 목격하는 것, 주사 맞는 것, 시체, 자동차, 지하철, 비행기 탑승 등 다양하다(표 14-1). 현대사회에서는 과거에 없었던 AIDS, 시험, 방사능, 성병, 공해 등이 공포의 대상이 되기도 한다.

소아기 공포불안장애phobic anxiety disorder of childhood

DSM-5-TR에서는 소아, 성인을 구별하지 않는다. 그러나 소아에서의 특징은 ① 불안감이 울음, 분노발작, 매달리는 행동, 얼어붙는 행동freezing으로 표현되며, ② 소아 자신은 공포가 비합리적이라는 사실을 모를 수 있다. ICD-10에서는 소아

기 공포불안장애(F93.1)를 따로 두고 있다.

소아기의 공포는 뚜렷한 발달단계 특정성을 보인다. 전체 소아의 90%는 성장하는 도중, 특수한 상황이나 대상에 대한 공포를 한 번이나 그 이상 경험하게 되는데, 이는 대개 정상으로 본다. 이런 공포는 나이가 어릴수록 많다. 소아의 공포대상은 발달 정도에 따라 다르다. 유아는 큰 소음, 깊숙한 곳, 낯선 사람을 두려워하지만, 2~3세에는 동물에 대한 공포로, 4~5세에는 어두움, 유령, 악몽nightmares에 대한 공포로 바뀐다. 초등학교 6학년 정도에 이르면 신체적 손상, 질병, 벌레, 병균 등에 대한 공포를 보인다. 일반적으로 정상적 공포는 오래 지속되지 않으므로, 장기간 지속될 때만 병적으로 본다. 공포대상이 뚜렷할수록 예후가 좋다.

병적인 소아공포증은, 어린이의 정상적 공포와 구분하기 어려우나, 대개 2.3~9.3%로 추정된다. 소아공포증은 여아에서 좀 더 흔한 반면 소아 사회공포증은 남아에서 흔하다. 증상이 지속되면 흔히 단순공포 이외에 다른 정신과적 장애가 병발하기 쉽다. 회피 증상은 보다 만성적이어서 일부는 증세가 성인기로 이어지거나 우울장애로 이어진다.

표 14-1 특정공포증의 종류

공포증	공포대상
Acro-	고소(높은 곳)
Agora-	광장
Algo-	통증
Astra-(astrapo-)	번개와 천둥
Claustro-	폐쇄된 공간, 갇히게 되는 공간
Copro-	배설물
Hemato-	피
Hydro-	물
Lalo-(glosso-)	연설
Myso-	더러움, 오염
Necro-	사체
Nycto-	밤, 어두움
Patho-(noso-)	병, 고통
Peccato-	죄
Phono-	큰 목소리
Photo-	강한 빛
Sito-	식사
Tapho-	산 채로 매장
Thanato-	죽음
Toxo-	독
Xeno-	낯선 이
Zoo-	동물

5. 진단

DSM-5-TR

특정공포증Specific Phobia

A. 특정 대상이나 상황(예: 비행, 고공, 동물, 주사 맞기, 피를 보는 것)의 존재 또는 예기에 의해 촉발되는 현저하고 지속적인, 과도하거나 비합리적인 공포

　주: 어린이에서는 공포 또는 불안이 울기, temper tantrum, 얼어붙기 또는 매달리기 등으로 표현될 수 있다.

B. 공포 대상 또는 공포 상황은 거의 항상 즉각적 공포 또는 불안을 자극한다.

C. 공포 대상 또는 공포 상황은 능동적으로 회피되거나 심한 공포와 불안으로 견디어진다.

D. 공포와 불안은 특정 대상 또는 상황에 의해 주어진 실체적인 위험과 사회문화적 문맥에 대한 비례를 벗어난다.

E. 공포, 불안 또는 회피는 지속적이며, 전형적으로 6개월 이상 지속된다.

F. 공포, 불안 또는 회피는 임상적으로 유의한 고통 또는 사회적·직업적 또는 기능의 중요한 영역에서 장애를 야기한다.

G. 장애가 다른 정신장애의 증상, 즉 공황-유사 증상 또는 다른 무능화를 야기하는 증상(광장공포증에서와 같은)과 관련된 상황, 강박사고(강박장애에서와 같은)와 관련된 대상 또는 상황, 외상사건의 기억(외상후 스트레스장애에서와 같은), 가정 또는 애착된 사람으로부터의 분리(분리불안장애에서와 같은), 또는 사회적 상황(사회불안장애에서와 같은) 등과 관련된 공포, 불안 또는 회피 등으로 더 잘 설명되지 않는다.

특정형

　F40.218 동물형(예: 거미, 곤충, 개)

　F40.228 자연환경형(예: 고공, 폭풍, 물)

　F40.23- 혈액-주사-의료-상처형

　F40.248 상황형(예: 비행기, 승강기, 개방된 장소)

　F40.298 기타형(예: 질식감이나 구토가 생길 수 있는 상황; 소아의 경우, 큰 소리나 분장을 한 사람)

ICD-10 및 한국 표준 질병 사인 분류

F40.2 특정 (고립된) 공포증 Specific (isolated) phobias
F93.1 소아기의 공포불안장애 Phobic anxiety disorder of childhood

감별진단: 광장공포증, 사회불안장애, 분리불안장애, 공황장애, 강박장애, 트라우마 및 스트레스 관련 장애, 급식장애, 조현병 스펙트럼 및 기타 정신병적 장애, 회피성 성격장애 등과 감별해야 한다. 공포증은 피해망상과 감별해야 한다.

6. 경과 및 예후

연구가 부족한 실정이다. 소아의 단순공포증은 대개 정상적이며 저절로 소실되기도 한다. 증상이 있어도 공포 대상을 피할 수 있으므로 그런대로 평생을 살 수도 있다. 대개 만성적이나 중년 이후에 증상이 약화되기도 한다. 합병증으로 약물남용이 오기도 한다.

7. 치료

공포의 대상을 정확히 파악하는 것이 중요하며, 일반적인 지침에 따라 치료한다.

정신분석치료 또는 통찰지향적 치료insight-oriented psychotehrapy는 환자의 인격특성과 생활태도를 전반적으로 검토해야 하므로 공포장애에 있어서는 치료대상이 제한된다. 또한 환자가 통찰을 얻었다 하더라도 공포증상이 좋아지지 않는 경우가 많다. 따라서 공포증 환자의 현 상태를 잘 파악하여 점진적으로 공포증 상태에 노출할 수 있도록 지지나 암시를 통해 격려해 줌으로써 공포상황을 극복할 자신감과 용기를 더해 줄 수 있다. 통찰치료로 공포증의 근원, 이차이득, 저항의 의미, 공포자극에 대처하는 다른 더 건강한 방법 등을 알게 할 수 있다. 지지치료, 가족치료, 최면술도 흔히 사용된다.

행동치료가 가장 많이 연구되었는데, 탈감작 방법과 상호억제reciprocal inhibition, 그리고 실제상황 노출in vivo exposure, 상상노출imaginal exposure, 홍수법flooding(implosion) 등이 있다.

노출치료exposure therapy(단계별graded 또는 비단계별ungraded)는 환자가 공포대상에 대해 스스로 결정한 정도에 따라 일련의 노출을 점진적인 순서대로 경험하는 것이다. 점차적으로 노출시키지 않고 처음부터 공포 대상이나 상황에 노출시키는 치료, 즉 홍수법은 그 상황에 머물러 있으면 궁극에 가서 공포나 불안이 감소되는 것을 체험시키기 위한 것이다. 그러나 이 방법은 여간해서 환자가 받아들이지 않고, 만일 환자가 노출되었을 때 공황발작을 체험하면 공포증이 더욱 악화될 가능성이 있어 사용하는 데 무리가 있다.

인지치료는 상황이 실은 안전하다는 것을 인식시키는 것이다. 인지행동치료cognitive behavioral therapy는 환자 개인 또는 집단에게 일정기간 동안 정기적으로 프로그램에 따라 인지분석과 재구성, 공포를 일으키는 사회적 상황에의 노출, 그리고 다양한 행동치료를 숙제로 주어 생활에서 실습하고 기록하게 하는 치료법이다.

위의 행동치료 및 인지치료 방법들과 같이 항불안제 투여, 최면술, 근육이완법 등을 사용할 수도 있다. 최

근 이런 치료에 생체되먹임*biofeedback*을 추가로 사용해서 효과를 높이고 있다.

약물치료

일시적인 증상완화를 목적으로 benzodiazepine 계 약물을 사용한다. 기타 약물치료로 phenelzine, β-blocker인 propranolol, SSRI계 계열의 항우울제 등의 투여가 시도되고 있다. 공포상황에 노출되기 전에 미리 투약하여 예기불안을 감소시켜 줄 수 있는데, 이는 행동요법의 보조수단으로 활용되기도 한다.

V. 사회불안장애

1. 개념

특정한 대인관계나 사회적 상황에서 남을 의식하여 불안이 생기는 것을 사회적 불안*social anxiety*이라고 한다. 특정한 일을 수행할 때 긴장과 더불어 자신을 쳐다보는 사람들을 의식하여 생기는 불안을 수행불안*performance anxiety*이라고 한다. 인간이면 어느 정도의 사회적 불안이나 수행불안은 있게 마련이다. 그러나 그 정도가 심해서 남 앞에 나서는 상황을 계속 회피하고, 이 같은 처지에 당면할 것으로 예상될 때 심한 예기불안을 가지게 되며, 일상생활에 적지 않게 지장을 받게 되는 경우를 사회불안장애*social anxiety disorder*라고 한다. (과거 사회공포증*social phobia*이라고도 하였지만, 이제는 공식병명으로 사용하지 않는다. 따라서 DSM-5-TR에서는 단순히 social anxiety disorder라 부른다.)

2. 역학

전 세계적으로 사회불안장애의 1년유병률은 0.5~2.0%이고, 미국의 경우는 7%라 한다(평생유병률은 13%). 소아에서도 성인에서와 같은 유병률로 나타난다. 나이가 들면서 감소한다. 여성에 많으나, 남성이 더 병원을 찾는다.

우리나라에서의 평생유병률은 1986년 연구에서는 0.58%, 2011년 역학조사에서는 0.5%(남성 0.4%, 여성 0.6%)였고, 1년유병률은 0.3%(남성 0.3%, 여성 0.4%)였다. 2006년에 비해 증가하지는 않았다. 대부분 20대에서 발병하고 낮은 교육 수준이 위험인자였다.

3. 원인

사회불안장애는 인격발달과 원인적으로 관계가 있다. 일단 환자는 자신이 과거 남들 앞에서 몹시 불안하여 고통스러웠던 사건을 기억하고 그때의 고통스러웠던 경험 때문에 사회적 상황이나 타인 앞에 서는 데 대한 공포가 생긴다는 것이다.

예를 들어 어린 시절 남들 앞에서 갑자기 가슴이 뛰며 얼굴이 붉어지고 식은땀이 비 오듯 하고 목소리가 떨려 계속 말을 할 수가 없어져 창피를 당한 일이 있었다면, 이 일이 있은 후부터는 남 앞에 나서면 으레 가슴이 뛰고 어질어질하여, 앞에 나서는 일을 회피하기 시작한다는 것이다. 이는 사회불안장애를 행동이론 내지 조건화 학습이론으로 설명하는 것이다. 그러나 사회불안장애 환자 중에는 이 같은 고통스러운 사건이 기억에 없는 경우도 많고 또 설사 있다 하더라도 그 사건이 원인이 아니라 처음으로 사회불안장애의 증상이 나타났던 것으로 볼 수 있어, 행동이론은 비판을 받고 있다.

최근에는, 어떤 타고난 소인과 환경의 스트레스가 합쳐져 사회불안장애가 생긴다고 보고 있다. 어떤 아이들은 생소한 것에 대해 지나치게 위축되는 성품과 이로 인해 억제적인 행동을 보이는 소인을 가지고 태어난다. 이 타고난 소인에 dopaminergic pathway가 관련된다는 연구가 있다. 뇌영상 연구에서 striatal dopamine D_2 receptor와 dopamine transport binding의 감소가 발견된다고 한다. 이와 같은 소인을 타고난 아이에게 부모의 사망, 부모와의 이별, 형제들로부터의 학대, 가정 내 폭력 등의 스트레스가 만성적으로 가해지면 어떤 시기에 이르러 사회불안장애가 나타난다는 것이다. 일반적으로 사회불안장애 환자의 부모는 정상아의 부모에 비해 더 거절적*rejecting*이고 돌봐줌이 부족하거나 반대로 지나치게 과잉보호적이라고 알려져 있다.

다른 불안장애들과 공통적인 체질적 위험인자로 negative affectivity(neuroticism. 부정적 감정을 경험하는 경향), 불안에 대한 과민성(anxiety sensitivity. 불안증상이 해롭다고 믿는 성향) 등이 있다.

동물 연구에서, 지배적인 위치에 있는 동물과 복종적인 처지에 있는 동물이 행동 면에서 현저하게 다르고 눈과 눈이 마주치는 데도 차이가 있듯이, 인간에게도 복종적인 반응이 본능적으로 내재해 있다고 본다. 아이들이 본능적으로 응시공포凝視恐怖를 보인다는 사실은 잘 알려져 있는데, 사회불안장애 환자들이 특히 남의 시선에 전적으로 위축되는 것을 보고 사회불안장애도 응시공포 같은 타고난 공포가 발달과정에서 소실되지 않았거나 또는 후에 활성화된 것으로 보는 견해가 있다.

사회불안장애 환자에서 정상인들에서보다 같은 장애의 가족력이 3배나 된다는 사실은 유전적 요인을 시사하는 것이다.

수행공포에 beta-blocker 약물이 효과가 있다는 것은 사회불안장애의 adrenergic theory를 시사하는 것이다. MAO 억제제가 사회불안장애에 효과가 있다는 것은 또한 dopamine이 문제라는 것을 시사한다.

4. 임상양상

흔히 청소년기, 25세 전에 발병한다. 사회불안장애는 공공장소나 사회적 상황에서 다른 사람에게 관찰되는 것, 모욕적이 되는 것, 당황하게 되는 것을 두려워해서 회피반응을 보이는 것이다. 예를 들어 공공장소에서 연설할 때 또는 무대에서 연주할 때 느끼는 소위 무대공포*stage fright*가 있다. 어떤 사람과의 접촉을 예기할 때도 공포증상이 오고, 누군가 주시하는 개방된 상태에서 먹고 마시거나, 쓰고 말하거나, 공중화장실에서 소변을 볼 때도 공포증상이 온다. 이럴 때 얼굴이 붉어지는 상태를 적면공포*erythrophobia*, 공공장소에서 음식 먹기가 두려운 경우를 sitophobia라 한다. 이 공포증은 사춘기 전후에 시작해서 만성적 경과를 거쳐 점차 심해진다.

이전에는 사회불안장애 환자가 사회적 상황에 노출되었을 때 겪는 불안증상이 자각적으로 몹시 고통스럽고 심하지만 그 정도가 공황발작과 대등하지 않다고 보아왔다. 그러나 경우에 따라서는 특수상황에서 공황발작 형태의 불안을 겪을 수 있다. 본인은 이와 같은 공포반응이 지나치고 비합리적이란 사실을 알고 있다. 어떤 경우에는 회피가 불가능하다고 생각하여 노출을 각오한 경우 미리부터 예기불안을 가지고 긴장하게 된다. 자신의 직업상 사회적 노출이나 남 앞에서 어떤 수행을 하지 않을 수 없는 경우, 이 공포나 예기불안 등이 일상생활에 적지 않게 지장을 주게 된다.

대인공포증對人恐怖症 anthropophobia, anthrophobia

사회불안장애에 대한 연구가 활발해지면서 전형적인 사회불안장애와 다른 유형들이 있다는 보고가 나타나고 있다. 그중 하나가 일본과 한국에서 거론되고 있는, 문화적인 특징을 강조한, 대인공포증이다.

일본에서는 일찍이 1920년에 모리타森田가 제창한 taijinkyo-fu(對人恐怖)의 개념이 하나의 문화증후군*culture bound syndrome*으로 일본에만 있는 것같이 주장되어 왔다. 일본에서 대인공포증을 문화증후군이라고 하는 이유는, ① 대인공포증 환자가 일본에 많고, ② 그들의 정신병리가 일반 일본인들의 생활상의 연장으로 쉽게 이해될 수 있으며, ③ 다른 나라에서는 이 같은 환자가 적다는 점을 들고 있다. 일본학자들은 대인공포증의 심한 경우를 소위 유사망상형類似妄想型 *quasidelusional type*이라 하여 잠시나마 관계망상*delusion of reference*을 나타낸다고 하였다. 이 관계망상은 대인관계에만 한정되고 조현병의 경우처럼 체계적이거나 뚜렷한 망상은 아니다.

우리나라의 경우, 이시형은 대인공포를 ① 단순형, ② 가해형*offensive type*의 두 가지로 나누고 있다. 단순형은 전술한 사회불안장애와 유사하다. 가해형 대인공포증은 자신의 신체결함(자기의 시선 또는 자기 몸에서 나는 냄새) 때문에 상대방에게 피해를 주거나 가해한다고 믿으며, 이로 인해 타인이 자신을 피한다는 믿음이 있어, 대인관계를 기피하는 것이다. 그리고 자신의 추한 외모로 인해 창피해서 남을 만날 수 없는 추모공포*dysmorphophobia* 유형이 있다고 하였다. 이와 같은 가해성 대인공포는 한국문화의 특징인 대인관계에서 체면을 중시하는 데서 생겨났다고 하였다. 가해형 사회불안장애 환자는 전체 사회불안장애 환자의 19%라 한다.

소아기 사회적 불안장애 social anxiety disorder of childhood

ICD-10에 의하면, 두려움으로 발달학적 단계의 특정 시기에 나타나며, 어느 정도까지는 대부분의 소아에서 나타난다. 6세 이전에 발병하고, 그 정도가 유별나며, 사회기능 문제가 수반되고, 범정서장애의 일부는 아니다. 새롭고 낯설고 사회적으로 위협적인 상황에서 어느 정도 사회성 두려움이나 불안을 보이는 것은 소아기 초기에는 정상적이다. 소아기 사회적 불안장애는 낯선 사람에게 지속적 또는 반복적으로 공포를 느껴 회피행동을 보인다. 남이 자기 행동을 주시한다는 두려움 때문에 남 앞에서 말하기, 읽기, 글쓰기, 음식먹기에 어려움을 느끼며, 공중 화장실이나 목욕탕 같은 곳에 가지 못한다. DSM-5-TR에서는 소아든 성인이든 같은 사회공포증*social phobia* 진단기준을 적용한다.

히키코모리: 일본에서 관찰되는, 극도의 사회적 위축*social withdrawal* 내지 고립 때문에 수년간 집을 떠나지 않고 사는 행동을 말한다. 당사자는 대개 우울하며, 자폐적이고 강박성향이 있으며, 일부 인터넷중독을 보인다. 남성 20, 30대에 많다. 우리나라에서는 은둔형 외톨이라 부른다. 약 반수에서 정신장애(광장공포증, 사회불안장애 등)의 진단을 받는다.

5. 진단

DSM-5-TR

F40.10 사회불안장애 Social Anxiety Disorder
A. 개인이 타인의 가능한 세밀한 관찰에 노출되는 한 가지 이

상의 사회적 상황에 대한 뚜렷한 공포 또는 불안. 예를 들어 사회적 상호작용(예: 대화하기, 친숙하지 않은 사람 만나기), 관찰되는 것(예: 먹기, 마시기) 및 타인 앞에서 행동하기(예: 연설)

주: 어린이의 경우 불안은 친구들이 있는 상황에서 나타나는 것이어야 하며, 성인들과 상호작용하는 동안에는 아니다.

B. 개인은 그 또는 그녀가 부정적으로 평가될 방식으로 행동하거나 불안 증상을 보일까 봐 두려워한다(예: 모욕하거나 당황하게 할, 배척받게 되거나 타인을 화나게 하는).

C. 사회적 상황은 거의 항상 공포와 불안을 자극한다.

주: 어린이에서는 공포와 불안은 울기, temper tantrum, 얼어붙기, 매달리기, 위축되기 또는 사회적 상황에서 말하기에 실패하기 등으로 표현될 수 있다.

D. 사회적 상황은 회피되거나 강한 공포와 불안으로 견디어진다.

E. 공포와 불안은 사회적 상황에 의해 주어진 실제적 위험과 사회문화적 문맥에 대한 비례를 벗어난다.

F. 공포, 불안 또는 회피는 지속적이며, 전형적으로 6개월 이상 지속된다.

G. 공포, 불안 또는 회피는 임상적으로 유의한 고통 또는 사회적·직업적 또는 기능의 중요한 영역에서 장애를 야기한다.

H. 공포, 불안 또는 회피는 물질의 생리적 효과 때문이 아니다(예: 남용약물, 처방약물).

I. 공포, 불안 또는 회피는 다른 정신장애, 즉 공황장애, 신체추형장애 또는 자폐증 스펙트럼 장애 등의 증상으로 더 잘 설명되지 않는다.

J. 다른 의학적 상태(예: 파킨슨병, 비만, 화상이나 외상으로 인한 외모변형)가 있다면, 공포, 불안 또는 회피는 명백히 관련이 없고 과도하다.

특정형

수행 단독performance only: 공포가 대중 앞에서 말하거나 수행하는 데 국한될 때

ICD-10 및 한국 표준 질병 사인 분류

F40.1 사회공포증 Social phobias
F93.2 소아기의 사회적 불안장애 Social anxiety disorder of childhood

감별진단: 광장공포증, 공황장애, 범불안장애, 분리불안장애, 특정공포증, 선택적 함묵증 등 다른 불안장애들과 감별해야 한다. 주요우울증, 신체추형장애, 망상장애, 자폐증 스펙트럼 장애, 적대적 반항장애, 조현병에서 보이는 망상, 강박장애, 분열성 및 망상성 또는 회피성 성격장애 등과도 감별해야 한다. 기질성 정신장애 중 환각제, 정신자극제 등 약물남용에 의한 상태, 그리고 기타 뇌증후군과도 감별해야 한다. 파킨슨병에서 보는 진전 같은 다른 의학적 상태도 감별해야 한다.

6. 경과 및 예후

사회불안장애는 흔히 만성적인 경과를 보이며, 동반 질환의 병발과 더불어 지속적인 사회적 장애의 심각도가 증가되어 간다. 하지만 나이가 어리거나 증상이 경미한 경우에는 좀 더 나은 치료결과를 보인다.

7. 치료

공포의 대상을 정확히 파악하는 것이 중요하며, 일반적인 지침에 따라 치료한다. 행동치료나 인지행동치료가 흔히 시행된다. 체계적 탈감작법, 홍수법 등이다.

분석적 치료에서 무의식적 갈등이 밝혀지더라도 환자의 공포증이 잘 호전되지 않음을 알게 됨에 따라 치료자의 보다 적극적인 개입이 필요함을 알게 되었다. 따라서 환자의 자아구조와 생활양상이 분석적 치료에 적절할 때 통찰지향적 정신치료insight-oriented psychotherapy를 시행하게 된다. 기타 최면, 지지치료, 가족치료 등이 시행된다.

약물치료

현재 SSRI가 일차선택 약물이며, 최근 장기작용 venlafaxine과 같은 SNRI계 약물도 사용되고 있다. 기타 benzodiazepine(alprazolam, clonazepam), buspirone 등이 흔히 사용된다. 무대공포에 대해서는 베타차단제인 atenolol(50~100mg, 오전 중에 또는 수행 1시간 전에) 또는 propranolol(20~40mg)을 사용할 수 있다. 심한 사회공포증에 MAO 억제제가 효과가 있다는 보고가 있다. (가장 효과적이라고 알려진 약물은 phenelzine이지만 부작용과 사용 시 조심해야 하는 음식의 조건이 까다로워 사용자가 쓰기를 원치 않는 경우가 많다. 특히 이 약이 가지고 있는 혈압상승의 부작용은 환자들에게 적지 않은 거부감을 준다.) 최근 이러한 부작용이 없는 가역적 선택적 MAO-A 억제제reversible inhibitor of MAO-A; RIMA인 moclobemide가 시도되고 있다. 이러한 약물들이 효과를 나타내는 데 4~6주가 걸리기도 한다.

VI. 공황장애

1. 개념

공황장애恐慌障碍 panic disorder는 이유 없이 삽화적으로 갑자기 불안이 극도로 심해지며 숨이 막히고 심장이 두근대고 죽을 것만 같은 극단적인 공포증세, 즉 공황발작panic attack을 보이는 장애이다. DSM-5-TR에서는 공황발작은 특정형으로 규정하고 있다. ICD-10에서는 삽화적(우발적) 발작성 불안episodic paroxysmal anxiety이라고도 부른다.

전에는 공황장애가 불안신경증에 포함되어 있었는데, 여러 임상증상에 대한 연구, 가족력, 약물치료에 대한 반응의 차이에 따라 DSM-III에서 불안신경증은 공황장애와 이전 개념의 범불안장애로 구분되었다. 특히 전자는 삼환계 항우울제에 효과가 있고 후자는 benzodiazepine에 효과가 있다는 점이 구분의 근거가 되었다. 그러나 최근 연구에 따르면 공황장애와 범불안장애 모두 삼환계 항우울제와 benzodiazepine계 항불안제에 효과가 있다고 한다. DSM-5-TR에 이르러 공황장애는 그대로 독립적 진단명을 유지하고 있으나, 공황발작은 다른 불안장애에서도 나타날 수 있어, 전체 불안장애에 걸쳐 특정형specifier으로 포함되고 있다.

2. 역학

연구방법의 차이 때문에 연구마다 결과가 다르다. 대체로 공황장애의 평생유병률은 인구의 1.5~5%이다. (공황발작이 한 번이라도 있는 경우는 더 많아 미국의 경우 1년유병률은 11.2%이다.) 공황장애는 남성 2%보다 여성 5%로서 여성에 많다.

심장내과와 기타 일반내과를 찾아오는 환자의 다수가 공황장애를 갖고 있다고 알려져 있다. 전 연령층에서 나타날 수 있으나, 소아에는 드물고 청소년기에서 나타나기 시작하여 25세 전후의 청년기에 주로 발병하며 중년기까지 증가하다가 노인이 되면 감소한다. 평균 발병연령은 25세이다. 이혼이나 별거 후에 흔히 나타난다.

우리나라 2011년도 역학연구는 공황장애의 평생유병률 0.3%(남성 0.1%, 여성 0.4%)였고, 1년유병률은 0.2%(남성 0.0%, 여성 0.3%)였다. 2006년 통계에 비해 증가하지 않았다.

3. 원인

다른 불안장애와 달리 공황장애에 대해서는 정신사회적 원인보다 생물학적 원인에 대한 연구가 많다.

위험인자: 과거 fearful spell(제한된 공황증상 발작이 있기는 하나 전체 기준에는 맞지 않음)이 있었던 경우, 소아기 때의 이별 불안과 성적 내지 신체적 학대의 경험, 흡연 등이 위험인자로 제시되고 있다.

기질에 있어 negative affectivity(neuroticism. 부정적 감정을 경험하는 경향), 불안에 대한 과민성(anxiety sensitivity. 불안증상이 해롭다고 믿는 성향) 등이 위험인자이다.

유전

공황장애 환자의 일차 가족 중 20%에서 공황장애가 발견된다(일반인구 중에는 2%). 공황장애 환자의 일차 가족에 공황장애가 있을 확률은 다른 정신과적 장애에 비해 4~8배 높다. 이란성 쌍둥이에 비해 일란성 쌍둥이에서의 일치율이 훨씬 높다. 불안장애, 우울장애, 양극성 장애를 가진 부모의 자녀들 중에 공황장애 발병률이 높다. 여러 유전자가 공황장애의 취약성에 관련된다고 한다.

해부학

뇌간의 locus ceruleus, raphe nucleus, 변연계(예기불안과 관련), 전두엽(회피, 공포 행동과 관련), 특히 편도와 그 관련 신경계가 공황장애와 관련된다고 한다.

Hypersensitive fear network: 이 network가 공황장애 환자에서는 과민해져 있다는 가설이다. 즉 스트레스는 과호흡을 야기하고, 이는 저탄산증hypocapnea에 의한 acid-base balance를 변화시켜 alkalosis를 야기하고, 이는 다시 말초심혈관계의 자율신경계 baroreceptor를 자극하고, 그 신호는 미주신경을 통해 연수의 nucleus tractus solitarii와 nucleus paragigantocellularis로 전달되어 hypersensitive suffocation alarm system을 작동시킨다. 그러면 과호흡을 위협으로 인지한 전전두엽은 편도를 중심으로 한 hypersensitive fear network를 촉발하여, 신경전달물질들을 유리하여 공포와 불안이 나타나고, 이는 다시 과호흡을 야기하여 공황이 나타난다는 것이다. 이 fear network는 편도, 해마, medial prefrontal cortex, brain stem으로의 projection으로 구성되어 있다. (약물, 특히 serotonin계에 작용하는 약물은 이 fear network를 탈감작desensitize하므로, 그리고 정신사회적 치료는 전두엽과 해마 차원에 영향을 주어 공포와 잘못된 인지적 해석을 감소시킨다고 보여진다.)

신경화학

LSD나 마리화나 같은 의식을 변화시키는 약물을 복용한 후 공황발작이 잘 생기는 현상으로 보아, 공황발작에 생화학적 기전이 있음을 짐작할 수 있다.

공황장애를 norepinephrine계의 활성화 때문으로 본다. 그 근거로 뇌교의 청반이 갑자기 활성화되면 norepinephrine이 분비됨에 따라 급성불안 또는 공황발작이 나타나게 된다는 것, clonidine(α_2 수용체 작용제)을 투여하면 혈중 MHPG 농도가 감소되면서 공황장애가 호전된다는 것, 또한 isopreterenol(β antagonist)과 yohimbine(α_2 receptor blocker) 등이 공황발작을 유도한다는 것 등이다. 40세 이후에는 공황장애의 발생빈도가 낮아지는데, 이는 norepinephrine계는 사춘기가 되어서야 충분히 발달하고 나이가 듦에 따라 norepinephrine neuron의 감소, norepinephrine 수용체의 감소, norepinephrine에 대한 post-synaptic sensitivity의 감소, 그리고 청반의 활동성 및 norepinephrine 양의 감소와 같은 변화가 나타나기 때문으로 본다.

Serotonin계 불균형이 공황장애의 원인으로 작용한다는 견해가 있다. 즉 정상인보다 공황장애 환자의 혈중 serotonin치가 낮고, serotonin을 유리시키는 fenfluramine 또는 강화시키는 m-chlorphenyl-piperazine(mCPP) 등이 공황발작을 유발하고, serotonin 재흡수 차단제와 5-hydroxytryptophan 등이 공황장애 치료에 유효하고, 더욱이 임상연구에서 선택적으로 serotonin의 재흡수를 차단하는 항우울제 SSRI들이 norepinephrine의 재흡수 차단제보다 공황장애 치료효과가 더 좋고, serotonin의 전구물질과 MAO 억제제를 병용하면 공황장애 치료효과가 더 좋아진다는 보고 등이 이 가설을 지지해 주고 있다.

최근 연구에 따르면 공황장애 환자에서 GABA-benzodiazepine 체계에 이상이 있으며 이들에서는 diazepam과 같은 benzodiazepine agonist에 대한 효과가 정상인보다 민감하지 못하다고 한다. 공황장애 환자에서 GABA-benzodiazepine 수용체 복합체가 구조적인 변형을 일으켰거나 인체 내에서 benzodiazepine과 유사하면서도 작용이 다른 화학물질이 존재할 가능성도 제안되고 있다.

Corticotropin-releasing factor(CRF)와 corticosteroid를 포함한 limbic-hypothalamic-pituitary-adrenocortical(LHPA) axis의 생리학적 기능의 변화가 공황장애의 원인으로 자주 거론되고 있다.

기타 생물학적 원인

공황발작을 잘 일으키는 물질을 panicogen이라 부른다. 이들은 sodium lactate, CO_2(공기 중 5~35%로 혼합될 때), bicarbonate 등이다. 그 외에 yohimbine(α_2 수용체 길항제), α_2-adrenalin 수용체 길항제, fenfluramine, m-chlorophenyl-piperazine(mCPP), flumazenil(GABA-A 수용체 길항제), cholecystokinin, 카페인, isoproterenol, 저혈당증 등이다. 이들은 궁극적으로 norepinephrine, serotonin 또는 GABA 계통에 대한 자극과 관련된다. 승모판탈출증mitral valve prolapse이 한동안 공황장애와 관련된 신체질환 중에서 가장 많이 연구되었으나, 최근 상호관련성은 거의 부인되고 있다.

정신사회적 원인

역동적 이론: 이 이론에 따르면 공황발작은 불안을 야기하는 충동에 대한 방어기제가 성공하지 못하였기 때문에 생긴다. 경도의 신호불안이 공황장애에서는 심하게 나타난다는 것이다. 관련된 방어기제는 억압, 대치, 회피 및 상징화이다.

분리불안separation anxiety 때 어린아이가 보이는 불안증상을 공황발작 시의 증상과 같은 것으로 해석하기도 한다. 즉 공공장소에 혼자 있는 상황은 소아기에 겪은 버림받았을 때 느낀 불안을 재현한다는 것이다. 즉 스트레스가 공황발작의 신경생리적 변화를 야기하기 쉬운 과민성을 발달시킨다.

공황장애에 유발인자가 있음이 확인되고 있다. 즉 공황발작이 있기 전에 심한 사회적 스트레스를 겪는 수가 많다는 것이다. 대표적인 것이 상실loss이다. 예를 들어 17세 이전에 부모를 상실(이별, 사망)한 경우 공황장애가 생길 가능성이 상대적으로 높다고 한다. 또한 질병, 사고, 인간관계의 파탄 등이 유발인자가 되기도 한다.

인지이론: 공황발작의 과정에서 사고내용의 발전에만 주목하지 않고 환자가 느끼는 여러 가지 육체적인 지각에도 관심을 둔다. 그래서 공황장애 환자는 자신이 느끼는 신체감각이나 증상을 지나치게 과장해서 해석하고, 소위 파국화破局化 catastrophizing의 사고가 개입되어 갑자기 불안이 크게 발전된다고 본다. 누구나 운동을 하다가 심장의 박동이 빨라지는 것을 감지하면서 흉통을 느끼면, 자신이 심장마비를 일으키고 있는 것이 아닌지 우려할 수 있다. 그런데 공황장애를 경험하였던 환자는 정상인에 비해 이렇게 잘못 해석하는 경향이 현저하게 크다. 인지적 모델에서 강조하는 것은 바로 이 잘못된 해석이기 때문에, 근본적으로 공황발작의 불안과 범불안장애의 불안은 양적인 차이가 있을 뿐이라고 본다. 그러나 이 이론은 최초의 공황발작은 설명하지 못한다.

학습이론: 공황상태를 학습된 반응, 부모 행동을 닮음, 또는 고전적인 조건화classical conditioning이론으로 설명한다. 즉 보통 자극이 공황을 야기하는 자극과 동반되면 이후에 보통 자극에도 공황을 느끼고 피하게 된다는 것이다.

4. 임상양상

공황장애는 대개 20대 중반에 시작하며, 80%는 30세 이전에 발병한다. 대개 유발인자는 발견되지 않으나, 어떤 환자는 부정적인 삶의 사건 이후에 발생하였다고 한다.

공황발작panic attack

첫 공황발작은 거의 완전히 자연스럽게 나타나기도 하지만 피곤, 흥분, 성행위, 감정적 외상 등이 있었던 후에 오기도 한다. 비교적 순식간에(약 10분간에 걸쳐) 악화되는 형태로 시작되고 대개 10~20분간 지속되다가 빠르게 또는 서서히 소실된다. 주 증상은 강한 공포와 곧 죽지 않을까 하는 불안이다. 그와 동반하여 호흡곤란, 심계항진, 흉부통증, 흉부불쾌감, 질식감 혹은 숨이 답답한 느낌, 현기증, 현훈감 내지 휘청거리는 느낌, 자기나 주위가 달라진 것 같은 비현실감, 손발이 저리는 감각이상이나 몸의 떨림과 진전tremor, 때로는 돌발적인 열감이나 냉감, 땀흘림 등이 나타나고, 동시에 실신하거나 죽거나 또는 미치거나 어떤 사고를 저지르지 않을까 하는 공포 등이 엄습한다. 과호흡으로 인해 호흡성 알칼리증alkalosis이 오고 그로 인한 신체증상도 나타난다. 이런 공황발작이 오게 되면 환자는 다급한 나머지 응급실을 찾게 된다. (병원에서는 이런 신체증상의 원인을 찾기 위해 광범위한 신체검사를 한다.) 진찰 시 같은 말을 되풀이하고, 더듬거리거나 몹시 당황하는 행동을 보인다. 이런 불안상태가 대개 주 2회 정도 나타난다.

예기불안anticipatory anxiety과 회피행동avoidance behavior

발작이 없는 중간시기에는 그런 일이 또 생기지 않을까 하는 예기불안이 있다. 이어서 죽을병이 아닌가 하는 등 건강염려증이 생기고, 발작이 일어났던 장소, 상황과 유사한 장소나 상황을 피하려는 회피행동을 나타낸다. 또는 외출을 피하고 혼자 있기 두려워하거나, 외출할 때는 누구와 꼭 동행하려 하는 등 광장공포증agoraphobia이 생긴다.

최근 다수의 소아 증례 보고가 있다. 성인 공황장애 환자에서도 발병시점을 어린 시절로 보는 경우가 흔하다. 따라서 소아 분리불안장애와 공황장애 간의 연계성에 대한 주장들이 있다.

서구와 다른 문화권에서 공황발작과 유사한 문화 관련 장애가 보고되고 있다. 전형적인 예로 라틴 아메리카의 ataque de nervios(attack of nerve)이다.

기타 관련증상

공황장애와 광장공포증이 있는 환자에게 흔히(약 50%에서) 우울증이 동반해서 발전하고, 자살의 위험도 높

다. 또한 사회불안장애, 범불안장애, 강박장애 등이 동반되는 경우도 드물지 않다. 알코올중독(약 20%에서) 등 물질 관련 장애나 성격장애가 동반되기도 한다. 환자가 외출할 때마다 같이 나가자고 요구하여 환자의 상태를 이해하지 못하는 가족과 갈등을 겪는 수가 많다. 병 때문에 실직하거나 경제적 곤란에 처하기도 한다. 스스로 이겨 보려고 노력하다가 알코올남용이나 약물남용으로 빠지게 되는 경우도 많다.

공황장애가 만성화하면 위궤양, 고혈압, 신장장애 등 신체질병들이 생겨날 수 있다. 공황장애는 다른 신체질병들, 즉 관절장애, 편두통, fibromyalgia, mitral valve prolapse, 만성피로증후군, 과민성 대장염, 천식, 알레르기비염, 부비동염 등을 가진 환자들에게 많다. 이는 connective tissue, 통증 감수성, 자가면역장애 등을 공유하기 때문이 아닌가 한다.

5. 진단

DSM-5-TR

F41.0 공황장애 Panic Disorder

A. 반복적이고 예측되지 않는 공황발작. 공황발작은 심한 공포나 강한 불편이 갑자기 밀려와 수 분 내에 최고조에 이르고, 그동안 다음 증상 중 적어도 4개 이상이 나타난다.

주: 갑작스런 발작은 안정상태 또는 불안상태에서 나타날 수 있다.

　1. 심계항진, 가슴이 심하게 두근거림 혹은 심장박동이 빨라짐
　2. 땀을 흘림
　3. 몸의 떨림 또는 흔들거림
　4. 숨이 막히는 또는 숨이 답답한 느낌
　5. 질식감
　6. 흉통 또는 흉부불쾌감
　7. 오심 또는 복부불쾌감
　8. 현기증, 비틀거리는 느낌, 어지럼 또는 기절할 것 같은 느낌
　9. 오한 또는 열감
　10. 지각이상(둔하거나 따끔거리는 느낌)
　11. 비현실감(비현실적인 느낌) 또는 이인증(자신으로부터 분리된 듯한 느낌)
　12. 통제력을 잃거나 미칠 것 같은 두려움
　13. 죽을 것 같은 두려움
　　주: 문화-특정적 증상들(이명, 목의 쓰림, 두통, 자제되지 않는 소리 지름 또는 울음 등)이 나타날 수 있으나, 그런 증상들은 요구되는 4개 증상의 하나로 계산되지 않아야 한다.

B. 공황발작의 최소한 하나는 다음 중 하나 또는 둘 모두의 1

개월(또는 그 이상)의 기간이 이어진다.

1. 추가적 공황발작 또는 그 결과(예: 통제를 잃음, 시장발작이 있었음, '미칠 것 같은 느낌')에 대한 지속적 걱정과 두려움
2. 발작과 관련된 행동에서의 의미 있는 비적응적 변화(예: 운동이나 낯선 상황을 회피하는 등 공황발작을 회피하기 위해 구성된 행동들)

C. 장애는 물질(예: 남용 약물, 투약) 또는 다른 의학적 상태(예: 고혈압, 심폐장애)의 생리학적 효과 때문이 아니다.

D. 장애는 다른 정신장애로 더 잘 설명되지 않는다.(예: 공황발작은 다음에 대한 반응으로만 생기지 않는다. 즉 사회불안장애에서 보듯이 공포의 사회적 상황에 대한 반응, 특정공포증에서 보듯이 한정된 공포대상 또는 상황에 대한 반응, 강박장애에서 보듯이 강박사고에 대한 반응, 외상후 스트레스장애에서 보듯이 외상적 사건에 대한 회상에 대한 반응, 애착된 사람으로부터의 이별 등)

공황발작 특정형 *Panic Attack Specifier*

주: 공황발작은 코드를 붙일 수 있는 정신장애가 아니다. 공황발작은 불안장애나 다른 정신장애(예: 우울장애, PTSD, 물질남용장애) 그리고 어떤 의학적 상태(심장계, 호흡기계, 위장계) 등에서도 나타날 수 있다. 공황발작이 확인되면 특정형 *specifier*으로 기술되어야 한다(예를 들어 공황발작을 동반한 외상후 스트레스장애). 공황장애의 경우 공황발작의 존재는 이미 진단기준에 포함되어 있으므로 특정형으로 사용되지 않는다.

주: 갑작스런 증상발현은 안정상태 또는 불안상태에서 나타날 수 있다.

심한 공포나 강한 불편이 갑자기 밀려와 수 분 내에 최고조에 이르고, 그동안 공황장애 A. 1~13 증상 중 적어도 4개 이상이 나타난다.

주: 문화-특정적 증상들(이명, 목의 쓰림, 두통, 자제되지 않는 소리 지름 또는 울음 등)이 나타날 수 있으나, 그런 증상들은 요구되는 4개 증상의 하나로 계산되지 않아야 한다.

ICD-10 및 한국 표준 질병 사인 분류

F41.0 공황장애[우발적 발작성 불안]

Panic disorder [episodic paroxysmal anxiety]
공황발작 *Panic attack*, 공황상태 *Panic state*

감별진단: 꾀병, 인위성 장애, 건강염려증, 이인성 장애, 사회불안장애, 특정(단순)공포증 등과 감별해야 한다. 또한 주요우울장애, 조현병, 편집성 성격장애, 회피성 성격장애, 의존성 성격장애 때도 급성불안이 있을 수 있어 감별해야 한다. 특히 다른 의학적 상태에 의한 불안장애와 물질/약물 유도성 불안장애와 감별해야 한다. 감별한 신체질환 중 중요한 것은 갑상선 기능 항진증, 갈색세포종, 저혈당증, 전정신경 *vestibular nerve* 장애, supraventricular tachycardia, 카페인 약물(카페인 등) 중독상태 등이다. 인지되는 스트레스에 의한 급성 불안은 불안 동반 적응

장애 *adjustment disorder with anxiety*로 진단하는 것이 적절하다.

6. 경과 및 예후

공황장애는 대개 청년기에 나타나는 만성 장애이다. 증상의 빈도와 심한 정도는 일정하지 않다. 환자 중 30~40%는 결국 회복되나, 50%는 생활에 유의한 지장을 주지 않을 정도의 경도 증상을 보이고, 10~20%는 유의한 증상을 가진 채 만성화한다. 만성화하면 40~80%에서 우울증이 합병된다. 자살의 우려도 있다. 20~40%에서 알코올과 약물을 남용하기도 한다. 강박증, 건강염려증이 합병되기도 한다. 커피(카페인) 과다 복용은 증상을 악화시킨다.

7. 치료

현재 가장 효과적인 치료로 알려진 것은 약물치료와 인지행동치료이다. 우선 철저한 진찰과 검사를 시행하여 신체장애를 확인한다. 병의 개념과 발작증상에 대해 정확히 설명해 주어 정확히 알게 하는 것이 대단히 중요하다. 진지하고 성실하며 위엄 있는 태도로 환자와의 관계를 확립한다. 예기불안에 대해서 정확히 교육해야 한다.

약물치료

현재 가장 널리 사용되는 1차 선택약물은 fluoxetine, sertraline, paroxetine, citalopram, escitalopram 등의 선택적 세로토닌 재흡수 억제제 *SSRI*이다. SSRI계 약물 간의 효과의 차이는 없으나, 반감기, 약물 상호작용, 부작용 등의 차이가 있으므로 환자의 특성과 증상에 적합한 약을 선택하는 것이 좋다. 또한 공황장애 환자의 경우는 SSRI계 약물에 민감한 반응을 보이는 경우가 많기 때문에 일반적으로 우울증 환자보다는 소량에서 시작하는 것이 좋다. SNR계 약물인 venlafaxine, duloxetine, milnacipran, mirtazapine도 효과적이다.

기타 급성 발작 동안에 약물치료로 benzodiazepine 계통의 항불안제들을 정맥주사 또는 근육주사한다. Benzodiazepine계 약물은 빠른 효과를 보이기 때문에 급성기에 SSRI계 약물과 함께 사용하는 경우가 많다. 그러나 의존성, 남용 및 금단증상의 문제 때문에 가능한 한 장기 사용은 피하는 것이 좋다. 삼환계 항우울제(imipramine, clomipramine 등)와 단가아민 산화효소 억제제도 효과적인데 부작용의 문제로 인해 사용에 주의가 필요하다. Propranolol이나 기타 β-adrenergic receptor antagonist도 시도해 볼 수 있으나 효과는 별로 없다고 한다. Buspirone도 효과가 뚜렷하지 않다. 치료 중에 카페인은 피해야 한다.

약물치료는 대개 투여 2~4주 만에 효과가 나타난다. 회복 후에도 재발방지를 위해 8~12개월간 유지 치료하는 것이 좋으며 그 이후 서서히 감량한다. 증상을 빨리 조절할 필요가 있을 때는 SSRI와 함께 benzodiazepine을 단기간 사용한 후 benzodiazepine을 점차 감량해야 한다. 공황장애가 우울증과 같이 있을 때는 SSRI를 사용한다.

정신치료

정신치료적 방법으로 환자 상태에 따라 분석적 내지 지지적 치료, 가족치료, 행동치료 및 인지치료 등이 단독으로 또는 약물치료와 같이 종합적으로 사용된다.

통찰정신치료 시에는 환자가 불안의 무의식적 의미, 회피행동의 상징성, 억압, 이차이득에 대해 이해하도록 초점을 맞춘다. 가족을 위한 지지와 교육도 필요하다.

인지행동치료: 행동치료로 흔히 실제노출in vivo exposure기법을 사용한다. 즉 환자가 일상생활 중 덜 무서워하는 자극에서부터 보다 무서워하는 자극으로 점차 노출을 변화시켜 나간다. 기타 이완relaxation, 과호흡 통제를 위한 호흡훈련, 상호억제reciprocal inhibition 기법도 사용할 수 있다. 인지치료는 환자가 가지고 있는 불안이 계속 일어나게 만드는 비적응적인 사고내용을 찾아내 그러한 잘못된 관념이나 지식을 수정하여 적응적인 사고로 대치해 주는 것이다. 예를 들어, 사소한 신체변화를 공황장애와 연관시키지 않도록 한다. 병의 원인, 증상, 치료에 대해 설명함으로써 공황발작 증상이 어차피 일정 기간 내에 끝난다는 것과 생명에 전혀 위협이 되지 않음을 인식시키는 것이다.

책이나 web site를 통한 교육적 정보제공도 도움이 된다.

VII. 광장공포증

1. 개념

광장공포증廣場恐怖症 agoraphobia은 광장뿐 아니라 공공장소, 특히 급히 빠져나갈 수 없는 상황에 도움 없이 (혼자) 있게 되는 것에 대한 공포이다. 이 공포증이 있

는 사람의 2/3가 공황장애를 가지고 있다. (이 경우 둘 다 진단한다.) 대개 고전적 조건화 기전에 의해 공황발작 panic attack을 겪었던 당시의 장소에 대해 광장공포증이 발생하여 그 장소를 피하는 회피행동avoidance behavior을 보인다.

Agora는 고대 그리스의 시장market place 또는 광장을 의미한다. 광장공포증이 공황발작과 같이 나타나는 현상이 Freud 때부터 관찰되었다는 사실에서 알 수 있듯이 두 질환의 관계는 밀접하다. 현재의 개념은 Donald Klein이 1960년대에 광장공포증을 가진 입원환자들을 치료하던 중 그들이 갑자기 불안에 압도되어 간호사실에 달려와 도움을 청하는 행동이 우연히 imipramine을 사용하였을 때 없어진 것을 발견하고, 그 급성 불안발작을 공황발작이라 불렀던 것에서 시작되었다. 한편 광장공포증을 공황장애의 합병증으로 보는 견해는 DSM-5에서 사라졌는데, 역학조사에서 광장공포증의 평생유병률이 공황장애의 경우보다 많았고 또 광장공포증 환자 중 공황발작의 병력이 없는 환자의 경우도 많이 발견되었기 때문이다.

2. 역학

광장공포증의 평생유병률은 0.6~6%로 보고되고 있다(미국의 경우 1.7%). 여성이 남성보다 2배 많다. 소아에서도 발견되며, 노인이 되면 드물어진다. 임상연구에서는 광장공포증 환자의 3/4이 공황장애도 가지고 있다고 하나, 지역사회 연구에서는 약 반이 그러하다고 한다.

우리나라에서는 2011년 역학조사에서 광장공포증의 평생유병률은 0.4%(남성 0.2%, 여성 0.6%)였고, 1년유병률은 0.3%(남성 0.2%, 여성 0.3%)였다.

3. 원인

광장공포증의 경우 원래 소심하고 남의 시선을 비판으로 받아들여 쉽게 위축되는 여성에 많다. 또한 사회적 상황에 노출되기를 두려워하는 데서 이 병이 생기며, 우울성 경향이 있고, 자기평가가 낮은 사람이 자주 겪는다. 그래서 환자는 항시 남에게 의존하게 되고 신체변화에도 예민해진다. 전술한 바와 같이 이러한 negative affectivity(neuroticism)와 anxiety sensitivity 같은 특징은 기질적인데, 다른 불안장애들과의 공통적 특징이기도 하다.

역동적 이론에 따르면 광장공포증의 기본증상은 불안이고,

이 불안을 다루는 방어기전으로 회피avoidance, 대치displace-ment, 상징화symbolization 등이 사용되며, 어떤 중립적 무해한 대상으로 그 두려움이 옮겨져서 그에 대한 공포증이 형성된다고 설명하고 있다.

애착결핍으로도 설명된다. 즉 안전의 근거인 애착된 사람과의 공간적 분리를 감당하는 능력을 일시적으로 상실한 상태가 광장공포증이라는 것이다.

그러나 우연히도 한 약물의 실험결과에 의해 공황발작이라는 개념이 새롭게 등장하면서 광장공포증도 생물학적이라는 견해가 나타났다. 즉 공간지남력spatial orientation의 장애[자극이 드문 빈 광장, 또는 자극이 너무 많은 공간(밀집한 군중) 등에 의해 지남력 장애가 야기됨], 전정기능前庭機能vestibular function의 장애(어지럼증이 생긴다), benzodiazepine 의존과 알코올사용, 흡연과의 관련성 등이 제안되고 있다.

진화론적으로 공황발작이 동반된 광장공포증은 공황발작에 대한 단순한 공포가 드러난 것임에 비해, 공황발작 없는 광장공포증은 보호가 없는 넓고 빈 공간에 노출되는 위험을 피할 수 있다는 이점 때문이라고 본다.

4. 임상양상

광장공포증은 도움을 받기가 곤란할지 모르는 상황을 피하려는 것으로, 환자의 경우 정상적인 사람에 비해 매우 강경하다. 그리하여 혼잡한 거리, 사람이 많은 상점(특히 가게에서 줄서기), 식당, 교회, 병원, 극장, 막힌 공간(굴, 다리, 승강기), 폐쇄적인 운송기관(지하철, 버스, 기차, 비행기) 등에 가지 않으려 하고, 꼭 가야만 한다면 가족이나 친구를 동반하려 한다. 심할수록 아예 집을 나가려 하지 않고, 혼자 있는 것도 두려워한다. 즉 공포 때문에 환자들은 공포대상의 장소에 가는 것을 최대한으로 피하려고 한다. 심한 경우에는 집 안에서 꼼짝 못하고 밖을 전혀 못 나가는 정도에까지 이른다.

불안으로 인한 여러 가지 자율신경계통의 신체변화의 감각도 느끼게 되어 불안은 더욱 악화된다. 심장박동이 빨라지고 숨이 답답해지고 식은땀이 나면서 손발이 떨리기 시작하면 불안은 극도에 달한다. 환자는 오로지 그 자리에서 탈출할 생각밖에 못한다. 자신이 그 불안을 극복한다는 것은 엄두가 나지 않고, 오로지 남의 도움을 즉시 받아 그 장소에서 빠져나가야만 살 것 같은 느낌이 든다. 만일에 빠져나갈 길이 막혀 있다든지 어떤 이유로든지 어렵다고 느끼면 불안은 더욱 악화된다. 공포상황에 계속 머물러 있을 때 전에 공황발작을 경험하였던 환자는, 심장이 멎어 사망하거나 정신의 통제마저 잃게 되어 미치게 되지 않을까까지 생각하며 두려워한다. 이와 같이 환자가 공포상황에서 생각하는 인지내용을 보면 한결같이 자신이 느끼는 위험도가 과장되어 있다.

5. 진단

DSM-5-TR

F40.00 광장공포증 Agoraphobia

공공운송수단의 이용, 공개된 공간에 있는 것, 폐쇄된 장소에 있는 것, 줄을 서거나 군중 속에 있는 것, 혼자 집 밖에 있는 것 등 다섯 가지 상황 중 두 가지 이상에 대한 심한 공포와 불안이 있다. 개인은 이러한 상황을, 공황과 같은 증상들이나 다른 견딜 수 없는 또는 당황스러운 증상들이 생겨날 경우 탈출이 어렵거나 도움을 받을 수 없다는 생각에, 두려워하고 피하고자 한다. 그리고 광장공포적 상황은 거의 항상 공포나 불안을 야기하고, 능동적으로 회피되며, 동반자의 존재를 요구하거나, 강한 공포와 불안으로 견딘다. 그런 공포와 불안은 광장공포적 상황이 주는 실제 위험이나 사회문화적 문맥에 비해 정도를 벗어난다. 또한 공포, 불안 또는 회피가 지속적이며 전형적으로 6개월 이상 지속되고, 사회적·직업적 또는 기타 기능의 중요 영역들에서 임상적으로 유의한 고통 또는 장애를 야기한다. 그리고 다른 의학적 상태가 있으면, 공포, 불안 또는 회피가 명백히 과하다. 또한 공포, 불안 또는 회피가 사회적 상황, 강박사고, 외모에서의 지각된 결함이나 흠, 외상적 사건의 기억 또는 이별의 공포 등에만 관련되는 것은 아니다. 광장공포증은 공황장애의 존재와 상관없이 진단된다. 만일 한 개인이 나타내는 바가 공황장애와 광장공포증의 진단에 다 맞으면, 두 진단이 내려져야 한다.

ICD-10 및 한국 표준 질병 사인 분류

F40.0 광장공포증 Agoraphobia

공황장애의 병력이 없는 광장공포증Agoraphoia without history of panic disorder, 광장공포증이 있는 공황장애Panic disorder with agoraphobia

감별진단: 공황발작은 특유한 증상으로 진단은 용이하다. 그러나 실제로 생명이 위협당하거나 신체적 원인이 있거나 쇠약이나 질환이 원인일 때는 제외된다. 예외적으로 승모판 탈출이 원인이 될 때는 공황장애를 진단할 수 있다. 진단에 제외기준 exclusion criteria이 없다. 따라서 우울증이나 조현병이 있을 때 Axis I에 같이 진단한다. 광장공포증이 동반될 때도 그와 같이 진단한다.

6. 경과 및 예후

대개 광장공포증은 공황증세가 호전하면 같이 호전한다. 공황장애가 없는 광장공포증은 예후가 나쁘다. 병전 성격이 좋거나 증상기간이 짧을수록 예후가 좋다.

7. 치료

치료는 공황장애와 거의 같다. 약물치료와 인지행동치료가 주로 사용된다. 광장공포증은 공황장애와 동반되는 경우가 많아 SSRI계 약물과 benzodiazepine이 주로 사용된다. 1차 선택약물은 SSR계 약물이다. benzodiazepine의 경우 약물 남용, 의존, 인지기능저하 등의 부작용으로 인해 단기간 사용이 원칙이다.

인지치료와 행동치료를 주로 사용한다. 행동치료의 주된 치료기법은 노출exposure이다. 인지치료는 광장공포증과 관련된 환자의 인지적 왜곡을 주된 내용으로 한다. 물론 광장공포증에 대한 교육도 매우 중요하다. 정신치료의 경우 주로 지지적 정신치료가 사용된다.

VIII. 범불안장애

1. 개념

범불안장애汎不安障碍 generalized anxiety disorder는, 거의 모든 것(예를 들어 건강, 돈 문제, 사회적 인정, 직업수행, 결혼적응 등)에 불안을 느끼는 경우, 즉 불안한 느낌이 과도하고 광범위하게 다양한 신체증상을 동반하여 지속되는 상태이다. 근거를 찾기 어려운 부동성 불안free floating anxiety 및 자율신경과민 증상이 특징이다.

2. 역학

서구인, 선진국에 많으며, 평생유병률은 5% 정도로 보고 있다. 남성보다 여성에서 2배 많다. 20대에 호발하며 중년기에 최고에 이르다가 나이가 들면서 감소한다.

우리나라의 2011년 역학조사에서는 평생유병률은 1.9%(남성 1.4%, 여성 2.4%)였고, 1년유병률은 1.0%(남성 0.8%, 여성 1.2%)였다. 이혼/별거/사별 집단과 낮은 교육 수준의 사람에서 유병률이 높았다.

3. 원인

생물학적 원인

유전적인 요인이 있는 것 같다. 환자의 일차 가족 중 25%에서 이 병이 발견된다. 일란성 쌍둥이의 일치율이 50%인 데 비해 이란성 쌍둥이에서는 15%이다. 유전적으로 주요우울장애와 관련된다는 보고도 있다.

전두엽과 변연계에서의 norepinephrine, GABA 및 serotonin계의 장애와 관련된다.

다른 불안장애처럼 기질temperament에서 행동억제behavioral inhibition, negative affectivity(neuroticism. 부정적 감정을 경험하는 경향), 불안에 대한 과민성(anxiety sensitivity. 불안증상이 해롭다고 믿는 성향) 등이 위험인자이다.

뇌영상 연구에서 이 장애를 가진 환자의 뇌 PET 소견은 기저핵과 백질에서의 대사율 감소를 보여 주고 있다.

GABA와 관련하여 benzodiazepine-GABA receptor ionophore complex가 연구 대상이 되고 있다. 즉 benzodiazepine 수용체 작용제인 benzodiazepine계 약물이 불안을 감퇴시키고, 그 길항제(flumazenil)가 불안을 유도하며 그 역작용제인 reverse agonist(β-carboline)가 불안을 야기한다는 것이다. Serotonin 관련 가설은 항불안제인 buspirone이 5-HT$_{1A}$ 수용체의 부분적 작용제라는 점에 근거한다. Norepinephrine 관련설은 특히 α$_2$-adrenalin 수용체의 감수성 저하와 관련된다. 기타 glutamate, cholecystokinin이 관련된다는 연구도 있다.

해부학적으로 전두엽과 변연계 및 기저신경절이 불안의 장소로 알려져 있다. Benzodiazepine 수용체가 많은 후두엽이 불안의 장소라는 연구도 있다. 뇌파상 알파리듬과 유발전위장애가 보고되고 있다. 수면뇌파에서 수면중단이 빈번하고 델타수면delta sleep, 1단계 수면 및 REM의 감소가 관찰된다.

정신사회적 원인

불안에 대한 일반적인 역동적 이론 및 기타 심리학적 이론 등은 앞에서 이미 기술하였다. 특히 인지행동이론은 환경의 부정적인 요인에 대해 선택적 주의, 정보처리과정의 왜곡, 자신의 대응능력에 대한 부정적 시각으로 인해 위험을 부정확하고 부적절하게 인지하기 때문에 불안이 생긴다고 본다.

4. 임상양상

불안감restlessness과 운동성 긴장tension이 지속되는 것이 주된 양상이다. 그 외 피로, 근육긴장과 통증, 눈꺼풀 경련과 이마 찌푸림, 안절부절못하는 상태 및 잘 놀라는 증상 등이 나타난다. 자율신경계 기능항진으로 인한 신체증상 때문에 고통을 받는다. 즉 발한, 심계항진, 빈맥, 손발이 저리거나 한랭감, 구갈, 얼굴이나 가슴이 화끈거림, 빈뇨, 설사, 오심, 위장불쾌감, 인후의 이물감, 과호흡 등을 보이며, 얼굴이 창백하다. 심장증상과 호흡기증상은 공황장애 때보다는 덜 심하다. 지나친 근심으로 매사를 걱정하여 불안해한다. 우유부단을 보이며 사소한 일도 지나치게 염려한다. 그 결과 주의 산만, 집중곤란, 초조감, 불면증 등이 온다. 우울증도 흔히 동반된다.

5. 진단

DSM-5-TR

F41.1 범불안장애_Generalized Anxiety Disorder_

A. 사건(일이나 학업 수행 같은)이나 활동 등에 대한 과다한 불안과 걱정(염려되는 예상)이 적어도 6개월 이상 지속된다.

B. 개인은 걱정을 조절하기가 힘들다.

C. 불안과 걱정은 다음 여섯 가지 증상(적어도 몇몇 증상은 지난 6개월 이상 존재해야 한다) 중 세 가지(또는 그 이상)와 연관되어 있다.

주: 아동의 경우 단 1개의 항목이면 족하다.

1. 안절부절이나 긴장 또는 벼랑에 선 느낌
2. 쉽게 피곤해짐
3. 집중이 어렵거나 마음이 빈 것 같음
4. 쉽게 짜증 냄
5. 근육 긴장
6. 수면장애(잠들기 어렵거나 잠을 유지하기 어려움. 또는 끝없는 수면에 대한 만족감 부족)

D. 불안, 걱정 또는 신체적 증상들이 사회적·직업적 또는 다른 기능의 중요한 영역에서 임상적으로 유의한 고통 또는 장애를 야기한다.

E. 장애는 물질(예: 남용약물, 처방약물)의 생리적 효과나 다른 의학적 상태(예: hyperthyroidism) 때문이 아니다.

F. 장애는 다른 의학적 장애(예: 공황장애에서 공황발작의 출현, 사회적 불안장애에서의 부정적 평가, 강박장애에서의 오염이나 다른 강박사고, 분리불안장애에서의 애착된 사람과의 이별, 외상후 스트레스장애에서의 외상사건의 기억, 신경성 식욕부진증에서의 체중증가, 신체증상장애에서의 신체적 증상, 신체추형장애에서의 지각된 외모의 결점들, 질병불안장애에서의 심각한 병의 발생 또는 조현병과 망상장애에서의 망상적 믿음의 내용 등 등에 대한 불안과 걱정)로 더 잘 설명되지 않는다.

ICD-10 및 한국 표준 질병 사인 분류

F41.1 범불안장애_Generalized anxiety disorder_

감별진단: 심장질환, 갑상선 기능항진증 및 과인슐린증이나 인슐린기능장애 등을 미리 감별해야 한다. 특히 카페인중독(커피를 많이 마셨을 때), 정신자극제 남용, 알코올 금단증상, 진정-항불안제 금단증상 등과 감별해야 한다. 그리고 공황장애의 예기불안과도 감별해야 한다. 우울증이나 강박증, 공포증, 이인성 장애, 건강염려증, 불안을 동반한 적응장애, 주의력결핍과

다활동장애, 신체증상장애, 인격장애 등과도 감별해야 한다.

6. 경과 및 예후

이는 일생에 거쳐 나타나는 만성적 장애이다. 환자의 1/3 정도만이 정신과 의사를 찾으며 대부분 신체증상 치료를 위해 일반의 또는 심장내과의나 호흡기내과의를 찾는다. 전체 환자 중 25%는 증상이 악화되어 합병증으로 공황장애로 발전하기도 한다. 주요우울장애가 나중에 병발하기도 한다. 불안을 가지고 사회생활을 하다가 상당수는 결국 직업능률을 상실하고 결혼생활에 불만을 느끼게 된다. 약물남용이나 알코올중독이 흔히 동반된다.

7. 치료

범불안장애 환자는 우선 신체질환을 의심하기 때문에 먼저 신체질환이 없음을 확인해 주는 것이 중요하다. 이미 종합검사 결과 신체질환이 드러나지 않았더라도 일단 필요한 검사를 모두 시행하여 치료자가 진단과 관련해 모호한 태도를 보이지 않아야 한다. 환자가 자신의 위나 심장, 간이 약하지 않을까 하고 불안해하거나 신체질환에 지나친 의문을 보이더라도 친절히 설명해 준다. 의사는 진지하고 권위가 있어야 하나 친절한 태도를 견지해야 한다.

약물치료

약물치료를 시작할 때는 만성 장애임을 염두에 두고, 신중히 약물치료 계획을 세워야 한다. SSRI계 약물이나 SNRI계 약물이 안전성과 효과가 입증되어 우선적으로 사용되고 있다. 특히 범불안장애의 경우 우울증이나 다른 불안장애가 동반된 경우가 많은데, 이 경우 특히 이들 약물이 유용하다.

항불안 약물인 benzodiazepine계 약물이 오래전부터 널리 사용되어 왔으나, 이 계열 약물의 장기 사용 시 생기는 문제점으로 인해 최근에는 단기간 또는 제한적으로 사용할 것이 권장되고 있다. Benzodiazepine의 경우 최소량으로 시작하여 효과를 볼 때까지 증량해 나간다. 2~6주간 쓰고 1~2주간에 걸쳐 서서히 감량한다. 필요할 때만 복용한다든가 일정 기간 동안만 복용하는 방법도 좋다. 약물투여는 증상을 완화하는 데 국한되며, 장기투여하여 환자가 약물에 의존하게 되는 상황을

예방해야 한다. 약물투여 중에는 약물의 부작용으로 인한 사고(자동차 운전사고, 근육이 이완되어 넘어짐 등)가 나지 않도록 주의해야 한다.

최근 pregabalin도 범불안장애에 사용된다. 이 약물은 GABA의 구조적 유사약물로 GABA와 benzodiazepine 수용체에는 직접 작용하지 않는다. 유럽에서도 범불안장애에 대한 치료제로 승인되어 사용되고 있다.

Buspirone은 불안의 인지증상에 효과적이라고 하지만 과거에 benzodiazepine을 썼던 환자에게는 효과가 적으며, 또한 효과가 나타나기 위해서는 2~3주간 투여해야 한다는 것이 약점이다. 따라서 buspirone과 benzodiazepine을 병용하다가 buspirone의 효과가 최고에 도달하는 2~3주째 때부터 benzodiazepine을 점차 줄여 나간다. 불안의 말초증상을 감소시키기 위해 베타차단제(예: propranolol)를 쓸 수 있다. 이외에 삼환계 항불안제(imipramine 등), 항히스타민제를 쓸 수 있다.

정신사회적 치료

정신치료는 동기가 강한 환자에게 가장 좋은 치료로, 약물치료와 병행할 수 있다.

인지치료는 환자의 인지적 왜곡을 다루며 환자에게 인지적 대응전략을 가르친다. 행동치료는 이완, 호흡법, 명상 등으로, 주로 신체증상을 다룬다. 두 가지를 통합한 인지행동치료가 더 효과가 있다. 생체되먹임 biofeedback 치료도 사용된다.

통찰지향 정신치료는 무의식적 갈등을 밝히고 자아의 능력을 확인하는 것이다. 환자가 자신의 불안의 근원을 알고 싶어 하고 이해심이 있다면 통찰지향 정신치료가 가장 좋은 치료이다. 역동치료의 궁극적인 목표는, 무의식을 이해(통찰insight)함에 따른 불안이 증가해도 이를 방출하지 않고 견디는 힘을 증진시키는 것이다. 그리하여 치유된 환자는 이후 불안이 와도 이를 또다시 내적 투쟁을 통해 통찰력과 이해심을 증진시키는 기회로 이용할 만큼 자아(ego mastery)가 성숙한 상태가 되도록 하는 것이다. 지지치료는 위로와 재확인을 하는 것이다. 어떤 치료를 선택하는가 하는 기준은 환자의 증상 정도나 인격 성숙 정도, 가정이나 사회와의 직접적인 갈등 및 환자의 의견과 경제적 여건 등이다.

대부분의 경우 관심을 가져 주고 이해를 해주는 의사와 더불어 자신의 어려움에 대해 이야기만 해도 불안이 경감된다. 의사는 불안의 외적 원인을 발견할 수 있다면 환자와 가족의 도움을 빌어 그런 환경을 교정하고 스트레스를 줄일 수도 있다. 인간관계가 좋아지면 보상으로 불안은 더 감소된다.

그러나 불안은 인생주기에서 얼마든지 나타날 수 있고 또한 적응적일 수도 있어, 증상경감이 반드시 적절한 것만은 아님도 염두에 두어야 한다.

IX. 물질/약물 유도성 불안장애

물질/약물 유도성 불안장애substance/medication-induced anxiety disorder는 처방약물 또는 기분전환용 물질의 복용에 의해 생기기 때문에 흔한 장애이다.

여러 가지 물질과 약물에 의해 불안장애와 유사한 불안증상이 생길 수 있다. 임상에서 처방되는 여러 가지 약물도 민감한 사람에게 불안장애를 유발한다. 교감신경성 약물sympathomimetics(예: amphetamine, 코카인, 카페인)이나 정신자극제(각성제)가 불안장애 증상을 가장 흔히 일으키는 물질이지만, 세로토닌성 약물(예: LSD 등)도 급성 및 만성 불안장애 증상을 일으킨다.

임상양상은 관련되는 물질에 따라 다양하게 나타날 수 있다. 그러나 주 증상은 불안과 공황발작이다. 불안장애 증상과 관련된 이해력, 계산력, 그리고 기억과 같은 인지기능의 장애가 동반될 수 있으나, 이러한 인지기능장애는 물질사용 중단으로 회복되는 것이 보통이다.

DSM-5-TR

물질/약물 유도성 불안장애

Substance/Medication-Induced Anxiety Disorder

공황발작 또는 불안이 주된 임상양상이다. 그런 증상들이 신체적 검사 또는 이학적 검사 소견상, 중독이나 금단 또는 약물에의 노출 동안 또는 직후 발생한다. 병력, 신체검사, 병리검사 소견상 물질/약물이 불안과 공황발작을 일으킬 수 있음에 대한 증거가 있다. 장애는 물질/약물 유도성이 아닌 불안장애로 더 잘 설명되지 않는다. 다른 독립된 불안장애의 증거는, 증상이 물질/약물 사용 전에 선행함, 급성 금단이나 심한 중독이 끝난 이후 상당 기간(예: 약 한 달) 증상이 지속됨, 또는 독립된 비-물질/약물-유도성 불안장애의 존재를 시사하는 다른 증거가 있다는 것 등이다. 장애는 주로 섬망의 경과 중에 발생하는 것이 아니다. 또한 장애는 사회적·직업적 또는 다른 중요한 기능적 영역에 임상적으로 유의한 고통 또는 장애를 일으킨다. (진단코드는 약물의 종류, 증상의 심한 정도 및 약물사용 여부에 따른다.)

불안증상이 중독 또는 금단증후군이 보통 관계되는 증상보다 심하고, 또 불안증상이 독립적인 임상적 관심을 정당화하기에 충분히 심할 때에만 물질 중독 또는 금단의 진단 대신에 이 진단을 내려야 한다.

특정형으로 **중독 중 발병, 금단 중 발병, 약물 사용 후 발병** 등이 있다.

ICD-10 및 한국 표준 질병 사인 분류

F10-F19 정신활성물질의 사용에 의한 정신 및 행동 장애
Mental and behavioural disorders due to psychoactive substance use 중에서 **F1x.8 기타 정신 및 행동 장애***Other mental and behavioural disorders*에 해당

감별진단: 원발성 불안장애, 일반적 의학적 상태에 의한 불안장애, 기분장애, 인격장애, 그리고 꾀병 등이 있다.

경과 및 예후는 얼마나 일반적으로 원인이 되는 물질이나 약물을 제거할 수 있고 환자가 그 물질이나 약물의 사용을 제한할 수 있는가 하는 능력에 달려 있다. 대부분 약물의 불안 유발효과는 가역적이다. 그러나 약물중단 후 불안증상이 없어지지 않으면 진단을 재고려하거나, 물질로 인한 비가역적인 뇌손상 가능성을 고려해야 한다.

일차적인 치료는 원인 물질이나 약물을 제거하는 것이다. 치료적으로 사용되는 약물의 경우에는 대체치료를 찾는 것이며, 환경을 통해 노출되는 경우에는 노출을 제한하는 것에 초점을 맞춘다. 또한 물질과 관련된 장애를 일으킨 원래의 장애를 치료하는 데 초점을 맞추어야 한다. 물질중단 후에도 증상이 지속되면 정신치료 또는 약물치료가 적절할 수 있다.

X. 다른 의학적 상태에 의한 불안장애

이는 다른 의학적 상태의 생리적 효과로 가장 잘 설명되는 임상적 불안이다. 심혈관장애, 내분비장애, 소화기계장애, 호흡기계장애, 신경계장애, 대사장애, 염증 등 여러 의학적 상태가 불안과 공황발작과 불안장애의 증상과 유사한 증상을 일으킬 수 있다.

DSM-5에서 다축진단체계가 제거되면서, 이 불안장애는 하나의 독립된 진단범주가 되었다. (이는 과거 DSM-Ⅲ-R에서는 기질성 불안증후군으로 기술되었고, DSM-IV에서는 Axis Ⅲ의 신체적 장애 또는 상태와 관련 있는 기질성 정신장애의 하나였다.)

일반적 의학적 상태와 관련 있는 불안증상 형태와 발병률은 각각의 특수한 일반적 의학적 상태에 따라 다양하다. 예를 들어 이차적인 공황장애는 심근병증*cardiomyopathy*이 있는 환자에게 가장 많이 생긴다. 이러한 환자에서는 noradrenergic tone이 항진되어 있어서 공황발작이 쉽게 유발된다. 일부 연구에서는 파킨슨병과 만성 폐쇄성 폐질환 환자의 25%가 공황장애의 증상을 가지고 있다고 한다. 기타 만성 통증, 원발성 담즙성 간경변증*primary biliary cirrhosis*, 뇌전증 등도 공황장애를 일으킬 수 있다. 쇼그렌증후군*Sjogren's syndrome*이 있는 환자에서 범불안장애 증상의 발생빈도가 높으며, 그레이브스병*Grave's disease* 환자의 2/3가 범불안장애 증상을 보인다. 다른 의학적 상태로 인한 이차적인 공포증은 흔하지 않지만 파킨슨병이 있는 환자의 17%가 사회불안장애 증상을 보인다는 보고가 있다.

임상양상

다른 의학적 상태에 의한 불안장애의 증상은 주로 불안과 공황발작이다. 불안은 원발성 불안증상과 유사하고 공황발작은 공황장애와 유사하다. 설사, 현기증, 혈압상승, 심계항진, 복부불편, 떨림, 안절부절못함 등의 증상들이 나타난다. 공포증과 유사한 증후군은 드물다. 지속되는 불안경험은 사회적·직업적 및 심리적 기능을 포함하는 여러 가지 생활에 불편을 일으킨다. 불안증상이 갑자기 악화되면 환자는 서서히 발병하는 경우보다 빨리 내과적 또는 정신과적 도움을 요청하게 된다. 일차적 의학적 원인의 치료 후에 일부 사례에서는 불안장애가 상당 기간 지속할 수 있는데, 이러한 경우에는 일차적 불안장애와 똑같은 방식으로 치료할 수 있다.

DSM-5-TR

F06.4 다른 의학적 상태에 의한 불안장애*Anxiety Disorder Due to Another Medical Condition*
공황발작과 불안이 주된 임상양상으로, 병력, 이학적 검사 또는 검사실 소견상 장애가 다른 의학적 상태의 직접적인 생리적인 결과 때문이라는 증거가 있다. 또한 장애는 다른 정신장애에 의해 더 잘 설명되지 않고, 주로 섬망의 경과 동안에만 생기는 것이 아니며, 사회적·직업적 또는 다른 중요한 기능적 영역에서 임상적으로 의미 있는 고통이나 장애를 야기한다.

ICD-10 및 한국 표준 질병 사인 분류

F06.4 기질성 불안장애*Organic anxiety disorder*

감별진단: 섬망, 물질/약물 유도성 불안장애, 다른 불안장애들, 질병불안장애(건강염려증), 적응장애, 다른 정신장애에 관련된 불안증상 등과 감별해야 한다.

치료

내재하는 의학적 상태를 치료하는 것이 일차적인 치료이다. 일차적인 의학적 상태의 치료 후에도 불안장애 증상이 호전되지 않으면, 이러한 증상들에 대해서는 특정 정신장애의 치료지침에 따라 치료한다. 일반적으로 행동치료, 항불안제, 세로토닌성 항우울제가 효과적인 치료방법이다.

XI. 기타

1. 기타 특정 및 비특정 불안장애

DSM-5-TR

F41.8 기타 특정 불안장애*Other Specified Anxiety Disorder*
이 범주는 불안장애의 특징적 증상들이 지배적이지만 그런 불안장애 집단의 어떤 장애의 전체 기준에 맞지 않는 경우이다. 이 장애는 의사가 증상이 어느 특정 불안장애의 기준에 맞지 않는 특정 이유를 의사소통하고자 할 때 사용된다. 그 특정 이유에는 제한된 증상 발작, 짧은 기간 발생하는 범불안장애, 다른 문화권에서 발견되는 Khyâl cap(wind attack) 또는 Ataque de Nervios(attack of nerve) 등이 있다.

F41.9 비특정 불안장애*Unspecified Anxiety Disorder*
이 범주는 불안장애의 임상양상이 임상적으로 주요한 장애를 야기하지만 불안장애 진단분류 중 어디에도 진단기준을 모두 만족하지는 못할 경우에 적용된다. 불특정 불안장애는 임상가가 특정 불안장애의 진단기준을 만족하지 못하는 이유를 구체적으로 밝히지 못하는 경우에 사용된다.

ICD-10 및 한국 표준 질병 사인 분류

F40.8 기타 공포성 불안장애*Other phobic anxiety disorders*
F40.9 상세불명의 공포성 불안장애
　　Phobic anxiety disorder, unspecified
F41.2 혼합형 불안 및 우울장애
　　Mixed anxiety and depressive disorder
F41.3 기타 혼합형 불안장애*Other mixed anxiety disorders*
F41.8 기타 명시된 불안장애*Other specified anxiety disorders*
　　불안 히스테리*Anxiety hysteria*
F41.9 상세불명의 불안장애*Anxiety disorder, unspecified*
F93.8 기타 소아기 정서장애*Other childhood emotional disorders*
　　과잉불안 장애*Overanxious disorder*
F93.9 상세불명의 소아기 정서장애
　　Childhood emotional disorder, unspecified

혼합형 불안우울장애*mixed anxiety depression*

주요우울장애와 불안장애가 공존하지만 어느 한쪽도 명확하게 우세하지 않으며, 독립되어 정의할 만큼 증상이 존재하지도 않을 때 쓰인다. 개개의 진단을 내릴 수 있을 만큼 심하다면 이 분류는 쓰이지 않는다.

우울증상을 가진 환자의 2/3는 현저한 불안증상을 가지며, 1/3은 공황장애의 진단기준을 만족시킨다. 공황장애 환자의 20~90%는 주요우울장애의 삽화를 가진다는 보고가 있다. 이러한 자료들을 볼 때 기타 불안장애 중 하나인 혼합형 불안우울장애는 흔할 것으로 여겨지지만, 공식적인 역학자료는 없다.

일부 환자에게서 불안증상과 우울증상이 원인적으로 상호 관련이 있다는 것을 제시하는 네 가지 중요한 증거가 있다. 첫째, 우울장애와 불안장애 둘 다에서 유사한 신경내분비학적 소견들이 보고되었다. 즉 ACTH에 대한 cortisol 반응이 감퇴되어 있고, TRH에 대한 prolactin과 TSH의 반응도 감퇴되어 있다. 또한 clonidine에 대한 성장호르몬의 반응이 둔화되어 있다. 둘째, noradrenaline체계의 기능항진이 불안과 우울에 원인적으로 관련 있다는 보고가 있다. 셋째, 세로토닌성 약물(예: fluoxetine, clomipramine)이 우울 및 불안 장애 치료 두 가지에 모두 유효하다. 넷째, 일부 가족 연구에 의하면 불안장애와 우울장애가 유전학적으로 관련 있다.

이 장애의 예후는 아직 알려져 있지 않다.

치료에 대한 연구가 아직 충분하지 않기 때문에 증상과 증상의 심한 정도 및 임상의의 경험에 따라 치료를 하고 있다. 정신치료적 접근 시 인지치료 또는 행동치료를 할 수 있다. 약물치료에는 항불안제나 항우울제 또는 둘 다 이용할 수 있다. 항불안제 중에서도 불안과 관련된 우울증을 치료하는 데 효과적인 triazolobenzodiazepine(예: alprazolam)이 효과적이라는 보고가 있다. 혼합형 불안우울장애를 치료할 때는 항우울제 중에서 특히 세로토닌성 항우울제가 효과적이다.

불안 히스테리*anxiety hysteria*

프로이트 정신분석 개념으로, 불안장애(특히 공포증)가 심계항진, 호흡곤란 등 신체증상을 동반할 때를 의미한다.

과잉불안 장애*overanxious disorder*

이는 ICD-10 장애이다. 이는 DSM-Ⅲ-R에서는 소아의 불안장애로 등재되었다가 DSM-Ⅳ-TR에서는 질환의 특이성이 인정되지 않아 성인 범불안장애에 포함된 질환이다.

이는 초등학교 고학년에서 흔히 발생한다. 일반적으로 남녀 차이는 없다. 소가족, 상류층, 성취욕이 강한 가족의 첫 아이에서 흔하다. 유병률은 2.7~4.6%라고 알려져 있다.

후기 아동기에 접어들면서 인지-도덕적 발달에 따라 자기성찰 및 미래에 대한 예측이 가능해지면서 내적 불안 증상이 나타나는데, 이것이 지나쳐 병적 상태에 이를 수 있다. 아이에 대한 기대치가 높은 가정에서 흔히 발생한다.

증상으로 이 질환의 아동은 미래에 대한 비현실적인 지나친 걱정, 남들이 자신을 어떻게 보는지에 대한 지나친 걱정, 남의 인정을 받으려는 지나친 욕구 등이 흔히 발견된다. 따라서 때로는 준비성이 강하고 나이에 비해 과다성숙overmature한 듯이 보인다. 환아들은 대체로 대인관계를 잘 유지하고 사회적 접촉을 잘하지만 자신의 행동과 사회적 인정에 대해 자신이 없다. 항상 긴장하고 있고 복통, 두통 등의 신체적 증상과 불면증을 호소하기도 한다. 13세 이하 소아의 경우 흔히 분리불안장애, 공포장애가 동반된다.

경과 및 예후에 있어, 성장 후 성인이 될 때 범불안장애 또는 사회불안장애로의 이행이 가능하다.

우선적 치료는 정신치료적 접근이다. 아이에 대한 기대 욕구가 지나친 가정이거나 가족 내 갈등이 심한 경우, 부모 자신이 걱정을 많이 하는 경우 가족치료가 필요하다. 긴장을 유발시키는 사고(예: 일어날 가능성이 거의 없는 재난)에 대한 인지치료가 유용하고, 남의 평가에 예민한 아이의 경우에는 이를 감소시키기 위한 집단치료, 놀이치료, 가상적 불안유발 상황에서의 역할놀이role playing가 도움이 된다. 항불안제 투여도 도움이 된다.

참고문헌

김용식(1988): 불안과 불안장애의 신경생물학. 신경정신의학 27:249~262.

민성길, 이호영(1985): 공황발작에 대한 임상적 연구. 신경정신 의학 24:483~489.

박원명, 김찬형(2019): 임상신경정신약물학. 제3판. 서울, 시그 마프레스.

보건복지부: 2021년 정신건강실태조사.

오병훈, 민성길(1990): Buspirone과 diazepam의 항불안 및 항우울효과에 대한 이중맹 치험. 대한정신약물학회지 1:37~42.

이시형, 정광설(1984): 사회공포증에 관한 임상적 고찰. 신경정 신의학 23:111~118.

이종범(2015): 불안장애, 민성길(편). 최신정신의학(제6판). 서울, 일조각, pp.344~371.

조맹제, 함봉진, 김장규 등(2004): 한국 정신장애의 역학조사 연구(1). 신경정신의학 43:470~480.

통계청(2022): 한국 표준 질병 사인 분류. 제8차 개정판. http://kostat.go.kr/kssc/stclass/StClassAction.do?method=dis&classKind=5&kssc=popup

American Psychiatric Association(2022): Diagnostic and statistical manual of mental disorder. 5th ed-text revision. American Psychiatric Association, Washington D.C.

Barlow DH(1992): Cognitive behavioral approach to panic disorder and social phobia. Bull Menninger Clin 56(suppl 2):14.

Black DW, Andreasen NC(2022): Introductory Textbook of Psychiatry. 7th ed. American Psychiatric Association Publishing, Washington D.C.

Boland R, Verduin ML(2022): Kaplan and Sadock's Synopsis of psychiatry. 12th ed. Wolters Kluwer, Philadelphia, pp.401~414.

Braestrup C, Nielsen M(1982): Anxiety. Lancet 2:1030~1036.

Fenichel O(1945): Psychoanalytic Theory on Neurosis. WW Norton, New York.

Freud S(1951): Inhibitions: Symptoms and anxiety. In Standard ed. of Complete Psychological Works of Sigmund Freud. vol 20. Hogarth Press, London.

Gorman JM, Kent JM, Sullivan GM, et al(2000): Neuroanatomical hypothesis of panic disorder, revised. Am J Psychiatry 157:493~505.

Hales RE, Yudofsky SC, Roberts LW eds(2014): Textbook of psychiatry. 6th ed. American Psychiatric Publishing, Washington D.C.

Keeton CP, Crosby Budinger M(2012): Social phobia and selective mutism. Child Adolesc Psychiatr Clin N Am 21:621~641.

Kim YR, Min SK, Yu BH(2004): Differences in beta-adrenergic receptor sensitivity between women and men with panic disorder. Eur Neuropsychopharmacol 14:515~520.

Liebowitz MR, Salman E, Nicolini H, et al(2014): Effect of an Acute Intranasal Aerosol Dose of PH94B on Social and Performance Anxiety in Women With Social Anxiety Disorder. Am J Psychiatry doi:10.1176/appi.ajp.2014.12101342.

Min SK, Lee HY(1988): No mitral valve prolapse in Korean Patients with panic attacks. Am J Psychiatry 143:943~945.

Nemiah J(1981): A Psychoanalytic view of phobias. Am J Psychoanalysis 41:115~123.

Sheehan DL(1982): Current concepts in psychiatry: Panic attacks and phobia. N Eng J Med 307:3156~3158.

Thayer JF, Friedman BH, Borkovec TD(1996): Autonomic characteristics of generalized anxiety disorder and worry. Biol Psychiatry 39:255~261.

Torgersen S(1983): Genetic factors in anxiety disorders. Arch Gen Psychiatry 40:1085~1094.

15

강박 및 관련 장애 Obsessive–Compulsive and Related Disorders

I. 개념

강박強迫 및 관련 장애obsessive–compulsive and related disorders는, 지금까지 축적된 많은 연구결과를 토대로, 과거 강박장애의 개념을 확대하여 현상학적으로, 역학적으로, 유전적으로, 병태생리학적으로 강박증이라는 공통적 요소들을 가진 여러 장애를 포함하는 범주이다. 이 장애들은 기존의 불안장애와는 구별되며, 주 증상, 임상경과, 치료에 대한 반응, 가족력을 포함한 유전, 그리고 관련 신경회로와 신경전달계 이상의 공유 등에서 상호 밀접히 관련된다. 따라서 이들 간에 상호 공존하는 경우도 많다. 이러한 진단분류 개념을 근거로, 임상의들은 이 환자들을 진료할 때 그들의 가족력 또는 공존장애 유무를 살펴보는 것이 중요하다. 이들 장애는 약물치료의 경우 공통적으로 선택적 세로토닌 재흡수 차단제SSRI 같은 항우울제로 치료한다.

의사는 강박증이 어떤 점에서는 양심적인 점, 신뢰성, 정확성, 질서존중 등 사회적으로 바람직한 요소가 있다는 점도 알고 있어야 한다.

강박증상은 오래전부터 알려져 있었다. 예를 들면 셰익스피어 연극의 주인공 맥베스 부인은 죄의식을 털어 버리려 손을 자주 씻었다. 현대의 유명인사 Howard Hughes는 극심한 세균과 오염에 대한 집착을 보였다. 최근 신문에서는 쓰레기를 버리지 못해 집안에 쌓아 둔 사람들의 기사를 흔히 볼 수 있다.

강박행동이 정신의학의 주목을 받은 것은 Freud가 강박노이로제obsessional neurosis를 연구하면서이다.

DSM-IV까지 강박장애obsessive–compulsive disorder는 불안장애에 속하였으나, DSM-5에 이르러 증상의 핵심적 현상, 유전, 병태생리학 등에서 공통적인 장애들을 독립된 하나의 범주로 묶었다. 신체변형장애와 발모광은 각각 DSM-IV의 신체형장애와 충동조절장애에 포함되어 있었던 것인데, DSM-5에서는 이 범주에 포함되었고, 새로이 만들어진 진단인 저장장애와 피부파기장애가 여기에 포함되었다.

이 새로운 명칭의 집단에 속한 장애들은 공통적으로 강박적 집착obsessive preoccupation과 반복적 행동repetitive behaviors을 보여 한 범주로 묶기에 충분하며, 동시에 각각 다른 장애로 충분히 구분되어질 수 있는 차이점들을 가지고 있다. 특히 저장장애와 피부파기장애의 두 장애가 강박 및 관련 장애에 포함된 것은 그간 많은 연구를 통해 일반 인구 중에 상당수 존재하며 역시 강박적 집착과 반복적 행동이 주 증상을 이루며 임상적으로 중요하다고 보았기 때문이다.

강박 및 관련 장애에 관련된 DSM-5-TR상에서의 특징은 환자가 보이는 자신의 장애에 관련된 '병식 특성insight specifier'을 좀 더 세분화한 것이다. 예를 들어, 집에 불이 날까 봐 걱정이 되어 집을 나가기 전에 몇 번이나 화로가 꺼졌는지를 재확인하더라도, 환자는 자기 집에 불이 나지 않을 것이라고 생각할 수 있다(병식은 'good' 또는 'fair'). 또는 집에 아마도 불이 날 수 있을 것이라 믿을 수도 있으며(병식이 'poor'), 확실히 집에 불이 날 것이라 믿을 수도 있다(병식이 '없음/망상적 신념absent insight/delusional beliefs'). 이런 망상 수준의 강박사고는 정신병으로 진단하게 만들 수도 있다. 이런 상태가 만일 강박장애라면 항정신병 약물만 투여해서는 안 되며 SSRI 등의 약물을 고려해야 한다. 이런 양상 특정형specifier을 통해 망상적 믿음이 강박장애뿐만 아니라, 신체변형장애와 저장장애에서도 나타날 수 있다는 것을 상기해야 한다.

ICD-10 및 한국 표준 질병 사인 분류

F42. 강박장애 한 가지만 두고 있다.

II. 강박장애

1. 개념

강박장애obsessive-compulsive disorder는 강박사고obsession, 강박행동compulsion, 집착preoccupation 등이 핵심적 증상이다. 강박사고는 반복되는 침투적 사고intrusive thought, 충동 또는 영상images과 같은 정신적 작용으로 나타나는 것이고, 강박행동은 확인, 숫자세기, 회피, 의식적儀式的 행동rituals 등과 같은 행동(정신적 행동mental acts 포함)으로 나타난다. 이러한 반복적인 증상은 심한 고통을 일으키고 일상생활이나 사회생활 또는 대인관계에 지장을 일으킨다. 강박장애 환자는 대개 강박사고나 강박행동 모두 보이기도 하지만, 하나만 나타나는 경우도 있다. 강박행동을 못하게 억제하면 불안이 증가한다. 강박행동은 흔히 강박사고와 관련된 불안을 막으려는 시도로 나타나지만 별로 성공적일 수는 없고 오히려 불안을 증가시킬 수도 있다.

20~30%의 강박장애 환자가 틱tic장애의 병력을 갖고 있고 뚜렛장애Tourette's disorder의 가족력이 높아, DSM-5-TR에서는 틱 관련tic-related 양상 특정형이 추가되었다.

2. 역학

강박장애는 일반인구 중 평생유병률이 2~3%로, 비교적 흔하게 발병하는 정신질환이다. 후기 청소년이나 초기 청년기에 주로 발병한다. 대개 유발 스트레스가 없다. 소아·청소년에서는 남아에서 여아보다 더 흔하나, 성인에서는 남녀 비슷하다. 30세 이후에 발병하는 경우는 드물지만, 보다 나이 든 성인에서 초발할 때도 있다.

3. 원인

오랜 기간 동안에 걸쳐 강박장애의 원인을 규명하기 위해 정신역동적 관점 및 행동이론 관점에서의 연구가 시행되어 왔다. 그러나 현재 강박장애는 일반적으로 특정 신경회로에 의해 생성되는 신경정신과적 질환(즉, 뇌질환)으로 보는 견해가 가장 우세하다.

생물학적 요인

유전 연구에 의하면 강박장애 환자의 일차 가족 중 강박장애 유병률이 35%임에 비추어 유전적 요인이 있다고 생각되고 있다. 이는 일란성 쌍둥이의 일치율concordance rate이 이란성 쌍둥이보다 높다는 점으로도 뒷받침되고 있다. 특히 틱-관련 강박장애는 유전경향이 크다.

강박장애는 신경정신과적 장애라고도 하는데, 즉 뇌전증, Sydenhams's chorea, Huntington's chorea, 출산 시 외상, 뇌파이상 등과 밀접히 관련되기 때문이다. 특히 PANDAS(pediatric autoimmune neuropsychiatric disorders associated with streptococcal infection)가 강박장애와 관련이 있다는 것은 이 장애의 생물학적 요인을 말해 준다.

강박장애의 세로토닌 가설serotonin hypothesis

신경화학적으로 시냅스에서 serotonin 재흡수 차단 작용을 하는 clomipramine, fluoxetine 및 fluvoxamine 등 항우울제에 의해 강박증세가 감소하는 사실에 비추어, 이 강박장애가 serotonin 감소 내지 조절장애, serotonin 수용체의 감수성 변화(상향 조절) 때문이라는 가설이 제시되고 있다.

최근에는 serotonin 이외에 dopamine, glutamate 등도 강박장애의 발생에 중요한 역할을 할 것으로 생각하고 있다.

뇌영상 연구

PET 연구에서 뇌의 전두엽, 특히 좌측 전두엽의 orbital gyrus나 기저신경절(특히 미상핵caudate nucleus)에 포도당 대사 기능이 증가되어 있음을 발견하였는데, 기저신경절 장애는 강박행동과 전전두엽의 장애는 강박사고와 관련된다고 추정하기도 한다. 또한 대상회cingulate gyrus의 장애가 강박장애와 관련된다는 증거들이 있고, 이 장애가 좌측반구의 장애라는 가설도 제시되고 있다. 이들 영역과 관련되어 최근에는 불안장애와 관련된 신경회로인 편도체 경로amygdala pathway보다는 피질선조체 경로corticostriatal pathway가 강박장애의 병리와 관련되는 것으로 여겨지고 있다.

기타 생물학적 연구: 수면뇌파 소견은 우울증에서와 유사하

여, 비특이적 뇌파 이상과 REM 잠복기*latency* 감소가 발견된다. 또한 우울증 환자와 비슷하게 dexamethasone suppression test(DST)에 양성반응을 보이거나, clonidine에 의한 성장호르몬의 감소를 보이기도 한다. 강박장애 환자 중에 우울증이 많다는 사실과 수면뇌파 양상 내지 DST 양성반응 정도 등 우울증에서와 유사한 점 등 강박장애가 우울증과 관련된다는 시사가 있다.

정신역동적 이론

강박장애는 병전 강박성 인격장애와는 뚜렷한 관련이 없는 것으로 알려져 있다.

강박장애에 대한 설명은 고전적으로 Freud의 증례 'rat man'의 분석에서 잘 기술되어 있다. 정신역동적으로 강박장애는 불안에 대한 다음 세 가지 방어기제, 즉 고립*isolation*, 취소*undoing*, 반동형성*reaction formation*과 관련된다. 즉 충동과 불안 같은 감정은 고립되고 억압되는 반면, 감정 없는 사고만 의식화된다. 계속 의식화되려는 충동과 감정은 또한 취소에 의해 더욱 방어된다. 그 결과 강박행동이 출현한다. 강박적 사고나 행동을 끊임없이 반복함으로써 의식화되려는 충동과 감정을 막는 것이다. 반동형성에 의해 충동이나 감정에 반대되는, 강박장애 환자 특유의 과장인 태도나 성격 성향이 형성된다.

강박장애 환자에게서 흔히 보이는 공격성*aggression*과 청결벽*cleanliness* 등은 성장과정 중 남근기적 갈등에 의한 항문성-가학성 시기로의 퇴행과 관련된다고 생각된다. 따라서 강박장애 환자는 대상에 대해 사랑과 미움을 동시에 갖는 수(양가감정*ambivalence*)가 많으며, 이로써 doing-undoing 양상과 심각한 반복적인 의심이 나타난다.

이때 양가성*ambivalence*과 마술적 사고*magical thinking*가 형성된다. 마술적 사고는 퇴행의 결과인데, 전능감과 같은 유아적 사고방식을 나타낸 것으로 공격성의 충동이 여기에 실려 있다.

행동이론

학습이론에 의하면 원래 무해한 강박사고가 불안을 야기하는 비조건화 자극과 관련됨에 따라 불안을 일으킨다는 것이다. 즉 강박사고는 조건화된 자극이 된다. 반면 강박행동은 강박사고와 관련된 불안이 어떤 특정 행동에 의해 경감됨을 발견함으로써 그 행동이 반복되고 강화*reinforce*된 결과라는 것이다. 이 이론은 강박장애의 주요 치료법 중 하나인 행동치료의 이론적 근거가 된다.

4. 임상양상

강박증상들은 임상적으로 다양하게 나타나지만, 반복적인 사고와 반복적인 행동의 두 가지가 따로 또는 동시에 나타난다. 다양한 증상에는 다음과 같은 공통점이 있다. ① 어떤 하나의 생각, 충동, 이미지가 지속적으로 완고하게 의식으로 침투하듯이 나타난다. ② 이때 불안이나 두려움이 동반되며 환자는 이를 막기 위한 수단을 취하게 된다. ③ 강박 사고나 행동은 개인 경험이나 자아에 대해 낯선 것*ego alien* 내지 외부자*foreign*이다. ④ 환자 자신은 강박증상이 어리석고 불합리한 것으로 인식하고 있다. ⑤ 환자는 강박증상에 저항하려 한다.

강박장애는 주요우울장애 혹은 사회불안장애를 비롯한 다른 불안장애, 알코올사용장애 등 다른 정신장애와 공존하는 경우가 많다.

가장 흔한 강박사고는 ① 더러운 것(배설물, 세균, 먼지, 정액, 월경혈, 성병-에이즈 등)에 오염*contamination*되었다고 생각하고 확인하고 손을 씻음, ② 공격성에 관련된 집착(자신과 타인에 대한 폭력적 생각, 죽음, 자살, 살인, 전쟁, 자연재해 등), ③ 성에 대한 침범적 생각*intrusive thought*(성행위, 성기, 도착적 성, 동성애, 근친간 등에 집착), ④ 종교적 죽음이나 삶의 가치 및 우주관 등 해결될 수 없는 관념 또는 종교적 사고를 강박적으로 반추*rumination*함, ⑤ 기타 외모, 신체건강 등 쓸데없는 줄 알면서도 자질구레한 헛걱정을 되풀이하기도 한다.

강박행동은 근저에 강박사고가 도사리고 있으나, 행동으로 나타난 경우인데, 손씻기, 물건 정돈하기, 자물쇠나 수도꼭지 잠근 후 확인하기, 셈하기, 대칭성*symmetry* 요구(만사가 대칭적이거나 정돈되어 있어야 한다거나 세밀해야 된다고 요구하고 확인함 등), 특정 행동이나 질문 또는 고백을 되풀이하기, 책의 읽은 부분을 다시 읽기, 시험답안지 재확인, 가치 없는 물건 모으기*hoarding* 등 불필요하다는 것을 알면서도 같은 행동을 몇 번씩 되풀이하는 것이다.

강박행동은 강박적 느림*compulsion of slowness*으로 인해, 일상행동을 정확히 하기 위해 애를 쓰기는 하지만, 결과적으로는 미적대고 꾸물대며 느리게 수행하는 경향을 나타낸다.

어떤 일을 시작하기 전에 의식적으로 특정 수를 세거나 머리를 긁적거리는 행위를 반복하는 것을 의식적 강박행동*ritual compulsion*이라 한다. 이와 같은 강박적인 상태가 진행되면 자기가 행한 일에 자신이 없고 확실하게 하였는지가 의심스러워 확인행위를 하기도 하는데, 이를 강박적 의심증*persistent doubting*이라 한다. 때로는 우울증이나 불안이 공존하며, 일시적으로 관계망상이나 지각장애를 보일 수도 있다.

강박적으로 머리털을 뽑는 발모광*trichotillomania*이나 손톱 물어뜯기 같은 피부파기*excoriation* 행동 등도 강박행동에 속하며 이들은 DSM-5에서 강박 및 관련 장애에 독립된 진단명으로 포함되었다.

많은 강박장애 환자, 특히 소아들은 자신의 강박증을 당연하다고 보고 불편을 느끼지 않는다. 어떤 점에서는 다소의 강박증은 매일의 생활에서 삶을 구조화해 주기도 함으로써 사회적으로 유용할 수 있다. 그러나 병적이 되면 고통이 된다.

소아기 강박장애

소아도 강박사고와 강박행동을 보일 수 있다. 예를 들면 근거 없이 특정한 옷을 입지 않으면 불운을 경험할 것이라는 생각, 숫자 세기, 특정 단어를 속으로 또는 말로 반복함, 확인하기, 손씻기, 금을 밟지 않기 같은 특정 행위를 의식ritual처럼 반복하는 것 등이다.

평가에서 과거 또는 현재 틱장애가 동반하는지 보아야 한다. 불안장애와 우울장애 내지 파괴적 행동 등이 흔히 동반한다.

치료도 성인에서와 같다. 인지행동치료와 약물치료이다. 강박행동에 연관되는 공포에 안전한 상황에서 노출되는 행동치료도 사용된다. 부모와 학교도 치료에 참여한다.

5. 진단

DSM-5-TR

F42.2 강박장애 Obsessive-Compulsive Disorder
A. 강박사고나 강박행동이 있다. 혹은 둘 다 있다.

강박사고는 1, 2로 정의된다.

1. 이 장애가 있는 동안 때로 침입되고 부적절한 것으로 경험되고 현저한 불안과 고통을 일으키는 반복되고 지속되는 사고, 충동 또는 영상

2. 개인은 이러한 사고, 충동 또는 영상을 무시하거나 억제하려고 시도하거나 혹은 다른 사고나 행동으로 중화하려고 한다(즉 강박행동처럼).

강박행동은 1과 2로 정의된다.

1. 강박사고에 대한 반응으로 또는 엄격히 지켜야만 할 것 같다고 느껴 반복하는 행동(예: 손씻기, 헤아리기, 검토하기) 또는 정신적인 활동(예: 기도하기, 숫자 세기, 단어를 조용하게 반복하기)

2. 이러한 행동이나 정신적인 활동은 고통을 줄이거나 두려운 사건이나 상황을 방지하는 데 목적이 있다; 그러나 이 행동과 정신적인 활동은 중화시키거나 막기 위해 고안된 실제적인 방법과는 연관이 없거나 그에 비해 명백히 과도하다. (주: 어린이의 경우 이러한 행동이나 정신적인 활동의 목적을 분명히 표현하지 못할 수 있다.)

B. 강박적 사고나 행동은 현저한 고통을 주고, 시간을 소모하거나(하루 1시간 이상 씀), 개인의 정상적 일상생활, 직업적(혹은 학업적) 기능, 일상적 사회생활이나 관계에 명백한 장애를 준다.

C. 이 장애는(예: 약물남용이나 처방 같은) 물질 또는 일반적 의학적 상태에 의한 직접적인 생리적 영향에 의한 것이 아니다.

D. 이 장애는 다른 정신질환의 증상에 의해서 더 잘 설명되지 않는다. (예: 범불안장애에서 보이는 과도한 걱정, 신체변형장애에서의 외모에 대한 관심, 저장장애에서 보이는 버리는 혹은 소유물을 나누는 데 어려움을 겪음, 발모광에서의 머리카락 뽑기, 피부파기장애에서의 피부 뜯기, 상동증적 운동장애에서의 상동증, 식사장애에서 보이는 음식에 대한 집착, 물질사용장애 혹은 중독장애에서 보이는 약물 혹은 도박에 대한 집착, 건강염려증에서의 병에 대한 집착, 성도착증에서의 성적인 충동과 환상에의 집착, 주요우울증에서의 죄책감의 되뇌임, 조현병 스펙트럼 장애 혹은 정신병적 장애에서 보이는 사고주입, 망상적 집착, 자폐증 스펙트럼 장애에서 보이는 반복적인 행동양식)

특정형

좋은 혹은 양호한 병식을 가진 경우: 강박증상이 전적으로 혹은 아마도 사실이 아닐 수 있다고 인식하고 있는 경우 혹은 사실일 수도 있고 아닐 수도 있다는 것을 인식하고 있는 경우

병식이 불량한 경우: 강박증상이 아마도 사실이라고 믿고 있는 경우

병식이 없는 경우 혹은 망상적 신념을 가진 경우: 강박증상이 사실이라고 확신하는 경우

특정형

틱과 연관되어 있는 경우: 개인은 현재 혹은 과거에 틱장애를 가지고 있는 경우

ICD-10 및 한국 표준 질병 사인 분류

F42 강박장애 Obsessive-compulsive disorder

포함: 강박반응성 신경증Anankastic neurosis, 강박신경증Obsessive-compulsive neurosis

제외: 강박성 인격장애Obsessive-compulsive personality disorder (F60.5)

F42.0 강박성 사고 또는 되새김
F42.1 현저한 강박행위[강박적 의식儀式]
F42.2 혼합형 강박성 사고와 행위
F42.8 기타 강박장애
F42.9 상세불명의 강박장애

감별진단: 강박성 성격장애와 겉으로 비슷해 보여 감별이 중요한데, 강박성 성격장애는 지나친 정리정돈벽, 시간엄수, 인색함, 완고한 고집 및 현학적 태도 등이 특징으로 나타난다. 반면 강박장애는 회피적 내지 의존적 성격에서의 행동과 비슷한 편이다.

걱정이 많다는 점에서 강박장애는 범불안장애, 특정공포증, 사회불안장애 등의 불안장애와 비슷하다. 강박사고는 PTSD의 침범적 생각과 감별해야 한다.

강박증 환자의 병에 대한 걱정과 죄의식을 반추하는 증상은

주요우울증과 비슷하나, 우울증은 과거에 대한 것이고 스스로 받아들이지만, 강박장애에서는 그런 생각을 미래에 대한 예방적인 시도로서 하며 거부한다.

조현병 등 정신병적 장애와 감별해야 하는데, 강박사고는 망상과 구별하여야 한다. 강박사고는 내적으로 발생하는 것으로 환자가 거부하지만, 망상은 외부 탓을 한다. 드물게 어떤 환자는 두 가지를 다 가진다.

신체변형장애, 발모광, 저장장애 등의 다른 강박 및 관련 장애 등과 감별해야 한다. 또한 뚜렛장애, 측두엽 뇌전증, 뇌외상, 뇌염 후 합병증 등 기질성 정신장애 등과도 감별해야 한다.

6. 경과 및 예후

점진적 발병과 급성 발병이 비슷하게 나타난다. 급성 발병의 경우, 임신, 성性 문제, 가족의 사망 등과 같은 스트레스 사건이 유발인자가 되는 경우가 많다. 발병해도 곧 정신과 치료를 받지 않고 평균 5~10년 만에 병원에 오는 수가 많다. 적절한 치료를 받지 못하면 강박증세가 차차 악화되거나 우울증, 알코올사용장애 등 동반질환을 합병하게 된다.

대개 만성화의 과정을 밟으며, 악화와 호전을 반복하나, 6%에서 회복하고 10%에서 악화된다.

나쁜 예후의 조건은 강박행동이 심할 때, 소아기에 발병하였을 때, 강박행동이 괴이할 때, 입원해야 할 정도일 때, 우울증이 동반될 때, 스트레스가 있을 때, 망상적 믿음이 있을 때, 과대평가된 사고overvalued idea가 있을 때, 성격장애가 있을 때 등이다. 좋은 예후의 조건은 병전 사회적·직업적 적응이 좋았을 때, 유발인자가 있을 때, 증상이 삽화적일 때이다. 강박사고 내용은 예후와 상관없다.

7. 치료

강박장애에 대한 생물학적 요인에 대한 근거자료가 축적되면서, 정신분석적 정신치료나 정신분석보다 약물치료와 인지행동치료가 더 흔하게 사용되고 있다.

약물치료

강박장애의 약물치료는 clomipramine이 강박장애에 특별한 효과가 있다는 것이 보고된 이후부터 시작되었다. (Clomipramine은 삼환계 항우울제 중 norepinephrine 재흡수 억제에 비해 serotonin 재흡수 억제 작용이 가장 강하며, 따라서 강박장애의 치료와 병태생리에 serotonin의 중요성이 관심을 받게 된 계기가 되었다.) 이후 강박장애에 대한 약물치료 효과

가 검증되면서 많은 항우울제가 강박장애 치료에 사용되고 있다. 표준치료는 선택적 세로토닌 재흡수 차단제 selective serotonin reuptake inhibitor; SSRI 혹은 clomipramine으로 치료를 시작하는 것이다. Serotonin 약물에 의한 강박장애 환자의 치료반응은 50~70%에 이른다. 만약 이들 약물에 효과가 없을 때 다른 약물치료 전략을 시도한다.

선택적 세로토닌 재흡수 차단제: Fluoxetine, fluvoxamine, paroxetine, sertraline, escitalopram 등 SSRI, 그리고 TCA인 clomipramine 등 serotonin 재흡수 차단 작용이 있는 항우울제 약물은 대부분 강박장애에 효과적이다. 우울증이나 공황장애의 치료에 비해 강박장애 치료의 경우 치료반응이 나타나기까지 걸리는 시간이 더 길고, 치료 효과 또한 완만하거나 불충분한 경우가 많다. 대개 치료 4~6주가 지나야 효과가 나타나고 8~16주 치료에 최대효과가 나타난다. 치료 유지기간도 우울증에 비해 강박장애에서 매우 길다. 이들 약물로 증세가 호전되더라도 투여를 중단하면 재발하기 쉽기 때문에 장기투여가 필요하다. 또한 강박장애의 경우 우울증의 경우보다 고용량의 약물을 필요로 하는 경우가 많다. 이는 강박장애가 우울증과는 전혀 다른 질환임을 시사하는 근거가 된다.

Clomipramine: Clomipramine은 항콜린성 부작용, 항히스타민 작용, 기립성 저혈압, 특히 심전도에서의 Q-T 간격 연장과 뇌전증 발작 등 부작용으로 최근에는 clomipramine이 1차 선택약물보다 2차 약물로 사용되는 추세이다.

기타 약물: SSRI 혹은 clomipramine 치료로 효과가 충분하지 않으면 다른 약물의 병합 혹은 강화augment 요법을 시도한다. Tryptophan, lithium 또는 buspirone과 같이 serotonin 작용에 영향을 미치는 약물을 추가하거나, clonazepam, trazodone, pindolol 등을 추가해 볼 수 있다. SNRI인 venlafaxine도 효과가 있으며, MAO 억제제인 phenelzine을 사용해 볼 수도 있다.

SSRI나 clomipramine에 효과가 없는 경우 또는 틱장애가 있거나 망상이 동반된 경우는 항정신병 약물을 함께 투여할 수 있다. 이때 사용되는 항정신병 약물로는 과거 haloperidol과 pimozide가 많이 사용되었으나, 최근에는 비정형 항정신병 약물인 risperidone, amisulpride, aripiprazole 등이 우선적으로 사용되고 있다.

불안과 우울이 동반될 때는 이에 해당되는 약물을 병용하는 것이 좋다.

행동치료

강박장애 치료에서 행동치료가 약물치료만큼 효과가 있고, 효과가 좀 더 지속된다는 보고가 있다. 행동치료는 대표적으로 노출exposure 및 반응억제response prevention가 주로 사용된다. 노출은 강박적인 고통을 유발하는

상황에 환자를 직면시키는 것으로 구성되며(상상 노출, 체계적 탈감작, 홍수법flooding 등), 반응억제는 강박행동적인 의식ritual을 행하지 않는 방법에 대해 환자에게 교육하는 것으로 이루어진다. (예를 들어 오염된 물건을 만지게 한 후 손을 씻지 못하게 하는 것이다.) 기타 탈감작, 사고중단 thought stopping, 홍수법, 내폭요법implosion therapy, 혐오조건화 등도 효과가 있다고 한다(제34장 정신사회적 치료, III. 행동치료 참조).

정신사회적 치료

정신치료는 최근 사용되는 빈도가 줄어들고 있으나, 사용한다면 지지적이거나 분석적 정신치료를 시도한다. 분석적 정신치료는 장기간을 요하며 경비도 많이 드는 데다 환자의 병전 인격 자체를 치료하기가 극히 어렵다. 그러나 비록 강박장애에 시달리지만 직장이 있고 대인관계를 유지하고 있으며, 교육 수준이 비교적 높고, 감정표현이 잘 되면서 자기 문제에 대한 통찰력이 있을 때, 그리고 환경여건으로 증세가 악화되는 것을 이해하고, 불안이나 우울이 있음을 인정하고, 장애를 극복하려는 의지가 있을 때에는 역동적 정신치료가 효과를 거둘 수도 있다. 환자의 증상악화나 촉발요인을 이해하기 위해서나, 약물 비순응 혹은 행동요법 시의 숙제거부 같은 여러 형태의 치료 저항을 해결하는 데는 정신역동적 접근이 도움이 된다. 가족치료는 환자의 배우자나 가족들에게 도움이 된다.

기타 치료

모든 치료 수단에도 불구하고 만성적으로 효과가 없는 난치성 환자에게는 전기경련요법electric convulsive therapy; ECT이나 정신외과적 수술psychosurgery 또는 심부뇌자극술deep brain stimulation; DBS 등이 도움이 되기도 한다. 정신외과적 수술로는 anterior capsulotomy, subcaudate tractotomy, limbic leucotomy 등이 시행되며, 20~30%에서 효과가 있다. 부작용으로 경련이 나타날 수 있는데 대부분 항경련제로 잘 조절된다. 심부뇌자극술은 기존의 정신외과적 수술에 비해 덜 침습적이고 특정 뇌부위에 미세 전극을 삽입하여 뇌의 기능을 조절한다. 최근에는 두개를 절개하지 않고 외부에서 고집적 초음파를 이용하여 시술하는 방법도 보고되고 있다(제35장 약물치료 및 기타 생물학적 치료, X. 자극요법 참조).

III. 신체변형장애

1. 개념

신체변형장애身體變形障碍 body dysmorphic disorder의 주된 임상적 특징은 정상 용모를 가진 사람이 자신의 용모에 대해 상상으로 추형이나 이형, 결손 등 문제가 있다고 보는 생각 또는 사소한 외모 문제를 과장되게 변형된 것으로 보는 생각 등에 집착해 있는 상태이다. 즉 상상된 추함의 병disease of imagined ugliness이다.

이 개념은 오래된 것으로 일찍이 E. Kraepelin은 추형공포증dysmorphophobia이라 하였고, P. Janet은 신체수치감 강박증obsession de la honte du corps이라 하였다. Freud는 증례 'Wolf-Man'에서 이를 기술한 바 있다. 이는 DSM-IV에서 신체형 장애 범주에 포함되어 있던 장애인데, DSM-5에서 강박 및 관련 장애에 포함되었다. 이는 ICD-10에는 건강염려증의 한 요소로 포함되어 있다.

2. 역학

일반 인구 중 1~3%에서 발견된다. 첫 발병은 청소년기 및 초기 청년기에 많다. 남녀 간 빈도는 비슷하다.

미국의 경우 성인의 시점유병률이 2.4%인 것으로 조사되었으며(여성 2.5%, 남성 2.2%), 미국을 제외한 나라에서는 1.7~1.8%인 것으로 보고되었다. 미국의 경우 피부과 환자 중에서 9~15%, 성형외과 환자 중에서는 7~8%, 교정치과 환자 중에서는 8%, 구강외과 환자 중에서는 10%의 시점유병률을 보이는 것으로 조사되었다. 사춘기에 많이 발병하며, 여성에 약간 많고, 미혼에 많다.

한 연구에 의하면 신체변형장애의 90%가 일생 중 주요우울 삽화를 경험하며, 70%가 불안장애를, 30%가 정신병적 장애를 경험한다고 한다. 다른 정신장애와 공존하는 경우도 많아, 강박장애 환자의 8~37%, 사회불안장애 환자의 11~13%, 발모광 환자의 26%, 신경성 식욕부진증 환자의 39%가 이 장애를 가지고 있다.

우리나라에는 자료가 없다.

3. 원인

우울장애와 많이 공존하고, 기분장애나 강박장애의 높은 가족력을 보인다. SSRI 등 serotonin계 약물에 반응을 보이는 것으로 보아 장애가 serotonin과 관련되는 것으로 여겨진다.

정신역동모델에서 신체변형장애는 성적 내지 감정적 갈등이 관련이 없는 신체 부위로 대치되어 나타나는 것이라고 한다. 기타 사용되는 방어기제는 억압, 해리, 왜곡, 상징화, 투사 등이다.

환자가 살고 있는 사회나 가족 문화 내에서 지배적인

미모에 대한 개념이 중요한 영향을 미친다.

4. 임상양상

대부분 환자의 주된 호소는 얼굴의 용모(주름살, 안면의 과도한 털 등), 즉 코, 눈, 입, 턱 또는 이마의 모양, 머리와 안면(크기, 형태)에 문제나 결함이 있다고 상상한다. 그 외에도 몸 전체, 즉 피부(반점 등), 전반적 체격(골격, 가슴 등) 및 유방, 성기, 엉덩이 등 신체 부위의 모양에 문제나 결함이 있다고 생각한다. 그런 생각에 집착되어 있고, 반복해서 거울을 보거나 남들과 비교하고, 결함을 숨기려고 하며, 남들이 놀릴까 봐 밖에 나가지 않으려 하고, 비관하고, 심지어 자살을 시도하기도 한다. 즉 주요우울증, 사회적 불안장애 등이 동반되는 것이다. 강박성, 분열성 내지 자기애적 성격장애도 흔히 동반되어 있다.

이차적 우울, 불면, 불안이 있을 수 있다. 환자에 따라 단순한 망상적 수준에 이르기도 한다. (이런 환자는 망상장애로 진단하지 않고, 통찰결핍/망상적 신념을 동반한 신체추형장애body dysmorphic disorder with absent insight/delusional beliefs로 진단한다.) 그들은 사회적 또는 직업적 상황을 회피하는 경향이 큰데, 자신들의 사회적 및 직업적 실패를 인체 추형 때문으로 보기 때문이다. 환자의 3/4에서 결혼하려 하지 않고, 결혼하더라도 이혼이 많다. 미용성형 수술을 반복하지만, 결과에 만족하지 못한다.

근육이형증muscle dysmorphia은 DSM-5에 추가된 특정형으로 대부분 남성에서 나타나며, 자신의 신체가 아주 작고 말랐으며 근육이 불충분하다는 생각에 집착되어 있다. 그러나 이들은 실제로 정상 체격이거나 오히려 근육질인 경우도 있다. 대부분 과도하게 근육운동에 집착하며, 심지어 합성 스테로이드 제제 같은 물질을 남용하기도 한다.

5. 진단

DSM-5-TR

F45.22 신체변형장애 Body Dysmorphic Disorder

A. 다른 사람에게는 관찰되지 않거나 사소해 보이는 외모에 대한 결함이나 결점에 집착한다.

B. 질병의 경과 중 어느 시점에서 외모에 대한 관심에 대한 반응으로 반복적인 행동(거울을 봄, 과도한 치장, 피부 뜯기, 안심시키는 행위 추구), 혹은 반복적인 정신적인 활동(자신의 외모를 타인과 비교)을 한다.

C. 집착은 사회적·직업적 또는 다른 중요한 분야의 기능에 임상적으로 유의한 고통과 손상을 일으킨다.

D. 이 장애는 식이장애의 진단기준을 만족하는 증상을 갖고 있는 개인에서 나타나는 체지방이나 체중에 대한 관심으로 더 잘 설명되지 않는다.

특정형

근육이형증 동반형: 자신의 체격이 너무 작다거나 근육이 충분하지 않다는 생각에 사로잡혀 있는 경우로, 이 특정형은 다른 신체 부위에 집착하는 경우에도 사용된다.

특정형

신체변형에 대한 신념과 관련된 병식의 수준(예: 나는 추하다, 또는 나는 이상하게 생겼다)을 표기

좋은 혹은 양호한 병식을 가진 경우: 신체변형에 대한 신념이 전적으로 혹은 아마도 사실이 아닐 수 있다고 인식하고 있는 경우 혹은 사실일 수도 있고 아닐 수도 있다는 것을 인식하고 있는 경우

병식이 불량한 경우: 신체변형에 대한 신념이 아마도 사실이라고 믿고 있는 경우

병식이 없는 경우 혹은 망상적 신념을 가진 경우: 신체변형에 대한 신념이 사실이라고 확신하는 경우

ICD-10 및 한국 표준 질병 사인 분류

F45.2 건강염려증성 장애 Hypochondriacal disorder에 포함된 신체이상형태성 장애Body dysmorphic disorder에 해당

감별진단: 정상인에서는 용모에 가벼운 결함이 있어도(여드름 등) 대부분 과도한 고통이 거의 없는 데 반해, 신체변형장애 환자는 신체결함에 대한 집착이 과도하며 이러한 믿음이 망상 수준에까지 이를 수 있다. 주요우울증, 회피성 인격장애 및 사회불안장애에서는 신체가 변형되었다는 주장이 주요 장애증상이 아니다.

6. 경과 및 예후

평균 발병연령은 16~17세이다. 2/3의 환자가 18세 이전에 발병한다. 대개 12~13세에 임상 아형인 상태에서 시작하여 점진적으로 신체변형장애로 발전한다. 대개 만성적이며, 호전과 악화를 반복한다. 소아·청소년이나 성인에서 임상 양상은 비슷하다. 18세 이전에 발병한 경우 성인 발병보다 더 자살 시도가 많고 공존질환을 더 많이 가지며 좀 더 점진적으로 발병을 한다.

7. 치료

대개 직접 정신과를 찾는 경우는 드물며, 성형외과,

피부과 혹은 치과로부터 의뢰되는 경우가 많다. 성형수술 및 피부과적 처치를 요구하는 환자에 대해서는 신중히 평가해야 한다. 정신사회적 치료로는 역동적 정신치료, 인지행동치료 등이 시행된다. 결함에 대한 왜곡된 신념에 직면confrontation하게 하고 집착을 조장하는 행동(예를 들어 거울 보기)을 변화시킨다. 미용수술을 피하게 한다.

약물치료로는 SSRI(fluvoxamine, citalopram, sertraline, fluoxetine, clomipramine 등)가 우선적으로 사용될 수 있으며, 강박장애와 같이 고용량을 요하는 경우가 많다. 신체변형장애의 증상 심각도에 따라 치료 권고를 달리하기도 하는데, 중등도인 경우 SSRI를, 중증인 경우에는 인지행동치료와 SSRI를 병합하도록 권고하고 있다. 망상을 동반하는 경우 2세대 항정신병 약물을 SSRI와 함께 사용한다.

IV. 저장장애

1. 개념

저장貯藏장애hoarding disorder는 소유물의 실제 가치와 관계없이 계속해서 버리지 못하고 모으는 행동을 특징으로 한다. (이 장애는 DSM-5에 처음 포함되었다.) 저장행동은 의외로 흔하며, 대개 그 자신은 물론 가족들에게까지도 정서적·신체적·사회적·재정적 혹은 심지어 법적으로 해로운 영향을 끼친다.

2. 역학

일반인구 중 시점유병률은 5%인 것으로 보고되고 있다. 강박장애로 진단받은 환자 중 1/3이 저장행동을 나타낸다고 한다. 어떤 역학연구에서는 남성이 더 많은 것으로 보고되기도 하나, 임상 자료에서는 여성이 더 많다. 저장증상은 나이 든 성인(55~94세)에서 젊은 성인(34~44세)보다 3배 정도 많이 나타난다고 한다. 노인에서는 특히 백인 독신 여성에 많다.

3. 원인

아직 연구가 부족하다. 사랑하는 사람의 죽음 등 사회적 스트레스가 이 장애를 유발한다는 증거들이 있다.

생물학적 원인

저장장애를 가진 사람의 50%에서 일차 가족 중에 저장장애를 가지고 있다. 또한 두부외상 후 저장장애가 발생한 예들이 보고되고 있어, 뇌장애도 원인의 하나로 추정되고 있다. 즉 right medial prefrontal cortex의 손상이 저장행동을 야기한다고 보고되기도 하였다. 또한 anterior ventromedial prefrontal cortex 및 cingulate cortex가 관련된다는 보고도 있다. 또한 PET을 이용한 뇌영상 연구에서 저장행동을 가진 강박장애 환자의 대뇌 포도당대사 패턴에서 집중력, 주의력 및 의사결정 능력과 관련된 dorsal anterior cingulate gyrus의 활동저하가 관찰된다고 한다.

인지행동 모델

과도한 수집, 버리는 것의 어려움 등의 저장행동은 다음의 인지행동 요인으로 설명할 수 있다.

① 정보처리능력의 결함: 저장행동을 보이는 환자들이 주의를 집중하고 유지하는 데에 문제가 있다고 한다. 또한 수집물들을 분류하고 의사를 결정하는 능력이 현저히 떨어져 있다.

② 소유물에 대한 부적응적인 믿음: 소유에 대해 독특한 믿음과 의미를 부여하고 있다. 즉, 소유물에 대한 정서적 애착, 기억의 오류, 소유물에 대한 과도한 책임감, 소유물 통제에 대한 열망 등과 같이 부적응적인 믿음을 보인다.

③ 정서적 고통 및 회피: 부적응적인 믿음은 사물을 버리거나 소유하지 못할 때의 불안감, 애도감, 죄책감 같은 강렬한 정서적 경험을 야기하고, 결국 이런 정서적 고통을 회피하기 위해 저장행동으로 나타난다.

4. 임상 양상

환자는 정상적인 수집 행동을 하는 사람들의 물품들보다 매우 많은 양을 저장한다. 저장장애의 주요 특징은 소유물의 실제 가치와 관계없이, 계속해서 버리지 못하고 떨쳐 내지 못하는 것이다(그림 15-1). 이런 행동의 주요이유는 물건이 여전히 사용할 가치가 있고 미학적 가치가 있다고 여기거나 소유물에 대한 강한 감상적인 애착을 가지기 때문이다. 또한 소유물의 운명에 대한 책임감, 낭비에 대한 두려움, 중요한 정보를 잃어버릴 것 같은 두려움 등도 흔하게 나타난다. 가장 흔한 저장물건은 신문, 잡지, 오래된 옷, 가방, 책, 우편물 등이다. 저장장애 환자들의 공통된 행동 특징은 우유부단, 완벽주의, 회피성, 꾸물거림, 작업의 계획 및 조직의 어려움, 산만함 등이다. 또한 다른 사람들로부터의 거절감으로 인한 자존감 손상 등 대인관계에 문제도 많다. 영양부족 상태를 초래하기도 한다.

그림 15-1 저장장애. 환자가 버리지 못해 쌓아 놓은 책들로 운신하기 힘들다.

쌓아 놓은 잡동사니들로 인해 공간이 제대로 활용되지 못하는데, 예를 들어 부엌에서 요리를 못 하거나, 침대에서 자지 못하고, 의자에 앉지 못 하는 경우 등이다. 잡동사니들을 차고, 마당, 지하실, 다락, 심지어 친구나 친척 집, 직장 등에도 쌓아 놓아 타인을 불편하게 한다. 심지어 차량을 이용하지 못하기도 한다. 간혹 활동공간에 잡동사니들이 없을 수도 있는데, 이는 가족, 청소부 혹은 행정직원 등 제3자가 강제로 물건들을 치웠기 때문이다.

또한 저장행동은 종종 심각하고 위협적으로 나타나기도 하는데, 잡동사니 더미들이 사람을 다치게 하고, 공중위생에 문제를 일으키고, 화재위험을 야기한다.

특정형이 '과도한 습득*with excessive acquisition*'이 있는 경우는 과도하게 물건을 사고 낭비하는 행동이다(compulsive shopper). 훔치기행동도 이에 속할 수 있다.

증상이 망상적 수준에 이를 수도 있는데, 소유물의 가치에 대한 불합리한 망상이 있을 수 있어, 버리지 못하는 수도 있다.

동물저장*animal hoarding*: 저장장애의 특수한 형태로, 많은 수의 동물을 데리고 사는 것이다. 그러나 그 동물들에게 최소한의 영양공급, 위생, 치료를 제공하지 못하여 질병, 기아, 죽음에 이르게 하는 경우가 많다.

5. 진단

과거에는 병적수집광, 즉 저장행동을 보이는 환자들은 DSM-IV상 강박장애, 강박성 인격장애 등으로 진단되는 경향이 있었다. 그러나 대부분의 이런 환자들이 강박장애의 주요특징들을 보이지 않고 치료반응에도 차이를 보인다는 많은 연구 결과를 근거로 DSM-5에 저장장애가 새롭게 추가되었다.

DSM-5-TR

F42.3 저장장애*Hoarding Disorder*

A. 실제 가치와 상관없이 지속적으로 소유물을 버리는 데 어려움이 있다.

B. 이러한 어려움은 물건을 보존하려는 욕구와 동시에 물건을 버리는 것과 관련된 고통에서 기인한다.

C. 소유물을 버리는 데 어려움을 겪는 것은 실생활 공간에 소유물을 혼잡하게 쌓아 두고 축적시키게 되며 유의하게 소유물의 사용의도를 저해한다. 만약 실생활공간에 물건을 쌓아 두지 않았다면, 그것은 단지 제3자의 개입에 의한 것이다 (예: 가족, 청소부, 기관).

D. 저장은 현저한 고통을 주고, 개인의 사회적·직업적 기능 혹은 다른 중요한 영역의 기능(자신과 타인에게 안전한 환경을 제공하는 것을 포함한다)에 명백한 장애를 준다.

E. 저장은 다른 의학적 상태에 의한 것이 아니다(예: 뇌손상, 뇌혈관질환, 프래더-윌리증후군).

F. 저장은 다른 정신질환의 증상에 의해 더 잘 설명되지 않는다 (예: 강박장애에서의 강박증, 주요우울증에서의 에너지 저하, 조현병이나 다른 정신병에서의 망상, 주요신경인지장애에서의 인지결함, 자폐증 스펙트럼 장애에서의 제한된 관심).

특정형

과도한 습득이 있는 경우: 필요하지 않은데도 혹은 유용한 공간이 없는 경우에도 과도하게 물건을 습득하는 것이 물건을 버리는 데 어려움과 동반된 경우

특정형

좋은 혹은 양호한 병식을 가진 경우: 저장과 관련된 신념이나 행동(물건을 버리는 데 어려움, 물건을 쌓아 두는 것, 과도한 습득)이 문제가 있다는 것을 인식하고 있는 경우

병식이 불량한 경우: 저장과 관련된 신념이나 행동(물건을 버리는 데 어려움, 물건을 쌓아 두는 것, 과도한 습득)이 명백한 증거가 있음에도 불구하고 문제가 없다고 거의 대부분 인식하고 있는 경우

병식이 없는 경우 혹은 망상적 신념을 가진 경우: 저장과 관련된 신념이나 행동(물건을 버리는 데 어려움, 물건을 쌓아 두는 것, 과도한 습득)이 명백한 증거가 있음에도 불구하고 문제가 없다고 전적으로 확신하고 있는 경우

ICD-10 및 한국 표준 질병 사인 분류

이 장애가 포함되어 있지 않다. 대체로 F42 강박장애에 해당된다.

감별진단: 감염, 공포, 완벽성 등으로 해서 물건을 모으는 강박증상들을 가진 강박장애와 감별해야 한다. 강박장애 환자들의 약 30%는 어느 정도의 저장행동을 보인다. 뇌장애들, 뇌수술 후 상태, 치매 또는 자폐장애나 지능장애 등 신경발달장애를 가

진 환자들도 물건들을 모으는 증상이 있다. 망상 때문에 물건들을 모으는 조현병 스펙트럼 및 기타 정신병적 장애들과 주요우울증과도 감별해야 한다.

프래더-윌리*Pradar-Willi*증후군은 드문 유전적 장애로, 키가 작고, 음식을 찾아*food-seeking* 한없이 먹으려는 행동*hyperphagia*을 보이고, 저장행동*hoarding behavior* 등을 보인다.

6. 경과 및 예후

저장증상이 11~15세에 처음 나타나기 시작하여, 20대 중반에는 일상적인 기능에 방해를 야기하기 시작하고 30대 중반에는 임상적으로 유의한 문제를 야기한다. 한 번 증상이 시작되면 종종 만성적이 되며, 증상의 심각도는 나이가 들수록 심해진다. 우울증, 불안장애, ADHD, 알코올사용장애 등이 병존하는 수가 많다.

7. 치료

치료목표는 더 이상 저장하지 않고 인생을 즐기도록 하는 것이다. 문제는 저장증상을 가진 강박장애 환자들을 치료로 끌어들이기가 매우 어렵다는 것이다. 자신이 다른 사람들에게 해를 끼친다는 사실을 인정하지 않아 치료권유를 받아들이지 않는다.

인지행동치료는 저장물을 옮기고 더 이상 저장하지 않도록 하는 것이다. 불필요한 소유물들 버리기와 저장하고자 하는 욕구를 줄이는 것이다. 행동조직*organization*, 의사결정, 문제해결 등의 인지기술 훈련, 노출*exposure* 및 반응억제*response prevention* 기법, 이완, 왜곡된 인지교정 등의 인지행동치료가 저장장애에 효과가 있는 것으로 보고되고 있다.

SSRI 치료가 별로 효과가 없다는 보고가 있다. Paroxetine, venlafaxine 등의 효과가 보고되기도 하였으나, 통제된 약물치료 연구가 부족하여 여전히 약물치료 효과에 대해서는 논란이 있다. 정신자극제의 치료 효과 가능성이 제기되고 있다.

어떤 환자에게는 사람을 고용하여, 또는 친한 친구나 가족이 집을 정리하게 하는 것이 하나의 좋은 방법이 되고 있다.

V. 발모광

1. 개념

발모광*trichotillomania* 또는 발모장애*hair-pulling disorder*는 자신의 털을 뽑으려는 충동을 억제하지 못하는 것이다. 그 결과 상당한 털의 소실이 있다.

이는 DSM-IV에서는 충동조절장애에 포함되어 있었으나, DSM-5에서 강박적 집착과 반복행동이 주 증상을 이루고 있다고 보아 강박 및 관련 장애에 포함시켰다. 털을 뽑는 것이 피부의 염증이나 혹은 망상이나 환각에 의한 것일 때는 이 진단을 내리지 않는다.

2. 역학

12개월유병률은 1~2%이다. 여성이 남성보다 10배가량 더 많이 발생한다. 6세 전에 시작되는 조발형과 13세 전후에 시작되는 만발형으로 나눌 수 있다. 조발형은 남녀에 유사하게 분포하고 암시나 행동요법 등으로 비교적 쉽게 치료되는 반면, 만발형은 여성에 많으며 예후가 나쁜 것으로 보고되고 있다.

3. 원인

생물학적으로 다른 강박장애와 유사하게 대뇌의 serotonin 장애가 원인적으로 관련되어 있다고 여겨진다. 정신활성물질 남용도 이 장애의 발병에 기여한다. 그 밖에 강박증이나 우울증의 기전과 자기-자극*self-stimulation* 이론을 원인과 연관시키기도 한다.

발모광이 여러 복합적인 환경과 관련이 있는 것으로 보이나, 1/4 이상에서 스트레스 상황과 발병이 관련되는 것으로 여겨진다. 어머니와의 이별이나 상실 등 모자 관계의 장애, 홀로 남는 것에 대한 두려움, 최근의 중요한 대상의 상실 등이 중요한 요인으로 작용한다고 본다. 소아에서 발모 행동은 가끔 어머니를 위협적으로 느낄 때 발생하는 수도 있다. 따라서 발모광은 구강기, 항문기 또는 남근기 중 어느 시기에 고착되었거나 퇴행된 결과로 볼 수 있다.

4. 임상양상

환자들은 두피에 드문드문 불완전한 탈모증을 보인다. 그 밖에 털을 뽑는 부위는 보통 눈썹, 속눈썹, 턱수염 등이며, 드물게는 몸통, 겨드랑이, 사타구니 등에서도 볼 수 있다. 그 결과 침범된 부위에서 길고 정상적인 털들과 함께 짧고 끊어진 손상된 털을 볼 수 있다. 1/3에서 털을 뽑아 씹거나 삼키기도 하는데, 유해한 위석胃石bezoar(체내 결석)을 형성하기도 한다. 환자에 따라 털을 뜯는 위치나 모양에서 흔히 독특한 면을 보여 준다. 환자는 흔히 머리가 빠진 부위를 감추려고 한다. 털을 뽑을 때 통증은 호소하지 않으나, 침범된 부위에 가려움이나 따끔거림을 호소하기도 한다.

그 밖에도 머리를 부딪치는 행위head-banging, 손톱 물어뜯기, 긁기, 피부박탈excoriation, 자해행위 등이 동반되는 것을 볼 수 있다.

두피의 표면은 정상적이며, 위축atrophy되거나 흉터가 없다. 조직병리상 모공hair follicle에 특징적인 털연화증trichomalacia이 발견된다. 심한 경우에는 전체탈모증alopecia totalis이 생기기도 한다.

성인에서 수치감과 사회적 고립이 초래될 수 있다. 많은 경우 우울증과 불안장애가 동반되고 있다.

5. 진단

DSM-5-TR

F63.3 발모광(발모장애) Trichotillomania (Hair-Pulling Disorder) 반복적으로 자신의 털을 뽑아 현격한 털의 상실을 초래하며, 털을 뽑으려는 행동을 줄이거나 멈추려는 반복적인 시도가 있고, 임상적으로 심한 고통이나 사회적·직업적 또는 다른 중요한 기능수행 분야에 장애를 초래한다. 다른 의학적 상태(예: 피부상태)로 설명되지 않으며, 다른 정신질환의 증상(예: 신체변형장애에서 나타나는 외모에 대해 느끼는 결함이나 단점을 향상시키려는 노력)에 의해 더 잘 설명되지 않는다.

ICD-10 및 한국 표준 질병 사인 분류

F63.3 발모벽 Trichotillomania
충동조절장애에 분류되어 있다.

감별진단: 신체증상을 갖는 인위성 장애, 신체상태에 영향을 주는 심리적 요소들, 그리고 상동적이고 리듬적인 행동을 보이는 상동증stereotypy 및 습관장애habit disorder와 구별해야 한다. 발모광은 원형탈모증alopecia areata과 구별하기가 어려울 때도 있다.

6. 경과 및 예후

경과와 예후는 잘 알려져 있지 않지만 대개 악화와 호전을 반복한다. 어떤 경우에는 20년 이상 지속되기도 하는데, 치료가 되는 경우에도 약 1/3에서 1년 정도의 기간이 소요되었다고 한다.

7. 치료

이에 대한 일치된 치료방법은 알려져 있지 않다. 피부과 의사, 정신과 의사의 협동이 필요하다.

행동치료, 특히 habit-reversal therapy가 시행된다. 이는 self-monitoring, awareness training, stimulus control, competing response training 등으로 구성되어 있다. 예를 들어 머리털을 뽑으려는 순간 공을 쥐어 짜게 하는 것이다. 장갑이나 모자를 사용하여 털 뽑기를 예방할 수 있다.

적극적 정신치료intensive psychotherapy, 즉 가족관계에 기초를 둔 정신역동적 정신치료와 분석적 정신치료가 성공적일 때가 있다. 기타 최면요법 또는 biofeedback 등을 이용한 행동치료도 사용된다.

약물치료로서 SSRI 또는 clomipramine을 투여한다. Serotonin계 약물의 사용은 발모현상 같은 강박행동이나 충동행동이 뇌의 serotonin 결핍과 연관이 있을 것이라는 가설에 근거한 것이다. 그 외 다른 항우울제, 항불안제, 항정신병 약물, lithium, buspirone, lamotrigine, naltrexone, N-acetylcysteine(glutamate modulator) 등이 효과가 있다고 한다. Steroid 제제의 국소도포와 겸하면 효과적이다.

VI. 피부파기장애

1. 개념

피부파기장애excoriation (skin-picking) disorder의 주요증상은 자기 자신의 피부를 계속해서 반복적으로 뜯어내는 행동을 보이는 것이며, 피부 병변을 일으키고 임상적으로 유의한 고통을 수반한다.

피부파기장애는 병적 피부벗기기, 신경성 피부뜯기, 심인성 피부뜯기, dermatotillomania 등의 다양한 명칭으로 불리었다. DSM-IV에서 처음으로 '기타 충동조절장애' 범주에 포함되었으나, DSM-5에서는 강박적 집착과 반복행동이 주 증상을 이루고 있다는 사실과 기타 많은 연구 결과를 토대로 강박 및 관련 장애에 새롭게 독립된 장에 추가되었다.

2. 역학

성인 인구 중 평생유병률이 1~5%이다. 3/4 이상이 여성이다. 피부과 환자의 2%가 피부파기장애 환자로 여겨지고 있다.

3. 원인

뚜렷이 밝혀진 원인은 없으나, 대체로 강박장애와 공통적이며, 대뇌의 serotonin 체계 불균형이 관련되어 있다고 여겨지고 있다. 환자의 일차 친족 중 28~40%에서 피부파기장애가 관찰되며, 유전적 경향이 있는 것으로 생각된다.

4. 임상양상

자기 자신의 피부를 계속해서 반복적으로 뜯어내는데, 얼굴이 가장 흔하나, 팔, 손 등 신체 어느 부위라도 뜯어낸다. 건강한 피부부터 여드름, 뾰루지, 굳은살과 같이 가벼운 피부 병변 혹은 이전에 뜯어내어 생긴 딱지까지 뜯어낸다. 대부분 손톱으로 뜯어내지만 족집게, 핀 등 다른 도구를 이용하기도 한다. 피부를 뜯어내는 것뿐만이 아니라, 문지르거나 쥐어짜거나 째거나 물기도 한다. 종종 피부파기 행동에 하루 중 몇 시간 이상 많은 시간을 소비하며(그래서 학교나 직장에 지각한다), 몇 달 혹은 몇 년 이상 지속된다. 피부 병변을 화장이나 옷으로 숨기고 위장하기도 한다.

뜯어낸 피부나 딱지와 관련하여 의식행위ritual를 하기도 하는데, 이들을 잡아당기거나 조사하고 갖고 놀기도 하고 입에 넣기도 하고 삼키기도 한다. 피부파기 행동 전에 불안감 혹은 공허감, 긴장감 등이 선행되기도 하는데, 파기행동을 통해 안도감, 쾌감 등을 느낀다. 피부파기와 동반된 통증은 대개 보고하지 않는다. 대개 가까운 가족 이외에 타인 앞에서는 피부파기 행동을 하지 않는다. 때로는 남의 피부를 뜯어내려 하기도 한다.

피부파기장애 환자는 자존감이 낮고 대인관계가 장애되어 있다. 그들의 48~68%가 주요우울증, 양극성 장애, 기분부전장애를 포함한 기분장애를 가지며, 41~65%가 광장공포증, 사회불안장애, 강박장애, 외상후 스트레스장애, 공황장애, 범불안장애 등을 포함하는 불안장애를 갖는 것으로 보고되었다.

5. 진단

DSM-5-TR

F42.4 피부파기장애 Excoriation (Skin-Picking) Disorder

반복적으로 자신의 피부를 뜯어서 피부 병변을 초래하고, 피부를 뜯는 행동을 줄이거나 멈추려는 반복적인 시도가 있다. 이 때문에 임상적으로 심한 고통이나 사회적·직업적 또는 다른 중요한 기능수행 분야에 장애를 초래한다. 그러나 장애는 물질의 생리적 효과(예: 코카인) 혹은 다른 의학적 상태(예: 옴)에 의한 것이 아니며, 다른 정신질환의 증상(예: 정신병적 장애에서 나타나는 망상이나 환촉, 신체변형장애에서 나타나는 외모에 대해 느끼는 결함이나 단점을 향상시키려는 노력, 상동운동증에서 나타나는 상동증, 자해의도)에 의해 더 잘 설명되지 않는다.

ICD-10 및 한국 표준 질병 사인 분류

L98 달리 분류되지 않은 피부 및 피하조직의 기타 장애 Other disorders of skin and subcutaneous tissue, NEC 중에서 **L98.1 인공피부염**Factitial dermatitis에 해당

감별진단: 다른 강박장애 및 관련 장애, 망상에 의해 털을 뽑으려 하는 정신병적 장애, 속이려는 의도의 인위성 장애, 자해의 의도를 가진 다른 정신장애, 물질/약물 유도성 장애 등과 감별해야 한다. 피부파기를 유도하는 각종 피부병들(옴, 아토피 피부염, 담마진 등)과 감별해야 한다. 드물게 정신자극제 복용이 피부파기를 유발하는 경우가 있다.

6. 경과와 예후

전 연령층에서 나타나지만 사춘기 시작과 함께 청소년기에 가장 자주 발병한다. 흔하게 얼굴의 여드름 같은 피부 조건으로부터 시작하지만 시간이 갈수록 다양한 부위로 퍼진다. 적절히 치료하지 않을 경우 대개 만성화되고 악화와 호전을 반복한다.

7. 치료

발모광에서와 같이 habit-reversal therapy 행동치료가 있다. 약물치료로 이 장애의 강박증상 및 우울증상을 경감시키기 위해 SSRI가 1차 치료약물로 권유되고 있다. Fluoxetine, sertraline, escitalopram 등이 효과적인 것으로 보고되었다.

불안 경감을 위해 단기간 benzodiazepine계 약물도 사용될 수 있다. Lamotrigine, lithium, divalproex, carbamazepine 같은 기분조절제도 치료 가능한 약물로 대두되고 있다. 치료 저

항성 피부파기장애의 또 다른 치료목표로 자극추구 도파민 경로sensation-seeking dopaminergic pathways를 고려할 때 항정신병 약물이 치료에 도움이 될 가능성이 있으며, 몇몇 연구에서 haloperidol/fluvoxamine, olanzapine/fluoxetine의 합제, 최근 aripiprazole/venlafaxine 합제의 치료효과가 보고되고 있다.

털 손실이 심한 경우 가발사용을 조언할 수 있다.

Ⅶ. 물질/약물 유도성 강박 및 관련 장애

강박장애를 잘 일으키는 약물/물질로는 암페타민, 코카인, 기타(L-Dopa, 기타 자극제, dopamine agonist, 중금속) 등이 알려져 있다.

DSM-5-TR

물질/약물 유도성 강박 및 관련 장애 Substance/Medication-Induced Obsessive-Compulsive and Related Disorder

강박사고, 강박행동, 피부파기, 발모, 다른 신체에 국한된 반복적인 행동 또는 강박 및 관련 장애의 특징적인 증상들이 임상양상의 주를 이룬다. 병력, 신체적 진찰, 혹은 검사실 검사에서 위 기준의 증상들이 물질의 중독 혹은 금단 중이나 직후에 혹은 약물의 노출 직후에 나타나며, 포함되는 물질이나 약물은 위 기준의 증상들을 발생시킬 수 있다.

장애는 물질이나 약물에 의한 것이 아닌 강박 및 관련 장애에 의해 더 잘 설명되어지지 않는다. 그런 독립된 강박 및 관련 장애의 증거는 아래와 같은 것을 포함한다; 증상들은 물질이나 약물의 사용 시작에 선행하여 나타나고, 급성 금단이나 과도한 중독이 중지된 이후에도 상당한 시간 동안(약 1개월) 지속되며, 물질이나 약물 유도성이 아닌 독립적으로 강박 및 관련 장애가 있다는 것을 시사하는 다른 근거가 있다(예: 반복적인 물질이나 약물과 관련 없는 에피소드의 병력).

또한 장애는 섬망의 경과 중에만 전적으로 나타나지 않는다. 그리고 장애는 임상적으로 심한 고통이나 사회적·직업적 또는 다른 중요한 기능분야에 장애를 초래한다. (주: 진단은 반드시 기준증상들이 임상양상에서 주를 이룰 때, 그리고 임상적인 관심을 가져야 할 정도로 충분히 심각한 경우에만 물질의 중독 혹은 금단 진단에 부가적으로 내려져야 한다.)

특정형으로 장애가 중독상태에서 생긴 경우, 금단상태에서 생긴 경우, 약물사용 후에 생긴 경우 등을 두고 있다.

ICD-10 및 한국 표준 질병 사인 분류

F10-F19 정신활성물질 사용에 의한 정신 및 행동 장애 Mental and behavioural disorders due to psychoactive substance use 중에서 **F1x.8 기타 정신 및 행동 장애**Other mental and behavioural disorders에 해당

Ⅷ. 다른 의학적 상태에 의한 강박 및 관련 장애

강박장애를 잘 일으키는 장애는 심혈관장애, 중추신경계 암 또는 종양, 두부외상, 중추신경계 감염(흔히 streptococal infection) 등이 알려져 있다.

DSM-5-TR

F06.8 다른 의학적 상태에 의한 강박 및 관련 장애

Obsessive-Compulsive and Related Disorder Due to Another Medical Condition

강박사고, 강박행동, 피부파기, 발모, 다른 신체에 국한된 반복적인 행동 또는 강박 및 관련 장애의 특징적인 증상들이 임상양상의 주를 이루지만, 다른 의학적 상태의 직접적인 병태생리학적 결과라는 근거가 병력, 신체적 진찰 혹은 검사실 검사 소견에서 나타난다. 장애는 다른 정신질환에 의해 더 잘 설명되어지지 않는다. 그리고 장애는 섬망의 경과 중에만 전적으로 나타나지 않는다. 또한 장애는 임상적으로 심한 고통이나 사회적·직업적 또는 다른 중요한 기능수행 분야에 장애를 초래한다.

특정형으로 강박장애 유사증상 동반형, 외모집착증 동반형, 저장증상 동반형, 발모증상 동반형, 피부파기증상 동반형 등을 두고 있다.

ICD-10 및 한국 표준 질병 사인 분류

F06 뇌손상, 뇌기능이상 및 신체질환에 의한 기타 정신장애

Other mental disorders due to brain damage and dysfunction and to physical disease에 해당

Ⅸ. 기타

기타 특정 강박 및 관련 장애 임상양상
DSM-5-TR

F42.8 기타 특정 강박 및 관련 장애

Other Specified Obsessive-Compulsive and Related Disorder

이 범주는 강박 및 관련 장애의 특징적인 증상이 장애를 초래하지만 강박 및 관련 장애의 모든 기준을 충족시키지는 못하는 경우이다. 임상의사가 다른 어떤 강박 및 관련 장애의 기준을 충족시키지는 못하는 특정 원인을 의사소통하기 위해서 선택하는 경우가 포함될 수 있다.

실재하는 결함을 가진 신체변형 유사장애

body dysmorphic-like disorder with actual flaws

타인에 의해 명백히 관찰되는 외모상의 결함이나 단점을 가지고 있다는 점 외에는 신체변형장애body dysmorphic disorder; BDD와 유사하다. 이러한 결함이나 단점에 대해 명백히 과도하게 집착

하고 임상적으로 유의한 고통을 느끼는 경우에 해당한다.

반복적인 행동이 없는 신체변형 유사장애
body dysmorphic-like disorder without repetitive behavior

개인이 외모에 대한 관심에서 비롯된 반복적인 행동이나 정신적인 활동을 하지 않는다는 점을 제외하면 신체변형장애와 유사하다.

기타 신체에 국한된 반복적인 행동장애
other body-focused repetitive behavior disorder

손톱 물어뜯기, 입술 깨물기, 볼 씹기 등의 재발되는 신체에 국한된 반복적인 행동이 특징이다. 이러한 증상들은 임상적으로 심한 고통을 초래하며 사회적·직업적 또는 다른 중요한 기능수행 분야에 장애를 초래한다. 그러나 발모광, 피부파기장애, 상동운동증, 자해 등에 의해서 더 잘 설명되어지지 않는다.

강박적 질투 *obsessional jealousy*

배우자의 부정에 대한 과도한 비망상적 집착이 특징이다. 이러한 집착은 배우자의 부정에 대해 반복적인 행동이나 정신적인 활동을 일으킬 수 있다. 이러한 증상들은 임상적으로 심한 고통을 초래하며 사회적·직업적 또는 다른 중요한 기능수행 분야에 장애를 초래한다. 그리고 색정형 망상장애나 편집성 인격장애와 같은 다른 정신질환에 의해 더 잘 설명되어지지 않는다.

Olfactory reference disorder

자신이 이상한 나쁜 체취를 풍기고 있다는 공포로 특징지어진다. (그러나 그런 공포가 망상 수준에 이르면 망상장애라고 진단해야 한다.) 일본에서는 Taijin kyofusho(대인공포증對人恐怖症)의 변종으로 Jikoshu-kyofu(자기냄새공포自己臭恐怖)라고 한다. 환자는 이 냄새를 없애기 위해 자주 목욕을 하고 옷을 갈아입는다. 남자 독신에 많다. 발병연령은 평균 25세이다. 병식이 있을 수도 있고, 다소 있을 수도 있고, 전혀 없을 수도 있다. 다른 의학적 상태에 의한 것이 아닌지 감별해야 하는데, 측두엽 뇌전증, 부비강염, 뇌하수체 종양으로 인해 해마가 자극받을 경우 후각장애가 나타날 수 있다. ICD-11에 6B22 Olfactory reference disorder라는 병명으로 등재되어 있다.

Shubo-Kyofu(추모공포醜貌恐怖)

Taijin kyofusho(대인공포증)의 한 변종으로 신체변형장애와 유사하며 신체손상에 대한 과도한 공포로 특징지어진다.

Koro

여자에서는 질이나 유두, 남성에서는 성기가 신체로 파고들어 죽고 말 것이라는 급작스런 극심한 불안삽화이다. Dhat증후군과 연관되어 있다. (문화 관련 증후군의 하나이다.)

F42.9 비특정 강박 및 관련 장애
Unspecified Obsessive-Compulsive and Related Disorder

이 범주는 강박 및 관련 장애의 특징적인 증상이 장애를 초래하지만 강박 및 관련 장애의 모든 기준을 충족시키지는 못하는 경우이다. 이 범주에는 임상의사가 다른 어떤 강박 및 관련 장애의 기준을 충족시키는 원인을 표시하지 않기로 선택하였거나 응급실의 경우에서처럼 특정 진단을 내리기 위한 정보가 부족한 경우가 포함된다.

ICD-10 및 한국 표준 질병 사인 분류

F42.8 기타 강박장애 *Other obsessive-compulsive disorders*

F42.9 상세불명의 강박장애
 Obsessive-compulsive disorder, unspecified

참고문헌

권준수(2009): 강박증의 통합적 이해. 서울, 학지사. pp.25~62.

김찬형(1997): 강박장애의 병태생리에 있어 세로토닌의 역할. 생물정신의학 4:179~187.

박원명, 김찬형(2019): 임상신경정신약물학(제3판). 서울, 시그마프레스.

서호석(2015): 강박 및 관련장애. 민성길(편) 최신정신의학(제6판). 서울, 일조각, pp.382~387.

조맹제(2011): 2011년도 정신질환실태 역학조사. 서울, 서울대학교 의과대학.

통계청.(2022): 한국 표준 질병 사인 분류. 제8차 개정판. http://kostat.go.kr/kssc/stclass/StClassAction.do?method=dis&classKind=5&kssc=popup

American Psychiatric Association(2022): Diagnostic and statistical manual of mental disorder. 5th ed-text revision. American Psychiatric Association, Washington D.C.

Arnold L, Auchenbach MB, McElroy S(2001): Psychogenic excoriation: clinical features, proposed diagnostic criteria, epidemiology, and approaches to treatment. CNS Drugs 15:351~359.

Black DW, Andreasen NC(2022): Introductory Textbook of Psychiatry. 7th ed. American Psychiatric Association Publishing, Washington D.C.

Blanco C, Olfson M, Stein D(2006): Treatment of obsessive-compulsive disorder by U.S. psychiatrists. J Clin Psychiatry 67:946~951.

Boland R, Verduin ML(2022): Kaplan and Sadock's Synopsis of psychiatry. 12th ed. Wolters Kluwer, Philadelphia, pp.415~428.

Frost R, Hartl T(1996): A cognitive-behavioral model of compulsive hoarding. Behavior Research and Therapy 34:341~350.

Hales RE, Yudofsky SC, Roberts LW, eds(2014): Textbook of psychiatry. 6th ed. American Psychiatric Publishing, Washington D.C.

Kim CH, Chang JW, Koo MS, et al(2003): Anterior cingulotomy for refractory obsessive compulsive disorder. Acta Psychiatr Scand 107:283~290.

Ninan PT, Rothbaum BO, Marsteller FA, et al(2000): A placebo-controlled trial of cognitive-behavioral therapy and clomipramine in trichotillomania. J Clin Psychiatry 61:47~50.

Phillips KA, McElroy SL, Keck PE Jr., et al(1993): Body dysmorphic disorder: 30 cases of imagined ugliness. Am J Psychiatry 150:302~308.

Salzman L, Thaler FH(1981): Obsessive-compulsive disorders: A review of the literature. Am J Psychiatry 138:286~295.

Saxena S, Brody AL, Maidment KM, et al(2004): Cerebral glucose metabolism in obsessive-compulsive hoarding. Am J Psychiatry 161:1038~1048.

Tolin DF(2011): Challenges and advances in treating hoarding. J Clin Psychology 67:451~455.

Turner GA, Sutton S, Sharma A(2014): Augmentation of Venlafaxine with Aripiprazole in a Case of Treatment-resistant Excoriation Disorder. Innov Clin Neurosci 11:29~31.

16

외상 및 스트레스 관련 장애 *Trauma- and Stressor-Related Disorders*

Ⅰ. 개념

외상 및 스트레스 관련 장애 *trauma- and stressor-related disorders*는 외상 *trauma* 또는 스트레스가 원인과 결과로 관련되어 나타나는 정신장애이다. 이는 흔하며 치료가 쉽지 않다. 특히 학대 *abuse*나 태만 *neglect*에 의해 취약한 소아에게 발병하는 경우가 증가하고 있다. 이는 DSM-5에서 새로이 구성된 진단군이다.

환경으로부터 오는 스트레스가 정신건강문제를 일으킨다는 개념은 오래되었다. Freud는 정신적 외상이 심인성 신경증 *psycho-neurosis*(정신적 이유로 생기는 신경병이라는 의미)을 야기한다고 보았다. 이후 이런 개념은 '반응성 *reactive*' 장애 같은 개념을 만들어 내었다.

1960년대 베트남전쟁 당시 병사들에게서 발견된 전투 스트레스에 의한 하나의 정신의학적 증후군으로부터 외상후 스트레스장애 *PTSD*라는 개념이 확립되었다. 그러면서 이 증후군이, 일찍이 미국 남북전쟁 때 Da Costa가 기술한 전쟁터의 군인들에게서 보이는 심장증상이 주 증상인 소위 'soldier's heart'(또는 irritable heart), 1900년대 초기 정신분석적 개념에 따라 어릴 때 심리적 상처에 의해 생긴다는 외상성 신경증 *traumatic neurosis*, 그리고 유사하게 제1차 세계대전 시에 기술된 'shell shock'(포탄작렬에 의한 충격이란 뜻) 또는 effort syndrome과 같은 장애라고 생각되었다. 제2차 세계대전 시 전쟁신경증 *combat neurosis* 및 나치스의 집단수용소 생존자들(수용소증후군 *concentration camp syndrome*), 일본 원자탄 폭발 시의 생존자들 등에게서도 이와 유사한 증상들이 발견되었다. 우리나라 6·25전쟁 시

에도 이러한 장애가 병사들에게 발견되었다. 그리고 걸프전쟁에서의 Persian Gulf war syndrome(피로, 호흡곤란, 두통, 근육통, 관절통, 불면, 주의집중장애, 건망증 등)이 보고되었다. 이리하여 점차 PTSD 개념이 확정되어 왔다.

우리나라의 경우 과거 일본군 종군위안부였던 여성들이 외상후 스트레스장애를 보였다. 6·25전쟁(그림 16-1 참조)과 베트남전쟁 참전 군인들, 그리고 1995년 삼풍백화점 붕괴 피해자, 1999년, 2002년 제1, 2차 연평해전 후 피해 생존자, 2003년 대구 지하철 화재사고 피해자, 2014년 세월호 참사 생존자 중에서 이 장애가 보고되었다. 그리고 탈북자들이 탈북과정에서 겪은 끔찍한 경험들 때문에 외상후 스트레스장애를 나타내는 경우가 보고되고 있다.

DSM-5-TR 외상 및 스트레스 관련 장애

trauma- and stressor-related disorders

종래의 DSM-Ⅳ-TR에서 기술된 불안장애 범주 내의 PTSD와 급성 스트레스장애, 그리고 다른 범주의 적응장애 등 3개의 진단들과 이에 더해 과거 소아기 발병 정신장애 범주였던 반응성 애착장애 *Reactive Attachment Disorder*, 탈억제성 사회적 관련 장애 *Disinhibited Social Engagement Disorder* 등 2개를 포함하여 모두 5개 진단을 DSM-5에서는 외상 및 스트레스 관련 장애 *Trauma- and Stressor-Related Disorders*로 범주화하였다.

외상사건이나 스트레스 사건 *stressful event*에 노출된 사람들 중에 불안이나 공포 증상보다는 무쾌감 *anhedonic*, 불쾌증상 *dysphoric symptoms*, 분노, 공격적 증상, 해리증상 등을 특징적으로 나타내는 경우가 인정되어, 불안장애와 구별된 진단영역을 만들었다. 이는 PTSD가 과거 생각보다 더 어린 나이에서도 발생한다는 발달적 개념도 인정하는 것이다.

II. 반응성 애착장애

1. 개념

이는 과거 유아기 또는 조기 소아기 반응성 애착장애 反應性愛着障碍 reactive attachment disorder of infancy or early childhood라 불리던 장애로, 소아·청소년기 발병 정신장애에 속하였는데, 이제 그런 장애가 성인에서도 나타난다는 연구결과에 따라, DSM-5에 스트레스 관련 장애 범주에 반응성 애착장애reactive attachment disorder로 포함되었다. 이는 지능발달장애나 전반적 발달장애로 인한 것이 아니다.

과거 한때 이 장애는 성장실패증후군failure to thrive syndrome, primary affect hunger(Levy가 명명), anaclitic depression(Spitz가 명명), 또는 hospitalism(Schlossmann이 명명)으로 불리던 질환이다.

소아기 반응성 애착장애는 위축억제형withdrawn/inhibited형과 무분별/탈억제형indiscriminate/disinhibited type으로 구분된다. 위축억제형은 병적인 애착반응으로 타인과 사회적 상호작용을 갖지 못한다. 주변 사람에 대해 과도하게 경계적이거나 양가감정적ambivalence이어서 사람에게 접근하다가 곧 피한다. 무분별/탈억제형에서는 애착행동이 무분별하게 나타나서 낯선 사람에게 극단적 친밀감을 보이지만 헤어져도 별다른 감정반응이 없다. (이는 다음에 기술될 탈억제성 사회관여장애disinhibited social engagement disorder로 따로 진단된다.) 그러나 이 두 형은 완전히 서로 독립적이지는 않다.

유사한 개념으로 무정동 성격affectionless character은 2~3세까지 애착을 형성하지 못한 결과로, 소아는 지속적 대인관계를 맺지 못하며 죄책감이 없고 규칙을 따르지 않으며 사랑이나 관심 받기를 원하는 행동을 보인다.

2. 역학

현재 유병률, 남녀 성비율, 가족양상에 대한 자료는 없다. 그러나 매우 드물다고 알려져 있다. 심하게 태만을 받은 소아 중에서도 약 10%에서 이 장애가 발견된다고 한다. 빈곤, 가족붕괴, 낮은 사회적 지지 등 낮은 사회경제계층에 많다는 보고가 있다.

3. 원인

이 질환은 다음과 같이 부모(또는 대리부모, caregiver)가 아이를 제대로 보살피지 못해서, 즉 태만 또는 학대 때문에 발생하는 것이 확실하다. 따라서 반응성 애착장애는 늦지 않게 어머니나 대리 어머니가 잘 돌보아 주면 회복할 수 있다.

① 편안함, 자극, 사랑에 대한 유아의 기본적인 정서적 욕구를 계속해서 무시하거나 소홀히 하는 것으로, 예를 들면 지나치게 가혹한 벌을 주거나 육아를 소홀히 한다.

② 유아의 기본적인 신체적 욕구를 무시하는 것이다. 즉 영양상태 유지, 적절한 주거 제공, 위험이나 폭력(성적 학대도 포함)으로부터 보호 등을 제공해 주지 않는다.

③ 부모의 지능발달장애, 육아기술 부족, 사회적 고립, 사회적 박탈 상태, 부모의 무지, 너무 일찍 사춘기 때 부모가 되는 것 등으로 인해 부모가 유아의 욕구를 인지하는 데 문제가 있다. 즉 부모 자신의 욕구가 우선하므로 유아의 욕구에 따라 돌보지 못한다.

④ 부모나 대리부모가 자꾸 바뀌는 것이다. 예를 들면 장기적인 입원을 반복하거나, 대리부모가 다수인 보육원 등이다.

4. 임상양상

핵심증상은 소아가 타인과 사회적 관계를 맺지 못하는 것이다. 즉 신체질환 같은 기질적 원인, 지능발달장애, 자폐장애 등이 없는데도 정서발달과 신체발달에 장애가 생긴다(failure to thrive). 유아는 자연스런 움직임이 없고, 웃지 않고, 표정이 멍하고, 무감동하거나 슬퍼 보인다. 또는 놀란 상태에서 두리번거리는 표정을 보이거나 자극을 주어도 반응이 느리다. 돌보는 이로부터 편안함, 먹는 것, 보호받음 등을 얻으려는 노력을 보이지 않는다. 대부분 영양상태가 심각하게 나쁘다. 체중도 정상미달이며 성장에 따른 체중증가가 느리고 피부가 창백하고 근육도 약하고, 위생상태도 나쁘다. 증상이 심하면 사망하기도 한다. 그러나 성장호르몬growth hormone치는 정상이거나 높은데, 이는 성장실패가 영양부족에 대한 이차적임을 나타낸다.

5. 진단

진단은 소아와 돌보는 이 간의 상호작용을 직접 관찰하든지 병력에 기초하여 내린다. 이를 위해 일정한 구조화된 관찰 패러다임을 사용한다.

F94.1 반응성 애착장애*Reactive Attachment Disorder*

성인 양육자를 향한 억제적이고 감정적으로 내성적인 행동이 지속적인 형태로 나타나며, 아이는 고통을 받을 때 안락감을 전혀 찾지 않거나 최소한으로 찾고, 전혀 반응하지 않거나 최소한으로 반응한다. 그리고 ① 타인에 대한 최소한의 사회적 및 감정적 반응성, ② 제한된 긍정적 정동, ③ 성인 양육자와 위협적이지 않은 관계를 지속하는 동안에도 설명되지 않는 과민성, 슬픔 또는 두려움의 삽화 등 세 가지 중, 지속적인 두 가지 증상에 의해 사회적·감정적 장애가 나타난다. 또한 소아는 매우 불충분한 보살핌을 반복적으로 경험하는데, 성인 양육자가 주는 안락함, 자극, 애정에 대한 기본적인 감정적 욕구가 지속적으로 방치 또는 박탈되거나, 또는 돌보는 사람이 반복적으로 바뀜으로써 안정된 애착 형성이 저해되거나, 또는 선택적 애착을 형성하는 데 심각하게 제한된 특이한 상황에서 자라거나[아이-양육자의 비율이 크게 차이 나는(아이가 너무 많은) 환경] 한다. 이러한 불충분한 보살핌이 앞서 말한 증상의 원인으로 추정된다. 그리고 진단기준이 자폐성 장애를 만족하지 않으며, 장애가 5세 이전에 명확하게 나타난다. 또한 아이는 적어도 9개월 이상의 발달연령을 가지고 있다.

특정형으로 **지속형**이 있는데, 이는 장애가 12개월 이상 나타난다.

현재 심한 정도의 특정형으로 **고도**인 경우 장애의 모든 증상이 나타나고 각각의 증상이 상대적으로 높은 수준으로 특징지어질 때이다.

ICD-10 및 한국 표준 질병 사인 분류

F94.1 소아기 반응성 애착장애

Reactive attachment disorder of childhood

감별진단: 자폐증 스펙트럼 장애, 발달장애, 지능발달장애, 사회불안장애, 행동장애, 반사회적 성격장애, 대사장애, 신경학적 장애, 탈억제성 사회관여장애 및 난쟁이, 농아, 맹아 등 감각장애와 감별해야 한다. 자폐소아는 70~85%에서 지능발달장애가 있으나, 대부분의 반응성 애착장애아는 지능이 정상이거나 아주 경한 지능발달장애가 있다. 또한 자폐장애가 부모 때문에 발생한다는 근거도 없다.

정신사회적 난쟁이*psychosocial dwarfism*는 2~3세 소아에서 키가 작고 성장호르몬에 장애가 있으며 심한 행동증상을 보인다.

6. 경과 및 예후

이 장애가 있더라도 양육환경이 바뀌면 건강한 소아로 발달되기도 한다. 일반적으로 소아가 적절한 중재 없이 나쁜 환경에 있는 기간이 길고 신체적·정서적 손상을 더 많이 받은 경우에 예후가 나쁘다. 심한 경우 사망하기도 한다.

7. 치료

치료 핵심은 환아를 태만과 학대의 장소에서 안전하고 돌보는 장소로 옮기는 것이다. 그리하여 환아가 반응적이며 일관성 있는 부모(또는 caretaker)와 더불어 선택적 애착을 형성하도록 하고 긍정적 환경을 조성하여 정상적 발달을 하도록 돕는다. 치료는 환아의 감정적 욕구를 만족시켜 주고, 정서적·신체적 안녕을 계속하여 점검하며, 안전감*sense of security*을 회복시키거나 재창조하도록 하며, 부모(또는 대리부모)와의 불만스러운 관계를 개선하는 것이다.

장애의 원인이 태만이므로 주 치료대상은 환아라기보다 우선 일차적 돌보는 이*primary caregivers*(부모 또는 부모대리자)이다. 가족치료, 부부치료 등을 통해 돌보는 이들에 대해 교육하고 상담함으로써 육아기술뿐 아니라 소아의 욕구를 잘 이해하고 인식하도록 하여 그들의 반응성과 감수성을 증가시킨다. 돌보는 이와 새로운 일상의 긍정적 상호작용을 수립하도록 해야 한다. 돌보는 이는 전문가로부터 조언과 지도를 받거나 필요하면 자신들의 정신적 문제를 치료받도록 해야 한다. 아니면 돌보는 이를 교체한다. 필요하면 의사나 전문가가 직접 애착대상 역할을 시도할 수 있다.

정신사회적 지지 서비스로 주거환경의 개선, 경제적 도움, 가족의 모임 등을 주선한다.

이런 중재방법이 부적당하거나 실패하면, 환아를 기존 양육자로부터 격리시켜 친척집, 보육원, 장기기숙시설에 보내거나 입양을 고려해야 한다.

약물치료는 애착장애 자체에 대해서는 소용이 없으나, 장애의 부차적 문제에 대해 시행해 볼 수 있다. 태만에 의한 영양실조와 섭식장애*feeding disorders*에 대한 조처가 필요할 수 있다. 따라서 이 장애를 치료하기 위해서는 여러 전문가가 협동해야 한다.

III. 탈억제성 사회관여장애

1. 개념

탈억제성 사회관여장애脫抑制性社會關與障碍 *disinhibited social engagement disorder*는 5세경에 나타나는, 예를 들어, 광범위한 비선택적으로 초점이 맞추어진 무분별한 탈억제적 애착행동, 주의 끌기*attention-seeking*, 분별없는 친근한 행동, 통제가 빈약한 또래관계 등이다. 그런 경계를 넘는 비정상적 사회적 기능의 특별한 양상이 환경적 상황의 뚜렷한 변화에도 불구하고 지속되는 것이다. 이 장애는 선택적 애착을 형성하는 나이 전에는 진단하지 말아야 한다. 따라서 소아의 나이는 최소 9개월 이상이라야 한다.

탈억제성 사회관여장애는 소아기 반응성 애착장애의 한 아형으로, 소아기 반응성 애착장애의 무분별한 사회적/탈억제성 유형indiscriminately social/disinhibited type 또는 무분별한 사회적 반응성 애착장애indiscriminately social reactive attachment disorder로 불렸다. 이는 과거에는, 소아기 및 청소년기 특정 발병 사회기능장애disorders of social functioning with onset specific to childhood and adolescence 범주에 소아기 탈억제 애착장애로 포함되어 있었는데, DSM-5에서 스트레스 관련 장애 범주에 소아기 반응성 애착장애와 더불어 탈억제성 사회관여장애로 각각 독립된 장애로 포함되었다.

2. 역학

유병률은 알려져 있지 않다. 돌봄을 받지 못하거나 양자나 보호시설에서 양육된 소아 중에서도 소수의 소아에서 발병한다. 고위험군의 소아에서도 20% 정도 발병한다. 따라서 임상현장에서는 증례를 드물게 본다.

3. 원인

대체로 2세 이전 극심한 사회적 태만social neglect과 관련하여 발병한다. 사회적 태만이 없어져도 증상이 지속될 수 있다. 애착장애가 없는 소아에서도 나타날 수 있다.

4. 임상양상

문화적으로 부적합한 행동양상이 특징이다. 전체적으로 볼 때 낯선 사람에게 부모에게 대하듯 무분별한 친밀한 행동을 보인다. 낯선 사람으로부터 위안을 받으려 하고, 낯선 사람에게 안기고 귀염 받는 행동을 하고, 따라간다. 돌보는 이와 재회하였을 때 예측 못할 반응을 보이기도 하는데, 얼어붙은 것처럼 가만히 있기도 한다. 이런 행동은 문화적 및 사회적 적절성을 침해하는 것이다. 어떤 환아는 과도한 식욕과 목마름을 보이기도 한다.

발달지연이 동반되는 것을 흔히 볼 수 있는데, 특히 인지발달지연, 언어지연, 상동증stereotypy, 영양실조, 위생불량 등을 보인다.

5. 진단

DSM-5-TR

F94.2 탈억제성 사회관여장애

Disinhibited Social Engagement Disorder

낯선 어른에 대해 적극적으로 다가가고 상호관계를 맺는 행동이 나타나고, 낯선 어른에게 다가가고 상호관계를 맺을 때 침묵이 감소하거나 전혀 없음, 지나치게 친근한 언어적 또는 신체적 행동(연령 비례 사회적 경계선과 문화적으로 제재된 영역을 만족시키지 않음), 익숙하지 않은 상황에서 양육자가 떠난 후에도 별로 상관하지 않는 태도, 낯선 사람과 함께 다른 곳으로 가는 것에 주저함이 거의 없음 등의 증상 중 적어도 두 가지 이상이 나타난다. 이런 행동들이 충동성에만 제한된 것이 아니라 사회적으로 탈억제된 행동을 포함한다. 그리고 아이는 매우 불충분한 보살핌을 경험하는데, 성인 양육자가 주는 안락함, 자극, 애정에 대한 기본적인 감정적 욕구가 지속적으로 사회적으로 방치 또는 박탈되거나, 돌보는 사람이 반복적으로 바뀜으로써 안정된 애착 형성이 저해되거나, 선택적 애착을 형성하는 데 심각하게 제한된 특이한 상황에서 자라거나[아이-양육자의 비율이 크게 차이 나는(아이가 너무 많은) 환경] 한다. 그리고 매우 불충분한 보살핌이 앞서 말한 증상에 영향을 미쳤을 것이라고 추정된다. 또한 아이는 적어도 9개월의 발달연령을 가지고 있다.

특정형으로 **지속형**이 있는데, 이는 장애가 12개월 이상 나타난다.

현재 심한 정도의 특정형으로 **고도**인 경우 장애의 모든 증상이 나타나고 각각의 증상이 상대적으로 높은 수준으로 특징지어질 때이다.

ICD-10 및 한국 표준 질병 사인 분류

F94.2 소아기 무억제성 애착장애

Disinhibited attachment disorder of childhood

감동결여성 정신병증Affectionless psychopathy, 공공시설증후군Institutional syndrome

감별진단: 주의력결핍과다활동장애ADHD와 감별해야 한다. ADHD와 달리 이 장애는 소아에게는 예측되지 않은 상황을 통제하기 위한 시도이다. 즉 소아가 자신의 인생에서 가장 중요한바 어른으로부터의 인정을 얻기 위한 방법인 것이다. ADHD 환자에서의 무분별한 행동은 단지 충동성의 표현일 뿐이다.

6. 경과 및 예후

연구된 바가 적다. 새롭게 좋은 양육 환경이 조성되면 경과가 호전된다. 그러나 어떤 경우는 좋은 환경이 조성되어도 청소년기까지 증상이 지속될 수 있다.

7. 치료

치료방법은 전술한바, 소아기 반응성 애착장애에서와 같다. 핵심은 대인관계를 건강하게 증진시키는 것이다.

Ⅳ. 외상후 스트레스장애

1. 개념

외상후外傷後 스트레스장애posttraumatic stress disorder; PTSD는 실제적 또는 위협적 죽음, 신체적 외상 또는 성폭력 등에 의해, 정상적 수준 이상의 심한 감정적 스트레스를 경험하였을 때 나타나는 장애이다. 즉 전쟁(그림 16-1) 및 자동차, 기차, 비행기 등의 교통수단으로 인한 사고와 산업장에서의 사고, 화재, 폭행, 강간, 테러 및 폭동, 때로는 홍수, 폭풍, 지진, 화산폭발 등 생명을 위협하는 재난이 발생하였을 당시에 받은 충격에 의한 발병이다. 과거 소위 gross stress reaction으로 불리던 현상도 여기에 해당된다.

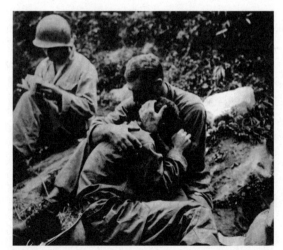

그림 16-1 전투는 커다란 정신적 충격을 준다(6·25전쟁).
(from Family of Life)

2. 역학

일반인구 중 PTSD 유병률은 7%(남성 5~6%, 여성 10~12%)이다. 미국의 경우 1년유병률은 3.5%라 한다. 진단받을 정도까지는 아니더라도 증상을 경험하는 사람은 5~15%에 이른다.

미국의 경우 일반인구 중 외상경험의 평생유병률은 39~74%에 달한다고 한다. 재난을 당한 사람들 중 5~75%에서 이 장애가 나타난다. 베트남전쟁 참전병사들 중 15%가 PTSD를 겪었다고 하며, 이라크전쟁과 아프가니스탄전쟁에 파병된 장병들의 6.2~12.2%에서 PTSD가 발견되었다고 한다. 9·11테러 2개월 이내 PTSD 유병률은 8%, 우울증 유병률은 10%였다고 한다.

우리나라 2011년 역학조사에서 평생유병률은 1.6%(남성 1.0%, 여성 2.1%), 1년유병률은 0.6%(남성 0.3%, 여성 0.9%)였다. 남녀 모두 50대에서 1년유병률이 가장 높았고, 이혼/별거/사별, 무직, 저소득 등이 위험인자로 발견되었다.

3. 원인

주된 원인은 정상적 인간경험을 넘어선 스트레스 자체이다. 그런 스트레스를 받았을 때 사회적 지지가 없을 경우, 스트레스와의 근접성proximity, 피해자의 어린 나이, 과거 정신장애의 병력, 성격경향, 생물학적 취약성 등이 발병 가능성을 높인다. 생명의 위협, 상처 받음, 대인관계에서의 폭력, 소아에서는 보호자의 위협, 재해, 전장에서의 잔혹성과 죽이는 그리고 죽는 것을 목격한 경험 등이 잘 알려진 원인적 스트레스이다. 재난이나 전투에서 살아남은 생존자들이 심한 고통을 겪는다. 특히 인종학살genocide에서의 생존자의 경우는 더 극심하다.

남성에서 재난은 대개 전투상황에서의 경험이며, 여성에게는 습격이나 강간이다. 어느 연령층에서도 나타날 수 있으나, 소아는 어른에게 의존하는 존재이기 때문에 외상(사고, 학대, 전쟁, 재난 등)에 취약하다. 소아의 경우 나이가 너무 어릴 때 스트레스를 받게 되면 대응전략이 아직 미숙하여 이후 감정발달이 어려워진다. 한편 나이가 많을 경우에는 대응전략이 퇴행, 경색되어 스트레스에 대처하기가 어렵게 된다. 노인은 더욱 취약한데, 노쇠와 인지장애가 주된 소인인 상태에서 학대와 태만, 전쟁, 가난, 재난 등에 의해 외상을 입는다.

가장 중요한 위험인자는 실제 외상의 심각도, 외상기간, 그리고 외상 노출에의 근접성 등이다. 스트레스가 심할수록 더 잘 발병하고 증상도 심하다고 생각된다. 미혼, 이혼, 사별, 신체불구, 사회적 위축 등도 위험인자들이다. 실제적 신체적 외상, 중증 질병(암, 수술, 중풍, 심한 화상 등)도 유발요인이다.

PTSD를 잘 일으키는 소인에는 어릴 때 외상을 경험하였을 때, 이전에 정신장애(공황장애, 우울장애, PTSD, 강박장애 등)가 있었을 때, 정신장애의 가족력, 성격장애(경계형, 의존성 또는 반사회적)의 경향이 있을 때, 가난, 가정불화, 낮은 교육 수준, 낮은 지능, 소수자 계층, 사회적 지지가 부적절할 때, 여성, 정신질환에 대한 유전-체질적 취약성이 있을 때, 최근 스트레스성 생활 변화가 있을 때, 외부로부터(내부가 아닌) 통제하는 존재를 느낄 때, 최근 술을 과하게 마셨을 때 등이 있다.

그리고 일차 외상 후 추가되는 이차 외상 경험, 외상 경험을 회상시키는 요인들, 이어지는 또 다른 불행한 사건, 외상 관련 경제적 및 기타 손실 등이 또 다른 위험인자이기도 하다.

생물학적 원인

유전연구에서 쌍둥이 연구는 PTSD가 발병하는 데는 30~40%의 유전적 위험성이 있다고 시사한다. PTSD 환자에서 glucocorticoid receptor를 조절하는 유전인자 FKBP5의 표현이 감소되어 있다든가, 또한 TPH_1과 TPH_2의 't' alleles가 세포 내 serotonin 생산을 감소시켜 PTSD 증상 발현에 관련 있다는 등의 유전적 요인을 시사하는 연구결과들이 있다.

감정적 각성 수준이 지속적으로 높으면 hypothalamic-pituitary-adrenal axis의 조절장애가 쉽게 나타나 PTSD가 잘 발생한다고 한다. 기타 중추신경계의 noradrenergic 및 serotonergic pathway도 관련된다고 한다. 즉 병전에 이미 자율신경계 기능이 증가되어 있어, 사소한 스트레스에 대하여도 심장박동이 빨라지거나 혈압이 상승하는 등 자율신경계 반응이 과도하게 나타나는 것이다. 이런 성향은 유전적일 가능성이 있다. 한 연구는 외상경험을 회상할 때 endogenous opioid(endorphin)가 분비됨을 보고, 이 장애가 endogenous opioid withdrawal syndrome의 결과라고 제시하고 있다.

뇌영상 연구는 PTSD 때, 해마의 용량은 감소하고 변연계, 특히 편도의 대사활동이 증가해 있었다 한다. PTSD 환자는 정상인보다 해마와 medial orbitofrontal cortex의 부피가 감소하여 있다고도 한다. PTSD가 발생한 때부터 회복하기까지 5년간 follow-up하면서 뇌영상 연구를 하였을 때, dorsolateral prefrontal cortex(DLPFC)가 두꺼워졌다가 회복하는 것을 볼 수 있었다 한다. 수면뇌파에서도 우울증에서와 같이 REM 잠복기가 짧아지고 4단계 수면이 감소되어 있다.

정신사회적 원인

정신역동적 연구에 따르면 이 장애를 가진 사람들은 외상을 겪었을 때 그 감정반응을 말로 표현하는 능력이 결핍되어 있다고 한다. 이를 감정표현불능증alexithymia이라고 한다. 이 때문에 재난에서 살아남은 사람들은 감정표현 대신 정신신체증상을 나타낸다는 것이다.

정신분석이론에서는 스트레스나 외상이 소아기의 미해결된 무의식적 갈등을 다시 불러일으킨다고 본다. 그로 인해 퇴행이 일어나고 억압, 부인, 취소의 방어기제가 동원된다. 점차 불안은 반복 회상되고 극복되고 감소된다. 경제적 보상이나 동정 등 이차적 이득을 누리게 되면 증상이 지속되기 쉽다.

인지이론에서는, 사건을 기억하고 잊고 하는 정보처리과정에서, 심한 외상이 야기한 대량의 정보를 처리하고 합리화하는 기능에 장애가 생긴 상태가 바로 이 장애라고 본다. 환자는 지속적으로 스트레스를 경험하며, 회피기법으로 스트레스의 재경험을 피하려고 하나 단지 부분적으로 성공할 뿐이라는 것이다.

행동이론은 외상이 비조건적 자극unconditioned stimuli이 되고 외상이 야기한 신체적 상기물이나 정신적 상기물이 조건적 자극conditioned stimuli이 되어 상호 짝을 이루며, 이들을 회피하고자 하는 양상이 도구적 학습instrumental learning에 의해 나타난 현상이 바로 이 장애라고 본다. 그리고 외부로부터의 금전적 보상, 관심 또는 동정심 끌기, 의존욕구의 만족 등 이차적 이익secondary gain이 증상을 재강화reinforcement한다.

사회환경적 원인으로 생명을 위협하는 여러 종류의 재난이 PTSD의 원인이 된다. 지진, 태풍, 쓰나미 등 자연재해도 사람들에게 PTSD나 PTSD 증상을 야기할 수 있다. 예를 들어 2004년 인도네시아 쓰나미 생존자들 중 상당수가 PTSD를 보였다. 당시 많은 사람이 또 해일이 닥칠까 봐 잠을 자지 못했고, 어부들은 바다로 나가려 하지 않았고, 어린이들은 해변에서 놀지 않으려 하였다고 한다.

최근에는 스트레스 자체의 심한 정도보다 개인이 그 스트레스를 어떻게 받아들이는가, 즉 환자의 주관적 반응 또는 의미부여를 더 중요한 요인으로 보고 있다. 심한 스트레스를 받았다고 해서 모두에서 장애가 발생하지 않으며, 어떤 사람은 사소한 스트레스에도 장애를 일으키기 때문이다. 즉 환자의 부정적 평가, 부적절한 대응전략 등도 문제인 것이다. 그러나 외상 정도와 증상 발생 사이에는 대체로 dose-response relationship이 있는 것 같다.

한편 생존자가 많을수록 경험을 공유하므로 서로 도움이 되지만, 또한 어떤 생존자는 자신만 살아남은 데 대한 죄책감을 갖고 있어 이후 치료에 어려움을 겪기도 한다.

4. 임상양상

주된 임상양상은 위협적이었던 사고에 대한 반복적 회상이나 악몽에 시달리는 등 외상 경험을 재경험reexperience하고, 그러한 외상을 상기시키는 것들을 지속적으로 회피avoidance하려 하거나, 그러한 상기에 대한 반응을 마비시키려 하며emotional numbing, 지속적으로 과민상태hyperarousal에 있어 이자극성이나 잘 놀람, 분노반응 등을 보이는 것이다.

이런 상태와 더불어 우울, 불안, 일상생활에 대한 집중곤란, 흥미상실, 대인관계에서 무관심하고 멍한 태도, 짜증, 잘 놀람, 수면장애 등을 보인다. 흔히 뚜렷한 불안의 자율신경계 증상이 동반된다. 해리나 공황발작 같은 증상이 나타나기도 한다. 착각, 환각도 있을 수 있고, 기억과 주의력 장애도 있다. 희생자가 있을 경우 혼자 살아남은 데 대한 죄책감, 배척감, 수치감 등을 느낀다. 사고경험과 비슷한 상황을 회피하며 그런 비슷한 자극으로 증세가 악화된다. 불안, 우울, 지나친 흥분이나, 폭발적이거나 갑작스런 충동적 행동 등을 보일 때도 있다. 흔히 주요우울증과 불안장애, 약물남용, 알코올남용이 병발하기도 한다.

DSM-5-TR에는 두 하위집단이 포함되는데, 해리증상 동반형with dissociative symptoms은 해리증상 또는 이인증이 동반된다. 지연표현형with delayed expression은 외상 발생 6개월 뒤 PTSD가 나타나는 것이다.

어린이와 청소년에서의 PTSD

어린이와 청소년에서 납치, 폭력범죄, 성폭력, 심한 병이나 화상, 골수이식 등 자연 및 인위적 재난으로 인해 생명을 위협하는 사건을 경험한 후 PTSD가 나타날 수 있다. 이들의 PTSD에 대한 취약성은 성인보다 크나, 일반적으로 덜 인식되고 있어 문제이다. 증상은 사건에 대한 회상, 플래시백flashback, 반복되는 꿈, 괴물이 보이는 악몽, 복통과 두통 같은 신체증상의 출현 등이다. 또한 활동이 위축되고 이전에 즐기던 놀이는 하지 않고 야뇨증 같은 퇴행적 행동을 보이기도 한다. 특히 재경험reexperiencing의 한 형태로 'traumatic play'가 피해를 경험한 어린아이들에서 관찰되는데, 놀이에서 외상 또는 외상과 관련된 주제를 반복적으로 행동화acting out한다. 좀 더 나이가 든 어린아이는 외상의 양상을 자신의 생활에 통합하는데, 이를 reenactment라 한다. 이때 흔히 복수하는 공상을 하기도 하는데, 충동적 행동을 할 위험이 있다. 충동적 행동 중에는 성적행동, 약물남용, 비행 등이 포함된다.

6세 이하 소아에서의 PTSD

6세 이하(학령 전) 소아에서는 성인의 진단기준을 적용하기에 무리가 있어, 6세 이하 PTSD 아형이 만들어졌다. 소아는 트라우마에 대한 반응이 어른에서와 달라 진단기준을 줄일 필요가 있다고 본 것이다. 그들의 증상은 외상과 관련 없어 보이는 놀이play와 악몽frightening dream으로 재현된다. 6세 이하 소아의 PTSD를 진단하기 위해서는 하나의 침범증상, 하나의 회피행동, 부정적 인지 또는 기분증상, 2개의 변화된 각성 및 반응증상 또는 행동 등이 있으면 된다.

Complex PTSD

장기적으로(특히 어릴 때) 만성적·반복적 내지 장기적 외상을 겪는 사람들, 즉 만성적 외상의 생존자chronic trauma survivors에서 나타나는 심각한 PTSD이다. Judith Herman이 처음 기술하였다. Disorders of Extreme Stress Not Otherwise Specified(DESNOS)라고도, 또는 소아·청소년의 경우 Developmental Trauma Disorder(DTD)라고도 한다. 이들은 현재 모두 진단적으로는 PTSD에 포함시키지만, 치료에 있어서는 특별한 고려를 요한다.

Complex PTSD를 야기하는 외상은, 대개 납치상태에서 피해자가 가해자의 통제하에서 벗어날 수 없었던 감정적·신체적 외상이다. 여기에는 집단수용소concentration camps, 전쟁포로 수용소, 장기간의 내전상태에서 신체적 및 성적 학대, 매음굴prostitution brothels 경험, 장기간의 가정 내 폭력, 장기간의 아동학대나 아동 성학대, 조직적 아동착취 등이 속한다. 우리나라의 경우 제2차 세계대전 시 일본군의 성노예(소위 종군위안부)였던 여성들에서 극심한 complex PTSD가 발견된다.

Complex PTSD의 증상은 일반 PTSD 증상과 함께 자아개념self-concept의 변화나 추가적 증상이 나타난다. 감정적으로는 지속적 슬픔, 자살사고, 폭발적 또는 억제된 분노, 인지적으로는 외상사건에 대한 기억상실, 외상사건의 회상, 해리상태, 그리고 자신에 관하여는 고립무원감helplessness, 수치, 죄의식, 다른 사람들과는 완전히 다르다는 느낌, 범인에 대한 왜곡된 지각(예: 범인에게 전적 지배력을 인정함, 범인과의 관계에 집착함, 복수에 집착함 등), 대인관계에서의 고립, 불신, 반복적으로 구출자를 찾음, 인생의 의미에서는 믿음의 상실, 절망감 등이 있다. 생존자는 외상과 관련된 이야기를 하지 않으려 하고, 괴로운 증상과 기억을 잊기 위해 자포자기적으로 술이나 물질/약물의 남용이나 성적 문란에 빠지기 쉽고, 자해하는 수가 많다. 다른 사람들은 이러한 증상을 잘 이해하기 어렵다.

진단에 있어 이러한 다양한 증상으로 인해 제대로 PTSD 진단을 내리지 못하거나, 다른 경계형 성격장애 같은 것으로 진단하기 쉽다.

치료는 PTSD에 준한다. 특히 대인관계 장애에 대해서는 보다 세밀한 치료를 요한다. 핵심은 피해자의 자기통제와 정신능력을 회복하는 것이다. 이는 안전을 보장해 주고 기억을 회복시켜 새삼 충분하게 애도하게 하고, 일상생활과의 연결을 촉진하는 치유적 대인관계 형성에 의해 이루어질 수 있다.

전쟁포로: 전쟁포로는 지속적으로 불안, 공포, 통제력 상실, 격리 등의 문제로 고통 받는다. 포로상태나 고문으로부터 살아남게 되는 능력은 개인적인 내적 힘 때문인데, 이는 대개 어린 시절부터 정신적으로 강하고 잘 돌보아 준 가족들로 인해 발달한다. 고통에 잘 견디는 사람은 대체로 다른 사람에게 자신의 경험을 전해 주어야 된다거나 사랑하는 사람에게로 돌아가야 한다는 이유 때문에 살아야 된다고 믿는 사람들, 살아남기 위해 현재-여기here-and-now에 잘 적응하는 사람들, 또는 자신의

과거 가치관과 경험, 그리고 자신에게 중요하였던 사람들과 정신적 연결을 끊임없이 유지하려고 하는 사람들이다. 대조적으로 문제가정 출신의 피해자는 고통 중에 자살할 위험이 높다.

포로상태가 끝난 후에 이런 사람들은 PTSD로 고통 받고 있을 가능성이 많다. 또한 생존을 위한 행동이 지속되기도 하는데, 즉 경찰이나 낯선 이를 두려워하거나, 자녀를 과보호하려 하거나, 잃은 자녀를 대신하기 위해 다른 자녀에게 과도한 부담을 주거나, 다른 사람과 과거 경험을 나누려 하지 않거나, 지역사회에서 고립되거나, 분노를 표출하거나 하여 가정생활을 잘 못하는 경우가 많다. 그리하여 그들의 자녀들의 인격발달에 지장을 줄 수도 있다.

나치하에서 강제수용소에 장기간 수감되었던 유태인에서 보는 수용소증후군concentration camp syndrome도 이와 유사한 증상을 보였다.

고문과 세뇌torture and brain washing: 사람에 의한, 그리고 사람을 향한 의도적인 잔혹하고 비인간적인 신체적(구타, 불로 지지기, 전기쇼크, 질식 등) 및 정신적(위협, 모욕 등) 학대나 고문은 피해자에게 심한 외상을 입힌다. 고문에 의한 신체의 흉터는 평생 동안 고문을 회상시켜 고통을 이어 가게 만들고 길게 후유증을 남긴다. 그리하여 고문의 피해자 중 약 36%가 PTSD를 보인다고 한다. 그 외에 해리장애, 우울증, 기타 신체증상장애 등 다른 정신장애가 병발하는 수도 많다. 이러한 고문은 현재 정치문제, 지역문제, 종교문제, 난민문제 등과 관련하여, 그리고 인권 차원에서 전 세계적인 관심사가 되고 있다.

고문의 형태 중 특이한 형태가 세뇌洗腦이다. 이것은 6·25 전쟁 동안 공산주의자들이 포로에게 시행하였던 것을 계기로 처음으로 알려졌다. 이는 일종의 신중히 고안된 고문이라 할 수 있다. 유사한 개념으로 사고개조thought reform, 강제설득 coercive persuasion, mind control 등이 있다. 이들은 모두 용의주도하게 문화충격을 야기하는 것으로, 고립, 위협, 고문 등을 통해 자아를 공격하여 약화된 자아에 평소라면 거부하였을 특수한 새로운 생각이나 행동방식을 받아들이도록 강제로 주입시키는 것이다. 고립되었을 뿐만 아니라 장기간 위협받고 탈출의 희망이 없을 경우에 세뇌가 더 잘 일어난다. 이런 사람들은 이전의 환경으로 돌아온 후 임상적으로 PTSD로 고통받고 있을 가능성이 많다.

세뇌상태로부터 일상으로 회복하는 것은 소위 deprogramming의 형태로 이루어지는데, 여기에는 지지적 치료, 재교육, 이전의 자아능력 회복, 죄의식과 우울증의 경감, 자기신뢰와 정체성의 회복, 죄의식과 우울의 경감 등이 포함된다.

5. 진단

DSM-5-TR

F43.10 외상후 스트레스장애 Posttraumatic Stress Disorder
주: 다음의 진단기준은 성인, 사춘기, 6세 이상의 소아에게 적용되며, 6세 이히의 소아는 해당사항 아래의 별도 기준을 참조

한다.
A. 다음과 같은 방법으로 죽음, 심각한 부상, 성폭행 등에 실제로 노출되거나 위협을 받는다.
 1. 자신이 직접 외상적 사건(들)을 경험
 2. 다른 사람에게 발생한 사건(들)을 목격
 3. 자신과 가까운 가족 또는 친구에게 외상적 사건(들)이 발생하였다는 것을 알게 됨. 사건은 폭력적 또는 사고에 의한 것이어야 한다.
 4. 외상적 사건(들)의 혐오적인 부분에 반복적으로 또는 극단적으로 노출(예: 첫 번째로 신체적 잔유물을 모으는 사람; 아동학대의 구체적인 부분에 반복적으로 노출된 경찰관)
 주: 진단기준 A4는 이 노출이 일과 관련된 것이 아니라면 전자미디어, TV, 영화, 사진을 통한 것에는 적용되지 않는다.
B. 외상적 사건(들)에 관한 다음의 침입적 증상이 사건이 발생한 이후 한 가지 이상 존재:
 1. 외상적 사건(들)에 대한 반복적이고 집요하게 떠오르는 고통스러운 기억
 주: 6세 초과 소아의 경우, 노출되었던 외상적 사건에 대한 주제나 측면에 관한 놀이를 반복적으로 할 수 있다.
 2. 외상적 사건과 관련된 내용 및/또는 측면에 관한 반복적인 고통스러운 꿈
 주: 소아의 경우 인식될 수 있는 내용이 없이 깜짝 놀라는 꿈일 수도 있다.
 3. 개인이 마치 외상적 사건이 재발하고 있는 것같이 느끼거나 행동하게 되는 해리반응(플래시백)(이러한 반응은 연속적인 상태로 나타날 수 있다. 가장 극단적인 표현은 현재 환경에 대한 의식을 완전히 상실한 것이다.)
 주: 소아의 경우, 외상-특정적인 재현이 놀이에서 나타날 수 있다.
 4. 외상적 사건과 비슷하거나 상징화된 내적 또는 외적 단서에 노출되었을 때 강렬하고 연장된 심리적 고통
 5. 외상적 사건과 비슷하거나 상징화된 내적 또는 외적 단서에 노출되었을 때의 현저한 생리적 반응
C. 외상적 사건과 연관되는 자극을 지속적으로 회피하려는 증상이 다음 중 한 가지 이상 나타난다:
 1. 외상적 사건과 밀접하게 관련되거나 사건에 관한 고통스러운 기억, 생각, 느낌을 회피하거나 회피하려는 노력을 함.
 2. 외상적 사건과 밀접하게 관련되거나 사건에 관한 고통스러운 기억, 생각, 느낌을 야기시키는 외부적 요소(사람, 장소, 대화, 활동, 사물, 상황)를 회피하거나 회피하려는 노력을 함.
D. 외상적인 사건이 발생한 이후 시작되거나 악화되는 외상적 사건과 관련된 인지의 부정적인 변화와 기분이 다음 중 두 가지 이상으로 나타난다:
 1. 외상적 사건의 중요한 측면에 대하여 기억하지 못함(전형적으로 해리성 기억장애로 인한 것이고 두부손상이나 술, 약

과 같은 요인에 의한 것이 아님).

2. 자기 자신, 다른 사람들, 세계에 대한 지속적이며 악화되는 부정적인 믿음 또는 부정적인 기대(예: "나는 나쁘다", "아무도 믿을 수 없다", "세계는 정말로 위험하다", "내 모든 신경계는 영원히 손상되었다")

3. 자신이나 다른 사람을 비난하도록 하는 외상적 사건의 원인 또는 결과에 대해 지속적이고 왜곡된 인지(생각)

4. 지속적이고 부정적인 감정적인 상태(예: 두려움, 공포, 화, 죄책감, 부끄러움)

5. 중요한 활동에 대해 현저하게 감소된 흥미 또는 참여

6. 타인에 대해 무심함 또는 관계가 소원해짐.

7. 지속적으로 긍정적인 감정에 대해 경험하지 못함(예: 행복, 만족, 사랑의 느낌).

E. 외상적 사건이 발생한 후에 시작되거나 악화된 사건과 관련된 각성과 반응에의 현저한 변화가 다음 중 두 가지 이상 나타난다:

1. 전형적으로 사람 또는 사물에 대해 언어적 또는 신체적 공격성으로 나타나는 자극에 과민한 행동과 분노의 폭발(자극이 전혀 없거나 거의 없는데도)

2. 난폭하거나 자기 파괴적인 행동

3. 지나친 경계

4. 놀라는 반응이 악화됨.

5. 집중장애

6. 수면장애(예: 잠이 들거나 잠든 상태로 유지하는 것이 어렵거나 불안한 수면이 있는 경우)

F. 장애(진단기준 B, C, D, E)의 기간이 1개월 이상이다.

G. 증상이 임상적으로 심각한 고통이나 사회적·직업적, 다른 중요한 기능 영역에서 장애를 초래한다.

H. 증상이 물질(예: 약, 술)로 인하거나 다른 의학적 상태에 의한 생리적 효과로 인한 것이 아니어야 한다.

특정형

해리증상 동반: 개인의 증상이 외상후 스트레스장애의 진단기준을 만족하고, 스트레스에 반응하여 개인이 지속적 혹은 반복적인 다음의 증상을 경험하는 경우

1. 이인증: 자신이 외부의 관찰자인 것처럼 자신의 정신체계나 신체로부터 떨어져 있는 듯한 느낌을 지속적 혹은 반복적으로 경험함(예: 꿈에 있는 듯한 느낌; 자신 또는 신체의 비현실적인 감각 또는 시간이 느리게 흐르는 듯한 느낌).

2. 비현실감: 환경에 대한 비현실적인 경험이 지속적이고 반복적으로 생김(예: 개인을 둘러싼 세계가 비현실적이고 꿈과 같고, 멀게 또는 왜곡된 것으로 경험됨).

주: 이 subtype을 사용하기 위해서는 해리적 증상들이 물질(예: 의식상실, 알코올중독)로 인하거나 다른 의학적 상태(예: 복합부분발작)에 의한 생리적 효과로 인한 것이 아니어야 한다.

특정형

지연된 표현형: 사건 이후 적어도 6개월 이상이 지난 후에 모든

기준을 만족할 때(비록 증상들 중 일부분의 발생 시점과 발현은 즉각적일 수 있음)

6세 이하 소아의 외상후 스트레스장애

A. 6세 이하의 소아의 경우, 다음과 같은 방법으로 죽음, 심각한 부상, 성폭행 등에 실제로 노출되거나 위협을 받는다:

1. 자신이 직접 외상적 사건(들)을 경험

2. 개인적으로, 특히 일차적 돌보는 이 같은 다른 사람들에게 발생한 사건(들)을 목격

3. 자신의 부모님이나 양육자에게 외상적 사건(들)이 발생하였다는 것을 알게 됨.

B. 외상적 사건(들)에 관한 다음의 침입적 증상이 사건이 발생한 이후 한 가지 이상 존재:

1. 외상적 사건(들)에 대한 반복적이고 집요하게 떠오르는 고통스러운 기억

주: 자발적이고 침입적인 기억들이 꼭 고통스럽게 나타날 필요는 없고 놀이에서 재현되어 나타날 수 있다.

2. 외상적 사건과 관련된 내용 및/또는 측면에 관한 반복적인 고통스러운 꿈

주: 놀라게 하는 내용이 꼭 외상적 사건과 관련이 있지 않을 수도 있다.

3. 개인이 마치 외상적 사건이 재발하고 있는 것같이 느끼거나 행동하게 되는 해리반응(플래시백)(이러한 반응은 연속적인 상태로 나타날 수 있다. 가장 극단적인 표현은 현재 환경에 대한 의식을 완전히 상실한 것이다). 외상-특이적인 재현이 놀이에서 나타날 수 있다.

4. 외상적 사건과 비슷하거나 상징화된 내적 또는 외적 단서에 노출되었을 때 강렬하고 연장된 심리적 고통

5. 외상적 사건과 비슷하거나 상징화된 내적 또는 외적 단서에 노출되었을 때의 현저한 생리적 반응

C. 외상적 사건과 연관되는 자극을 지속적으로 회피하려는 증상 또는 외상적 사건과 관련된 인지의 부정적인 변화가 다음 중 한 가지 이상 나타난다:

자극에 대한 지속적인 회피

1. 외상적 사건에 대한 기억을 다시 일으키는 활동이나 장소, 신체적으로 상기시키는 것들을 회피하거나 회피하려는 노력을 함.

2. 외상적 사건에 대한 기억을 다시 일으키는 사람, 대화, 대인관계에 관련된 상황을 회피하거나 회피하려는 노력을 함.

인지에 대한 부정적인 변화

3. 부정적인 감정적인 상태의 빈도가 증가(예: 두려움, 공포, 화, 죄책감, 부끄러움)

4. 중요한 활동에 대해 현저하게 감소된 흥미 또는 참여

5. 사회적으로 내향적인 행동

6. 지속적으로 긍정적인 감정에 대한 표현이 감소

D. 외상적 사건이 발생한 후에 시작되거나 악화된 사건과 관련

된 각성과 반응에의 현저한 변화가 다음 중 두 가지 이상 나타난다:

1. 전형적으로 사람 또는 사물에 대해 언어적 또는 신체적 공격성으로 나타나는 자극에 과민한 행동과 분노의 폭발 (자극이 전혀 없거나 거의 없는데도)
2. 지나친 경계
3. 놀라는 반응이 악화됨.
4. 집중장애
5. 수면장애(예: 잠이 들거나 잠든 상태로 유지하는 것이 어렵거나 불안한 수면이 있는 경우)

E. 장애의 기간이 1개월 이상이다.
F. 증상이 임상적으로 심각한 고통이나 부모, 형제, 친구, 다른 양육자와의 관계에서 장애가 있거나 학교에서의 행동에 장애가 있다.
G. 증상이 물질(예: 약, 술)로 인하거나 다른 의학적 상태에 의한 생리적 효과로 인한 것이 아니어야 한다.

특정형
해리증상 동반: 개인의 증상이 외상후 스트레스장애의 진단기준을 만족하고, 스트레스에 반응하여 개인이 지속적 혹은 반복적인 다음의 증상을 경험하는 경우

1. **이인증:** 자신이 외부의 관찰자인 것처럼 자신의 정신체계나 신체로부터 떨어져 있는 듯한 느낌을 지속적 혹은 반복적으로 경험함(예: 꿈에 있는 듯한 느낌; 자신 또는 신체의 비현실적인 감각 또는 시간이 느리게 흐르는 듯한 느낌).
2. **비현실감:** 환경에 대한 비현실적인 경험이 지속적이고 반복적으로 생김(예: 개인을 둘러싼 세계가 비현실적이고 꿈과 같고, 멀게 또는 왜곡된 것으로 경험됨).

    주: 이 subtype을 사용하기 위해서는 해리적 증상들이 물질(예: 의식상실, 알코올중독)로 인하거나 다른 의학적 상태(예: 복합부분발작)에 의한 생리적 효과로 인한 것이 아니어야 한다.

특정형
지연된 표현형: 사건 이후 적어도 6개월 이상이 지난 후에 모든 기준을 만족할 때(비록 증상들 중 일부분의 발생 시점과 발현은 즉각적일 수 있음)

ICD-10 및 한국 표준 질병 사인 분류

F43.1 외상후스트레스장애 Post-traumatic stress disorder
    외상성 신경증Traumatic neurosis

감별진단: 급성 스트레스장애, 적응장애, 해리장애, 전환장애, 보상성 신경증, 공황장애, 범불안장애 등 다른 불안장애, 강박장애, 성격장애, 기질적 정신장애, 뇌외상, 약물 또는 물질 중독, 알코올중독 등과 감별진단해야 한다. 그러나 이런 장애들과 병존할 때가 많다. 기타 인위성 장애, 꾀병, 경계형 인격장애, 조현병, 우울증 등과 감별해야 한다.

6. 경과 및 예후

증세는 사건이 발생한 지 얼마 후에 나타나기 시작한다. 대개 1주후부터 나타나나, 30년이 지난 후에도 나타날 수 있다. 증상은 시간에 따라 유동적이나, 스트레스가 있을 때 악화된다. 30%가 회복하며, 40%는 경한 증상을, 20%는 중등도 증상을 겪으며, 10%는 증상이 변하지 않거나 악화한다.

예후가 좋은 조건은 급성 발병일 때, 증상 기간이 짧을 때(6개월 이내), 병전 기능이 좋을 때, 사회적 지지가 강할 때, 다른 정신과적·내과적 장애가 없을 때 등이다. 나이가 너무 어리거나 너무 많으면 또는 과거에 정신과적 장애가 있을 때는 예후가 나쁘다.

7. 치료

외상 직후 사회적 지지 조직들과의 접촉과 대화, 약물치료 등으로 대처한다. 원하지 않는 사람에게, 개인적으로든 집단적으로든 외상 경험에 대한 진술debriefing은 스트레스를 악화시키는 경향이 있어 권장되지 않는다. 증세가 심한 경우에는 입원하여 지지적 정신치료 및 사회복귀를 위한 재활치료rehabilitation therapy를 시도해야 한다.

증상이 심하거나 자살이나 폭력의 위험이 있으면 입원시킨다.

외상 직후에는 단기간 위기개입crisis intervention 기법이 사용된다. 교육, 대응전략의 발전, 사건 받아들이기, 안도시킴 등을 시행한다. 환자가 재난을 부인하려는 충동을 극복하게 해주고, 안심시키고, 이완하도록 돕는다. 친구나 가족이 돕도록 한다. 지역사회 또는 정부가 도와야 할 때도 있다. 초기에는 수면제를 써서라도 잠을 자게 하는 것이 중요하다. 환자에 따라 환자가 외상 경험을 돌이켜 보고 관련된 감정을 제반응abreaction하고 외상경험을 재구성해 보고 미래에 대해 계획을 세우도록 하는 것이 긴요하다. 외상경험을 공유하고 상호 지지하는 집단치료가 도움이 되는데, 특히 전장에서 귀환한 군인들이나 자연재해 피해자들에게 효과적이다. 부부문제인 때는 가족치료도 도움이 된다.

증세가 가벼운 경우에는 발병 초기에 적절한 약물 및 단기정신 치료를 실시하여 가능한 한 빨리 이전의 생활로 돌아가게 하는 것이 좋다. 특히 전쟁 중에 발병한 경우에는 후방 병원에 입원시키기보다 전방 의무대에서 치료하고 곧 일선에 복귀시키는 것이 좋다고 한다.

약물치료

약물치료는 전체 치료 프로그램에 통합되어 시행되어야 한다. 현재 paroxetine 또는 sertraline 등 SSRI들이 가장 효과적인 것으로 인정받고 있다. 이들은 특히 우울증과 침범적 사고와 수면장애에 효과적이다. 삼환계 항우울제(특히 imipramine과 amitriptyline)가 재경험, 과경각 증상에 효과적이나 마비감numbing에는 제한적이다. 용량은 우울증 치료 때와 같고, 치료기간은 최소 8주간이다. 효과가 없으면 최소 1년간 유지치료한다. 최근 SNRI, MAO 억제제, 항경련제, clonidine과 propranolol도 좋다고 한다. 환자가 격정을 보이면 단기적으로만 항정신병 약물을 쓸 수도 있다. Bezodiazepine을 불안증상과 수면장애에 사용할 수 있으나, 학습을 방해하여 증상을 악화시킬 수 있고 습관성이 있어 단기간 사용해야 한다. Prazosine(α_1 수용체 길항제)이 외상 후 악몽에 효과적이라는 연구가 있으나 아직 확실하지는 않다. 제2세대 항정신병 약물도 단독으로 또는 다른 치료와 병용으로 사용될 수 있다.

소아에게 SSRI를 사용하는 것은 신중해야 한다. (과각성, 이자극성, 불면증, 주의집중장애 등을 야기할 수 있기 때문이다.) CBT를 우선적으로 시행해 보고 필요할 때 약물치료를 추가한다.

정신사회적 치료

외상의 장소에서 멀리 떨어지게 하여 안전감을 갖도록 하는 것이 중요하다. 또한 치료자와 신뢰의 관계를 맺는 것이 중요하다.

인지행동치료cognitive-behavioral herapy; CBT가 불안을 통제하고 사고장애를 치료하는 데 가장 흔히 권장된다. 특히 structured trauma-focused CBT를 stress inoculation training과 더불어 시행한다. 목표는 외상을 소거extinction하도록 감정처리를 하고, 회피행동을 줄이고, 부정적 감정반응을 감소시키는 것이다. 또한 외상의 결과 생긴 자신과 안전에 대한 왜곡된 신념을 인지적으로 교정한다. 초기 PTSD에 대한 정신교육psychoeducation도 필요하다. Stress management, 호흡법, 이완relaxation 기술도 교육한다.

기타 행동치료, 인지치료, 최면술 등도 사용된다. 외상경험에 대해 글을 쓰게 하는 cognitive processing therapy(CPT)도 효과가 있다. 기타 행동치료는 상상기법imaginational technique을 사용하거나 실제 노출in vivo exposure시키는 것이다. 이 노출은 급히 강하게(implosion therapy) 하거나 점진적 내지 체계적으로(체계적 탈감작법) 할 수 있다. 그 후 이완시킨다. 스트레스 대응에 대한 인지치료도 효과적이다. 이완이나 인지치료는 스트레스 관리에 해당된다.

가족치료, 대인관계치료, 역동정신치료 등이 효과 있다는 보고도 있다. 전투에 참가하였던 재향군인들에게 집단치료와 가족치료가 도움이 된다.

Eye movement desensitization and reprocessing (EMDR): 괴로운 기억(장면)을 회상하는 동안 양 눈을 좌우로 움직이는 것이다. 그 핵심은 여러 가지 양측 감각 정보를 받는 것bilateral sensory input이다. 치료기전에 대해 안구의 움직임보다 노출에 의한 것이라는 견해가 있다.

V. 급성 스트레스장애

1. 개념

PTSD와 같지만 장애 관련 기간만 차이가 나는 질환이다. 즉 외상사건 후 4주 이내 나타나고 2일에서 4주 사이에 회복한다. PTSD의 전구상태라 할 수 있다. ICD-10에서는 급성 스트레스반응acute stress reaction, DSM-5-TR에서는 급성 스트레스장애acute stress disorder라고 부른다.

2. 역학

최근 외상에 노출된 사람들 중 사건의 내용과 이를 평가하는 상황에 따라 발병률이 다양하다. 폭행과 무관한 외상 사건 후에는 20% 이하로, 교통사고 후에는 13~21%, 경한 뇌외상mild traumatic brain injury의 경우에는 14%, 폭행 후에는 19%, 심한 화상 후에는 10%, 산업사고 이후에는 6~12%였다. 습격, 강간, 대량살상의 목격 같은 대인관계상의 외상사건 후에는 20~50%로 높은 빈도를 보인다.

3. 원인

이 장애의 원인은 외상경험으로 PTSD에서와 같다. 위험인자는 과거 정신장애의 병력, negative affectivity (neuroticism), 외상사건의 심각성에 대한 과장된 지각(파국적 평가), 과민성(예: acoustic startle reasponse), 회피적 대응방식 등이다. 여성에서 잘 발생한다.

4. 임상양상

증상은 PTSD에서와 유사하나(진단기준 참조), 기간과 경과에 있어 차이가 있다. 즉 한 가지 이상의 외상 사건에 노출된 후에 PTSD보다 일찍(사건 후 4주 이내) 나타나고 2일에서 4주 사이에 회복한다.

5. 진단

DSM-5-TR

F43.0 급성 스트레스장애 Acute Stress Disorder

PTSD의 A항 증상, 침습증상(PTSD의 B의 1~4 증상), 부정적 기분[긍정적 감정(행복, 만족, 사랑)을 지속적으로 경험하지 못함], 해리증상(자신이나 자신을 둘러싼 환경에 대한 현실을 다르게 인지함, 외상성 사건의 중요한 측면을 기억하지 못함), 회피증상(외상과 관련되는 고통스런 기억, 생각, 느낌을 피하려는 노력, 외상과 관련되는 고통스런 기억, 생각, 느낌을 각성시키는 사람, 장소, 대화, 활동, 사물, 상황 등을 피하려는 노력), 각성증상(수면장애, 과민한 행동 또는 분노의 폭발, 지나친 경계, 집중의 어려움, 과장된 놀람 반응) 등이 나타난다. 장애의 기간이 외상 노출 후 3일에서 1달 이내이다. 그리고 장애가 임상적으로 심각한 고통이나 사회적·직업적 기타 중요한 기능 영역에 장애를 야기시킨다. 또한 장애는 물질(약물, 알코올)이나 일반적인 의학적 상태의 직접적인 생리적 효과(경미한 외상성 뇌손상)로 인한 것이 아니며, 단기 정신병적 장애로 더 잘 설명되지 않아야 한다.

ICD-10 및 한국 표준 질병 사인 분류

F43.0 급성 스트레스반응 Acute stress reaction

급성 위기 반응Acute crisis reaction, 스트레스에 대한 급성반응Acute reaction to stress, 전쟁피로Combat fatigue, 위기상태 Crisis state, 정신적 쇼크Psychic shock

감별진단: 적응장애는 보통 정도의 스트레스에 의한 장애이다. 급성 스트레스장애가 4주 내 회복한다는 점에서 PTSD와 다르다. 증상이 4주 이상 지속된다면 PTSD로 진단을 바꿀 것을 고려해야 한다. 공황장애는 공황발작이 예측하지 않는 상황에서 나타난다는 것과 미래 발작에 대한 두려움이 있다는 점에서 급성 스트레스장애와 다르다. 기타 해리성 장애, PTSD, 강박장애 등과 감별해야 한다. 플래시백은 정신병의 환각이나 착각과 감별해야 한다. 뇌외상 시[traumatic brain injury(TBI) 또는 뇌진탕후 장애postconcussive disorder]에는 회피행동이나 재경험은 없으며 지속적 지남장애와 혼동이 뚜렷한 편이다.

6. 경과 및 예후

급성 스트레스장애에서 가장 관심 있고 중요한 것은 PTSD로의 이환이다. PTSD 환자들의 약 반수에서 이전에 급성 스트레스장애를 가진다.

7. 치료

전술한 PTSD 치료에 준한다. 완전한 PTSD로의 이환을 예방하기 위해 인지행동치료를 한다. 외상 직후 β-blocker를 사용하면 PTSD로의 이환을 예방하는 데 도움이 된다고 한다. 불안상태가 심하면 benzodiazepine을 단기간 사용한다.

VI. 적응장애

1. 개념

적응장애適應障碍 adjustment disorders는, 삶을 위협하는 수준이 아닌, 어떤 일상적 정신사회적인 스트레스 요인을 겪은 후 일정 기간 이내에(DSM-5-TR 기준은 3개월 이내, ICD-10은 1개월 이내) 발생한 임상적으로 의미 있는 우울증, 불안 같은 감정적 장애 또는 업무장애 같은 행동적 장애 등 비적응적 반응maladaptive reaction을 말한다. 이때 환자는 그 정신적 스트레스 요인의 크기에 비해 사회적으로나 직업적으로 지나친 정도의 기능적 장애를 나타낸다. (이전 장애의 재발 악화가 아니며, 정상적 애도가 아니다.) 그러나 원인이 해소된 후에는 비적응적 반응이 6개월 이내에 없어진다. 또한 정신적 스트레스가 지속되는 경우라 하더라도 새로운 차원에서 적응이 이루어질 수 있으면 그 장애가 없어질 수 있다. 주 증상에 따라 5개의 아형(진단기준 참조)이 있다.

2. 역학

역학조사는 드물지만 이 장애는 매우 흔하다고 본다. 남녀 비율은 1:2 정도로 여성에 많다. 어떤 연령층에서도 생길 수 있으나, 20대 중반과 30대 초반에 가장 많다. 정신과 내원 환자들 중 5~20%를 차지한다. 또한 의학적 질병이 적응장애를 일으키는 흔한 원인이기 때문에 종합병원의 타 과에서 정신과에 의뢰된 환자 중 적응장애 환자가 많다. 한 연구에 의하면 3년 이상 병원에 입원한 환자 중 5%가 적응장애를 가지고 있다고 한다.

3. 원인

대부분의 사람은 웬만한 정신적 스트레스에 대해 탄력성resilience으로 잘 견뎌낸다. 그러나 취약성을 가진 개인의 경우, 정신적 스트레스에 의해 적응장애가 발병할 수 있다. 정신적 스트레스는 이혼같이 한 가지 사건일 수도 있고, 직업상의 어려움과 가정생활에서의 문제점이 복합적으로 작용하는 경우도 있다.

가장 흔한 스트레스 요인은 소아·청소년기에서는 학업, 부모의 배척, 부모의 이혼, 친구문제, 물질남용 등이고, 성인의 경우 결혼문제, 이혼, 새로운 곳으로의 이주, 경제문제 등이다. 기타 신체적 만성질환, 이웃과의 불화, 천재지변, 사업실패, 직장에서의 은퇴, 인종적·사회적 및 종교적 박해, 연령에 따른 변화(입학, 집 떠나기, 결혼, 출산, 취직, 은퇴) 등이 개인에 따라서 정신적 스트레스로 작용될 수 있다(그림 16-2). 여러 스트레스가 시간에 따라 중첩되다 보면, 취약성을 가진 개인에게 어느 시점에 이르러 적응장애가 발생하는 것이다.

취약성은 유아 때 부모의 상실 등 과거 경험과 연관된다. 초기 발달과정 중 어린이는 스트레스 사건에 반응하는 데 독특한 방어기제를 갖게 되는데, 충격 경험이 많을수록 아이는 더 미숙한 방어기제를 갖게 된다. 성격장애 또는 기질성 정신장애가 있을 때 스트레스에 대한 감수성이 증가되어 적응장애가 일어나기 쉽다. 가족연구는 이 장애에 유전성이 있다고 하며, 이는 외

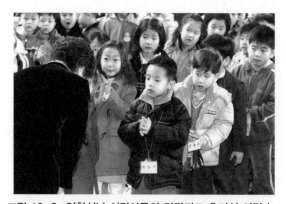

그림 16-2 입학식날 어린이들의 긴장되고 호기심 어린 눈. 입학은 낯선 세계로 들어가는 새로운 경험으로, 어린이들에게 적응해야 할 새로운 정신사회적 스트레스를 부과한다. (from Wikipedia)

상경험에 대한 반응에 있어 유전적 통제가 있음을 시사한다.

또한 개인별로 스트레스가 주는 의식적·무의식적 의미가 크게 다르다. 그러나 스트레스의 심한 정도가 이후 병의 심한 정도를 예측하게 해주지는 않는다.

4. 임상양상

정신적 스트레스를 계기로 성인에서는 우울이나 불안 또는 이들이 혼합되어 나타날 수 있고, 사회적·직업적 기능장애가 나타날 수 있다. 이에 수반되어 수면장애가 있으며, 흔히 강박행동도 나온다. 환자들의 하루 일과의 규칙성이 깨지고, 입맛이 없거나 너무 먹거나 하며, 약물, 술, 담배 남용을 하기도 한다. 그리고 친구들이나 가족에게서 멀어지고 고독해지기 쉽다.

청소년의 경우 흔히 행동장애로 나타난다. 특히 학업(또는 직업)에 장애가 나타나는 경우는(우리나라에서는 흔한 문제가 되고 있는데), 대체로 성적 저하로 문제가 나타난다.

흔한 양상은 시험에 대한 불안을 느끼고, 논문이나 보고서를 쓰기가 어렵고, 그림을 그리거나 연주하기가 불가능하고, 공부 또는 작업에 집중할 수가 없고, 공부 또는 작업을 회피하고자 하는 행동을 의식적으로 막을 수가 없다. 그러나 공부(작업)에 대해 생각하지 않을 때는 고통이 없고, 지적 능력이나 학업능력 또는 기술은 그대로 남아 있고 본인도 노력은 한다.

어린이나 노인에서는 신체적 증상(두통, 요통 등)이 잘 일어난다. 그 밖에도 공격적 행동, 싸움질, 과음, 무모한 운전, 범법행위, 문화(예술품, 공공시설 등) 파괴행위 vandalism, 대인관계 회피 등이 나타날 수 있다.

적응장애를 이해하는 데는 스트레스의 성질, 스트레스의 의식적·무의식적 의미, 그리고 환자의 선행하는 취약성의 세 가지 요소를 평가하는 것이 중요하다.

5. 진단

DSM-5-TR

F43.2x 적응장애 Adjustment Disorders

정서적 또는 행동적 증상이 확인 가능한 스트레스(들)에 대한 반응으로 발생되며, 스트레스(들)가 시작된 후 3개월 이내에 나타난다. 증상의 정도에 영향을 미칠 수 있는 외부적 요건과 문화적 요소를 고려하였을 때 통상적으로 기대되는 정도보다 훨씬 심각한 고통이어야 하고, 사회적·직업적, 다른 중요 기능 영

역에서 심각한 장애가 있어야 한다. 그리고 스트레스와 관련된 장애가 다른 정신장애 진단기준을 만족하지 않아야 하며 이전에 존재하던 정신장애의 악화 소견이 아니어야 한다. 한편 증상이 사별반응으로 나타나는 것이 아니다. 그리고 스트레스 또는 그로 인한 결과가 종결되면, 증상은 그 종결 후 6개월 이상 지속되지 않는다.

특정형으로 **F43.21 우울기분 동반형**, **F43.22 불안 동반형**, **F43.23 혼합성 불안우울기분 동반형**, **F43.24 행실장애 동반형**, **F43.25 감정 및 행실 혼합장애 동반형**, **F43.20 비특정형** 등을 두고 있다.

ICD-10 및 한국 표준 질병 사인 분류

F43.2 적응장애 Adjustment disorders
　　문화충격Culture shock, 애도반응Grief reaction, 소아에서의 병원증Hospitalism in children

감별진단: PTSD와 급성 스트레스장애와 감별해야 하는데, 감별에서 발병기간에서의 차이가 있고(적응장애는 외상사건 직후 6개월까지, 급성 스트레스장애는 3일과 1개월 사이, PTSD는 1개월 후 진단된다), 증상에서도 적응장애의 증상은 급성 스트레스장애나 PTSD의 증상기준의 역치에 모자라는 수준이다. 특히 PTSD는 그 스트레스가 일상적인 경험 범위 밖의 외상적 사건들(예: 강간, 천재지변, 항공사고, 집단수용소 수용 등) 때문에 나타난다는 점에서, 정신적 외상뿐만 아니라 신체적 내지 신경계 장애가 동반될 수 있고, 또 대개 장애가 심하고 장기간 지속되며 외상이 재경험된다는 점에서 적응장애와 다르다.

성격장애는 스트레스에 의해 악화되지만 적응장애로는 진단되지 않는다. 그러나 스트레스에 의해 새로운 증상(예: 편집성 성격장애에서 우울증이 나타남)이 나타나면 적응장애로 진단한다. 그 밖에 우울장애, 단기반응성 정신병, 범불안장애, 신체화장애, 약물남용, 행동장애, 주체성장애, 학업장애 등과도 감별해야 한다. 단순한 사별반응uncomplicated bereavement은 일시적으로 사회적 또는 직업적 기능장애를 일으키지만, 이는 사랑하는 사람을 상실하였을 때의 정상적인 예측된 반응expected reaction으로 적응장애와는 감별된다.

6. 경과 및 예후

정신적 충격을 받은 지 3개월 이내에(ICD-10은 1개월 이내) 시작하며, 6개월 이상 지속되지는 않는다. 만일 충격이 직업을 잃는 것과 같이 급성적 사건일 때는 장애의 발병은 수일 내에 일어나며, 스트레스가 소실되면 장애기간은 6개월을 넘지 않는다. 그러나 만성 신체질환같이 장기간 지속되는 만성 스트레스가 있어서 정신적 충격이 지속된다면 적응의 새로운 단계를 성취하기까지 증상이 6개월 이상 지속될 수 있다. 만일 적

응장애의 증상들이 스트레스가 소실되었는데도 6개월 이상 지속된다면, 다른 정신장애로 진단되어야 한다. 17% 이내에서 만성적 경과를 밟는데, 이 경우 예후가 좋지 않다. 청소년은 성인보다 회복시간이 더 오래 걸리며, 나중에 주요우울증이나 물질 관련 장애로 이행할 수 있다.

7. 치료

적응장애에 대한 치료방법은 대개 단기 정신치료, 인지치료 등이다. 비슷한 경험을 한 사람들끼리 집단치료를 해도 효과적이다.

정신치료를 통해 첫째, 정신적 충격stressor의 사건을 해결해 주도록 한다. 둘째, 정신치료를 통해 충격적 사건이 개인에게 어떤 의미를 지니고 있으며, 어린 시절 받았던 외상적 경험과 어떤 상관관계가 있는가를 이해시켜 준다. 이와 같은 정신치료의 이론적 근거는, 현재의 증상이 어렸을 당시의 적응을 시도하였던 방식과 연관성이 있다는 데 있다. 또한 품행장애로 나타나는 적응장애일 경우에는 단순히 구출해 주려고 하지 말고, 그들이 일으킨 행동 결과에 대한 책임감을 느끼게 해주고 감정적으로도 성숙할 수 있도록 도와주어야 한다.

치료자는 치료과정 중에서 이차적 이득 문제도 염두에 두어야 한다. 무심한 지지나 이해 등은 질병행동illness behavior 등을 유발할 수 있기 때문이다.

위기개입crisis intervention은 단기치료로서 지지, 암시, 재확인, 환경변화, 단기입원 등을 사용해서 스트레스 상황을 해결하도록 도와주는 것이다. 이 치료에서는 융통성이 핵심적이다.

약물도 도움이 되는데, 불안증상이 심할 때는 benzodiazepine 계통의 항불안제를 사용하고, 불면증에는 수면제를, 우울증이 있을 때는 항우울제를 사용하도록 한다. 약물은 가능한 한 단기간 사용한다.

VII. 지속적 애도장애

1. 개념

지속적 애도장애prolonged grief disorder는 중요한 사람의 죽음 이후 12개월이 경과된 이후에도 지속적인 비적응적인 애도반응이 진행되는 경우 진단할 수 있다. 이는

DSM-5-TR에 새로이 등재된 장애이다.

가족 등 사랑하는 사람을 잃은 슬픔은 누구나 느끼는 자연스러운 감정이다. 그래서 가까운 사람을 잃은 슬픔을 과연 병으로 보는 것이 옳은가에 대한 논쟁은 오래전부터 있었다. 지연된 애도반응은 complicated grief, traumatic grief, 또는 persistent complex bereavement disorder라고 불리었다. DSM-IV와 ICD-10에서는 정상애도와 지연된 애도를 구분하지 않았다. DSM-5에서는 persistent complex bereavement disorder는 'condition for further study'에 포함되었다. 그러나 이런 슬픔이 우울증과는 다른 양상을 지닌다는 주장과 연구결과가 설득력을 얻어, 2018년 ICD-11에, 2022년 DSM-5-TR에 지속적 애도장애라는 새로운 병명으로 등장하게 되었다.

2. 역학

현재 지속적 애도장애에 대한 유병률은 알려지지 않았으며 향후의 연구가 필요하다. 상실을 경험한 사람의 10~20%가 지속적*prolonged*이고 심한 애도 반응을 보였다. 여성에서 다소 흔하다.

3. 원인

상실에 대한 비정상적 애도반응이다. 지속적 애도장애 발병의 위험인자로는 유산, 소아기 분리불안, 통제적인 부모, 사망자에 대한 긴밀한 의존관계, 불안정 애착 등이 있다. 어린이의 사망, 폭력적 또는 예상치 못한 사망, 그리고 경제적인 스트레스에 의해 증가된다. 지속적 애도장애는 배우자의 사망 또는 자녀의 사망 이후에 유병률이 더 높다.

4. 임상양상 및 진단

주된 증상은 망자에 대한 강한 동경, 망자에 대한 생각이나 기억에 집착, 정체성 혼란, 사망을 받아들이지 못함, 강한 슬픔, 정서적 통증 등이다. 기타 정서적 무감각*emotional numbness*, 자살사고의 증가, 죽음을 상기시키는 것을 회피함, 이전의 대인관계 및 사회활동을 회복하지 못함, 인생에 대한 무의미, 외로움 등이 있다. 기능장애가 심하고, 삶의 질이 현저히 떨어진다. 건강에 해로운 질병 행동을 보이고, 의료기관을 이용하지 않아 고혈압, 심장질환이 증가하고 면역기능의 저하로 암의 위험이 높아진다.

DSM-5-TR

F43.8 지속적 애도장애*Prolonged Grief Disorder*

A. 적어도 12개월 전(소아나 청소년은 적어도 6개월 전)에 가까운 사람의 사망이 있다.

B. 사망 이후 다음 증상 중 하나 이상이 거의 매일, 그리고 임상적으로 유의한 정도로 애도 반응이 발생된다. 또한 증상(들)이 적어도 지난 한 달간 거의 매일 발생하였다:

1. 사망자에 대한 강한 갈망/동경
2. 죽은 사람에 대한 생각이나 기억에 집착한다(소아나 청소년의 경우는 집착이 사망의 상황에 초점이 맞추어질 수도 있음).

C. 죽음 이후 다음 증상 중 3개 이상이 거의 매일, 그리고 임상적으로 유의한 정도로 나타난다. 또한 증상들이 적어도 지난 한 달간 거의 매일 발생하였다:

1. 정체성 혼란(예, 마치 자신의 일부가 죽은 것 같은 느낌)
2. 그 죽음에 대한 강한 불신감
3. 그 사람의 죽음을 상기시키는 것을 피한다(소아나 청소년의 경우는 상기시키는 것을 피하려는 노력이 특징적일 수 있다).
4. 그 죽음과 관련된 강한 정서적 고통(예: 분노, 쓰라림, 슬픔)
5. 그 죽음 이후에 자신의 관계들과 활동을 회복하는 데 있어 어려움(예: 친구관계, 흥미를 추구하는 것, 미래에 대한 계획의 문제)
6. 그 죽음의 결과로 정서적 무감각(정서 경험이 없거나 현저히 감소함)
7. 그 죽음의 결과로 인생은 무의미하다는 느낌
8. 그 죽음의 결과로 강한 외로움

D. 장애가 사회적, 직업적 및 기타 중요한 기능 영역에서 임상적으로 심각한 소통과 장애를 유발한다.

E. 사별 반응의 기간과 심각도가 각 개인의 문화와 맥락에 대해 예상되는 사회적, 문화적, 종교적 기준을 확실히 상회한다.

F. 증상들이 주요우울장애나 외상후 스트레스장애 같은 다른 정신장애로 더 잘 설명되지 않아야 하고, 물질에 의한 생리적 효과나 다른 의학적 상태에 기인되지 않아야 한다.

이 장애는 ICD-10 및 한국 표준 질병 사인 분류에는 없다. 그러나 ICD-11에는 포함되고 있다.

감별진단: 정상적인 애도반응, 우울장애, PTSD, 분리불안장애 등과의 감별이 중요하다.

5. 경과 및 예후

전 연령층에 걸쳐 나타난다. 지속적 애도장애 증상이 있는 환자들은 자살 사고 위험이 높다. 지속적 애도장애 증상과 자살사고의 관련은 전 인생주기에서 일관되게 나타난다. 흔히 동반되는 정신장애는 주요우울장애,

PTSD 및 물질사용장애이다. 죽음이 폭력적 또는 사고 상황에서 발생한 경우 PTSD가 가장 흔하게 동반된다.

6. 치료

지속적 애도장애 환자에게 특별히 디자인된 정신치료가 효과적이라는 보고가 있다. 즉, 관계치료와 인지행동치료를 병합적으로 사용한다. 예를 들면 인지행동치료를 통해 죽음을 되돌릴 수 없다는 사실과 상실이라는 현실을 받아들이고, 사랑하는 사람이 없는 세상에서 다시 목표를 세우고 만족감을 회복하도록 하는 것이다. 특히 수면을 회복하도록 하는 것이 중요하다고 한다.

증상은 일반적으로 우울증과 PTSD의 치료에 준해서 치료한다. 이 장애를 특별히 치료하는 약물은 없다.

환자들은 흔히 도움을 찾지 않기 때문에, 고립되고 지속적 애도장애가 발생하기 쉽다. 따라서 예방하는 것이 매우 중요하다. 사별지지 집단bereavement support groups이 망자의 고립을 면하게 하고 사회적 연결성을 제공함으로써 이 장애가 발생하는 것을 예방할 수 있다.

VIII. 기타

DSM-5-TR

F43.8 기타 특정 외상 및 스트레스 관련 장애

Other Specified Trauma- and Stressor-Related Disorder

임상적으로 기능저하를 일으키지만 다른 외상, 스트레스 관련 질환의 전체 진단기준을 모두 만족시키지 못하는 경우, 그 만족시키지 못하는 특별한 이유를 의사소통하고자 할 경우에 사용한다. 예를 들어, 스트레스 요인 3개월 이후에 증상이 나타나는 지연발병의 유사 적응장애, 스트레스 요인의 지연된 기간이 없는데도 6개월 이상 증상이 지연되는 유사 적응장애, Ataque de nervios, 기타 문화증후군, 지속적 복합적 애도장애 등이 있다.

F43.9 비특정 외상 및 스트레스 관련 장애

Unspecified Trauma- and Stressor-Related Disorder

임상적으로 기능저하를 일으키지만 다른 외상, 스트레스 관련 질환의 전체 진단기준을 모두 만족시키지 못하는 경우, 그 만족시키지 못하는 특별한 이유를 명시하지 못할 경우에 사용한다. 예를 들어 특정 진단을 하기에 정보가 충분하지 않는 경우이다.

ICD-10 및 한국 표준 질병 사인 분류

F43.8 심한 스트레스에 대한 기타 반응

Other reactions to severe stress

F43.9 심한 스트레스에 대한 상세불명의 반응

Reaction to severe stress, unspecified

참고문헌

권준수, 김재진, 남궁기 편역(2015): DSM-5 정신질환의 진단 및 통계편람. 서울, 학지사, pp.283~300.

신의진(2013): 소아청소년 정신의학. 민성길(편), 최신정신의학(제6판). 서울, 일조각, pp.625~668.

정문용(2013): 외상 및 스트레스 관련 장애. 민성길(편), 최신정신의학(제6판). 서울, 일조각, pp.388~404.

재난 정신건강위원회 편(2015): 재난과 정신건강. 서울, 학지사.

Almlia LM, Fania N, Alicia K, et al(2013): Genetic approaches to understanding post-traumatic stress disorder. The International Journal of Neuropsychopharmacology doi: 10.1017/S1461145713001090.

American Psychiatric Association(2022): Diagnostic and statistical manual of mental disorder. 5th ed-text revision. American Psychiatric Association, Washington D.C.

Andreasen NC, Warek P(1980): Adjustment disorders in adolescents and adults. Arch Gen Psychiatry 37:1166~1170.

Black DW, Andreasen NC(2022): Introductory Textbook of Psychiatry. 7th ed. American Psychiatric Association Publishing, Washington D.C.

Boland R, Verduin ML(2022): Kaplan and Sadock's Synopsis of psychiatry. 12th ed. Wolters Kluwer, Philadelphia, pp.429~437.

Galea S, Ahern J, Resnick, et al(2002): Psychological sequelae of the September 11 terrorist attacks in New York City. N Eng J Med Special Report 346:982~987.

Hales RE, Yudofsky SC, Roberts LW eds(2014): Textbook of psychiatry. 6th ed. American Psychiatric Publishing, Washington D.C.

Herman J(1997): Trauma and recovery: The aftermath of violence from domestic abuse topolitical terror. Basic Books, New York.

Levy-Gigia E, Szabóa C, Kelemenc O, et al(2013): Association among clinical response, hippocampal volume, and FKBP5 Gene Expression in Individuals with post-traumatic stress disorder receiving cognitive behavioral therapy. Biological Psychiatry 74:793~800.

Lyoo IK, Kim JE, Yoon SJ, et al(2011): The neurobiological role of the dorsolateral prefrontal cortex in recovery from trauma. Longitudinal brain imaging study among survivors of the South Korean subway disaster. Arch Gen Psychiatry 68:701~713.

Min SK, Lee CH, Kim JY, et al(2011): Posttraumatic stress disorder in former comfort women. Israel Journal of Psychiatry and Related Science 43:161~169.

Newcorn JH, Strain J(1992): Adjustment disorder in children and adolescents. J Am Acad Child Adolesc Psychiatry 31:318~326.

Roth S, Newman E, Pelcovitz D, et al(1997): Complex PTSD in victims exposed to sexual and physical abuse: Results from the DSM-IV field trial for Posttraumatic Stress Disorder. Journal of Traumatic Stress 10:539~555.

Szuhany KL, et al(2021): Prolonged Grief Disorder: Course, Diagnosis, Assessment, and Treatment. Focus 19:161~172.

Zeanah CH, Scheeringa M, Boris NW, et al(2004): Reactive attachment disorder in maltreated toddlers. Child Abuse & Neglect 28:877~888.

17

해리성 장애 *Dissociative Disorders*

I. 개념

해리성 장애解離性障碍 *dissociative disorders*란 의식, 기억, 정체성, 감정, 지각, 신체표상, 운동통제, 행동 등에서 정상적 통합이 와해되거나 부분으로 단절된 상태이다. 해리증상은 양성 해리증상과 음성 해리증상 두 가지로 구분된다. 양성 해리증상은 통제받지 않고 의식과 행동에 침범하여 주관적 경험에서 연속성을 잃게 한다. 예를 들어 정체성의 분할, 이인증, 비현실감 등이다. 음성 해리증상은 기억상실에서처럼, 정보에 접근하거나 정신기능을 통제하는 것이 불가능해진 상태이다. 이 현상은 외상에 대한 하나의 반응형태로 흔히 나타나나, 병으로서는 잘 인식되지 않고 있다.

해리란 기본적으로 외상경험에 대한 방어로 나타난다고 본다. 해리증상은 과거 외상적 경험, 특히 신체적 및 성적 학대를 받은 경험과 관계가 있다. 즉 해리를 통해 환자는 외상을 경험한 현장으로부터 격리되고, 외상경험을 인생 전체의 상황에서 마음으로 정리하는 것을 연기시킨다.

억압*repression*은 갈등, 용납되지 않는 욕구 등에 대한 수직적 억압으로 갈등이나 욕구가 가장된 증상이나 꿈이나 실수로 나타나나, 해리는 경험된 외상에 대한 기억이 수평적으로 나뉘면서 그 일부가 상실되는 점에서 다르다. 따라서 해리장애는 외상 및 스트레스 관련 장애와 비슷하며, PTSD에서도 기억상실, 플래시백, 멍함*numbing*, 이인증/비현실감 등 해리증상이 나타나기도 한다. 해리현상은 경계형 성격장애, 신체증상장애 등에서

도 흔히 관찰된다.

해리는 스펙트럼으로 나타난다. 즉 정상적 수준의 해리증상도 있다. 예를 들어 대화 중 잠깐 의식이 다른 곳에 가 있는 경우, 소위 'highway hypnosis', 백일몽, 최면이 잘 걸리는 경향 *hypnotizability* 등은 정상적이다. 의도적인 해리도 있는데, 예를 들어 최면, 명상 등이다. 이런 경우 해리는 적응적이다. 그러나 해리장애가 있는 환자가 정상인보다 항상 최면에 더 잘 걸리지는 않는다.

DSM-5-TR 해리성 장애*dissociative disorders*

전에는 이를 히스테리신경증 해리형*hysterical neurosis, dissociative type*이라 불렀다. DSM-Ⅳ에서는 이를 해리성 기억상실, 해리성 둔주, 해리성 정체성 장애, 이인성 장애 등 크게 네 가지로 분류하였고, 히스테리성 전환장애는 신체형 장애에 포함시켰다. DSM-5에서는 해리현상을 나타내는 해리장애들을 한 큰 범주에 포함시켰다.

ICD-10 및 한국 표준 질병 사인 분류

F44 해리[전환]장애*Dissociative [conversion] disorders*

이 장애에 전체 해리장애뿐 아니라 전환장애*conversion disorder*, 전환반응*conversion reaction*, 히스테리*hysteria*, 히스테리성 정신병*hysterical psychosis* 등이 포함되어 있다.

II. 해리성 정체성 장애

1. 개념

해리성 정체성 장애*dissociative identity disorder*는 양성 해리증상을 나타내는 장애이다. 즉 증상이 통제받지 않은 상태에서 의식과 자아감*sense of self*과 행동에 침범하여 주관적 경험에서 그 연속성을 잃게 한다. 대부분의 사람은 하나의 인격을 가지고 있고 하나의 자아감만을 경험하지만, 해리성 정체성 장애 환자는 2개 이상의 정체성을 나타낸다(그림 17-1).

과거에는 이러한 해리상태를 악마에 사로잡힌(빙의憑依 *possession*) 상태로 보았다. 1800년대에 J. M. Charcot와 P. Janet이 해리현상을 인식했고, 이에 대해 S. Freud가 정신분석적 설명을 하였다. 빙의 형태*possession-form*가 여러 가지이듯, 정체성이 분열되는 상태는 문화권에 따라 다양하게 나타난다. 과거 한때 이중인격장애 또는 다중인격장애多重人格障碍 *multiple personality disorder*라 부르기도 하였다. 이는 만성적 장애로 흔히 어릴 때 정신적 외상, 특히 성적 학대를 받은 사실이 원인인 경우가 많다. 이 해리현상 또는 다중인격현상은 드물었지만 대중에게 흥미를 불러일으켜, 자주 영화로도 만들어졌다. [예를 들어 1957년작 The Three Faces of Eve(이브의 세 얼굴)가 있다.]

2. 역학

빈도는 낮으나 생각만큼 드물지는 않다. 미국 성인의 경우 이 장애의 발병률은 약 1.5%이다. 어릴 때는 남녀 비슷하나 나이가 들면서 여자에서 더 많아진다. 가족력이 있을 때 발병률이 높다. 우울증, 불안장애, 물질사용, 자해, 비뇌전증성 경련 등과 같이 있는 수가 많다.

3. 원인

원인은 미상이나, 흔히 어린 시절에 성적 학대*sexual abuse*, 신체적 폭행 또는 정신적 외상(가까운 가족이나 친구의 죽음, 사고나 죽음의 목격 등), 태만*neglect* 등을 당한 경험과 관련된다고 본다. 서구에서 이 장애를 가진 환자에서 과거 소아기 때 학대를 받은 경험이 있는 비율은 90%에 달한다고 한다. 따라서 자신이 외상을 받던 상황에서 벗어날 때(예를 들어 집을 떠날 때), 자녀가 자신이 외상을 받던 나이에 도달하였을 때, 자신을 학대하던 사람이 죽거나 치명적 질병에 걸렸을 때, 이 장애가 유발되기 쉽다. 어린 시절 장기간 여러 차례 고통스러운 의학적 치료를 받은 경험, 전쟁 및 테러 등도 원인적 요인으로 보고되고 있다. 남자의 경우 전투, 수감, 신체적 및 성적 폭력 시 급성 해리상태가 잘 유발된다. (따라서 흔히 PTSD와 비교된다.)

척도상 환자에게 높은 피최면성*hyperhypnotizability*(최면에 잘 걸림)과 높은 해리성*dissociativity*이 발견된다. 부정적 환경의 영향(주변에 비슷한 환자가 있음), 그리고 외부의 지지(예: 부모나 가족, 교사 등의 도움)가 없을 때 더 잘 생긴다고 한다.

연구에 의하면 이 장애와 관련 있는 뇌부위로 안와전두피질*orbitofrontal cortex*, 해마, 해마곁이랑*parahippocampal gyrus*, 편도 등이 보고되고 있다.

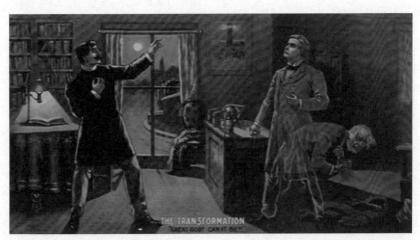

그림 17-1 『지킬 박사와 하이드 씨』. 소설이지만 이중인격을 잘 묘사하고 있다.

4. 임상양상

동일한 사람에서 두 가지 또는 그 이상의 다른 인격이 존재하며, 특정 시기에 그중 우세한 인격이 행세하며 독특한 행동을 나타내고 나름대로의 사회관계를 유지한다. 한 번에 한 인격이 그 사람의 행동을 지배하며, 한 인격에서 다른 인격으로 변할 때 이전 인격 때의 일을 망각하는 것이 보통이다. 정체성이 바뀌는 것은 대개 급격할 수 있으며 점진적일 수도 있다. 흔히 스트레스를 받을 때 변화한다. 이 해리된 인격체는 그 인격의 범위 내에서 다소의 통합능력도 있다. 임상양상은 사소한 수준의 해리현상부터 심각한 정도에 이르기까지 다양하다. 개인의 동기, 스트레스 정도, 내적 갈등과 역동, 감정적 탄력성resilience, 환자가 속한 문화 등에 따라 다양하게 나타난다. 비뇌전증형 발작이나 전환증상들이 나타날 수 있는데, 특히 비서구적 문화권에서 그러하다. 대개 환자는 자신의 장애를 극소화하려 한다.

일반적인 증상은, 자아-이질적ego-dystonic인 해리된 목소리(어린 목소리, 우는 소리, 영의 목소리 등), 해리된 행동과 말, 침범적 생각들, 평소와 다른 감정 및 충동 등이, 의식기능과 자아감sense of self에 대해 갑자기 통제 없이 침범하는 것이다. 그 변화는 급격하고 극적이다. 개인의 주체성sense of agency이 와해되고 자아감이 변화하여, 자신의 말과 행동을 다른 사람이 관찰하는 듯한 느낌을 갖기도 한다. 태도, 외모, 기호(음식, 옷차림) 등이 갑자기 바뀌었다가 다시 돌아오기도 한다. 자신의 신체가 자기 것이 아닌 것처럼, 예를 들어 어린아이가 된 것처럼, 다른 성으로 바뀐 것처럼, 또는 거대한 신체나 근육질의 사람인 것처럼 느끼기도 한다. 횡적으로 자른 듯, 즉 느낌이 자신의 몸으로부터 분리된 것 같은, 이인증과 비현실감 등 지각의 장애가 나타난다. 때때로 기능적인 신경학적 증상들도 나타난다.

기억상실은 과거 인생(출생, 고향, 결혼, 출산, 가족, 직업 등)에 대한 기억상실, dependable memory(그날 있었던 일, 운전, 컴퓨터 등 평소 직업기술)의 장애, 매일의 생활 중에서 기억하지 못하는 일을 발견하는 것(쇼핑백에 설명할 수 없는 물건이 발견됨, 자신이 쓰거나 그린 것임에 분명한 혼란스런 글이나 그림이 발견됨) 등으로 나타난다.

흔히 진찰 시 별다른 점이 발견되지 않을 수 있으나 자세한 면담과 기억상실의 과거력, 그리고 일기에 나타난 증거들을 통해 다중인격임을 알 수 있다.

다중인격multiple personality이라는 용어는 DSM-5-TR에서는 병명으로 사용하지 않는다. 다중인격 때 다른 인격들은 여러 가지 모습으로 나타나는데, 성별, 연령, 인종에 상관없이 다양하게 나타난다. 여러 인격이 존재하는 경우라도 진단 시에는 그 일부만 발견되며 나머지는 치료 중에 발견되기도 한다. 각각의 인격에 따로 이름이 있기도 하다. 지배적인 인격이 있을 수도 있으나 없을 수도 있다. 흔히 주인인격host personality이 치료를 받으러 오며 그 이름이 법적인 이름이 된다. 주인인격은 흔히 우울하고 불안하며 피학적이고 과도하게 도덕적인 경우가 많다. 변화된 인격은 고유의 인격과는 상반되거나 어린아이 같은 경향을 띠는 것이 보통이다. 평소의 윤리도덕관이 억압하였던 행위, 즉 윤락이나 범죄 등을 다른 인격이 되었을 때 저지르기도 한다. 『지킬 박사와 하이드 씨』의 주인공이 좋은 예이다. 다른 인격일 때의 모습이나 하였던 일을 기억하는 수도 있으나 대개 기억하지 못한다. 다른 인격을 기억하더라도 일부만 기억하며, 친구나 아는 사람으로 경험하기도 한다.

해리성 둔주fugue도 흔히 동반되는데, 자신이 갑자기 해변에, 직장에, 나이트클럽에, 또는 집에 있는 것을 발견하지만, 어떻게 그리되었는지 기억하지 못한다. 환자는 자신의 기억상실을 인지하기도 하고 인지하지 못하기도 한다. 기억상실에 대한 태도도 극소화하기도 하는 등 다양하다.

빙의형 정체성possession-form identity

무엇에 의해 빙의되었는가 하는 정체는 매우 다양하다. 대개 환자는 어떤 영spirit, 초현실적 존재, 악마, 신성 또는 외부인이 개인을 지배(점유)하고 있는 것처럼 명백히 다른 모습으로 말하고 행동하는 상태를 보인다(우리나라의 경우 신병). 예를 들면, 환자의 정체성이 전에 같은 지역사회에서 자살한 소녀의 혼령으로 대치되어 마치 그녀가 살아 있는 것처럼 말하고 행동한다. 그러나 이런 상태가 개발도상국의 농촌지역이나 또는 구미의 특정 종교적 내지 영적 집단에서 나타나는 경우 정상적인 것으로 보고 해리성 정체성 장애로 진단하지 않는다. 그러나 빙의가 자주 또는 지속적으로 일어나고, 원하지 않는데도 나타나고, 통제되지 않으며, 고통스러우며, 개인과 주변 가족, 직장, 기타 사회와 갈등을 일으키며, 환자가 속한 문화 또는 종교의 규범에 맞지 않는 시간과 장소에서 나타난다면, 빙의형 해리성 정체성 장애라 볼 수 있다.

소아의 경우 흔히 주의산만, 애착 행동 또는 외상 놀이traumatic play를 보인다. 사춘기 이후에는 여성에 많은데, 급성 해리상태[플래시백, 둔주, 기억상실, 기능적 신경학적 증상(전환), 환각, 자해행동]가 많고, 남성에서는 범죄와 폭력행동이 많이 나타난다. 흔히 생활이 문란해지거나 소아상태로 퇴행하는 모습을 보인다. 노인의 경우 기억상실 때문에 우울증, 강박장애, 편집증, 인지장애 등을 호소하면서 병원을 방문하는 수가 많다.

해리성 정체성 장애 환자의 70% 이상에서 자살시도
가 발견되며, 자해도 흔하다. 문제는 과거의 자살시도
에 대해 기억상실이 동반되는 수가 많아 평가가 어렵다
는 것이다.

설명할 수 없는 신체증상(두통 등)도 흔히 호소된다.
소수에서는 일시적으로 환각 같은 정신병적 증상이 나
타나기도 하지만, 병식이 있어 정신병적 장애와 감별된
다. (이 경우 pseudohallucination이라 한다.)

해리성 정체성 장애는 PTSD, 우울증, 적응장애, 신
체증상장애, 전환장애, 성격장애(특히 의존성, 회피성 및
경계성 성격장애) 등이 동반될 수 있다.

5. 진단

DSM-5-TR

F44.81 해리성 정체성 장애 Dissociative Identity Disorder

A. 정체성의 와해가 둘 이상의 분명한 인격상태로 나타난다.
이는 어떤 문화권에서는 빙의로 기술되기도 한다. 정체성의
와해는 자아감sense of self과 주체감sense of agency의 심각한
단절을 포함하고, 관련된 정서, 행동, 의식, 기억, 지각, 인
지, 그리고/또는 감각–운동 기능에서의 변화를 동반한다.
이런 징후와 증상은 다른 사람에 의해서 관찰되거나 개인에
의해서 보고될 수 있다.

B. 매일의 사건, 중요한 개인적 정보, 그리고/또는 외상적 사건
들에 대한 기억에서의 빈번한 공백들이 있는데, 이는 일상적
건망과는 다르다.

C. 증상들이 임상적으로 유의한 고통과 사회적·직업적 또는
기타 기능의 중요한 영역들에서 장애를 초래한다.

D. 장애가 널리 받아들여지고 있는 정상적인 문화적 또는 종교
적 수행이 아니다.

주: 소아의 경우 증상들이 상상적 놀이친구나 기타 공상적
놀이로 더 잘 설명되지 않는다.

E. 증상들이 어떤 물질(예: 알코올중독 때의 블랙아웃이나 혼란
행동)의 생리적 효과 또는 다른 의학적 상태 때문이 아니다.

ICD-10 및 한국 표준 질병 사인 분류

F44.8 기타 해리[전환]장애 Other dissociative [conversion] disorders
중에서 다중인격Multiple personality에 해당

감별진단: 감별진단할 질환은 기타 특정 해리성 장애, 주요우
울증, 양극성 장애(특히 Ⅱ형 양극성 장애), PTSD, 강박장애,
정신병적 장애, 물질/약물 유도성 장애, 인격장애, 전환장애,
경련성 장애, 인위성 장애 및 꾀병 등이다. 또한 이 장애들의
증상들이 해리성 정체성 장애에서도 다수 발견되며 진단적으로
도 공존하는 수도 많다.

6. 경과 및 예후

이 장애는 급격하게 발병하며, 다른 해리성 장애보다
예후가 나쁘다. 이 장애는 정신적 외상과 관련되어 자
주 발생한다. 어느 나이 때나 발병할 수 있으나, 흔히
소아기에 첫 발병하며 만성적이다. 예후가 나쁜 경우
는, 지속되는 학대, 중단되었다가 다시 학대를 받는 경
우, 다른 심각한 정신장애가 동반될 경우, 치료가 지연
될 경우 등이다. 조기 발병일수록 예후가 나쁘다. 그리
고 대부분은 만성화한다. 변화된 인격이 장기간 지속될
때도 있다.

7. 치료

정신치료의 목표는 마음의 조각난 상태들을 다시 통
합시키는 것이다. 환자는 해리상태를 유지하기 위해 치
료 자체를 이용할 가능성이 있으므로, 치료자는 치료목
표가 모든 해리된 인격의 조각을 드러내는 것임을 명확
히 해야 할 필요가 있다.

정신치료의 핵심은 해리된 기억을 회상해 내고 그에
관련된 감정을 처리하는 것이다. 이는 쉽게 이루어지지
않으므로 단계적으로 시행하는 것이 권장된다. 즉 먼저
환자의 일상문제나 현재 정신상태에 대해 평가하고, 치
료할 문제점을 정의하고, 기억을 회상하게 하고 정리하
게 하며, 회상된 기억정보를 통합하고, 감정반응을 조
절하고 변화시키고, 미래에 대한 것을 토론하게 한다.
이 마지막 순간에 기억상실이라는 사실에 대해 보고de-
briefing하게 하고 그 정보를 통합시키고, 조각난 각 인격
이 통합된 정보에 대해 알도록 한다.

치료과정에서 환자는 자신에게 트라우마를 가한 사람
에 대한 이미지를 치료자에게 전이할 수 있다. 이를 외
상성 전이traumatic transference라 한다.

궁극적으로는 통찰정신치료가 필요하다. 해리된 인
격들 간에 대화를 하도록 하여 재통합을 시도함으로써
전체 행동을 통제할 수 있게 하는 것이다. 증상 회복 후
에도 재발방지를 위한 지지적 정신치료를 하거나 필요
에 따라 근본적 갈등이나 유발 요인을 밝히기 위해 정신
분석치료를 시행하기도 한다.

다른 정신치료기법으로 급성기에 자유연상, 감정의 정화,
암시 또는 최면요법을 시행할 수 있다. 그러나 최면요법의 경
우, 최면으로 드러나는 정보의 획득에 관한, 그리고 그 정보의
진실성에 대한 법적인 문제가 있어 미리 신중하게 조처해 두어

야 한다.

인지행동치료의 경우 핵심은 증상을 경감시킨 후 인격과 자아의 조각난 상태들을 하나로 통합시켜 나가는 것이다.

약물치료는 특별히 증명된 바가 없다. 단지 우울증, 정서불안 등에 효과적인 항우울제나 항불안제를 써볼 수도 있다. 약물이용면담은 기억회상을 위해 사용할 수 있으나 효과는 비특정적이며 오히려 기억장애를 악화시킬 위험도 있다.

III. 해리성 기억상실

1. 개념

해리성 기억상실解離性記憶喪失 dissociative amnesia은 자전적自傳的 정보autobiographical information에 대한 회상 불능 상태가 정상범위를 넘어 임상적으로 유의하게 지속적이거나 재발하는 장애로 정의된다. 이는 단순한 건망증으로 설명할 수 없는 상태이며, 뇌기능장애 때문이 아니다. 과거에 심인성心因性 기억상실psychogenic amnesia이라고 불리던 장애이다.

2. 역학

해리장애 중 가장 흔하여, 일반인구의 1~3%에 이른다고도 한다. 미국에서 12개월유병률은 약 1.8%로 여성에 더 많다(남성 1.0%, 여성 2.6%). 30, 40대에 많고 노인층에서는 드물다. 가정 내 사건(예를 들면 배우자 학대나 아동학대)과 관련된 해리성 기억상실의 발생빈도는 대체로 일정할 것으로 생각되나, 전시나 천재지변이 있을 때 발병률이 높아진다. 전투에 참여한 군인들 중 5~20%에서 전투경험에 대해 기억상실이 있다 한다.

3. 원인

이 장애에 대한 생물학적 내지 유전학적 연구는 드물다. 흔히 신체적 및 정신사회적 스트레스와 관련하여 발생한다.

정신분석적 연구에서는 기억상실(해리)에 대해 일차적으로 방어기제에 의한 것으로 해석한다. 즉 성, 폭력, 자살 등 용납할 수 없는 욕구나 충동과 관련된 심각한 정서적 갈등, 수치, 분노, 죄의식, 절망, 배반감 등을 다루는 방법으로서 의식을 변경한다는 것이다. 해리성 기억상실의 이차적 방어는 억압repression(혼란스러운 충동

이 의식으로부터 차단된다)과 부정denial(외부현실의 일면이 의식에 의해서 무시된다)이다.

기억상실에는 일차적 이득과 이차적 이득이 있다. 예를 들어 전쟁터에서 기억상실을 일으킴으로써 당장의 불안을 회피할 수도 있으며 후방으로 후송될 수도 있다.

유발인자는 일회성 또는 반복적인 외상적 경험이다. 예를 들어 전쟁, 소아기 학대, 천재지변, 수용소 감금, 인종학살 등이다. 대개 소아기에서든 성인에서든 학대와 폭력(성폭력 포함)의 빈도가 많았거나 심하였을수록 발병할 가능성이 커진다.

상태의존적state-dependent **학습이론**: 특별한 행동(예: 운전하는 동안), 약물중독 상태(예: 술을 마심), 신경생화학적 상태(예: 쾌락과 같은 감정과 연관되어), 또는 어떤 특정 신체적인 상태(예: 어떤 꽃을 바라보는 것) 중에 학습되고 경험되는 정보는 그 상태를 재경험하는 동안에 보다 쉽게 회상될 수 있다고 한다. 예를 들어 차 내 조명스위치가 어디에 있는지에 대한 기억은 집에서 TV를 보면서보다는 운전하는 동안에 더 쉽게 기억할 수 있다. 이 이론을 해리성 기억상실에 적용하면, 고통스럽고 마음에 큰 상처를 받았던 사건 또는 배신 같은 감정 상태는 일상에서 너무 많이 벗어난 것이어서, 그 상태에서 학습한 정보는 일상에서는 기억하기가 어렵다는 것이다.

비뇌전증성 경련이나 기타 기능성 신경학적 증상들이 해리성 기억상실에 동반되기도 한다. 또한 매우 제한적이고 엄격한 전통 문화권에서는 단순한 외상사건이 없어도, 결혼에서의 갈등, 가족문제, 애착문제, 억압에 대한 갈등 등으로 해리성 기억상실이 유발될 수 있다.

4. 임상양상

해리성 기억상실의 특징은 이미 성공적으로 기억 속에 저장store되었을, 그리고 정상적으로는 쉽게 기억할 수 있는, 중요한 자전적 정보(심지어 자신의 이름까지)를 회상하지 못하는 것이다. 증상은 갑자기 나타나며 수분 내지 수일간 또는 더 이상 지속할 수 있다. 이는 기억저장이나 회상을 방해하는 신경학적 손상이나 독성에 의한 영구적 기억상실permanent amnesia과 다르다. 해리성 기억상실에서는 기억이 성공적으로 저장되었으므로 항상 다시 기억해 낼 수 있는 잠재력이 있다. 환자는 자신의 기억에 장애가 있음을 즉각 깨닫기도 하지만, 대부분의 경우 자신에게 기억상실이 있음을 인지하지 못한다.

대개 스트레스가 심하였거나 상처가 컸던 사건에서 이전에 대한 기억 등이 망각된다(사건 이전까지 잇는다). 그러나 새로운 정보를 학습하는 능력은 남아 있다. 치매와 달리 일반적 지식은 잘 유지하고 있어 생활에 지장이 없다. 다음과 같은 임상양상이 발견된다.

국소적 기억상실localized amnesia: 가장 흔한 형태로 특정 시간대의 사건을 기억하지 못하는 것이다. 그러나 일회의 외상사건보다는 범위가 넓을 수 있다.

선택적 기억상실selective amnesia: 특정 시간대의 사건 중 전부가 아닌 일부만 기억 못하는 것이다. 어떤 환자는 국소적 기억상실과 선택적 기억상실 두 가지를 다 보고하기도 한다.

전반적 기억상실generalized amnesia: 전 생애 또는 개인의 정체성을 기억하지 못하는 것이다. 이는 드물다. 이전의 세계에 대한 모든 지식(예: semantic knowledge)을 잊고, 이전의 기술(예: procedural knowledge)도 잊는다. 이 전반적 기억상실은 극심한 정서적 스트레스나 갈등에서 오기 쉬운데, 전투, 성폭력 피해 등의 경험과 관련된다고 본다. 전반적 기억상실은 급속히 발생하여, 갑자기 혼란스러워하고, 지남력을 잃고, 목적 없이 방황한다(그리하여 흔히 경찰서나 정신과 응급실로 오게 된다). 환자는 목적을 가진 여행을 하기도 하고 혼동된 방랑(둔주)을 하기도 한다(전에는 해리성 둔주라 불렀다).

체계적 기억상실systematic amnesia: 정보의 특정 범주만을 잊는 것이다(예를 들어, 소아기 성학대에 관련된 모든 기억).

지속적 기억상실continuous amnesia: 새로이 나타나는 개개의 사건을 계속 잊는 것이다.

기억상실과 더불어 환자들은 플래시백flashback(외상사건을 행동적으로 재경험하는 것), 자해행동, 자살시도, 기타 위험행동 등을 보이기도 한다. 우울증과 기능성 신경학적 증상, 이인증, 자가최면증상auto-hypnotic symptoms, 높은 피최면성hypnotizability, 성기능장애 등도 흔히 보인다.

갑작스럽게 엄습한 증상은 대개 일시적으로 지속되었다가 역시 갑작스럽게 회복된다. 환자는 기억상실을 알아차리고 그 현상에 놀라기도 하나 별로 개의치 않기도 한다. 증상 발생 당시 의식은 대개 명료하나 일부 환자에서 약간의 의식혼돈이 있을 수 있고, 불안과 우울이 동반되기도 한다.

일회의 기억상실 삽화는 미래의 삽화들을 유발할 수 있다. 기억상실의 기간은 수 분에서 수십 년까지 다양하다. 기억회복이 빠르게 나타날 수도 있지만, 오래 지연되기도 하고 점진적으로 회복하기도 한다.

기억을 회복함에 따라 불쾌감, 슬픔, 분노, 수치, 죄의식, 갈등, 격정 등 고통을 느끼기도 하고, PTSD 증상들이 나타나기도 하고, 자살행동 심지어 살인충동이 나타나기도 한다. 기억을 갑자기 회복하면서 그 기억내용이 감당할 수 없어 개인을 압도할 때, 자살위험이 높아진다.

환자들은 기억상실의 원인이 되는 과거의 스트레스, 외상, 학대 등을 경험하였기에, 평소 만족스러운 대인관계를 형성하거나 지속하기에 어려움이 있다.

소아는 기억상실에 대한 질문을 이해하는 능력이 떨어져 있고, 또는 주의산만, 불안, 적대행동, 학습장애 등이 동반되어 있는 수가 많아 평가하기 어렵다. 따라서 소아에게 친숙한 질문을 해야 하고, 가족, 교사, 치료사 등으로부터 정보를 얻을 수 있도록 한다.

해리증상은 나이가 듦에 따라 감퇴하기도 한다.

해리성 둔주解離性遁走 dissociative fugue

DSM-5-TR에 포함된 해리성 기억상실의 하나의 특정형이다. 이는 자신의 과거나 이름, 신분이나 직업 등 정체성에 대한 기억을 상실하여 가정 및 직장을 떠나 방황하거나 예정에 없던 여행을 하게 되는 장애이다. 환자는 다른 곳에서 새로운 신분이나 직업을 갖기도 한다. 해리성 둔주는 ICD-10에서는 F44.1 해리성 둔주로 독립된 병명으로 있다.

드물게 발생한다. 강한 갈등상태, 전쟁이나 천재지변 때 잘 나타난다. 발병연령은 일정하지 않다.

이 장애는 고통스러운 감정적 경험(결혼문제, 재정문제, 직업문제 또는 전쟁경험 등)으로부터 떠나고 싶은 강력한 동기가 있을 때 잘 나타난다. 경계형 성격장애, 히스테리성 성격장애, 분열형 성격장애 때 잘 나타난다. 우울증, 자살시도, 신체질병, 물질남용, 알코올남용과 관계가 있다고도 한다.

임상양상은 자기가 누구인지 모르고 방황하는 것이다. 이때 자신이 기억상실이 있다는 사실도 모른다(이것이 다른 심인성 기억상실과 다른 점이다). 지남력장애와 혼동도 일어난다. 새로운 이름, 주소, 직장 등 신분을 만들어 갖게 되기도 한다. 대개 주위의 이목을 끌지 않고 조용히 고립된 상태로 단순한 직업을 가지고 사는 경우가 많다. 발병기간 동안 난잡한 행위나 범죄를 저지르기도 한다. 자신이 누구인가를 알게 되어야 발병시기를 기억하나, 둔주기간 동안의 일은 기억하지 못한다. 독립된 관찰자에게는 정상으로 보일 수 있다.

진단은 자신의 과거를 모르고 가정이나 직장을 갑자기 떠나 예정 없는 방황을 하게 되며 부분적이거나 전반적인 정체성의 변화가 왔을 때 내린다.

경과 및 예후에 있어, 장애는 짧게는 수 시간, 길게는 수년간 나타난다. 대개 자연적으로 회복하며, 회복하게 되면 빠르게 회복한다. 재발은 드물다.

치료는 지지적으로 돌보는 것 이외에는 특별한 치료법이 없다. 정신치료, 최면술, 아미탈 면담amytal interview도 기억회복에 도움이 된다. 표현적-지지적 정신역동적 치료로 과거의 고통스러운 경험에 대해 제반응abreaction하게 하고 자아에 통합하여 다시 분리되지 않도록 돕는다. 자살이나 폭력적 충동에 대비해야 한다. 가족적·성적·법률적 문제가 얽혀 있을 수 있어 가족치료와 사회사업적 개입이 필요한 경우도 있다.

5. 진단

DSM-5-TR

F44.0 해리성 기억상실 Dissociative Amnesia

A. 정상적 기억상실과는 일치하지 않는, 중요한 자전적 정보, 대개 외상적 또는 스트레스가 많은 내용의 정보를 기억하지 못한다. 이는 아주 흔히 특정 사건이나 사건들에 대한 국소적 또는 선택적 기억상실로 구성되거나, 또는 정체성 및 전생애에 대한 전반적 기억상실로 구성되기도 한다.

B. 증상들은 임상적으로 유의한 고통 또는 중요한 사회적·직업적 또는 기타 중요한 기능의 영역들에서 장애를 야기한다.

C. 장애는 물질의 생리적 효과 또는 신경학적 또는 기타 의학적 상태 때문이 아니다.

D. 장애는 해리성 정체성 장애, 외상후 스트레스장애, 급성 스트레스장애, 신체증상장애 또는 주요 또는 경도 신경인지장애로 더 잘 설명되지 않는다.

특정형으로 **F44.1 해리성 둔주**遁走 **동반형**with dissociative fugue이 있다.

ICD-10 및 한국 표준 질병 사인 분류

F44.0 해리기억상실 Dissociative amnesia
F44.1 해리성 둔주 Dissociative fugue

감별진단: 해리성 기억상실은 개인적 특정 사건과 관련된 가벼운 건망증과는 다르다. 또한 해리성 기억상실은 해리성 정체성 장애, PTSD, 물질남용, 외상후 스트레스장애, 급성 스트레스장애, 인위성 장애, 강경증적 혼미catatonic stupor, 꾀병 등과 감별해야 한다. 특히 약물중독 상태에서 나타나는 'blackout'과도 감별해야 한다. 환각제, steroid, barbiturate, triazolam, phenothiazine 등의 약물에 의해서도 둔주상태가 유발될 수 있다. 또한 알코올성 기억상실alcoholic blackout도 해리성 둔주와 혼동하기 쉬우나, 병력조사와 혈중 알코올 농도 측정을 통해 쉽게 감별할 수 있다. 그러나 해리성 둔주와 알코올성 기억상실이 합병할 수 있음을 유념해야 한다. 치매, 섬망 등 신경인지장애와 감별해야 한다. 의학적 상태, 즉 뇌감염, 뇌전증(특히 측두엽 뇌전증), 뇌종양, 대사장애, 뇌진탕 후 상태, 몽유병, 수

술 후 상태 등과 관련된 기억상실은 대개 혼동이 동반되고 행동도 혼란스럽다. 일시적·전반적 기억상실transient global amnesia은 급성이며 후향성 기억상실로서 흔히 변연계 등의 일시적 허혈발작transient ischemic attacks; TIAs과 관련이 있으며, 스트레스나 갈등과 상관이 없으며, 대개 최근 기억에 장애가 있으며, 전반적으로 기억상실이 있으나 정체성은 유지되고, 기억상실에 대해 속상해하며, 결국 기억을 완전히 회복한다. 일종의 혈관장애이므로 노인에 많다. 뇌진탕후 기억상실postconcussion amnesia은 대개 전향anterograde 기억상실을 보인다. 꾀병과도 감별하여야 하는데, 이 경우 이차적 이득이 관련된다.

감별진단을 위해 아미탈 면담이 도움이 된다.

6. 경과 및 예후

이 장애는 급성으로 발병하지만 자연스럽게 급격히 회복하는 수가 많다. 재발은 드물다. 이차적 이득이 있으면 오래 끌기도 한다. 환자를 외상상황(예를 들어 전투)에서 옮기면 장애가 잘 회복될 수 있다. 해리성 둔주의 경우 회복이 보다 더 오래 걸리는 수가 많다.

7. 치료

우선 상실된 기억을 회복시키는 것이 중요하다. 치료는 인지치료, 최면요법, 집단정신치료가 있으나, 확립된 것은 없다. 약물치료에 대한 것은 알려진 것이 없으나, 응급조치로 또는 필요에 따라 향정신성 약물을 투여할 수 있다. 작용기간이 짧은 barbiturate(thiopenthal 또는 amobarbital) 정맥주사 또는 benzodiazepine을 투여하면서, 약물이용 면담drug-assisted interview을 할 수 있다. 최면술도 도움이 된다. Split screen technique은 최면을 통해 외상적 경험을 다시 하라고 암시하고 이를 영화나 TV 화면을 보듯이 관찰하라는 지시를 주는 것이다. 기억을 회복시킨 후 관련된 감정문제를 해결하기 위해 정신치료를 시행한다.

IV. 이인증/비현실감 장애

1. 개념

이인증/비현실감 장애depersonalization/derealization disorder에서의 이인증離人症 depersonalization은 자기 자신의 마음, 자기 또는 신체가 비현실적이거나 자신과 분리된

것 같은 경험을 말한다. 한편 비현실감非現實感 derealization은 자신의 주변환경이 비현실적이거나 자신과 분리된 것 같은 경험을 말한다. 이러한 경험의 변화 중에서도 현실검정 능력reality testing은 정상적이다. 따라서 증상이 자아 이질적ego-dystonic이어서 환자는 고통을 느낀다. 이인증을 주로 호소하는 환자도 있고 비현실감을 주로 나타내는 경우도 있으며, 두 가지를 모두 가진 경우도 있다. ICD-10에서는 이를 이인화-현실감 소실 증후군depersonalization-derealization syndrome이라 하여 기타 신경증적 장애에 포함시키고 있다.

2. 역학

진단기준을 모두 만족하는 병적 장애로서는 매우 드물다. 이 장애의 12개월유병률은 알려져 있지 않으나, 평생유병률은 2%(0.8~2.8%)이다. 남녀비율은 1:1이다. 평균 발병연령은 16세이나 초기 또는 중기 소아기에 시작되기도 한다. 청년기에도 흔히 나타나나, 40대 이후에는 드물다.

3. 원인

이 장애는 다른 해리성 장애와 비교해서 덜하지만, 분명히 상당한 부분에서 감정적 학대와 감정적 태만 등 소아기의 외상적 스트레스와 관련된다. 특히 신체적 학대, 가정 내 폭력 목격, 심한 장애와 정신장애가 있는 부모 밑에서 자람, 가족이나 친한 친구의 갑작스런 죽음이나 자살, 흔하지는 않으나 성폭력 경험 등이 원인으로 제시되고 있다. 또한 위험 회피형 기질과 미숙한 방어(이상화/평가절하, 투사, 행동화 등), 대인관계에서의 인지적 단절행태cognitive disconnection schemata(학대, 태만, 박탈에 의한 감정적 결손이나 억제를 반영함)나 또는 과잉연결행태 overconnection scheme(자율성 장애와 의존으로 상처 받고 무능이 초래됨) 등이 원인적 요인으로 관련된다. 현재의 심한 스트레스(대인관계, 재정적 및 직업적 곤란, 전투, 교통사고), 우울과 불안, 약물사용 등도 장애를 유발한다. 교통사고 같은 삶에 위협적인 경험을 한 경우에도 장애가 나타날 수 있다.

신경학적 내지 신체적 원인도 연구되고 있다(예: temporal lobe epilepsy, partial complex seizure, 뇌종양, stroke, 편두통, 내분비장애 등). 대마초의 성분인 tetrahydrocannabinol, 환각제, ketamine, MDMA('ecstasy') 등이 이 장애를 유도할 수 있

다. 한 연구는 전전두엽의 주의기능의 활성화와 anterior cingulate의 reciprocal inhibition이 결합할 때 'mind emptiness'가 발생한다고 한다.

4. 임상양상

이 장애의 핵심적 증상은 지속적 또는 재발성 이인증, 비현실감 또는 양쪽 모두를 경험하는 것이다. 주로 청소년기와 청년기에 첫 발병하며, 첫 증상은 흔히 급격히 나타나는데, 대개 불안이 동반되고, 이후에도 생생히 기억하는 수가 많다. 증상의 삽화의 길이는 수 시간에서 수 주 등 다양하다. 스트레스가 있으면 재발하기도 한다.

정상적으로 일시적인 이인증/비현실감의 증상을 겪는 경우는 매우 흔한데, 예를 들어 잠을 못 잤거나, 낯선 곳을 여행하거나 술, 마리화나 또는 환각제 복용 시, 대개 수 시간 또는 수일간 지속된다.

이인증離人症 depersonalization

이인증은 비현실감, 자신의 전체, 자기 또는 자기의 일부로부터 분리되는 느낌, 또는 비친숙감이 특징이다. 예를 들어 "나는 아무도 아니다", "나는 자아가 없다"고 말한다. 자아 일부로부터의 분리란, 감정에 있어 "나는 느낌이 있는 줄 알지만 느낄 수 없다", 사고에 있어 "내 생각은 내 것이 아닌 것 같다"고 느낀다. 촉각, 배고픔, 갈증, 성욕 등 신체감각에 있어서도 분리된 느낌을 갖는다. 자기지각perception of self의 변화 내지 주체성 sense of agency의 장애로, 자신이 로봇이나 자동기계같이 느끼거나, 꿈 같거나, 몸의 특정 부위가 늘 갖고 있던 자기의 신체 부위가 아닌 것처럼 느낀다거나, 신체로부터 분리된 것같이 느낀다거나, 정신기능이나 감정경험이 자신의 것이 아니라는 느낌이 든다거나, 자신의 말과 행동에 대해 통제를 상실한 것 같은 느낌 등을 갖는다.

비현실감derealization

비현실감은 외계지각perception of external world의 장애로, 늘 대하던 세계, 즉 사람이든 물건이든, 모든 주변 환경에 대해 달라졌거나 낯설다는 비현실감, 분리감 또는 비친숙감 등이 특징이다. 때로는 주위가 모두 변해 로봇이나 기계처럼 움직인다고 보는 비현실감도 있다. 환자는 자신이 안개 속이나 꿈속에 있는 것처럼, 또는 자신과 주변 세계 사이에 베일이나 유리벽이 있는 것처럼 느낀다. 또는 주변이 인공적인 것 같고, 색채가 없고, 생명이 없는 것처럼 느끼기도 한다. 비현실감은 주관적 시각의 왜곡도 동반하는데, 시각의 흐림, 고조된 정밀성, 확대된 또는 축소된 시야, 영상의 이차원성 또는 평평함, 과장된 삼차원성 또는 변화된 거리감, 대상의 크기의 변화(예를 들어 macropsia

또는 micropsia) 등으로도 나타난다. 청각적 왜곡도 나타나, 목소리가 작게 들리기도 하고 크게 들리기도 한다. 시간감각도 왜곡되어, 시간이 빨리 간다거나 느리게 간다고도 느낀다. 과거에 대해 기억상실이 있을 수 있다. 두통 같은 신체증상도 동반되기도 한다.

자신의 이러한 병적 경험에 대해 실제인지 계속 반추하거나 확인하고 강박적으로 집착한다. 환자 자신은 이러한 경험에 대해 설명하기 어려워 자신이 정신병적인가, 나을 수 없는 뇌병인가 하면서 두려워하기도 한다. 불안과 우울증이 동반되기도 한다. 흔히 감정적 자극에 생리적 둔감성을 보인다. 또한 이런 증상들, 특히 로봇 같은 행동으로 인해 스스로 고통을 느끼기도 하고, 대인관계나 사회생활에 장애를 보이기도 한다.

특수한 형태로 자신의 의식이 몸 밖(흔히 머리 위에)에 있어, 자신이 자신을 관찰하는 것처럼 느낀다('out-of-body experience' 현상이라 함). 자신이 동시에 두 장소에 있는 것처럼 느끼기도 하는데, 이는 재생가능 기억착오증reduplicative paramnesia 또는 이중지남력double orientation이라 한다. 환자는 이 장애를 인식하고 있다. 두정엽에 장애가 있으면 반대쪽 신체가 현실이 아닌 것처럼 느끼는데, 이를 반이인증hemidepersonalization이라 한다.

많은 종교나 문화권에서 명상 수행의 일부로 흔히 의도적 이인증/비현실감이 유도된다. 이런 상태는 병적으로 보아서는 안 된다. 그러나 어떤 개인에서는 처음에는 의도적으로 이 상태를 유도하지만, 시간이 지남에 따라 통제를 잃고 공포와 혐오를 느끼기도 한다.

5. 진단

DSM-5-TR

F48.1 이인증/비현실감 장애

Depersonalization/Derealization Disorder

A. 지속적 또는 재발성 이인증, 비현실감 또는 양쪽 모두를 경험한다.

1. 이인증은 비현실감, 분리감 또는 자신의 생각, 느낌, 감각, 신체 또는 행동들에 대해 외부 관찰자라는 경험(예: 지각적 변화, 왜곡된 시간 감각, 비현실적 또는 존재하지 않는 자아, 감정적 그리고/또는 신체적 무감각)이다.

2. 비현실감이란 환경에 관련하여 비현실적인 느낌 또는 분리감(예: 개인들이나 대상들이 비현실적이고 꿈과 같고, 희미하고, 생명이 없고 또는 시각적으로 왜곡된 것으로 경험됨)이다.

B. 이인증 또는 비현실감을 경험하는 동안 현실검정은 정상적이다.

C. 증상들은 임상적으로 유의한 고통 또는 사회적·직업적 또는 기타 기능의 중요 영역들에서 장애를 야기한다.

D. 장애는 물질의 생리적 효과 또는 기타 의학적 상태 때문이

아니다.

E. 장애는 조현병, 공황장애, 주요우울증, 급성 스트레스장애, 외상후 스트레스장애 또는 다른 해리성 장애 같은 다른 정신장애로 더 잘 설명되지 않는다.

ICD-10 및 한국 표준 질병 사인 분류

F48.1 이인화-현실감소실증후군

Depersonalization-derealization syndrome

감별진단: 다른 해리성 장애, 질병불안장애(건강염려증), 주요우울증, 강박장애, 불안장애, 조현병 등 정신병적 장애, 물질/약물 유도성 장애, 기타 의학적 상태에 의한 정신장애 등과 감별해야 한다. 신체장애, 예를 들어 간 및 신장에 만성 소모성 질환이나 뇌종양이 진행될 때도 비슷한 증세가 온다. 많은 경우 단극성 우울장애, 불안장애, 그리고 회피성, 경계성 및 강박성 성격장애 등과 동반되기도 한다.

6. 경과 및 예후

발병은 점진적이기도 하고 급작스럽기도 하다. 삽화의 기간은 짧게는 수 시간에서 수일이기도 하지만, 수주에서 수년으로 길게 끌기도 한다. 경과는 삽화적이기도 하고, 지속적이기도 하고, 삽화적에서 지속적인 것으로 바뀌기도 한다. 스트레스, 불안과 우울증, 새로운 또는 과자극적인 상황, 수면부족 같은 신체적 요인 등에 의해 증상이 악화된다.

7. 치료

지지적이거나 분석적 정신치료를 시도하여 현실적응 능력 및 자아의 힘을 강화해 주는 데 주력한다. 인지행동치료, 최면치료, 정신교육, 자기최면훈련self hypnosis training 등도 시도된다. 행동치료로는 paradoxical intention, 기록의 유지, 긍정적 보상, flooding 등이 사용된다. 약물치료는 대개 동반된 다른 증세를 치료하기 위해 사용한다. 이인증 자체에 특효약은 없지만, fluoxetine이 효과적이라는 보고가 있다. 최근 항우울제, 기분안정제mood stabilizer, 정형 및 비정형 항정신병 약물, 항뇌전증제 등이 시도되고 있다.

V. 기타

1. 기타 특정 및 비특정 해리성 장애

DSM-5-TR

F44.89 기타 특정 해리성 장애 Other Specified Dissociative Disorder
이는 임상적으로 유의한 장애를 야기하는 해리성 장애의 특징적 증상들이 지배적이지만, 해리성 장애 집단 중 어느 장애의 전체 진단기준을 모두 만족시키지 못하는 경우에 해당된다. 그 특정한 이유에 대한 의사소통을 하고자 하는 상황에서 사용된다.

F44.9 비특정 해리성 장애 Unspecified Dissociative Disorder
이 범주는 해리성 장애의 특징적 증상들이 지배적이나, 해리성 장애 집단 중 어느 장애의 전체 진단기준을 모두 만족시키지 못하는 경우에 해당된다. 이는 임상가가, 증상이 한 특정 해리성 장애에 맞지 않은 이유를 특정하지 않기 위해 선택하는 상황이나 응급실 상황 같은 특정화된 진단을 내리기에 정보가 부족한 경우에 사용된다.

'특정' 해리성 장애의 임상양상

복합 해리증상의 만성 재발성 증후군: 해리증상에서 단절이 덜 뚜렷한 정체성 장애 또는 해리성 기억상실이 없는 정체성 변화와 또는 빙의 삽화 등이 있는 경우이다.

지속적 및 강한 강제적 설득에 의한 정체성 장애: 세뇌brain washing, 사고개조thought reform, 사상주입indoctrinatin, 테러리스트에게 포로로 사로잡혔을 때, 또는 광신적 종교의식cult, 그리고 납치된 사람이 강요받을 때 등 강한 강압적 설득의 대상이 된 개인에서, 정체성에 어떤 변화가 생긴 경우이다. 이를 '세뇌 또는 사고개조에 따른 해리상태'라고도 부른다. 그러나 이런 상태가 진정 해리상태인가 하는 데는 의문이 제기되기도 한다. 나치스 집단수용소 포로들에서도 해리상태를 볼 수 있었다고 하는데, 실은 그들이 보인 행동은 해리라기보다 심한 퇴행의 결과 나타난 감정표현불능증alexithymia이라는 견해가 있다. 몽유병somnambulism도 해리상태와 유사하다 볼 수 있다.

스트레스사건에 대한 급성 해리성 반응: 1개월 미만, 그리고 때때로 단지 수 시간 또는 수일간 지속되는 일시적인 급성 해리성 장애이다. 증상은 일반적 해리성 증상과 시간이 느려진다는 느낌이나 macropsia 같은 지각장애들, 극소기억상실micro-amnesia, 일시적 혼미transient stupor, 그리고/또는 감각마비나 운동마비 같은 감각-운동 기능에서의 변화 등이 나타난다. 같은 급성형이고 경과가 1개월 미만이고 혼합적 해리증상들mixed dissociative symptoms이 있으면서 정신병적 증상이 동반되는 경우도 있다.

ICD-10 및 한국 표준 질병사인 분류

F44.2 해리성 혼미 Dissociative stupor
빛, 소음, 접촉 등 외부자극에 대한 반응 및 수의운동이 감소되거나 소실되지만 검사상으로는 신체적 원인을 찾을 수 없는 경우이다. 최근의 스트레스성 사건, 문제 등 심인성 원인이 존재한다.

F44.3 트랜스와 빙의증 Trance and possession disorders
환경에 대한 각성과 자아의 일시적 상실 상태. 여기선 불수의적 타의적으로 종교의식이나 문화적으로 인정되는 상황에 의한 최면상태만을 의미한다. (해리성 황홀경dissociative trance state이라고 부르는 상태와 같다.)

F44.7 혼합형 해리[전환]장애
Mixed dissociative [conversion] disorders
(F44.0-F44.6에 분류된 장애들의 복합)

F44.8 기타 해리[전환]장애
Other dissociative [conversion] disorders
간저증후군Ganser's syndrome, 다중 인격Multiple personality, 심인성 착란Psychogenic confusion, 심인성 몽롱상태Psychogenic twilight state

F44.9 상세불명의 해리[전환]장애
Dissociative [conversion] disorder, unspecified

F06.5 기질성 해리장애 Organic dissociative disorder
기질성 장애의 결과로 발생하는 과거의 기억, 자아각성 및 직전 감정, 몸의 움직임의 부분적 또는 완전한 통합 소실을 특징으로 하는 장애(F44.- 참조)

---

2. 기타 임상양상

해리성 황홀경dissociative trance state
이 장애는 즉각적 환경에 대한 의식의 급성 위축 또는 전적인 상실이 나타나, 환경의 자극에 대한 심각한 무반응 또는 무감각이 특징이다. 주의력과 인지능력은 인접한 환경의 한두 측면에 국한되거나 집중된다. 반복되는 일련의 행동, 자세 및 발성發聲을 볼 수 있다. 무반응은, 자신이 의식하지 못하고 그리고/또는 통제할 수 없는, 경미한 상동증 행동(예: 손가락 움직임) 및 일시적 마비 또는 의식상실 등을 동반하기도 한다. 환자는 개인적 정체성과 주위에 대한 충분한 인지능력을 모두 일시적으로 상실한다. 또한 환자는 다른 인격, 영혼, 신神 또는 '힘' 또는 '권능'에 사로잡힌 듯이 행동한다. 자동적 쓰기automatic writing 또는 환시가 동반된 수정구슬 응시crystal gazing도 이 상태라고 할 수 있다. 지평선만 바라보고 똑바른 길에서 오랫동안 운전할 때 몽롱상태에 빠지는 수가 있는데 이를 highway hypnosis라 하는바, 이 역시 황홀경 유사 상태trancelike state이다. 유사한 상태가 비행기 조종사들에서도 볼 수 있다. 주의집중을 강하게 할 때 나타나는 환각, 마비, 감각장애 등 무의식적 반복행동 등도 이에 해당한다.

이 상태는 환각제 중독 상태나 어린이가 학대당한 후에 나타나기도 한다.

이전에는 이를 흔히 '의식의 변화된 상태altered state of con-

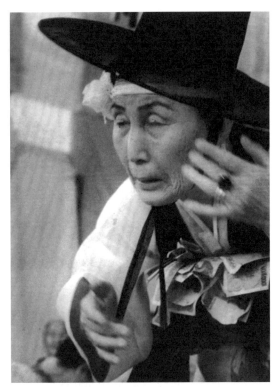

그림 17-2 황홀경. 무당이 음악에 맞추어 춤추며 점점 무아경에 빠져들고 있다.

sciousness'로 환경으로부터의 자극에 대한 반응이 감소된 상태로 정의하였다. ICD-10에서는 이를 'F44.3 트랜스와 빙의증 Trance and possession disorders'이라고 명명하고 있다.

널리 받아들여지고 있는 문화집단 또는 종교에서 보는 신비주의적 경험, 종교적 엑스터시, 귀신들림 또는 빙의憑依 possession, 영매靈媒 medium, 또는 무당의 '신 내린 상태'(그림 17-2) 등은 정상적인 해리성 황홀경으로 보며, 이들은 병적 해리성 황홀경과는 다르다.

간저증후군Ganser's syndrome

1898년 독일의 S. J. M. Ganser가 기술한 증후군이다. 고

전적으로 재판을 받고 있는 죄수에서 흔히 발견된다.

이는 의도적으로 정신과적 증상을 나타내는 것으로, 과거에 '요점을 벗어난 대화' 또는 '정답에 가까운 대답approximate answer' 등으로 언급되던 장애이다. 다소의 의식혼탁 상태에서 질문의 의미를 알면서도 유사한 대답을 적당히 한다(예: 4×5가 몇이냐는 질문에 21이라고 대답한다). 환자가 누군가 자신을 주시하고 있다고 생각하면 증상이 악화된다. 전환증상과 환각을 보이기도 한다. 조현병, 우울증, 중독상태, 진행마비, 알코올중독, 인위성 장애 때도 흔히 보인다. 기억상실, 둔주, 전환장애, 지각장애 등도 나타난다. 유발인자는 개인적 갈등 또는 경제적 문제와 같은 스트레스이다. 기질적 뇌증후군, 경련성 질환, 뇌외상, 정신병 등의 과거 병력이 흔히 발견된다. 남성이 여성보다 2배 많다. 대개 갑자기 회복하고는, 증상에 관한 기억이 안 난다고 주장한다. 기질적 치매, 우울성 가성치매, Koersakoff's syndrome 및 꾀병과 감별하기 어렵다.

회복된 기억증후군recovered memory syndrome

정신치료 중이나 최면 시, 환자가 고통스러운 기억이나 갈등, 특히 신체적 내지 성적 폭행을 당하였던 것을 기억해 내는 수가 있다. (이때 당시의 분노나 슬픔 등 고통스러웠던 감정을 표현하기도 하는데, 이를 제반응abreaction이라 한다.) 그러나 문제는 기억해 냈다는 그 사건이 실제로 일어난 일이 아닐 수도 있다는 것이다. 그러나 환자는 이를 사실로 굳게 믿고 그에 따라 행동한다. 잘못된 기억을 강하게 믿고 있어 개인의 정체성이나 대인관계가 영향을 받는다. 이를 착오기억증후군false memory syndrome이라고도 한다. 한편 환자를 치료하는 치료자에 의해 기억의 왜곡이나 회상조작retrospective falsification이 영향 받을 수 있다. 이는 현재 정신장애로 인정되지 않는다.

문제는 이러한 회복된 기억을 근거로 가해자를 고소할 때이다. 이 경우 소위 '회복된 기억의 전문가'인 변호사가 등장하고 편견까지 가세하여 상황을 악화시킨다.

의사는 이럴 경우 환자를 도와 희생자로서의 역할에서 벗어나 과거의 상처를 정리하고 회복하여, 인생을 감당하도록 도와야 할 것이다.

참고문헌

김경희(2015): 해리성장애. 민성길(편). 최신정신의학(제6판). 서울, 일조각, pp.406~417.
이부영, 우성일(1989): "내림굿" 과정의 심리역동과 그 정신치료적 의미에 관한 분석고찰. 신경정신의학 28:471~501.
조맹제(2012): 2011년도 정신질환 실태 역학조사. 보건복지부.
통계청(2022): 한국 표준 질병 사인 분류. 제8차 개정판. http://

kostat.go.kr/kssc/stclass/StClassAction.do?method=dis&classKind=5&kssc=popup
American Psychiatric Association(2022): Diagnostic and statistical manual of mental disorder. 5th ed-text revision. American Psychiatric Association, Washington D.C.
Belli H, Ural C, Vardar MK, et al(2012): Dissociative symp-

toms and dissociative disorder comorbidity in patients with obsessive compulsive disorder. Compr Pshchiatry 53:975~980.

Black DW, Andreasen NC(2022): Introductory Textbook of Psychiatry. 7th ed. American Psychiatric Association Publishing, Washington D.C.

Boland R, Verduin ML(2022): Kaplan and Sadock's Synopsis of psychiatry. 12th ed. Wolters Kluwer, Philadelphia, pp.438~439.

Boon S, Draijer N(1993): Multiple personality disorder in Netherlands: A clinical investigation of 71 patients. Am J Psychiatry 150:489~598.

Hales RE, Yudofsky SC, Roberts LW, eds(2014): Textbook of psychiatry. 6th ed. American Psychiatric Publishing, Washington D.C.

de Oliviera JMR, de Oliveira MF(2013): Depicting depersonalization disorder. Am J Psychiatry 170:263~264.

Saxe GN, van der Kolk BA, Berkowitz R, et al(1993): Dissociative disorders in psychiatric patient. Am J Psychiatry 150:1037~1047.

Spiegel D(2006): Recognizing traumatic dissociation. Am J Psychiatry 163:566~568.

18

신체증상 및 관련 장애 _Somatic Symptom and Related Disorders_

Ⅰ. 개념

신체증상 및 관련 장애는 정신적·사회적 스트레스 또는 갈등이 여러 신체기관에서 다양한 신체증상으로 나타나는 여러 정신과 장애를 말한다. 이는 과거 신체형身體型 장애_somatoform disorders_로 불리던 장애이다. 이 장애는 내적인 불만이나 갈등이 일상적인 정신방어기제로 통제되지 않아 전환轉換 _conversion_ 내지 신체화_somatization_ 기전을 통해 신체증상으로 표현된 것으로 본다. ('사촌이 땅을 사면 배가 아프다'라는 말이 신체화 현상을 의미한다.) 증상을 통해 일차적 이득 및 이차적 이득_secondary gain_을 얻으려는 무의식적인 동기도 잠재되어 있다.

환자는 의사가 신체는 이상 없다고 해도 또는 신체검사 결과 아니라고 해도 육체적 증상을 호소하고 불필요한 의학적 검진과 치료를 반복적으로 요구한다. 즉 신체증상들은 의학적(신체적) 상태나 약물남용 또는 다른 정신장애로 충분히 설명되지 않는다. 그러나 상당한 정도로 환자를 고통스럽게 하고, 사회적·직업적 기능들을 방해한다.

DSM-5에서부터 이 범주에 신체증상장애, 질병불안장애, 기능성 신경증상장애(전환장애), 기타 의학적 상태에 영향을 미치는 정신적 요인들, 인위성 장애 등을 포함시키고 있다.

심인성 신체장애는 고대의 히스테리 현상에서부터 관찰되었

다. 17세기에 T. Sydenham에 의해 언급되었다. 1859년에 P. Briquet의 연구로 유명해졌으며, 따라서 이 장애를 그의 이름을 따서 Briquet증후군이라고도 한다. 고전적인 증상으로 후궁반장_opisthotonus_이 있는데, 이는 히스테리 경련이라는 특유의 증상이었다(그림 18-1). 현재 이들 신체형 장애의 질병개념에는 과거 1850년대의 히스테리_hysteria_와 Briquet증후군으로 불리던 증후군, 그리고 이후 20세기 들어 히스테리신경증 _hysterical neurosis_ 전환형_conversion type_이라고 불린 장애와 건강염려증(DSM-5-TR의 질병불안장애)이 포함되어 있다. 2013년 DSM-5에서는 이들 모두와 인위성 장애와 의학적 상태에 영향을 미치는 심리적 요인들까지 포함하여, 신체증상장애 및 그 관련 장애라는 하나의 큰 범주로 만들었다.

ICD-10에서는 신체형 장애_somatoform disorders_를 따로 구분하였지만, 전환장애만은 해리성 장애에 포함시켰다.

신체증상장애들은 의외로 흔하다. 어느 한 주간 동안 건강한 사람들의 60~80%가 일시적 건강 관련 호소를 하며, 10~20%가 간헐적으로 건강염려를 보인다고 한다. 이 환자들은 정신건강의학과보다는 일차 진료체계인 개업의 또는 증상에 관련된 전문의료기관에 먼저 내원하는 경우가 많다. 일차진료 환자의 약 30%가 의학적으로 설명되지 않는 신체증상을 호소하는데, 이런 증상들은 원인이 정신과적이기 때문에 일반적인 의학적 치료로 잘 호전되지 않는다. 이때 장애의 원인을 신체적으로 보는 경우가 많아 불필요한 검사를 많이 하게 된다. 따라서 환자들은 의사에 대해 과도하게 기대하거나 또는 오히려 불신을 하게 되고, 때문에 환자-의사 관계가 원만하지 못해 치료가 중단되는 경우가 많다. 따라서 환자들은 여러 의사나 병원을 전전(doctor shopping)하는 경우가 많다. 과도한 검사는 환자로 하여금 병을 깊게 느끼게 만들 수 있다. 따라서 의사는 정신적 요

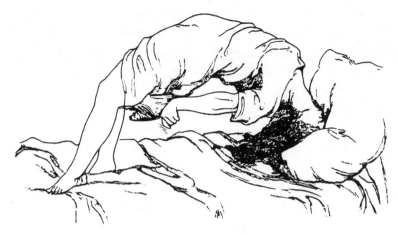

그림 18-1 히스테리 경련의 고전적 모습. 후궁반장이 특징이다.

인이 신체증상의 시작과 유지와 회복에 영향을 준다는 사실을 잘 인식하고, 치료에 있어 신체증상보다 그 배후에 있는 잘못된 사고, 감정, 행동에 대한 이해와 치료에 초점을 맞추어야 한다.

감정표현불능증alexithymia

이는 자신의 감정을 말로는 잘 표현하지 못하는 상태를 의미한다. 따라서 이 장애가 있으면 신체화를 통해 감정이 표현되어 신체형 장애가 잘 나타난다. 우리나라 사람에서는 감정을 신체적으로 표현하는 경향이 높아, 신체형 장애가 많다고 한다. 그러나 이 경향이 우리나라의 어떤 문화적 특징인지를 확인하기 위해서는 좀 더 연구가 필요하다.

일차적 이득, 이차적 이득

환자가 병이 있다고 말함으로써 어떤 일을 수행하지 못하므로 인한 불안과 죄책감을 면할 수 있다. 이를 일차적 이득primary gain이라 하는데, 이 이득이 환자가 병을 가지게 되는 일차적 내적인 동기로 대개 무의식적이다. (전환장애에서 이러한 이득이 뚜렷하게 나타난다. 따라서 환자는 병이 있음에도 불구하고 기분 좋은 무관심la belle indifférence을 보인다.)(그림 18-2 참조)

이차적 이득secondary gain은 외적인 동기로 나타나는데, 병이 있으므로 해서 일을 안 해도 된다거나, 의무를 피할 수 있다거나, 경제적 보상을 얻을 수 있다거나, 약물을 구할 수 있다거나, 감옥에 안 가도 된다거나, 하는 것이다. (병 증상을 의도적으로 심하게 과장한다면, 이는 꾀병에 해당된다.) 이 역시 무의식적 과정이다.

삼차적 이득tertiary gain은 환자의 병으로 인해 환자의 친척, 친구 같은 제3자로부터 동정을 얻거나 어떤 이득을 얻는 경우이다.

환자역할sick role

환자가 됨으로써 개인은 권한과 의무를 갖는데, 즉 학업이나 직장 같은 일상적 의무생활로부터 해방될 수 있고 병이 환자 자신 탓이 아니라고 보아 창피함 없이 타인에게 의존할 수 있는 권한이 있으며(이차적 이득에 해당된다), 동시에 건강이 좋아져야 되며 유능한 의사의 도움을 찾고 협조해야 하는 의무를 갖게 된다.

II. 신체증상장애

1. 개념

신체증상장애身體症狀障碍 somatic symptom disorder는 과거 신체화장애身體化障碍 somatization disorder로 불리던 장애로, 정신적 갈등이 신체적인 증상으로 표현되어 나타나는 신체형 장애의 대표격인 장애이다. 하나 이상의 신체증상으로 일상생활에 지장을 준다. 한 증상에서 다른 증상으로 변화하기도 한다. 통증이 주가 되는 경우 특정화되고 있다.

DSM-IV에서 의학적으로 설명되지 않는 신체증상이 있는 경우 신체화장애나 신체형 통증장애로 진단하였는데, 이는 정신과 의사가 아닌 타 과 의사의 입장에서 보면 매우 혼란스러운 개념이었다. 즉 신체화장애 환자는 정신적인 증상이 아니라 신체증상을 호소하는데, 신체증상 자체는 타 과 의사 입장에서는 정신질환으로 보기 어려운 측면이 있다. DSM-5에서는 이 혼동을 줄이기 위해 진단의 범주를 축소하여 정신과에서 다루는 신체증상의 개념을 보다 명확히 하고자 하였다. 따라서 DSM-5에서는 개념을 새로이 정립하여 의학적 설명 유무와 상관없이, 신체증상 자체의 호소로 인한 사회적 기능 저하가 있을 때를 통칭하여 신체증상장애로 진단하자고 하였다.

2. 역학

일반 인구의 평생유병률은 5~7%로 남성보다 여성에서 5~20배 많이 발생한다. (이러한 남녀 차이는 DSM-IV 신체화장애의 증상기준에 임신, 월경 등 여성적인 것이 많기 때문으로 보인다.) 일차 진료 환자의 경우 더 빈번하며, 5~10%가 신체증상장애나 신체화장애 환자라는 보고도 있다. 교육 수준이나 사회·경제적 수준이 낮은 계층에서 많이 발병하는 경향이 있다.

우리나라의 경우 2011년 정신질환실태 역학조사에서는 신체화장애의 평생유병률은 0.1% 이하였다. 이 장애는 2001년 이래 증가하고 있다.

그러나 1980년대의 한 조사에서 '한국형' 신체증상 호소를 진단기준에 포함시켰을 때는 5.45%로 나왔다. 이로써 우리나라에서 신체화 경향이 높다는 견해가 실제로 입증된다. (이는 정신장애를 진단할 때 문화와 관련된 증상표현을 진단기준에 포함해야 함을 시사한다.)

3. 원인

환자의 일차 가족 중 10~20%가 이 병을 갖고 있고, 동시에 가족 중에 알코올중독, 약물남용, 반사회적 성격이 많고, 또한 일란성 쌍둥이에서 일치율이 높아, 유전적 경향이 인정된다.

생물학적으로 이들은 신체감각에 대한 주의력과 인지에 장애가 있다고 한다. 이에 따라 비우세반구의 장애라는 견해(신체증상들은 우측반구의 지배를 받는 신체의 좌측에 많이 나타난다고 한다)도 있다. 예를 들어 부정적 사건이 뇌에서 인지적으로 처리되는 방식이 문제라는 것이다. 즉 dorsolateral prefrontal cortex 및 right inferior frontal cortex와 관련된 비정상적 감정과 해마와 관련된 기억의 통제가, symptom-related motor planning 및 body schema(supplementary motor area와 temporoparietal junction)에 변화를 야기한다는 것이다. 최근 cytokine이 관련되는 것 같다는 제안이 있다.

정신역동적으로 신체증상은 대화의 한 수단으로 간주된다. 즉 말 못할 감정의 표현, 책임의 회피, 갈등의 상징화 등의 수단에 의해 신체화가 나타난다는 것이다. 정통적 정신분석학에서는 증상을 억압된 본능적 충동의 대치물이라고 본다. 여성에서 많은 경우 소아기에 성적 학대를 받은 바를 보고하는 수가 있다.

이 장애는 회피성 성격장애, 편집성 성격장애, 강박적 성격장애, 히스테리성 성격장애, 반사회적 성격장애를 가진 사람에서 잘 나타난다. 환자 가족 중에도 반사회적 성격장애가 많으며, 신체증상장애 환자의 심리검사 소견도 반사회적 성격장애 환자의 검사 소견과 유사하다.

행동이론에서는 신체증상의 원인에 있어서 부모의 영향(부모의 가르침, 닮기)을 중요시한다.

신체화증상 표현에는 문화적·사회적·인종적 요인이 영향을 미치는 듯하다.

4. 임상양상

주된 발병연령은 10대 후반이며 보통 만성적 경과를 보인다. 노년기에 처음 발병할 수도 있다.

모든 장기에 걸쳐 다양한 신체증상이 나타날 수 있다. 특히 신경계 증상, 위장과 심폐, 여성생식기계 등의 기능장애, 그리고 전신증상 등이 흔히 호소된다. 특징적 증상은 두통, 어지럼, 졸도감, 구역질, 구토, 복통, 소화장애, 설사, 변비, 호흡곤란, 빈맥, 성기능장애, 월경불순, 골근계 통증 등이다. 이런 증상은 기질적인 원인을 찾기가 어렵다. 증상표현에 있어서도 일관성이 없으며, 극적으로 과장되고, 다양하게 표현되기도 한다. 흔히 '신경성' 위장병이나 '신경성' 심장병으로 말해지기도 한다. 그러나 실제로는 신체적으로 건강하다.

건강에 대한 관심이 직업이나 가족생활을 거의 지배하다시피 하며, 소위 'doctor shopping'을 하느라 상당한 시간과 돈을 투자한다. 불필요한 검사와 입원, 치료, 심지어 응급실 방문 등으로 삶의 질이 낮아져 있다. 이런 상황이 장기적으로 지속된다.

환자의 성격은, 신체노출이 심하고 유혹적이며 이기적이고 의존적인 점 등 히스테리성 성격의 특성을 많이 보인다. 이들은 의존적이며, 이기적이고, 숭배받기 원하는 것처럼 보이고, 상대방을 조종하려는 것처럼 보이기도 한다. 따라서 대인관계 장애도 심하다.

불안이나 우울증 및 반사회적 행동장애를 신체증상장애와 동시에 보이기도 한다. 자살하겠다고 주변 사람들을 위협하기도 한다. 그러나 실제 자살은 드물다.

증상들을 내과적으로 치료하다 보면 일반적 약물이나 항불안제 등을 남용하게 되기도 한다. 실제 물질남용, 알코올남용도 많다.

환자 중 상당수는 동반장애로 다른 신체질환이나 정신장애를 갖고 있을 수 있다.

5. 진단

DSM-5-TR

F45.1 신체증상장애 *Somatic Symptom Disorder*

A. 하나 이상의 신체증상을 호소하며 이 증상으로 인해 고통스러우며 일상생활에서 심각한 와해가 있다.

B. 신체증상 또는 관련 건강문제와 연결된 지나친 생각, 느낌, 행동이 다음 세 가지 중 한 가지로 나타난다.

  1. 증상의 심한 정도와 관련된 생각이 불균형적이고 지속적이다.

  2. 건강과 증상에 관한 불안이 지속적으로 높다.

  3. 이들 증상들과 건강염려증에 바친 시간과 에너지가 과도하다.

C. 어느 한 신체증상이 지속적으로 있지 않더라도, 증상 상태는 지속적이다(전형적으로 6개월 이상).

특정형

  주된 통증 동반형: 신체증상이 주로 통증인 경우(과거의 심인성 통증장애에 해당)

특정형

  지속형: 지속적 경과가 심한 신체증상, 현저한 기능저하, 그리고 장기간(6개월 이상) 등이 특징적이다.

특정형

  경도: B 기준의 하나의 증상만 있는 경우

  중등도: B기준의 2개 이상의 증상

  고도: B기준의 2개 이상의 증상과 함께 여러 개의 신체 증상(또는 하나의 심한 신체증상)을 호소

ICD-10 및 한국 표준 질병 사인 분류

F45.0 신체화장애 *Somatization disorder*

  브리퀘장애 *Briquet's disorder*, 다발정신신체장애 *Multiple psychosomatic disorder*

F45.1 미분화신체형장애 *Undifferentiated somatoform disorder*

감별진단: 우선 실제의 신체질환과 감별해야 한다. 특히 갑상선 기능항진증, 다발성 경화증, 중증근육무력증 *myasthenia gravis*, 전신홍반루푸스 및 포르피린증 *porphyria*, AIDS 등과 감별해야 한다. 그다음 정신질환으로 신체망상을 가진 조현병, 신체증상이 다양한 만성 우울증, 공황장애, 범불안장애, 건강염려증 및 전환장애와도 감별해야 한다.

6. 경과 및 예후

지속적으로 재진단과 치료를 요구하며 악화하였다가 호전되었다 하면서 만성 경과를 밟는다. 약국이나 의사를 수없이 찾아다니면서 약물에 중독되기도 한다. 자살을 기도할 수 있지만 미수에 그치는 경우가 많다. 때로 반사회적 행동을 해서 생활의 파탄을 초래하게 된다. 아직 명확한 경과와 예후에 대한 정보는 부족하지만, 궁극적으로 신체증상장애 환자의 1/3~1/2은 회복된다. 전반적으로는 이전의 신체증상장애의 예후와 비슷할 것으로 추정된다. 좋은 예후를 보이는 요인으로는 사회경제 상태가 높은 경우, 불안-우울이 치료에 반응하는 경우, 신체증상의 급성 발병, 성격장애가 없는 경우, 신체질환이 없는 경우 등이 해당된다.

7. 치료

일차진료 의사는 장기적 전략으로, 환자가 자신의 증상이 심인성이라는 것을 자연스럽게 깨닫도록 한 후에 정신과 전문치료를 받게 하도록 해야 한다. 정신과 의사에게 의뢰함으로써 불필요한 의료를 줄일 수 있다. 특히 검사나 진찰 또는 치료를 환자 요구대로 반복하는 것은 피하는 것이 좋다. 의사는 과잉반응하거나 불필요한 검사, 투약, 수술 등 환자에게 해를 끼치지 말라는 의학윤리를 준수해야 한다. 환자가 정기적으로 병원을 방문토록 함으로써 불필요한 낭비를 하지 않도록 배려해야 한다. 호전하면 방문간격을 연장한다.

의사 한 사람이 주로 책임지고 정기적으로 일관성 있게 치료하는 것이 좋다. 치료 목표는 증상의 제거라기보다 기능의 회복과 삶의 질의 호전이다. 대체로 치료는 어렵다. 의사는 신체증상이 환자에게는 실제 고통이 된다는 것은 공감해 주지만, 감정표현의 하나 또는 대화의 하나의 방편이라는 것을 또한 잘 이해해야 한다. 환자에게 이 증상이 신체질환 때문이라는 것을 인정하는 듯한 태도를 보여서는 안 된다. 그러나 신체증상을 무시하거나 신체질환일 가능성을 무시해서도 안 된다. 환자의 호소를 주의 깊게 듣고 진지한 관심을 보이되, 증상에 너무 초점을 두지 않는다. 치료의 목표는 환자가 증상에 잘 대응함으로써 기능을 제대로 하게 해주는 데 있다. 우선 신체증상을 완화시킨 후 정신치료적 접근을 시도한다.

약물치료, 즉 항불안약물, 항우울제 등으로 치료를 시도할 수 있다. 그러나 향정신성 약물이나 진통제는 피하는 것이 좋다는 견해도 있다.

정신치료는, 환자가 자신의 증상에 대응하고, 원인되는 감정을 표현하고, 자신의 느낌을 표현하는 다른 대안을 찾도록 하기 위함이다. 분석적인 것보다 공감적 *empathic*이고 지지적인 정신치료가 더 효과적이다. 증상에 대한 설명과 식이나 운동 같은 건강관리에 대한 일반

적 조언도 필요하고, 의미 있는 활동을 격려한다. 암시나 최면요법이 효과를 보이기도 한다. 중요한 것은 신체증상이 심인성이라는 사실을 환자에게 이해시키는 것이다. 나아가 환자가 계속 불필요한 약물을 사용하거나 입원하거나 수술을 받는 것, 진단을 위한 검사를 반복해서 받는 것을 막아야 하는데, 이때 환자-의사 관계가 확고해야 한다.

우울증이나 불안장애 같은 동반장애가 있으면, 이에 대한 인지행동치료나 약물치료를 조심스럽게 시행한다. SSRI들이 건강염려증에 좋다. Benzodiazepine은 습관성의 우려가 있어, 가능한 한 사용하지 않는다. 환자를 지지해 주는 가족 또는 다른 사람들과의 긴밀한 협조가 필요하다.

III. 질병불안장애

1. 개념

질병불안장애疾病不安障碍 illness anxiety disorder는 신체적 증상이나 감각을 비현실적으로 부정확하게 인식해서 자신이 심한 병에 걸렸을 가능성에 대해 집착과 공포를 가지게 된 상태이다. 환자는 신체적 질환이 없다는 확진을 받아도 이를 믿으려 하지 않고 여러 의사를 찾아다니면서 적절한 치료혜택을 받지 못한다고 전전긍긍한다. 이는 과거 건강염려증hypochondriasis 또는 심기성心氣性 신경증hypochondriacal neurosis이라 불리던 장애이다. (어원인 'hypochondrium'은 '갈비뼈 아래'란 뜻으로, 환자들이 복부증상을 많이 호소하여 이런 이름이 붙었다.) DSM-5에서 현재의 질병불안장애로 개명되었다. ICD-10에서는 건강염려증성 장애hypochondriacal disorder라 명명하고, 신체이상형태성 장애body dysmorphic disorder와 질병공포증nosophobia까지 포함시키고 있다.

2. 역학

건강 관련 걱정hypochondriasis이라는 증상은 매우 흔하여, 미국의 경우 일반인의 7%에서 발견된다고 한다. 건강 관련 불안증상의 1~2년유병률은 1.3~10%라고도 한다. 일반병원 환자군에서는 6개월유병률이 4~6%라는 연구가 있다. 남녀 모두에게 같은 빈도로 나타나고, 20대와 30대에 많다. 결혼상태, 사회경제적 계층이나 교육 수준 등과는 상관이 없다.

우리나라의 2011년 정신질환실태 역학조사에는 0.7%(남성 0.5%, 여성 0.9%)였고 1년유병률은 0.6%(남성 0.4%, 여성 0.7%)였다. 2006년도에 비해 약간 증가하였으며, 남녀 모두 60대에서 1년유병률이 높았다.

3. 원인

주된 유발인자는 스트레스이다. 그러나 환자에게는 대체로 신체감각에 과도하게 예민한 경향이 있고, 감각을 고통으로 감지하는 역치threshold나 참을성tolerance이 낮다. 따라서 보통 사람들은 다소 불편하다고만 느끼는 것도 환자는 심한 고통으로 느낀다.

정신역동적으로는 공격성 또는 증오가 신체적 우려로 나타난 것으로 본다. 과거에 상실, 학대, 배척, 실망을 경험한 수가 많다. 죄책감도 많고 자기비하도 심하다. 그러므로 신체적 고통은 자기 징벌과 동시에 속죄의 수단이 된다. 또는 낮은 자존심, 부적절감, 지각 및 인지적 장애에 대한 방어의 결과라고도 한다.

사회적 학습모델social learning model에 의하면, 환자들은 환자역할sick role을 함으로써 곤란한 상황에서 벗어나려 하는 것으로 보인다. 사회적으로도 환자역할은 책임과 의무로부터의 도피구가 된다.

이 장애를 우울증이나 불안의 변형된 표현으로 보기도 한다. 즉 건강염려증 환자의 80%가 다른 우울장애나 불안장애를 가지고 있다.

4. 임상양상

비현실적인 신체적 질환이 있다는 신념에 사로잡혀 두려워하고 이로 인한 증상이나 기능장애를 호소한다. 정상적 생리적 감각을 과장하고 어떤 질병의 증후로 잘못 해석한다. 사소한 징후에도 특정한 신체기관의 질병 때문이라고 주장하며 자기 나름대로 의학적 용어를 사용하면서 타당성을 설명하려 한다. 실제 의학적 질병이 있어도 증상 호소는 실제 병 증상의 범위를 훨씬 넘어선다. 병든 장기를 중심으로 상상할 수 있는 한 많은 여러 가지 증세를 호소하며 걱정한다. 따라서 의사가 설명하고 설득하려 해도 쉽지 않다. 이는 증상 자체보다 증상의 의미나 원인에 대한 불안 때문이다. 따라서 불안과 우울이 합병되기 쉽다. 이로 인해 대인관계나 사회적 및 직업적 장애가 따른다.

일반의나 내과 의사에게 많이 찾아간다. 하지만 진찰 및 검사 결과 확인된 신체질환은 존재하지 않는다. 그래도 환자는 자신에게 병이 있다고 반복해서 주장하며 사회생활이나 직업기능에 지장을 초래한다.

사춘기에 호발하지만 소아에게도 드물게 나타난다. 노인에서는 주로 기억상실이 걱정의 요인이 된다.

5. 진단

DSM-5-TR

F45.21 질병불안장애*Illness Anxiety Disorder*
A. 심각한 질병을 가졌거나 얻었다는 집착
B. 신체증상이 존재하지 않거나 존재하더라도 매우 미약하게 존재한다. 다른 의학적 문제가 존재하거나 고위험군(가령, 높은 가족력 위험성)이더라도 집착이 명백하게 지나치거나 부적절하다.
C. 건강에 관한 지나친 불안감이 있고, 자신의 건강상태에 관련하여 지나치게 예민하다.
D. 집착으로 인해 과다한 건강 관련 행동(예: 질병 징후를 찾기 위해 반복적인 신체검사)이나 비적응적인 회피행동(예: 진료약속과 병원을 피한다)을 보인다.
E. 집착기간은 적어도 6개월이나, 두려워하는 질병은 그 기간 너머로 변화될 수 있다.
F. 질병-관련 집착은 신체증상장애, 공황장애, 범불안장애, 신체변형장애, 강박장애, 신체형 망상장애 등 다른 정신장애로 더 잘 설명되지 않는다.
특정형
　치료 추구형: 잦은 병원 방문이나 검사를 자주 시행하는 경우
　치료 회피형: 병원 방문이나 검사를 드물게 하는 경우

ICD-10 및 한국 표준 질병 사인 분류

F45.2 건강염려증성 장애*Hypochondriacal disorder*
　신체이상형태성 장애*Body dysmorphic disorder*, 이상형태공포증(비망상성)*Dysmorphophobia(nondelusional)*, 건강염려증성 신경증*Hypochondriacal neurosis*, 건강염려증*Hypochondriasis*, 질병공포증*Nosophobia*

감별진단: 이 장애는 실제 신체질병과 감별해야 한다. 우울증, 범불안장애, 공황장애, 강박장애, 조현병, 신체증상장애, 인위성 장애, 적응장애, 꾀병 등과 감별해야 한다. 증상이 공황발작 때만 나타난다면 건강염려증으로 진단할 수 없다. 원발성 우울장애와 불안장애가 있을 경우 건강염려증이 동반될 수 있어 감별해야 한다. 신경계 및 내분비계의 기질적 질환과도 감별해야 한다.

6. 경과 및 예후

흔히 스트레스 요인과 관련되어 발생한다. 삽화적이며, 한 삽화는 수개월 내지 수년간 지속할 수 있다. 경과는 회복되었다가 다시 재발하는 등 만성화하기 쉽다. 예후가 좋은 조건은 사회경제적 수준이 높을 때, 치료효과가 있는 우울과 불안이 있을 때, 갑작스러운 발병, 인격장애가 없을 때, 다른 신체질환이 없을 때 등이다. 병의 경과 중에 대인관계의 장애, 능률의 저하, 이차적인 기질적 질환 등이 합병되기도 한다. 이 새로운 명칭의 질환에 대한 예후는 아직 정보가 부족하지만, 이전 건강염려증의 경우와 유사할 것으로 추정된다.

7. 치료

앞서 말한 신체증상장애에서와 같은 치료접근을 한다. 스트레스를 줄이도록 약물치료 및 적절한 정신치료를 겸하면서 확신과 재교육적 지지치료를 시도한다. 만성 경과에 대응하는 기술을 교육한다. 건강염려증세는 치료가 잘 되지 않으나 다른 동반된 증상들, 즉 우울이나 불안, 그리고 관련된 신체증상들은 정신치료나 약물치료에 효과가 있다. 지지적인 환자-의사 관계, 그리고 정기적인 의사와의 접촉 또는 진찰 등이 환자를 안정시키는 데 도움이 된다. 그러나 확실한 근거가 없으면 진단절차나 일반 의학적 치료를 시도하는 데 신중해야 한다.

IV. 기능성 신경증상장애(전환장애)

1. 개념

기능성 신경증상장애機能性神經症狀障碍 *functional neurological symptom disorder*/전환장애轉換障碍 *conversion disorder*는 과거 히스테리신경증 전환형*hysterical neurosis, conversion type*이라 불리던 장애이다. 전환轉換이란 정신적 갈등이 원인이 되어 신경계 증상, 즉 감각기관(예: 실명, 감각상실)이나 수의운동기관(예: 팔, 다리 마비)의 증상이 생기는 현상을 말한다. 이 증상은 의학적으로나 신경학적으로 설명되지 않는다. 통증만을 호소하는 경우는 신체증상장애로 진단한다.

이는 신경정신과적 장애 중 매우 고전적인 것이다. Jean-Martin Charcot과 Charles-Moise Briquet 등이 유전적 요인 및 정신적 외상경험과의 관련성 등 전환장애의 개념 정립에 크게 공헌하였다. Freud는 Anna O 증례를 통해 히스테리의 전환 증상을 정신분석을 통해 치료하면서, 역동이론을 제시하였다. DSM-III 및 DSM-IV에서는 원인으로 심리적 요인들의 존재를 진단기준으로 제시하였으나, 실제 이를 입증하기 어렵기 때문에 DSM-5에서는 이 기준은 제외하였다. DSM-5-TR에서는 고전적인 전환장애 개념을 받아들이면서도, 기능성 신경증상장애라고 부르는 개념으로 통합하고 있다. 그러나 과거처럼 운동장애, 언어장애, 경련, 감각장애 등 아형은 따로 두지 않고, 이를 특정형specifier로 기술하고 있다.

2. 역학

평생유병률은 잘 연구되어 있지 않다. 일반인구 10만 명당 22명이라는 보고가 있다. (일반인구의 약 1/3에서 평생 동안 진단기준에 이르지 않은 전환증상이 발견된다. 종합병원 환자 중 5~14%가 전환증상의 병력을 가지고 있다고 한다. 신경과병동에 입원하고 있는 환자의 20~25%가 전환증상을 보인다고도 한다.) 여성에게서 2~5배 많으나 남성에서도 발견된다. 사춘기나 성인 초기, 낮은 사회경제적 계층, 농촌지역, 저학력자, 지능이 낮은 사람, 전쟁의 위협에 놓인 군인들에서 많이 발견된다. 서구 사회에서는 고전적 전환증상이 점차 감소한다고 보고 있으며, 우리나라에서도 감소되고 있는 듯하다.

우리나라 2011년 역학조사에서 전환장애의 평생유병률은 0.5%로, 여성에 많았다. 1년유병률이 60, 70대, 기혼자보다 이혼/별거/사별 집단, 그리고 도시인보다 농촌인구에서 높았다.

3. 원인

이 장애는 심인성으로 생겨난다. 원인은 대개 성적 및 공격적 본능적 충동인데, 그 표현을 자아가 억압repression하면서 한편으로는 신체기능의 장애로 상징적으로 전환conversion하여 표현한 결과 증상이 나타난다. 이는 무의식적 과정이어서 환자는 증상이 나타난 원인과 그 의미를 모르고 있다. 그러나 환자는 증상을 통해 주위환경과 대화하고 갈등을 통제하려고 한다.

일차적 이득 및 이차적 이득 양상이 비교적 뚜렷이 엿보인다.

흔히 환자는 자신의 주변의 중요 인물이나 그들의 병을 동일시identification하여 전환장애의 증상으로 나타내는 수가 많다. 따라서 가까운 사람이 죽은 후 애도반응 기간 동안 죽은 이의 병이 증상표현의 모델이 되는 경우도 있다.

환자의 성격은 성적 미숙, 피암시성, 이기주의 등이 특징이다. 즉 병전 성격으로 히스테리성 성격, 수동공격성 성격, 미숙한 성격, 분열성 내지 편집성 성격이 많다. 이 장애 자체의 유전에 대해서는 알려져 있지 않으나 소인이 되는 성격은 유전하는 경향이 엿보인다. 즉 가족 중에도 반사회적, 히스테리성, 그리고 의존성 성격장애가 많다고 한다.

생물학적 원인으로 기능성 신경증상장애라는 개념이 도입되었다. 즉 전환증상을 중추신경계의 한 장애, 즉 대뇌피질과 망상체 사이에 정보교류의 피드백feedback에 이상이 생겨 감각운동에 대한 정보가 차단된 결과로 나타난다고 보는 것이다. 몇몇 언어, 기억, 주의력, 각성상태 등에 대한 신경심리학적 연구 결과들이 이를 뒷받침하고 있다. 또한 뇌영상 연구에서 우세반구의 대사저하와 비우세반구의 대사증가 및 양 반구 간 정보소통의 장애를 볼 수 있다. 지나친 피질각성cortical arousal이 전환증상을 초래한다는 가설도 있다.

4. 임상양상

수의적 근육운동 및 체성 감각기관의 갑작스러운 기능변화가 나타난다. 그러나 의학적으로 내지 해부학적으로 맞게 증상이 나타나는 것이 아니라, 대개 환자가 알고 있는 증상개념에 따라 (또는 자신의 과거경험에 따라 또는 중요한 인물들의 병을 모방하여) 증상이 나타난다. 대개 한 번에 한 가지 증상이 나타난다. 한 증상이 없어지면 얼마 후 다른 새로운 증상이 나타날 수 있다.

가장 흔한 증상은 마비, 실성증(말을 못함, aphonia), 시력상실, 그리고 청력상실deafness이다. 그 밖의 운동장애로는 흔히 운동불능증akinesia, 운동이상증dyskinesia, 진전tremor, 횡격막 수축, 무도무정위운동choreoathetoid movement, 가성 의식상실, 경련발작, 히스테리성 졸도hysterical fainting spell, 전환장애 특유의 보행장애인 기립보행 불능증astasia abasia 등이 나타난다. 드물게 고전적인 후궁반장이 특징인 히스테리 특유의 뇌전증양 발작(hysterical seizure)(그림 18-1)이 나타나기도 한다. (발작에도 불구하고 뇌파이상이 발견되지 않아 pseudoseizure라고도 한다.) 경련이 나타날 때도 뇌전증 발작과 달리 혀깨물기, 요실금, 외상 같은 상처를 입는 증상이 거의 없으며, 동공반사나 구역반사 등이 정상이다. 그 외 감각장애로는,

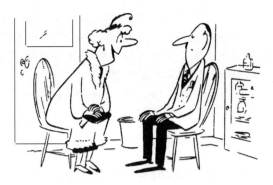

"선생님, 제 눈, 귀, 코, 목구멍이 아파요."

그림 18-2 신체증상을 호소하나 기분 좋은 무관심*la belle indifférence*이 엿보인다(Cartoon Classics, Medical Economics, 1963).

흔히 감각상실*anesthesia*, 이상감각*paresthesia*, 목 또는 식도의 이물감, 장갑형 또는 양말형 감각마비, 시야의 위축*tubular vision* 등이 있다. 장갑형 마비의 예에서 보듯이 손목 아래 부위가 마비되는 등, 증상이 해부학적 및 신경학적 부위와 일치하지 않는다. 더구나 마비에도 불구하고 건반사, 근전도검사 결과는 정상이다. 드물게 자율신경장애나 내분비장애도 있을 수 있고, 가임신(상상임신)*pseudocyesis*도 있다.

증상에 대해, 예를 들면 심한 경련을 했어도 그 후에 전환장애 특유의 '기분 좋은 무관심*la belle indifférence*'을 볼 수 있다(그림 18-2). 이는 증상의 심각성에도 불구하고 걱정을 하지 않고 무관심한 또는 오히려 만족스러워하는 기분을 보이는 행동이다. (이는 환자는 무의식적으로 자신에게 그런 병이 없다는 것을 알고 있다는 의미이다.)

급성기에는 유발요인이나 일차적 또는 이차적 이득이 뚜렷이 파악되는 수가 많다. 예를 들어 구토는 거부나 반항의 의미가 있고, 가임신은 임신을 너무 갈망하거나 임신에 대한 공포감이 심하다는 것을 의미한다. 그러나 장기화하면 증상 표현이 교묘해지면서 이를 알기 어려워진다. 그러나 의사는 실제 의학적 병이 있을 수 있다는 가능성을 늘 염두에 두어야 한다.

과거력상 또는 현재 주요우울장애, 불안장애, 신체증상장애, 해리장애, 조현병 등을 잘 동반한다.

5. 진단

비록 신체기능은 변화하였더라도 신체적 병변은 없다. 동기가 무의식적인 차원이기 때문에 환자 자신도 원인을 이해하지 못한다. 그러면서도 증세를 가짐으로써 악화된 환경이나 불리한 상황에서 벗어나려는 이차적 이득이 발견되고 증세에 무관심한 태도를 보일 때 진단된다.

DSM-5-TR

F44.–기능성 신경증상장애(전환장애)
Functional Neurological Symptom Disorder (Conversion Disorder)
A. 변화된 수의운동 또는 감각기능에서 한 가지 혹은 그 이상의 증상
B. 임상소견은 증상과 파악되는 신경학적 또는 의학적 상태 사이에 불일치의 증거를 보인다.
C. 증상이나 결함은 다른 일반적 의학적 장애 또는 정신장애로 더 잘 설명되지 않는다.
D. 증상이나 결함은 사회적·직업적, 그 외 기능의 중요한 영역에서 임상적으로 유의한 고통이나 손상을 일으키거나, 의학적 검사를 정당화한다.
특정형(증상 유형)
　F44.4 무력 혹은 마비 동반형
　F44.4 비정상적 운동 동반형(예: 진전, 근육긴장이상, 간대성 근경련증, 보행이상)
　F44.4 연하곤란 증상 동반형
　F44.4 언어증상 동반형(예: 발음곤란, 언어정체)
　F44.5 발작 또는 경련 동반형
　F44.6 감각마비 혹은 감각상실 동반형
　F44.6 특수 감각증상 동반형(예: 시각, 후각 또는 청각 장애)
　F44.7 혼합된 증상 동반
특정형
　급성 삽화: 증상이 6개월 이내
　지속형: 증상이 6개월 이상
특정형
　정신적 스트레스요인 동반형(스트레스 요인 명시)
　정신적 스트레스요인 비동반형

ICD-10 및 한국 표준 질병 사인 분류

F44.4 해리성 운동장애*Dissociative motor disorders*
　심인성 발성불능*Psychogenic aphonia*, 심인성 발성장애*Psychogenic dysphonia*
F44.5 해리성 경련*Dissociative convulsions*
F44.6 해리성 무감각 및 감각상실*Dissociative anaesthesia and sensory loss*
　심인성 난청*Psychogenic deafness*
F44.7 혼합형 해리[전환]장애
　Mixed dissociative [conversion] disorders
　F44.0–F44.6에 분류된 장애의 복합
F44.8 기타 해리[전환]장애
　Other dissociative [conversion] disorders

감별진단: 성기능장애, 신체증상장애, 건강염려증, 신체형 통증장애, 정신신체장애, 인위성 신체장애, 조현증 등 정신장애와 감별해야 한다. 신체적 질환으로, 다발성 경화증, 전신홍반루푸스, 뇌종양, 뇌전증, AIDS, 중증 근육무력증*myasthenia gravis*, 주기적 마비*periodic paralysis*, Guillain-Barre's증후군, 시각신경염*optic neuritis* 등의 뇌장애, 꾀병 등과 감별해야 한다.

6. 경과 및 예후

후기 소아기에서 성인 초기에 흔히 발병하다. 개개의 전환증상의 발병기간은 짧다. 갑자기 나타나 수일 내 또는 1개월 정도 지속되다가 갑자기 소실된다. 예후가 좋은 편이어서 일시적으로 증상이 나타나고 자연스럽게 호전하는 경우가 많다. 예후가 좋은 경우는 갑작스러운 발병, 원인이 되는 스트레스 요인이 있을 때, 병전 적응이 좋았을 때, 다른 정신과적 장애가 없을 때, 진행 중인 재판문제가 없을 때 등이다. 발병기간이 긴 과거력이 있거나 이차적 이득이 뚜렷하면 예후가 나쁘다.

7. 치료

앞서 말한 신체증상장애에서와 같은 치료접근을 한다. 스트레스를 줄이도록 약물치료 및 적절한 정신치료를 겸하면서 확신과 재교육적 지지치료를 시도한다.

치료의 목적은 증상의 제거이다. 증상이 심인성임을 직접적으로 직면시키면, 환자는 불편해하고 치료에 반발할 수 있다. 상상에 의한 병이라는 등의 설명은 상태를 악화시키기 쉽다. 우선은 재확인과 이완(느긋하게 대해 줌) 같은 대증적 접근이 필요하다. 즉각적 증상해소가 필요하면 최면치료, 약물이용 면담, 행동치료를 시행할 수 있다.

환자에 대해 일단 철저한 신체검사를 한 후 다시 검사를 허용하지 말고, 불필요한 투약도 될 수 있는 대로 제한하면서 재확인을 하고, 이차적 이득의 만족을 차단해야 한다. 치료기간이 길어지면 환자역할이 심해지고 정신적으로 퇴행하여 치료가 어려워진다.

정신치료로는 공감적 태도와 더불어 권위를 가지고 시행하는 지지적 정신치료가 효과적이다. 환기요법과 암시요법, 행동치료(이완)도 이용할 수 있다. 즉 스트레스 해결을 위한 노력과 더불어 점차 병이 나을 것이라는 재확인*reassurance*이나 암시*suggestion*가 도움이 될 수 있다. 내적 갈등을 파헤치고 통찰을 주는 분석적 정신치료도 시도할 수 있지만 대상이 제한된다. 역동정신치료의 기본적 전략으로 소인*predisposing factor*, 유발인자*precipitating factor*, 지속인자*perpetuating factor* 등 세 가지 P를 확인하는 것도 있다. 면담이 어려우면 아미탈 면담*amytal interview*도 시도해 볼 수 있다.

약물치료로는 주로 benzodiazepine계 약물을 사용하여 증상 자체를 완화시킨다.

V. 다른 의학적 상태에 영향을 미치는 정신적 요인들

다른 의학적 상태에 영향을 미치는 정신적 요인들*psychological factors affecting other medical conditions*은, 임상적으로 의미 있는 심리적 및 행동적 요인들이 있어 의학적 상태에 부정적으로 영향을 미침으로써 병을 악화시키고 기능장애의 위험을 높이고 고통을 가중시키며, 사망의 위험을 높이는 경우이다. (즉 신체질병을 악화시킨다.)

과거 정서적 요소들이 적어도 부분적으로 기여하여 신체 기능 또는 구조의 장애를 초래하는 경우를 정신신체장애*psychosomatic disorder*라 하였다. DSM-IV에서는 이를 정신과적 장애라기보다, 임상적 주의의 초점이 될 수 있는 기타 상태*other condition that may be a focus of clinical attention*의 범위 안에 분류하였다. 그러나 DSM-5에서는 다른 의학적 상태에 영향을 미치는 정신적 요인들이라는 독립된 장애로 명명하였다.

진단기준은 정신적 요인들이 유의하게(부분적이라도) 일반적 의학적 상태, 즉 신체장애의 발병이나 악화 또는 회복지연과 치료과정에 대해 기록으로 남길 만큼 분명하게 영향을 미치게 될 때이다.

정신적 요인들에는 정신적 고통, 대인관계, 부인*denial* 같은 대응전략, 비적응적 건강행동, 비적응적 도움요청 행동*maladaptive help behavior*(증상을 부인하거나 치료방침을 따르지 않음*poor adherence*), 정신장애, 정신과적 증상, 성격장애 등이 있다. 예를 들면 심근경색 때 고집을 피우며 응급조처받는 것을 거부하는 것, 불안으로 인해 천식이 악화되는 것, 당뇨병 환자가 인슐린 조절을 자기 마음대로 하는 것 등이다. 이런 정신적 요인들이 바로 '다른 의학적 상태에 영향을 미치는 정신적 요인들'인 것이다.

이러한 정신적 요인들의 영향을 받기 쉬운 정신신체장애는 대개 ① 분명한 기질적 병리(예: 궤양성 장염) 또는 잘 알려진 병태생리과정(예: 편두통에서 볼 수 있는 것)이 존재하고, ② 신체적 증상이 일차적 이득과 관련이 없고 오히려 이 증상으로 불안과 고통이 증가되며, ③ 주로 자율신경계의 지배를 받는 기관이나 내장장기에 관련된 증상이 있고, ④ 내적 갈등 또는 무의식적 욕구의 상징성은 드물게 나타나고 있다.

(이러한 개별적 정신신체장애들은 제32장 정신신체의학 및 자문조정 정신의학, Ⅱ. 정신신체장애에 기술되고 있다.)

DSM-5-TR

F54 다른 의학적 상태에 영향을 미치는 정신적 요인들
Psychological Factors Affecting Other Medical Conditions
의학적 증상이나 상태가 있고(정신장애가 아닌), 심리적 및 행동적 요인들이 부정적으로 그 의학적 상태를 악화시키는바, ① 의학적 상태의 경과에 영향을 미쳐, 발생시키거나 악화시키거나, 회복을 지연시키거나 한다. ② 치료를 방해한다. ③ 확립된 건강위험을 추가한다. ④ 원인 되는 병리생리에 영향을 미치고, 증상을 유발하거나 악화시키고, 의학적 주의를 필요하게 만든다. 그러한 심리적 및 행동적 요인들은 다른 정신과적 장애로 더 잘 설명되지 않는다.

심각도에 따른 특정형으로 **경도, 중등도, 고도, 극도** 등을 두고 있다.

ICD-10 및 한국 표준 질병 사인 분류

F54 달리 분류된 장애나 질환에 연관된 심리적 요인 및 행동적
요인Psychological and behavioural factors associated with disorders or diseases classified elsewhere
이 장애와 신체장애 두 가지 코드가 사용된다. 예: 천식의 경우 F54와 J45, 피부염의 경우 F54와 L23~L25, 위궤양의 경우 F54와 K25.-, 궤양성 대장염의 경우 F54와 K51.-, 두드러기의 경우 F54와 L50.- 등등

F59 생리적 장애 및 신체적 요인과 연관된 상세불명의 행동증
후 군 Unspecified behavioural syndromes associated with physiological disturbances and physical factors
심인성 생리적 기능이상 NOSPsychogenic physiological dysfunction NOS

감별진단: 신체증상을 나타내는 주요정신장애, 신체증상장애(기질적 병변이 없음), 질병불안장애(건강염려증), 정신장애 때 흔히 나타나는 신체적 호소, 물질유도성 장애에서 보이는 신체증상 등은 이 진단에 해당되지 않는다(임상양상 및 치료는 제32장 정신신체의학 및 자문조정 정신의학, Ⅱ. 정신신체장애 참조). 질병으로 인해 정신건강의 장애는 적응장애로 진단된다.

정신증상과 신체증상이 공존할 때는 동반장애co-morbidity로 진단한다. 예를 들어 당뇨병, 고혈압, 과민성 대장염, 편두통 등 정신신체장애들은 불안장애, 우울증 및 신체증상장애들과 공존하는 경우가 많다.

치료

제32장 정신신체의학 및 자문조정 정신의학, Ⅱ. 정신신체장애에 기술되고 있다.

Ⅵ. 인위성 장애

1. 개념

인위성 장애人爲性障碍 *factitious disorder*는 가장성假裝性 장애라고도 한다. 이 장애는 환자 자신이 의도적으로 신체적 또는 정신적 증상을 유발하거나 가짜로 꾸며 내는 경우이다. 이런 행동을 하는 이유는 (경제적 보상 같은) 외적인 보상이 아니라, 무의식적으로 단지 환자역할을 하려는 것이다. 환자는 자기가 짐작하거나 알고 있는 바대로 어떤 질병의 증상이나 환자의 역할을 모방한다. 환자는 자신이 신체적 또는 정신적으로 병들었음을 타인에게 납득시키려 애쓰고 있으나, 자신의 진짜 병이 인위성 장애임은 모르고 있는 역설적 상태에 있다. 여하튼 병을 모방하고 가장하여 치료받고 입원하는 것 자체가 주된 목적이고 삶의 방식이 되어 버린 상태이다.

대리 인위성 장애factitious disorder by proxy란 다른 사람에게 이 장애가 생기도록 만드는 것인데, 예를 들어 어머니가 어린아이에게 이 장애를 유도(자극)함으로써 아이가 반복 입원하게 되는 경우이다. (어린이 학대 중 상당수가 대리 인위성 장애의 피해 어린이라 한다.)

이 장애는 과거 뮌하우젠증후군*Münchausen syndrome*이라고 부르던 장애의 증상들과 히스테리 신경증의 일부 증상들을 포함하고 있다. (뮌하우젠증후군은 18세기 독일의 기사이자 허풍스런 말재간꾼으로 유명한 Karl F. H. von Münchausen 남작이라는 사람의 이름을 따 명명된 것이다.)

오랜 기간 병원에 입원하는 병원중독증후군hospital addiction syndrome, 내·외과 병원을 찾아 헤매는 병원 쇼핑shopping, 의사 쇼핑 등이 이에 해당된다. 별명으로 hospital hobo, 직업적 환자professional patients, 반복수술중독polysurgical addiction이라는 용어도 쓰인다.

DSM-Ⅳ에서는 이 장애가 독립된 범주로 있었으나, DSM-5에서 신체증상 및 관련 장애군에 포함되었고, 또한 대리 인위성 장애factitious disorder imposed on another(이전에 Factitious Disorder by Proxy라고 부르던 장애)를 포함하고 있다.

ICD-10에서는 '신체적 또는 심리학적인 증상 또는 불구의 가장이나 고의적 유발[인위성 장애]intentional production or feigning of symptoms or disabilities, either physical or psychological [factitious disorder]'이라고 하며, 이와 유사한 '심리적 원인에 의한 신체적 증상의 정교화elaboration of physical symptoms for psychological reasons'도 같은 범주에 포함시키고 있다.

2. 역학

유병률이 높을 것으로 생각되나 연구된 바는 없다.

신체증상을 주로 하는 경우가 정신증상을 꾸며 내는 경우보다 흔하다. 일반적으로 남성에서 여성보다 더 많으나, 신체증후나 신체증상을 나타내는 환자는 거의 여성이라 한다. 일반 병원에 입원하고 있는 환자의 1.0%에서 이 장애가 발견된다고 한다. 원인 모를 발열 환자의 10%가 이 장애라는 연구도 있다. 특히 의료와 관련이 있는 직종에 종사하거나 의료의 도움을 받은 경험이 있는 사람 또는 피학적 성격masochistic personality을 가진 사람에게 빈발한다.

3. 원인

인위성 장애는 정신역동적으로 설명되고 있다. 환자 중에 발달 초기에 아동학대나 박탈을 경험하고 결과적으로 자주 입원한 병력이 많이 발견되기 때문에, 이런 환자에게 입원은 정신적·육체적 상처를 주는 가정으로부터 도피하여 자신을 사랑하고 돌봐 주는 일련의 보호자caretaker(의사, 간호사)를 찾는 행위로 여겨진다. 주된 방어기제는 억압, 동일시(공격자와의 동일시identification with aggressor 포함), 퇴행, 상징화 등이다.

환자의 증상을 과거에 환자가 원하였던 부모-자식 관계를 재구성하려는 시도로 볼 수 있다. 이때 부모 모습이 의사에게로 투사되는데, 환자는 과거 부모에 의해 배척당하였던 것처럼 의사에 의해서도 배척당하리라 예견하고 있다. 그래서 의사와 진정한 치료관계를 맺기 어렵다. 따라서 환자는 치료에 만족하지 못하고 계속 다른 의사들을 찾고 비슷한 관계를 반복하는 강박 성향을 띠게 된다.

고통스런 검사나 수술을 집요하게 요구하는 것은 환자의 피학적 성격masochistic personality 때문인 것 같다. 환자는 그 고통을 자신의 과거의 실제 또는 상상의 죄에 대한 징벌로 생각한다. 따라서 그들은 반복해서 환자역할을 하고, 입원하고, 수술 같은 고통을 감수함으로써 과거의 고통스러운 경험들을 극복하려고 한다.

정신과적 증상을 나타내는 경우는 동일한 정신질환을 앓았던 가족이 있어 그를 모방하게 된 결과일 수 있다. 정신질환자와 동일시함으로써 그와 마술적 방법으로 재결합하려는 것이다.

많은 환자가 경계성 성격장애의 특징인 빈약한 정체성과 혼란스러운 자아상을 가지고 있다. 일부 환자는 주위 다른 사람의 정체성identity을 가장하는 'as if personality'를 나타내기도 한다.

4. 임상양상

신체적 증상을 주로 하는 경우, 실제 증상이 없음에도 심한 신체적 증상을 극적으로 호소한다. 주로 의도적으로 가장한 것으로 그 신체증상은, 입원할 만한 어떤 병의 증상과 유사하다. 흔한 임상양상은 오심, 구토를 동반하는 우측 하복부 통증, 어지럼증, 의식변화, 다량의 각혈, 전신적 홍반이나 농양, 원인불명의 발열, 항응고제 복용으로 인한 출혈, 루푸스유사증후군lupus-like syndrome 등이다. 증상표현이 심각하기 때문에 의사는 모르고 여러 가지 검사나 진단적 수술을 시행하기 쉽다. 환자는 진찰과정을 미리 아는 체하거나 의학용어를 사용하면서 요구대로 해주지 않는다고 불평하면서 의사나 병원 직원과 자주 충돌한다.

질병의 거짓 증거를 조작한다. (기상천외의 방법들을 동원한다.) 예를 들어 온도계를 마찰하여 체열이 있는 것처럼 보이게 한다. 심지어 검사에 쓸 소변을 일부러 피로 오염시키거나 저혈당을 가장하기 위해 몰래 인슐린을 사용하기도 한다. 질병의 증상을 만들어 내기도 한다. 즉 감염을 입증하기 위해 오염된 물질을 주사하거나, 출혈하는 병을 보여 주기 위해 항응고제 wafarin을 투여한다. 외상을 악화시킨다. 사혈하기도 한다. 이뇨제를 과량 사용한다. 과거 병력을 조작한다(HIV-AIDS를 거짓 보고한다). 마약성 진통제나 수술을 요구하기도 한다. 그 결과 수술을 자주 받아 복부에 석쇠 같은 흉터가 있다(gridiron abdomen이라 함). 거짓말이 탄로 날 듯하면 불시에 퇴원하고는 다른 병원을 전전한다.

정신적 징후와 증상을 주로 나타내는 경우, 진단이 어렵다. 오랜 기간 동안 관찰한 후에야 진단이 가능할 때가 많다. 예를 들면 기분장애 환자가 다른 질환, 조현병 같은 정신병적 증상을 꾸며내는 경우인데, 이런 경우 예후가 좋지 않다. 건망증이나 지남력장애 등을 같이 호소하기도 한다. 우울증을 가장하기 위해 최근 중요하고 가까운 인물의 사망 같은 거짓 사실을 말하기도 한다. 환자는 자기의 병을 거짓으로 과장하거나 극적으로 표현하는 공상적 작화증pseudologia fantastica을 보이기도 하는데, 일부 사실을 포함한 그럴듯한 광범위하고 다양한 극적인 공상과 거짓말을 섞는다. 예를 들어 수술 자국을 전쟁이나 모험활동 중에 받은 상처로 떠벌린다.

이런 고전적인 인위성 증상과 더불어 각종 우울증, 전환증상, 해리증상, 흥분, 집중장애, 망상, 환각, 괴이한 행동, 때로는 거부증이나 함구증 등 범증상복합 pan-symptomatic complex 상태를 보인다.

대리 인위성 장애factitious disorder by proxy

이는 자기가 돌보고 있는 사람에게 인위성 장애를 만들어 내는 것이다. 예를 들어 어머니가 자기 아들이 크게 병들었다고 의사가 믿게끔 속이는 것이다. 대개 아이의 병력을 조작하거나, 의무기록을 고치거나, 가검물을 오염시키거나, 실제로 상처를 입히거나 병들게 만들기도 한다. 이런 행동을 하는 이유는 피해자로 하여금 간접적으로 환자역할을 하거나 아이를 입원시킴으로써 아이를 돌보는 임무를 대신하려는 것이다.

5. 진단

진단 시 정확한 병력조사가 매우 중요하다. 본인 말 외에 가족, 친구들로부터 자료를 얻어 사실을 확인해야 한다. 또한 입원해도 보호자가 보이지 않는다는 점에서 이 장애를 눈치챌 수 있다. 면담 시 환자가 지적당하거나 비난받는다는 느낌을 받지 않도록 조심해야 한다. 진단을 위해 환자의 소지품을 조사하는 것 같은 행위는 사태를 악화시키기 쉽다. 거짓이 탄로 난다고 느끼면 심하게 흥분하거나 단순한 정신병 상태가 돌발할 수도 있다.

DSM-5-TR

F68.10 자발적 인위성 장애 Factitious Disorder Imposed on Self
신체적 또는 정신적 징후나 증상을 의도적으로 만들거나 가장하고, 자신을 타인에게 아프거나 부상당한 것으로 보이려고 하며, 가장하는 행동이 외적 보상이 없는 경우에도 발생하고, 가장 행동이 망상장애나 다른 정신질환으로 더 잘 설명되지 않는다.
특정형으로 **일회성 삽화, 반복성 삽화** 등이 있다.
F68.A 대리 인위성 장애 Factitious Disorder Imposed on Another
이는 거짓으로 타인(희생자)에게 신체적 또는 정신적 징후나 증상을 가장하게 하고, 상처나 병을 야기하고, 타인(희생자)이 다른 타인에게 병들거나 부상당한 것으로 보이게끔 만드는 것이다. 가장하는 행동이 외적 보상이 없는 경우에도 나타나며, 가장 행동이 망상장애나 다른 정신질환으로 더 잘 설명되지 않는

다. (주: 희생자가 아니라 유발시키는 사람에게 이 병명을 진단함)
특정형으로 **일회성 삽화, 반복성 인위성 장애** 등이 있다.

ICD-10 및 한국 표준 질병 사인 분류

F68.0 심리적 원인에 의한 신체적 증상의 정교화
Elaboration of physical symptoms for psychological reasons
F68.1 신체적 또는 심리학적인 증상 또는 불구의 가장이나 고의적 유발[인위성 장애]Intentional production or feigning of symptoms or disabilities, either physical or psychological [factitious disorder]
병원을 이리저리 옮겨다니는 증후군Hospital shopper syndrome, 뮌히하우젠증후군Munchhausen syndrome, 병원순례환자Peregrinating patient

감별진단: 신체질환이 있을 경우, 기질성 정신장애, 신체형 장애, 반사회적 성격장애, 조현병, 단기정신병, Ganser's증후군, 약물남용 및 꾀병 등과 감별해야 한다.
꾀병에서는 의도적으로 만든 증상의 이면에 도사리고 있는 목표가 달성되면 증상이 사라져 버리며, 진단과 치료하는 과정에서 고통이 동반되면 꾀병을 포기하려 한다. 꾀병에서는 외적으로 드러나는 이차적 이득이 뚜렷한 경우가 많은데, 즉 병역기피, 보상문제, 법적인 문제나 교도소, 구치소 등과 관련하여 많이 발생한다. 그러나 인위성 장애에서는 그러한 특별한 상황이 없으며, 이차적 이득이 뚜렷하지 않고, 질병을 갖는 것 자체가 목표이다. 따라서 인위성 장애 환자는 이미 의료기관을 이용한 경험이 많으며, 불필요한 검사나 수술 등을 이미 매우 많이 받은 경우가 많다.

6. 경과 및 예후

대개 성인 초기에 발병하나 소아기나 사춘기에도 발병한다. 실제 신체질병, 실제 정신질환, 실제 상실이나 배척 이후에 이 병이 나타나기도 한다. 병이 경과할수록 가장하고 있는 병이나 병원에 대해 지식이 쌓여 가므로, 진단이 어려워진다. 점차 인위성 장애 때문에 실제 사회·직업생활과 대인관계에 심각한 문제가 생길 수 있다.
예후는 대개 나쁘다. 병원 또는 정신병원에 반복해서 입원한다. 심지어 불필요한 약물, 수술, 기계적 검사 등으로 인위성 장애라는 의심을 받지도 않은 상태에서 사망하게 되는 예도 있다. 예후가 좋은 조건은 소아일 때, 주요우울증이 동반될 때, 성격장애가 없을 때, 정신병적 상태보다 경계성 수준 상태일 때, 방황하기보다 일정한 양상의 행동양식을 보일 때이다.

7. 치료

이 병에 적절한 치료법은 따로 없다. 의사가 진실을 알고 의미 있는 치료를 하려고 시도하면 갑자기 퇴원하거나, 외래에서 추적치료를 받지 않음으로써 회피해 버리기 때문에 그나마 치료하기도 어렵다. 따라서 치료보다 관리에 초점을 맞추어야 한다.

우선 확진이 중요하다. 가장 중요한 것은 의사가 이 병을 인지하는 것이다. 그래야만 더 이상의 불필요하고 위험한 진단과 치료 과정을 막을 수 있다.

진단이 확인되면 환자에게 향후 정신과적 치료계획으로의 전환을 알린다(직면confrontation에 해당됨). 이때 환자가 치료를 떠나지 않게 체면을 세워 주고, 위협적으로 느껴지지 않도록 신중히 해야 한다. 정신과가 아니라 일반 내과 병동에 입원시키는 것도 한 방법이다. 증상보다 환자의 내면을 역동적으로 다루어야 한다. 인위성 증상의 제거를 목표로 한 행동치료를 할 수도 있다. 즉 therapeutic double bind 기법은 환자에게 낫는 길은 단지 인위성 행동을 포기하는 것임을 알게 하는 것이다. 우울증 등 다른 정신증상에 대해 약물치료를 할 수 있다. 인위성 행동에 '중독성'이 발견되면 중독성 장애에 대해 사용하는 12-step 프로그램을 적용할 수 있다. 환자에 따라 필요한 관심과 지지를 받게 되는 결혼을 하거나 종교집단에 가입하면서 인위성 행동을 그만두기도 한다.

의사들은 이런 환자들을 대할 때 환자들의 태도, 행동 때문에 당황해하고 화가 나고 약이 오르며 배신감을 느끼고 증오하게 되고 치료관계를 포기하고 싶어진다(therapeutic nihilism). 그 때문에 보통 치료에 효과가 없으므로 항정신병 약물을 대량으로 투여하거나 전기경련요법을 시행하게 되는 수가 많다. 그러나 의사들이 이러한 역전이countertransference의 느낌을 표현하면 환자는 영영 치료로부터 멀어진다. 따라서 끝까지 포기하면 안 된다.

VII. 기타

1. 신체형 자율신경 기능장애

ICD-10에 있는 신체형 자율신경 기능장애somatoform autonomic dysfunction는 신체증상이 자율신경계의 지배를 받는 기관이나 기관계(심혈관계, 상부 및 하부 위장계, 호흡기계, 성비뇨기계)에서 나타나는 경우를 의미한다. DSM-5-TR에는 이 진단명에 해당되는 병명은 없으나, 본 장 V. 다른 의학적 상태에 영향을 미치는 정신적 요인들 일부와 겹친다.

ICD-10 및 한국 표준 질병 사인 분류
F45.3 신체형자율신경기능장애
Somatoform autonomic dysfunction

대개 자율신경계 항진증상들이 나타나는데, 심계항진, 진땀, 구갈, 홍조, epigastric discomfort, 가슴통증, 호흡곤란, 과호흡증, 운동 시 피로감, 심인성 공기연하증psychogenic aerophagia, 딸꾹질, 잦은 배변, 배뇨장애가 주로 나타난다. 흔히 심장신경증cardiac neurosis, Da Costa syndrome, 신경순환무력증neurocirculatory asthenia, 위장신경증gastric neurosis, 과민성 대장증후군, 심인성 과호흡, 심인성 배뇨장애, 기침, 설사, 소화불량, 위창자 내 공기 참flatulence, 딸꾹질, 그리고 유문연축pylorospasm 등이 여기에 속한다.

이 질환의 많은 예에서 정신적 스트레스 또는 최근의 복잡한 정신적 문제들이 관찰되지만, 모든 환자에서 다 관찰되는 것은 아니다.

이들은 DSM-5-TR의 불안장애나 우울장애 또는 신체증상장애 때 나타나는 신체증상들과 유사하다.

감별진단을 해야 되는 질환으로는 범불안장애와 신체증상장애가 있다.

치료는 다른 신체증상장애의 치료에 준한다.

2. 지속적 신체형 통증장애

ICD-10에서 말하는 지속적 신체형 통증장애persistent somatoform pain disorder는 DSM-IV에서 통증장애pain disorder라 불리던 장애이다. 심인성 통증장애psychogenic pain disorder 또는 심인성 동통psychalgia이라고도 불렀다. DSM-5-TR에서는 신체증상장애somatic symptom disorder에서 주된 통증 동반형with predominant pain이라는 한 특정형으로 포함하고 있다.

역학: 이 장애는 남성보다 여성에 2배 더 많고 30, 40대에 가장 많이 발병한다. 사무직보다 직업 관련 외상이 더 많은 기술직에 많다. 가족력이 높은데, 특히 불안장애, 우울장애, 약물남용의 가족력이 높다. 우리나라의 2011년 조사에서는 평생유병률은 0.3%로 과거에 비해 증가하고 있지는 않았다. 1년유병률은 여

성에 다소 높았고, 60, 70대에 높았다.

원인: 이는 심인성 장애로 신체 한 군데 이상의 부위에 심한 통증이 지속되는 경우이다. 전체적으로 신체증상장애와 원인이 같다. 생물학적으로 중추신경계에서 endorphin과 serotonin이 이 장애와 관련된다는 추정도 있다. Endorphin이 결핍되면 감각자극이나 통증을 강하게 느낀다. 이른바 gate theory의 설명에 따르면 게이트gate(관문)의 기능이 사람에 따라 차이가 있어 통증에 대한 감수성이 달라 통증을 강하게 느낀다고 한다. 가족력이 높은 점으로 보아 유전적인 요인도 있는 것 같다.

임상양상: 통증이 정신적 요인과 관련되어 시작하고 또 악화되며, 정신적 자극에 따라 강도가 좌우된다. 그런 통증은 신경해부학적 부위와 일치하지 않으며, 설사 해부학적 병변이 있다 하더라도 이로 인한 증세보다 월등히 심하게 과장된다. 그리고 이 동통장애로 인해 일이나 활동을 피하게 되고 이차적으로 주위 사람으로부터 지지나 동정을 얻으려는 모습이 있다.

환자는 여러 가지 종류의 통증을 호소하는데, 그중에 가장 흔한 것은 요통, 두통, 비특이적 안면통, 흉부통, 하복부통, 관절통 및 사지통 등이다. 좌골신경통이나 심장동통을 모방하기도 한다. 수술한 경험이 있는 환자는 수술하였을 때의 통증을 호소하기도 한다. 환자는 증상표현을 극단적으로 과장하는 경향이 있으며, 통증이 모든 불행의 원인이라고 호소한다. 신체질환으로 인한 통증임을 재확인받으려고 의사를 두루 찾아다니기도 한다. 통증을 줄이기 위해 약물을 남용하기도 한다.

주요우울장애가 25~50% 환자에서 동반되며, 60~100%에서 감정부전장애가 있다고도 한다. 따라서 통증이 우울증의 한 표현이라고도 한다.

DSM-5-TR

신체증상장애에 한 특정형인 통증 동반형with predominant pain으로 포함시키고 있다.

ICD-10 및 한국 표준 질병 사인 분류

F45.4 지속적 신체형통증장애 Persistent somatoform pain disorder

감별진단: 실제 통증이 나타나는 신체질병과 감별해야 한다. 실제 신체적 통증은 감정, 주의, 인지, 상황의 변화에 따라 강도가 달라지나 심인성 통증은 그런 변화를 보이지 않는다. 기타 다른 신체증상장애, 정신신체장애, 인위성 장애, 우울장애, 조현병 및 꾀병으로 인한 통증과도 감별해야 한다. 긴장성 두통과 편두통과도 감별해야 한다.

예후 및 경과: 예후는 확실치 않다. 보통 급격히 증세가 와서 수 주나 수개월간 지속되면서 만성화한다. 수년간 지속되면서 환자를 무력하게 만들기도 한다. 정신적 유발인자가 해결되거나 환자의 심적 부담이 가벼워질 때 해소되기도 한다. 법적 문제, 보상문제, 약물남용이 있으면 예후가 나쁘다. 극적인 복통으로 개복수술을 받기도 한다.

치료: 다른 신체증상 장애의 치료에 준한다. 그러나 처음에는 환자에게 통증이 절실하므로 심인성임을 직면시키면 안 된다. 통증은 치료가 사실 어려우므로 치료의 초점을 증상 회복보다 환자의 재활에 더 맞추는 것이 좋다. 이때 의사와 환자의 관계가 다른 어느 경우보다도 중요하다. 진통제를 주더라도 위약효과 이상을 기대하면 안 된다. 필요에 따라 항우울제나 소량의 항정신병 약물을 일시적으로 주면서 치료관계를 강화해야 한다.

정신치료가 시도되기도 하나, 통증이 없어지면 환자는 심리적 원인에 직면하게 되기 때문에 이를 꺼려 치료를 포기하기 쉽다. 환자가 자신의 통증이 심리적 요인에 의해 악화되거나 경감되기도 한다는 것을 이해하는 것이 중요하다. 비슷한 환자끼리의 집단치료도 효과적이다. 최면요법, 암시요법도 효과적이다.

진통제나 신경안정제를 장기간 투여하는 것은 남용 문제가 있어 바람직하지 않다. 반면 기전은 밝혀져 있지 않으나 항우울제, TCA 또는 serotonin계 항우울제(fluoxetine 등의 SSRI들)가 통증에 효과적이라고 한다.

생체되먹임biofeedback이 편두통이나 근육긴장성 두통에 효과적이다. 경피신경자극transcutaneous nerve stimulation 및 dorsal column stimulation 등의 전기적 자극요법electrical stimulation도 도움이 된다. 통증이 지속적이고 심하면 신경차단마취nerve block 같은 신경외과적 치료도 하나 효과는 대부분 일시적이다. 이같이 다양한 기법을 통괄적으로 시행하는 것을 통증제어프로그램pain control program이라고 한다.

3. 기타 특정 및 비특정 신체증상 및 관련 장애

DSM-5-TR

F45.8 기타 특정 신체증상 및 관련 장애

Other Specified Somatic Symptom and Related Disorder

이 진단은 신체증상 및 관련 장애에 해당되나 그 전체 진단기준에는 맞지 않는 경우에 내리며, 임상가가 그 맞지 않는 이유를 의사소통하려 할 때 내린다.

네 가지 유형이 있는데, ① **단기 신체증상 장애**(기간이 6개월 이내), ② **단기 질병 불안장애**(기간이 6월 이내), ③ **과도한 건강 관련 행동이 없는 질병 불안장애**, ④ **가상임신** 등이다.

F45.9 비특정 신체증상 및 관련 질환

Unspecified Somatic Symptom and Related Disorder

이는 신체증상이나 관련 질환이 있으나, 다른 신체증상 질환의 기준을 충족하지 않을 때 적용한다. 그러나 특정 질환을 진단하기 위한 정보가 결정적으로 부족한 경우에만 이 진단을 적용한다.

ICD-10 및 한국 표준 질병 사인 분류

F45.8 기타 신체형장애 Other somatoform disorders

심인성 월경통Psychogenic dysmenorrhoea, 히스테리구globus hystericus를 포함하는 심인성 삼킴곤란Psychogenic dysphagia, 심인성 가려움증psychogenic pruritus, 심인성 기운목Psychogenic torticollis, 이갈이Teeth-grinding

F45.9 상세불명의 신체형장애 Somatoform disorder, unspecified

참고문헌

구민성(2015): 신체증상 및 관련장애. 민성길(편), 최신정신의학(제6판). 서울, 일조각, pp.420~434.

김광일(1972): 한국인의 신체화 경향에 관한 논고. 최신의학 15:1440~1443.

민성길(1981): 신체화의 정신역동. 이동식선생 회갑기념 논문집. 삼일당, pp.413~428.

민성길, 김경희(1987): 우울증에서 보는 신체화 증상에 대한 연구. 신경정신의학 17:149~154.

민성길, 서신영(1979): 히스테리신경증과 과거 16년간의 증상 양상의 변화에 관한 연구. 신경정신의학 18:75~81.

이호영, 남궁기, 이만홍, 민성길, 김수영, 송동호, 이은설, Robert R(1989): 강화도 정신과 역학연구(Ⅲ)-주요 정신질환의 유병률. 신경정신의학 28:984~999.

통계청(2022): 한국 표준 질병 사인 분류. 제8차 개정판. http://kostat.go.kr/kssc/stclass/StClassAction.do?method=dis&classKind=5&kssc=popup

American Psychiatric Association(2022): Diagnostic and statistical manual of mental disorder. 5th ed-text revision.

Aybek S, Nicholson TR, Fernando Zelaya F, et al(2014): The Social Brain, Stress, and Psychopathology. JAMA Psychiatry 71:52~60.

Bauer M, Boegner F(1996): Neurological syndromes in factitious disorder. J Nerv Ment Dis 184:281~288.

Black DW, Andreasen NC(2022): Introductory Textbook of Psychiatry. 7th ed. American Psychiatric Association Publishing, Washington D.C.

Boland R, Verduin ML(2022): Kaplan and Sadock's Synopsis of psychiatry. 12th ed. Wolters Kluwer, Philadelphia, pp.451~468.

Cramer B, Gershbery MR, Stern M(1971): Münchausen syndrome: Its relationship to malingering, hysteria, and the hysician-patient relationship. Arch Gen Psychiatry 24:573~578.

Creed F, Guthrie E(1993): Techniques for interviewing the somatising patient. Br J Psychiatry 162:467.

Engel GL(1977): The need for a new medical model: A challenge for biomedicine. Science 196:129.

Goggengeim FG, Smith GR(1995): Somatoform disorders. In Kaplan HI, Sadock BJ, eds.Comprehensive Textbook of Psychiatry, 6th ed. Williams & Wilkins, Baltimore, p.1251.

Hales RE, Yudofsky SC, Roberts LW, eds(2014): Textbook of psychiatry. 6th ed. American Psychiatric Publishing, Washington D.C.

Kellner R(1992): Diagnosis and treatments of hypochondriacal syndromes. Psychosomatics 33:278.

Lazare A(1981): Current concepts in psychiatry: Conversion symptoms. N Eng J Med 305:745.

Mace CJ(1992): Hysterical conversion: II. A critique. Br J Psychiatry 161:378.

Min SK, Lee BW(1997): Laterality in somatization. Psychosom Med 59:236~240.

Torgersen S(1986): Genetics of somatoform disorders. Arch Gen Psychiatry 43:502~509.

19

급식 및 섭식 장애*Feeding and Eating Disorders*

Ⅰ. 개념

1. 정의

급식給食 *feeding* 및 섭식攝食 *eating* 장애란, 주로 먹이는 또는 먹는 행동 혹은 그와 관련된 여러 행동에 문제가 지속되어, 음식물의 섭취와 흡수가 변화되어 신체적 혹은 정신사회적인 건강이 현저히 손상되는 심지어 생명을 위협하는, 그러나 치료가 쉽지 않은 신경정신과적 질환이다. 섭식장애는 현대사회에서 광범위하게 퍼져 있는 만성화되기 쉬운 질환이다.

섭식장애는 신경성 식욕부진증*anorexia nervosa*, 신경성 대식증*bulimia nervosa*, 폭식장애*binge eating disorder* 등 세 가지이다. Anorexia nervosa는 이미 1694년에 영국의 Richard Morton에 의해 인식되고 있었고, 1873년 Sir William Gull이 용어를 만들어 내고 정확하게 증상을 기술하였다. 폭식장애는 DSM-IV에서는 달리 분류되지 않은 섭식장애의 하나였으나, DSM-5에서 독립된 진단으로 추가되었다.

질병으로서의 섭식장애보다 개개의 잘못된 섭식행동은 훨씬 많다. 즉 폭식*binge eating*, 구토 및 하제사용(purging), 굶기*fasting* 같은 체중을 줄이려는 문제행동은 매우 흔하다.

한편 이식증*pica*, 반추장애*rumination disorder*, 회피/제한적음식 섭취장애*avoidant/restrictive food intake disorder* 등 급식장애는 과거 유아기 또는 초기 소아기의 급식 및 섭식 장애*feeding disorder of infancy or early childhood*에 속하였던 장애였는데, DSM-5에서는 모두 급식 및 섭식 장애 범주에 속하게 되었다.

2. 섭식행동의 생물학

식욕의 중추는 시상하부*hypothalamus*이며, 이곳은 말초 소화기계 및 뇌의 다른 부위와의 상호신경전달, 뇌혈관 장벽을 거쳐 전달되는 생화학적 영양신호 등과의 긴밀한 상호작용을 통해 식사행동을 시작하게 하거나 중단하게 한다.

포만감*satiety*

포만감이란 배고픔이 해결되어 충족되었을 때 드는 느낌이다. 음식물을 섭취함으로써 발생한 신호는 혈액을 따라 뇌로 이동한 후, 시상하부에 있는 수용체 세포를 활성화하여 포만감을 느끼게 한다. 포만감은 식사를 시작하여 섭취된 음식물의 총열량이 채 흡수되기도 전에 느껴진다. 그러므로 포만감은 음식물 섭취를 조절하는 하나의 조절기전이라 할 수 있다. 후각기관도 포만감을 느끼게 하는 요인 중 하나이다. 특정한 한 가지의 음식 냄새를 흠뻑 묻힌 흡입기를 사용하여 코에 있는 후각을 자극하면 바로 그 음식을 먹은 것처럼 포만감을 느낀다는 것이 실험을 통해 밝혀졌다. 이러한 결과는 비만을 치료하는 또 다른 가능성을 의미한다.

식욕*appetite* : 음식에 대한 갈망인 식욕도 포만감과 함께 음식물 섭취를 조절하는 기전이다. 배고픈 사람은 음식이 많이 있을 때 충분히 만족할 때까지 먹는데, 식욕은 사람으로 하여금 포만감의 도를 넘어서 폭식을 하도록 유도할 수 있다. 생각이나 감정 같은 정신적 요인들도 식욕을 증가시키는데, 비정상적인 식욕은 음식물의 섭취를 비정상적으로 증가시킨다.

중추에서의 섭식행동 조절

중추에서의 섭식행동 조절은 항상성*homeostatic*과 쾌락적*hedonic* 측면으로 구분할 수 있다(그림 19-1).

섭식행동의 항상성 조절에 관여하는 물질은 렙틴*leptin*이다. 렙틴은 지방세포에서 만들어지는 호르몬으로, 지방이 어느 수준으로 저장되면 렙틴이 분비되어 시상하부의 궁상핵*arcuate nucleus*에 있는 수용체와 결합함으로써 배고픔을 중단시켜 포만감을 느끼게 한다.

쾌락행동의 보상체계는 원함*wanting*과 선호*liking*의 두 요소로 구분할 수 있다. 원함 측면은 중독행동추구, 강박적 중독행동, 금단 시의 불쾌감 등을 설명한다. 한편 선호는 보상의 쾌락적 측면을 구성하는데, 이는 행동뿐 아니라 주관적인 정서를 표시하는 것이기도 하다. 원함과 선호는 모두 음식섭취와 관련된 보상체계에도 기여한다. 원함, 열망, 음식에 대한 극단적 갈망 등의 보상체계*incentive system*에는 도파민회로가 관여한다. 보상체계를 통제하는 주요소는 항상성이며, 환경과의 상호작용의 경험에 의해 보상체계가 형상화된다. 이 기전이 신경성 대식증과 관련되는 것 같다.

반면 충동 만족을 위한 완결*consummatory*행동, 선호*liking*행동, 쾌락*pleasure*행동 등에는 아편*opiate*계와 카나비노이드*cannabinoid*계가 관여한다. 이러한 쾌락체계는 단지 식욕촉진뿐 아니라, 개체의 행동선택을 관장하는 광범위한 유기적 기관이다. 쾌락체계에서는 예상되는 보상과 얻을 수 있는 즐거움 및 기대되는 시간의 틀에 근거하여 행동이 결정된다.

충동성, 강박증, 기분 등을 관장하는 세로토닌 경로는 시상하부에 작용하여 포만감을 일으킨다고 한다.

3. 정신사회적 요인

식사는 인간의 본능적 행동의 하나로 식사를 함으로써 생명이 유지된다. 따라서 식사행위 또는 음식은 인간의 생명을 보장해 주고 다른 행동과 마찬가지로 사랑과 의존을 포함한 대인관계를 유지하게 하는 요소가 된다. 음식은 어머니의 젖과 같은 것으로 사랑과 동일시된다. 따라서 어머니에 대한 거부나 사랑에 대한 거부는 흔히 음식 거부로 나타난다. 따라서 누군가와 함께 즐겁게 식사한다는 것은 단순히 영양분을 섭취하는 것 이상의 정신적인 의미까지 내포되어 있다.

한편 현대사회에서 날씬함을 미美의 기준으로 보는 사회적 분위기나 압력이 섭식 관련 장애 증가의 큰 원인이 되고 있다. 19세기 말에는 사회와 문화가 여성의 성욕*sexual drive*을 억압하더니, 현대사회에는 사회와 문화가 여성의 다이어트에 대해 압박하고 있다는 말이 있을 정도이다.

실제 서태평양의 피지공화국에서 시행된 연구 결과를 보면 전통적으로 피지 사람들은 풍만한 몸매를 선호하였고 다이어트를 통해 체중을 줄여 날씬해지는 것은 사회적으로 권장되지 않았다. 그런데 1995년 TV 방송이 시작되어 사람들이 서구 프로그램을 시청하면서 변화가 나타나기 시작하였다. 3년이 지난

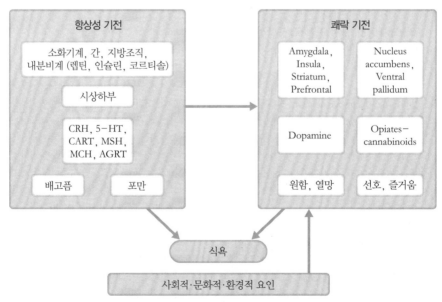

그림 19-1 식욕의 중추조절 기전(Adapted from Treasure). AGRP: agouti-related protein; CART: cocaine-and amphetamine-regulated transcript; CRH: cortocotropin-releasing hormones; MCH: melanin-concentrating hormone; MSH: melanocyte-stimulating hormone.

1998년에 인구의 74%가 자신이 너무 뚱뚱하다고 스스로 느끼게 되었으며, 69%는 다이어트를 하고, 11.3%는 체중을 줄이기 위한 구토를 유발하였다.

우리 사회에도 체중조절이 자신감을 얻는 방법이고, 주위의 선망을 받는 수단이며, 스스로를 자기조절에 성공한 사람이라 느끼게 하는 분위기가 있다. 한창 잘 먹고 성장해야 할 청소년이 살찌는 것을 두려워해 식단을 조절하고, 젊은 구직자는 업무지식을 갖추는 대신 살을 빼 예뻐지려 노력하고 있다.

4. 치료원칙

첫째, 정상적 영양상태를 회복시킨다. 이는 정상적 대사활동을 회복시키고 정상체중을 유지한다는 의미이다. 둘째, 이를 위해서 잘못된 섭식행동을 교정한다. 셋째, 음식, 체중, 몸의 크기와 외모 등에 대한 잘못된 신념을 교정한다. 환자들은 치료에 저항하기 쉬워, 공감적인 환자-의사 관계가 중요하지만, 보다 의사의 단호한 태도가 필요하다.

가장 흔히 채택되는 치료방법은 행동교정behavioral modification과 정신치료(개인적, 집단적)가 통합된 것이다. 가족이 치료에 참여하는 것이 좋다. 대개 외래치료로 가능하나 경우에 따라 (심하게 굶어 저체중 상태가 된 경우, 저혈압, 전해질 불균형 상태, 자살사고, 정신병 상태, 외래치료의 실패 등) 입원할 수 있다.

II. 이식증

1. 개념

이식증異食症 pica의 필수증상은 비영양성 물질(흙, 쓰레기, 벽토, 종이, 머리카락 등)을 지속적으로 먹는 것이다. 이식증은 성인보다 어린 소아에 더 빈번하다. 이 장애는 과거 소아정신장애에 포함되어 왔는데, DSM-5에서 급식 및 섭식 장애 범주에 포함되었다.

2. 역학

이식증의 유병률은 불확실하다. 어린 소아에서 더욱 많다. 지적장애가 심할수록 이식증이 증가하는 경향이 있다. 기타 뇌손상, 소아태만child neglect, 버려진 아이 등에서 다른 증상들과 복합되어 나타나기도 한다. 드물게 임신부와 철분결핍을 가진 사람에게서도 발견된다.

3. 원인

여러 가지 원인론이 제시되고 있으나 일반적으로 인정되는 것은 아직 없다. 이식증이 있는 환자의 친척에서 발생빈도가 높다는 보고가 있다. 영양 부족 상태에서 음식뿐만 아니라 음식이 아닌 것도 몹시 먹고 싶어 할 때가 있는데, 예를 들어 철분이나 아연 결핍이 있을 때 진흙을 갈구한다. 또한 모자관계에서의 장애 때문에 소아가 구강적 욕구를 충족하지 못할 경우, 즉 부모가 무관심하고 모성 결핍이 있을 때에도 이식증의 발생빈도가 높아진다. 빈곤, 무지, 부모지도의 결여, 발달지연 등도 이 장애를 초래할 가능성을 높인다.

4. 임상 양상

보통 생후 24개월까지는 음식이 아닌 것을 입에 넣거나 먹는 것을 정상으로 간주한다. 이식증은 24개월 이후 발병하며, 나이가 들면서 감소한다.

나이가 어린 경우에는 흙, 페인트, 끈, 머리카락, 헝겊 등을 주로 먹고, 나이가 든 소아는 쓰레기, 벽토, 동물의 배설물, 돌, 분필, 종이, 비누 등을 잘 먹는다. 지역에 따라 종교적 의식으로 또는 하나의 정신장애로 임신부에서 흙먹기geophagia가 보고되고 있다. 풀먹기amylophagia도 이식증에 해당된다.

합병증으로는 드물게 머리카락이나 돌을 많이 먹어서 장폐쇄intestinal obstruction가 생기거나, 흙을 많이 먹어서 hyperkalemia와 만성 신부전증이 생기기도 한다. 가장 심각한 합병증은 납 성분이 들어 있는 페인트를 먹고 납중독이 되거나, 오물이나 배설물을 먹어 장내에 기생충이 생기거나, 다량의 풀을 먹어서 심각한 철분결핍이 생기는 것이다.

5. 진단

DSM-5-TR

이식증Pica

적어도 1개월 동안 비영양성, 비식품 물질을 지속적으로 먹고, 비영양성, 비식품 물질을 먹는 것이 개인의 발달 수준에 부적절하고, 먹는 행동이 문화적으로 지원을 받거나 사회적으로 규범적인 관습이 아니며, 먹는 행동이 다른 정신장애(예: 지적장애, 자폐증 스펙트럼 장애, 조현병 등) 또는 의학적 상태(임신 등)의 맥락에서 나타난다면, 이식증 행동이 추가적인 임상적 관심을 받아야 할 만큼 심각하다.

F98.3 소아이식증

F50.89 성인이식증

특정형으로 관해 상태를 두고 있다.

ICD-10 및 한국 표준 질병 사인 분류

F98.3 영아기 또는 소아기의 이식증_Pica of infancy and childhood_

F50.8 기타 식사장애_Other eating disorders_

성인이식증_Pica in adults_

감별진단: 약 24개월 이전의 소아에 있어서는 비영양성 물질을 입에 넣고 먹는 일이 비교적 흔한데, 이는 이식증이 있음을 나타내는 것은 아니다. 이식증은 행동이 지속적이고(다시 말해 적어도 1개월 동안 존재), 개인의 발달 수준에 부적절하다고 판단될 때에만 진단된다. 이식증을 진단할 때 조현병, 자폐장애, 신경성 식욕부진증, Kleine-Levin증후군과 감별해야 한다. 이식증 이외에 다른 질환이 동반되어 있는 경우에, DSM-5-TR에서는 반드시 두 질환을 같이 기입한다. ICD-10의 경우, 다른 정신장애가 존재한다면 이 장애의 진단은 제외시킨다(지능발달장애는 제외).

6. 경과와 예후

이식증의 예후는 다양하다. 대체로 이 장애는 아마도 몇 개월 동안 지속되고, 그다음에 완화되는 것으로 보인다. 때로는 청소년기까지 지속될 수도 있고, 드물게는 성인기까지 지속될 수도 있다.

7. 치료

이식증에 대한 명확히 제시된 치료방법은 없다. 치료의 첫 단계는 영양보충과 가능한 한 원인을 규명하는 것이다. 치료할 때에는 환자가 처한 정신사회적 환경을 잘 평가해야 하며, 환경치료, 행동치료, 가족상담, 보호자교육 등 여러 가지 측면에서 치료해야 한다. 원인적인 정신사회적 스트레스가 있으면 이를 완화시켜야 한다. 환자가 소아일 경우에는 부모의 보살핌을 권장하고 놀이기구를 충분히 제공하는 것도 도움이 된다. 행동치료에서는 약한 전기자극, 불쾌한 소리, 구토제 등을 이용한 혐오치료_aversion therapy_나 부정강화_negative reinforcement_ 기법이 단기간 내에 호전되는 가장 성공적인 치료방법이다. 긍정강화_positive reinforcement_, modeling, behavioral shaping, over-correction 치료기법도 효과적이다. 철분 또는 아연 결핍을 치료하면 이식증이 없어지는 경우도 있다. 납중독 같은 합병증이 있으면 내

과적 치료를 한다. 부모가 관심과 자극을 많이 주고 정서적인 양육을 할 경우에 좋은 결과가 온다.

III. 반추장애

1. 개념

반추장애反芻障碍 _rumination disorder_는 흔하지 않은 질환으로, 정상적으로 섭취한 음식을 반복하여 위에서 입으로 역류시켜서 다시 씹은 후에 도로 삼키거나 뱉는다. 주로 유아기에 나타난다. 이 장애는 소아정신장애에 포함되어 왔는데, DSM-5에서 급식 및 섭식 장애 범주에 포함되었다.

2. 역학

매우 드물다. 대개 생후 3개월에서 1년 사이에 나타난다. 주로 지능발달장애가 있는 소아와 드물게 성인에서도 나타나고, 성별에 따른 차이는 없다.

3. 원인

정신역동적 이론은 다양한 모자관계 장애를 제시한다. 반추장애 환자의 어머니는 대체로 미숙하고 부부갈등이 있어 아이에게 충분한 관심을 주지 못하기 때문에 아이는 자기 내부에서 만족을 찾는다고 본다. 즉 반추는 엄마가 해주지 않는 먹이는 과정_feeding process_을 스스로 하는 것이다. 이외에 과도한 자극이나 긴장도 반추의 원인이다. 정신사회적 자극의 부족, 태만_neglect_, 스트레스가 되는 생활, 부모-자녀 사이 관계의 문제 등이 원인이 될 수 있다. 자율신경계 역기능도 원인 중 하나일 수 있는데, 많은 반추장애 환자에서 gastroesophageal reflux 또는 hiatal hernia로 진단되었다는 보고가 있다. 행동이론에 의하면 자기-자극_self-stimulation_에 의한 쾌감이나 주위의 관심이 긍정적 재강화_positive reinforcement_로 작용하므로 반추장애가 지속될 수 있다한다.

4. 임상양상

빠르면 생후 3개월에 시작되므로 초기에는 정상적으

로 역류되는 것과 구별하기가 어렵다. 자세히 관찰하면 특이한 자세를 취하며, 일단 위로 들어가 반쯤 소화된 음식물이 구역질이나 별다른 위장증상을 동반하지 않고 다시 입으로 역류되고 이를 다시 삼키는 행위(또는 뱉거나)를 반복하는 것을 볼 수 있다. 유아는 이를 즐기는 것 같다고 한다. 이때 머리를 뒤로 하고 등에 힘을 주고 휘는 전형적 자세를 보인다. 반추증상을 보이는 삽화 사이에 환자는 불안정하고 배고파한다.

이 질환이 생기면 유아는 계속해서 먹어도 체중이 감소하며, 탈수를 보이고, 병에 대한 저항력이 감퇴하고, 성장이 잘 이루어지지 않는다. 소아의 성장장애나 역류된 음식냄새 등은 어머니를 좌절시키기 쉽다. 심한 경우는 사망하게 되는데, 그 비율이 약 25%에 이른다.

반추장애가 있는 유아에게는 머리돌리기*head rolling*, 머리부딪치기*head banging*, 신체흔들기*body rocking*, 머리털 잡아당기기*hair pulling* 같은 다른 행동장애도 있을 수 있다.

5. 진단

DSM-5-TR

F98.21 반추장애*Rumination Disorder*
적어도 1개월 이상 음식물의 반복적 역류가 나타난다. 역류된 음식은 되씹거나 되삼켜지고, 또는 뱉어낸다. 반복적 역류는 관련된 위장 또는 다른 의학적 상태로 인한 것이 아니다. 먹기의 장애*eating disturbance*는 신경성 식욕부진증, 신경성 폭식증, 폭식장애 또는 회피/제한적인 음식 섭취장애의 경과 중에만 발생하지 않는다. 만약 증상이 다른 정신장애의 맥락에서 발생한다면, 이 증상은 추가적인 임상적 관심을 받아야 할 만큼 심각한 것이어야 한다.
특정형으로 **관해 상태**를 두고 있다.

ICD-10 및 한국 표준 질병 사인 분류

F98.2 영아기 또는 소아기의 급식장애*Feeding disorder of infancy and childhood*에 포함되는 영아기의 되새김장애*Rumination disorder of infancy*

감별진단: 진단할 때에는 pyloric stenosis, hiatal hernia 같은 위장계통의 선천적 기형이나 위장염 등과 감별진단해야 한다. Pyloric stenosis는 생후 3개월 이내에 오고 projectile vomiting을 보인다. 또한 지능발달장애, 신경성 폭식증과도 감별해야 한다.

6. 경과와 예후

반추장애는 발달지연 상황에서 발생될 수 있다. 발병연령은 3~12개월 사이이다. 지능발달장애가 있는 소아의 경우 다소 늦은 발달단계에서 반추장애가 나타날 수 있다. 나이가 들어 유아가 되면 이 장애는 대개 자연스럽게 소멸된다. 그러나 일부 심한 경우에는 경과가 지속된다. 성인 반추장애의 예후에 대한 자료는 거의 없는 편이다.

7. 치료

우선 영양상태를 개선하고, 어머니 또는 대리모가 환아를 따뜻한 사랑으로 돌보게 하고, 이를 위해 그들에게 정신치료를 시행한다. 반추증상이 나타날 때마다 레몬즙을 환아의 구강에 짜넣는 혐오조건화*aversive conditioning*가 효과를 빠르게 나타내어, 보통 3~5일 사이에 반추증상이 사라질 수 있다. 반추증상이 사라지면 환아의 체중이 증가하고 활동과 반응성도 증가한다. 횡경막호흡*diaphragmatic breathing*(복식호흡, 심호흡)으로 역류를 예방할 수 있다.

Ⅳ. 회피/제한적 음식 섭취장애

1. 개념

회피/제한적 음식 섭취장애*avoidant/restrictive food intake disorder*는 음식이나 식사가 회피되거나 제한된 적이 있는 장애로, 필요영양이 공급되지 않으면 체중이 상당히 줄고 에너지를 소실하는 지경에 이르기까지 한다. 이 장애는 소아에 흔하지만, 연구가 아직 미미하다. 이는 과거 DSM-IV의 영아 및 소아초기 섭식장애*feeding disorder of infancy and early childhood*의 음식회피성 정서장애 내지 정서적 어려움(예: 기분저조, 불안)에 관련된 음식섭취의 어려움을 재개념화하면서 DSM-5에 도입되었다. DSM-5-TR에 따르면 지속적으로 적절하게 먹지 못하여 체중이 늘지 못하거나 또는 현저한 체중감소가 있을 때 이 질환을 진단할 수 있다.

2. 원인

양육과정에서 섭식에 관해 적절히 배우지 못하였기 때문일 수 있고, 소화의 어려움 때문일 수 있으며, 음식의 특정 맛, 질감, 색 등 감각을 거부하기 때문이거나, 혹은 전반적인 식욕저하 때문일 수 있다. 예를 들어 어떤 환자는 씹는 음식을 거부하거나, 어떤 환자는 마시는 음식을 거부할 수 있다. 정서적인 원인에는, (체중이나 체형에 대한 걱정으로 인한 것이 아니며) 소아와 양육자 간의 관계가 나빠 식사시간이 불안하고 걱정되고 긴장되는 경우, 또는 과거 음식이나 식사와 관련된 부정적 경험(과거 음식을 삼키다가 목이 막히거나 토해 놀란 경험 등) 등이 있다.

3. 임상양상과 경과

주 증상은 식사의 심각한 제한이다. 즉 지속적으로 먹기에 장애가 있어 체중감소, 부적절한 성장, 심각한 영양장애, tube feeding이나 영양보충을 하여야 할 상태 등이 나타난다. 유아의 경우 음식을 앞에 두고 안절부절못하며, 힘들어하고, 조는 경우가 있다. 부모가 아이를 먹이기 위해 달래지만 성공하기 어렵다. 다른 이들과 같이 식사를 못하게 되는 등, 정신사회적 기능장애도 나타난다. 소아나 성인 모두에서 이 병은 사회적 기능감퇴와 연관되고, 가족기능에 부정적 영향을 미친다.

소아나 청소년의 경우, 섭식문제는 정서곤란(불안장애, 강박장애, 주의력결핍과다활동장애, 자폐증 스펙트럼 장애 등)과 관련되는 경우가 흔하다. 특정 음식이 목에 걸린 사건 이후에 그 음식을 기피함은 어느 연령에서나 나타날 수 있다. 반면 음식의 특정 질감 등으로 인해 기피함은 일반적으로 유소아기에 나타나나, 성인기까지 지속되기도 한다.

대체로 유아기나 소아기에 나타나며, 성인기에 없어지기도 하고 지속되기도 한다. 체중감소와 영양장애로 인한 합병증은 체온저하, 서맥, 빈혈 등이다. 이 병이 신경성 식욕부진증과 같은 또 다른 섭식장애로 진행한다고 알려져 있으나 전향적 연구는 아직 없다.

4. 진단

DSM-5-TR

F50.82 회피/제한적 음식 섭취장애
Avoidant/Restrictive Food Intake Disorder

지속적으로 적절한 영양적 및 또는 에너지 수요를 충족시키지 못함에 의해 나타나는 급식 또는 섭식 장애(예: 먹는 것 또는 음식에 대한 관심이 분명하게 감소, 음식의 감각적 특징에 기반한 회피; 섭식의 혐오적인 결과에 대한 염려)로, 심각한 체중감소(또는 기대되는 체중증가 실패, 아동기 불안정한 성장), 심각한 영양결핍, 장관식이*enteral feeding* 또는 경구영양제에 의존, 심리사회적 기능의 현저한 손상 중 하나(또는 그 이상)와 관련된다. 또한 장애는 유용 가능한 식량의 부족이나 문화적으로 허용된 관습으로 더 잘 설명되지 않으며, 신경성 식욕부진증, 신경성 대식증의 경과 중에만 발생하지 않으며, 체중 또는 체형의 경험 방식의 장애에 대한 증거가 없으며, 공존하는 의학적인 상태로 인한 것이 아니며, 다른 정신장애에 의해 더 잘 설명되지 않는다. 다른 상태 혹은 장애의 맥락에서 섭식장애가 발생하였을 때는 증상의 심각도가 일상적으로 상태나 장애와 관련된 정도를 넘어 추가적인 임상적 관심을 받아야 할 정도로 심하다.

특정형으로 **관해상태**를 두고 있다.

ICD-10 및 한국 표준 질병 사인 분류

F50.8 기타 식사장애*Other eating disorders*
심인성 식욕상실*Psychogenic loss of appetite*에 해당

감별진단: 식량이 부족하거나 종교적 및 문화적 이유로 음식을 먹지 못한 경우(예: 금식)는 진단에서 제외한다. 또한 신경성 식욕부진증이나 신경성 대식증 등에서 보는바, 자신의 신체상이나 체중에 대한 불합리한 불만 때문에 음식을 먹지 않는 경우도 제외한다. 또한 소화기계 장애, 내분비계 장애, 신경학적 장애 같은 다른 의학적 또는 정신과적 장애가 있어 음식을 먹지 않는 경우도 제외된다.

불안장애, 강박장애, 주의력결핍과다활동장애, 애착장애, 자폐증 스펙트럼 장애, 신경성 식욕부진증, 주요우울증, 조현병 스펙트럼 장애, 인위성 장애 중 하나에서 섭식문제를 보인다면, 섭식문제가 심각한 임상적 손상을 야기해 일반적으로 기저질환에서 보이는 것 이상의 임상적 주의가 필요할 때 추가 진단할 수 있다. 비슷한 경우로, 위식도역류 등의 소화기계 문제가 있는 경우에도 섭식문제를 야기할 수 있지만, 섭식문제에 대해 소화기계 문제에 대한 치료 이상의 각별한 치료를 요할 때에만 이 진단을 내려야 한다.

5. 치료

현재로서는 이 질환에 대한 효과적인 치료기법으로

알려진 것은 거의 없다. 그렇지만 환자 나이와 주 증상에 따라 대증적으로 행해진다. 회피행동이 두드러질 경우 노출치료와 같은 행동개입이 중요한 역할을 할 수 있다. 우울이나 불안과 같은 정서적 어려움이 음식기피에 영향을 미치고 있다면, 인지행동치료나 기저상태에 대한 치료들이 섭식문제의 치료에 도움이 될 수 있다.

V. 신경성 식욕부진증

1. 개념

신경성 식욕부진증anorexia nervosa은 필요한 만큼 에너지를 섭취하지 않아 유의하게 체중이 감소한 상태이다. 달리 말하면 신체상body image의 심한 장애로 체중이 증가하는 데 대한 강한 두려움 때문에 먹지 않아서 체중이 지나치게 감소하는 병이다. 즉 자아동조적 식사제한으로, 정상체중의 85% 미만의 체중을 가지게 된다. 2005년 WHO에서는 이 병을 국가에서 최우선을 두고 치료해야 할 청소년 질환 중 하나로 지목하였다.

2. 역학

주로 청소년기 및 젊은 청년기 여성의 1%에서 발생한다고 추정된다. 남성에서의 유병률에 대해서는 알려진 바가 적으나, 일반적으로 임상 집단에서 대략 10:1의 여성 대 남성 비율을 보인다고 한다.

첫 발병은 일반적으로 청소년기 또는 초기 성인기(보통 10~30세 사이)인데, 13세가 지나면서 발병률이 갑자기 증가하여 17, 18세에 최고로 많이 나타난다. 약 85%는 13~20세 사이에 발병한다. 사춘기 이전이나 40세를 넘어 발병하는 경우는 드물다. 처음에는 경제 수준이 높은 계층에서 많이 발생한다고 하였으나 최근의 역학조사로는 이런 견해가 입증되지 않고 있다. 그러나 개발도상국에서는 적게 발생하는 것은 확실하다.

우리나라에서는 역학 연구가 미흡하다.

3. 원인

생물학적 요인

신경성 식욕부진증을 지닌 개인의 직계가족들에서 위험도가 증가한다. 이란성 쌍둥이에서의 일치율보다 일란성 쌍둥이에서 신경성 식욕부진증의 일치율(70%)이 유의하게 높다. 신경성 식욕부진증이 있는 개인들의 직계가족 중에서 양극성 장애 및 우울장애의 위험도 역시 증가하는데, 특히 폭식 및 하제 사용형을 지닌 개인들의 친척 중에서 높다. Genome-wide association study에서 BDNF 등 몇 개의 후보유전자가 제시되고 있다. 후성 유전적 요인으로 영양의 역할, 산전 및 산후의 영양요인들에 대한 연구들이 주목을 받고 있다.

신경성 식욕부진증 환자는 섬엽insula의 이상으로 인해 배고픔을 잘 느끼지 못하고, 음식의 맛을 인식하는 능력이 근본적으로 바뀌었고, 나아가 음식에 다가가려는 동기부여가 잘 되지 않는다는 연구 결과가 있다. 즉 변연계의 음식 내지 식사 관련 보상reward 기능이 저하되어 있거나 상부구조의 억제기능이 강하다고 본다. 뇌영상 연구에서 회백질의 감소가 보고되고 있다. 섭식장애 환자에서 전전두엽이 음식/체형 관련 자극을 감지하는 것으로 알려져 있다.

fMRI 연구에서 이 장애는 의사결정과 억제적 통제에 관여하는 dorsolateral cognitive circuitry의 활동성 증가와 관련됨을 보여 준다.

신경전달물질로는 dopamine과 serotonin이 관련된다고 한다. 배고픔과 포만감을 관장하는 peptide Y, cholecystokinin, pancreatic polypeptide 등 말초 펩티드들도 주목을 받고 있다.

환자들에서 corticotropin-releasing hormone 분비가 증가되어 있어 섭식행동에 장애를 일으킨다고 생각된다. 환자의 CSF에서 vasopressin 농도는 높고 oxytocin은 낮은데, 이로써 음식에 대한 강박관념을 강화하는 것 같다고 한다.

기질적으로 불안장애가 발병하거나 아동기 강박적 특징을 보이는 개인들은 신경성 식욕부진증의 발병 위험도가 높다.

정신사회적 요인

정신역동적 요인: 자신감 부족은 섭식장애를 초래하는 가장 큰 위험요인이다. 완벽주의 성향, 자신에 대한 엄격함도 위험요인이다. 우울, 불안, 분노, 공허함, 외로움 등도 원인이 된다. 또한 인생이 자신의 통제를 벗어났다는 막막함이나, 처한 환경에 잘 적응하지 못한다는 불안감 등도 위험요인이다. 장애의 발병은 종종 대학에 가기 위해 집을 떠나는 것과 같이 스트레스를 받는 생활사건과 연관되어 있다. 즉, 음식회피는 성장하지 않고 소아기에 머물러 있겠다는 의도를 나타낸다고 본다. 다른 말로 소아기에서 책임 있는 성인으로 성장하는 것에 대한 거부감을 의미한다. 특히 성적 성장을 회피하는 의미가 있다.

대인관계에서의 어려움: 감정을 적절히 표현하는 능력이 부족한 경우, 주변 사람들과의 사이가 좋지 못한 경우, 가족 내 불화가 있는 경우, 체중이나 체형과 관련해 놀림 받던 경우, 성적 혹은 신체적으로 학대받은 기억이 있는 경우, 집안에 비만한 사람이 많거나 부모님이 음식이나 체중에 지나치게 집착하며 조절하려 하였던 경우, 부모가 자녀의 성취에 과도한 기대를 보이는 경우 등 가족 내 요인도 발병의 한 요소가 된다.

사회-문화적 요인: 학습이론에 따르면, 마른 체형과 완벽한 몸매에 대한 문화적 압력은 또 다른 원인이다. 매스컴에서 조장하는 날씬함에 대한 가치관 주입이나 비만에 대한 자극적이고 불안감을 조장하는 과장된 자료들은 어린이와 청소년에게 체중증가에 대한 불안을 조장한다. 이는 자아가 충분히 성숙하지 못한 청소년에게 만성적인 다이어트를 유발시키는 결과를 초래한다. 따라서 모델이나 발레리나처럼 마른 몸이 요구되는 직업을 가진 젊은 여성에서 가장 많이 발생한다. 음식회피와 제거*purging*행동은 안도감을 주고 그래서 재강화효과가 있다.

4. 임상양상

임상양상의 핵심은 살찌는 것에 대한 강박적 혐오 때문에 식사를 하지 않는다는 것이다. 식욕상실 자체는 이 장애가 말기에 이르기 전에는 비교적 드물다. 따라서 경우에 따라 식욕이 감소하기도 하나, 식욕부진*anorexia* 또는 식욕상실이라는 용어는 잘못된 것이다. 체중을 감소시키기 위해 환자들은 전체 음식섭취량을 극단적으로 줄이기도 하고 탄수화물과 지방이 많은 음식을 회피하기도 하고, 천천히 적게 먹는다. 그러나 음식에 대해 늘 생각하기도 하고, 요리책을 수집한다거나, 다른 사람을 위해 요리를 하기도 한다. 그 밖에 심한 신체상 왜곡, 기초대사 저하, 무월경 등의 증상도 나타난다.

조기 또는 후기 발병 유형도 있다. 10세 이전에는 이 식증의 증상을 보이기도 한다. 나이가 많다고 해서 신경성 식욕부진증을 배제하지 않아야 한다.

신경성 식욕부진증은 제한형*restricting type*과 폭식/제거형*binge-eating/purging type*으로 구분된다. 제한형은 식사제한과 과운동이 특징인데, 음식 선택을 제한하고 가능한 한 낮은 칼로리의 음식을 섭취하며 음식에 대해 강박적이라는 특성이 있다. 반면 폭식/제거형 대부분은 때때로 몰래 대개 밤중에 폭식*binge-eating* 또는 제거행동*bulimia*을 한다. 폭식은 게걸스럽게 많이 먹는 것이고, 제거행동은 먹은 음식을 제거하기 위해 적게 먹었어도 스스로 구토를 유발하거나 하제, 이뇨제, 또는 관장제를 남용하는 것이다. 때문에 구강, 식도, 위장계에 상처가 생기고 대사장애가 와서 경련이 일어나는 후유증이 나타나고 침샘이나 췌장에 염증이 생기기도 한다. 폭식/제거형에 속한 일부 개인들은 폭식을 하지는 않지만 적은 양의 음식을 섭취한 이후 정기적으로 하제를 사용하기도 한다. 장애가 진행되는 과정 중 아형들 간의 경계를 넘어서는 경우가 일반적이기에, 아형 기술은 종단적인 경과보다 현 증상 기술에 사용되어야 한다.

체중을 줄이기 위해 심한 운동을 반복적으로 시도한다. 음식을 집 안 여기저기에 감추기도 하고 먹을 것을 주머니에 넣고 다니는 등 이상한 행동을 하기도 한다. 복통 같은 신체증상도 나타난다. 체중을 줄이려는 행동은 대체로 비밀스럽게 이뤄진다. 보통 가족과 함께 또는 공공장소에서 식사하려고 하지 않는다.

이렇게 체중이 감소함에도 불구하고 일반 활동은 여전히 평소와 다름없이 왕성한 경우가 많다. 그러나 왕성한 행동은 의도적이고 강박적이다.

병전 성격으로 쉽게 불안해지는 경향, 완벽성, 융통성 없음 등이 많다. 흔히 강박행동이 많이 보이는데, 강박적으로 사탕이나 설사제, 옷 등을 훔치는 경우가 있다. 불안, 우울 등의 증상을 보인다. 신경성 식욕부진증이 주요우울장애를 동반하는 비율이 높은데 약 50%에 이른다는 보고가 있다. 자살률도 높다.

어린이나 청소년들의 경우 체중증가에 대한 두려움을 부인하는 등 비전형적인 특징들이 나타날 수 있다.

신경성 식욕부진증은 모든 정신질환 중 치사율이 가장 높으며, 조사망률*crude mortality rate; CMR*은 대략 10년에 5% 정도이고, 치사율이 연 0.56%로 동일 연령대 소녀들의 12배이다. 대부분의 사망은 일반적으로 장애와 관련된 의학적 문제 또는 자살로 인해 발생한다. 자살 위험도는 연간 100,000명당 12명 정도의 비율로 매우 높다.

신체적 합병증

섭식장애는 급격한 성장발달이 이루어지는 10대에 주로 나타나기 때문에 이 질환으로 인한 정상적인 발달과 성장의 정체가 흔히 나타난다. 즉 청소년은 어른에 비해 체내 비축 영양이 적기 때문에 섭식장애로 인한 신체 위험이 급격하게 높아진다. 구토와 관련해서 이하선 및 악하선의 부종, 치아부식, 손등의 흉터(Russell's sign) 등이 나타나며 심하면 저칼륨혈증*hypokalemia*도 생긴다. 체중이 감소함에 따라 합병증으로 무월경, 체중감소, 탈수, 저체온, 전해질 불균형, 부종, 서맥, 저혈압, 백혈구와 혈소판 감소, 변비와 설사, 탈모증, lanugo(신생아와 같은 체모의 출현), 부정맥, 골밀도저하, 갑상선 기능 저하, 월경과 관련된 호르몬, 즉 lutenizing hormone, follicle-stimulating hormone, gonadotropin-releasing hormone의 감소, renal failure, 뇌위축, 기초대사 감소, 그리고 마지막으로 악액질*cachexia*이 생긴다.

체중감소는 체질량지수*body mass index*; BMI(kg으로서 몸무게/키 meter의 제곱)로 평가한다. BMI에 근거하여 병의 심각도를 평가한다. 성인에서 BMI가 17 이하라면 저체중이라 할 수 있다.

5. 진단

DSM-5-TR

신경성 식욕부진증*Anorexia Nervosa*

A. 연령, 성별, 발달적 궤도에 비추어, 신체적 건강을 위한 최소한의 정상 수준에 미치지 못하는 저체중을 유지한다.

B. 이 장애를 지닌 개인들은 전형적으로 체중증가에 대한 극심한 두려움을 보인다.

C. 개인에게서 체중과 체형에 대한 경험과 의미가 손상되어 있다.

특정형

F50.01 제한형*restricting type*: 지난 3개월 동안 폭식 혹은 제거행동(즉, 자발적 구토, 하제남용, 이뇨제, 혹은 관장 등)이 정기적이지 않았던 경우

F50.02 폭식/제거형*binge-eating/purging type*: 지난 3개월 동안 폭식 또는 제거행동이 반복적으로 있었던 경우

특정형

부분 관해 상태: 전에는 모든 기준이 충족되었으나, 현재 상당기간 기준 A는 충족되지 않으나, B와 C는 충족되는 경우

완전 관해 상태: 전에는 모든 기준이 충족되었으나, 현재 상당기간 모든 기준이 충족되지 않는 경우

특정형 심각한 정도

(체질량지수*body mass index*; BMI에 의거함. 아동청소년의 경우 BMI 백분위에 맞는 기준사용)

경도 $\geq 17 kg/m^2$
중등도 $16 \sim 16.99 kg/m^2$
고도 $15 \sim 15.99 kg/m^2$
극도 $< 15 kg/m^2$

ICD-10 및 한국 표준 질병 사인 분류

F50.0 신경성 식욕부진*Anorexia nervosa*
F50.1 비정형적 신경성 식욕부진*Atypical anorexia nervosa*

감별진단: 의학적 상태(위장장애, 갑상선 기능항진증, 악성 종양, AIDS 등), 주요우울장애, 물질사용장애(특히 각성제), 사회불안장애, 강박장애, 신체변형장애, 폭식장애, 그리고 회피/제한적 음식 섭취장애 등과 감별해야 한다.

공존질환: 양극성 장애, 우울증, 불안장애가 일반적으로 신경성 식욕부진증과 함께 발병한다. 신경성 식욕부진증 환자 중 많은 수에서 섭식장애 발병 이전에 불안장애 혹은 불안증상들이 있었다고 보고한다. 일부 신경성 식욕부진증 환자들에게서는 강박장애가 보고되며, 특히 제한형의 환자들에서 많이 나타난다. 알코올사용장애와 다른 물질 사용장애 또한 신경성 식욕부진증과 공존할 수 있으며, 이는 특히 폭식/제거형에서 많이 나타난다.

6. 경과 및 예후

신경성 식욕부진증의 경과 및 예후는 매우 다양하다. 많은 개인은 진단기준에 완전히 충족되기 이전 상당기간 동안 이미 섭식행동이 달라지는 것을 보인다. 신경성 식욕부진증 환자들 중 일부는 단 한 번의 삽화 후 완전하게 회복되며, 일부는 재발과 체중증가를 반복하며, 일부는 만성적인 경과로 진행한다. 만성 환자의 경우는 여러 차례 입원을 하기도 한다. 신경성 식욕부진증의 평균 이환기간은 5년 정도이다.

신경성 식욕부진증은 사망률이 일반인구에 비해 6배 정도 높다. 사망의 대부분은 저체중과 영양실조에 의한 의학적 합병증 때문이며, 사망자 중 20%는 자살이 원인이다.

7. 치료

신경성 식욕부진증은 정신적·내과적 증상이 복합적으로 나타나므로 여러 전문분야가 협력하는 다각적 치료가 필요하다.

영양실조가 극심하여 위험한 신체적 상태에 있으면 의학적 개입이 필요하다. 이는 극도의 전신쇠약, 탈수, 전해질장애로 생명을 잃는 경우도 있기 때문이다. 체중회복을 위해서는 처음에는 보통(적당한) 수준의 칼로리를 가진 음식을 제공하다가 점차 체중을 확인하면서 칼로리를 올린다. 주 1~2kg의 체중증가가 적절하다. 식후 한동안 (대개 2시간) 구토하지 않도록 감시한다. (오래 굶주렸을 경우 tube feeding을 할 수 있다.) 비타민과 칼슘을 보충해 준다. 치료 중 나타나는 변비를 예방한다. 전해질과 간기능, 심전도 등을 확인하면서 치료한다.

정신치료는 치료 필요성을 알게 하는 데 도움이 되며, 나중에는 장애와 관련된 정신적 갈등을 이해하는 데 도움이 된다.

가족치료가 청소년의 경우 현재까지 섭식행동 교정에 유일하게 효과가 입증된 치료기법이다. 즉 부모를 교육하고 부모가 자녀를 격려하면서 치료에 적극 개입하게

하는 것이다. 성인의 경우 특정 치료기법보다는 식사에 대한 불안을 감소시켜 주는 치료가 효과가 있다.

현재까지 약물치료는 부가적인 방법으로, 우울증이나 강박장애가 동반된 경우 항우울제가 효과가 있다. (단 bupropion은 전해질 장애가 있을 때 경련을 촉발할 수 있어 사용하면 안 된다.) 항정신병 약물이 효과가 있을 것으로 기대되었으나 현재까지는 연구 결과가 일관되지 않다. (단 olanzapine이 인지장애는 아니나, 체중증가에 도움이 된다고 한다.) 증상이 심하고 불안정한 경우 입원치료가 필요하다.

VI. 신경성 대식증

1. 개념

신경성 대식증大食症 bulimia nervosa은 빨리 다량의 음식을 먹는 반복적인 폭식binge-eating 삽화와 그 뒤의 자가유발 구토, 하제 또는 이뇨제 남용 등 제거행동이라는 부적절한 보상행동이 특징이다. 1979년 Russell이 처음 기술하였다. (이 장애가 단지 신경성 식욕부진증의 삽화 동안에만 발생할 때는 신경성 대식증의 진단을 내려져서는 안 된다.)

2. 역학

신경성 대식증은 신경성 식욕부진증보다 더 빈번하게 발병하는바, 젊은 여성의 3~5%에서 신경성 대식증이 진단된다. 남성들은 치료를 받는 비율이 낮게 보고되기 때문에 아직 체계적으로 조사되지 못하였으나, 남성에서 이 장애의 발생률은 여성에 비해 약 1/10로 추정된다. 후기 청소년기나 초기 성인기에 호발한다. 신경성 식용부진증과 비만에서 진행된 경우도 있다.

3. 원인

신경성 식욕부진보다는 덜하나 가족력이 있어 유전되는 경향이 있으며, 두 장애가 모두 같은 가족 내에서 발견되기도 한다. 여러 단가 아민monoamine 신경전달물질 또는 소화기계 펩티드 신경전달물질이 관련된다는 연구들이 있다. 예를 들면 식욕자극 펩티드인 ghrelin과 cholecystokinin이 식후 억제된다든지 하는 것이다.

뇌영상 연구는 신경성 대식증 환자에서 전두엽과 ventral striatal region에 회백질의 용량이 증가함을 보고하고 있다. 즉 보상체계의 장애와 관련된다는 의미이다. 소아기의 비만이나

초경이 일찍 시작한 경우 신경성 대식증의 발생위험이 높다.

기질적으로 체중에 대한 걱정, 낮은 자존감, 우울함, 사회불안장애, 그리고 소아기의 과도한 불안장애는 신경성 대식증의 발생 위험도를 높인다. 소아기에 성적 학대나 신체적 학대를 경험한 경우 신경성 대식증 발생 위험이 높다. 폭식은 체중을 줄이기 위한 다이어트 도중이나 이후에 흔히 발생한다. 여러 가지 생활 스트레스도 신경성 대식증을 유발할 수 있다.

사회문화적으로 서구적으로 마른 체형을 이상화하고 이를 기준으로 삼는 내재화는 체중에 대한 걱정을 높이고 신경성 대식증의 발생위험을 높인다.

동반질환의 중증도는 신경성 대식증의 장기적 경과에 영향을 준다.

4. 임상양상

신경성 폭식증은 일반적으로 후기 청소년기 혹은 초기 성인기에 시작된다. 청소년기 이전이나 40세 이후에 발생하는 경우는 드물다.

신경성 대식증의 필수적인 증상특징은 세 가지이다. 즉, 폭식의 반복적인 삽화, 체중증가를 억제하기 위한 반복적이고 부적절한 보상행동, 그리고 체형과 체중이 자아평가에 과도한 영향을 끼침 등이다.

폭식binge-eating

일정한 시간 내에 대부분의 사람이 유사한 상황에서 먹는 양보다 분명하게 훨씬 많은 양을 먹는 것이다. '일정한 시간'이란 일반적으로 2시간 이내의 제한된 기간을 나타낸다. 섭취가 과도한지는 음식을 먹을 때의 전후 사정을 고려하여 임상의가 평가할 수 있다. 즉 폭식은 흔히 불편할 정도로, 심지어는 고통스러울 정도로 팽만감을 느낄 때까지 지속된다. 폭식은 특정 영양소에 대한 갈망보다 소비한 음식의 비정상적인 양으로 정의된다. 폭식하는 음식의 형태는 개인에 따라 다양하다. 폭식 중에는 자신들이 기피하였을 만한 음식들도 마구 먹는다.

폭식 삽화란 조절능력이 상실되어 과도한 양의 음식을 섭취할 때이다. 조절능력의 상실이란 폭식에 저항하는 데 대한 어려움이 있거나, 일단 폭식이 시작되면 멈추기 힘들어지는 것이다. 그러나 일부 환자들은 그들의 폭식 삽화가 갑작스러운 조절능력의 상실이 아닌 일반화된 형태의 섭식조절의 어려움이라고 변명한다. 한 번의 폭식 삽화를 한 번으로만 한정시킬 필요는 없는데, 예를 들면 어떤 개인이 식당에서 폭식하기 시작하고 나서 집에 돌아온 후에도 계속 폭식할 수 있다. 하루 종일 소량의 가벼운 식사를 계속하는 경우에는 폭식으로 간주하지 않는다.

폭식의 유발인자는 특징적으로 불쾌한 정동상태, 대인관계에서의 스트레스, 제한된 식사 뒤의 심한 배고픔, 체중과 체형, 그리고 음식과 관련된 느낌 등이다. 일부 개인들에게는 폭식 삽화 동안 혹은 삽화 후에 해리상태가 있다.

제거행동purge behaviors

신경성 대식증의 또 다른 필수요소는 체중증가를 방지하기 위해 반복적으로 부적절한 보상행동을 한다는 것인데, 이를 제거행동 또는 제거purging라 부른다. 가장 흔한 제거방법은 폭식 삽화 후에 구토를 유도하는 것이다. 구토는 신체적 불편감을 해소시켜 주고 체중증가에 대한 두려움을 경감시켜 주는 즉각적인 효과가 있다. 일부 개인들의 경우는 구토 그 자체가 목표가 되며, 따라서 이런 개인들은 구토를 위해 폭식을 하고 소량의 음식을 먹은 후에도 구토를 한다. 구토를 유도하기 위해 다양한 방법을 사용한다. 다른 보상행동으로는 하제와 이뇨제의 남용 등이 있다. 체중증가를 피하기 위해 갑상선 호르몬을 복용하기도 한다. 당뇨병과 신경성 대식증이 있는 개인들은 많은 양을 먹는 동안 음식의 대사를 감소시키기 위해 인슐린 투여량을 줄이거나 아예 생략하기도 한다. 폭식을 보상하기 위해 하루 또는 그 이상 금식하기도 하며 과도하게 운동하기도 한다. (과도한 운동이란, 운동하느라 다른 중요한 활동이 심각하게 방해되거나 부적절한 시간과 상황에서 운동할 때, 또는 손상이나 기타 다른 의학적 합병증에도 불구하고 운동을 지속할 때이다.)

신체적 합병증

장기간의 폭식 및 제거 행동의 결과로 무기력, 탈모, 골밀도 감소, 전해질 불균형, 저혈압, 부정맥, 위장장애 등이 나타난다. 특히 저칼륨증(심부정맥을 일으킬 수 있음), 저염소증, 저나트륨증 등 수분과 전해질 이상이 나타나기도 한다. 구토로 인한 위산의 소실은 대사성 알칼리 혈증(혈청 중탄산염의 증가)을 일으키며, 하제남용으로 인한 빈번한 설사는 대사성 산증을 일으킨다. 혈청 아밀라아제 수치가 가벼운 정도로 증가되기도 한다. 구강검사에서 반복적인 구토로 인해 특히 전방부 치아의 표면에서 심한 중증의 영구적인 치아 법랑질의 소실을 볼 수 있다. 일부에서는 침샘, 특히 이하선이 아주 커진다. 손으로 구역반사를 자극하여 구토를 유도하는 개인들은 치아에 의한 반복적인 손상 때문에 손의 등쪽에 흉터(Russell's sign)가 발생하기도 한다.

기타 동반 증상들

신경성 대식증을 지닌 개인들은 자기평가에서 체형과 체중을 지나치게 강조하며, 따라서 이러한 요소들이 특징적으로 자존심을 결정하는 데 가장 중요한 요소가 된다. 그들은 신경성 식욕부진증과 매우 유사하게 체중증가를 두려워하고 체중감소를 원하며, 자신들의 신체에 대해 만족하지 못 한다.

신경성 대식증이 있는 개인들은 특징적으로 그들의 이러한 식사문제를 창피하게 여기며 이러한 증상을 감추려고 노력한다. 따라서 일반적으로 폭식은 은밀하게, 가능한 한 눈에 띄지 않게 일어난다. 폭식은 일시적으로 불쾌한 기분을 감소시킬 수는 있으나 빈번하게 자신을 경멸하는 자기 비난과 우울한 정동이 뒤따르게 된다.

5. 진단

진단을 내리기 위해서는 폭식과 제거행동과 같은 부적절한 보상행동 모두 평균적으로 적어도 평균 1주 1회 이상 3개월 동안 일어나야 한다.

DSM-5-TR

F50.2 신경성 대식증 Bulimia Nervosa

A. 폭식의 반복적인 삽화. 폭식의 삽화는 다음 두 가지 특징이 있다.
  1. 일정한 시간 동안(예: 2시간 이내) 대부분의 사람이 유사한 상황에서 동일한 시간 동안 먹는 것보다 분명하게 많은 양의 음식을 먹는다.
  2. 삽화 동안 먹는 데 대한 조절 능력의 상실감이 있다(예: 먹는 것을 멈출 수 없으며, 무엇을 또는 얼마나 많이 먹어야 할 것인지를 조절할 수 없다는 느낌).

B. 스스로 유도한 구토 또는 하제나 이뇨제, 관장약, 기타 약물의 남용 또는 금식이나 과도한 운동과 같은 체중증가를 억제하기 위한 반복적이고 부적절한 보상행동이 있다.

C. 폭식과 부적절한 보상행동 모두 평균적으로 적어도 평균 주 1회 이상, 3개월 동안 일어난다.

D. 체형과 체중이 자아평가에 과도한 영향을 미친다.

E. 이 장애가 신경성 식욕부진증의 삽화 동안에만 발생되는 것은 아니다.

특정형
  부분적 관해 상태: 이전에 신경성 폭식증의 진단기준을 완전히 만족시켰다가 지속되는 기간 동안 일부의 진단기준을 만족해 왔을 때
  완전 관해 상태: 이전에 신경성 폭식증의 진단기준을 완전히 만족시켰다가 지속되는 기간 동안 진단기준에 속하는 사항이 없을 때

특정형 현재 중증도의 세분화
  중증도의 최저 수준은 부적절한 보상행동의 빈도에 따른다. 중증도의 수준은 다른 증상들을 반영하고 기능의 장애 정도에 따라 늘어날 수 있다.
  경도: 평균 주 1~3회의 부적절한 보상행동 삽화
  중등도: 평균 주 4~7회의 부적절한 보상행동 삽화
  고도: 평균 주 8~13회의 부적절한 보상행동 삽화
  극도: 평균 주 14회 또는 그 이상의 부적절한 보상행동 삽화

ICD-10 및 한국 표준 질병 사인 분류

F50.2 신경성 폭식증 Bulimia nervosa
  폭식증NOSBulimia NOS, 신경성 식욕과다Hyperorexia nervosa

F50.3 비전형 신경성 폭식증 Atypical bulimia nervosa

감별진단: 폭식/제거형 신경성 식욕부진증을 앓는 환자에서 폭식행동이 나타날 수 있는데, 이때는 신경성 대식증 진단을 추가로 내리지 않아야 한다. 처음 신경성 식욕부진증으로 장애가 시작되었지만 전체 진단기준을 충족시키지 않고 신경성 대식증의 기준을 최소한 3개월간 충족시킨다면 신경성 대식증으로 진단 내려야 한다. 폭식장애*binge-eating disorder*는 부적절한 보상행동이 없다는 점에서 신경성 대식증과 다르다. 비전형적 양상을 가진 주요우울증도 폭식행동을 보일 수 있지만 부적절한 보상행동과 체형과 체중에 과도한 걱정을 보이지 않는다. 경계성 성격장애에서도 폭식증을 보일 수 있어, 두 가지 진단기준에 맞으면 둘 다 진단한다.

공존질환: 섭식장애 환자는 광범위한 정신적 질환이 공존하는 경우가 흔하다. 일생에 걸쳐 우울증, 알코올의존, 그리고 여러 불안장애의 공존비율이 높다. 전체적으로 대인관계 민감성, 우울함 등이 흔히 동반된다. 신경성 폭식증을 가진 개인들 중 상당한 수에서 하나 또는 그 이상의 성격장애의 진단기준을 충족시키는데, 그중 경계성 성격장애가 가장 흔하다.

6. 경과와 예후

환자의 체중은 정상 범위 내에 있는 경우가 많다. 과거에 비만이었던 경우도 있다. 신경성 대식증의 장기적인 경과에 대해서는 잘 알려져 있지 않다.

대체로 장애는 많은 증례에서 적어도 수년 동안 지속된다. 경과는 만성적일 수도 있고 또는 간헐적일 수도 있다. 폭식의 관해와 재발이 교대로 나타나기도 한다. 비록 치료가 경과에 영향을 주지만 장기간 추적관찰을 하면 치료가 있든 없든 증상들은 줄어든다. 관해기간이 1년 이상이 되면, 이후 장기적 경과는 더 양호하다.

신경성 대식증은 신경성 식욕부진증에 비해 부분 및 완전 회복률이 더 높다. 일부(10~15%)는 신경성 대식증에서 신경성 식욕부진증으로 이환된다. 신경성 식욕부진증으로 이환되는 개인들은 다시 신경성 대식증이 되거나, 두 장애 사이에서 여러 번 상호이환을 경험하기도 한다. 신경성 대식증을 가진 일부 개인들은 폭식은 하지만 더 이상 부적절한 보상행동을 하지 않게 되어 폭식장애 또는 다른 특정 섭식장애의 진단기준을 만족시키기도 한다. 따라서 이 장애의 진단은 현재의(최근 3개월 동안) 임상적 모습으로 내려야 한다. 신경성 대식증을 가진 개인들은 이 장애와 관련하여 일정 범위에서의 기능 제한을 보인다. 일부 개인들은 사회적 활동 중 심각한 역할 손상을 경험한다.

7. 치료

신경성 대식증에서 인지행동치료가 가장 효과가 좋은 1차 치료방법이다. 이는 자신과 병에 관련된 잘못된 신념과 행동을 교정하는 것이 목표이다. 인지행동치료의 주된 내용은, 적극적인 self-monitoring, 구체적이고 엄격한 식사계획*meal planning*, cues와 그 결과*consequences*에 대한 감시, 그리고 체중, 체형, 음식에 대한 태도에 대한 인지적 재구조화*cognitive restructuring* 등이다.

대인관계치료는 섭식행동에 영향을 미치는 대인관계의 갈등과 생각을 다룬다. 변증법적 행동치료*dialectical behavior therapy*도 효과적이라 한다. 대체로 식사행동을 직접적으로 다루지 않는 경우가 더 효과적이라 한다.

여건상 인지행동치료를 하기 어려운 경우라면 약물치료를 한다. TCA, MAO 억제제, SSRI 등 모든 항우울제는 단기적으로 binge/purging cycle 증상을 줄일 수 있다. 그중에도 SSRI가 가장 많이 사용되는데, 항우울효과를 위하는 경우보다 많은 용량을 사용한다. (예를 들면 fluoxetine은 항우울효과를 위해서는 하루 20mg을 사용하지만 신경성 대식증에는 60mg을 사용한다.) 하지만 환자들이 약물치료를 오래 지속하는 경우가 드물다. 약물을 중단하면 재발하기도 하고 다음 약물치료에 아예 반응이 없는 경우도 있다. (단 bupropion은 전해질 장애가 있을 때 경련을 촉발할 수 있어 사용하면 안 된다.) 인지행동치료 단독으로 충분한 개선이 없을 때 병합요법으로 약물을 사용하는 것이 좋다. 항경련제도 효과가 있을 수 있다.

Ⅶ. 폭식장애

1. 개념

폭식暴食장애*binge-eating disorder*의 핵심적인 특징은 반복되는 폭식 삽화이며, 뒤따르는 보상행동이 없다는 점에서 신경성 대식증과 다르다. 이는 DSM-IV의 비제거형 신경성 대식증이 DSM-5에서 독립된 진단이 된 것이다.

2. 역학

미국에서 젊은 성인들을 대상으로 한 폭식장애의 유병률은 여성에서 3.5%, 남성에서 2.0%, 12개월유병률은 각각 1.6%, 0.8%이다. 폭식장애에서는 신경성 대식증과 달리 늦은 나이에 발병하고 성비 차이가 덜 편향되어 있다. 치료를 받고자 하는 폭식장애 환자들은 대부분 치료를 받고자 하는 신경성 대식증이나 신경성 식욕부진증 환자들보다 나이가 많다. 폭식장애에서 여성의 유병률은 백인, 다른 인종, 소수민족 그룹 사이에서 비슷하게 나타난다. 폭식장애의 유병률은 일반인구에 비해 체중감량 치료를 원하는 사람들에서 더욱 흔하다.

폭식은 청소년기나 대학생에서 흔하다. 소아에서도 폭식과 통제감이 결여된 객관적으로 과도하지 않은 섭식, 둘 다 발생할 수 있다.

3. 원인

폭식장애는 가족 내에서 유전되는 것으로 보아, 유전적 요인이 있는 것 같다. 폭식의 가장 흔한 유발요인은 부정적인 감정상태인데, 대인관계에서의 스트레스, 다이어트, 체중, 체형 및 음식과 관련된 부정적인 감정, 허무감과 지루함 등이 있다. 폭식은 일시적으로 이러한 유발요인들의 효과를 감소시킬 수는 있으나, 폭식 이후 종종 부정적인 자기상과 우울한 기분이 뒤따른다.

4. 임상양상

폭식장애의 발달과정은 거의 알려진 바 없다. 폭식장애는 전형적으로 청소년기 또는 초기 성인기에 시작되지만 후기 소아기에도 시작될 수 있다. 통제감이 결여된 음식섭취나 폭식 삽화는 일부 개인에서 섭식장애의 전구증상을 반영하는 것일 수도 있다.

폭식장애의 필수적인 특징은 반복되는 폭식 삽화이며, 뒤따르는 보상행동이 없다. (그러나 과거 병력에서 2/3의 환자에서 폭식장애가 있었던 적이 있다.) 평균적으로 3개월 동안 적어도 1주에 1회 이상에서 나타난다. 폭식장애의 특징적 증상은 정상보다 훨씬 빠른 속도로 먹기, 불편할 정도로 배가 부를 때까지 먹기, 신체적으로 배고프다고 느끼지 않을 때에도 많은 양의 음식을 먹기, 자신이 많이 먹는 것이 부끄러워서 혼자 먹는 행동, 폭식 후 자신에 대해 혐오감, 우울감 또는 심한 죄책감을 느낌 등이다. 폭식장애가 있는 개인은 특징적으로 그들의 이러한 식사문제를 창피하게 여기며 이러한 증상을 감추려고 노력한다. 따라서 일반적으로 폭식은 은밀하게, 가능한 한 눈에 띄지 않게 일어난다(그림 19-2).

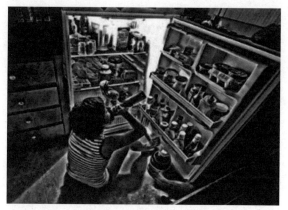

그림 19-2 폭식. 한 청소년이 갑자기 밤중에 폭식을 보이고 있다. (from Wikipedia)

폭식장애 환자들은 이 장애와 관련하여 다양한 범위에서의 기능 제한을 보이는데, 사회 적응 문제, 건강 관련 삶의 질 저하, 삶의 만족도 저하, 내과적 합병증과 치사율의 증가, 그리고 건강 관련 시설 이용 증가 등이다. 체중증가도 또한 있다.

폭식장애는 정상체중/과체중, 그리고 비만인 사람들에서 발생할 수 있다. 과체중이거나 비만인 개인들 중 치료를 원하는 사람들에서는 확실하게 폭식이 연관되어 있다. 그럼에도 불구하고 폭식장애는 비만과는 구별된다. 대부분의 비만 환자에서는 반복적인 폭식이 보이지 않는다. 게다가 폭식장애가 없는 비만 환자와 비교를 하면, 폭식장애 환자들은 폭식행동을 통해 더욱 많은 칼로리를 섭취하고 기능적인 장애, 낮은 삶의 질, 주관적인 고통, 많은 정신과적 동반질환을 가지고 있다.

5. 진단

DSM-5-TR

F50.81 폭식장애 Binge-Eating Disorder
반복적인 폭식 삽화가 있고 그 폭식 삽화의 특징은 비슷한 시간과 비슷한 환경에서 일정한 시간 동안(예: 2시간 내) 대부분의 사람이 먹는 양보다 확실히 더 많은 양의 음식을 먹고, 삽화 동안 먹는 데 대한 통제력을 상실하는 느낌(예: 먹는 것을 멈출 수 없다는 느낌, 무엇을 얼마나 먹는지를 통제할 수 없다는 느낌)이 있는 것이다. 폭식 삽화에는, 정상보다 훨씬 더 빨리 먹는 것, 불편할 정도로 배가 부를 때까지 먹는 것, 신체적으로 배고프다고 느끼지 않을 때에도 많은 양의 음식을 먹는 것, 자신이 많이 먹는 것이 부끄러워서 혼자 먹는 것, 과식 후 자신에 대해 혐오감, 우울감 또는 심한 죄책감을 느낌 중 세 가지(또는 그 이상)가 동반된다. 그리고 폭식과 연관되는 심각한 고통이 있다. 폭식은 평균적으로 3개월 동안 1주에 적어도 한 번은 있어야 한다. 그리고 폭식이 규칙적인 신경성 대식증에서의 부적절한 보상행동과 관련되어 있지 않으며, 신경성 식욕부진증이나 신경성 대식증의 경과 중에만 발생되는 것은 아니다.

특정형으로 **부분적인 관해, 완전 관해** 등이 있다. 폭식 삽화의 빈도에 따른 현재 중증도의 특정형으로, **경도, 중등도, 고도 및 극도**의 구분을 두고 있다.

ICD-10 및 한국 표준 질병 사인 분류

F50.3 비전형 신경성 폭식증 Atypical bulimia nervosa에 해당

감별진단: 폭식장애는 신경성 대식증에서와 같은 폭식이 있으나, 폭식 후 체중증가를 억제하기 위한 반복적이고 부적절한 보상행동, 즉 구토나 이뇨제 복용 같은 제거행동 또는 제거라 부르는 행동이 없다.

공존질환: 폭식장애는 신경성 대식증, 신경성 식욕부진증과 비슷한 정도로 상당하게 정신과적 공존질환과의 연관성을 보인다. 가장 흔한 공존질환은 양극성 장애, 우울장애, 불안장애이고 흔치 않게는 물질사용장애도 동반된다. 정신과적 동반질환은 폭식의 중증도와 관련 있지만 비만의 정도와는 관계가 없다.

6. 경과 및 예후

폭식장애는 비교적 지속되는 것처럼 보인다. 경과는 중증도, 신경성 대식증의 기간과 유사하다. 많은 폭식장애 환자가 폭식 이후에 흔히 다이어트를 한다(이것은 신경성 대식증과는 대조되는 것으로, 신경성 대식증에서는 역기능적인 다이어트가 대부분 폭식보다 선행한다). 자연적인 경과와 치료 결과를 조사한 연구들에서 폭식장애의 관해율은 신경성 대식증이나 신경성 식욕부진증보다 높았다. 폭식장애에서 다른 섭식장애로 건너가는 것은 흔하지 않다. 그러나 비만이 동반되는 경우는 2/3에 이른다. 대사장애, 정형외과적 장애, 수면장애 등이 동반되며 여러 신체적 합병증이 생기기도 한다. 이 장애의 사망률은 12개월 추적연구에서 2.29%로 보고되었다. 이 장애와 자살의 관계는 아직 미상이다.

7. 치료

폭식장애의 치료목표는 폭식행동 삽화, 체중, 그리고 신체적 합병증 등을 줄이는 것이다. 단기 연구 결과는 타 섭식장애에 비해 치료반응이 좋다. 정신치료와 인지행동치료, 자가치료 등에 의해 폭식 삽화의 빈도는 감소하는 것으로 나타났지만 체중변화는 상대적으로 미미하다. 인지행동치료의 목표는 식사, 음식, 체형, 체중 등에 대한 잘못된 인식을 고치는 것이다. 자가치료guided self-help는 지도를 받아 가며 인지행동치료를 스스로 시행하는 것이다. 저칼로리 음식은 체중감소뿐 아니라 폭식빈도도 줄인다고 한다. 정신치료나 행동치료를 시행하기 어려울 경우 약물치료를 고려해 볼 수 있는데, 흔히 사용되는 약물은 항우울제인 SSRI와 bupropion, 비만치료제인 Orlistat 또는 Topiramate, 약물남용에 사용하는 acamprosate, ADHD에 사용하는 atomoxetine 및 정신자극제인 lisdexamfetamine 등이다. (단 bupropion은 전해질 장애가 있을 때 경련을 촉발할 수 있어 사용하면 안 된다.) 약물치료와 정신 또는 행동 치료를 병행한다면 체중감소에 도움이 될 수 있을 것으로 기대된다. 하지만 이러한 치료의 장기적인 효과에 대해서는 정보가 충분하지 않다.

Ⅷ. 기타

1. 기타 특정 및 비특정 급식 및 섭식 장애

DSM-5-TR

F50.89 기타 특정 급식 및 섭식 장애

Other Specified Feeding or Eating Disorder

이는 급식 및 섭식 장애의 임상적 특징을 보이며, 사회적·직업적 혹은 주요한 기능 영역에 지장을 초래하지만 급식 및 섭식 장애군에 속하는 진단을 완전히 만족시키지 않는 경우이다. 이 범주는 임상가가 그 진단기준을 충족시키지 못하는 이유를 의사소통하고자 할 때 사용된다.

비전형적 신경성 식욕부진증은 신경성 식욕부진증의 모든 진단기준을 만족하나, 상당한 체중감소가 있기는 하나 정상범위 이내 또는 위인 경우이다. 비전형적 신경성 식욕부진증을 가진 사람은 신경성 식욕부진증과 관련된 생리적 합병증 다수를 경험할 수 있다.

신경성 대식증(저빈도 및/혹은 기간 미달)은 신경성 대식증의 모든 진단기준을 만족하나 폭식 삽화나 부적절한 보상행동이 없거나, 주 1회 미만이거나, 3개월 미만인 경우이다.

폭식장애(저빈도 및/혹은 기간 미달)은 폭식장애의 모든 진단기준을 만족하나 폭식 삽화가 주 1회 미만이거나 3개월 미만인 경우이다.

제거장애는 구토 등의 제거행동을 반복하여 체중이나 체형에 영향을 미치나, 폭식 삽화는 없는 경우이다. 제거행동으로는 자가유발 구토, 하제나 이뇨제 혹은 기타 약물 오남용 등이 있다.

야간섭식 증후군은 야간에 반복되는 섭식 삽화가 있으며, 자다가 깨어 먹거나, 저녁식사가 지난 후 야간에 지나치게 음식

을 많이 섭취하는 양상이다. 야간섭식은 수면-각성 주기의 변화와 같은 외부요인으로 설명되지 않는다. 개인은 이로 인해 힘들어하고 사회적 기능의 손상이 초래된다. 이는 폭식장애 혹은 다른 정신장애 등으로 더 잘 설명되어지지 않는다.

F50.9 비특정 급식 및 섭식 장애

Unspecified Feeding or Eating Disorder

이는 급식 및 섭식 장애의 임상적 특징을 보이며, 사회적·직업적 혹은 주요한 기능 영역에 지장을 초래하지만 급식 및 섭식 장애군에 속하는 진단을 완전히 만족시키지는 않는 경우이다. 이 범주는 임상가가 그 진단기준을 충족시키지 못하는 이유를 특정화하고자 하지 않을 때 사용된다. 더 정확한 진단을 내리기에 정보가 부족할 때(예: 응급실 상황)도 포함한다.

ICD-0 및 한국 표준 질병 사인 분류

F50.4 기타 심리적 장애와 연관된 과식

Overeating associated with other psychological disturbances
사별, 사고, 출산 등과 같은 스트레스성 사건에 의한 과식 *Overeating due to stressful events, such as bereavement, accident, childbirth, etc.* 심인성 과식*Psychogenic overeating*

F50.5 기타 심리적 장애와 연관된 구토증

Vomiting associated with other psychological disturbances
심인성 구토*Psychogenic vomiting*

F50.8 기타 식사장애*Other eating disorders*

성인이식증*Pica in adults*, 심인성 식욕상실*Psychogenic loss of appetite*

F50.9 상세불명의 식사장애*Eating disorder, unspecified*

야간섭식증후군*night eating syndrome*

야간섭식증후군은 저녁 식사 후 또는 자다가 깬 후 많은 양의 음식을 섭취하는 것을 특징으로 한다. 낮 동안에는 오히려 식욕이 없으며 밤에 불면증이 흔하다. 최근 DSM-5-TR의 "달리 명시된 급식 및 섭식장애" 범주에 포함되었다.

유병률은 일반인구의 2% 정도이다. 불면증 환자, 비만 환자(10~15%), 다른 섭식장애 환자, 다른 정신과적 질환 환자에서 더 호발한다. 대부분 초기 성인기에 호발한다.

야간섭식증후군을 진단하기 위해서는 ① 자다가 깨서 먹는 것 또는 저녁 식후 과식을 특징으로 하는 반복적인 야식 삽화가 있고, ② 이런 야식 삽화에 대한 자각 및 회상이 가능하고, ③ 이 증상으로 인해 심각한 스트레스를 경험해야 한다. 증상은 적어도 3개월 이상 지속되어야 하며, 다른 의학적 및 정신적 상태에 의한 것이지 않아야 한다.

야간섭식증후군 환자들은 하루 섭취 열량의 대부분을 저녁 식사 이후에 섭취한다. 또한 밤에 자주 깨어 먹는다. 환자들은 먹어야 잘 수 있다는 믿음을 갖고 있으며, 흔히 우울한 기분을, 특히 야간에 많이 느낀다.

원인은 아직 확실하지 않지만 melatonin, leptin, ghrelin, cortisol 같은 호르몬과 관련이 있다는 연구가 있다. 일차 가족

에서 5배 이상 많이 나타난다.

치료가 가능한 질환이지만 대부분의 환자는 자신의 상태를 의식하지 못하며, 따라서 치료에 저항을 보이는 경우가 많다. 약물치료로는 SSRI계 항우울제를 사용할 수 있다. Topiramate를 추가하면 체중감소와 야식감소에 효과적일 수 있다.

Orthorexia nervosa

이는 강박적으로 건강한 섭식을 하려는 행동으로 때때로 양양결핍을 야기한다. 건강하게 먹는 것, 순수하고 깨끗한 음식에 대한 관심이 과도하거나, 불건강하다고 생각되는 음식을 피하려는 집착이 과도하여 결국 신체장애(영양결핍과 심지어 사망에까지)를 야기하게 되는 상태이다. 철저한 채식주의자에서, gluten, 유제품, 설탕 등 특정 영양소를 식단에서 제외하려는 사람에 이르기까지 다양한 종류의 사람들이 이런 강박증적 장애를 보인다. 다른 섭식장애들이 음식의 양이 문제가 되는 데 비해 이 장애는 음식의 질이 문제가 된다. 그래서 이들은 불충분한 식단 때문에 배고파하고 그래서 금지된 음식을 갈망하게 되는데, 이에 대해 음식보다 자신을 비난함으로써 자존감이 낮아져 있다.

IX. 비만

1. 개념

비만*obesity*은 정신장애로는 간주되지 않지만, 의학적 행동문제라고 보아야 한다. 비만이란 신체 내에 지방이 과도하게 축적되어 있는 상태이다. 일반적으로 신장별 표준체중에서 20% 이상 초과한 상태를 비만이라고 정의한다. 비만을 좀 더 정확하게 측정하기 위해서 신체지방의 양 혹은 체질량지수*body mass index*; *BMI*를 재기도 한다. BMI란 체중을 키의 제곱 값으로 나눈 수치($BMI=kg/m^2$)이다. 일반적으로 정상적인 체질량지수는 20~25 범위이다.

2. 역학

2007년 보고된 한국의 청소년 비만 유병률은 중고등학생에서 9.8%이었으며, 2008년 성인의 경우 여성의 26%, 남성의 35%이었다.

유럽의 경우 성인 여성의 23%, 남성의 20%가 비만으로 보고되었다. 미국의 경우 인구의 반 이상이 비만에 속한다. 비만은 사회경제적 지위가 높은 여성보다 사회경제적 지위가 낮은 여성에서 6배나 높게 나타난다. 인종별로는 백인계보다 흑인계

남성과 여성에서 비만현상이 흔하게 나타난다. 연령별로 보면 비만 발생률은 20~50세에서 3배로 급증하고 있다. 미국의 아동과 청소년의 1/3 이상이 지나치게 비만하다는 통계가 있다. 여자아이가 남자아이보다 비만이 될 가능성이 크다. 비만아가 성인비만이 될 위험이 정상체중을 가진 또래의 아이보다 높다.

3. 원인

신체에서 필요로 하는 열량보다 과식하였을 때 지방이 축적된다. 즉 비만은 에너지섭취량이 소모되는 양보다 많다는 것을 의미한다. 섭취량이 10% 정도 증가되면 1년 만에 14kg의 체중증가를 가져올 수 있다 한다.

생물학적 요인

유전: 비만 환자의 약 80%가 가족력이 있다. 물론 이러한 사실은 유전적 요인 외에도 비만한 부모를 동일시하였거나, 불안을 대처하기 위한 방법으로 구강기적 방법을 학습한 것으로도 설명할 수 있다. 그러나 따로 떨어져 양육된 일란성 쌍둥이 모두에서 비만이 발생하였다는 연구 결과는 비만의 유전적 요인의 중요성을 말해 준다. 그러나 최근까지 비만을 발생시키는 특정 유전자에 대해서는 명확히 밝혀진 것이 없다.

발달적 요인: 어릴 때에는 지방조직의 세포 수와 크기, 양쪽 모두가 증가하면서 성장한다. 그런데 일단 지방세포의 수가 결정되면 쉽게 변화하지 않는다. 어린 시기에 시작된 비만은 지방세포의 수와 크기가 증가된 것이 특징인 반면, 성인기의 비만은 순전히 지방세포의 크기가 증가된 결과이다. 소아기와 성인기 모두에서 체중감소는 세포의 크기 감소 때문이다. 지방의 분포와 양은 개인마다 다양하며, 신체 부위마다 지방도 각기 다른 특징을 가지고 있다. 허리, 옆구리, 복부 주변의 지방세포들은 허벅지와 엉덩이에 있는 지방세포들보다 더 활발하게 신진대사를 하는데, 남자에서 더 활발하며 심혈관 질환과 관련이 많다. 여성의 경우에는 허벅지와 엉덩이 부분의 지방세포가 많다. 비만은 20대보다 50대에 2배 이상 발생한다.

생화학적 요인: Leptin은 지방세포에 의해 만들어지는데, 지방조직의 양에 대한 자동조절장치 역할을 한다. 스트레스와 우울증은 휴지기 에너지 대사resting energy expenditure를 지연시켜 체중증가가 야기된다고 한다.

신체활동: 먹을 것이 풍족한 현대사회에서 신체활동의 현저한 감소는 비만의 주요한 원인이다. 음식섭취가 증가하면 에너지 소비도 따라서 증가하지만, 신체활동이 특정치 아래로 떨어진다고 해도 이에 비례해서 음식물섭취가 감소되지는 않는다는 것이 문제이다.

다른 임상적 요인들: 여러 가지 질병이 비만과 관련되어 있다. Cushing병은 특징적인 들소형 지방분포buffalo adiposity와 연관이 있고, Myxedema도 항상 그런 것은 아니지만 체중증가와 관련이 있다. 다른 adiposogenital dystrophy(Frohlich증후군)를 포

함한 신경내분비계 장애도 비만, 성적 이상sexual abnormality, 골격이상과 관련이 있다. 특정 정신신경과 약물의 장기적인 사용이 체중증가와 관련이 있다.

정신사회적 요인

문화, 가족, 그리고 정신역동적인 요인들이 비만 발달에 영향을 주는 것으로 알려져 왔다. 그러나 기전은 아직 명확하지 않다. 음식조절기제food regulating mechanism는 환경의 영향에 민감하다. 많은 연구자가 비만을 유발하는 요인으로 특정 가족력, 촉발요인들, 성격구조, 그리고 무의식적인 갈등을 제안하고 있다. 비만인 사람은 정서적으로 혼란스러운 사람으로도 볼 수 있는데, 이러한 혼란스러운 정신적인 문제들에 대처하는 효율적인 수단으로 과식이 습관화된 결과 비만이 생긴다고 보기도 한다.

정신역동적으로는 구강적 고착이나 퇴행 때문으로 본다. 비만한 사람은 부모의 과보호 때문에 독립심과 자존심이 결여되어 있다. 음식이 사랑으로 상징되기도 하고, 과식은 결핍과 증오의 보상 내지 상징적 표현이 되기도 한다. 뚱뚱함은 강함과 동일시되기도 하고, 성sex, 사회적 책임이나 성숙으로부터 도피하는 수단이 되기도 한다. 사랑과 안전, 쾌감에 대한 욕구 때문에 과식한다고도 한다. 일단 비만이 되면 그에 대한 수치심으로 우울을 느끼기도 한다.

사회경제적 상태와도 크게 관련되는바, 미국에서는 상류층보다는 하층 사회경제층에서 비만이 6배나 더 많이 발생한다.

4. 임상양상

가장 심각한 문제가 되는 것은 폭식이다. 비만한 사람들은 주위 환경에서 오는 음식신호, 입에 맞는 음식들, 음식 먹기를 멈추는 능력 등에 있어서 극단적으로 취약하다. 일반적인 비만치료를 받는 환자의 50%에서 가벼운 불안감과 우울증을 볼 수 있다.

5. 진단

DSM-5-TR
E66.9 과체중 및 비만 Overweight or Obesity

ICD-10 및 한국 표준 질병 사인 분류
E66.- 비만obesity

합병증: 과체중으로 인한 관절에 대한 압박, 조직압박(수면무호흡증, 위식도역류), 피부질환, 지방과다로 인한 내분비 및 면역장애(고혈압, 당뇨병, 고지혈증 등 대사증후군), 그리고 관련된 정신건강 문제로 정신적 갈등, 폭식장애, PTSD, 우울장애, 불

안장애, 양극성 장애 등이 비만과 관련하여 나타날 수 있다.

6. 치료

생활방식*life style*에 개입하여 개인화된 방법을 사용해야 한다. 대체로 섭취 칼로리 감량과 운동*physical exercise*이 핵심이다.

정신치료

비만 환자가 가진 정신적 문제는 매우 다양하며, 비만이 되는 특정한 성격이 있는 것은 아니다. 몇몇 환자에서는 통찰지향 정신역동치료*insight-oriented psychodynamic therapy*로 체중감소가 일어나기도 하지만 성공률이 그리 높은 것은 아니다. 비만의 정신치료로는 행동치료가 가장 효과적이라고 알려져 있다. 즉 환자에게 식사와 관련이 있는 외적인 자극을 인식하도록 돕거나, 특정 상황, 즉 영화나 TV를 볼 때, 불안하거나 우울할 때 먹는 음식을 일기로 기록하게 한다. 식사를 천천히 하고, 잘 씹고, 식사 중 신문이나 책을 읽지 않고, 식탁에 앉아서만 음식을 먹는 등의 새로운 식사행동 패턴을 가르치기도 한다. 또한 체중감량의 동기를 강화시켜 주는 적당한 보상(칭찬이나 옷 등)을 주기도 한다.

식이요법*diet*

체중감량의 원칙은 간단하다. 즉 열량섭취량을 열량소모량 이하로 낮추는 것이다. 열량섭취량을 줄이는 가장 간단한 방법은 저칼로리 식사이다. 최선의 방법은 손쉽게 구할 수 있는 음식으로 균형 잡힌 식단을 짜고 적은 양(하루 1,100~1,200kcal)을 먹는 것이다. 이러한 식이요법은 장기간 시행이 가능한데, 이때 여러 가지 비타민, 특히 철분, 엽산, 아연, 비타민 B6의 보충이 필요하다. 많은 비만 환자는 새롭고 충격적인 식이요법을 선호하는 경향이 있다. 그러나 그러한 색다른 식이요법은 어느 정도 효과가 있다 하더라도, 대부분 편중된 식사에 의한 결과이다. 그래서 식이요법을 중단하고 일상적인 식사로 돌아오면 다시 과식욕구가 증폭된다.

운동*exercise*

육체적 활동에 필요한 열량소모는 체중에 직접적으로 비례하기 때문에 비만 환자들은 정상체중을 가진 사람들보다 같은 양의 활동을 하더라도 많은 열량을 소모한다. 또한 육체적 활동이 증가하면 식사량이 감소할 수 있다. 이러한 열량소모 증가와 식사량 감소의 효과 때문에, 육체적 활동을 늘리는 것이 모든 체중감량 프로그램 중 가장 바람직한 방법이 되고 있다. 또한 운동은 감소된 체중을 유지시키는 데도 도움이 된다.

약물치료

약물치료는 식욕을 억제함으로써 체중감소 효과를 나타낸다. 그러나 약물사용 수 주 후에 내성이 생길 수도 있어 문제이다. 대개 정신자극제들이 사용되고 있으나 남용의 위험이 크다. 따라서 fenfluramine, dexfenfluramine, ephedrine, phenylpropanolamine, rimonabant sibutramine 등은 부작용으로 인해 판매가 중단되었다.

현재 우리나라에서 체중감량을 위해 장기간 사용이 허가된 약물에 올리스타트*orlistat*가 있다. 이는 위장관 및 췌장에서 지방질을 분해하는 효소인 리파아제*lipase*를 억제하여 중성지방이 지방산으로 분해되어 흡수되는 것을 막음으로써 체중감량 효과를 나타낸다.

단기간 사용이 허가된 약제로는 중추신경계에서 norepinephrine의 분비를 증가시켜 식욕억제 효과를 나타내는 펜터민*phentermine*, 교감신경 유사작용을 통해 식욕억제 효과를 나타내는 디에틸프로피온*diethylpropion*, 교감신경 유사작용을 통해 식욕억제 효과를 나타내는 펜디메트라진*phendimetrazine*, monoamine oxidase(MAO)를 억제하고 norepinephrine의 재흡수를 막아 식욕억제 효과를 내는 마진돌*mazindol* 등이 있다.

최근 미국에서는 세로토닌 수용체 5-HT$_{2c}$에 대한 선택적 작용제로 시상하부에서 POMC(proopiomelanocortin)의 활성을 일으켜 포만중추를 자극함으로써 체중을 감량시키는 세로토닌 수용체 5-HT$_{2c}$를 선택적으로 자극하는 로카세린*locaserine*과 phentermine/topiramate 복합제인 큐시미아*qsymia*가 비만치료제로 사용이 허가되었다. 이러한 종류의 약물을 사용할 때는 저칼로리, 저지방 식사가 병행되어야만 효과를 높일 수 있고 위장관 계통의 부작용도 줄일 수 있다. 또한 행동교정 프로그램도 병행해야 한다.

수술

Bariatric surgery(체중 감소 수술)는 중증의 비만 환자(합병증이 있거나 BMI가 35kg/m^2 이상)에서는 음식물의 흡수저하를 목적으로 하는 또는 위용량을 줄이는 수술을 의미한다. Gastric bypass는 위의 일부분을 잘라내거나 스탬프로 찍어서 위용량을 줄이는 수술법이고, gastroplasty는 위기문*stomach stoma*의 크기를 줄여서 음식이 통과하는 속도를 늦추는 수술법이다. 이러한 수술은 구토, 전해질 불균형, 장폐쇄 등의 부작용을 유발할 수도 있다. Gastric band는 위를 절단하지 않는 가장 비침습적 수술로, 위 윗부분에 밴드를 둘러 위를 위의 작은 부분과 아래의 큰 부분으로 나눈다. 위의 작은 부분 때문에 환자는 적은 음식에도 빠르게 포만감을 느낀다. 부작용은 밴드가 이동하는 것, 위의 기능장애, erosion 등이 있다. 미용효과를 위해 지방제거수술*lipectomy*을 하기도 하는데, 이 시술은 장기적인 지방제거에는 효과가 없다.

참고문헌

김율리(2015): 급식 및 섭식장애. 민성길(편) 최신정신의학(제6판). 서울, 일조각, pp.437~456.

김율리, 조소현, 문정준(2012): 섭식장애 및 비만의 중독적 측면. 신경정신의학 51:36~44.

통계청(2022): 한국 표준 질병 사인 분류. 제8차 개정판. http://kostat.go.kr/kssc/stclass/StClassAction.do?method=dis&classKind=5&kssc=popup

American Psychiatric Association(2022): Diagnostic and statistical manual of mental disorder. 5th ed-text revision. American Psychiatric Association, Washington D.C.

Becker AE, Burwell RA, Gilman SE, et al(2002): Eating behaviours and attitudes following prolonged exposure totelevision among ethnic Fijian adolescent girls. Br J Psychiatry 180:509~514.

Boland R, Verduin ML(2022): Kaplan and Sadock's Synopsis of psychiatry. 12th ed. Wolters Kluwer, Philadelphia, pp.451~468.

Bryant-Waugh RL, Markham L, Kreipe RE, et al(2010): Feeding and eating Disorders in Childhood. Int J Eat Disord 43:98~111.

Collier DA, Treasure JL(2004): The aetiology of eating disorders. Br J Psychiatry 185:363~365.

Cooper Z, Fairburn CG(2003): Refining the definition of binge eating disorder and nonpurging bulimia nervosa. The International Journal of Eating Disorders 34 Suppl:S89~95.

Eating disorders. NICE guideline. London(2008): National Institute for Health and Clinical Excellence (NICE) NHS.

Hales RE, Yudofsky SC, Roberts LW, eds(2014): Textbook of psychiatry. 6th ed. American Psychiatric Publishing, Washington D.C.

Kalivas PW, Volkow ND(2005): The neural basis of addiction: a pathology of motivation and choice. Am J Psychiatry 162:1403~1413.

Kim YR, Kim CH, Cardi V, et al(2014): Intraasal oxytocin attenuates attentional bias for eating and fat shape stimuli in patients with anorexia nervosa. Psychoneuroendocrinology 44:133~142.

Mascola AJ, Bryson SW, Agras WS(2010): Picky eating during childhood: a longitudinal study to age 11 years. Eat Behav 11:253~257.

Treasure J(2007): Getting Beneath the Phenotype of Anorexia Nervosa: The Search for Viable Endophenotypes and Genotypes. The Canadian Journal of Psychiatry 52:212~219.

Wang GJ, Volkow ND, Logan J, et al(2001): Brain dopamine and obesity. Lancet 357:354~357.

20

배설장애 *Elimination Disorders*

I. 개념

정상적인 대소변 조절능력은 점진적으로 획득되는데, 유전적 요인, 신경근육발달, 인지발달, 정신사회적 요인, 부모와 자녀 사이의 심리적 상호교류, 대소변 가리기 훈련 등의 영향을 받는다. 배설장애는 대변과 소변을 가릴 수 있는 충분한 나이가 되었음에도 수의적 또는 불수의적으로, 일정 기간 대소변 가리는 행동에 장애가 있는 것이다. 주로 소아·청소년기에서 처음 발견되나 성인기에서 재발되기도 한다. 진단에 나이가 중요하지만, 실제 연령보다 발달 연령에 근거해야 한다.

II. 유뇨증

1. 개념

유뇨증遺尿症 *enuresis*은 반복적으로 불수의적으로 또는 고의로 소변을 옷이나 침구에 보는 경우이다. 이에는 야간 유뇨증(야뇨증)*nocturnal enuresis*과 주간 유뇨증(요실금)*diurnal incontinence* 현상이 모두 포함된다.

2. 역학

유뇨증의 유병률은 나이가 들수록 감소한다. DSM-5는 5세 때 5~10%이고, 10세 때 3~5%로 감소하고, 15세 이상에서는 1%에서 유뇨증을 보인다고 하였다. 그러나 역학조사방법, 문화 차이, 사회경제계층에 따라 유병률은 다르게 나타난다. 야간 유뇨증은 남아에서, 주간 유뇨증은 여아에서 더 많다. 소수에서 성인에까지 유뇨증이 연장되기도 하고, 어려서 잘 통제되었다가 성인기에 스트레스 시 재발되기도 한다.

3. 원인

유뇨증의 원인은 아직 명확히 밝혀지지 않고 있지만, 대체로 퇴행*regression*이라는 고전적인 정신역동적 이론은 퇴색되었고, 반면 신경계의 성숙 및 발달 지연(중추신경계의 미성숙)에 의한 것으로 보는 견해가 지배적이다. 지능발달장애나 발달장애 소아에서 더 흔하다.

환아의 75%에서 부모형제 중에 유뇨증이 비교적 많고, 일란성 쌍둥이가 이란성 쌍둥이보다 높은 일치율을 보이므로 유전적 요인이 있는 것으로 추정된다.

생리학적 요인으로, 소변 생산에서의 정상적 하루주기리듬*circadian rhythm*의 발달이 지연되어 그 결과 야간성 다뇨증 *nocturnal polyuria*이 된다거나, 중추에서 vasopressin 수용체의 민감도가 정상적이지 않기 때문이라는 견해가 있다. 또한 방광의 기능적 용적이 감소되어 있는 불안정 방광 증후군*unstable bladder syndrome*과도 연관성이 있다고도 한다. Imipramine이 유뇨증에 효과가 있었던 것은 약물의 중추성 효과 때문으로 생각되고 있다. 수면연구는 야간 유뇨증은 수면 중의 각성*arousal*의 장애로 방광의 신호를 인지하지 못하기 때문이라 한다. 때때로 야간 유뇨증(야뇨증)은 렘*REM*수면 시 일어나며, 환아는 이때 소변 누는 꿈을 꾸었다고 회상한다. 주간 유뇨증 때 환아는 소변을 미루다가 실금하기도 한다.

고전적 역동이론은 정신사회적 스트레스 또는 심리적 갈등을 원인으로 보는바, 일부 환아에서 동생의 출생, 가족해체, 입원이나 입학과 같은 스트레스가 원인이 되어 가리던 소변을 못 가리게 된다고 한다. 따라서 원만한 대소변 가리기 훈련*toilet training*도 중요한 요소이다.

4. 임상양상

유뇨증의 증상은 낮이나 밤에 옷이나 침구에 소변을 보는 것이다. 대개 이 증상이 불수의적으로 나타나지만 의도적으로 나타나는 경우도 있다. 사회적 불안 때문에 또는 학업이나 놀이에 몰두하느라 또는 화장실 가기를 두려워한 결과일 수도 있다. 참지 못하거나 화장실에 가지 않아서 그냥 소변을 배설하기도 한다. 빈뇨, 요실금, 요절박*urinary urgency* 등이 동반될 수 있다. 유뇨증은 학교시간 중 오후에 많으며 이때 파괴적 증상을 보일 수 있다. 유뇨증 환아의 약 20%에서 학업문제, 우울증, 자신감 결여 등 이차적인 정신과적 문제가 동반된다.

두 아형이 있는데, 주간 단독 유뇨증*diurnal-only enuresis*은 낮 동안에만 유뇨증(요실금*urinary incontinence*이라고도 함)이 있고, 야간 단독 유뇨증*nocturnal-only enuresis*은 야간에만 유뇨증이 있다(monosymptomatic enuresis라고도 한다). 주간형은 9세 이후 드물다. 주간형 환아에게 야간형이 동반되는 수가 많은데, 이 야간-주간 아형*nocturnal-and-diurnal subtype*은 non-monosymptomatic enuresis라고 한다.

5. 진단

DSM-5-TR

F98.0 유뇨증*Enuresis*
침구나 옷에 반복하여 불수의적으로 또는 고의로 소변을 보며, 최소 3개월간 일주일에 2회 이상의 유뇨증상을 보인다. 임상적으로 중대한 고통이 되거나 사회, 학업(직업) 또는 다른 중요한 분야의 기능에 지장을 준다. 실제 연령이 최소한 5세이다(또는 이와 동등한 발달 수준). 그리고 증상이 약물(예: 이뇨제)의 생리적 결과나 다른 의학적 상태(예: 당뇨, 이분척추증*spina bifida*, 경련성 질환)로 인한 것이 아니다.

특정형으로 **야간형**, **주간형**, **야간-주간형**을 두고 있다.

ICD-10 및 한국 표준 질병 사인 분류

F98.0 비기질성 유뇨증*Nonorganic enuresis*

감별진단: 기질적 원인에 의한 유뇨증을 감별해야 한다. 빈뇨나 요절박을 보이는 경우에, 특히 기질적 요인이 많다. 기질적인 경우는, obstructive uropathy, 방광염, spina bifida occulta 같은 요로기관의 구조적·신경학적 장애나 감염, 당뇨, 요붕증*diabetes insipidus* 같은 다뇨증과 유뇨증이 동반되는 질환, 뇌전증 발작, 중독, 몽유병 같은 의식장애 또는 수면장애, 그리고 약물(예를 들어 thioridazine 같은 항정신병 약물)의 부작용 등이다.

6. 경과 및 예후

일차형(원발성)*primary type* 유뇨증은 출생 후 한 번도 소변조절이 되지 않았던 경우로 대개 5세 때 진단된다. 이차형*secondary type*은 일단 소변을 잘 가렸다가 다시 못 가리게 된 경우로 5~8세 때 가장 흔히 발병한다. 5세 이후 해마다 5~10%씩 자연적으로 회복되다가 대개 청소년기에 달하면 거의 전원에서 없어지지만, 1%는 성인 때까지 유뇨증이 지속된다.

7. 치료

유뇨증은 복합적 요인으로 나타나므로 적절한 치료방침을 세워야 한다. 치료계획의 제1단계는 부모에게 유뇨증에 대해 교육하고 환아에게 대소변 가리기 훈련을 시행한다. 특히 대소변 가리기 훈련은 소변을 가린 적이 없었던 일차형 유뇨증과 대소변 가리기 훈련을 해본 적이 없는 경우에 시도한다. 시간이 지나면서 자연적으로 회복될 수도 있다.

행동치료기법으로 먼저 전자식 경보장치가 달린 기저귀*bell and pad apparatus*를 사용하는 것이다. 이는 소변이 한 방울이라도 떨어지면 즉시 벨이 울려 잠자는 환아를 깨우는 조건화이론을 응용한 치료방법이다(그림 20-1). 이는 모든 치료방법 중에서 가장 안전하고 효과적인 방법이라고 할 수 있다. 70% 이상의 환아에서 약 50% 이상의 치료효과가 보고되었다.

방광훈련*bladder training*은 환아에게 일정량의 수분을 마시게 한 후 가능한 한 오랫동안 소변보는 것을 참게 하는 방법이다. 소변을 가린 날은 달력에 별표를 함으로써 증상이 개선되는 것을 환아와 부모가 함께 볼 수 있게 한다. 저녁에 물을 많이 마시지 않게 하기, 보상 주기, 밤중에 부모가 깨워 소변보게 하기 등이 시도된다.

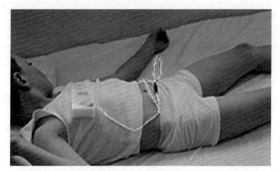

그림 20-1 전자식 경보장치가 달린 기저귀. 하의의 sensor, 상의의 경보기, 이 둘을 연결하는 cord로 구성되어 있다. (from Wikipedia)

심리적 갈등이 발병의 주된 요인일 때 놀이치료와 부모의 정신치료가 필요하다. 정신치료는 이차적 정서장애나 가족문제를 다루는 데 적용되지만 정신치료만으로는 유뇨증에 효과가 적다.

약물치료: 약물은 처음부터 사용하지 않고 장애가 심할 때만 시도한다. 삼환계 항우울제인 imipramine은 유뇨증에 효과적이지만 부작용 때문에 단기간 시도해야 한다. 최근에는 합성 항이뇨호르몬*synthetic ADH*인 desmopressin을 사용하는데, 치료효과는 10~90%로 본다. 그러나 약물을 중단하면 거의 모든 환자에서 곧 재발한다. 또한 desmopressin은 수분균형에 장애를 초래하여, 저나트륨증*hyponatremia*이나 경련 같은 부작용이 우려된다. 따라서 이 약물을 복용하는 동안 물을 많이 마시지 않도록 한다. 가능한 한 nasal spry 형태는 피하는 것이 좋다. 경구형도 수분균형의 장애가 보이면 즉시 중단한다.

III. 유분증

1. 개념

유분증遺糞症 *encopresis*은 최소한 3개월 동안 적당한 장소가 아닌 곳에 불수의적으로 또는 고의로 대변을 보는 경우이다. 또한 소아의 나이나 발달 정도가 최소한 4세이어야 한다.

2. 역학

4세가 되면 95% 이상이, 5세가 되면 99%가 대변을 가린다. 16세가 되면 유분증이 실질적으로 소실된다. 7~8세 소아군에서 유분증의 빈도는 1.5%이다. 모든 나이에서 유분증은 여아보다 남아에 6배 더 많다.

3. 원인

정신적 요인의 복잡한 상호작용이 원인으로 추정된다. 유분증이 있는 소아는 주의가 산만하고, 집중력이 낮고, 과다활동이 있다. 한편 적절한 시기에 대소변 가리기 훈련*toilet training*을 시키지 않았거나, 대소변 가리기 훈련과정에서 일관성이 없었거나, 지나치게 강압적이었거나, 너무 일찍 시키면, 대소변을 늦게 가리게 된다. 이런 훈련과정을 둘러싼 부모와 소아 사이의 자율과 통제에 대한 지배권 투쟁*power struggle*은 유분증을 악화시키고 이차적인 행동문제를 초래한다. 그러나 대부분의 유분증 소아에는 행동문제가 없다. 심리적으로 유분증을 감정의 표현으로 보기도 하는데, 즉 대변조절을 하던 소아가 다양한 정서문제로 자신의 옷이나 다른 장소에 고의로 대변을 보는 것이다. 이는 부모에 대한 분노의 표현이거나 또는 적대적 반항장애의 일부 증상일 수도 있다.

정신사회적 스트레스*psychosocial stress*로는 입학이나 동생의 출생, 부모의 불화, 어머니와의 이별, 병에 걸리거나 입원하는 것 등으로 유분증이 올 수도 있다. 때때로 변기를 사용하는 것에 대해 유달리 공포가 있을 때 유분증이 생길 수 있다.

배변 시 통증이 있으면 배변을 두려워해 변비가 생기기 쉬우며, 변을 참다가 유분증이 나타나게 되는 수도 있다. 약물(항경련제, 진해제)에 의해 변비가 생기면 유분증으로 발전하기도 한다.

4. 임상 양상

3개월간 적어도 1달에 한 번 이상 적절한 장소가 아닌 곳에 대변을 볼 때 진단이 고려된다. 대변조절을 잘하던 소아가 고의로 자신의 옷이나 화장실 아닌 장소에 대변을 보기도 하는데, 이는 정서문제 때문이다. 유분증 환아에서 항문조임근 수축에 이상이 나타나는 경우에 변비와 범람실금*constipation and overflow incontinence*이

동반된다. 증상이나 냄새 때문에 가족이나 사람들이 싫어하고 친구들도 놀린다. 따라서 열등감이 생기고 배척감을 느낀다. 유분증 환아에게 지능발달장애나 행동장애, 특히 유뇨증이 동반되는 수가 많다.

아형

변비 동반 범람실금형with constipation and overflow incontinence type(retentive encopresis): 변비가 있어 변이 모여 양이 증가한 후 굳어지면 주변의 묽은 변이 흘러넘치면서 유분이 된다. 화장실에서 변이 일부만 나오기 때문에 주로 관장을 통해 실금이 해소된다. 직장과 항문조임근에 미세한 문제가 있는 것 같다고 한다. 주로 낮에 그러하며 밤에는 드물다.

변비 비동반 범람실금형without constipation and overflow incontinence type(nonretentive encopresis): 이는 변비 동반 범람실금형보다 빈도가 훨씬 적다. 변은 정상적 형태와 밀도를 보이며, 더럽힘soiling은 간헐적이다. 의도적일 수도 있고 비의도적일 수도 있다. 의도적인 경우는 변을 간직하기horarding 때문이다. 이는 과거 학대받은 경험, 적대적 반항장애 또는 행실장애와 흔히 관련되며, 항문자위anal masturbation의 결과일 수도 있다. 비의도적인 경우는 변의를 인식하지 못하기 때문이며, 화장실에 대한 공포 때문일 수도 있다.

심인성 거대결장psychogenic megacolon: 유분증 환아는 대개 자의적으로 또는 배변 시 통증으로 인해 이차적으로 배변을 참아서 변비가 생긴다. 만성적으로 대량의 변이 쌓이면 확장된 직장의 탄력이 떨어지므로 변이 꽉 찬 것을 감지하지 못하게 된다. 따라서 배설욕구를 느끼지 못한 채 그냥 범람실금overflow incontinence으로 이어지게 된다.

5. 진단

DSM-5-TR

F98.1 유분증 Encopresis
대변보기에 적절치 않은 곳에 반복하여 불수의적 또는 고의로 대변을 보는데, 최소 3개월간 1달에 최소 1회 이상 유분증이 있다. 연령이 최소 4세이다(또는 이와 동등한 발달 수준). 증상이 주로 하제 같은 약물의 생리학적 결과나, 변비에 관련되는 기전을 제외한 의학적 상태에 의한 것이 아니다.

　특정형으로 **변비 동반 범람실금형**과 **변비 비동반 범람실금형**을 두고 있다.

ICD-10 및 한국 표준 질병 사인 분류

F98.1 비기질성 유분증 Nonorganic encopresis

감별진단: 기질적 원인이 있는 경우와 감별해야 한다. 유분증이 나타나는 기질적 질환으로는 신경절결성 거대결장증aganglionic megacolon(Hirschsprung병)이 있다. 또한 항문, 직장 및 대장의 기질적 질환, 약물부작용(예: 항경련제, 진해제), 신경과적 질환, 영양장애 등에서 변비 동반 범람실금형 유분증이 올 수 있다.

6. 경과 및 예후

예후는 원인, 지속기간, 동반질환 등에 따라 다양하지만, 대개 청소년기에 이르면 저절로 호전된다. 가족문제나 행동문제가 공존하는 경우는 예후가 나쁘다.

7. 치료

시간이 지나면서 자연적으로 회복될 수 있다. 치료는 유뇨증과 거의 같다. 대변 가리기 훈련, 행동치료, 정신치료, 가족교육 등을 시행한다. 특히 가정파탄 등 심각한 가정문제가 있는 경우 가족치료를 병행하는데, 이때 가정 내 긴장을 줄이고 벌을 주지 않는 분위기를 만들어 준다.

변비형(retentive encopresis)에 대해서는 의학적 치료(변비약 등으로 정기적 배변이 가능할 때까지 일정기간 치료), 행동치료(고정된 배변시간 지키기 등), 정신치료, 환자와 부모에 대한 교육 등이 시행된다. 생체되먹임biofeedback 기법도 사용된다.

비변비형(nonretentive encopresis)의 경우 정서장애나 행동문제가 있을 때 정신치료를 한다. 환아가 생활사건을 스스로 통제할 수 있다고 느낄 때 좋은 치료결과를 얻을 수 있다. 생체되먹임 기법도 도움이 될 수 있다.

IV. 기타

DSM-5-TR

기타 특정 배설장애 Other Specified Elimination Disorder
이 범주는, 배설장애의 증상특징이 있어, 임상적으로 유의한 고통 또는 사회적·직업적 또는 다른 중요한 기능영역에서의 장애를 야기하나, 배설장애의 진단집단 내의 어떤 특정 장애의 전체 진단기준을 충족하지 못할 때 적용된다. 이 범주는 임상가가 그 기준을 충족하지 못하는 특정 이유를 의사소통하고자 할 때 선택된다.
특정형으로
　N39.498 소변증상 동반형with urinary symptoms
　R15.9 대변증상 동반형with fecal symptoms
비특정 배설장애 Unspecified Elimination Disorder
이 범주는, 배설장애의 증상특징이 있어, 임상적으로 유의한 고통 또는 사회적·직업적 또는 다른 중요한 기능영역에서의 장애를 야기하나, 배설장애의 진단집단 내의 어떤 장애의 전체 진단기준을 충족하지 못할 때 적용된다. 이 범주는 임상가가 그 기준을 충족하지 못하는 이유를 특정화하지 않으려 할 때 선택된다. 더 특정한 진단을 내리기에 정보가 불충분할 때가 이 경우에 포함된다.

특정형으로

R32 소변증상 동반형*with urinary symptoms*
R15.9 대변증상 동반형*with fecal symptoms*

참고문헌

김경희, 민성길(1985): 유뇨증과 누분증에 대한 임상적 연구. 신경정신의학 24:124~132.

민성길(1975): 성인야뇨증에 대한 임상적 고찰. 신경정신의학 14:164~170.

안정숙(2015): 배설장애. 민성길(편), 최신정신의학(제6판). 서울, 일조각, pp.458~463.

통계청(2022): 한국 표준 질병 사인 분류. 제8차 개정판. http://kostat.go.kr/kssc/stclass/StClassAction.do?method=dis&classKind=5&kssc=popup

American Psychiatric Association(2022): Diagnostic and statistical manual of mental disorder. 5th ed-text revision. American Psychiatric Association, Washington D.C.

Boland R, Verduin ML(2022): Kaplan and Sadock's Synopsis of psychiatry. 12th ed. Wolters Kluwer, Philadelphia, pp.481~485.

Franco I, von Gontard A, De Gennaro M, et al(2013): Evaluation and treatment of nonmonosymptomatic nocturnal enuresis: A standardization document from the InternationalChildren 's Continence Society. J Ped Urol 9:234~243.

Hales RE, Yudofsky SC, Roberts LW, eds(2014): Textbook of psychiatry. 6th ed. American Psychiatric Publishing, Washington D.C.

Rutter M, Hersov L, eds(1985): Child psychiatry: Modern approaches. 2nd ed. Blackwell Scientific Publication, London.

von Gontard A, Baeyens D, Van Hoecke E, et al(2011): Psychological and psychiatric issues in urinary and fecal incontinence. J Urol 185:1432~1436.

21

수면-각성장애 Sleep-Wake Disorders

I. 개념

수면은 삶의 1/3을 차지하며, 생존에 중요하며, 정신건강뿐 아니라 신체건강과도 밀접히 관련된다. 잠을 오래 못 자게 하면 에너지 조절, 체온 조절, 인지 기능 등에 장애가 오며, 심지어 죽음에 이를 수 있다. 수면장애는 흔하면서도, 인체대사, 기분, 인지, 그리고 건강에 미치는 영향은 지대하다. 수면장애는 많은 신체질병과 정신장애에 동반된다. 따라서 임상적으로 수면장애는 환자 평가와 치료에 중요하다.

1. 수면의 생물학

건강한 성인은 하룻밤 평균 7.5~8.5시간의 수면을 요한다. 젊은이는 노인보다 더 많은 잠을 자며, 나이 들수록 수면시간이 줄어든다.

인체시계body clocks(일중주기circadian)는 신체 중심core의 체온, 유전, 햇빛노출 등과 밀접하게 연결되어 있다. 인체의 자연스런 주기는 24.2시간이지만, 우리 몸은 밤낮의 24시간 주기에 맞추어져 있다. 따라서 사람의 수면은 수면부족sleep debt이 쌓이고 각성상태가 감소할 때 잠이 잘 들게 된다. 그리고 체온이 가장 낮은 때보다 2.5시간이 지난 때에 자연스레 잠을 깨게 된다. 체온이 높으면 각성상태가 높고 또 잠들기 어렵다(밤낮 교대근무자가 낮에 잠들기 어려운 것은 이 때문이다).

수면의 기능

항상성 회복homeostatic restoration: 비렘수면non-Rem sleep은 주로 낮 동안 소모되고 손상된 신체 및 근육의 기능을 회복시킨다. 따라서 운동 후 또는 굶주림 후 비렘수면이 증가한다. 렘수면REM sleep(꿈수면)은 단백질 합성을 증가시켜 뇌의 소모된 기능을 회복시킨다. 그리고 수면 동안 체온이 내려감으로써 (특히 렘수면 시는 체온조절기능이 상실됨) 생체에너지를 효율적으로 관리하고 저장하는 기능을 한다.

발생학적ontogenetic **기능**: 렘수면은 성장이 활발한 신생아에서 더욱 많다.

인성학적ethologic **기능**: 수면은 다음 날 낮 동안에 생존기능과 본능적 보존기능을 잘할 수 있도록 준비하고 조절하도록 한다.

인지적cognitive **기능**: 렘수면이 지난 낮 동안 학습된 정보를 재정리하여 불필요한 것은 버리고 재학습 및 기억시키는 기능을 한다. 렘수면 중 단백질 합성이 증가되는 것은 학습된 정보를 기억으로 저장시키는 과정이기도 하다.

감정조절 기능: 불쾌하고 불안한 감정들이 꿈과 정보처리를 통해 정화되어 아침에는 상쾌한 기분을 갖도록 해준다.

수면 요구

수면이 왜 필요한가는 잠을 못 자게 하였을 때 나타나는 현상을 보고 짐작할 수 있다. 사람에게 잠을 못 자게 하면 결국 자아붕괴, 환각, 망상이 나타난다. 동물실험 결과에 의하면 수면박탈은 쇠약, 음식섭취 증가, 체중감소, 체온저하, 피부장애, 그리고 사망까지 초래하였다. 꿈을 못 꾸게 해도 과민성과 피로가 나타난다.

잠이 적은 사람short sleeper은 6시간 이하를 자도 낮에 적절히 활동하는 사람이고, 잠이 많은 사람long sleeper은 9시간 이상 자야만 낮에 적절히 활동할 수 있는 사람이다. Long sleeper는 렘수면이 많고 REM density(REM기간 안구운동의 빈도)도 크다. 즉 꿈이 많고 생생하다. 반면 short sleeper는 slow-wave sleep(SWS)의 절대량은 정상인에서와 같으나, stage 1, 2 및 렘수면은 보다 적다. Short sleeper는 일반적으로 생활에서 능률적이고 야심적이다. 반면 long sleeper는 우울, 불안, 위축이 있는 편이다.

질병, 과로, 임신, 스트레스, 정신기능 과다 등이 있을 때 수면 요구가 많아진다. 렘수면은 어려운 학습과정 등 강한 정신적 자극 이후 증가한다.

우울감과 수면의 관계에서, 건강한 사람에서는 충분한 수면을 취하고 나면 우울한 감정이 감소되는 현상을 보이나 어떤 사람들에서는 과도한 수면이 우울감을 악화시킨다. 그래서 이런 환자들은 수면박탈sleep deprivation을 통해 우울을 치료하기도 한다. 특히 렘수면과 우울증의 상호관계는 흥미로운 연구분야이다.

수면의 기전

오래전부터 수면생리학자들은 수면을 조절하는 뇌 부위와 물질을 찾기 위해 많은 노력을 해왔다. 초기에는 수면을 reticular activating system의 각성상태가 낮아지면서 수동적으로 찾아오는 현상으로 생각하였다. 그러나 최근 ① 뇌의 특정 부위에서 수면의 특정한 기능을 조절한다는 가정과 ② 뇌의 여러 부위가 서로 네트워크 관계를 가지며 상호작용하여 수면기능을 담당한다는 가정이 연구되어 왔는데, 현재로서는 후자, 즉 뇌간의 여러 작은 중추가 통합적으로 수면을 조절한다고 생각한다.

수면의 구조와 주기rhythm

생체리듬biological rhythm 중 가장 중요한 리듬이 24시간 주기의 일중주기리듬이다. 수면리듬(또는 수면사이클sleep cycle)은 일중주기리듬 내에 있으면서 밀접한 관계를 갖는다(그림 21-1). 오랫동안 수면은 단순하고 균일한 현상으로 생각되어 왔으나, 1953년 E. Aserinsky와 N. Kleitman에 의해 급속안구운동rapid eye movements; REM이 있는 수면이 밝혀지면서 이후 많은 연구를 통해 수면에는 여러 단계가 있고, 이 단계가 리듬으로 반복된다는 사실이 알려졌다. 수면은 REM이 있느냐 없느냐에 따라 크게 렘수면REM sleep과 비렘수면non-REM(NREM) sleep으로 나뉘며, 이에 따라 내분비와 생리기능이 달라진다. 비렘수면은 뇌파와 수면의 깊이에 따라 4단계로 다시 나뉜다(그림 21-1).

수면-각성리듬: 수면리듬은 시상하부의 suprachiasmatic nucleus에 있는 내부시계internal clock(master clock)와 시간신호 zeitgebers라는 외적 요인(햇빛의 강도와 해의 위치, 인공빛, 식사, 시계, 업무시간, 저주파 전자장, 기상 및 수면 시간 등이 있는데, 가장 강력한 zeitgebers는 기상시간이다)의 상호작용에 의해서도 조절된다. 특히 suprachiasmic nucleus는 송과선pineal body

의 melatonin 분비를 조절함으로써 일중주기를 조절하는 것 같다. Melatonin은 빛에 의한 자극으로 억제되어 낮에 감소하여 각성을 유지시킨다. 송과선에는 수면 또는 일중주기에 의해 조절되는 많은 유전자(염증, 면역, transcription, cell signaling 등에 관여하는)가 있음이 파악되고 있다. 또한 ascending reticular activating system(ARAS), mesopontine junction 근처의 세포집단 등이 중추로서 전두엽과 신피질, 뇌간으로 projection을 보내 수면-각성의 조절에 관여한다.

이 리듬과 관련하여 가장 밀접하게 따라 변하는 것은 체온이다. 즉 체온은 수면 시작과 함께 내려갔다가 새벽부터 오르기 시작하여 활동시간에 최고치를 유지한다. 성장호르몬(밤에 최고치), melatonin(밤에 오른다), corticosteroids(새벽에 최고치), prolactin, thyroid stimulating hormone(TSH) 등이 이 리듬의 조절을 받는다.

수면유도 체계: Ventrolateral preoptic area(VLPO)가 adenosine에 의해 활성화되어 수면이 유도된다. (카페인은 adenosine antagonist이어서 각성효과를 나타낸다.) 현재까지 밝혀진 수면유발물질로는 delta sleep inducing peptide(DSIP), arginine vasotocin(AVT), factor S, sleep promoting substance(SPS), REM-triggering protein, substance P 등이 있다. 자연적으로 수면을 유도하는 내부물질의 형태를 띤 가설적 기제(process S)가 있어, 이들이 축적되면 잠을 유도한다고 한다. (이에 대비되는 process C는 체온과 수면기간을 조절한다고 한다.)

통상적 수면제는 VLPO 등 수면유도 체제를 활성화하고 ARAS의 억제는 이차적이다. 마취제, 항우울제, 비정형 항정신병 약물, 히스타민제제, 인지행동치료 등은 ARAS를 억제하여 수면을 유도한다.

각성유도 체계: 수면유도 장치인 VLPO를 억제한다. 이 체계에는 여러 체계들이 포함되어 있어 어느 하나만을 억제한다고 해서 각성을 방해할 수 없다. 스트레스나 불안, 그리고 각성제, modalfinil, 과민상태 등은 각성체계를 활성화한다.

수면과 신경전달물질

Serotonin의 전구물질인 tryptophan을 섭취하면 수면이 증가한다. Locus ceruleus(REM-off neuron)의 norepinephrine이 증가하면 렘수면이 감소하고 각성이 증가한다. Dopamine도 각성을 야기한다. Acetylcholine은 pontine reticular formation의 신경세포(REM-on neuron)를 자극하여 렘수면을 증가시킨다. 이들은 'REM off' 세포인 aminergic system과는 반대 기능을 갖는다. 그래서 이 두 체계가 상호 영향을 주므로 비렘수면과 렘수면이 교대로 나타난다는 것이다. 기타 melatonin, histamine, orexin/hypocretin 등이 있다.

수면리듬sleep rhythm

수면구조: 잠이 든 후 첫 REM이 끝날 때까지가 첫 sleep period이며, 정상적 야간수면은 이런 sleep period가 3~5회 반복된다. 첫 기간에는 delta 수면이 길다(이때 야경증, 몽유병 등이 발

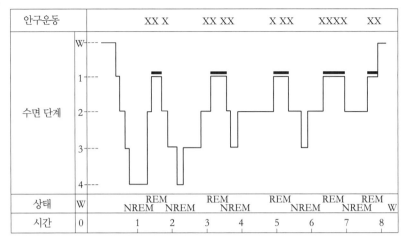

그림 21-1 **수면의 구조.** w: 각성상태; REM: rapid eye movement(급속안구운동); NREM: non-rapid eye movement.

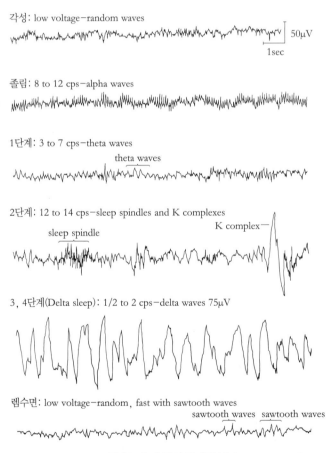

각성: low voltage-random waves

졸림: 8 to 12 cps-alpha waves

1단계: 3 to 7 cps-theta waves

2단계: 12 to 14 cps-sleep spindles and K complexes

3, 4단계(Delta sleep): 1/2 to 2 cps-delta waves 75μV

렘수면: low voltage-random, fast with sawtooth waves

그림 21-2 **수면의 단계와 뇌파**

생한다). 대신 새벽잠에서는 delta 수면은 줄어들고 REM이 길어진다(악몽 등 꿈이 많아지고 꿈이 뚜렷해진다).

15~20분의 렘수면이 오고 다시 비렘수면이 2단계에서부터 4단계까지 90분 동안 진행된다(그림 21-1). 수면의 구조*architecture*를 그림으로 표현한 것을 수면도표*hypnogram*라 한다.

수면구조는 나이에 따라 변하는데, 신생아의 경우 16시간의 수면의 50%가 렘수면이고, 각성상태에서 1~4단계 없이 바로 렘수면으로 이동한다. 생후 4개월경부터 렘수면은 40%로 줄어들고 수면은 1단계부터 시작한다. 청년기에 이르러 렘수면은 25%를 차지한다.

1단계 수면: 그림 21-2에서처럼 각성상태의 8~12Hz의 alpha 뇌파가 소실되고 주로 3~7Hz의 theta파가 많이 나타나는 단계이다. 수면의 5%를 차지한다.

2단계 수면: 1단계를 지나 12~14Hz의 spindle과 K complex가 특징적으로 나타나는 단계이다. 수면의 45%를 차지한다.

3, 4단계 수면: 1/2~2Hz와 75μV 이상의 높은 전위의 delta 파가 특징적으로 나타나며, delta파의 출현 정도에 따라 3, 4단계 수면으로 나뉜다. 각각 수면의 12%, 13%를 차지한다. 3, 4단계 수면을 합하여 델타수면 혹은 서파수면*slow wave sleep*으로 부르는 경우가 더 많다.

비렘수면*non-REM sleep*

이는 주로 delta 수면으로 homeostatic sleep drive(process S)의 index가 된다. 비렘수면의 기능은 지난 낮 동안 학습된 것에 대해 pruning과 tuning을 하는 것으로 생각된다. 각성에서 비렘수면으로의 전환은 GABAergic 및 galanergic VLPO의 기능이다. 비렘수면 동안에 맥박이 약해지며 규칙적이 되고 혈압은 떨어지고 호흡수도 감소하며 폐동맥압은 약간 증가하는 경향을 보이고, 뇌온도는 낮아지고 뇌혈류량은 감소한다. 이때 성장호르몬이 가장 많이 분비된다. 이 수면 중에는 외부 자극에 반응을 보인다. 비렘수면은 우울증 때 감소한다.

렘수면*REM sleep*

1~4단계의 비렘수면이 끝나면 렘수면으로 이어진다. 렘수면에서 뇌파는 1단계 수면과 유사하며 안구가 아주 빠르게 움직이는 현상을 동반한다. 이 수면 중 80%가 꿈을 꾸며, 비렘수면과 다른 여러 생리적인 특징을 갖는다. 수면을 억제하면 나중 수면이 증가하는 rebound가 있듯이 REM을 억제하면 나중에 REM rebound가 나타난다.

렘수면은 수면 중에 있으면서도 수면다원검사상 맥박, 호흡, 혈압 등 소견이 불규칙하여 마치 깨어 있는 상태처럼 보이므로, 역설적 수면*paradoxical sleep*이라고도 한다. 첫 비렘수면 시작에서 첫 렘까지 걸리는 시간(대개 90분)을 렘수면잠복기*REM latency*라 하는데, 기면증*narcolepsy*과 우울증에서 짧아진다. Non-REM에서 렘수면으로의 이동은 upper pontine region의 dorsal raphe의 cholinergic neuronal system과 관련된다 (Sublateral dorsal nucleus에 REM-sleep-on neuron이 있다). 이

를 상대적으로 비활성화시키는 GABAergic neuron과 orexin neuron은 REM-sleep-off neuron이다. 특히 orexin neuron이 각성-REM 이동에 관여하며, 그 기능의 불안정성이 각성에서 바로 REM으로 이동하는 상태를 야기하며, 기면증과 관련이 있다. 콜린성 약물은 REM을 증가시키고, monoaminergic agent 또는 항우울제 등은 REM을 감소시킨다.

렘수면은 REM이 뚜렷한 phasic 렘수면과 그것이 없는 tonic 렘수면 기간으로 나뉜다. 특히 phasic 렘수면 때 불규칙한 심박동, 혈압상승, 불규칙한 호흡수와 호흡량이 동반된다. 기타 렘수면 시 근육긴장도가 감소하여 마비상태처럼 되며(호흡 관련 근육은 아님), 체온조절은 소실되어(양서류와 같은) 변온성*poikilodermia*을 보이며, 음경팽창*nocturnal penile tumescence*이 나타난다. (발기부전증 환자에서 렘수면 시 음경팽창이 나타나면 심인성 발기부전으로 진단한다.) 피부저항*skin resistance*의 반응성이 약화(즉 electrodermal potential의 증가)된다. 렘수면 시 prolactin이 분비된다. 렘수면 동안에는 뇌온도와 뇌혈류량, 뇌산소모량이 모두 증가한다. 이 모든 현상은 렘수면 동안 뇌가 활발히 활동한다는 것을 시사한다.

꿈*dream*

렘수면 동안에 나타나는 꿈은 뚜렷할 때가 많고 추상적이며 비현실적이고, 감정반응이 실려 있기도 하다. (비렘수면 시에도 꿈이 나타나는데, 이때의 꿈은 전형적으로 현실적이고 목적적이다.) 그래서 렘수면은 감정과 연관된 기억을 조절한다고 여겨지고 있다. 만일 깨어 있는 동안에 꿈을 꾼다면 이는 정신병적 상태이다. 예를 들어 기면증 때 환각 같은 정신병적 증상이 나타나 조현병으로 의심되기 쉽다.

2. 수면장애

정신장애가 있으면(예: 우울증 때) 흔히 수면장애가 동반된다. 잠을 못 자면 우울증이 생기기도 하고, 수면을 박탈하면 우울증이 호전하기도 한다.

수면장애 분류

최초의 표준화된 분류는 1979년 Association of Sleep Disorders Center(ASDC)에서 발표한 Diagnostic Classification of Sleep and Arousal Disorders였다. 그 후 ASDC는 American Sleep Disorders Association(ASDA)으로 발전하여 1990년에 국제수면장애분류*International Classification of Sleep Disorders; ICSD*를 내놓았다. 이에 기초하여 DSM과 ICD(한국 표준 질병 사인 분류) 분류가 만들어졌다.

국제수면장애분류*International Classification of Sleep Disorders; ICSD*

2014년에 개정된 ICSD-3에서는 수면증을 다음과 같이 8개

의 범주로 분류하고 있다.

① 불면장애insomnia disorder
② 수면 관련 호흡장애sleep related breathing disorders
③ 중추성 과수면장애central disorders of hypersomnolence
④ 일중주기리듬 수면-각성장애circadian rhythm sleep-wake disorders
⑤ 초수면parasomnias
⑥ 수면 관련 운동장애sleep related movement disorders
⑦ 개별증상과 정상적 변이isolated symptoms and normal variants
⑧ 기타 수면장애other sleep disorders

수면의 평가

환자가 수면장애를 호소할 때 다음과 같은 평가를 실시한다: 과거 수면 관련 병력, 수면제 이외 약물, 수면제 사용 여부, 물질사용(술, 커피, 각성제 등 남용), 잠들기까지의 시간, 중간에 깨는 경우와 그 횟수, 아침에 깨는 시간, 낮잠, 꿈(악몽) 등이다. 같이 자는 사람을 통해 코골이, 숨쉬기(무호흡증), leg-jerk 등 정보를 얻는다. 수면장애가 다른 정신장애와 관련된 것은 아닌지 주의해야 한다.

수면다원검사polysomnography: 수면의 여러 단계를 연구하기 위해 뇌파, 안구운동, 턱근육의 근전도, 심전도, 코와 입의 호흡 및 복강과 흉곽의 움직임을 전기적으로 변환한 채널들, 혈중 산소농도를 자동 측정하는 oximetry, 간대성근경련myoclonus을 보기 위한 전경골근anterior tibial muscle의 근전도, 수면 시 음경팽창nocturnal penile tumescence; NPT 등 여러 채널을 동시에 관찰한다. 연구 내용에 따라 다른 기능을 보는 채널을 대치하거나 첨가할 수 있다. 이러한 여러 수면 시의 생리적 변화들을 잠이 든 후부터 잠이 깰 때까지 동시에 기록한다. 그리고 잠들기까지의 시간(수면잠복기sleep latency), 잠 깨는 시간, 수면효율sleep efficiency, apnea index(수면 1시간 중 10초 이상 지속되는 무호흡증 빈도), nocturnal myoclonic index(1시간당 다리 움직임의 횟수), 렘잠복기REM latency(수면 시작부터 첫 렘수면까지의 시간), sleep onset REM period(수면 첫 10분 내의 렘수면시간) 등을 측정한다. 기록된 내용을 가지고 먼저 수면 단계를 분석하고 그 외 호흡 및 심장, 음경발기 기능을 분석한다.

II. 수면-각성장애

1. 불면장애insomnia disorder

불면장애는 수면-각성장애sleep-wake disorders의 하나

로 뚜렷한 신체적·정신과적 원인 없이 잠을 자지 못하거나 잠을 유지하지 못하는 것이다. 특히 일차적 불면증primary insomnia은 다른 신체적 및 정신적 장애와 상관없는 불면증으로, 잠이 잘 들지 못하며 중간에 자주 깨는 것이 특징이다.

불면증은 일반 인구 중에 흔한 편이며, 모든 수면장애 중 가장 흔하다. 인구의 1/3이 불면증상을 가지고 있고, 그 때문에 10~15%가 낮 동안의 장애를 경험하며, 6~10%가 불면장애의 진단기준에 맞는 증상을 갖는다. 남성보다 여성에 많다. 대개 불면증은 스트레스 때문이며, 그래서 일시적인 수가 많고, 자연스레 회복되는 수가 많다. 불면증상 하나 또는 불면장애 단독인 경우도 있지만, 다른 정신장애의 증상으로 나타나는 수가 훨씬 더 많다.

불면장애는 크게 네 가지 범주의 원인으로 인해 발생한다. ① 정신장애와 동반된 경우인데, 이 경우는 정신장애와 관계된 수면장애로 분류된다. ② 신체장애가 원인인 경우인데, 이는 신체장애와 관계된 수면장애로 분류된다. ③ 스트레스 또는 일상생활의 중대한 변화 같은 환경변화 때문에 생긴 불면증이다. 그러나 이 경우는 비교적 단기간에 호전되기 때문에 1개월 이상 증상이 지속되는 임상적 불면증에는 대개 포함되지 않는다. ④ 정신적 또는 신체적 상태와 무관한 일차적 불면증이다.

여성, 불면증, 우울증 또는 불안장애 등의 가족력, 걱정이 많은 사람, 얕게 자는 사람 등의 요소가 소인이며, 또 못 잘까봐 두려워하는 것이 perpetuating factor이다.

임상양상과 진단

기본적으로는 환자의 주관적 호소에 의해 기술된다. 그러나 어떤 경우에는 주관적 호소에만 의존하여 진단하는 것이 바람직하지 않을 수 있다(자세한 증상은 진단기준 참조).

정신생리적 불면증pychophysiologcal insomnia: 잠이 잘 들지 못하는 증상이 특징이다. 낮에는 잘 지내다가 수면시간이 가까울수록 정신생리학적 긴장과 각성이 높아지면서 잠들지 못할 수 있다. 낮 동안의 기능은 정상적이나, 피곤이 있을 수 있다. 이런 사람들은 자려고 노력하면 할수록 못 잘 것 같은 걱정, 스트레스, 좌절감 등은 더욱 커지며, 결국 잠은 더욱 오지 않게 된다. 잠들려고 무척이나 노력하는 동안 마음을 비우려고 반추rumination하기도 하나, 오히려 불안의 신체증상, 근육긴장 등이 악화된다. 침상을 벗어나면 오히려 잘 잘 수 있다. 자지 않고 TV 시청하는 동안에 잠이 들어 버릴 수 있다. 환자는 잠을 오랫동안 못 잤다고 말하지만, 수면검사실에서는 잘 자는 수가 많다. 결국 잠자리(예를 들어 침대, 침실)와 각성이 조건화

conditioning되어 버린 셈이다. 즉 수면조절의 실패와 불면, 긴장, 불안과 함께 조건화된 여러 자극과 연상물associations이 자동적으로 각성상태를 유발하여, 학습화된 불면증으로 만성화되는 것이다. (따라서 conditioned insomnia라고도 한다.) 이때 잘못된 수면위생sleep hygine이 불면증을 더욱 만성화시키고 악화시킬 수 있다.

특발성 불면증idiopathic insomnia: 이는 불면증이 출생 후 시작되며 일생을 통해 불면증이 있는 상태이다. 원인은 미상이나, 뇌간의 망상체reticular formation의 신경화학적 불균형이나 sleep generator(raphe nucleus, locus ceruleus)의 기능장애 또는 기저 신경절의 기능장애 등이 원인이라고도 한다. 치료가 어렵다.

수면상태 착각sleep state misperception: 환자는 못 잤다고 하나 실제 객관적으로나 수면검사에서는 잘 자는 것으로 나타나는 경우이다. 정신병리가 없는 사람에서도 나타날 수 있고, 스트레스, 불안, 우울증, 망상, 건강염려증 등이 있는 경우에도 나타날 수 있다. 인지치료, 항불안제가 도움이 될 수 있다.

부적절한 수면위생inadequate sleep hygine: 이는 건강한 수면-각성 패턴을 유지시켜 주는 것과는 정반대되는 일상생활 패턴을 갖는 경우이다. 예를 들어 흔히 음주, 흡연, 불규칙한 낮잠, 잠자기 전의 운동, 밤늦게까지 일하거나 파티 등은 불면증을 초래한다. 치료는 건강한 수면-각성 위생을 유지하는 것이다.

DSM-5-TR

F51.01 불면장애Insomnia Disorder

수면의 질 또는 양에 뚜렷한 불만을 호소하는데, 증상은 잠들기 어려움, 잠을 유지하기 어려움(자주 깨거나 깬 다음에 다시 잠들기 어려움), 이른 새벽에 깨어나서 다시 잠들기 어려움 등 중에서 하나 이상으로 나타난다. 그리고 장애는 사회적·직업적·학업적 또는 다른 주요기능 면에서 임상적으로 유의한 곤란과 장애를 초래한다. 수면의 어려움은 일주일에 3일 이상이며, 3개월 이상 계속된다. 그리고 수면의 어려움은 잘 수 있는 적당한 기회가 있었어도 나타난다. 또한 불면증은 다른 수면-각성장애로 더 잘 설명되지 않으며, 그 과정 중에 나타난 것이 아니며, 물질의 생리학적 효과에 의한 것이 아니며, 다른 정신장애로 불면증을 더 잘 설명할 수 없다.

ICD-10 및 한국 표준 질병 사인 분류

F51.0 비기질성 불면증Nonorganic insomnia

감별진단: 정상적 수면 변이들과 감별해야 한다. 예를 들면 잠을 적게 자는 사람, 소위 short sleeper는 잠들기와 수면유지에 어려움이 없고 낮에 수면부족으로 인한 피곤 같은 장애가 없다. 정상적 연령 관련 수면 변화와도 감별해야 한다. 생활사건이나 해외여행 등 사정이 있어 장기간 깨어 있어야 하는 상황적/급성 불면증situational/acute insomnia과도 감별해야 한다. 그리고 다른 여러 수면장애와 감별해야 한다.

표 21-1 수면위생

1. 규칙적인 기상시간을 지킬 것
2. 평소의 수면시간만큼만 침대에 있을 것
3. 불규칙한 낮잠을 피하고 아무 때나 드러눕지 말 것
4. 잠을 충분히 자고 일어났을 때 상쾌한 기분을 갖도록 할 것
5. 안락하고 쾌적하며 소음이 차단된 수면환경을 조성할 것
6. 적당한 운동량을 유지할 것
7. 저녁시간에 자극적인 음식이나 활동을 피할 것
8. 잠자기 전에 따뜻한 샤워를 해볼 것
9. 일정 시간에 식사할 것, 수면 전 과식을 피할 것(그러나 자기 전에 배고픔을 잊기 위해 가볍게 우유나 스낵 등을 먹는 것은 도움이 될 수 있다.)
10. 술(잠이 잘 오기는 하나 자주 깨게 한다)과 담배, 커피, 각성음료 등 중추신경계 작용물질을 가급적 피할 것
11. 정기적으로 저녁에 이완요법(근육이완, 명상, 요가 등)을 시행해 볼 것
12. 자기 전에 물을 많이 마시지 말 것
13. 잠이 오지 않아 초조하거나 짜증이 날 때, 억지로 자려 하지 말고 일어나 불을 켜고 침실을 나와 다른 무언가(예: 지루한 책 읽기)를 해볼 것. 그러다가 잠이 올 때 다시 들어가 잘 것. 단, 아무리 적게 잤어도 다음 날 제시간에는 일어날 것
14. 자꾸 시계를 보게 되면 시계를 치워 버릴 것
15. 낮에 아무리 복잡한 일이 있고 나쁜 감정이 있더라도 그날 자기 전에 정리하여 가능한 한 단순하고 편한 마음으로 잠자리에 드는 습관을 기를 것

치료

정확한 문진과 수면다원검사를 통해 원인을 밝혀 그 원인을 제거하는 것이 가장 중요하다. 행동 및 인지 요법, 이완요법, biofeedback, 역설적 노력paradoxical intention(일부러 불안을 야기하는 행동이나 생각을 하는 것이다. 불면증의 경우 일부러 반대로 잠을 안 자려고 노력하는 것이다), 수면제한, 자극조절법 등이 환자와 불면증의 특성에 따라 각기 사용될 수 있다. 자극조절법은 조건화된 각성을 줄이기 위한 탈조건화 방법으로, ① 잠자리는 잘 때에만 이용하게 하며 잠이 오지 않으면 일어나 있다가 졸릴 때 다시 잠자리로 돌아가게 한다, ② 낮잠을 피한다 등이다. 이런 방법들을 종합하여 수면위생sleep hygiene이라는 방법이 제시되고 있다(표 21-1). 술, 카페인을 포함하는 음료, 신경안정제(항불안제) 등을 금한다. 정기적인 집 밖에서의 운동이 수면을 개선시킨다.

수면제

약물치료는 비약물학적 방법을 모두 시도해 본 다음

에 선택하는 것이 바람직하다. 불면증의 내용과 원인을 무시하고 아무 수면제나 사용하는 것은 극히 잘못된 일이다(제35장 약물치료 및 기타 생물학적 치료, Ⅵ. 수면제 참조).

수면제는 불면증의 원인과 약물의 특성을 우선 고려한 다음에, 약물에 따라 수면유도, 수면유지, 기상 후 각성상태, 내성 및 의존성 등에서의 기능이 각기 다르므로 환자의 상태에 맞는 수면제를 선택하는 것이 아주 중요하다. 그러나 수면제를 장기간 사용하면 수면의 3, 4단계가 감소하고 1, 2단계가 증가하며 전체수면이 조각fragmented나게 된다. 수면제를 4주 이상 연속적으로 복용하면 의존성이 생길 수 있으므로 유의해야 한다. 이를 방지하기 위해서는 가능한 한 소량에서 출발하여 간헐적인 투여를 하는 것이 좋고, 약을 중단할 때는 약물의 반감기를 잘 이용하며, 환자의 이해와 협조를 얻는 것이 바람직하다.

수면제의 종류로는 GABAergic인 benzodiazepine계 수면제인 flurazepam, quazepam, triazolam과, 최근에 개발된 항불안효과, 근육이완효과, 항경련효과 등이 없는 새로운 선택적 omega-1 active benzodiazepine agonist인 zolpidem, zopiclone, eszopiclone 등이 있다. 중간에 자주 깨는 경우는 장기작용 benzodiazepine계 약물(flurazepam, quazepam)을, 잠이 잘 들지 못하는 경우는 단기작용약물(zolpidem, triazolam) 등이 적절하다. 비록 공식 적응증은 아니지만, 임상경험상 항우울제인 trazodone, doxepine과 mirtazapine, 항정신병 약물인 quetiapine 등이 장기사용이 필요한 경우에 제한적으로 사용되기도 한다. 항히스타민제인 hydroxyzine, diphenhydramine도 사용된다. 최근 orexine 길항약물도 수면제로 개발되어 사용되고 있다. 보조식품으로 melatonin과 전구물질인 L-tryptophan이 있으나, 효과는 아직 논란이 있다. L-tryptophan은 SSRI들과 병용하면 serotonin 증후군이 나타날 위험이 있다.

2. 과수면장애hypersomnolence disorder

과수면장애는 잠을 충분히 잤는데도 낮에 자꾸 졸립고 정신이 멍하고 쉽게 깨어나지 못하는 경우이다. 인구 중 약 5%가 과수면을 호소한다. 낮에 졸림 때문에 수면장애 클리닉을 방문하는 환자의 5~10%가 과수면장애를 가지고 있다 한다.

정신적 스트레스, 음주 또는 기면증이나 수면무호흡증 등으로 과수면이 나타날 수도 있고, 다른 정신장애, 중추신경계 질환이나 뇌손상 후유증 때문으로도 나타난다. 약 10%의 환자에서 바이러스 감염(HIV 폐렴, infectious mononucleosis, Guillian-Barre증후군 등)이 과수면에 선행되거나 동반되기도 한다고 한다. 뚜렷한 원인이 없이 발생되는 경우를 일차성 수면과다로 진단할 수 있다. 그러나 뇌전증epilepsy이나 심인성은 아니다.

임상양상과 진단

밤에 잠을 많이 자고 낮에도 졸리고 낮잠을 잔다. 잠을 깨도 수 시간 동안 개운하지 않다(sleep drunkenness, excessive grogginess). 이 때문에 생활에 어려움이 있다.

DSM-5-TR

F51.11 과수면장애Hypersomnolence Disorder
주된 수면시간에 7시간 이상 잠을 잤음에도 불구하고 과도한 졸림을 주관적으로 호소한다. 증상으로는, 하루에 반복적으로 잠을 자거나 잠에 빠짐, 주된 수면기간이 하루에 9시간 이상이며 이는 비회복성임(즉, 상쾌하지 않음), 갑자기 깨고 나서 완전히 각성상태로 되기 어려움 등 증상들 중에서 하나 이상의 증상이 있다. 수면과다가 3개월 이상 동안에 일주일에 세 번 이상 나타나며, 인지적·사회적·직업적 또는 다른 주요기능 면에서 임상적으로 유의한 곤란과 장애를 일으킨다. 또한 다른 수면장애로 설명되지 않고 또는 그 경과 중 나타나는 것이 아니어야 하며, 물질의 생리학적 효과에 의한 것이 아니며, 동반되는 다른 정신장애나 의학적 질환으로 수면과다를 더 잘 설명할 수 없다.

ICD-10 및 한국 표준 질병 사인 분류

F51.1 비기질성 과다수면Nonorganic hypersomnia

검사: 과수면의 정도를 측정하고 원인을 찾기 위해서는 밤에 시행하는 수면다원검사와 낮 동안에 4~5차례에 걸쳐 시행되는 multiple sleep latency test(MSLT)(낮잠 시작부터 수면의 첫 증후가 나타나기까지의 시간sleep latency 측정)를 통해 진단한다. MSLT란 낮에 불을 끈 조용한 방에서 몇 분 만에 잠이 드는지를 검사하는 수면검사법인데, 대개 5분 이내 잠이 들면 수면과다로 진단할 수 있다. 과수면장애는 수면다원검사상 delta 수면 감소, REM latency 감소, 중간에 깨는 횟수 증가 등을 보인다.
감별진단: 정상수면의 변이, 나쁜 수면의 질sleep quality, 수면호흡장애, 다른 수면장애들, 과수면을 동반하는 기타정신장애 등과 감별해야 한다.

치료

원인을 찾아서 교정함이 우선이며 생활 및 수면의 교정이 필요하다. 약물로는 정신자극제인 dextroamphetamine, methylphenidate 또는 비전형적 자극제인 modafinil을 투여해 본다. 일부에서 fluoxetine같이 졸리지 않은 항우울제가 효과적이기도 하다.

3. 기면증嗜眠症 narcolepsy

기면증은 낮에 저항할 수 없는 수준의 졸림이 닥치는

현상(sleep attack)이다. 증상과 함께 자기도 모르게 10~20분 동안 갑자기 나타나는 렘수면을 주된 증상으로 한다. 수면 후 어느 정도 정신이 맑아지고 잠이 덜 오는 것을 느끼거나 1~2시간이 지난 후에는 다시 졸리는 증상을 보인다. 대개 10대에 이러한 증상이 시작된다. 사고의 위험성이 있어서 주의가 필요하다. ICD-10에서는 기면증을 신경계 질환 중 episodic and paroxysmal disorders의 하나로 보고 있다.

원인이 밝혀져 있는데, 시상하부의 각성과 식욕을 자극하는 hypocretin(또는 orexin)을 생산하는 hypocretin neuron이 감소되어 있으며, CSF에 hypocretin-1이 감소되어 있다.

기면증은 일반인구의 0.02~0.18%에서 발견된다. 남녀 차이는 없다.

정상의 경우 각성상태나 렘수면이 비렘수면에 의해 억제를 받는데, 기면증에서는 렘수면이 억제되지 않고 갑자기 뛰쳐나오는 것이라고 설명되고 있다. 가족력 유무에 따라 원발성 기면증idiopathic narcolepsy과 외상 등 뇌장애로 인한 증상성 기면증symptomatic narcolepsy으로 구분된다.

가족력과 쌍둥이 연구에서 기면증의 유전적 요인이 시사된다. 이차가족 중 기면증 발병률이 0.9~2.3%로 일반인구보다 10~40배 높다.

원발성 기면증의 경우 HLA-DQB1*0602가 관련된 유전자라고 한다. HLA-DQB1 gene은 human leukocyte antigen(HLA) complex 중 하나로서 면역체계에서 중요한 역할을 하는 단백질의 생산에 관련된 유전자이다. 따라서 기면증이 하나의 자가면역장애autoimmune disorder라는 가설이 있다.

Hypocretin neuron이 감염(예: Whipple's disease, sarcoidosis), 외상, 종양 등에 의해 손상을 입어 생긴 면역과정의 장애에 기인한 기면증에서 DQB1*06:02 검사가 positive이다. 그러나 탈력발작은 있으나 hypocretin 결핍은 없는 기면증에서는 DQB1*06:02 검사가 negative이다.

임상양상과 진단

탈력발작脫力發作 cataplexy, 수면마비sleep paralysis, 입면환각hypnagogic hallucination 등의 증상이 나타난다. (이런 증상들은 같이 잠을 자는 사람들로부터 정보를 얻을 수 있다.) 탈력발작은 주로 크게 웃거나 화를 내거나 흥분하는 등의 감정변화가 자극이 되어 갑자기 운동근육이 이완되는 경우를 말하며, 기면증의 50~60%에서 동반된다. 턱이나 고개가 힘없이 떨어지는데 심하면 쓰러진다. 수면마비는 잠들려고 할 때나 잠에서 깨려고 할 때 목소리조차 낼 수 없을 정도의 전신근육마비를 경험하는 것을

말한다. 정상적으로도 잠에서 깨려고 할 때 이 증상이 가끔 나타날 수 있으나, 잠이 들려고 할 때도 이 증상이 나타나는 경우에는 기면증을 더욱 의심할 수 있다. 또한 기면증은 잠이 들려고 할 때 환각을 경험하는 입면환각이나, 각성상태에서 잠시 자기도 모르게 움직이는 자동행동automatic behavior 등을 보이기도 한다. 운전 중 또는 작업 시 기면증이 발작되면 사고가 날 우려가 크다. 따라서 사회적 및 직업적 생활에 장애가 크다.

기면증 환자의 23%에서 우울증이 발견된다. 불안장애가 동반되기도 한다.

진단적 검사에는 수면다원검사 및 MSLT를 시행한다. (정상은 90~120분이다.) 기면증은 이 sleep latency가 짧다. 또한 수면검사상 아주 특이한 소견을 보이는데, 즉 수면 직후 나타나야 하는 비렘수면이 거의 없으면서 곧바로 렘수면이 출현하는, 이른바 sleep onset REM(SOREM) 수면을 보이는 것이다. 특히 탈력발작이 임상적으로 동반된 기면증인 경우 거의 대부분에서 SOREM이 나타난다.

DSM-5-TR

G47.4 - 기면증Narcolepsy

동일한 날에 반복되는 저항할 수 없는 졸음, 잠에 빠짐 또는 낮잠이 나타난다. 이는 3개월 이상 동안 매주 세 번 이상 일어났어야 한다. 증상으로, 탈력발작이 1달에 적어도 몇 번 나타남, hypocretin 결핍, 또는 야간 수면다원검사에서 렘수면잠복기가 15분 이하이거나, multiple sleep latency test에서 평균 수면잠복기가 8분 이하이며, 그리고 2개 이상의 sleep-onset REM periods가 나타남 중 하나 이상의 현상이 있다. (탈력발작은 장기간 병이 있었던 사람에서는, 몇 초에서 몇 분의 짧은 시간 동안의 갑작스런 양측성 근력의 소실 삽화가 의식은 명료한 상태로 나타나는데, 이는 웃음이나 농담으로 촉발된다. 한편 어린이나 발병이 6개월 미만인 경우에서는, 뚜렷한 감정 유발요인 없이 혀를 내밀거나 전반적 긴장저하global hypotonia가 있으면서 찡그리거나 또는 턱을 여는 삽화가 있다.)

특정형

G47.411 탈력발작 또는 hypocretin deficiency가 있는 기면병(type 1)

G47.419 탈력발작이 없고 hypocretin deficiency도 없거나 hypocretin 측정을 하지 않은 기면병(type 2)

G47.421 의학적 상태로 인한 탈력발작이나 hypocretin deficiency가 있는 경우

G47.429 의학적 상태로 인한 탈력발작이나 hypocretin deficiency가 없는 경우

현재의 심각도에 따른 특정형으로 **경도**, **중등도**, **고도** 등을 두고 있다.

치료

Hypocretin/orexin에 대한 치료가 현재로서는 불가능하기 때문에 치료는 대증요법이 주가 된다. 교육, 생활방식 변경(낮에 규칙적으로 30~45분간 낮잠을 자게 하는 것 등), 그리고 약물치료이다. 만성적인 질병이기 때문에 이로 인해 벌어지는 가정문제, 사회적응문제 등에 대한 정신과적 개입과 재활치료가 무척 중요하다. 또한 병에 대해 본인과 가족이 교육을 받고 자신의 생활을 조정할 필요가 있다.

각성을 증진하는 목적으로 이전에는 중추신경계 자극제인 methylphenidate 등이 사용되었다. 이러한 약에는 교감신경계 항진 및 과도한 각성의 부작용이 있을 수 있으며, 투여를 중단하였을 때 반동 불면이 나타날 수 있으며, 특히 남용 가능성을 주의해야 한다. 최근에는 비전형적 자극제인 modafinil, ar-modafinil 등이 주로 사용된다. Modafinil은 도파민 재흡수 차단작용과 함께 어느 정도의 중추성 α1 효현작용이 있어 각성 증진효과가 있는 것으로 생각된다. 이들은 주간의 졸림에 효과적이며 의존성이 적다는 장점이 있다. 그러나 modafinil은 탈력발작에는 효과가 없는 편이다. 항우울제는 탈력발작과 비정상 렘수면의 증상에 도움이 된다. Sodium oxybate(Xyrem)가 탈력발작에 도움이 된다고 하는데, 이는 CNS 억제제이기 때문에 술이나 다른 CNS 억제제와 병용하면 안 된다.

III. 호흡 관련 수면장애

수면 중 호흡기전에 장애가 와서 수면이 방해되는 상태로, 이 장애로 심각한 의학적·사회적·정신적 장애가 초래된다. DSM-5-TR는 몇 가지 아형을 포함하고 있다.

1. 폐쇄성 수면 무호흡 및 저호흡

obstructive sleep apnea hypopnea

수면 중 호흡노력은 하지만 상기도가 폐쇄됨으로써 생기는 무호흡증을 폐쇄성 무호흡 및 저호흡이라 부른다. 호흡이 중단되는 것을 무호흡증*apnea*이라 하고, 공기 흐름이 감소하는 상태를 저호흡증*hypopnea*이라 한다.

이는 과거 수면무호흡증*sleep apnea*이라 하였는데, DSM-5-TR에서는 호흡 관련 수면장애*breathing-related sleep disorders*에 수면 관련 저호흡증*sleep-related hypoventilation*까지 포함하여 진단한다.

이 장애는 매우 흔하다. 소아의 1~2%, 중년의 2~15%, 노년의 20% 이상이 이 장애로 고통을 받고 있다. 남성에 많으나, 소아에서는 남녀 비슷하고, 나이가 듦에 따라 남녀 차이가 줄어든다. 비만한 사람에게 빈도가 높다.

가족력 연구는 이 장애가 유전적임을 시사한다.

정상적으로도 수면 중에는 호흡근과 상기도 근육에 이완이 생기고, 뇌간 호흡중추의 기능이 저하되며, 반사*reflex* 기능이 떨어져, 인후 기도의 조직이 collapse되고 기도가 좁아진다. 그런데 어떤 경우에는 이러한 기능저하가 개인의 신체구조 및 생리적 특성에 의해 더욱 심해지는데, 이럴 때 무호흡증상이 일어난다. 대개 이런 환자는 비만, 특히 목이 짧고 살이 많거나, 턱이 작거나 비구강이 협소하거나, 혀가 구강에 비해 크거나 하는 등의 신체적 특성을 보인다. 3~8세에는 목의 기도보다 편도선이 커짐에 따라 이 장애가 증가한다. 그러나 이러한 구조적 특징이 없어도 폐쇄성 수면무호흡증이 올 수 있다. 남성에 많은 것은 호흡통제에 대한 성호르몬의 영향 또는 신체지방의 분포상의 특징 때문으로 보인다. 여성의 경우 갱년기 이후 이 장애가 증가한다.

코를 고는 것과 수면무호흡증은 밀접한 관계가 있다. 코를 곤다는 것은 호흡이 원활하지 않다는 뜻으로 코를 골다가 잠시 숨을 멈추었다 몰아쉬는 경우가 많다. 코를 고는 자체가 어떠한 질환이거나 무호흡증 상태는 아니지만, 코를 골 때 호흡저하증*hypopnea*이나 무호흡증이 계속될 가능성이 많으므로 코를 고는 사람에서 무호흡증을 의심하는 것은 무척 중요하다.

임상양상과 진단

서서히 발병하며 점진적 경과를 보인다. 큰 소리의 코골이가 특징적 증상이다. 자는 동안 여러 차례 무호흡증, 숨막힘 또는 호흡중단 등이 나타난다. 무호흡으로 인한 산소부족 때문에 호흡에 대한 압박과 더불어 불편스러워하면서 잠을 깨거나, 수면자세가 부자연스러워진다. 깊은 잠을 못 잠으로써 낮에 졸립다. 아침에 일어나면 입이 마르고 인후가 쓰리며 두통이 있다. 그리고 때때로 야뇨증이 나타난다. 비만이 증상을 악화시킨다(따라서 비만수술 후 호전되기도 한다).

수면무호흡증은 매일 밤 나타나면서 몇 십 년 동안 지속되는 경우가 많다. 따라서 대부분 합병증을 유발한다. 정신과적으로는 기억력 및 집중력 감퇴, 우울증, 자기도 모르는 행동을 하거나 가끔 정신이 깜박 없어지는 경우 등이 있을 수 있다. 신체적으로는 주로 심혈관계에 심각한 영향을 미치며 고혈압, 부정맥 등이 나타날 수 있고, 특히 수면 중에는 더 악화한다. 심한 경우 폐동맥압의 상승과 오른쪽 심부전증 등이 동반될 수 있으며 렘수면 중에 생명을 잃을 수도 있다.

소아의 경우 낮에 입으로 숨을 쉬고, 삼키기 힘들어하고, 발음장애, 충동성, 과잉운동, 주의력 결핍, 학습장애, 오전 중 두통, 그리고 성장장애(지연) 등이 나타난다.

이러한 무호흡증의 유형은 수면다원검사로 알아볼 수 있다. 무호흡증으로 진단되기 위해서는 호흡중단이 최소 10초간 지속되어야 한다(소아의 경우 더 짧아도 무호흡증으로 진단된다).

Apnea-Hypopnea Index(AHI): 수면 1시간 동안 무호흡이나 저호흡이 나타나는 빈도로 표시된다. 즉 빈도가 5회 이하이면 정상, 5~15회이면 경도*mild*, 15~30회이면 중등도*moderate*, 30회 이상이면 고도*severe*라 평가된다.

DSM-5-TR

G47.33 폐쇄성 수면 무호흡 및 저호흡
Obstructive Sleep Apnea Hypopnea
수면다원검사에서 수면 시간당 5회 이상의 폐쇄성 무호흡 또는 저호흡이 나타나고, 야간호흡장애, 코골이, 코골이/숨막힘 또는 호흡중단 등이 나타나거나, 충분히 잠을 잤음에도 불구하고 낮에 졸립거나 피곤하거나 또는 자고 나도 개운하지 못하다. 이는 다른 정신장애나 의학적 질환으로 더 잘 설명되지 않는다. 또는 동반증상에 무관하게 수면다원검사에서 수면 시간당 15번 이상의 폐쇄성 무호흡 또는 저호흡이 나타난다.

현재의 심각도에 따른 특정형으로 **경도**, **중등도**, **고도** 등을 두고 있다.

ICD-10 및 한국 표준 질병 사인 분류

G47.3 수면무호흡*Sleep apnoea* 중 Sleep apnoea: obstructive
에 해당

감별진단: 일차성 코골이(코는 고나 다른 증상도 없고 수면다원검사상 이상이 없음)와 감별해야 한다. 기타 수면장애, 주의력결핍과다활동장애, 물질/약물 유도성 불면증 또는 과수면과 감별해야 한다.

치료

수면무호흡증의 치료는 심하지 않은 경우, 똑바로 눕지 않는 등 잠자는 자세를 바꾸거나, 호흡을 억제하는 요인들을 제거하는 것이다. 무엇보다 체중을 줄인다. 호흡을 저하시키는 알코올, 수면제, 진정제 등은 피한다.

호흡중추자극제인 acetazolamide, clomipramine 등의 약물을 투여할 수 있으나 권장되지는 않는다. 무호흡증이 잘 일어나는 수면단계인 REM을 감소시키는 SSRI 등을 사용할 수 있다. 낮에 졸린 현상에 대해 modafinil 같은 자극제를 사용해 보기도 한다.

상기도 구조 이상이 원인인 경우는 이를 치료한다. 폐쇄성 무호흡증의 가장 보편적 치료법은 지속적 기도양압*continuous positive airway pressure*; CPAP이다. 이는 특수 마스크를 사용하여 일정하게 적절한 압력으로 공기를 기도로 불어넣는 것이다. 효과는 있지만 불편하다는 문제로 사람들이 사용을 꺼린다는 한계가 있다. BiPAP(bilevel positive airway pressure)과 같은 장치를 사용해 보기도 한다. 그 외 uvulopalatopharyngoplasty(UPPP)(목젖, 연구개, 편도선, adenoids, pharynx 등 후두조직을 제거) 같은 수술을 하기도 한다. 최근 hypoglossal nerve stimulator를 이식하는 기술이 개발되었다. 이는 genioglossal muscle을 자극하여 혀를 앞으로 빼게 함으로써 공기흐름을 돕는 것이다. 매우 심각한 경우에는 기관지절개술*tracheostomy*을 시행할 수도 있다.

2. 중추성 수면무호흡증*central sleep apnea*

뇌호흡중추의 기능장애로 호흡근육이 호흡노력을 하지 못해 간헐적으로 또는 주기적으로 호흡이 중단되거나 감소하는 경우를 중추성 무호흡이라 부른다. 그 결과 혈중 산소포화도가 감소한다. 연구도 드물지만, 빈도도 드물다. 수면무호흡증 중 5%에 달하며, 남성에 더 많다. 나이에 따라 빈도가 증가한다.

중뇌의 호흡통제중추에 수면 중 기능장애가 생기면, 혈중 이산화탄소 농도를 모니터하는 신경학적 feedback mechanism에 장애가 일어나 산소 결핍과 이산화탄소 과잉에 재빠르게 반응하지 못한다. 그 결과 호흡하라는 신호를 보내지 못해 전체 시스템이 무호흡과 과호흡을 주기적으로 나타내는 것이다.

혈관질환, 신경학적 질환, 심장질환, 퇴행성 질환, 중추신경을 억제하는 약물이나 물질 등이 무호흡증의 원인일 수도 있다.

임상양상과 진단

기본적으로 폐쇄성 무호흡증과 비슷하다. 호흡이 최대 2분 정도 중단되었다가 다시 시작된다. 무호흡 시 호흡하고자 하는 노력이나 애씀이 나타나지 않으며 가슴도 움직이지 않는다(폐쇄성 수면무호흡증과의 차이). 무호흡 삽화에 이어 한동안 빠른 과호흡이 나타나는데, 이

때 억제된 호기가 뿜어져 나온다. 이는 더 많은 산소를 흡입하려는 보상적 기전이 작동하는 것이다. 흔한 동반 증상으로는 불면증이 있고 종일 느끼는 피곤, 졸림, 무기력감, 두통 등이 있다. 폐쇄성 수면무호흡증과 공존할 수도 있다.

산소 결핍상태나 이산화탄소 과잉상태는 심장박동을 빠르게 한다. 이때 심근이나 자율신경계에 문제가 있으면 보상적 호흡증가가 어렵게 된다. 따라서 신체 전반에 청색증이 나타날 수 있다. 이때 호흡을 억제하는 약물(아편류 등)을 과량 복용하면 생명에 위험이 있다.

장기간의 산소결핍은 뇌 손상을 야기한다. 산소가 더 심하게 떨어져도 호흡을 하지 못하게 되면 경련을 하거나 급사할 수 있다. 심장동맥에 장애가 있을 때 심한 산소부족은 angina, 부정맥 또는 심장마비(심근경색) 등을 야기할 수 있다. 장기간의 이산화탄소의 증가는 대사성 산증을 야기할 수 있다.

조산아: 뇌와 반사기능이 미숙하여 무호흡증이 생길 수 있다. 성장하면서 개선된다. Sudden infant death syndrome은 중추성 수면무호흡증이 하나의 원인으로 생각된다.

약물에 의한 무호흡증: 중추성 호흡억제제는 무호흡증을 야기할 수 있어 주의가 필요하다. 알코올, 아편류opiates, barbiturates, benzodiazepines, 신경안정제, 마취제 등이다. 폐쇄성 수면무호흡증 환자가 이런 약물이나 물질을 섭취한다면 무호흡증이 악화될 수 있다.

Cheyne-Stokes breathing: 심부전, 신부전, 뇌졸중 등을 가진 사람이 보이는 중추성 수면무호흡증으로 수면 중뿐 아니라 각성 시에도 보인다. 무호흡과 빠른 호흡의 삽화를 반복하며(pattern of periodic crescendo-decrescendo) 잦은 각성을 나타내는 것이다.

Complex sleep apnea: 중추성과 폐쇄성 무호흡증이 같이 있는 경우이다.

DSM-5-TR

중추성 수면무호흡증Central Sleep Apnea
수면다원검사에서 수면시간 당 다섯 번 이상의 중추성 수면무호흡이 나타나며, 다른 수면장애로 더 잘 설명되지 않는다.
특정형으로
  G47.31 원발성 중추성 수면무호흡증
  R06.3 Cheyne-Stokes breathing
  G47.37 아편류 사용이 동반된 중추성 수면무호흡증 등을 두고 있다.

ICD-10 및 한국 표준 질병 사인 분류

  G47.3 수면무호흡Sleep apnoea 중 Sleep apnoea: central에 해당

폐쇄성 수면무호흡증에서는 10초 이상 호흡이 중단되면 호흡하려는 신체적 움직임이 나타난다는 점에서 중추성 수면무호흡증과 구별된다.

치료

BiPAP(bilevel positive airway pressure)를 사용한다. 이는 무호흡증에 대해 공기를 들이마시도록inhalation 돕는 장치와 내쉬게 하는exhalation 장치가 조합되어 있다. 이 기구는 호흡속도와 한 호흡의 길이가 program되어 있고 공기의 온도와 습도가 조절되고 있다. 기면증에 사용되는 약물을 사용하기도 한다.

3. 수면 관련 저호흡증sleep-related hypoventilation

이는 수면과 관련하여 나타나는 저호흡증으로, 수면 동안 높은 농도의 이산화탄소에 대한 반응이 감퇴되어 (약 10초 이상) 호흡이 얕아지고 저하되는 상태이다. 독립적으로 나타나기도 하지만, 대개 동반된 의학적 및 신경학적 장애들, 약물사용, 물질사용장애 등에 의해 더 자주 발생하는 장애이다.

Central alveolar hypoventilation(Ondine's curse라고도 한다): 출생 시 호흡이 얕고 수면 시 호흡이 악화되고 청색증을 보인다. 수면 시 급사하는 경우가 있다. 뇌간brain stem에서의 장애 때문이다. 이의 선천형인 congenital central alveolar hypoventilation은 유전자 PHOX2B의 변이 때문이다. 폐질환이나 신경근육장애, 비만 등이 동반된 경우도 흔히 있다.

Idiopathic sleep-related hypoventilation: 원인불명의 저호흡증으로, CO_2에 대한 chemoresponsiveness가 둔화되어 ventilatory drive가 약화된 상태 때문인데, 이는 호흡중추의 어떤 신경학적 장애를 시사한다.

Comorbid sleep-related hypoventilation: 폐질환, 신경근육장애(amyotrophic lateral sclerosis, spinal cord injury, myasthenia gravis, diaphragm paralysis 등), 흉곽장애, 비만 등 의학적 상태가 동반되거나, 또는 약물/물질(benzodiazepine, 아편류)에 의한 저호흡증이다.

이 장애는 드물다. 증상은 수면 시 저호흡증과 더불어 자다가 자주 깨며, 아침에 두통이 있고 불면증을 호소하고, 낮에 졸립다. 똑바로 누우면 숨이 찬다(orthopnea). 폐쇄성 및 중추성 무호흡증이 동반되기도 한다. 합병증으로 폐고혈압pulmonary hypertension, 폐심장증cor pulmonale, 적혈구증가증polycythemia, 신경인지장애 등이 생겨날 수 있다.

DSM-5-TR

수면 관련 저호흡증 Sleep-Related Hypoventilation
수면다원검사에서 저하된 호흡 삽화가 나타나며 이산화탄소의 농도가 높다. 그리고 이 장애는 다른 수면장애로 더 잘 설명되지 않는다.

특정형

    G47.34 Idiopathic hypoventilation

    G47.35 Congenital central alveolar hypoventilation

    G47.36 Comorbid sleep-related hypoventilation 등을 두고 있다.

ICD-10 및 한국 표준 질병 사인 분류

G47.3 수면무호흡 Sleep apnoea에 해당

치료는 원인이 되는 질병을 치료하는 것이다. 폐쇄성인 경우, 기관지 확장제인 albuterol이나 호흡중추 자극제인 theophylline을 사용할 수 있다. CNS 억제제는 사용하면 안 된다. 양압기 같은 호흡을 보조하는 기구를 사용한다. 또한 체중을 줄인다.

IV. 일중주기 수면-각성장애

1. 개념

일중주기는 뇌의 내적 시계 또는 시간신호zeitgebers에 의해 결정되는데, 수면과 각성의 일정이 바뀌어 일중주기와 동조synchronize되지 못하는 경우에 나타나는 수면장애를 일중주기 수면-각성장애circadian rhythm sleep-wake disorders라 한다. 즉 이는 원하는 수면시간과 실제 잠자는 시간 사이의 어긋남을 포함하는 여러 형태의 수면장애이다.

진단은 문진과 병력조사, 수면일기sleep diary, sleep log(자고 깨는 시간을 기록하는 표) 등을 통해 할 수 있다. 수면일기는 보통 2주간 수면 및 각성과 관계되는 모든 사건을 시간별로 기록하는 것으로 다른 수면장애와 감별하는 데 아주 중요하다.

DSM-5-TR

일중주기 수면-각성장애 Circadian Rhythm Sleep-Wake Disorders
일중주기리듬의 변화 때문에 또는 개인의 환경이나 사회적 일정에서 요구되는 수면-각성 일정과 생체 내의 일중주기리듬이 맞지 않아서 생기는 지속적이거나 반복적인 수면의 장애로, 수면의 문제로 인해 지나치게 졸립거나 불면증이 있거나 두 가지

모두 나타난다. 그리고 수면장애는 사회적·직업적 또는 다른 주요기능 면에서 임상적으로 유의한 곤란과 장애를 초래한다.

특정형

    G47.21 지연 수면단계형(아형: 가족형, 비24시간 수면-각성형과 중첩형)

    G47.22 선행 수면단계형(아형: 가족형)

    G47.23 불규칙적 수면-각성형

    G47.24 비24시간 수면-각성형

    G47.26 근무교대형

    G47.20 비특정형

    특정형으로 **삽화형**(증상이 최소 1달에서 최소 3개월 지속), **지속형**(증상이 3개월 이상 지속), **재발형**(1년에 둘 이상의 삽화) 등을 두고 있다.

ICD-10 및 한국 표준 질병 사인 분류

F51.2 수면각성일정의 비기질적 장애
Nonorganic disorder of the sleep-wake schedule

이 범주의 장애의 치료는 단계적으로 수면-각성 일정을 조정하는 것이다. 즉 일어나는 시간을 맞추는 것이 좋다. 필요한 경우에는 일정에 맞추어 수면제('생리적' 용량의 melatonin)를 단기간 사용하기도 한다. 빛을 통해 시차를 조절하는 빛치료light therapy(밤의 빛치료는 수면을 늦추고 새벽의 빛치료는 수면을 앞당긴다)를 시행할 수 있다.

2. 임상유형

지연 수면단계형delayed sleep phase type
원하는 수면과 각성에 비해 실제 주된 수면시간이 2시간 이상 지연되는 경우이다. (밤인간형, night owls라고도 한다.) 그 결과 잠들기 힘들고 아침에 일어나기 어렵고, 이른 오전 중에 과도하게 졸린다. 오전에 졸림이 극심하여 혼동상태(sleep inertia)에 이르기까지 한다. 일찍 자려고 반복 노력하는 바람에 잠이 방해되고 오히려 더 깨게 되는 비적응적 행동이 나타나고, 그 결과 정신생리적 불면증psychophysioological insomnia의 증상들이 나타날 수 있다. 그러나 환자 자신의 스케줄에 맞추면, 환자의 나이에 맞는 정상적인 수면의 질과 수면시간을 보인다.

주로 청소년기와 청년기에 발병하여 수개월 내지 수년간 지속한다. 증상은 나이가 듦에 따라 심해진다. 증상의 재발도 흔하다. 학교 등교와 직장 출근의 스케줄이 변화할 때 유발된다.

일반 인구 중 0.17%에서 나타난다. 청소년기에 많아 7% 이상이라고도 한다.

이 장애의 소인으로 일중주기가 연장되는 것, 빛에 대한 감수성의 변화, 항상성 수면욕구homeostatic sleep drive의 변화 등이 제시되고 있다. 특히 저녁시간의 밝은 빛은 일중주기의 시계에 대한 신호를 지연시키고, 오전의 빛에 대한 둔감성은 단계전진의 효과를 감소시킨다. 청소년기 발병은 청소년기의 어떤 호르몬의 변화가 원인으로 생각하게 만든다. 가족력의 증거도 발견되고 있는데, circadian gene(예를 들어 PER3, CKIe)의 변이가 시사되고 있다.

선행 수면단계형advanced sleep phase type

원하는 또는 일상적인 시간에 비해 실제 수면-각성 주기가 대개 2시간 이상 일찍 시작된다. 그 결과 일찍 깨고 낮에 과도하게 졸린다. (이는 소위 '아침형morning type'에 해당된다.) Melatonin이나 체온주기 같은 circadian biomarker들이 보통보다 2~4시간 일찍 맞추어져 있다. 늦은 오후 또는 이른 저녁에 빛에 대한 노출이 줄어들거나 이른 아침에 빛에 노출되면, 이 장애의 위험도가 증가하기 쉽다. 환자 자신의 스케줄에 맞추면, 환자의 나이에 맞는 정상적인 수면의 질과 수면시간을 보인다. 가족형이 있어 autosomal dominant mode의 유전이 시사되는데, 유전자 PER2의 변이가 원인으로 지목되고 있다.

중년 후기에 주로 발병하여 중년인구 중 1%에서 발견된다. 노인에서는 일중주기가 빨라지므로 이 장애의 빈도도 증가한다. 가족형은 발병이 좀 더 빠르다.

증상은 지속적이며 3개월 이상 지속한다. 직업과 사회적 스케줄에 따라 증상이 심해질 수도 호전될 수도 있다. 이를 교정하느라 술이나 수면제, 각성제 등을 사용하다 보면 남용에 이르기 쉽다. 낮에 과도히 졸림은 사회생활에서 인지장애, 대인관계, 안전 등에 지장을 야기한다.

불규칙적 수면-각성형irregular sleep-wake type

밤에는 불면증이 있고 낮에는 졸리는 장애이다. 구별되는 수면-각성 일중주기가 없는 것이 특징이다. 역학은 미상이다. 증상은 주된 수면시간이 없다는 것이다. 수면은, 24시간 하루 동안, 최소 3개의 수면시간으로 조각나 있다. 가장 긴 수면기간은 4시간 이내로 대개 새벽 2시에서 6시까지이다. 낮에는 낮잠이 자주 온다.

원인은 환경으로부터 오는 빛에의 노출이 적은 것, 구조화된 하루의 활동이 일중주기의 강도를 약화시킨 것 등이다. 외부 자극이 결핍된 고립이나 은둔이 정상적 수면양상을 방해할 수 있다. 예를 들면 병원에 입원하게 되면 외부자극을 적게 받게

되고 수면이 불규칙해진다. 신경퇴행성 장애neurodegenerative disorder(예: 알츠하이머병, 파킨슨병, 헌팅턴병 등)와, 소아의 신경발달장애neurodevelopmental disorder 등과 관련이 크다.

비24시간 수면-각성형non-24-hour sleep-wake type

24시간의 어둠과 밝음의 주기와 내적 일중주기endogenous circadian rhythm가 일치하지 않아 생기는 불면증 또는 과도한 졸림이다. 전형적으로 불면증의 기간, 과다수면의 기간 또는 두 가지가, 증상이 없는 짧은 기간과 교대로 나타난다. 처음에는 환경에 맞추어 잠잘 시간에 제대로 자다가 점차 잠 못 드는 불면증sleep-onset insomnia이 생기고 결국 낮에 졸리고 깨어 있기 어렵게 된다. 역학은 미상이다. 눈먼 사람에 많아 약 50%에 달한다. 정상시각을 가진 사람에게는 드물지만, 수면단계 지연과 빛에의 노출 결핍이 있을 때, 사회적 고립 때, 그리고 수면습관에 변화가 있을 때(야간근무, 실직 등) 이 장애가 생기기 쉽다. 입원한 사람들에서 사회적 단서cue에 둔감해지면 이 장애가 생기기 쉽다. 외상성 뇌손상 때에도 이 장애가 잘 생긴다.

근무교대형shift work type

정규적 스케줄에 근거하여(추가 근무가 아닌), 밤시간대에 일하는 사람에서 보는 수면장애이다. 증상은 지속적으로 직장에서는 졸리고, 집에서는 잠을 못 자는 것이다. 따라서 직장에서 능률이 오르지 않고 사고위험이 높다. 그래서 퇴근 후 집으로 오는 운전에서 사고 나기도 쉽다. 장기화되면 대인관계가 악화되고(이혼 등), 정신장애(우울증, 알코올사용, 물질사용 등)나 신체장애(소화기계장애, 당뇨병, 심장혈관장애, 암 등)가 생길 위험도가 높아진다. 낮 근무로 바꾸면 증상은 호전된다. 노인의 경우 일중주기의 와해로 더 큰 장애를 경험한다. 역학은 미상이다. 대개 밤 근무자(전체 근무자의 16~20%)의 5~10%에서 볼 수 있다. 어떤 연령층에서도 생길 수 있으나, 중년기 이후 증가한다. 낮에 깨어 있기 위해 armodafinil을 사용할 수 있다.

소인은 아침형의 사람, 잘 쉬었다는 느낌을 갖기 위해서는 많이 자야 할 필요가 있는 경우, 사회적으로 또는 가정적으로 강하게 경쟁하여야 할 필요(예: 어린아이를 돌보는 부모) 등이다. 야간 라이프스타일에 맞는 사람, 낮에 일할 요구가 적은 사람 등에서는 이 장애가 덜 생긴다. 양극성 장애의 조증 때 자주 잠을 놓쳐 이 장애가 있기 쉽다. 자주 여러 시간대를 여행하는 사람도 시차jet lag 때문에 비슷한 장애를 겪을 수 있다.

V. 사건수면

수면기간 동안 (또는 수면단계와 관련되어) 비정상적 행동, 경험 및 생리반응 등(예: 몽유병, 악몽 등)이 나타나는 것을 사건수면*parasomnia*이라 한다. 이 현상은 수면과 각성이 상호배타적이 아니라는 점을 시사한다.

1. 비렘 수면각성장애

non-rapid eye movement sleep arousal disorders

이 장애는 몽유병*sleepwalking*과 수면놀람증(야경증)*sleep terror* 두 가지인데, 이 둘은 모두 비렘수면 시 나타나며, 상호 연결되어 나타나기도 하며, 수면다원검사 소견도 유사하다. 환자는 이를 의식하지 못한다(이 상태를 state dissociation이라고 한다).

원인은 진정제 사용, 수면부족, 수면-각성 스케줄와해, 피로, 신체적 및 감정적 스트레스, 발열 등이다. 가족력도 발견되는데, 수면놀람증에서 더 그러하다. 부모 모두에게 이 장애가 있으면 자식에서의 발병률이 증가한다.

몽유병(몽유장애)*sleepwalking(sleepwalking disorder)*

몽유병은 비렘 수면각성장애 중 하나이다. 수면놀람증과 같이 깊은 비렘수면 시, 즉 델타수면(3, 4단계) 중에 발생하므로 수면의 첫 1/3 기간에 주로 발생된다.

수면상태에서 잠자리를 벗어나 이상한 행동을 보인다. 이 증상 중에는 신경생리학적으로 뇌간은 깨어 있으나 대뇌피질은 계속 잠자고 있는 분리상태를 보이며 뇌파상에도 각성과 수면뇌파가 혼합되어 나타난다. 그러므로 수면보행 중에 단순한 행동이나 언어는 구사하나 섬세한 행동이나 복잡한 대화는 불가능하다. 몽유병 상태는 대개 짧아 10분 이내이며, 이때 잠을 깨우기 힘들며 잠을 깬 이후에 이를 기억하지 못한다. 낮의 각성상태처럼 집중과 주의력을 기울일 수 없기 때문에 위험한 것을 느끼지 못하여 안전사고가 나기 쉽다. 이러한 사고가 몽유병의 가장 큰 위험이므로 주의해야 한다.

이는 매우 흔한 장애이다. 소아에서 흔하며, 10~30%의 소아들이 최소한 한 번의 몽유행동을 보이며, 2~3%에서는 자주 보인다. 소녀보다 소년에서 더 흔하다. 삽화를 자주 보이고 장애가 있으며 고통을 느끼는 경우는 1~5%에서 나타난다. 4~8세에서 흔히 시작되며, 12세경에 가장 흔히 나타난다. 성인에서는 몽유의 삽화(병이 아닌)는 1~7%에서 나타난다. 매주 또

는 매달 몽유병이 나타나는 경우는 0.5~0.7%이다. 성인의 평생유병률은 29.2%, 1년유병률은 3.6%이다. 성인의 경우 흔히 주요우울증 같은 정신장애와 관련되어 나타난다.

수면놀람증*sleep terror*

수면놀람증(야경증)도 역시 깊은 비렘수면 시, 즉 델타수면(3, 4단계) 때 발생된다. 그러므로 입면 후 서파수면이 가장 많은 1~2시간 내, 즉 수면의 첫 1/3 기간에 주로 발생된다.

환자는 잠자다가 무서운 소리를 지르거나, 심한 자율신경항진 증상을 보인다. 즉 심장박동이 극도로 증가되고 땀을 많이 흘리며 숨을 급하게 쉰다. 또한 쉽게 정신을 차리지 못하고 지남력장애 등 혼돈상태에 머물러 있게 된다. 아침에 잠에서 깨었을 때 막연하게 무서운 일이 있었다는 것만을 기억할 뿐 내용은 기억하지 못하고 꿈도 없었다고 한다. 소아에서 많이 발생하는데, 이 경우는 대개 정신병리 없이 수면발달과정에서 나타나는 것으로 간주하여 특별한 치료를 하지 않는다. 몽유병과 밀접히 관련된다. 야뇨증이 동반되기도 한다.

유병률은 미상이다. 수면놀람증의 삽화(병이 아닌)는 18개월 나이 때 36.9%, 성인의 경우는 2.2%라 한다. 가족력도 발견된다. 측두엽의 이상과 관련되기도 하지만, 전형적인 경우 측두엽 뇌전증 증상이나 뇌파상 뇌전증의 소견은 발견되지 않는다.

DSM-5-TR

비렘 수면각성장애

Non-Rapid Eye Movement Sleep Arousal Disorders

수면에서 불완전하게 깨어나는 삽화가 반복적으로 나타난다. 대개 수면 기간의 첫 1/3 기간에 나타난다. 몽유병이거나 수면놀람증 중 하나이다. 몽유병은 수면 중 잠자리에서 일어나 걸어 다니는 삽화가 반복되는 것이다. 몽유병 동안에 그 사람은 멍하거나 뭔가 응시하는 표정이며, 다른 사람이 말을 걸어도 반응이 없는 편이고, 강하게 깨워야 각성된다. 수면놀람증은 수면 중 갑자기 깨는 삽화가 반복되며 대개 공황상태의 비명으로 시작된다. 삽화 동안 심한 공포감과 동공산대, 빈맥, 빠른 호흡, 진땀 같은 자율신경계 각성의 증후가 나타난다. 환자를 달래려고 하는 노력에 무반응을 보이는 편이다. 그리고 꿈 이미지를 거의 기억하지 못하고, 삽화에 대한 기억상실이 있다. 또한 삽화는 사회적·직업적 또는 다른 주요기능 면에서 임상적으로 유의한 곤란과 장애를 초래한다. 이때의 수면과다는 물질의 생리학적 효과에 의한 것이 아니다. 그리고 동반되는 다른 정신장애나 의학적 질환으로 이를 더 잘 설명할 수 없다.
특정형
  F51.3 몽유형

F51.4 수면 놀람형

몽유병의 특정형으로 **수면 관련 식사행동 동반형**과 **수면 관련 성행동 동반형**이 있다.

ICD-10 및 한국 표준 질병 사인 분류

F51.3 몽유병 Sleepwalking [somnambulism]
F51.4 야경증 Sleep terrors [night terrors]

감별진단: 악몽장애, 호흡 관련 수면장애, 렘수면장애, 사건수면중첩증후군parasomnia overlap syndrome(몽유병과 렘수면 행동장애가 동반되는 경우), 수면 관련 경련sleep-related seizure, 알코올-유도성 기억상실blackout, 해리성 둔주 관련 해리성 기억장애dissociative amnesia with dissociative fugue, 꾀병, 공황장애, 물질 관련 복합행동substance-related complex behavior(substance/medication-induced sleep disorder, parasomnia type으로 진단됨), 야간 식사증후군night eating syndrome 등과 감별해야 한다.

이에 대한 특별한 치료방법은 없으며, 사고가 나지 않도록 예방하는 것이 가장 중요하다. 부드럽게 다시 침상으로 유도한다. 잠을 깨우는 것은 증상을 악화시킬 수 있다. 심한 경우 서파수면 억제제인 benzodiazepine을 소량 사용해 볼 수 있다. TCA, SSRI, melatonin도 사용해 볼 수 있다. 수면일정이 불규칙하거나 신체적으로 아주 피곤한 경우 및 정신적 스트레스가 있는 경우에 유발될 수 있으므로, 이런 원인들을 제거하고 일정한 취침시간을 지키는 것을 권한다. 소아일 경우 가족치료나 부모교육 등을 통해 안심시키는 것도 아주 중요

하다. 그러나 성인에서는 심한 정신병리를 수반할 가능성이 있으므로 정신과적 평가가 필요하다.

2. 악몽장애nightmare disorder

수면 중, 생존을 위해 위험을 피하는, 안전에 대한 또는 신체손상에 대한, 생생한 꿈을 꾸게 되면서 불안과 극도의 불쾌감이 증가하다가 잠을 깨게 되는 장애이다(그림 21-3). 꿈은 대개 길고 elaborate되어 있고 실제 같아, 무섭고 기타 부정적 감정반응을 경험한다. 악몽은 수면놀람증과는 달리 렘수면에서 발생하며, 렘수면이 많은 수면 중반 이후(주로 새벽)에 많이 발생한다. 진땀, 심계항진, 숨가쁨 같은 자율신경 항진은 있으나 수면놀람증만큼 심하지 않다. 렘수면 중에 근육이 이완되고 꿈을 꾼다. REM 때 근육억제가 안 되면 소리를 지르거나 움직이거나 난폭행동이 나타날 수 있다. 깨우면 금방 자기 정신으로 돌아오며 꿈 내용을 생생하게 기억한다. 그러나 어린아이의 경우 꿈과 현실을 잘 구별하지 못할 수 있다.

성인 중 50%가 가끔 악몽을 꾼다고 한다. 악몽장애는 일반 인구 중 약 6%에서 나타나며, 대개 만성화한다.

어떤 사람에서는 스트레스 받을 때나 몸이 병들었을 때 잠깐 나타나지만, 어떤 사람은 평생 악몽으로 고통받기도 한다. 유발인자는 꼭 외상은 아니더라도 과거 부정적 경험을 한 경우, 성격장애, 수면부족, 자주 깨는 조각수면fragmented sleep, 불규

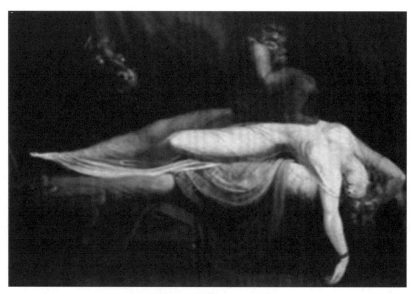

그림 21-3 악몽(Fuseli, 1781)

칙한 수면-각성 스케줄 등과 관련되어 잘 나타난다. 따라서 소아의 빈번한 악몽은 이후 나타날 정신장애의 징후일 수 있다. 가족력도 발견된다. 특히 전쟁, 폭행, 사고 등의 극심한 정신적 충격 후에 외상후 스트레스반응*posttraumatic stress response*으로 발생할 수 있다. 때로는 열이나 섬망 상태 때 나타날 수 있다. 렘수면 억제제(예 benzodiazepine)를 갑자기 끊은 경우, 또는 SSRI를 사용하면서 또는 끊을 때, 생생한 꿈이나 악몽을 경험할 수 있다.

DSM-5-TR

F51.5 악몽장애*Nightmare Disorder*

극히 불쾌하며 생생한 꿈이 반복적으로 나타나는데, 생존, 안전 또는 신체보전에 대한 위협에서 벗어나려는 노력이 대부분의 내용이며, 주 수면기간의 후반부에 주로 일어난다. 불쾌한 꿈에서 깬 후, 환자는 곧 지남력과 각성을 회복한다. 수면문제는 사회적·직업적 또는 다른 주요 기능 면에서 임상적으로 유의한 곤란과 장애를 초래한다. 악몽증상은 물질의 생리학적 효과에 의한 것이 아니며, 동반되는 다른 정신장애나 의학적 질환으로 불쾌한 꿈을 더 잘 설명할 수 없다.

특정형으로 **수면 시작 동안 발생**을 두고 있다.

특정형으로 **관련 비수면장애 동반형, 관련 기타 의학적 상태 동반형, 관련 기타 수면장애 동반형** 등을 두고 있다.

특정형으로 **급성, 아급성, 지속형** 등을 두고 있다

현재 심각도 특정형으로 **경도, 중등도, 고도** 등을 두고 있다.

ICD-10 및 한국 표준 질병 사인 분류

F51.5 악몽*Nightmares*

감별진단: 수면놀람증, 무서운 입면환각, 렘수면 행동장애, 애도*bereavement*, 기면증, 야간경련*nocturnal seizure*, 호흡 관련 수면장애, 수면 관련 해리성 장애, 물질 또는 약물 사용 등과 감별해야 한다.

치료는 대개 필요하지 않으나, 렘수면을 억제하는 삼환계 항우울제를 투여하면 악몽이 줄어든다. Bezodiazepine계 약물도 도움이 된다. Prazosin(α1 blocker)을 PTSD와 관련된 악몽에 사용한다. 인지행동치료의 하나인 image rehearsal therapy, 또는 이완훈련요법을 사용할 수 있다. 악몽 때 잠을 깨워도 해가 없다. 소아의 경우 악몽 후 부모가 침상 옆에서 달래는 행동들은 만성화하는 것을 예방해 줄 수 있다.

3. 렘수면 행동장애*rapid eye movement sleep behavior disorder*

이는 렘수면 때에 있어야 할 이완증*atonia*이 소실되면서 소리 지르기와 난폭하고 복합적인 행동이 나타나는 것이다. 이는 환자가 꿈 내용을 행동화*acting out*하는 것으로 보인다. 자신이나 옆에서 같이 자는 사람에게 심각한 상처를 주기도 하여 위험하다. 깨우면 금방 정신을 차리고 꿈 내용을 기억한다. 만성 진행성 장애이다.

일반인구 중의 유병률은 0.38~0.5%이다. 50대 이상 남성에 많으며, 흔히 가벼운 뇌졸중이나 파킨슨병, 치매, 기타 뇌손상과 관련된다. 젊은 여성에게서 나타나면 다른 병을 의심해 본다. 정신과적 장애가 있는 사람에서 유병률이 더 높은데, 정신과에서 사용하는 약물(즉, 삼환계 항우울제, SSRI, SNRI, beta-blocker 등)과 카페인, 알코올 등이 관련될 수 있다. 그러나 약물 자체가 원인인지 또는 약물이 근본되는 장애를 유발하였는지에 대해서는 미상이다.

DSM-5-TR

G47.52 렘수면 행동장애

Rapid Eye Movement Sleep Behavior Disorder

수면 중에 각성하는 삽화가 반복적으로 나타나는데, 소리를 내거나 복잡한 행동을 보인다. 렘수면 동안에 이러한 행동이 나타나므로 대개 수면 후 90분이 지나서 발생하며, 흔히 수면 후반기에 잘 나타난다. 드물게 낮잠 동안에도 생긴다. 삽화에서 깨어나면 환자는 곧 완전히 각성하고 지남력을 회복한다. 수면 다원검사에서 이완증이 없는 렘수면이 나타나거나, 렘수면 행동장애를 시사하는 기왕력이 있고 synucleinopathy(파킨슨병, multiple system atrophy) 진단을 받은 바 있다. 그리고 행동은 사회적·직업적 또는 다른 주요기능 면에서 임상적으로 유의한 곤란과 장애를 초래한다. 또한 이 문제는 물질의 생리학적 효과에 의한 것이 아니며, 동반되는 다른 정신장애나 의학적 질환으로 이 삽화를 더 잘 설명할 수 없다.

ICD-10 및 한국 표준 질병 사인 분류

이에 해당하는 범주가 없다.

감별진단: 다른 사건수면, 야간경련*nocturnal seizure*, 폐쇄성 수면무호흡증, 기타 특정 해리성 장애*other specified dissociative disorder*, 꾀병 등과 감별해야 한다.

치료에서, clonazepam이 대부분의 환자에게 빠른 효과를 보인다. Melatonin을 자기 전에 투여하는 것도 효과적이다. 도파민 효현제인 pramipexole, 항우울제인 paroxetine 등이 도움이 된다는 보고도 있다. 수면 중에 나타나는 행동문제 때문에 환자 및 가족에게 이를 교육시키고 미리 방지하는 조치를 하게 한다. (예를 들어 부부가 각기 다른 방에서 자게 한다든지, 높은 침대를 피하게 하거나 주

위에 위험한 물건을 두지 않는 것이다.)

4. 하지불안증후군restless legs syndrome

이는 다리에 매우 괴로운 불편감이나 근질거리는 또는 스멀거리는 것 같은 이상한 감각을 느끼는데, 가만히 있을 때 심하게 느껴지며, 계속 다리를 움직여야 좀 나아지는 것 같은 증상이다. 저녁이나 밤에 심해진다. 다리를 움직이는 증상이 수면 중 나타나고 잠을 방해한다. [Willis-Ekbom disease(WED) 또는 Wittmaack-Ekbom syndrome이라고도 한다.]

많은 경우 증상은 젊은 나이(10~20대)에 경험하기 시작하며, 60세까지는 나이 들면서 증가하는 경향이다.

보다 엄격한 진단기준을 적용할 때, 일반인구의 2~7.2%에서 발견된다. 유병률은 남성보다 여성에 많고, 나이에 따라 증가한다.

환자의 60%에서 가족력 등 유전적 요인이 발견된다(autosomal dominant trait with variable penetrance). Genome-wide association study는 이 장애와 관련된 유전적 변이가 2번 염색체의 intronic region인 MEIS1, BTBD9 및 MAP2K5에 있다는 사실을 시사하고 있다.

임신, 철분결핍 및 비타민 B12 결핍의 빈혈, 신장질환 등이 원인이 되는 경우도 있다. 채식주의자, ADHD 환자, 파킨슨병 환자, 알코올 남용자 등에 많다. SSRI, TCA, 항정신병 약물, lithium, 항히스타민제, 흡연 등이 장애를 유발하거나 악화시킬 수 있다(Bupropion은 dopamine을 강화하기 때문에 이 부작용이 없다).

발생기전은 중추신경계의 dopamine과 철 대사iron metabolism에서의 장애이다(Dopamine 대사와 관련된 혈중 ferritin이 낮다). 따라서 유발인자는 철분결핍과 요독증uremia 등으로, 대개 시간 제한적이어서, 문제가 해소되면 증상은 호전한다. Endogenous opiate system도 관련된다고 한다.

DSM-5-TR

G25.81 하지불안증후군Restless Legs Syndrome
다리에서 느껴지는 불편하고 불쾌한 감각 때문에 다리를 움직이고 싶은 충동이 있는바, 그런 충동은 쉬거나 움직이지 않을 때에 시작되거나 심해지며, 충동은 움직임으로 부분적으로 또는 전체적으로 완화되며, 충동은 낮보다는 저녁이나 밤에 악화되며, 또는 저녁이나 밤에만 나타난다. 이러한 증상들은 주 3회 이상 그리고 3개월 이상 지속적으로 있고, 사회적·직업적 또는 다른 주요 기능 면에서 임상적으로 유의한 곤란과 장애를 초래하며, 다른 정신장애 또는 의학적 질환(예를 들어, 관절염, 다리 부종, 말초성 경색, 다리경련)에 의한 것이 아니고, 행동조건(예를 들어, 자세불편, 습관적인 발 두드림)으로 더 잘 설명할 수 없

다. 또한 이 장애는 물질의 생리학적 효과에 의한 것이 아니다.

ICD-10 및 한국 표준 질병 사인 분류
G25.8 기타 명시된 추체외로 및 운동 장애
Other specified extrapyramidal and movement disorders
　하지불안증후군*Restless leg syndrome*

감별진단: Leg cramps, positional discomfort, 관절통, 관절염, myalgia, positional ischemia(numbness), 다리 부종, 말초신경장애, radiculopathy, 습관적 foot tapping 등이 다리에 불편감을 주고 움직이게 한다.

치료의 첫 단계는 빈혈치료이다. 증상에 대한 치료약물은 dopamine agonist인 ropinirole(Requip), pramipexole, rotigotine 등을 사용한다. 또는 dopamine 항진을 위한 L-dopa, carbidopa, bromocriptine, pergolide 등도 사용해 볼 수 있다(이런 약물은 symptom rebound를 초래할 수 있다). 이런 약물치료가 효과가 없으면 narcotic analgesics(methadone), 항경련제인 gabapentin enacarbil 또는 clonazepam 같은 benzodiazepine계도 사용해 볼 수 있으나, 효과가 적다. 운동이나 마사지 등의 비약물학적 방법을 시도하기도 한다. 커피와 술, 흡연을 줄인다. 수면에 대한 교육과 수면위생을 지키게 하여 부적절한 걱정이나 습관을 막아 주고 정신생리적 불면증을 예방하도록 한다.

VI. 물질/약물 유도성 수면장애

물질/약물에 의해 수면장애가 중독 시에 또는 금단 시에 나타날 수 있다. 약물의 약리학, 개인의 반응 등에 따라 불면장애, 과수면장애, 사건수면, 복합형 등의 증상들이 나타난다.

중독 시 불면증을 가장 많이 유발하는 약물은 중추신경계 자극제로 카페인, amphetamine류, 코카인 등을 들 수 있다. 아드레날린성 약물adrenergic drug, 체중감량을 위한 약물(정신자극제 포함), 카페인이 포함된 청량음료 등도 불면증을 야기한다. 중추신경계 자극제들은 초기에는 불면증 등을 야기하나 곧 내성이 생기고, 금단 시에는 과수면과 우울증이 심해질 수 있다. 담배도 주성분인 니코틴이 각성제이므로 불면을 유발하며, 금연 시에는 불면증이나 과수면이 올 수 있다.

술은 잠을 쉽게 들게 하나 밤중에 잠을 자주 깨게 한다. 알코올의존 상태에서는 수면이 조각나고 깊게 잠들지 못해 만성적

인 불면증에 시달린다. 수면제나 항불안제를 연속적으로 장기 복용(30일 이상)하는 경우, 3 및 4 단계 수면은 감소하나 1 및 2 단계 수면은 증가한다. 이런 약물을 끊을 때는 금단증상으로 불면증이 발생할 수 있다.

아편류는 단기 급성사용 시 과다수면을 야기하는데, 수면을 깊이 느끼게 하나, 렘수면은 감소시킨다. 내성이 생기면 불면증이 나타난다. 호흡중추를 억제하므로 수면무호흡증이 악화되기 쉽다.

대마cannabis는 급성투여 시 sleep latency를 줄이나 각성효과도 있어 sleep latency를 증가시키기도 한다. 서파수면을 증가시키고 렘수면은 억제하나, 장기간 사용으로 내성이 생기면 이런 효과는 감소한다. 금단 시 불면증과 불쾌한 꿈을 꾸게 된다.

그 밖에 불면증을 유발할 수 있는 약물들로서는 항암제, 항고혈압제, 자율신경계 약물, 항경련제, MAO 억제제, steroid, 피임제, theophylline, 갑상선 치료제, 항우울제 등이 있다.

DSM-5-TR

물질/약물 유도성 수면장애

Substance/Medication-Induced Sleep Disorder

현저하고 심한 수면의 장애가 있는데, 병력조사, 이학적 소견, 그리고 검사소견상, 그 수면장애 증상들이 물질중독 동안 또는 후에 생기거나, 금단 후 또는 약물에 노출되어서 나타난다. 그리고 관련된 물질이나 약물은 수면장애 증상을 일으킬 수 있다. 그리고 물질로 유발되지 않은 수면장애로 더 잘 설명되지 않는다. 물질 때문이 아닌 독립적 수면장애라는 증거는, 물질/약물 사용 전에 증상이 시작되었고, 급성 금단이나 심한 중독이 끝나고도 충분한 기간(예를 들어 1개월) 동안 증상이 지속되고, 또는 물질/약물로 인한 수면장애가 아니라는 다른 독립적인 근거가 있다(예: 비물질성 삽화들이 자주 나타났던 병력이 있다). 그리고 수면장애가 섬망상태에서 나타나는 것이 아니고, 사회적·직업적 또는 다른 주요기능 면에서 임상적으로 유의한 곤란과 장애를 초래한다.

특정형으로 **불면증형, 주간 과수면형, 초수면형, 혼합형** 등을 두고 있다.

특정형으로 **중독 시 발병형, 중단/금단 시 발병형** 등을 두고 있다.

VII. 기타

1. 기타 특정 및 비특정 수면장애

DSM-5-TR

G47.09 기타 특정 불면장애*Other Specified Insomnia Disorder*

이 범주는, 임상적으로 유의한 불면증의 증상들이 있으나, 불면장애의 전체 진단기준을 다 충족시키지 못하는 경우에 해당

한다. 이 범주는 임상가가 증상이 기준에 맞지 않는 '특정 이유'에 대해 의사소통하기를 선택한 경우에 사용한다.

예로 단기불면장애(기간이 3개월 이내)와 제한적 비회복적 수면 등을 두고 있다.

G47.00 비특정 불면장애*Unspecified Insomnia Disorder*

이 범주는, 임상적으로 유의한 불면증의 증상들이 있으나, 불면장애의 전체 진단기준을 다 충족시키지 못하는 경우에 해당한다. 이 범주는 임상가가 증상이 기준에 맞지 않는 이유를 특정화하지 않으려고 할 때 사용된다.

G47.19 기타 특정 과수면장애

Other Specified Hypersomnolence Disorder

이 범주는, 임상적으로 유의한 과수면장애의 증상들이 있으나, 과수면장애의 전체 진단기준을 다 충족시키지 못하는 경우에 해당한다. 이 범주는 임상가가 증상이 기준에 맞지 않는 '특정 이유'에 대해 의사소통하기를 선택한 경우에 사용한다. (예: Kleine-Levin증후군 때의 단기 과수면)

G47.10 비특정 과수면장애*Unspecified Hypersomnolence Disorder*

이 범주는, 임상적으로 유의한 과수면장애의 증상들이 있으나, 과수면장애의 전체 진단기준을 다 충족시키지 못하는 경우에 해당한다. 이 범주는 임상가가 증상이 기준에 맞지 않는 이유를 특정화하지 않으려고 할 때 사용된다.

G47.8 기타 특정 수면-각성장애

Other Specified Sleep-Wake Disorder

이 범주는, 임상적으로 유의한 수면-각성장애의 증상들이 있으나, 수면-각성장애의 전체 진단기준을 다 충족시키지 못하는 경우에 해당한다. 이 범주는 임상가가 증상이 기준에 맞지 않는 '특정 이유'에 대해 의사소통하기를 선택한 경우에 사용한다.

G47.9 비특정 수면-각성장애*Unspecified Sleep-Wake Disorder*

이 범주는, 임상적으로 유의한 수면-각성장애의 증상들이 있으나, 수면-각성장애의 전체 진단기준을 다 충족시키지 못하는 경우에 해당한다. 이 범주는 임상가가 증상이 기준에 맞지 않는 이유를 특정화하지 않으려고 할 때 사용된다.

Kleine-Levin증후군: 10~15일의 기간 동안 심한 수면과다증이 있으며, 이때 무기력해지고 화를 쉽게 내며 주의력이 결핍되고 과식증과 과잉 성행동이 특징적으로 나타난다. 이러한 증상이 1년에 몇 차례씩 반복될 수 있다.

ICD-10 및 한국 표준 질병 사인 분류

F51.8 기타 비기질성 수면장애*Other nonorganic sleep disorders*
F51.9 상세불명의 비기질적 수면장애*Nonorganic sleep disorder, unspecified*
정서적 수면장애 NOS

2. 기타 수면 관련 임상양상

Sleep drunkenness

잠에서 깨도 완전히 깨지 않은, 상당기간 잠에 취한 상태이다. 수면박탈 때문이 아니다. 의식에 혼동이 있어 행동에 불편이 생기며 때때로 범죄를 저지르게 되기도 한다.

잠꼬대sleep talking, somniloqui

이는 성인과 어린이 모두에서 나타나고, 수면의 모든 단계에서 나타난다. 잠꼬대는 대개 알아들을 수 없으나 일상적인 내용이다. 치료도 필요 없다.

이 갈기bruxism

이는 인구 5~10%에서 나타나는데, 주로 2단계 수면에서 나타난다. 이에 손상이 생기기도 한다. 치료는 dental bite plate나 corrective orthodontic procedure이다.

수면 관련 머리부딪치기

sleep-related head banging, jactatio capitis nocturnus

이는 잠자면서 율동적으로 머리를 앞뒤로 흔드는 것이다. 몸통을 흔들기도 한다. 수면 직전 또는 수면 중에 나타난다. 주로 비렘수면 때 나타난다. 이때 외상을 입지 않도록 해야 한다.

수면마비sleep paralysis

수면 시작 시, 자다가 깰 때 또는 아침에 갑자기 몸을 움직일 수 없게 되는 것이다. 가족적이다.

정신장애 관련 수면장애

불면증이 가장 흔하게 동반되는 정신과질환은 주요우울장애이다. 잠들기가 어렵고 자주 깨며, 서파수면이 감소되고 새벽에 일찍 깨어 불쾌한 감정을 느끼는 것이 특징적 소견이다. 또한 주요우울장애에서 렘밀도REM density가 증가되고 렘잠복기가 단축되는 특징적 소견이 있으며, 특히 내인성 우울증의 경우 진단적 특이성이 높다. 또한 입면 잠복시간이 길어진다.

조증 시에도 병적인 수면감소를 보이는데, 조증이 회복되면 수면도 증가된다.

조현병의 급성 상태에서는 불면증이 자주 동반되지만 만성에서는 특징적인 불면증은 나타나지 않는 편이다. 총수면시간은 감소하고 수면은 조각나며 서파수면이 감소하나, 렘수면은 일률적인 특징을 보이지는 않는다. 대체로 렘잠복기가 감소하는 경향이 있지만 임상상태에 따라 일정하지는 않다. 대신 렘수면 박탈 후 렘수면 반동이 감소되는 것이 더 큰 특징이다.

기타 공황장애를 비롯한 불안장애와 알코올의존 등에서도 불면증이 많이 나타난다. 그리고 특히 수면 중에만(제3, 4단계 수면에 들어가는 시기에) 나타나는 공황장애의 형태도 있다. 경계성 인격장애에서는 렘활동성이 증가되고 렘잠복기가 감소되는 특징을 보이는데, 이는 우울증의 수면장애와 유사하다.

과수면이 경한 우울증 초기, 비정형 우울증, 양극성 장애의 우울상태에서 자주 나타난다. 정상적인 사별반응에서도 나타날 수 있다. 기타 인격장애, 해리장애, 신체증상장애, 기억상실증 등에서도 나타날 수 있다.

일반 의학적 상태와 관련된 수면장애

신체에 불편한 증상이 있으면 당연히 편안하게 잠을 잘 수 없다. 신체질환인 경우 불면증이 대부분이지만 수면과다나 사건수면 등도 동반될 수 있다. 그리고 신체질환이 수면장애와 관련되어 악화되는 경우도 있다.

수면 관련 뇌전증 경련sleep-related epileptic seizure은 대개 비렘수면에서 더 많이 발생하나 렘수면에서는 억제되는 경향을 보인다. 수면 중에만 나타나는 뇌전증을 수면뇌전증sleep epilepsy이라 한다.

편두통과 군집두통cluster headache도 불면증을 유발할 수 있는데, 모두 렘수면과 연관되어 두통증상이 발생하는 경향이 있다.

많은 관상동맥질환, 심부전 같은 심장혈관계 질환들도 수면에 영향을 받기도 하고 수면장애를 일으키기도 한다. 수면 중, 특히 렘수면 중에는 자율신경기능이 불안정해지므로 이에 민감한 심혈관계에 장애가 올 수 있다.

Hemolysis가 그 결과인 hemoglobinemia와 hemoglobinuria와 더불어 수면 중에 나타날 수 있다. 이를 paroxysmal nocturnal hemoglobinuria라 한다.

여러 호흡기질환, 특히 공기의 흐름에 장애를 주는 만성 폐쇄성 호흡질환, 저산소증 등은 수면장애를 일으킨다. 천식은 수면을 방해하며, 수면 시 천식이 악화될 수도 있다. 수면무호흡증이 동반된 경우는 장애가 더 악화된다.

정상인에서 위산분비는 수면기간 동안 감소되나 위궤양 환자에서는 위산이 3~20배나 많이 분비된다. 특히 산분비는 렘이나 꿈과 연관되어 분비된다. 그리고 수면기간 동안 lower esophageal sphincter도 이완되어 위식도역류를 유발하는 경우가 있다. 삼킴곤란으로 침 때문에 기침이 나거나 침의 흡입으로 인해 질식이 나타날 수도 있다.

월경기간 중에는 렘수면이 증가되고 수면과다가 발생할 수 있다. 임신 중에는 빈뇨, 태동 등으로 잠을 깰 수 있으며, 특히 후반부에 제4단계 수면이 감소되는 불면증을 일으킬 수 있다.

기타 장염, 내분비와 대사성 질환, 관절염이나 두통 같은 통증질환, 열병febrile illness, 가려움증, 종양, 빈뇨 같은 비뇨기질환, 그리고 파킨슨병, 치매인 경우에도 불면증이 발생할 수 있다.

대한정신약물학회(2019): 박원명, 김찬형(편), 임상신경정신약물학(제3판). 서울, 시그마프레스.

윤인영(2000): 불면증의 비약물학적 치료. 수면·정신생리 7:5~9.

전덕인(2015): 수면과 수면장애. 민성길(편), 최신정신의학(제6판). 서울, 일조각, pp.464~485.

통계청(2022): 한국 표준 질병 사인 분류. 제8차 개정판. http://kostat.go.kr/kssc/stclass/StClassAction.do?method=dis&classKind=5&kssc=popup

American Psychiatric Association(2022): Diagnostic and statistical manual of mental disorder. 5th ed–text revision. American Psychiatric Association, Washington D.C.

Berry RB, Harding SM(2004): Sleep and medical disorders. Med Clin North Am 88:679~703.

Black DW, Andreasen NC(2022): Introductory Textbook of Psychiatry. 7th ed. American Psychiatric Association Publishing, Washington D.C.

Boland R, Verduin ML(2022): Kaplan and Sadock's Synopsis of psychiatry. 12th ed. Wolters Kluwer, Philadelphia, pp.486~516.

Doghramji PP(2004): Recognizing Sleep Disorders in a Primary Care Setting. J Clin Psychiatry 65(Suppl 16):23~26.

Fisher H, Lereya ST, Thompson A, et al(2014): Childhood parasomnias and psychotic experiences at age 12 years in a United Kingdom birth cohort. Sleep 37:475~482.

Hales RE, Yudofsky SC, Roberts LW, eds(2014): Textbook of psychiatry. 6th ed. American Psychiatric Publishing, Washington D.C.

Khor SS, Miyagawa T, Toyoda H(2013): Genome–wide association study of HLA–DQB1*06:02 negative essential hypersomnia. PeerJ 16;1:e66. doi: 10.7717/peerj.66.

Sateia MJ, Nowell PD(2004): Insomnia. Lancet 364:1959~1973.

Stepanski EJ, Wyatt JK(2003): Use of sleep hygiene in the treatment of insomnia. Sleep Med Rev 7:215~225.

Walsh JK(2004): Pharmacologic management of insomnia. J Clin Psychiatry 65(Suppl 16):41~45.

22

성과 성 관련 장애 *Human Sexuality and Sex–Related Disorders*

I. 인간과 성

1. 인간의 성 *human sexuality*

정신의학이 인간의 성性 *sexuality*에 대해 연구하는 이유는, 성 관련 문제가 인간의 정신생활에 중요하며, 인격문제가 성행동에 반영되며, 성에서의 장애가 정신기능에 영향을 주기 때문이다. 또한 성장애는 정신장애 환자 중에 매우 흔하기 때문이다. 관련된 주제에는 정상적 성 *normal sexuality*, 성기능장애, 성도착증 및 젠더불쾌증이 있다.

연구역사

인간의 성에 대한 과학적 연구는 다른 분야에 비해 발달이 매우 늦다. 19세기 말 일단의 정신과 의사들의 성도착에 대한 연구로 시작되었다. 그 이전에는 고대 그리스 문명에서는 남자들의 성은 개방적이었고, 동성애도 허용적이었으나, 부인들의 성은 억압되었다. 의학에서는 이름 모를 성병에 대한 간단한 기술들이 있을 뿐이다. Hippocrates는 여성 고유의 병으로 자궁의 요동에서 비롯된다는 히스테리현상을 기술하였다.

이후 기독교 중세시대 동안 결혼과 생식을 위해서는 성이 필요하지만 성적 쾌락은 죄스럽게 여겼다. 중세 1,000여 년 동안 빈곤, 질병, 더러움, 역겨운 냄새 등도 성욕 억제에 한몫하였다고 한다. Galenos의 의학이나 성에 대한 이론은 중세 동안 별 발전을 보이지 않았다. Galenos 의학은 성 문제에 있어서는 남성 중심적이었으며, 남성의 우월성을 확고히 하는 데 기여하였다. 그는 One Sex 모델을 제안하였는데, 이는 남녀의 신체는 근본적으로는 같으나, 남자에게 '생명의 열 *vital heat*'이 많기 때문에, 완전성에서는 남자가 여자보다 더 우월하다고 보았다. 남자는 열이 많아 성기는 바깥으로 밀려나 있고, 여자는 몸이 더 차가워서 성기를 안에 두게 되었다는 것이다. 그는 성교 때 열이 올라 혈액이 씨로 변환하고 오르가슴 때 사정되고 합쳐져서 임신이 된다고 하였다. 즉 여자도 자신의 씨를 사정하기 위해서는 오르가슴인 성적 쾌락이 필요하다고 하였다.

15세기에 매독이 출현하여, 페스트, 나병과 더불어 공포의 대상이 되었으며, 인간의 성적 문란에 대한 신의 징벌로 생각되었다.

18세기 즈음, 프랑스의 계몽주의적 엘리트 의사들은 당시 위대한 조국 프랑스가 성적 문란, 사치, 남성들의 여성화 *effeminated*로 퇴화 *dégénération*되고, 그래서 인구가 줄어들고 있다고 우려하였다. 프랑스의 의사들은 프랑스 혁명 동안 전문 의학적 지식과 방법을 국가 개혁에 사용하는 도덕운동을 전개하였다. 그 핵심은 건강한 남녀 관계, 가정, 그리고 성위생 등이었다. 이 운동에 동참한 정신과 의사로는 정신장애에 대해 도덕치료를 제안한 P. Pinel이 있다.

중세 이후 20세기 초기까지 사회는 일반적으로 남성중심주의적이었고, 여자들에 대해서는 섹스에 대한 열정이 없다고 보았다. 근세 중산층 부인들은, 집에서 아이들과 함께 순수하고 안전하게 비치되어 있는 가구 같은 존재였다. 그리하여 '히스테리'가 일상적으로는 의사들이 치료해야 할 전형적인 여성의 질병이 되었다. 많은 일선의 의사는 히스테리를 여성의 성적 불만 때문으로 가정하고 성기 마사지로 치료하기도 하였다. 18세기에는 메스머리즘이 등장하여 여성 히스테리를 치료했는데, 이는 19세기에 최면술로 발전하여 J. M. Charcot가 히스테리를 최면술로 치료하였다. 한편 Freud는 히스테리를 정신분석으로 치료하며, 성 억압의 개념을 제시하였다. 이후 정신분석가들이 성기능장애와 동성애 등을 치료하였다.

19세기 후반에, 의사들 중에 성을 전문적으로 연구하는 학자들이 등장하게 되었다. 이러한 연구를 나중에 성학*sexology*이라고 부르게 된다. 성학은 정신의학에서 먼저 시작되었으며, 선구자는 독일의 Richard Freiherr von Krafft-Ebing이다. 1886년 출간된 그의 저서 『Psychopathia Sexualis』가 성학을 확립된 과학으로 만들었다. Magnus Hirschfeld, Havelock Ellis 등 정신과 의사들이 성도착증과 동성애, 자위행동 등을 연구하기 시작하였다. 특히 정신분석이 성연구에 기여한 바 크다. 본격적인 성연구는 1948년 Alfred Kinsey의 미국인들의 성행동에 대한 실태 조사로 시작되었다. 1960년대에 행해진 William Masters와 Virginia Johnson의 성생리학연구가 현재의 성기능장애에 대한 이해와 치료의 길을 열었다. 현대에서는 생물학자와 뇌과학자 등으로 성학의 범위가 확대되어 갔다.

2. 생물학적 성

성*sex*이란 생물학적 상태(염색체, 생식기 등)로 나타나는바, 남자와 여자가 있다.

성발달*sex development*은, 태아가 Y염색체와 호르몬에 따라 남성 또는 여성의 모습으로 발달하는 것이다. 성의 결정은 Y염색체의 유전자 SRY 및 SOXT에 의해 고환이 발달함으로써 남자가 되고, 이들이 없음으로써 난소가 발달하여 여자가 된다. 여자 태아의 Müllerian duct가 발달하는 데는 WNT4가 필요하다. 태아의 성호르몬이 뇌를 남성화 또는 여성화한다. 임신한 여자에게 외부로부터 androgen이 주입되면 여자 태아의 성기가 남성 성기와 비슷해진다. 이런 경우를 간성*intersex*이라 하는데, 이런 사람은 어려서 성정체성에 혼란을 겪는 수가 많다.

성행동*sexual behavior*: 인간의 성행동도 의학적 연구의 대상이 된다. 인간의 성행동은 대체로 갈망*lust*(love, 성적 만족을 갈망하는 것), 끌림*attraction*, 애착*attachment* 등 세 가지로 구성되며, 각각의 생물학적 근거(유전, 호르몬)가 연구되고 있다. 즉 갈망은 성호르몬 testosterone과 estrogen이 관련되고, 끌림은 dopamine과 serotonin이 관련되고, 애착은 oxytocin과 vasopressin이 관련된다고 한다. 또한 성인 남녀 간의 애착은 어릴 때의 돌보는 이*care-giver*와의 애착과 본질적으로 같은 것이라 본다. 환경도 유전적 표현과 호르몬에 영향을 미친다.

뇌와 성행동: 피질은 성적 자극에 대한 정보처리를 담당하며, 성충동의 조절과 표현의 조절을 담당한다. 변연계 내지 'visceral brain'은, phylogenetically로 가장 오래된 원시적 구조로서 성행동과 관련된다. 여기에는 변연계, 중뇌*mesencephalon (the midbrain)*, 시상하부, 뇌하수체 등이 포함되며, 특히 insula는 성본

능과 관련되고 anterior cingulate cortex는 성 관련 다행감과 관련된다. 성적 자극에 의해 활성화되는 뇌 부위는 orbitofrontal cortex(감정통제), left anterior cingulate cortex(성적 흥분과 호르몬 통제), right caudate nucleus(흥분에 뒤따르는 행동 관련) 등이다. 여성의 경우 공포나 불안 때 활성화되는 부위들은 오르가슴 때 활성화되지 않는다. 뇌간은 척수에서 일어나는 성적 반사*reflex*활동을 억제하기도 자극하기도 한다.

척수는 성적 흥분과 오르가슴의 복잡한 성적 반사*sexual reflex* 행동을 만들어 낸다. 이에 관여하는 신경으로, pudendal nerve, pelvic nerve, hypogastric nerve 등이 말초의 성적 감각을 전달한다(그림 22-1). 남성의 발기기전에 대해서는 대뇌 고위중추, 변연계, 척수, 척수의 발기중추에서 나와 음경해면체에 이르는 nervi erigentes, 그리고 음부신경*pudendal nerve* 등이 관여하고 있다(그림 22-1). Lumbosacral spinal cord의 nucleus paragigantocellularis는 pelvic efferent neuron으로 직접 project하여 serotonin을 분비함으로써 오르가슴을 억제한다.

결혼에서의 만족 정도는 특정 대뇌구조의 활성화와 비례한다고 하는데, 그 구조에는 ventral tegmental area(보상과 동기의 중추), orbitofrontal cortex(보상의 평가와 관련), anterior insula(empathy와 관련), inferior frontal gyrus(mirror system과 관련), the bed nucleus of the stria terminalis(stress control과 관련) 및 prefrontal cortex(affective regulation과 관련) 등이 포

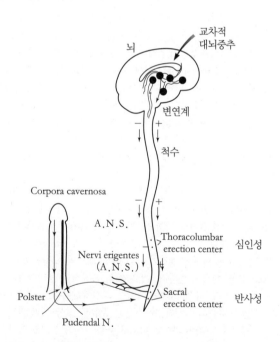

그림 22-1 발기의 생리학. 심인성 자극은 촉진적(+)일 수도 억제적(-)일 수도 있으며, 척수를 따라 내려와 발기중추를 거쳐 polster valve에 이르게 된다. 반사성 발기에는 단지 sacral erection center만 포함한다.

함된다고 한다.

신경전달물질: Dopamine은 리비도를 증진한다. 쾌감, 흥분, 사정은 nucleus accumbens의 dopamine체계에 의해 촉진된다. 반면 serotonin은 뇌교와 중뇌에서 분비되어 성기능을 억제한다.

처음 사랑에 빠지는 것은 nerve growth factor가, 그리고 한 사람에게만 홀딱 반하는 행동은 (강박증처럼) serotonin이 중개한다고 본다.

Androgen도 남성에서의 흥분, 발기, 그리고 사정에 부분적으로 관여한다. 특히 oxytocin은 오르가슴 때 분비되며 쾌락행동을 재강화한다.

남녀 차이: 대체로 남자에서 여자보다 생물학적 성욕이나 성충동이 강하다. 그러나 성행동에 대한 동기는 여자에서 더 많고 다양하다. 여자들은 흔히 성을 관계 맺음에 사용한다(짝으로서의 관계, 상대가 외도하지 않게, 상대를 기쁘게 하기 위해 등). 성적 환상은 남녀 모두에게 다 있으나, 남자는 시각적 자극(누드)에 더 강하게 반응하고, 여자는 낭만적 이야기(남자의 여자에 대한 책임이나 헌신 등)에 더 강하게 반응한다. 남자에 비해 여자는 주관적 흥분과 신체적 반응(lubrication 등)이 일치하지 않는 편이다.

인간의 성반응human sexual response

사회적 터부 내지 검열 또는 과학기술의 부족 때문에 오랫동안 인간 성에 대한 과학적 연구가 이루어지지 못하였다. 심리적 및 신체적 성적 자극은 흥분arousal을 야기하는데, 흥분이 고조되면 감정적 및 생리적 긴장tension이 초래된다. 이 긴장은 신체적 반응으로 release되고, 이때 주관적 최고조의 기분을 지각하는데 이것이 오르가슴이다. 정신적 자극이 생물학적 성기능의 단계들을 활성화하고 그 결과 다시 정신적 만족을 얻는다. 성기능은 나이, 이전 성경험, 파트너가 있는가, 종교, 인종, 문화 등에 따른 기대에 따라 사람들 간에 다양하다. 이때 성에 대한 평소의 태도, 파트너에 대한 태도 등이 성반응에 영향을 미친다.

이 분야의 본격적인 과학적 연구는 1960년대에 William Masters와 Virginia Johnson이 시작하였는데, 그들은 인간의 성반응을 직접 관찰·기록함으로써 인간의 성생리에 대한 이해의 폭을 넓혔다. 그들은 성반응 주기를 흥분기excitement phase, 고조기plateau phase, 절정기orgasmic phase, 해소기resolution phase의 4단계로 구분하고, 각 단계의 특징적인 생리적 반응을 과학적으로 기술하였다. 이러한 과정에 관련된 신경생리학도 많이 규명되고 있다. 이 이론은 오늘날 정상적인 성기능과 병적 성기능 간의 차이를 이해하는 주된 근거가 되고 있다. DSM-Ⅳ에서는 Masters와 Johnson의 흥분기와 고조기를 합해 흥분기로 하고 1단계에 욕구기를 두었다.

① **욕구기**desire(appetitive) phase: 이는 성행위에 대한 성적 공상이나 성적으로 친밀하고자 하는 욕구가 나타날 때이다. 수 분에서 수 시간 지속된다. 이는 이후 단계의 특징인 생리적(신체

적) 변화와는 구분된다.

② **흥분기**excitement phase: 키스나 애무행위 같은 신체적 자극이나 성에 관한 공상 등의 심리적 자극에 의해 10~30초에 주관적인 쾌락감과 더불어 생리적 변화가 동반된다. (남자는 상대적으로 시각적 자극과 공상에 의해 잘 자극되고, 여성은 신체적 접촉에 의해 많이 자극된다고 한다.) 즉 전희의 성적 흥분arousal이 이에 해당된다. 대체로 몇 분에서 길면 몇 시간 동안 지속된다.

남성에서는 음경이 부풀거나tumescence 발기erection되고 고환이 커지고 음낭이 위로 상승한다. 음경발기 현상은 음경해면체와 동맥의 평활근이 이완되면서 음경 내로 혈액이 충만되어 음경이 팽창되면서 발기강 내의 압력이 올라가 강직도를 얻게 되는 현상이다. 즉 평상시에는 대표적인 평활근smooth muscle을 수축시키기 위한 신경전달물질인 norepinephrine에 의해 해면체corpora cavernosa 평활근의 수축이 유지되고 있다가, 성적 자극에 의해 해면체 소공lacunar space의 내막에서 nitric oxide (NO)가 분비되고 이는 guanylate cyclase를 활성화하여 cGMP 생산이 증가하여 해면체의 평활근을 이완시켜 동맥이 확장되어 혈액이 발기강 내로 들어와 소공을 채우게 되며, 이렇게 늘어난 소공들 사이에 정맥계가 눌러서 막히게 되면 혈액이 발기강 내에 충만케 되어 비로소 발기가 된다.

여자에서는 외성기에서의 울혈로 외부성기인 소음순과 대음순이 팽창되고 혈관의 색깔이 짙어진다. 질 입구가 확장되고 질의 길이도 평소보다 30~40% 이상 길어진다. 질 윤활유가 분비된다(vaginal lubrication). 자궁이 상승하고 평상시엔 식별이 어려운 음핵clitoris은 2~3배로 커지고 단단해진다.

남녀 모두에서 유두는 색깔이 짙게 변하고 발기한다. 또한 팔, 다리, 복부 부위의 근육이 긴장되고 맥박, 혈압, 호흡이 증가하기 시작한다.

음경발기 현상이나 여성 질에서의 변화는 외부 성기 자극에 의한 반사 발기와 대뇌로부터 자극이 전달되는 심인성 발기로 나눌 수 있으며 교감 및 부교감 신경이 함께 작용한다. 이렇게 신경, 혈관계, 내분비계 및 심리적인 요인 등이 함께 조화를 이루어야 정상적인 발기가 작동케 되는 것이다. 따라서 이들 중 어느 하나라도 고장이 생기면 발기부전증이 나타난다.

효과적인 성적 자극이 지속되면 고조기plateau phase에 들어선다. 고조기의 시간은 보통 30초에서 몇 분이다. 남녀 모두에서 흥분기보다도 맥박, 호흡, 혈압이 더욱 증가한다. 전신적인 변화로 복부, 흉부, 목 주위에 홍역발진과 비슷한 성홍조sex flush가 보인다. 이 시기는 성적 자극에 의해 국소울혈 현상이 최고조에 달하는 시기로 남성의 경우 음경이 최대로 발기되고, 고환도 평소 크기보다 50% 정도 증가한다. 이때에 쿠퍼선Couper's gland에서 2~3방울의 투명한 분비물이 요도를 통해 배설된다. 이 분비물은 요도를 미끈미끈하게 해주고 정자에 해로운 요도의 산성화를 중화시킴으로써 절정기에 사정된 정액의 정자를 보호하는 기능이 있다. 정자가 포함된 저장낭의 분비물이 수정관vas deferens을 통해 후요도구에 모이게 될 때 사정 직전의 급

박한 느낌에 도달한다.

여성에서 고조기에 들어서면 질이 더욱 확장되고, 자궁의 크기뿐만 아니라 상승이 더욱 촉진된다. 유방도 25% 더욱 커진다. 질벽의 극심한 충혈로 질입구 1/3 부위가 확장되고 조여지는 현상orgasmic platform을 보인다. 이는 남성의 음경을 조이는 효과를 보여 남성의 성적 흥분을 더욱 자극시키는데, 여성 역시 성적 자극을 더욱 받기 위한 능동적인 변화이기도 하다. 소음순과 질벽의 색깔은 더욱 짙은 붉은색으로 변한다. 고조기의 말기에 대부분의 여성의 음핵이 위로 당겨지기 때문에 식별이 어렵고 이때의 자극은 불편감을 줄 수 있다. 바톨린선Bartholin gland도 이 시기에 약간의 분비물을 내지만 질윤활액의 주요소는 아니다.

③ 절정기orgasmic phase: 절정기에는 회음부 근육과 골반 내 기관들의 수축이 일어나 리드미컬하게 반복하면서 긴장을 해방한다. 이때 교감신경계와 pudendal nerve의 기능에 따라 사정이 일어난다. 남성에서는 0.8초 주기로 수축이 발생하는데, 이때 요도, 전립선, 정관, 정낭 등의 내부 성기관이 4~5회 주기적인 수축현상을 보인다. 남성의 오르가슴은 후부요도구에 분비물이 모이는 'emission phase'와 요도를 통해 정액이 체외로 배출되는 'ejaculatory phase'로 나뉜다. 이때 남성은 사정을 참을 수 없는 주관적 느낌에 이어 정액이 분출되면서 강렬한 쾌감을 느낀다.

여성에서는 오르가슴의 강도에 따라 질 아래쪽 1/3 부분이 0.8초 주기로 3~15회 불수의적 경련을 보이고, 자궁은 지속적 수축을 보인다.

동시에 전신근육의 수축반응을 보일 뿐만 아니라(얼굴 찡그림과 팔다리의 연축으로 나타남) 맥박(분당 160회까지), 호흡, 혈압(20~40mmHg 상승)이 고조기에 비해 더욱 증가된다. 이 단계는 3~25초간 지속되는데 이때 약간 의식이 흐려질 수 있다.

④ 해소기resolution phase: 성반응 주기의 마지막 단계로 15~40분에 걸쳐 역으로 고조기, 흥분기를 통해 신체가 성적 자극이 없던 원상태로 돌아가는 시기이다. 이때의 특징적인 변화는 절정감 이후의 주관적인 만족감과 웰빙의 느낌과 근육의 이완이다. 이 기간 동안 전술한 혈류량, 근육긴장도, 성충동 등이 점차 완화되는데, 일반적으로 정신적 충동이 먼저 완화된다. 남녀의 약 1/3은 발한현상을 보이며 남성들은 졸음을 쉽게 느낀다. 만일 원했던 성적 절정감을 성취하지 못하였을 경우 해소기는 2~6시간이 걸리며, 고환과 전립선의 불편감, 정서적 불안정을 보인다.

여성의 경우는 성적 자극이 다시 주어지면 절정감을 재경험할 수 있다. 그러나 남성은 몇 분에서 몇 시간의 불응기refractory period가 있어서 이 시기에 효과적인 성적 자극을 받아도 절정기로 다시 발전되지 않는다. Masters와 Johnson의 조사에 의하면 기혼여성 중 17%가 반복 절정감을 경험한 적이 있다고 한다. 남성의 불응기는 성욕이 왕성한 10대 후반에서는 단기간일 수도 있지만 60~70대에서는 며칠이 걸린다.

3. 주요 개념

인간 섹슈얼리티human sexuality

성의 해부학과 생리학, 성에 관련된 대인관계와 문화, life cycle에서의 성적 경험, 남자 또는 여자로서의 지각, 성에 대한 개인적인 생각이나 환상fantasy, 성행위 등을 포괄하는 개념이다. Sexuality는 인격personality과 밀접한 관련이 있다. 보통의 경우 sexuality에는 다른 사람에 대한 성적 끌림attraction과 그에 이어지는 열정passion, 친밀intimacy, 그리고 행복이 포함된다.

성욕: 남자는 10대 후반(17~19세)에, 여자는 30대 이후에 가장 강력한 성적 욕구를 갖는다고 한다. 그러나 남녀 모두 70세 이후에도 성욕은 물론 오르가슴을 느낄 수 있다.

정상적 성행위normal sexual behavior: 규정하기가 어렵다. 그러나 비정상적 성은 정의하기가 쉽다. 즉 자신이나 타인에게 해를 끼칠 때이다. 대체로 성행동이 상대방partner에게 향하지 않고, 성기자극을 포함하지 않고, 신체의 다른 부위에 집착하며, 죄악감이나 불안과 연관되며, 강박적일 때 비정상적이다.

애무, 전희 및 체위: 실제적 성교 없이, 성적 긴장을 해소할 목적으로 또는 전희의 목적으로 애무를 하는 것은 자연스런 현상이다. 전희는 원만한 성생활을 즐기는 데 매우 중요한 것으로, 정신적이든 신체적이든 일단의 자극을 통해 일어나며, 남녀 상호 간의 친밀도에 따라 방법은 다양해질 수 있다. 체위 역시 어떤 것이 정상적인지, 어떤 것이 보다 훌륭한 것인지를 구별할 수는 없다.

성적 환상sexual fantasy: 성적 환상은 남녀 공통으로 있으나, 환상을 일으키는 자극은 남녀에 따라 다르다. 남자는 흔히 시각적 자극(누드 등)에 잘 반응하여 흔히 욕정에 따라 움직이거나 육체적 만족에만 관심을 갖는 사람으로 묘사된다. 반면 여자는 일생 동안 여주인공에 헌신하는 정열을 가진 영웅, 친절하고 감정을 감추지 않는 영웅의 이야기에 잘 반응한다고 한다.

정신성psychosexual

이는 성과 관련된 인격의 기능과 발달을 서술할 때 사용된다. 정신성적 요소에는 성정체성, 젠더정체성, 성지남, 성행동 등이 포함되며, 이들은 인격의 성장발달과 성기능과 관련된다. 정신성적 요소들은 성교 같은 신체적 성보다 더 큰 범위를 가진다.

한 개인의 정신성 발달psychosexual development은 신생아기 때부터 성장하면서 유전, 부모관계, 가족관계, 학교, 사회, 문화, 윤리, 종교 등 광범위한 요인으로부터 영향을 받는다. 남자아이, 여자아이는 부모자식관계, 형제자매관계 및 또래관계 등 자기도 모르게 주위로부터 오는 신호의 영향에 따라 남자로서 또는 여자로서 성장한다. 부모가 자식의 성에 대해 의식하는 바가 자식의 정신성적 발달에 영향을 미친다. 예를 들어 아버지가 아들과 딸을 다루는 방법이 다르다.

성정체성sexual identity

이는 생물학적 성sex(염색체, 외성기, 내성기, 성호르몬, 이차 성징 등)의 특징에 따라, 출생 때 (대개 부모에 의해) 주어지는 성(sex assigned at birth)에 따라 자신이 남자male 또는 여자female임을 아는 것을 말한다.

젠더gender

젠더는 주어진 사회가 남성, 여성에 적절하다고 생각하는 역할, 행동, 활동, 속성 등을 말한다. 즉 남성성masculinity 또는 여성성femininity을 말한다. 생물학적 성은 문화 간에 차이가 없으나, 젠더는 문화에 따라 또는 개인에 따라 다를 수 있다(다양하다). 젠더개념은 사회구성적이며 생물학적 근거가 없다.

젠더역할gender role : 남성적 행동, 여성적 행동을 규정하는 사회문화적 개념이다.

젠더표현gender expression : 주어진 문화 내에서 개인이 의상, 대화방식, 흥미 등 젠더를 의사소통하기 위해 행동하는 방법을 말한다. 개인의 젠더표현은 사회가 부여한 젠더역할과 맞을 수도 있고 다를 수도 있고, 또한 자신의 젠더정체성과 일치할 수도 있고 불일치할 수도 있다.

젠더정체성gender identity : 개인이 속한 사회에서 보편적으로 인정되는 남성다움maleness, masculinity이나 여성다움femaleness, femininity, 또는 성적 역할 등에 대한 (다양한) 개념에 따라 자신의 정체성을 가지는 것이다. 과거 양육방법, 환경으로부터의 신호cue(부모, 형제, 친구, 교사, 이웃, 동료, 사회문화 등으로부터 전해지는), 외상, 좌절, 갈등 등의 경험에 의해 젠더정체성이 획득된다. 학습을 통해 남자는 남자답게 행동하고 여자는 여자답게 행동하여 세상이 그들을 남자 또는 여자로 여기게 된다. 대체적으로 3세까지 확립된다. 젠더는 남성 또는 여성에 대한 내적 sense이기 때문에 젠더정체성과 성정체성은 대개 일치한다. 생물학적 성과 다른 성정체성(또는 젠더정체성)을 가지는 경우를 성(젠더)정체성장애라 불렀는데, 지금은 통상 트랜스젠더transgender라 하고, 자신의 생물학적 성과 몸에 대해 불편을 느끼는 상태를 젠더불쾌증gender dysphoria이라 한다.

성적 지남sexual orientation

성적 끌림sexual attraction의 대상이, 또는 성행동sexual behavior의 대상이 이성인가, 동성인가, 또는 양쪽 다인가 하는 것이다. 이를 각각 이성애heterosexuality, 동성애homosexuality(gay/lesbian) 또는 양성애bisexuality로 구분한다. 이는 생물학적 성 정체성 내지 젠더정체성과는 다른 차원의 개념이다. 예를 들면 몸은 여자이지만 자신을 남자로 여기는 사람을 트랜스남자라 하는데, 이 사람이 남자와 성행위를 하면 자신의 입장에서는 동성애를 하는 것이지만, 다른 사람의 입장에서는 이성애를 하는 것이다. 최근 여러 새로운 개념이 등장하고 있는데, 무성애asexual는 아무에게도 성적 끌림이 없는 경우로, 성 욕구장애

desire disorder 때문일 수 있다. Polysexuality, pansexuality도 있다. 또한 성적 끌림이 트랜스젠더에게로 향하는 성지남, 트랜스젠더의 성지남, 젠더퀴어의 성지남 등 수십 가지 이상의 개념이 등장하고 있다.

건강한 성

건강하고 성숙한 성에는 사랑love과 친밀성intimacy이 전제된다. 공포와 갈등을 극복하고 사랑을 주고받을 수 있을 때 타인과 진실로 사랑의 관계 내지 친밀한 관계에 들어갈 수 있다. 성은 이러한 친밀한 관계에 대한 하나의 촉매이다. 성적 사랑은 자아의식을 확대하고 자기확신과 자신감을 경험하게 하고 극치감을 통해 분리감을 극복하게 해준다.

건강한 성은 연령, 건강상태, 결혼생활 환경, 적절한 자존심, 자기 자신을 성적 매력이 있는 사람으로 받아들일 수 있는 능력, 과거의 즐거운 성경험, 어울리는 배우자, 성관계 외에 다른 분야에서도 파트너와 좋은 관계를 유지하는지의 여부, 성행위 유형 등과 밀접한 관련이 있다.

Erikson에 의하면, 건강한 성은 사랑하고 믿는, 일, 생식procreation 및 여가recreation의 주기를 조절하는 데 상호 협력하는 이성 파트너와, 친밀감을 가지고, 자아상실의 공포 없이 성기결합(peno-vaginal intercourse)이 이루어지며, 충분한 성행위로서 상호 절정기mutual orgasm를 공유하며, 자식을 낳고 키워 만족스러운 성장이 되도록 하는 것이다. 건강한 성에서는 불안이나 죄의식 같은 부정적인 느낌이 없어야 하고 강박적이지 않아야 한다. 그러나 어떤 것이 정상적인 성인가 하는 것은 문화권이나 시대에 따라 다르다.

생식은 인간의 기본욕구 중 하나이지만, 인간에서는 성은 행동의 동기로서 반드시 생식으로만 연결되지는 않는다. 현대사회에서는 성적 쾌락도 중요시되고 있다.

그러나 인간의 성행동은 단순한 본능적 행동을 넘어 인격, 신체 및 정신 장애, 인간관계, 그리고 사회문화(법, 도덕, 철학, 종교 등)와 밀접한 관계에 있다. 인간의 경우 성은 전체 인격의 한 부분이다. 인간의 성적 발달은 신체적 발달, 정신성적 발달 및 사회문화적 환경(성적 학습)의 영향에 따라 인격발달과 함께 이루어진다. 그래서 정신성적 발달이 곧 인격발달personality development이 되는 것이다. 개인의 인격 특성은 성행동에 반영되고, 또한 성장애는 인격의 기능장애와 관련된다. 인간의 성은 생물정신사회적 모델에 따르며, 기계적인 생물학적 성과 다르다. 인간에서 성충동은 신체적 자극뿐 아니라 정신적 자극에 의하기도 한다. 배고프면 먹고 포만이 되면 먹기를 중단하는 식 사행동과 다르다.

인간의 성행동은 개인이 속한 사회적·종족적·문화적 환경에

의해 통제되고 동기화된다. 문명화된 사회는 인간의 성이 일정 범위 내에서 자제되기를 요구하며, 소아는 경험에 의해 이를 학습한다. 그리하여 인간의 사랑, 구혼(구애 행동), 결혼, 그리고 성행동은 가족을 구성하는 요건이 된다. 안전한 성을 위해, 특히 성적으로 전파되는 질병이 어린이 출산과 출생을 방해하지 않도록 하기 위해, 부모 양친의 사랑과 책무성commitment이 필요하다. 태어난 어린이는 성장하는 동안 아버지와 어머니 각각의 고유한 방식의 사랑과 돌봄과 교육을 필요로 한다. 때문에 부모가 가족을 이루어 장기적으로 협력하면서 미숙한 어린이를 양육해야 한다. 어린아이 시절 부모와의 관계가 결핍되거나 불행하였다면, 성인이 되었을 때 어린 시절 만족되지 못한 또는 상처받은 욕구는, 소아기적 또는 신경증적 욕구로 나타난다. 그런 욕구에 따라 사랑의 관계를 맺는 경우, 이런 사랑의 관계는 불안정하며, 성기능도 장애된다.

성 관련 장애

의학, 특히 정신의학에서 연구하고 치료하는 성 관련 장애에는 성기능장애, 성(젠더)정체성 문제, 성지남 문제, 성도착증 등이 있다.

II. 성기능장애

1. 개념

성기능장애sexual dysfunction란 성적 흥미, 성적 흥분, 성기능 등에서의 장애이다. 정상적인 성생리의 반응이 억제되며, 심한 경우엔 전혀 성행위를 갖지 못하게도 된다. DSM-5-TR에서는 이를 쾌락과 욕구에서의 주관적 장애와 객관적 수행에서의 장애로 정의한다. ICD-10에서는 본인이 원하는 성적 관계에 참여할 수 있는 능력의 장애로 정의한다. 여러 임상유형이 있다. 일반적으로 Masters 및 Johnson의 4단계 human sexual response 이론에 따라 분류하고 설명한다.

역학

실제로 성기능장애는 의외로 흔하다. 미국의 경우 남성의 31%, 여성의 43%에서 발견되고, 전 세계적으로 각각 18~41%, 26~43% 발견된다. (DSM-5-TR의 보다 엄격한 진단기준에 의하면 이보다 낮을 것으로 추정된다.)

Laumann 등(2005)의 조사에 의하면, 북미지역 중년 이후 40~80세 사이에서 남성 조루증은 27%, 발기장애는 21%, 성욕감퇴는 18%, 절정감 부족은 15%에 달하며, 여성에서는 성욕감퇴는 33%, 윤활장애는 27%, 절정감 부족은 25%, 성교통은 14%라 한다.

향후 수명 연장, 증가되는 정신사회적 스트레스, 당뇨병, 심장장애 등 신체질환과 우울증 등 정신장애, 그리고 약물/물질 사용의 증가 등으로 인해 성기능장애는 증가할 것으로 예상된다.

우리나라는 아직 신뢰할 만한 역학조사 결과가 없다.

원인

원인은 크게 세 가지 측면으로 나눌 수 있는데, ① 정신적 원인(직접적 원인, 정신적 내적 갈등 또는 상호관계의 문제), ② 신체적 원인(의학적 원인, 질병, 약물, 남용물질 등), ③ 복합적 원인 등이다.

정신적 원인이란 성과 성생리에 대한 무지, 혐오 및 기피, 서로의 의사소통이 실패하였을 때, 파트너에 대한 분노, 증오, 죄의식 등 부정적 감정상태 등이다. 성행위 시의 환경 역시 중요한 직접적 요인이다. 내적 갈등은 무의식적인 소아기의 경험과 성적 갈등의 요인이 되었던 오이디푸스 콤플렉스oedipus complex와 관련이 크다(단순히 말하면 과거 어릴 때 아버지와의 관계 및 어머니와의 관계에 문제가 있었다는 의미이다). 또한 여기에 문화와 종교의 영향이 크게 관여된다. 또한 현재 상대방과의 상호관계에 있어 거부, 증오, 무관심, 결혼생활의 불화 등 대화와 감정교류의 결핍도 성기능장애의 중요한 원인이 된다. 그리고 성행위 시 성공적 수행에 대한 불안performance anxiety 때문에 조건화conditioning와 재강화reinforcement의 기전이 바람직하지 않게 작용될 때도 기능장애가 온다. 즉, 장기간 금욕하였을 때도 성기능장애가 올 수 있다.

신체적 원인에는 영양장애, 신체질병, 내분비(호르몬)장애, 그리고 성기능의 신경생리학에 영향을 미치는 약물이나 남용물질(예: 술) 등의 영향 등이다. 특히 향정신성 약물이 문제인데, 항우울제가 남자에서 사정 지연이나 실패를, 여자에서 성욕감퇴와 오르가슴장애 등을 야기한다. SSRI를 복용하는 사람들의 약 65%가 성기능장애를 호소한다. 유방절제술 같은 신체상을 변형시키는 수술 후 성욕이 감퇴될 수 있다.

이런 신체적 및 정신적 원인들은 조합되어 영향을 미칠 수 있는바, 예를 들면 우울증 때 성욕감퇴는 항우울제 복용으로 더 악화될 수 있다.

진단 시 나이를 꼭 고려해야 한다. 나이 들면 성욕이 줄어들며, 사정장애가 발생한다.

진단

한 사람에서 아래 임상양상에서 기술될 여러 종류의 성기능장애가 겹쳐 나타날 수 있는데, 이때는 모두 진단한다. 성기능장애가 다른 정신장애의 한 증상으로 나타나고 있을 때는 그 정신장애만 진단한다.

성 개인사sex history가 진단과 치료에 중요하다. 면담 시 또는 치료 시 수치심이나 당황스러움이 생기지 않는 방식으로 진행해야 한다. 의사는 환자의 사적인 성생활에 대해 질문하기를 미안해할 이유가 없다. 환자들은 의외로 질문에 솔직하게 답한다.

원인과 치료와 관련하여 성기능장애 진단 시 고려할 사항은 다음과 같다: 파트너 요인(파트너의 성적 문제, 파트너의 건강상태), 관계요인(의사소통장애, 감정장애, 성에 대한 욕구의 불균형), 개인적 취약성 요인(성격, 자아에 대한 감각, 젠더 인식, 성지남, 과거 성장 시의 경험, 빈약한 신체상, 성적 내지 감정적 학대, 우울, 불안 등 정신장애 공존, 의학적 질병상태, 직장상실, 애도*bereavement* 중 등 스트레스 공존), 문화적 및 종교적 요인(생활환경, 사회문화, 성과 성적 쾌락에 대한 금욕과 관련된 정신적 억제, 죄의식, 성에 대한 태도) 등. 사용 중인 약물이나 남용물질 문제와 의학적 상태(예: pelvic nerve damage)도 확인해야 한다. 이들 중 하나 이상의 장애가 성기능장애를 일으킨다. 특히 성적 수행에 대한 불안은 성기능장애를 악화, 고착시킬 수 있다.

검사: 기질적 원인에 의한 발기부전과 기능적 원인에 의한 발기부전을 구별하기 위해서 꿈수면 시의 야간음경종창*nocturnal penile tumescence* 측정(수면 시 음경발기), 음경혈량계*penile plethysmograph*나 초음파유량계*doppler*로 음경혈압 측정(내음부동맥*internal pudendal artery*의 혈류량 측정), 음부신경의 잠재시간*latency time* 측정 등을 한다.

그 밖에 일반적인 신체건강을 검사한다. 예를 들어 당뇨병검사, 혈장호르몬분석, 간기능검사, 갑상선기능검사, prolactin과 FSH 측정, 방광내압측정*cystometric examination* 등을 시행한다. 침습성 진단검사*invasive diagnostic test*로는 음경동맥조영술*penile arteriography*, 주입공동검사조영술*infusion cavernosography*, radioactive xenon penography 등이 있다.

혈중 testosterone 농도 측정도 hypogonadism 진단에 도움이 될 수 있다.

DSM-5-TR 진단기준

모든 유형에서 공통적으로 장애들이 최소한 6개월인 경우에 진단된다는 것과 그런 장애가 개인에게 임상적으로 유의한 고통을 야기하며, 장애가 비성적인 정신장애나 심각한 관계적 고통이나 심한 스트레스 요인으로 더 잘 설명되지 않으며, 물질/약물이나 다른 의학적 상태 때문이 아니라는 기준을 두고 있다.

또한 특정형으로 평생형*life long type*과 획득형*acquired type*, 전반형*generalized type*과 상황형*situational type*, 그리고 현재 심각도에 있어, 경도, 중등고, 고도 등을 두고 있다. (예외: 물질/약물 유도성 성기능장애)

ICD-10 및 한국 표준 질병 사인 분류
F52. 기질성 장애나 질병에 의하지 않은 성기능장애

환자가 원하는 성관계에 도달할 수 없는 다양한 상황을 말한다. 성 반응은 정신 신체적 과정이며 성기능 이상에는 심리학적·신체적 경로가 다 포함될 수 있다.

경과

발병은 대개 성인 초기이며 경과는 매우 다양하다. 성기능장애는 임상유형에 따라 일시적 경과를 취하기도 하고 또는 계속 반복적인 장애로 나타나기도 한다. 일반적으로 성기능장애는 발생시기에 따라 평생형*lifelong type*과 획득형*acquired type*으로, 또는 내용에 따라 전반형*generalized type*과 상황형*situational type*으로 구분할 수 있다. 전반형은 상황이나 자극의 종류나 파트너와는 상관없이 나타나는 경우이다.

성기능장애는 직업적인 기능에는 큰 영향을 주지 않지만, 결혼생활과 성교 상대자와의 관계를 악화시키고 심한 경우엔 이혼의 원인이 될 수 있다. 또한 흔히 우울, 불안, 죄의식, 강박감, 좌절감, 창피감 등의 정신병리 증상을 동반한다.

2. 지연사정*delayed ejaculation*

남성 절정감장애*male orgasmic disorder*(또는 retarded ejaculation, inhibited male orgasm)와 같은 장애이다. 적절한 자극으로 성적 흥분 상태에 도달해도, 즉 성반응주기 중 흥분기나 고조기에는 잘 도달해도, 절정기로는 진입하지 못하는 경우이다. 그러나 얼마나 지연되어야 진단되는가에 대한 기준은 없다. 파트너와의 섹스 때 지치거나 불편감을 느끼게 되고 끝내 실패가 문제가 된다. 자기 탓을 하고 죄의식을 가지거나 자신의 매력 없음에 대해 스스로를 비난하기 쉽다. 상대방 탓을 하기도 한다. 그래서 파트너와의 섹스를 꺼린다. 그러나 자위 때는 사정한다.

유병률은 일반 인구 중 약 1% 이하로 낮은 편이나 환자의 고통은 매우 심각하다.

일생 동안의 남성 절정감장애가 있다면 이는 심각한 정신병리를 의미한다. 엄격하고 청교도적인 집안환경, 성과 성기에 대한 죄책감, 의식적이거나 무의식적인 근친상간의 욕구와 죄책감 등이 정신적·원인적으로 관련된다. 이런 사람들은 성적 관계 외의 다른 면에서도 인간관계를 맺기 어렵다. 이러한 상황은 주의력결핍장애가 있는 경우 더욱 악화된다.

후천성*acquired* 남성 절정감장애는 대인관계에 장애가 있을 때 나타난다. 원인은 임신에 대한 양가감정, 상대방에 대해 성적 매력을 못 느낄 때, 상대가 성적 행위에 대해 과도한 주문을 하는 경우, 여성에 대해 숨은 적개심이 있는 경우 등이다. 강박장애를 가진 사람에 많다. 드물게는 전립선적출술, 파킨슨증후군, 척수신경계통의 병변이나 향정신성 약물(특히 SSRI)에 의해 발생할 수가 있다(mirtazepine, nefazodone, duloxetine 등은 이러한 부작용이 적다). 나이(50세 이상)도 관련된다.

감별진단: Retrograde ejaculation이라는 현상이 있는데, 이는 사정을 하지만 정액이 뒤로 가서 방광으로 사출되는 현상이

다. 원인은 척수의 lumbosacral section에서의 장애, 전립선수술, 약물의 영향 등이다. 약물로는 중추신경계에 작용하는 고혈압 약물(guanethidine, alpha-methyldopa 등), 삼환계 항우울제(amitriptiline 등), 항정신병 약물(특히 chlorpromazine, thioridazine 등) 등이 원인이다.

DSM-5-TR

F52.32 지연사정 Delayed Ejaculation
파트너와의 성행위의 거의 대부분의 경우(75~100%)에서 사정이 지연되거나 매우 드물거나 아예 결여된 상태이다. (기타 기준은 다른 성기능장애와 공통적이다.)
특정형으로 **평생형** 및 **획득형**
특정형으로 **전반형** 및 **상황형**
심각도에 따른 특정형으로 **경도, 중등도, 고도**

ICD-10 및 한국 표준 질병 사인 분류

F52.3 성극치감기능이상 Orgasmic dysfunction

3. 발기장애erectile disorder

이는 남성의 대표적인 성기능장애로 파트너와의 섹스 때 문제가 된다. 흔히 과거에 음위impotence 또는 성교불능증으로 불리었던 질환이다. 발기부전증은 흥분기장애이다. 즉 성적 흥분이 지속적이고 반복적으로 장애를 받아 발기력이 약하거나 유지가 되지 않아 끝내 성행위를 성공적으로 끝내지 못한다. 따라서 실패가능성 때문에 더 이상의 성적 만남을 기피하려 한다. 원인적으로 이 장애는 masculine fear(남성적이어야 함에 대한 두려움), 자존심, 자기 신뢰 등과 관련된다.

임상적으로 성적 자극에 의해 전혀 발기가 되지 않는 경우는 드물다. 대부분의 경우 부분 발기장애로, 일단 발기가 되더라도 질 삽입을 시도하기 전에 이완되어 버리거나 또는 삽입이 되더라도 곧 이완된다. 발기부전증은 환자나 성교 대상자에게 심각한 정신적 갈등을 유발한다.

한 번도 성공적인 성행위를 완수한 경험이 없는 경우를 원발성primary 장애라 한다. 과거엔 발기에 문제가 없었는데 어느 시점부터 발기부전이 나타나는 경우를 이차성 발기부전secondary erectile dysfunction이라 한다. 대개 당뇨병, 심혈관 장애 등 신체질병 때문이다. 대체로 이차성 발기부전이 모든 성인 남성의 10~20%에서 보고되며 원발성은 약 1%로 매우 드물다. 나이가 들면서 빈도가 증가한다.

성기능장애로 치료받는 남성의 50%가 발기부전 때문이다.

이 질환의 원인은 기질성organic 원인 또는 복합적 원인도 있으나 대부분 심인성으로 보고 있다. 즉 징벌적으로 과도한 초자

아, 신뢰감 부족, 부적절감, 원하는 대상이 아니라는 느낌, 기타 공포, 불안, 긴장, 분노 등이 원인이다. 전술한 원인들 중에서 특히 H. S. Kaplan은 성행위에 대한 예기불안과 제대로 잘할 수 있을까 하는 강박적인 수행불안performance anxiety이 가장 중요한 정신적 원인이라고 설명하고 있다. 한 번 실패는 다음 실패에 대한 불안을 가중시킨다. 병력상 자연발기, 아침에 발기, 자위 시의 발기 등이 있으면서도 실제 성행위 시 발기부전이 있으면 이는 심인성(기능성, 비기질성) 장애이다.

기질성 원인은 유전적 질환, 감염, 당뇨병, 영양장애, 알코올이나 약물 남용, 음경혈관계 장애, 뇌종양, 파킨슨병, 다발성 경화증 같은 신경계 장애, 비뇨기계 장애, 척수손상, testosterone 및 prolactin 호르몬 부족 등이다. 이런 신체적 원인이 발기장애의 75%를 차지한다는 보고가 있다.

장기간 금욕해도 성욕이 억제될 수 있다. 수술(유방절제술 같은)도 신체상body image을 왜곡시켜 욕망을 억제할 수 있다.

40세 이후가 되면 모든 남성이 발기부전에 대한 두려움을 갖는다.

DSM-5-TR

F52.21 발기장애 Erectile Disorder
성행위의 거의 대부분의 경우(75~100%)에서 성행위 도중 발기에 심한 어려움이 있거나, 성행위를 끝내기까지 발기를 유지하는 데 심한 어려움이 있거나, 발기강도가 심하게 약하다. (기타 기준은 다른 성기능장애와 공통적이다.)
특정형으로 **평생형** 및 **획득형**
특정형으로 **전반형** 및 **상황형**
심각도에 따른 특정형으로 **경도, 중등도, 고도**

ICD-10 및 한국 표준 질병 사인 분류

F52.2 생식기반응의 부전 Failure of genital response

4. 여성 절정감장애female orgasmic disorder

여성에서 모든 적절한 조건과 노력에도 불구하고 성적 흥분 상태에는 도달하나 그 뒤의 절정감orgasm이 반복적이고 지속적으로 결여되거나 지연되는 경우이다. 무오르가슴증anorgasmia 또는 억제된 여성오르가슴inhibited female orgasm이라고도 한다.

다수 여성이 음핵을 자극함으로써 오르가슴을 느낀다고 하나, 어떤 이들은 음경-질 성교로 오르가슴을 느낀다고 한다. 오르가슴의 빈도는 나이에 따라 증가하는데, 35세 이상의 여성이 오르가슴을 느끼는 가능성이 증가하는 것은 정신적 억압을 덜 느끼며 성경험이 증가하기 때문이다.

모든 원인에서 오는 여성 절정감장애의 전체유병률은 30%로 추정되고 있다. 후천성 여성 절정감장애는 임상에서 아주 흔히 볼 수 있으며 다른 성기능장애의 4배이다.

정신적 원인으로는 임신에 대한 공포, 성적 배우자에게 거부당할까 하는 두려움, 성기에 상처를 입는 데 대한 두려움, 남성에 대한 적개심, 성충동에 대한 죄책감, 결혼생활에서의 갈등 등이 있다. 어떤 경우에는 오르가슴을 자기조절 능력의 상실 또는 공격적이며 파괴적이고 광포한 충동과 동일시하여, 이러한 충동에 대한 공포가 흥분이나 오르가슴을 억제하기도 한다. 문화나 종교적 제약도 원인일 수 있다. 여성의 오르가슴 경험에는 여러 조건이 고려되어야 한다. 즉 개인의 성적 욕구, 상대자의 성적 기교나 성행위 시의 분위기 등이 영향을 미친다. 그러므로 성행위 때마다 절정감을 느끼지 못한다고 해서 반드시 성기능장애로 볼 수 없다. 절정기장애 시 하복부 통증이나 가려움, 질 분비물의 증가, 긴장, 좌불안석, 피로감 증가 등의 증상이 동반되는 경우가 흔하다.

약물이나 의학적 상태도 중요원인인 수가 많다. 예를 들어 다발성 경화증, 척수손상, 골반신경*pelvic nerve*의 손상, 여성기 위축*vulvo-vaginal atrophy*, 폐경, 항우울제 SSRI 복용 등이다.

진단에 있어 여성에 따라 오르가슴에 대한 지각이 다양하므로 병적이라 진단하기가 단순하지 않다. 어떤 여성은 아예 성적 흥미나 흥분이 없어 오르가슴을 못 느낄 수도 있다. 불충분한 자극으로 인해 오르가슴을 느끼지 못한다고 하면 이 진단을 내리지 않는다.

특정형으로, 평생형은 어떠한 자극으로도 한 번도 오르가슴을 느껴 보지 못한 상태를 말한다. 후천성 여성 절정감장애는 적어도 한 번은 어떤 형태의 자극을 통해서라도 오르가슴을 경험한 경우를 말한다. 그 외 전반형과 상황형, 한 번도 오르가슴을 경험하지 못한 경우 등을 특정형으로 두고 있다.

DSM-5-TR

F52.31 여성 절정감장애*Female Orgasmic Disorder*
성행위의 거의 대부분의 경우(75~100%)에서 절정감이 심하게 지연되거나, 심하게 드물거나 또는 전혀 없거나, 절정감의 느낌의 강도가 심하게 약화된 상태이다. (기타 기준은 다른 성기능장애와 공통적이다.)
특정형으로 **평생형** 및 **획득형**
특정형으로 **전반형** 및 **상황형**
심각도에 따른 특정형으로 **경도**, **중등도**, **고도**
  추가로 **"어떤 상황에서도 오르가슴을 경험하지 못했음"**의 특정형이 있다.

ICD-10 및 한국 표준 질병 사인 분류

F52.3 성극치감기능이상*Orgasmic dysfunction*

5. 여성 성적 흥미/흥분 장애

female sexual interest/arousal disorder

이는 여성에서 성적 흥분을 유지하지 못하는 장애이다. 성행위에 대한 흥미가 없거나 감소되어 있고, 성적/에로틱한 사고나 상상이 없거나 감소되어 있고, 성행위의 시작을 안 하거나 드물게 하고, 전형적으로 파트너의 시도를 거부한다. 행위가 끝날 때까지 lubrication-swelling response를 완전히 지속하지 못하며 쾌감도 느끼지 못한다.

이 장애의 유병률은 일반적으로 과소평가되고 있는데, 흥분장애를 가진 여성은 절정감(오르가슴) 장애도 같이 동반되는 경우가 많기 때문이다. 한 연구는 비교적 행복한 결혼생활을 영위하는 부부에서도 33%의 여성이 흥분기를 유지하기 어렵다고 보고하고 있다.

이 장애를 가진 여성의 대부분에서 성교통이나 성욕장애가 동반된다. 섹스 파트너와의 관계가 나쁘며, 그래서 흔히 성교를 거부한다. 일시적 내지 상황적 원인으로 과로, 스트레스, 사생활이 없음, 가정 폭력 등을 고려해야 한다.

생리적 연구에 의하면 흥분장애를 가진 여성의 경우 testosterone, estrogen, prolactin, serotonin, dopamine, thyroxin의 변화가 관련된다. 항히스타민이나 항콜린성 성분을 가진 약물은 질의 윤활을 감소시킨다. 흥분장애를 가진 여성들은 신체의 생리적 각성에 덜 민감하며 성기감각이나 온기를 덜 경험한다.

진단 시 환자의 나이나 문화적 및 종교적 배경을 고려해야 한다.

DSM-5-TR

F52.22 여성 성적 흥미/흥분 장애
Female Sexual Interest/Arousal Disorder
성행위의 거의 대부분의 경우(75~100%)에서 성적 흥미나 흥분이 없거나 상당히 감소된 상태이다. (기타 기준은 다른 성기능장애와 공통적이다.)
특정형으로 **평생형** 및 **획득형**
특정형으로 **전반형** 및 **상황형**
심각도에 따른 특정형으로 **경도**, **중등도**, **고도**

ICD-10 및 한국 표준 질병 사인 분류

F52.2 생식기반응의 부전*Failure of genital response*

6. 성기-골반 통증/삽입 장애

genito-pelvic pain/penetration disorder

이는 성교 행위 시 통증, 불편, 근육 긴장 또는 통

증에 대한 공포가 있을 때이다. DSM-5-TR에서는 DSM-IV의 성교통*dyspareunia*과 질경련*vaginismus*을 하나의 범주로 묶었는데, 이는 실제 임상에서 구별하기 어려워서이다. 다른 성기능장애, 예를 들어 여성 성적 흥미/흥분 장애 등과 동반되는 수가 많다. 그러나 충분한 성적 욕망이 있으나 통증이 없는 또는 삽입이 아닌 방식의 성행위방식(구강성교)을 요구하는 수도 있다. 부부관계에 문제가 많거나, 스스로의 여성성에 대한 느낌이 결핍된 수가 관련 있다고도 한다. 다른 성기능장애와 복합되는 수가 많다.

성교통*dyspareunia*

이는 성행위 직전이나 도중 또는 직후에 다양한 통증을 반복적이고 지속적으로 느낀다. 질경련*vaginismus*과 관계있는 경우가 많다. 통증의 형태는 매우 다양하다. 통증을 느끼는 부위는 주로 내부 성기관이나 외부 성기이며, 간혹 하복부, 항문 등에서 느끼기도 한다. 이러한 통증의 예측은 더 이상의 행위를 거부하게 한다. 상대가 이 통증을 무시하고 성행위를 강행하면 사태는 더욱 악화된다. 탐폰을 삽입할 때 통증을 느끼거나 탐폰을 넣기가 불가능할 때 이 장애가 의심된다.

남성보다 여성에 더 많은 성기능장애이지만, 다른 기능장애에 비해 드물다. 모든 연령층에서 발병한다.

주로 정신적 원인에 의해서 나타나는데, 과거 고통스러운 성경험(성적 학대, 강간 등), 불안과 긴장, 상대자를 조종하려는 무의식적 동기나 거부감, 죄의식 등이 주된 정신적 요인이다. 통증을 일으키는 기질적 원인(endometriosis, vaginitis, cervicitis 등 골반질환)이 있거나 질경련이나 질윤활의 결핍으로 인한 경우는 진단에서 제외된다.

남성에서 성교동통이 일어나는 경우는 대부분 기질적 원인 때문인데, 예를 들어 헤르페스나 전립선염, 페니스에 경화성 판이 형성되어 페니스의 굴곡이 생기는 Peyronie병 같은 것이 있다.

질경련*vaginismus*

여성의 질 아래쪽 1/3 부분의 근육층에 반복적이고 지속적인 불수의성 경련이 일어나 성행위가 곤란한 경우이다. 근육경련이 심한 경우엔 음경의 삽입이 전혀 불가능하다. 성에 대한 죄책감이나 부정적 태도가 있을 때(예를 들어 성을 죄와 연관시키는 엄격한 종교적 양육), 상대에 대해 갈등이나 반항감이 있을 때, 고통스러운 첫 경험 또는 유년 시 성폭행을 경험한 여성에서 잘 나타난다. 원인은 의도와는 달리 무의식적으로 남근의 삽입을 거부하는 것이다. 이때 무의식적으로 남근을 하나의 무기로 보기도 한다.

교육 수준이 높은 상류계층의 히스테리적 여성에서 잘 발생하는 것으로 보고되고 있다. 여성 절정감장애보다 유병률이 낮다.

DSM-5-TR

F52.6 성기-골반 통증/삽입 장애

Genito-Pelvic Pain/Penetration Disorder

성교 중 질에의 삽입이 지속적으로 또는 빈번히 어렵거나, 질성교 또는 삽입시도를 할 때 심하게 성기나 골반에 통증이 있거나, 질삽입이 예상될 때 또는 도중에 또는 그 결과로 성기나 골반에 통증이 예상됨에 따라 심한 공포나 불안이 있을 때, 질삽입이 시도될 때 골반 하부 근육이 심하게 긴장하거나 조일 때 등의 증상 중 한 가지 이상의 증상이 있다. (기타 기준은 다른 성기능장애와 공통적이나, 전반형과 상황형의 특정형은 없다.)

특정형으로 **평생형** 및 **획득형**

심각도에 따른 특정형으로 **경도, 중등도, 고도**

ICD-10 및 한국 표준 질병 사인 분류

F52.5 비기질성 질경련*Nonorganic vaginismus*

F52.6 비기질성 성교통*Nonorganic dyspareunia*

7. 남성 성욕감퇴장애*male hypoactive sexual desire disorder*

성적 흥분장애*sexual arousal disorder*, 성욕장애*sexual desire disorders*라고도 한다. 남성 성욕감퇴장애는 욕구기의 장애로, 다른 조건들이 적절함에도 불구하고 지속적으로 성적 욕구가 없거나 부족한 경우이다. 성적 생각이나 공상도 거의 없다. 대개 불안, 죄책감, 공포 등의 정신적 요인이 원인이다. 발기장애나 사정장애를 동반하는 수가 많다. 섹스 파트너에게 성행위를 요청하는 수가 없으며, 요청받더라도 극히 드물게 응한다.

이 장애는 성클리닉에 오는 결혼한 남자들이 가장 많이 호소하는 증상이다.

그러나 이 장애는 남녀 모두에서 나타날 수 있다(여성의 경우 여성 성적 흥미/흥분 장애에 해당). 실제 성행위도 없고 성적 공상도 없다.

빈도는 16~44세 사이의 인구에서 약 1.8%이나, 나이에 따라 빈도는 증가한다. 환경이 원인인 수도 있지만, 의학적으로 내분비계 장애가 원인일 수 있다.

소위 욕구차이*desire discrepancy*로 인해 단순히 남성이 파트너보다 성적 욕구가 적다는 점만 가지고는 이 진단을 내리기에는 부족하다.

DSM-5-TR

F52.0 남성 성욕감퇴장애*Male Hypoactive Sexual Desire Disorder*

개인의 인생에서 나이, 일반적 또는 사회문화적 맥락을 고려하였을 때, 성적/에로틱한 생각이나 환상과 성행위에 대한 욕구가 지속적으로 또는 반복적으로 결핍되어 있다(또는 없다). (기타 기준은 다른 성기능장애와 공통적이다.)

특정형으로 **평생형** 및 **획득형**

특정형으로 **전반형** 및 **상황형**

심각도에 따른 특정형으로 **경도**, **중등도**, **고도**

ICD-10 및 한국 표준 질병 사인 분류

F52.0 성욕감퇴 또는 상실 Lack or loss of sexual desire

8. 조루증(조기 사정)premature (early) ejaculation

조루증도 역시 절정기의 장애로 질삽입 전이나 직후(1분 이내)에 자신의 의도와는 상관없이 사정되는 현상이 계속 반복적으로 나타나는 장애이다. 그래서 이들은 사정에 대한 통제력의 감소를 두려워하여 이후의 성적 만남을 피하려 한다. 대개 첫 성행위 때부터 나타나고, 평생 지속하는 수가 많다. 그러나 어떤 이들은 정상적 ejaculatory latency를 보이다가 조루증이 나타나기도 하는데, 이를 acquired premature (early) ejaculation이라 하며, 대개 40대 이후 나타난다.

조루증을 두 집단으로 나누기도 한다. 첫째는 신경잠재기간 nerve latency time이 짧기 때문에 생리적으로 절정에 빨리 도달하는 경우이고, 둘째는 정신적이거나 행동적 원인에 의한 경우이다.

정확한 역학적 자료가 없다. 성인 남성의 성기능장애 중 가장 흔한 유형이다. 17~70세 남자들의 20~30%에서 조루증을 호소한다. 성기능장애로 치료받는 남성의 35~40%에서 호소한다. 고학력자에 많고 젊은이들에게 많다. DSM-5-TR에서는 1분 내 사정이라는 기준을 두고 있는데, 이를 적용하면 유병률은 1~3%이다. 나이에 따라 증가한다. 정신적 원인적으로 수행불안(제대로 못해서 파트너에게 만족감을 주지 못할까 하는 걱정), 질에 대한 무의식적 공포, 문화적 영향, 상대방의 재촉, 당황스러운 상황에서의 성행위, 스트레스가 많은 결혼생활 등이 거론되고 있다.

생물학적 취약성, 예를 들어 교감신경계 자극sympathetic stimulation에 취약하거나 bulbocavernous reflex nerve latency가 짧은 경우, 약물부작용, 그리고 유전적 요인(dopamine transporter gene polymorphism, serotonin transporter gene polymorphism) 등이 관련된다는 연구가 있다.

현대 성의학에서는 성행위 시 1~2분 이내에 사정이 되든 또는 배우자가 절정감에 도달하기 전에 사정이 되든 상관없이 사정반사를 자신의 뜻으로 전혀 조절할 수 없는 것을 가장 중요한 조루증의 병적 증상으로 본다. 그러나 신체적 과로, 스트레스가 심한 상태, 알코올 또는 신경안정제를 복용하였을 경우, 성행위가 처음일 때, 성행위를 오랫동안 하지 않았던 경우 등에서

나타나는 일시적인 조루현상은 병적으로 보지 않는다.

진단에는 나이, 성적 배우자의 매력, 성행위의 빈도와 기간 등 흥분기의 기간에 영향을 주는 요인들을 고려해야 한다.

DSM-5-TR

F52.4 조루증(조기 사정) Premature (Early) Ejaculation

파트너와의 성행위 시 지속적으로 또는 빈번히, 질삽입 후 거의 1분 이내에 또는 본인이 원하기 전에, 사정한다. (기타 기준은 다른 성기능장애와 공통적이다.)

특정형으로 **평생형** 및 **획득형**

특정형으로 **전반형** 및 **상황형**

심각도에 따른 특정형으로 **경도**, **중등도**, **고도**

ICD-10 및 한국 표준 질병 사인 분류

F52.4 조루早漏 Premature ejaculation

9. 물질/약물 유도성 성기능장애
substance/medication-induced sexual dysfunction

DSM-5에서 새로이 포함된 장애로, 남용물질이나 약물에 의해 발생하는 임상적으로 의미 있는 정도의 성기능장애를 의미한다. 급성 중독이든 만성 남용이든, 물질들이나 약물들은 성욕을 감퇴시키거나 오르가슴을 방해하는 등 성기능을 방해한다.

남용물질

알코올, amphetamine 계통 약물, 코카인, 아편, 진정제, 최면제, 항불안제 등의 중독intoxication 시 또는 금단withdrawal 후 1개월 내에 심각한 정도의 성기능장애가 나타날 때 진단한다. 이러한 물질은 적은 양에서는 불안이나 성에 대한 억압을 감소시키거나 기분을 일시적으로 고양시켜 성행위를 증가시킨다. 그러나 지속적으로 사용하면 발기, 오르가슴, 사정능력을 감소시킨다. 진정제, 항불안제, 최면제, 특히 아편제opiates나 아편유사제opioids는 거의 언제나 성욕을 감퇴시킨다. 코카인과 amphetamine도 비슷한 효과를 일으킨다. 기전은 이 약물들이 serotonin, dopamine, prolactin 등에 영향을 미치고 기타 자율신경계에 영향을 주기 때문이다. 특히 알코올은 남성에서 testosterone을 감소시키나 여성에서는 testosterone 양을 약간 증가시킨다. 따라서 여성의 경우 적은 양의 알코올섭취 후 성욕이 증가한다. 그러나 계속 알코올을 섭취하면 간에서 estrogen 합성물을 대사시키는 능력이 감퇴한다. 따라서 남성의 경우 여성화 증상(고환 위축, 여성형 유방gynecomastia 등)이 나타날 수 있다.

항정신성 약물

항정신병 약물: 대부분의 제1세대 항정신병 약물들은 강력한 항콜린제로 사정을 방해한다. 즐거움은 느낄 수 있지만 오르가슴이 무미건조하게 느껴진다. 때때로 정액이 방광으로 역행하여 오르가슴 후 소변을 보면 정액으로 인해 소변이 우윳빛이다. 약물을 복용하는 환자의 50%에서 경험한다. Fluphenazine과 thioridazine은 발기부전을 야기한다.

항우울제: 삼환계 항우울제는 항콜린 효과로 발기부전과 사정지연을 일으킨다. 그러나 desipramine은 항콜린 효과가 거의 없으므로 성적 부작용도 거의 일으키지 않는다. Clomipramine은 일부에서 성욕을 증가시키는 것으로 보고되고 있다. 고전적 MAO 억제제는 대체로 발기부전과 사정장애를 야기한다.. MAOI는 발기, 사정지연이나 역행성 사정, 질건조, 절정지연 등을 일으킨다. Bupropion(wellbutrin)과 선택적 MAO type B 억제제인 deprenyl(selegiline)은 dopamine과 norepinephrine의 생산을 증가시킴으로써 성욕을 증가시킨다. Venlafaxine과 SSRI는 세로토닌을 증가시켜 주로 오르가슴장애와 사정장애를 일으킨다. 항세로토닌 효과를 가진 cyproheptadine과 아드레날린성 효과를 가진 methylphenidate(ritalin)를 사용하면 이러한 부작용을 감소시킬 수 있다. Trazodone은 α_2-adrenergic antagonism으로 인해 고통스러운 음경강직증priapism(지속발기)을 일으킬 수 있다. Nefazodone은 성기능장애를 야기하지 않는다고 한다.

우울증으로 인해 성욕이 감퇴하고 성기능장애가 일어날 수 있다. 그러나 일부 환자에서 항우울제 치료 후 성기능이 회복되었다는 보고가 있어, 항우울제의 성적 부작용을 평가하는 것은 어렵다. 또한 이러한 부작용은 시간이 지나면 biogenic amine이 균형을 이루므로 없어진다.

Lithium: 기분을 억제하여 hypersexuality를 감소시킨다. 일부에서는 발기장애가 보고되고 있다.

항불안제: Benzodiazepine은 성욕을 감퇴시킨다고 알려져 있으나 일부 환자에서는 인지, 기억, 운동조절에 관여하는 GABA 수용체에 작용하며 혈장 epinephrine 농도를 감소시켜 불안을 완화함으로써 불안으로 인해 일어나는 성기능장애를 회복시킨다고도 한다. Chlordiazepoxide가 사정장애를 일으킨다고도 한다.

기타

교감신경흥분제sympathomimetics는 norepinephrine과 dopamine 양을 증가시켜 처음에는 성욕이 증가하나 계속 사용하면 성욕감퇴와 발기부전이 일어난다. α-adrenergic 및 β-adrenalin성 수용체 길항제들은 발기부전, 사정량의 감소, 역행성 사정 등을 일으킨다. 사정을 지연시키거나 방해하는 약물(fluoxetine 같은)을 조루증을 치료하는 데 사용해 볼 수 있다. 항콜린성 약물(lenthrogone, amantadine)은 질점막을 건조하게 만든다. 고혈압 치료약물들은 대체로 발기부전을 야기하며 일부는 사정장애도 야기한다. Anabolic steriod과 항히스타민제도 성기능을 방해한다.

DSM-5-TR

물질/약물 유도성 성기능장애
Substance/Medication-Induced Sexual Dysfunction

임상적으로 유의한 성기능장애가 있고, 병력, 신체진찰, 임상검사상 성기능장애가 물질 중독이나 금단(1개월 이내), 또는 약물에의 노출 동안 또는 직후에 나타나며, 그런 물질이나 약물이 성기능장애를 만들어낼 수 있을 때 진단된다. 약물사용에 의한 장애는 사용을 중단하면 증상의 변화가 있다.

특정형: **중독 시 발생, 금단 시 발생, 약물복용 후 발생** 등
특정형: **경도, 중등도, 고도**

ICD-10 및 한국 표준 질병 사인 분류

F10–19의 F1x.1 해로운 사용, F1x.2 의존 증후군, F1x.9 기타 정신 및 행태 장애 등에 해당

10. 성혐오와 성적 쾌감 결핍

sexual aversion and lack of sexual enjoyment

ICD-10에만 있는 진단명이다. 이는 성적 대상과 성기의 접촉을 지속적으로, 반복적으로, 그리고 심한 정도로 혐오하거나 두려워하거나 피하고, 성적 파트너와 상호 자위만 하는 것이다. 일반 인구의 20%가 이를 경험하며, 여성에 많다.

원인은 대부분 정신적인 것으로 부부간의 미움과 갈등이 가장 흔한 문제이고, 그 밖에 만성우울증, 과거의 심한 성적 공포감, 장기간 적절한 상대를 만나지 못할 때, 수행불안performance anxiety(성행위를 제대로 해낼지에 대한 또는 파트너에게 성적 만족을 줄 수 있을지에 대한 불안), 동성애적 충동, 자신의 부적절한 신체 이미지 등이 원인이 되기도 한다.

Freud는 성적혐오 현상에 대해서 남근기의 억압과 해결되지 못한 오이디푸스 콤플렉스가 원인이라고 하였다. 즉 남근기에 고착되어 여성 성기를 두려워하며 질vagina에 접근하였다가는 질에 있는 이빨vagina dentata에 의해 거세되리라는 두려움 때문에 생긴다는 것이다.

향정신성 약물 또는 중추신경계 작용 약물 때문일 수도 있다.

진단을 내리기 위해서는 환자의 연령, 일반적인 건강상태, 스트레스를 평가해야 한다. 이 진단은 성욕감퇴가 환자에게 고통이 되기 전에 내려서는 안 된다. 진단함에 있어 성행위와 만족에 대한 욕구는 사람들마다, 그리고 같은 사람이라도 때에 따라 다를 수 있음을 알아야 한다.

ICD-10 및 한국 표준 질병 사인 분류

F52.1 성혐오와 성적 쾌감결핍

Sexual aversion and lack of sexual enjoyment

성관계에 대한 예상이 공포나 불안을 자아내어 성적 활동을 피하려 하거나(성적 혐오), 성적 반응과 성극치감*orgasm*은 있으나 적당한 기쁨이 결핍(성적 즐거움 결핍).

성적 무쾌감증*Anhedonia, sexual*

11. 성중독*sex addiction*

성중독과 성욕과다*excessive sexual drive*, 또는 강박적 성행동*compulsive sexual behaviors*은 서로 유사한 개념이다. 최근 20년 사이에 생긴 개념이다. ICD-10에만 있는 진단명이다.

성중독이란 끊임없이 강박적으로 성에 대해 생각하고 공상하며 성적 경험을 추구하는 것이다. 성을 경험하기 위해 많은 시간을 투자하며, 지속적으로 자기 파괴적이거나 위험도가 높은 성적 행동을 추구한다. 죄책감이나 후회의 감정은 경험하지만 행동의 반복을 방지할 만큼의 강한 감정은 아니다. 스트레스나 분노, 우울, 불안이나 불쾌감을 느낄 때 성적 충동을 행동화하려는 욕구가 더욱 강해진다. 성적 행동을 중지하려는 시도를 반복하지만, 실패한다. 이 때문에 의학적(합병증 등), 대인관계적, 가족적, 직업적 및 법적 문제가 생겨난다. 이런 성적 충동을 만족하지 못하면 행동상 문제를 일으키는데, 이는 마치 중독에서의 금단증상처럼 보인다. 즉 성중독은 도박장애나 인터넷게임장애 같은 행위중독*behavioral addiction*과 같은 양상을 가진다.

한 연구에서 강박적 성행동을 가진 환자들을 성적 내용의 신호*cue*에 노출시켰을 때 fMRI에서 ventral striatum(보상과 동기에 관련), dorsal anterior cingulate(보상의 기대 및 약물 갈망과 관련), 그리고 편도(감정의 처리 관련)에서 강한 활동성을 보였다고 한다. 이는 약물중독자들이 약물에 노출되었을 때 나타내는 뇌반응과 유사한 반응으로, 이 dorsal anterior cingulate-ventral striatum-amygdala network는 주관적 성적 욕망과 관련됨이 시사된다고 하였다.

ICD-10 및 한국 표준 질병 사인 분류

F52.7 성욕과다*Excessive sexual drive*

여자색정증*Nymphomania*, 남자색정증*Satyriasis*

남성 색정증*Don Juanism, satyriasis*: 남자의 성행동 과잉을 말하며, 열등감이나 무의식적인 동성애적 충동을 여러 여성과 성행위를 함으로써 극복하려는 것이다. 성행위 후에는 여자에 대해 무관심해진다. 어떤 환자는 내면의 동성애를 감추기 위해 여자와의 성행위에 강박적이 된다고 한다.

여성 색정증*Nymphomania*: 성교에 대해 병적인 욕구를 가진 여성을 말한다. 대개 절정기장애 등의 성기능장애를 동반하고 있다. 성적 충동보다는 사랑의 상실에 대한 강한 공포와 의존욕구 때문에 성중독 증상을 보인다.

성중독 환자에서 성도착증적인 행위가 많은 경우 발견된다. 그 밖에 조현병이나 반사회적 성격장애, 경계선 성격장애 등 다른 정신질환도 동반된다. 특히 물질 관련 장애와 높은 상관관계가 있다(80% 정도까지 보고되고 있다).

치료는 Alcoholics Anonymous(AA)에서 사용되는 12단계에 근거한 자조집단*self-help groups*이 효과적이다. 여기에는 Sexalcoholics Anonymous(SA), Sex and Love Addicts Anonymous(SLAA), Sex Addicts Anonymous(SAA) 등이 있다. 자신의 행동을 고칠 동기가 없거나 자신이나 다른 사람에게 해로운 행동을 할 가능성이 많을 때는 입원치료를 해야 한다. 통찰지향적 정신치료는 환자가 자신의 정신역동을 이해하는 데 도움을 준다. 지지치료, 인지치료, 행동치료, 부부치료 등도 효과적이다.

약물치료는 환자들이 약물에 의존적이 될 가능성이 높으므로 치료 초기 단계에서만 사용하는 것이 좋다. 우울증이나 조현병이 동반된 경우 이러한 질환에 대한 약물치료를 시행한다. 성욕을 감퇴시키는 SSRI는 강박적 자위행위치료에도 효과가 있다. Medroxy progesterone acetate는 남성에서 성욕을 감퇴시킨다. 여성의 경우는 antiandrogen인 cyproterone acetate가 효과적이다. 성욕과다인 성범죄자에게는 항남성호르몬 제제를 사용할 수 있다(화학적 거세).

12. 기타 성기능 장애

DSM-5-TR

F52.8 기타 특정 성기능장애*Other Specified Sexual Dysfunction*

성기능 장애의 특징적 증상이 있으나 어떤 성기능장애 진단범주의 전체기준을 충족시키지 못할 때이다. 이 장애의 범주는 임상가가 어떤 특정 성기능장애의 진단기준을 충족시키는 못하는 특정이유를 의사소통하고자 할 때 사용한다.

F52.9 비특정 성기능장애*Unspecified Sexual Dysfunction*

성기능 장애의 특징적 증상이 있으나 어떤 성기능장애 진단범주의 전체기준을 충족시키지 못할 때이다. 이 장애의 범주는 임상가가 어떤 특정 성기능장애의 진단기준을 충족시키는 못하는 특정이유를 의사소통하고자 하지 않을 때 사용한다. 예를 들어 특정 진단을 내리기에 정보가 부족할 때이다.

F52.8 기질성 장애 또는 질병에 의하지 않은 기타 성기능장애

Other sexual dysfunction, not caused by organic disorder or disease

F52.9 기질성 장애 또는 질병에 의하지 않은 상세불명의 성기능

장애*Unspecified sexual dysfunction, not caused by organic disorder or disease*

13. 기타 성기능 관련 문제

Orgasmic Anhedonia[pleasure dissociative orgasmic dysfunction(PDOD)]

성욕이나 절정기의 사정 같은 생리적 반응은 정상적으로 경험하나 성적 기분이나 쾌감을 전혀 느끼지 못하는 경우*lack of sexual enjoyment*이다. 매우 드물며, 사람들을 당황케 하고 성적 부적절감을 느끼게 한다. 죄책감, 우울증 같은 심인성 원인도 있다. 뇌의 신경화학적 장애도 있을 수 있는데, 중독, 약물, 고농도의 prolactin, 척수의 손상 등으로 감각과 쾌감 사이가 연결되지 않는 것이다.

성교 후 두통*postcoital headache*: 성교 직후부터 두통이 나타나 수시간 지속된다. 심인성으로 본다.

자위 관련 문제

강박적 자위*compulsive masturbation*: 장기간 또는 오로지 자위에 몰두할 때 그 기저에 정신건강적 문제가 있을 수 있다. 그런 소아나 청소년은 대개 긴장상태에 있고, 주변 사람들이 과잉반응을 보이면 그 습관이 재강화되기 쉽다. 이런 행동이 성중독의 한 증상인가 하는 논쟁이 있다.

자위동통*masturbatory pain*: 자위 시 성기에 통증을 느끼는 것으로 질의 열상, Peyronie병의 초기 상태와 같은 국소적 원인도 있으나 과도하게 빈번한 자위행위의 결과일 수도 있다.

자위적 질식*autoerotic asphyxiation*: 자위 시 쾌감을 높이기 위해 스스로 목을 매어 저산소증*hypoxia*을 유발하는 것이다. 이러한 피학대성은 심한 정신병적 상태에서 잘 일어나고 남자에 많다. 사망하는 경우도 있다. 흔히 이성복장도착증*transvestism*과 동반되며 조현병이나 조울증 같은 심각한 정신병리를 갖는 경우가 많다.

그 외에도 여성에서도 조루증에 해당하는 경우가 있다는 견해가 있고, 죄책감과 불쾌감을 동반하는 성적 공상*sexual fantasy*도 있다.

III. 성기능장애의 치료

1. 성치료*sex therapy*

이는 개인 또는 커플이 경험하는 수행불안*performance anxiety*, 관계문제*relationship problems* 같은 성적 곤란을 해결하기 위한 정신치료의 일종이다.

성치료는 고대부터 있었다. 대개 지침서, 주문, 최음약, 인도의 경우 tantric yoga, 중국의 방중술 등이 알려져 있다. 1970년까지 성적 장애에 대한 치료는, 정신분석학 이론에 근거하여 무의식, 대인관계 갈등 등에 대한 정신역동적 성치료*psychodynamically oriented sex therapy*였다. 즉 성장과정, 감정장애, 무의식적 갈등, 동기, 방어기제, 공상, 대인관계에 중심을 둔다. 대개 성적 표현(성욕과다, 성도착증, 동성애)에서의 통제가 주 대상이었다. 1960년대에 Masters와 Johnson은 자신들이 연구한 성생리에 기초하여, 일종의 인지행동치료인 dual-sex therapy를 개발하였다. 한편 H. S. Kaplan은 Masters와 Johnson의 기법에 역동적 정신치료를 결합하였다. 그 밖에 최면치료, 집단치료 등이 단독 또는 병용 치료로 이용된다.

1980년대 중반부터는 (남성 성기능장애에 초점을 둔) 약물치료가 도입되기 시작하였다. 호르몬 치료가 남녀 성기능장애에 도입되었고, 1998년 Viagra가 등장하였다. 항우울제가 사정지연이라는 부작용을 이용하여 조루증에 사용되기 시작하였고, 질경련에 대한 외과적 방법이 도입되었다. 현재 이러한 여러 방법이 환자의 상황에 따라 다르게 조합되어 사용되고 있다.

일반적 과정

진행은 일반 정신의학적 치료에서와 같다. 우선 자세한 병력조사를 한다. 성경험에 대한 과거력, 가족력, 성교육 수준, 성에 대한 신념, 현재 문제점을 철저히 문진하고, 신체검사를 한다. 그래야 정확한 진단이 가능하다. 원인을 심리적·생물학적·약리적·관계적 및 문맥적 측면에서 두루 고려한다. 기본적으로 건강한 식생활, 운동(특히 perineal 및 pelvic floor muscle 증강), 금연, 금주, 약물사용 중단 등 생활방식 변경이 교육된다.

성치료는 대개 단기치료이다. 내면적 정신역동적 갈등을 치료한다기보다 개인의 증상에 포커스를 둔다. 개인 또는 부부 같은 커플을 대상으로 치료한다. 교육이 중시된다. 예를 들어 성기 구조나 기능에 대한 지식이 부족할 때, 책이나 시청각교재를 사용하게 한다. 성병에 대해서도 교육한다. 거울을 통해 자신의 몸을 관찰하게 하기도 한다. 원하는 바를 상대에게 말하는 기술에 대해서도 교육한다. 명상 같은 영성을 관련시키기도 한다.

현대 성치료의 특징은 치료방법에서 특정한 성행위 지침을 이용한다는 것이다. 대개 집에서 실습할 숙제*homework*를 준다. 예를 들어 특히 sensate focus라는 기법이 사용된다. 또한 실험적으로 상습적인 것에서 벗어난 행위를 해보도록 하는 것인데, role playing 또는 sex toys 사용, 자위, 체위 바꾸기 등이다. 성 치료사와 환자 사이 성적 신체적 접촉은 없다(sex surrogate와 다르다).

2. Dual-sex therapy

Masters와 Johnson은 1960년 자신들의 성생리 연구를 토대로 행동치료 이론에 기초한 직접적 성치료direct sex therapy를 고안·소개하였다. (이들은 당시 약 80%의 치료 성공률을 보고하였다.) 핵심 기법은 정상적 성기능에 대한 교육, 상호 의사소통communication을 잘 하도록 지도함, 잘못된 태도를 고치고, 커플이 사적으로 특정 성행위를 점진적으로 수행해 나가는 숙제를 주는 것(graded assignment) 등이다. 핵심은 자기 몸의 터치(자위)를 통한 또는 상호 터치를 통한 sensation focus 연습 기법을 사용한다.

① Dual-sex therapy는 치료대상이 부부(커플)이며, 치료자도 남녀 두 사람이다(치료자가 한 사람일 수도 있다). 환자인 커플의 두 사람과 남녀 치료자가 같이 협력하여(four-way session) 자신과 상대방의 다양한 성적 욕구에 대한 이해를 증진하고 육체적 쾌락뿐 아니라 그 감성적 경험에 대해 집중하는 것이다. 이는 성기능장애가 단지 관계상의 문제이면서 다른 정신병리가 없을 때 효과적이다. 이 전략은 치료초점을 부부관계와 부부 대화에 둠으로써 환자의 성적 문제를 넘어 좀 더 넓은 영역에서 상호 이해하게 하고 또한 환자의 고통을 극복하는 데 두 배우자의 협조와 이해를 얻는 기회를 제공받게 한다.

② 치료자도 남녀 치료자가 함께 cotherapy team으로서 치료에 참여하여 'round-table session'을 한다. 이 치료형태의 장점은 치료적 객관성을 보다 향상시킬 뿐만 아니라 cotherapy team이 환자 부부에게 건강한 모델이 될 수 있다는 것이다.

처음에는 각각 개인적으로 치료사를 만나 지각된 문제점에 대해 자세한 평가를 받는다. 치료사는 개인 환자 자신과 그 파트너의 실제적 또는 지각된 장애를 연구하고 환자와 토론한다. (모든 내용은 상대방과의 대화에서 비밀로 한다.) 이를 통해 치료사는 문제의 원인을 확인하고, 문제가 야기된 과정을 이해한다.

③ 증상의 평가와 치료에 있어서 신체적 검사와 정신사회적 평가를 함께 시행한다. 과거엔 많은 의사가 신체적 검사를 하지 않았다. 왜냐하면 이는 치료관계를 복잡 미묘하게 할 뿐만 아니라 불필요한 성적 감정을 노출할 수 있다는 불안감 때문이었다. 그러나 이들은 기질적 원인을 찾는 것은 매우 중요하고 또한 환자에게 성반응에 대한 해부학적 및 생리학적 설명을 해주어 관련된 사항에 대한 풍부한 지식을 제공하는 것도 그 자체가 중요

한 치료효과가 있음을 발견하였다.

④ 평가에 근거하여 치료자는 상대방에 대해 기대를 줄이고 쾌락을 증진할 기법을 가르쳐 주고 연습하게 한다. 성적 만족을 성취하는 것이 사랑의 연장임을 알게 함으로써 비신체적 끌림이 자세하게 강조된다. 환자의 무의식적 역동보다 대체로 행동주의이론에 기초하여 치료한다. 즉 커플 간의 부정적 태도, 행동스타일, 대화방법 등을 확인하고 지적해 주고, 특정 연습 exercise를 처방하고 이를 시행하도록 지도한다.

⑤ 치료기간을 짧게 잡고 적극적인 방법을 취한다. 즉 보통 2주간의 치료기간으로 매일 부부와 치료적 면담을 한다. 이 방법은 환자들의 성문제가 노출됨에 따라 나타나는 불안을 감소시켜 주고, 치료 중에 일어날 수 있는 실수나 오판을 즉각적으로 극복할 수 있도록 해준다. 치료자에 의해 처방된 성적 과제에 대한 반응을 바로 논의할 수 있다는 장점도 있다. 또한 이들은 치료받는 부부를 치료기간 동안 치료소 가까운 호텔에서 숙식하게 함으로써 부부가 일상적인 업무나 사회적 부담감에서 해방되어 자신들의 관계에만 집중할 수 있도록 하였다.

감각집중훈련sensate focus exercise

성치료에 있어 기본적이고 필수적인 과제 중 하나이다. 이는 행동치료의 대표적인 것으로, 가장 큰 장점은 성행위 완수에 대한 불안감에서 해방시키고 성기능 장애자들이 오랫동안 흔히 젖어 있는 'fear-spectator-failure-fear'의 악순환을 깨뜨리는 데 효과적이다.

Sensation focus는 신뢰와 친밀성을 높이고 불안을 줄여 가는 과정으로, 차례로 성기가 아닌 부위를 애무함에서 시작하여 점진적으로 커플 각각의 성감대를 알아가는 과정을 거쳐 성기를 터치하고 다음 삽입하게 하는 과정이다. 나중에는 특별한 성교기술이나 체위를 사용하게 한다.

먼저 첫 단계에는 조용한 분위기에서 부부에게 유방이나 성기 부위를 제외한 배우자의 신체 부위를 각자 서로 애무토록 한다(그림 22-2). 이 연습의 목적은 성욕을 불러일으키는 것이 아니라 감촉, 윤곽(시각), 피부의 따뜻함, 소리, 냄새 등을 인지함으로써 촉감을 학습하고 또한 배우자에 의해 애무받는 감각을 인지하는 것임을 강조한다. 즉 sensory awareness를 집중, 증진, 고도화하는 것이다. [배우자 대신 sexual surrogate(surrogate partner)가 이를 대신하도록 하기도 한다. 이에 대해서는 윤리적 논란이 많다.] 그러므로 애무는 배우자를 성적으로 흥분시키는 시도가 아니어야 한다. (성교를 못하게 한다.) 이 단계의 훈련은 그 자체가 치료적 효과가 있을 뿐만 아니라 환자의 성행위 완수에 대한 불안감이나 부담감을 감소하는 데도 좋은 수단이 된다. 흔히 사람들은 자신의 신체상을 (거울로) 보거나 자기 몸을 터치하거나 자위하는 것을 불편해하는데, 이를 극복하게 하는 것이다.

이 첫 단계가 잘 시행되면, 두 번째 단계로 배우자의 유방이

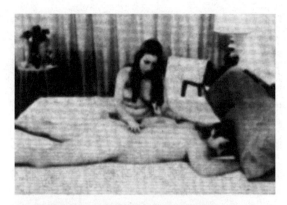

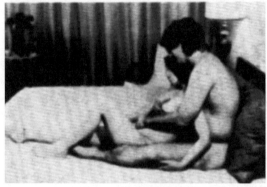

그림 22-2 감각집중훈련 기법

나 성기 부위를 포함하여 신체를 교대로 애무토록 한다. 이때도 신체적 감각이나 의식이 중요한데 특별한 성적 반응을 기대하거나 유도해서는 안 된다. 이 연습이 잘되면 교대로 하던 방법에서 상호 애무하는 방법을 취하도록 한다. 이는 자신의 성행위나 반응을 관찰하고 지켜보는 'spectatoring' role을 극복한다는 중요한 의미를 갖는다. 이때도 성적 흥분으로 인한 성교는 금지한다. 오직 성기 이외의 쾌락만 주고받으며, 상호 만족스러운 비언어적 대화를 배우도록 한다. 즉 전희만으로도 오르가슴을 얻을 수 있음을 알게 하는 것이다.

이와 같은 연습이 성공적이면 셋째 단계에서는 성행위는 하지 않고, 'female-on-top' 체위를 취하고 남성의 발기현상과 관계없이 음경을 여성 성기 부위에 대고 부드럽게 문지른다. 이때 남성이 삽입을 하려고 하면 단순한 nongenital touching이나 cuddling으로 전환한다.

이 수준까지 잘 훈련이 진행되면 완전한 성교는 별다른 어려움 없이 가능하며, 여러 체위의 성교를 하도록 지도한다. 전 과정에서 커플은 서로 자신이 원하는 바를 자유로이 말할 수 있도록 하는 것이 중요하다.

새로운 단계로 진입할 때마다 정신치료 세션을 가져 문제점과 만족도를 평가하고 새로운 연습과제를 고안한다. 또한 부부의 성생활과 다른 관계도 논의한다. 이 전체 과정은 쉽지 않으며, 흔히 힘들고 지친다는 저항도 다루어야 한다.

Squeeze technique

조루증에 대해서는 음경의 흥분도를 높이기 위해 소위 squeeze technique이 있다. 즉 자신 또는 상대방이 음경을 발기시키고 자극하여 사정 직전에 이르렀을 때 귀두를 손으로 조여 사정을 멈추게 한다. 이를 반복 훈련하는 것이다. 사정 직전에 squeeze하지 않고 그냥 자극을 그만두는 기법을 stop-start technique이라 한다. 성치료에서 가장 효과를 보는 기법이다.

기타

남성 성욕장애, 남성 발기장애 등에 대해서는 자위를 권하기도 하는데, 이는 완전한 발기나 사정이 가능하다는 것을 확신시키기 위함이다. 여성 절정감장애의 경우에도 자위를 권하는데, vibrator가 보조적으로 사용되기도 하고 성적 환상, 인지행동치료 병행을 이용하기도 한다.

사정지연은 사전에 질외사정을 연습한 후, 사정 직전 삽입을 시도하는 방법이 제시되고 있다.

성치료사*sex therapist*

따로 교육과 훈련을 받고 면허를 가져야 한다. (성치료사들은 성치료에서 기술개선을 위한 실행을 돕는 sex surrogate와 협력한다.) 성치료사는 성폭력 피해자 치유, 젠더문제, 동성애문제도 다룰 수 있다.

3. 정신역동적 성치료

정신과 의사 H. S. Kaplan은 1960년대 정신분석적 치료개념을 Masters의 행동치료와 통합하여 새로운 성치료 기법을 소개하였다. 그녀는 인간의 성반응을, 구분되지만 강하게 연결되는 3단계로 보았다: ① 욕구*desire*, ② 흥분*arousal*, ③ 오르가슴*orgasm*. 그녀는 'desire' phase disorders가 무의식적인 심리적 원인의 장애로 가장 치료하기 어려운 장애라 하였다. Kaplan은 건강한 섹스를 권장했지만, 1981년 AIDS가 출현한 후로는 조심하라는 경고를 하였다.

기존의 성치료 방법과 치료형태상 다른 점은 첫째, 치료자가 한 사람으로, 부부를 대상으로 치료한다는 점이다. 이는 cotherapy team만큼 치료적 효과가 있으면서 치료비도 경감할 수 있다. 둘째, 매일 환자를 보는 게 아니고 일주일에 1~2회 빈도로, 치료기간도 제한을 두지 않고 경우에 따라 변경될 수 있다는 융통성 있는 태도를 취한다. 셋째, 신체적 검사는 환자 모두에게 시행하지 않고 필요한 부부에게만 요구한다. 넷째, 성적*sexual* 과제를 경험하는 장소도 제한하지 않는다. 다섯째, 모든 환자에게 같은 일련의 연속적인 성적 과제를 요구하지 않고 필요한 환자에게 필요한 과제만을 처방한다.

단계적 접근, 즉 어떻게 성과 친밀성을 억제하는지, 그런 억제가 왜 어떻게 발생하는지 등을 이해하도록 한다. 욕구결핍, 성행위 시의 통증, 발기부전, 오르가슴 결핍 등은 현대생활의 맥락과 대인관계에서의 역동과 관련되어 나타난다고 본다. 따라서 이에 대한 실제적인 이해와 해결이 필요하다.

4. 행동치료

행동치료 내지 인지행동치료에서는 성기능장애를 비적응적 행동maladaptive behavior으로 간주하고 치료한다. 성적 만족이 장애되는 이유는 지각된 부적절감perceived inadequacies, 감정적 불안정, 그리고 깊은 내면의 불안 때문이며, 이는 조건화되어 있다고 본다. 즉 성기능장애는 학습된, 수행된, 그리고 재강화된 결과라는 의미이다. 따라서 이를 교정하기 위해서는 이 잘못된 스타일을 새로운 건강한 스타일로 재학습하여야 하는 것이다. 따라서 이 치료는 기본적으로 행동교정behavior modification이다. 이의 극복을 위해 교육시키고 숙제를 주어 집에서 연습함으로써 개선시킨다. 따라서 치료 동안에는 치료자가 지정한 성행동 이외에는 하지 말도록 한다.

많은 경우 성적 실패는 성에 대한 공포와 무지 내지 수행공포performance fear 때문이라고 본다. 따라서 (키스에 대한 공상에서부터 삽입에 이르기까지의) 불안을 야기하는 상황에 대해 위계hierarchy를 작성하고 체계적 탈감작법systematic desensitization을 시행한다. 이때 근육이완법, 최면, 약물도 병용할 수 있다. 성파트너가 참여하도록 할 수 있다. 융통성 있는 태도가 도움이 된다. 젊은이들에게 효과가 있다. (저항적이거나 피해의식이 있거나 우울증이 심하거나 가학피학증이 있거나 상대방에 대한 탓하기projection가 있으면 시행하기 곤란하다.)

Assertive training은 두려움 없이 성적 욕구를 표현하거나 요구하기 위한 훈련이다. 성치료와 병행하며, 집에서 부부간에 연습하도록 한다.

5. 기타 정신치료적 기법

각종 정신치료적 기법을 성치료에 응용할 수 있다.

집단치료는 특정 성문제와 더불어 수치, 불안, 죄책감을 가진 사람들을 대상으로 강한 지지집단을 형성하며, 토론을 통해 정보를 교환하고, 잘못된 개념을 바로잡고, 교육을 하는 것이다. 같은 문제를 가진 사람들끼리 집단을 이루기도 하고, 부부 단위로 집단을 구성하기도 하는 등 다양하게 집단구성을 할 수 있다. 역할연습이나 정신연극psychodrama을 이용하기도 한다. 배우자가 비협조적이거나 심한 우울증이나 정신질환을 갖고 있는 경우, 그룹을 싫어하는 경우는 집단치료의 대상이 아니다.

최면치료로 환자의 불안을 해소하고 성에 대한 병적 태도를 바꾸도록 시도해 볼 수 있다.

Rational emotive behavior therapy(REBT): 대화를 통해 파트너에게서 자신과 다른 특성들과 선호점들을 알아내고 이를 받아들이게 한다.

Transactional analysis: 파트너 각자의 자아 상태를 측정하고 더 나은 결과를 얻기 위해 적절히 대응하게 한다.

Inhibit inhibitions: 문제점을 부인하는 것은 성장에 큰 방해물이다. 지체 없이 도움을 청하게 격려한다.

Mindfulness: 오감의 감각에 focus를 두고 이를 의식aware하게 한다. 수행불안을 느끼고 자신을 판단하거나 관찰spectatoring하기보다 감각에 집중focus함으로써 성적 흥분과 오르가슴에 이르는 것을 용이하게 해준다.

6. 생물학적 치료

약물치료, 수술, 기계적 장치 등 생물학적 치료방법은 성장애의 특정 형태에 이용된다. 현재는 남성의 장애에 대한 것이 많다.

약물치료
Phosphodiesterase(PDE)-5 억제약물

남성 발기장애에 대해 sildenafil(비아그라)이 개발되어 성기능장애에 대해 새로운 치료의 장이 열렸다. 이는 nitric oxide enhancer로, cGMP를 분해시키는 phosphodiesterase-5를 억제함으로써 음경 내 smooth muscle을 이완시켜 성적 자극에 따른 발기에 필요한 음경의 혈류를 촉진한다(제35장 약물치료 및 기타 생물학적 치료, IX-1. 성기능 개선 약물 참조). 성행위 1시간 전에 투여하며 효과는 4시간 정도 지속된다. 그러나 이 약물은 성적 자극을 느끼지 못하는 상태에서는 효과가 없다. 이후 새로운 nitric oxide enhancer들, 즉 vardenafil, tadalafil, 그리고 국내에서는 udenafil이 개발되었다. 이 약물은 여성 절정감장애에도 도움이 된다. 부작용으로는 두통, 위장장애, 오심, 근육통 등이 있다.

기타 약물치료

Alprostadil은 prostaglandin E의 합성제제로, 발기장애를 치료한다. 음경에 직접 주사하거나, 요도에 특수 주입제로 주입한다. 이 방법은 배우기도 쉽고 비교적 통증이 적다. 이 약물은 음경혈관의 평활근을 이완시켜 해면체의 혈관저항을 감소시키므로 음경으로 가는 혈류가 증가하여 2~3분 내에 발기가 된다. 행동치료나 통찰치료와 함께 사용하는 경우 정신치료에 저항하는 심인성 발기장애에 효과가 있다.

성욕이 감퇴된 폐경기 전 상태에 있는 여자들에게 flibanserine(a serotonergic antidepressant) 또는 bremelanotide를 사용하는데, 이는 vasocongestion을 유도하여 성감을 준다. 질건조증에 대해서는 ospemifene을 사용한다.

성기능장애의 원인이 되는 정신질환이 있을 때 그에 해당하는 약물치료를 할 수 있다. 특히 긴장과 불안이 심한 환자에 항불안제를 투여할 수 있다.

조루증에 대해 thioridazine이나 SSRI, 삼환계 항우울제를 투여하여, 사정지연이라는 부작용을 이용해 성반응을 연장시킬 수 있다. 같은 이유로 dapoxetine(ultra-short serotonergic agent)를 사용하기도 한다. 1% dibucaine 연고 같은 국소 마취제를 음경의 frenulum이나 coronal ridge에 도포하는 방법은 효과는 있으나 파트너의 만족을 감퇴시킨다.

국소외용제로 papaverine, testosterone, nitroglycerin minoxidil 등이 있으나 효과가 뚜렷하지 않다. 주사제로 혈관작용제인 papaverine, prostaglandin E, phentolamine, vasoactive intestinal peptide, forkskolin 등 vasoactive drug들의 단독 또는 혼합제를 발기를 위해 음경에 주사하는 수도 있으나 혈관손상의 위험이 크다.

성에 대한 공포증에 삼환계 항우울제를 사용해 볼 수 있다. 우울증처럼 원인이 되는 정신질환을 약물로 치료하는 것이 성기능장애 치료에 도움이 된다.

탈감작 시 methohexital(Brevital) 정맥주사를 병용하기도 한다.

Cyproheptadine이 fluoxetine에 의한 남녀 절정감장애에 효과가 있다고 한다. Clomipramine은 자연발생적 절정기를 유도하거나, 반대로 절정기를 억제하기도 한다고 한다.

Testosterone 농도가 낮아 성욕이 감퇴된 남자와 여자 환자에게 testosterone을 줄 수 있으나, 남자의 hypogonadism 이외에는 효과가 불확실하고, 여성에서는 남성화의 부작용이 있다. Anti-estrogen 약물인 clomiphene 및 tamoxifen 등은 gonadotropin-releasing hormone(GnRH)을 증가시켜 성욕을 증진시켜 준다.

Dopaminergic drug, 예를 들어 L-dopa, bromocryptine 등은 성욕을 자극한다. 도파민 작용이 큰 bupropion, MAOI인 selelgiline 등도 성기능을 개선시킨다.

오락약물들인 코카인, amphetamine, 마리화나, 술 등은 성수행을 증진시켜 주나 장기 사용 시 오히려 성기능장애를 초래하기 쉽다.

소위 최음제aphrodisiacs들은 대개 암시로 인해 효과가 나타나는 것 같다. 대표적인 경구복용제로 alpha-receptor antagonist인 yohimbine(rocon)이 있으나, 발기유도 효과에는 논란이 많으며, 전문가들은 권하지 않는다.

수술

드물게 수술을 시도하는 수가 있다. 다른 치료에 효과가 없거나, 기질적 원인에 의한 발기부전증에 대해 penile prosthetic device를 사용해 볼 수 있는데, semirigid device나 inflatable device를 삽입하는 것이다. 이 수술은 사정능력을 이미 잃은 환자에게 사정능력을 회복시켜 주지는 않는다. 수술 전 평가와 교육이 중요하다. 혈관장애(corporal shunt 또는 aorto-iliac occlusion 등) 때는 revascularization을 시도하기도 한다.

여성의 성교동통에 대해 hymenectomy를 시행할 수 있고 기타 vaginoplasty, clitorial adhesion 제거술 등이 흥분도를 높이기 위해 시도되기도 한다.

기계적 도구: Vacuum pump는 음경에 진공상태를 가해 혈류가 증가하도록 한 장치인데, 대개 기대만큼 만족을 주지 못한다고 한다. 여성용으로는 EROS가 있다.

여성의 극치감장애의 경우, 자위 또는 vibrator를 사용하는 자위를 권한다. 음핵clitoris이 여성들이 선호하는 자위부위이다. 여성 오르가슴은 적절한 음핵의 자극에 의한다. 사람에 따라 질 안쪽 벽에 소위 G-spot이 있어 성적 흥분의 장소 내지 여성 사정의 장소라고도 하는데, 의학적 증거는 없다.

질경련에 대해 자신의 손가락이나 확장기dilator로 질구를 점차 넓혀 나가도록 한다. 의학적 도구로 Hegar dilator가 있는데, 작은 직경에서 시작하여 큰 직경으로 점진적으로 질에 삽입함으로써 근육긴장을 해소시킨다.

Ⅳ. 젠더불쾌증

1. 개념

젠더불쾌증gender dysphoria은 자신의 생물학적 성biological sex에 근거하여 주어진 성assigned sex이 자신의 젠더정체성과 다르다는 것, 즉 젠더불일치gender incongruence에 대해 불편distress을 느낀다는 의미이다. 이는 트랜스젠더(현재는 젠더퀴어를 포함)를 의미한다.

이는 과거 성전환증transsexualism 또는 성(젠더)정체성 장애sexual(gender) identity disorder라 불렀다. DSM-Ⅳ에서 자신의 생물학적 성과는 반대 성에 대해 강하고 지속적인 정체성을 가지고 있어 반대의 성이 되기를 소망한다는 증거가 있는 경우로 정의하였다. 그래서 대개 다른 성이 되기 위해 성전환수술이나 호르몬치료를 원한다. 그러나 DSM-5에서는 정체성 자체보다 불쾌증에 강조점을 둔다. 트랜스젠더 모두가 불쾌감을 느끼지는 않지만, 성전환시술(호르몬치료나 성전환수술)을 원하는 경우는 불쾌증이 있다고 본다. DSM-5에서는 소아형과 청소년-성인형으로 나눈다.

생물학적 성정체성과 젠더정체성이 일치하는 경우를 시스젠더cis-gender라 하고, 반대의 경우를 트랜스젠더transgender라 한다. 생물학적으로 남자이지만 여성이라는 젠더정체성을 갖는 경우를 트랜스여성transwoman이라 하고, 생물학적으로 여자이지만 남성이라는 젠더정체성을 가지는 사람을 트랜스남성transman이라 부른다. 이들은 남성 아니면 여성임으로 통상 이원적binary 트랜스젠더라고 한다.

한편 최근에는 트랜스여성도 트랜스남성도 아닌 그 중간이거나, 두 가지 이상의 젠더를 가지거나, 그 범위 밖의 젠더이거나 또는 수시로 변화하는 젠더로서 정체성을 삼는 경우를 젠더퀴어genderqueer라 한다. 젠더퀴어는 비이원적non-binary 젠더정체성이라고 한다. 현재 수십 가지 종류의 젠더퀴어가 등장하고 있다.

최근 사람들은, 젠더개념이 사회문화적으로 다양하다는 데 근거하여, 생물학적으로 주어진 성으로 자신을 표현하기보다, 자신이 느끼는 젠더를 자신의 정체성으로 삼는 경향에 대해 정상이라고 옹호한다.

DSM-5-TR에서의 변화: 용어 내지 개념의 변화가 있었다. 'desired gender(소망하는 젠더)' 대신 'experienced gender(경험된 젠더)'로, 'cross-sex medical procedure'는 'gender-affirming medical procedure'로 바뀌었다. 또한 'natal male/natal female'은 'individual assigned male/female at birth'로 바뀌었고, 특정형으로 'post-transition(성전환 시술 이후)'이 추가되었다.

2. 역학

인구 중 트랜스젠더는 매우 적다. 약 0.1% 이하이다. 다른 자료는 인구 10만당 4.6명이라 하며, 실제로는 이보다 더 많다고 본다. 성전환을 위해 호르몬치료를 하거나 성전환수술을 하는 자는 더욱 적다. 최근 소아청소년들 중에서 자신이 트랜스젠더라고 주장하는 경우가 증가하고 있는 것 같다.

대체로 성전환수술sex reassignment surgery을 요구하는 사람들을 통해 볼 때 남성에서 빈도가 훨씬 높다. 유럽 일부 국가의 보고자료에 의하면 성전환수술을 받은 성인 남성은 3만 명당 1명이고, 성인 여성은 10만 명당 1명이었다. 아동진료소에서는 장애의 빈도가 0.9~1.7%이며, 남녀비가 약 6:1이라 한다. 성인진료소에서는 남성이 여성보다 2~3배 많다.

소아의 경우 남아에서 더 흔하게 보이는 것은 반대 성의 행동이 소년들에서 보일 경우 더 심한 오명汚名의 대상이 되므로 전문가에게 자주 의뢰하기 때문이다. 성정체성장애를 보이는 여성은 적어도 사춘기까지는 반대의 성에 대한 관심으로 인해 비난받는 경험이 더 적다. 어쨌든 이는 남성이 성정체성장애에 더 취약하거나 성정체성에 대해 과민하거나 우려가 많음을 나타낸다. 성전환수술을 원하는 여성과 남성의 대부분은 동성애자이다. 그러나 남성 일부는 여성에 끌리는 이성애자들로 트랜스여성으로 성전환수술 후 여성과 레즈비언관계를 갖기도 한다.

3. 원인

일반적으로 트랜스젠더가 되는 이유에 대해 막연하게

유전적·발달적·환경적 원인들이 복합되어 생겨난다고 주장하나 어느 하나도 의과학적으로 입증된 바는 없다.

한 개인이 자신이 생물학적으로 남자이면서도 여자라고 느끼는 것, 또는 여자이면서도 남자라고 느끼는 것에 대한 생물학적 근거를 입증하기 어렵다. 유전이라는 가설, 대뇌구조가 다르다는 가설, 성호르몬의 영향이라는 가설 등이 제시되고 있으나, 명확히 밝혀진 바는 없다. 한 개인의 남성다움masculinity 또는 여성다움femininity은 그 개인의 타고난 체질이나 기질과 관련되며, 이는 유전과 성호르몬의 영향을 받아 발달하는 것이다. 그런 상태를 그대로 정체성으로 받아들이면 트랜스젠더가 될 수 없다. 따라서 트랜스젠더가 되는 이유를 개인의 심리문제, 정체성 형성 과정에서의 정신역동 이론 내지 정신사회적 이론으로밖에 설명할 수 없다.

대체로 한 사회에서 한 개인의 남성다움 또는 여성다움은 출생 후 삶의 경험, 즉 어려서 남성답게 키워지는지 또는 여성답게 키워지는지 하는 것에 상당 부분 달려 있다. 우선 양육 시 어떤 성으로 자라는가 하는 문제가 있다. 어린이의 기질, 부모의 태도, 기타 대인관계 등에 의해 정체성이 영향을 받는다. 즉 남자답게, 또는 여자답게 행동하도록 양육된다. 예를 들어 남자아이에게는 남자아이의 놀이(전쟁놀이)를 하게 하고, 여자아이에게는 여자아이의 놀이(인형과 집)를 하게 하는 것 등이다. 특히 어머니의 영향이 큰데, 출생 후 2년까지의 아동-어머니 사이의 관계가 아동의 성정체성을 형성하는 데 큰 영향을 미친다. 이 시기 동안 어머니는 아동이 어떤 성에 속하는지를 가르치고 자신의 성에 자신감을 갖게 한다.

이 과정에서, 특히 정체성 형성과정에서 환경(부모, 가족, 사회)으로부터 잘못된 신호를 받거나 성적 역할과 성적 표현에 있어 트라우마(놀림, 성적 학대 등)를 받으면 신체상body image이나 성정체성 형성에 장애가 발생할 수 있다. 예를 들면 "차라리 남자(또는 여자)였으면 좋지 않았을까" 하는 갈등이 생겨나는 것이다.

정신분석이론은 젠더불쾌증이 성장과정 중 오이디푸스 콤플렉스가 주가 되는 남근기 상태에 고착된 현상으로 설명하고 있다. 즉 오이디푸스 콤플렉스를 극복하는 과정에서 이성의 부모를 과도하게 동일시하면 이후 성정체성장애가 생긴다는 것이다.

4. 임상양상

DSM-5-TR에서 증상의 핵심은 자신의 주어진 성에 대해 지속적 불편dysphoria을 느끼는 것이다. 이들은 정상적인 성기를 가지고 있으나, 자신의 해부학적 성에 부적절함과 불편을 느낀다. (예를 들면 트랜스여성은 자신이 여자인데 남자 몸에 갇혀 있어 힘들다고 느낀다.) 즉 사회에서 자신에게 부여된 성적 존재로서의 성역할을 해야 하고 그러한 성의 구성원으로 살아가는 것을 불편해한다.

주변으로부터 차별과 낙인을 받는 수가 많아 우울증, 불안장애, 약물남용, 자살시도 등 다른 정신건강 문제가 병발할 수도 있다. 사회적·직업적 기능의 손상이 흔하게 동반되며, 수술을 통해 성전환을 할 수 없는 상황에서는 우울증도 흔히 동반된다. 젠더불쾌증은 흔히 소아의 경우 학교 가기 거절로, 청소년과 성인의 경우 사회적 활동 기피, 불안과 우울증, 물질남용 등으로 나타난다.

남녀 모두에서 동성애가 1/3~2/3에서 동반되며, 여성보다는 남성에서 더 흔하게 나타난다.

성적 지남*sexual orientation*과의 관련

트랜스젠더들은 자신과 생물학적 성이 다른 사람에게 매력을 느끼는 유형, 같은 성의 사람에게 매력을 느끼는 유형, 기타 유형 등으로 구분된다. 이들은 자신들이 같은 생물학적 성의 대상에 매력을 느껴도 자신은 다른 편 성에 속해 있다고 보기 때문에 동성애가 아니라고 믿고 있다. 남자(트랜스여성)들 가운데 일부는 나중에(흔히 결혼 후에) 여성과의 성행위에서 자신이 동성연애자가 된다거나, 상대가 남성이고 자신은 여성이라는 공상을 하게 된다.

소아기 젠더불쾌증(소아 성정체성장애)

남자아이들은 여자가 되고 싶어 하고, 심지어 여자라고 우기고, 여자 옷을 입고, 여자아이들의 놀이를 한다. 그러지 못하게 하면 반항하고 운다. 어머니를 과도하게 동일시*overidentification*한다. 가능한 물건을 이용하여 여성적 분위기를 나타낸다. 이들은 특히 소꿉장난을 즐기고 예쁜 소녀나 공주를 그리며 마음에 드는 여성 주인공이 등장하는 영화나 TV 프로그램을 보며 즐긴다. 바비 같은 전형적인 여성형 인형을 좋아하고, 소꿉친구로 여자아이를 선호한다. '집'놀이를 할 때면 거의 대부분 여자, 특히 어머니 역할을 한다. 가끔 환상적인 여성적 자태에 집착한다. 거친 놀이나 다투는 운동은 피하고 장난감 무기나 트럭에는 관심이 적다. 여자가 되기를 원하고 자라서 여자가 될 것이라고 확신한다. 앉아서 소변을 보며 남근을 다리 사이에 감추고 남근이 없는 체하기도 한다. 드물게는 남근이나 고환을 혐오하여 제거하기를 원하거나 여성의 성기를 갖기를 원한다. 이들은 종종 아이들로부터 놀림 받음으로써 학교 가기를 싫어한다. 동성애 또는 소수에서는 성전환증으로 발전될 수도 있다.

여자아이의 경우는 남자가 되고 싶어 하고, 심지어 남자라고 우기며, 남자 옷을 입고, 남자놀이를 즐겨 한다. 부모가 여자 옷을 입히거나 기타 여성적인 차림새를 갖추려 할 때 강한 부정적 반응을 보인다. 여자 복장을 해야 하는 학교나 사회적 활동에 참여하기를 꺼린다. 남자 옷이나 짧은 머리를 좋아하고 남자 이름으로 불리기를 원한다. 상상 속의 영웅은 배트맨이나 슈퍼맨 같은 대부분 힘센 남자 모습이다. 놀이친구로는 남자아이를

선호하고 인형이나 여자 옷에는 관심이 적고 신체적 접촉을 많이 하는 운동이나 거친 놀이 등 일반적으로 남자들의 놀이에 관심이 많다. 자라서 남자가 될 것이라고 확신하며, 역할, 꿈, 상상에서 뚜렷한 반대 성에 대한 동일시를 나타내 보인다. 음경이 자랄 것이라든가 음경을 가졌다고 생각하기도 하고, 서서 소변을 보려고 하고, 유방이나 월경을 거부한다.

청소년과 성인의 젠더불쾌증

청소년기에서의 임상양상은 소아나 성인과 유사하지만, 개인의 성장 발달단계에 따라 달라진다. 초기 사춘기에서는 사춘기의 경계적 태도 때문에 정확한 진단이 어렵다. 이런 태도는 반대 성과의 동일시에 대해 그 자신이 양가적일 때, 그리고 가족들이 받아들이지 않는다고 느낄 때 더욱 증가된다. 이런 청소년들은 부모나 교사에 의해 사회적 고립이나 동년배의 괴롭힘과 배척에 대한 염려감 때문에 정신과 의사에게 보내지기도 한다. 이런 경우 옷 입은 모양에서 확실히 반대 성과의 동일시를 시사하는 행동(예: 남성이 다리의 털을 깎는 것)을 보인다.

성인에서는 다른 성의 사람이 되기를 원하고 반대 성의 구성원으로 살기를 원하고 이러한 소망에 매우 집착한다. 이런 집착은 반대 성의 사회적 역할을 받아들이려는 강한 욕구로 표현된다. 그들은 다양한 정도로 반대 성의 행동, 옷 입기 등 반대 성의 모습을 갖추고자 많은 시간을 소비하며 반대 성으로 지내려고 노력한다. 이들은 대부분 옷 바꿔 입기나 호르몬치료를 하면 반대 성으로 전환된다고 확신한다. 심지어 남성의 경우 자신의 생식기를 떼어 버리거나 여성호르몬을 사용하여 유방을 크게 하고 털을 없앤다. 여성의 경우 유방이나 자궁을 제거하고 남성호르몬을 사용하는 등 다른 이차성징들을 제거하기를 원한다. 심지어 성전환수술을 하려 하거나, 호적의 성을 반대로 바꾸기를 원한다. 이들은 사회적 및 직업적 기능장애가 심하고 우울증이나 자살기도, 그리고 남성에서는 생식기절단 등이 있을 수 있다.

기타 관련 증상

소아에서는 이별불안장애, 범불안장애, 우울증상이 동반되기도 하며, 사춘기에서는 특히 우울증, 자살하려는 생각 및 자살기도의 위험이 높다. 성인에서는 불안, 우울 증상이 있다.

이들은 대부분 사회적으로 고립된다. 고립과 배척감은 자존심을 저하시키고 학교를 혐오하게 만든다. 후유증으로 동년배의 괴롭힘을 당하는 경우가 흔하다. 이들의 생활은 이 장애로 인한 고통을 줄여 주는 활동에 한정되는 수가 많다. 양쪽 부모나 또는 한쪽 부모와의 관계 역시 심각하게 손상되어 있다. 자살시도와 약물 관련 장애가 흔히 동반된다. 특히 도시지역에서

일부 남성들은 매춘행위에 참여하여 AIDS에 걸릴 위험성이 증가된다.

어떤 성인 남성에서는 복장도착증 또는 다른 성적 도착증의 과거력이 존재하기도 한다. 성인을 상대로 한 성진료소에서 조사한 바에 의하면 성격장애가 동반되는 경우는 남성에서 더 흔하다.

성인 남성은 호르몬 복용으로 유방비대를 보이기도 하며, 일시적 또는 영구적인 털제거로 털의 소실을 보이고, 코성형술 또는 갑상연골의 수술적 제거가 발견되기도 한다. 여성에서 유방고정대를 착용하였기 때문에 변형된 유방 또는 유방발진이 보이기도 한다. 수술 후 합병증으로 여성에서 뚜렷한 흉벽 흉터가 발견되기도 한다. 남성에서는 질유착, 직장-질 간 누공, 요도협착, 요 흐름의 변화 등이 발견되기도 한다.

이중역할 의상도착증dual-role transvestism

ICD-10 병명이다. (ICD-11에서는 제외되었다.) 이는 젠더불쾌증(성전환증)이 아닌, 청년기와 성인기의 성정체성장애로, 일시적으로 반대의 성으로 경험하는 것을 즐기기 위해 이성의 의상을 입는 것이다. 영구적인 성전환을 갈망하지는 않으며, 여성물건애적 의상도착증fetishistic transvestism 같은 이성의상을 입는 것에 대한 성적인 쾌감은 없다. DSM-5-TR에서는 이를 병으로 보지 않는다.

5. 진단

DSM-5-TR

F64.2 소아기 젠더불쾌증 Gender Dysphoria in Childhood
개인의 경험된/표현된 젠더gender와 주어진 젠더 사이의 현저한 불일치로서, 최소한 기간이 6개월이다. 다른 젠더이기를 소원하고 다른 젠더라고 주장함, (주어진 젠더가) 소년인 경우 여자 모습의 옷 입기나 흉내 내기를 강하게 선호하고, (주어진 젠더가) 소녀인 경우 전형적인 남성적 옷 입기를 강하게 선호하고 전형적인 여성적 옷 입기를 강하게 거부함, make-believe 놀이나 공상놀이에서 다른 젠더역할을 하기를 강하게 선호함, 다른 젠더의 소아가 전형적으로 사용하는 또는 노는 장난감, 게임 또는 활동들을 강하게 선호함, 다른 젠더의 친구를 강하게 선호함, (주어진 젠더가) 소년인 경우 전형적으로 남성적인 장난감, 게임, 활동을 강하게 거부하고, 난폭하고 거친 놀이를 강하게 기피하고, (주어진 젠더가) 소녀인 경우 전형적인 여성적 장난감, 게임 또는 활동을 강하게 거부함, 자신의 해부학적 성을 강하게 싫어함, 자신이 경험하는 성과 일치하는 일차적 그리고/또는 이차적 성징을 강하게 소원함 등 8개 증상들 중 최소한 6개가 나타난다. 그리고 상태가 임상적으로 유의한 고통과 사회적·학업적 또는 기타 기능의 중요한 영역에서의 장애와 관련된다.
특정형: 성발달장애/차이 동반형(예: 선천성 adrenogenital disorder 등)

F64.0 청소년과 성인의 젠더불쾌증
Gender Dysphoria in Adolscents and Adults
개인의 경험된/표현된 젠더gender와 주어진 젠더 사이의 현저한 불일치로서, 최소한 기간이 6개월이다. 개인의 경험된/표현된 젠더와 일차적 그리고/또는 이차적 성징들(어린 청소년의 경우 예견되는 이차성징들) 사이의 현저한 불일치, 그러한 불일치 때문에 자신의 일차적 그리고/또는 이차적 성징들을 없애고자 하는 강한 소원, 다른 성의 일차적 그리고/또는 이차적 성징들을 갖고자 하는 강한 소원, 다른 젠더가 되고자 하는 강한 소원, 다른 젠더로 대우받는 것에 대한 강한 소원, 다른 젠더의 전형적인 느낌과 반응을 가졌다는 강한 신념 등 6개 증상들 중 최소 2개로 나타난다. 이런 상태가 임상적으로 유의한 고통과 사회적·직업적 그리고 기능의 중요한 영역에서의 장애들과 관련된다.
특정형: 성발달장애/차이 동반형(예: 선천성 adrenogenital disorder 등)
특정형: 성전환 이후posttransition. 이는 자신이 원하는 젠더로 완전히 옮겨 가서 살고 있을 때(젠더변화를 합법화하든 안 하든). 그리고 원하는 젠더를 확정하기 위해 최소한 한 번의 젠더확인 의료적 과정gender-affirming medical procedure 또는 치료수단을 받은 경우(또는 그러기 위해 준비 중)-예를 들어 정기적 젠더확인 호르몬치료 또는 젠더경험을 확인하기 위한 젠더재지정수술gender reassignment surgery(예: 출생 때 남자로 지정된 사람에서 유방확장술 및/또는 vulvovaginoplasty; 출생 때 여자로 지정된 사람의 경우 transmasculine chest surgery 및/또는 phalloplasty 또는 metoidioplasty)

F64.8 기타 특정 젠더불쾌증 Other Specified Gender Dysphoria
젠더불쾌증의 증상특징들을 가지고 있으나, 성불쾌증의 전체 진단기준을 충족시키지 못할 때이다. 이는 임상가가 그 충족시키지 못하는 특정 이유를 의사소통하고자 할 때 사용된다.
F64.9 비특정 젠더불쾌증 Unspecified Gender Dysphoria
젠더불쾌증의 증상특징들을 가지고 있으나, 젠더불쾌증의 전체 진단기준을 충족시키지 못할 때이다. 이는 임상가가 그 충족시키지 못하는 이유를 특정화하지 않고자 할 때 사용된다.

ICD-10 및 한국 표준 질병 사인 분류

F64 성주체성 장애 Gender identity disorders
F64.0 성전환증 Transsexualism
F64.1 이중역할의상도착증 Dual-role transvestism
F64.2 소아기의 성주체성장애
Gender identity disorder of childhood
F64.8 기타 성주체성장애 Other gender identity disorders
F64.9 상세불명의 성주체성장애
Gender identity disorder, unspecified

ICD-11에서는 성(젠더)정체성장애를 정신장애로 보지 않고 있어, 'Mental and behavioural disorders' 장에서 제외하고, 대신 conditions related to sexual health라는 범주에 젠더불일치 *gender incongruence*라는 명칭으로 포함시켜 놓고 있다. 이는 성전환수술을 정당화하기 위한 것으로 보인다.

감별진단: 젠더불쾌증은 소녀의 '말괄량이*tomboy* 행동', 소년의 '계집애 같은*sissy boy* 행동' 같은 전형적인 행동에 대한 소아의 단순한 비동조적 행동과는 구별된다. 젠더불쾌증은 자신이 남성인지, 여성인지에 대한 지각에 심각한 장애가 있는 것이다.

성적 흥분을 위해 옷을 바꿔 입는 이성애적 또는 양성애적 남성에서 나타나는 이성복장장애*transvestic disorder*(이성복장 음란증*transvestic fetishism*)와 다르게 젠더불쾌증 환자들은 성적 흥분을 목적으로 반대 성의 옷을 입지 않는다. 또한 이성복장장애가 있는 사람들은 대부분 옷 바꿔 입기를 제외하고는 어린 시절 반대 성 행동의 과거력을 갖고 있지 않다.

다른 정신질환에 의한 망상이 아닌지 등도 잘 감별해야 한다. 조현병에서의 하나의 증상으로 자신이 다른 성에 속해 있다는 망상이 있을 수 있다. 그러나 젠더불쾌증 환자가 자신이 다른 성에 속해 있다고 주장하는 것을 망상이라고 간주해서는 안된다. 왜냐하면 성정체성장애 환자는 자신이 다른 성의 일원임을 사실로 믿는 것이 아니라, 다른 성의 일원인 것처럼 느끼기 때문이다. 그러나 매우 드문 경우 조현병과 심한 성정체성장애가 공존하기도 한다.

이는 또한 congenital adrenal disorder, androgen insufficiency syndrome 등 성발달장애*disorders of sex development*와 감별해야 한다.

6. 예후

소아의 젠더불쾌증은 4세 이전에 발병한다. 또래 친구와의 갈등은 7~8세에 시작된다. 남아의 여성적인 행동은 나이가 들면 감소하며, 특히 주위에서 못하도록 막는 경우에 더욱 줄어든다. 이성복장도 흔하게 동반되는데 75%의 남아에서 4세 이전에 나타난다. 젠더불쾌증 문제를 보이는 남아에 대한 한 추적조사에 의하면, 나이가 들면 성전환수술을 원할 정도의 심한 성전환증은 10% 이하로 줄어들지만, 동성애적 성향은 그대로 지속되는 수가 많다. 여아의 경우 발병연령이 더욱 낮지만 대부분 사춘기가 되면 남성적인 행동을 포기한다. (이는 젠더 유동성*gender fluidity*이라는 개념의 일부이다. 즉 젠더는 언제나, 얼마 동안이나, 얼마나 자주, 그리고 어떤 종류의 젠더로도 자유롭게 바뀔 수 있다는 의미이다. 즉 젠더에는 법칙이나 경계가 없다는 것이다.)

7. 치료

정신치료

최근 경향은 환자들의 원하는 바를 존중하고 정신치료를 통해, 그리고 가족이나 사회를 교육함으로써 사회와의 갈등을 완화하고 고통을 덜 느끼면서 살도록 돕는 것이다. 이를 확인치료*affirmative therapy*라 한다. 즉 대부분의 환자는 확고한 생각을 갖고 있으므로 정신치료는 환자의 젠더정체성을 확고히 해주거나 동반된 우울, 불안증세를 경감시키는 데 도움이 될 뿐이다. 확인치료의 최종은 성전환시술이다. 그러나 성전환시술이 실제 생물학적 성을 바꾸지 못한다는 것을 명확히 설명해 줄 필요가 있다.

그러나 본인이 원하면 전환치료*conversion therapy*(역동적 정신치료, 인지행동치료 등)를 받을 수 있다. 정신치료에서 치료자가 느끼는 역전이*countertransference* 현상이 치료의 걸림돌이 될 수 있다.

소아

임상의사에 따라 어떤 접근이 젠더불쾌증 증세를 보이는 소아들의 미래를 위해 가장 적절한가에 대한 판단이 다를 수 있다. ① 소아가 진정으로 원하는 바를 평가하여 그대로 되도록 돕는 것이 좋다는 견해도 있다. 이를 확인치료라 한다. (이 경우는, 소아가 정당한 판단을 할 능력이 있는가 하는 문제가 있다. 또한 이 경우 환아나 젠더불쾌증보다 가족, 주변 사람들이 stigma를 갖지 않도록 교육하는 것이 중요해진다.) ② 이와 달리 부모의 희망대로 젠더불쾌증 자체를 치료하면서 이를 유발한 가족 내 갈등을 치료한다. 전환치료의 경우 생물학적 성에 적합한 행동을 놀이치료 시간에 친구나 어른들을 통해 배우는 role model 방법 등 행동수정*behavior modification* 기법을 주로 이용한다. 부모상담도 중요한데, 대부분의 부모는 자신들이 무의식적으로 아이의 성전환 증세를 장려하고 있다는 사실을 깨닫지 못하고 있으므로 이를 깨우쳐 주는 것이 좋다. 예를 들어 남아에게 농담이라도 네가 여자였으면 같은 말을 하거나, 여아 같은 옷을 입히거나 머리카락을 길게 기르게 하는 등의 행동을 하면 안 된다는 것을 깨닫게 해야 한다. (성전환수술의 문제점을 교육하는 것도 포함된다.) ③ 세 번째 견해는 환자 개인과 가족의 정신병리를 치료하면서 젠더불쾌증이 청소년기와 성인기로 지속되는지에 대해서는 (자연적으로 달라질 수 있으므로) 지켜보며 기다리자(watchful waiting)는 것이다. 어떤 방법이 가장 좋은지에 대한 통제된 치료 후 장기간 추적한 연구가 없다. 결정은 case-by-case이다. 어떤 접근을 하든 의사는 최소한 부모에게 이 모든 방법에 대해 알리고 informed consent를 받아 두어야 한다.

청소년

청소년기 환자들은 청소년 특유의 자아정체성 혼란을 보여 몹시 치료하기 힘들다. 대개 부모가 억지로 데려오는 수가 많아 행동화*acting out*도 흔히 나타난다. 충분한 진단과정을 거친 후 다음 세 가지 접근이 있다. ① 완전히 반전 가능하다고*completely reversible* 보는 경우는 최소한 12세 이전에 testosterone이나 estrogen 생산을 막는 gonadotropin-releasing hormone agonist 투여로 puberty를 억제하여 자신의 젠더-관련 문제를 탐구하도록 시간을 벌어 주는 것이다. ② 부분적 반전이 가능하다고*partially reversible* 보는 경우, 신체의 남성화 또는 여성화를 강화하는 호르몬 치료를 한다. ③ 반전 불가능하다고*irreversible* 보는 경우는 수술을 결정할 수 있는 법적인 나이가 되었을 때 외과적 수술을 시행하는 것이다.

성인

성인 환자는 생각을 변화시키기는 어렵기 때문에 오히려 증상을 가지고 어떻게 살아야 하는지에 초점을 두고 확인치료하게 되는 수가 많다. 특히 성전환수술에 대한 환자의 동기를 탐색하고 수술이 적용되는 경우와 그렇지 않은 경우, 그리고 예상되는 부작용 등을 자세히 설명해야 한다. 환자에게 원래 있는 정신병의 경우, 자신의 성기에 대한 망상 또는 경계형 성격장애 시 보일 수 있는 정체성 혼란에 따른 일시적 소원 등 정신장애 때문에 일시적으로 성전환수술을 원하는 경우, 그 기저 정신장애부터 치료한다.

성전환 시술

사춘기 차단(이차성징 억제술)

소아 젠더불쾌증 환자가 사춘기를 넘을 때(대개 18세)까지, 성호르몬 억제제인 gonadotropin releasing hormone agonists(GnRHas) 또는 LHRH analogues를 투여함으로써 사춘기 변화, 즉 이차 성징의 발달을 억제해 주는 것이다. 이는 일단 성징 발달을 중단시키고 나중 성인이 되어 성전환시술을 재고할 때까지 시간을 벌어 준다는 전략이다. 이후 여전히 성전환시술을 원할 때는 언제든 성징 억제제 투여를 중단하면 이차성징이 다시 발달한다는 전제하에, 그리고 이 시술에 대해 소아의 자기결정권을 존중하여 소아가 시술 자체와 불임의 위험성을 이해하고 허락(informed consent)을 한 경우에 시행한다고 한다. (그런데 소아가 이를 완전히 이해하고 허락하는 것이 가능한가에 대한 윤리적 논쟁이 있다.)

호르몬 대체 치료*hormone replacement therapy*

남성 환자에게는 여성호르몬(estrogen, progesterone)을, 여성 환자에게는 남성호르몬(testosterone)을 투여하는 것이다. Estrogen을 투여받은 남성 환자는 투여 즉시 만족을 보이고 성적인 충동도 감소하며, 몇 개월 후에는 전체 체형이 여성처럼 부드러워지고 유방도 커지며 고환의 크기가 줄어든다. 그러나 목소리는 변하지 않는다. 고혈압, 고혈당, 간기능저하, 혈액응고지연 등의 부작용이 있어 정기적으로 검사해야 한다. Testosterone을 투여받은 여성 환자 역시 음핵이 커지며 몇 개월 후에는 월경이 없어지고 목소리가 변하고 체모도 증가하고 체형도 남성다워진다. 혈액응고지연, 간기능저하, 혈중 콜레스테롤, triglyceride 농도 증가 등의 부작용을 정기적으로 검사해야 한다. 지속적으로 정신과적 치료를 하는 것이 좋다.

성전환수술*sex-rearrangement surgery, transsexual operation*

젠더확인수술*gender confirmation surgery*이라고도 한다. 그러나 트랜스젠더 중에 실제로 성전환수술을 하는 사람은 여러 여건상 많지 않다. 수술의 적용이 되는 대상은 첫째, 반대의 성으로 적어도 수개월 이상 만족스럽게 지내 본 경험이 있어야 한다. 실생활을 접하다 보면 오히려 불편감을 느끼는 경우도 있기 때문이다. 둘째, 반드시 호르몬치료를 먼저 받아 보아야 한다. 많은 경우 호르몬치료에 의해 체형이 바뀌는 것만으로도 만족을 느끼기 때문이다. 호르몬치료에 따른 부작용(다양하다)에 대한 치료도 받아 가면서 정신치료도 계속한다. 셋째, 앞서의 기준을 만족하는 환자 중에서 약 50%가 실제로 수술을 하게 된다.

트랜스남성의 경우(Female to male, FtM) 양측 유방제거, 자궁 및 난소 제거, clitoris를 보존한 인공남근성형 등을 시행한다. 트랜스여성의 경우(Male to female, MtF) 남근절제, 양측 고환제거*orchiectomy*, 유방 성형, 인공 질 성형 등이 있다. 레이저나 전기치료*electrolysis*로 털을 제거하기도 한다.

예후는 다양하다. 남성 환자의 70%, 여성 환자의 80%가 수술 직후 만족을 보인다. 부작용은 흉터와 요도협착, rectovaginal fistula(직장과 질 사이에 구멍이 생김) 등이다. 정신장애가 동반된 경우 예후가 나쁘다. 수술 전 정신치료를 받는 경우 예후가 좋다. 수술 후에도 지속적인 호르몬치료가 필요하고, 정신치료를 요하는 수도 많다. 그러나 다수 장기 추적연구들이 성전환수술 후 우울증, 불안, 약물남용 자살시도가 여전히 심각하며 정신병원에 입원해 있는 경우가 많고, 또한 여러 이유로 생명이 단축된다는 사실을 보여 주고 있다.

V. 성도착장애

1. 개념

DSM-5-TR에 의하면 성도착장애*paraphilic disorders, paraphilias, sexual deviation*는 반복적으로 성적으로 일어나는 비정상적인 상상이나 성적 흥미, 성행위 등을 말한다. 그중에서도 paraphilia는 성적 흥미의 선호*preference*라는 의미가 강하고, paraphilic disorders는 비정상적 성적 흥미sexual interest의 결과라는 의미가 강하다.

이들 대부분은 사춘기 전이나 사춘기에 이미 성도착증적인 상상을 시작하며 일생 동안 그 상상을 지속한다. 이런 환자들에게는 성은 사람과 관련 맺기, 사랑, 자녀의 생산 같은 정상적 성과 거리가 멀다. 도착적 욕구는 고통을 야기하며 사회적·직업적 및 기타 기능에서 장애를 야기하며 법적 문제를 야기하기도 한다.

성도착적 욕구를 항상 가지고 있을 수도 있고, 또는 어떤 때는 정상적으로 행동하며 도착증을 삽화적으로 가질 수도 있다. 동시에 두 가지 이상의 도착증을 가질 수도 있다.

성도착증 환자들은 지속적이고 반복적인 양상을 보이므로 전체 환자 수는 적지만 그 피해자는 많다. 따라서 오랫동안 모든 성도착자는 피해를 가하는 범죄자 취급을 받았다. 성인 여성의 20%가 절시증과 노출증 환자의 희생자가 된 경험을 가진다. 법적으로 문제가 되는 성도착증 환자 중에는 소아성애증pedophilia이 가장 많다. 10~20%의 어린이가 피해자로서 경험을 갖고 있다. 어린이들이 희생자이므로 다른 성도착증보다 더 심각하게 가해자들을 법적으로 처리해야 한다.

역학

통제되고 체계적인 연구가 드물다. 범죄보고를 통해 추산할 뿐이어서 한계가 있다. 일반인구 중 성도착적 경험을 해보았다는 사람들 중 7.7%에서 최소한 1회의 절시증 행동을, 3.1%에서 최소한 1회의 노출증 행동, 남성 2.5%에서(여성 0.4%)에서 최소한 1회의 이성복장 착용을 하였다고 한다.

대체로 남성에 많은데, 성도착 가해자의 90%가 남성이다. 반면 여성 시행자는 5~44%라 한다.

개별적 조사에서 노출증이나 절시증은 인구의 3~7%라는 보고가 있다.

대개 상호 허락한 상태서 또는 혼자인 상태에서 도착증 행동이 벌어지기 때문에 고통을 느끼지 않아, 스스로 일반 정신과에 오지 않는다. 흔히 법적 문제로 발견되어 정신과에 온다.

반수 이상이 18세 이전에 발병하며, 15~25세 사이에 가장 많고 이후 감소한다. 대개 세 가지 이상의 도착증을 동시에 보인다.

원인

역사적으로 성학sexology 연구는 성도착연구로부터 시작되었다. 1870년대 Krafft-Ebing, Hirschfeld, Ellis 등이 도착증들을 연구하기 시작하였다. 그중 Krafft-Ebing의 저술 『Psychopathia Sexualis』가 유명하다. 그는 성도착증은 유전되는 것으로, 사회적으로 심리적으로 치료할 수 있다고 생각하였다. 이때 Freud도 성과 성도착을 연구하고 있었는데, 그는 성도착이

소아기 발달의 장애로 보았다. 즉 인격발달과정 중 구강기나 항문기 수준에서 고착된 것으로 보거나, 또는 오이디푸스 콤플렉스와 관련시켰다. 어머니와의 이별 또는 어릴 때 받은 성적 폭행이 원인이 되기도 한다. 특히 어렸을 때 성도착자에게 당하였던 경험이 중요하다고 본다. 볼기때리기나 관장이나 언어적 모욕 같은 비성적 학대도 어린아이에게는 성적인 것으로 받아들여지고 이 때문에 이후에 성도착증이 발달하기도 한다. 따라서 많은 도착증이 반사회적 성격장애와 관련된다.

학습이론은 어릴 때 도착행동에 대한 공상fantasy이 성장과정 중 타인과의 관계를 통해 억제되지 못하고 오르가슴의 긍정적 경험과 연관(학습)되어 지속되었기 때문으로 본다.

대중매체의 영향도 무시할 수 없다.

어떤 도착증은 뇌장애에 의한 충동조절 장애 때문으로 생각된다. 예를 들어 어떤 도착자들의 경우 뇌파가 비정상적이다. 뇌영상 소견에서도 이상이 발견된다. 소아성애자의 경우 hypothalamus-pituitary-gonadal axis에 이상이 발견된다고 한다. 변연계장애(Klüver-Bucy syndrome이나 측두엽 간질)가 있으면 충동조절장애나 hypersexuality를 보인다. 남성 소아성애장애(기아증) 환자의 경우 손잡이, 지능, 뇌외상 등 신경심리학적 이상이 관련된다고도 한다. 기타 정신장애와 지적장애가 관련되기도 한다.

종합적으로 유전적 요인, 기질, 뇌발달, 환경, 소아기 경험, 재강화, 인지적 세계관, 성격 등이 관련된다고 본다.

임상양상과 진단

성도착장애는 일반적으로 청소년기에, 대개 18세 이전에 형성된다. 거의 주로 남자에게서 나타난다. 동반 정신장애가 있을 수 있는데, 대개 물질사용장애, 불안장애, 우울증 및 성격장애 등이다.

만성적 장애이며, 환자의 상황, 스트레스 정도, 성욕수준, 기회 등에 따라 빈도와 강도가 달라진다. 성욕이 나이에 따라 줄어들기 때문에 성도착장애도 줄어든다. 이들은 도착행동 이외에는 성행동은 비교적 정상이다. 따라서 배우자나 파트너는 도착자인 줄 모르는 수가 많다.

진단기준은 비정상적 성적 선호에 있어 "반복적이고 강렬한 성적 흥분"이 있고, 그 욕망에 따라 행동하며, 그로써 사회적·직업적 또는 중요한 기능의 영역에서 상당한 불편과 장애를 야기한다는 것이다. 그러한 공상, 욕망 또는 행동은 최소 6개월 이상이라야 한다.

DSM-5-TR은 8개의 성도착장애를 선정하고 있는데, 이들은 비교적 흔하고, 다른 사람들을 해롭게 하거나 범죄적 요소가 있기 때문이다. 그리고 2개의 잔류형 범주를 두고 있다. 그러나 DSM-5-TR에 포함되지 않고 있는 성도착증들도 많다 (예: infantilism). 한 사람이 두 가지 이상의 도착증을 가질 수

도 있다.

자기 자신이나 상대방에게 모욕을 주는 행위, 어린이 또는 사회적으로나 법적으로 허용되지 않는 파트너를 선택하거나, 사람이 아닌 대상을 선택하며, 적어도 6개월간 이런 행위나 욕구가 있고, 사회적으로나 직업적으로, 인간관계의 또 다른 중요한 면에서 임상적으로 의의 있는 손상이나 고통을 일으키는 행위를 말한다. 불법적인 성행위나 성범죄도 포함된다.

진단도구

대개 환자가 법적 문제를 일으켜 강제로 평가를 받는 수가 많다. 자가보고척도들도 있지만 객관적 검사방법이 필요하다. 재범의 위험이 있기 때문에 위험도평가를 위한 척도들이 개발되어 있다.

도착적 성적 자극에 따라 생리적 음경발기가 나타나는 현상을 분석하여 성도착장애를 진단하는 방법(phallometric assessment, plethysmography)이 개발되어 있다. 그러나 이는 성적 선호를 입증해 주지만 도착적 행동을 실제로 하였는가를 입증해 주지 못한다는 한계가 있다. 또한 선호하는 자극을 오래 주시한다는 가설에 따라 특정 도착적 성적 자극을 주시하는 시간, 즉 visual reaction time을 측정하는 방법도 있다. 그 외 Affinity Program, Implicit Association Test, Stroop Test 등이 있다.

예후

발병연령이 어릴 때, 행위가 빈번할 때, 수치나 죄책감이 없을 때, 술 또는 약물 남용이 있을 때 예후가 나쁘다. 예후가 좋은 조건은 정상 성행위의 과거력이 있을 때, 치료에 대한 욕구가 높을 때, 치료에 대한 동기가 있어 스스로 병원에 올 때 등이다.

2. 관음도착장애 voyeuristic disorder

관음증 觀淫症 voyeurism, 절시증 竊視症 scopophilia이라고도 한다(영어속어로 peeping이라 함). 법을 위반할 잠재성이 있는 성적 행동 중 가장 흔하며, 평생유병률은 남성 약 12%, 여성 약 4%라 한다.

이는 어린 시절의 성적 학대의 경험, 물질남용, 성적 집착 또는 성과잉 hypersexuality 등과 관련된다. 정신역동적 원인은 여성과의 동일시이다.

임상양상은, 경계하지 않고 있는 다른 사람들의 나체나 옷을 벗는 행동 또는 성행위를 반복해서 훔쳐보는 것에 대한 욕구를 느끼며 이런 공상을 반복하거나 그에 따라 행동하는 것이다. 대상자와의 성행위를 요구하지는 않으며, 훔쳐보는 것만이 성적 흥분을 만족시키는 유일한 방법이다. 극치감은 보통 자위행위로 얻는다. 청소년들의 경우 호기심 때문인 경우가 많은데, 그런 경우

15세 이전에 나타난다.

3. 노출장애 exhibitionistic disorder

예기하거나 경계하지 않고 있는 낯선 사람에게 성기를 노출하고자 하는 반복적이고 강한 욕구나 공상을 갖고 있거나 실제로 노출하는 행위를 말한다. 상대방에 대해서는 대부분 그 이상의 성행위를 요구하지 않는다. 발병은 사춘기 이전에서 중년 사이에 일어나며, 전원 남자이다. 평생유병률은 남성의 2~4%이다. 이는 어린 시절의 성적 학대의 경험, 물질남용, 성적 집착 또는 성과잉 등과 관련된다. 정신역동적 원인은 거세공포를 극복하기 위해 자신의 성기를 보임으로써 남성임을 과시하는 것이다. 따라서 무의식적으로는 거세당하는 감정과 발기불능감을 느끼고 있다. 노출증 환자의 아내는 환자가 어린 시절 과도하게 집착하였던 어머니의 대리인이 된다. 노출행위를 예견하면서 성적 흥분을 느끼며 자위행위를 통해 절정감을 느낀다.

욕구나 환상이 임상적으로 유의한 고통 또는 사회적·직업적 또는 기능의 중요한 영역에서의 장애를 야기한다.

특정형: 사춘기 이전의 소아에게 성기를 노출함으로써 성적으로 흥분함

신체적으로 성숙한 사람에게 성기를 노출함으로써 성적으로 흥분함

사춘기 이전의 소아와 신체적으로 성숙한 사람에게 성기를 노출함으로써 성적으로 흥분함

특정형: 통제된 환경 내(노출행동을 할 기회가 제한된 기관이나 상황에 살고 있을 때)

완전 관해 상태(비통제된 상황에서 최소 5년간 노출행동을 보이지 않았을 때)

ICD-10 및 한국 표준 질병 사인 분류

F65.2 노출증 Exhibitionism

4. 접촉도착증frotteuristic disorder

허락하지 않은 대상에 대해 만지거나 부비는 행동 frotteurism을 하는 것이다. 흔히 성기를 여자의 허벅지나 엉덩이에 대거나 상대의 성기나 유방을 만지는 것이다. 대개 지하철 등 사람들이 붐비는 장소에서 일어나는 수가 많은데, 이는 도망치기 쉽기 때문이다. 15~25세 남자에 많다. 접촉행동은 남성 인구의 30%에서 보고되고 있고, 성도착증 환자를 위한 외래진료소 환자의 10~14%를 차지한다고 한다. 이들 환자는 매우 소극적이고 고립되어 있으며 이 방법이 성적 만족을 얻는 유일한 방법이 되고 있다.

DSM-5-TR

F65.81 접촉도착증 Frotteuristic Disorder
최소한 6개월 이상, 동의하지 않는 사람에게 만지거나 비빔으로써 반복적이고 강하게 성적으로 흥분하며, 이를 환상, 욕구 또는 행동으로 나타낸다. 개인은 이러한 동의하지 않은 사람에 대해 이러한 성적 욕구에 의해 행동해 왔거나, 그런 성적 욕구나 환상이 임상적으로 유의한 고통 또는 사회적·직업적 또는 기능의 중요한 영역에서의 장애를 야기한다.

특정형: 통제된 환경 내(만지거나 비비는 행동을 할 기회가 제한된 기관이나 상황에 살고 있을 때)

완전 관해 상태(비통제된 상황에서 최소 5년간 접촉도착 행동을 보이지 않았을 때)

ICD-10 및 한국 표준 질병 사인 분류

65.8 기타 성선호 Other disorders of sexual preference
마찰도착증Frotteurism

5. 성적 피학장애sexual masochism disorder

Masochism은 19세기 오스트리아의 소설가인 L. von Sacher-Masoch의 이름에서 유래하였다. 피학성애sexual masochism라고도 한다.

빈도는 미상이나, 여성보다 남성에서 더 많고 성인 초기에 주로 시작된다. 한 국가에서 가학피학증의 1년 유병률이 남성 2.2%, 여성 1.3%라는 보고가 있다.

임상양상은, 성적 흥분을 얻기 위해, 모욕, 구타, 채찍질, 묶임, 기타 고통을 당하는 것을 공상fantasy하거나 욕망하거나 실제 그렇게 행동하는 것이다. 즉 성적 흥분을 얻기 위해 신체적으로 상처를 입거나 생명의 위협을 받는 행동에 의도적으로 몸을 내맡긴다. 이로써 사회적·직업적 및 기타 기능의 중요한 영역에서 고통과 장애를 야기한다. 경과는 만성적이다.

Freud는 이를 자기 자신에게로 향한 파괴적 환상에서 유래한다고 해석하였다. 즉 피학증에는 가해가 자신에게 통하지 않는다는 것을 과시함으로써 무능감과 상해의 공포를 극복하고자 하는 역동적 요인이 내재되어 있다. 어린 시절 고통이 성적 즐거움의 필수조건임을 경험한 적이 있다.

Autoerotic asphyxiation(성적 흥분을 위해 스스로 질식을 유도함)도 여기에 해당된다. 환자의 30%에서는 가학증적인 공상을 갖기도 한다.

Moral masochism은 고통에 대한 욕구는 느끼나, 성적인 공상은 없는 경우를 말한다.

DSM-5-TR

F65.51 성적 피학장애 Sexual Masochism Disorder
최소한 6개월 이상, 모욕당하고 구타당하고, 결박당하고 또는 기타 고통받음으로써 반복적이고 강하게 성적으로 흥분하며, 이를 환상, 욕구 또는 행동으로 나타낸다. 그런 환상, 성적 욕구 또는 행동이 임상적으로 유의한 고통 또는 사회적·직업적 또는 기능의 중요한 영역에서의 장애를 야기한다.

특정형: 질식애호증 동반

특정형: 통제된 환경 내(피학적 성행동을 할 기회가 제한된 기관이나 상황에 살고 있을 때)

완전 관해 상태(비통제된 상황에서 최소 5년간 피학적 행동을 보이지 않았을 때)

ICD-10 및 한국 표준 질병 사인 분류

F65.5 가학피학증 Sadomasochism
피학증Masochism

6. 성적 가학장애 sexual sadism disorder

이는 18세기 프랑스 작가인 M. de Sade의 이름에서 유래하였다. 가학성애 sexual sadism 또는 사디즘 sadism 이라고도 한다. 빈도는 미상이나, 성범죄의 경우 10%, 그리고 성 관련 살인의 경우 37~75%에서 가학증이 관련된다 한다.

임상양상은, 성적 흥분을 얻기 위해 모욕, 구타, 채찍질, 묶임, 기타 고통을 당하는 것을 공상하거나 욕망하거나 실제 그렇게 행동하는 것이다. 동의하지 않은 상대방 또는 동의한 상대방에 대해 반복적·의도적으로 정신적 또는 신체적 고통을 주는 것이 애용되거나 또는 유일한 방식일 때이다. 심지어 성적 흥분에 도달하기 위해 동의한 상대방에 대해 광범위하고 지속적인 또는 치명적일 수도 있는 신체적 상해를 가하는 수도 있다. 강간, 난폭한 성행동, 성적 살인 lust murder(성관계 후 살인함)이 관련될 수 있다. 이로써 사회적·직업적 및 기타 기능의 중요한 영역에서 고통과 장애를 야기한다.

가학증은 정신역동적으로 희생자에 대한 지배 및 통제의 욕구와 성적 무능감에 대한 병적 극복으로 나타난다.

기타 유전적 소인, 호르몬 이상, 병적 대인관계, 과거 성적 남용의 피해경험, 정신장애(대개 조현병)의 동반 등이 원인적 요인들에 해당된다.

발병과 경과는 성적 피학증과 같다.

DSM-5-TR

F65.52 성적 가학증 Sexual Sadism Disorder

최소한 6개월 이상, 타인에게 신체적 또는 정신적 고통을 가함으로써 반복적이고 강하게 성적으로 흥분하며, 이를 환상, 욕구 또는 행동으로 나타낸다. 개인은 동의하지 않는 사람에게 이러한 욕구에 따라 행동해 왔거나, 그런 성적 욕구와 환상이 임상적으로 유의한 고통 또는 사회적·직업적 또는 기능의 중요한 영역에서의 장애를 야기한다.

특정형: **통제된 환경 내**(가학적 성행동을 할 기회가 제한된 기관이나 상황에 살고 있을 때)
완전 관해 상태(비통제된 상황에서 최소 5년간 가학적 행동을 보이지 않았을 때)

ICD-10 및 한국 표준 질병 사인 분류

F65.5 가학피학증 Sadomasochism
가학증 Sadism

7. 소아성애장애 pedophilic disorder

소아성애증 pedophilia, 기아증 嗜兒症이라고도 하였다. 사춘기 전의 소아(대개 13세 이하)와 성활동(대개 성기 희롱, 구강성교 포함)을 하는 행위 또는 그 환상이 성적 흥분에 되풀이 애용되거나 유일한 방법이 될 때이다. 정의상, 소아성애자는 16세 이상이어야 하고, 대상 소아는 환자보다 최소한 5세 이하라야 한다.

발병은 중년 이후에 잘 일어난다. 빈도는 미상이나, 법적으로 문제가 되는 도착증 중 가장 흔한 것이다. 남성에 많고 여성에서는 보다 드물다. 50%는 술 취한 상태에서 일을 저지른다. 피해자가 소녀인 경우가 사회적으로 주목을 더 많이 받지만 희롱의 피해자 중 60%는 소년이다. 환자가 남성인 경우 대상인 어린이는 이성인 경우가 2배 더 많고 이때는 8~10세의 소녀를 좋아한다. 환자의 95%가 이성애자이다. 동성애적 남성은 이보다 더 나이가 많은 남성 어린이를 대상으로 한다. 근친 간에도 발견된다. 대부분 동시에 노출증이나 절시증, 강간 등을 행한다.

정신역동적 요인은 희생자에 대한 지배와 통제의 욕구이며 성적 무능감에 대한 병적 극복이다. Love object로 어린이를 선택하는 것이 자기애적 행동 narcissitic act이라고 주장하는 학자도 있다.

DSM-5-TR

F65.4 소아성애장애 Pedophilic Disorder

최소한 6개월 이상, 사춘기 이전의 소아(대개 13세 이하) 또는 소아와의 성행위를 포함하는, 반복적이고 강하게 성적으로 흥분하는 환상, 성적 욕구 또는 행동. 개인은 이러한 성적 욕구에 따라 행동해 왔거나, 또는 성적 욕구 또는 공상이 현저한 고통 또는 대인관계 장애를 야기한다. 개인은 최소한 16세이며, 대상 소아나 소아들보다 최소한 5세 이상이다. (주: 현재 12, 13세의 대상과 성적 관계를 가지고 있는 후기 사춘기의 사람은 포함되지 않는다.)

특정형: **배타형**(오직 소아에게만 끌림)
비배타형
특정형: **남자에게만 성적으로 끌림**
여자에게만 성적으로 끌림
양성 모두에게 성적으로 끌림
특정형: **근친 간에 한함.**

ICD-10 및 한국 표준 질병 사인 분류

F65.4 소아성애증 Paedophilia

8. 절편도착장애*fetishistic disorder*

절편음란증*fetishism*이라고도 한다. 남성에서만 볼 수 있다. 성적 흥분을 위해 무생물적 대상, 즉 여성의 브래지어, 내의, 슬립, 팬티, 스타킹, 헤어 핀 또는 밴드, 손수건 등 여자의 옷가지뿐만 아니라 비성기적 신체의 일부분인 다리, 머리카락, 눈썹, 손톱, 발톱, 음모, 심지어 성적 자극을 위한 기구 등을 수집하고, 이를 성적 공상이나 자위에 사용한다. 이런 물건에 닿는 것으로 성적 흥분을 얻는다. 절정감은 자위로 얻는다. 법적 문제가 되는 수는 드물다.

정신역동적 원인은 여성에 대한 불안 또는 성적 충동에 대한 불안을 부적절한 대상에게로 향함으로써 회피하고자 하는 것이다. Freud에 의하면 물건(절편)*fetish*은 무의식적 거세공포를 가진 사람에게 음경의 상징으로 작용한다. 대부분 사춘기에 시작되며 만성화의 과정을 밟는다.

DSM-5-TR

F65.0 절편도착장애*Fetishistic Disorder*
최소한 6개월 이상, 비생물적 대상 또는 비성기적인 신체 부분에 매우 특정적으로 집중함으로써 반복적이고 강하게 성적으로 흥분하며, 이를 공상, 성적 욕구 또는 행동으로 나타낸다. 그런 공상, 성적 욕구 또는 행동이 임상적으로 유의한 고통 또는 사회적·직업적 또는 기능의 중요한 영역에서의 장애를 야기한다. 절편음란 대상은 복장 바꿔 입기(이성복장 장애에서와 같이)에 사용되는 옷가지 또는 촉각적 성기자극(예: 바이브레이터) 목적을 위해 특별히 디자인된 기구에는 해당되지 않는다.
대상에 따른 특정형: **신체부분(들)**, **비생물적 대상(들)**, **기타** 등
특정형: **통제된 환경 내**(절편음란적 행동을 할 기회가 제한된 기관이나 상황에 살고 있을 때)
　완전 관해 상태(비통제된 상황에서 최소 5년간 절편음란적 행동을 보이지 않았을 때)

ICD-10 및 한국 표준 질병 사인 분류

F65.0 물품음란증*Fetishism*

9. 이성복장장애*transvestic disorder*

이성복장도착증*transvestic fetishism*, *fetishistic transvestism*이라고도 한다. 남성에서만 볼 수 있는데, 성적 흥분을 목적으로 여성의 복장을 사용하는 것이다. (성적 흥분과 상관없는 이성옷입기*cross-dresser*는 정신장애가 아니다.) 소아기나 사춘기 초기에 시작된다. 이성의 복장을 하는 것

을 금지하면 심한 욕구불만이 일어난다. 원인은 어머니와의 동일시 때문으로 생각된다. 자신감이 생기면 공공장소에서 이성복장을 한다. 이들은 집단으로 하나의 transvestic subculture를 형성한다.

DSM-5-TR

F65.1 이성복장장애*Transvestic Disorder*
최소한 6개월 이상, 이성복장착용으로 반복적이고 강하게 성적으로 흥분하며, 이를 공상, 성적 욕구 또는 행동으로 나타낸다. 그런 공상, 성적 욕구 또는 행동이 임상적으로 유의한 고통 또는 사회적·직업적 또는 기능의 중요한 영역에서의 장애를 야기한다.
특정형: **절편음란증 동반형**
　Autogynephilia 동반형(자신이 여성이라는 생각 또는 상상으로 성적으로 흥분하는 경우)
특정형: **통제된 환경 내**(이성복장을 할 기회가 제한된 기관이나 상황에 살고 있을 때)
　완전 관해 상태(비통제된 상황에서 최소 5년간 고통 또는 사회적·직업적 또는 기능의 중요 영역에서 장애가 없을 때)

ICD-10 및 한국 표준 질병 사인 분류

F65.1 물품음란성 의상도착증*Fetishistic transvestism*
　의상도착성 물품음란증*Transvestic fetishism*

10. 기타

DSM-5-TR

F65.89 기타 특정 성도착장애*Other Specified Paraphilic Disorder*
성도착장애의 특징적 증상들이 있으나 어떤 도착장애의 전체 기준을 충족시키지 못할 경우 진단된다. 이 범주는 임상가가 그 전체 진단기준을 충족시키지 못하는 특정 이유를 의사소통하려 할 때 사용된다.

F65.9 비특정 성도착장애*Unspecified Paraphilic Disorder*
성도착장애의 특징적 증상들이 있으나 어떤 도착장애의 전체 기준을 충족시키지 못할 경우 진단된다. 이 범주는 임상가가 그 전체 진단기준을 충족시키지 못하는 특정 이유를 의사소통하려 하지 않으려 할 때 사용된다.

ICD-10 및 한국 표준 질병 사인 분류

F65.6 성선호의 다발성 장애*Multiple disorders of sexual preference*
한 사람에게서 비정상적 성적편애가 한 가지 이상 나타나며 그 어느 것도 우세한 증상으로 부각되지 않을 때 쓰임. 배물증*fetishism*, 의상도착증과 가학, 피학 음란증*sadomasochism*이 가장 일반적 혼합형이다.

F65.8 기타 성선호*Other disorders of sexual preference*

F65.9 상세불명의 성선호장애

Disorder of sexual preference, unspecified
성도착 NOSSexual deviation NOS

기타의 다양한 성도착증의 양상을 말한다.

전화외설증telephone scatologia: 미지의 인물에게 성적 내지 외설스러운 말로 전화하면서 성적 쾌감을 얻고자 하는 도착장애이다. 노출증의 한 형태로 본다.

동물애증zoophilia: 동물과의 성행위나 그러한 공상을 좋아하거나 또는 이 행위가 전적으로 성적 흥분을 얻는 방법이 될 때이다. Brucellosis, Q fever, leptospirosis, toxocariasis 등 동물의 질병이 인간에게 감염될 위험이 있다.

Hypoxyphilia: 유기용매(본드), nitrous oxide, 의도적 질식asphyxiation 등으로 산소결핍을 유도해 변화된 의식상태에서 성적 쾌감을 추구하는 것이다. 성적 흥분을 강렬하게 하기 위해 무산소 상태나 목조름을 이용하는 것 등의 행위를 포함하는 기타의 다양한 성도착증의 양상을 말한다.

시체성애증necrophilia: 시체에 성적으로 끌리는 행동이다. 그 동기에는 저항이나 거절하지 않는 파트너를 원함, 로맨틱한 파트너와의 재결합, 시체 자체에 성적으로 끌림, 고립감의 탈피 내지 극복, 살해한 피해자에 대한 위세의 표현 등이 있다.

관장애호증klismaphilia: 항문을 통해 직장이나 대장에 액체를 넣음으로써, 특히 관장enema으로 성적 쾌감을 얻는 도착증이다.

소변애증urophilia: 소변을 보는 것, 소변을 누는 것을 보거나 상상함 또는 소변냄새 등으로부터 성적 쾌감을 얻는 도착증이다. Diaper fetish(기저귀 애호)로 나타나기도 한다. Urolagnia 라고도 한다.

분변애증coprophilia: 대변으로부터 성적 쾌감을 얻는 도착증이다. 질병의 감염 위험이 매우 높다.

외화증coprolalia: 외설스러운 말을 한다.

불결애증mysophilia: 원하는 대상을 더럽힘으로써 성적 쾌감을 얻는 도착증이다. 옷을 찢거나 흙이나 변 또는 구토물로 더럽히거나 한다. 대상을 해치지는 않고 외양만 더럽히는 것이다. 소변애증, 분변애증, 소위 wet and messy fetishism(나체를 더럽힘으로써 성적 흥분을 느낌), bukkake(ぶっかけ, 포르노영화에서 여러 남성이 한 여성을 향해 사정하는 장면) 등과 연관된다.

Partialism: 신체 일부에만 전적으로 의존하는 성행위인데, oralism, 즉 cunnilingus(입과 여성 성기 접촉)와 fellatio(입과 남성 성기 접촉), anilingus(입과 항문 접촉) 등이 여기에 속한다. 전체 성행위의 일부일 때는 정상적인 행위로 볼 수 있다.

컴퓨터 외설증computer scatologia: 요즘에 흔해지고 있다. Cybersex에서는 익명성으로 인해 다른 성을 가장할 수 있으므로 이성도착증이나 성전환증적 공상을 이를 통해 만족시키기도 한다. Cybersex의 위험성은 소아애증 환자들이 소아나 사춘기의 아이들과 접촉하거나 그들을 성적으로 희롱할 수 있다는 점이다.

Pyrophilia: 불 자체나 불과 관련된 상황(불과 관련된 장구와 사용, 소방서와 소방관, 화재로 인한 파괴 등)에 성적으로 관심interest을 가지며, 매혹fascinatoin되고 끌림attraction을 느낀다. 또는 방화, 불 구경, 화재 이후 상황에의 참여 등이 성적 의미의 흥분, 쾌감, 만족 등을 야기한다. 방화나 불 구경으로 성적으로 흥분할 수도 있지만, 방화에 대한 환상이나 이야기를 성적 흥분이나 자위하기 위해 사용하기도 한다.

11. 치료

치료대상은 성도착증 자체도 해당되지만, 동반된 정신장애, 범죄경향, 충동조절장애, 사회적응 문제 등을 아울러 치료해야 한다.

많은 성도착증 환자는 치료를 원하지 않는다. 단지 법적 문제인 범죄와 관련되어 강제적으로 정신과 의사에게 올 때가 있다. 이 경우 치료에 대한 동기가 없어 적절한 치료가 어렵다. 그러나 환자가 협조한다면 정신분석적 정신치료나 통찰정신치료 등이 효과가 있을 수 있다. 그러나 인지행동치료CBT가 가장 많이 시행된다.

우선 환자의 잘못된 인지를 수정하는 것이다. (예를 들어 소아의 양순함을 성욕의 표현으로 해석하는 것이다.) 사회기술 훈련, 특히 empathy training, 인지재조직화cognitive restructuring를 통해 적절한 파트너와의 의사소통을 증진시키고 비적응적 행동을 변화시킨다. 그러나 효과는 만족스럽지 못하다고 보고되고 있다. 최근에는 도착증 자체보다, 동기, 목표, 가치, 성격 특성, 자기통제, 범죄로 이어지지 않기, 생산적인 삶 등에 초점을 둔 인지행동치료가 시행되고 있다. 도착 행동 직전에 나타나는 불안이나 스트레스를 줄이기 위해 이완요법을 사용할 수 있다. 도착적 흥분을 줄이기 위한 기법으로 masturbatory satiation(자신의 도착적 공상으로 만족시키거나 지루하게 만듦), covert sensitization(공상을 불쾌한 이미지로 바꿈), masturbatory conditioning(비도착적 주제에 대해 성적 흥분을 야기함) 등이 있다.

원인이 되는 성기능장애를 위한 성치료도 보조치료로 사용된다. 집단치료도 효과가 있다. 나쁜 냄새나 전기자극 같은 혐오요법aversive conditioning이나 행동치료도 효과가 있다. 이는 환자 자신이 충동을 느낄 때 스스로 사용해 볼 수 있다.

약물치료로는 성욕이 과다하여 범죄적으로 위험할 때, 자위가 심할 때에는 성욕을 감퇴시키는 약물, 즉 남성의 경우 testosterone을 억제하는 cyproterone acetate나 medroxy progesterone acetate 같은 antiandrogen도 써볼 수 있다. 이를 화학적 거세chemical castration라 한다. Gonadotropinreleasing hormone agonist인 leuprolide acetate도 제시되고 있다. 이런 약물치료는 장기 추적연구에서 재범방지라는 효과를 나타내고 있다. 그러나 이는 부작용(체중증가, 혈압상승, 당뇨병, 담낭장애, 심장장애 등)과 금기사항(뇌하수체장애, 뇌전증, thromboembolic disease 등)이 많으므로 엄격한 기준에 따라 시행되어야 한다. 최근 serotonergic drug(예: fluoxetine 등 SSRI)도 시도되고 있다. 원인이 되는 정신장애(우울증, 조현병 등)가 있을 때는 정신과 약물치료도 사용한다.

성도착 범죄의 위험성에 대한 최종적 시도로 거세castration라는 수술적 방법이 있다. 그 결과는 일정하지 않다. (그러나 testosterone 대치요법은 가역적reversible이다.) 더구나 가혹하다는 비판이 있다. 화학적 및 수술적 거세는 법적으로 규정되어야 한다.

무엇보다 예방이 중요한데, 소아기의 성교육과 부모들에 대한 계몽이 가장 효과가 크다.

VI. 성적 발달 및 성지남 관련 장애

이는 ICD-10에 포함된 장애들로, DSM-5-TR에는 포함되고 있지 않다. ICD-10에서도 성지남 자체는 하나의 정신장애로 취급하고 있지 않지만, 자아 이질성 성적 지남egodystonic sexual orientation을 포함함으로써 필요하다면 동성애자들에 대한 전환치료의 길을 열어 두고 있다. ICD-11에서 이 범주는 제거되었다. 그러나 DSM-5-TR, ICD-10(한국 표준 질병 사인 분류), ICD-11에는 모두 성적지남(동성애)에 관련한 상담(정신치료)을 위한 항목을 두고 있다.

ICD-10 및 한국 표준 질병 사인 분류

F66 성적 발달과 지향에 관계된 심리적 장애 및 행동장애

Psychological and behavioural disorders associated with sexual development and orientation

주: 성적 지남력 그 자체는 장애와 연관시킬 수 없다.

F66.0 성적 성숙장애Sexual maturation disorder

환자는 그의 성주체성 혹은 성적 지남력에 대한 불확실성으로 고민하며 불안과 우울병을 낳는다. 일반적으로 청년기에 자신이 동성애적인지 이성애적인지 아니면 양성애인지 확실하지 못하거나, 일정기간의 안정된 성적 적응기간 후에(가끔은 지속적인 관계 내에) 자신들의 성적 적응이 변하였다는 것을 발견하게 된다.

F66.1 자아이질적 성적 지향Egodystonic sexual orientation

성주체성이나 동성애, 이성애, 양성애 등의 성적 선호에 대한 의심은 없으나, 환자는 수반된 심리적·행동적 장애에 의해 자신이 이성이었으면 하고 바라며, 성을 변화시키기 위한 치료법을 찾게 된다.

F66.2 성적 관계장애Sexual relationship disorder

성주체성이나 성적 지남력(이성, 동성, 양성애적)이 성행위 대상자와의 관계를 형성하거나 유지시키는 데 어려움의 원인이 된다.

F66.8 기타 정신성적 발달장애

Other psychosexual development disorders

F66.9 상세불명의 정신성적 발달장애

Psychosexual development disorder, unspecified

동성애homosexuality

동성애는 같은 성의 사람에게 성적 끌림을 가지고, 그들과 성교행위(항문성교, 구강성교, 상호자위 등)를 하는 것이다. (동성 간 우정의 관계는 동성애가 아니다.)

남성의 경우 gay, 여성의 경우, 특히 lesbian이라고도 부른다. 즉 전적으로 동성애만으로 살 수도 있으나 이성애heterosexuality를 겸하기도 한다(이를 양성애bisexual라 한다). 아무에게도 성적으로 끌리지 않는 경우도 나타나 무성애asexual라 한다. 이성애자가 일시적으로 동성애적 경험을 할 수도 있다. 잠재성 동성애latent homosexuality는 인격에 동성애 경향이 있고 동성애 행위에 대한 공상들이 있으나 겉으로 드러나지 않는 경우이다. 최근에는 트랜스젠더 또는 여러 젠더퀴어의 사람들에게 성적으로 끌린다거나, 또는 트랜스젠더 및 여러 젠더퀴어의 사람들끼리의 성적 관계도 등장하여 수십 개의 명칭을 갖는다.

Homophobia는 동성애를 부정적으로 보는 것이다. Heterosexism은 이성 간의 성행위가 다른 어떤 형태의 성행위보다 우선한다는 믿음을 말한다.

1993년 미국에서의 통계는 남성 동성애의 평생경험률은 2%, 1년경험률은 1%, 전적으로 동성애만 하는 경우는 약 0.6%라고 하였다. 최근 구미 각국에서의 조사는 남성 동성애(양성애 포함)의 평생경험률은 1~6%, 여성의 경우는 1~3%이다.

이들은 동성애적 느낌을 초기 사춘기 때부터 가졌다고 보고하고 있으나 실제 동성애의 성적 경험은 중기나 후기 사춘기 때 이후라고 한다. 남성은 19%에서, 여성은 56%에서 동성애 경험 전에 이성적 성경험이 있다고 한다. 나이가 들면서 성지남은 자연적으로 변하기도 한다(sexual orientation fluidity). 우리나라의 경우 남성 동성애자는 0.1%, 남성 양성애자는 0.15%, 남성의 동성애 경험은 0.55%로 추정되며, 최근 청소년 집단에서 증가하고 있다고 한다.

원인에 대해 정신역동적 설명이 있다. Freud는 동성애를 정신성적 발달의 정체arrest로 보았다. 이와 관련하여 거세공포, maternal engulfment fear(어머니에게 잡아먹힌다는 공포), 그리고 남근선망 해결의 실패 등을 원인으로 보았다. 남자의 경우 어릴 때, 주로 남근기 때 어머니와의 과도한 애착attachment, 아버지의 부재, 부모에 의한 남성성 발달의 억제, 성장기 동안 자기애 단계로의 퇴행 또는 고착, 형제자매와의 경쟁에서 패배 등이 발견된다. 정신분석학자 Sandor Rado는 동성애를 유혹적 어머니와 공포스러운 아버지와 연관된, 근친상간적 충동에 대한 죄의식으로 인한 거세공포로부터의 도피로 해석하였다. Irving Bieber 등은 아버지, 어머니, 그리고 아들이라는 병적인 삼각관계에서 동성애가 발생한다고 해석하였다. 어쨌든 1960년대까지는 전체적으로 남성 동성애는 감정적으로 미숙하여 의미 있는 대상관계를 맺지 못하는 인격체로 보았다. 여성의 경우에는 아버지와의 밀접한 관계가 발견되나 연구된 바가 적다. 또한 최근에는 소아기에 부정적인 경험을 한 것이 원인이 된다는 연구들이 있다.

최근 생물학적으로 일란성 쌍둥이에 일치율이 높다는 등 유전적 연구가 있으나, genome-wide association study에서도 동성애 유전인자는 발견되고 있지 않다. 그러나 2019년 동성애와 유전적으로 연관되는 특성trait으로, 조현병, 양극성 장애, 우울증, 위험행동(물질사용, 흡연), ADHD, 외로움, 섹스파트너 많음, 경험에 대한 개방성, 어린 나이에서의 출산, 낮은 웰빙 등이 보고되고 있다. 그 외 동성애가 태내에서의 성호르몬 노출, 남자 동성애의 경우 면역학적 원인 등 환경에 의한 후성유전에 의한 것이라는 가설이 제시되고 있다.

동성애에서 성적 행동은 해부학적 곤란에도 불구하고 이성 간 행위에서와 유사하게 항문성교나 구강성교를 한다. 남성의 경우 합병증으로 성행위로 전염되는 각종 성병, HIV-AIDS, 간염, 위장계장애 등과 항문손상 등이 있다. 동성애자 간 결혼이나 동거생활을 하기도 하나 관계가 불안정한 경우가 많다. 동반장애로 우울증, 불안장애, 약물남용 등 정신장애 빈도나 자살률이 높다는 보고가 있다. 이는 사회의 차별 때문이라고 해석한다. (그러나 동성애에 대한 차별이 없어진 지 오래된 나라에서도 동성애자들의 정신건강문제는 여전하다는 연구가 있다.) 그러나 여자 동성애자는 남자 동성애자에 비해 사회적으로 낙인이 덜하다고 한다.

1968년의 DSM-Ⅱ에 이르기까지는 동성애는 성도착장애에 포함되는 정신장애로 규정되고 있었다. 그러나 1960년대에 일어난 gay right movement의 영향으로 1973년 미국 정신의학회에서 회원 투표를 통해 동성애를 DSM-Ⅲ에서 삭제하였다.

한편 ICD-10과 이를 한국에서 표준화한 한국 표준 질병 사인 분류에서는 자아 이질성 동성애egodystonic homosexuality라는 진단명을 두고 있다. 이는 초자아와 동성애적 욕구 사이에 갈등이 있을 때, 또는 자신의 동성애 경향에 대해 불안, 우울, 죄의식, 자기증오, 수치, 기타 적응문제가 있어 도움을 필요로 할 때 전환치료할 수 있는 길을 열어 둔 것이다. 그러나 ICD-11에서는 이마저 제거하고, 동성애들의 문제를 적응장애나 우울증으로 고려하고 있다.

오랫동안 동성애를 이성애로 바꾸기 위해 정신분석적 치료(전환치료conversion therapy)가 사용되어 왔다. 한동안 회피조건화avoidance conditioning 등(혐오치료aversion therapy)도 사용되었

다. 예후는 환자가 젊을 때, 이성에게 성적 흥분을 느낀 적이 있을 때, (남자의 경우) 여성다움이 적을 때, 치료동기가 강할 때 좋다. 치료에는 동성애에 관련된 우울증이나 불안을 극복하도록 돕는 것도 포함되고 있다. 현재는 서구국가들의 정신의학회에서 동성애를 정상이라고 보기 때문에 전환치료나 혐오치료를 권장하지 않는다. 대신 동성애를 지지하는 확인치료를 권한다.

동성애는 질병분류에서는 제거되었지만, 성지남문제로 상담을 원하는 경우를 고려하여 다음 코드를 부여하고 있다.

DSM-5-TR

Z70.9 성상담 Sex Counselling

이 범주는 성교육, 성행동, 성적 지남(성적 지향)sexual orientation, 성적 태도(당황, timidity), 기타 성적 행동 및 지남(예: 배우자, 파트너, 자녀), 성적 즐김, 기타 성-관련 이슈들에 대해 상담을 요청할 경우에 사용된다.

ICD-10 및 한국 표준 질병 사인 분류

Z70 성적 태도, 행동 및 지향에 관련된 상담

Counselling related to sexual attitude, behaviour and orientation

Z70.1 환자의 성적 행동 및 지향에 관련된 상담

Z70.2 제3자의 성적 행동 및 지향에 관련된 상담

Z70.3 성적 태도, 행동 및 지향에 관한 복합된 관심에 관련된 상담

ICD-11

성적 지남에 대한 상담을 위해 다음과 같은 항목을 두고 있다.

QA15.1 Counselling related to sexual behaviour and orientation or sexual relationships of the person

QA15.2 Counselling related to sexual behaviour and orientation or sexual relationships of third party

XE1Q8 Context of assault, altercation about personally-held views regarding issues of gender or sexual orientation

Ⅶ. 기타

1. 간성間性 intersex

간성은 염색체 또는 생식선gonad의 발달development 내지 분화differentiation에서의 장애 때문에 해부학적으로 비전형적인 생식기의 특징을 가지는 선천적 장애들이다. (성기 외상 같은 후천적으로 생긴 성기 기형인 경우는 이에 해당되지 않는다.) 최근 이들은 성발달장애disorders of sex development라 한다. 선천성 신체적 장애이지만, 사회적 스티

그마와 정신건강 문제와 성정체성의 혼란 문제와 관련되어 정신의학의 관심사가 되고 있다.

간성을 어떻게 정의하느냐에 따라 빈도는 다양하게 보고되고 있다. 일반적으로 모호한 형태의 성기를 가지고 태어나는 경우는 모든 신생아의 0.02%에서 0.05%로 알려져 있다.

대표적 장애

Turner증후군: 이는 1개의 X염색체가 없어짐으로써(XO), 여성 생식기의 발육이 부진하고 성호르몬이 결여되는 질환이다. 따라서 치료받지 않으면 여성으로서의 이차성징이 발현되지 않는다. 출생 시에는 정상적인 여성 외부생식기를 가진 것처럼 보이기 때문에 여성으로 자라게 되며, 성장한 뒤에도 정신적인 면, 성적인 면에서도 정상 여성과 큰 차이가 없다. 단지 불임이나 이차성징 발현의 결핍으로 인해 의학적 치료가 필요하다.

Klinefelter증후군: 이는 염색체가 대개 XXY로, Y염색체의 존재로 인해 남성적인 외모를 가지지만 두 번째 X염색체의 존재 때문에 남성호르몬 분비의 효과가 약하다. 따라서 고환과 외부생식기는 있으나 크기가 작고 불임의 가능성이 크다. 사춘기가 되면 여성형 유방gynecomastia과 여성적인 외모를 가지게 되고, 성적인 욕구도 상대적으로 약하다. 다수에서는 어릴 때부터 남성으로 길러지므로 성정체성이 확실하지만, 간혹 성전환증 등과 같은 성정체성의 혼란을 보이기도 한다.

Cogenital virilizing adrenal hyperplasia(adreno-genital syndrome): 이는 산전 태아 시에 남성호르몬의 과잉작용을 받아 생기는 것이다. 여성이지만 성기형태가 남성으로 보이기도 여성으로 보이기도 하여 양육과정에서 성정체성장애가 생길 수 있다.

5알파-환원효소 결핍증5-alpha reductase deficiency: 열성 유전되는 남성형 간성으로 X, Y 염색체와 고환을 가지고 있으나, SRD5A2 gene의 변이로 5-alpha-reductase라는 효소의 부족이 오고, 그로 인해 혈중에 남성 성 발달에 필수적인 호르몬인 dihydrotestosterone 농도가 낮아 태아기 때부터 남성 성기 발달에 장애가 있다. 외기기 형태가 모호한데, 대개 작은 음경micropenis과 요도 하열hypospadias(음경 아래 요도구가 있음)이 발견된다.

남성호르몬 불감성 증후군androgen insensitivity syndrome: 이는 남성이지만 태아 시 남성호르몬의 영향이 부족하여 여성처럼 보이며 환자도 자신을 여성처럼 느끼는 상태이다.

치료

간성은 출생 시 바로 알 수 있으므로, 그대로 두든지 성전환수술을 한다. 일부 의사들은 의학적 응급현상으로 보기도 하는데, 그 이유는 어느 쪽 성으로 결정할 것인지, 아이를 어떻게 기를 것인지를 빨리 결정해야 하기 때문이다. 대개 소아과(내분비전문), 비뇨기과, 정신과 의사들이 임상 소견과 비뇨기과검사, 염색체검사, 부모의 의사 등을 종합적으로 검토하여 어떤

성으로 기를 것인지 의논한 뒤에 부모가 최종적으로 수술 여부를 결정하게 된다.

간성 상태의 환자들은 생물학적·가정환경적 요인들이 복잡하게 작용하여 성정체성의 혼란을 가질 수 있다. 따라서 만일 부모가 수술하기로 결정한다면 가급적 3세 이전에 시행하는 것이 좋다. 수술적으로는 남아를 여아로 만드는 기술이 훨씬 더 앞서 있기 때문에 남아보다는 여아로 만드는 것이 더 쉽다. 또한 최근 이 분야의 수술적 방법들은 성인기의 성적 기능까지 고려한 수준까지 발달된 상태이므로 비교적 위험도가 낮다고 알려져 있다.

인권 차원에서 아직 자신의 의사를 표현할 수 없는 어린 시절에 이러한 수술을 하는 것이 비윤리적이라고 비판하기도 한다. 따라서 간성을 가진 아이가 그대로 자라게 해서 성인이 된 후 스스로 성정체성을 정하도록 기다린 후, 원하는 경우 성전환수술을 해주는 것이 옳다는 주장이 있다. 하지만 대부분의 전문가는 아이와 부모의 행복한 삶을 위해 간성 현상은 초기에 교정되는 것이 옳다고 충고한다. 자신의 해부학적·정신적·생리적 상태와 일치하는 성적 정체감을 갖는 것은 한 개인의 건강한 발달을 위해 필수적이다.

2. 기타

자위masturbation

자위는 대상을 가진object-related 성행위의 전 단계의 행위로 간주된다. 이는 광범위한 현상이며, 정신성적 발달에 필수적인 면이 있다. 그리고 대개 적응행동의 하나로 나타나기도 한다. 출생 후 15~19개월 시에 남아, 여아 모두가 성기자극을 시작하는데, 소아의 이런 행동은 신체를 탐구하고자 하는 단순한 욕구 때문으로 본다. 사춘기가 되면 성적 욕구가 증가되어 긴장도 높아지는데, 자위는 이 긴장을 해소하는 수단으로 빈번해진다. 이때는 소아 때와 달리 성적 공상이 동반된다. 자위는 결혼 후에도 성행위가 만족스럽지 못할 때, 배우자가 없을 때 사용되기도 한다. 자위가 정신병의 원인이 되거나 이후 성적 능력을 감퇴시킨다는 말은 과학적 근거가 없다. 그러나 자위가 정상적인 성행위를 대신하거나 강박적이 되면, 이는 감정적 장애의 한 증상으로 생각되며, 정신적·신체적 후유증도 있다. 자위가 (전립선암이나 기타 전립선장애 때 증가하는) serum prostate-specific antigen을 증가시킨다고 한다. 최근, 포르노 중독이 빈번한 자위와 겸하게 되면 후유증으로 성기능에 장애나 정자감소가 온다는 연구들이 있다.

몽정(수면 시 절정감)nocturnal orgasm

수면 중 성적 꿈을 경험하면서 절정감을 느끼는데, 남자는 사정하기도 한다. 정상적으로 일어날 수 있으며, 병으로 보거나 죄책감을 가질 필요가 없다.

신체상 문제body image problems

자기 몸에 대해 스스로가 정한 남성다움이나 여성다움과 비교하며 부끄러워하고 부적절감의 감정을 갖는 것을 말한다. 이런 경우 어두울 때만 성행위를 하려 하며, 몸의 특정 부위를 보여 주거나 만지는 것을 거부한다. 때로는 수치심을 느끼는 신체 부위를 수술하려 한다. 신체이형장애body dysmorphic disorder와 감별진단해야 한다.

성교 후 불쾌감postcoital dysphoria

이는 성반응의 해소기 때, 즉 정상적으로는 행복감과 정신적 이완감을 느껴야 하는데, 반대로 우울, 긴장, 불안, 이자극성, 정신적 초조감을 느끼는 것을 말한다. 때로는 상대방에게서 도망가고 싶어 하고 신체적으로나 언어적으로 학대를 하는 경우도 있다. 남성에 흔하다. 원인은 성과 상대방에 대한 갈등이다. 간통이나 매춘 시 일어날 수 있다. AIDS에 대한 공포도 원인이 된다. 치료는 무의식적 이유를 알게 하는 통찰지향적 정신치료가 효과적이다.

성관계가 없는 결혼unconsummated marriage

성관계가 전혀 없는 부부를 말한다. 성에 대해 무지하거나, 죄책감, 부끄러움, 부적절감 등을 느껴 성을 억제하고 있는 경우가 있다. 그들은 도움을 청하고자 하는 마음과 문제를 숨기고자 하는 마음 사이에서 갈등을 겪는다. 원인은 성교육 결핍, 부모나 사회에 의한 성적 억압, 오이디푸스 시기에 해결되지 못한 문제, 배우자의 미성숙, 원래 가족에게 지나치게 의존, 성적 동일시의 문제 등 여러 가지가 복합적으로 작용한다. 종교적 억압도 중요한 원인이다. 여성들은 자기 외부 성기, 특히 질이 너무 작거나 너무 부드럽다고 생각하거나 질과 항문을 혼동하여 그것을 더럽게 여긴다. 남성들도 여성의 질을 자기에게 위험한 것으로 받아들인다. 또한 남성의 음경에 대해서도 왜곡되게 생각하여 무기로 생각하거나 크기에 대해서도 잘못 생각하는 경우가 흔하다.

많은 환자가 성기해부와 생리에 대한 정보를 알려 주기만 해도 도움을 받는다. Dual−sex therapy가 아주 효과적이다. 부부 카운슬링, 전통적 정신치료도 효과가 있다.

부부문제couple problems

개인의 성기능의 장애보다는 성행위에 있어 배우자 간의 기호, 원하는 횟수나 시기 등의 문제로 갈등이 일어난다. 예를 들어 한쪽 배우자는 아침에 성교를 원하지만 상대방은 저녁에 더 잘 흥분되는 경우, 또는 욕구의 빈도가 맞지 않는 경우 등이다.

불임infertility

불임에 대해 대개 부인은 죄책감, 우울, 부적절감을 갖는다. 그러나 원인은 대개 부부 양쪽에 다 있을 수 있다. 따라서 원인을 조사할 때는 남녀 양쪽의 병력, 성기능, 성행위 시의 습관,

그리고 부부간의 감정문제 등을 모두 조사해야 한다. 어쨌든 자녀가 없다는 것은 부부간에 큰 갈등을 일으킬 수 있으며 개인이 이전에 가졌던 감정문제를 더욱 악화시킬 수 있다. 신체검사 시의 모욕감, 수치감도 상태를 악화시키며 이차적으로 성기능장애를 야기하기도 한다. 치료는 양쪽의 감정을 표현하게 하고 아기를 가질 수 없다는 상실감을 극복하도록 정신치료를 하는 것이다. 기타 양자를 갖는 것, 시험관 아기 등 의학적 방법에 의한 임신 등을 모색하도록 돕는다.

불임술sterilization

불임술 후 소수에서 신경증적 증상을 나타낸다. 건강염려증, 통증, 성욕감퇴, 성적 쾌감 결여, 우울, 남성다움 또는 여성다움의 상실에 대한 우려 등이 나타날 수 있다. 대개 이전부터 정신과적 문제가 있던 사람에서 나타난다.

거세에 대한 집착preoccupation with castration

이들은 다른 성의 성징을 가지기를 원하지 않으면서도 거세나 성기절단에 대해 몰두하고 집착한다. 자신의 성에 대해 불편을 느끼고 다른 성으로 살면 어떻게 될까 하는 환상 속에서 산다. 남성이건 여성이건 간에 대개 성에 대한 흥미가 없다.

근친상간incest

이는 혈육 사이의 성관계이다. 혈육이 아니라도 양부모와 양자 사이, 계부모와 자식 사이, 부모의 재혼으로 가족이 된 형제끼리, 즉 모든 의미의 가족관계kinship에 있는 사람끼리의 성관계도 근친상간에 포함된다. 근친상간은 오랫동안 강한 터부taboo(금기)의 대상이었으며, 그 터부는 사회적·유전적 근거를 갖고 있다고 보인다. 근친상간은 이후의 심한 정신병리가 발생하는 원인이 되고 있다. 드물지만 동성애적 근친상간도 보고되고 있다. (우리나라에서는 전통적으로 친족 간의 결혼, 심지어 동성동본 간의 결혼도 금기시해 왔다.)

원인적 배경으로는 알코올중독, 가족 내 과밀상태, 고립상태, 정신질환, 지적장애 등이다. 대개 학대와 강간의 형태를 띤다. 피해자는 강한 정신적·감정적 혼란을 겪으며 가해자뿐만 아니라 전체 가족도 병적인 분위기에 빠져 있다.

우선 사태를 공개하고, 피해자는 분리하여 면담하는 것이 좋다. 관련자가 정신질환이 있으면 이를 치료해야 한다. 이후 가족치료가 필요하다.

성 관련 폭력

강간과 배우자 학대 문제는 '제27장 기타 정신장애, Ⅴ. 기타 임상적 주의를 요하는 상태들' 및 '제33장 응급 및 재난 정신의학, Ⅱ. 폭력' 참조.

포르노 중독pornography addiction

Problematic internet pornography viewing이라고도 한다.

이는 신체적·정신적 및 사회경제적 손해에도 불구하고 반복하는 강박적 성행동으로 일종 중독현상이다. DSM-5-TR는 이를 아직 정신장애로 보고 있지는 않다.

ICD-11은 compulsive sexual behavior(CSBD)를 중독이라기보다 충동조절장애*impulsive control disorder*의 하나로 본다. 이런 사람들은 흔히 우울증, 대인관계 단절, 직업상실, 생산성 위축, 경제적 손실 등을 보인다.

Chemsex

성적 쾌락을 증진시키기 위해 (성적 억제를 없애기*sexually disinhibiting* 위해) 술이나 (유희용, 파티용) 물질을 상용하거나 항문에 주입하는 것이다. 흔히 동성애자들 사이에서 또는 성매매에서 일어난다. 주로 methamphetamine이 사용되며, 기타 GHB, amyl nitrates, Viagra 같은 약물이나 mephedrone, 코카인, ketamine, MDMA(엑스터시) 등이 사용된다. 일종의 queer culture로 설명되기도 한다. 성병, 간염, AIDS, 항문손상 등의 위험이 있다. 과다사용 시 심장마비, 뇌출혈, 체온 상승, 정신장애 등의 위험이 있다.

여성 성기 훼손*female genital mutilation*; FGM

이는 비의료적 목적으로 (문화적 관습으로) 주로 15세 이하 어린 여성의 성기를 부분적으로 또는 전체적으로 절단하는 것이다. 당장으로는 출혈을 야기하고, 장기적으로 감염, 소변장애, 임신장애, 사산 등을 야기한다. 주로 아프리카, 중동, 동남아시아 일부에서 이루어지고 있다. WHO는 이를 여성 차별이라는 인권위반으로 보고 강력히 반대하고 있다.

소아결혼*child marriage*

이는 18세 이하의 소녀를 강제로 (정식 또는 비정식으로) 결혼시키는 것을 의미한다. 저개발국가들에서 흔히 일어나고 있다. 이는 소아의 어린 시절과 교육 기회를 뺏는 것이며, 신체적으로나 정신적으로 준비되지 않은 상태에서 성인기로 강제로 이동시키는 것이다. 어려서 결혼한 여성은 흔히 가정 내 폭력, 위험한 임신과 출산, 성병, 사회적 고립과 가난을 경험한다. 따라서 이는 소아의 인권을 유린하는 것이며 성 관련 폭력으로 간주된다.

Sex trafficking

성적 착취를 위한 인신매매*human trafficking* 내지 일종의 성노예 상태*sexual slavery*로 만드는 범죄적 행동이다. 피해자를 강제, 거짓으로 모집하여 타국으로 이동시키고 성매매를 강요한다. 특히 소아·청소년을 납치하여 소위 child sex tourism(CST)에 강제한다. 18세 이하 소녀가 인신매매되어 자유의사에 반하여 타국에서 강제결혼*forced marriage*을 당하기도 한다.

참고문헌

기선완(2015): 성과 성장애. 민성길(편), 최신정신의학(제5판). 서울, 일조각, pp.483~509.

유계준(1989): 성기능 장애에 대한 최근 개념. 신경정신의학 28:790~797.

이홍식, 김진학, 유계준 등(1987): 기혼남녀의 성기능장애 빈도. 대한의학협회지 30:1017~1023.

통계청(2022): 한국 표준 질병 사인 분류. 제8차 개정판. http://kostat.go.kr/kssc/stclass/StClassAction.do?method=dis&classKind=5&kssc=popup

Abel GG, Osborn C(1992): The paraphilias: The extent and nature of sexually deviant and criminal behavior. Psychiatr Clin North Am 15:675~688.

American Psychiatric Association(2022): Diagnostic and statistical manual of mental disorder. 5th ed-text revision. American Psychiatric Association, Washington D.C.

Bieber I, et al(1962): Homosexuality: A Psychoanalytic Study of Male Homosexuals. Basic Books, New York.

Black DW, Andreasen NC(2022): Introductory Textbook of Psychiatry. 7th ed. American Psychiatric Association Publishing, Washington D.C.

Boland R, Verduin ML(2022): Kaplan and Sadock's Synopsis of psychiatry. 12th ed. Wolters Kluwer, Philadelphia.

Boolell M, Gepi-Attee S, Gingell JC, et al(1996): Sildenafil, a novel effective oral therapy for male erectile dysfunction. Br J Urol 78:257~261.

Cohen-Kettenis PT, Gooren LJ(1999): Transsexualism: a review of etiology, diagrosis and treatment. J Psychosom Res 46:315~333.

Erikson E(1950): Childhood and society. WW Norton, New York.

Freud S(1953): Three essays on the theory of sexuality. In Standard Edition of the Complete Psychological Works of Sigmund Freud. vol 7. Hogarth Press, London.

Ganna A, Verweij K, Nivard M, et al(2019): Large-scale GWAS reveals insights into the genetic architecture of same-sex sexual behavior. Science 2019;365(6456):eaat 76930.

Hales RE, Yudofsky SC, Roberts LW, eds(2014): Textbook of psychiatry. 6th ed. American Psychiatric Publishing, Washington D.C.

Kaplan HS(1947): The new sex therapy: Active treatment of sexual dysfunction. Brunnermazel, New York.

Kinsey AC, Pomeroy WB, Marton CE(1948): Sexual behavior in the human male. WBSaunders, Philadelphia.

Kolb LC, Johnson AM(1965): Etiology and therapy of overt homosexuality. Psychoanal Q 24:506~515.

Masters WH, Johnson VE(1970): Human sexual inadequacy. Little Brown, Boston.

Stewart BD, Hughes C, Frank E, et al(1987): The after-math of rape: Profiles of immediate and delayed treatment seekers. J Nerv Ment Dis 175:90~97.

Sugar M(1995): A clinical approach to childhood gender identity disorder. Am J Psychother 49:260~281.

Voon V, Mole TB, Banca P, et al(2014): Neural correlates of sexual cue reactivity in individuals with and without compulsive sexual behaviours. Plos One DOI: 10.1371/journal.pone.0102419.

Weiner L, Avery-Clark C(2014): Sensate Focus: Clarifying the Masters and Johnson's model. Sexual and Relationship Therapy 29:307~319.

Witchel SF(2018): Disorders of Sex Development. Best Practice & Research. Clinical Obstetrics & Gynaecology 48:90~102.

WHO. ICD-10. https://icd.who.int/browse10/2010/en#/

23

파괴적, 충동조절 및 행실 장애
Disruptive, Impulse-Control and Conduct Disorders

I. 개념

파괴적, 충동조절 및 행실 장애*disruptive, impulse-control, and conduct disorders*는 감정적 및 행동적 조절장애로, 병적 충동성, 공격성, 규율위반 행동 등이 특징이다. 자신과 타인 또는 물건에 신체적·물리적·언어적 해를 끼치고, 타인의 권리를 침해하는 것이다. 이는 타인과 갈등관계에 놓이게 한다는 점에서 externalizing disorder라고도 한다. (반면 우울증이나 불안장애는 타인보다 자신에게 괴로움을 미침으로써 internalizing disorder가 된다.)

이는 DSM-5에서 임상관찰과 생물학적 근거에 따라 개정된 진단범주로, 전통적인 간헐적 폭발성 장애, 방화광, 절도광 등 충동조절*impulse-control*장애에 더하여, 소아의 적대적 반항장애와 행실장애, 성인의 반사회적 성격장애*antisocial personality disorder*(제25장 성격장애 참조) 등 파괴적*disruptive* 행동장애들을 추가로 포함하고 있다.

ICD-10에서는 습관 및 충동 장애*habit and impulse disorders*에 여러 충동조절장애를 포함시켰는데, 여기에 포함되어 있는 병적 도박*pathological gambling*은 DSM-5-TR에서는 도박장애*gambling disorder*라는 이름으로 물질 관련 및 중독성 장애(제24장)에 포함되었고, 발모광[발모장애*trichotillomania(hair-pulling disorder)*]은 강박 및 관련 장애(제15장)에 포함되었다.

각 질환들은 크게 정서와 행동, 두 가지 영역에서의 자기조절 중 어떤 부분이 더 많이 관련되는가에 따라 구별점이 있다. 예를 들어 행실장애 같은 경우는 타인의 권리나 사회적 규범을 침해하는 등 '행동조절의 문제'가 더 크다. 이와 대조되는 간헐적 폭발성 장애는 대인관계 혹은 각종 상황이나 정신적 스트레스에 대해 지나친 분노폭발을 나타내는 등 '감정조절의 문제'가 더 크다. 적대적 반항장애는 이 두 질환의 중간 정도의 특성을 띠며, 정서적 문제(분노, 이자극성 등)와 행동의 문제(반항행동, 과도한 논쟁적 성향 등)가 고루 나타난다. 방화광과 절도광의 경우는 내적 긴장의 해소와 관련된 특정 행동(방화 혹은 절도)에 대한 '충동조절'에 어려움이 있다.

치료에 부모를 참여시키는 것이 중요하다.

파괴적 행동장애: 파괴적 행동장애는 언어폭력, 적대행동, 폭력행동, 충동성, 비행 등 파괴적 행동을 나타내는 장애로, 행실장애나 적대적 반항장애, 반사회적 성격장애 등에서 볼 수 있다. 이런 파괴적 행동은 충동성과도 관련되나, 충동조절장애는 파괴적 행동장애와 다른 특성도 가지고 있어 구별된다.

충동조절장애: 충동조절장애는 방화, 도둑질 등 충동을 자제하지 않고 바로 행동으로 옮겨 해결하려는 경향을 말하는 것으로, 행동화*acting out*함으로써 고통스러운 감정 또는 환경으로부터 벗어나려 한다. 충동조절장애에는 파괴적 행동장애와 다른 다음과 같은 공통적 양상이 있다. ① 자기 자신이나 타인에게 해가 될 만한 행동을 하려는 충동, 욕구, 유혹을 억제하지 못한다(환자들은 이 충동을 의식적으로 억제할 수도 억제하지 않을 수도 있고, 그런 행동을 계획할 수도 계획하지 않을 수도 있다). ② 충동적 행동을 저지르기 전까지 긴장감이나 각성상태*arousal*가 고조

된다. ③ 일단 행동으로 옮기면 쾌감, 만족감 또는 긴장에서의 해방감을 경험한다. 행동이 욕망*desire*과 동시에 발생하므로 자아동조적*ego-syntonic*이라고 할 수 있다. 행동으로 옮긴 후에는 즉각적으로 후회감이나 죄책감을 느낄 수도 있고 그렇지 않을 수도 있다.

충동행동에는 대개 처벌받을 것을 예상하는 행동도 포함되어 있어(폭행에 대한 처벌 등) 그 원인에 죄책감도 있음을 알 수 있다. 나아가 처벌받고자 하는 욕구가 충동조절장애를 일으키기도 한다.

II. 적대적 반항장애

1. 개념

적대적 반항장애*oppositional defiant disorder*는 소아와 청소년에서 보는바, 분노폭발, 규칙에 대한 순응 거부, 지나치게 성가시게 하는 행동 등 거부적·적대적·반항적 행동이 주 증상이다. 반면 사회적 규범(법)을 위반하거나 타인의 권리를 침해하는 반사회적·공격적 행동은 많지 않다. 과거 소아기 장애였던 적대적 반항장애를 DSM-5-TR에서는 파괴적, 충동조절 및 행실 장애 범주 내에 독립적 진단으로 두고 있다. ICD-10에서는 행실장애의 한 유형으로 적대적 반항장애를 두고 있다.

2. 역학

발생빈도는 2~16% 또는 평생유병률이 10.2%(남성 11.2%, 여성 9.2%)라는 보고가 있다. 빠르면 3세부터 시작될 수 있으며, 전형적으로 8세 이전에 시작된다. 13세 이전에는 남성에 많으나 이후에는 남녀가 비슷하다.

3. 원인

발달적 특성으로 보아 18~24개월 사이에 절정을 이루는 적대행동은 정상이다. 이 시기의 소아는 자기주장을 고집하고 작은 일에도 화를 내고 성질을 부린다. 그래서 '무서운 두 살*terrible two*'이라고도 한다. 이런 자기주장과 타인에 대한 거부적 행동은 아주 어릴 때는 정상으로 본다. 자기주장을 통해 소아는 자율성, 주체성, 내적 기준과 자기 조절을 확립해 나가기 때문이다. 그러나 유아기에 자기 결정권을 확립하기 위해 하였던 노력이 과도한 반항적 행동으로 변질되면, 즉 반항적 행동이 이러한 발달시기를 넘어 지나치게 오래 지속되거나 지나치게 과도하게 반응하거나 자주 재발할 경우, 병적이 될 수 있다.

늦은 소아기에 정신적 외상, 질병, 장애 등으로 인한 불안, 낮은 자존감, 무원감 등의 정서를 정신적으로 방어하기 위해 반항과 적대의 행동패턴을 보이게 된다. 사춘기에는 또 다른 정상적인 반항적 시기가 나타날 수 있는데, 이는 부모로부터 독립하여 자율적인 정체성을 확보하려는 의도를 반영하는 것이다. 또한 부모가 자신의 뜻을 지나치게 강압적인 방법으로 표현하는 경우, 부모-자녀의 관계가 만성적으로 투쟁적이 될 수 있는데, 이러한 투쟁적 관계성이 향후 권위적 대상과의 관계에서 재연될 수 있다.

행동이론에서는 반항적 행동을 통해 권위적 대상을 조정할 수 있게 되었던 성공적 경험이 재강화될 경우, 반항적 행동이 일종의 학습된 습관처럼 나타난다고 본다. 예컨대, 환아가 분노발작을 할 경우 부모가 환아의 요구를 들어주거나 환아에게 더 많은 관심을 기울여 주게 되면, 이러한 행동들이 더욱 강화되어 나타날 수 있다.

자신의 의지나 선호도를 강력히 표현하는 성향, 논쟁적 성향 등의 기질이 발병에 영향을 미칠 수 있다. 특히 좌절에 대해 인내하는 역치가 낮거나 감정적 반응성이 높은 기질을 보였던 경우, 적대적 반항장애가 발생할 위험이 높다. 생물학적 연구들은, 안정 시 낮은 맥박수 및 피부 전도*skin conductance*, 스트레스에 대한 코르티솔 반응성 저하, 전전두엽 및 편도를 포함한 뇌 부위의 이상 등이 관련된다고 한다.

4. 임상양상

흔히 환아는 어른들과 논쟁을 하고 신경질*irritability*을 부리고 화를 내고 성질*temper*을 부리고 반항하고 보복적이다. 또한 어른들에게 복종하지 않고 규율을 따르지 않으며, 어른들을 화나게 한다. 환자는 자신들의 문제 행동을 정당화하려고 곧잘 친구나 다른 사람을 탓한다. 집에서나 서로 잘 아는 사람이나 친구들에게 그런 행동을 보이지만, 밖에서나 학교에서는 그렇지 않을 수도 있다. 따라서 진찰실에서는 장애가 보이지 않는 경우가 있을 수 있다. (가족이나 주변의 사람들이 반항행동을 얼마나 감내하느냐가 평가와 진단과 치료에 영향을 미친다.)

만성화하면 거의 대부분의 대인관계에서 장애가 와서 친구도 없고 학교생활에 문제를 많이 일으킨다. 지능은 정상이지만 학업성적이 나쁜 경우가 많다. 대개 좌절되어 있고 열등감이 있고 우울하고 참을성이 적다. 청소년기에는 술이나 물질(예: 본드)을 남용하기 쉽다. 또한 행동장애나 기분장애로 발전하기도 한다.

5. 진단

DSM-5-TR

F91.3 적대적 반항장애_Oppositional Defiant Disorder_
분노/이자극성, 논쟁적/반항적 행동, 강한 복수심의 양상이
최소 6개월간 지속되며, 분노/이자극성(자주 분노조절을 못함,
자주 과민해지거나 쉽게 짜증을 냄, 자주 분노하고 분해함), 논쟁
적/반항적 행동(자주 권위적 대상과 논쟁, 권위적 대상의 요구에
응하거나 규칙을 따르는 것에 자주 적극적으로 반항하거나 거절함,
다른 사람을 짜증나게 하는 일을 자주 일부러 함, 자신의 실수나
나쁜 행실에 대해 다른 사람을 자주 비난함), 강한 복수심(지난 6
개월간 최소 2회 이상 앙심을 품었음) 등의 증상들 중 어떤 것이
든 최소 4개가 있거나, 형제/자매 이외의 최소 1인과의 관계에
서도 이러한 증상이 나타난다.

그리고 행동상의 폐해가 개인 혹은 그 개인과 사회적 맥락에
서 매우 가까운 타인(가족, 또래집단, 직장 동료 등)의 고통과 관
련되거나, 혹은 사회적·교육적·직업적 또는 다른 중요한 영역
의 기능에 부정적 영향을 미친다. 또한 문제 행동들이 정신병
적 장애, 물질사용장애, 우울장애, 양극성 장애 등의 경과 중
에만 예외적으로 나타나지는 않는다.
현재의 심각도에 따른 특정형으로 **경도, 중등도, 고도**

ICD-10 및 한국 표준 질병 사인 분류

F91.3 적대적 반항장애_Oppositional defiant disorder_

감별진단: 발달단계의 특정 시기에 나타나는 적대행동은 정상
적이다. 스트레스가 심할 때 적대행동이 일시적으로 나타나
는데, 이때는 적응장애로 진단한다. 또한 적대적이고 거부적
인 행동은 주의력결핍과다활동장애_ADHD_, 인지장애, 지적장
애 때도 생길 수 있는데, 이때는 문제행동의 심한 정도와 기간
에 따라 적대적 반항장애의 진단을 내릴 수 있다. 행실장애는
적대적 반항장애와 달리 타인의 권익과 사회적 규범을 위반하
는 것이 특징이다. 조현병, 기분장애 때도 적대행동이 나타나
는데, 이때는 적대적 반항장애로 진단하지 않는다. 파괴적 기
분조절장애는 적대적 반항장애보다 temper outburst가 더 심하
고 더 흔하게 나타난다. 두 장애가 겹치면 파괴적 기분조절장애
_disruptive mood dysregulation disorder_가 더 우선적이다. 간헐적
폭발성 장애에서도 타인에 대한 공격성이 문제가 된다.

6. 경과 및 예후

적대적 반항장애의 경과와 예후는 병의 심한 정도,
장기간의 지속기간, 행실장애, 학습장애, 기분장애, 물

질사용장애 같은 질환의 공존 여부 및 가족관계 등에 따
라 다양하다. 적대적 반항장애 환자의 약 1/4은 수년
내에 호전된다. 증상이 그대로 유지되고 다른 사람의
권리를 침해하는 행실장애로 이행되는 경우에는 예후가
나쁘다. 분노감정은 우울장애나 불안장애의 위험요소
가 되기도 한다.

7. 치료

개인정신치료와 가족치료를 우선 시행한다. 의사는
소아와의 좋은 치료관계를 통해 소아가 자신의 행동의
파괴성과 위험을 이해하고 자존심을 회복하여, 자립적
이고 새로운 적응기술을 획득하도록 도와준다.

인지행동치료를 통해 효과적인 분노관리, 문제해결
능력 증진, 충동표현 연기, 사회상호작용 개선 등을 도
모한다. 문제행동을 강화시키지 않고 바람직한 행동을
하면 선택적으로 칭찬하고 격려하고 강화한다. 부모에
게도 이런 방법으로 문제행동을 교정시킬 수 있음을 교
육하고, 소아를 다루는 기술에 대해 상담하고 지도해야
한다. 학교-기반 프로그램도 비적응적 행동을 줄이고
또래의 따돌림을 예방하거나 해결하는 데 도움이 된다.

다른 정신장애(예를 들어 ADHD, 우울증, 불안 등)가 공존
하고 있을 때 약물로 치료한다.

III. 간헐적 폭발성 장애

1. 개념

간헐적 폭발성 장애_intermittent explosive disorder_는 공격
적인 충동을 조절하는 데 실패하여 심한 폭력사태나 재
산의 파괴를 가져올 수 있는 장애이다. 이러한 삽화는
촉발요인이나 정신사회적 스트레스에 비해 과도하다.
그러한 통제 상실이 성격 때문이 아니며, 삶의 문제에
대한 단순한 과잉반응이 아니다.

2. 역학

미국의 경우 평생유병률은 4.0~7.3%, 1년유병률
은 2.7~3.9%로 보고되고 있다. 주로 젊은 층(좌절에 대
한 인내가 부족한)에서 나타나는데, 청소년의 경우 평생유
병률이 7.8%, 분노발작_anger attack_(물건 파손, 위협, 폭력행

위)은 63.3%이다. (그러나 뇌파이상이나 신경학적 연성 징후가 없는 '순수' 폭발성 장애는 드물다고 한다.) 여성보다 남성에게 자주 나타난다. 저학력, 가난, 소수인종에 많다. 가족이 이 장애를 갖고 있는 사람에서 발생빈도가 높다.

3. 원인

가족력 연구와 쌍둥이 연구 등에서 충동적 공격성의 유전적 요인이 확인되고 있다.

장애의 원인으로 변연계(특히 anterior cingulate)와 orbital frontal lobe의 장애가 흔히 거론된다. 환자가 분노자극을 받을 때 fMRI상 편도의 반응성이 정상인에 비해 크게 증가한다. Lower striatum의 포도당대사가 낮다고도 한다. 또한 환자에서 편도의 기능항진과 분노감정을 나타내는 얼굴에 대한 orbitofrontal cortex의 반응감소가 관찰되며, 얼굴인식 과정 동안 편도와 orbitofrontal cortex 간의 상호작용이 장애되어 있다고 한다.

뇌에서 serotonin 신경전달이 감소된 상태와 연관이 있다고도 한다. 한 생물학적 연구에서 CSF 내의 낮은 5-HIAA 수치가 충동적 공격성과 상호연관이 있다고 하였다. Serotonin type 2A 수용체가 관련성이 있다 한다.

출산 때의 뇌손상, 유아기경련, 두부손상, 뇌염 등의 과거력을 갖는 경우가 흔하다. 특히 출생 2주 안에 신체적 및 감정적 손상을 입었던 경우 위험도가 증가한다. 아동기에 알코올중독, 구타, 생명의 위협, 성적 문란 등이 많았던 환경에서 성장한 경우에 이 장애가 흔하다.

술과 같은 독성물질이 유발인자로 작용할 수 있다.

심인성을 주장하는 학자는 공격적인 부모상parental figures과의 동일시에 의한다고 주장한다. 대개 그런 부모는 몸집은 크나 의존적이고 특히 아버지의 남성상이 빈약한 경우가 많다.

4. 임상양상

발작적이고 폭발적인 행동이, 자신의 의사와는 관계없이 하찮은 정신사회적 자극psychosocial stressor에서 일어난다. 이 발작적 증상은 몇 분 내지 몇 시간 지속되며 끝날 때는 신속하게 끝난다. 이 같은 발작이 없는 시기에는 충동조절이 잘되고 공격적 행동도 없다. 이들은 자신의 행동결과에 대해 진정한 후회감이나 자책감을 갖는다. 이들은 자신의 행동에 대해 책임을 져야 한다는 것을 충분히 알고 있으면서도, 그 어떤 강렬한 충동이 일어나면 어쩔 수 없이 발작적 행동을 하게 된다고 말한다. 환자들은 대개 직장과 가정 생활에서 어려움을 겪으며, 위법행동 때문에 곤란에 처하는 수가 많다. 신경학적 검사에서 연성신경학 징후를 보이기도 하지만 뇌파검사는 보통 정상이다. 우울장애나 불안장애가 동반되는 수가 많다.

5. 진단

DSM-5-TR

F63.81 간헐적 폭발성 장애 Intermittent Explosive Disorder
공격적 충동조절의 어려움을 나타내는 반복적인 폭발성 행동이 있는바, 언어적 공격성(예: 분노발작, 신랄한 비난, 논쟁 혹은 언쟁) 또는 재물의 손상 혹은 파괴, 또는 동물 또는 타인의 신체적 부상을 유발하지 않는 재물, 동물 또는 타인에 대한 물리적 공격성 등이 3개월의 기간 동안 평균 주 2회 나타나거나, 또는 재물의 손상 혹은 파괴를 일으키거나, 동물 또는 타인에게 신체적 부상을 입히는 물리적 폭력과 관련된 폭발성 행동이 지난 12개월간의 기간 내에 3회 이상 나타난다. 그리고 반복적인 폭발성 행동의 기간 동안 표현되는 공격성의 정도는, 화를 나게 하는 자극이나 정신사회적 스트레스에 비해 과도하다. 또한 그런 행동들은 미리 숙고된 행동이 아니며, 어떤 분명한 목적을 달성하기 위한 것이 아니다. 그런 행동들은 개인에게서의 커다란 고통 혹은 직업적/대인관계 기능에 장애를 야기하거나, 혹은 재정적·법적 후속 문제들과 관련된다. 또한 최소 만 6세(혹은 이에 상응하는 발달 단계) 이상이다. 그리고 반복적인 공격성 폭발들은 다른 정신질환에 의해 더 잘 설명되지 않으며, 다른 내과적 상태나 물질의 생리학적 효과에 기인한 것이 아니다. 6~18세의 소아에서, 적응장애의 일환으로 나타나는 공격적 행동을 이 질환의 진단에 적용시켜서는 안 된다.

ICD-10 및 한국 표준 질병 사인 분류

F63.8 기타 습관 및 충동 장애 Other habit and impulse disorders
    간헐성 폭발성 장애Intermittent explosive disorder

감별진단: 증상이 뇌종양이나 뇌전증, 변성장애, 내분비장애에서도 일어날 수 있는데, 뇌파 등을 통한 신경학적 검사로 확인해야 한다. 정신활성물질(알코올, barbiturates, 환각제, amphetamine류 각성제)에 의한 급성 중독상태에서도 충동조절장애 현상이 나타난다. 행실장애conduct disorder는 문제행동이 삽화적이 아니고 반복적이고 반항적이라는 점에서 충동조절장애와 다르다. 반사회적 성격장애와 경계성 성격장애에서는 공격적이고 충동적인 면이 발작이 없는 시기에도 흔히 나타난다. 망상장애, 조현병, 적대적 조증상태에서도 폭발성 행동이 나타날 수 있는데, 이는 망상이나 환각에 의한 반응이다. 청소년기의 파괴적 기분조절장애disruptive mood dysregulation disorder, 반사회적 또는 경계형 성격장애, 섬망과 주요 인지장애, ADHD, 행실장애, 적대적 반항장애oppositional defiant disorder, 자폐증 스펙트럼 장애autism spectrum disorder 등과도 감별해야 한다.

6. 경과 및 예후

예기치 못한 공격적 행동 때문에 정상적인 사회생활이 어려워지며, 감옥이나 병원 신세를 지게 되는 것이 보통이다. 뇌장애가 심할수록 증상이 더 심각하고 더 빈번한 삽화를 보인다. 대부분 중년기에 접어들면서 증상이 줄어든다.

7. 치료

특이한 치료법은 없으나, 원인에 따라 치료법을 달리하며, 약물치료와 정신치료를 겸하여 사용한다. 정신치료는 어렵고 또 효과도 적으며, 위험하기도 하다. 치료자의 역전이逆轉移 *countertransference* 현상을 극복하기 쉽지 않다. 대신 개인 및 집단적으로 인지행동치료가 널리 시행되는바, 분노성향*anger trait*, 적개심, 분노표현, 분노조절, 공격성 등에 효과가 있다. 집단치료, 가족치료가 도움이 되기도 한다.

약물치료로는 SSRI가 주로 사용된다. 특히 기질적 요소인 신경증성*neuroticism*과 위험회피*harm avoidance* 현상에 SSRI가 효과가 있다. 항경련제인 valproate와 gabapentin 또는 lithium이 발작적 충동 억제효과가 있다. 그 밖에 항정신병 약물(환자에 경련장애가 있으면 상태를 악화시키므로 사용하면 안 된다), benzodiazepine은 탈억제효과 *disinhibition*와 의존의 위험 때문에 권장되지 않는다. 최근 β-blocker(propranolol), trazodone, buspirone 등도 효과적이라는 보고가 있다.

IV. 행실장애

1. 개념

행실장애*conduct disorder*는 소아 및 청소년이 비사회적 *dissocial*이고 공격적이거나 반항적인 행실*conduct*을 반복적이고 지속적으로 나타내는 것이다. 10세 이전에 발병하는 소아기 발병형(예후가 나쁘다)과 10세 이후에 발병하는 청소년기 발병형이라는 두 아형이 있다. 이는 성인의 반사회적 성격장애*antisocial personality disorder*의 전 단계이다.

2. 역학

행실장애는 소아기와 청소년기에 상당히 흔한 질병이며, 현재 증가하고 있다. 소년들 중의 8%, 소녀들 중의 3%로, 남성이 여성보다 많다. 반사회적 성격장애나 알코올의존이 있는 부모의 자녀에서 일반인에서보다 행실장애가 더 빈번하게 발생한다. 행실장애의 유병률은 낮은 사회경제적 수준과 밀접한 관련이 있다. 여성보다는 남성에서 더 어린 나이에 온다. 행실장애의 진단기준에 맞는 증상을 보이는 나이는 대개 남성은 10~12세, 여성은 14~16세가 지나서이다.

3. 원인

생물학적 원인

행실장애, 적대적 반항장애, ADHD 등이 공통적 유전요인에 의한다는 증거들이 있다. 증상 면에서도 주의산만, 공격성, 새로운 것 추구*novelty seeking* 등은 유전적 상관성이 있다.

이 장애는 편도와 복측 전전두엽을 포함한 전측두-변연계 *frontotemporal-limbic*와 관련된다. 즉 뇌영상 연구에서 측두엽과 전두엽 장애가 발견되고, anterior cingulate에서의 P300의 amplitude가 작다고 한다. 또한 측두엽 회백질의 용량이 감소되어 있고 전두엽 백질에 hyperintensity가 발견된다. 이런 소견은 편도의 반응성이 감소되어 있음과 정동처리과정과 수행기능에 장애가 있음을 시사하는 것이다.

한 연구에서 혈청 내 dopamine β-hydroxylase(dopamine을 norepinephrine으로 변환하는 효소)치가 낮은 것이 관찰되었는데, 이는 행실장애에서 norepinephrine 기능저하 가설을 지지하는 것이다. 행실장애가 있는 소아 범죄자의 혈중 serotonin치가 높다는 것이 제시되었는데, 혈중 5-HT치는 뇌척수액 내의 5-HT 대사물인 5-hydroxyindoleacetic acid(5-HIAA)치와 반비례 관계이며, 뇌척수액 내의 낮은 5-HIAA 농도는 공격성과 폭력과 관련이 있다는 보고가 있다.

공격성이 testosterone과 관계있다고 하는바, 이는 강한 리더십과도 관련된다고도 한다.

행실장애 환자에서 맥박수가 정상인에 비해 낮고, 공포자극에 대한 자율신경계 조건화 반응이 감소(특히 피부 전도 감소)되어 있는데, 이는 자율신경계 반응성이 저하되어 있음을 시사한다.

정신사회적 요인

무질서하고 태만한 부모 밑에서 자라는 소아는 점차 화를 잘 내고 파괴적이고 요구가 많아지며 성숙한 대인관계를 형성하는 데 필수적으로 따르는 좌절감에 대한 인내력이 제대로 형성되지 않는다. 또한 role model이 불충분하고 자주 바뀌게 되면 자아 이상과 양심이 건강하게 형성되지 않는다. 따라서 이들에게는 사회규범을 따르려는 동기가 결여되어 있고 양심의 가책도 별로 없다. 낮은 지능도 관련된다. 과거 신체적 및 성적 학대를 받은 경험이 있는 수가 많다.

가족 중에 반사회적 성격장애, 기분장애, 불안장애, 학습장애, 물질사용장애 등이 많다. 또한 부모의 별거나 이혼, 부모에 의한 거부, 태만, 학대 등을 당한 수가 많다.

소아학대: 장기간에 걸쳐 폭력적 환경, 특히 신체적 학대를 많이 받고 성장한 소아는 공격적이 되며, 자신의 기분을 말로 표현하기 어려워 이런 기분을 폭력적으로 표현하게 된다. 또한 대인관계에서 지나친 경계심을 갖게 되는데, 이로 인한 폭력은 다른 사람의 권리를 침해하는 형태로 나타난다.

부모요인: 가혹하고 징벌적인 양육방법, 무질서한 가정환경, 부모의 이혼이나 부모 사이의 지속적인 불화가 행실장애와 비행의 중요한 요인으로 작용한다. 부모의 정신과적 장애, 즉 사회병질sociopathy, 알코올의존, 물질의존, 소아 학대와 방임 등이 소아의 행실장애와 관련이 많다. 환자의 부모들은 자신들의 욕구를 충족하기 위한 행동에만 몰두하는 경향이 있다. 행실장애아의 부모들 중 많은 경우에서 정신질환을 앓고 있다고 보고되고 있다. 정신역동적으로 행실장애는 부모의 반사회적 욕구를 소아가 대신 행동화한 것이라고 본다.

사회경제 수준이 낮은 가정의 소아에서 행실장애가 많다고 한다. 이는 빈곤계층에 속한 소아들은 정당하게 사회적·경제적 욕구를 성취할 수 있는 기회가 적어, 정상적으로는 용납되지 않는 수단을 쓰게 되는데, 이런 파괴적 행동은 빈곤계층의 사회에서는 곧잘 용납되기 때문이다. 또한 도시에서 성장한 소아·청소년에서 행실장애가 빈번히 나타나는데, 이는 물질이나 알코올 남용에 노출될 가능성이 많기 때문이기도 하다. 남용물질이나 알코올이 행실장애를 일으키지는 않지만, 행실장애의 증상을 악화시킬 수 있다.

4. 임상양상

행실장애는 시간을 두고 서서히 분노, 무뚝뚝함, 공격성 등 여러 가지 증상이 발생하다가 결국은 다른 사람의 권리를 침해하는 정도로까지 가게 된다. 핵심증상은 반복적·지속적으로, 연령에 적절한 사회적 기대를 크게

위반하는 정도로, 사람과 동물에 공격적이고, 물건을 파괴하고, 거짓말하거나 훔치고, 다른 사람의 기본 권리를 침해하거나, 사회적 규범을 위반한다. (그러나 내심 자기의심이나 무가치감으로 고통받고 있다.) 지능 수준에 비해 학교 성적이 나쁘며, 숙제를 않고, 무단결석을 한다.

소아 발병형childhood-onset type 행실장애의 경우, 남아에게서 훨씬 많고, 더 어렸던 시기에 적대적 반항장애가 나타날 수 있으며, 자주 타인에 대한 물리적 공격성을 보이며, ADHD 혹은 다른 신경발달 장애를 동반하는 경우가 많고, 청소년 발병형adolescent-onset type에 비해 성인기까지 행실장애가 지속되는 경우가 많다. 반면 청소년 발병형의 경우, 남녀 간의 유병률이 보다 균형을 이루며, 공격적 행동이 상대적으로 적고, 대인관계의 장애도 상대적으로 덜하며, 성인기로의 진행도 적은 편이다.

ADHD, 기분장애, 불안장애, 학습장애 등과 동반되는 수가 많은데, 그럴수록 증상이 심하고 예후가 나쁘다.

행실장애아는 여러 형태로 공격적 행동을 표출한다. 자기 집안의 것을 훔치고, 고의적으로 장난감이나 장신구를 부수거나, 옷을 찢거나, 가구에 흠집을 내거나, 상으로 받은 물건을 깨뜨린다. 가족에게만 폭력을 휘두르고, 집에서만 고의적으로 방화를 하기도 한다. 학교결석, 성적 비행, 흡연, 음주, 약물남용 등이 일찍 시작된다. 지속적인 거짓말, 잦은 가출, 배회, 공공기물파괴 행동vandalism도 흔하다. 흔히 훔치고, 강탈하고, 패싸움하고, 폭력을 행사하기도 한다. 특히 자기보다 작고 약한 소아에게 더욱 난폭하다.

이들은 다른 사람과 사회적 애착관계social attachment를 가지지 못하여 친구도 없고 고독하며, 있더라도 피상적인 관계일 뿐이다. 다른 아이들로부터 고립되고, 거절당하거나, 인기가 없다. 반면 공격적 반사회적 행동으로 약자를 괴롭히고, 신체적 공격을 자주 하고, 친구에게 잔인한 행동을 보이며, 동물에게도 잔인하다.

겉으로는 강하고 거친 것 같으나 열등감이 많다. 이기적이어서 타인의 느낌, 욕구, 안녕에 관심이 없다. 따라서 죄책감이나 후회도 없고, 문제가 생기면 남을 탓한다. 처벌도 그런 행동을 감소시키기보다 좌절과 분노에 대한 잘못된 표현만 증가시켜 행동은 더 악화된다.

때로는 어른과의 관계가 좋은 경우도 있지만, 대체로 불화하며, 적대감, 분노에 차 있고, 어른에게도 폭언을 하고 반항적이며 건방지고 복종하지 않는다. 상대방 어른의 인내심을 시험하는 듯한 행동을 해서 화나게 한다.

학업성적이 불량하다. 불안, 우울 등의 증상이 자주 동반된다. 공격적인 행실장애아는 정신과 면담 시에도 비협조적이고 적

대적이며, 의사를 자극하고 약 올린다. 의사에게 화를 내거나, 뛰쳐나가기도 한다. 반면 자신의 비행동은 감추고 부인한다. 면담에 응하더라도 나쁜 행실을 정당화하거나 변명하려 한다.

제한된 친사회적 정서limited prosocial emotion를 가진 환자는 더욱 다루기 어렵다. 다양한 관계와 환경에서, 가책 또는 죄책감 결여, 냉담-공감 결여, 성과/수행도에 대한 무관심, 피상적이거나 결여된 정서 등의 특성들을 보인다. 이는 성인의 psychopathy(반사회적 성격장애의 극단형)에 해당한다고 볼 수 있다.

사회성 행실장애socialized conduct disorder

불량집단의 구성원이 된 소아들은 자기들끼리는 또래관계를 구성하고 나이에 맞는 또래관계를 가진다. 대개 또래집단은 비행이나 비사회적 행동 등을 하는 아이들로 구성되어 있다. 비사회적 행동으로 남을 괴롭히더라도 자기들끼리 잘 융화하고 신의를 지키고 충성하여 우정관계를 유지하며, 이런 행동을 숨기려 하지 않는다.

5. 진단

DSM-5-TR

F91.– 행실장애 Conduct Disorder
다른 사람의 기본권리나 나이에 적합한 사회기준이나 규율을 위반하는 행동양상이 반복적이고 지속적으로 있다.

사람과 동물에 대한 공격성 7개 행동(사람을 괴롭히고 위협하며, 자주 싸움을 걸고, 타인을 해칠 수 있는 무기를 사용하고, 사람에게 잔인하게 대하고, 동물에게 잔인하게 대하고, 피해자와 맞대면하여 눈앞에서 도둑질하고, 다른 사람에게 성행위를 강요하는 등),

재산파괴 2개 행동(고의로 불을 지름, 방화 이외의 다른 사람의 재산의 고의적 파괴 등),

거짓과 도둑질 3개 행동(다른 사람의 집, 건물 또는 자동차에 침입, 거짓말, 눈을 피한 절도 등),

중대한 규칙위반 3개 행동(13세 이전부터 시작된 부모가 금지하는 외박, 가출, 13세 이전부터 시작된 무단결석 등)
등 모두 15개 증상 중 3개 이상이 지난 12개월간 있으면서, 최소한 한 항목은 지난 6개월 동안에 나타난다. 또한 그러한 행동장애가 사회, 학업 또는 작업 기능에 중대한 지장을 초래한다. 그리고 18세 이상이면 반사회적 성격장애의 진단기준에 맞지 않아야 한다.
발병연령에 따른 특정형으로
  F91.1 소아-발병형
  F91.2 청소년-발병형
  F91.9 발병 연령 불특정형
특정형
  제한된 친사회적 정서limited prosocial emotion **동반**

후회 또는 죄의식이 없음lack od remorse or guilt
냉담-공감의 결여callous-lack of empathy
수행에 대한 무신경unconcerned about performqance
얕은 또는 결핍된 정동shallow or deficient affect
현재 증상의 중증도에 대한 특정형으로 **경도, 중등도, 고도** 등

ICD-10 및 한국 표준 질병 사인 분류

F91 행동장애 Conduct disorders
  F91.0 가족관계에만 한정된 행동장애
  F91.1 사회화되지 않은 행동장애
  F91.2 사회화된 행동장애
  F91.3 적대적 반항장애
  F91.8 기타 행동장애
  F91.9 상세불명의 행동장애
F92 행동 및 정서의 혼합 장애
  Mixed disorders of conduct and emotions
소아기의 행실장애(F91.–)와 소아기의 정서장애(F93.–)의 양쪽 기준이나 성인형 신경증적 진단(F40-F48) 또는 기분장애(F30-F39)의 기준에 맞아야 한다.
  F92.0 우울증성 행동장애
  F92.8 행동 및 정서의 기타 혼합 장애
  F92.9 행동 및 정서의 상세불명의 혼합 장애

감별진단: 한 번의 반사회적 행동으로는 진단을 내리지 않으며, 6개월 이상 반복적·지속적·반사회적 행동이 있어야 진단된다. 행실장애는 다른 소아기 정신질환, 즉 기분장애, 학습장애 등에서도 나타나므로, 소아의 과거병력을 자세히 알아본 후 일시적 현상인지 또는 반응성 현상인지를 판단해야 한다. 적대적 반항장애는 행실장애와는 달리 타인의 권리를 침해하지 않으며, 연령에 맞는 사회적 규범을 위반하지 않는다. 기분장애가 있을 때도 쉽게 흥분하고 공격적 행동을 보일 수 있으므로 주요 우울장애와 양극성 장애도 감별진단해야 한다. ADHD나 학습장애와 감별해야 하며 함께 있으면 둘 다 진단한다.

6. 경과 및 예후

예후가 나쁜 경우는 어린 나이(5세)에 행실장애 증상이 시작되고, 증상의 수가 많고 빈번하게 나타날 때이다. 행실장애를 가진 소년의 40%, 소녀의 25%는 성인이 되었을 때 반사회적 성격장애로 발전된다는 연구가 있다. 예후가 좋은 경우는 행실장애가 경하며, 공존하는 정신병리가 없고, 지능이 정상일 때, 그리고 인간관계를 형성하게 되거나 사회적 규범을 내면화할 수 있을 때이다.

7. 치료

환자 나이, 증상의 특징, 병존장애, 가족지지 여부, 환자의 지적 수준과 사회적 자원 등에 따라 다양한 치료 프로그램이 제안되고 있다. 개인치료와 가족치료로 충분할 수도 있고, 입원치료(그룹홈, 소년원 등)를 요할 수도 있다. 가족과 지역사회 자원을 이용하여 행실장애의 증상을 조정한다. 동시에 병존장애를 치료하는 것도 중요하다.

환경적으로 일관성 있는 규칙을 만들어서 다양한 문제행동을 조정하도록 도와준다. 또한 따뜻한 환경 내에서 용납과 사랑을 장기간 지속적으로 일관되게 제공함으로써 내적 억제력, 긍정적 자아상 회복, 새로운 적응기술을 획득하도록 한다. 부모에게 자녀와 대화하는 법, 적절하고 일관성 있는 훈육하기, 소아의 행방을 모니터하기, 나쁜 친구를 멀리하도록 하기 등을 교육시킨다.

일상생활에서 장기간의 부적응 상태를 보이면 문제해결능력을 개선시키는 개인정신치료가 필요할 때도 있다.

부모의 참여가 중요하다. 부모에게 인지행동치료를 응용하여 관리기술, 문제해결기술을 교육한다. 가정 분위기가 무질서하거나 소아학대가 있다면 소아를 가정으로부터 분리시키고 일관성 있고 조직화된 환경에 접하게 한다.

약물치료로는 충동성, 주의력결핍, 과다운동, 공격행동, 우울증이나 불안 또는 분노 등 감정증상 등을 감소시킬 목적으로, 항우울제, lithium, 항경련제, 정신자극제, 항정신병 약물, clonidine 등을 사용할 수 있다. SSRI 제제인 fluoxetine, sertraline, paroxetine은 충동성, 과민성 및 정서적 불안정 상태에 효과적이다.

V. 반사회적 성격장애

반사회적 성격장애antisocial personality disorder는 성격장애이지만 파괴적, 충동조절 및 행실 장애 범주에 이중으로 포함되어 있기도 하다. (자세한 것은 제25장 성격장애, II-4. 반사회적 성격장애에 기술되고 있다.)

VI. 방화광

1. 개념

방화광pyromania은 불을 지르고 싶은 충동을 억제하지 못하여 반복적으로 목적에 따라 신중하게 불을 지르거나, 불타는 것을 봄으로써 긴장이 완화되고 강한 희열감을 느끼는 경우이다. 보통 때도 불에 관하여 심취되어 있고 흥미를 가지고 있다. 그리고 방화에 대한 상당한 사전준비가 되어 있다. 대개 분노나 복수 때문이다. 경제적·범죄적 및 정치적 목적으로 방화하는 것은 이 장애가 아니다.

2. 역학

유병률에 대해서는 알려져 있지 않다. 방화광 단독으로 진단되는 경우는 매우 드물다. 방화광의 요소들 중 하나만이라도 가지는 경우는 일반인구의 약 1.13%라 한다. 약 8:1의 비율로 남성에게서 자주 나타난다. 체포된 방화범의 40% 이상이 18세 미만이다. 정신과에 입원한 환자의 6%가 일회 이상 방화의 과거력을 가지고 있다.

3. 원인

방화는 세 경우가 있는데, 우발적accidental, 간헐적occasional, 그리고 습관적habitual이다. 특히 습관적 방화의 동기는 흥분, 관심끌기, 도움을 구하는 울음cry for help, 복수/파괴 등의 의미가 있다고 한다.

성적 의미의 방화(fire fetish, pyorphilia)는 성도착증이며 드물다(제22장 성과 성 관련 장애, V. 성도착장애 참조).

Freud는 불에서 나오는 온기는 성적 흥분감을, 불의 모양은 남성의 성기를 상징한다고 보았다. 따라서 많은 정신분석가가 방화가 역동학적인 측면에서 강한 성적 흥분과 관계있음을 강조해 왔다. 방화가 힘과 우위의 추구와 관계있는 경우도 있는데, 예를 들어, 자신이 저지른 화재에 대해 스스로 소방인력으로 자원하여 불을 끄면서 용감함을 입증하려 하거나, 또한 다른 소방관들을 동원할 수 있음을 입증하기 위해 방화하기도 한다는 것이다. 어떤 연구는 방화가 사회적·신체적 그리고 성적 열등감에 의한 좌절감에 대한 분노의 축적을 해소하기 위한 방편이라 하였다. 또 어떤 연구는 방화가 떠나 버린 아버지를 돌아오게 하여 불을 끄고 불 속에 있는 자신을 구조하게 하려는 무의식적 욕구 때문이라 하였다. 여성 방화범의 경우 매우 드물

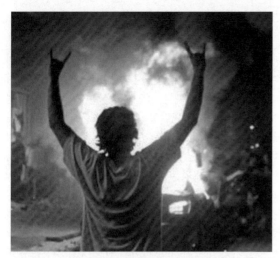

그림 23-1 방화광(from Wikipedia)

며, 자해의 병력과 정신사회적 외상과 관련되며, 그들에서 흔히 동반되는 비행 성향에는 애완동물 학대, 절도, 도벽, 쾌감을 동반하지 않는 성적 난잡함 등이 포함된다. 소아기 학대받은 경험이 발병과 관련 있다고도 한다.

생물학적 원인으로 CSF 내 5-HIAA와 MHPG 수치가 매우 낮아 serotonergic 및 adrenergic 체계가 방화광과 관련됨을 시사하고 있다. 저혈당도 방화광의 행동과 관련된다는 보고도 있다.

4. 임상양상

병적 방화광들은 불을 지르기 전까지 점차 긴장이 고조되며, 불을 지르게 되면 강렬한 쾌감, 만족감 또는 긴장완화를 느낀다(그림 23-1). 이들은 불을 지르기 전에 미리 준비와 계획을 하여 방화에 대한 뚜렷한 단서를 남기기도 한다. 이웃에 불이 나면 반드시 불구경을 즐긴다. 이들은 불을 봄으로써 흥분을 느끼기도 한다. 화재가 발생하지 않았는데도 거짓 화재비상벨을 울리기도 한다. 화재에 의한 인명이나 재산의 피해 자체에는 무관심하고 그런 화재에 의한 파괴를 보는 것을 즐긴다. 소방활동 또는 소방 관련 장비에 편집적 흥미를 보이기도 한다. 관련된 양상으로 알코올중독, 성장애, 권위자에 대한 분노, 만성적 개인적 좌절, 평균 이하의 지능 등을 볼 수 있다. 흔히 반사회적 성격장애, 물질사용장애, 양극성 장애, 병적 도박 등과 공존하기도 한다. 행실장애가 동반된 경우 더욱 파괴적이다.

5. 진단

DSM-5-TR

F63.1 방화광 Pyromania

숙고된 고의로 불을 지르는 행위가 한 번 이상 있다. 그리고 불을 지르기 전 긴장 또는 정동적 각성상태가 고조된다. 또한 불이나 불과 상황적으로 연관된 것들(방화설비, 불의 사용법, 불로 인한 결과)에 대한 심취, 흥미, 호기심 또는 매력을 느낀다. 불을 지를 때, 그 사건을 볼 때 또는 그 이후 일에 참여할 때, 쾌감, 만족, 긴장완화가 있다. 불을 지르는 행동은 금전적 이득이나, 사회·정치적인 이데올로기의 표현이거나, 범죄행위를 숨기려 하거나, 분노나 복수의 표현이거나, 살고 있는 환경의 개선을 위해서나, 환청이나 망상에 의한 것이거나, 판단력장애로 인한 결과(치매, 지적장애, 약물중독) 때문이 아니다. 또한 불을 지르는 행동이 행실장애, 조증 삽화 혹은 반사회적 성격장애에 의해 더 잘 설명되지 않는다.

ICD-10 및 한국 표준 질병 사인 분류

F63.1 병적 방화[방화벽]Pathological fire-setting [pyromania]

감별진단: 발달적 문제, 예를 들어 어린아이들이 라이터나 성냥에 호기심을 가지는 것과 감별해야 한다. 이익이나 범죄, 또는 복수를 위해 방화하는 경우, 또는 정치·사회적 이데올로기나 파업이나 사보타주 또는 저항의 목적으로 방화하는 경우, 주의를 끌거나 인정받으려는 동기의 방화 등과도 감별해야 한다. 조현병에서는 망상이나 환각 때문에 방화할 수 있고, 물질사용장애와 기질성 정신장애에서는 인지능력의 부족으로 충동적으로 방화할 수 있다.

성도착증인 pyrophilia와도 감별해야 하는데, 이는 드문 성도착증으로 불이나 방화 행동에서 (성적) 만족감을 가진다(제22장 성과 성 관련 장애, Ⅴ. 성도착장애 참조). Pyrophilia는 방화라는 목적적 행동은 하지만 성적 흥분이 목적이며, 방화광은 방화 전 고조된 긴장을 방화로서 해소한다는 점에서 다르다.

6. 경과 및 예후

현재로서는 자세히 알려진 바는 없다. 대개 청소년기 후기와 청년기 초기에 가장 흔히 시작된다. 어릴 때 치료하면 예후가 좋다. 어른의 경우, 병을 부인하고 책임지기를 거부하며, 알코올중독이 같이 있는 수가 많다. 치료가 어렵다.

7. 치료

특정한 치료법이 알려져 있지 않다. 동기가 없는 수가 많아 치료하기 어렵다. 인지행동요법을 포함한 다양한 방법이 시도되고 있다. 방화의 이유가 되는 스트레스에 대응하는 대안을 개발하도록 돕는다. 주요우울증이나 ADHD 등 동반장애를 치료함으로써 방화를 줄일 수 있다. 가족 내 문제가 방화의 원인이 되는 경우 가족치료를 한다. 어떤 치료를 하더라도, 추가적인 방화를 막기 위해 환자에 대한 감독을 하는 것이 좋다. 화재의 위험성에 대해 교육, 즉 화재안전훈련이 도움이 된다. 심각하면 입원시키고 행동치료를 하기도 한다. 소아의 경우, 처벌보다 예방 차원에서 치료해야 한다. 약물치료로 opioid antagonist인 naltrexone이 시도된다. 그 외 topiramate, citalopram, 기타 SSRI, lithium 등이 제안되고 있다.

VII. 절도광

1. 개념

절도광竊盜狂 kleptomania(또는 병적 도벽盜癖)은 개인적으로 필요하지도 않고 금전적인 가치가 있는 것도 아닌 물건들을 훔치고 싶은 충동을 반복적으로 억제하지 못하는 경우이다. 훔친 물건이 목적이 아니라 훔치는 행동이 목적이다. 훔치는 행동이 분노나 복수 때문이 아니며, 망상이나 환각 때문도 아니다.

현상학적으로 절도광에는 세 가지 유형이 있는데, 강박 관련 장애에 속하는 경우(반복행동, 억제장애가 강박증에 해당되나, 스릴 추구 행동은 맞지 않음), 중독모델addiction model(naltrexone이 치료효과 있음, 가족 중에 물질남용자가 많음, 훔치는 행동에 내성이 있음) 및 주의력결핍과다활동 모델(methylphenidate가 효과 있음) 등이다.

2. 역학

발생빈도나 유병률을 정확히 알 수는 없으나 절도로 구속된 사람의 3.8~24%가 절도광이었다는 보고가 있다. 일반 인구 중에는 0.3~0.6%로 추정된다. 미국의 경우 상점들치기shoplifting의 평생유병률은 11%라 한다. 전체 남녀의 비율은 확실하지 않으나, 임상표본에서는 1:3으로 여성이 많다.

3. 원인

절도광 증상은 상실, 이별, 중요한 관계의 단절 등 의미 있는 스트레스가 있는 시기에 나타나는 경향이 있다. 정신분석가 중에는 절도광 증상은 공격성 혹은 성욕과 관련되어 나타난다고 주장하기도 한다. 일부 학자들은 환자들에게서 훔치는 행동 그 자체, 훔친 물건, 피해자 등에 어떤 상징적 의미가 있는 것으로 이해한다. 특히 소아에서 훔치는 행동은 ① 어머니와 자녀 사이의 관계회복을 위한 수단, ② 공격 행동, ③ 손상을 입는 것에 대한 공포에 대한 방어, ④ 죄의식 때문에 처벌을 받기 위한 수단, ⑤ 자존감의 상승 또는 회복을 위한 수단, ⑥ 가족 비밀에 대한 하나의 반응, ⑦ 성적 흥분 또는 성행위의 대치물 등으로 설명되기도 한다.

뇌질환이나 지적장애 때문에 이득 없는 절도를 하는 경우도 있다. 국소 뇌 이상이나 대뇌피질 위축, 측뇌실의 확대 등이 일부 절도광 환자에서 발견되기도 한다. Serotonin 등의 단가아민의 감소가 관여한다는 주장도 있다.

위험추구 행동, 즉 도박, 음주, 방화 등과 공통적으로 절도광도 serotonin 결핍으로 인한 cortical inhibitory process의 장애로 이해된다. 또는 절도라는 충동적 행동은 opioid system에 의해 간접적으로 유도된 mesolimbic dopaminergic pathway의 기능항진으로 인한 쾌감을 보상받는다고 본다. 뇌영상 연구는 환자의 inferior frontal region에 백질의 microstructural coherence가 감소되어 있다 한다.

가족에 강박장애와 기분장애의 빈도가 높다고 한다.

4. 임상양상

절도광 환자들은 지금 당장 필요하지도 않은 하찮은 물건을 충동적으로 훔친다. 대부분 소매상에서 훔친다. 그러나 자신의 집에서 가족들의 물건을 훔치기도 한다. 보통 이들은 훔친 물건을 살 만한 돈을 갖고 있으며 또한 훔친 물건을 남에게 줘 버리거나 훔쳤던 장소에 몰래 다시 갖다 놓거나 숨겨 두기도 한다. 이 행위는 미리 계획한 것이 아니며, 훔칠 기회를 노리는 일도 거의 없고, 즉흥적이다. 언제나 혼자서 저지른다. 이들은 절도를 행동으로 옮기기 전까지는 훔치고 싶은 충동과 긴장이 고조되고, 훔치고 나면 쾌감과 만족을 느끼고 긴장도 풀린다고 한다. 일반적으로 대인관계에 이상이 있거나 성격장애가 있는 경우가 많다. 이들은 훔치다가 붙잡혀서 사회적 체면을 손상받지나 않을까 하는 걱정 때문에 가끔 우울, 불안, 죄책감에 시달린다. 그러나 훔치는 행동 자체에 대해서는 후회감이나 죄책감을 느끼기도 하고 느끼지 않기도 한다. 다른 정신의학적 증상이 흔히 동반되는데, 만성 우울, 신경성 식욕부진증, 과식욕증, 방화광(특히 여자) 등이다.

5. 진단

DSM-5-TR

F63.2 절도광 Kleptomania

자신에게 필요하지도 않고 금전적인 가치도 없는 물건인데도 훔치고 싶은 충동을 억제하지 못하는 상태가 반복된다. 훔치는 행동으로 옮기기 직전에 긴장감이 고조되며, 훔치는 행동을 하는 동안 쾌감, 만족 또는 긴장완화가 있다. 그러나 훔치는 행동이 분노나 앙갚음의 표현이 아니며, 망상이나 환청에 의한 것도 아니다. 또한 훔치는 행동이 행실장애나 조증 삽화, 반사회적 성격장애에 의해 더 잘 설명되지 않는다.

ICD-10 및 한국 표준 질병 사인 분류

F63.2 병적 도둑질[절도벽]Pathological stealing [kleptomania]

감별진단: 일상적 범죄적 절도와 감별해야 한다. 훔친 물건이 목표일 때는 절도광이 아니며, 훔치는 행위 자체가 일차적 목표일 때만 절도광이라고 한다. 직업적 도둑이나 상습적 도둑은 훔친 물건의 금전적 가치나 필요성 때문에 계획적으로 훔친다. 법적 책임을 회피하기 위해 절도광으로 가장하는 경우(꾀병)가 있는데, 이들이 매우 지능적일 경우 진짜 절도광과 구분하기 어려운 경우도 있다. 조현병에서도 도벽이 있을 수 있는데, 이는 망상이나 환각의 결과인 수가 많다. 진행마비 같은 기질성 정신장애 때는 돈을 치르는 일을 잊을 정도로 지능장애가 오기 때문에 절도광으로 오인되기도 한다. 행동장애나 반사회적 성격장애 때는 훔치고 싶은 충동을 억제할 수 없어서 저지르는 것이 아니고, 의도적으로 절도를 하는 행동이 습관화된 것으로서 남의 권리를 침해하는 양상이 특징이다. 조증 삽화, 정신병적 삽화, 그리고 중요인지장애(치매 등) 때의 절도행위와도 감별해야 한다.

6. 경과 및 예후

절도광은 대개 청소년기와 20대 초기에 시작하며 만성화하기 쉽다. 일찍 치료를 받으면 비교적 예후가 좋다. 성인이 되면 스스로 치료를 받으려 하지 않으며, 증세가 심해졌다 가벼워졌다 하면서 만성적인 경과를 밟는다. 사회적·직업적 생활에 큰 지장은 없다. 체포되거나 하면 심한 후유증이 따르기 쉽다.

7. 치료

특별한 치료방법은 알려진 바 없다. 동기가 있거나 죄의식이나 수치심이 있을 때에는 통찰적·분석적 정신치료가 효과를 나타낸다. 동반장애(우울증 등)를 치료하면 절도의 횟수가 줄어들 수 있다. 동기가 없더라도 행동치료(체계적 탈감작, 혐오조건화, altered social contingency, 혼자 쇼핑하기보다 사회적 교제를 함 등)가 도움이 되기도 한다. 약물치료로 naltrexone, SSRI(citaloprma, fluoxetine), SNRI, 삼환계 항우울제, trazodone, lithium, valproate, topiramate 등과 전기충격요법이 몇몇 절도광에서 효과를 나타내었다고도 한다. 수감 같은 징벌은 장기적 효과가 부족하다고 한다.

VIII. 기타

DSM-5-TR

F91.8 기타 특정 파괴적, 충동조절 및 행실 장애 Other Specified Disruptive, Impulse-Control, and Conduct Disorder

임상적으로 유의하게 고통스러울 정도로, 혹은 사회적/직업적, 기타 중요 기능영역에서의 장애를 일으킬 정도로, 파괴적, 충동조절 및 행실 장애에 해당하는 증상이 있지만 그 진단기준들을 완전히 충족시키지 못할 때이다. 임상가가 충족시키지 못하는 이유에 대해 의사소통하기로 한 경우에 이 진단을 사용한다.

F91.9 비특정 파괴적, 충동조절 및 행실 장애

Unspecified Disruptive, Impulse-Control, and Conduct Disorder

임상적으로 유의하게 고통스러울 정도로, 혹은 사회적/직업적, 기타 중요 기능영역에서의 장애를 일으킬 정도로, 파괴적, 충동조절 및 행실장애에 해당하는 증상이 있지만 그 진단기준들을 완전히 충족시키지 못할 때이다. 임상가가 충족시키지 못하는 이유에 대해 의사소통하지 않기로 한 경우에 이 진단을 사용한다.

ICD-10 및 한국 표준 질병 사인 분류

F63.8 기타 습관 및 충동 장애 Other habit and impulse disorders

F63.9 상세불명의 습관 및 충동 장애

Habit and impulse disorder, unspecified

F91.8 기타 행동장애 Other conduct disorders

F91.9 상세불명의 행동장애 Conduct disorder, unspecified

강박적 쇼핑compulsive shopping

필요하지도 않고 원하지도 않는 물건을 사려는 충동을 자제하지 못하는 경우이다. 대개 옷, 구두, 화장품 등에 돈을 많이 쓴다. 사기 전까지는 긴장이 고조되다가 산 후에 긴장이 풀린다. 과다한 구매로 파산 등 경제적으로 곤란해지고, 부부불화 같은 사회적 곤란에 처한다. 청소년기 후기 및 청년기 초기에 흔히 시작하며 만성화하기 쉽다. 여자에 많다. 인지행동치료를 해 볼 수 있다. SSRI가 강박적 충동 조절에 도움이 될 수 있다.

참고문헌

김지웅(2015): 파괴적, 충동조절 및 행실장애. 민성길(편), 최신정신의학(제6판), 서울, 일조각, pp.521~533.

통계청(2022): 한국 표준 질병 사인 분류. 제8차 개정판. http://kostat.go.kr/kssc/stclass/StClassAction.do?method=dis&classKind=5&kssc=popup

American Psychiatric Association(2022): Diagnostic and statistical manual of mental disorder. 5th ed-text revision. American Psychiatric Association, Washington D.C.

Corrigan PW, Yudofsky SC, Silver JM(1993): Pharmacological and behavioral treatment for aggressive psychiatric inpatient. Hosp Community Psychiatry 44:125~132.

Dannon PN, Lowengrub K, Gonopolski Y, et al(2005): Topiramate versus fluvoxamine in thetreatment of pathological gambling: a randomized, blind-rater comparison study. Clin Neuropharmacol 28:6~10.

Finger EC, Marsh AA, Blair KS, et al(2011): Disrupted reinforcement signaling in theorbitofrontal cortex and caudate in youths with conduct disorder or oppositional defiantdisorder and a high level of psychopathic traits. Am J Psychiatry 168:152~162.

Hales RE, Yudofsky SC, Roberts LW, eds(2014): Textbook of psychiatry. 6th ed. AmericanPsychiatric Publishing, Washington D.C.

Karnik NS, McMullin MA, Steiner H(2006): Conduct and oppositional disorders in adolescents. Adolesc Med Clin 17:97~114.

Lion JR(1992): The intermittent explosive disorder. Psychiatr Ann 22:64~71.

Macht LB, Mack JE(1968): The fire setter syndrome. Psychiatry 31:277~288.

Matthys W, Vanderschuren LJ, Schutter DJ(2013): The neurobiology of oppositional defiant disorder and conduct disorder: altered functioning in three mental domains. Dev Psychopathol 25:193~207.

McElroy SL, Soutullo CA, Beckman DA, et al(1998): DSM-Ⅳ intermittent explosive disorder: a report of 27 cases. J Clin Psychiatry 59:203~2101.

Stein DH, Hollander E, Libowitz MR(1993): Neurobiology of impulsivity and impulse control disorders. J Neuropsychiatry 5:9~15.

24

물질 관련 및 중독성 장애 Substance–Related and Addictive Disorders

I. 개념

1. 용어

물질 관련 및 중독성 장애는 남용abuse과 습관성 중독 addiction을 의미하는데, 이러한 물질의 남용은 의학적 문제인 동시에 심각한 사회문제이기도 하다. 이러한 물 질을 남용하게 되면 정신적 및 신체적 건강을 해치게 되 고 동반장애comorbidity도 60~70%에서 나타난다. 그리 하여 삶의 여러 측면에 손해를 야기할 뿐만 아니라 실 직, 빈곤, 폭력, 범죄 등 사회문제를 초래한다. 물질남 용은 의료비뿐 아니라 범죄 관련 비용 등 사회적 비용도 크다. 그러기 때문에 강하게 사회적·법적 통제를 받는 다. 최근 전 세계적으로 남용자가, 특히 청소년층에서 증가 추세에 있으며, 대체로 실직자, 대도시지역 소수 집단, 의료인 등에 많다고 한다.

최근에는 인터넷게임중독, 도박중독 등 비물질 사용 장애non-substance use disorder인 행위중독behavioral addiction 도 증가하고 있다.

물질物質 substance

여기서 물질이란 뇌에 영향을 미쳐 의식이나 마음 상태를 변 화시키는 물질을 말한다. 약물남용이라는 용어에서 보듯이 약 물이란 말을 사용하지 않는 것은 남용되는 물질 중에는 약물이 아닌 것도 많기 때문이다. (약물이란 제약회사에서 생산된 약품인 경우가 많고 자연산 물질은 제외된다는 뜻이 있기 때문이다.) 이러 한 물질에는 합법적 약물/물질로서 알코올, 진정수면제, 카페 인caffeine, 니코틴nicotine(담배) 등과, 비합법적인 물질로서 아 편유사제opioids, 암페타민, 코카인, 환각제, 마리화나, 본드 등이 있다. 약국시판 약물over-the-counter; OTC medicine들도 남용될 수 있는데, 예를 들어 진통제, 에페드린제제, anabolic steroid 등도 남용약물로 간주되고 있다.

우리 주변에 술로 인해 건강을 해칠 뿐 아니라 사고를 내거 나 당하거나, 폭력을 행사하거나 당하거나 하는 일이 많이 일 어나는 것을 목격하고 있다. 수많은 경고에도 불구하고 담배 는 꾸준히 팔리고 있다. 술과 담배는 2010년도 전 세계적 질병 부담global burden of disease의 약 4.5%를 차지하였으며, 앞으로 그 비율은 더욱 증가할 것으로 예측된다. 또한 전체 정신장애의 DALYs 중, 물질사용장애가 차지하는 비율은 20.5%인데, 이 는 우울장애 다음으로 물질사용장애 문제는 심각하다(불법약물 사용장애 10.9%, 알코올 사용장애 9.6% 등).

Club drugs: 미국에서 댄스클럽, 바, 철야파티 등에서 사용 하는 약물/물질들을 말하는데, 대개 methamphetamine(필로폰) 을 필두로, MDMA(ecstasy), LSD, GHB(gamma-hydroxybu-tyrate, 소위 물뽕), ketamine, flunitrazepam 등을 포함한다. 이 들은 작용기전은 다르나 비슷한 신체적 및 주관적 쾌락효과를 나타낸다. 특히 GHB, ketamine, flunitrazepam 등은 date rape drug으로 악명이 높은데, 피해자는 사건 당시의 기억을 못하는 수가 많다.

물질 관련 장애는 물질사용장애와 물질 유도성 장애로 구분 된다.

물질사용장애物質使用障碍 substance use disorders

하나 이상의 물질의 부적절한 사용 또는 병적 사용pathological use을 의미한다. 즉 의학적 사용과는 상관없이 (대체로 쾌락 목적으로) 물질을 지속적으로 또는 빈번히 사용하여 임상적으로 유의한 장애와 고통과 부정적인 사회적 결과(직장실패, 학업실패, 가정파괴, 대인갈등, 법적 문제 등)를 야기하게 되는 것을 말한다. (사용 또는 남용은 사회적 결과에 초점을 맞추고 있고, 의존은 생물학적·행동적 증상에 초점을 맞추고 있는 개념이다.)

DSM-IV에서는 이를 substance abuse 또는 substance dependence로 구분했으나, DSM-5-TR에서는 물질 관련 및 중독성 장애로 통합하였다. ICD-10에서는 해로운 사용harmful use이라는 용어로 표현하고 있다.

물질남용substance abuse: 의학적 사용과는 상관없이 약물이나 물질을 과잉으로 지속적으로 또는 빈번히 사용하고(물질의 병적 사용pathological use) 또한 그 약물에 의존dependence함으로써 개인의 신체적 및 정신적 건강을 해치고 사회적 또는 직업상의 기능장애를 초래하고 타인의 복지를 해치게 되는 것이다.

물질 유도성物質誘導性 장애substance-induced disorders

최근 물질을 사용함으로써 가역적 물질-특유의 증후군이 나타난다. 이때 물질의 약리학적 효과에 따라 문제 있는 행동적·정신적 변화(다행감, 이완, 과민, 불안, 분노, 사회성 증가, 상동적 행동, 판단장애) 등이 나타난다. 물질 특유의 징후들과 증상들이 나타나는데, 이들 증상들은 다른 의학적 상태 때문이 아니며, 다른 물질들의 중독 등 다른 정신장애로 더 잘 설명되지 않는다.

물질금단withdrawal

장기간 과량의 물질을 사용하다가 중단 또는 감량함으로써 물질 특유의 문제 있는 행동변화와 그에 따른 생리적 및 인지적 변화가 나타난다. 물질-특유의 증후군이 임상적으로 유의한 고통 또는 사회적, 직업적 및 기능의 중요영역에서 장애를 야기한다. 이 증상들은 다른 의학적 상태 때문이 아니며, 다른 물질들의 중독 또는 금단 등 다른 정신장애로 더 잘 설명되지 않는다.

물질/약물 유도성 정신장애

substance/medication-induced mental disorders

물질사용과 관련하여 정신병적 장애, 우울장애, 불안장애에, 수면장애, 성기능장애 등 여러 정신장애가 발생한다. 이들은 각각 해당 장애의 챕터에 물질/약물 유도성 장애로 기술된다.

의존依存 dependence

반복사용에 따라 나타나는바, 물질을 복용하려는 강한 열망, 사용을 통제하는 데 어려움, 해로운 결과에도 불구하고 사용을 절제하지 못함, 다른 활동이나 의무보다 약물사용을 더 우선시함, 내성이 증가함, 그리고 때때로 신체적 금단상태 등의 현상이 있다.

신체적 의존身體的依存 physical dependence: 생리적 의존physiological dependence이라고도 하는데, 물질사용이 지속되면서 물질과 유기체 간의 상호작용의 결과로 나타나는 생리적으로 변화된 상태를 말한다. 의존 상태에서 사용을 중단하면 고통스러운 금단증상이 나타나는데, 이를 피하기 위해 사용자가 물질을 계속해서 사용하게 되는 상태를 말한다.

심리적 의존心理的依存 psychological dependence: 습관화habituation와 유사한 개념으로 물질을 계속 사용함으로써 긴장과 감정적 불편을 해소하려는 것을 말한다.

갈망渴望 craving: 물질사용과 관련된 단서에 의해 유발되는 조건화되고 지속적인 물질섭취에 대한 욕구를 말한다.

중독中毒 addiction

Addiction을 흔히 중독으로 번역하나, 물질에 취해 있는 상태를 말하는 중독intoxication과 구별되는 용어이다.

Addiction은 DSM-5-TR에서는 'sustained' 또는 chronic intoxication의 개념으로, 급성 중독acute intoxication과는 증상이 다르다고 말하고 있다. Intoxication은 일회성이며 사용을 중단하면 중독 증상은 사라진다. 그러나 addiction은 일회성이 아니라 심리적 의존이 있어 습관적으로 자주 중독intoxication상태에 있고, 약물효과를 갈망하고, 탐닉하고, 의존이 있어 중단하지 못하고, 중단하면 금단증상이 나타나는 상태이다. 굳이 번역하자면 '습관성 중독'이 적절하다. 생물학적으로 addiction은, 뇌가 남용약물에 반복 노출되면 뇌에 변화가 나타나 그로 인해 강박적으로 약물을 찾고 복용하게 되며 약물사용을 자제하지 못하게 된 상태이다.

습관화智慣化 habituation: 물질을 계속 사용함으로써 긴장과 감정적 불편을 해소하려는 것을 말한다.

신경적응神經適應 neuroadaptation: 물질의 반복투여로 나타난 뇌의 신경화학적 또는 신경생리적 변화를 의미한다. 약물학적 적응pharmacokinetic adaptation이란 물질의 대사체제의 적응을 의미한다. 세포성cellular 또는 약역학적 적응pharmacodynamic adaptation이란 물질이 고농도임에도 불구하고 중추신경계가 적절히 기능할 수 있게 된 능력을 의미한다.

내성耐性 tolerance: 물질을 사용하였을 때 효과가 점차로 감소하거나, 같은 효과를 얻기 위해 점차 용량을 증가시켜야 하는 상태를 말한다.

교차 내성交叉耐性 cross tolerance: 한 물질이 다른 물질과 효과가 같기 때문에 대치될 수 있음을 의미한다.

행위중독行爲中毒 behavioral addiction

DSM-5-TR에서는 물질 관련 장애 이외에도, 비물질 관련

장애non-substance-related disorders인 도박장애gambling disorder를 포함시켰는데, 이는 도박장애가 물질 관련 장애와 유사하게 뇌의 보상체계reward system를 활성화시키고, 물질사용장애의 증상과 비슷한 습관성 중독, 금단증상 등 행동증상을 보이기 때문이다. 같은 현상으로 보는 인터넷게임장애internet gaming disorder는 향후 연구가 더 필요한 진단conditions for further study으로 분류되었다. 그 외에 성중독性中毒 sex addiction, 음식중독food addiction, 운동중독exercise addiction, 일중독workaholism, 쇼핑중독shopping addiction 등의 행위중독으로 불리는 반복행동들이 있다. 이들은 아직 증거가 불충분해서 DSM-5-TR의 진단범주에 포함되지 않았다.

2. 원인

다른 정신장애와 마찬가지로 물질 관련 장애와 중독장애 역시 생물정신사회적 모델bio-psycho-social model에 따라 연구한다. 즉 사회문화적 요인과 가족적 요인, 물질의 입수 가능성, 복용을 시작하는 기회, 그리고 개인의 정신병리 등이 상호작용한 결과이며, 동시에 개인의 신체적 소인과 생리학적 요인들과 뇌기전도 관계된다고 본다.

흔히 신체질병이나 정신장애가 있을 때, 통증, 불안, 우울증 등을 해소하기 위해 술, 약물 등 물질 사용을 시작하게 되고, 반복 사용하다 보면 중독이 된다. 일단 중독이 되면 금단증상이 무서워 사용을 중단하기 어렵게 된다.

물질 자체의 약리작용

물질을 사용하는 이유는 그 물질들이 각성 또는 이완을 느끼게 하고 종국적으로 쾌락pleasure을 제공하기 때문이다. 주로 각성효과(정신을 예리하게 만들고 에너지가 넘침을 느끼며 지루함과 피로감을 없애 준다)를 나타내는 물질에는 각성제覺醒劑 stimulant(암페타민계 약물, 코카인), 환각제(LSD 등), 카페인caffeine(커피), 니코틴nicotine(담배) 등이 포함된다. 이완효과(불안과 긴장을 해소시킴)를 나타내는 물질에는 술(알코올), 아편유사제opoids, 마리화나, 벤조디아제핀benzodiazepine계 신경안정제, 바비튜레이트barbiturate계 수면제, 흡입물질 등이 포함된다. 환각제는 일시적으로 현실에서 도피하게 해준다. 따라서 우울증, 불안장애, 만성신체통증 등이 약물남용으로 이끌기 쉽다. (향정신성 약물들 중 항정신병 약물이나 항우울제 같은 쾌락효과가 없는 것은 남용되지 않는다.)

사람들은 쾌락효과가 빠르게 나타나는 약물을 선호한다. 따라서 정맥주사, 피우기, 코로 흡입하기 등 빠르게 효과가 나타나는 투약방법을 선호한다. 금단증상이 고통스러울수록 약물을 끊지 못한다.

유전

물질사용 행동이 유전된다는 연구가 있다. 특히 유전은 물질남용에 쉽게 빠지는 취약성(체질, 소인)과 관계되는데, 이는 유전적이다. 예를 들어 알코올중독자 부모의 자녀는 알코올중독자가 아닌 부모의 자녀에 비해 알코올중독자가 될 확률이 4배나 높으며, 일란성 쌍둥이는 이란성 쌍둥이에 비해 동시유병률concordance rate이 2배나 높다.

유전적 요인은 인종 간의 차이에서도 드러나고 있는데, 알코올남용의 경우 유대인과 중국인에서는 적고 아일랜드인에게는 많은 것으로 알려지고 있다. 기전으로 알코올 분해효소와 관련된 유전자 $ALDH_2$가 연구되고 있다.

종합적으로 유전적 요인들이 addiction의 위험변이variability of risk의 40~60%를 기여한다고 한다.

뇌에서의 기전

어떤 신경생물학적 기전이 있어, 유전과 환경요인들이 상호작용하여 이 장애를 만들어 낸다고 본다.

뇌에는 중독 관련 행동장애를 중개하는 여러 형태의 분자적 및 세포 적응molecular and cellular adaptations 과정이 작동하고 있다. ① 부분적으로 후성유전적 기전epigenetic mechanisms을 통해 나타나는 유전자 표현gene expression에서의 변화, ② 뉴런과 시냅스의 신경생리적 기능에서의 가소성plasticity, ③ neurotrophic factor signaling에 의해 부분적으로 변화된 뉴런과 시냅스의 형태와 관련된 가소성 등이다. 대부분의 addiction 관련 가소성의 형태들은 'behavioral memory'의 고전적인 형태들과 관련된 가소성과 매우 유사하다. 즉 중독에 관련된 분자적 및 세포 적응은 고전적 기억형태를 중개하는 뇌영역들을 대부분 포함한다. 이는 잘못된 기억이 중독증후군을 자극한다는 견해와 일치하는 것이다. 이는 중독이란 결국 세포 또는 분자 수준의 기억cellular or molecular memory의 한 형태라 할 수 있다.

뇌 보상회로reward circuit

물질남용을 야기하는 거의 모든 물질의 약리학적 기전은 보상회로의 작용이다(보상체계는 제2장 인간행동에 대한 생물학적 이론 참조). 예를 들어, 술을 마셔 기분이 좋아졌다면, 술에 의한 쾌락이 보상reward이 되어 재강화reinforcement 기전을 통해 또다시 술을 마시려고 한다. 즉 보상이란 행동을 변화시키기 위해 주어지는 욕구적인 자극으로, 한 번의 음주는 다음에 또다시 음주행동이 일어날 확률을 증가시킨다. 쾌락pleasure에 대해서는 그 근원이 음식이든 알코올이든 마약이든 돈이든 성행위이든 무엇이든 간에 뇌의 보상체계에서 같은 방식으로 처리한다.

남용물질을 복용하면 약물의 종류에 따라 각기 뇌의 mesocorticolimbic reward systems(보상회로reward circuitry라고도 한다)(그림 2-6 참조)에 관련되는 여러 수용체와 agonist로, antagonist로, 혹은 partial agonist로 결합한다. Amphetamine과 코카인 등은 nucleus accumbens에서 직접 도파민을 유리하게 하거나 dopamine transporter를 반전시켜 재흡수를 차단한다. 신경안정제/수면제들(그리고 아마도 흡입제)은 GABA 수용체에, 환각제는 serotonin 수용체에, 대마는 cannabinoid 수용체에, 담배는 니코틴 수용체에, 카페인은 adenosine 수용체에, 알코올은 아마도 GABA, NMDA 및 opioid 수용체에, 아편류는 μ-opioid receptor에 결합한다. Opioid receptor가 결합되면 beta-endorphin의 쾌락효과가 나타난다.

이 물질들은 각기 다른 수용체와 결합하지만 공통적으로 최종적으로 보상회로의 ventral tegmental area(VTA)에서 신호를 발생시켜 mesolimbic pathway를 경유하여 nucleus accumbens에서 도파민이 유리되도록 한다. 그러면 쾌락이 경험된다. VTA에서 전두엽의 dorsolateral prefrontal cortex로 연결되는 경로를 mesocortical pathway라 하는데, 이를 통해 전전두엽에 신호가 도달하면 쾌락 관련 인지기능을 한다(그림 2-6 참조).

이 긍정적 느낌에 대한 기억은 해마에 보존되는데, 이 기억현상을 conditioned association이라 한다. 이 기억은 편도에서 약물에 대한 갈망craving을 야기하고, 전두엽에서의 합리적 판단에도 불구하고 약물을 찾게 만든다. 이 경험이 긍정적 재강화positive reinforcement를 통해 다시 물질들을 사용하도록 만들며 내성을 키워 간다. 금단하면 불쾌해지는데, 이 또한 부정적negative 재강화를 야기한다. 이 두 기전이 남용과 의존을 야기한다.

신체적 의존과 내성, 그리고 금단

그 기전은 명확하지 않으나, 대체로 장기간 계속 사용에 의해 가소성의 기전 내지 neuroadaptation 기전에 따라 내성과 의존(금단증상의 위험성)이 발생한다고 본다. 즉 반복자극이 가해지면 수용체 또는 transporter들의 반응이 둔화되어(보상적 길항작용이 강화되어) 이전 효과를 유지하려면 더 많은 자극이 필요해진다. 예를 들어 아편 투여는 보상적 균형기전homeostatic mechanism을 자극하여 아편의 억제작용에 길항하도록 한다. 투여를 중단하면 고조된 균형기전이 유리되어 금단증상이 나타나게 된다. 따라서 물질의 작용과 금단증상은 서로 반대되는 현상을 보이게 된다.

내성은 또한 세포 내 신경전달과정에 관여하는 second messenger의 변화 때문이라고도 한다. 즉 장기간 물질을 남용하면, 보상회로에 속하는 mesocorticolimbic projection의 신경전달물질의 수용체뿐 아니라, 2차 전달물질인 cyclic AMP, 나아가 cAMP response element binding(CREB) protein의 변화와 그에 따른 gene expression과 이후의 신경전달구조의 변화가 나타나는데, 이때 가장 중요한 transcription factor가 DeltaFosB이다. 반복되는 약물복용으로 증가된 DeltaFosB가 nucleus accumbens에서 over-expression되는 것이 중독addiction에 관련된 neural adaptation의 주된 기전이라는 것이다. 이러한 변화는 약물에 의해 정상적 신경전달이 변화된 것에 대해 항상성을 유지하고자 하는 뇌의 시도로 보인다. 이처럼 DeltaFosB는 약물중독이나 행위중독뿐 아니라 natural reward(음식, 성, 운동 등)에 관여하는 신경가소성neruoplasticity이나 행위가소성behavioral

plasticity에 관여하는 주요인자로 알려져 있다.

이러한 만성 중독과정은 개인에 따라 유전적 요인과 환경적 상황에 따라 다소 다르게 발전한다. 또한 남용물질들의 반복사용은 신경전달체계에 손상을 야기하여 인격변화까지 초래될 수 있다.

인격이론

정신역동적으로 물질사용장애는 일반적으로 적개심(어려서부터의 반항심, 공격성), 좌절을 견디는 힘이 적음, 융통성 없음, 만족을 연기하지 못함 등의 성격특징이 있다고 말한다. 그들은 어려서부터 공격성과 반항적 행동을 보여 왔다고 한다.

중독성 성격addictive personality이라는 개념은 따로 없다. 그러나 정신활성물질 사용장애자들에게는 반사회적 및 경계성 성격장애가 많은데, 이들 대부분에게는 자아와 초자아 발달과정 이전에, 즉 구순기적 상태에서 인격발달이 정지되어 자아의 내적인 통제가 부족하다. 따라서 이들은 어머니 젖을 먹으면 즉각 만족되는 것처럼 즉각적 만족immediate gratification을 추구한다.

물질사용에 대한 시도는 대담하고 반항적인데, 이는 청소년과 미숙한 사람들에게 흥미를 끄는 일이 된다. 정신활성물질 사용의 동기에는 호기심, 모험, 부모나 다른 권위자들에 대한 반항, 모방, 대인관계 유지를 위한 방편, 동료의 압력, 물질효과에 대한 정보입수, 권태, 고통이나 고뇌로부터의 도피, 공상의 실현이나 쾌락에 대한 기대, 성적 쾌감의 고조 등이 포함된다.

기질에 있어 충동성impulsiveness과 신기함을 추구하는 성향novelty-seeking이 물질사용과 관련이 높다.

최근 이론들은 전통적 정신분석이론보다 자아심리학ego psychology 연구로 옮겨 가고 있다. 자기투약이론self-medication hypothesis은 남용을 환자의 내적·감정적 생활과 외부현실에 대한 적응을 조절하기 위해, 즉 쾌락이나 도피보다 고통을 경감시키고 생존하기 위해, 그런 효과를 나타내는 특정물질을 어쩔 수 없이 복용하는 행동이라고 설명한다. 이때 물질은 개인의 선호도에 의해 결정된다. 그러나 물질의 효과가 시간이 감에 따라 사라지고 난 후 그들은 다시 불안해하거나 우울해하며, 외로워하거나 또는 습관적인 절망감에 사로잡히며, 적개심과 죄책감도 복합적으로 느끼게 된다. 환자들은 이 같은 느낌을 피하기 위해 계속적으로, 그리고 반복하여 더 많은 양의 물질을 사용하지 않을 수 없다.

행동적 탈억제behavioral disinhibition

물질사용장애의 원인이 되는 행동양상이다. 이는 행동을 사회적으로 용납되는 방식으로 자제하지 못한다는 것이다. 즉 사회적 규범과 규칙을 위반하며, 위험한 행동을 저지르고, 부정적 결과라는 위험성을 예상함에도 과잉으로 보상을 추구하는 행동방식이다. 이러한 성향을 가진 젊은이들이 물질 관련 장애의 위험성, 즉 조기발병 물질사용장애, 복합물질사용, 조기 행실문제 등을 보인다. 이런 행동양상은 유전적이다.

공동의존codependence, coaddiction

물질사용은 개인 한 사람에게만 영향을 미치는 것이 아니라 주위의 다른 사람, 특히 가족들에게까지도 사용장애를 조장하게 된다. 또한 거꾸로 가족들의 태도 및 행동은 또다시 개인의 물질사용을 조장할 수 있다. (물질사용뿐 아니라 정신건강문제, 미숙성, 무책임성, 성취의 실패 등도 공동의존의 상황을 초래할 수 있다.) 인정을 받거나 정체성sense of identity을 찾기 위하여 타인에게 과도하게 의존하는 것이 공동의존의 가장 큰 특성이다. 두 사람 이상의 관계에서 공통적으로 의존성 성격장애dependent personality disorder와 유사한 성격을 공유함으로써 관계역동relationship dynamic 측면에서 설명된다.

가장 흔하게 관찰되는 공동의존의 형태 중 하나는 뒷감당enabling이다. 예를 들면, 알코올의존 환자가 과도한 음주로 빚을 지는데, 가족들이 계속해서 대신 갚아 준다든지, 직장에 출근을 못 하게 되는 경우 가족들이 대신 아프다고 변명을 해주는 등, 음주로 인한 문제점들이 드러나지 않도록 함으로써 오히려 환자의 음주가 지속될 수 있도록 도와주는 경우이다. 어떤 가족들은 환자와 마찬가지로 물질사용으로 인한 명백한 문제들이 계속해서 일어나고 있음에도 불구하고 이를 부정denial하는 경우도 많다. 환자의 문제가 가족의 책임이라는 부담에서 벗어나기 위해 진실을 인정하지 않는 경우들이 있는데, 이들은 외부의 개입이 필요하다는 사실을 받아들이지 못하고, 반복되는 실패에도 불구하고 계속해서 더 강한 의지력만으로 물질사용의 문제를 해결하려고 한다.

행동이론

이 이론은 의존이나 내성보다 조건화conditioning이론과 물질추구행동substance-seeking behavior에 초점을 둔다. 즉 모든 물질이 의존이나 내성을 야기하는 것은 아니기 때문이다. 이 이론은 사람이 일단 물질을 사용하여 그 결과가 좋으면 다시 사용하게 된다는 것이다. 물질추구행동이 양성강화positive reinforcement된다는 것이다.

양성강화로서 작용하는 것에는 ① 행동적 효과(쾌감, 불안감소, 기능개선, 금단증상 완화 등), ② 영향을 주는 요인들(사회적 분위기, 유전적 요인, 과거 성장과정과 행동양상, 부모의 음주양태, 과거 물질복용 경험 등), ③ 신경학적 기전(단가아민monoamine, 신경펩티드neuropeptide 등 뇌기능의 기전) 등이 있다. 반면 음성강화negative reinforcement로 작용하는 요인은 물질의 부작용이다. 기타 요인으로 환자는 자신이 사용하는 물질을 다른 물질과 구분할 수 있어야 하며, 이때 특이단서discriminative cue(예: 모양, 냄새 등)를 인지해야 한다. 그리고 대개 물질은 물질사용 경험과 관련된 다른 단서cue(예: 분위기, 특정 장소)들과 관련되는 수가 많다. 따라서 치료도 사용중단과 자가투약행동의 차단을 통해 성공할 수 있다.

핵심의존증후군core dependence syndrome: 행동이론 중 재강화 개념에 근거하는 것이다. 즉 생리적·환경적 자극에 의해 음주가 시작되고 지속되며, 이것이 탐닉 내지 습관성 중독행동addictive behavior을 유지시키고, 이렇게 학습된 행동이 지속되는 동안 핵심의존증후군이 형성된다. 중요양상은 '주정섭취에 대한 통제력의 상실'이다.

사회문화적 요인

부모가 평소 술, 담배, 기타 물질을 남용하였던 경우, 그 자녀들에서 그런 것들을 괜찮은 것으로 학습learning하여, 나중 남용자가 되는 수가 많다고 한다. 친구들의 물질남용도 같은 학습효과를 나타낼 수 있다.

사회는 물질의 남용, 특히 술과 담배 등에 대한 사회문화적 관습과 태도, '황홀경'이니 '신비한 초월적 경험'이니 하는 TV 등 미디어의 영향, 물질의 제공(입수 가능성), 같은 남용자들의 유혹과 압력(특히 청소년의 경우 동료집단의 압력peer pressure이 크다) 등을 통해 강화 또는 조건화함으로써 남용을 조장하고 있다. 알코올의 경우, 사회문화적으로 어떤 문화권이나 하부문화에서는 음주에 대해 관대하다. 유대인, 아시아인, 보수적 신교도들은 아일랜드인이나 프랑스인, 진보적 신교도나 가톨릭교도보다 술을 덜 마신다.

현재는 제조기술의 발달, 세계적인 수송망, 쉬워진 제조과정, 불법실험실에서의 다양한 종류의 유사합성 화합물들의 대량 생산, 그리고 국제적 규모의 생산과 판매 조직 등에 의해 전세계적인 문제가 되고 있다. 특히 물질의 판매로 인한 경제적 이익이 대단히 크므로 법률에 대항하여 조직적으로 제조, 밀매하는 범죄단체가 개입되어 있다. 지금은 이러한 산업이 대규모, 국제화하고 있다. 도시지역에서 빈번히 발견되는 선동적이기도 한 물질남용 관련 보도기사는 지역사회의 청소년들에게 호기심을 유발시킨다.

3. 진단

물질남용 환자는 급성 중독이나 금단 현상 때문에 응급실로 오게 되는 경우가 많다. 따라서 의사는 진단과 치료에 숙달되어 있어야 하며 사용된 물질의 약리학적 작용과 향정신성 효과를 잘 알고 있어야 한다. 진단은 병력, 신체검사, 정신검사로 이루어진다. (가족, 친구들, 환자의 주치의 등에게서도 정보를 얻어 보완한다.) DSM-5-TR에서 DSM-IV보다 기준이 다소 강화되었는데, 결국 진단과정이 엄밀해져, 물질사용장애를 조기에 진단하고 적절히 개입하는 것이 용이해졌다. 물질사용장애는 다른 정신장애(주요우울장애, 양극성 장애, 불안장애, 반사회적 성격장애, 경계성 성격장애 등)와 공존하는 경우가 많다.

병력: 물질을 언제, 어디서, 어떻게, 누구와 함께 사용하였는지, 일시적인지 지속적인지, 유흥용인지 특정 사회적 상황 때문인지, 법적 문제는 없는지, 과거 어떤 치료를 받았는지 등을 조사해야 한다. 본인뿐 아니라 가족과 친지, 친구, 동료 등 가능한 여러 경로를 통해 필요한 정보를 얻을 수 있어야 한다. 특히 통용되는 물질들의 별명이나 사용에 관련된 은어에 대한 지식도 있어야 한다.

신체적 및 정신 상태 진찰: 현재 정신과적 증상뿐 아니라 신체적 증거들에도 주의해야 하는데, 주사자국, 코의 출혈, 비염, 비중격의 구멍(코 흡입 시의 합병증), 흡연smoking 때의 합병증인 기관지염, 천식 등 호흡기장애 등이다. 스크린이나 진단을 위해 면담표 또는 임상척도를 사용한다. 정신과적 병발장애에 주의해야 하는데, 즉 우울증, 양극성 장애, 불안장애, 반사회적 및 경계성 성격장애 등이다.

실험실 검사: 진단은 혈액이나 체액의 검사실 검사, 증상과 징후의 특징, 소지약물 등 증거에도 기반을 두어야 한다. 따라서 응급실에 물질에 대한 혈액검사와 소변검사를 할 수 있는 시설이 갖추어져 있어야 한다. 실험장비로 각종 크로마토그라피chromatography, 방사면역측정radioimmunoassay, 효소면역분석enzyme immunoassay 등이 있다. 소변에 물질이 1,000배 이상 더 농축되기 때문에 혈액검사보다 소변검사가 더 적합하다.

복합물질사용polysubstance use

물질 의존 및 남용 시 동시에 또는 결과적으로 2개 이상의 물질이 같이 사용되는 수도 있다. 예를 들면 코카인과 알코올이 같이 사용되거나, 항불안제와 마약류 물질들이 불쾌한 우울증이나 불안증상을 해소하기 위해 자주 같이 복용된다. 그러나 ICD-10과는 달리 '복합물질사용'은 DSM-5-TR의 진단분류에서 제외되었으므로 임상 증후군의 가장 중요한 원인이 되거나 증상표현에 많이 기여하는 하나의 물질이나 물질집단으로 진단해야 한다. 만일 다른 물질도 중독의 용량으로 같이 복용하였다면 그 진단도 같은 방식으로 추가적으로 내린다.

복합진단 내지 동반장애comorbidity

다수의 물질 관련 장애 환자들은 다른 정신과적 장애를 가지고 있을 확률이 높다. 조사에 의하면 남용 환자 중 남성 76%,

여성 65%가량에서 다른 물질남용(주로 알코올)이나 반사회적 성격장애, 정신장애(불안장애, 기분장애 등) 등의 동반장애(이중진단dual diagnosis)가 있다고 한다. 환자들에서 흔히 보는 합병증, 예를 들어 간염, 후천성 면역결핍증AIDS, 결핵 등을 놓치지 않도록 조심해야 한다.

DSM-5-TR에서의 진단명은 개별 물질 관련 장애 참조.

DSM-5-TR

F1x.xx 물질 관련 장애 Substance-Related Disorder
문제 있는 물질사용장애로 인해 임상적으로 상당한 장애 또는 곤란을 나타낸다(물질별 진단기준이 있음).

ICD-10 및 한국 표준 질병 사인 분류
F10-F19 정신활성물질의 사용에 의한 정신 및 행동 장애
Mental and behavioural disorders due to psychoactive substance use
(위 번호 중 세 번째의 숫자까지는 관련 물질 종류를, 아래에서 보는 네 번째 숫자는 임상상태를 특성을 의미한다. 예를 들면 F10.3은 알코올사용에 의한 정신 및 행동 장애, 금단상태를 의미한다.)

.0 급성 중독acute intoxication

.1 유해한 사용harmful use

.2 의존증후군dependence syndrome

.3 금단상태withdrawal state

.4 섬망을 동반한 금단상태withdrawal state with delirium

.5 정신병적 장애Psychotic disorder
　(예: 알코올성 환각, 알코올성 편집증 등)

.6 기억상실증후군Amnesic syndrome

.7 잔류 및 만기-발병 정신병적 장애
　residual and late-onset psychotic disorder
　(예: Alcoholic dementia NOS, Flashbacks, Posthalluci-nogen perception disorder)

.8 기타 정신 및 행동 장애
　other mental and behavioural disorders

.9 상세불명의 정신 및 행동 장애
　unspecified mental and behavioural disorder

---

4. 치료

일반적 치료원칙은 생물정신사회적 모델을 따른다는 것이다. 즉, 약물치료(disulfiram 혐오요법, methadone 대체요법, naltrexone 보상효과차단요법 등), 정신치료, 사회적 치료 등이 있다. 약물치료를 겸한 인지행동치료가 가장 효과적이라 한다. 치료방침은 물질의 종류, 남용양상, 정신사회적 지지체계의 가용성, 개인의 특징 등에 의해 정해진다.

의사의 일관성 있고 단호한 치료접근이 필요하다. 의

사는 환자를 비난해서도 안 되지만, 환자에 끌려가서도 안 된다. 의사는 약물남용에 대한 개인적 신념이나 태도가 치료행위를 방해하도록 해서는 안 된다.

치료 시작 전에 우선 과량중독 여부, 복합적 중독, 동반된 신체장애가 평가되어야 한다.

치료의 목적은 물질사용의 중단과 환자의 신체적·정신적 안녕 및 사회적 안녕이다. 치료의 큰 원칙은 예방이다. 따라서 평소 의사들이 이들 남용 가능성이 높은 약물의 처방에 조심해야 한다.

치료는 대개 지지적이다. 급성 중독상태와 금단증상에 대해서는 해독(제독)detoxification, 대증요법 또는 보전요법conservative treatment 및 금단abstinence을 시행한다. 급성 중독의 치료는 교차내성이 있는 덜 해로운 장기작용의 대체약물(예를 들어 헤로인에는 methadone을, 알코올에는 benzodiazepine을 대체함)을 최소량 투여하고 점차 감량하는 것, 또는 교차내성이 없는 약물로 금단증상을 예방하는 것이다(예를 들어 아편 금단에 clonidine을, 알코올 금단에 carbamazepine을 투여함).

치료기간 동안 환자를 외상으로부터 보호해야 한다.

금단을 해결한 후에 물질사용장애와 물질유도성 장애 등을 치료한다. 환자 상태에 따라, 지역사회 조기개입, 외래치료, 집중적intense 외래치료와 부분입원, 주거치료, 의학적으로 관리되는 집중적 입원치료 등으로 구분된다.

재발을 막기 위한 장기치료가 필요하다. 우울증, 불안 등 동반장애 치료가 재활에 중요하다. 재발방지를 위해 정신치료로 개인의 정신역동을 통해 치료하고, 약물을 사용하기도 한다. 법적 강제치료가 예후가 좋다. 일종의 행동치료인 contingency management가 있는데, 이는 금단에 성공하여 진료소에 올 때 보상을 주는 것이다. (예를 들어 소변검사 결과가 깨끗할 때 상으로 일상 용품을 살 수 있는 바우처를 준다.)

나아가 가족, 자조집단self-help group, 치료공동체therapeutic community 등 여러 사회적 자원의 도움을 받아, 그리고 약물유지치료chemical maintenance로 재활하도록 치료해 나간다. 내과적·정신과적 증상이 심하거나 사회지지체계가 미흡하면 입원치료한다.

단주동맹Alacoholic Anonymous; AA 같은 자조집단에서는 12단계 프로그램(표 24-2)을 운영하는데, 효과가 좋다.

5. 사회적 대책

물질사용은 사회에 대해 파괴적이기 때문에 우리나라는 물론 모든 국가에서 법과 제도로 엄격히 통제하고 있다.

우리나라의 마약류 관리

우리나라에서도 물질남용은 범죄로 취급되어 1957년에 '마약법', 1976년에 '대마관리법', 1979년에 '향정신성의약품관리법'이 제정되었다. 청소년층을 중심으로 한 본드, 부탄가스, 시너thinner 등의 흡입제 남용, 러미라 같은 약물복용의 증가가 문제가 되면서 1990년에 '유해화학물질관리법'이 제정되었다. 위반자는 정부 지정 치료보호기관에서 치료받게 되었다. 2000년 마약법, 대마관리법, 향정신성의약품관리법으로 구분하여 시행하던 마약류 관계 법률을 통합하여 '마약류 관리에 관한 법률(약칭: 마약류관리법)'이 제정되었고, 부분 개정되면서 현재에 이르고 있다. 이 법을 위반하여, 마약류의 사용과 제공은 물론, 원료의 매매, 마약류의 제조, 소지와 소유, 매매 및 매매알선 등을 할 경우 가중 처벌된다.

이 법에 관련된 주요 용어는 다음과 같다.

마약류: 마약(각성제 포함), 향정신성의약품 및 대마를 말한다.

마약: 양귀비, 아편 또는 코카엽, 그리고 이들에서 추출되는 모든 알카로이드(대통령령이 정하는 것)(예: cocaine, heroine, hydrocodone, morphine, oxycodone, codeine, dihydrocodeine)와 이들과 동일하게 남용되거나 해독작용을 일으킬 우려가 있는 화학적 합성품(대통령령이 정하는 것)(예: fentanyl, methadone, pethidine)이 있다. 그리고 이들을 함유하는 혼합물질 또는 혼합제제이다.

한외마약: 다른 약물이나 물질과 혼합되어 위의 마약으로 다시 제조 또는 제제할 수 없고, 그것에 의해 신체적 또는 정신적 의존성을 일으키지 아니하는 약물로 총리령이 정하는 것이다.

향정신성 의약품: 인간의 중추신경계에 작용하는 것으로서 대통령령이 정하는 것이다. 주요 향정신성의약품으로는 LSD, amphethamine, methamphethamine, MDMA(ecstasy), kethamine, barbital류, pentazocine, alprazolam, clonazepam, diazepam, lorazepam, midazolam, zolpidem, dextromethorphan, propofol 등이 있다.

대마: 대마초와 그 수지 및 대마초 또는 그 수지를 원료로 하여 제조된 일체의 제품을 말한다.

위험도 분류: 오용 또는 남용의 우려가 심하고 의료용으로 쓰이지 아니하며 안전성이 결여되어 있는 것으로, 이를 오용 또는 남용할 경우 심한 신체적 또는 정신적 의존성을 일으키는 약물부터 신체적 또는 정신적 의존성을 일으킬 우려가 적고 의료용으로 사용하는 약물까지 5단계로 분류한다.

마약류취급자: 마약류의 수출입, 제조, 재배, 원료사용, 판매, 관리, 마약류취급학술연구자, 마약류취급의료업자 등을 의미한다.

정부의 대책

'마약류관리법'에 의거 우리나라는 다음과 같은 대책을 세워 시행하고 있다.

실태조사: 보건복지부장관은 이 법의 적절한 시행을 위해 마약류중독자에 대한 실태조사를 5년마다 실시하여야 한다.

마약류관계자료의 수집: 보건복지부장관 및 식품의약품안전청장은 정부 각 기관으로부터 이 법 및 기타 마약류관계법령의 시행에 관한 사항을 수집할 수 있다. 국립과학수사연구소는 약물검사 및 최근 유입되는 마약류의 경향분석을 제공한다.

마약류중독자 치료보호사업: 마약류중독자에 대한 치료보호 및 사회복귀를 지원하는 서비스로, 보건복지부장관 또는 시·도지사가 지정한 치료보호기관에서 시행하는 입원치료와 외래통원 치료를 말한다. 이 서비스를 받기 위한 경로는 기소유예부 검찰 의뢰 치료보호와 자의입원 치료보호가 있다. 지정된 기관은 마약류중독자의 치료 및 재활에 최적화된 프로그램을 구성 및 제공한다. 치료 후 거주지 근처 지역사회 중독자 재활기관에서 외래 통원을 통해 회복을 지원한다. 민간 마약류 퇴치운동을 지원한다.

외국의 경우

미국의 DEA 제도: 1973년 미국의 여러 마약통제 관련 기관들이 합쳐져서 법무부 산하 Drug Enforcement Administration(DEA)이 결성되어, 특정 물질의 생산, 도입, 소지, 사용, 분배 등을 통제하기 시작하였다. DEA와 Food and Drug Administration(FDA)은 물질의 종류에 따라 Schedule I에서 Schedule V까지 5단계로 분류하고 법적 통제를 시행하고 있다. Schedule I 등 등급이 높을수록 남용위험이 높고 안전성이 없어 의료용으로 사용되지 않는 물질이다. 상황에 따라 새로운 물질을 추가하거나 빼거나 schedule을 바꾸기도 한다. 예를 들어 2000년에 gamma hydroxybutyrate(GHB)를 Date-Rape Prevention Act를 통해 Schedule I에 포함시켰다.

영국의 해로움의 9개 범주 매트릭스*nine category matrix of harm*: 1971년 the Misuse of Drugs Act법에 의거하여 남용약물의 사회적 해독과 처벌수준에 대해 Class A, Class B, Class C로 분류해 왔다. 2007년 UK Science and Technology Select Committee가 recreational drug classification에 있어, 기존의 분류를 비판하면서 과거보다 개선된 새로운 분류로 '해로움의 9개 범주 매트릭스'를 제안하고 있다. 즉 신체적 해로움*physical harm*의 3개 범주: ① 급성, ② 만성, ③ 정맥주사의 해로움; 의존*dependence*에서의 3개 범주: ④ 쾌감의 강도, ⑤ 심리적 의존, ⑥ 신체적 의존; 사회적 해로움의 3개 범주: ⑦ 중독*intoxication*, ⑧ 기타 사회적 해로움, ⑨ 의료보건비.

II. 알코올 관련 장애

1. 알코올 약리학

술은 물, 에틸알코올(CH_3-CH_2-OH), 그리고 맛과 향을 내는 소량의 아미노산과 미네랄 등으로 되어 있다. 알코올은 영양분은 없으나 높은 에너지원으로, 산화될 때 1g당 7.1kcal(실제 체내에서는 5~6kcal)의 열을 낸다.

약동학

마신 알코올의 10%는 위에서 흡수되고 나머지는 소장에서 흡수된다. 흡수되는 속도는 같이 먹은 음식물의 양과 종류, 술 마시는 속도(빠를수록 빠르게 흡수), 술의 종류(15~30% 알코올이 가장 빠르게 흡수), 술 마시는 환경, 음주자의 체질 등에 따라 다르다. 알코올의 혈중농도는 음주 30~90분 후 최고 농도에 도달한다.

알코올의 급성 중독효과는 혈액 내 알코올농도가 내려갈 때보다는 올라갈 때 크다. 이러한 현상을 멜란비효과*Mellanby effect*라고 한다.

흡수된 알코올은 전체의 약 10%가 신장과 폐를 통해 그대로 배설된다. 나머지 약 90%는 간에서 산화된다. 흡수된 알코올은 간에 있는 효소 alcohol dehydrogenase(ADH)에 의해 acetaldehyde로 산화되고 이는 다시 간뿐만 아니라 전신에 존재하는 aldehyde dehydrogenase에 의해 초산*acetic acid*으로 산화된다. Acetaldehyde는 신체에 대해 독성이 있으나 초산은 무해하다. 술을 과량으로 마시는 사람에서는 효소기능이 상향조절*up-regulated*되어 대사를 빨리한다. 순수 알코올은 보통 1시간에 5~10mL 대사된다.

약동학적 약물상호작용: 만성적 음주자가 술을 마시지 않은 상태에서 간에서 대사되는 약물을 복용하면, 이 약물의 대사가 가속화되어 약에 대한 내성이 커진다. 그러나 술 취한 상태에서 이런 약물을 복용하면, 서로 경쟁적으로 대사를 억제하기 때문에 약물이 독성혈중농도까지 올라갈 수 있다. 따라서 알코올이 중추신경억제제, 즉 진정제, 수면제, 항우울제, 항정신병 약물, 아편제제 등과 병용투여될 때 상승작용이 있어 위험하므로 조심해야 한다.

약역학

알코올의 약리작용을 이해하기 위해서 여러 측면에서 연구하였으나 아직 완전하게 그 효과를 설명하지 못하고 있다.

신경전달체계: 알코올은 GABA receptor complex에서 chloride 이온을 유입 증가시켜 GABA의 안정효과를 강화하며, 중독 및 항불안 효과를 나타낸다. 그 증거로 알코올과 barbiturate 및 benzodiazepine의 교차내성이 있다. 근래에 알코올이 nicotinic acetylcholine 수용체, $5-HT_3$ 수용체 및 GABAA 수용체와 관련된 이온통로의 활성은 증가시키고 glutamate와 관련된 이온통로와 막전압 의존성 칼슘*calcium*통로의 활성은 감소시키는 것으로 알려져 있다.

도파민체계: 알코올에 의해 유리된 내인성 아편유사제는 nucleus accumbens(NA)에서 도파민 신경세포 말단의 delta 수용체에 작용하여 도파민신호의 변환*transduction*을 직접적으로 촉진하고, 또 ventral tegmental area(VTA)에서 도파민 신경세포의 뮤*mu* 수용체와 결합하여 GABA 신경세포의 도파민에 대한 억제작용을 저하시켜 nucleus accumbens에서 도파민의 유리

를 간접적으로 촉진한다. 따라서 서로 연결된 내인성 아편유사제계와 도파민계가 상호작용을 통해 알코올의 특성, 즉 흥분, 다행감, 운동자극 및 긍정적 강화를 통한 자가음주습관alcohol self-administration habit 등을 나타내게 한다고 할 수 있다.

내인성 아편유사제계endogenous opioid system: 알코올이 뇌 내의 β-endorphin과 metenkephalin 농도를 증가시켜, 간접적으로 아편유사제 수용체의 활성을 증가시킨다는 이론이 있다. 즉 아편유사제 수용체 활성의 상대적 결핍이 알코올 섭취의 동기를 증가시키며, 반대로 그 포화saturation는 알코올의 섭취를 감소시킨다. 또한 아편유사제 보상가설opioid compensation hypothesis에 의하면 알코올의존 환자는 생물학적으로 아편유사제계의 활성이 저하되어 있어 알코올을 마심으로써 저하된 신경계의 활성을 증가시켜 내인성 아편유사제계의 결핍이 보상된다. 아편유사제 포만 가설opioid surfeit hypothesis에 의하면 소량의 아편유사제 작용제opioid agonist가 음주동기를 강화시키는 뇌관priming 효과로 작용하여 소량의 알코올이 아편유사제 수용체의 활성을 증가시키고, 다시 증가된 아편유사제 수용체의 활성이 음주를 강화하는 악순환이 생긴다고 한다. 아편유사제 반응 가설opioid response hypothesis에 의하면 음주 직후 증가된 내인성 아편유사제 활성이 알코올의 긍정적 강화효과를 통해 음주를 더욱 증가시킨다고 한다.

기타: 알코올은 중추신경계 생체기원 단가아민biogenic monoamine 및 알데히드aldehyde 등과 결합하여 tetrahydroisoquinalone(TIQ)이라는 엔도르핀 또는 모르핀과 유사한 물질을 생성한다. 즉 알코올의 섭취가 모르핀과 유사한 효과를 유발한다는 이론이다.

약역학적 약물상호작용: 다른 약물 병용 시 알코올의 중추신경계 억제작용이 강화되거나 약화되기도 한다.

신경생리학적 효과

알코올은 중추신경계에 대해 대체로 비특이성 억제제로서 복합적 기능을 가진 부위(망상계, 대뇌피질)에 특히 예민하게 억제적으로 작용하여 기억, 인지, 판단, 주의, 정보처리 등 사고기능 및 반응시간, 운동조화, 언어 등의 장애를 야기한다. 이 작용은 benzodiazepine, barbiturate 등과 유사하고 이들 간에 교차내성이 있다.

동시에 탈억제disinhibition기전에 의해 흥분, 고양, 공격성, 충동성 등 정동의 장애와 사회적으로 통제되어 왔던 행동들이 유리(통제를 벗어남)됨으로써 흥분작용이 있는 것처럼 보이기도 한다. 알코올은 수면에도 영향을 미친다. 술을 마시면 쉽게 잠들 수는 있으나 자주 잠에서 깨는 현상이 나타난다.

2. 알코올 사용장애alcohol use disorder
(알코올 남용alcohol abuse)

알코올 중독 또는 알코올리즘alcoholism이란 일반사회에서 허용되는 영양적 또는 사회적 용도 이상의 주류를 과량으로 계속해서 마심으로써 신체적·정신적 및 사회적 기능을 해치는 만성적 행동장애이다. 최근에는 알코올리즘을 의학적 진단이 가능하고 치료 및 관리를 요하는 하나의 질병 실체disease entity로 보는 경향이 커지고 있다.

모든 문화권에서 시대를 막론하고 알코올성 음료가 쾌락, 치료 또는 종교적 목적으로 찬양되면서까지 사용되어 왔다. 해독 또한 일찍이 알려져서 악마적인 것으로 단죄되기도 하고 빈번히 통제대상이 되기도 하였으나 술과 관계된 산업은 아직도 건재하고 있다.

미국의사협회는 1977년에 알코올리즘을 "지속적이고 과다한 음주와 직접적으로 관련된 상당한 기능장애가 특징적으로 나타나는 질병"이라 하였다. 미국의 국가알코올중독회의National Council on Alcoholism; NCA도 알코올리즘을 "만성적, 진행성, 그리고 잠재적으로 치명적인 질환이며, 특징적으로 내성, 신체적 의존 및 신체기관의 병적인 변화가 발현되는 상태"라고 정의하였다. 세계보건기구WHO는 알코올의존증후군alcohol dependence syndrome; ADS의 개념을 채택하여 ICD-9에 반영시켰는데, 이는 지속적·주기적으로 술을 마시려는 강박행동이 기본양상으로 되어 있다.

DSM-Ⅲ에서부터 알코올리즘이라는 용어 대신 알코올 남용과 알코올 의존을 사용하였으며, DSM-Ⅲ-R에서는 이들을 모두 정신활성물질 사용장애에 포함시켰다. DSM-Ⅳ-TR에서는 알코올 사용장애alcohol use disorder와 알코올 유도장애alcohol-induced disorder로 구분하고 있다. 그러나 임상 실제에서는 알코올 남용과 알코올 의존이 쉽게 구분되지도 않고 중복해서 나타나는 경우가 많아서, DSM-5에서는 알코올 사용장애로 통합되었다. 이 개념들은 대체로 WHO의 ADS 개념을 받아들이고, 더 나아가 생물학적·사회적·행동이론적·다차원적 관점의 핵심의존증후군core dependence syndrome의 개념을 도입하고 있다. 일반인들은 알코올중독자 또는 alcoholic이라 부른다.

역학

가장 흔한 물질사용장애이다. 일반적으로 여성이 남성보다 남용자는 적지만, 같은 양의 음주에 남성보다 혈중농도가 높고, 그래서 합병증의 위험도 높다. 술을 일찍 마시게 된 청소년은 성인이 된 이후 더 많은 알코올 문제로 고통 받게 된다. 노인은 알코올의 독성효과에 취약하다. 인종에 따라 알코올 사용장애의 평생유병률이 다르다. 직업에 따라 유병률이 다른데, 흔히 바텐더, 건설노동자, 작가들에 많다고 한다. 조현병이나 양극성 장애가 있는 사람들은 알코올 효과에 둔하고 충동성이 있어 술을 과음한다.

2011년 우리나라의 전국적 역학조사에 의하면 전체 성인 인구 중 알코올 남용은 8%, 알코올 의존은 5.3%이다. 알코올 사용장애의 평생유병률은 약 13.4%(남성 20.7%, 여성 6.1%)로 높은 편이며, 1년유병률은 4.4%(159만 명)(남성 6.6%, 여성 2.1%)였다. 남성 다섯 명 중 한 명은 알코올 사용장애를 경험한 적이 있고, 여성에 비해 3.4배 높다. 하지만 최근 들어서는 젊은 여성을 중심으로 여성의 알코올 사용장애가 증가하고 있다(미국의 경우, 최근 연구결과 18세 이상의 성인에서 알코올 사용장애의 1년유병률이 8.5%이다). 알코올 의존alcohal dependence에서도 평생유병률은 5.3%(남성 7.6%, 여성 3.1%), 1년유병률은 2.2%(남성 3.2%, 여성 1.2%)였다. 역시 남성에 많고 젊은 층에 많았다. 2021년의 조사에서 알코올 의존(내성과 금단증상)과 남용(내성과 금단증상은 없으나 일상생활에 부적응 발생)이 포함된 알코올 사용장애 1년유병률은 남자 3.4%, 여자 1.8%, 전체 2.6%로 남자의 경우 여자보다 1.9배 높았다. 2016년과 1년유병률을 비교하였을 시 알코올 남용은 감소하는 추세이나, 알코올 의존의 경우 감소 추세는 뚜렷하지 않았다.

원인

생물학적(유전적)·정신적 및 사회적(사회적 압력 등) 여러 원인에 의해 또는 스트레스에 의해 음주가 시작되고, 음주빈도가 증가하게 되면 남용에 이르고 의존이 생겨 생물학적·정신적 및 사회적 여러 가지 후유증이 나타나며, 이 후유증은 또한 스트레스가 되어 음주를 반복시켜 사태를 악화시키는 악순환이 거듭된다. 유전적 요인은 전체 위험도의 약 60%에 해당되고 정신사회적 요인은 40%에 해당된다고 한다.

알코올 남용의 위험인자는 남성(특히 이혼/별거/사별일 경우 높다. 여성의 경우는 미혼일 때), 젊은 나이, 낮은 교육수준, 부분제 직업종사자 등이었다.

생물학적 원인

유전적 원인은 정상인 경우보다 3~4배에 이르는 알코올리즘의 가족력으로 증명된다. 또한 동물연구에서 술을 선호하는 유전적 요인이 발견된다고 한다. 즉 알코올을 대사하는 alcohol dehydrogenase와 aldehyde dehydrogenase 유전자의 변이가 있어 음주 후 부작용이 심한 경우 술을 덜 마신다는 것이다. Intermediate phenotype로 알코올 관련 피부홍조는 아시아인에 많은데, 이는 위험도를 낮춘다.

보상회로와의 관련성은 일반적 물질남용에서와 같다. 알코올에 대한 민감도와 dopamine reward system에 영향을 미치는 여러 유전인자가 발견되고 있으나, 각각의 위험도에 대한 기여도는 크지 않다고 한다. 조현병, 양극성 장애, 충동성, 술효과

에 대한 낮은 민감도 등은 높은 위험도와 관련된다. 이 장애의 위험도가 높은 어린이들에서 뇌파상 신경인지적 결핍과 알코올 효과에 대한 둔감성이 보고되고 있다. 소아기의 ADHD와 행실장애도 이후 알코올 관련 장애에 대한 높은 위험도와 관련된다고 한다.

정신역동적 원인

긴장완화, 대인관계를 쉽게 하기 위함, 힘을 가졌다는 느낌의 강화, 정신적 고통의 완화, 스트레스 해소, 성적 해방, 다행감 등의 이유로 술을 마신다. 술을 권하는 동료, 술의 긍정적 효과에 대한 과장된 정보와 기대, 술을 마셨을 때 겪은 긍정적(또는 부정적인) 개인경험도 이후 술을 자주 마시게 하는 요인이 된다. 의존이 생긴 이후는 금단증상을 피하기 위해 술을 마신다. (정신역동적 설명은 총론에서 기술한 바와 같다.)

사회적 원인

인종, 문화권에 따라 알코올리즘의 빈도가 다르다. 대체로 유대인에서는 빈도가 낮고, 프랑스인(그림 24-1), 아일랜드인, 그리고 어떤 미국 인디언부족에서는 높다고 한다. 음주와 술 취함, 음주 결과에 대한 개인책임의 추궁 등에 대한 사회의 태도가 다르기 때문이다. 술을 얼마나 쉽게 구할 수 있는가도 중요한 요인이다. 폭음은 아시아인에 적다. 동양인은 서양인에 비해 알코올중독자가 적다고 한다.

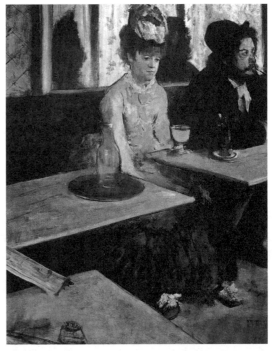

그림 24-1 압생트L'Absinthe(Degas, 1876). 만성 알코올중독 환자의 쇠락한 모습.

임상양상

초기에는 눈에 잘 띄지 않으며 본인도 과음을 곧잘 부인하는데, 가족과 직장동료가 환자의 과음을 가장 잘 인지한다. 음주양태나 음주 시 증상은 다양하여 일정하게 말하기 어렵다. 환자는 점차 직업능률의 저하, 일상 습관의 변화, 생산성 감퇴, 지각이나 무단결석, 결근, 쉽게 기분이 변동됨, 성격변화 등을 나타내기 시작한다. 자녀양육이나 가사를 태만히 하게 된다. 심해지면 음주운전이나 기계조작 등 신체적으로 위험한 상황에서도 음주하기도 한다. 음주운전이나 싸움질 등 알코올 사용으로 인해 법적 문제가 발생될 수도 있다. 이들은 지속적인 알코올 섭취가 그들에게 심각한 사회적 문제나 대인관계 문제(예: 중독상태에서 배우자와의 격렬한 다툼, 자녀학대)를 야기하고 있음을 알고 있으면서도 계속 술을 마신다. 기억상실이 나타나고, 자주 사고를 당하거나 몸에 상처를 입으며, 교통사고를 내거나, 기타 거친 행동으로 문제를 야기하기도 한다(그림 24-1).

유형

Jellinek의 분류에 의하면, 알파*alpha*형은 신체적 의존 없이 심리적 의존이 주로 일어나는 경우로, 음주에 대한 통제능력 상실은 크지 않고 신체적 합병증이 거의 없을 수도 있다. 베타*beta*형은 알코올에 의한 신체적 합병증이 주된 문제가 되는 경우로, 의존성 및 신체적·심리적 취약성은 두드러지지 않는다. 감마*gamma*형은 한 번 음주하면 중단하지 못하는 경우로 결국 건강을 해치거나 돈을 탕진하게 되며, AA에서 많이 발견되고 그래서 미국에 많다고 한다. 한편 델타*delta*형은 유럽에 많으며, 매일 일정량을 마시며 자제력을 잃지 않는 편이다.

A형 알코올 의존*type A alcohol dependence*은 늦게 발병하고 소아기 위험인자가 거의 없고 의존도 심하지 않으며, 알코올 관련 문제도 정신병리도 거의 없는 경우이다. 반면 B형은 일찍 발생하고 소아기 위험인자가 있고 의존이 심하며 정신병리도 많다. 또한 알코올 남용의 가족력이 강하게 있고 다른 남용문제도 많으며, 생활 스트레스도 심하고 과거 알코올치료를 받은 경험이 있는 경우이다.

Cloninger의 분류에 의하면, 제1형*type I*은 심리적 의존이 주로 되는 형으로 남성에 많고 늦게 발생하며 환경의 영향을 많이 받는다. 제2형*type II*은 유전적 배경이 크며 신체적 의존이 주로 되는 핵심적 알코올 의존 환자들로 어릴 때 발생하며, 스스로 술을 찾고 반사회적 성격장애와 관련되어 있는 형으로, 위험을 무시한 채 새로운 행동에 뛰어들며 그 결과 나쁜 일을 당해도 그런 행동을 그만두지 않는다.

조기 문제음주자*early-stage problem drinker*는 아직 완전히 의존이 형성되지 않은 경우이고, affiliative drinker는 사회적 상황에서 매일 상당량을 마시는 경우이며, 분열형 고립음주자

schizoid-isolated drinker는 심한 의존이 있고 혼자 폭음하는 경우이다.

또 다른 분류로, 반사회적 알코올리즘*antisocial alcoholism*은 남성에 많고 예후가 나쁘며, 일찍 발생하고, 반사회적 성격장애와 관련이 크다. 발달적 누적 알코올리즘*developmentally cumulative alcoholism*은 사회적 기대치 때문에 술 마시는 기회가 많아져서 남용의 경향이 생긴 경우이다. 부정정동 알코올리즘*negative-affective alcoholism*은 기분을 조절하기 위해, 그리고 사회관계를 용이하게 하기 위해 술을 마시는 경우로 여성에 많다. 발달제한적 알코올리즘*developmentally limited alcoholism*은 자주 폭음하나 나이가 듦에 따라, 그리고 가족이나 사회적 책임을 많이 짐에 따라 덜 마시는 경우이다.

진단

DSM-5-TR

F10.- 알코올 사용장애 Alcohol Use Disorder
특정형: **조기 관해 상태**
　　　　지속적 관해 상태
특정형: **알코올 사용이 제한되는 환경에 있음.**
심각도에 따른 특정형
　　F10.10 경도
　　F10.11 경도 조기 관해, 또는 경도 지속적 관해
　　F10.20 중등도 및 고도
　　F10.21 중등도 또는 고도 조기 관해, 중등도 또는 고도 지속적 관해

ICD-10 및 한국 표준 질병 사인 분류

F10.1 알코올의 유해한 사용 Harmful use of alcohol

진단 평가: 진단을 위해서는 적절한 평가가 필요하다. 평가 시 술 마시는 횟수, 술 취하였을 때의 기억장애의 정도와 횟수, 얼마나 자주 친척, 친구들이 술을 끊으라고 충고하는지 등은 물어보아야 한다. (대개 음주자는 자신의 음주량을 최대한 적게 보고한다.) 가정생활에 문제가 있는지, 술에 취해 사고나 폭력, 외상, 근무이탈 등이 있었는지 조사한다. 반드시 남용의 증거를 찾아보고, 다른 물질 사용에 대해서도 물어보아야 한다. 대표적 선별검사로 CAGE가 있다.

CAGE: 알코올 사용장애에 대한 screening test

C: 음주를 중단*cut down*할 필요를 느낀 적이 있습니까?
A: 당신의 음주에 대한 비판 때문에 화*annoyed*가 난 적이 있습니까?
G: 당신의 음주에 관련하여 죄의식*guilty*(또는 후회*regret*)을 느낀 적이 있습니까?
E: 아침에 eye-opener가 필요하다고(눈을 뜨기 어렵다고) 느낀 적 있습니까?

WHO에서 개발한 AUDIT(Alcohol Use Disorder Identification Test)는 10개 문항으로 구성된다.

신체진찰: 영양상태, 빈혈, 간 효소 등 간기능검사, 혈당 등을 검사하여야 한다. 기타 EKG, 뇌영상, 요추천자 등이 필요하기도 하다. (아래 기술된 신체적 합병증들을 발견할 수 있다.)

정신의학적 합병증: (아래 알코올 유도성 정신장애 참조)

신체적 합병증

음주가 반복되면 영양장애, 빈혈 등이 나타난다. 점차 얼굴에 붉은 반점 또는 딸기코가 나타나고, estrogen 증가로 인해 손바닥이 붉어지고, 심해지면 지방간이 되어 간이 커지고, 빈번히 감염증세가 나타나며, 더 진행되면 간기능장애가 악화되어 황달과 복수가 나타나며, 고환이 위축되고 여성형 유방증gynecomastia 등이 나타난다. 기전은 미상이지만, 뒤퓌트랑징후Dupuytren's sign(손가락이 구부려져 있는 상태)가 나타난다. 흉부X-선에서 결핵이나 폐렴 등 호흡기감염들이 발견될 수 있다.

과음 시에 상태표시자state marker로 γ-glutamyltransferase(GGT), carbohydrate-deficient transferrin(CDT), 평균 적혈구 용적mean corpuscular volume; MCV, 요산uric acid, aspartate aminotransferase(AST), alanine aminotransferase(ALT), 중성지방 등이 상승한다.

장기간 음주로 위염, 설사, 위궤양 등 위장관장애, 고혈압, 심근경색, 췌장염, 당대사장애, 심근병증, 혈소판 감소, 빈혈, 근병증, 성기능장애(고환위축), 수태능력장애 등이 합병증으로 나타난다.

구강, 식도, 위장관, 췌장 등에 암이 잘 발생하는데, 이는 음주 시 흔히 동반되는 흡연과 관계있다고도 한다.

신체외상도 흔하다. 자동차사고는 물론 집안이나 거리에서 골절, 두부외상 등 외상도 많이 입는다.

비타민 B 결핍증으로 인해 중추신경계에서는 Wernicke증후군 및 코르사코프Korsakoff증후군 등이 생기고, 말초신경계에서는 손과 발 부위stocking-and-glove에 감각장애가 생긴다.

두부 외상 등으로 인한 중추신경계 장애로 기억장애(플래시백flashback, 치매 등), 구음장애, 보행실조, 경련이 나타난다. 그리고 정신장애, 금단증후군 등이 나타난다. 궁극적으로 알코올성 치매가 나타난다.

3. 알코올 (급성) 중독alcohol intoxication

알코올 급성 중독 증상(술에 취한 상태)은 개인차가 크지만, 대체로 혈중농도에 따라 심하게 나타난다(표 24-1).

DSM-5-TR

알코올 중독 Alcohol Intoxication

F10.120 경도 알코올 사용장애 동반
F10.220 중등도 또는 고도 알코올 사용장애 동반
F10.920 알코올 사용장애 비동반

ICD-10 및 한국 표준 질병 사인 분류

F10.0 알코올 사용에 의한 급성 중독

Acute intoxication due to use of alcohol

정신증상: 단기간의 과음에 의해 나타나는 정신과적 증상은 다행감, 명랑함, 과대적 기분, 자극과민성, 수다스러움, 집중력 곤란, 성적 충동 또는 공격적 성향으로, 이는 대뇌피질이 먼저 억제되므로 인한 탈억제disinhibition 효과이다. 평소의 성격이 억제되다가 과장되어 나타나는 것이다. 심하면 섬망 상태(알코올 중독 섬망alcohol intoxication delirium)가 나타날 수 있다. (혈중 농도 0.15%에 달하였을 때도 중독증상이 별로 없으면, 이는 알코올 사용장애를 시사하는 것이다.)

기억상실black-out: 이는 취한 상태에서 일어난 일에 대해 알코올에 의한 전향적 기억상실anterograde amnesia을 말한다. 기억상실이 있는 음주자들은 대부분 자신이 술 취한 상태에서 다른 사람들을 해쳤거나 이상한 행동을 하였을지도 모른다는 두려움에 고통스러워한다. 기억상실 동안 장기기억remote memory은 상대적으로 온전하나, 단기기억short-term memory은 상대적으로 많은 손상을 받는다. 기억상실 동안 지능은 비교적 잘 유지된다.

알코올 특이중독特異中毒 alcohol idiosyncratic intoxication, pathological intoxication: 중독을 일으키지 않을 정도의 소량의 술을 마시고도 심한 비적응적 행동변화를 보이며, 그 후의 일에 대해서는 기억하지 못한다. 행동변화는 주로 공격 또는 폭력 행위로, 이전의 그 사람과는 전혀 다른 행동을 나타낸다. 이 증상은 혈중 주정농도가 떨어지면 몇 시간 내 정상으로 회복된다. 젊은 층에 많다. 이 증상의 유발요인으로는 외상 및 뇌염에 의한 뇌손상이 가장 많으며, 이때는 알코올에 대한 내성이 떨어져 소량

표 24-1 혈중농도(g/dL)에 따라 알코올이 대뇌에 미치는 효과

0.05%	사고와 판단 및 억제가 느슨해짐, 가벼운 운동실조, 경도의 운동협응장애, 말이 많아짐, 다행감 등
0.1%	수의근의 운동이 눈에 띄게 서툴러짐, 언어장애, 보행실조, 안구진탕, 어눌한 말투, 판단장애, 반응시간지연
0.2%	뇌운동 영역이 전체적으로 억제됨, 감정조절중추가 영향을 받음, 기억상실, 이중시, 체온저하, 오심, 구토 등
0.3%	혼동, 인사불성stuporous이 됨.
0.4~0.5%	혼수coma에 빠짐
0.5% 이상	호흡 및 심박동 중추의 마비로 사망

의 알코올에도 이상행동을 보일 수 있다. 이 현상은 일시적일 수도 영구적일 수도 있다. 그 밖에 알코올과 상승작용이 있는 약물(수면제, 안정제)의 복용, 심한 신체적 피로가 유발요인으로 작용하기도 한다. 일부 환자에서 뇌파 소견으로 측두엽 극파 *temporal lobe spike*를 보이는 경우가 있어 뇌전증의 일종이 아닌가 의심되고 있다.

교통사고: 음주운전에 의한 교통사고의 증대는 심각한 사회문제로 대두되고 있다. 미국의 통계에 의하면, 교통사고 사망자의 약 50%가 음주로 인한 것이며, 교통사고로 죽은 음주운전자의 대부분이 혈중 알코올농도가 0.1% 이상이었다. 혈중 알코올농도 80mg/100mL에서는 어둠에 대한 적응장애와 주의표지판 등 여러 자극에 대한 식별에 장애가 오며, 장시간의 주의집중이 곤란하다. 혈중 알코올농도 100mg/100mL에서는 음주를 하지 않았을 때보다 사고 가능성이 10배나 증가한다. 음주는 교통사고뿐만 아니라 다른 안전사고와도 관련이 높다.

신체 증상

술을 마시면 혈압상승, 심박출량 증가, 빈맥, 산소소모량 증가, 근혈 기능장애 등이 야기된다. 갑작스런 음주로 인해 위 내의 알코올농도가 상승하면 위 점막의 분비를 촉진하여 위의 날문판막*pyloric valve*이 닫혀 날문연축*pylorospasm*, 구역질 및 구토 등이 초래되는 수가 있다.

음주는 포도당 생성에 급성으로 영향을 주어 6~36시간 사이에 일시적인 저혈당을 초래한다. 여성은 남성과 달리 알코올을 서서히 대사하기 때문에 특히 위험한데, 이는 알코올탈수소효소 농도와 수분율이 낮고 신체 지방률은 높아 결과적으로 높은 혈중 알코올농도를 보이기 때문이다.

알코올은 산화되면서 에너지가 생기므로, 술을 많이 마시는 사람은 식사에 소홀하게 되어 비타민 등 영양부족이 초래되기 쉽다. 또한 potassium, magnesium, calcium, 아연, 인의 결핍은 음주 시나 금단 시에 산-염기의 불균형을 초래한다.

알코올 대사산물인 acetaldehyde가 독성 작용을 한다. 또한 대사과정에서 산소자유기*free radical*를 만들어 독성을 나타낸다. 또한 알코올이 acetic acid으로 산화되는 과정에서 diphospho-pyridine nucleotide(DPN)가 DPNH로 환원되면서 수소이온이 제거됨에 따라 체내 젖산*lactic acid*이 증가하여 불안발작이 유발되기 쉬우며, 요산이 증가하여 통풍*gout*이 유발되기 쉽고, 지질단백질*lipoprotein*과 중성지방*triglyceride* 대사장애를 야기하여 지방간, 나아가 간염과 간경변증이 유발되기 쉽다.

술에 의한 사망: 호흡과 심장기능에 대한 대뇌기관의 기능을 술이 억제한 결과이다. 치사용량은 사람에 따라 다른데, 성인의 경우 혈중농도 350~500mg/dL 이상이다. 음식을 같이 먹지 않았다면 위의 용량이 다 흡수되기 전에 치사용량에 도달한다. 오랫동안 알코올을 마신 사람에서는 내성 때문에 더 높은 농도에서도 취한 행동이 덜 나타날 수 있다.

알코올 의존*alcohol dependence*

알코올에 대한 생리적 의존은 내성과 금단증상이 존재한다는 증거에 의해 진단된다. 알코올 금단증상은 장기간 동안 많은 양의 음주를 하다가 양을 줄인 지 12시간 이상 경과한 후 나타나는 것이 특징이다. 알코올 금단증상이 불쾌하고 강렬하기 때문에 알코올 의존 상태에 있는 개인들은 신체와 정신에 대한 나쁜 영향(예: 우울증, 일시적 기억상실, 간질환 및 기타 후유증)에도 불구하고 흔히 이러한 금단증상을 피하거나 해소하기 위해 지속적으로 술을 마시지 않을 수 없게 된다. 알코올 금단을 경험하지 않을 수도 있다. 금단 후 심각한 합병증(예: 섬망, 뇌전증 대발작)을 경험하는 경우는 5% 정도이다. 강박적인 의존상태에 있는 개인들은 알코올을 구하고 섭취하기 위해 상당히 많은 시간을 보낸다.

ICD-10 및 한국 표준 질병 사인 분류
F10.2 알코올의 의존증후군*Dependence syndrome of alcohol*

4. 알코올 금단*alcohol withdrawal*

며칠 이상 장기간의 지속적인 음주 중에, 갑자기 중단하거나 또는 감량하였을 때 나타나는 금단 증후이다.

몇 시간 내에 거친 진전*coarse tremor*이 손, 혀, 안검에 나타나고, 잇따라 오심 및 구토, 무력감과 나른함, 자율신경기능 항진(빈맥, 발한, 혈압상승), 불안, 우울 또는 과민성, 기립성 저혈압 등이 나타난다. 구갈증, 두통, 가벼운 말초부종이나 수면장애, 악몽, 그리고 형태가 명확하지 않은 환각이 일시 나타날 수 있다. 이 증후는 금주 12~18시간 후에 나타나서 진전섬망*delirium tremens*으로 이행하지 않는 한 5~7일 이내에 자연 소실된다.

대다수의 알코올 의존 환자들은 단주 시 금단증상을 경험하게 된다. 환자의 건강 및 영양 상태가 양호하고 안정된 지지집단을 가지고 있는 경우에는 금단증상은 가벼운 감기 몸살처럼 지나가는 경우가 많다. 심각한 내과적 합병증이나 다른 약물에 동반 의존되어 있는 상태가 아닌 한 금단섬망 같은 심각한 증상은 잘 나타나지 않는다.

DSM-5-TR
알코올 금단*Alcohol Withdrawal*
F10.130 경도 알코올 사용장애 동반
F10.230 중등도 또는 고도 알코올 사용장애 동반
F10.930 알코올 사용장애 비동반
특정형: 지각장애 동반*with perceptual disturbance*: 드물지만 현실검정이 있는 상태에서 환각, 또는 섬망이 없는 상태에서 청각적, 시각적 또는 촉각적 착각이 있다.
F10.132 경도 알코올 사용장애 및 지각장애 동반

F10.232 중등도 또는 고도 알코올 사용장애 및 지각장애 동반
F10.932 알코올 사용장애 비동반, 지각장애 동반

ICD-10 및 한국 표준 질병 사인 분류

F10.3 알코올의 금단상태 Withdrawal state of alcohol
F10.4 섬망을 동반한 알코올의 금단상태
Withdrawal state with delirium of alcohol

알코올 금단 섬망alcohol withdrawal delirium: 장기적인 알코올중독자가 갑자기 음주를 중단하거나 또는 감량하였을 때 나타나는 섬망상태를 말한다. 이때 뚜렷한 진전과 자율신경기능 항진을 보이는 심한 상태를 진전섬망이라 한다. 입원한 알코올중독자의 5% 정도에서 이 증후를 볼 수 있다. 이들은 대체로 5~15년의 음주력을 가지고 있다. 호발 연령은 30~40대이다. 치료를 하지 않을 경우 5~15%의 사망률을 보인다. 사망은 심부전과 폐렴 등 2차 감염에 의한 것이 많다. 코르사코프증후군으로 이행하는 경우도 있다.

경과는 음주 중단 후 1~3일째에 시작하여 4~5일에 최고조에 달한다. 전구증상으로 불안, 초조, 식욕부진, 진전, 공포에 의한 수면장애가 선행된다. 주 증상은 섬망이며, 그 밖에 진전, 자율신경기능 항진, 망상, 환각, 안절부절못하는 행동, 지남력장애를 볼 수 있다.

환각은 주로 환시로서, 상징적인 동물, 벌레 같은 작은 생물체들이 보이는 왜소환각lilliputian hallucination이나 괴물 등의 환시가 나타나며, 환촉, 환청, 환취도 때로 나타난다. 이 상태를 DSM-5-TR에서는 알코올 금단alcohol withdrawal 지각장애 동반 특정형이라 한다.

거칠고 불규칙적인 진전이 거의 대부분에서 나타나며, 경련발작, 발열, 단백뇨 등을 볼 수 있다.

다른 합병증으로 환각과 섬망으로 인해 침대에서의 추락, 도망 시도 시 부상, 공포상태에서 자살 또는 타살의 위험이 있다.

알코올성 환각증alcoholic hallucinosis

알코올 의존이 있는 사람이 폭음을 중단 또는 감량한 후 보통 48시간 이내에 의식은 명료한 상태에서 갖가지 환청을 갖게 되는 경우를 말한다. 연령에 상관없이 생기며, 남성에서 4배 많다. 환청은 주로 목소리이며, 기분 나쁘게 하거나 스스로를 괴롭히는 내용이 대부분이다. 환청이 위협적일 때는 그에 대한 방어적 반응을 보이게 된다. 발병은 10년 이상의 알코올 의존 후 40세 전후에서 특징적으로 나타난다. 이들은 모두 임상적으로 조현병과 유사한 양상을 보이나 그에 비해 증상이 나타나는 기간이 짧다. 알코올 금단 섬망에 비해 의식이 명료하다. 경과는 몇 시간 또는 며칠 지속되며 보통 일주일 이내에 끝난다.

약 10%에서는 몇 주 또는 몇 개월, 드물게는 만성 경과로 가는 수도 있다. 전에는 환청 외에 관계망상이나 비체계적 피해망상이 주가 될 때는 알코올 유도 정신병, 망상형이라고 불렀으나, DSM-5-TR에서는 알코올 유도성 정신병으로 보고(제11장 조현병 스펙트럼 및 기타 정신병적 장애, Ⅵ. 물질/약물 유도성 정신병적 장애 중 하나) 환각형과 망상형을 따로 구분하지 않는다.

알코올 금단발작withdrawal seizure

금단 7~38시간 후 나타나고 1~6회에 걸쳐 일어날 수 있고, 24~48시간에 최고조에 달한다. 이전에 뇌전증 병력이 있던 환자는 금단발작을 일으키기 더 쉽다. 알코올 남용 병력이 있는 환자에게 뇌전증 발작이 발생하였을 때는 금단증상에 의한 발작 가능성뿐만 아니라 두부손상, 중추신경계 감염, 종양 등의 가능성도 고려해 봐야 한다. 장기간 알코올 남용이 있을 때 전해질 불균형(저나트륨혈증, 저마그네슘혈증)과 저혈당증이 생길 가능성이 많은데, 이러한 조건 역시 뇌전증 발작을 유발시키는 요인이 된다.

5. 기타 알코올 유도성 정신장애

other alcohol-induced mental disorders

알코올 유도성으로 정신병적 장애, 양극성 장애, 우울장애, 불안장애, 수면장애, 성기능장애, 경도 및 주요 신경인지장애 등이 있다.

DSM-5-TR에서는 이들은 각각 해당 장애의 챕터에 물질/약물 유도성 정신장애로 기술된다.

알코올 유도성 지속기억장애alcohol-induced persisting amnestic disorder: 장기간에 걸친 대량 음주에 의해 단기기억의 장애가 오는 것이 특징이다. 지속적인 과음에 의한 비타민 결핍에 의한 유두체, 시상, 뇌간 등 뇌 기관들의 괴사를 원인으로 본다. 전형적으로 코르사코프증후군과 베르니케뇌병Wernicke encephalopathy이 있다. 대량의 티아민(하루 200~300mg thiamine hydrochloride)으로 조기에 치료하면 기억장애를 예방할 수 있다.

알코올 유도성 지속치매alcohol-induced persisting dementia: 장기적인 음주와 관련되어 나타난 치매를 말한다. 35세 이전에는 드물다. 다른 요인을 감별하고 알코올 중독이나 금단에 의한 효과를 감별하기 위해 금주 후 3주가 경과한 후에 진단을 내린다.

알코올 유도성 기분장애alcohol-induced mood disorder: 며칠간 과음 후에 나타나는 주요우울증 같은 우울증이나 조증이 나타날 수 있는데, 금주하면 회복된다. 알코올 중독 환자의 1/4~2/3에서 일생 동안 이차적 우울증secondary depression을 겪을 수 있음이 보고되고 있다. 남성보다 여성에서 우울증이 더 많다. 특히 알코올 중독과 주요우울장애를 동시에 가지고 있는 경우 자살시도의 가능성이 높다. 양극성 장애의 조증 때 음주량이 우울증 때보다 더 많아진다.

알코올 유도성 불안장애alcohol-induced anxiety disorder: 급성 또는 만성 금단상태에서 불안이 나타나는 것으로, 대개 공황장애이다. 기타 범불안장애, 공포증 또는 사회공포증과 유사한 증상도 있다. 대부분 점진적으로 회복한다. 광장공포증 또는 사회공포증 증상을 경감시키기 위해 환자들이 알코올을 남용하기도 하지만, 알코올 남용이 공황장애나 범불안장애에 앞서 나타나기도 한다.

알코올 유도성 성기능장애alcohol-induced sexual dysfunction: 만성 알코올 의존 환자에서 테스토스테론 감소와 고환 크기의 감소 및 여성화 장애 발기부전 등이 나타나며, 여자에서 수태능력 장애 등이 합병증으로 나타난다.

알코올 유도성 수면장애alcohol-induced sleep disorder: 알코올은 수면에도 영향을 미친다. 술을 마시면 쉽게 잠이 들 수는 있으나(즉 sleep latency를 감소시키지만), 수면구조에는 악영향을 끼친다. 렘수면REM sleep과 깊은 잠에 해당하는 4단계 수면stage 4 sleep이 감소하며 자주 잠에서 깨는 현상sleep fragmentation이 나타난다.

태아 알코올증후군fetal alcohol syndrome: 임신 시 산모의 알코올 오남용으로 인해 나타난다. 증상은 발육지체, 안면부 및 두부 기형, 합지증, 심방중격결손, 중추신경계 이상징후(지적장애 또는 행동장애) 등이다(제27장 기타 정신장애, Ⅵ. 추가연구를 요하는 상태들 참조).

DSM-5-TR

F10.99 비특정 알코올 관련 장애

Unspecified Alcohol-Related Disorder

알코올 관련 장애의 특징적인 증상으로 임상적으로 사회, 직장 또는 다른 중요한 영역에서 상당한 기능의 곤란 또는 장애가 있지만, 어떠한 알코올 관련 장애나 물질 관련 및 중독 장애의 진단기준에 부합되지 않는 경우에 비특정 알코올 관련 장애의 진단을 내린다.

ICD-10 및 한국 표준 질병 사인 분류

F10.5 알코올사용에 의한 정신병적 장애

Psychotic disorder due to use of alcohol

F10.6 알코올사용에 의한 기억상실증후군

Amnesic syndrome due to use of alcohol

F10.7 알코올 잔류 및 만기-발병 정신병적 장애

Residual and late-onset psychotic disorder due to use of alcohol

F10.8 알코올사용에 의한 기타 정신 및 행동 장애

Other mental and behavioural disorders due to use of alcohol

F10.9 알코올사용에 의한 상세불명의 정신 및 행동 장애

Unspecified mental and behavioural disorder due to use of alcohol

6. 동반장애comorbidity

알코올 관련 장애들과 가장 흔히 동반되는 (유도성이 아닌) 질환들은 다른 물질 관련 장애, 반사회적 성격장애, 기분장애, 불안장애 등이다. 동반질환이 있는 경우 자살률이 증가한다고 한다.

다른 물질남용: 알코올은 다른 남용물질의 부작용이나 원하지 않는 효과를 완화시키기 위해 사용되거나 또는 이들 물질을 구할 수 없을 때 이를 대신하기 위해 사용된다. 니코틴 의존, 즉 흡연이 특히 많다. 청소년과 30세 이전의 성인은 정신자극제(코카인, 암페타민 같은 중추신경자극제)와 아편유사제(헤로인 등)나 마리화나를, 그리고 중년에는 benzodiazepine계 항불안제의 남용이 많다. 이들은 대개 알코올의 중추신경 억제작용을 강화한다. 미국에서는 노숙자에게서 알코올 남용과 의존이 다른 물질 남용 및 의존과 동반하는 수가 흔하다.

반사회적 성격장애: 반사회적 성격장애와 알코올 관련 장애들의 연관성에 대해서 계속 보고되고 있다. 몇몇 연구에서 반사회적 성격장애는 특히 남성에게 흔하며, 알코올 관련 장애에 선행해서 발병한다고 보고하고 있다.

기분장애와 자살: 알코올 관련 장애 환자의 30~40%는 평생 동안 최소한 한 번 이상 주요우울장애가 발생한다. 남성보다 여성에게 흔하며, 우울증이 동반되는 경우에는 자살률이 상당히 증가하며, 다른 물질 관련 장애까지 동반될 가능성이 높다. 단주한 후에도 2~3주 이상 우울증상이 지속되는 경우에는 항우울제 사용을 권장하기도 한다. 양극성 정동장애 환자들은 조증 증상들을 스스로 조절하기 위해 술을 자가복용self-medication하는 경우가 있어 알코올 관련 장애가 동반될 위험이 높다는 견해가 있다. 심각한 알코올 중독은 또한 자제력 약화나 슬픈 기분, 그리고 흥분감을 불러일으켜 자살시도 또는 자살에 이르게 한다. 알코올중독자에서 자살은 다른 파괴적 행위와 같이 일어나는데, 알코올 관련 장애 환자의 자살률은 10~15%이지만 실제로는 더 높을 것으로 추정된다. 특히 알코올 중독에서의 자살은 만성 알코올 중독에 따른 우울증 때문이기도 하다. 몇 주간의 과음 후 자살기도를 하기도 하고 음주 중에 대인관계, 주로 가족에게 분노와 공격성을 터뜨려 자살을 기도하기도 한다. 자살과 연관이 있는 요인으로는 혼자 살거나 안정된 가정이나 직장이 없는 경우, 주요우울 삽화 또는 심각한 내과적 질환이 동반되는 경우 등이다.

불안장애: 알코올은 불안 완화작용이 있기 때문에 불안 증상을 경감시킬 목적으로 술을 마시는 사람들이 많다. 불안장애가 동반되는 경우는 25~50%로 추정되고 있으며, 그중에서도 공포증이나 공황장애에서 흔히 동반된다.

폭력: 알코올 관련 장애에서는 사고, 폭력, 자살 등의 위험성이 매우 높다. 예를 들어, 모든 살인자와 그들의 희생자의 반수 이상이 살인사건 당시에 술에 취해 있었던 것으로 믿어지고 있다.

7. 경과 및 예후

남자의 알코올 사용은 흔히 청소년기 초기에 시작한다. 문제적 음주problematic drinking는 청소년기 후기나 20대 초기에 시작된다. 여자의 경우는 남자에 비해 시작은 늦으나 문제가 될 때까지의 기간은 더 짧다. 대부분의 환자는 때때로 병의 경과 중에 금주하기도 한다. 어떤 환자는 스스로 술을 줄여 나가다가 완전히 금주에 이르기도 한다. 새로운 인간관계를 맺거나 새로운 직업을 갖거나, 종교를 갖거나 부모가 되는 것 등 삶의 어떤 계기로 금주를 하기도 한다. 알코올 의존 환자의 10~40%는 알코올과 연관된 문제를 주소로 치료받을 수 있는 기회를 갖는다. 음주를 계속하면 수명이 줄어든다.

예후가 좋은 경우로는 첫째, 반사회적 성격장애나 동반된 물질 사용장애가 없는 경우, 둘째, 안정된 직장과 가정이 있고 알코올과 연관된 법적인 문제가 없는 경우, 셋째, 치료가 집중적으로 이루어지는 초반(첫 2~4주)에 환자가 중도 탈락하지 않고 협조적인 경우 등이다. 위와 같은 요소들을 만족하는 경우, 1년 단주 성공률은 대략 60%에 이른다. 알코올 외에 다른 물질 사용장애가 동반되어 있거나, 직장이 없고 가족 등의 지지기반이 약한 경우에는 1년 단주 성공률은 10~50%에 머무른다. 보다 장기적인 예후에 대한 연구는 아직까지 충분하지 않지만, 첫 1년의 단주 성공은 그 이후의 지속적인 단주 유지와 연관이 있다고 본다.

8. 치료 및 재활

알코올 의존의 치료는 일반적으로 3단계로 나뉜다. ① 개입, ② 해독, 그리고 ③ 재활이다. 하지만 이러한 치료적 접근에 앞서 환자의 신체적·정신적 상태에 대한 평가가 우선되어야 한다. 예를 들어, 자살이나 타살의 우려가 있는지 또는 과도한 음주로 인한 간경변증 및 위장관 출혈이 있는지 등에 대한 평가 및 적절한 응급 치료가 선행적으로 이루어져야 한다. 알코올 의존 외에 독립된 별도의 정신과적 장애가 동반된 경우에는 알코올 의존 치료에 앞서 별도의 정신과적 증상들을 먼저 치료하여 안정되도록 한 후에 알코올 의존의 재활을 시작한다. 치료에는 의사의 비난하지 않는 용납적인 태도가 필요하다.

개입intervention

직면confrontation이라고도 불리는 첫 단계 치료의 목표는, 환자로 하여금 알코올 의존이라는 질환으로 인한 내과적 질환이나 대인관계의 갈등 같은 부정적인 결과들을 정확하게 인식하고 지금이라도 치료받지 않으면 이러한 부정적인 결과들이 더 심화될 것이라는 사실을 직시하도록 하는 것이다. 즉 병식 또는 통찰insight을 갖게 하는 것이다. 개입단계는 알코올 의존이라는 문제를 부정denial해 버리고 싶은 환자의 저항을 넘어서서 환자에게 치료동기를 부여하는 데 초점을 맞춘다. 환자가 먼저 불편하다고 호소하는 문제들, 예를 들면 불면증이나 성기능장애, 스트레스에 대한 대처능력 상실 등을 매개로 해서 시작되는 경우가 일반적이다. 치료자는 환자에게 술이 이러한 문제들과 어떠한 연관이 있는지를 설명하면서 단주를 통해 해결할 수 있다는 사실을 깨닫도록 해야 한다. 개입단계에서 가족의 역할은 아주 중요한데, 가족들은 환자가 알코올 의존으로 인해 겪고 있는 부정적인 결과들을 정확하게 직시하도록 도와줘야 한다.

해독detoxification

해독에서 제일 중요한 것은 정확한 이학적인 관찰 및 평가이며, 그와 함께 안정, 충분한 영양공급 및 thiamine을 포함한 비타민의 투여 등이다.

우울증이나 자살위험이 있는 경우, 사회적 지지가 부족한 경우 또는 환자가 치료방침을 따를 능력이 없는 경우, 금단증상이 심각하였던 병력이 있는 경우 입원해서 치료한다.

급성 중독상태에 대한 치료는 지지적 치료와 더불어 수분, 영양, 특히 비타민 공급 등이다.

알코올 특이중독 치료는 자신과 타인에 해로운 행동을 하지 못하게 통제하는 것이다. 격정이 심할 때 haloperidol(2~5mg)을 경구 또는 정맥 주사로 투여한다. 심하면 신체적 구금도 필요하다. 그러나 환자가 섬망상태에서 탈진할 가능성이 있으므로 부득이한 경우를 제외하고는 신체결박은 하지 않는 것을 원칙으로 한다.

금단증상의 치료: 알코올 금단은 대개 입원치료하는데, 환자를 안정시키고, 수액공급, 전해질교정, 영양공급, 특히 비타민공급이 필요하다. 약물치료에는 일차적으로 장기작용 long-acting benzodiazepine계 약물을 사용하여 금단증상의 출현을 예방한다. Lorazepam, diazepam, chlordiazepoxide 등이 경구 또는 주사로 사용되나, lorazepam 외의 근육주사는 피하는 것이 원칙이다. 이때 금단증상을 특정 척도(예: 10-item Clinical Institute Withdrawal Assessment scale)에 따라 평가하여, 점수의 증감에 따라 일정량을 투여하는 방법이 있고 (symptom-triggered management), 또는 (금단증상이 심각하다고 예측될 때) 필요한 시기만큼 일정량을 정규적으로 투여하는 방법이 있다(fixed dosing). (금단증상이 나타나면 중간에 추가할 수 있다.) 환자가 안정되기 시작하면 benzodiazepine을 5~7일 간격으로 20%씩 점감한다.

그 밖에도 carbamazepine, clonidine, β-차단제 등을 자율신경계 항진 등 금단증상 완화를 위해 사용할 수 있으나, 섬망과 알코올 금단 경련의 치료에는 도움이 되지 못한다. 1~3%에서는 경련이 나타나는데, 주로 단주 2일째 흔하다. 신경학적 검사에서 별도의 경련질환이 없다면 항경련제 투여는 효과가 없다고 알려져 있다.

섬망증상이 나타나면 chlordiazepoxide 50~100mg을 4시간 간격으로 경구투여하거나, 경구투여가 불가능한 경우에는 lorazepam을 정맥주사한다. 망상, 환각이 있을 때 제2세대 항정신병 약물을 투여한다.

고열량, 고탄수화물의 식사와 다량의 thiamine 내지 복합비타민을 주며, 탈수증을 방지하기 위해 충분한 수분을 경구 또는 정맥 주사로 공급한다. 통증에는 non-steroidal anti-inflammatory agent를 사용할 수 있다. 기타 오심이나 설사 또는 통증이나 두통에 대한 대증치료를 한다.

합병증 치료: 만성 음주는 간질환, 구강 내 암, 심장병, 위장장애, 고혈압, 출혈, 중풍, 췌장염, 신경장애, 사고와 외상, 비타민 부족증(Wernicke's encephalopathy 등) 등 많은 신체적 합병증을 야기하며 심지어 죽음에 이르게도 하므로, 예방과 치료가 중요하다.

재활rehabilitation

재활치료는 금주유지와 동반장애 치료이다. 환자에게 단주에 대한 동기를 반복적으로 고취시키는 동시에 일상생활에서 술의 힘을 빌리지 않고 적절하게 적응할 수 있도록 도와주는 것이다. 또한 우울증 같은 동반장애를 확인하고 이를 치료하는 것이다.

재활단계는 크게 세 가지 요소를 포함된다. 첫째는 단주에 대한 동기를 계속 고취시키는 것이고, 둘째는 술을 마시지 않는 새로운 생활습관을 형성하도록 하는 것이고, 셋째는 재발을 예방하는 것이다. 이를 위해 인지행동치료, 사회기술훈련, 행동치료, 동기강화치료, 개인정신치료, 집단치료, 가족치료(제34장 정신사회적 치료 참조), 자조집단 등이 사용된다. 인지행동치료는 동기를 강화하고, 대응기술을 훈련시키며, 자기변화self-change를 촉진하고, 부정적 생활사건을 잘 처리하도록 하는 것이다. 약물치료를 병용하면 효과가 더 크다.

안정된 결혼 생활을 하고, 가족이 있고, 직업이 있고, 다른 동반된 정신장애(특히 성격장애)가 없고, 알코올 중독의 가족력이 없는 경우 예후가 좋다. 재활치료 후에도 재발되는 수는 많으나(치료 후 6개월 내 약 50%가 재발), 의학적 및 사회적 합병증을 줄여 비용 대비 면에서 유익하다.

입원치료residential program: 이 적응증에는 심각한 내과적 또는 정신과 문제를 동반하고 있거나, 적절하게 외래치료를 받을 수 있는 시설이 근처에 없거나, 이전에 이미 외래치료만으로 단주에 실패한 경우 등이 포함된다. 첫 2~4주 동안에는 집중적으로 환자의 문제를 직면하게 하는 동시에 신체적·정신적 증상들을 완화시켜 주는 한편, 가족들의 도움을 받아 단주에 대한 동기를 부여한다. 그 후에는 외래에서 3~6개월 이상 추적관찰을

하며 정기적으로 상태를 점검한다.

외래재활: 개인정신치료와 함께 집단정신치료를 병행하는 것이 효과적이며, 단주동맹 같은 자조모임을 이용한다.

단주동맹斷酒同盟(단주모임)Alcoholic Anonymous; AA

1935년 알코올 의존 환자였던 두 미국인에 의해 결성된 민간 금주운동단체로서 자조집단自助集團 self-help group이다. 현재 세계적으로 파급되어 금주와 환자의 자조 및 사회복귀를 돕고 있으며, 우리나라에서도 비교적 활발히 활동 중에 있다. 교범으로 '12단계'가 사용되는데(표 24-2), 완전금주에 이르기까지 고백, 결심, 태도, 행동 등 지켜야 할 사항을 단계별로 규정한 것이다. 새로 온 멤버는 자신의 문제를 고백하고, 스스로 통

표 24-2 12단계 전문

1단계: 우리는 알코올에 무력했으며, 우리의 삶을 수습할 수 없게 되었다는 것을 시인하였다.

2단계: 우리보다 위대하신 '힘'이 우리를 본정신으로 돌아오게 해주실 수 있다는 것을 믿게 되었다.

3단계: 우리가 이해하게 된 대로, 그 신의 돌보심에 우리의 의지와 생명을 맡기기로 결정하였다.

4단계: 철저하고 두려움 없이 우리 자신에 대한 도덕적 검토를 하였다.

5단계: 우리의 잘못에 대한 정확한 본질을 신과 자신에게, 그리고 다른 어떤 사람에게 시인하였다.

6단계: 신께서 이러한 모든 성격상 결점을 제거해 주시도록 완전히 준비하였다.

7단계: 겸손하게 신께서 우리의 단점을 없애 주시기를 간청하였다.

8단계: 우리가 해를 끼친 모든 사람의 명단을 만들어서 그들 모두에게 기꺼이 보상할 용의를 갖게 되었다.

9단계: 어느 누구에게도 해가 되지 않는 한, 할 수 있는 데까지 어디서나 그들에게 직접 보상하였다.

10단계: 인격적인 검토를 계속하여 잘못이 있을 때마다 즉시 시인하였다.

11단계: 기도와 명상을 통해서 우리가 이해하게 된 대로의 신과 의식적인 접촉을 증진하려고 노력하였다. 그리고 우리를 위한 그의 뜻만 알도록 해주시며, 그것을 이행할 수 있는 힘을 주시도록 간청하였다.

12단계: 이런 단계들의 결과, 우리는 영적으로 각성되었고, 알코올중독자들에게 이 메시지를 전하려고 노력했으며, 우리 일상의 모든 면에서도 이러한 원칙을 실천하려고 하였다.

주: AA는 이신론자나 범신론자도 인정하기에 신을 '위대한 힘'이라 부른다. 개신교에서는 하나님으로, 천주교에서는 하느님으로 부른다. 마약사용자에게 사목할 때는 당연 알코올이란 단어를 마약으로 대체한다.

제할 수 있다는 생각을 포기하고, 개심*amend*하고, 다른 멤버가 술을 끊도록 돕는다. 환자는 이 동맹에의 참여를 통해 받아들여짐, 소속감, 용서, 그리고 이해를 받는다.

가족치료

환자의 음주의 시작이 가족문제일 수 있고, 또한 환자의 음주행동에 적응하기 위해 가족이 망가져 있을 수 있기 때문에 환자의 음주를 더 조장할 수 있다. 따라서 가족치료가 대단히 중요하며 또 필요하다. 알코올 의존 환자의 배우자들의 자조모임인 알코올배우자모임*Al-Anon*과 자녀들의 모임인 알코올자녀모임*Alateen*에 참여하도록 권장해야 한다.

약물치료

알코올 의존 환자의 10~15%는 알코올 의존과는 독립된 정신과적 증상을 가지고 있으며, 이러한 환자들은 해독이 끝난 후에도 지속적인 향정신성 약물의 복용이 필요하다. 하지만 독립된 별도의 정신과적 장애로 인한 것이 아니라 장기간의 단주와 연관된 미미한 불안증상은 향정신성 약물보다는 행동치료나 지지를 통해서 해결하려고 하는 것이 바람직하다. 최근 다음 몇몇 약물이 알코올 의존에서의 재활에 효과적이라고 인정되고 있다.

Disulfiram: 그동안 알코올 의존의 치료에 대표적으로 사용되어 왔던 약물이다. 이는 알코올의 신진대사를 차단하여 중간 대사물질인 acetaldehyde가 축적됨으로써 음주 시 신체에 불쾌한 반응을 일으켜 술을 기피하게 하는 일종의 혐오치료*aversion therapy*이다. 하지만 환자들이 실제로 술을 마시는 상황에서는 복용을 임의로 중단하기 때문에 효과를 보지 못하는 경우들이 많으며, 최근에는 disulfiram으로 인한 치명적인 급성 간염 발생 가능성이나 정신병적 증상의 악화 같은 부작용에 대한 인식이 높아지면서 처방이 줄어들고 있다. 특히 심장질환이 있거나 당뇨병, 혈전증 등이 동반되는 환자에서는 disulfiram-알코올 반응이 치명적인 결과를 유발할 수 있다. 현재 국내에서는 낮은 약가로 인해 생산이 중단되었다.

Naltrexone: μ-opioid antagonist이다. 알코올이 내인성 아편유사제를 증가시키고 증가된 아편유사제가 다시 도파민 분비를 초래하여 결국 음주행동을 증가시키고 유지하게 하는 일련의 반응고리에서, naltrexone이 아편유사제의 작용을 차단하여 음주에 의한 쾌감을 차단하며 갈망을 없앤다. 결국 알코올의 긍정적 강화효과를 억압하여 알코올의 지나친 사용을 감소시킨다. 오심, 두통, 불안, 진전 등의 부작용이 있다. 간기능이 나쁠 때는 투여하면 안 된다.

Acamprosate: Homotaurine 유도체로 GABA와 유사한 구조를 갖고 있어, 억제성 GABA 신경세포의 기능을 강화하고, 흥분성 아미노산, 특히 glutamate를 길항한다. 또 혈액과 뇌 내의 serotonin을 증가시킨다. 이러한 기전으로 금주하고 있는 환자에서 음주에 대한 갈망, 특히 조건화된 금단과 관련된 음주에 대한 갈망을 감소시켜, 알코올 의존 환자의 단주기간을 연장시키고 음주량을 감소시켜, 임상에서 많이 사용되고 있다. 부작용으로 두통, 오심, 설사 등이 있다.

기타: 비벤조디아제핀*nonbenzodiazepine*계 약물인 buspirone의 가능성도 주목받고 있으나, 아직까지는 치료결과들에 대한 보고가 일치하고 있지 않아 추가적인 연구가 필요하다. 한편, fluoxetine을 비롯한 SSRI나 lithium, 그리고 항정신병 약물이 알코올 의존 치료에 효과가 있다는 증거는 없다.

III. 카페인 관련 장애

1. 개념

카페인*caffeine*은 자극제로, 커피, 차, 청량음료, 에너지음료, 코코아, 진통제, 감기약, 두통약, 잠 안 오게 하는 약, 살 빼는 약, 그리고 진통제 등에 포함되어 있다. 카페인은 양성 재강화효과*positive reinforcement*, 쾌감유발 효과, 추구행동, 내성, 금단증상 등 남용의 조건을 다 갖추고 있다.

역학

미상이지만, 아마도 전 세계적으로 가장 많이 사용되는 물질일 것이다. 카페인 섭취는 나이가 들면서 증가하여 30대 중반에 최고조에 달하고 이후 줄어든다. 전 세계적으로 청소년에 에너지음료가 유행하여 문제가 되고 있다. 미국의 경우 인구의 85% 이상이 커피를 정기적으로 마시며, 성인 1인당 하루 280mg의 카페인을 섭취하며, 7%에서 카페인중독 진단에 해당하는 증상 5개 이상을 경험하고 있다고 한다. 카페인 과량 섭취는 섭식장애, 흡연자, 죄수, 다른 약물 또는 알코올 남용자 등에 많다. 우리나라에는 아직 체계적인 조사가 없다.

약리학

카페인은 methylxanthine의 하나로 반감기는 3~10시간으로 복용 30~60분 후에 최고농도에 달하며, 혈관뇌장벽을 쉽게 통과한다. 작용기전은 adenosine 수용체에 대한 길항이다. 이 수용체는 억제성 G-단백질을 활성화하여 cAMP 형성을 억제하는데, 카페인은 이를 억제함으로써 cAMP 농도를 증가시킨다. 커피 2잔이면 adenosine 수용체의 50%가 차단된다. 대량에서는 도파민 활성도가 증가하여 정신병적 증상을 악화시킬 수 있다. 노르아드레날린 활성도도 활성화함으로써 금단증상의 일부를 만들어 내며 뇌혈류량을 감소시킨다고 한다. 카페인은 소량으로 다행감을 야기하며 양성 재강화 효과도 가지고 있어 동물에서 물질추구행동을 야기한다. 그러나 대량(1,300mg 이상)에서는 불안과 불쾌감을 야기한다.

커피 1잔에 카페인이 100~150mg 들어 있고, 차에는 그 1/2, 콜라에는 1/3이 함유되어 있다. 소위 에너지음료에는 더 많은 양의 카페인이 포함되어 있다. 한국 식품의약품안전처에서는 카페인 1일 섭취량이 성인은 400mg(커피 3~4잔), 임산부는 300mg, 어린이는 2.5mg/kg을 넘지 않도록 권장한다.

진단

DSM-5-TR
DSM-5-TR에서는 다른 물질사용장애와 달리 카페인에 관하여서는 카페인 사용장애caffeine use disorder를 두고 있지 않다. 대신에 '더 연구할 상태conditions for further study'로 규정하고 그 진단기준을 제안하고 있다(제27장 기타 정신장애, Ⅵ. 추가연구를 요하는 상태들 참조).

ICD-10 및 한국 표준 질병 사인 분류
F15.- 카페인을 포함하는 기타 흥분제 사용에 의한 정신 및 행동 장애Mental and behavioural disorders due to use of other stimulants, including caffeine

2. 카페인 중독caffeine intoxication

최근 대량의 카페인(전형적으로 하루 최소 250mg 이상)을 섭취하는 동안 또는 직후, 다음과 같은 임상적으로 유의한 징후 또는 증상들 중 5개 이상이 나타난다: ① 침착하지 못함restlessness, ② 과민함nervousness, ③ 흥분, ④ 불면, ⑤ 얼굴의 홍조, ⑥ 소변과다diuresis, ⑦ 소화기계 장애, ⑧ 근육연축muscle twitching, ⑨ 사고와 언어의 산만함rambling, ⑩ 심계항진, 부정맥, ⑪ 피곤함이 없음inexhaustibility의 시기, ⑫ 정신운동 격정agitation.

신체적으로 이뇨효과, 심근자극, 장운동자극, 위산분비 증가, 약간의 혈압 상승 등이 나타난다. 카페인을 1~5gm 대량 복용하면 언어장애, 사고장애, 격정, 탈진, 이명, 환시 등이 나타난다. 대량복용 시 경련, 호흡마비, 사망에 이를 수 있다. 청소년이나 노인에서는 체중이 적어 상대적으로 적은 용량에서도 중독현상이 나타날 수 있다.

DSM-5-TR
F15.920 카페인 중독Caffeine Intoxication

ICD-10 및 한국 표준 질병 사인 분류
F15.0 카페인을 포함하는 기타 흥분제 사용에 의한 급성 중독

3. 카페인 금단caffeine withdrawal

카페인을 장기간 매일 섭취하다가, 중단하거나 감량하면 (예를 들어 의료적 검사, 임신, 입원 시, 종교행사, 전쟁, 여행, 임상연구 참여 등) 24시간 이내에 다음과 같은 징후 또는 증상들 중 3개 이상이 나타난다: ① 두통, ② 뚜렷한 피곤과 졸림, ③ 불쾌감, 우울기분 또는 이자극성irritability, ④ 주의집중 장애, ⑤ 독감 같은 증상들(오심, 구토 또는 근육통증/경직).

카페인에 대한 갈망이 있다. 금단증상은 1~2일에 최고조에 달하며 2~9일간 지속된다. 커피를 다시 마시면 금단증상은 신속하게 없어진다.

DSM-5-TR
F15.93 카페인 금단Caffeine Withdrawal

ICD-10 및 한국 표준 질병 사인 분류
F15.3 카페인을 포함하는 기타 흥분제 사용에 의한 금단상태
F15.4 카페인을 포함하는 기타 흥분제 사용에 의한 섬망을 동반한 금단상태

기타 카페인 유도성 장애other caffeine-induced disorders
카페인 유도성 불안장애는 불안장애에, 카페인 유도성 수면장애는 수면-각성장애에 기술되어 있다.

4. 비특정 카페인 관련 장애unspecified caffeine-related disorder

'DSM-5-TR 15.99 카페인 관련 장애'가 있으나 물질 관련 장애나 중독성 장애substance-related and addictive disorder의 진단집단에 있는 어떤 장애의 전체기준을 모두 충족시키지 못하는 경우이다.

5. 치료

치료는 카페인 복용 중단과 진통제, 항불안제 등 대증요법이다. 갑자기 중단하기보다 1~2주에 걸쳐 점감하는 것이 좋다. 이후 카페인 없는 음료로 대치하여 마시도록 한다. 환자와 가족에 대한 교육도 중요하다.

IV. 대마 관련 장애

1. 개념

대마大麻 *cannabis sativa*에서 제조되는 것으로 줄기와 잎의 제제인 마리화나*marijuana*와, 꽃 부분과 잎 추출물을 말린 제제인 해시시*hashish*가 가장 강력한 효과가 있다. 대마는 말려서 썰어 담배 형태로 말아 피운다.

다른 물질남용에서와 같이 소아·청소년기 때 행실장애와 반사회적 성격장애의 병력이 발견된다. 유발인자는 학업에서의 실패, 담배흡연, 불안정한 가정환경, 가족 중의 대마흡연자 또는 물질남용자가 있음, 낮은 사회경제적 계층 등이다. 구하기 쉽다는 점도 큰 위험요인이다. (미국의 경우 법적으로 판매가 허용되는 지역이 있다.) 유전적 요인도 위험도 전체 변이의 30~80%를 차지한다. 다른 물질남용과 유전적 요인을 공유하는 것 같다.

역학

미국을 위시하여 전 세계적으로 가장 많이 사용되는 불법물질일 것이다. 우리나라의 경우, 1975년 대학생, 연예인의 대마초 파동이 있다. 당시 '해피스모크'란 이름으로 유통되던 대마초 흡연은 당시 사회에 대한 불만이 많던 젊은 층에게 일종의 반항적 의미로 받아들여졌다.

미국의 경우 12세 이후 한 번이라도 이를 사용한 적이 있는 사람은 29.3%라 한다. 평생유병률은 인구의 5%(18~25세층은 13%)라 하며, 젊은 층 백인에 많으나 나이가 많을수록 감소하는 경향이 있다. 남성에 여성보다 두 배로 많다. 대도시지역에 많다. 복용자 중에는 반사회적 성격, 동성애 등이 많고, 과거 난폭한 아버지가 특징적인 가정적 문제도 발견된다. 현재 대마를 사용하는 사람의 74%가 흡연도 한다고 한다. 최근 designer cannabinoid-like compound 사용이 젊은이들 사이에 증가하고 있다.

약리학

대마는 인도, 중국, 중동지역에서 고대로부터 약물로 사용되어 왔다. 그리고 서구에서도 19세기까지 불안, 우울증, 소화기계 장애 등에 생약으로 사용되었다. 그러나 현재는 남용 우려로 법의 통제를 받는다.

대마초 전체에 포함된 대마초 제제*cannabinoid*들의 주성분은 9-tetrahydrocannabinol(THC)이다. 이는 인체 내에서 11-hydroxy △9-THC로 대사되며 이것이 중추신경계에 작용한다. THC는 암의 화학적 치료 후 구토 예방, multiple sclerosis에서 통증완화, AIDS 환자에서 식욕을 돋우는 목적으로, 그리고 녹내장 치료에 사용을 허용받고 있다. 또한 dronabinol은 THC의 제약회사 제제인데, 같은 목적의 사용을 승인받았다.

자연산 대마추출물을 포함한 스프레이제제인 Sativex는 암 관련 통증, neuropathic pain, multiple sclerosis 등의 통증에 진통제로 사용이 허용되고 있다. 근래 재배기술이 발달하여 유효 성분인 tetrahydrocannabinol(THC) 함량이 높은 대마가 생산되고 있다.

뇌에서 카나비놀*cannabinol*들의 특정 수용체, cannabinoid receptor가 발견되고 있다(제2장 인간행동에 대한 생물학적 이론, V. 신경화학 참조). Cannabinol은 동물에서 자가투여를 유도하지 않으며, 뇌에서 복측피개부위*ventral tegmental area*의 보상중추*reward center*도 자극하지 않는 것 같다. 그러나 반복사용에 내성이 생긴다. 신체적 의존은 뚜렷하지 않으나 금단증상은 발견된다. 장기사용 시 대개 심리적 의존이 나타난다. 따라서 마리화나 사용을 합법화하려는 움직임이 있으나, 이 물질사용이 결국 뇌회로를 민감화*sensitization*시키고 해로운 반복 사용을 유도할 가능성이 많이 우려된다.

2. 대마 사용장애*cannabis use disorders*

대마는 주로 피우나, 먹기도 한다. 흡입 몇 분 만에 이완, 즐거움 같은 다행감, 감각의 예민화, 시간이 느리게 가는 것 같은 시간 개념의 확대 등이 나타난다. 증상은 30분 후에 최고조에 달하고 2~4시간 지속된다. 비현실감, 이차감각*synesthesia*(예: 소리가 색으로 보인다), 감각의 혼란, 인지장애, 섬망, 의식장애 등이 나타난다. 그러나 환각, 플래시백*flashback* 또는 소위 불쾌체험 *bad trip* 경험은 드물다. 사회생활에서의 장애뿐 아니라 교통사고 같은 사고의 위험과 문란한 성적 행동의 가능성도 높아진다.

DSM-5-TR

대마 사용장애*Cannabis Use Disorders*
대마의 문제 있는 사용으로 인해 12개월 이내에 발생하는 임상적으로 상당한 장애 또는 곤란으로, 11개 물질사용 관련 증상들 중 2개 이상이 있다.
특정형: 조기 관해 상태
　　　　지속적 관해 상태
특정형: 진정수면제 및 항불안제의 사용이 제한되는 환경에 있음.
심각도에 따른 특정형
　　F12.10 경도
　　F12.11 경도, 조기 관해 및 지속적 관해
　　F12.20 중등도 또는 고도
　　F12.21 중등도 또는 고도 조기 관해 또는 지속적 관해

ICD-10 및 한국 표준 질병 사인 분류

F12.- 카나비노이드 사용에 의한 정신 및 행동 장애

Mental and behavioural disorders due to use of cannabinoids

합병증: 장기간 사용에 의해 호흡기장애나 폐암이 생길 수 있다. 또한 뇌위축, 경련, 염색체장애, 태아손상, 성호르몬장애, 면역기능장애 등이 나타날 수 있다.

3. 대마 중독cannabis intoxication

대마 사용 중 또는 직후에 문제 있는 행동적 및 심리적 변화가 나타난다. 운동조절 장애, 다행감, 불안, 시간이 느려지는 느낌, 판단 장애, 사회적 위축, 예를 들어 부적절한 성행동, 공격적 행동, 감정적 불안정성 등 절제가 없어지고, 판단장애 등을 보인다. 다음 증상들 중 2개 이상이 나타난다: ① 안구충혈, ② 식욕증가, ③ 구갈, ④ 빈맥 등.

DSM-5-TR

대마중독Cannabis Intoxication

F12.120 경도 사용장애 동반

F12.220 중등도 또는 고도 사용장애 동반

F12.920 사용장애 비동반

특정형: **지각장애 동반**with perceptual disturbance: 드물지만 현실검정이 있는 상태에서 환각, 또는 섬망이 없는 상태에서 청각적, 시각적 또는 촉각적 착각이 있다.

F12.122 경도 사용장애 및 지각장애 동반

F12.222 중등도 및 고도 사용장애 및 지각장애 동반

F12.922 사용장애 비동반 지각장애 동반

ICD-10 및 한국 표준 질병 사인 분류

F12.0 카나비노이드 사용에 의한 급성 중독

Acute intoxication due to use of cannabinoids

4. 대마 금단cannabis withdrawal

대마를 장기간 대량 사용하다가 (대개 최소한 수 개월간 매일 또는 거의 매일) 중단한 경우, 약 일주일 이내에 다음 증상들 중 3개 이상이 나타난다: ① 이자극성, 분노 또는 공격성, ② 신경과민nervousness 또는 불안, ③ 수면장애(불면, 방해하는 꿈), ④ 식욕감퇴 또는 체중감소, ⑤ 좌불안restlessness, ⑥ 기분 저하, ⑦ 상당한 불편감을 야기하는 다음 신체 증상들 중 하나: 복통, 떨림, 진땀, 발열, 한기 또는 두통.

DSM-5-TR

대마 금단 Cannabis Withdrawal

F12.13 경도 사용장애 동반

F12.23 중등도 또는 고도 사용장애 동반

F12.93 사용장애 비동반

ICD-10 및 한국 표준 질병 사인 분류

F12.3 카나비노이드 사용에 의한 금단상태

F12.4 카나비노이드 사용에 의한 섬망을 동반한 금단상태

Benzodiazepine이나 항정신병 약물로 치료한다. 지지적 정신치료도 필요하다.

기타

대마 유도성 정신 장애cannabis-induced mental disorders

DSM-5-TR에 펜시클리딘phencyclidine 유도성으로 정신병적 장애, 양극성 장애, 우울장애, 불안장애, 수면장애, 성기능장애, 경도 및 주요 신경인지장애 등이 나타날 수 있다. 이들은 각각 해당 장애의 챕터에 물질/약물 유도성 장애로 기술된다.

불안, 공황 또는 망상적 정신병적 상태인 일명 지속 대마 정신병prolonged cannabis psychosis이 나타나기도 한다. 이는 대마 자체의 효과라기보다는 기존에 있었던 개인의 정신병리가 발현되거나 악화된 것으로 추정된다.

비특정 대마 관련 장애unspecified cannabis-related disorder

대마 관련 장애가 있으나 어떤 대마 관련 장애나 물질 관련 및 중독성 장애 집단의 어떤 장애의 전체기준을 충족시키지 못하는 경우이다.

동기상실증후군動機喪失症候群 amotivational syndrome: 장기간 대마를 피운 사람에서 일을 지속하고자 하는 동기와 주의집중과 끈질김이 없어지고 무감동, 무기력, 체중증가, 게으름 등이 관찰된다.

플래시백flashbacks: 대마 사용 후 지속되는 지각장애이다.

인지장애cognitive impairment: 대마를 장기간 사용하면 기억, 주의, 조직, 그리고 복잡한 정보의 통합에서 미묘한 인지장애가 발생할 수 있다.

5. 치료

다른 물질사용에서와 같이 금단과 지지 및 교육이다. 대증치료로는 단기적으로 항불안제나 항정신병 약물을 쓸 수 있다.

V. 환각제 관련 장애

1. 개념

환각제幻覺劑 hallucinogen는 환각, 지각장애 내지 비현실감을 유발한다. 정신병과 유사한 증상을 일으킨다 하여 정신병 유사제psychotomimetics 또는 의식을 확대한다 하여 psychedelic drug으로도 불린다. 이들은 원시시대부터 종교적 의식에서, 또는 최음제로 사용되어 왔다. 현대에 이르러서는 젊은 세대에서 한때 하나의 문화적 형태(예: 히피)로, '의식확대' 또는 변화된 의식altered state of conscious을 위해, 또는 오락용으로 남용된다. 대개 합성제제로 LSD와 엑스터시ecstasy가 가장 유명하다. DSM-5-TR에서는 이 범주를 펜시클리딘과 기타 환각제(phenylalkylamines, indoleamines 및 기타)로 대별하고 있다.

역학

미국에서 주로 남용되고 있으며 지역에 따라 빈도가 다양하나, 대체로 전체 물질남용의 약 3%를 차지하고 있고, 약물 관련 장애의 32%와 관련이 있으며, 남용 관련 사망의 3%를 차지한다. 주로 20~40대 남성과 소수집단에 많고 다른 물질남용과 겸하는 수가 매우 많다. 미국의 경우 청년층 백인 남성에 남용자가 많다. 18~25세 사이 연령층 1.2%에서 최근 사용 경험이 있다고 한다.

우리나라의 경우 펜시클리딘과 기타 환각제의 사용장애는 알려져 있지 않지만 드물다.

약리학

펜시클리딘phencyclidine; PCP

합성물질로 arylcyclohexylamine계 약물이다. 이는 유사물질인 케타민ketamine 같은 마취제이면서 LSD와 비슷한 환각과 해리성 마취dissociative anesthetic 효과를 나타낸다. 펜시클리딘에 의한 화학적 변화, 그리고 그 결과 나타나는 편집증과 예측불허의 폭력행동 등 행동적 변화는 조현병의 연구모델로 흥미를 끌고 있다.

펜시클리딘은 흡입한 지 5분 이내에 환각을 느끼며 효과는 30분간 지속된다. 사람에서의 반감기는 20시간이다. 주로 간에서 대사된다. 작용기전은 glutamine 수용체의 하나인 NMDA-관련 clacium channel에 있는 site에 결합하여 calcium influx를 차단하는 것이다. 또한 보상회로의 dopaminergic neuron을 활성화하여 쾌감을 야기한다(이는 재강화 효과를 나타낸다). 내성이 있으나 대체적으로 신체적 의존은 생기지 않는다. 따라서 금단현상도 드물다. 그러나 심리적 의존은 있다.

Indoleamines

대표적인 물질은 LSD이다. LSD는 환각제의 원형으로, 맥각곰팡이ergot fungus의 유도체로 합성된 α-lysergic acid diethyl-amide-25(소위 LSD)이다. 유사물질로 morning glory가 있다.

빠르게 흡수되고 흡수된 지 1시간 이내에 빠르게 효과가 나타나 6~12시간 지속된다. 자세한 작용기전은 잘 모른다. LSD는 주로 대뇌의 serotonin계에 강화제로서 영향을 미친다고 한다. Postsynaptic serotonin 수용체에 부분작용제partial agonist로 작용한다고도 한다. 내성이 3, 4일 지속적 사용으로 빨리 발현하나, 중단하면 4~7일 만에 없어지기도 한다. 대개 신체적 의존이나 금단증상은 없다고 하나 심리적 의존은 강할 수 있다고 한다.

Ketamine: 펜시클리딘에서 유도된 해리성 마취제로 남용약물이 되었다. 펜시클리딘과 같이 NMDA 수용체에 작용하며 환각과 해리상태를 야기한다. 혈압상승, 심계항진, 침흘림, 안구진탕 등을 야기한다. 정맥주사 시 마취효과는 30분, 해리상태는 수 시간 지속된다.

기타: Cyclohexamine과 dizocilpine 등은 효과가 유사하나 약하다.

Phenylalkylamines

대표적인 메스칼린mescaline은 북미 남부와 멕시코 북부 지역의 선인장 peyotecactus(Lohophora Williamsi)에서 제조되며 여러 종류의 알칼로이드로 되어 있다. 이는 북미지역 인디언들이 제의용으로 사용하였는데, 맛이 나빠 환각작용이 나타나기 전에 구역과 구토를 할 지경이어서 남용은 드물었다. Mescaline의 구조는 3,4,5-trimethoxyphenethylamine이다. LSD 이전에 가장 많이 남용되었던 환각제다. 합성물질로 2,5-dimethoxy-4-methylamphetamine(DOM), ecstsy(MDMA) 등이 있다.

Tryptamines

대표적인 실로시빈psilocybin과 실로신psilocin 등은 psilocybe mexicana라는 버섯에서 만들어진다. 독성이 강해 사망의 위험이 크므로 남용이 드물다. 유사하게 harmine, harmaline, ibogaine 등이 있다. 합성물질로 dimethyltryptamine(DMT)이 있다.

'Designer' Drugs: 많은 합성된 환각제가 있다. 대표적으로 MDMA(3,4-methylenedioxymethamphetamin)(일명 엑스터시)는 젊은이들 사이에 인기가 있으며, 효과는 타인과의 강력한 애착 및 연결된 느낌과 높은 에너지의 느낌, 시간개념의 변화, 평화의 느낌, 다행감, 성욕증가, 감각의 고조 등이다. 그러나 부작용으로 불안, 우울, 정신병 상태가 유발되기도 한다.

기타

강한 항콜린성 작용을 나타내는 아트로핀*atropine*, 스코폴라민*scopolamine*, 히오스시아민*hyoscyamine*과 식물인 atropa bel-ladonna, 흰독말풀*jimson weed*, datura sauvealeus(소위 천사의 트럼펫*angel's trumpet*) 등도 환각작용이 있다.

브롬화물*bromide*은 과거 진정제와 항경련제로 쓰였던 약물이나 중독증상으로 조현병, 조증, 우울증, 섬망, 치매 등의 증상과 환각증상을 함께 일으킨다. 증상은 흔히 2~6주간 지속한다.

자율신경계효과: 이 환각제들은 sympathomimetic으로 빈맥, 고혈압, 발한, blurred vision, 동공산대, 진전 등을 야기한다.

2. 환각제 사용장애*hallucinogen use disorder*

펜시클리딘

펜시클리딘은 담배 형태로 피우기도 하고, 경구, 주사로도 사용한다. 담배나 대마초에 섞어 피우기도 한다. 신체적 의존현상이나 습관성 중독현상이 없어 장기간 남용은 드물다. 심리적 의존은 있으나 신체적 의존이 드물고 금단현상도 적어, DSM-5-TR에는 포함되어 있지 않다.

기타 환각제 사용장애

LSD: LSD 중독 시 지각장애(환각, 착각, 이인증*depersonalization*)와 감정장애(우울, 불안), 그리고 사고장애(피해의식, 관계망상), 특히 정신을 잃게 되는 것 아닌가 하는 공포, 판단장애 등의 장애가 나타난다. 의식이 완전히 깨어 있는 상태에서 이인증, 비현실감, 착각, 환각 등이 나타나고, 지각의 주관적 강화*subjective intensification of perception*(색깔이 밝게, 촉감이 풍부하게 느껴지고 모양이 예리하게 느껴지고 청각, 후각, 미각 등도 고양됨)가 나타난다. 신체상도 변화하고 시간-공간 개념이 변화한다. 다행감, 만화경 같은(기하학적 형태) 몽환상태*oneiroid state*, 감정의 격변, 공감각*synesthesia*(음악소리가 색깔로 보이는 등 감각의 변형을 의미함) 등이 나타난다. 몸속의 내장*internal organ*을 의식하기도 하고 무의식적 내용이 상징적으로 표현되며(그림 24-2), 잊었던 어릴 때 기억이 회상되고 과거 경험이 재경험되고(예: 출생), 종교적·철학적 통찰의 느낌을 가지며, 자아개념이 변형되어 이인증, 자아의 신체로부터의 이탈, 외부세계로의 합일, 의식의 확장(확대), 나아가 신비한 황홀경 등을 경험한다. 이런 황홀하고 신비하고 강력한 경험은 흔히 의식의 확대 또는 소위

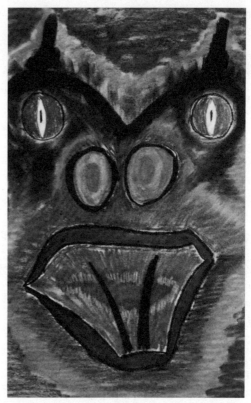

그림 24-2 LSD 중독 상태의 환자가 그린 그림(제목: 'Devil inside me')

'altered state of conscious'로 불린다. 사람들은 이런 LSD 효과를 영적 또는 철학적이라고 묘사한다. (그래서 1960년대 정신과 의사들은 LSD를 정신치료에서 촉진제로 사용하는 것을 연구한 바 있다.) 피암시성과 예민성이 증가된다. 힘과 성취의 느낌이 나타나고, 자살, 살인의 충동이 야기되기도 한다. 이러한 약물효과는 인격기능에서 일차적 과정*primary process*을 유리시키는 것으로 정신역동적으로 부모에 대한 반항, 지적 방어나 강박에서 해방되는 의미를 가진다.

신체적으로는 교감신경계 작용으로 동공산대, 보행장애, 빈맥, 발한, 이완, 진전, 혈압상승, 체온상승 등이 나타난다. 부작용으로 염색체 이상, 자연유산 등이 알려져 있다. 내성은 빨리 나타나며 교차내성이 있다. 신체의존은 드물며 금단증상은 별로 뚜렷하지 않다.

기타: Mescaline의 환각효과는 LSD에서와 유사하다(이는 멕시코 원주민이 제의에서 사용하던 특정 선인장의 성분이다). 이는 심리적 의존이 있으나 금단증상은 뚜렷하지 않다.

Psilocybin과 psilocin 등(중미지역의 특정 버섯의 성분)은 독성이 강해 사망의 위험이 크므로 남용이 드물다.

항콜린성 물질들은 환각작용 이외 부작용으로 피부열감, 발진, 구갈, 고열, 무력감이 나타나고 착란, 섬망, 혼수까지 나타난다.

브롬화물*bromide* 중독증상으로 환각증상과 함께 조현병, 조증, 우울증, 섬망, 치매 등의 증상을 야기하며, 효과는 흔히 2~6주간 지속된다.

DSM-5-TR

환각제 사용장애*Hallucinogen Use Disorder*
펜시클리딘 이외 기타 환각제의 문제 있는 사용
특정형: **조기 관해 상태**
　　　　　지속적 관해 상태
특정형: **진정수면제 및 항불안제의 사용이 제한되는 환경에 있음.**
심각도에 따른 특정형
　　F16.10 경도
　　F16.11 경도, 조기 관해 또는 지속적 관해
　　F16.20 중등도 또는 고도
　　F16.21 중등도 또는 고도, 조기 관해 또는 지속적 관해

ICD-10 및 한국 표준 질병 사인 분류

F16.- 환각제 사용에 의한 정신 및 행동 장애
　Mental and behavioural disorders due to use of hallucinogens

3. 환각제 중독*hallucinogen intoxication*

펜시클리딘

펜시클리딘 복용 중에 문제 있는 행동 또는 심리적 변화를 보인다. 예를 들어 공격성, 충동성, 비예측성, 정신운동 격정*agitation*, 판단장애 등이다. 다음 징후 및 증상들 중 2개 이상이 나타난다: ① 안구진탕, ② 고혈압 또는 빈맥, ③ numbness 또는 통증에 대한 반응 감소, ④ 운동실조*ataxia*, ⑤ 구음장애, ⑥ 근육 강직, ⑦ 경련 또는 혼수, ⑦ 청각과민*hyperacusis*.

투여된 지 5분 후에 효과가 나타나며 30분에 최고조에 달한다. 단기효과는 3~6시간 지속되나 장기적 효과는 며칠간 지속된다.

투여 초기에 환자는 흔히 대화를 하지 않고, 멍해 보이며, 공상에 빠진 것같이 보인다. 해리상태와 현실과 자신의 몸에 대한 변화된 감각을 경험하며, 즉, 주위에 대한 무관심을 나타낸다. 머리를 흔들거나 툭툭 치거나 건드리면 얼굴을 찡그리기도 한다. 환자는 느낌이 빨라지고, 다행감*euphoria*, 몸이 더워지는 느낌, 평화롭게 뜨는 느낌, 이인증, 고립감, 비현실감*derealization*을 느낀다. 환청, 환시가 나타난다. 신체상의 변화, 시간-공간 개념의 변화, 망상 등이 엄습한다. 점차 행동은 동정적이 되며 사교적이 되고, 말이 많아지고, 말을 주문같이 반복하기도 한다. 동시에 적대적이고 호전적·망상적·경계적이 되고 난폭해지기도 하며 자살이나 살인을 저지르기도 한다.

급성 중독증상은 응급상태로서 정신병적 상태이다. 지남력장애, 환각, 착란, 불안, 격정, 대화불능상태, 섬망, 조증, 심하면 거의 혼수상태에 이르기도 한다. 옷을 벗기도 하고 공개적인 자위행동, 폭력, 요실금, 울부짖음, 부적절한 웃음 등이 나타난다. 회복 후 이러한 행동을 기억하지 못한다.

신체적으로 구토, 고혈압, 안구진탕이 나타나고 여기저기 다치는 수가 많다. 운동실조, 구음장애, 근긴장, 통증감각의 둔마, 근육연축, 침 흘리기, 발한 등이 나타난다. (다른 환각제와 달리 동공은 정상이거나 축소된다.) 대량 투여로 인해 신체적으로 고열, 자율신경계 장애, 경련, 혼수, 횡문근변성*rhabdomyolysis*, 신장장애, 그리고 (호흡마비로) 사망에 이르기도 한다.

내성은 발생하며, 심리적 의존은 흔히 있으나 신체적 의존은 뚜렷하지 않다. 그러나 동물에 대량을 장기투여하다 중단하면 무력, 우울, 약물갈망 등 금단증상이 나타난다고 한다.

장기남용에 따라 둔마된 사고, 반사반응의 감퇴, 기억상실, 충동조절장애, 우울, 무력, 주의집중장애 등이 발생한다. 장기적 합병증으로 섬망, 기분장애, 망상장애 등이 나타날 수 있다.

기타 환각제 중독

기타 환각제 복용 중에 문제 있는 행동적 또는 심리적 변화를 보인다. 예를 들어 심각한 불안 또는 우울증, 관계망상, 정신을 잃을 것 같다는 공포, 편집적 사고, 판단장애 등이다. 환각제 복용 중 또는 직후 충분히 깨어 있는 상태에서 지각변화*perceptual change*가 나타난다(예: 주관적 지각의 강화, 이인증, 비현실감, 착각, 환각, 공감각*synethesia* 등). 다음 징후 및 증상들 중 2개 이상이 나타난다: ① 동공산대, ② 빈맥, ③ 진땀, ④ 심계항진, ⑤ 구음장애, ⑥ 시각장애, ⑦ 진전, ⑦ 운동부조화*incordination*.

DSM-5-TR

환각제 중독*Other Hallucinogen Intoxication*
F16.120 경도 사용장애 동반
F16.220 중등도 또는 고도 사용장애 동반
F16.920 사용장애 비동반

ICD-10 및 한국 표준 질병 사인 분류

F16.0 환각제 사용에 의한 급성 중독
　Acute intoxication due to use of hallucinogens

4. 환각제 지속적 지각장애
hallucinogen persisting perception disorder

장기복용자 중에 한동안 약물복용이 끝난 후 잠깐 동안 강한 환시 등 1개 이상의 중독 시 겪는 지각증상을 재경험하는 것인데, 이를 플래시백 또는 환각제 지속 지각장애라 한다. 증상은 대개 기하학적 환시*geometric hallucination*, 시야 외곽의 움직임을 느끼는 잘못된 지각 *false perception of movement*, 색깔의 번쩍임*flash*, 강화된 색깔, 움직이는 물체의 이미지의 흔적, 긍정적 잔상*after-image*, 물체 주변의 halo(후광), macropsia, micropsia 등이다.

DSM-5-TR
F16.983 환각제 지속적 지각장애
Hallucinogen Persisting Perception Disorder

불쾌체험*bad trip***:** 때로는 환각작용이 끝나는 직후 너무나 생생한 무서운 지각장애와 더불어 불안, 공포, 공황(자신이 미치고 뇌가 손상되어 결코 회복되지 않으리라는 느낌), 자살, 폭행 등이 나타나는 경우도 있다.

5. 기타

펜시클리딘 유도성 정신장애*hallucinogen-induced mental disorders*
DSM-5-TR에 펜시클리딘 유도성으로 정신병적 장애, 양극성 장애, 우울장애, 불안장애, 수면장애, 성기능장애, 경도 및 주요 신경인지장애 등이 나타날 수 있다. 이들은 각각 해당 장애의 챕터에 물질/약물 유도성 장애로 기술된다.

환각제 유도성 정신장애*hallucinogen-induced disorders*
DSM-5-TR에 기타 환각제 유도성으로 정신병적 장애, 양극성 장애, 우울장애, 불안장애, 수면장애, 성기능장애, 경도 및 주요 신경인지장애 등이 나타날 수 있다. 이들은 각각 해당 장애의 챕터에 물질/약물 유도성 장애로 기술된다.

비특정 펜시클리딘 관련 장애
unspecified phencyclidine-related disorder
펜시클리딘 관련 장애가 있으나, 어떤 펜시클리딘 또는 환각제 관련 장애나 어떤 물질 관련 및 중독성 장애 집단의 어떤 장애의 전체 진단기준을 충족시키지 않는 경우이다.

비특정 환각제 관련 장애*unspecified hallucinogen-related disorder*
기타 환각제 관련 장애가 있으나, 어떤 펜시클리딘 또는 환각제 관련 장애나 어떤 물질 관련 및 중독성 장애 집단의 어떤 장애의 전체 진단기준을 충족시키지 않는 경우이다.

내성과 금단: 환각효과에 대한 내성은 빠르게 형성된다. 그러나 중단 시에 금단증상은 뚜렷하지 않다.

6. 치료

자극이 없는 장소에 격리하고, 감각자극을 최소화한다. 치료는 감정적 지지, diazepam 같은 안정제 투여이다. 심한 정신병적 상태에서는 항정신병 약물(항콜린작용이 적은 약물을 선택)을 투여할 수 있다. 소변의 산성화는 약물청소*drug clearance*를 촉진한다(이때 신부전 조심). 의식상태, 혈압, 체온, 근긴장, 호흡기능 등을 수시로 감시한다. 사지를 묶는 것은 횡문근변성 때문에 위험하다. 따라서 필요하면 신체 전체를 완전하게 묶어야 한다. 혈압을 내리기 위해 펜톨라민*phentolamine*을 사용한다. 회복은 비교적 빠르다.

펜시클리딘 작용부위인 NMDA 수용체에 직접 작용하는 치료약물은 아직 없다. 따라서 중독증상, 불쾌체험 등은 항정신병 약물 또는 benzodiazepine 투여로 치료한다.

환각제 지속적 지각장애 치료로 benzodiazepine, 그리고 필요하면 항정신병 약물과 항경련제(valproic acid) 등을 사용하기도 한다. 재확인(중독증상은 곧 끝나며, 미치지는 않을 것이라는 확인), 안심시키는 대화 등의 정신치료적 기법도 필요하다.

항콜린성 물질중독 치료에는 phenothiazine은 금기이며 physostigmine을 쓴다. 브롬화물*bromide* 중독 치료는 염화나트륨*sodium chloride* 및 paraldehyde 투여이다.

자율신경계 흥분 시 또는 금단 시 불안을 진정시키기 위해 benzodiazepine을 사용할 수 있다.

VI. 흡입제 관련 장애

1. 개념

각종 휘발성 용매*volatile solvent* 등 흡입제吸入劑 *inhalant*들도 환각을 일으킬 수 있다. 우리나라에서는 본드흡입, 부탄가스흡입 등이 여기에 해당된다. 기타 가솔린, 각종 도료의 용매(페인트, 래커*lacquer*, 니스), 시너*thinner*, 에어로졸, 고무시멘트, 페인트스프레이, 구두약 등에 포함된 용매의 남용도 같은 문제가 되고 있다. 대개 단기간 사용으로 끝나며, 장기사용은 드물어 의존은 잘 나타나지 않는다. 내성은 생기나 금단증상은 뚜렷하지 않다. 흡입제는 합법적으로 구할 수 있기 때문에 위험도가 높다[기타 흡입제는 XI. 기타 또는 (미지의 물질) 관련 장애 참조].

역학

싸고 합법적으로 입수하기 용이한 편이기 때문에 가난한 계층과 청소년들이 많이 남용한다. 미국은 1년유병률로 12세 이상 성인의 0.8%(12~17세의 3.6%, 18~25세의 1.7%)가 흡입제를 사용하였지만, 18~29세의 0.1%와 18세 이상 성인의 0.02% 미만만이 흡입제 사용장애에 해당된다. 우리나라의 경우 1992년 조사에서 청소년들의 1.6%가 흡입한 경험이 있다고 하였으나 계속 낮아지고 있다.

약리학

용매의 주성분은 할로겐화 탄화수소halogenated hydrocarbon인 벤진benzine, 톨루엔toluene, 자일렌xylene, 아세톤acetone, 삼연화에탄trichlorethane, 과염화에틸렌perchlorethylene 등이다. 흡입하면 폐에서 빠르게 흡수되어 뇌에 도달한다. 5분 만에 효과가 나타나 30분에서 몇 시간 동안 지속된다. 술과 같이 사용하면 간효소 억제로 인해 효과가 오래간다. 1/5이 바로 폐로 배설되나 나머지는 간에서 대사된다. 작용기전은 중추신경계 억제이다. 기전은 아마도 GABA 체계나 NMDA 수용체를 통한 도파민 유리가 아닌가 한다.

2. 흡입제 사용장애inhalant use disorder

흡입제를 플라스틱 또는 종이 봉지나 깡통을 통해 또는 헝겊에 묻혀 코 또는 입으로 흡입한다. 대개 일시적으로 단기간 사용하므로 의존이나 남용양상은 드무나 발달하지 않는 것은 아니다. 정신증상으로는 다행감, 붕 뜨는 느낌, 환각 등이 있으며 나중에 그동안의 일에 대한 기억상실이 있다.

DSM-5-TR
흡입제 사용장애 Inhalant Use Disorder
특정형: 조기 관해 상태, 지속 관해 상태
특정형: 흡입제의 사용이 통제되는 환경에 있음.
심각도에 따른 특정형
    F18.10 경도
    F18.11 경도, 조기 관해 또는 지속적 관해
    F18.20 중등도 또는 고도
    F18.21 중등도 또는 고도, 조기 관해 또는 지속적 관해

ICD-10 및 한국 표준 질병 사인 분류
F18.1 휘발용제의 유해한 사용 Harmful use of volatile solvents

3. 흡입제 중독inhalant intoxication

알코올 또는 진정수면제 효과와 유사하다.

의도적 또는 비의도적으로든 간에, 톨루엔이나 가솔린 등 대량의 휘발성 hydrocarbon인 흡입제를 섭취하는 동안 또는 직후, 임상적으로 유의한 문제 있는 행동 및 심리적 변화가 나타난다(예를 들어 호전성belligerence, 공격성, 무감정, 판단장애 등). 다음 징후 또는 증상들 중 2개 이상이 나타난다: ① 현훈, ② 안구진탕, ③ 운동조절 장애incordination, ④ 언어장애, ⑤ 보행장애, ⑥ 무기력 lethargy, ⑦ 반사반응 저하, ⑧ 정신운동 지연, ⑨ 진전, ⑩ 전반적 근력 약화, ⑪ 시각장애 또는 이중시, ⑫ 혼미stupor 또는 혼수coma.

부작용: 물질의 약리적 작용뿐 아니라 산소결핍과 물질(가솔린)에 흔히 포함되는 중금속(대개 납)으로 인해 대뇌손상 등 심각한 신경학적 증상들이 나타난다. 호흡마비나 심장장애로 사망할 수도 있는데, 이를 'sudden sniffing death'라 한다. 질식, 구토물의 흡입, 사고(교통사고 등), 외상, 그리고 자살로 죽음에 이를 수 있다.

만성적으로는 청각장애, 말초신경장애, 두통, 이상감각, cerebellar signs, parkinsonism, apathy, 주의집중장애, 기억상실, 시공간 기능장애, 언어장애, 그리고 결국 leukoencephalopathy, 뇌위축, 뇌혈류 감소 등이 나타난다. 장기 남용으로 골수기능 저하, 백혈병, 횡문근변성, 신장 및 간 기능 장애가 나타날 수 있다.

DSM-5-TR
흡입제 중독 Inhalant Iintoxication
F18.120 경도 흡입제 사용장애 동반
F18.220 중등도 또는 고도 흡입제 사용장애 동반
F18.920 흡입제 사용장애 비동반

ICD-10 및 한국 표준 질병 사인 분류
F18.0 휘발용제 사용에 의한 급성 중독
    Acute intoxication due to use of volatile solvents

4. 기타

흡입제 유도성 정신장애inhalant-induced mental disorders
흡입제 사용으로 나타나는 증상에 따라 진단명이 정해진다.

예를 들어 흡입제 유도성 정신병적 장애*inhalant-induced psy-chotic disorder*는 '조현병 스펙트럼 및 기타 정신병적 장애'에 기술되고 있다. 장기 사용에 의해 치매와 대뇌위축이 올 수 있는데, 이때의 진단에 대해서는 '신경인지장애'를 참조한다. 또는 우울증이나 공황 등 불안장애도 흡입제에 의해 유도될 수 있다. 흡입제 유도성 우울증은 자살위험을 높인다.

비특정 흡입제 관련 장애unspecified inhalant-related disorder

흡입제 관련 장애가 있으나, 어떤 특정 흡입제 관련 장애나, 물질유도성 및 중독성 장애의 진단 집단에 속한 다른 어떤 장애의 전체 진단기준을 충족시키지 못하는 경우이다.

5. 치료

중독증상은 흡입을 중단하면 자연히 해소된다. 그러나 생명징후들과 의식상태를 확인하면서, 혼수, 기관지경련, 심장부정맥, 외상이나 화상 등 의학적 합병증은 치료해야 한다. 한편 정신치료적으로 재확인, 조용한 지지, 안전확보 등이 필요하다. 신경안정제는 중추신경과 호흡을 억제하므로 사용하면 안 된다. 그러나 심각한 정신운동적 격정에 대해서는 haloperidol 소량(5mg)을 근육주사할 수 있다.

무엇보다도 청소년 교육을 통한 예방이 중요하다. 왜냐하면 흡입제 남용은 다른 더 심각한 물질사용으로 옮겨 가기 때문이다. 청소년 환자들에 대해 day treatment나 residential program이 개발되어 있다. 가족을 위한 교육 프로그램도 필요하다.

VII. 아편유사제 관련 장애

1. 개념

아편유사제*opioids*에는 마약성 진통제*narcotic analgesics*로 아편계 약물과 그와 관련된 합성 진통제와, 남용되는 헤로인이나 소위 아편류 작용이 있는 합성물질 등이 포함된다. 아편유사제 약물들은 효과의 강도는 다르나 모두 진통효과, 졸음, 다행감 유발효과 등을 가지고 있다. 대량 투여하면 진정마취작용이 있어 마약*痲藥 narcotic*이라는 이름이 붙여졌다. 이들은 강력한 신체적 의존과 중단하였을 때 나타나는 심각한 금단증상이 특징이다.

아편유사제 물질들은 역사적으로 가장 오랜 그리고 가장 흔한 남용물질 중 하나다. 이들은 진통, 마취, 설사와 기침의 치료 등을 위해 처방되어 왔다. 아편과 헤로인은 불법적 남용에 주로 사용되어 왔는데, 사회적으로 큰 문제이다.

자연산 아편양물질인 아편*阿片 opium*은 양귀비*opium poppy (papaver somniferum)*의 수액이며, 모르핀은 아편에서 정제된 산물이다. 모르핀은 흔히 정맥주사로 투여된다. 아편은 동남아시아(소위 golden triangle 지역)와 중동지역에서 많이 생산되고 있다. 코데인*codeine*(3-methoxyl morphine)도 자연산으로 여러 진통제와 진해제에 포함되어 있는 수가 많은데, 다행감은 적고 경련 등 부작용이 심해 남용의 우려가 적은 편이다. Paregoric이라는 팅크제*tincture*는 설사 등 장운동을 억제하기 위해 사용되고 있다. 합성된 것으로는 methadone, oxycodone, hydro-morphone(Dilaudid), levorphanol, pentazocine, meperidine 및 propoxyphene 등이 있다. Meperidine(demerol)은 진통효과가 약하나 경구투여로도 효과가 유지된다. Methadone도 효과가 모르핀과 흡사하나 작용시간이 길고 다행감이 적어 금단증상 치료에 이용된다. 헤로인*heroin*은 반합성물질로 가장 널리 남용되는 매우 강력한 약물로 대개 정맥주사 형태로 투여된다. Fentanyl은 매우 강력한 합성된 아편유사제 진통제이다. Pentazocine(탈윈*talwin*)은 opiate partial antagonist 효과가 있으면서 진통효과가 있어 남용의 우려가 매우 높으나, 중독 환자의 금단증상은 다른 아편유사제에 비해 뚜렷하지 않다. 유사하게 진통제 nalbuphine이나 감기약(러미라 등)에 포함된 dextro-methorphan 등도 아편유사제로, 이들 진통제는 우리나라에서 남용이 흔하다.

아편류 길항제*opioid antagonist*로서 합성된 물질에는 nalox-one, naltrexone, malorphine, levallorphan, apomorphine 등이 있으며, 이들은 아편유사제 과량중독이나 의존을 치료할 목적으로 사용된다. 강화제와 길항제의 효과를 겸한 합성물질로는 pentazocine, batorphenol, buprenorphine 등이 있다.

과거 우리나라에서 양귀비(아편)가 민간약제로 사용되었으나, 남용되었다는 기록은 없다. 모르핀이 1890년대 말경 호남지역에 처음 유입되어 주로 치료 목적으로 사용되다가 만병통치약으로 인식되어 남용되기 시작하였다. 1905년에 아편단속이 시작되었으며, 일제강점기 1912년에서 1914년에 걸쳐 금지법이 제정되었다. 그 바람에 시판이 가능했던 dilaudid가 대신 유행하였다. 해방과 함께 많은 아편중독자와 아편 제조기술자의 귀국으로 아편계 약물의 남용이 급증했으며, 더구나 해방 이후의 불안정한 사회정세 등으로 마약중독자는 걷잡을 수 없이 증가하였다. 1946년 미군정청에 의해 마약단속규정이 제정되었고, 1947년에는 보건후생부 약무국에서 마약단속 업무를 시행하여 마약남용은 감소 추세를 보였으나, 6·25전쟁으로 치료받던 부상 군인들에 의한 모르핀남용이 증가하였다. 1957년에는 '마약법'이 제정, 공포되었다. 1960년대 들어 정부의 강력한 단속으로 마약중독자가 감소했으나, 베트남전쟁에 파병된 군인과 군속들에 의해 베트남산 생아편이 대량으로 유입되기 시작했고, 부상자의 모르핀계 약물남용이 급증하였으며, 또 밀수업자와 외항선원들에 의해 아편이 다량 밀수되어 사회문제가 되었다. 1965년 메사돈 파동으로 국내 마약 환자가 1만 명에서 3만 6천명으로 급증했으나, 정부의 강력한 단속으로 다시 1969년에는 8천 명 정도까지 감소하였다.

역학

아편중독은 세계적인 문제이다. 진통제로서 광범위하게 사용된다. 도시에, 남자에, 그리고 인종적 소수자에게 많다. 약물을 구하기 쉬워 의료인들에게 많다.

우리나라에서는 1950년대까지 아편류 물질 남용자가 많았으나 강력한 규제로 최근 중독자 숫자는 많이 줄었다. 최근에는 드물다. 오히려 최근에는 아편류 약물을 가까이 취급하는 의료인에서 남용의 위험이 높게 나타나고 있다.

미국에서는 oxycodone 남용이 제일 흔하고, 다음으로 헤로인, 모르핀, (그리고 의료인에) meperidine과 fentanyl이 많다. 미국의 경우 평생유병률이 2%이다. 헤로인 남용자는 남성이 여성에 비해 3:1로 많고, 10~20대 초기에 주로 시작되며, 30~40대에 가장 많다. 사회경제적으로 하층계층에 많고, 이혼 등 가정이 불우한 경우에 많고 우범자집단에 많다. 주요우울장애, 알코올 관련 장애, 불안장애, 반사회적 성격장애 등 다른 정신과적 장애를 가진 사람이 많다. 남용뿐만 아니라 정맥주사 시에 전염되는 AIDS 같은 병 때문에 더 큰 문제가 되고 있다.

약리학

이들의 효과는 μ-opioid receptor에 의해 중개된다. 이는 진통작용에 관계되며 호흡억제, 변비, 의존과도 관계된다. 이들 수용체에 결합되는 체내의 물질 endogenous pentapeptide들은 endorphin과 enkephalin이다. 이들도 아편양 효과를 가지는바, 신체가 손상을 입어 통증을 느낄 때 유리되며, 급성 상해 때 통증을 못 느끼게 하는 기능이 있다. 통증의 감소는 다행감을 유발한다. 따라서 유전적으로 opioid계 기능이 저하되어 있거나, 이들 물질이 적은 사람이나, 길항제가 너무 많은 사람은 물질남용자가 되기 쉬울 것이다.

아편유사제의 단기작용은 특히 청반locus ceruleus에서 cAMP 활동을 감퇴시켜 발화율firing rate을 감소시키는 등 억제기능을 한다. 그러나 반복투여에 따라 내성이 빠르게 발생한다. 장기간 사용하면 청반 cAMP 기능이 보상적으로 상향조절up-regulation되며, 전사인자transcription factor에 의한 유전자 발현(제2장 인간행동에 대한 생물학적 이론 참조)의 변화가 지속된다. 또한 아편유사제를 장기간 사용하면 아편유사제 수용체의 숫자나 감수성에 변화가 나타나며, 특히 청반의 norepinephrine의 감수성이 증가하며, 기타 도파민, acetylcholine, serotonin계 감수성도 증가한다. 그러다가 중단할 때에 나타나는 금단증상은 이들의 반동과다활동성rebound hyperactivity 때문이다.

약동학: 헤로인은 지용성이어서 혈관뇌장벽을 빨리 통과하기 때문에 효과가 빠르고 강하다. 따라서 습관성 중독위험이 크

다. 코데인은 소화기계에서 잘 흡수되며 체내에서 모르핀으로 대사된다.

2. 아편유사제 사용장애*opioid use disorder*

약물은 경구투여되거나, 피우거나(아편), 코로 흡입하거나, 정맥주사(헤로인), 피하주사 등으로 투여된다. 자극제와 함께 정맥주사되기도 한다. 흔히 환자는 자기가 사용하는 용량을 모르기 때문에 본의 아니게 과량 투여하기도 한다. 조사 시에는 대체약물(methadone)을 더 많이 얻기 위해 용량을 과장하기도 한다.

DSM-5-TR
아편유사제 사용장애*Opoid Use Disorder*
특정형: **조기 관해 상태**
　　　　　지속적 관해 상태
특정형: **유지치료 중에 있음.**
심각도에 따른 특정형
　F11.10 경도
　F11.11 경도 조기 관해 또는 지속적 관해
　F11.20 중등도 또는 고도
　F11.21 중등도 또는 고도, 조기 관해 또는 지속적 관해

ICD-10 및 한국 표준 질병 사인 분류
F11.1 아편유사제의 유해한 사용*Harmful use of opioids*

3. 아편유사제 중독*opioid intoxication*

아편유사제 섭취 후 문제 있는 행동 및 심리적 변화가 온다. 초기에는 다행감과 웰빙감이 오고 이어 무감동, 불쾌감, 정신운동 격정*agitation* 또는 지연*retardation*, 판단장애 등이 온다. 신체적으로 동공축소(단 과량일 때는 산소결핍으로 동공확대)가 있다. 졸음*drowsiness*, 불명료한 발음, 주의력과 기억의 장애가 온다.

기타 신체적으로는 홍조, 호흡 억제, 저혈압, 저체온, 서맥, 변비, 오심과 구토 등이 따른다. 식욕상실, 성욕상실 등이 따른다. 용량 증가와 더불어 주의력장애와 기억장애, 언어장애, 무감동, 정신운동지연, 판단장애, 사회적·직업적 기능의 장애 등 인격변화가 있다. 망상, 환각 등 정신병 상태나 조증, 우울 등 기분장애의 증상도 나타난다. 주사로 투여할 때 즉시 극도의 쾌감을 느끼는데, 성적 극치감에 비유되기도 한다. 팔다리에 수많은 주사자국이 발견된다.

다른 물질과 병용투여 시 증상은 더욱 혼란스럽다(예: 헤로인과 코카인이 혼합된 소위 스피드볼*speedball*). 장기간 복용 시 변

비, 성욕감퇴, 불안 등이 나타난다.

아편유사제 중독 섬망은 대량투여 시, 뇌손상이 있을 때, 다른 남용물질과 혼합사용할 때, 신경계 장애(예: 뇌전증)가 있을 때 흔히 나타난다.

과량 투여한 경우에는 혈압강하, 체온강하, 서맥, 호흡억제 등이 나타나는데, 이는 응급상태이다. 더 심하면 진전, 경련, 섬망, 혼수, 폐부종 등이 나타나고(혼수, 동공축소, 호흡억제 세 가지를 clinical triad라 함) 사망할 수 있다. Fentanyl이 사망위험이 매우 높다.

DSM-5-TR

아편유사제 중독 Opioid Intoxication
F11.120 경도 사용장애 동반
F11.220 중등도 또는 고도 사용장애 동반
F11.920 사용장애 비동반
특정형: **지각장애 동반**with perceptual disturbance으로, 드물지만 현실검정이 있는 상태에서 환각, 또는 섬망이 없는 상태에서 청각적, 시각적 또는 촉각적 착각이 있다.
F11.122 경도 사용장애 동반, 지각장애 동반
F11.222 중등도 또는 고도 사용장애 동반, 지각장애 동반
F11.922 사용장애 비동반, 지각장애 동반

ICD-10 및 한국 표준 질병 사인 분류

F11.0 아편유사제 사용에 의한 급성 중독

4. 아편유사제 금단opioid withdrawal

과량 및 장기간 아편유사제 사용 후 중단 또는 감량, 또는 opioid antagonist 투여에 따라 다음과 같은 금단증상이 나타난다: 불쾌감, 오심 또는 구토, 근육통, 눈물 또는 콧물, 동공산대, piloerection 또는 진땀, 설사, 하품, 발열, 불면 등.

금단증상은 opioid 수용체뿐만 아니라 다른 수용체[noradrenergic(가장 심각), dopaminergic, cholinergic 및 serotonergic]들의 변화와 관련이 있어 증상양상이 복잡하다.

투여를 중단한 지 6~8시간 후에 금단증상이 나타나기 시작하여 36~72시간 후에 최고조에 달하였다가 점차 약화되며 7~10일간 지속된다. 작용기간이 짧은 헤로인, 모르핀, meperidine은 금단증상의 경과가 빨라 8~12시간 후에 최고조에 달하며 4~5일 만에 끝난다. 반면 작용기간이 긴 methadone에서는 늦게 나타나 1~3일 만에 시작되고 10~14일간 지속된다.

증상으로, 금단 12~14시간 후부터 아편유사제 약물을 찾는 행동과 더불어, 사지통증, 복통, 오심, 구토, 설사, 동공산대, 오한, 발열, 발한, 하품, 눈물, 콧물, 불안, 불면, 식욕감퇴, 피부홍조, 심계항진, 피부의 소름goose flesh이 나타난다. 금단 36시간 후에 근육경축, 초조, 불면, 맥박증가, 혈압상승, 구토, 설사가 반복해서 나타난다. 금단 48~72시간 후에 최고조에 달해 경련이 나타날 수 있다. 정신증상으로는 불안, 불면, 좌불안, 이자극성irritability 등이 있다.

신체적으로 건강하다면 사망은 드물다. 이후 5~10일에 걸쳐 서서히 회복된다. 이러한 증상변화는 개인차가 있다. 잔류증상으로 불면, 서맥, 체온조절장애, 약물갈망 등이 몇 개월간 지속되기도 한다. 기타 우울, 과민, 진전, 허약상태 등이 관련된다.

DSM-5-TR

아편유사제 금단 Opioid Withdrawal
F11.13 경도 사용장애 동반
F11.23 중등도 또는 고도 사용장애 동반
F11.93 사용장애 비동반

ICD-10 및 한국 표준 질병 사인 분류

F11.3 아편유사제 사용에 의한 금단상태
  Withdrawal state due to use of opioids
F11.4 아편유사제 사용에 의한 섬망을 동반한 금단상태
  Withdrawal state with delirium due to use of opioids

5. 비특정 아편유사제 관련 장애

unspecified opioid-related disorder

DSM-5-TR

F11.99 Unspecified Opioid Related Disorder
이는 아편유사제 관련 장애에서 보이는 증상들이 있고, 사회나 직장 및 다른 중요한 영역에서 임상적으로 의미 있는 고통과 결함이 있지만, 아편유사제 관련 장애나 어떠한 물질 관련 및 중독장애의 진단기준에 충족되지 않는 경우에 해당된다(ICD-10-CM에서는 F11.9로 coding).

6. 기타

아편유사제 유도성 정신장애opioid-induced mental disorders
DSM-5-TR에서 아편유사제 유도성으로 정신병적 장애, 양극성 장애, 우울장애, 불안장애, 수면장애, 성기능장애, 경도 및 주요 신경인지장애 등이 있다. 이들은 각각 해당 장애의 챕터에 물질/약물 유도성 장애로 기술된다. 예를 들어 아편유사제 유도성 우울장애는 우울장애에 기술되어 있다.

ICD-10 및 한국 표준 질병 사인 분류

F11.5 아편유사제 사용에 의한 정신병적 장애
F11.6 아편유사제 사용에 의한 기억상실증후군
F11.7 아편유사제 사용에 의한 잔류 및 만기-발병 정신병적

F11.8 아편유사제 사용에 의한 기타 정신 및 행동 장애

헤로인 행동 증후군heroin behavior syndrome : 청소년 의존자들이 대체로 보이는 행동양식이다. 즉 감추어진 우울증(대개 불안을 동반한 격정형이 많음)이 있고 수동 공격형의 충동성, 실패에 대한 공포 등이 있으며, 열등감, 무망감, 공격성 등을 감추기 위해서 또는 항불안 목적으로 약물을 사용한다. 참을성이 없고 대응전략이 부족하기 때문에 즉각적 만족을 추구한다. 무능감으로 인해 삶의 상황을 약물사용으로 일시적으로 통제하려 한다. 같이 약물을 사용함으로써 친구와 사회적 대인관계를 유지하고자 한다.

7. 예후

대개 만성적이고 재발이 심하다. 치료하더라도 12개월 이내 98%에서 재발하는 등 예후가 좋지 않다. (한편 베트남전 군인으로 아편류를 남용하였던 사람들은 전후 고향으로 귀환한 후 단지 2% 이내만 남용자로 남았다고도 한다.) 여러 합병증으로 사망률도 높다.

합병증

점막의 분비가 줄어 입과 코가 마르며, 장운동도 저하되어 변비가 나타난다. 동공이 축소되어 시각장애가 있고, 잦은 주사로 정맥혈관이 경화되며, 주사자국이 많다. (혈관을 사용할 수 없게 되면 피부에 주사하기도 하는데, 염증이 생길 수 있다.) 오염된 주삿바늘로 인한 감염이 나타날 수 있는데, 주사 부위의 염증 이외에, tetanus, botulism, 간염, 매독, HIV-AIDS 등이 감염될 수 있다. 결핵도 흔히 발견되는 문제이다. 따라서 사망률도 높다. 코로 흡입하는 경우(snorting) 코 점막에 상처가 생기고 nasal septum에 구멍이 나기도 한다. 아편유사제에 대한 알레르기가 있는 경우 anaphylactic shock이 나타날 수 있다. Meperidine과 MAOI를 병용하면 격정, 혼수, 경련, 사망 같은 심각한 상호작용이 나타날 수 있다.

성기능장애도 흔한데, 성불능impotence, 불규칙한 월경, 불임 등이다. 여성 환자에서 태어난 영아는 저체중일 뿐 아니라 이미 아편유사제 의존을 가지고 있는 수가 많아 출산 후 금단증상을 보이는데, 이는 소아의 생명을 위협한다.

과량복용, 폭력, 사고와 상해, 그리고 자살 등으로 사망에 이르기도 한다.

동반장애 : 다른 물질 사용장애가 많다. 기타 우울증, 불안장애, 반사회적 성격장애 등이 많이 동반된다. 남용물질을 구하기 위해 범죄를 저지르는 수가 많다.

8. 치료

제독

중독상태라 하더라도 과량복용이 아니라면 세심한 관찰과 기도확보와 심장, 호흡, 체온 기능 등 관련된 신체 및 정신 상태에 대한 대증요법으로 충분하다.

과량일 경우 기도를 확보하고 필요하면 ventilator를 사용하고, 아편류 길항제opiate antagonist를 투여한다. 대개 체중 70kg당 naloxone 0.8mg을 정맥주사하고 15분 기다린 다음 호흡증가와 동공확대 등 반응이 없으면 1.6mg을 투여하고 15분 기다리며, 반응이 없으면 3.2mg을 투여한다. 성공적이면, 0.4mg을 1시간마다 투여한다. 이는 약물에 의존된 환자에서 몇 분 내에 금단증상을 야기할 위험도 있다. (따라서 naloxone은 진단 목적으로도 사용된다.)

초급속 해독ultrarapid detoxification은 전신마취하에서 아편류 길항제를 사용하여 금단을 촉진하는 것으로, 신중히 사용해야 한다.

복합물질 과량polysubstance overdose 시 아편류 중독에서 회복하여도 다른 약물의 중독증세가 여전히 나타나므로 이에 대한 조치가 필요하다.

금단증상 치료

증상 평가 척도를 사용하여 그 결과를 기초로 금단치료를 진행한다. 첫째, 대치치료로 헤로인 같은 아편유사제의 금단증상에는 평소 사용하던 약물 대신 methadone을 사용하여 격심한 금단증상을 억제시킨다. 대개 하루 20~80mg이 적절하나 경우에 따라 120mg까지 사용한다. Methadone의 작용시간이 24시간이므로 하루 1회 투여가 적당하다. 헤로인에 대한 금단증상이 없어지더라도 methadone은 그 자체 의존성이 있으므로 그에 대한 금단증상이 없어질 때까지 methadone 치료를 유지한다. [전문치료에서가 아니라면 대치약물은 3일(72시간) 이상 주지 못한다. 이를 '3-day rule'이라 한다. 그러나 필요하다면 더 연장할 수도 있다.] 다른 대치약물로 buprenorphine(μ-수용체강화제) 하루 8~10mg는 외래에서 사용할 수 있다. Buprenorphin은 partial agonist로 금단증상을 거의 일으키지 않으며 제독효과를 methadone보다 빠르게 나타나나 장기적 효과는 보다 적다. 둘째, 금단증상 자체에 대한 치료로서, clonidine(0.1~0.3mg 하루 3, 4회)을 금단증상을 차단하기 위해 제독 시 사용할 수 있다. 경한 금단증상이나 불안상태 및 불면증에 대해서는 benzodiazepine을 줄 수 있다.

장기 유지 요법

Methadone 유지요법 : 장기적으로 methadone을 남용 아편유사제에 대치하여 투여한다. 용량은 금단증상을 조절하되 다행감이나 진정작용은 일어나지 않는 정도(대개 1일 20~80mg)로 한다. 그리하여 점차 감량하여 나간다. Methadone 감량 시 나타나는 금단증상은 clonidine으로 치료할 수 있다. 이 방법은 약물효과가 길어 투여하기 간편하고 환자의 협조를 구하기 쉬우며 보다 편안하고 인간적인 방법이다. 그러나 환자가 약물을 몰래 다시 사용하기 쉽다. (같은 방식으로 최근 장기작용 약물인 buprenorphine을 사용하기도 한다.)

임산부가 남용하였을 때, 금단은 태아에 위험하다. 따라서 소량의 methadone으로 유지치료를 출산 시까지 계속하며, 태어난 신생아가 보이는 금단증상은 소량의 아편진통제*paregoric*로 치료한다.

Naltrexone은 장기작용 antagonist로, 제독이 끝난 후 유지치료로 주 3회 투여한다.

기타: Cyclozocine, naloxone, naltrexone 등 길항제를 투여하면 쾌감이 차단되고 고통스러운 금단증상이 나타나므로 약물을 구하는 행동에 탈조건화*deconditioning*를 일으켜 치료효과를 본다. 그러나 환자의 협조를 얻기 어렵다.

정신사회적 치료

이러한 치료에 있어 중요한 것은 환자-의사 간의 관계가 긍정적이며 확고해야 한다는 것이다. 특히 환자의 동기, 방어기제, 적응상태에 대해 정신치료적 도움이 필요하다. 가능하다면 모든 종류의 정신치료기법을 다 동원한다. 마약중독은 범죄가 아니라 질병이라는 인식이 필요하다. 직업적 재활치료가 필요하며 퇴원 후에도 정기적으로 의사를 방문케 해야 한다. 다른 정신과적 장애가 동반된 경우가 많으므로 넓은 개념의 치료전략도 필요하다. 주사기에 의한 AIDS 전염 같은 문제도 잘 교육해야 한다. (따라서 선진국의 경우 AIDS 예방을 위해 정부가 깨끗한 주삿바늘과 더불어 약물까지 무료로 공급하고 있다.)

단약동맹斷藥同盟 *Narcotic Anonymous*; NA

AA의 12단계(표 24-2 참조)의 원칙처럼 NA는 마약남용 환자들의 자조집단이다.

치료공동체*therapeutic community*

동기가 뚜렷한 물질남용자들의 거주 공동체로, life-style의 전적인 변화가 목표이다. 즉 금단과 개인적으로 정직, 책임감, 유용한 사회적 기술 등을 발전시키고, 반사회적 및 범죄적 행동을 제거하는 것이다. 지도자는 대개 과거 남용자이다. 치료방법은 바깥세계와 친구들로부터의 격려, 집단적 직면*confrontational group* 등이며, 약물치료를 병행할 수 있다. 상당기간 거주하게 되며 공동체 내에서 자제심을 보이는 수준에 따라 퇴원이 결정된다. 그러나 입소하더라도 초기에 탈락하는 비율이 높다.

VIII. 진정제, 수면제 또는 항불안제 관련 장애

1. 개념

진정수면제鎭靜睡眠劑 *sedative hypnotic* 및 항불안제抗不安劑 *anxiolytic* 등은 주로 benzodiazepine계 약물과 barbiturate계 약물, 그리고 기타 수면제들이다(제35장 약물치료 및 기타 생물학적 치료 참조). 이들 약물은 주관적 긴장감을 줄이고 정신적 안정과 강한 다행감을 유도한다. 불안장애 환자에서는 비교적 남용자가 적으나 알코올남용이 있으면 진정수면제 남용위험도 커진다.

약리학

GABA$_A$ 수용체 콤플렉스에 작용한다(제35장 약물치료 및 기타 생물학적 치료 참조). 이들 약물은 상호 간에, 그리고 알코올과 교차내성을 갖는다. 또한 다같이 탈억제작용이나 특이성 공격적 반응*idiosyncratic aggressive reaction*이 나타날 수 있다.

Barbiturate계 약물: Secobarbital, pentobarbital, phenobarbital, amobarbital 등. Benzodiazepine보다 남용위험이 크다.
Non-barbiturate계 수면제: Methaqualone, glutethimide, chloral hydrate, ethchlorvynol 등.
Benzodiazepine계 약물: Benzodiazepine 중에는 flunitrazepam, diazepam, alprazolam, lorazepam, zolpidem 등이 남용위험이 크고, clonazepam, chlordiazepoxide 등은 보다 적다.

역학

Benzodiazepine이 시장에 나오면서 barbiturate 사용은 감소하였다. 1970~1980년대에 세계적으로 benzodiazepine계가 널리 남용된 적이 있었으나 적절한 통제로 이후 많이 줄어들었다. 우리나라에서도 한때 남용이 심각하였으나, 현재는 상당히 통제되고 있다.

미국의 경우, 1960년대 한때 benzodiazepine계 항불안제의 남용자가 많아져서 인구의 15%가 이들 약물을 복용한 적이 있었으나 지금은 많이 줄었다. 여성과 백인에, 그리고 20~30대에 많다. 최근 18세 이상 성인에서 진정수면제 및 항불안제 사용장애의 1년유병률은 0.2%라 한다. 남성에서 여성보다 조금 많으나, 청소년 나이에서는 여성에 많다. 나이가 많아질수록 유병률은 감소한다. 응급실에 오는 물질남용자의 1/4~1/3이 이 약물들의 사용장애자들이다. 코카인, 펜시클리딘, 환각제 등의 남용자들은 금단증상을 경감시키기 위해, 아편유사제 남용자들은 다행감을 증진시키기 위해 이 약물들을 병용한다. 반면 barbiturate 남용은 40대 이상에 많다.

2. 진정수면제 또는 항불안제 사용장애
Sedative-, Hypnotic-, or Anxiolytic-use disorder

사용양상은 대체로 세 가지 경우가 있는데, 유희(쾌락) 목적으로 사용, 복합물질남용의 일부로 사용, 그리고 의학적 목적의 사용 등이다. Benzodiazepine계 항불안제는 다른 진정수면제에 비해 다행감은 적으나, 심리적 의존이 강하며, 내성은 빠르게 발달한다. 약리학적으로 barbiturate계 약물보다 대량에도 안전하다.

대개 처음에는 불면증 또는 불안 때문에 의사 처방에 의해 수면용으로 계속 사용하다가 점차 낮에 불안 해소용으로 사용하게 되고, 내성이 생겨 증량하게 되며, 그러다가 모르는 사이에 중독자가 된다. 또는 다른 남용자들의 유혹 때문에 또는 흥분제의 중독증상을 진정시킬 목적으로 사용을 시작하기도 한다.

몇 개월간 매일 사용하면 의존이 생긴다.

경구로 투여될 때의 목적은 다행감*euphoria* 내지 하이*high*를 체험하기 위한 것과 지속적 평안함을 얻기 위한 것 두 경우가 있다. 전자는 젊은 층에 많고 후자는 중년의 중산층에 많다. 술 또는 amphetamine 등 다른 남용약물들과 같이 복용하기도 한다. 약을 중단하였을 때 나타나는 금단증상을 불안, 불면의 재발로 오인하고 약을 다시 먹게 된다. 급기야 빠른 효과 또는 최대효과를 위해 정맥주사 등 무리한 방법이 동원된다.

주요 합병증은 과량 독성과 사고유발(넘어짐, 교통사고), 그리고 탈억제반응(행동학, 논쟁, 싸움), 직업 및 사회생활에서의 장애 등이다. 알코올과 병용하면 특히 위험해진다.

DSM-5-TR

진정수면제 또는 항불안제 사용장애
   Sedative, Hypnotic, or Anxiolytic use disorder
특정형: **조기 관해 상태**
   지속적 관해 상태
특정형: **진정수면제 또는 항불안제의 사용이 제한되는 환경에 있음.**
심각도에 따른 특정형
   F13.10 경도
   F13.11 경도 조기 관해 또는 경도 지속적 관해
   F13.20 중등도 또는 고도
   F13.21 중등도 또는 고도, 조기 관해 또는 지속적 관해

ICD-10 및 한국 표준 질병 사인 분류

F13.1 진정제 또는 수면제의 유해한 사용
   Harmful use of sedatives or hypnotics

3. 진정수면제 또는 항불안제 중독*intoxication*

약물복용 중에 문제 있는 행동적 및 심리적 변화가 나타난다. 예를 들어 부적절한 성행동, 공격적 행동, 감정적 불안정성 등 절제가 없어지고, 판단장애 등을 보인다. 다음 증상들 중 하나 이상이 나타난다: ① 말이 느려짐*slurred speech*, ② 운동 부조화*indordination*와 ③ 비틀거림*unsteady gate*, ④ 안구진탕, ⑤ 주의력과 기억력 등 인지장애, ⑥혼미와 혼수 등.

기타 기분이 유동적이며, 사회적·직업적 기능장애가 오고, 꿈과 같은 상태, 다행감이 느껴지며 말이 많아지고 비현실감*derealization* 또는 이인증을 느낀다.

신체적으로는 호흡, 맥박 등이 느려지고 혈압이 떨어진다. 과량에 의한 중추신경계 독성은 매우 위험하다. 다량 복용하면 호흡마비, 혼수, 심혈관계 장애, 그리고 사망에 이른다. 항불안제의 중독증상이나 금단증상은 barbiturate계 약물에 비해 가벼운 편이다. 최종적 진단은 혈액에서 약물을 측정하는 것이다.

DSM-5-TR

진정수면제 또는 항불안제 중독
   Sedative, Hypnotic, or Anxiolytic Intoxication
F13.120 경도 사용장애 동반
F13.220 중등도 또는 고도 사용장애 동반
F13.920 사용장애 비동반

ICD-10 및 한국 표준 질병 사인 분류

F13.0 진정제 또는 수면제 사용에 의한 급성 중독
   Acute intoxication due to use of sedatives or hypnotics

4. 진정수면제 또는 항불안제 금단*withdrawal*

약물을 금단한 지 수 시간 내지 수일 내, ① 자율신경계 과잉활동성, ② 손의 진전, ③ 불면, ④ 오심 또는 구토, ⑤ 일시적 시각, 촉각, 청각의 환각 또는 착각, ⑥ 정신운동 격정, ⑦ 불안, ⑧ 대발작, 경련 중 2개 이상이 나타난다.

DSM-5-TR

진정수면제 또는 항불안제 금단
   Sedative, Hypnotic, or Anxiolytic Withdrawal
F13.130 경도 사용장애 동반
F13.230 중등도 또는 고도 사용장애 동반
F13.930 사용장애 비동반
특정형: **지각장애 동반***with perceptual disturbance*: 드물지만 현

실검정이 있는 상태에서 환각, 또는 섬망이 없는 상태에서 청각적, 시각적 또는 촉각적 착각이 있다.

F13.132 경도 사용장애 동반, 지각장애 동반
F13.232 중등도 또는 고도 사용장애 동반, 지각장애 동반
F13.932 사용장애 비동반, 지각장애 동반

ICD-10 및 한국 표준 질병 사인 분류

F13.3 진정제 또는 수면제 사용에 의한 금단상태
F13.4 진정제 또는 수면제 사용에 의한 섬망을 동반한 금단상태

기타 무력감, 자율신경계 기능항진(발한, 심계항진), 기립저혈압 등이 나타난다. 가벼울 수도 있지만 생명이 위험하기도 하다. 다른 수면제, 항불안제, 알코올 등과 교차내성이 있다. 단기작용 약물에서 장기작용 약물에서보다 증상발현이 더 급격하다. 이 금단증상은 원래의 불안상태 재발이나 악화와 감별해야 한다.

5. 기타

DSM-5-TR

F13.99 비특정 진정수면제 및 항불안제 관련 장애 Unspecified Sedative-, Hypnotic-, or Anxiolytic-Related Disorders
진정수면제 및 항불안제 관련 장애의 특징적 증상들이 있으나, 특정 진정수면제 및 항불안제 관련 장애나 물질 관련 및 중독 장애 집단의 전체 진단기준을 충족시키지 않는 경우에 진단한다.

진정수면제 및 항불안제 유도성 장애

other sedative-, hypnotic-, or anxiolytic-induced disorders

DSM-5-TR에서 진정수면제 및 항불안제 유도성으로 정신병적 장애, 양극성 장애, 우울장애, 불안장애, 수면장애, 성기능장애, 경도 및 주요 신경인지장애 등이 있다. 이들은 각각 해당 장애의 챕터에 물질/약물 유도성 장애로 기술된다.

CD-10 및 한국 표준 질병 사인 분류

F13.5 진정제 또는 수면제 사용에 의한 정신병적 장애
F13.6 진정제 또는 수면제 사용에 의한 기억상실증후군
F13.7 진정제 또는 수면제 사용에 의한 잔류 및 만기-발병 정신병적 장애
F13.8 진정제 또는 수면제 사용에 의한 기타 정신 및 행동 장애
F13.9 진정제 또는 수면제 사용에 의한 상세불명의 정신 및 행동 장애

6. 치료

우선 예방을 해야 한다. 의사가 약물을 처방할 때 알코올이나 기타 약물을 남용하는 사람이라면 조심해야 하는바, 처방하더라도 단기간 처방하며, 끊을 때도 서서히 감량한다. 금단치료가 끝나면 정신치료와 가족 및 사회적 도움을 받는 방향으로 나아간다. 정신사회적 치료는 알코올 등 다른 물질 사용장애의 경우와 유사하다.

제독

과량 복용 시: 응급치료로서 생명징후 감시와 자세한 병력조사, 소변 또는 혈액 내 약물과 알코올 농도 확인, 위세척, 활성숯*activated charcoal* 투여, 뇌기능 감시, 정맥주사 경로의 확보, 호흡기 확보 등이다. Benzodiazepine 과량 중독 시에는 길항제인 flumazenil을 응급으로 사용할 수 있다.

금단증상의 치료: 장기 사용하다가 갑자기 중단하면 심각한 금단증상이 생기기 때문에 중독상태를 파악하는 것이 중요하다. 입원하여 대증요법을 시행한다. 평소 사용하던 용량의 약물을 일단 주고 금단증상을 모니터하면서 조금씩 감량해 나간다(tapering). 입원 시는 매일 10%씩 감량하고, 외래치료 시에는 매주 또는 2주 만에 10%씩 감량해 나간다. 또는 장기작용 약물인 diazepam이나 clonazepam을 대신 주었다가 점차 감량하거나, 내성이 없다고 알려진 다른 향정신성 약물로 대치한 후 감량하기도 한다.

금단증상인 경련을 치료하기 위해 carbamazepine을 사용할 수 있다. 특히 경련유발 위험 때문에 barbiturate 남용은 모든 약물남용 중 가장 위험하다. 그러므로 같은 약물을 적당량 투여하면서 점차 감량해 나가야 한다.

내성검사*tolerance test***:** 금단을 위한 적당량 투여는 이 테스트 결과에 따른다. 의심되는 환자가 입원한 다음 날 아침 시험용량으로 phenobarbital 200mg을 투여해 본다. 그 결과 환자가 졸려 하면 내성이 거의 없다는 상태를 의미한다. 그러나 신경증상, 즉 보행장애, 안구진탕, 안검하수*blepharoptosis*, Romberg sign이 나타나면 상용량이 500mg 이내임을 알 수 있다. 보행장애와 발음장애가 있으면 500~600mg, 안구진탕만 있으면 700~800mg, 아무 변화가 없으면 900mg 이상을 복용하고 있었다는 뜻이다. 금단과정은, 내성검사로 정해진 용량을 장기작용 약물인 phenobarbital로 환산한 후 대치투여한 후 금단증상이 없으면 2~3일 후 30% 감량하고 이후 며칠마다 10~15%씩 점차 감량해 나가는 것이다. 용량은 barbiturate계 약물 100mg당 phenobarbital 30mg으로 계산한다.

예방 조처

다음과 같은 진정수면제 남용 우려가 있을 때, 처방을 피하거나 제한한다: 알코올이나 약물사용 문제의 병력이 있을 때, 반사회적 및 경계성 성격장애가 있을 때, 물질사용의 가족력이 있을 때 등.

소위 'red plag'(환자가 남용약물의 처방을 받으려고 시도한다는 징후)에 대해 인지하고 있어야 한다: 처방전을 잃어버렸다고 주장함, 통제약물이 필요하다고 극적으로 요청함, 재처방을 조기에 자주 요청함, 다른 약물에 대한 알레르기를 핑계로 특정 통제약물을 요청함, 통증과 불안을 핑계로 약물을 요청함, 여러 다른 의사에게 처방을 받음('의사쇼핑').

IX. 자극제 관련 장애

1. 개념

자극제刺戟劑 *stimulant*에는 암페타민*amphetamine*계와 코카인*cocaine*계 두 계열이 있다. (자극제들은 중추신경자극제 또는 정신자극제*psychostimulant*, empathogen 또는 entactogen으로도 불린다. 이들 약물은 소아의 주의력결핍과다활동장애, 기면증*narcolepsy*, 비만 치료제로 쓰이기도 한다.) 효과는 각성(잠을 깨게 함, alertness), 에너지 증가, 신체활동 증가 등이다. (넓은 의미에서 담배의 니코틴, 커피의 카페인도 자극제이다.) 복용경로는 경구, 주사, 피우기, 흡입 등이다.

암페타민*amphetamine*계 약물

여기에는 amphetamine(benzedrine), dextroamphetamine(dexedrine), methamphetamine(methedrine, 필로폰) 등이 포함된다. 암페타민 유사물질*amphetamine like substance*로는 methylphenidate(substituted phenethylamine의 일종), pemoline, methcathinone(cathione의 한 유도체), 그리고 생약으로 동아프리카 지역의 khat(유효성분 cathione)와 ephedra잎, 처방약물인 에페드린*ephedrine*, phenyl propanolamine 등이 있는데, 모두 자극제와 같은 효과를 나타낸다. 이 약물들은 각성효과를 나타내며 감정을 고양시키고 에너지를 올리며, 업무수행을 개선하며, 성감을 증강시키고 식욕을 감퇴시킨다. (신체적으로는 자율신경계를 과각성시키고, 고혈압과 빈맥을 유도하고 동공을 산대시킨다.)

암페타민은 19세기 말 처음으로 합성되었다. 1930년대까지 거담제*decongestants* 효과가 있다고 하여 감기치료에 사용되었으며, 이후 기면증, 뇌염 후 파킨슨병, 우울증 및 무력상태, 주의력장애 등에 사용되기도 하다가, 1970년대부터 정신활성물질로 널리 남용되기에 이르렀다. 이 약물들은 정신을 차리게 하고 수행능력을 증진시키고 다행감을 불러일으킴으로써 시험준비 중의 학생들, 장거리 운전기사들, 마감에 쫓기는 회사원들, 경쟁 중의 운동선수들, 영감을 구하는 예술가들, 야간 공장노동자들, 전투 중의 병사들 등에서 남용되어 왔다. 근년에는 살 빼는 약*diet pill*으로 또는 오락용으로 심지어 공부 잘하게 하는

약으로 남용되기에 이르렀다.

이후 불법제조자들이 소위 designer amphetamine(합성 암페타민 또는 substituted amphetamines이라고도 함)을 합성하기 시작하였다. 이들은 대개 phenethlyamine이나 암페타민을 구조상 기본으로 하여 methyl기 등이 결합된 것이다. 예를 들어 암페타민에 methyl이 결합하면 methamphetamine(필로폰)이 된다. 이는 대개 serotonin계 작용[R(−) isomer에 의한 LSD와 같은 효과]과 도파민계 작용[S(+) isomer에 의한 암페타민 효과]을 겸하기 때문에 각성작용과 더불어 환각효과도 있다. 기타 phentermine, fenfluramine, methylenedioxymethamphetamine(MDMA)(일명 엑스터시), methylenedioxyamphetamine(MDA), methoxymethylenedioxyamphetamine(M-MDA), bupropion(항우울제) 등이 있다.

우리나라의 경우, 태평양전쟁 동안 일본제국이 군인의 사기를 높이기 위해 필로폰(metamphetamine)을 생산하였는데, 이것이 종전 후 일본을 거쳐 1950년대부터 우리나라에도 남용문제를 일으켰다. 1970년대 이후 국내에서 밀조 된 필로폰의 일본 밀수출이 점점 어려워지면서 필로폰의 국내유통과 남용이 확산되었다.

암페타민형 약물

각종 교감신경작용제*sympathomimetic*들이 여기에 해당되며 남용 우려가 있다. 대표적인 ephedrine이 여러 종류의 감기약, 진해제들 속에 포함되어 있다. 기타 phendimetrazine, diethylpropion, benzphetamine, modafinil 등이 있다. Look-alike는 암페타민 효과를 내는 약물로, 카페인, ephedrine 및 phenylpropanolamine 등의 합제로 시판되는 살 빼는 약이나 기침약, 진해거담제 같은 약물이다. 이들도 자극효과로 남용의 우려가 있으며, 고혈압 위기를 나타내는 등 위험하다. 'Look-alike'에 대한 법적 제재를 피하기 위해 요즘은 조성이 유사한 'act-alikes'가 불법적으로 만들어지고 있다.

코카인*cocaine*

코카인은 남미에서 자라는 관목 Erythroxylon coca에서 추출되는 알칼로이드*alkaloid*로, 습관성, 중독성이 매우 강하고 남용이 심하기 때문에 매우 위험한 자극제이다. 효과는 암페타민류와 유사하나 워낙 광범위하게 남용되므로 따로 분류하고 있다. 효과는 다행감, 탈억제, 성적 흥분, 자존심 증강 등이다.

코카인은 1880년대 분리되어 국소마취제로 사용하기 시작하였는데, 한때 만병통치약으로 널리 사용되었다. (S. Freud도 한때 이의 임상효과를 연구한 바 있다.) 그러다가 조만간 자극작용이 알려져 남용되기 시작하였다. (한동안 Coca-Cola의 주성분이기도 하였다.) 1914년 코카인은 모르핀과 헤로인과 더불어 마약으로 분류되어 세계적으로 사용이 통제되기 시작하였다. 순수한 자유염기*free base* 형태로 피울 때 효과가 강하고 빠르게 나타난다고 한다.

역학

암페타민계 약물: 암페타민계 약물은 전 세계적으로 대마 다음으로 흔히 남용되는 물질이다. 그중 methamphetamine이 최근 더 흔히 남용되기 시작하고 있다. 우리나라에서도 필로폰이라 하여 한때 유행하였다. 미국의 경우 복용과 의존의 평생유병률은 1.5%로, 주로 20대 전후의 젊은 층에 많다. 이들 약물은 잠과 피로감을 좇아 주기 때문에 높은 각성상태를 요하는 직업을 가진 사람들, 예를 들어 학생, 운동선수, 운전사, 연예인, 사업에 바쁜 사람들, 그리고 약물을 쉽게 구할 수 있는 직업의 사람들(의료인)에서 남용이 많다. 살을 빼기 위한 목적으로 복용하다가 남용하게 되기도 한다.

코카인: 국내에서는 아직 드물지만, 미국의 경우 전 인구의 10%가 코카인을 사용하고 있으며, 남용과 의존의 평생유병률은 2%이다. 주로 18~25세 사이 남성에 많다. 현재 미국에서는 위험성에 대한 계몽운동 때문에 남용자가 감소하는 추세에 있다. 흡입자는 대개 다른 약물도 동시에 남용하는 경우가 많다.

약리학

암페타민계 약물: 빨리 흡수되며 반복사용에 내성이 발생하나, 습관성 중독은 코카인보다 덜하다. 시냅스에서 아민신경전달물질, 주로 도파민의 유리를 증가시킨다. 따라서 교감신경작용제 *sympathomimetic*로 불리기도 한다. 작용부위는 보상회로로 알려진 ventral tegmental area에서 대뇌피질과 변연계로 투사되는 도파민체계이다. 암페타민의 D-isomer는 크리스털 형태로 crystal-METH로 불리는데, 효과가 D-, L-isomer의 혼합체보다 강하다. Designer amphetamine은 도파민, norepinephrine, serotonin 유리를 자극한다. 그래서 자극효과와 더불어 환각효과도 나타낸다. 이들 약물의 혈중반감기는 대체로 7~19시간이며, 주로 간에서 대사된다. 약염기이므로 소변의 산성화를 통해 배설을 촉진시킬 수 있다. Methylphenidate는 덜 중독적인데, 도파민 재흡수 차단효과가 있기 때문일 것으로 본다.

코카인: 작용기전은 도파민 재흡수 차단이다. 그 결과 D_1, D_2 수용체가 활성화한다. Norepinephrine과 serotonin 재흡수도 차단한다. 뇌혈류량을 감소시킨다. PET검사 시 코카인을 갈망할 때 mesolimbic dopamine system이 활성화함을 볼 수 있다. 효과는 다행감으로 매우 강력하며 1회 복용으로도 심리적 의존이 생긴다. 정맥주사나 코로 흡입하였을 때 즉시 효과가 나타나 30분~1시간 효과가 지속된다. 국소마취의 효과도 있다. 위장에서 분해되므로 주로 코로 흡입하여 점막을 통해 흡수시키거나, 정맥 또는 피하로 주사한다. 혈중반감기는 30~90분이다. 반복 투여하면 내성과 신체적 의존이 빠르게 발현되며 중지하면 금단증상도 나타난다. 크랙*crack*은 자유염기의 순수 알칼로이드로 추출된 형태의 코카인으로, 주로 피우기로 흡입되며 효과가 가장 강력하다.

(ICD-10에서는 암페타민계 약물을 제외한 기타 자극제에 코카인과 카페인을 포함시키고 있다.)

2. 자극제 사용장애*stimulant use disorder*

암페타민류는 복용하거나 정맥주사한다. 코카인은 주로 가루형태로 코로 흡입되나, 정맥주사하기도 한다. 특히 코카인은 자유염기*free base* 형태(크랙*crack*)로 피우기도 하는데, 효과는 정맥주사만큼 빠르게 나타나며 한두 번 사용에도 강한 약물사용에 대한 갈망을 야기하는데, 심혈관장애를 일으켜 사망에 이를 수 있어 위험하다.

DSM-5-TR

자극제 사용장애*Stimulant Use Disorder*

(암페타민류와 기타 자극제 그리고 코카인을 구분하여 기술하고 있다.)

특정형: 조기 관해 상태
　　　　지속적 관해 상태
특정형: 자극제의 사용이 제한되는 환경에 있음.
심각도에 따른 특정형
　F15.10 경도(암페타민 및 기타)
　F15.11 경도, 조기 관해 또는 지속적 관해(암페타민 및 기타)
　F15.20 중등도 또는 고도(암페타민 및 기타)
　F15.21 중등도 또는 고도 조기 관해 또는 지속적 관해(암페타민 및 기타)
　F14.10 경도(코카인)
　F14.11 경도 조기 관해 또는 지속적 관해(코카인)
　F14.20 중등도 또는 고도(코카인)
　F14.21 중등도 또는 고도 조기 관해 또는 지속적 관해(코카인)

ICD-10 및 한국 표준 질병 사인 분류

F14.1 코카인의 유해한 사용*Harmful use of cocaine*
F15.1 카페인을 포함하는 기타 흥분제의 유해한 사용*Harmful use of other stimulants, including caffeine*

3. 자극제 중독*stimulant intoxication*

자극제 복용 중에 문제 있는 행동적 또는 심리적 변화를 보인다. 예를 들어 다행감, 감정적 둔마, 사회성 변화, 과민, 대인관계에서의 예민성, 불안, 긴장 또는 분노, 상동적 행동, 판단 장애 등을 보인다. 신체변화로, 다음 중 2개 이상이 나타난다: ① 빈맥 또는 서맥, ② 동공산대, ③ 고혈압 또는 저혈압, ④ 발한*perspiration* 또는 한기*chilling*, ⑤ 오심 또는 구토, ⑥ 체중감소, ⑦ 정신운동 격정 또는 지연, ⑧ 근육의 약화, 호흡 저하, 흉통 또는 심장부정맥, ⑨ 혼동, 경련, 운동장애, dsytonia, 또는 혼수.

DSM-5-TR

자극제 중독 Stimulant Intoxication

F15.120 경도(암페타민 및 기타) 사용장애 동반

F15.220 중등도 또는 고도(암페타민 및 기타) 사용장애 동반

F15.920 (암페타민 및 기타) 사용장애 비동반

　(코카인에 대해서는 F14.xxx로 표시)

특정형: **지각장애 동반**with perceptual disturbance: 드물지만 현실검정이 있는 상태에서 환각, 또는 섬망이 없는 상태에서 청각적, 시각적 또는 촉각적 착각이 있다.

F15.122 경도(암페타민 및 기타) 사용장애 및 지각장애 동반

F15.222 중등도 또는 고도(암페타민 및 기타) 사용장애 및 지각장애 동반

F15.922 (암페타민 및 기타) 사용장애 비동반, 지각장애 동반

　(코카인에 대해서는 F14.xxx로 표시)

ICD-10 및 한국 표준 질병 사인 분류

F14.0 코카인 사용에 의한 급성 중독

Acute intoxication due to use of cocaine

F15.0 카페인을 포함하는 기타 흥분제 사용에 의한 급성 중독

Acute intoxication of other stimulants, including caffeine

흔히 암페타민류 소량에서는 다행감, 고양, 친밀감, 주의기능 증가, 업무수행능률 증가, 자신감 증가, 성감 증가, 피로 감퇴, 식욕 상실, 통증에 대한 둔감 등이 나타난다. 동시에 불안, 공황, 흥분, 착란, 과민, 대인관계에서의 예민상태, 진전, 그리고 신체적으로 심계항진, 동공산대, 부정맥, 혈압 상승 또는 저하, 흉통, 호흡억제, 발한, 오한, 오심, 보행실조, 진전, 구토, 설사, 성욕 증가 또는 감퇴 등 자율신경계 자극증상들이 나타난다. 식욕상실로 체중이 감소한다. Designer amphetamine은 자극효과와 더불어 LSD 같은 환각효과도 나타낸다.

코카인의 중독증상은 암페타민과 유사하다. 가장 뚜렷한 효과는 고양, 다행감, 능률 상승의 느낌, 인지기능 개선 및 자신감 등으로 1회 사용만으로도 의존이 생길 수 있다. 그래서 며칠간 지속적으로 과량사용binge하기도 한다(계속 사용하면 민감화sensitization가 나타나 효과가 극대화되는 것 같다). 대량의 지속적 사용 후 탈진, 무력, 배고픔, 과수면이 나타나며, 회복되면 또다시 과량사용을 시도한다. 반복해서 사용하다 보면 내성이 생기고 과량에 독성이 나타나게 된다.

동시에 부정적 효과도 나타난다. 암페타민의 경우 섬망이 나타나고 공격적이 되며 격정, 우울, 편집증, 환각상태가 되고, 경련이 나타나기도 한다. 경우에 따라 충동적으로 살인 등 폭력행위를 하기도 한다. 코카인의 경우에도 비슷하게 감정둔마, 과다각성hypervigilance, 공격성, 대인관계의 예민성, 긴장, 불안, 분노, 말이 많아짐, 상동적 행동, 판단장애, 사회적 기능

장애, 위험한 성행위 등이 나타난다. 더 나아가서 망상, 편집증적 사고장애, 관계망상, 생생한 환시, 환청, 환촉(전형적으로 피부 속으로 벌레가 기어가는 느낌, cocaine bug), 그리고 충동적인 공격적 행동 등이 나타난다. 2시간 내에 회복한다. 회복 시 심한 불쾌감과 격정을 경험한다. 이 때문에 다시 코카인을 취하거나 술이나 진정제를 복용하기도 한다.

기타 부작용

가벼운 암페타민 부작용에는 홍조, 창백, 청색증, 발열, 두통, 심계항진, 오심, 구토, 이갈기, 숨참, 진전, 보행장애 등이 있다. 심하면 뇌혈관계장애, 심장장애(심근경색 포함), 위장장애, 고혈압, 그리고 사망도 가능하다. 주사 때문에 AIDS나 간염이 전염되기도 한다. 임신 시 복용하면 태아의 발육지체가 나타날 수 있다. MDMA 복용 중 운동을 하면 고열(소위 rave)이 나타날 수 있다. 'Meth mouth'는 methamphetamine 남용자의 이빨과 잇몸의 손상을 말한다.

코카인의 경우 부작용은 가벼운 경우 코막힘(염증, 궤양, 출혈을 동반하는 수가 많다) 등이다. 심하면, 특히 크랙의 흡입에 의한 부작용에는, 기관지와 폐 손상, 주사 시의 세균감염과 AIDS 감염, 경련, 뇌혈관계장애(뇌출혈, 뇌경색 등) 등이 있을 수 있으며, 심지어 사망에 이를 수도 있다. 특히 코카인에 의한 관상동맥 수축에 의한 심근경색과 산소결핍에 의한 뇌손상은 죽음에 이르게 하는 심각한 합병증이다.

4. 자극제 금단stimulant withdrawal

암페타민류 또는 코카인의 장기남용 후 중단할 때 불쾌감과 다음 생리적 반응 중 2개 이상이 나타난다: ① 피곤, ② 생생한 불쾌한 꿈들, ③ 불면증 또는 과면증, ④ 식욕증가, ⑤ 정신운동의 지연 또는 격정.

기타 진전, 두통, 진땀, 근육통, 복통, 배고픔 등이 있다. 주로 약물을 요구하는 갈망craving이 강해진다. 흡입 시 비교적 의존이 약하다. 우울이 심하면 자살시도도 나타난다. 금단 2~4일간 가장 심하고 이후 일주일 내 소실된다. 코카인의 경우 신체적으로는 금단증상이 그리 급격하지 않다.

DSM-5-TR

자극제 금단 Stimulant Withdrawal

F15.13 경도(암페타민 및 기타) 사용장애 동반

F15.23 중등도 또는 고도(암페타민 및 기타) 사용장애 동반

F15.93 (암페타민 및 기타) 사용장애 비동반

　(코카인에 대해서는 F14.xx로 표시)

ICD-10 및 한국 표준 질병 사인 분류

F14.3 코카인 사용에 의한 금단상태

F14.4 코카인 사용에 의한 섬망을 동반한 금단상태
F15.3 카페인을 포함하는 기타 흥분제 사용에 의한 금단상태
F15.4 카페인을 포함하는 기타 흥분제 사용에 의한 섬망을 동반한 금단상태

5. 기타

자극제 유도성 정신장애stimulant-induced mental disorders

DSM-5-TR에 자극제 유도성으로 정신병적 장애, 양극성 장애, 우울장애, 불안장애, 수면장애, 성기능장애, 경도 및 주요 신경인지장애 등이 있다. 이들은 각각 해당 장애의 챕터에 물질/약물 유도성 장애로 기술된다.

암페타민 정신병amphetamine psychosis: 대표적인 자극제 유도성 장애이다. 이는 암페타민류 약물들에 의한 조현병과 유사한 상태의 정신병적 상태이다. 주 증상은 편집, 관계망상, 피해망상, 과격한 폭력행동, 과대망상, 모욕적 내용의 환청, 환시, 신체상의 변형, 과잉 성적 행동, 착란, 지리멸렬 등이다. 그러나 사고 내용에는 추상능력이 보존되고 있으며 괴이하지 않고, 감정둔마나 무언증alogia 등이 별로 없다는 점과 경과가 일주일 이내인 점 등이 조현병과 다르다. 감별진단할 것은 코카인중독, 조현병, 조증, 알코올 금단 등이다. 물질의 소변검사로 감별할 수 있다. 8~72시간 내 회복하나 망상은 10일 정도 오래갈 수 있다. 치료는 도파민을 차단하는 항정신병 약물을 사용한다.

기타 암페타민 유도 기분장애, 암페타민 유도 불안장애, 암페타민 유도 성기능장애, 암페타민 유도 수면장애, 기타 장애 등이 있다.

코카인 유도성 정신병cocaine-induced psychotic disorder: 코카인 중독 시 피해망상, 성욕증가, 환청, 괴상한 행동, 폭력을 보일 때이다. 이때 살인행위 같은 난폭성이 나타날 수도 있다. 감별진단할 것은 불안장애, 조증, 조현병, 진전섬망 등이다.

기타 코카인 유도성 장애로 코카인중독 섬망cocaine intoxication delirium 등이 나타날 수 있다.

장기남용에 따라 행동변화가 나타나는데, 과민성, 주의집중장애, 강박행동, 심한 불면, 체중감소 등이다.

비특정 자극제 관련 장애unspecified stimulant-related disorder

자극제 관련 장애에 해당하는 증상들이 있고, 사회나 직장 및 다른 중요한 영역에서 임상적으로 의미 있는 고통과 결함이 있지만, 자극제 관련 장애나 어떠한 물질 관련 및 중독 장애의 진단기준에도 충족되지 않는 경우에 해당된다.

6. 치료

이 약물들을 끊기 위해 자발적으로 치료받으려는 환자는 드물다. 개인정신치료, 집단치료, 자조모임인 단약동맹, 단약모임narcotic anonymous; NA, 가족치료, 입원 등 가능한 방법을 다 동원해야 한다. 금단을 하게 되면 대개 시간이 지남에 따라 스스로 회복하는 수가 많아 치료는 지지적이면 된다. 중요한 것은 환자 자신과 주위 사람을 폭력으로부터 보호하는 것이다. 입원하면 자극을 줄이고 조용한 방에 둔다.

중독이나 금단의 증상 자체는 대개 self-limiting이어서 특별한 치료는 필요 없다. 따라서 치료는 대개 대증요법이다. 격정에는 benzodiazepine을, 심할 때는 소량의 항정신병 약물(이때 경련유발에 주의)을 사용할 수 있으며, 심혈관계 증상에는 β-차단제를 사용한다. 필요하면 구금할 수도 있다.

코카인에 대한 갈망을 감퇴시키는 약물로 도파민 작용제dopamine agonist와 삼환계 항우울제가 사용될 수 있다. 도파민 작용제로는 암페타민(200mg/day), bromocriptine (5mg/day) 등이 있다. Carbamazepine도 사용된다. 금단 시 오는 우울은 항우울제로 치료할 수 있다.

재발을 막기 위해 인지행동요법이 사용된다. 원인이 되는 우울증이나 성격장애를 치료할 때는 치료동맹therapeutic alliance 형성이 중요하다.

약물치료로서는 SSRI와 bupropion을 금단 후 장기유지치료에 사용할 수 있다. 최근 연구에 의하면 알코올 사용장애 치료에 사용하는 disulfiram이 코카인 사용도 줄인다고 한다. 또한 doxazosin, perindopril 같은 고혈압치료제가 코카인과 암페타민의 주관적 기분증상과 갈망을 차단한다는 것이다(이들 약물은 남용의 우려가 없고 자극제들에 의한 심장장애도 보호한다). 또한 cholinesterase inhibitor인 rivastigmine도 암페타민 사용을 억제한다고 알려졌다. Modafinil(narcolepsy 치료제), N-acetylcysteine(acetaminophen 독성 치료제)도 코카인 의존 치료에 효과적이라 한다.

X. 담배 관련 장애

1. 개념

현재 담배의존은 정신과적 장애에 포함되고 있다. 담배가 건강에 해롭다는 것(미국의 경우 전체 사망의 25%를 차지함)은 잘 알려진 일이다. 그럼에도 불구하고 담배를 끊지 못한다는 것은 병적인 정도의 의존성이 있음을 증명하는 것이다. 담배 관련 장애는 담배에 함유된 니코틴nicotine 때문이다. 그런 의미에서 전자담배electronic cig-

arettes(액체형 니코틴을 기화하여 흡입함)와 다른 모든 담배 품목*tobacco products*도 규제되어야 한다.

역학

세계적으로 흡연자는 약 47%이다. 미국의 경우 12세 이상 인구 중 27.4%가 담배 관련 물질 사용자(코담배나 씹는 담배의 사용률은 약 3%)라고 한다. 흡연자는 젊은 층에 많아 21~25세 집단에 제일 많다. 저학력자에 많다. 흡연자 중에 다른 불법물질 남용자가 많다.

정신과 환자 중에 흡연자가 많다. 전체 외래환자의 50%, 외래 양극성 장애 환자의 70%, 외래 조현병 환자의 90%에 달한다. 이는 환자들이 니코틴이 외부자극에 대한 감수성을 감소시키며 주의집중력을 증가시켜 준다고 느끼기 때문이다.

우리나라의 경우 1992년에는 성인 남성의 흡연율이 75.1%로 세계에서 가장 높았다(성인 여성은 6.7%). 정부와 민간의 노력으로 2011년에는 성인 남성의 흡연율이 39.0%로, 성인 여성은 1.8%로 낮아지는 추세이다. 미세하지만 청소년의 흡연율도 낮아지고 있다.

비흡연자에 비해 흡연자는 학력이 낮고, 충동적이고 술도 많이 마시며, 이혼이나 별거하는 사람이 더 많았다. 흡연은 가족력이 있었다.

2021년 조사에서는 니코틴 의존과 금단 증상을 포함하는 니코틴 사용장애 1년유병률은 남자 4.9%, 여자 0.5%, 전체 2.7%로 남자의 경우 여자보다 9.8배 높았다. 만 18세 이상 만 64세 이하 대상 니코틴 사용장애 1년유병률은 2001년부터 지속적으로 감소 추세이나 2016년에 비해 2021년 다소 증가하였다(2001년 6.7%, 2006년 6.0%, 2011년 4.1%, 2016년 2.9%, 2021년 3.1%).

약리학

니코틴은 독성이 강해 60mg에도 치명적이다. 담배 1개비에 0.5mg의 니코틴이 함유되어 있다. 니코틴은 흡입 후 15초 내에 뇌에 도달한다. 니코틴은 뇌에서 nicotinic acetylcholine receptor의 작용제*agonist*로 작용한다. 흡연 시 흡입된 니코틴의 약 25%가 뇌에 도달한다. 반감기는 2시간이다. 니코틴은 보상체계의 ventral tegmental area에서 대뇌피질과 변연계로 투사되는 도파민계를 자극하며, 쾌감과 양성 재강화 효과를 나타낸다. 기타 norepinephrine, vasopressin, endorphin, ACTH, cortisol 등을 증가시켜 결과적으로 뇌에 자극효과를 나타낸다. 기타 약리작용으로는 단기적 뇌혈류량의 증가(장기사용 시에는 뇌혈류량이 오히려 감소), 말초근육 이완효과, 말초혈관 수축, 장운동 증가, 대사의 증가, 렘*REM*수면의 변화, 진전 등이 있다.

2. 담배 사용장애*tobacco use disorder*

담배는 피우기도 하고 씹기도 한다. 사람이 일단 담배 1개비를 피우면 그중 85%의 사람이 계속 피우게 된다. 대개 하루 20~30개비를 피운다. 대체로 궐련이 의존과 관계가 크며 파이프, 시가, 씹는 담배 등은 의존의 위험이 덜하다.

니코틴 효과는 자극적이다. 주의, 학습, 반응시간, 문제해결능력 등의 기능이 개선된다. 기분을 고양시키고 우울증을 경감시킨다. 그리고 내성은 빠르게 나타난다. 동료의식, 반항심, 파티 등 사회적인 분위기(압력)나, 강력한 담배광고 공세 등이 의존이 잘 생기게 부추긴다.

DSM-5-TR

담배 사용 장애*Tobacco Use Disorders*
특정형: **조기 관해 상태, 지속 관해 상태**
특정형: **유지치료 중에 있음**
   통제되는 환경 내에 있음.
심각도에 따른 특정형
 Z72.0 경도
 F17.200 중등도 또는 고도
 F17.201 중등도 또는 고도, 조기 관해, 또는 지속적 관해

ICD-10 및 한국 표준 질병 사인 분류

F17.1 담배흡연의 유해한 사용*Harmful use of tobacco*

부작용: 무엇보다 죽음이 있다. 사망원인은 만성 기관지염, 폐기종, 폐암, 심근경색, 뇌혈관장애, 만성 폐색성 폐질환*chronic obstructive pulmonary disease; COPD* 등이다. 흡연이 또한 식도, 방광, 위장, 간, 신장 등 다른 기관의 암을 발생시킨다는 것도 잘 알려진 사실이다. 기타 부작용으로 오심, 구토, 침흘림, 창백, 무력상태, 복통, 설사, 현훈, 두통, 고혈압, 심계항진, 진전, 진땀 등이다. 정신증상으로 주의집중 장애, 혼동, 감각장애, 렘수면 감소 등이 있다. 흡연하는 산모는 저체중아를 출산할 가능성이 높다.

질병문제, 수명문제, 임신, 출산에 대한 악영향 등 담배로 인한 사회 전체의 경제적 손실은 막대하다.

3. 담배 금단*tobacco withdrawal*

최소한 수 주간 담배를 사용하다가 갑자기 중단하거나 감량하면 24시간 이내 다음 징후나 증상들 중 4개 이상이 나타난다: ① 이자극성, 좌절감 또는 분노, ② 불안, ③ 주의집중 장애, ④ 식욕증가, ⑤ 불안정, ⑥ 우울 기분, ⑦ 불면증.

금단증상은 금단 후 90~120분부터 나타나기 시작하

여, 24~48시간에 최고조에 달하고, 몇 주, 몇 개월간 지속된다. 기타 금단증상은 담배에의 갈망, 소화기계 장애, 맥박감소, 혈압감소 등이다.

4. 기타

기타 담배 유도성 장애other tobacco-induced disorders

담배 유도성 수면장애는 제21장 수면-각성장애에 기술되어 있다.

비특정 담배 관련 장애는 담배 관련 장애가 있으나, 어떤 특정 담배 관련 장애나, 기타 물질 관련 및 중독성 장애의 진단 집단에 속한 다른 어떤 장애의 전체 진단기준을 충족하지 못하는 경우이다.

5. 치료

치료는 금연이다. 그러나 금연은 쉽지 않다. 혼자 금연을 결심한 사람 중에 첫 8일 이내 실패하는 사람이 대부분이며, 1년 후까지 금연에 성공하는 사람은 3~5%에 불과하다. 그러나 금연은, 한 meta-analysis 연구에 의하면, 흡연 지속의 경우에 비해, 우울증, 불안, 스트레스를 줄여 주고 긍정적 기분을 증진시켜 주며 삶의 질을 높여 준다.

금연방법에는 동기강화치료, 인지행동치료, 최면, 혐오요법, 집단치료, 니코틴 대체치료, 비니코틴 약물치료 등 여러 가지가 있으나, 전반적 성공률은 대개 15~30%이다. 대개 금연한 지 첫 6개월 이내에 50%, 첫 1년 이내에 75%가 다시 피운다고 한다. 약 80%가 금연에 실패한다. 1년이 지나도록 금연할 수 있으면 성공률이 매우 높아진다. 가족, 전 흡연자, 담배를 피우지 않는 의사의 지지가 효과가 있다. 의사의 단순하나 강력한 충고도 효과가 적지 않다.

인지행동치료 프로그램은 어떤 상황에서 담배를 피우고 싶어하는지, 그런 상황을 어떻게 피하는지, 담배갈망에 어떻게 대응하는지에 대해 알게 하고, 담배를 피우지 않고 식사하기, 운전하기, 사회생활하기 등을 학습하는 것과 금연에 따른 불쾌감이나 체중증가에 어떻게 대처하는가 하는 것에 대한 학습이다.

니코틴 부착포nicotine patch와 행동상담이 금연성공률을 60% 정도 올린다고 한다. 니코틴 부착포는 일종의 대체치료replacement treatment로 금단에 따른 증상을 개인적으로 조절할 수 있다는 장점이 있다. 기타 대체치료 제제로 니코틴 껌nicotine polacrilex gum, 니코틴 비강 분무제nasal spray, 흡입제, 니코틴 정제nicotine lozenge 등이 있다. 전자담배는 금연에 도움이 되지 않는다고 한다.

2007년부터 우리나라에서도 varenicline이 금연치료제로 승인을 받고 있다. 다른 약물과 비교할 때 치료성공률이 가장 높다. Varenicline은 $\alpha_4\beta_2$ 등의 니코틴 수용체에 선택적 부분작용제selective partial agonist로 중뇌변연계mesolimbic system에서 도파민을 지속적으로 유리하게 한다. 금연 시작일 1주일 전부터 3일간 0.5mg을 처방하며, 1mg으로 증량하여 4일간 사용하고, 이후로 2mg로 증량하여 12주간 투약한다.

기타 약물치료로 clonidine(자율신경계 금단증상 완화), 항우울제(특히 bupropion, nortriptyline, fluoxetine), buspirone 등이 있다. 항우울제 bupropion은 도파민과 norepinephrine 효과가 있는데, 하루에 300mg 복용함으로써 금연율을 높인다. 이들 약물은 니코틴 대체치료와 같이 병용할 경우에는 금연율이 더 높아진다. Bupropion은 니코틴 대체치료와 달리 흡연하면서 약물을 7~14일 같이 사용하다가 금연을 시작한다.

정신과 의사가 조심할 것은 금연 시 투여 중인 정신과 치료약물(imipramine, desipramine, clomipramine, nortriptyline, fluvoxamine, clozapine, haloperidol, propranolol 등)의 농도가 상승할 수 있다는 것이다.

금연운동

개인의 건강뿐 아니라 사회적으로 깨끗한 공기를 위한 금연운동이 활발하다. 이차(간접)흡연도 해롭다 하여 공공장소에서의 흡연이 금지되고 있다. 뿐만 아니라 최근 삼차흡연third-hand smoke(실내의 벽이나 가구, 옷가지 등에 부착되었던 담배연기가 실내공기 내로 유입되어 직접흡연과 같은 독성 효과를 낸다고 알려짐)도 직접흡연과 같은 부작용을 나타낸다고 하여, 금연운동에 포함되고 있다.

XI. 기타 (또는 미지의) 물질 관련 장애

전술한 물질로 분류되지 않는 물질을 사용하는 장애를 기타

(또는 미지의) 물질 관련 장애로 진단하고 사용장애, 중독, 금단, 유도성 장애 등으로 세분한다.

기타 물질에는 amyl-, butyl- 및 isobutyl nitrite 가스들, 합성대사 스테로이드anabolic steroid, cortisol, 항히스타민제제, 파킨슨병 치료약물, 식물추출물[betel nut, khat(유효성분은 cathinone)] 등이 있다.

미지의 물질에는 암시장에서 유통되는 확인되지 않는 designer synthetic compound들이 포함된다. 실제로는 여러 물질을 혼합하여 여러 은어로 불리는 package로 유통되기 때문에 빈도나 증상 등 실상을 파악하기 어렵다. 새로 나온 약물은 대개 응급실에서 처음으로 발견된다고 한다.

DSM-5-TR
기타 (또는 미지의) 물질 사용 장애
Other (or Unknown) Substance Use Disorders
기타 (또는 미지의) 물질 중독
Other (or Unknown) Substance Intoxication
기타 (또는 미지의) 물질 금단
Other (or Unknown) Substance Withdrawal
기타 (또는 미지의) 물질 유도성 정신장애
Ther (or Unknown) Substance-Induced Mental Disorders
비특정 기타 (또는 미지의) 물질 관련 장애
Unspecified Other (or Unknown) Substance-Related Disorders
(Coding: F19.xxx로서 사용장애, 중독 금단, 지각장애 동반 등을 표시한다.)

ICD-10 및 한국 표준 질병 사인 분류
F19.- 여러 약물 사용 및 기타 정신활성물질의 사용에 의한 정신 및 행동 장애 Mental and behavioural disorders due to multiple drug use and use of other psychoactive substances
약물의 오용 NOSmisuse of drugs NOS

1. Anabolic steroids

이는 남성화 스테로이드androgenic steroid 또는 anabolic-androgenic steroid라고도 하는데, 이들은 자연산 남성호르몬 테스토스테론testosterone과 유사한 합성된 물질들이다. (반면 corticosteroid들은 근육강화효과가 없고 남용 우려가 적어 anabolic steroid와 구별된다.) Anabolic steroid들은 50여 가지가 있는데, 대표적으로 dianabol, anavar, winstrol-V 등이 있다. 이 steroid들은 정신자극효과가 있고 습관성 중독성이 있어, 미국 마약국DEA의 schedule Ⅲ에 속하며 마약류narcotic와 같이 취급된다.

이 약물들은 합법적으로는 생식선 저하증hypogonadism, HIV

감염에서 보는 쇠약상태 등에 사용된다. 임상적 효과는 세포 내 단백질 증가로서 남성적 특징을 강화하고, 특히 근육을 증가시킨다. 따라서 근력증강이나 스포츠 수행을 위해 전문적 보디빌더나 체육인에 남용이 많았으나, 최근에는 단순히 우람한 남성적 외모를 위해 남용한다고 한다.

Dehydroepiandrosterone(DHEA)과 androstenedione 등은 부신 androgen으로 건강보조제로 시판되기도 한다. DHEA는 부신피질 androgen의 하나로 현재 미국에서 건강식품으로 판매되고 있다. 이는 androgen이나 estrogen의 전구물질이다. 복용 시 특히 노인에서 인지, 성욕, 우울, 안녕감 등을 호전시킨다고 한다.

남용자는 남성에 여성보다 10배 정도 많고 젊은 층에 많다. 남용자는 남성과 운동선수에 많으며 대개 사춘기 때부터 시작된다. 미국의 경우 백만 명 이상이 한 번 이상 이들 약물을 남용한 경험이 있다고 하며 남성 청소년과 청년에서 남용자가 증가하고 있다고 한다. 노인에서는 성욕과 노화 방지를 위해 의원성iatrogenic으로도 발생할 수 있다.

이들은 흔히 다행감을 야기하며 근육발달body building에 대한 만족감이 생기게 하는데, 이러한 효과가 양성 재강화 효과를 유도한다. 정신증상으로 다행감, 강한 힘을 가졌다는 느낌, 공격성 등이 있다. 그러나 한편 장기간 사용할 때 과잉운동, 그리고 단기간의 분노폭발(흔히 roid rage라 부른다), 각성, 불안정, 증오심, 불안, 신체적 증상, 우울증 등을 나타낸다. 소수에서 조증이 나타날 수 있다.

금단하면 우울, 불안, 신체상태에 대한 걱정 등이 나타난다.

부작용으로 여드름, 대머리, 고환과 전립선의 위축, 정자생산 저하, 불임, 성장장애, 간기능장애, 심혈관계 장애, 여성의 경우 남성화와 다모증hirsutism, 음핵비대, 월경장애 등이 나타난다. Low-density lipoprotein cholesterol을 증가시키고 반면 high-density lipoprotein cholesterol은 감소시킨다.

특별한 치료법이 제시되고 있지 않다. 부작용에 대한 대증치료, 특히 여성형 유방증gynecomastia 등은 성형수술을 요한다. 정신치료로서 신체상 왜곡을 교정하는 것이 중요하다.

Anabolic steroids 유도성 장애: Anabolic steroids 장기 사용으로 기분장애가 흔히 발생한다. 경조증, 단순조증frank mania, 이자극성, 공격성, 분노증후군anger syndrome(소위 roid rape) 등의 증상을 보인다. 심지어 살인하는 경우도 있다. 우울증이 심해져서 자살하기도 한다. 금단 시에도 우울증이 나타날 수 있다. 소수이지만 anabolic steroid로 인해 과대망상과 피해망상이 주된 정신병적 장애가 유발될 수도 있는데, 복용을 중단하면 수 주 이내에 호전된다. 공황장애와 사회불안장애도 나타날 수 있다.

2. Gamma-Hydroxybutyric acid(GHB)

뇌 속에 자연적으로 존재하는 물질로 수면조절과 관련이 있다. 포도주나 맥주에서도 소량 존재한다. GHB는 한때 의료에서 전신마취, 불면증, 우울증, 기면병, 알코올중독 등에 사용되었다. 특히 나트륨염으로 GHB(sodium gamma-hydroxybu-tyrate, NaGHB, sodium oxybate)는 상품명 Xyrem으로 한때 기면증의 탈력발작cataplexy과 낮시간의 졸림에 사용되었다. 이는 뇌 내에서 도파민을 증가시키며, 내인성 아편 관련 체계를 통해 진정효과를 나타낸다. 따라서 현재도 알코올이나 아편유사제 금단증상 치료에 사용하는 것에 대해 연구되고 있다.

이는 미국에서 1990년도까지 건강식품으로 판매되었는데, 점차 의식을 변화시킨다고 하여 남용물질이 되었다. 현재는 많은 나라에서 불법약물로 지정되어 있다. 체내에서 GHB로 변하는 gamma-butyrolactone(GBL)도 남용된다.

이 약물의 효과는 술이나 암페타민류 각성제와 비교된다. 억제제이지만 소량에서는 자극효과로 다행감, 탈억제, 증가된 감각sensuality, 감정이입상태empathogenic state, 최음aphrodisiac 등의 효과를 보인다. 그래서 유희용, 파티용, 그리고 date rape drug으로 사용된다. (국내에서는 속칭 '물뽕'으로 알려져 있다.) 보디빌더들이 스테로이드 대용으로 남용하기도 한다.

용량이 증가되면 부작용이 나타나는데, 오심, 현훈, 격정, 시각장애, 호흡곤란, 안전사고, 기억상실, 기절, 그리고 죽음에 이를 수 있다. 술과 같이 복용하면 더욱 위험하다. Wer-nicke-Korsakoff증후군의 위험도 있다.

3. 프로포폴propofol

프로포폴은 단기작용의 정맥주사용 수면제로, 전신마취, 수술이나 기계호흡 시 진정을 위해, 또는 진단 시 진정 등에 사용된다. 반감기가 2~8분으로 매우 짧아서, 마취효과가 빨리 나타나고 빨리 깨어나며 시술에 대한 기억을 없게 하는 amnestic agent이기도 하다. 그래서 '기억상실의 우유milk of amnesia'로도 불린다. 진통효과는 없다. 그러나 깨어날 때 구역, 구토 등의 부작용이 적어 마취제로 널리 환영받아, 과거 sodium thiopen-tal(Pentothal)이 하던 역할을 대신하고 있다. 우리나라에서도 2000년대부터 성형수술, 내시경검사 등에 사용되고 있다. 이는 일부 서구 국가에서 안락사의 도구로 사용되기도 한다.

프로포폴은 GABA$_A$를 활성시키고, sodium channel blocker로 channel-closing time을 지연시키고, NMDA를 억제시키며, 중뇌변연계mesolimbic system의 활성화로 도파민의 농도를 증가시킨다.

유희 목적으로 사용할 때, 단기간에 다행감, 환각, 탈억제를 나타낸다. 장기사용하면 중독이 된다. 그러나 안전역safety margin이 좁아 일시적인 무호흡이나 저혈압, 서맥, 경련 및 사망 등의 치명적인 부작용이 나타날 수 있다.

반복사용 시 정신적 의존이 심해진다. 매우 쉽게 내성이 생기며, 금단증상으로는 경련, 진전, 빈맥, 발한, 안절부절못함 및 불안 등이 나타난다.

4. Dextromethorphan hydrobromide

이 약물은 내성이 우수한 진해제로, codeine보다 월등히 강력한 진해작용을 나타내면서도 마약류에 포함되고 있지 않다. 그래서 습관성이 없는 것으로 오해되고 있다. 이는 급·만성 기침을 제거하거나 끽연자의 기침이나 반사적인 기침을 제거하고 중증 폐결핵이나 울혈성 심장장애에서 안정과 수면을 필요로 할 때 사용되는 약물이다. 우리나라에서 제조되는 러미라와 루비킹은 각각 1정당 dextromethorphan HBr를 15mg씩 함유하고 있으며, 루비킹시럽에도 상당량의 dextromethorphan HBr가 들어 있다. 성인의 치료 용량은 15~30mg씩 하루 1~4회 복용하도록 되어 있다.

이 같은 진해제들은 본드와 부탄가스 등의 흡입제와 더불어 우리나라의 청소년층에서 가장 많이 사용되는 약물이다. 청소년들을 대상으로 조사한 바에 따르면 러미라 남용의 목적은 '기분이 좋아지기 위해', '현실적 괴로움을 잊기 위해', '새로운 경험을 하기 위해', '기운과 자신감을 얻기 위해' 또는 '자살 목적으로' 등이었다. 이들은 300~900mg의 러미라를 하루 1회~수회 분복하였는데, 성인에서의 1일 치료용량이 60~120mg임을 감안할 때 2.5~15배의 용량을 복용한 셈이다. 남용기간은 1~3년이고, 처음에는 며칠에 한 번씩 복용하다가 뒤에는 점차 빈도가 잦아져 이틀에 한 번 또는 거의 매일 복용한다.

과량 복용 시 항콜린성 중독증후군을 보인다. 즉 산동, 시각장애blurred vision, 안면홍조, 따뜻하고 건조한 피부, 구갈, 연하곤란, 구취, 위장기능감소, 요폐, 빈맥, 고혈압, 발열 등의 신체증상을 나타내며, 지남력상실, 지리멸렬, 환각, 망상, 기태적 행위, 의식의 변화 및 섬망 등의 정신증상도 유발한다. 약물의 사용이 다행감과 변화된 의식상태를 야기하여 일상생활의 스트레스나 권태감을 제거하고 꿈 같은 상태에 도달케 할 수 있다.

약물 금단 시에 주로 불안, 불쾌감, 불안정감 등을 경험하며, 이런 금단증상들은 마지막으로 약물을 복용한 다음 날 아침에 나타나 하루나 이틀 정도 지속된다.

5. 기타 흡입제

이산화질소nitrous oxide: 이는 마취제로 웃음가스laughing gas로 알려져 있다. 붕 뜬 어지러운 느낌을 갖게 하는데, 이를 어떤 사람은 쾌감으로 느낀다. 장기남용으로 섬망과 망상증을 나타낼 수 있다.

아밀amyl-, **부틸**butyl- **또는 이소부틸**isobutyl-, **질산염**nitrate: 이들을 흡입하는 것으로, 미국에서는 은어로 'poppers'라 한다. 이는 다행감, 시간개념 와해, 머릿속이 가득 찬 느낌, 성감의 증가 등을 야기한다. 소수 동성애자가 항문성교 때 감각증진을 위해 사용하기도 한다. 부작용으로 오심, 구토, 두통, 저혈압, 졸음, 상기도자극 등이 있다. 면역기능을 장애하기도 한다.

기타 에테르ether, 클로로포름chloroform 등이 남용된다.

6. 기타

육두구*nutmeg*를 과량복용하면 이인증, 비현실감, 사지가 무거운 느낌 등이 나타난다.

나팔꽃 씨*morning glory seed*도 과량복용하면 LSD와 유사한 효과가 나타난다.

개박하*catnip*는 많이 사용할 경우 대마, LSD와 같은 효과를 나타낸다.

빈랑*betel nut*은 씹을 때 다행감과 붕 뜬 느낌을 야기한다.

Kava는 남태평양지역에서 자라는 pepper plant에서 추출한 것으로 진정효과를 나타낸다.

Ephedra는 한약제 마황麻黃에서 발견되는 물질로 epinephrine 효과를 내는데, 허브차로도 사용되지만, 심한 독성으로 사망례가 생기면서 사용이 중지되었다.

초콜릿은 cacao bean에서 추출되는 물질로, 구성물질인 anandamide는 대마가 작용하는 cannabinoid 수용체에 작용하며, 기분을 고양시킨다. 또 다른 구성물질로 tryptophan이 있는데, 이는 serotonin과 phenylalanine(amphetamine 관련 물질)의 전구물질로 기분을 고양시킨다. 따라서 소위 chocoholics는 자가투여*self-medication*의 결과인 것이다.

7. 비의존성 물질 남용

abuse of non-dependence-producing substances

ICD-10에서 제안되고 있는 진단범주로, 의존을 야기하지 않는 약물의 남용을 말한다. 흔히 남용되는 약물군은, 진단기준에 기술되어 있는 약물들 외에도, 특허약품*proprietary drugs* 및 민간 치료제들, 의사의 처방 없이 구입할 수 있는 진통제, 코르티솔, 항파킨슨 약물, 항히스타민제 등이다. 이들도 다행감 등을 야기하며 남용 우려가 있다.

처음에는 의학적으로 처방되었거나 권장된 약물이라 하더라도 사용기간이 늘어나게 되고, 의존적이 되며, 불필요하게, 그리고 흔히 과도한 용량을 사용하게 된다. 더구나 의사의 처방 없이도 약물을 구할 수 있기 때문에 남용이 촉진된다. 이러한 물질들을 장기간 사용하다 보면 불필요한 지출을 하게 되고, 의료전문가나 의료보조원을 필요 이상으로 접촉하게 되며, 때로는 약물에 의한 해로운 신체작용이 일어난다. 예를 들어 항히스타민제는 중독 시 지남력장애, 졸음, 흥분이나 우울, 환각, 불안, 섬망, 체온상승, 빈맥, 부정맥, 그리고 경련까지 야기할 수 있다. 완하제나 진통제의 경우에도 신장기능장애 또는 전해질장애 같은 신체적 피해에 대한 경고(또는 심지어 그 발생)에도 불구하고 남용을 마다하지 않는다. 보통 환자가 물질복용에 대해 강한 동기를 가져, 약물사용을 못하게 하면 흔히 저항을 한다. 그러나 특정한 항정신성 물질의 경우처럼 금단증상이 생기지는 않는다.

ICD-10 및 한국 표준 질병 사인 분류

F55 비의존성 물질의 남용

Abuse of non-dependence-producing substances

약제 및 민간치료의 여러 유형이 포함되나 특히 중요한 무리는 (a) 항억제제(항우울제)와 같은 의존성을 야기하지 않는 향정신약, (b) 설사제, (c) 아스피린 및 파라세타몰*paracetamol*처럼 치료의 처방 없이 취득할 수 있는 진통제이다. 이러한 물질의 지속적인 사용은 가끔 치료 전문가 또는 보조원과의 불필요한 관련을 맺게 하고 때때로 물질에 대한 해로운 육체적 영향을 동반한다. 물질의 사용을 금지하거나 단념시키려는 시도는 종종 저항을 일으키기도 한다[전해질 물질 또는 콩팥(신장)기능 저하처럼 신체적 (또는 신체의 발달) 해에 관한 경고에도 불구하고 설사제 및 진통제를 사용하려 하기 때문]. 환자가 물질을 취하는 강한 동기가 명백할지라도 의존성 혹은 금단증상은 F10-F19에 분류된 정신활성물질의 경우처럼 나타나지는 않는다.

제산제*antacids*의 남용, 약초 또는 민간약제*herbal or folk remedies*의 남용, 스테로이드 또는 호르몬의 남용, 비타민의 남용, 설사제 상습 남용*Laxative habit*

XII. 비물질 관련 장애

비물질非物質 관련 장애란 물질섭취를 하지 않지만 물질 관련 장애와 유사한 행동상태를 보이는 것으로, 행위중독*behavioral addiction*이라고 한다. DSM-5-TR에는 도박장애가 유일하게 포함되고 있다.

1. 도박장애

개념

도박장애賭博障碍 *gambling disorder*는 지속적이고 비적응적인 도박으로 인해 경제적 문제를 일으키거나 개인적·사회적·직업적 기능에 이상이 오는 것으로(그림 24-3), 정신적인 스트레스가 있을 때는 더욱 심해진다. 도박장애 환자들은 반복되는 도박으로 인해 빚을 지기도 하며, 가정과 직장에 대한 책임을 지지 않고, 불법적인 방법으로 도박자금을 마련하기도 한다.

과거 DSM-IV에서 충동조절장애*impulsive control disorder*로 분류되었던 병적 도박*pathological gambling*이 DSM-5에서 물질 관련 및 중독 장애*substance-related and addictive disorders* 중에 비물질 관련 장애*non-substance-related disorders*로 포함되었으며, 병명도 도박장애*gambling disorder*로 불리게 되었다. 도박장애 환자의 35~63%가 물질사용장애를 가지게 된다고 한다.

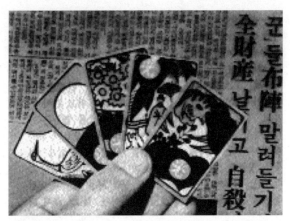

그림 24-3 병적 도박. 개인건강뿐 아니라, 사회경제적 피해도 크다.

역학

우리나라에서는 대규모 역학조사는 없었지만, 4% 정도로 보고되고 있다. 이는 우리 사회가 도박에 대해 허용적이고, 카지노, 경마, 경륜 등 합법적인 도박은 물론이고 불법적인 도박이 성행하고 있어, 도박에 대한 접근이 쉽기 때문이다.

미국에서는 평생유병률은 정확히 알 수 없으나 성인의 0.4~1.6%라 한다. 남성에서 여성보다 많으며 호발연령은 사춘기이다. 도박장애는 가족력과 관계있는 것으로 보고 있으며 자녀의 도박장애는 동성 부모의 도박장애와 연관성이 높다. 도박자의 부모가 알코올 의존인 경우가 많다. 도박이 합법적인 지역에서 유병률이 높다.

원인

돈을 계속 잃으면서도 도박을 계속하게 하는 원인을 설명하는 여러 가지 이론이 있다.

정신분석적 이론에서는 돈을 잃으려는 무의식적 욕구, 무의식적 죄의식의 완화 등으로 설명한다. S. Freud는 Dostoevskii에 대한 연구를 토대로 하여 도박행위는 자위행위*masturbation*가 대치된 행동이라고 하였다. 한편 행동이론은 도박을 학습된 비적응적 행동으로 설명한다. 인지이론은 조종*control*에 대한 잘못된 인식에 기인한다고 설명한다.

도박장애의 유발인자로는 ① 15세 이전에 부모의 사망, 별거, 이혼 또는 유기로 인한 부모의 상실, ② 부모로부터의 부적절한 훈육(예: 제대로 훈육을 못 받았거나 부모의 변덕스럽거나 가혹한 훈육), ③ 사춘기에 도박행위를 해볼 기회가 있었을 경우, ④ 돈이나 물질에만 높은 가치

관을 두거나, 또는 저축, 계획된 지출 등을 무시하는 낭비적 가정 분위기에서 자란 경우 등이 있다.

신경생물학적 요인으로 알코올 등 물질사용장애와 마찬가지로 도박에도 뇌의 보상체계*reward system*가 관련된다고 한다. 즉 도박에 관련된 쾌락에도 복측피개 부위 *ventral tegmental area*; VTA에서 nucleus accumbens를 거쳐 변연계와 전두엽으로 이어지는 보상체계의 도파민성 작용의 증가가 관여하는 것으로 알려져 있다. 예를 들어 파킨슨병 치료제인 dopamine agonist(pramipexole, ropinirole 등)가 파킨슨병 환자의 도박행동을 증가시킨다고 한다.

임상양상 및 진단

도박장애 환자들은 만성적이고 점진적인 도박에 대한 충동이 있고, 지나치게 자신만만하고, 상당히 열정적이며, 스트레스, 불안 또는 우울이 있을 때 돈을 멋대로 낭비하는 경향이 있다. 물질사용장애의 경우와 마찬가지로 내성과 금단증상을 보이며, 시간이 지날수록 도박에 거는 돈의 액수가 커지고(내성), 도박을 못하게 할 경우 우울, 불안, 안절부절못함 등의 특징(금단증상)을 보인다.

그들에게는 돈이 모든 문제의 원인이고 또 해결책이기도 하다. 이들은 도박자금을 마련하기 위해 문서위조, 사기, 공금횡령, 거짓말을 하기도 하고, 반사회적 행동을 저질러 범법자가 되기도 한다. 결국 빚을 지거나 재정적 곤란에 직면하며, 가족이나 친지, 사회로부터 신용을 잃고 소외당하게 되고, 직장도 잃게 된다. 심지어 자살을 하기도 한다.

DSM-5-TR

F63.0 도박장애*Gambling Disorder*

지속적이고 반복적인 비적응적 도박행동으로, 임상적으로 상당한 장애 또는 곤란이 생기며, 지난 12개월 이내에, 바라던 흥분감을 성취하기 위해 내기에 거는 돈의 양적 증가가 필요함. 도박을 하지 않으려고 시도하면 안절부절못하거나 과민해짐, 도박을 조절하거나 중지하려고 반복적으로 노력하지만 성공하지 못함, 자주 도박에 집착함(예를 들어, 이전 도박 경험의 재경험이나 다음의 모험을 건 도박에 대해 불이익을 당하면서도 도박을 하거나 계획을 세우며 도박으로 돈을 버는 데 빈번하게 집착함), 불쾌감(예: 무망감, 죄책감, 불안, 우울)을 느낄 때 자주 도박을 함, 도박으로 돈을 잃고 난 다음 날 잃은 것을 만회하기 위해 다시 도박하러 감(상실을 'chasing' 함), 도박과 관련된 것들을 숨기려고 거짓말을 함, 도박 때문에 중요한 관계나 직업, 교육 또는 출세의 기회를 위험에 빠뜨리거나 상실함, 도박으로 인한 절망적인 자금사정을 완화하기 위한 자금을 얻기 위해 다른 사

람에게 의존함 등의 증상 중 네 가지 이상이 충족된다. 그리고 도박행동이 조증 삽화에 의해 더 잘 설명되지 않는다.

특정형: 삽화형, 지속형

　　　　조기 관해 상태, 지속 관해 상태

심각도: 경도, 중등도, 고도

ICD-10 및 한국 표준 질병 사인 분류

F63.0 병적 도박 Pathological gambling

　　강박성 도박Compulsive gambling

감별진단: 사교적 도박social gambling은 특별한 경우에 친지들과 모여 자신이 감당할 수 있을 만큼의 금전 손실을 예상하면서 그 한도 내에서만 도박을 하는 경우이다.

조증 시기에 증상의 하나로 도박행위가 일어나는 경우가 있는데, 이때는 현저한 기분의 변화가 있다.

반사회적 인격장애자들 중에서 병적인 도박이 겹쳐 있는 경우가 있다. 반사회적 인격이 선행된 경우는 기왕력에서 직업생활에 파탄이 있다. 도박장애에 수반되는 반사회적 행동인 경우에서는 도박자금을 구하기 위해서만 반사회적 행동을 하며 도박장애에 빠져들기 전에는 가정생활이나 직업생활을 잘 영위해왔던 과거력이 있다. 최근에는 이 두 가지가 겹쳐 있을 때 두 가지 장애가 다 있다고 진단한다.

경과 및 예후

남성에서는 사춘기 때, 여성에서는 중년기 때 흔히 시작되며, 만성적인 경과를 겪는다.

대개 다음과 같은 3단계를 볼 수 있다. 첫째, 돈을 따는 단계로 일 년치 봉급 정도의 돈을 따게 된다. 둘째, 돈을 잃는 단계로 모든 일상생활을 도박 중심으로 꾸려나가 가산을 탕진하고 직장이나 직업을 잃게 된다. 셋째, 절망적 단계로 좀 더 많은 돈을 걸고 도박에 미친 듯이 빠지게 되며, 빚도 갚지 못하고 고리대금업자에 말려들게 되고 횡령도 하게 되어 결국 범법행위로 교도소 생활을 자주 하게 된다. 대개 이렇게 되기까지 15년 정도가 걸리나, 1~2년 만에 이렇게 되는 경우도 있다.

치료

스스로 치료를 받고자 하는 경우는 거의 없다. 정신치료가 현실평가 능력을 키우는 데 어느 정도 도움은 되지만 특정한 치료법으로 알려진 것이 없다. 어떤 경우 약 3개월 입원시켜 격리하면 병식病識이 생기는데, 이때부터 통찰적 정신치료를 시행해 볼 수 있다. 또한 인지행동치료와 가족치료 등이 종종 시도되며, 자조집단인 단도박동맹斷賭博同盟 Gamblers Anonymous; GA이 아마도 가

장 효과적인 것이 아닌가 한다. 여기서는 공개적 고백, 12단계, 동료들의 압력, 회복된 도박자들의 지지 등으로 치료효과를 볼 수 있다.

도박 자체를 억제하는 약물치료는 아직 없지만, 다른 물질 사용장애를 치료하는 데 사용되는 약물, 예를 들어 μ opioid receptor 길항제인 natrexone을 도박장애에도 사용해 볼 수 있다. 기타 clomipramine, fluvoxamine, paroxetine, escitalopram 등의 serotonin제제나 topiramate, bupropion의 사용이 효과적이라는 보고가 있다.

도박이 우울장애, 조증, 불안, 기타 정신질환과 연관되어 있는 경우라면 항우울제, lithium, 항불안제 등의 약물치료가 효과적일 수도 있다.

2. 기타 행위중독behavioral addiction

인터넷중독internet addiction

이는 컴퓨터를 과하게 사용하거나 사용에 자제를 잘 못하여, 장애를 일으키거나 고통을 받는 경우이다. 컴퓨터 및 인터넷 사용의 성장과 더불어 관심을 끌고 있다. 사용제한 이외 특별한 치료법은 제안된 바 없다.

인터넷게임장애internet gaming disorder는 인터넷중독의 한 형태로 컴퓨터상의 게임에 집착하는 것이다. DSM-5-TR에는 '더 이상 연구를 요하는 상태'로 등재되어 있다(제27장 기타 정신장애, Ⅵ. 추가연구를 요하는 상태들 참조).

기타

휴대폰mobile phone중독 문제(소위 problematic mobile phone use)도 제기되고 있다. 또한 텔레비전중독TV addiction, 컴퓨터중독computer addiction, 인터넷 과다사용internet overuse, 비디오게임 과다사용video game overuse 등도 같은 문제로 연구대상이 되고 있다. 이런 문제를 가진 사람들은 끊임없이 문자나 이메일의 새로운 메시지를 확인하려 한다.

쇼핑중독, 일중독, 음식중독 등도 행위중독에 포함된다. 이 행위중독들은 물질중독처럼 뇌의 보상회로reward circuitry와 관련된다고 한다.

성중독sex addiction도 끊임없이 성적 만족을 추구하는 강박적 성행위compulsive sexual behavior로 중독과 같은 현상인데, 분류상 성기능장애에 포함되어 있다(제22장 성과 성 관련 장애 참조).

반복적 자해행동repetitive self-mutilation은 반복적으로 내지 강박적으로 손목을 긋거나 신체에 자해행위를 하는 것이다. 이런 유사 자살행동은 경계형 성격장애에서 흔히 볼 수 있다. 이는 DSM-5-TR에 비자살적 자해non-suicidal self-injury라는 병명으로 제안되어 있기도 하다(제28장 자살과 자살행동장애 참조). 이런 자해 행동은 순간 불쾌감에서 벗어나기 위해 또는 긴

장과 갈등의 해소를 위한 것일 수 있다. 강박적 피어싱이나 문신은 도착증이나 우울증의 한 표현일 수도 있다. 몸에 상처를 내는 순간 뇌에서 endorphin이나 도파민이 분비될 수 있는데, 이는 기분을 고양시키고 우울증에서 벗어나게 해준다.

참고문헌

김준기, 민성길(1990): 히로뽕 남용. 대한정신약물학회지 1:47~58.

민성길(1998): 약물남용. 서울, 중앙문화사.

민성호(2015): 물질관련 및 중독성 장애. 민성길(편), 최신정신의학(제6판). 서울, 일조각, pp.534~585.

신영철, 최삼욱(2009): 병적도박. 한국중독정신의학회(편), 중독정신의학. 서울, 엠엘커뮤니케이션, pp.271~285.

안정숙, 신정호, 강봉선 등(1989): 주정중독 입원환자의 다이설피람 요법에 관한 예비연구. 신경정신의학 28:373~482.

정영철(2009): 기타 물질의존. 한국중독정신의학회(편), 중독정신의학. 서울, 엠엘커뮤니케이션, pp.263~268.

통계청(2022): 한국 표준 질병 사인 분류. 제8차 개정판. http://kostat.go.kr/kssc/stclass/StClassAction.do?method=dis&classKind=5&kssc=popup

하지현, 김현수(2009): 인터넷중독. 한국중독정신의학회(편), 중독정신의학. 서울, 엠엘커뮤니케이션, pp.286~312.

American Psychiatric Association(2022): Diagnostic and statistical manual of mental disorder. 5th ed-text revision. American Psychiatric Association, Washington D.C.

Black DW, Andreasen NC(2022): Introductory Textbook of Psychiatry. 7th ed. American Psychiatric Association Publishing, Washington D.C.

Boland R, Verduin ML(2022): Kaplan and Sadock's Synopsis of psychiatry. 12th ed. Wolters Kluwer, Philadelphia.

Clancy GP, Yates WR(1992): Anabolic steroid use among substance abusers in treatment. JClin Psychiatry 53:97~106.

Dole VP, Nyswander ME(1976): Methadone maintenance treatment: A ten-year perspective. JAMA 235:2117~2119.

Dott AB(1970): Blood alcohol levels and intoxication. JAMA 214:2196.

Hales RE, Yudofsky SC, Roberts LW, eds(2014): Textbook of psychiatry. 6th ed. American Psychiatric Publishing, Washington D.C.

Jellinek EM(1960): The disease concept of alcoholism. New Haven College and University Press.

Nicholi AM Jr.(1983): The inhalants: An overview. Psychosomatics 24:914~921.

Taylor G, McNeil A, Girling A, et al(2014): Change in mental health after smoking cessation: systematic review and meta-analysis. BMJ 2014;348:g1151.

Thomas CP, Fullerton CA, Kim M, et al(2014): Medication-assisted treatment with buprenorphine: Assessing the evidence. Psychiatric Services doi: 10.1176/appi.ps.201300256

Whiteford HA, Degenhardt L, Rehm J, et al(2013): Global burden of disease attributable to mental and substance use disorders: findings from the Global Burden of Disease Study 2010. The Lancet 382:1575~1586.

WHO(2010): International Statistical Classification of Diseases and Related Health Problems 10th Revision (ICD-10) Version for 2010. Geneva.

Withers NW, Pulvirenti L, Koob GF, et al(1995): Cocaine abuse and dependence. J Clin Psychopharmacol 15:63~70.

25

성격장애*Personality Disorders*

Ⅰ. 개념

1. 성격의 정의와 분류

성격*personality* 내지 성격특성*personality traits*이란 광범위한 사회적·개인적 생활 속에서 나타나는, 환경과 자기 자신에 대해 지각하고 관계를 맺고 생각하는 지속적인(고정된) 방식이다. 성격은 자신과 대인관계의 측면에서 기능한다. 자기*self* 기능은 정체성*identity*과 자기주도성*self-direction*으로 구성되며, 대인관계*interpersonal* 기능은 공감*empathy*과 친밀성*intimacy*을 포함한다.

정체성: 자신과 타인의 경계를 명확하게 하면서, 고유한 존재로 자신을 경험하는 것; 자기 존중감의 안정성과 자기-평가의 정확성; 다양한 정서적 경험을 조절하고 수용할 수 있는 능력.
자기주도성: 일관적이고 의미 있는 단기적, 그리고 장기적 목표에 대한 추구; 행동에 있어 건설적이고 친사회적인 내적 기준의 활용; 생산적인 자기-반영 능력.
공감: 다른 사람의 경험과 동기에 대한 이해와 감상; 다른 시각에 대한 감내; 개인의 행동이 다른 사람에게 미치는 영향에 대한 이해.
친밀성: 다른 사람과 연결된 깊이와 기간; 접근성*closeness*에 대한 욕구와 능력; 대인 관계적 행동에서 반영되는 상호성.

'성격'과 '인격'이라는 용어

Personality disorders의 국내 번역어는 성격장애와 인격장애로 혼용되고 있다. 그러나 진단용어를 선택함에 있어 중요한 기준은 사실*truth*을 반영하고 낙인*stigma*을 줄이는 것이라는 최근의 개념변화를 반영하고, 또한 역사적·과학적·인도주의적 관점에서 볼 때 '인격장애'보다 '성격장애'가 적합한 번역어로 판단된다. 즉 '장애*disorder*'라는 의미에서, 또한 유전적 요인, 타고난 기질, 환경과 경험에 의한 후천성 요인 등 personality의 기능적인 면을 고려할 때, 인품이나 덕망 내지 보편적인 인간성의 의미가 크게 강조되는 인격이라는 용어보다, '성격'으로 번역하는 것이 더 적절하다고 생각된다.

기질 및 성격*temperament and character*

역사적으로 Hippocrates와 Galenos는 성격을 4체액/원소에 근거하여 ① 낙관적-다혈질*Sanguine(blood/air-conscientious)*, ② 불안정한-황담질*Choleric(yellow bile/fire-disagreeable)*, ③ 우울한-흑담질*Melancholic(black bile/earth-neurotic)* 및 ④ 냉담한-점액질*Phlegmatic(phlegm/water-introverted)* 등으로 구분하였으며 현대적 성격 분류의 토대가 되었다.

Cloninger는 정신생물학적 모델*psychobiological model*에 따라 기질*temperament*과 성격*character*의 차원을 7개로 구분하였다. 기질 차원에는 네 가지 기질이 있는데, 각기 고유한 유전적·신경학적 및 생리적 기반이 있다: ① Novelty seeking은 새로운 것과 보상에 대해 접근하는 경향성으로 dopaminergic projection과 관련된다. ② Harm avoidance는 징벌 신호에 대해 행동을 억제하는 경향성으로 dorsal raphe nuclei의 serotonergic neuron이 관련된다. ③ Reward dependence는 사회적 보상을 받는 행동을 유지하는 것으로 청반의 noradrenergic neuron과 median raphe의 serotonergic system과 oxytocin 등이 관련된다. ④ Persistence는 좌절, 피로 및 간헐적 보상에도 불구하고 행동을 유지하는 것으로 fMRI상 ventral striatum, orbitofrontal cortex, rostral insula, dorsal anterior cingulate cortex 등의 반응성과 관련된다고 한다. 한 개인에 있어 이러한 기질들이 다양한 조합으로 나타난다.

반면 성격 차원의 특성trait은 어린 시절의 경험에 의해 형성되는 것이다. ① 자기-방향성self-directedness(자율적 인간으로서의 자기개념으로, 개인이 얼마나 책임감 있고, 신뢰할 수 있으며, 목표 지향적이고, 자신감 있는지를 나타내는 것), ② 협조성cooperativeness(인간과 사회의 핵심적 일부로서의 자기개념으로, 사회 속에서 자신을 얼마나 중요한 일부로 여기는지를 자비, 공동체의식, 양심 등으로 표현함), ③ 자기-초월성self-transcendence(전체적 우주 속에서 자신을 얼마나 중요한 일부로 여기는지를 나타냄. 즉 자기 초월성이 높은 사람은 죽음과 질병 앞에서 겸손하며 영적인 모습을 보이는 적응적 측면을 보임. 그러나 이들의 이상 추구 및 의미에 대한 명상 등은 현대 사회의 부와 권력을 추구하는 삶을 방해함) 등의 세 가지 성격성향이 있다.

Personality는 기질과 성격 사이의 상호작용을 담당하는 복잡한 적응 시스템이다. 기질은 정동 및 감각적 지각을 윤색한다. 성격은, 내재화된 자기와 외계에 대한 개념(개념적 학습 시스템이 성숙함에 따라 나타난다)으로, 기질에 의해 윤색된 것(정동 및 감각적 지각)의 타당성과 중요성, 즉 의미를 수정한다. 예를 들어, 새로움을 찾는 경향이 높고 회피성 경향이 낮은 사람의 경우, 자기-방향성과 협조성이 낮으면 충동적인 성격을 보이게 되지만, 모두 높은 경우에는 용감하고 성숙한 탐험가, 호기심 많은 과학자가 될 것이다.

5요인 모델Five Factor Model

정상 성격에 대한 차원 분류로서는 5요인 모델이 가장 광범위하게 반복 검증된 성격 모델이다. 여기에서 제시하는 다섯 가지 영역은 ① 신경증성neuroticism, ② 외향성extraversion, ③ 개방성openness, ④ 동조성agreeableness, ⑤ 성실성conscientiousness으로 구성된다. 이 차원 모델은 범주 모델에 비해 경험론적 검증empirical testability이 가능하며, 일반화generalizability의 측면에서 유리하다. 따라서 성격장애란 이러한 다섯 가지 영역의 부적응적인 변형들인 셈이다. 이러한 차원적 모델은 성격 역기능이라는 중요한 분야도 다루고 있다. 이들의 통합, 임상적 유용성, 그리고 성격장애 진단 범주와 성격 역기능의 다양한 측면의 관계는 현재 활발하게 연구 중이다.

2. 성격장애性格障碍 personality disorder

성격장애는 개인이 속한 문화적 기대 또는 맥락context에서 현저히 벗어난, 지속적인 내적 경험과 (비적응적) 행동양식을 보이는 것으로, 광범위pervasive하고 경직inflexible되어 있고, 청소년기 혹은 성인기 초기에 시작되며, 시간이 지나도 변하지 않고, 이로 인해 고통과 장애가 초래되는 장애이다.

정상-병적이라는 연속선

인간이 지닌 대부분의 경향성과 마찬가지로, 성격기능 또한 정상-병적이라는 연속선상에 분포되어 있다. 기능과 적응의 중심에는 개인이 그 자신과 타인과의 상호작용에 대해 생각하고 이해하는 방식이 있다. 정상 내지 최적으로 기능하는 개인은 복합적이고, 충분히 정교화되고, 잘 통합된 정신세계를 지니고 있는데, 거기에는 대개 긍정적·의욕적·적응적인 자기-개념, 풍부하고 넓고 적절하게 조절되는 정서생활, 상호적이고 성취감을 느낄 수 있는 대인관계와 생산적인 사회 구성원으로서 행동할 수 있는 능력 등이 포함된다. 이 연속선의 반대 끝 편에는 심각한 성격병리를 지닌 개인이 있는데, 결핍되고 와해되어 있고 갈등적인 정신세계를 지니고 있으며, 거기에는 약하고 불명확하고 부적응적인 자기-개념, 부정적이고 잘 조절되지 않는 정서, 대인기능과 사회적 행동을 적응적으로 할 수 있는 능력의 결핍 등이 포함된다.

일반적 특징

성격장애가 다른 일반적인 신경증적인 정신장애와 다른 점은 증상이 자아 동조적ego-syntonic이어서 증상으로 인해 고통을 받지 않으며, allosteric하여 자신보다 환경을 바꾸려고 한다는 점이다. 따라서 자신의 비적응적 행동에 대해 상관하지 않으며, 자신의 증상으로 인해 다른 사람들이 고통을 받는다는 것을 알지 못한다. 즉, 공감empathy 능력이 부족하다. 따라서 자신의 성격을 고친다거나 성격장애를 치료한다는 것에 관심이 없으며, 사회적·대인관계적 및 직업적 장애가 나이가 들어도 지속적이다. 그리하여 사는 동안 사고를 자주 당하며, 건강 케어를 자주 받고(응급실, 방문, 입원 등), 자살 또는 사고로 일찍 목숨을 잃는 수가 많다. 우울증, 불안, 약물남용, 섭식장애, 다른 성격장애 등이 동반되는 수가 많은데, 그런 동반장애는 성격장애 때문에 치료가 더 어렵다.

성격장애와 성격특성personality traits의 차이: 성격특성은 '장애'의 역치(기준)에 미치지 않는 수준일 때이다. 즉 성격장애로 진단되기 위해서는 반드시 경직되고 비적응적이며 지속적이고 심각한 기능장애나 주관적 고통을 일으켜야 한다.

문화적 차이와 관련된 문제culture-related diagnostic issues

성격의 기능수준에 대해 판단할 때, 개인의 인종적·문화적, 그리고 사회적 배경을 고려해야 한다. 성격장애를 이민 후에 뒤따르는 문화적응과 관련되는 문제나, 개인의 원래의 문화에서 수용되는 습관, 관습 또는 종교적·정치적 가치관의 표현과 관련되는 문제와 혼동해서는 안 된다. 특히 임상가는 임상가 자신과 문화배경이 다른 사람을 평가할 때, 그 사람의 문화적 배경에 익숙한 정보 제공자에게서 정보를 따로 얻는 것이 유용할 수 있다.

원인

많은 연구가 있지만, 성격은 물론 성격장애가 왜 생기는지 진정한 이유는 아직 잘 모른다. 20세기 전반에는 정신분석에 근거한 역동적 이론이 주류를 이루었지만, 후반에는 뇌과학이 발달하면서 유전적 이론이나 신경발달 이론이 주로 연구되고 있다.

생물학적 원인

유전: 15,000쌍의 쌍둥이를 대상으로 한 연구 결과 성격장애의 일치율이 일란성 쌍둥이에서 이란성 쌍둥이에 비해 수 배 높았다. 더욱이 따로 자란 쌍둥이에서도 함께 자란 쌍둥이와 차이 없이 성격이 일치한다는 사실은 성격의 현상학적 표현에 대한 유전적 기여를 설명한다. 유전연구를 할 때 5요인 모델(신경증성, 외향성, 개방성, 동조성, 성실성)에 따라 성격을 평가한 경우에 가장 잘 재검된다.

조현형 성격장애 환자의 가족에 조현병이 많다. 반사회적 성격장애는 알코올 사용장애와 관련된다. 경계성 성격장애 환자의 가족에는 우울증이 흔하며, 환자 역시 기분장애를 종종 동반한다. 연극성(히스테리성) 성격장애와 신체증상장애 사이에는 강한 연관성이 있다. 강박성향은 일란성에서 이란성 쌍둥이에 비해 일치율이 높다. 또한 강박성향은 우울증과의 연관성을 보이는데, 예를 들어 REM 잠복기의 단축, DST 양성 반응을 들 수 있다.

신경전달물질: Dopamine 및 serotonin 시스템은 성격(기질) 성향 연구에서 주목된다. Serotonin 대사물인 5-HIAA는 자살을 기도한 사람, 충동적이고 공격적인 사람에서 낮다. Serotonin계가 반사회적 성격과 경계성 성격의 충동성, 폭력성과 관련된다고 한다. 따라서 serotonin계 약물을 투여하면 극적인 성격변화가 오는 경우가 있다. 즉, 많은 사람에서 우울감, 충동성, 반추*rumination*를 감소시키며, 안녕감을 증가시킬 수 있다. 충동성향을 보이는 사람에서 종종 testosterone, 17-estradiol, estrone이 증가되어 있다. 우울증을 동반한 몇몇 경계성 성격장애 환자에서 DST 이상 반응이 보이곤 한다.

뇌구조: MRI를 이용한 대조군과의 통계적 비교연구 결과 조현형 성격장애 환자는 측두엽 및 해마의 부피 감소와 전두엽에서의 뇌실 확장을 보인다. 자존심이 낮고 사회적으로 철퇴되는 경향이 있는 사람이나 분열형 성격장애 환자에서 smooth pursuit eye movement에 이상이 보이는데, 이는 유전의 표지자 역할을 한다.

반사회적 성격장애 환자에서는 전두엽 피질의 감소가 관찰된다. 경계성 성격장애는 PET 소견상 전두엽과 anterior cingu-late cortex에서의 대사의 변화 및 전두엽과 안와전두엽의 용량 감소를 보인다고 한다. 범죄인에서 fMRI 소견상 주요 변연계 구조들에서 정서 관련 활동성이 감소되고 전두측두엽에서의 활동성은 증가하여 있음이 관찰되었다. 이런 뇌구조상 이상 소견은 유전적 요소 때문일 수도 있지만, 특히 주산기 동안 태아가 경험한 환경적 요소에 의한 것일 수도 있다. (이 모두 신경발달장애와 관련된다.)

기타 뇌파상 이상 소견이 몇몇 성격장애 환자에서 관찰되는데, 주로 반사회적 또는 경계성 성격장애 환자에서 뇌파가 느려진다.

반사회적 성격장애 환자는 평소 맥박이 느리고, skin conductance가 낮고 even-related potential에서 강도가 높은데, 이는 평소 각성이 낮다는 뜻이다.

정신역동적 요인

Freud는 성격성향을 정신성적 발달단계에 고착*fixation*된 결과로 보았다. 예를 들면 구강기적 성격*oral personality*은 그들이 음식을 다른 사람에게 의존하는 구강기에 고착되어 있기 때문에 수동적이고 의존적이다(의존성 성격이다). 또 항문기적 성격 *anal personality*은 항문기 때 대소변 가리기 훈련의 투쟁 때문에 고집이 세고 인색하고 매우 양심적이고, 감정적으로 냉담*aloof* 하다(강박성 성격이다). 남근기적 성격은 표피적이고 친밀한 관계를 맺지 못하다(연극성 인격이다). 이러한 설명은 대체로 5요인 모델에 어느 정도 맞는다. 그러나 성격장애를 정신분석적으로 설명하는 데는 한계가 있다.

성격장애는 대인관계 패턴과 방어기제를 통해 알 수 있다. 인격발달과정에서 소아는 여러 대인관계에서 동일시*identification*를 통해 점차 대상의 성향*trait*을 닮아 간다. 특히 소아는 부모의 특정 패턴을 내면화*internalized*하는데, 보다 원시적 형태의 동일시로서 합체*incorporation* 또는 내재화*introjection*를 통해 부모의 특성을 갖게 된다. 이렇게 내재화된 자기표상*self representation* 및 대상표상*object representation*이 인격발달에 중요한 역할을 한다. 즉 내재화된 대상관계가 대인관계 패턴의 근간이 되는 것이다.

어린 시절 트라우마(학대)가 성격장애의 원인이라는 이론이 있다. (특히 반사회적 성격 및 경계성 성격 등에서) 신뢰와 친밀성을 획득하지 못하기 때문이라는 것이다. 어려서 가족 내 폭력, 부모의 이혼, 부모의 부재 등이 원인으로 생각되는 수가 많다.

성격적 방어양식을 성격무장*character armor*이라 하는데, 이는 내적 충동과 주요 대인관계에서의 불안으로부터 자신을 보호한다. 성격장애 환자는 방어기제를 통해 자신의 불안, 우울, 분노, 수치심 및 죄책감 등의 정동을 조절할 수 있게 된다. 따라서 방어기제를 포기한다는 것은 불안과 우울을 증가시키는 것이다. 이 점이 바로 성격장애 환자들이 그들의 행동을 바꾸려하지 않는 주요 이유가 된다. 환자의 방어기제를 파악하는 것은 성격장애의 정신역동적 유형을 진단하는 데 도움이 된다(제6장 정신병리학 참조). 즉 겉으로 드러난 성격양상의 배후에 있는 진실한 성향과 그것을 방어하는 기제를 구분해서 분석해야 한다. 조현성 성격장애 환자에서는 환상fantasy의 방어기제를, 연극성(히스테리성) 성격장애 환자에서는 해리dissociation와 부정denial의 방어기제를, 강박성 성격장애 환자에서는 고립isolation의 방어기제를, 경계성 성격장애에서는 투사적 동일시projective identification, 분리splitting 및 행동화acting out 등의 방어기제를 사용하는 것을 관찰할 수 있다.

사회문화적 요인

성격은 원래 인간관계 속에서 형성되는 것이기에 사회문화적 요소가 성격장애 형성에 많은 영향을 미친다. 첫째, 비기능적 가족이 문제이다. 우선 부모의 정신병리, 특히 충동장애가 문제가 된다. 정신병질적psychopathic(반사회적) 아버지는 주요 위험인자이다. 둘째로 가족붕괴를 들 수 있다. 특히 경계성 성격장애 환자는 소아기 시절에 가족이 붕괴된 경우가 더 많다. 셋째로 양육문제이다. 오래전부터 정신역동psychodynamic, 자기심리학self psychology 및 애착이론attachment theory에서는 부모의 양육문제가 성격장애를 야기한다고 보았다. 예를 들어, 불안정한 아이를 불안정한 어머니가 키우면 안정된 어머니가 키울 때에 비해 더 많은 성격문제가 발생할 것이다. 이런 점에서 부모-자식 간에 잘 맞는 관계를 'goodness of fit'이라 부른다.

반사회적 성격장애는 다양한 문화에서 관찰되지만, 특히 고도로 개인화된 사회에서 유병률이 높다. 이는 독자성, 지위, 자신감, 경쟁 등의 개인화 요소가 극단적으로 변하여 무책임, 병적인 우월감, 공격성, 교묘한 조작manipulation 등으로 표현되는 것이 허용되기 때문으로 설명될 수 있다. (반면 동아시아 문화권과 유대인 문화권에서는 낮은데, 아마도 응집성이 높은 가족문화 때문으로 보인다.)

반사회적 성격장애뿐 아니라 경계성 성격장애의 유병률이 증가하는 것도 사회적 요인 때문일 수 있다. 충동성을 억제하던 전통적인 사회구조의 해체가 이유일 수 있고 소아학대, 특히 성적 학대는 몇몇 경계성 성격장애와 밀접히 관련된다.

DSM-5-TR의 성격장애 분류

DSM의 진단적 접근은 성격장애가 질적으로 서로 다른 임상적 증후군이라는 것을 토대로 한다. 그리하여 10개의 특징적인 성격장애로 분류하고, 증상의 유사성과 중첩성에 따라 다음 3집단으로 나눈다.

A집단 성격장애 Cluster A Personality Disorders: 주 증상이 비정상적 인지(의심 등), 괴이한 자기표현, 위축적 인간관계 등이다. 여기에는 편집성(망상성) 성격장애, 조현성 성격장애, 조현형 성격장애 등이 포함된다.

B집단 성격장애 Cluster B Persoanlity Disorders: 주 양상은 사회적 규범이나 다른 사람의 권리를 침범하는 것, 충동성, 과도한 감정(극적이고 변덕스러운), 과대성, 행동화acting-out(tantrum, 자해, 분노폭발 등) 등이다. 여기에는 반사회성 성격장애, 경계

성 성격장애, 연극성(히스테리성) 성격장애, 자기애성 성격장애 등이 포함된다.

C집단 성격장애 Cluster C Personality Disorders: 주 양상은 불안과 두려움으로, 사회관계, 이별의 문제, 통제control의 문제로 나타난다. 여기에는 회피성 성격장애, 의존성 성격장애, 강박성 성격장애 등이 포함된다.

기타 성격장애: 다른 의학적 상태로 인한 성격 변화 및 기타 특정 성격장애와 비특정 성격장애가 포함된다.

대안적 연구모델

DSM-5-TR은 새로운 성격장애 진단과 개념화에 대한 대안적 연구모델도 함께 제안하고 있다.

역학

미국 2001~2002년 National Epidemiologic Survey on Alcohol and Related Conditions에서 나온 자료에 따르면, 미국 성인의 약 15%가 적어도 하나의 성격장애를 가지고 있다.

환자집단, 죄수집단, 물질사용장애 환자 집단에서는 성격장애 빈도가 더 높다. 정신과 외래로 다니는 환자 집단에서는 30~50%가 성격장애를 가지고 있다 한다.

남녀 간 다른데, 반사회적 성격장애는 남자에 많고, 경계성, 연극성(히스테리성) 성격장애는 여자에 많다. 나머지는 남녀 빈도가 비슷하다.

Median prevalence의 경우, 국가나 민족에 따라 다양하지만, A집단 성격장애 3.6%, B집단 성격장애 4.5%, C집단 성격장애 2.8%, 기타 성격장애에 대해서는 10.5%라 한다.

DSM-5-TR 진단기준

일반적 성격장애General Personality Disorders

A. 개인이 속한 사회의 문화적 기대에서 심하게 벗어난, 지속적인 내적 경험과 행동양식이다. 이 양식은 다음 영역 가운데 2개(혹은 그 이상) 영역에서 나타난다.
1. 인지(예: 자신과 타인, 그리고 사건을 지각하고 해석하는 방식)
2. 정동(예: 정서 반응의 범위, 강도, 불안정성,그리고 적절성)
3. 대인관계 기능
4. 충동조절
B. 고정된 행동패턴이 융통성이 없고 개인생활과 사회생활 전반에 넓게 퍼져 있다.
C. 고정된 행동패턴이 사회적·직업적, 그리고 다른 중요한 영역에서 임상적으로 심각한 고통이나 기능장애를 초래한다.
D. 양식이 변하지 않고 오랜 기간 지속되어 왔으며, 발병시기는 적어도 청소년기나 성인기 초기로 거슬러 올라갈 수 있다.
E. 고정된 행동패턴을 다른 정신장애의 증상이나 결과로 설명할 수 없다.
F. 고정된 행동패턴이 물질(예: 남용약물, 치료약물) 혹은 일반적인 의학적 상태(예: 두부 외상)의 직접적인 생리적 효과로 인한 것이 아니어야 한다.

ICD-10 및 한국 표준 질병 사인 분류

F60 특정 인격장애
  F60.0 편집인격장애
  F60.1 조현성 인격장애
  F60.2 비사교적 인격장애
  F60.3 정서불안성 인격장애
  F60.4 연기성 인격장애
  F60.5 강박성 인격장애
  F60.6 불안성[회피성] 인격장애
  F60.7 의존성 인격장애
  F60.8 기타 특정 인격장애
  F60.9 상세불명의 인격장애
F61 혼합형 및 기타 인격장애
F62 뇌 손상과 질병이 원인이 아닌 지속적인 인격변화
  F62.0 재난경험후의 지속적 인격변화
  F62.1 정신질환 후의 지속적 인격변화
  F62.8 기타 지속적 인격변화
  F62.9 상세불명의 인격변화
  F68.8 성인의 인격 및 행동의 기타 명시된 장애
F69 성인의 인격 및 행동의 상세불명의 장애

진단에서의 유의점

성격장애의 특정 진단기준의 많은 요소는 다른 정신장애의 삽화에서 나타나는 특징이기도 하다(예: 의심, 의존성, 무감각). 그러나 성격장애는 정의된 특성이 오직 성인기 초기에 나타나고, 장기간 동안 지속되는 개인의 전형적인 기능양상이어야 하며, 다른 정신장애의 삽화 동안에만 나타나는 경우가 아닐 때에만 진단을 내릴 수 있다. 그러나 어려서 시작되고 지속적이며 비교적 안정적인 경과를 밟는 만성적인 우울장애와 같은 지속적인 정신장애와 성격장애를 감별하는 것은 아마도 특히 어려울 수 있고 특별히 유용하지 않을 수도 있다. 어떤 성격장애는 현상학적 또는 생물학적 유사성 혹은 가족 집적성familial aggre-gation을 근거로 다른 정신장애[예: 조현형 성격장애는 조현병과, 회피성 성격장애는 사회불안장애(사회공포증)와]와 '연속적인' 관계를 가지고 있다.

진단, 평가의 일반지침

진단은 우선적으로 병력이 근간이 된다. 특히 다음 사항에 대해 잘 파악해야 한다. (이를 위해서는 가족이나 친구, 친지, 직장동료들로부터 주변의 정보collateral information들을 잘 얻어야 한다.)

① 결혼관계marital relationship: 미혼이라면, 동거한 경험이 있는가? 결혼을 했거나 이혼한 경우라면, 결혼기간 동안에 어떤 이유로 몇 번이나 별거하였는가? 부부간의 친밀함은 어떠한가?

② 자녀양육child care: 자녀 사이에 문제가 있었던 적이 있는

가? 양육의 문제로 자녀 양육을 타인에게 전적으로 의지한 적이 있는가?

③ 빚을 졌던 적이 있는가? 그 당시에는 어떤 상황이었는가?

④ 직장: 피험자가 학교를 졸업한 이후로 몇 가지 직업이 있었는가? 직장을 그만둘 때는 어떤 상황이었는가? 동료들과의 갈등으로 인해 직장을 그만두었거나 해고된 적이 있는가?

⑤ 법률 관련: 피험자가 위법행위를 저질러서 유죄판결을 받은 적이 있는가? 만약 그렇다면, 위법행위는 무엇이었으며, 결과는 어떠하였는가?

⑥ 음주를 하거나, 불법약물을 복용하거나, 도박을 한 적이 있는가? 만약 그렇다면, 이러한 활동의 결과로 어떤 문제가 발생한 적이 있는가?

⑦ 주거: 지난 10년 동안 몇 번이나 이사를 다녔는가? 이사를 한 이유는 무엇인가?

⑧ 청소년기 문제: 11세 이후에 학교에 다니면서 어떤 문제가 있었는가? 만약 그랬다면, 결과는 어떠하였는가?

그 외 부모의 인격, 가족역동family dynamic, 출생 전후 외상perinatal trauma, 정신상태검사, 기능성 및 기질성 정신질환에 대한 배제 등도 도움이 될 수 있다. 성격장애는 자아동조적이기 때문에 평가 시 보호자 등으로부터 얻는 정보가 중요하다. 진단 시 다른 정신질환에 이환된 기간 동안에 나타나는 성격의 장애에 주의해야 한다. 의심suspiciousness, 무모함recklessness, 성적 문란promiscuity 등에 대한 평가를 할 때에는 문화적 차이에 따른 편견에 주의해야 한다.

성격의 기능 수준 및 심각성에 대한 평가

성격 정신병리 평가에서 전반적인 심각도generalized severity를 평가한다. 이는 공존질환이나 향후 발생 가능한 기능장애에 대한 가장 중요한 단일 예언변인이다. 이러한 평가는 성격장애 진단(중등도 이상의 손상)에 필수적이다. 따라서 특정 시점의 개인 성격기능의 손상 정도를 구체적으로 평가해야 한다. 이러한 손상 정도의 평가는 세분화된 성격장애 진단을 내리기 전이라도, 성격 기능에 대한 전반적인 지표로 사용할 수 있으며, 개인의 성격적인 손상이 장애 진단기준에 대한 역치에 미치지 못할 때도 사용할 수 있다. 다음과 같은 세 수준이 있다.

성격 곤란personality difficulty: 성격적 양상personality features이 개인이 처한 상황setting과 밀접하게 연관되어 나타난다. 즉 문제점이 단지 몇몇 특정 상황에서만 발생한다. 그 외의 상황에서는 대인기능과 사회적 기능이 적절하거나 좋다. 성격적인 이상이 있어 그로 인해 고통이 초래될 수 있으나, 자신 및 타인에게 위해를 가하지는 않는다.

단순 성격장애simple personality disorder: 성격적 양상으로 인해 빚어진 문제는 상황과 맞물려서만 발생하지만, 그러한 상황은 항상 있으며, 대체로 특정 상황에 국한되지 않는다. 대인기능과 사회적 기능에서 지속적으로 어려움이 있다. 이러한 어려움

은 자신에게 고통을 초래할 뿐 아니라, 타인에게 문제를 야기할 수 있다. 때로는 자신 및 타인에게 어느 정도 위해를 초래할 수 있다.

고도 성격장애*severe personality disorder***:** 성격이상*personality disturbance*으로 유발된 문제가 자신이나 타인에게 심각한 위해를 초래하며, 이러한 위험을 경감시키거나 중단시키기 위해 어떤 조치를 취해야 하는 경우가 일반적이다.

소아 및 청소년의 경우

정의대로 한다면, 성격장애는 늦어도 성인기 초기에는 발병해야 하지만, 비교적 나이 들어서까지도 임상적 관심의 대상이 되지 못하는 경우도 있다. 18세 이전의 개인이 성격장애라는 진단을 받으려면 그런 특성들이 최소한 1년 동안은 지속되고 있었어야 한다. 한 가지 예외적인 경우는 반사회성 성격장애로, 이 장애는 18세 이전의 개인에게는 진단을 내릴 수 없다.

동반장애: 기분장애, 불안장애, 섭식장애, 물질사용장애 등 다른 정신장애들이 많이 동반된다. (그래서 동반자애들을 치료하면 성격장애도 호전한다.) 다른 성격장애들과도 동반되는 수가 많다.

발달과 경과*development and course*

성격장애는 청소년기에 나타나기 시작하여 청년기 때 확정적이 된다. (나중에 성격이 변화한다면, 이는 숨겨져 있던 다른 정신장애나 신경인지장애나 약물이나 물질 또는 의학적 상태에 의한 정신장애 등이 발생한 경우인 수가 많다.) 정의에 따르면, 성격장애는 시간이 흘러도 변하지 않고 지속되는, 사고하고 느끼고 행동하는 방식을 말한다. 성격장애는 청소년기나 청년기 때 현저하나 나이가 들어가면 줄어들지만, 그 경향성은 삶의 사건들에 따라 강해졌다가 약해졌다가 하면서 오래 지속된다. 성격장애의 어떤 유형(특히, 반사회성 성격장애와 경계성 성격장애)은 나이를 먹으면서 덜 드러나거나 호전되는 경향이 있지만, 일부 다른 유형(예: 강박성 성격장애와 조현형 성격장애)은 이런 호전의 경과를 보이는 경우가 드물다. 성격장애는 중요한 지지자(예: 배우자)나 기존의 안정된 사회적 지위(예: 직업)를 상실한 후에 악화될 수도 있다.

성격장애 환자는 사회적·대인관계적 및 직업적 관계가 장애되어 있으며, 상해를 받는 사고를 많이 당하며, 의료적 치료(응급실, 외래치료, 입원 등)를 받는 수가 많으며, 사고, 자살, 병 등으로 일찍 죽는 수가 많다.

성인기 중기나 후기에 인격의 변화가 나타난 경우는, 만성적 정신병적 장애, 일반적인 의학적 상태(뇌 장애 등)나, 인식되지 않은 물질 관련 장애 때문일 수 있다. 이를 확인하기 위해 철저한 평가가 필요하다.

치료

대다수 성격장애 환자들은 치료를 원하지 않지만(치료 저항적), 약 1/3 미만에서 치료를 원할 수도 있다. 성격장애 환자들은 자기 행동의 결과를 인식하지 못하는 경우가 일반적이어서 자신의 행동이나 대인관계가 초래한 결과에 무관심하거나 오히려 상대를 비난한다. 그러나 성격장애 환자의 치료를 통해 이러한 성격장애의 측면이 서서히 개선될 수 있다는 연구들이 있으며, 특히 경계성 성격장애에서 그러하다. 주된 증상이 다양하기 때문에 치료방법에 대해 일반적으로 말할 수 없다. 주 증상에 따라 정신치료와 약물치료를 단독으로 또는 병합적으로 사용한다.

치료에서의 유의점

성격장애 환자의 태도 및 행동은 쉽게 변하지 않는다. 환자들은 문제점들이 자기가 아닌 주위 세상 때문인 것처럼 행동한다. 치료자가 자신의 행동을 문제시하는 것을 달가워하지 않는다. 치료과정에서도 치료자에게 요구사항이 많으며, 자신의 요구가 충족되지 못할 때는 치료자에게 분노를 나타낸다. 나아가 환자들은 치료자와도 자신의 생활 속에 자리 잡고 있는 병적인 인간관계와 같은 방식으로 관계를 형성하려고 한다. 따라서 치료자는 환자들이 자신들의 충동을 행동화하는 것을 방지해야 한다. 이런 환자를 치료할 때 치료자는 약을 올리는 환자들에 대해 화가 나서 무의식적으로 또는 교묘한 방법으로 적대감을 표출하게 되기도 한다.

정신치료에 대해서도 상황은 비슷하다. 경계성 성격장애에 대한 연구가 많았고, 인지행동치료 등 몇 가지 방법이 제안되고 있기는 하다. 그러나 다른 성격장애에 추천되는 정신치료는 드물다. 전반적으로 집단적 접근이 도움이 된다. 치료를 원하는 환자에게는 환경을 환자에게 적응적으로 교정하는 기법이 도움이 된다. 정신치료(정신역동적/대인관계 정신치료, 인지행동치료, 지지적 치료, 이들의 통합치료 등)는 치료받지 않은 경우에 비해 분명히 효과적이다.

어떤 약물을 어떤 성격장애에 사용하는지에 대해 FDA의 승인을 받은 경우는 아직 없다. 반사회적 성격장애나 경계성 성격장애 대해 추천하는 약물이 있으나, 연극성 성격장애에 대한 약물은 없다. 약물치료에 있어 충동성, 공격성 등의 행동에 대해 serotonin성 약물이나 기분안정제 등을 사용할 수 있고, 정신병적 증상에 대해서는 항정신병 약물*antipsychotic drug*들이 효과적이다.

치료자는 환자의 삶에 과도하게 관여되는 것을 피하는 것이 좋다. 개인 전화번호를 알려 준다거나 치료자의 개인문제를 환자와 관련시킨다거나 하는 것이다. 소위 환자−의사 관계에서 경계*boundary*를 넘지 말아야 한다. 그리고 미리 방문시간, 치료기간, 위기 때 취할 행동, 자해 시의 결과(입원, 다른 의사에게 의뢰함 등) 등 치료에서의 규칙*rule*을 만들고 지키도록 해야 한다. 치료자는 성격장애자 때문에 곤란을 겪을 때가 많다. 이에 대응함에 있어 다른 연장자 치료자에게 조언을 청할 수 있어야 한다.

II. 임상양상

1. 편집성 성격장애*paranoid personality disorder*

편집성偏執性 성격장애는 만성적으로 타인이 악의에 찬 동기를 갖고 있다고 근거 없이 의심하고 불신하는 태도를 전반적으로 나타내는 것을 말한다.

유병률은 일반인구의 1~4%이다. 일반인구 집단에 비해 조현병 환자의 가족에서 더 많고, 피해형 망상장애의 가족력이 있다. 문화적 요인으로는, 소수그룹*minority group*, 이민자, 귀먹은 사람 등에 더 많다. 특정의 범죄 소문화권, 소수그룹에서는 이런 편집성 성향은 적응적인 것일 수도 있다.

원인

생물학적으로 망상장애, 망상형 조현병 등과 유전적 관련이 있을 것으로 추측한다.

정신역동적으로 몇몇 연구자들은 환자들이 그들의 부모로부터 극단적인 분노의 대상이 되어 왔을 것으로, 또는 타인 특히 동성의 타인들에게 창피를 당해 왔기 때문이라도 주장한다. 이런 피해경험을 통해 부족감과 취약감을 느끼고, 점차 자신의 문제나 단점을 타인 탓으로 돌리고, 자신의 정의와 분노를 투사*projection*한다는 것이다. 즉 환자들은 투사를 통해 자신의 적의적 동기를 부정한다. 반면 세상이 적의로 가득 차 있다고 탓하며, 자신만이 도덕적으로 옳다고 느끼게 된다.

증상

광범위한 불신과 의심이 특징이다. 충분한 근거 없이 타인들이 자신을 착취하고 해를 주거나 속인다고 의심한다. 사람들의 성실성이나 신용에 대한 부당한 의심에 집착한다. 의심과 두려움 때문에 터놓고 얘기하기를 꺼린다. 사소한 말이나 사건에 대해 위협적인 숨겨진 의도가 있다고 생각한다. 종종 부당하게 취급받았다고 느끼며, 쉽게 논쟁적이고 위협적이 되며, 악의를 품고 복수를 꿈꾼다. 모욕, 상해 혹은 경멸을 받았다면, 그 원한을 오랫동안 풀지 않는다. 이유 없이 배우자나 성적 상대자의 정절에 대해 자주 의심한다. 고집쟁이, 부정행위 수집가, 배우자에 대해 병적 질투심을 갖는 자, 소송광 및 민원광이 이 부류에 속한다.

불신과 의심 때문에 치료를 받으려 하지 않는다. 단순한 망상*frank delusion*은 없다. 흔히 불안이나 우울증 때문에 병원에 온다.

DSM-5-TR

F60.0 편집성 성격장애*Paranoid Personality Disorder*

타인들의 동기를 악의에 찬 것으로 해석하는 등 광범위한 불신과 의심이 성인기 초기에 시작되어 여러 가지 상황에서 나타나며, 충분한 근거 없이도 타인들이 자신을 착취하고 해를 주거나 속인다는 의심, 친구나 동료의 성실성이나 신용에 대한 부당한 의심에의 집착, 정보가 자신에게 악의적으로 사용될 것이라는 부당한 공포 때문에 터놓고 얘기하기를 꺼림, 사소한 말이나 사건 속에서 자기의 품위를 손상시키려 하거나 위협적인 숨겨진 의도를 해석함, 원한을 오랫동안 풀지 않음(예를 들면, 모욕, 상해 혹은 경멸을 용서하지 않음), 타인에게는 그렇게 보이지 않지만 자신의 성격이나 명성이 공격당하였다고 느끼고 즉각 화를 내거나 반격함, 그리고 이유 없이 배우자나 성적 상대자의 정절에 대해 자주 의심함 등의 증상 중 4개(또는 그 이상) 항목을 충족시킨다. 그리고 장애가 조현병, 정신증적 양상을 보이는 기분장애 혹은 기타 정신병적 장애의 경과 중에만 나타나는 것이 아니고, 일반적인 의학적 상태의 직접적 생리적 효과에 인한 것이 아니어야 한다.

ICD-10 및 한국 표준 질병 사인 분류

F60.0 편집인격장애*Paranoid personality disorder*

확대편집성 인격(장애)*Expansive paranoid personality(disorder)*, 광신적 인격(장애)*Fanatic personality(disorder)*, 불평 인격(장애)*Querulant personality(disorder)*, 편집성 인격(장애)*Paranoid personality(disorder)*, 민감편집성 인격(장애)*Sensitive paranoid personality(disorder)*

감별진단: 편집성 성격장애에서는, 망상장애, 망상형 조현병과는 달리, 현저하고 지속적인 망상이 없다. 또 망상형 조현병 환자와 달리, 환각이나 사고형태의 장애가 없다. 편집성 성격장애와 조현형 성격장애 모두 의심하는 행동을 보이나, 편집성 성격장애는 지각적 왜곡*perceptual distortion*과 변덕스러운 행동을 보이지는 않는다.

경과 및 예후

체계적인 장기간의 추적연구는 수행되지 않았으나 몇몇 연구에 따르면 편집성 성격장애는 일생 동안 지속된다고 하며, 다른 연구에서는 이를 조현병의 전조로 보기도 한다. 일반적으로 직장 및 대인관계의 문제가 평생 동안 지속되며 직장 및 부부 문제가 흔하다.

치료

정신치료를 시행한다. 우선적으로 환자의 신뢰를 쌓는 것이 중요하다. 치료자는 늘 개방적이고 솔직하고 지지적이어야 한다. 치료자는 예를 들어 약속에 늦는 것 같은 잘못을 하였거나 일관적이지 않다고 환자에게 비난받을 경우에는 방어적인 설명을 하기보다는 솔직하게 사과하는 것이 좋다. 그러나 친밀감을 표현하거나 따뜻하게 대하는 것은 신중해야 하는데, 왜냐하면 환자의 편집성 경향을 자극할 수 있기 때문이다. 깊게 자리 잡은 의존감, 친밀감에 대한 욕망, 성적 관심에 대해 분석적으로 해석하는 것은 환자의 반감과 불신을 조장할 수 있다. 지지적 정신치료가 가장 나을 수 있다. 집단치료, 사회기술훈련 같은 행동치료는 대체로 맞지 않는다. 때로 환자의 위협적 행동이 심한 경우 치료자는 환자의 행동을 조절하고 제한할 필요가 있다. 망상적 비난에 대해서는 현실적으로 다루되 부드러워야 하며 환자가 모멸감을 갖지 않도록 해야 한다.

격정과 불안에 대해서는 약물치료가 효과적이다. 대부분 항불안제로도 충분하나 때로 소량의 항정신병 약물을 단기간 동안 심한 격정 또는 유사 망상적 사고quasi-psychotic thinking에 대해 사용할 수 있다.

2. 조현성 성격장애schizoid personality disorder

조현성調絃性 성격장애는 대인관계를 맺고 의미 있는 방식으로 반응하는 능력이 결핍되어 있다. 즉 감정적 접촉으로부터 떨어져detach 고립되고, 감정표현이 제한되어 있음이 특징이다. 조현성이라는 말은 조현병 환자의 병전 성격이면서 조현병 환자의 괴짜인 친척 중에 많이 관찰되는 고립성seclusiveness에서 유래되었다.

유병률은 3~5% 전후로 생각된다. 환자들은 무관심하고 치료받으려 하지 않기 때문에 임상 현장에 오는 경우가 실제보다 현저히 적다.

원인

조현성 성격장애 환자에게는 어린 시절부터 사회적·정서적 고립의 증거들이 있다. 소인은 부끄러워하고, 내향적이며, 회피성 경향 등이다. 부끄러워함shyness 같은 행동은 기질적이다. 이들은 어머니에 대한 기본적 애착을 형성하지 못하는데, 이는 초기 구강기 때 부적당하거나 냉담하거나 또는 방임neglect하는 초기 양육에서 기인하며, 이차적으로 사회적 철퇴가 오는 것으로 본다. 조현병의 정신역동적 측면과 밀접한 관련이 있는바, 환자들은 애착관계를 고통스러운 것으로 느끼기 때문에 이로부터 방어적으로 철퇴withdrawal한다. 현실의 사회적 관계의 결여에 대한 보상으로 더 많은 만족을 얻을 수 있는 환상fantasy에 몰두하고 공상적 삶을 추구한

다. 전형적으로 공상과학 주제에 몰두한다.

증상

타인의 태도나 감정에 냉담하고aloof, 우정이 결여된 것 등 사회적 초연social detachment이 일생에 걸쳐 나타난다. 기계적이거나 과학적인 것, 미래적인 것 또는 기타 비인간적인 주제와 관련된 혼자서 하는 활동을 하는 경향이 있다. 타인의 일에 무관심해 보이고 관여하지 않으려 한다.

조용하고, 혼자서 지내며, 사회성이 없어 보인다. 감정적 교류에 대한 갈망이 거의 없이 그들 스스로의 삶을 추구한다. 일상적으로 일어나는 일의 변화를 가장 늦게 아는 사람이다. 비경쟁적인, 혼자서 하는 일에 관심을 보인다. 수학이나 천문학 또는 동물에 정동적 에너지를 투입한다. 성생활도 환상세계에서만 존재하거나, 성적으로 성숙해지는 것을 막연히 추후로 미루기도 한다. 남자의 경우 친밀해지기 힘들기 때문에 결혼하지 않는 경우가 많고, 여자의 경우 결혼을 원하는 공격적인 사람에 수동적으로 결혼에 동의하기도 한다. 일생에 걸쳐 분노를 직접적으로 표현하는 경우는 드물다. 이 환자들은 자신에 몰두하고 self-absorbed, 백일몽daydream에 빠져 있는 것처럼 보이지만 실제로는 현실을 인식하는 능력은 정상적이다.

정신상태검사 시 쉽게 병이 있음을 알아볼 수 있다. 시선접촉을 피하고 면담을 계속해 나가는 것을 바라지 않는다. 표정은 제한되어 있거나 냉담하거나 부적절하게 심각하다. 자세히 살펴보면 제한된 표정 속에 두려움이 있음을 알 수 있다. 말은 목표 지향적이나 묻는 말에 간략히 대답하는 수준이며, 스스로 대화를 주도해 나가지는 않는다. 오랫동안 본 적이 없는 사람에 대해 밑도 끝도 없는 친근감을 갖고 있는 경우가 있다. 추상적 사고력은 온전하다.

DSM-5-TR

F60.1 조현성 성격장애 Schizoid Personality Disorder

사회적 관계에서의 고립양상과 대인관계 상황에서의 제한된 감정표현이 광범위한 양상으로 나타나고, 이런 양상이 성인기 초기에 시작되어 다음과 같은 다양한 상황으로 드러나는바, 가족과의 관계를 포함해서 친밀한 관계를 바라지도 즐기지도 않음, 거의 항상 혼자서 하는 활동을 선택함, 다른 사람과 성경험을 갖는 일에 거의 흥미가 없음, 활동에서 즐거움을 취하는 경우가 별로 없음, 직계가족 이외에는 가까운 친구나 마음을 털어놓는 친구가 없음, 타인의 칭찬이나 비평에 무관심해 보임, 냉담, 정서고립 혹은 단조로운 정동을 보임 등 7개 항목 중 4개(또는 그 이상)의 항목을 충족시킨다. 그리고 장애가 조현병, 정신병적 양상을 동반하는 기분장애, 기타 정신장애 혹은 광범위성 발달장애의 경과 중에만 나타나는 것이 아니며, 신경과적(예: 측두엽 뇌전증) 또는 다른 일반적인 의학적 상태의 직접적

생리적 효과에 인한 것이 아니다.

ICD-10 및 한국 표준 질병 사인 분류

F60.1 조현성 인격장애 *Schizoid personality disorder*

감별진단: 조현병을 가진 가족력이 많지 않다는 점, 혼자서 일을 하는 경우 성공적으로 일을 수행한 기왕력이 있다는 점에서 조현형이나 조현형 *schizotypal* 성격장애와 감별된다. 사고장애나 망상이 없다는 점 또한 조현병과의 감별에 도움이 된다. 편집성 성격장애의 경우 사회적 활동에 좀 더 많이 참여하며, 공격적 언어 표현의 기왕력이 있고, 타인에게 자신의 감정을 투사하는 경향이 더 크다. 강박성 및 회피성 성격장애 역시 감정적으로 제한되어 있긴 하지만, 그들은 자폐적 환상에 몰두하지 않으며, 과거에 대인관계를 이룬 개인력이 많고, 우울해한다. 이론적으로 조현형 성격장애는 지각, 사고, 행동 및 의사소통에서의 괴이성이 조현병 환자와 좀 더 유사한 모습을 보인다. 회피성 성격장애 환자 역시 사회적으로는 격리되어 지내나, 활동에 적극적으로 참여하려는 강한 욕망을 가지고 있는 반면, 조현성 성격장애는 이런 강한 욕망이 최소한 의식 수준에서는 없어 보인다. 조현성 성격장애는 가벼운 자폐성 장애와 구별하기가 매우 어려우나, 가벼운 자폐성 장애는 사회적 상호작용이 심하게 손상되어 있고 상동증적인 행동과 흥미를 보인다는 측면에서 구별된다. 그러나 유소년기 가벼운 자폐성 장애와 성인기 조현성 성격장애가 서로 연관된다는 연구결과도 있다.

경과 및 예후

초기 소아기부터 시작되는 것으로 생각된다. 환자들은 사회적 접촉이 별로 없는 직업(예: 야간 경비원)을 선호한다. 적당한 환경에서 '적합한 *fit* 적응'을 보일 수 있기에 환자들은 직업 및 여가활동 영역에서 소원하지만 안정적인 대인관계 네트워크를 만들어 가면서 점점 더 적응해 나갈 수 있다.

치료

대인관계로부터 떨어져 있기 때문에 치료를 받으려 하지 않는다. 따라서 성격장애로는 병원에 오지 않으나 주요우울증 같은 동반장애 때문에 병원에 오는 수가 있다.

근거가 확립된 특별한 치료법은 없다. 환자들은 정신치료를 받으려는 통찰이나 동기가 없다. 흔히 성직자 또는 직장 상담가들과 대인관계를 시작하고, 나중에 친밀한 관계로 발전하면서 호전하는 수가 있다.

정신치료에서 치료자는 적극적이지만 참을성이 있어야 한다. 비침습적이어서 환자의 사생활을 존중해야 한다. 환자들은 해석적인 것이나 따뜻한 관계보다, 좀 더 격식에 따르고 구조화되어 있고, 지적인 스타일에 더 편안해한다. 그러나 어떤 형태든 애착이 일어나는 관계는 치료에 도움이 된다. 특히 집단치료는 새로운 대인관계를 형성하도록 돕는 구조화된 틀을 제공하는 데 도움이 될 수 있다. 그러나 그들은 집단치료에의 친밀을 위협으로 느낄 수도 있어 이에 유의해야 한다.

소량의 항정신병 약물, 항우울제 등이 도움이 될 수 있다. Serotonin성 약물은 거부 *rejection* 에 대한 민감성을 줄여줄 수 있다. Benzodiazepine계 약물은 대인관계 불안을 감소키는 데 도움이 될 수 있다.

3. 조현형 성격장애 *schizotypal personality disorder*

조현형 調絃型 성격장애는 DSM-5-TR에서 성격장애 범주에 포함되기도 하고, (조현병, 조현정동장애, 조현형 장애 등과 더불어) 조현병 스펙트럼 장애 *schizophrenia spectrum disorder* 에 포함되기도 한다. 조현병과 유전적 연관성을 보이는 성격장애이다. 조현형 성격장애 환자는 대인관계에서 떨어져 있으려는 모습과 엉뚱하고 *eccentric* 괴이한 *odd* 사고, 인지 또는 지각에서의 기이한 형태의 왜곡이 특징이다. 또한 사회적 격리 *isolation*, 신체적 관심 *somatic concern*, 제한된 정동 및 대인관계에서의 의심 등을 보인다.

유병률은 4~5%로 보고되고 있다. 남녀 간 차이는 없다. 조현병 환자의 일차가족 중에 더 많다. 신체증상장애, 강박장애, 사회불안장애와 병발하는 경우가 흔하기에 임상상황에서는 실제로 더 많을 것으로 생각된다.

원인

조현형 성격장애는 조현병의 유전적 측면과 관련이 높다. 즉 가족 중 조현병의 유병률이 높다. 조현형 성격장애의 한 쌍둥이 연구에서도 일란성 쌍둥이의 일치율이 이란성의 경우보다 훨씬 높다(각각 33%와 4%). 조현형 성격장애 환자들 역시 조현병에서와 유사하게 smooth eye movement 이상, backward masking 과제 및 지속적 주의력 과제 *continuous performance test* 에서의 장애, CSF에서의 HVA 농도 증가 등을 보이기 때문에 뇌의 이상기능의 일정 부분을 조현병과 공유하는 것으로 생각된다.

정신역동적 개념은 확립되지 않았다.

증상

사회적 고립, 마술적 사고, 경한 편집증, 부적절하고 제한된 감정, 사회적 불안 등이 특징이다.

사고 및 의사 표현의 손상을 보인다. 현저한 사고장애는 없지만, 환자들의 말은 독특하고 기묘해서 자신에게만 의미 있기도 하고, 때로는 해석이 필요할 수도 있다. 괴이하고 엉뚱하거나 특이한 행동이나 외모를 나타낼 뿐 아니라, 언어에서도 애매하고 우회적이고 은유적이고 지나치게 자세하게 묘사하거나 또는 상동적이다. 사고에서도 자신이 속하는 문화의 기준에 맞지 않는 괴이한 믿음이나 마술적 사고, 예를 들어 미신, 천리안, 텔레파시, 육감 또는 투시력이 있다고 주장하기도 하고, 자신이 초능력자라고 믿는 경우도 있고, 소아나 청소년에서나 보이는 기이한 환상이나 집착에 사로잡히기도 한다. 환자들의 내적 세계는 생생한 상상적 관계와 어린애 같은 두려움과 환상으로 가득 차 있을 수 있다. 지각적 착각perceptual illusion, 신체적 착각bodily illusion, 관계사고idea of reference(관계망상은 아님) 등을 보이기도 한다. 조현병 환자처럼 조현형 성격장애 환자들은 그들 자신의 느낌은 잘 알지 못하지만, 다른 사람들의 부정적 감정, 특히 분노 같은 감정에는 매우 민감하게 반응한다. 사회적 불안이 과도하여, 친밀해져도 불안이 줄어들지 않는다. 정동이 부적절하고 메말라 대인관계가 불량하고, 때로는 부적절하게 행동한다. 사회에서 격리되고, 친구가 있다 해도 단지 몇몇 친구만이 있을 뿐이다. 관계가 가까워지면 급성 불편감을 나타낸다. 경계성 인격장애의 양상을 보이기도 하는데, 실제로 두 인격장애가 같이 진단되기도 한다. 스트레스가 심할 때 조현형 성격장애 환자들은 정신적으로 붕괴하여 정신병적 증상을 보일 수 있으나, 대개 단기간에 그친다.

병력청취는 환자의 이상야릇한 의사소통 방식으로 인해 어렵다. 진단은 환자의 사고, 행동, 외모에서의 기묘성peculiarity에 근거한다.

DSM-5-TR

F21 조현형 성격장애Shizotypal Personality Disorder
친밀한 대인관계에 대한 고통, 그러한 관계를 맺는 능력이 제한되어, 사회적 대인관계에서의 손상, 인지적·지각적 왜곡, 기이한 행동 등 광범위한 양상이 성인기 초기에 시작된다. 관계망상적 사고, 괴이한 믿음이나 마술적 사고, 유별난 지각 경험, 괴이한 사고와 언어, 의심이나 편집적인 사고, 부적절하거나 메마른 정동, 괴이하고 엉뚱하거나 특이한 행동이나 외모, 직계가족 외에는 가까운 친구나 마음을 털어놓을 수 있는 사람이 없음, 과도한 사회적 불안 등 9개 중 5개 이상을 충족시키면 이 장애로 진단된다. 그리고 이 장애는 조현병, 정신병적 양상이 있는 기분장애, 기타 정신병적 장애 또는 전반적 발달장애의 경과 동안에 국한해서 나타나지 않는다.

ICD-10 및 한국 표준 질병 사인 분류

F21 조현형장애Schizotypal disorder
잠재 조현병성 반응Latent schizophrenic reaction, 경계성 조현병Borderline schizophrenia, 잠재성 조현병Latent schizophrenia, 전정신병적 조현병Prepsychotic schizophrenia, 전구성 조현병Prodromal schizophrenia, 거짓신경증성 조현병Pseudoneurotic schizophrenia, 거짓정신병증성 조현병Pseudopsychopathic schizophrenia, 조현형인격장애Schizotypal personality disorder

감별진단: 조현형 및 회피성 성격장애와 달리 행동, 사고, 지각, 의사소통이 기묘하며 분명한 조현병의 가족력이 있다. 정신병적 증상이 없다는 점에서 조현병과는 다르며, 설사 정신병적 증상이 나타나도 단기간이다. 경계성 인격장애와 감별하기는 쉽지 않으나, 기분장애의 가족력보다 조현병의 가족력이 있다는 점, 관계사고가 삽화성이라기보다 지속적으로 존재해 왔다는 점이 감별에 도움이 될 수 있다.

경과 및 예후

조현형 성격장애는 비교적 그대로 안정된 상태로 유지되지만, 소수는 조현병이나 다른 정신병적 장애로 발전된다. 장기간의 추적연구 결과 10%가량이 결국 자살하였다. 과거 조현병에 걸린 것으로 생각된 환자들 중 상당수가 실제로는 조현형 성격장애로 밝혀졌다는 보고가 있다. 현대적 관점에서 볼 때 조현형schizotype은 조현병의 병전 성격이다. 직업기능은 경계성 성격장애보다 좋지 않으며, 조현병에 견줄 만하다. 그러나 몇몇은 그들의 이상야릇함에도 불구하고 평생 동안 안정적인 조현형 성격장애를 유지하며, 결혼도 하고 직장생활도 한다.

치료

정신치료를 받으려는 통찰이나 동기가 없다. 조현성 성격장애의 경우와 마찬가지로 분석적exploratory 치료는 도움이 되지 않는다. 정신치료는 지지적이어야 한다. 치료한다면 사회적 고립으로 이끈 이유(왜 다른 사람들이 그를 괴상하게 보는가 하는)가 주제가 된다. 치료자는 환자들의 기묘한peculiar 방식의 생각, 이상한 방식의 종교생활cults 등에 대해 우습게 여겨서는 안 되며, 어떤 비판적인 모습을 보여서도 안 된다. 집단치료에의 친밀을 위협으로 느낀다. 그러나 다른 사람에게 접근하고 대화하고 좋은 관계를 맺기 위한 사회성 훈련social skill training은 도움이 될 수 있다. 폐쇄병동에 입원해야 하는 경우는 별로 없다. 행동기법을 이용한 재활치료, 보호적 작업치료sheltered work programs 등이 도움이 된다. 강한 불안, 관계사고, 편집증, 이인증depersonalization, 비정상적 지각, 강박적 반추obsessive rumination 및 신체화somatization 등이 심하고 지속적인 경우에는 증상완화를 목적으로 소량의 항정신병 약물이 사용될 수 있다. 그러나 핵심적 문제인 사회 및 대인관계 적응 문제에 대해서 약물은 도움이 되지 못한다. 우울증상이 뚜렷이 존재하는 경우 항우울제가 유용할 수 있다. Benzodiazepine계 약물은 대인관계 불안을 감소키는 데 도움이 될 수 있다.

4. 반사회적 성격장애antisocial personality disorder

반사회적 성격장애는 소아·청소년 시기부터 사회적 규범social norm을 따르지 않는 행동을 보여 성인기까지 지속해 오는 것이 특징이다. 환자들은 지속적인 반사회적 또는 범죄적 행동을 하지만, 범죄자와 동일한 의미는 아니다. 공격적 또는 위법적 활동, 사기, 반복된 절도, 폭행, 채무 불이행, 거짓말이 주요양상이다. 충정, 의리, 정직 등의 미덕이 없기 때문에 지속적이거나 친밀한 관계를 갖기 힘들다. ICD-10에서는 이를 비사회적 인격장애dissocial personality disorder라 한다.

유병률은 남자에서 2~4%, 여자에서 0.5~1%로 남성이 여성에 비해 3배 많다. 사회경제적 수준이 낮은 도시지역에서 높고, 노숙자에 많으며, 물질남용자에 많으며, 교도소 수감자의 경우 유병률이 70%에 이른다.

원인

충동적 감각추구 행동, 타인의 고통에 대한 공감결여가 이 장애의 중요한 병리기전이다. 환자에게는 대뇌피질의 각성 수준도 낮고 억제기능을 하는 불안수준도 낮다. 즉 전두엽과 측두엽의 피질이 감소되어 있고, limbic-prefrontal circuit의 기능이 감소되어 있고, serotonin transport 기능이 장애되어 있다는 점 등이 반사회적 성격장애와 관련된다고 한다.

환경과 유전적 요인이 모두 관여하는 것으로 보인다. 가족력이 있어 환자의 일차가족 중에 이 성격장애가 정상인에서보다 5배가량 많다. 그러나 부모의 양육에 따라 발병양상이 달라질 수 있다. 즉 환자가 어려서부터 가정환경으로부터 영향을 받아 반사회적 성격장애가 발달할 수도 있고, 타고나는 유전적 성향이 좋은 가정환경에 따라 억제될 수도 있다. 즉 소아초기부터 부모의 부재, 비일관적인 양육태도, 학대 등이 이 병의 기본적인 원인이라는 것이다. 반사회적 성격의 환자에서 어렸을 때의 가족의 특징은 보통 잦은 이혼, 폭력, 물질남용, 전체적으로 비일관적이고 방임neglect하는 양육방식 등이다.

역동적으로 볼 때, 반사회적 성격장애 환자는 외계세상을 차갑고 자기 잇속만 챙긴다고 보기 때문에, 공짜로 주어지는 것은 아무것도 없다고 생각한다. 환자들은 행동의 주요 결정요소를 외적 강압coercion 및 기회라고 생각하여, 생존하기 위해서는 자신이 할 수 있는 한 최대한 물질적·정신적 수단을 강구해서 강제해야 한다고 믿는다. 타인이란 그들이 제공할 수 있는 것이 무엇인지에 따라 가치를 매길 뿐이라고 생각하기 때문에 죄책감이나 충정royalty에 따르는 부담감은 없다. 따라서 환자들은 걱정이나 갈등을 느끼지 않는 경우가 많다. 그러나 이런 외적 활동이 걷히면, 단조롭고 텅 빈 내적 경험의 세계가 드러나게 된다. 차차 자신에게는 의미 있는 애착이 없는 것이 분명해지며 우울증이 발생할 수 있다.

증상

소아·청소년 시기부터 친구들과의 싸움질, 어른들과의 갈등, 거짓말, 무단결석, 가출, 도둑질, 물질남용, 방화, 동물에 대한 잔인한 행동 등 잘못된 행동들, 즉 행동장애를 보여 왔다. 그리하여 어른이 되어서도 공격성, 폭력, 같은 나이에 비해 부적절하고 무모하고 무책임한 행동들, 심지어 범죄, 병적 거짓말 등을 계속한다. 그리고 후회가 없다. 나이가 들면서 증상의 심각도는 줄어든다.

반사회적 성격장애 환자들은 종종 정상으로 보이고 심지어는 매력적이거나 호감을 주기도 한다. 그러나 환자들은 어릴 때부터 끊임없이 불법행동을 시작한다. 환자들은 불안하거나 우울한 상황에서도 불안해하거나 우울해하지 않는다. 때로 자살위협을 하기도 하는데, 실제로 자살을 시도하는 경우는 드물다. 남자의 경우에서 문신 또는 폭력의 흉터를 볼 수 있다. 환자들은 종종 이성 치료자에게는 그들 인격이 화려하고 매력적이라는 인상을 남기려고 하는 반면, 동성 치료자에 대해서는 환자를 교묘히 조정하려 하고 요구가 많은 사람으로 여긴다. 자신의 반사회적 행동에 대해 환자들은 그들의 행동이 원래 목적하던 바가 아닌, 즉 원래 하려던 바가 아닌mindless 행동이었다고 설명한다. 환자들은 망상이나 비논리적 사고를 보이지 않으며, 실제로 온전한 현실 검증력reality testing을 갖고 있고, 언어적 지능verbal intelligence 역시 상당히 높은 경우가 많다. 환자들은 돈이나 명예를 쉽게 얻는 길이라며 다른 사람들을 교묘하게 조정하거나, 말을 그럴듯하게 하여 꼬이며, 결국 경제적 손실과 명예 실추에 이르게 한다. 환자들은 진실을 이야기하지 않으며, 어떠한 과제도 성실히 수행하지 않는다. 통상적인 도덕적 기준에 따르지도 않는다. 흔히 성적으로 난잡하고, 배우자나 소아를 학대하며, 음주운전을 한다. 이런 행동에 대해 후회가 없는 것이 주목할 점이다. 즉, 양심이 없어 보인다.

주의력결핍과다활동장애attention deficit-hyperactivity disorder; ADHD와 행동장애conduct disorder가 병발하는 경우 반사회적 성격장애가 발병할 위험도가 특히 높다. 물질사용장애, 기분장애, 불안장애, 다른 성격장애(특히 경계성 성격장애), 도박장애, ADHD 등이 동반되는 수가 많다. 자살도 많으며, 살인도 한다. 자연사뿐 아니라 사고, 물질사용 등으로 인해 수명도 짧다.

DSM-5-TR

F60.2 반사회적 성격장애Antisocial Personality Disorder

15세 이후에 시작되고, 다음에 열거하는, 타인의 권리를 무시하거나 침해하는 광범위한 행동양식이 있다. 증상기준으로, 법에서 정한 사회적 규범을 지키지 못함, 구속당할 행동을 반복하는 양상, 개인의 이익이나 쾌락을 위한 반복적인 거짓말 또는 가명을 사용한다거나 타인들을 속이는 것과 같은 사기, 충동성 또는 미리 계획을 세우지 못함, 빈번한 육체적 싸움이나 폭력에서 드러나는 과흥분성(자극과민성)과 공격성, 자신이나 타인의 안전을 무시하는 무모성, 일정한 직업을 갖지 못하거나 채무를 청산하지 못하는 행동으로 드러나는 지속적인 무책임성, 자책의 결여나 타인에게 상처를 입히거나 학대하거나 절도행위를 하고도 무관심하거나 합리화하는 양상 등 7개 중 3개(또는 그 이상) 항목을 충족시킨다. 또한 연령이 적어도 18세 이상이어야 하며, 15세 이전에 행실장애가 시작된 증거가 있다. 그리고 반사회적 행동이 조현병이나 조증 삽화 경과 중에만 나타나는 것이 아니어야 한다.

ICD-10 및 한국 표준 질병 사인 분류

F60.2 비사교적 인격장애Dissocial personality disorder

무도덕적 인격(장애)Amoral personality(disorder), 반사회적 인격(장애)Antisocial personality(disorder), 비사회적 인격(장애)Asocial personality(disorder), 정신병적 인격(장애)Psychopathic personality(disorder), 사회병적 인격(장애)Sociopathic personality(disorder)

감별진단: 신경학적 검사를 자세히 실시해야 한다. 소아기 때의 최소 뇌손상minimal brain damage을 시사하는 뇌파 이상소견이나 soft neurologic sign이 있을 수 있다. 이는 임상적 진단을 확진하는 데 도움이 된다.

반사회적 성격장애의 성격 특성에 맞지 않는, 이득을 위한 범죄행동과 구분해야 한다. 물질남용과의 감별은 쉽지 않다. 물질남용과 반사회적 행동이 소아기부터 있었던 경우에는 둘 모두를 진단한다. 그러나 반사회적 행동이 알코올 남용이나 다른 물질남용의 이차적인 결과임이 분명한 경우에는 반사회적 성격장애는 진단하지 않는다. 자기애적 성격장애와 반사회적 성격장애는 다른 사람의 감정을 공감하지 못한다는 점, 대인관계가 착취적이란 점에서 공통적이나, 자기애적 성격장애는 자신의 우월감, 과대감을 얻고자 하는 반면 청소년기 비행행동이 두드러지지는 않는 점이 특징이고, 반사회적 인격장애는 존경을 얻고자 하거나 질투심이 두드러지지는 않는다는 점이 다르다.

경과 및 예후

초기 청소년기에 전형적으로 거짓말, 무단결석, 성적 문란, 만행vandalism 등의 반사회적 행동, 충동조절장애, 학교에서의 주의집중장애, 잔혹한 행동에 대해 후회하지 않는 모습 등을 보인다. 점점 반사회적 행동은 전반적으로 나타나며, 청년기에는 난폭한 성적 행동, 물질남용으로 확대된다. 성인기 초기에 환자들은 직장생활에서 무책임하고, 배우자 또는 부모로서의 역할 역시 제대로 수행하지 못한다. 30~40대에 접어들면서 극악무도한 모습은 줄어들게 되나, 착취적이고 타인의 고통에 무감각한 것은 지속된다. 많은 환자에서 신체증상장애가 병발하기도 하며, 신체적 호소가 많아진다.

치료

표준적 치료는 없다. 이 환자들은 치료동기가 부족하고 권위에 대해 습관적으로 불신하고 적대하기 때문에 자신의 감정을 외적으로 행동화하므로 정신치료의 성공률이 극히 낮다.

그런데다 경험 많은 임상의도 면담에서 환자들에게 깜박 속을 수 있다. 겉으로는 침착하고 믿을 만한 사람처럼 보이지만, 속을 들춰내려고 하면 긴장, 적개심, 이자극성irritability, 분노가 나타난다. 따라서 치료 시작 전에 치료자는 치료구조와 경계를 확실히 설정하는 것이 필수적이다. 환자가 자기파괴적 행동을 할 때 어떻게 대처할지 미리 생각해 두어야 한다.

면담 시 병리를 드러내기 위해 환자들의 병력상의 불일치를 지적할 필요가 있다. 경한 경우 인지행동치료가 효과 있을 수 있다. 환자가 친밀감에 대한 두려움을 극복하도록 하기 위해서는 솔직하도록 격려해야 한다. 이 과정에서 치료자는 징벌이 아닌 통제를 할 수 있어야 한다. 환자가 사회적 고립과 인과응보에 대해 직면하도록 도와주어야 한다. 차차 공허감, 우울 및 불안이 드러나게 하고, 그것을 표현하도록 하면 치료에 도움이 될 수 있다.

한편 동료로부터의 압력, 사회적 교정경험 등이 도움이 되기도 하며, 이런 점에서 자조집단이 감옥보다 더 도움이 될 수 있다. 가장 효과적인 집단은 치료공동체therapeutic community라 할 수 있다. 즉 폐쇄되고 구조화된 환경에서 동료로부터 또는 집중적인 집단치료에서 직면적 경험confrontational experience을 하는 것이다. 그런 치료 프로그램은 환자가 자신의 행동에 대해 책임을 지고 또한 타인에 대해 책임을 지도록 구조화되어 있다. (집단에서 환자는 남 탓을 하며, 또 좌절을 견디는 힘이 약하며, 신뢰성 있는 관계를 맺지 못한다는 것을 이해해야 한다.)

약물치료가 불안, 우울, 분노 같은 증상을 다루는 데 도움이 될 수 있다. 주의력결핍과다활동장애ADHD를 동반한 경우 정신자극제가 도움이 되기도 한다. 빈번한 공격성 행동, 분노발작과 같은 충동적 행동에 대해, 특히 뇌파에 이상이 있을 때 항경련제, lithium, 항정신병 약물 등이 도움이 된다. 베타차단제가 폭력성 감소에 사용되고 있다. 남용우려 때문에 benzodiazepine 또는 정신자극제는 처방하면 안 되는데, 특히 benzodiazepine은 탈억제효과 때문에 공격성을 증가시킬 수 있어 사용하면 안 된다. 항우울제를 동반되는 우울증에 사용할 수 있다. 술이나 남용물질은 반사회적 행동을 악화시키기 때문에 이를 치료할 필요가 있다.

5. 경계성 성격장애 *borderline personality disorder*

경계성境界性 성격장애는 전형적으로 불안정한 정동, 무모한 충동적 행동, 강렬하고 불안정한 대인관계, 조작*manipultion*, 의존성 및 자기-부정*self-denial* 등의 특징을 갖는다. 때때로 편집증과 해리증상을 보이기도 한다. 한때는 보행성 조현병*ambulatory schizophrenia* 또는 이른바 'as if personality', 가신경성 조현병*pseudoneurotic schizophrenia*, 정신병적 성격장애*psychotic character disorder* 등으로 불리었다. 과거에는 조현병의 한 비전형적 형태가 아닌가 생각하였는데, 현재는 정동장애나 외상후 스트레스 장애의 비전형적 한 형태가 아닌가 하는 것이 연구의 초점이 되고 있다.

유병률은 일반인구의 1~2%로 생각된다. 미국의 경우 일차의료의 6%, 정신과 외래환자의 10%, 입원환자의 20%라고 보고되었다. 유병률은 나이 든 연령대에서 감소한다.

원인

환자의 일차가족에 이 병이 5배 더 많다. 쌍둥이 연구에서도 이 장애의 특성*trait*이 유전한다는 사실이 시사된다. 전두엽과 orbitofrontal lobe의 구조적 이상, 편도의 기능 이상, sertonin 체계의 장애 등을 시사하는 연구가 있다. 우울증상을 동반하는 경우 REM latency 감소, 수면 연속성 장애, DST 이상 반응, TRH test 이상 등의 소견을 보일 수 있다.

약물남용, 반사회성 성격장애, 우울 및 양극성 장애에서 이 장애의 유병률이 증가한다.

어린 시절 방치나 유기*abandonment*되었던 경험 또는 신체적 및 성적 학대 등의 상처가 많은 것이 이 장애의

원인으로 보인다. 그런 경험이 신경생리 시스템을 점화시켜 이후의 스트레스 상황에 취약해지게 만드는 것으로 추정된다.

이 장애를 발달과정 초기에 어머니에 대한 대상항상성*object constancy* 내지 애착*attachment*을 형성하지 못하고 자신의 정체성이 확고하게 발달하지 못한 것으로 해석하는 관점도 있다. 즉 어머니에 대한 병적인 양가감정*ambivalence*적 대상관계를 내재화함으로써 원시적 방어기전*primitive defense*을 계속 사용하게 되어, 대인관계에서도 모든 사람을 선과 악의 극과 극으로 분리*splitting*함으로써 왜곡된 인간관계를 갖게 된 것으로 본다. 또 다른 원시적 방어기제의 하나로 투사적 동일시*projective identification*를 들 수 있는데, 즉 자기의 참을 수 없는 부분을 다른 사람에게 투사하고 그와 병적인 인간관계를 맺는 것이다. 그 다른 사람이 환자가 투사한 대로의 역할을 수행하게 되면 두 사람은 결국 서로 동조하게 된다.

이와는 달리 이별-개인화*separation-individuation*에 초점을 둔 설명도 있다. 즉, 정신발달과정 중 유아기 시절에 의존관계에서 분리되는 과정이 잘못 처리됨으로써 성장 후에도 이별에 당면하게 될 때마다 인격의 취약성이 나타나게 된다는 것이다.

경계성 성격장애 환자의 현실검증력은 환경적 구조 및 지지 정도에 따라 예민하게 달라진다. 예를 들면 비구조화된 직장, 치료환경 및 심리검사 같은 경우에 장애를 보인다.

증상

항상 불안정한 위기상태에 있는 것처럼 보인다. 기분의 요동*mood swing*이 흔하다. 환자들은 어떤 때는 매우 논쟁적이다가도 금세 우울해하고, 나중에는 아무런 느낌도 들지 않는다고 호소한다. 전형적으로 혼자 남겨지는 것을 두려워함, 고독감, 공허감 및 분노의 감정, 불안정한 정동, 반복적인 자해, 물질남용, 성적 문란, 기타 무모한 충동적 행동 등이 특징이다.

간헐적으로 단기간의 정신병적 삽화, 즉 유사-정신병적*quasic-psychotic* 지각, 해리, 편집적 경험을 한다. 정신병적 삽화는 거의 언제나 제한적이고 빨리 사라지며 모호하다. 행동을 예측할 수 없다. 환자들의 능력에 비해 성취는 뒤떨어진다.

손목 긋기, 약물과량복용 같은 잦은 자해를 하는데, 이는 다른 사람에게 도움을 청하거나 분노를 표현하는 행동이거나 또는 엄습된 정동*over-whelming affect*으로부터

본인을 무감각numbing하게 만들기 위한, 신중하게 계획된 행동이다. 그러나 결국 10% 정도는 자살로 죽는다.

환자들의 대인관계는 강렬하고 불안정하고, 교묘한 조작manipultion, 의존성 및 자기-부정self-denial의 특징을 갖는다. 환자들은 의존적이면서도 동시에 증오심을 갖기 때문에 대인관계에서 자주 격앙된다. 친밀한 사람에게 의존적이지만, 관계가 좌절될 때는 엄청난 분노를 표현한다. 혼자 있는 것을 참지 못하며, 어떻게 해서든지 누군가와 함께 있으려 한다. 심지어는 잠깐 동안의 외로움을 달래기 위해 성적 문란을 보이기도 한다. 만성적인 공허감과 권태를 호소하고, 지속적인 정체성을 느끼지 못한다(정체성 혼동identity diffusion)고 호소한다.

환자들은 개개의 사람을 전적으로 좋은 사람 또는 전적으로 나쁜 사람으로 양분split하기 때문에 그들의 대인관계는 왜곡된다. 이 분리의 결과 좋은 사람은 내재화되고, 나쁜 사람은 평가절하된다. 그러므로 한 사람(또는 한 그룹)에서 다른 사람(혹은 다른 그룹으로)으로 친밀한 대상이 자주 옮겨 간다.

몇몇 임상의는 범공포panphobia, 범불안pananxiety, 범양가감정panambivalence, 혼돈된 성행동 등을 특징으로 기술하기도 한다.

동반장애로 기분장애, 불안장애, 물질사용장애 등이 빈번하다.

DSM-5-TR

F60.3 경계성 성격장애 Borderline Personality Disorder
대인관계, 자아상 및 정동에서의 불안정성, 심한 충동성이 광범위하게 나타나며, 이러한 특징적 양상은 성인기 초기에 시작하여 여러 가지 상황에서 일어난다. 증상으로, 실제적이나 가상적인 위기를 피하기 위한 필사적인 노력, 극적인 이상화와 평가절하가 반복되는 불안정하고 강력한 대인관계 양식, 정체감 혼란(심각하고 지속적인, 불안정한 자아상 또는 자아 지각), 자신에게 손상을 줄 수 있는 충동성(낭비, 성관계, 물질남용, 무모한 운전, 폭식 중 적어도 두 가지 영역에서 나타남), 반복적인 자살 행동(자살시늉, 자살위협 또는 자해행위), 현저한 기분의 변화에 따른 정동의 불안정성(예: 간헐적인 심한 불쾌감, 과민성, 불안 등이 수 시간 정도 지속되지만 수일은 넘지 않음), 만성적인 공허감, 부적절하고 심한 분노 또는 분노 조절의 곤란, 일과성인 스트레스에 의한 편집적 사고 또는 심한 해리 증상 중 다섯 가지(또는 그 이상) 항목을 충족시킨다.

ICD-10 및 한국 표준 질병 사인 분류

F60.3 정서불안성 인격장애
Emotionally unstable personality disorder

공격성 인격(장애)*Aggressive personality(disorder)*, 경계성 인격(장애)*Borderline personality(disorder)*, 폭발성 인격(장애)*Explosive personality(disorder)*

감별진단: 조현병과는 지속적인 정신병적 삽화, 사고장애 등의 유무로 감별한다. 조현형 성격장애는 이상한 생각, 현저히 기묘한 사고, 반복적인 관계 사고를 보이지만 경계성 성격장애는 그렇지 않다. 반사회적 성격장애와 부주의하고 충동적인 행동, 물질남용 등이 유사하나, 경계성 성격장애에서는 동기가 물질적 이득이나 쾌락을 얻기 위한 것이기보다는 대인관계에서 어떤 지지를 얻고자 하거나 공허감을 달래기 위한 경우가 많다.

경과 및 예후

경과는 상당히 다양하다. 가장 흔한 양상은 성인기 초기부터 지속적으로 불안정한 경우인데, 때때로 심한 감정이나 충동의 조절장애로 인해 병원을 자주 이용한다. 이 장애로 인한 결함 및 자살의 위험은 젊은 성인기에 가장 높으며 나이가 들면서 점차 사라지게 된다. 30대에서 40대에 이르면 이들 대부분은 대인관계 및 직업기능이 현저히 안정된다. 일단 관해되면 재발률이 현저히 낮다.

높은 지적 수준, 자제력, 사회적 지지 등이 있으면 예후가 좋다. 반면, 증오, 반사회적 행동, 의심, 허무감 등이 있으면 예후가 나쁘다.

치료

다양한 정신치료기법이 시도되고 연구되어 왔다. 치료효과를 높이기 위해 약물치료도 병행해 왔다. 정신치료 상황에서 자주 문제가 되는 것은, 환자들은 쉽게 퇴행하고 충동적으로 행동하며 변화가 심한 긍정적 또는 부정적 전이를 보인다는 것이다. 투사적 동일시는 역전이적 문제를 야기한다. 분리의 방어기제는 환자들이 때로는 치료자를 사랑하고 때로는 증오하면서 오락가락하게 한다. 따라서 심층 무의식의 해석보다는 현실 지향적 접근이 효율적이다. 그런 점에서 치료자는 환자가 촉발하는 분노, 좌절, 죄의식에 잘 대응해야 한다.

환자의 충동이나 분노 폭발의 조절, 거부에 대한 민감성 감소를 위해 행동치료를 시행한다. 자신의 행동을 비디오로 녹화한 후 이를 보게 하는 사회기술훈련을 통해 환자들은 자신의 행동이 다른 사람에게 어떻게 영향을 주는지 알게 되고, 이로써 대인관계 행동을 호전시킬 수 있다.

극도의 충동성, 자기 파괴, 자해를 보이는 환자의 경우에는 안전한 병원과 같이 보호된 환경에서 그들의 행동을 관찰하고 상황의 제한limit setting을 가하는 것이 도움이 될 수 있다. 이상적인 상황이라면, 환자들이 현저한 호전을 보일 때까지 장기간, 몇몇 경우는 1년가량 입원하기도 한다.

특정 정신치료기법, 예를 들면 변증법적 정신치료*dialectic behavioral therapy*, 정신화 기반 치료*mentalization based therapy* 등이 효과가 있다. 또한 schema-focused psychotherapy, transference-focused psychotherapy, 정신교육*psychoeducation*과 사회성 기술 훈련을 통합한 치료도 효과가 있다고 한다.

약물은 증상 안정을 위해 사용되는데, 항정신병 약물은 분노, 적개심, 단기간의 정신병적 삽화, 분노발작, 자살시도 등에 대해 사용된다. SSRI 같은 항우울제는 우울한 기분을 호전시키고 자살의도를 감소시키는 데 도움이 된다. Benzodiazepine계 약물이 불안과 우울에 사용되나, 탈억제 반응에 유의하여 단기간 사용해야 한다. 의사가 처방한 약물로 환자가 자살시도를 하지 않도록 주의해야 한다.

6. 연극성 성격장애*histrionic personality disorder*

연극성演劇性 성격장애 환자는 주변의 관심을 끌기 위해 행동, 외모, 정동 등의 표현이 과도하다(histrionic은 히스테리성 내지 히스테리컬하다는 의미). 화려하고 극적이며 외향적 표현으로 주변 사람들의 관심의 중심이 되고자 한다. 그러나 감정의 깊이가 없고 대인관계 역시 표면적이고 성실하지 못하고, 허영적이고 조작하려*manipulate* 하고 요구적*demanding*이다.

유병률은 약 2%로 보고되었다. 임상에서는 여성에 더 많으나 구조화된 평가에 의하면 성비가 대략 비슷하다는 보고도 있다. 치료를 받고자 병원에 자주 들린다.

신체증상장애와 흔히 동반되고, 가족 중에는 반사회적 성격장애가 많다. 알코올 사용장애와 연관 있다.

원인

연극성 기질에 대해 유전적이라는 연구가 있다. 정신분석적으로는 3~5세 시기의 오이디푸스 콤플렉스와 관련하여 외모 및 성적 유혹과 근친상간에 대한 두려움 등으로 이 성격장애를 설명하기도 한다. 역동적으로 볼 때, 환자들은 외모와 다른 사람을 성적으로 유혹하는 것에 몰두함으로써 자신의 기능에 대한 내적 불안정성, 지식이나 능력의 부재에 대해 보상하려 한다는 관점이 있다. 대인관계에서 타인이 자신에 대해 어떤 인상을 가질까 하는 데 과도하게 주의를 기울이기 때문에 타인의 내적 동기나 느낌을 이해하지 못한다. 이는 방어적 역할을 하기도 하는데, 즉 환자가 대해야 할 것, 특히 그것이 적의적이거나 두려운 것일 때, 자신의 견해, 느낌, 소망 등을 무시하고 피할 수 있게 해주기 때문이다. 환자들은 종종 감정을 표현하여, 상대방으로부터 보호적 또는 지시적 반응을 유도한다. 이 반응은 환자들의 의존심을 지지해 주며, 그들이 책임을 회피할 수 있도록 해준다. 주요 방어기제는 억압*repression*과 해리*dissociation*이다.

증상

주의를 끄는 행동이 심하다. 이들은 사고와 감정을 과장하고, 모든 것을 실제보다 더 중요한 것처럼 말한다. 감정폭발*temper*이나 눈물을 자주 보인다. 한편 피암시성이 높아 다른 사람이나 환경에 쉽게 영향을 받는다. 흔히 환자들은 허영심이 커서 자신이 관심의 중심*center of attention*에 있지 못하고 칭찬을 받지 못한다며 주변을 비난한다. 성적 유혹 행동은 환자가 남성이건 여성이건 흔하다. 자신과 관련된 사람에 대한 성적 환상이 흔하지만 이를 말로 표현하는 데 있어 일관성이 없다. 환자들은 성적 충동에 따라 도발적으로 또는 유혹적으로 행동하는 것처럼 보이는데, 이는 자신이 다른 사람에게 성적으로 매력적이라는 것을 재차 확인하기 위한 것이다. 성적으로 적극적이라기보다는 수줍어하며, 장난치는 것 같은 모습을 보인다. 그러나 실제로는 성적으로 기능장애를 보일 수 있는데, 여성의 경우 오르가슴을 못 느낄 수 있고, 남성의 경우 발기부전일 수 있다. 대인관계는 피상적이고 허영적이고 자기도취적이며 변덕스럽다. 극심한 스트레스 상황에서는 현실 검증력이 손상될 수 있다. 재확신*reassurance*을 항상 원한다.

병원에 자주 들리며, 면담에 협조적이고, 자세한 병력을 제공하려 하며, 극적이고 화려한 말을 구사한다. 말실수*slip of tongue*를 자주 보인다. 인지기능검사에서 대부분 정상으로 나타나지만 산수나 집중력 과제를 참을성 있게 하지 못하며, 정동이 실린 기억을 잘 하지 못한다.

DSM-5-TR

F60.4 연극성 성격장애*Histrionic Personality Disorder*
광범위하고 지나친 감정표현 및 관심끌기의 행동양상이 성인기 초기에 시작하여 여러 가지 상황에서 나타난다. 증상으로, 자신이 관심의 중심에 있지 않은 상황을 불편해함, 다른 사람과의 행동에서 흔히 상황에 어울리지 않는 성적으로 유혹적이거나 도발적인 행동 특징, 감정이 급작스럽게 변하고 피상적으로 표현됨, 관심을 자기에게 끌려고 신체적 외모를 지속적으로 사용함, 과도하게 인상적이고 구체성이 결여된 언어양식을 사용함, 자기극화, 연극성, 과장된 감정표현을 보임, 피암시성(즉 타인이나 상황에 의해 쉽게 영향 받음), 실제보다 더 친밀한 관계로 여김 등 증상 중 5개(또는 그 이상) 항목을 충족시킨다.

ICD-10 및 한국 표준 질병 사인 분류

F60.4 연기성 인격장애 Histrionic personality disorder
　　히스테리성 인격(장애)Hysterical personality(disorder), 정신유아성 인격(장애)Psychoinfantile personality(disorder)

감별진단: 경계성 성격장애는 자살 시도, 정체성 확산identity diffusion, 단기 정신병적 삽화를 더 자주 보인다는 점에서 연극성 성격장애와 구분된다. 연극성 성격장애는 신체증상장애와 공존하기도 한다. 신체증상장애 환자가 단기 정신병적 삽화와 해리증상을 함께 보이는 경우 연극성 성격장애를 동시에 진단한다.

경과 및 예후

나이가 들면서 증상은 점차 줄어든다. 감각을 추구하기 때문에 법에 저촉되거나 물질을 남용하거나 성적으로 문란할 수 있다.

치료

연극성 성격장애 환자들은 자신의 진정한 감정을 의식하지 못하기 때문에 그들의 내적 감정을 명료화하는 것이 중요한 치료과정이다. 분석지향적analytically oriented 개인 또는 집단 정신치료가 우선적인 치료방법이다. 인지행동치료도 효과적이라 한다. 대인관계치료interpersonal psychotherapy를 통해 환자가 대상을 찾지만 결국 실망하고 안정된 의미 있는 인간관계를 맺지 못하게 되는 의식적 또는 무의식적 동기를 깨닫게 할 수 있다. 집단치료에서 다른 참가자가 환자의 주의를 끌려는 도발적인 과장된 행동을 지적하게 됨으로써 효과를 볼 수도 있다.

약물치료는 증상에 따른 보조적인 치료로 사용된다. 우울증 및 신체증상 호소에는 항우울제를, 불안에는 항불안제를, 그리고 비현실감과 착각에 대해서는 항정신병 약물을 사용할 수 있다.

7. 자기애성 성격장애narcissistic personality disorder

자기애성自己愛性 성격장애의 핵심은 자신의 중요성과 성취에 대한 지속적이고 비현실적인 과대평가overvaluation, 즉 과대성grandiosity과 공감empathy 능력의 부족, 그리고 다른 사람의 평가에 과도히 예민하다는 것이다. 이는 거만, 특권의식, 관심 및 숭배 받고자 하는 욕구, 그리고 자신의 목적을 위해 주변사람을 착취함 등으로 나타난다.

유병률은 드물다고도 하고 흔하다고도 하여, 0~6.2% 범위로 보고된다. 환자들은 과대성, 미모, 능력 등에 대한 비현실적 기대를 자신의 자식에게 전해 주기 때문에 자식들 역시 자기애적 성격장애의 위험성이 높다.

원인

초기 발달과정에서 과대한 자기감이 지속되는 경우, 자기애적 성격이 형성된다고 본다. 그렇게 되는 이유는 어린 시절 부모가 적절한 공감의 경험을 제공하지 못하거나 실망적인 현실에 적절하게 노출시키지 못하였기 때문이다. 환자들은 어려서 미모, 능력, 지능에 대해서 부모로부터 과대한 평가를 받기는 했지만 따뜻한 지지는 받지 못하였다고 말한다.

역동적으로 볼 때 자기애적 성격장애 환자들은 자신의 과대성에 반하는 현실에 늘 긴장을 느끼게 된다. 과대성을 유지하기에 부적합한 증거가 있는 경우 이를 부정denial하거나 증거의 출처를 과소평가한다. 아니면 급속도로 과도한 실패감 또는 수치감을 느낀다. 자신의 과대성을 위협하는 더 많은 능력, 성취 및 권력이 있는 사람을 만나면, 극도로 부러워하고, 나아가 그 사람과 자신을 동일시하기도 한다.

이런 특징적 행동들은 자존심이 불안정하기 때문이다. 자신의 행동으로 인해 야기되는 대인관계의 어려움, 직업적 문제, 거부, 상실 등이 자기애적 성격장애 환자들이 잘 다루지 못하는 스트레스가 된다. 그래서 우울증에 걸리기 쉽다.

증상

환자들은 자신의 중요성을 과대평가한다. 그들은 자신이 특별하다고 생각하기 때문에 당연히 특별한 대접을 받기를 기대한다. 명성과 부를 얻고자 하는 야심을 갖고 있다. 특권의식이 현저하다. 의존심을 나약한 신호로 여긴다. 다른 사람을 위계적으로 나눈다. 즉, 부럽고 이상화된 윗사람과 못나고 경멸의 대상이 되는 아랫사람으로 나눈다.

생활사건에 의해 (어떤 성공을 하였을 때, 새로운 관계에 들어갈 때 등) 심하게 나타나기도 하고 줄어들기도 한다. 비난, 거절, 무관심을 못 견뎌 하며, 그런 것들을 자신에 대한 모욕으로 받아들이고 분노한다. 이를 '자기애적 상처narcissistic injury'라 하는데, 이때 그들은 병원을 찾게 되는 수가 많다. 또는 그런 비난에 완전히 무관심한 모습을 보이기도 한다.

대인관계가 감정적으로 협소하고, 상대방이 자신의 과대성을 지지하는 경우에만 지속된다. 남들이 자기를 얼마나 좋게 보는지에 항상 집착하며, 그래서 대인관계는 착취적이다. 즉 타인에게 지속적인 관심과 칭찬을 요구한다. 공감을 보이지 못한다. 늘 남을 자극irritate하고, 오만하고 까다롭게 군다. 그들은 겉으로 보기에 매력적이나 인간관계는 표피적이고 냉담하다.

DSM-5-TR

F60.81 자기애성 성격장애 Narcissistic Personality Disorder

과대성(환상 또는 행동 속에서의), 숭배에 대한 요구, 공감결여의 전반적 패턴이 나타나며, 이는 초기 성인기에 시작되고 여러 상황에서, 자기-중요성에 대해 과대감, 무한한 성공, 권력, 명석함, 아름다움, 이상적 사랑에 대한 환상에 몰두, 자신이 특별하고 독특하며 다른 특별한 사람이나 지위가 높은 사람(혹은 기관)에 의해서만 이해될 수 있거나, 또는 이들과 교제해야 한다고 믿음, 과도한 숭배를 요구함, 특권의식, 착취적 대인관계, 공감의 결여, 종종 타인을 부러워하거나 다른 사람이 자신을 부러워한다고 믿음, 거만하고 건방진 행동이나 태도 등 증상들 중 다섯 가지(또는 그 이상)로 나타난다.

ICD-10 및 한국 표준 질병 사인 분류

F60.8 기타 특정 인격장애 Other specific personality disorders
자기애적 인격(장애)Narcissistic personality(disorder에 해당

감별진단: 경계성, 연극성, 반사회적 성격장애는 종종 자기애적 성격장애를 동반하기 때문에 감별하기가 어렵다. 상호교류 방식이 연극성 성격장애에서는 아양을 떠는 것이고, 반사회성 성격장애에서는 냉담한 것이며, 경계성 성격장애에서는 상대방에게 요구를 하는 것인 데 반하여, 자기애성 성격장애에서는 자기과대성이다. 그러나 어떤 개인이 자기애성 성격장애 외에도 한 가지 이상의 다른 성격장애의 진단기준에 맞는 성격양상을 지니고 있다면 모두 진단 내려질 수 있다. 경계성 성격장애, 연극성 성격장애, 자기애성 성격장애 등이 모두 타인들에게 많은 관심을 요구하지만 자기애성 성격장애에서는 특히 찬사를 받고자 하고 관심을 요구하는 편이다. 반사회성 성격장애와 자기애성 성격장애는 둘 다 비정하고 입심 좋고 관계가 피상적이며 착취적이고 감정이입 능력이 없다. 그러나 자기애성 성격장애에서는 반사회성 성격장애처럼 충동성, 공격성, 사기 등의 특징이 반드시 나타나지는 않는다. 그 밖에 반사회성 성격장애는 칭찬을 바라거나 남을 시기하는 행동은 없으며, 자기애성 성격장애에서는 소아기의 품행장애의 과거력이 없고 성인기의 범죄행동도 보이지 않는다. 자기애성 성격장애와 강박성 성격장애 양쪽 다 완벽주의를 선언하고 타인들 모두 일을 그렇게 하지 못한다고 믿는다. 강박성 성격장애에서는 자책을 동반하는 데 반해서 자기애성 성격장애는 자신들이 완벽하다고 믿는다. 과장성은 조증이나 경조증 삽화에서도 나타나지만 자기애성 성격장애와의 차이점은 기분의 변화나 기능장애를 동반한다는 점이다. 크게 성공한 많은 사람이 자기애성 성격특성을 보여 준다. 그러나 이런 성격특성이 경직되어 있고 비적응적이며 지속적이어서 심각한 기능장애나 개인적인 고통을 일으키는 경우에 한해 자기애성 성격장애로 진단 내려질 수 있다.

경과 및 예후

만성적이며, 치료되기 힘들다. 환자들의 행동 또는 인생 경험에서 야기되는 자존심 손상, 자기애적 손상을 늘 보살펴 주기 바란다. 나이 들어가는 것을 견디지 못한다. 젊음, 아름다움, 강인함 같은 것에 가치를 두고, 지나치게 집착한다. 따라서 다른 성격장애에 비해 중년의 위기가 크다.

치료

몇 년간의 집중적인 스케줄에 따라 개인 정신치료를 받아야 한다. Kernberg와 Kohut 같은 정신과 의사들은 intense한 정신분석적 접근을 통한 효과적인 변화를 주장하였으나, 대상군의 진단적 타당성 및 가장 효과적인 치료방법에 대해서는 더 연구가 필요하다. 대인관계 정신치료, 인지행동치료도 효과적이다.

치료자는 과대적 생각 때문에 늘 사소한 지적에도 환자가 민감하게 반응하며, 부당한 요구가 많다는 특징에 유념해야 한다. 특히 환자의 행동에 대한 책임을 지적할 때 예민하게 반발한다. 크게 두 가지 치료접근이 있다. 우선 환자는 자기애적 손상에 대한 취약성이 있기에 그들의 예민함, 실망에 대해 공감해야 한다. 치료초기에 의사에 대해 긍정적 이상화 전이idealized transference가 생기게 되는데, 치료가 진행되면서 어쩔 수 없는 좌절에 의해 점점 이 전이는 사라지게 된다. 이 과정에서 좌절과 실망에 대한 환자의 반응을 명료화하고 설명한다. 두 번째 접근 방법은 처음부터 취약성을 직접적으로 해석, 직면하게 하여 환자들이 자신의 과대성과 이로 인한 비적응적인 결과들을 인식할 수 있도록 하는 것이다.

약물치료로 기분요동이 심한 환자에게는 lithium을 사용할 수 있다. 거절을 견디지 못하기 때문에 우울증

에 쉽게 빠지는 환자에는 serotonin성 항우울제를 사용할 수 있다.

8. 회피성 성격장애 *avoidant personality disorder*

회피성 성격장애는 실패, 거절 또는 강한 감정이 일어날 상황이나 사람을 두려워하여 회피하는 것이 특징이다. 그러면서도 대인관계를 강하게 원한다. 사회활동의 억제, 부적절감, 내향성, 부정적 평가에 대한 과민성(불안)을 특징으로 한다.

유병률은 2.4%가량 된다. 남녀 비율은 비슷하다고 생각된다.

원인

소아시절부터 관찰되는바, 낯선 사회의 상황에서 긴장하고 후퇴하던 기질이 이 장애의 원인이라고 한다. 이 장애에 대한 취약성은 소아시절에서 소심한*timid* 기질로 나타날 수 있다. 부끄러워하는 것이 초기 양상이나, 부끄럼을 타는 소아들이 반드시 회피성 성격장애로 진행되는 것은 아니며, 대부분은 나이가 들어감에 따라 점점 사라진다.

정신역동적으로 볼 때, 환자들은 실망, 거절 또는 실패 가능성과 관련된 불안을 감소시키기 위해 위험하다고 생각되는 상황을 회피한다. 자신이 받아들여질 것(수용)이라고 과도하게 기대한다. 비판이나 부정확한 것을 못 견뎌 하고, 완벽을 추구하며, 통제감*sense of control*을 얻고자 자신의 삶의 범위를 협소하게 만든다.

증상

자존감이 낮고, 거절에 과민하며 염려가 많고 불신하며, 사회적으로 서툴고, 소심하다. 인간관계를 불편해하고 자의식이 강하다. 공공장소에서 바보같이 굴게 될까 봐 두려워한다. 사회적 불안장애와 비슷하며 그래서 동반되는 수가 많다. 사회적 상황과 인간관계에서 대인관계를 강하게 원하지만, 거절당할까 봐 또는 창피를 당할까 봐 두려워서 대인관계를 회피한다. 이러한 두려움은 자존심이 낮고 부정적 평가에 대해 매우 민감하기 때문에 생긴다. 대인관계나 사회적 활동에서 과도하게 예민하고 불안해하고 불편해하며 회피하기 때문에 인생이 협소해진다.

면담과정에서 환자들은 의사가 자신을 어떻게 볼까에 대해 불안해한다. 면담자의 언급에 대해 예민하여 명료화나 해석을 비난으로 여길 수 있다.

DSM-5-TR

F60.6 회피성 성격장애 *Avoidant Personality Disorder*
사회활동의 제한, 부적절감, 그리고 부정적 평가에 대한 과민성 등이 성인기 초기에 시작되고 여러 가지 상황에서 나타난다. 비난, 꾸중 또는 거절이 두려워서 대인관계가 요구되는 직업 활동을 회피함, 호감을 주고 있다는 확신이 서지 않으면 상대방과의 만남을 피함, 창피와 조롱을 당할까 두려워서 친밀한 관계를 제한함, 사회적 상황에서 비난이나 버림받을 것이라는 생각에 사로잡힘, 자신이 부적절하다고 느끼기 때문에 새로운 사람과 만날 때는 위축됨, 스스로를 사회적으로 무능하고 개인적인 매력이 없으며 열등하다고 생각함, 쩔쩔매는 모습을 들킬까 봐 두려워서 새로운 일이나 활동을 시작하기를 꺼림 등 증상들 중 4개(또는 그 이상) 항목을 충족시킨다.

ICD-10 및 한국 표준 질병 사인 분류

F60.6 불안성[회피성] 인격장애
Anxious[avoidant] personality disorder

기분장애와 불안장애가 많이 동반된다.

감별진단: 회피성 성격장애와 사회불안장애는 두 장애가 동일하거나 유사한 상태에 대한 다른 개념일 수도 있다고 할 정도로 중복되는 점이 많다. 또한 회피증상은 회피성 성격장애와 광장공포증을 동반한 공황장애의 공통적인 특징이다. 광장공포증을 동반한 공황장애에서의 회피는 전형적으로 공황발작 후에 시작되고 발작의 빈도와 강도에 따라 회피의 정도가 다양하다. 반면 회피성 성격장애에서의 회피는 일찍 시작되고 분명한 유발인자가 없고 일정한 경과를 밟게 된다. 조현성 성격장애 환자 역시 사회적으로 격리되어 있으나 대인관계에 대한 욕구가 의식적 수준에서는 거의 없다. 반면에 회피성 성격장애 환자는 대인관계에 대한 욕구는 있으나 거부와 조롱에 대한 불안과 두려움으로 이를 회피한다.

경과 및 예후

보호적 환경 아래 일부 환자들은 결혼도 하고 자식도 갖지만, 가족에 둘러싸여서만 지낸다. 지지체계가 무너지면 우울, 불안, 분노 등에 빠진다.

치료

정신치료를 할 때, 환자와의 유대관계를 공고히 하는 것이 중요하다. 신뢰가 형성되면서 환자의 두려움, 특히 거부될 것에 대한 두려움을 수용하는 태도를 보여줘야 한다. 치료자는 궁극적으로 환자가 조롱, 실패, 거부의 가능성이 많다고 생각되는 새로운 세상에 다가 갈 수 있도록 격려해야 한다. 그러나 자기주장훈련, 사회적 기술 훈련, 체계적 탈감작법 등을 시도해 볼 수 있다. 이때 조심스럽게 시도해야 한다. 실패할 경우 환자의 낮은 자존심이 더욱 악화되기 때문이다. 인지행동치료로 자신감을 키우는 데 도움이 된다. 집단치료가 사회적 불안을 극복하고 대인관계를 맺는 데 도움이 된다.

약물치료로, 항불안제나 항우울제가 사회성 불안 극복에 도움이 된다. 두려운 상황에 접근할 때 흔히 보이는 자율신경계 과다각성hyperarousal에 대해 베타차단제beta-blocker가 도움이 된다.

9. 의존성 성격장애dependent personality disorder

의존성 성격장애는 감정적 지지를 받는 것에 대한 과도한 욕구가 특징이다. 이는 일반적으로 복종적이고, 타인으로부터 지시를 받으려 하고, 또한 지속적인 재확인에 대한 요구로 나타난다.

일반인구의 0.5%에서 나타난다. 만성적 신체질병 환자나 정신과 환자에 많다. 임상상황에서는 여자에 더 많으나 성비가 비슷하다는 연구결과도 있다. 기분장애나 불안장애가 동반되는 수가 많다.

원인

타고난 복종성은 유전적이라는 견해가 있다.

의존성 인격장애는 정상적 의존심이 확대되고 비적응적으로 변한 것이라는 견해가 있다. 즉 구강기 때부터 소아는 부모가 즉각적으로 욕구충족을 해주었기 때문에 의존성이 발달하였다는 가설과, 욕구충족을 충분하게 해주지 않아 의존성을 갈구하게 된다는 가설이 있다. 최근 들어 후자가 더 설득력이 있다고 인정받고 있다.

정신역동적으로 의존적 행동은 공격적이고 자기 주장적인 충동으로부터 사람을 해리dissociation시킨다. 의존 행동은, 자기주장을 하다 보면 거부와 비난을 받을 것이라는 두려움이 있음을 의미한다. 또한 복종을 통해 상대방에게 부담감과 죄책감을 야기하여 자신에게 상대방을 묶어 두려 하는 의도가 있음을 반영한다.

증상

전반적으로 의존과 복종행동을 보인다. 상대방으로부터 과도한 재확신과 조언이 없으면 어떠한 결정도 내리지 못한다. 책임을 지는 위치를 피하며, 책임을 맡는

일을 불안해한다. 복종하는 쪽을 마음 편해한다. 스스로 과제를 수행하는 것은 힘들어하나 누군가 옆에서 과제를 수행하는 것은 곧잘 한다.

혼자 있는 것을 원치 않기 때문에 의존할 수 있는 사람을 찾는다. 그들의 욕구는 타인에 달려 있기 때문에 대인관계가 왜곡된다. 예를 들어 의존적 부인은 애착관계를 유지하기 위해 자신을 학대하며 믿을 수 없는 알코올 의존 남편을 견디면서 살고자 한다.

열등감, 자기불신, 피암시성, 인내심 결여 등의 모습을 보이기도 한다. 용서, 자기의심, 수동성, 성적 느낌, 공격적 느낌을 표현하는 데 대한 두려움을 보인다. 그래서 상대방은 흔히 불편감을 느껴 환자들을 피하기 쉬운데, 이 때문에 환자는 더욱 상처를 받는다. 이런 식으로 그들은 사회적 및 가족적 지지를 잃기 쉽다.

공유 정신병folie à deux의 경우 한쪽은 일반적으로 의존성 성격장애 환자이다. 그들은 자신들이 의존하는, 좀 더 공격적이고 자기 주장적인 상대방의 망상을 자신들도 갖게 된다.

면담 시 환자는 순응적·협조적 태도를 보이며, 면담자의 지도를 기다린다.

DSM-5

F60.7 의존성 성격장애 Dependent Personality Disorder

보호받고 싶어 하는 광범위한 지나친 욕구로 인해 복종적으로 되고 상대방에게 매달리며, 헤어짐을 두려워하며, 성인기 초기에 시작되며, 여러 가지 상황에서 나타난다. 증상으로, 타인으로부터 과도한 충고와 재확신 없이는 일상적 결정을 내리는 데 어려움을 겪음, 자신들의 인생의 매우 중요한 영역까지도 떠맡길 수 있는 타인을 필요로 함, 지지와 칭찬을 상실할 거라는 두려움이 크기 때문에 타인, 특히 의지하고 있는 사람에게 반대의견을 말하기가 어려움, 자신의 일을 혼자서 시작하거나 수행하기가 어려움(동기나 활력이 부족해서라기보다는 판단과 능력에 대한 자기확신의 결여 때문임), 타인의 보살핌과 지지를 얻기 위해 무슨 행동이든 다할 수 있음, 혼자 있으면 불편하고 무력해지는데, 그 이유는 혼자서 해나가다가 잘못될 것 같은 심한 두려움을 느끼기 때문임, 친밀한 관계가 끝나면 자신을 돌봐 주고 지지해 줄 근원으로서 다른 관계를 시급히 찾음, 자신의 일은 자신이 알아서 하도록 남겨지는 것에 대한 두려움에 비현실적으로 몰두해 있음 등 증상들 중 5개(또는 그 이상) 항목을 충족시킨다.

ICD-10 및 한국 표준 질병 사인 분류

F60.7 의존성 인격장애 Dependent personality disorder

무력증 인격(장애)Asthenic personality(disorder), 부적절한 인

격(장애)Inadequate personality(disorder), 수동적 인격(장애) Passive personality(disorder), 자포자기 인격(장애)Self-defeating personality(disorder)

감별진단: 의존심 성향은 많은 정신질환에서 관찰되는데, 경계성 성격장애, 연극성 성격장애 역시 의존심이 두드러진 특징이다. 그러나 의존성 성격장애 환자는 일련의 사람들과 관계를 갖기보다는 한 사람과 장기간 관계를 갖는 편이며, 또한 교묘히 조정하는 모습도 두드러지지 않는다는 점에서 차이가 있다. 의존성 성격장애와 회피성 성격장애 모두 부적절감, 비판에 대한 과민성, 그리고 보장에 대한 요구를 특징적으로 지니고 있다. 그러나 회피성 성격장애를 지니고 있는 개인은 창피와 거절을 매우 두려워하여 자신이 받아들여지고 있다는 확신이 설 때까지 위축되어 있다. 대조적으로 의존성 성격장애를 지닌 개인들은 관계를 회피하거나 위축되기보다는 중요한 다른 사람과 계속 관계를 유지하려고 하는 점이 특징이다.

경과 및 예후

경과에 대해 알려진 바가 별로 없다. 직업적인 기능이 결핍되기 쉬운데, 이는 업무를 독자적으로 처리해 가거나 밀접한 지도 없이 수행하기 어렵기 때문이다. 자기주장을 못하기에 신체적·정신적 학대를 받기 쉽다. 의존하던 상대를 잃게 되면, 주요 우울장애에 빠질 수 있다. 그러나 치료를 받으면 반응은 양호하다고 알려져 있다.

치료

일치된 추천되는 기법은 없지만, 정신치료가 성공적인 경우가 종종 있다. 역동적 정신치료, 행동치료는 환자가 결정을 내리거나 자기주장을 할 때 생기는 불안을 견디도록 지지해 준다. 인지행동치료가 자기주장, 감정적 성장, 결정내리기, 독립성 등을 위해 도움이 될 수 있다. 단기간의 치료가 효과적인 경우가 자주 있다. 약물치료는 불안이나 우울증 증상을 완화시키는 목적으로 사용해 볼 수 있다.

10. 강박성 성격장애obsessive-compulsive personality disorder

강박성 성격장애는 융통성과 개방성이 결여된 대신, 완벽주의, 과도한 양심, 제한된 감정, 통제 및 정리정돈이 심하다는 것이 핵심이다. 이는 감정을 표현하는 데 있어 제한적이고 질서정연하며 인색하고 완고한 모습으로 나타난다. ICD-10에서는 같은 의미이지만 anankastic personality disorder라 부른다.

유병률은 1~2% 범위이다(8%에 달한다는 보고도 있다). 남성에 2배 많고, 고등교육을 받은 사람, 지능이 높은 집단, 수입이 많은 집단에 많다. 그러나 일과 생산성을 중시하는 집단의 구성원들이 보이는 행동을 모두 강박성 성격장애로 간주하지는 않아야 한다.

원인

강박성 성격장애는 환자의 일차가족에 더 흔하다. Serotonin 체계가 완벽주의와 강박성과 관련 있다고 한다.

S. Freud에 의하면, 생후 2세 대소변 가리기 훈련과정에서 어린아이의 욕구와 어린아이를 사회화하려는 부모의 요구 사이에 투쟁이 나타나는데, 이 투쟁이 제대로 해결되지 않을 때 'anal triad'라고 하는 성격상 인색하고 완고하며 정돈적인 특징 등이 나타난다. 하지만 이후 연구들에서 이 이론을 입증하는 데는 실패하였다.

강박적 성격은 용납할 수 없는 공격적(반항적, 통제권에 관한, 가학적) 충동을 조절하는 방어적 노력에서 야기된다. 주로 사용하는 방어기제는 합리화rationalization, 고립isolation, 취소undoing, 지능화intellectualization, 반동형성reaction formation 등이다.

증상

규칙, 원칙, 질서, 세부사항, 정리정돈 및 완벽에 사로잡혀 있다. 규칙은 정확하게 지켜야 한다고 생각하고 위반행위를 견디지 못한다. 순응과 저항 사이에서 지속적으로 갈등한다. 이 갈등은 인지적으로 우유부단하기 때문이기도 하고, 대인관계에서 누가 통제권을 갖는가 하는 갈등이다.

대인관계 기술이 부족하다. 환자들은 늘 심각하고 격식에 따른다. 융통성이 없고, 어색한 농담을 하거나, 농담을 받아들일 줄 모른다. 타협을 못하며, 타인이 자신의 요구에 따라 복종할 것을 주장한다. 그러나 보기에 더 힘이 있는 사람에게는 기꺼이 복종하려 하고, 이들이 원하는 바를 권위적인 방식으로 수행하려 한다. 실수를 저지르는 것을 두려워하기 때문에 우유부단하며 결정 내리는 것에 대해 곰곰이 되씹어서 생각한다. 안정적 결혼 및 직장 생활에도 불구하고, 친구가 별로 없다. 스스로의 안정성과 일상을 위협하는 것에 상당한 불안을 느낀다. 통제감을 위협하는 상황, 강렬하거나 익숙하지 않은 감정이나 상황을 두려워한다. 이들은 물리적, 대인 관계적 환경을 자기 식으로 조절할 수 없게 되었을 때 심한 스트레스를 느끼고 매우 당황하거나 분노를 표출한다.

면담에서 환자들은 경직되며, 심각하며, 격식을 차

리는 처신을 한다. 면담상황에서도 통제권을 갖지 못해 불안해한다. 정동은 둔마되어 있기보다는 제한되어 있다. 언어의 자발성은 대체로 없다. 완벽해야 된다는 욕구 때문에 질문에 대해 답변을 길게 자세히 한다.

DSM-5-TR

F60.5 강박성 성격장애

Obsessive-Compulsive Personality Disorder

정리정돈에 몰두하고, 완벽주의, 마음의 통제와 대인관계의 통제에 집착하는 광범위한 행동양식으로서, 이런 특징은 융통성, 개방성, 효율성의 상실이라는 대가를 치르게 한다. 성인기 초기에 시작되고 여러 상황에서 나타난다. 증상으로, 사소한 세부사항, 규칙, 목록, 순서, 시간 계획이나 형식에 집착하여 일의 큰 흐름을 잃음, 일의 완수를 방해하는 완벽주의, 여가활동과 우정을 나눌 시간도 희생하고 지나치게 일과 생산성에만 몰두, 도덕, 윤리 또는 가치문제에 있어서 지나치게 양심적이고 고지식하며 융통성이 없음, 닳아 빠지고 무가치한 물건을 감상적인 가치조차 없을 때라도 버리지를 못함, 타인이 자신의 방식을 그대로 따르지 않으면 타인에게 일을 맡기거나 같이 일하기를 꺼려함, 자신과 타인 모두에게 인색함, 경직성과 완고함 등 증상들 중 4개(또는 그 이상) 항목을 충족시킨다.

ICD-10 및 한국 표준 질병 사인 분류

F60.5 강박성 인격장애*Anankastic personality disorder*

강박행동성 인격(장애)*Compulsive personality(disorder)*, 강박관념성 인격(장애)*Obsessional personality(disorder)*, 강박성 인격(장애)*Obsessive-compulsive personality(disorder)*

동반장애로 기분장애와 불안장애가 많다.

감별진단: 진단명은 유사하지만 강박장애는 순수한 강박적 사고와 강박적 행동 때문에 강박성 성격장애와 쉽게 감별된다. 강박장애 환자는 자신의 강박증이 병적임을 알고 괴로워한다. 강박성 성격장애 환자는 자신의 강박성을 바람직하다고 본다.

몇몇 연구에서 강박성 성격장애와 강박장애의 연관성에 대한 의견을 제시하긴 하였지만, 대부분의 강박장애를 지니고 있는 개인들은 강박성 성격장애의 진단기준에 맞는 행동양식을 가지고 있지 않다고 보고되고 있다. 두 장애의 기준이 모두 맞을 때는 두 진단이 모두 가능하다. 적절한 강박적 성격특성은 높은 수준의 수행을 요구하는 상황에서 특히 적합하다. 그러므로 이러한 특성이 융통성이 없고 비적응적이며 지속적이고 심각한 기능장애나 주관적인 고통을 일으키는 경우에만 강박성 성격장애라고 진단 내린다.

경과 및 예후

경과는 다양하다. 강박성 성격을 보이는 청소년이 후에 개방

적이고 온화하고 애정 있는 성인이 되기도 한다. 혹은 나이가 들어감에 따라 점점 심해져서 주요우울증을 겪기도 한다.

치료

표준적인 치료법은 없다. 정신분석을 포함하여 역동적 정신치료가 방어구조에 변화를 가져옴으로써 도움이 된다. 치료의 초점은 환자의 사고방식보다, 현재 지니고 있는 감정이나 느낌에 맞추어져야 한다. 교육이나 지적 수준이 높은 환자에게는 지시적 기법보다 자유연상이 보다 효과적이다.

인지행동치료가 세상은 흑백적이지 않다는 사실을 깨닫는 데 도움이 된다. 인지치료는 강박적 몰두를 차단하고 완고한 인지적 스키마*schema*를 확인하고 수정하는 데 도움이 된다.

강박장애에서 사용되는 약물이 강박성 성격장애에 도움이 되는지는 확실치 않다. 강박증이 동반되는 경우에는 clomipramine이나 고용량의 fluoxetine 같은 항강박증 약제들이 도움이 된다.

11. 다른 의학적 상태에 의한 인격변화

DSM-5에 따른 개념으로, 의학적 상태(예: 전두엽 병변)로 인한 직접적인 생리학적 영향으로 인한 것으로 판단되는 지속적인 성격장애이다.

뇌의 구조적 손상이 인격변화의 원인이 되는데, 그중 뇌 외상이 가장 흔한 원인이다. 또한 전두엽 및 측두엽의 뇌종양, 뇌혈관성 질환 역시 흔한 원인이다. 그 외 두부 종양, 뇌전증(특히, 복합 부분 발작), Huntington병, 다발성 경화증*multiple sclerosis*, 내분비질환, 중금속 중독(마그네슘과 수은), 신경매독, 후천성 면역결핍증 등이 원인으로 알려져 있다.

임상양상은, 두부 외상 후 기존의 인격특성이 확대되거나 기존의 행동패턴으로부터 인격의 변화를 보이는 것이다. 감정표현, 충동조절의 손상이 특징이다. 감정은 무감동*apathy* 또는 다행감*euphoria*이 현저할 수 있지만, 특징적으로 불안정한 정서로 쉽게 변하여 피상적이 되기 쉽다. 경조증 양상을 보일 수 있으나, 진정한 기분의 상승은 없다. 충동조절의 곤란이 있어 적절한 이유 없이 울화통을 터트리는 경우가 있는데, 특히 알코올을 섭취한 후에 잘 발생하며 난폭한 행동을 보일 수도 있다. 또한 충동표현은 부적절한 농담, 거친 태도, 부적당한 성적 행동, 반사회적 행동으로 나타날 수 있다. 의

심하는 편집증적 성향도 나타날 수 있다. 자신의 행동이 야기할 사회적·법적 결과에 대해 예측할 수 있는 능력이 전형적으로 감소된다. 가족이나 친구가 보기에 전의 그 사람이 아니라고 본다.

소아에서는 정상적인 인격발달과정을 벗어난 모습을 보일 수 있다.

전두엽이 손상되었을 경우 손상 부위에 따라 다른 패턴을 보인다. 안와전두엽*orbitofrontal* 부위의 손상 시 탈억제*disinhibition*, 이자극성, 기분요동*lability*, 익살맞음, 후회의 결여, 병식 및 판단력 손상, 주의산만*distractibility*을 보이는데, 이를 성격장애나 조증 양상으로 오인할 수 있다. 전두엽의 배외측*dorsolateral* 부위는 집행기능의 중심으로, 병변이 생길 경우 계획, 모니터, 유연성, 동기 등의 영역에서 손상, 예측능력 장애, 피드백을 사용하지 못함, 주의 지속 곤란, 동기결여, 우울증 등을 보일 수 있다. 전 회상*anterior cingulate* 부위는 다양한 활동의 시작에 관여하는데, 손상 시 상당한 무감동을 보인다(제2장 인간행동에 대한 생물학적 이론 참조).

측두엽 뇌전증 환자의 경우 특징적으로 유머능력이 결여되어 있고, 글을 많이 쓰며*hypergraphia*, 과다하게 종교적이며*hyperreligiosity*, 대인관계 시 자기경계가 모호한 점착성*hyperviscosity*을 보이며, 경련 동안에는 매우 공격적이다.

DSM-5-TR

F07.0 일반적 의학 상태에 의한 인격변화

Personality Change Due to Another Medical Condition

개인의 기존 특징적 인격패턴의 변화로 나타나는 지속적인 성격장애(소아에서는 장애가 정상 발달로부터 현저히 편향되어 있거나 혹은 소아의 최소한 1년 이상 지속되어 온 일반적 행동패턴에서의 유의한 변화)가 있고, 병력, 이학적 검사, 실험실 검사 소견상 장애가 일반적 의학상태에 의한 직접적·생리적 결과라는 증거가 있으며, 다른 정신장애(일반적·의학적 상태에 의한 다른 정신장애를 포함하여)에 의해서 더 잘 설명되지 않는다. 또한 장애는 섬망의 경과에 국한되어 나타나지 않으며, 치매 진단기준에 부합하지 않는다. 그리고 장애는 임상적으로 유의한 곤란 또는 사회, 직업, 다른 중요한 기능 영역에서의 손상을 야기한다.

특정형으로 **유동형, 탈억제형, 공격형, 무감동형, 편집형, 기타형, 동반형, 비특정형** 등을 두고 있다.

Coding 시: F07.0과 원인 되는 뇌질환의 병명과 코드를 병기한다.

ICD-10 및 한국 표준 질병 사인 분류

F07.0 기질성 인격장애*Organic personality disorder*

　F07.1 뇌염후증후군

　F07.2 뇌진탕후증후군

　F07.8 뇌질환, 뇌손상 및 뇌기능 이상에 의한 기타 기질성

　인격 및 행동장애

　F07.9 뇌질환, 뇌손상 및 뇌기능 이상에 의한 상세불명의 기질성 인격 및 행동장애

감별진단: 치매는 지적 행동 능력의 전반적인 황폐화를 보인다는 점에서 감별된다. 그러나 인격변화가 치매의 초기 양상일 수도 있음에 유의해야 한다.

원인에 따라 경과 및 예후가 다르다. 구조적 손상이 있는 경우 인격변화는 영구적이다.

치료는 기저의 원인이 되는 일반적 의학상태에 대해서 치료가 가능한지 평가해서 치료를 진행한다.

12. 기타 성격장애

DSM-5-TR

F60.89 기타 특정 성격장애*Other Specified Personality Disorder*

개인의 성격패턴이 성격장애의 일반적 기준에 맞고 몇 가지 다른 성격장애의 특성*traits*들이 있으나, 어느 특정 성격장애의 전체 진단기준에는 맞지 않는다. 이는 임상가가 특정 성격장애 진단기준에 맞지 않는 특정 이유를 의사소통하려 할 때 선택하는 진단명이다.

F60.9 비특정 성격장애*Unspecified Personality Disorder*

성격장애가 있으나, 어느 특정 성격장애의 전체 진단기준에는 맞지 않는다. 이 진단명은 임상가가 특정 성격장애 진단에 맞지 않는 이유를 특정화하지 않으려고 선택하는 진단명이며, 더 특정한 진단을 하기에 정보가 불충분한 경우를 포함한다.

ICD-10 및 한국 표준 질병 사인 분류

　F60.8 기타 특정 인격장애

　　Other specific personality disorders

　　치우친 인격(장애)*Eccentric personality*(disorder), 무절제형 인격(장애)*"Haltlose" type personality*(disorder), 미숙한 인격(장애)*Immature personality*(disorder), 자기애적 인격(장애)*Narcissistic personality*(disorder), 수동-공격형 인격(장애)*Passive-aggressive personality*(disorder), 정신신경증성 인격(장애)*Psychoneurotic personality*(disorder)

　F60.9 상세불명의 인격장애*Personality disorder, unspecified*

　　성격신경증NOS*Character neurosis NOS*, 병적 인격NOS *Pathological personality NOS*

F61 혼합형 및 기타 인격장애*Mixed and other personality disorders*

F60.-에 표현된 장애의 증상을 나타내지는 않지만 종종 문제를 야기하는 인격장애에 쓰이는 분류. 그러므로 F60.-의 장애보다 진단하기 어렵다.

다음의 예: F60.- 중의 몇 가지 장애를 가지나 더 상세한 진

단을 내리기에는 주 증상을 찾을 수 없는 혼합형 인격장애.

F60.-이나 F62.-에 분류되지 않은, 성격의 강약의 형태를 취하는 인격변조, 정동성 혹은 불안성 장애와 공존하는 이차적 진단으로 간주된다.

F62 뇌 손상과 질병이 원인이 아닌 지속적인 인격변화Enduring personality changes, not attributable to brain damage and disease

이 장애는 재난, 과도한 지속성 스트레스, 심한 정신적 질환 후의 아무런 인격장애도 없었던 환자에게서 발생하는 성인의 인격과 행동 장애를 말한다. 이 분류는 개인의 인지, 관계, 환경에 대한 생각 또는 자신에 대한 생각에 단정적이고 영속적인 변화의 증거가 있을때만 사용된다. 인격변조는 발병 이전에는 없었던 강경하고 적응하지 못하는 행위와 연관되는 중요한 것이어야 한다. 이러한 변화는 또 다른 정신장애나 이전의 정신장애의 잔류증상의 직접적 표현은 아니어야 한다.

F62.0 재난경험후의 지속적 인격변화

Enduring personality change after catastrophic experience

재난성 스트레스 후에 적어도 2년간 계속되었던 지속성 인격변조. 스트레스는 인격에 심오한 영향을 주기에 개인적 취약성을 고려치 않더라도 매우 극심한 것이어야 한다. 이 장애는 세상에 대한 적대적이고 불신하는 태도, 사회에 대한 거부, 공허함, 무력감, 벼랑 끝에 서 있는 듯한 느낌 등으로 대표된다. 외상후 스트레스 장애(F43.1)가 이런 형태의 인격변조에 선행할 수 있다.

강제수용소concentration camp의 경험 이후의 인격변화, 재앙disaster 이후의 인격변화, 죽임을 당할 수도 있는 절박한 상황에서의 장기간 감금captivity이 지속된 이후의 인격변화, 테러terrorism의 희생자가 되는 것 같은 생명-위협 상황에 장기간 노출이 지속된 이후의 인격변화, 고문torture 이후의 인격변화

F62.1 정신질환 후의 지속적 인격변화

Enduring personality change after psychiatric illness

심한 정신과질환으로부터의 외상성 경험과 관련된 적어도 2년간 지속되는 인격변화. 이러한 변화는 이전의 인격장애로는 설명될 수 없으며 조현병의 잔류 및 이전의 정신장애로부터의 불완전 회복과는 구별되어야 한다. 이 장애는 과도한 타인에 대한 의존심, 태도의 요구, 질병에 의한 비난과 변화에 대해서 죄의식을 가져 타인과의 신뢰감을 유지하지 못하고 사회적으로 고립되는 것, 수동성, 흥미의 감소, 레저활동에 대한 흥미의 감소, 아프다는 것에 대한 지속적 불평(건강염려증성 불평과 질병 행동과 연관 될 수 있는). 현재의 정신장애나 이전의 장애에 대한 잔류증상이 아닌 신체위화감이나 불안정한 기분, 직업적, 사회적 기능수행의 장기적인 문제를 야기하는 것이 특징이다.

F62.8 기타 지속적 인격변화Other enduring personality changes
만성 통증인격증후군Chronic pain personality syndrome

F62.9 상세불명의 지속적 인격변화

Enduring personality change, unspecified

F68.8 성인의 인격 및 행동의 기타 명시된 장애

Other specified disorders of adult personality and behaviour
성격장애NOSCharacter disorder NOS, 관계장애NOSRelationship disorder NOS

F69 성인의 인격 및 행동의 상세불명의 장애

Unspecified disorder of adult personality and behaviour

수동공격성 성격장애passive-aggressive personality disorder

이는 사회적 또는 직업적 수행을 위해 요구되는 것에 대해 수동적으로 저항하는, 즉 암묵적으로 순응하지 않는 것이 핵심이다. 겉으로 드러나지 않는 방해, 꾸물댐, 다루기 힘든 완고성, 비능률성 등을 보인다. 특정 상황에서만 나타나는 등 다른 성격장애에서보다 더 상황에 의존적이다.

역학에 대해서는 알려진 바 없다.

원인으로는, 자기-주장과 통제 사이의 갈등을 보이는 부모 자식 간의 상호작용 이상이 제시되고 있다. 정신역동적으로 공격적 충동을 수동적으로, 즉 게으르고 방해하고 꾸물거리고 비효율적인 모습으로 대신 표현한다. 대인관계 역동을 살펴보는 것이 관건이다. 타인이 환자에 대해 느끼는, 겉으로 보기에 근거 없는 좌절과 공격성을 인식해야 한다. 순응하고 동의하는 말을 하면서도 실제로는 순응하지 않고, 환자로 인한 타인의 좌절에서 오는 비밀스러운 가학적 만족을 숨긴다.

증상은 양가적이고 결정을 못 내리는 것은 강박성 성격장애 환자와 유사하다. 그러나 강박성 성격장애 환자에게는 타인을 좌절시키려는 소망이 없다는 것이 차이점이다.

특징적으로 꾸물거리고, 적절한 수행 요구에 대해 수동적으로 저항하며, 타인에 의해 평가받고 이해받지 못한다고 불평한다. 지연된 것에 대한 핑계를 찾기도 한다. 뚱하다. 권위에 대해 비이성적으로 비판하고 비난하고, 만사에 논쟁적이다. 더 행운이 있어 보이는 사람에 대해 분개와 시기를 표현한다. 개인적 불행에 대해 과장되고 지속적으로 불평을 말한다. 적대적 반항과 후회 사이를 오락가락한다. 의존하는 사람의 문제를 찾고자 하지만, 그 의존적 관계에서 벗어나려고 하지는 않는다. 자기주장이 없고 자신이 원하는 것에 대해 말하지 않는다.

10~15년간의 추적연구 결과 환자들은 이자극성을 보이고, 불안해하며, 우울해하였다. 또한 신체증상의 호소가 많았고, 직업 및 대인관계에서 유의한 기능이상을 보였다.

연극성, 경계성 성격장애와 감별해야 하는데, 이들과 달리 수동-공격성 성격장애는 화려하고 연극적이고 감정적이고 공공연한 공격성 표현이 덜하다.

치료에서는 개인 정신치료가 선택된다. 이때 치료계약에 저항하고, 동의된 목표를 좌절시키려는 환자의 의식적·무의식적 노력에 직면하게 하고 이를 해석해 주어야만 한다. 자기주장 훈련에 집중하는 행동치료도 도움이 될 수 있다.

우울성 성격장애depressive personality disorder

우울성 성격장애는 다양한 상황에서 즐거움을 경험할 능력이 상대적으로 부족하기 때문에 개인이 경험하는 사고와 감정은 주로 부정적이다. Hippocrates가 기술한 melancholic temperament가 이 진단 범주의 효시이다.

역학에 관해서는 알려진 바 없다.

원인은 잘 모른다. 유전성의 어떤 기질이 있어 어떤 상황에서는 적응적이나 극단적 형태에서는 비기능적이 된다. 신경증성 차원과 관련짓기도 한다. 정신분석에서는 사랑을 받기 위해 분노를 표현하는 것을 억제하고 죄책감과 부끄러움 같은 정동을 장려하는 경험을 하였던 결과로 본다.

우울 인지와 우울 행동의 전반적 패턴이 나타나며, 이는 초기 성인기에 시작된다. 만성적인 불행감을 호소한다. 일반적 기분은 낙담, 침울, 기쁨이 없음, 즐겁지 않음, 불행이다. 자존심이 낮으며, 삶에서 즐겁거나 희망적이거나 낙천적인 어떤 것도 발견하기 어렵다고 생각한다. 염세적이고, 자기 비판적이고, 자기 경멸적이다. 자기-개념의 중심에는 부적절감, 무가치감, 낮은 자존감에 대한 믿음이 있다. 죄책감이나 후회를 느끼기 쉽다. 위축된 자세, 우울한 얼굴, 쉰 목소리, 정신운동성 지체 등과 같은 외형적 모습이 환자들의 기분을 반영한다. 생각에 잠겨 있고 근심이 많다.

감정부전장애dysthymic disorder와 감별해야 하는데, 이는 기분장애로서 기분의 변화가 더 크다. 또한 삽화적이고, 유발인자가 되는 스트레스가 있다.

경과 및 예후에 있어, 감정부전장애나 주요우울장애의 위험성이 크다.

치료방법에 대해서는 잘 알려져 있지 않다. 그러나 원인에 대한 가설에 따라 몇 가지로 나눠 볼 수 있다. 첫째, 몇몇 경우에는 정신분석을 포함한 정신치료가 도움이 될 것이다. 둘째, 달리 어떤 방법에 의해서도 변하지 않는 유전적으로 결정된 장애일 수도 있다. 셋째, 약물치료에 반응하는 신경생리적 이상과 관련되어 있을 수도 있다.

III. 성격장애에 대한 DSM-5 대안모델

성격장애 내지 인격장애를 분류할 때 범주적categorical인가, 차원적dimensional인가 하는 논쟁이 있어 왔다.

범주형 진단에서는 임상의가 병이 있다 없다는 식으로 진단한다. 차원적이란 병적 성격장애의 특성pathologicial trait의 정도를 기준으로 함을 의미한다. 그런 의미에서 '성격장애'란 용어가 장애에 대한 과학적·학문적 패러다임의 변화에 부합하는 용어이다. 반면 '인격장애'라는 용어는 범주적 개념을 포괄하지 못하는 개념이다.

DSM-III 이래 성격장애는 범주적 분류체계에 입각해 진단

되었으나 질환의 정의에는 차원적 개념도 포함되어 있었다. 즉, DSM-III(1980년)와 DSM-IV(1994년)는 성격장애를 "융통성 없고, 부적응적이고, 중요한 사회적 또는 직업적 손상이나 주관적인 고통을 야기하는 성격 특성"으로 정의하고 있다. 이는 성격장애란 정상 특질의 이탈된 부분이며 성격장애가 정상 성격과 질적으로 다른 것이 아니라 양적인 수준에서만 다른 것이라는 차원적 개념이다. DSM-IV에서는 성격장애를 Axis II에 기술하는데, 이는 다른 정신과적 상태와의 상호작용 가능성에 주목하기 위해서이다. DSM-IV-TR에서는 범주형 체제이기는 하지만 약간의 수정을 하여 역치하 증례에서도 특성trait이 있다고 진단할 수 있고 여러 성격장애를 동시에 진단할 수도 있었다.

ICD-11에서 이러한 성격장애의 차원적 개념이 보다 분명하게 반영된다.

DSM-5의 대안적 성격장애 모델

DSM-5에서는 범주적 분류를 하고 있다. DSM-5-TR에서도, 이전부터 해오던 방식으로 10개의 범주적 성격장애의 진단기준을 section II에 기술하고, section III에 대안적 성격장애 모델alternative DSM-5 Model for Personality Disorders의 진단과 개념화를 기술하고 있다. 이 대안 모델은 DSM-5 Personality and Personality Disorders Work Group에서 기존의 분류법의 결함을 보완하기 위해 제안한 것으로, 성격기능의 장애와 병리적 성격 특성trait을 포함한 hybrid dimensional-categorical model이다.

대안모델의 특징은, ① 성격기능personality functioning과 특성이 다차원적으로 구성되어 있고, ② 특성을 성격의 구성요소로 선택한 이유는, 특성은 증상이나 특정 행동과는 구별되는 비교적 일관성이 있기 때문이며, ③ 성격 특성은 유무가 아니라 스펙트럼상에 존재한다고 보고, ④ 성격구조를 큰 범위의 domain과 하부의 facet 등 위계적으로 구성하고 있다는 것이다.

성격특성 모델The Personality Trait Model

이 모델에서는 다음 5개의 성격특성 영역들domains을 둔다. 각 영역은 임상적 관련성에 근거하여 선택된 3~9개의 세분된 보다 구체적인 특성양상들trait facets로 구성된다.

① 부정적 정서성Negative Affectivity (vs 정서적 안정성Emotional Stability)

facets: emotional lability, anxiousness, separation insecurity, submissiveness, hostility, perseveration, depressivity, suspiciousness, restricted affectivity

② 무심함Detachment (vs 외향성Extraversion)

facets: withdrawal, intimacy avoidance, anhedonia, depressivity, restricted affectivity, suspiciousness

③ 적대성Antagonism (vs. 우호성Agreeableness)

    facets: manipulativeness, deceitfulness, grandiosity, attention seeking, callousness, hostility

④ 탈억제Disinhibition (vs. 신중성Conscientiousness)

    facets: irresponsibility, impulsivity, distractibility, risk taking, rigid perfectionism

⑤ 정신병적 경향성Psychoticism (vs. 명료성Lucidity)

    facets: unusual belief and experiences, eccentricity, cognitive and perceptual dysregulation

위의 5개의 성격특성들은 'Big Five' 또는 Five Factor Model of personality(FFM)로 알려져 있다. 이는 널리 타당화되고 반복 검증된 비적응적인 변형들이다. 이는 Personality Psychopathology Five(PSY-5)의 영역들과 유사하다.

비록 특성모델Trait Model이 정신병리와 관련된 성격특성들에 초점을 맞추고 있지만, 위의 괄호 안에 기술된 바와 같이, 이러한 특성들의 반대 극에는 건강하고 적응적이고 탄력성resilient 있는 성격 특성들이 있다. 즉 ① 정서적 안정성, ② 외향성, ③ 우호성, ④ 신중성, ⑤ 명료성 등이다. 이들의 존재는 정신장애의 영향을 크게 완화시킬 수 있고 외상성 손상traumatic injuries이나 다른 의학적 질병medical illness들에 대응하게 해주고 회복을 가능하게 한다.

Alternative DSM-5 Model for Personality Disorder

성격장애에 대한 일반적 기준

A. 중등도 이상의 (자기/대인관계에서의) 성격기능personality functioning에 장애가 있다.

B. 하나 이상의 병적인 성격특성personality trait이 있다.

C. 성격기능의 장애와 개인의 성격특성 표현은 넓은 범위의 개인적 및 사회적 상황에서 비교적 확고하며 전반적pervasive이다.

D. 성격기능의 장애와 개인의 성격특성 표현은 최소한 청소년기나 초기 성인기에서 발병되고, 비교적 장기간 안정적stable이다.

E. 성격기능의 장애와 개인의 성격특성 표현은 다른 정신장애로 더 잘 설명되지 않는다.

F. 성격기능의 장애와 개인의 성격특성 표현은 물질이나 다른 의학적 상태(예를 들어 두부외상)의 생리적 효과 때문만이 아니다.

G. 성격기능의 장애와 개인의 성격특성 표현은 개인의 발달단계 또는 사회문화적 환경에 대해 정상적인 것으로 더 잘 이해되지 않는다.

위 모델에 근거하여 도출된 특정 성격장애 진단들은 ① 반사회성antisocial 성격장애, ② 회피성avoidant 성격장애, ③ 경계선borderline 성격장애, ④ 자기애성narcissistic 성격장애, ⑤ 강박성obsessive-compulsive 성격장애, ⑥ 조현형schizotypal 성격장애 등 6개 장애이다.

각 장애의 진단은, 정체성identity, 자기방향성self-direction, 감정이입empathy, 친밀성intimacy 등 4개 성격 기능에서의 장애 수준과, 각 장애별로 (위에서 기술한 5개 domain들에 포함된 여러 병적 성격특성facet들 중) 고유의 병적 특성pathological trait들에 근거한다.

추가로, 성격장애 특성 특정형Personality Disorder-Trait Specified; PD-TS은 성격장애가 존재하는 것으로 생각되지만 위의 특정 장애기준을 충족하지 않을 경우, 4개 정신기능 영역들 중 2개 이상에서의 장애와, 5개 특성 중 1개 이상(또는 하나의 영역 내 facet들 중)에서의 병적 특성이 있을 때 진단되는 성격장애다.

성격특성 모델에 대한 임상적 평가

면담에서 5개 영역의 특정 성격양상과 영역을 측정하기 위해 고안된 공식적인 심리측정 도구들이 있다. 예를 들어, the Personality Inventory for DSM-5(PID-5)를 통해 체계적인 검토를 하는 것이다. 여기에는 ① 환자의 자기-보고 형식self-report form과 ② 환자를 잘 알고 있는 정보제공자-보고 형식(예: 배우자) 두 가지가 있다.

참고문헌

김율리(2015): 성격장애. 민성길(편), 최신정신의학(제6판). 서울, 일조각, pp.586~617.

안석균(2006): 인격장애. 민성길(편), 최신정신의학(제5판). 서울, 일조각, pp.387~420.

통계청(2022): 한국 표준 질병 사인 분류. 제8차 개정판. http://kostat.go.kr/kssc/stclass/StClassAction.do?method=dis&classKind=5&kssc=popup

황순택, 윤훈, 이숙희(2008): DSM-IV 성격장애와 성격 5요인 간의 관계. 한국심리학회지 임상 27:777~787.

American Psychiatric Association(2022): Diagnostic and statistical manual of mental disorder. 5th ed-text revision. American Psychiatric Association, Washington D.C.

Black DW, Andreasen NC(2022): Introductory Textbook of Psychiatry. 7th ed. American Psychiatric Association Publishing, Washington D.C.

Cloninger CR, Przybeck TR, Svrakic DM(1991): The tri-dimensional personality questionnaire-US normative data. Psychological Reports 69:1047~1057.

Costa PT, McCrae RR(1990)：Personality disorders and the five factor model of personality. Journal of Personality Disorders 4：362~371.

Eysenck HJ, Eysenck MW(1985)：Personality and individual differences：a natural science approach. PlenumPress, New York.

Freud S(1908/1959)：Character and anal erotism. In：Standard ed. Vol. 9. Hogarth Press, London.

Gunderson JG(1999)：Personality disorders. In：Nicholi AM, eds. The Harvard Guide of Psychiatry, 3rd ed. Harvard University Press, Cambridge, p.308.

Hales RE, Yudofsky SC, Roberts LW, eds(2014)：Textbook of psychiatry. 6th ed. American Psychiatric Publishing, Washington D.C.

Kernberg O(1975)：Borderline conditions and pathological narcissism. Aronson, New York.

Kim Y, Blasfield R, Tyre, P, et al(2014)：Field trial of a putative research algorithm for the diagnosis of ICD−11 personality disorders in psychiatric patients：1. Severity of personality disturbance. Personality and Mental Health 67~78.

Lazare A, Klerman G, Armor D(1966)：Oral, obsessive and hysterical personality patterns：An investigation of psychoanalytic concepts by means of factor analysis. Arch Gen Psychiatry 14：624~630.

26

신경인지장애 Neurocognitive Disorders

I. 개념

1. 개념

신경인지장애neurocognitive disorders는 뇌조직의 일시적 또는 영구적 손상이나 기능장애에 기인하는 정신장애로, 기억, 추상적abstract 사고 또는 판단 등에 장애가 야기된 상태이다. 발달적 장애가 아니라 획득된 장애이다. 크게 섬망과 신경인지장애(치매)를 포함한다. 정신장애들 중 뇌장애라는 원인이 밝혀져 있다는 점에서 독특하다.

DSM-5-TR에서는 치매dementia라는 명칭 대신 신경인지장애라는 용어로 대신하고 있다.

신경인지장애는 ICD-10의 F00-09 증상성을 포함하는 기질성 정신장애organic mental disorder에 해당된다. ICD-10의 기질성 정신장애는, 어린 시절부터 있었던 지적장애intellectual disabilities(즉, 정신지체mental retardation)가 아니라, 이미 획득된 인지기능이 후천적으로 장애된 경우이다. 기질성 정신장애는 뇌질환에서 직접 기원하는 일차적인 정신장애일 수도 있고, 다른 전신질환들이 뇌를 공격한 결과인 이차적인 정신장애일 수도 있다. 주요증상은 섬망, 치매 등 인지기능뿐 아니라 정신병적 장애까지 포함한다.

DSM-5-TR에서는 '기질성器質性 organic'이란 용어를 더 이상 사용하지 않고 있다. 그 이유는, 현재 생물정신의학의 발달로 인해 비기질성 내지 이른바 기능성functional 정신장애(예를 들어 조현병, 우울증 등)라 부르는 장애가 기질적 내지 생물학적 원인을 갖지 않는다는 견해가 잘못된 것임이 밝혀지고 있기 때문이다. 기질성 정신병에 해당되는 장애는 '제11장 조현병 스펙트럼 및 기타 정신병적 장애, Ⅶ. 다른 의학적 상태에 의한 정신병적 장애'에 기술되고 있다. 또한 DSM-5-TR에서는 신경인지장애를 주요신경인지장애major neurocognitive disorder와 경

표 26-1 신경인지 장애(섬망과 치매)의 원인

1. 두부 내 원인intracranial causes
  퇴행성 장애degenerative disorders
    Cortical: 알츠하이머병, 루이체병
    Subcortical: 파킨슨병, 헌팅턴병, 윌슨병 등
  혈관성 장애: 지주막하 출혈, 뇌졸중 등
  종양
  수초탈락성 장애: 다발성 경화증 등
  수두증
  염증상태: 전신 홍반성 루푸스
  뇌전증 및 뇌전증 발작 후 상태
2. 두부 외 원인extracranial causes
  두부 외상
  감염: 매독, HIV-AIDS, 크로이츠펠트-야콥병
  약물(복용 또는 금단)
  독성상태toxic conditions: 약물중독, 독극물
3. 전신장애systemic disorders
  대사장애, 당뇨병, 내분비장애, 간장애, 결핍상태(비타민 결핍 등) 등
4. 정신과적 장애
  우울증, 조현병, 양극성 장애

도신경인지장애*mild neurocognitive disorder*로 구분하고 있다.

2. 원인

섬망이나 치매 등은 신경인지장애로, 원인은 다양하나 공통적인 경우가 많아, 한 가지 장애가 발병 경과에 따라 섬망에 이어 치매상태를 보이거나, 치매 경과 중에 섬망을 보이기도 한다(표 26-1).

3. 진단평가

DSM-5-TR에서는 신경인지장애에 대해 다음과 같은 6개의 인지기능영역에서의 기능저하에 따라 평가하도록 권장한다.

복합집중력: 집중력유지, 집중력분산, 선택적 집중력, 작동속도
수행능력: 계획, 결정, 작동기억, 되먹이, 실수교정, 지나친 습관, 억제 등에 대한 반응
학습 및 기억 능력: 즉각적 기억, 최근 기억(자유회상, 단서에 대한 회상, 재인 기억 등), 장기 기억(의미기억, 자서전적 기억)
언어능력: 표현능력(이름대기, 단어찾기, 언어유창성, 문법), 이해능력
지각-운동 능력: 시지각능력, 시공간능력, 지각-운동 실행능력, 인식능력
사회적 인지 능력: 감정이해, 마음의 논리

신경인지장애의 원인과 다양한 증상을 평가하기 위해서는 환자 자신뿐 아니라 관련된 사회환경도 함께 평가사항에 포함하는 것이 중요하다. 철저한 문진을 통한 환자의 병력청취는 간과하기 쉬운, 그러나 필수적인 것이다. 신경인지기능 평가는 단기치료 및 재활치료 계획을 수립하는 데, 그리고 병의 경과에 따른 인지기능장애를 모니터하기 위한 것으로 중요하다.

원인을 알기 위해 이학적 검사(혈청 전해질, 혈당, BUN, 간기능검사, 혈청 매독 및 HIV 검사, 갑상선기능검사, 혈청 비타민 검사 등), 요추천자, 심전도, 흉부X선, 뇌파, 뇌영상 등을 시행한다(제7장 정신의학적 면담과 평가, Ⅲ. 신체적 평가 참조).

Ⅱ. 섬망

1. 개념

섬망譫妄 *delirium*은 원인적으로 급성인 광범위한 비특이적인 기질적 뇌증후군으로, 핵심증상은 지남장애 *disorientation*, 혼동*confusion*, 광범위한 인지기능 상실 등으로 병의 경과 중에 변동적으로 나타난다.

2. 역학

섬망은 소아나 노인에서 흔히 나타날 수 있으며, 특히 입원한 노인에서 흔히 관찰된다. 응급실을 방문한 노인에게서 섬망의 발생률은 10~30%이며, 수술한 노인에서는 15~53%, 중환자실 노인은 70~87%, 요양원에서는 60%, 임종 시에는 83%에서 섬망을 경험한다고 알려져 있다.

3. 원인

섬망은 의학적 상태, 물질 중독과 금단, 독성물질 등의 직접적 생리적 결과로 나타난다(표 26-1).

흔한 원인적 요인은 전신감염, 수술 후 상태, 대사장애, 저산소증, 저혈당증, 전해질 불균형, 간 또는 신장 질환, 티아민*thiamine* 결핍, 약물 중독 및 금단, 고혈압성 뇌증후군, 뇌전증 발작, 두부 손상 등이다. 그중에서도 최근 각종 약물의 남용, 특히 알코올, benzodiazepine, barbiturate 등의 금단증세로 인한 섬망이 빈번해지고 있다. 대뇌 기능적으로는 섬망 시 dorsolateral prefrontal cortex와 posterior cingulate cortex 간 상호연결장애 또는 피질하 영역들 간의 기능적 연결의 가역성 감퇴와 관련된다고 한다. 정신과 임상에서 lithium 치료 시 혈중농도가 1.5mEq/L를 넘으면 섬망이 나타날 수 있다.

이러한 섬망을 일으킬 수 있는 위험요소로는 고령, 기존의 치매, 심장수술, 화상, 뇌손상, 약물금단 및 후천성 면역결핍 증후군 등을 들 수 있다. 치료 과정 중에서 신체 강박, 영양 불균형, 소변줄의 사용, 세 가지 이상 복합 약물 사용 등이 섬망을 유발 또는 악화시킬 수 있다.

4. 임상양상

섬망은 기본적으로 의식*awareness*이 흐릿해지는 상태로, 주의집중력곤란이 핵심증상이다. 주의집중장애는 주의의 집중, 유지 및 이동시키려는 능력의 감퇴로 나

타난다. 그리고 의식의 장애는 환경, 시간, 자신에 대한 지남력orientation의 감퇴로 나타난다. 인지장애와 지각장애(착각)들이 뒤따른다. 즉 의식, 주의, 지각, 사고, 기억, 정신운동 행동psychomotor behaviour, 감정, 수면-각성 주기 등의 장애가 겹쳐 나타난다. 장애 기간은 다양하며, 심각도도 경도에서 고도까지 다양하다. 증상들은 비교적 단기간(수시간 내지 수일)에 발달하며 하루 동안에도 악화와 호전을 반복한다. 주로 외부자극이 줄어드는 밤에 악화한다.

섬망 발생 수일 전에 불안, 졸음, 불면증, 악몽, 일시적 환각 등이 나타날 수 있다. 기억감퇴(특히 최근 기억 장애), 지남력 저하 및 시공간능력, 지각능력에 장애가 생겨 착각, 환각(주로 환시), 해석착오 등 인지기능에 변화가 나타난다. 심하면 혼수coma도 나타날 수 있다. 언어장애도 나타나는데, 이때는 사고의 흐름이 지리멸렬하고 체계가 없으며, 말을 토막 내서 하며, 보속증perseveration도 보인다. 수면장애로서 불면 또는 과수면, 악몽, 가위눌림 등을 보인다. 각성상태가 심해질 수도 있고 감퇴될 수도 있다. 각성상태가 심할 때 홍조, 창백, 진땀, 심계항진, 동공확대, 오심, 구토, 고열 등 자율신경계 장애가 나타난다. 정신운동성 활동에 있어서는 안절부절못하거나 과잉행동을 보이기도 하고 행동저하(우울, 강경증, 멍한 상태)를 보이는 등 극단적인 변화가 많이 나타난다. 이 밖에 공포, 좌불안석, 분노, 우울, 다행감, 무감동 등 다양한 감정변화가 심하다.

신경학적 증상을 동반하기도 하는데, 여러 형태의 진전tremor을 흔히 볼 수 있으며, 기타 쓰기장애dysgraphia, 구성행위상실증constructional apraxia, 간대성근경련myoclonus 등의 증세가 있을 수 있다. 뇌파이상(대개 서파 출현)이 발견된다.

5. 진단

DSM-5-TR

섬망Delirium

A. 집중력장애(예: 주의를 집중, 유지, 이동시키려는 능력의 감퇴)에 환경에 대한 인식능력의 감소가 동반되어 있음.

B. 장애가 단기간(대개 수 시간에서 수일)에 걸쳐 나타나며, 원래의 집중력과 인식능력의 변화가 있고, 하루의 경과 중에도 변하는 경향이 있음.

C. 인지에 부가적인 변화가 있음(예: 기억감퇴, 지남력저하, 언어, 시공간 능력, 지각 능력 등).

D. 기준 A, C의 장애는 기존에 존재하거나 확립된 또는 발생 중인 신경인지장애로는 설명이 잘 되지 않음.

E. 병력, 신체진찰 또는 검사 소견에서 장애가 다른 의학적 상태, 물질 중독 또는 금단(예: 남용된 약물이나 의약품), 독성 물질에의 노출, 다발성 원인에 의한 직접적인 생리적 결과로 볼 수 있는 증거가 있음.

특정형

급성(수 시간~수일)

지속성(수 주~수개월)

특정형

과잉활동성

과소활동성

활동성 혼합

특정형 (물질 및 약물의 종류에 따라 coding한다)

물질중독에 의한 섬망

물질금단에 의한 섬망

약물-유도성 섬망

F05 기타 의학적 상태에 의한 섬망(해당 의학적 상태 coding 추가)

F05 다발성 원인에 의한 섬망: 모든 병명을 모두 coding함.

R.41.0 기타 특정형 섬망 Other Specified Delirium

섬망에는 해당되나 섬망의 전체기준에 맞지 않거나 신경인지장애 집단의 어느 장애에 해당되지 않는 경우이다. 이는 임상가가 전체 진단기준에 맞지 않는 특정 이유를 밝히려 할 때 사용된다. 이 진단명 뒤에 그 특정 이유를 기록한다(예 'subsyndromal delirium').

Subsyndromal delirium: 집중력장애, 고차원 사고higher-level thought 및 일중리듬을 포함하여 섬망-유사 양상을 보이지만 인지장애의 심각도가 섬망을 진단하기에는 부족하다.

R.41.0 비특정형 섬망 Unspecified Delirium

이는 섬망에 해당되나 섬망의 전체기준에 맞지 않거나 신경인지장애 집단의 어느 장애에 해당되지 않는 경우이다. 이는 특정화하기에 정보가 부족한 경우 등 임상가가 원인을 특정하지 않고자 할 때 사용된다.

ICD-10 및 한국 표준 질병 사인 분류

F05 알코올 및 기타 정신활성물질에 의하여 유발된 것이 아닌 섬망 Delirium, not induced by alcohol and other psychoactive substances

F05.0 치매에 병발되지 않은 섬망

F05.1 치매에 병발된 섬망

F05.8 기타 섬망

F05.9 상세불명의 섬망

물질/약물에 의한 섬망

F10.4 섬망을 동반한 알코올의 금단상태

F11.4 아편유사제 사용에 의한 섬망을 동반한 금단상태

F12.4 카나비노이드 사용에 의한 섬망을 동반한 금단상태

F13.4 진정제 또는 수면제 사용에 의한 섬망을 동반한 금단상태

F14.4 코카인 사용에 의한 섬망을 동반한 금단상태

F15.4 카페인을 포함하는 기타 흥분제 사용에 의한 섬망을 동반한 금단상태

F16.4 환각제 사용에 의한 섬망을 동반한 금단상태

F17.4 담배흡연에 의한 섬망을 동반한 금단상태
F18.4 휘발용제 사용에 의한 섬망을 동반한 금단상태
F19.4 여러 약물 사용 및 기타 정신활성물질 사용에 의한 섬망을 동반한 금단상태

감별진단: 섬망은 치매와 감별해야 한다. 섬망은 경과가 급성이며 빠르고(치매는 만성적·점진적 발병), 의식 수준이 흐리고(치매는 초기에는 의식수준 장애 없음), 주 증상은 격정과 혼미이고(치매는 각성 수준은 정상), 경과가 가역적이다(치매는 대개 진행성이며 초기에 의식과 지각에 장애는 없으며, 점진적으로 황폐화한다).

조현병이나 기분장애와도 감별해야 한다. 조현병이나 조증 삽화와 같이 정신병적 질환이 있는 환자들에서도 섬망과 감별이 어려운 극도의 혼란된 행동을 보이기도 한다(예: 응급실 상황).

6. 경과 및 예후

섬망의 경과를 보면 급성으로 발병하여 증상이 수 시간 내지 수일간 지속되는데, 어떤 경우는 수 주간 지속되기도 한다. 전체적으로 병의 과정은 유동적이고 비교적 짧은 것이 특징이다. 그러나 원인질환이 치료되지 않는 경우, 혼수, 경련, 사망에 이를 수도 있다. 특히 악성종양이나 중증의 의학적 질환이 있는 경우 입원 환자의 약 40%가 1년 이내에 사망한다.

7. 치료

원인을 확인하고 직접적인 내과적 또는 외과적 처치를 실시한다. 일반적인 대증요법으로 영양, 전해질 및 수분의 균형을 이루도록 하며 환경적으로 평온을 유지하도록 한다. 일관성 있는 nursing care가 중요하다. 명확하고 단순한 설명으로 재확인을 해주고 안심시킨다. 약물치료는 정신병 상태와 불면증에 초점을 맞춘다.

대개 입원시키는 것이 좋다. 병실은 조용하고 편안해야 한다. 그러나 섬망은 감각자극과 밀접히 연관되어 있으므로 어느 정도 자극이 필요하다. 따라서 특히 밤에도 약한 실내등을 켜두는 것이 좋다. 또한 밤낮, 날짜, 장소, 상황 등을 환자가 알 수 있도록 시계, 달력 등을 환경 내에 설치하는 것이 좋다. 중요한 것은 환자와 평소 잘 알고 있으며 친한 긍정적 관계를 맺었던 사람이 24시간 곁에 있어 주는 것이다. 가족과의 유대를 지속시키는 환경의 조성이 중요하다. 돌보는 사람이 일정하고 친숙한 사람이라면 환자가 덜 자극받는다. 그런 사람은 환자와 의사 그리고 병원 사이에서 정확한 의사소통을 매개한다.

임종이 가까울 때 섬망이 나타나면, 섬망의 원인을 찾기 위한 공격적인 진단적 검사를 할 것인가에 대해 잘 생각해야 한다. 이때 환자에게 의사소통의 능력이 있는 동안에 치료 지속 또는 중단해야 하는가 하는 방침을 미리 결정해 두는 것과 대리자의 존재가 중요해진다. 상황에 따라 섬망의 원인을 찾기 위한 노력을 할 수도 있고, 완화치료로 갈 수도 있다.

환자가 심하게 흥분하였을 때는 haloperidol 2~6mg을 근육주사한다. 필요하면 1시간마다 반복한다. 안정 후에는 주사 시의 1.5배 용량을 경구 복용시키되, 1일 2회 분복하며, 수면 시에 그 2/3를 준다. (하루 총 용량이 5~40mg이 되도록) 액체형을 사용할 수 있다. Phenothiazine계 약물은 항콜린성 효과 때문에 피하는 것이 좋다. 비정형 항정신병 약물들도 고려될 수 있다. 파킨슨병이 있는 섬망의 경우 항파킨슨 약물이 섬망을 악화시킬 수 있어 이를 감량해야 할 경우도 있으나, 파킨슨 증상 악화 우려가 있어 균형을 요하며, 항파킨슨 약물의 감량에도 섬망이 지속되면 파킨슨 증상을 덜 악화시키는 olanzapine이나 quetiapine을 사용할 수 있다.

수면장애가 있을 때는 작용기간이 짧은 benzodiazepine계 약물이 좋은데, lorazepam 1~2mg을 경구투여한다. 장기작용 약물이나 barbiturate는 알코올 금단 시 등 특정 원인적 장애를 가진 경우 이외에는 삼가는 것이 좋다. 여러 약을 복합적으로 쓰기보다는 단일 약물을 쓰는 것이 효과적이다. 알코올 금단 시 나타나는 섬망에도 benzodiazepine계 약물을 투여한다. 특히 항콜린성 약물은 섬망을 악화시키므로 주의해야 한다. 극심한 통증이나 호흡곤란에 의한 섬망에는 진통효과와 진정효과를 위해 opoid계 약물을 사용한다.

III. 치매

1. 개념

치매癡呆 *dementia*는 만성적 또는 진행성 뇌질환에 의한 증후군으로 기억, 사고, 지남력, 이해력, 계산, 학습능력, 언어능력, 판단력 등 다중의 고차 피질 기능의 장애로 나타난다. 이 증후군은 알츠하이머*Alzheimer*병, 뇌혈관장애, 기타 뇌기능에 일차적 또는 이차적으로 영향을 주는 상태에서 나타난다. (일본에서는 치매란 병명에 대한 낙인문제로 2004년 인지증認知症이란 병명으로 개칭하였다. 우리나라도 치매병명 개정을 진행 중에 있다.)

DSM-5-TR에서는 ICD-10의 해당 인지장애를 모두 주요 및 경도 신경인지장애*major and mild neurocognitive disorders*에 포함시켰다. 즉 과거의 치매는 주요신경인지장애에, 과거의 경도인지장애*mild cognitive impairment*; *MCI*는 경도신경인지장애에 해당된다.

경도신경인지장애는 정상적 노년기에 나타나는 가벼운 기억장애를 의미한다. 과거 양성노인건망증benign senescent forget-fulness, 또는 경도인지장애라 불렸던 상태이다. 이 진단을 두는 것은 매년 이 상태의 12%가 치매로 이행하기 때문이며, 따라서 경도 수준에서 미리 일찍 치료를 받을 수 있게 하기 위함이다.

ICD-10에서는 치매dementia, 기억장애amnestic disorder 및 기타 인지장애 등으로 분류하였고, 따로 경도인지장애mild cognitive disorder를 범주화하고 있다.

The World Alzheimer Report 2013 보고에 의하면, 60세 이상 노인의 13%가 치매로 인한 장기 케어를 받아야 하는바, 전 세계적으로 치매 환자를 돌보는 데 드는 비용은 현재 전 세계 GDP의 약 1%라 한다. 65세 이상에서 무능력을 야기하는 장애 가운데 관절염 다음으로 치매가 중요한 장애이다.

2. 역학

치매의 유병률은 나이가 증가됨에 따라 급격히 증가한다. 65세 이하에서는 흔하지 않다. 그러나 65~75세 사이에서는 10%가 치매를 앓으며, 90세 때는 50%에 이른다고 한다.

전 세계적으로 최근 노인인구의 증가와 평균수명의 증가 추세에 따라 치매의 유병률도 증가하고 있다. The World Alzheimer Report 보고에 의하면, 2010년에서 2050년 사이에 케어를 요하는 노인인구가 1억 1백만 명에서 약 3배로 증가하여 2억 7천7백만 명에 이를 것으로 예상하고 있다.

우리나라의 경우, 중앙치매센터 자료에 의하면 2021년 현재 65세 이상 노인인구는 총 857만 7,830명, 이 중 추정 치매 환자 수는 88만 6,173명으로, 치매유병률은 10.33%에 달하였다. 치매노인의 성별 구성비율은 여성 61.7%, 남성 38.3%로 여성의 비율이 압도적으로 높았다. 연령별 구성비율을 보면, 60~64세 2.7%, 65~69세 4.4%, 70~74세 8.8%, 75~79세 20.72%, 80~84세 26.73%, 85세 이상 36.66%였다. 80세 이상 치매노인은 전체 치매 환자의 63%에 달하였다. 치매 환자의 중증도별 구성은 최경도 17.4%, 경도 41.4%, 중등도 25.7%, 중증 15.5%였다. 치매 유형별로 보면, 알츠하이머 치매가 76.04%로 대부분을 차지하였다. 혈관성 치매는 8.57%, 기타 치매는 15.37%였다.

치매위험도는 고령자일수록, 남성보다는 여성이, 고학력자보다는 저학력자인 경우에 높았다. 위험 증가 인자로는 배우자 부재(사별, 이혼, 별거, 미혼 등) 2.9배, 두부외상 과거력 3.8배, 우울증 2.7배로 나타났고, 위험 감소 인자로는 중강도 이상의 규칙적 운동으로 0.3배로 나타났다.

이들을 관리하기 위한 치매관리비용은 총 18조 7,198억 원으로 추계되었다. 이 비용을 1인당으로 환산하면 약 2,124만 원이었다. 이 비용은 치매 중증도가 높아질수록 증가하여, 중증치매 환자의 소요비용 3,220만 원은 경증치매 환자의 소요비용인 1,351만~1,499만 원의 2배 이상이다.

치매 환자의 90%는 가족이 돌보는데, 주보호자의 대다수는 여성(68.5%)이며, 하루 평균 돌봄시간은 4.8±8.8시간이다. 이는 가족에게 상당한 부담으로 작용한다.

3. 원인

주요 및 경도 신경인지장애의 원인으로 70가지 이상의 질환이 알려져 있다. 심한 치매 때문에 입원한 환자들을 대상으로 한 사후연구postmortem study에 의하면 60~70%가 알츠하이머병, 30%는 혈관성 치매이며, 이 두 종류의 치매가 치매 원인질환의 약 80%를 차지한다.

가장 흔한 원인적 요인은 노화(일차성 퇴행성 치매primary degenerative dementia. 그중 알츠하이머형 치매가 가장 흔하다) 또는 뇌조직의 변성(퇴행)degeneration(헌팅턴Huntington병, 다발성 경화증, 파킨슨Parkinson병)이며, 다음으로 혈관성 장애(다발성 경색성 치매, 정상뇌압 수두증)가 흔하다. 그 밖의 원인으로 뇌손상(만성 지주막하 혈종 등), 중추신경계 감염(신경매독, 결핵성 뇌막염, 바이러스성 뇌염 등), 독성 대사장애(악성 빈혈, 엽산 결핍증, 갑상선 기능저하증, bromide중독 등), 기타 신경계 질환 등이 있으며, 산소결핍 후 또는 저혈당 후 상태나 정신적 장애 등에서도 치매를 볼 수 있다.

치매의 위험인자: 조절할 수 없는 위험인자는 고연령, 여성(특히 알츠하이머병), 가족력 등이다. 조절 가능한 예방적 인자로는 교육, 알코올 섭취, 흡연, 비만, 고혈압, 고지혈증, 당뇨병, 수면장애, 두부손상, 공기오염, 우울증, 사회적 고립, 갑상선 기능이상 등 대사질환, 매독, 비타민 B12 및 엽산 결핍 등이 있다.

치매의 보호인자: 운동, 교육과 지적 자극, 비스테로이드 소염진통제, 항산화제, 호르몬 대체요법 등이다.

과거력상의 요인: 최근 한 연구는 70세 이상 일반인들 중에 나타나는 경도인지장애와 관련 있는 과거력상의 biomarker(예측요인)로 격정agitation, 무감동apathy, 불안, 이자극성irritability, 우울증 등을 보고하고 있다. 그러나 망상과 환각은 예측 요인이 아니었다. 다행감euphoria, 탈억제disinhibition, 야행성 행동nighttime behaviors 등은 인지장애와 관련 있었으나 기억상실과는 관련이 없었다. 우울증은 기억상실성amnestic 인지장애와 관련 있었으나 비기억상실성nonamnestic 경도인지장애와는 관련이 없었다.

신경변성neurodegeneration의 분자생물학

신경변성이란 뇌와 척수의 세포가 소실됨을 의미하는데, 신경세포는 재생이 되지 않기 때문에 결정 행동과 운동에 장애가 생기고, 결국 신경계 기능의 손상에 이르게 된다. 대표적 신경변성 질환은 알츠하이머병, 파킨슨병, 다발성 경화증multiple sclerosis, 헌팅턴병 등이다.

유전학, 생화학, 세포생물학, 신경과학 등의 연구 결과, 뇌의 변성은 단백질의 translating(유전자 암호 해독)에 문제가 있음이 밝혀지고 있다. 즉 최근 프리온prion병의 연구를 통해 바이러스가 신경세포에 감염되면 misfolded prion protein을 생산하게 되는데, 이에 대해 신경세포는 바이러스 증식을 막기 위해 거의 모든 단백질 생산을 중단하게 된다. 이처럼 퇴행성 병에서 잘못된 또는 misfolded 단백질이 생겨난다고 보는데, 알츠하이머병에서는 amyloid 및 tau 단백질이 발견되고, synuclein 단백질은 파킨슨병과 multisystem atrophy에서 발견되고, 헌팅턴병에서는 Huntington protein이 발견되고, Tau 단백질은 Pick병, progressive supranuclear palsy, 그리고 corticobasal degeneration에서 발견되고, progranulin은 전두측두엽frontotemporal 치매에서 발견된다. 신경세포가 이 병적 단백질을 방어하기 위해 단백질 생산을 중단하게 되면 시냅스 소실이 오고 결국 사멸하게 된다. 이런 과정이 모든 세포에서 되풀이되면 뇌 전체가 손상되고 운동과 기억 기능이 파괴되고 죽음에 이르게 된다. 이러한 과정을 차단하는 유전자 조작이나 약물을 통해 잘못된 단백질 translation을 방어하는 것이 퇴행성 장애들과 치매를 예방하거나 치료하는 방안이 될 것으로 기대되고 있다.

스트레스와 신경변성: 인간의 뇌세포에는 노화에 따른 변성을 예방하기 위한 기전이 있을 수 있다. 예방기전으로서 repressor element 1-silencing transcription factor[REST, neuron-restrictive silencer factor(NRSF)라고도 한다]가 정상 노화 시 피질과 해마에 유도 출현하는데, 알츠하이머병, 전두측두엽 치매, 루이Lewy체 치매 때는 REST가 세포핵으로부터 소실된다(대신 pathological misfolded proteins이 출현한다). 알츠하이머병 환자 부검에서 뇌의 REST 단백질이 3배 적음이 발견되었다. 동물실험에서 REST를 제거하면 노화 관련 신경변성이 시작됨을 볼 수 있다. 즉 REST는 oxidative stress와 amyloid β-protein toxicity로부터 신경세포를 보호하며, 세포사와 알츠하이머 병리를 촉진하는 유전자를 억제한다. 스트레스가 오면 REST 단백질이 스트레스반응 유전자stress response genes의 표현을 유도하여 세포사멸을 막아 치매가 되지 않도록 한다. 따라서 적절한 스트레스는 치매를 예방한다고도 볼 수 있다.

4. 임상양상

치매의 핵심증상은 인지장애(기억상실)와 행동증상이 겹쳐 나타나는 것이다. 경도신경인지장애는 인지장애가 있지만 경미하여 일상의 독립적 생활을 해 나갈 수 있는 상태이다. 장애의 진행과정은 진단에 따라 다소간 다르나, 미세한 인격변화와 감정표현 장애 같은 증상으로 시작하여 점진적으로 기억장애와 정신병적 상태로

악화되어 가는 것이 특징적이다.

기억장애

치매의 기억상실은 거의 만성[뇌 외상, 심장장애(저산소증), 뇌염 등은 예외]이며 대부분 비가역성이다. 선행성 건망증anterograde amnesia 또는 역행성 건망증retrograde amnesia 등이 모두 포함된다. 초기에는 최근 기억 등이 손상된다. 옛날 기억일수록 더 오랫동안 보존된다.

초기에는 다른 지적 기능이나 사회생활에 큰 지장은 없다. 그러나 점차 한 번에 여러 가지 일을 동시에 습득하기 어려워지고, 대강은 기억하나 자세한 것은 기억하지 못하게 된다. 이름을 잊고 물건을 잃어버리며 전화번호를 기억하지 못하게 된다. 인지기능 저하와 관련하여 일상생활능력에 장애가 나타난다. 초기에는 도구적 생활능력Instrumental Activities of Daily Living이라고 이름하는 사회적 생활능력인 장보기, 소소한 집안일 하기, 재정관리, 음식 만들기, 전화하기, 대중교통 이용이나 운전, TV시청 능력 등에 제한이 온다. 외출하였다 길을 잃는다. 동기유발의 결여, 무감동 등을 보이며, 기억상실에 따른 작화증이 나타나기 시작한다. 기억장애에 대한 병식도 없어진다. 점차 악화하는 기억장애와 더불어 언어장애(실어증 등), 판단장애, 추상력장애, 지남력장애, 시각공간적 능력visuospacial ability 및 기타 새로운 기술습득의 장애 등이 나타난다. 추상적 사고abstract thinking의 장애가 생겨 어떤 단어의 동의어나 반의어를 알지 못하고 속담풀이를 못한다. 병전 성격이 악화하거나, 적대적, 과민 내지 폭발적인 성격으로 변하는 경우도 흔하다. 치매의 초기에는 이러한 능력이 미세하게 저하되기 시작하다가, 치매가 진행되어 중증에 이르게 되면 신체적 생활능력Physical Activities of Daily Living에 어려움이 생기게 되는데, 여기에는 대소변 가리기, 옷 입기, 세면이나 목욕 등의 위생처리 능력, 밥 먹기, 이동능력 같은 생존에 필요한 능력 등에 장애가 온다.

행동증상

치매의 행동증상behavioral and psychological symptoms of dementia; BPSD의 특징은 정신병 상태, 공격성, 우울, 불안, 격정, 수면장애 등이다. 우울, 불안, 격정(초조) 등 증상은 기억장애가 나타나기 전에 먼저 나타난다. 우울증의 가족력이 있으면 우울증도 나타나기 쉽다. BPSD 증상들은 치매 진단을 정식으로 받기 2년 전에 이미 70%의 환자에서 나타나고, 진단을 받을 즈음에는 80% 정도에서 발견된다. 인지장애가 진행성으로 악화되는 반면, BPSD는 증상의 변동이 있다. BPSD는 환자의 안전을 위협하고 돌보는 이들을 힘들게 만들어 (특히 피해망상이 있으면 가족들과 돌보는 사람들에 대해 적대적이고 괴롭

히기 쉽다) 결국 장기간 병원에 입원하는 요인이 된다. 이러한 증상 특징 때문에 치매 치료는 정신과에서 시행되는 것이 좋다.

정신병적 증상으로 무감동*apathy*이 가장 흔하며, 초기부터 나타나 지속되는데, 내향적이 되고 사람에 대한 관심이 줄어든다. 다음으로 환각, 감정고양, 운동장애, 망상이 나타나는데, 기억력저하로 인해 자신의 귀중한 물건을 도둑맞았다고 하는 일이 흔하다. 기타 피해망상, 부정망상 등이 생기게 된다. 오인으로 인해 망상적이 되는 것을 망상적 오인증후군*delusional misidentification syndrome*; DMS이라 한다. 환각 중에는 환시가 많은데, 환각 때문에 또는 TV를 보고 실제 인물이 온 것처럼 오인하기도 한다. 전두측두엽 장애가 있으면 심한 성격변화가 온다. 탈억제 증상으로 충동조절에 장애가 생겨 갑자기 웃거나 울거나 또는 타인의 감정을 이해 못하게 되고, 어울리지 않는 농담을 함부로 하고, 개인위생 및 외모단정이나 사회규범 등을 무시한다. 이자극적이고 폭발적이 되어 험악한 말을 하거나 폭력을 보이기도 한다. 남성에서는 농담이나 추행 같은 성적 탈억제 행동이 나타나기도 한다. 이른바 고차적 피질기능*higher cortical function*의 장애가 일어나 실어증, 실행증, 실인증 등의 증상을 보이기도 한다. 감정이 둔마되기도 한다. 특히 해 질 녘, 저녁에 치매 환자에서 혼동, 좌불안, 피로감, 진전, 배회 등이 나타나는 것을 일몰 증후군*sundown syndrome*이라 한다.

파국반응*catastrophic reaction*: K. Goldstein의 이론에 의하면 치매가 있는 환자는 추상적 능력, 논리적 사고, 판단력, 문제해결 능력 등이 부족한데, 스트레스 상황에서 그러한 지적 능력의 부족을 깨닫게 됨에 따라 심한 격정이 이는 것을 파국반응이라 한다. 의사와의 면담에서도 환자들은 실패에서 오는 낭패를 피하기 위해 갑자기 주제를 바꾸거나 농담을 한다.

신경학적 및 신체 증상

초기에는 신경학적 소견이 없으나 점차 근간대성경련*myoclonus*과 추체외로증상*extrapyramidal symptom*이 나타나기 시작한다. 경련이 알츠하이머형 치매에서는 약 10%, 혈관성 치매에서는 20%에서 나타난다. 원시적 반사작용(grasp reflex, snout reflex, suck reflex, tonic foot reflex, palmomental reflex 등)이 나타날 수 있다. 혈관성 치매 시 특히 두통, 현기증, 졸도, 무력, 국소 신경증상, 가연수성 마비*pseudobulbar palsy*, 구음장애, 삼킴장애 등이 해당 국소 병변에 따라 나타날 수 있다. 다른 퇴행성 신경장애가 병발하기도 하고, 골절, 요도감염, 폐렴 등 신체장애가 병발하는 수가 많다.

5. 진단

치매의 원인은 증상이 다양하고 임상적 경과 또한 매우 다양하기 때문에 대표적으로 신경병리학적 소견, 원인, 병변의 진행 등에 따라 분류하고 있다. 진단의 목적은 ① 원인치료가 가능한 가역적 치매를 발견하고, ② 치매 증상의 정도를 파악하기 위함이다. 이러한 진단은 종합적으로 이루어져야 하는데, 이 중에서도 병력청취와 신경인지검사 등 객관적 평가도구에 의한 수행능력 검사가 중요하다. 기타 신체 및 신경계 진찰, 병리검사, 뇌영상 등이 핵심적 과정이다.

치매검사

인지장애에 대한 여러 가지 선별검사*screening test*는 확실히 초기 단계의 치매를 감별해 준다. 간단히 인지기능을 검사하는 방법으로는 간이정신상태검사*Mini-Mental State Examination*; MMSE가 있는데, 이는 시간지남력(5점), 장소지남력(5점), 기억등록(3점), 기억회상(3점), 주의집중 및 계산(5점), 언어능력(8점), 시각구성(1점) 등으로 구성되어 있다. 이 점수를 근거로 노인장기요양보험 등급판정 또는 항치매 약물치료를 하게 된다. 총점 30점 중 25점 이하는 장애가 의심되며, 20점 이하는 명백한 장애를 의미한다.

치매의 단계를 평가하는 도구로는 임상치매척도*Clinical Dementia Rating*; CDR와 Global Deterioration Scale(GDS) 등이 이용된다. 보다 자세한 전반적인 신경인지검사방법으로 한국에서 표준화되어 많이 사용되는 검사는 한국판 CERAD 평가집*Korean version of the Consortium to Establish a Registry for Alzheimer's Disease Assessment Packet*; CERAD-K과 서울신경심리검사*Seoul Neuropsychological Screening Battery*; SNSB이다.

뇌영상 소견상 점차 해마위축과 뇌실확장이 관찰되고, 대뇌 측두-두정 부위의 혈류 감소 소견이 나타난다. 뇌척수액에 Aβ 42와 tau protein이 검출된다. 특수 뇌영상으로 뇌의 아밀로이드 침착*amyloid deposition*을 영상화할 수 있다.

DSM-5-TR

주요신경인지장애*Major Neurocognitive Disorder*

본인 또는 잘 아는 정보제공자 또는 의사가 환자에게 상당한 인지기능저하가 있는 것으로 짐작할 수 있거나, 표준화된 신경심리검사(또는 양적인 임상 측정)에 의해 인지기능수행에 문서화가 가능한 정도의 상당한 손상이 있는 등 복합적인 집중력, 수행능력, 학습과 기억, 언어, 지각-운동, 사회적 인식능력 중 2개 이상의 인지영역에서 이전보다 인지기능이 상당히 저하된 증거가 있을 때, 또한 인지결함으로 인해 요금지불이나 약물관리 등 일상생활을 독립적으로 할 수 없을 때, 그리고 인지결핍이 섬망 상황에서만 나타나는 것이 아니며, 인지결핍이 주요우울장애, 조현병 같은 다른 정신장애로 잘 설명되지 않을 때 진단된다.

경도신경인지장애*Mild Neurocognitive Disorder*

본인 또는 잘 아는 정보제공자 또는 의사가 환자에게 약간의

modest 또는 경도mild의 인지기능저하가 있는 것으로 짐작할 수 있거나, 표준화된 신경심리검사(또는 양적인 임상 측정)에 의해 인지기능수행에 문서화가 가능한 정도의 약간의 손상이 있을 때 진단된다. 그러나 그러한 인지결함으로 인해 요금지불이나 약물관리 등의 복합적인 도구적 일상생활을 독립적으로 수행 못하지는 않는다. 그리고 인지결핍이 섬망 상황에서만 나타나는 것이 아니며, 인지결핍이 주요우울장애, 조현병 같은 다른 정신장애로 잘 설명되지 않는다.

특정형(원인에 따른)으로 **알츠하이머병, 전두측두엽 변성, 루이체병, 혈관성병, 외상성 뇌외상, 물질/약물 사용, HIV감염, 프리온prion병, 파킨슨병, 헌팅턴병, 기타 의학적 상태, 다발성 원인, 비특정적** 등을 두고 있다.

ICD-10 및 한국 표준 질병 사인 분류

F00-F09 증상성을 포함하는 기질성 정신장애

Organic, including symptomatic, mental disorders

F00 알츠하이머병에서의 치매

F01 혈관성 치매

F02 달리 분류된 기타 질환에서의 치매

F03 상세불명의 치매

F04 알코올 및 기타 정신활성물질에 의해 유발된 것이 아닌 기질성 기억상실증후군

F06 뇌손상, 뇌기능이상 및 신체질환에 의한 기타 정신장애

F07 뇌질환, 뇌손상 및 기능이상에 의한 인격 및 행동장애

F09 상세불명의 기질성 또는 증상성 정신장애

감별진단: 치매의 감별진단에서는 모든 원인질환을 감별해야 한다. 특히 알츠하이머병 치매는 혈관성 치매와 감별해야 한다. 혈관성 치매는 일시적 허혈발작transient ischemic attack과 감별해야 한다. 조현병, 인위성 장애, 지적장애 등과도 감별해야 한다. 그 외에도 정상 노화과정이나 특히 섬망과도 감별해야 한다. 기질적 원인에 의한 평소 성격의 악화와도 감별해야 한다.

가성 치매pseudodementia**:** 우울증으로 인해 치매처럼 보이는 경우를 가성 치매라 한다. 특징은 우울증이 인지기능 결핍보다 선행하고, 갑자기 발생하고, 유발인자가 발견되고, 환자 스스로 주의집중장애, 기억장애, 지적기능 수행 장애를 호소할 뿐 아니라, 그 결핍들을 과장하는 경향이 있다. 환자는 흔히 기억장애가 있다고 하지만 증상표현이 일정하지 않으며, 전반적인 장애가 있다면 이는 환자가 노력을 하지 않기 때문이다. 태도가 지체되고 경직되어 있다. 익살스럽거나 유쾌하지 않으며, 얼굴 표정이 우울하고 걱정에 가득 차 있고, 진정한 파국반응은 없다. 그리고 sodium amobarbital 이용 면담 시 수행이 개선된다. 객관적 검사결과가 호소하는 것보다 덜 심각하며 격려하거나 힌트를 주면 잘 수행한다. 뇌파, 뇌영상 소견이 정상적이다.

6. 경과 및 예후

알츠하이머형 치매가 대표적인데, 치매의 발전 단계는 처음 amyloid β-protein의 신호에 장애가 오고, 다음 뇌세포의 변성과 사멸이 온 후 점차 치매 증상이 나타나기 시작한다.

전형적으로 치매는 노년기에 나타나 5~10년간 악화하다 사망에 이르게 한다. 알츠하이머형 치매의 경우 평균 생존율은 8년(1~20년)이다. 조기발생이나 치매의 가족력이 있으면 경과가 빠르다. 연령이 높아짐에 따라 예상보다 알츠하이머형 치매로 사망하는 사람이 많아지고 있다. 최근 연구에 따르면, 노인 사망의 직접적인 원인 중 실제로는 치매가 암이나 심혈관장애 등에 못지않게 높다고 한다.

원인에 따라서 예후가 다르다. 알츠하이머형, 혈관성, 뇌종양, 대사장애, 내분비장애에 의한 치매 등은 경과가 점진적이나, 뇌외상, 심장장애(저산소증), 뇌염 등에 의한 치매는 급성이다. 측두엽 뇌전증, 전기경련치료, benzodiazepine이나 barbiturate에 의한 장애, 심혈관계 장애에 의한 경우는 가역적이어서 대개 완전히 회복한다. 그러나 두부손상, 일산화탄소중독, 뇌경색, 경막하 출혈, herpes simplex 뇌염인 경우 건망장애는 영구적일 수 있다. 병전 지능이나 교육수준이 높으면 경과도 양호하며, 불안이나 우울증은 경과를 악화시킨다.

7. 치료

예방

치매의 예방은 예방 가능한 장애가 원인일 때 가능하다. 예를 들어 알츠하이머병을 예방하는 증거에 기반한 방법은 아직 알려진 바 없다. 그러나 대체로 운동, 교육, 두부외상 예방, 인지연습cognitive exercise, 혈관장애 예방 등이 추천되고 있다. 신체운동은 해마용량을 증가시킨다고 한다. 혈관성 치매의 경우 심혈관장애를 예방하는 것이 중요하다. 사고를 예방하여 뇌외상을 줄이도록 한다(예: 자전거 탈 때 헬멧을 쓰는 것). 비스테로이드 소염제 장기 투여가 치매 예방 효과가 있다고 하나 부작용도 고려해야 한다. 항암제인 suberoylanilide hydroxamic acid가 루이체병 치매에서 progranulin expression을 촉진시킨다고 한다. 치매 발병 전 일찍이 나타나는 불안, 우울 등 정신장애를 치료하면 치매로의 이동을 늦출 수 있다.

일반적 원칙

치매는 대부분의 경우 치료하기 어렵다. 그러나 10~15%가 가역적으로 회복될 수 있다. 원인을 알면 치료가 가능하다. 정확한 진단에 따른 적절한 조기 개입(식이, 운동, 당뇨와 고지혈증 및 고혈압 치료 등)은 치매의 경과를 정지시키거나 역전시킬 수도 있기 때문이다.

전체적으로 볼 때 치매를 올바로 평가하기 위해서는 정상적인 노화과정에 대한 이해가 필요하며, 심리적·사회적·환경적 및 문화적인 면에 이르기까지 포괄적·다각적인 방면에서 치매의 원인을 규명하고 나아가 종합적인 치료대책을 모색해야 할 것이다.

치매가 의심되는 환자를 대할 때 임상의사는 우선적으로 다음의 세 가지 문제를 생각해야 한다.

첫째, 이 환자는 정말로 치매 환자인가?

둘째, 정말 치매 환자라면 어떠한 종류의 증상을 보이는 치매인가?

셋째, 치매의 원인이 무엇이며, 치매과정이 가역적으로 호전될 수 있는 성질인가?

이 세 가지 질문에 대해 임상의사는 단계별 진단 및 치료전략을 세워야 한다. 이런 면에서 볼 때, 환자의 진찰 및 평가에 세심한 주의를 기울여야 한다. 즉 환자를 진찰할 때에는 신체검사, 신경학적 검사, 정신의학적 검사 및 신경인지기능검사는 물론이고 환자의 교육 정도, 직업활동, 경제적·사회적 성취도, 발병 전 성격이나 대인관계 등도 기본적으로 평가해야 한다. 아울러 사회환경평가도 실시해야 한다. 왜냐하면 가족의 문제가 치매를 일으키는 직접적인 원인은 아닐지라도 여러 면에서 가정환경이 중요하기 때문이다.

환자를 ·일관성 있게 대한다. 부드럽게 천천히 대하며, 소음이나 환경으로부터의 자극을 줄이고, 갑작스런 직면(예: 목욕)을 피해야 한다. 환자의 기억결핍을 보완하는 쪽으로 행동해야 하며, 반복되는 질문에 기억을 강요하거나 비난이나 비판으로 들리는 대응은 좋지 않다. 환자의 무감동적 태도에 대해서는 적극적으로 활동을 유도한다.

회상치료reminiscence therapy: 구조화된 또는 비구조화된 방법으로, 일대일로 식사 때, 산책할 때 또는 투약할 때 아무 때나 간단하게 시행할 수 있고, 또는 집단으로 할 수 있다. 1960년대 노인정신의학자 Robert Butler가 제안하였다.

과거(추억)에 사로잡혀 사는 것은 흔히 노화의 징조라 생각하지만, 회상은 노화에 대한 좋은 대응 또는 치유방법이 될 수 있다. 노인은 혼자이고, 자신이 가치 있음을 인정해 주는 사람이 없기 때문에, 환자로 하여금 과거를 회상케 격려하고 적극적으로 들어줌으로써 환자의 자존심과 자기충족감, 평안함을 증진할 수 있다. 죽음이 임박할 때, 사람들은 현재 들어주는 사람 앞에서 자신의 지난 삶을 뒤돌아 조망하고 대화하는 것으로 도움을 받는다.

특별한 면담기술이 필요 없지만, 지침이 있다면 개방된 질문, 열심히 들어줌, 긍정적 반응, 추적하는 질문, 침묵으로 감정적 표현을 위해 기다려 줌, 지지의 목적으로 치료자의 경험을 들려줌 등등이다. 비록 환자가 부정적 경험이나 부정적 감정을 보여도(울음 등) 반드시 나쁘지 않은데, 이로써 삶의 중요한 전환점에 대한 기억회복에 도움이 된다. 환자 주변의 물건들(사진, 유품, 기념물 등)로부터 과거에 대한 단서를 파악하고 이야기를 걸어도 좋다. 옛날 노래, 춤추기, 음식, 냄새(향수) 등도 단서로 이용할 수 있다. 치료자 측에서도 회상치료는 노인들이 어렵게 체득한 지혜를 배울 수 있다.

협동케어collaborative care: 일차진료 영역 내에서 여러 전문분야의 전문가가 가족이나 caregiver들과 협동하는 팀을 이루어 치매 환자를 돌보는 것이다. 이로써 과다한 약물치료를 줄일 수 있다고 한다.

항치매약물anti-dementia drugs

약물치료는 대증요법이다(제35장 약물치료 및 기타 생물학적 치료, Ⅷ. 인지기능개선제 참조).

콜린에스테라제 억제제cholinesterase inhibitor인 donepezil, rivastigmine(patch제제도 있다), galantamine, tacrine 등이 알츠하이머병, 루이체병, 혈관성 치매에 효과가 있다. 이 약물들은 경도 또는 중등도의 기억상실에 효과가 있다. 이러한 약물들은 조기발견 치료 시 20~40%에서 증상의 호전이나 급속한 진행을 막을 수 있다. 그러나 신경세포의 궁극적인 진행성 변성은 막을 수 없다. 부작용은 오심, 구토, 설사, 근육통, 기립성 저혈압, 서맥에 따른 졸도 등이 있다.

NMDA 수용체 길항제인 memantine이 시냅스 전달을 촉진하고 과다한 glutamate로부터 신경세포를 보호해 줄 수 있다고 하나 신경독성이 있다. 효과는 환자에 따라 다양하다. 부작용은 적으나 초기에 일시적 혼동과 진정작용이 있다. 이는 donepezil과 병용하면 치매에 더 효과가 있다고 한다.

치매 행동증상BPSD 치료

격정, 불안정, 망상, 환각 등으로 인해 정신병적 증상이나 적대적이고 공격적인 행동장애가 심하면, 우선 환경으로부터의 유발요인들을 확인하고 제거하는 것이 중요하다. 그러나 결국 약물치료가 최우선적 치료법treatment of choice이다. 항정신병 약물을 사용할 필요가 있을 때 serotonergic receptors에 결합하는 clozapine, risperidone, quetiapine, aripiprazol 등 비정형 항정신병 약물을 사용하는 것이 좋다(단 중추신경계 부작용을 조심해야 한다). 저역가 항정신병 약물들은 대개 항콜린성 작용으로 혼동confusion을 나타내기 쉬워 선택되지 않는다.

불면증에 대해서는 수면제, trazodone, mirtazapine, quetiapine 등을 사용한다(과잉진정을 조심해야 한다). 루이체병에서 보이는 렘REM수면 행동장애에 대해서는 anticholinesterase 치료가 효과 있다.

불안증에는 benzodiasepine계 항불안제(주로 단기작용 약물로 소량)를 사용한다.

우울 증상이 심하면 SSRI 항우울제를 사용하며, 무감동증apathy이 심할 때는 methylphenidate 같은 자극제를 사용할 수 있다. 조증에는 lithium, carbamazepine 및 valproic acid 등을 사용해 볼 수 있다.

폭력에는 β-차단제나 항경련제를 사용해 볼 수 있다. 남성의 성적 탈억제 행동에는 testosterone 길항제(methoxyprogesterone로 성적 욕구를 감소시킨다), SSRI 또는 estrogen patch 등을 사용해 볼 수 있다.

노인에게 약물을 사용할 때, 약물들의 특이적인idiosyncratic 반응(역설적인 흥분paradoxical excitement, 혼동, 과도한 진정 등)에 주의해야 한다. 대체로 항콜린성 효과가 강한 약물을 피해야 한다. 치매 환자들에서는 사소한 신체적 변화에도 섬망이 쉽게 병발할 수 있으므로 신체적 건강에도 유의해야 한다.

정신사회적 치료

전반적으로 치매의 치료는 단계 및 증상의 심각도에 따라 다르지만 중등도 이상에서는 지속적인 간호 및 재활치료에 입각해서 치료한다. 즉 환자가 직면하고 있는 스트레스를 감소시키고, 기능의 결손이 있더라도 남아 있는 건강한 부분을 사용하여 상황에 적응할 수 있도록 도와주는 재활이 수반된 정신과적 치료가 필요하다.

무엇보다 우선 환자가 자극이 적은 환경에 있도록 하는데, 치매 환자는 감각자극을 잘못 해석해 쉽게 당황하기 때문이다. 환자가 규칙적이고 구조화된 활동, 일정한 스케줄에 따른 생활, 예를 들면 지남력 유지를 위해 달력을 사용하고, 생활스케줄을 만들게 하고, 기억을 위해 메모를 하게 한다. 술이나 커피를 피한다.

기억의 상실과 더불어 찾아오는 정체성 상실은 초기 치매 환자에게 우울증이나 불안, 나아가 파국반응으로 공포를 야기할 수 있다. 이때 인지장애, 자존심과 자아 기능의 결핍, 애도반응, 장애를 받아들임, 그리고 남은 기능의 극대화 등과 관련하여 역동정신치료적 접근이 도움이 될 수 있다. 기억회복 후 정신치료를 시행하여 기억상실 경험을 일상생활에 통합하도록 도와준다. 이때 사건에 대해 설명해 주고, 분노와 피해의식에 대한 도움을 주며, 새로운 정체성을 확립할 수 있도록 차

례로 도와준다.

BPSD에 대해 비약물치료

문제행동은 치료환경 내에서 욕구가 만족되지 않아 나타나는 반응으로 보고, 개인의 욕구/필요에 따라 디자인된 정신사회적 개입이 효과적이다. 예를 들면, 가족치료와 교육, 정신치료, reality orientation, validation therapy, 회상reminiscence and life review, 행동요법, 치료적 활동, 창조적 예술치료, 환경조정 (억제대 없는), behavioral intensive care units, 그리고 직업적 caregiver(간호사, 간병인 등)가 받는 스트레스를 관리하는 것을 돕는 작업장의 디자인과 수행 등이다.

가족에 대한 지지

가족이나 돌보는 사람들은 치매 환자의 행동에 쉽게 당황하기 때문에 치매와 치매 환자를 돌보는 일에 대해 일정한 교육을 받을 필요가 있다. (교육자료를 줄 수 있다.) 치매 환자가 황폐화되어 가는 모습을 지켜보아야 하는 가족은 죄의식, 애도, 분노, 그리고 돌봄에 따른 소진exhaustion으로 고통 받는다. 특히 가족은 환자를 입원시킨 데 대한 죄책감 등에 대해 정신적 지지를 받을 필요가 있다. 또한 가족들은 자기희생에 따르는 분노를 죄의식으로 인해 억압하는데, 이를 이해하고 표현하도록, 그리고 자신이나 누군가를 비난하지 않도록 도와야 한다. 그리고 가족들이 치매 환자가 자신들의 인생에서 맡은 역할을 평가할 수 있어야 한다. 친척상담을 통해 친척들이 비판적 발언을 하지 않도록 상기시켜 주는 것이 좋다.

법적 및 윤리적 문제

신경인지장애 환자와 관련된 법적 윤리적 문제가 있다. 향정신성 약물치료의 위험성은 어느 정도 공개되어야 하는가, 환자 단독의 설명 후 허락informed consent은 필요한가 또는 유효한가, 의사는 환자 편인가 가족 편인가, 가족이나 피고용인에게 진단을 알려야 하는가, 얼마나 오래 돌보아야 하는가, 누가 환자를 대변하는가 등의 문제가 있다. 그리고 유언능력 문제, 운전 허락 문제, 환자의 의사에 반해 입원시키는 문제, 재정관리 문제, 각종 계약 문제, 치료방법 결정 문제, 범죄 우려 등의 문제가 있는데, 대체로 이런 문제에는 변호사가 개입하는 것이 바람직하다.

IV. 알츠하이머병에 의한 신경인지장애

1. 개념

알츠하이머Alzheimer병은 1907년 A. Alzheimer가 처음 기술한 병으로, 서서히 진행하는 원발성 퇴행성 뇌

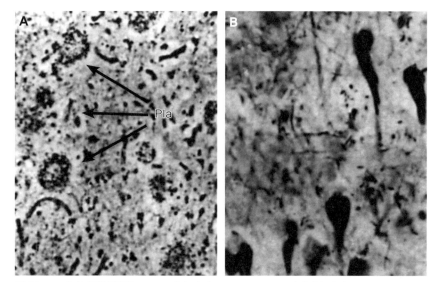

그림 26-1 뇌의 퇴행성 변화. A. 노인성 반점senile plaque, B. 신경섬유뭉치neurofibrillary tangle.

질환이다. 이는 치매의 원인질병으로 가장 흔하고 현재로서는 원인적 치료가 거의 불가능한 대표적인 병이다.

2. 역학

남녀 중 여성에 더 많으며, 노년기 발병(65세 이상)이 초로기보다 훨씬 많으며, 49세 이전의 발병은 거의 없다. 나이가 들수록 증가하여 알츠하이머병 환자의 7%가 65~74세 연령군이며, 53%가 75~84세 연령군이며, 40%가 그 이상의 연령군이다. 선진국에서 치매 환자의 60~90%가 알츠하이머병 때문이다. 전 세계적으로 약 5천만 명이 이 장애로 고통받고 있으며, 40년 후에는 4배로 증가할 것으로 추정되고 있다.

3. 원인

이 병의 원인은 미상이나, acetylcholine계 신경세포의 선택적 상실, 전두엽과 측두엽의 위축, 그리고 병리학적으로 노인성 반점senile plaque과 신경섬유뭉치neurofibrillary tangle의 출현과 관계가 있다.

노인성 반점senile plaque: 이는 beta amyloid가 회백질의 세포체 밖에 astrocyte, dystrophic neuronal process, microglia 등과 더불어 축적된 것이다(그림 26-1A). Amyloid는 내장기관, 혈관, 뇌에 축적되는 불용성 원섬유성 물질이다. Amyloid의 주성분은 42~43개의 아미노산으로 구성된 β-amyloid 단백이다. 이는 amyloid 전구단백amyloid precursor protein에서 유래

하며, 14개의 아미노산은 amyloid 전구단백의 세포막 부분이고 28개의 아미노산은 세포외 부분이다. 가족형 알츠하이머병 환자에서 amyloid 전구단백의 유전자가 21번 염색체의 21q21에 있음이 확인되었다. 이 퇴행성 구조물은 dystrophic neurites와 amyloid 핵심으로 구성되어 있다. 전자현미경 소견으로 이는 쌍나선사상체paired helical filaments, 직선사상체straight filaments, 신경사상체, 그리고 미토콘드리아와 연접낭포synaptic vesicles 같은 세포 소기관들로 구성되어 있다. 편도와 해마와 같은 내측 측두엽 조직들에서 가장 흔하다. 신피질에서는 노인성 반점의 출현빈도가 나이가 듦에 따라 증가해 70대 이후의 정상 노인들의 약 80%에서 관찰된다. 노인성 반점의 평균 밀도와 치매의 정도 간에는 상관관계가 있음이 확인된다. Down증후군에서도 발견된다.

신경섬유뭉치neurofibrillary tangle: 이는 세포 내 병변으로, hyper-phosphorylated tau protein의 뭉침이다(그림 26-1B). 면역세포화학적 방법에 의하면 tau 외에도 A68, neurofilaments, ubiquitin 등과 같은 여러 가지 세포 성분으로 구성되어 있음을 알 수 있다. 내측 측두엽(해마, 흑질, 청반) 조직들에서 특히 잘 발생하며, 40대 이후의 정상인들의 약 5%에서, 80~90대가 되면 거의 모든 사람에서 존재한다. 그러나 정상 노인들의 신피질에서는 이것이 드물기 때문에 신피질 내 신경섬유뭉치의 존재는 거의 예외 없이 알츠하이머병과 관련된 것이다. Down증후군, dementia pugilistica(punch-drunk증후군), 정상노인 등에서도 발견된다.

Amyloid cascade 가설

이 가설에 의하면 알츠하이머병의 병리학적 소견은 노인성 반점인 β-amyloid(1-42) peptide 침착이며, 신경섬유뭉치, 신경세포 소실, 혈관성 병변 등은 이차적 변화이다. 즉 amyloid

전구단백amyloid precursor protein; APP이 secreatase에 의해 β-amyloid 단백의 16번에 해당하는 부위에서 갈라지면 β-amyloid peptide가 형성되지 않는다. 그러나 lysosomal protease에 의해 갈라지면 C-단 부위에 hydrophobic β-amyloid peptide가 생성되고 응집되어 senile plaque가 생성된다.

유전적인 알츠하이머병에서는 amyloid 전구단백질 유전자의 한 codon에서의 변이가 β-amyloid peptide나 그 분절의 단백분해를 방해하여 β-amyloid peptide의 침착을 증가시키는 것으로 추정된다.

신경세포가 β-amyloid peptide에 폭로되면, 세포 내 칼슘농도가 증가됨으로써 tau 단백질의 인산화를 활성화시켜, 쌍나선사상체의 형성을 돕거나 하여 결국 세포사를 초래한다.

분자생물학적 연구에 의하면, amyloid beta protein이 세포 내외의 혈관에 침착하여 그 결과 뇌기능의 광범위한 장애가 오게 된다고 한다.

유전

65세 이하에서 발병하는 알츠하이머병에는 상당한 유전적 요소가 존재한다. 일부 환자들에서는 우성으로 유전하는 가족적 발생을 보이는데, 이것을 가족형 알츠하이머병이라고 한다. 환자의 40%에서 가족력이 발견된다. 일란성 쌍둥이에서의 일치율(43%)이 이란성(8%)에서보다 높다. 알츠하이머병 치매가 관련된 유전자염색체는 1, 14, 21에 있다고 추정된다. 특히 amyloid 전구단백질에 대한 유전자gene site는 21번 염색체의 q완에 존재할 것으로 보고되었다. 전구단백질 중 β/A4단백질이 노인성 반점의 주성분이다.

Down증후군(trisomy 21) 환자들이 중년기에 이르면 거의 예외 없이 이 병으로 이행된다.

Apolipoprotein E(ApoE): 이는 cholesterol metabolism에 관여하는데, 뇌에서는 주로 astrocytes에서 만들어지며, ApoE 수용체를 매개로 cholesterol을 neuron으로 운반한다. 유전인자 ApoE의 polymorphisms 중 E4가 하나이면 없는 경우보다 알츠하이머병 치매의 빈도가 3배, 2개이면 8배 증가한다. 그러나 이 유전자는 정상인에게서도 발견되며 또한 모든 치매 환자에서 다 발견되는 것도 아니다. 최근 전 세계의 연구들을 종합한 한 보고는 유럽인 후손인 7,000명의 알츠하이머병 환자와 37,000명의 정상인들의 DNA를 genome-wide association studies(GWAS)로 분석한 결과, 알츠하이머병에 관련된다고 보고되는 유전자는 ApoE locus를 포함하여 21개로 증가되고 있다고 한다.

병리 소견

거시적 소견은 뇌의 위축, 피질 sulcus의 편평화, 그리고 뇌실의 확장이다. 병변은 외측 내후각피질lateral entorhinal cortex에서의 tau 축적으로 시작하여 주변으로 파급되어 해마, 주변 후각피질perirhinal cortex 및 후두정피질posterior parietal cortex로 퍼져 간다.

현미경적 소견은 다발성 노인성 반점, 신경섬유뭉치, 뇌의 피질 및 피질하 신경세포의 전반적인 소실(특히 피질과 해마에서), 시냅스 소실synaptic loss(50%에까지 이르는), 그리고 신경세포의 과립공포변성granulovacuolar degeneration, 아밀로이드 혈관변성vascular degeneration 등이다. 병변은 주로 두정-측두엽에 난타난다.

신경전달물질

Acetylcholine과 norepinephrine의 감소가 알츠하이머병의 특징이라 한다. 대뇌의 일차적인 병변은 신피질 choline 전달의 기시부인 마이너트 기저핵nucleus basalis of Meynert의 큰 신경세포들의 퇴행성 병변이다. 그로 인해서 신피질과 해마에서 acetylcholine과 이의 합성을 돕는 효소인 choline acetyltransferase의 농도가 감소되고, 피질의 choline계 활성이 감소된다. 따라서 choline 길항제(scopolamine과 atropine)는 인지기능을 악화시키고, choline agonist(physostigmine 등)는 인지기능을 개선시킨다.

기타 청반의 nerepinephrine 감소가 알츠하이머병에서 보고되고 있다. 그리고 최근 신경펩티드인 somatostatin과 corticotropin의 감소도 알츠하이머병에서 보고되고 있다. Glutamate에 의한 과도한 자극이 신경세포를 손상시킨다는 가설도 있다.

기타 원인

알츠하이머병의 원인으로 인체의 면역반응체계의 장애, cholesterol 대사장애, 뇌에서 거대분자를 다루는 방식, 즉 endocytosis의 장애도 거론되고 있다. Membrane phospholipid의 대사장애에 의한 세포막의 유동성fluidity의 감소도 거론되고 있다.

위험인자

두부 손상, Down증후군, 교육수준 낮음, 직업적 성취도 낮음, 가족력, 19번 염색체상의 ApoE의 유전적 다형성 등이다.

4. 임상양상

증상의 시작은 서서히, 경과는 일정하게 점진적으로 진행된다. 노년기 발생에, 발병부터 사망까지는 평균 10~15년이 걸리며 각 단계에 따른 특징은 표 26-2에서 보는 바와 같다.

초기에는 기억장애만이 유일한 증세이거나, 무감동, 일관성 결여, 사회교류로부터의 은둔 등 미묘한 인격 변화가 올 수 있다. 중간기에는 갖가지 지각장애가 두드러지게 나타나며, 행동이나 인격이 더 명확히 영향을 받는다. 후기에는 완전히 말

표 26-2 알츠하이머병의 단계별 증상

1단계(1~3년)

기억: 새로운 학습의 장애, 장기회상에 있어서의 경도장애

시공간기술: 장소 지남력 장애, complex constructions 장애

언어: Poor word list generation, anomia

인격: 무관심, 간간이 과민성

정신과적 증상: 슬픔, 때때로 망상

운동기능: 정상

뇌파: 정상

CT/MRI: 정상

PET/SPECT: 양측 후두정엽 대사감소

2단계(2~10년)

기억: 단기, 장기 기억 모두 심하게 장애

시공간기술: 공간 지남력 장애

언어: Fluent aphasia

계산능력 장애

Praxis: Ideomotor apraxia

인격: 무관심 또는 과민성

정신과적 장애: 간혹 망상

운동기능: Restlessness, pacing

EEG: Slowing of background rhythm

CT/MRI: 정상 또는 뇌실확장, sulcus 확장

PET/SPECT: Bilateral parietal and frontal hypometabolism/hypoperfusion

3단계(8~12년)

지적기능: 심한 장애

운동기능: 사지 경직, 구부린 자세

Sphincter control: 요실금, 변실금

이 없어지고 주의력이 결여되며, 지적 능력의 상실, 특히 기억력, 판단력, 추상적 사고, 기타 고유 피질기능의 장애와 인격 및 행동의 변화가 나타난다. 점차 인지기능 장애가 나타나고 복잡한 작업을 하기 어려워진다. 본인은 이런 변화를 의식하지 못한다. 시간이 지나면서 점차 기분장애와 인지장애가 심해지고, 정신병적 현상(피해의식, 분노폭발, 배회 등)이 나타나기 시작한다. 본인은 이를 부인하거나 무관심하다. 점차 가족들은 운전 같은 활동을 줄이려고 시도한다. 약 50%에서 망상, 환각이 나타난다. 약 20%에서 우울증이 나타난다. 점차 완전히 자신을 돌볼 수 없는 상태가 되고, 식사나 위생 같은 일상적 기초생활을 영위하지 못하게 된다. 말기에 이르면, 말이 없어지고 반응을 하지 않게 된다. 이 상태에 이르면 대개 1년 이내에 사망한다.

5. 진단

앞서 기술한 모든 섬망과 치매 관련 검사실검사, 뇌영상검사, 유전자검사 등을 시행한다. MMSE와 같은 기본적인 인지기능검사, 신경심리학적 검사를 시행한다. 특히 알츠하이머병 특유의 검사를 할 수 있는데, 여기에는 CSF assay[Aβ42 protein, tau proteins, phosphorylated tau(P-tau)], ApoE testing 및 PET이 있다. Amyloid PET imaging은 ligand(fluorine-18)를 이용하여 aggregated amyloid와 deposited neuritic plaque를 영상화한다. [이를 위해 florbetapir(florbetapir-fluorine-18), florbetaben (18)F-flutemetamol 등이 이용된다.]

DSM-5-TR

알츠하이머병에 의한 신경인지장애

Neurocognitive Disorder Due to Alzheimer's Disease

A. 주요 또는 경도 신경인지장애의 진단기준에 맞음.

B. 1개나 그 이상의 인지영역에서 손상이 서서히 시작하며 서서히 진행함(주요신경인지장애는 최소 2개 이상의 영역에서 손상이 있을 때 진단됨).

C. 다음과 같이 probable 또는 possible 알츠하이머병의 기준에 맞아야 함.

주요신경인지장애

Probable Alzheimer병 아래 두 가지 충족 시. 그 이외는 **Possible Alzheimer병**

1. 가족력이나 유전자검사에서 원인적인 알츠하이머 유전자 변이의 증거 있음.

2. 아래의 세 가지가 나타남.

 a. 기억과 학습, 그리고 그 외의 1개 이상의 다른 인지영역에서 뚜렷한 감퇴가 있음(자세한 병력 또는 연속적인 신경심리검사에 근거함).

 b. 인지기능의 감퇴가 오랜 기간 정체됨 없이 지속적이고 서서히 진행됨.

 c. 다른 원인이 없음(예: 다른 신경퇴행성 또는 뇌혈관 질환이 없거나, 다른 신경학적·정신과적·전신적 질환이 없거나 인지저하될 만한 요인이 없음).

경도신경인지장애

Probable Alzheimer병은 유전자검사나 가족력상 원인이 되는 알츠하이머병 유전자 변이의 증거가 있음.

Possible Alzheimer병은 유전자검사나 가족력상 원인이 되는 알츠하이머병 유전자 변이의 증거가 없으며, 아래의 세 항목 모두를 충족시킴.

1. 기억과 학습 감퇴의 명백한 증거

2. 인지기능이 오랜 기간 정체됨 없이 지속적이고 서서히 감퇴됨.

3. 다른 원인이 없음(예: 다른 신경퇴행성 또는 뇌혈관 질환이 없거나, 다른 신경학적·정신과적·전신적 질환이 없거나 인지저하될 만한 요인이 없음).

D. 장애가 뇌혈관장애, 다른 신경퇴행성 질병, 물질의 영향 또는 다른 정신과적·신경학적 또는 전신적 장애로 더 잘 설명되지 않는다.

Coding: **G30.9, 알츠하이머병, F02.81 주요신경인지장애, 행동장애 동반 시**

G30.9, 알츠하이머병, F02.80 주요신경인지장애, 행동장애 비동반 시

G31.84 경도신경인지장애 (알츠하이머병 코드는 기술하지 않는다)

ICD-10 및 한국 표준 질병 사인 분류

F00 알츠하이머병에서의 치매

Dementia in Alzheimer's disease(G30.- +)

F00.0 조기발병 알츠하이머병에서의 치매(G30.0 +)

F00.1 만기발병 알츠하이머병에서의 치매(G30.1 +)

F00.2 비정형 또는 혼합형 알츠하이머병에서의 치매(G30.8 +)

F00.9 상세불명의 알츠하이머병에서의 치매(G30.9 +)

감별진단: 진단 시 감별해야 할 질병으로는 대표적으로 섬망, 가성 치매, 혈관성 치매를 들 수 있다.

V. 기타 신경인지장애

1. 전두측두엽 신경인지장애

frontotemporal neurocognitive disorder

전두측두엽 신경인지장애는 DSM-5에서 제시된 새로운 개념의 신경인지장애로, 뇌위축*brain atrophy*과 분명한 신경병리*neuropathology*로 인한 행동과 인격의 변화 또는 언어장애가 특징이다. (과거 Pick's disease, corticobasal degeneration, progressive supranuclear palsy 등으로 불리던 장애이다.) 무감동과 탈억제적 행동 같은 점진적 행동과 성격의 변화가 특징인 행동유형*behavioral variant*, 점진적 실어증의 발생 같은 언어장애가 특징인 언어유형*language variant*, 또는 두 가지 장애 모두 나타나는 장애 등 세 유형이 있다.

65세 이전에 발생하는 조기 신경인지장애의 흔한 원인이다. 인구 10만 명당 2~10명 추산된다. 치매 중의 약 5%를 차지한다. 전두측두엽 신경인지장애 환자의 20~25%는 65세 이후에 발병한다. 행동형은 남자에게, 비유창성 언어형은 여자에게 흔하다.

원인은 전두엽 또는 측두엽 부위의 위축이나 활동성 감소이다. 이는 CT나 MRI에서 확인된다. 유전적 양상을 보이는바, 약 40%에서는 조기발생 신경인지장애의 가족력을 가진다. 약 10%에서 체염색체 우성유전 양상을 보여 준다. 뇌영상 소견에서 전두엽 또는 측두엽 부위의 위축 등이 나타난다.

Probable 전두측두엽 신경인지장애의 경우 possible의 경우와 달리, 유전적 원인, 즉 microtubule-associated protein tau(MAPT)의 형성에 관계되는 유전인자 code에서의 변이*mutation*가 확인된다. 다른 유전인자로 granulin gene(GRN), 그리고 C9ORF72 gene 등의 변이도 관련된다고 한다. Motor neuron disease가 있으면 빠른 악화의 경과를 보인다고 한다.

20대부터 80대까지 발병할 수 있으나 50대에 가장 흔히 발병하며, 증상은 60대에 흔히 드러난다(증상과 임상유형은 진단기준 참조). 서서히 진행하며, 평균 생존기간은 증상이 나타난 후 6~11년, 또는 진단 후 3~4년이다. 알츠하이머병보다 진행이 빠르다.

진단도구로 뇌영상이 유용한데, 전두엽 또는 측두엽의 위축이 관찰된다.

DSM-5-TR

주요 및 경도 전두측두엽 신경인지장애

Major or Mild Frontotemporal Neurocognitive disorder

주요 및 경도 신경인지장애 진단기준에 맞으며, 서서히 발생하며 서서히 진행한다.

행동유형*behavioral variant*은 탈억제 행동, 무감동 또는 무기력, 동정이나 공감 능력의 소실, 보속증, 상동 또는 강박적/관습적인 행동, 구강기능항진과 식습관변화 등 5개 행동증상 중 3개 이상을 보이거나, 사회적 인지, 그리고/또는 수행능력의 현저한 저하를 보이는 경우이다.

언어유형*language variant*은 언어생산의 형태, 단어찾기, 사물이름대기, 문법, 단어이해 등 언어능력의 뚜렷한 감퇴를 보이는 경우이다.

그러나 학습과 기억, 지각-운동기능은 비교적 유지되며, 이 장애는 뇌혈관장애, 다른 신경퇴행성 질병, 물질의 효과 또는 다른 정신, 신경학적 또는 전신적 장애로 더 잘 설명되지 않는다.

Probable frontotemporal neurocognitive disorder는 가족력이나 유전자검사에서 원인적인 전두측두엽 신경인지장애의 유전자변형의 증거가 있거나, 신경영상검사상 '전두 및/또는 측두엽'의 불균형적인 병소의 증거가 있으면 진단된다.

Possible frontotemporal neurocognitive disorder는 유전변이와 신경영상의 증거가 없을 때 진단된다.

Coding: **G31.09, F02.8x 주요 전두측두엽 신경인지장애**

G31.84 경도 신경인지장애

ICD-10 및 한국 표준 질병 사인 분류

F02.0* 피크병에서의 치매(G31.00†)

피크병에서의 치매dementia in Pick disease

프라하대학 Arnold Pick 교수가 1892년에 기술하였다. 피크병은 드문 신경변성 장애로, 증상은 실어증(주로 progressive nonfluent aphasia subtypes)과 전두측두엽 치매frontotemporal dementia이며, 기타 불안, 대인관계 회피, 인격과 행동의 변화(무모하고 예의 없음, 탈억제, 착각, 수동성, 과다행동, 배회, pacing) 등을 보인다. 점진적으로 진행하며, 2~10년 내에 사망한다. 병리학적으로는 전두측두엽의 변성frontotemporal lobar degeneration으로 신경세포 내에 tau 단백질이 모여 Pick bodies를 형성한다.

한국 표준 질병 사인 분류 ICD-10에서는 이를 F02.0 피크병에서의 치매Dementia in Pick's disease(G31.00+)로 따로 분류하고, 중년에 시작되는 진행성 치매로 초기에 서서히 진행되는 성격의 변화와 사회성 퇴화, 무감정과 병적 쾌감 및 때때로 추체외로 현상을 동반한 지능, 기억 및 언어 기능의 장애 등을 진단기준으로 하고 있다.

2. 루이체 신경인지장애

neurocognitive disorder with Lewy bodies

루이체 신경인지장애는 DSM-5에서 제시된 새로운 개념의 신경인지장애이다. 루이체Lewy body는 구형의 eosinophilic 소체小體이다. 루이체는 원래 1900년대 초에 F. Lewy에 의해 파킨슨병 환자의 피질하 구조에서 발견되었다.

루이체병Lewy body disease은 1980년대 치매를 일으키는 요인으로 인식되기 시작하였다. 연구가 진행됨에 따라 과거 알츠하이머병 치매, 혈관성 치매, 파킨슨병에 의한 치매 등으로 진단되었던 비전형적인 치매가 이제 루이체병 치매로 해석된다고 한다. (실제로 알츠하이머병 환자의 20%에서 많은 루이체가 대뇌피질에서 발견된다.)

아직 연구가 부족하고 진단기준이 달라 연구마다 결과가 다르기는 하지만, 대체로 루이체병에 의한 치매는 이전에 생각하던 것보다 더 흔하다고 한다. 일반 노인인구 중에서 0.1%에서 5%까지 발견된다. 치매 환자 부검에서 20~35%에서 루이체 소견이 발견된다고 한다. 남자에서 1.5배 흔하다. 50대부터 80대까지 발병할 수 있지만 대개는 70대 중반에 발생한다. 평균 생존기간은 5~7년이다.

루이체는 피질의 choline acetyltransferase 감소와 관련된다.

주성분은 단백질 alpha-synuclein으로, 이것들이 세포 내에서 잘못 접히고misfold 응집된 것이다. 루이체는 특이한 경로를 통해 세포 밖으로 분비되어 인접한 신경세포와 아교세포로도 전달되어 차례로 단백질의 비정상적 응집, 주변세포의 사멸, 뇌염증 반응 등을 야기해 나간다. PET scan상 glucose hypometabolism이 알츠하이머병 때보다 심하다. SPECT 또는 PET에서 선조체striatum의 dopamine transporter uptake의 감소를 볼 수 있다. 병리소견상 루이체는 대뇌피질(특히 전두엽과 측두엽)과 기타 대상회, insula, 흑체, 청반, 편도, 해마 등 뇌간에서도 발견된다. 루이체는 알츠하이머병에서도 발견되고, 루이체병 환자에서도 neurofibrillary tangles이 소량 발견된다. 유전적 요인이 의심되고는 있으나, 대부분의 경우 가족력이 확인되지 않는다.

뇌영상에서 후두엽의 대사감소가 발견된다. PET나 SPECT 등 뇌영상에서 기저핵의 dopamine transporter 농도가 감소되어 있다.

증상은 알츠하이머병 치매와 비슷하다. 초기에 기억장애보다 주의력과 수행기능이 떨어지며, 조만간 학습과 기억의 장애(특히 working memory)가 나타나며, 시공간 기능장애가 나타난다. 특징적으로 급작스러운 환시가 나타났다가 없어졌다가 다시 나타나고, sensorium이 변동하고(명료한 의식과 혼동이 교대됨), 렘수면 행동 등을 흔히 나타낸다. 기타 우울증(무감동), 불안, 망상 등이 나타난다. 증상은 변동이 심한데, 원인은 미상이다. Cogwheeling, rigidity, bradykinesia 등 파킨슨병 증상 내지 추체외로증상이 많이 동반되는 것이 또한 큰 특징이다(그래서 루이체병이 파킨슨병의 연장이라는 견해도 있었다). 알츠하이머병을 위시한 다른 신경인지장애보다 증상이 심한 편이어서 화장실기능, 식사기능, 이동능력 등의 기능손상이 더 심해지며, 정신행동증상도 심해져서, 결국 삶의 질이 더 빠르게 악화한다. 또한 특히 알츠하이머병에 비해 neuroleptic sensitivity가 특징적이어서 50%의 환자에서 항정신병 약물에 심한 부작용을 나타내는데, 이를 neuroleptic sensitivity syndrome이라 한다(따라서 전형적 항정신병 약물은 삼가는 것이 좋다).

DSM-5-TR

주요 및 경도 루이체 신경인지장애

Major or Mild Neurocognitive Disorder with Lewy Bodies

주요 및 경도 신경인지장애의 진단에 맞고, 점진적 발병과 점진적 경과를 보인다. 핵심적core 진단 양상과 시사적suggestive 진단 양상 모두의 기준에 맞는데, 이 핵심적 진단 양상은 주의력과 각성의 변이가 현저하며 인지기능의 굴곡이 심하고, 자세하고 잘 구성된 환시가 빈번히 나타나며, 인지기능 저하 후에 나타나는 파킨슨 증상 등이다. 시사적 진단 양상은 렘수면 행동장애, 항정신병 약물에 대한 심한 예민성 등이다. 그에 따라 probable 또는 possible 루이체 신경인지장애를 진단하게 된다.

Probable major or mild neurocognitive disorder with Lewy bodies 진단을 위해서는 두 가지의 핵심 양상이 있거나, 또는 하나 이상의 핵심 양상과 함께 하나의 시사적 양상이 있어야 한다.

Possible major or mild neurocognitive disorder with Lewy bodies 진단을 위해서는 하나의 핵심 양상, 또는 하나 이상의 시사적 양상이 있어야 한다.

그리고 이 장애는 뇌혈관장애, 다른 신경퇴행성 질병, 물질의 효과, 또는 다른 정신, 신경학적 또는 전신적 장애로 더 잘 설명되지 않는다.

Coding: **G31.83** 루이체병, **F02.8x** 주요 신경인지장애
G31.84 경도 신경인지장애

ICD-10 및 한국 표준 질병 사인 분류

F02.8* 달리 분류된 기타 명시된 질환에서의 치매

Dementia in other specified diseases classified elsewhere

G31.8 신경계통의 기타 명시된 퇴행성 질환*Other specified*

degenerative diseases of nervous system 내의 루이소체(치매)(병)

Lewy body(ies)(dementia)(disease)(G31.82†)에 해당됨.

3. 혈관성 신경인지장애*vascular neurocognitive disorder*

개념

혈관성 신경인지장애는 흔히 혈관성 치매*vascular dementia*라 부른다. 이는 고혈압성 뇌혈관장애, 동맥경화 등을 포함하는 혈관장애에 의한 대뇌의 경색*infarction*에 의해 뇌가 손상되므로 인해 생기는 인지장애이다.

뇌에서 경색은 대개 크기가 작아도 여러 개가 누적되면 효과가 크다. 대개 인생 후기에 발병한다. 이는 조기에 원인치료로 회복될 수 있는 대표적인 치료가능 한 치매이다. 위험인자(고혈압, 당뇨병, 흡연, 부정맥)를 예방함으로써 발생을 줄일 수도 있다. 알츠하이머형 치매와 동반되기도 한다.

역학

이는 알츠하이머병 치매 다음으로 흔한 치매이며, 전체 치매의 15~30%를 차지한다. (우리나라 2012년 치매 유병률 조사에 의하면 65세 이상 노인의 치매 유병률은 9.18%로, 그 중 혈관성 치매는 16.9%였다.) 보다 일찍 발병하고 남자에 많다. 미국의 경우 65~70세에서는 유병률이 0.2%인데, 80세 이상에서는 16%로 상승하였다.

원인

흔한 원인은 동맥성 고혈압이다. 반복되는 뇌졸중으로 뇌의 여러 부위에 경색이 생김으로써 인지기능이 황폐화되는 것이다. 뇌졸중 이후 3개월 이내에 20~30%가 치매로 진단된다. 평소에 고혈압이나 동맥경화증 같은 소인이 있던 사람들에게 잘 생긴다. 그 외의 위험요인으로는 고지질증, 심장질환, 당뇨병, 흡연, 비만, 높은 homocysteine 농도, 알코올중독 등이 있다.

병의 소견은 뇌의 다발적이며 광범위한 국소연화*focal softening* 병변이다. Binswanger병은 피질하 동맥경화성 뇌장애*subcortical arteriosclerotic encephalopathy*로, 병리소견상 백질에 작은 경색들이 발견되며 치매 증상을 나타낸다.

임상양상과 진단

알츠하이머병과 달리, 뇌졸중 또는 다발성 뇌경색과 더불어, 그리고 갑자기 나타나 점진적으로 악화하는 경우가 많다. 즉 급성 단계적 인지기능의 황폐화가 진행된다. 경과가 일률적으로 진행되지 않고 중간중간에 안정되거나 심지어 호전되는 기간이 있기도 하다. 작은 혈관의 장애 때는 서서히 진행되기도 하며, 부분적 황

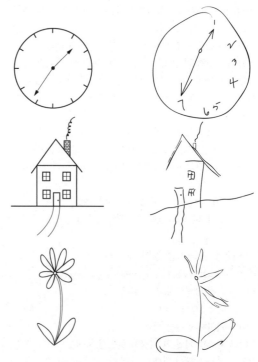

그림 26-2 반측공간실인증 환자의 그림. 우측반구에 뇌졸중*stroke*이 있었던 환자에게 왼쪽 그림을 모사하게 한 결과, 그림의 왼쪽을 거의 무시하였음을 볼 수 있다.

폐화로 어떤 기능은 영향을 받고 어떤 부분은 그렇지 않은 양상을 보이기도 한다.

특징적으로 인격변화, 충동조절장애, 우울증 같은 기분변화, 동기결핍abulia 등과 더불어 기억력, 추상적 사고, 판단력에서의 장애가 나타난다. 기분변화란 갑작스러운 웃음과 울음을 보이는 것이다. 국소 신경학적 증세도 보이는데, 구음장애, 삼킴곤란을 동반한 가성연수마비, 반신불수hemiparesis, 시야 결손visual field defect 등이 나타난다(그림 26-2 반측공간실인증). 뇌영상 소견상 뇌출혈이나 뇌경색이 발견된다.

DSM-5-TR

주요 또는 경도 혈관성 신경인지장애

Major or Mild Vascular Neurocognitive Disorder

주요 또는 경도 신경인지장애의 진단기준에 맞으며, 인지 결핍의 시작이 1개 혹은 그 이상의 뇌혈관 사건과 시간적 관련이 있거나, 또는 감퇴의 증거가 복합집중력과 전후 수행기능에서 뚜렷한 것 등 두 가지 중 하나에 의해 시사되는 혈관성 원인에 합당한 임상양상을 보인다. 그리고 병력, 신체진찰, 신경인지결함을 충분히 설명할 만한 신경영상의학적 소견상 뇌혈관질환이 있다는 증거가 있으며, 다른 뇌질환 또는 전신질환으로 증상이 더 잘 설명되지 않을 때 진단된다.

Probable 혈관성 신경인지장애는 임상기준이 뇌혈관질환을 일으킬 만큼 상당한 실질손상의 신경영상적 증거, 신경인지 증상과 1개 이상의 확인된 뇌혈관 사건과의 시간적 연관, 뇌혈관질환의 임상적 및 유전학적 증거(예: 피질하경색과 백질뇌증을 동반한 대뇌 체염색체 우성 동맥병증) 중 1개 이상 존재할 때 진단한다. (그렇지 않은 경우 Possible 혈관성 신경인지장애로 진단해야 함.)

Possible 혈관성 신경인지장애는 임상기준은 충족되나 신경영상학적 증거를 확인할 수 없으며, 신경인지 증후군과 1개 이상의 뇌혈관사건의 시간적 연관성을 입증할 수 없을 경우에 진단된다.

Coding: **F01.5x 주요 혈관성 신경인지장애**
 G31.84 경도 혈관성 신경인지장애

ICD-10 및 한국 표준 질병 사인 분류

F01 혈관성 치매 Vascular dementia
 F01.0 급성 발병의 혈관성 치매
 F01.1 다발-경색 치매
 F01.2 피질하 혈관성 치매
 F01.3 혼합형 피질 및 피질하 혈관성 치매
 F01.8 기타 혈관성 치매
 F01.9 상세불명의 혈관성 치매

감별진단: 다른 신체적 원인에 기인한 치매 또는 알츠하이머형 치매와 감별해야 한다.

4. 뇌외상에 의한 신경인지장애

이는 DSM-5에서 제시된 새로운 개념의 신경인지장애로, 뇌외상에 의한 주요 또는 경도 신경인지장애*major or mild neurocognitive disorder due to traumatic brain injury*라 부른다.

일반인구 중 약 2%에서 발견된다. 미국에서는 매년 170만 명의 외상성 뇌손상*traumtic brain injury; TBI*이 발생하고 140만 명이 응급실을 방문하며, 275,000명이 장애를 갖게 되고 52,000명이 죽는다고 한다. 낙상, 교통사고, 타해, 스포츠 손상 등으로 일어난다. 노숙자에 많다. 아직 한국에는 정확한 통계가 없다.

원인은 두부외상, 뇌좌상, 뇌출혈, 산소결핍, 폭발 등에 의해 두개골 내에서 뇌가 갑자기 흔들리면서 상처를 받음 등에 의한 광범위한 뇌손상이다. 장기간 두부손상을 받은 권투선수의 이른바 펀치드렁크증후군*punch drunk syndrome*도 한 예이다.

병리소견에 있어, 신경세포 소실, 뇌간 손상, 대뇌피질의 경색과 출혈, 투명중격*septum pellucidum*의 파열 등 육안적 소견이 있고, 피질과 뇌간에 신경세포 소실과 신경섬유농축제*neurofibrillary tangles* 등이 있다. 노인성 반점*senile plaques*은 없거나 있더라도 경미하다.

뇌외상 후의 치매는 뇌 외상으로 인한 의식장애가 회복한 후 외상 후 상태를 지난 후 이어 치매가 진행된 경우이다. 증상은 의식소실, 외상 후 기억상실, 지남력 상실 또는 혼란, 신경학적 징후 등이다. 경미한 지적 장애부터 극심한 상태인 지속적 식물상태에 이르기까지 정도가 다양하다. 지속적 식물상태란 의식은 있으나 모든 정신기능을 상실한 상태로 보통 수년 내에 사망한다. 이처럼 심한 상태가 아니면 수개월 혹은 수년에 걸쳐서 매우 서서히 호전될 수도 있다. 그러나 정신기능의 둔화, 반응의 둔화, 기억장애, 감정의 둔마 등의 증상은 특징적인 영구장애로 남을 수 있다.

DSM-5-TR

뇌외상에 의한 신경인지장애

Neurocognitive Disorder Due to Traumatic Brain Injury

주요 및 경도 신경인지장애의 기준에 맞으며, 두부에 직접적인 가격 또는 두개골 내의 뇌의 급격한 움직임이나 이동을 일으키는 다른 기전 등 외상성 두뇌손상의 증거가 있고, ① 의식

소실, ② 외상후 기억상실, ③ 지남력 상실 또는 혼란, ④ 신경학적 징후(예: 신경영상학적 증거, 발작의 발생, 기존의 발작장애의 악화, 시야의 위축, 무취증, 반신마비) 중 한 가지 이상 증상이 있는 경우이다. 또한 신경인지장애는 외상적 뇌손상 직후 또는 의식의 회복 직후 나타나며, 급성 외상기간 후까지 지속된다.

Coding: S06.2x9s 뇌외상, F02.8x 주요신경인지장애
　　　　G31.84 경도 신경인지장애

ICD-10 및 한국 표준 질병 사인 분류
F02.8 달리 분류된 기타 명시된 질환에서의 치매Dementia in other specified diseases classified elsewhere에 해당됨.

5. 물질/약물 유도성 신경인지장애

이는 DSM-5에서 제시된 새로운 개념의 신경인지장애이다. 많은 종류의 약품이나 독극물들이 중추신경계에 각종 장애를 유발할 수 있으며 심한 경우 뇌손상을 일으켜 치매상태에까지 이르게 할 수 있다.

역학적 자료는 별로 없다. 대체로 노인, 장기간 사용, 영양불량 같은 위험요인을 많이 가진 사람에서 많이 발생한다. 그러나 50세 이전에 일찍 물질/약물 사용을 중단하면 회복하는 수가 많다. 신경세포의 노화가 일어나는 시기를 지나서 사용을 계속하면 치매가 잘 올 수 있게 된다.

임상양상은 신경인지장애가 물질/약물의 중독과 급성 금단의 통상적인 기간을 넘어 지속적으로 나타난다. 구체적인 양상은 물질/약물 종류에 따라 다른데, 특히 진정제, 수면제, 항불안제 등은 인지기능 중 기억장애를 더 잘 유발한다. 중추신경계 억제제 사용은 이자극성irritability, 불안, 수면장애, 불쾌감dysphoria 등을 잘 유발한다. 장기간의 과량 사용에 의한 신경인지장애는 운동증상, 감정조절 장애로 인한 공격적 내지 부적절한 감정이나 무감동 등을 보이는 수가 많다.

특히 신경안정제, 수면제, 항우울제, 정신자극제, 환각제 등과 같은 약물들은 과량 사용 시 중독상태에 이르거나 그로 인한 지속적인 치매를 유발할 수 있다. 독극물의 중독은 산업화로 인한 가스, 화학물질, 중금속, 살충제 같은 것에 의해 일어날 수도 있다.

알코올은 수행기능, 기억, 학습에 보다 큰 영향을 미친다. 특히 알코올-유도성 건망성 작화증적 신경인지장애alcohol-induced amnestic confabulatory neurocognitive disorder(Korsakoff 증후군)는 기억상실과 작화증의 특징을 보인다. 이는 thiamine 결핍에 의한 Wernicke's encephalopathy과 병발하기도 하는

데, 이 장애는 안구진탕nystagmus, 보행실조ataxia, lateral gaze paralysis를 나타낸다.

Methamphetamine 사용도 학습장애, 기억장애, 수행기능장애를 보일 수 있으며, 특히 뇌혈관장애를 병발하게 하여 혈관성 신경인지장애와 임상양상이 유사하다. 이런 자극제 사용은 반동성 우울증, 과수면, 무감동을 보일 수 있다.

진단을 위해서는 약물의 사용 및 독극물에 노출되었는지 여부 등을 전반적으로 자세히 조사해야 한다. 치료는 입원치료를 하는 것이 원칙이다.

DSM-5-TR
물질/약물 유도성 신경인지장애
Substance/Medication-Induced Neurocognitive Disorder

주요 및 경도 신경인지장애의 기준에 맞으며, 신경인지장애는 섬망 경과 중에서만 나타나지 않고, 중독intoxication과 급성 금단의 일상적 기간을 넘어서도 나타난다. 관련된 물질이나 약물, 그리고 사용의 기간과 범위는 신경인지장애를 야기할 수 있는 정도여야 하며, 신경인지장애의 시간적 경과는 물질이나 약물 사용과 금단의 시간 경과와 일치한다. 이 신경인지장애는 다른 의학적 상태 때문이 아니거나 다른 정신장애로 잘 설명되지 않는다.

특정형으로 지속형을 두고 있다.

Coding: F1x.xx로 표기한다. (예를 들면 F18.27은 흡입제 중등도 사용장애에 의한 주요 신경인지장애이다. F10.188은 알코올 경도 사용에 의한 경도 신경인지장애이다.)

ICD-10 및 한국 표준 질병 사인 분류
F19.6 여러 약물 사용 및 기타 정신활성물질 사용에 의한 기억 상실증후군Amnesic syndrome due to multiple drug use and use of other psychoactive substances

연탄가스 중독과 후유증
한때 우리나라에서 연탄을 사용했을 때 많이 발병하였던 중독이다. 최근에는 자살목적으로 연탄이나 자동차 배기가스를 사용하면서 가끔 발생하고 있다. 연탄가스 중독 시에는 혈색소가 연탄이 타면서 발생한 일산화탄소와 결합하여 methemoglobin이 되어 산소운반능력이 감소하므로 산소결핍에 의한 급성 뇌증후군이 발생한다. 치료는 급성중독 시 환자를 가압산소탱크에 두는 것이다. 후유증으로 중독에서 회복한 후 약 1주간의 명료상태lucid interval가 온 후 갑자기 신경인지장애가 재발하는 경우가 있다. 예후는 다양하여 잘 회복하는 수도 있고 장기간 인지장애가 남기도 한다.

6. HIV 감염에 의한 신경인지장애

후천성 면역결핍증acquired immunodeficiency syndrome; AIDS은 human immunodeficiency virus type-1(HIV-1)이 감염되어 나타나는 장애이다.

AIDS는 1981년에 동성연애자에서 처음 발견되기 시작하였다. 유럽, 미국 등지에서는 동성애와 약물남용에 의한 경우가 상당 부분을 차지하고 있고 개발도상국에서는 이성 간의 성접촉에 의한 경우도 있다. HIV virus는 여러 종류의 세포를 침범하는데, 특히 인체의 면역체계가 손상되어 폐렴 등 다른 세균, 바이러스, 곰팡이, 원충 또는 기생충에 의한 감염증을 일으키거나 피부암, 림프종lymphoma, Kaposi sarcoma 등 종양을 야기한다. 그 과정 중에 환자는 사회적으로 고립되고 적응장애, 우울증, 불안장애 등으로도 고통 받게 된다. 그 중간에 섬망이 나타나기도 하고 자살시도나 물질남용도 드물지 않다.

뇌척수액 소견에서 만성 염증성 변화를 보인다. 뇌영상 소견은 전체 뇌용량의 감소, 피질의 위축과 뇌실 확대, 백질의 감소, 과집중hyperintensity 등이 발견된다. 신경병리학적 소견으로 대뇌에는 위축이 있고 백질에서는 수초탈락demyelination, 초점성 투명화focal rarefaction와 산란성 공포scattered vacuolization, 다핵성multi-nucleated 거대세포 등이 관찰된다.

뇌에 HIV 감염뿐 아니라 합병되는 뇌내 종양, 감염(toxoplasmosis, cryptococcosis 등), 전신적 장애(패혈증, 산소결핍, 전해질 불균형 등) 등도 신경인지장애 발현에 기여한다.

치료는 AIDS 치료와 신경인지장애에 대한 일반적인 치료를 병행한다. AIDS 바이러스를 조절하는 요법인 고활성 항바이러스 요법highly active anti-retroviral therapy; HAART으로 치료가 어느 정도 가능해졌다. 치료가 가능해짐에 따라 많은 환자가 생존하게 되었는데, 나이가 들면서 후유증으로 많은 다른 정신장애, 신체질환 및 치매로 고통 받게 되기도 한다.

조기 발견을 위해 고위험군(게이, 약물남용자 등)에서 인지적, 감정적 및 행동 변화를 보일 때 HIV seropositivity를 검사한다.

잠복기는 성인의 경우 수년, 신생아는 1년 이내이다. HIV에 감염되면 AIDS의 단계에 따라, 조만간 약 25%에서 경도인지장애의 증상들이, 그리고 5%에서 주요신경인지장애의 증상들이 나타난다. 증상은 초기에는 다른 바이러스성 수막염과 구분하기 어려우나 점차 보행실조, 추체외로증상, 그리고 우울증과 유사한 행동이상과 각종 신경장애를 나타낸다. 점차 치매, 정신병, 운동 및 행동 장애를 주 증상으로 하는 아급성 또는 만성 HIV수막뇌염, 만성 HIV뇌막염, HIV뇌염을 보이고 궁극적으로 AIDS치매복합AIDS dementia complex; ADC에

이르게 된다. 치매와 더불어 정신병적 장애가 발생한다. 인지기능장애는 수개월 동안 계속 악화되어서 환자는 함묵증, 혼수상태에 이르고 결국 사망하게 된다. 치료받지 않는 경우 사망에 이르기까지는 10~12년의 기간이 경과된다. 최근 HIV 치료가 왕성해지면서 증상이 심한 주요신경인지장애는 줄어들고 있으나, 전체적으로 신경인지장애의 빈도는 감소하지 않고 있다.

진단

진단은 위의 임상양상과 혈청 또는 뇌척수액의 HIV에 의한 항체검사로 결정된다. 병리검사법으로는 ELISA(enzyme-linked immunosorbent assay)가 있다.

DSM-5-TR

HIV 감염에 의한 신경인지장애
Neurocognitive Disorder Due to HIV Infection
주요 및 경도 신경인지장애의 기준에 맞으며, HIV에 감염되었다는 문서화된 근거가 있다. 신경인지장애가 비-HIV 상태로는 잘 설명되지 않는다. 그 인지장애가 다른 의학적 상태에 의한 것이 아니며, 다른 정신장애로 더 잘 설명되지 않는다.
Coding: B20 HIV감염, F02.8x 주요 신경인지장애
　　　　 G31.84 경도 신경인지장애

ICD-10 및 한국 표준 질병 사인 분류

F02.4 사람면역결핍바이러스병에서의 치매 Dementia in human immunodeficiency virus [HIV] disease(B22.0+)에 해당된다.

7. 프리온병에 의한 신경인지장애

프리온에 의해 감염된 병을 프리온병이라 한다. 동물에서는 bovine spongiform encephalopathy(BSE)(일명 광우병mad cow disease)를, 사람에서는 크로이츠펠트-야콥병Creutzfeldt-Jakob disease, kuru, Gerstmann-Sträessler-Scheinker syndrome, fatal familial insomnia 등을 야기한다. 광우병은 1985년 영국의 수의사가 처음 발견했는데, 임상적으로 신경증상을 나타내는 특이한 질병으로 최초 보고된 이후 점차 확산·증가되기 시작하였다.

프리온이란 감염성 단백질로 일종의 슬로바이러스라고도 한다. (그러나 핵산이 없어 실은 바이러스는 아니다.) 프리온 단백질(또는 펩티드)은 post-translational modifications 과정에서 잘못 folding된 단백질이다. 이는 인체 내에서 다른 정상적 단백질들을 비정상적으로 folding시켜 프리온 형태로 만들고 이런

과정이 연쇄적으로 일어나면서 증식한다. 그래서 감염성*infectious*이 있다고 불린다. 이런 잘못 folding된 단백질은 protease에 저항하여 축적되고 amyloid fold를 형성하게 되어, 결국 세포 손상과 사멸이 일어나게 만든다.

프리온병의 발생빈도는 매우 드물어서 인구 100만 명당 1~2명이다. 성인에서 주로 발견된다. 감염의 통로는 각막이식*corneal transplantation*이나 human growth factor 주사, 물려받기 등으로 보고되어 왔다.

크로이츠펠트-야콥병 치매*dementia in Creutzfeldt-Jakob disease*

이 병은 1920년 H. G. Creutzfeldt와 1921년 A. Jakob이 처음 기술하였다. 1987년 영국 정부는 이 새로운 질병을 소해면상뇌증*bovine spongiform encephalopathy*; *BSE*이라고 공식 발표하였다. 이는 일종의 전염성 해면상 뇌증*transmissible spongiform encephalopathy*; *TSE*을 야기하는데, 즉 병리학적 소견으로 염증소견은 없으나 미만성 신경세포의 탈락, 교질화와 더불어 해면상*status spongiosus* 변성을 보인다.

주로 중년기와 초로기에 걸쳐 발병한다. 잠복기는 수개월에서 수년이다. 임상양상은, 초기에 피곤, 불안, 식욕장애, 수면장애, 주의집중장애 등이 나타나고 수일 후 운동조정장애, 시각장애, 놀람반사*startle reflex* 등이 나타나며, 정신증상으로 우울증, 위축, 불안 등이 있다. 운동증상은 소뇌와 추체외로계 장애로, ataxia, 이상 보행, dystonia, myoclonus, choreoathetoid 또는 ballistic 운동 등이다. 심해지면 akinetic mutism, cortical blindness 등과 더불어 치매 등 정신증상을 보인다. 비교적 급속히 진행하여 1년을 전후로 사망하게 된다.

진단은 MRI 소견, 뇌척수액의 tau 단백질 또는 14-3-3 단백질, 뇌파상 특징적 triphasic wave, 가족력, 유전검사 등에 의한다. 뇌영상에서 피질 또는 피질하 구조에 multifocal gray matter hyperintensity 소견이 있다. 병리소견은 회백질 neuropil의 작은 vacuolation으로 구성된 spongiform 변화와 신경세포들의 소실과 astrocytosis를 보인다. 확진은 biopsy 또는 사후 부검에 의한다. 최근 젊은 나이에 발병하고 정신과적 증상이 많고, 장기간의 과정을 밟는 변형들이 보고되고 있다.

DSM-5-TR

프리온병에 의한 신경인지장애

Neurocognitive Disorder Due to Prion Disease

주요 및 경도 신경인지장애 기준에 맞고, 서서히 발병하고 점진적 경과를 밟으며, 프리온병의 myoclonus, ataxia 등 운동양상과 biomarker의 증거가 있고, 다른 의학적 상태 때문이 아니며, 다른 정신장애로는 잘 설명되지 않는다.

Coding: **A81.9 프리온병, F02.8x 주요신경인지장애**
　　　　G31.84 경도 신경인지장애

ICD-10 및 한국 표준 질병 사인 분류

A81.9 중추신경계통의 상세불명의 비정형바이러스감염*Atypical virus infection of central nervous system, unspecified* 중, 중추신경계통의 프리온병NOS*Prion disease of central nervous sys-tem NOS*에 해당된다. 단 크로이츠펠트-야콥병에서의 치매*Dementia in Creutzfeldt-Jakob disease*는 F02.1, A81.0로 따로 분류되고 있다.

8. 파킨슨병에 의한 신경인지장애

파킨슨병*Parkinson's disease*의 초기부터 신경인지장애가 나타날 수 있으며, 진행할수록 인지장애는 악화되는 수가 많다.

1817년 C. Parkinson에 의해 명명된 병으로 기저신경절, 특히 선조체와 흑질의 퇴행성 병변에 의한 것으로, 주로 성인의 후기에 발병하는데, 남성에 많고, 65~69세 사이 인구에서는 0.5%, 85세 이상에서는 3%로 나이에 따라 증가한다. 파킨슨병의 연간발병률은 10만 명당 100~200명으로 보고 있다. 정확한 기전은 불분명하지만 도파민 결핍상태로 정의 내릴 수 있다. 추체외로계 증상과 치매, 그리고 우울증이 나타난다.

파킨슨병의 원인이 되는 단백질은 hydrophobic center를 가진 amphipathic 펩티드로 α-synuclein(α-syn)이다. 이의 기능 중 하나는 presynaptic terminal에서 도파민 유리를 조절하는 것이다. 여러 환경적 또는 유전적 유발인자들이 α-syn 단백질에 잘못된 folding이나 응집이 되면 도파민세포의 기능상실이 야기되고 파킨슨병이 발생한다.

경도신경인지장애는 파킨슨병의 초기에서부터 나타날 수 있으며, 파킨슨병의 과정 중 약 75%의 환자에서 주요신경인지장애가, 그리고 나머지에서는 경도신경인지장애가 나타난다. 나이가 많을수록, 그리고 파킨슨병의 증상이 심할수록 신경인지장애가 더 잘 발병한다.

증상은 근강직, 운동완만*bradykinesia*, 가면 같은 표정, 연결운동의 장애, 진전, 전경자세*posture of flexion of neck*, 총총걸음 등의 신경증상이다. 정신과적 증상으로는 치매와 정신운동 감퇴, 의욕감퇴, 무감동*apathy*, 우울, 불안 등이 가장 흔하며, 성격변화를 볼 수도 있다. 때로는 환각과 망상이, 또는 렘수면행동장애, 과도한 낮시간 졸림 등도 나타난다.

Pimavanserin이 파킨슨병에 관련된 정신병 증상에 대해 사용된다. 이는 serotonin 5-HT$_{2A}$ 수용체에 대한 길항제이다.

DSM-5-TR
파킨슨병에 의한 신경인지장애
Neurocognitive Disorder Due to Parkinson's Disease

주요 또는 경도 신경인지장애 진단기준에 맞고, 파킨슨병의 진단이 확립된 상황에서 발생하며, 장애가 서서히 시작하고 점진적으로 진행하며, 그 신경인지장애는 다른 의학적 상태 때문이 아니며, 다른 정신장애로는 더 잘 설명되지 않는다. **Major or mild neurocognitive disorder probably due to Parkinson's disease**는, ① 다른 신경퇴행성이나 뇌혈관성 장애, 또는 인지기능저하를 일으킬 만한 다른 신경학적, 정신적, 전신성 상태 같은 복합적인 원인의 증거가 없고, ② 신경인지장애가 시작되기 전 명백하게 파킨슨병이 선행하였음 등 두 가지 기준 중 2개 모두 해당되면 진단된다. 반면 **Major or mild neurocognitive disorder possibly due to Parkinson's disease**는 위 두 가지 기준 중 1개에만 해당되면 진단된다.

Coding: **G20 파킨슨병, F02.8x 주요신경인지장애**
  G31.84 경도 신경인지장애

ICD-10 및 한국 표준 질병 사인 분류
F02.3 파킨슨병에서의 치매_Dementia in Parkinson's disease_ (G20)

감별진단: 다른 신경인지장애들, 특히 neuroleptic-induced parkinsonism과 감별해야 한다.

9. 헌팅턴병*huntington*에 의한 신경인지장애

헌팅턴병은 G. Huntington이 기술한 질환으로 30대 이후 발병한다. 발병 10~15년 후에 사망하는 만성, 진행성 우성 유전질환이다.

헌팅턴병의 유병률은 인구 10만 명당 2.7명이다. 아시아보다 서구 지역에 많다.

유전적으로 autosomal dominant인 4번 염색체의 HTT(huntington) 유전자에 변이가 일어나 CAG(cytosine, adenine, guanine) trinucleotide가 정상 수준 이상으로 repeat되어 그 결과 생성된 polyglutamine (polyQ) tract을 포함하는 긴 펩티드(huntington protein)가 생성되는데, 이 펩티드는 응집하여 봉입체*inclusion*를 이룸으로써 신경세포를 손상시키고 질병을 일으킨다.

병리소견으로는 미상핵과 피각의 작은 세포탈락에 의한 심한 뇌실확대가 있다. 생화학적으로는 담창구와 흑질에 GABA가 감소되어 있는 것이 특징이다. 뇌영상에서 기저핵의 위축이 발견된다.

대개 40세경부터 서서히 발병하며, 점진적으로 진행한다.

주 증상은 bradykinesia와 chorea이며, 기타 apraxia, ataxia, dysarthria 등이다. 초기에 어깨나 얼굴, 사지 등을 움츠리거나 찡그리는 불수의운동에서 시작하는데, 의도대로 행동을 잘 못하고(apraxia), 미세행동을 잘 못한다. 점차 보행장애*ataxia*가 나타나고 자세가 불안정해지고, 말을 잘 못한다(dysarthria). 결국 먹지도 삼키지도 못하여 aspiration pneumonia가 발생하여 사망에 이른다. 운동증상 진단 이후 평균 15년 생존한다.

20세경 발병하는 juvenile형도 있는데, 이는 choreic movement 보다 bradykinesia, dystonia, rigidity가 더 심하다.

전형적 운동증상보다 인지장애가 선행되는 수가 많다. 초기에 수행능력(기획, 조직, 속도 등)이 먼저 저하되고, 다음 인지장애로서 기억이나 학습보다 점차 기억력 감퇴, 인격황폐와 치매 등이 나타난다. 동반되는 정신증상으로 우울증, 이자극성, 불안, 강박증, 무감동, 충동성, 탈억제 행동, 병식 없음 등이 흔하나, 정신병적 증상은 드물다.

DSM-5-TR
헌팅턴병에 의한 신경인지장애*Major or Mild Neurocognitive Disorder Due to Huntington's Disease*

주요 또는 경도 신경인지장애 진단기준에 맞고, 장애가 서서히 시작하고 점진적으로 진행하며, 헌팅턴병이 확진된 후 또는 가족력상 또는 유전검사상 헌팅턴병의 위험이 있을 때 내려진다. 그리고 그 신경인지장애는 다른 의학적 상태 때문이 아니며, 다른 정신장애로는 더 잘 설명되지 않는다.

Coding: **G10 헌팅턴병, F02.8x 주요신경인지장애**
  G31.84 경도 신경인지장애

ICD-10 및 한국 표준 질병 사인 분류
F02.2 헌팅톤병에서의 치매
Dementia in Huntington's disease (G10)

10. 기타

기타 의학적 상태들에 의한 신경인지장애
표 26-1이 이러한 상태들의 목록이다.

DSM-5-TR
다른 의학적 상태에 의한 주요 및 경도 신경인지장애*Major or Mild Neurocognitive Disorder Due to Another Medical Condition*

이는 주요 및 경도 신경인지장애 기준에 맞으며, 병력, 신체검사 또는 이학적 소견상 신경인지장애가 다른 의학적 상태의 병리생리적 결과라는 증거가 있고, 인지결핍이 다른 정신장애나 다른 특정 신경인지장애(예를 들어 알츠하이머병, HIV감염)로는 더 잘 설명되지 않는 장애이다.

Coding: **F02.8x 주요신경인지장애**(앞에 다른 의학적 병명 기술)

G31.84 경도 신경인지장애
다발성 원인에 기인한 신경인지장애

Neurocognitive Disorder Due to Multiple Etiologies

이는 주요 및 경도 신경인지장애의 기준에 맞으나, 병력, 정신의학적 진찰, 또는 임상병리 검사 등에서 신경인지장애가 물질을 제외한 한 가지 이상의 원인적 과정의 병리생리학적 결과라는 증거가 있을 때이다. 예를 들어 알츠하이머 치매에 이어 두부손상에 기인된 치매가 중복된 경우 등이다. 그리고 신경인지 결핍이 다른 정신장애로 더 잘 설명되지 않으며, 섬망의 경과 중에만 나타나는 것이 아니다.

Coding: **F02.8x 주요신경인지장애**(앞에 원인 모두 기술)

G31.84 경도 신경인지장애
R41.9 비특정 신경인지장애 Unspecified Neurocognitive Disorder

신경인지장애의 증상으로 사회적, 직업적 또는 기타 중요한 기능영역에서의 장애가 있으나, 신경인지장애 집단의 어느 장애의 전체 진단기준에는 맞지 않는 경우이다. 원인질환규명이 불확실할 경우에도 이 진단명이 사용된다.

ICD-10 및 한국 표준 질병 사인 분류

F02.8 달리 분류된 기타 명시된 질환에서의 치매

Dementia in other specified diseases classified elsewhere

뇌지질축적증에서의 치매(E75.-+)
뇌전증에서의 치매(G40.-+)
간렌즈핵변성에서의 치매(E83.0+)
과칼슘혈증에서의 치매(E83.5+)
후천성 갑상선기능저하증에서의 치매(E01.-+, E03.-+)
중독에서의 치매(T36-T65+)
다발경화증에서의 치매(G35+)
신경매독에서의 치매(A52.1+)
니아신결핍[펠라그라]에서의 치매(E52+)
결절성 다발동맥염에서의 치매(M30.0+)
전신홍반루푸스에서의 치매(M32.-+)
파동편모충증에서의 치매(B56.-+, B57.-+)
비타민B12결핍에서의 치매(E53.8+)
요독증에서의 치매(N18.5+)

F03 상세불명의 치매Unspecified dementia

초로성 치매 NOS
초로성 정신병 NOS
원발성 퇴행성 치매 NOS
노년치매 NOS
우울형 또는 편집형 노년치매
노년정신병 NOS

F04 알코올 및 기타 정신활성물질에 의해 유발된 것이 아닌 기질성 기억상실증후군Organic amnesic syndrome, not induced by alcohol and other psychoactive substances

F06.7 경도 인지장애Mild cognitive disorder

경도 인식(인지)장애mild cognitive disorder

치매(F00-F03) 또는 섬망(F05.-)의 진단을 받을 만큼 심하지는 않으나, 기억의 손상, 학습곤란에 의해 특징이 나타나고 장기 직무에 대한 집중능력을 감소시키는 경우에 진단된다. 이 진단은 단지 명시된 신체장애와 관련될 때 내려지며, F10-F99에 분류된 어떤 정신 또는 행동 장애 어느 것의 존재에 의해서 만들어지는 것은 아니다.

증상으로 정신적인 직무를 시도할 때 현저한 정신적 피로감이 나타나고, 새로운 학습은 객관적으로 성공하였을 때조차도 주관적으로는 어려움을 느낀다. 장애는 뇌 및 조직에 광범위한 감염 및 신체장애에 선행, 동반, 후행할 수 있으나 뇌의 직접적인 병발 증거는 반드시 문제되지 않는다.

기타
경도인지장애mild cognitive impairment; MCI

과거 광범위하게 사용되어 왔던 용어로 기억력과 사고에서 약간의 눈에 띄는 측정 가능한 정도의 인지 저하가 있지만, 나이, 교육수준에 비해 기억장애가 있다는 의미이며, 치매의 진단은 내려지지 않는다. 아직은 독립된 생활이 가능하다. 위에서 설명한 mild congnitive disorder(F06.7)와 유사하다. DSM-5-TR에서는 경도 신경인지장애에 해당된다. 나중 알츠하이머 치매나 다른 치매로 이행될 위험이 높다. 65세 이상 노인의 10~20%에서 발견된다.

Familial multiple system taupathy

이는 근래 새로이 발견된 presenile dementia의 한 형태이다. 이 장애를 야기하는 유전자는 17번 염색체에 있다. 이는 알츠하이머병에서와 공통된 뇌장애를 보인다고 한다. 병리소견은 뇌에 tau 단백질이 신경세포와 교질세포 내에 만들어지는 것으로 이는 결국 뇌세포를 사멸시킨다. 이 장애는 알츠하이머병에서 보는 노인성 반점senile plaque과는 상관없다. 임상양상은 단기기억장애와 자세와 걷기 때의 균형유지에 어려움이 있는 것이다. 40, 50대에 발병하며 발병 후 평균 11년 생존한다.

수술 후 인지장애postoperative cognitive dysfunction

경도신경인지장애의 흔한 원인으로, 수술중 색전증intraoperative embolism 때문으로 보이며, 마취의 종류와 기간에 따라 생기기도 한다. 수술 후 3개월에 대개 인지기능은 회복하지만, 6개월 이후까지도 인지장애를 호소하기도 한다.

일시적 전반적 기억장애transient global amnesia

이는 최근 사건에 대한 갑작스런 기억상실과 새로운 정보를 기억하지 못하는 증상이 특징이다. 빈도는 1년에 일반 인구 10만 명당 5~10명에서 나타나며, 50세 이상에서 많다. 원인은 불명이나 측두엽과 diencephalic region의 허혈증과 관련된다. 경미한 혼동이 있고, 병에 대한 인식은 없고, 때때로 잘 학습된 복잡한 과제의 수행에 장애가 있으나, sensorium은 정상이다. 장애는 6~24시간 지속되나, 거의 대부분의 경우 잘 회복한다.

Senile squalor syndrome

자신과 주변에 대한 무시neglect, 저장성(수집)hoarding, 사회적 고립 등이 증상이다. 집은 무질서하고 더럽고, 잡동사니로 가득 차 있고 주거 외부는 황폐하고 많은 애완동물이 잘 돌보아지지 않은 채 같이 산다. 젊었을 때는 정상적이었다는 점에서 강박장애와 다르다. 전두엽 장애가 의심된다.

Sundowner 증후군

노인들이 흔히 보이는 졸림, 혼동, 보행장애, 실수로 넘어짐 등의 증상들을 말한다. 이는 노인이 과도히 진정되었을 때(주로 benzodiazepine계 약물), 치매 환자에게 소량의 향정신성 약물을 투여하였을 때 또는 빛이나 옆에 사람이 없어 환경적 내지 대인관계의 신호cue 등 외부자극이 부족할 때 잘 나타난다.

참고문헌

구본대 등(2011): 한국형 치매 임상진료지침 소개. J Korean Med Assoc 54:861~875.

대한신경과학회(2011): 뇌전증과 실신. 신경학. 서울, 범문에듀케이션, pp.339~408.

민성길, 이호석, 정상섭(1993): 파킨슨병 환자에서 보는 우울증. 신경정신의학 32:188~194.

박기창(2015): 신경인지장애. 민성길(편), 최신정신의학(제6판). 서울, 일조각, pp.224~250.

오명돈(2007): HIV 감염증의 치료. J Korean Med Assoc 50:316~323.

오병훈(1995): 외상후 뇌손상의 신경인지기능평가. 생물정신의학 2:177~185.

우종인, 오병훈, 양병환 등(1994): 특집-노인성치매. 대한의학협회지 773~816.

이동영, 묵인희, 김지욱 등(2015): 알츠하이머병. 대한노인정신의학회(편), 노인정신의학. 서울, 엠엘커뮤니케이션, pp.248~273.

중앙치매센터(2022): https://www.nid.or.kr/

통계청(2022): 한국 표준 질병 사인 분류. 제8차 개정판. http://kostat.go.kr/kssc/stclass/StClassAction.do?method=dis&classKind=5&kssc=popup

American Psychiatric Association(2022): Diagnostic and statistical manual of mental disorder. 5th ed-text revision. American Psychiatric Association, Washington D.C.

Boland R, Verduin ML(2022): Kaplan and Sadock's Synopsis of psychiatry. 12th ed. Wolters Kluwer, Philadelphia, pp.451~468.

Christensen K, Thinggaard M, Oksuzyan A, et al(2013): Physical and cognitive functioning of people older than 90 years: a comparison of two Danish cohorts born 10 years apart. Lancet doi:10.1016/S0140-6736(13)60777~1

Choi SH, Lee H, Chung TS, et al(2012): Neural network functional connectivity during and after an episode of delirium. Am J Psychiatry 169:498~507.

Dalmau J, Graus F(2018): Antibody mediated encephalitis. New Eng J Med 378:840~851.

Fischer PA, Enzensberger W(1987): Neurological complications in AIDS. J Neuro 235:69~279.

Hales RE, Yudofsky SC, Roberts LW, eds(2014): Textbook of psychiatry. 6th ed. American Psychiatric Publishing, Washington D.C.

Holtzman DM, Morris JC, Goate AM(2013): State of the Art Review. Neurodegenerative Disease. Sci Transl Med 3:77. doi:10.1126/scitranslmed.3002369

Jeong HG, Han C(2013): MMSE, Mini-Mental State Examination; CDR, Clinical Dementia Rating; GDS, Global Deterioration Scale. Korean Med Assoc 56:1104~1112.

Lambert JC, Ibrahim-Verbaas CA, Harold D, et al(2013): Meta-analysis of 74,046 individuals identifies 11 new susceptibility loci for Alzheimer's disease. Nature Genetics doi:10.1038/ng.2802

Lee HJ, Bae EJ, Lee SJ(2014): Extracellular α-synuclein-a novel and crucial factor in Lewy body diseases. Nat Rev Neurol 10:92~98.

Min SK(1986): A brain syndrome associated with delayed neuropsychiatric sequelae following acute carbon monoxide intoxication. Acta Psychiat Scand 73:80~86.

Moreno JA, Halliday M, Molloy C, et al(2013): Oral Treatment Targeting the Unfolded Protein Response Prevents Neurodegeneration and Clinical Disease in Prion-Infected Mice. Sci Transl Med 5:206. DOI: 10.1126/scitranslmed.3006767

Reynolds EH, Trimble RR, eds(1981): Epilepsy and psychiatry. Churchill-Livingstone, New York.

Sandy K(2013): Reminiscence therapy. Finding meaning in memories. Nursing April 43:36~37.

Simard M, van Reekum R, Cohen T(2000): A Review of the Cognitive and Behavioral Symptoms in Dementia With Lewy Bodies. J Neuropsychiatry Clin Neurosci 12:425~450.

Tricco AC, Soobiah C, Berliner S, et al(2013): Efficacy and safety of cognitive enhancers for patients with mild cognitive impairment: a systematic review and meta-analysis. Canadian Medical Association Journal doi: 10.1503/cmaj.130451

27

기타 정신장애*Other Mental Disorders*

Ⅰ. 개념

DSM-5-TR에서는 전통적 범주의 진단명 이외의 장애들에 대해 기타 특정 및 비특정 정신장애라는 범주에 포함시키고 있다. 특히 DSM-5-TR에서는 다른 의학적 상태에 의한 기타 특정 및 비특정 정신장애, 약물유도성 운동장애 및 기타 약물 부작용*medication-induced movement disorders and other adverse effects of medication*, 임상적 주의를 요하는 상태들, 그리고 문화 관련 증후군에 대한 기술을 포함하고 있다. ICD-10에서는 기타 명시된 정신장애나 상세불명의 정신장애로 기술하고 있다.

Ⅱ. 다른 의학적 상태에 의한 기타 정신장애

1. 개념

여러 의학적 원인에 의한 뇌조직의 일시적 또는 영구적 손상에 의한 섬망 또는 치매 등 신경인지장애*neuro-cognitive disorders*는 제26장 신경인지장애에 기술되고 있다. 그 외 기타 다른 의학적 상태에 의한 정신장애는 다음과 같다.

DSM-5-TR

F06.8 다른 의학적 상태에 의한 기타 특정 정신장애*Other Specified Mental Disorders Due to Another Medical Condition*

이 범주는 다른 의학적 상태에 의한 정신장애의 증상 특징들이 지배적이지만, 그 정신장애의 전체 진단기준을 충족시키지 못하는 경우에 적용된다. 이 범주의 장애는 임상가가, 그 충족시키지 못하는 이유를 의사소통하기로 선택할 경우에 사용된다. '기타 특정'이라는 명칭을 사용하는 예는 복합 부분발작 때 나타나는 해리증상들이다.

F09 다른 의학적 상태에 의한 비특정 정신장애

Unspecified Mental Disorder Due to Another Medical Condition
이 범주는 다른 의학적 상태에 의한 정신장애의 증상 특징들이 지배적이지만, 그 정신장애의 전체 진단기준을 충족시키지 못하는 경우에 적용된다. 이 범주의 장애는 임상가가, 장애가 그 충족시키지 못하는 이유를 특정화하지 않기로 선택할 경우에 사용된다.

ICD-10

기질성 정신장애와 신경증적 장애의 개념을 여전히 유지하고 있기 때문에 DSM-5-TR과 달리, 정신병적 장애 이외 부분을 따로 범주화하고 있다.

ICD-10 및 한국 표준 질병 사인 분류

F06.8 뇌손상, 뇌기능이상 및 신체질환에 의한 기타 명시된 정신장애*Other specified mental disorders due to brain damage and dysfunction and to physical disease*
  뇌전증정신병 NOS*Epileptic psychosis NOS*

F06.9 뇌손상, 뇌기능이상 및 신체질환에 의한 상세불명의 정신장애*Unspecified mental disorder due to brain damage and dysfunction and to physical disease*

기질성 뇌증후군 NOS*Organic brain syndrome NOS*
기질성 정신장애 NOS*Organic mental disorder NOS*

F07.8 뇌질환, 뇌손상 및 뇌기능 이상에 의한 기타 기질성 인격 및 행동 장애*Other organic personality and behavioural disorders due to brain disease, damage and dysfunction*
우측대뇌반구의 기질성 정동장애*Right hemispheric organic affective disorder*

F07.9 뇌질환, 뇌손상 및 뇌기능 이상에 의한 상세불명의 기질성 인격 및 행동 장애*Unspecified organic personality and behavioural disorder due to brain disease, damage and dysfunction*
기질성 정신증후군*Organic psychosyndrome*

F09 상세불명의 기질성 또는 증상성 정신장애
Unspecified organic or symptomatic mental disorder

2. 뇌전증腦電症 epilepsy

뇌전증은 이전에 간질癎疾로 불리던 전형적인 신경정신과적 장애이다. 뇌전증은 기원전 20세기경의 역사적 기록에서부터 현대에 이르기까지 기술되어 온 중요한 신경정신계 질환이다.

뇌전증이 신경정신의학에서 중요하게 다루어져야 하는 이유는 첫째, 뇌전증은 매우 흔한 질환으로 신경정신과 의사의 진단과 치료를 필요로 하는 정신 및 행동 장애, 성격변화 등을 동반하는 질환이다. 둘째, 뇌전증은 오랫동안 사회로부터 부정적인 편견과 오해를 받았다. 환자도 만성적인 불안과 아울러 자신에 대한 부정적인 이미지를 갖게 되었다. 그리하여 뇌전증에 가해진 낙인stigma은 다른 만성 질환에서는 볼 수 없는 무력감, 소외감, 좌절감과 아울러 분노와 적대감 등 여러 정신적 문제를 유발해 왔다. 셋째, 항경련제를 사용하면 정신적·인지적 효과를 볼 수 있으며, 넷째, 뇌전증은 인간의 뇌와 행동, 그리고 정신질환과의 상호연관 관계를 이해하는 데 중요한 모델이 될 수 있기 때문이다.

연구자에 따라 다르지만, 뇌전증 환자에서 지능장애, 성격상, 정신질환 등 다양한 행동장애가 한 가지 이상 합병되어 있는 유병률은 10%에서 80%까지로 다양하다.

전형적인 정신병적 양상은 착란confusion, 삽화적 폭력, 긴장증catatonia 등이다.

뇌전증과 관련된 정신장애의 발생기전은 첫째, 뇌전증의 원인이 되는 뇌손상, 둘째, 항경련제 투여, 셋째, 뇌전증과 관련된 특유의 사회현상, 넷째, 뇌전증의 생물학적 특성에 의한 대뇌기능구조의 변화 등이다. 이런 행동장애는 발작 전, 발작 시, 그리고 발작 후에 나타난다.

발작 전기 행동*preictal behavior*: 발작 전 몇 분 또는 수일 내에 우울, 신경질, 주의집중장애, 예민성, 불안 등 비특이적인 그러나 불쾌한 정서상태를 호소한다. 이러한 행동변화는 발작 직후 대부분 소실되거나 현저하게 호전되지만 이중인격이나 다중인격과 합치하는 극심한 경우도 있다. 기전은 신경계의 전기적

과잉방전을 전후한 시상하부와 뇌하수체의 호르몬분비의 변화 또는 신경전달물질의 균형이동 등으로 추측된다.

발작기 행동*ictal behavior*: 단순부분발작은 매우 단순한 운동이나 지각 이상을 초래하는 반면, 측두엽이나 변연계에서 발생하는 복합부분발작complex partial epilepsy은 다음과 같은 좀 더 복합적이고 조직화된 사고와 정서, 행동의 장애를 초래한다.

경험화 현상*experiential phenomena*: 측두엽 뇌전증 환자의 60% 가량에서 복합부분발작의 전구증상aura들이 나타나는데, 흔히 이유 없는 공포와 불안감, déjà vu현상, 본인의 의지와 상관없는 강제성 사고, 과거 경험의 생생한 재생과 이에 동반되는 환시와 환청 등이 있고, 드물게는 유쾌한 기분이나 성적 절정감을 경험하기도 하는 등 가능한 모든 종류의 인간경험이 나타난다고 보고되어 있다. 이 현상은 순수한 변연계의 활성화에 기인하는 것으로 생각된다.

의식의 장애: 상기 전구증상과 발작현상을 기억하지 못한다. 이러한 의식소실은, 정상수면이나 혼수상태의 경우와는 달리, 외부세계와 뇌간망상체brain stem reticular formation, 대뇌피질 및 변연계 간의 정상적인 연결이 단절되었기 때문으로 본다.

자동증*automatism*: 의식의 장애가 있는 동안 환자는 입맛을 다신다든가, 주위의 물건을 만지작거린다거나, 때로 방을 거닐기도 하는 등 본인의 의지와는 상관없는 행동을 한다. 측두엽 뇌전증 환자에게 간혹 정신없이 수 시간 이상 타 지역을 자기도 모르게 떠돌아다니는 배회벽poriomania 현상도 나타난다.

발작과 폭력: 발작현상으로서의 비정상적인 공격성과 폭력이 나타날 수 있는데, 이는 법의학적인 문제 또는 사회윤리 문제로 확대되기도 한다. 최근의 지속적 뇌파비디오 감시장치를 통한 연구에 따르면 뇌전증 발작 시 폭력적인 것처럼 보이는 이유는 발작 초기에 불쾌한 전구증상을 느낄 때 이에 대한 반응으로 소리를 지른다든가, 화난 태도를 보이는 짧은 행동들, 그리고 발작 중이나 직후에 타인을 꼭 붙잡고 있으려 한다든지, 강제로 침대에 눕히려고 할 때 손으로 밀치거나 붙잡히지 않으려고 저항하는 소극적 또는 방어적 행동들 때문이다. 이 연구들을 검토하면, 정상인 대조군에 비해 뇌전증 환자들이 더 공격적이라는 증거는 확인되지 않는다.

발작 후 현상*postical phenomena*

발작 직후 일정시간 동안 환자는 인지기능이 정상으로 회복되지 않아, 주의력 감퇴, 피로감, 혼동, 기억력 감퇴 등을 일시적으로 경험하게 된다. 한 번 발작이 있으면 적어도 72시간이 지나야 대부분 정상기능을 회복한다.

발작휴지기의 행동장애*interictal behavioral disorders*

뇌전증 환자들에게서는 발작할 때 이외의 평소의 성격이나 행동에도 여러 가지 문제가 많이 있는 것으로 생각되고 있다. 이를 설명하는 이론들로는 첫째, 발작현상 자체는 일시적이지만 반복되는 자극을 통해 결국은 신경계에 영구적인 이상상태를 초래한다는 것이다. 둘째, 뇌전증은 특성상 만성 질환인 동

시에 발작시기를 예측할 수 없기 때문에 불안, 일상생활의 제한과 이에 따르는 우울증 같은 이차적인 정신적인 문제를 초래할 수 있다. 셋째, 뇌전증에 대한 가족과 사회의 부정적인 시각과 편견, 그리고 차별에 의한 대인관계와 직업활동의 장애 때문에 환자가 상처를 받는다는 것이다.

측두엽 뇌전증temporal lobe epilepsy; TLE

정신운동발작psychomotor seizure이라고도 하며, 원인은 미상이나 유전적 요인이 있고 어릴 때 시작되며 사춘기 때 많이 나타난다. 증상은 정신질환의 경우와 유사하여 사회적 후유증이 크다. 발작 전 증상으로 복부팽만감, 홍조, 호흡변화 등 자율신경계 장애, 기시감déjà vu, 미시감jamais vu, 강박사고, 몽롱한 상태, 공포, 공황, 우울, 다행감 등 정신증상이 나타나기도 한다. 발작 시에는 발작 전 증상과 더불어 기타 자동행동으로 입맛다심 등이 나타난다. 이외에 짧고 와해된 비억제적 행동, 폭력행동 등이 나타나며, 발작 후에 착란이 있다. 나중에 이 증상들을 기억하지 못한다. 뇌파 이상이 측두엽에서 나타나고 특히 nasopharyngeal lead에서 이상이 잘 나타난다. 심리검사에서 망상과 조현병의 증상이 나타난다. 환자는 평소에도 해리, 둔주, 다중인격 등을 경험하고 과도하게 종교적·철학적인 경우가 많다. 항경련제, 항정신병 약물 등으로 치료한다.

전두엽 뇌전증frontal lobe epilepsy

증상 특징으로 괴이한 자동운동증motor antomatism과 소리내기vocalization가 갑자기 나타났다가 사라진다. 발작 후 착란은 뚜렷하지 않다. 진단하기 어렵다.

성격장애

장기적인 불안과 우울은 뇌전증 환자의 가장 흔한 정신병리 현상이다. 이것은 뇌전증의 특유한 내인성 요인 때문이라기보다는 외부적인 스트레스에 대응한 결과로 보인다. 즉 이들은 치료로 호전될 수 있는 가역적인 현상이다.

뇌전증성 성격epileptic personality: 이는 측두엽 뇌전증 환자에서 철학적·종교적 심취, 집착적이고 강박적인 사고, 과다한 집필벽hypergraphia, 저하된 성적 관심, 격심한 감정변화 등이 나타나는 것이다. 또한 거친 성격이나 폭력, 반사회적 성격들도 지적되고 있다. 그러나 이러한 성격 특징은 뇌전증 환자군에만 있는 특이한 성격장애는 아니며, 다른 뇌손상 환자들과 비교할 때 환자가 속해 있는 사회계층의 특성이 표출되는 것으로 생각된다.

뇌전증과 정신병

큰 규모의 통계적 자료에 의하면 전반적인 뇌전증 환자군에서의 정신병의 유병률은 1% 정도로 정상인군과 큰 차이가 없는 것으로 알려졌다. 그러나 측두엽 뇌전증 환자에서는 정신병, 특히 조현병의 발병률이 현저히 증가한다는 보고가 있다. 뿐만 아니라 좌반구 측두엽에 뇌전증의 포커스가 있으면 조현병이 더 많이 발병하고, 우반구 측두엽에 포커스가 있으면 정동장애가 더 자주 함께 발병한다는 흥미 있는 가설과 함께 측두엽 뇌전증과 정신병 사이의 생물학적인 공통점이 제시되었다.

일부 뇌전증 환자에서 진행성으로 정신기능이 감퇴하는 경우가 있는데, 이러한 현상은 발병연령이 매우 어리고, 뇌전증 발작의 빈도가 매우 높고, 치료하지 않아 뇌전증 발작이 오랫동안 반복되었을 때 나타나는 현상이다.

감별진단

뇌전증은, 혈관미주신경 자극에 의한 감압성 실신vasodepressor syncope, 심장부정맥에 의한 실신, 저혈당증, 알코올중독에 의한 실신, 과호흡증후군 등에 의한 의식소실, 일과성 뇌허혈증transient ischemic attack, 기면증narcolepsy, 틱tic 장애, 무도증 등과 감별해야 한다. 가성 발작이나 과호흡증후군, 공황발작, 충동조절장애 같은 정신적 원인에 의한 행동장애도 뇌전증과 감별해야 한다.

뇌파에서 정상소견이 나타나도 뇌전증이 아니라 할 수 없다. 뇌파검사를 연속적으로 하거나 전극을 적절한 위치에 놓음으로써 정확한 진단을 할 수 있다.

가성 발작pseudoseizure: 가성 발작은 심인성 발작psychogenic seizure 또는 심인성 비뇌전증성 발작psychogenic non-epileptic seizure; PNES이라고도 불린다. 이는 뇌전증 발작과 흡사한 간헐적 행동이상을 일으키나, 대뇌의 뇌전증 현상이 아닌 정신적인 원인에 의해 유발되는 행동장애를 의미한다. 종래에 가성 발작은 단순한 꾀병이나 히스테리 경련(그림 18-1 참조)으로 간주되었으나, 최근의 연구에 의하면 매우 다양하고 복잡한 현상으로 신중한 접근을 요한다. 가성 발작의 유무는 병력, 증언, 뇌파, 뇌파-비디오 감시장치VEEG/monitoring, 신경생리적, 신경내분비적, 뇌영상, 신경심리학적 검사들, 최면, 대화분석conversation analysis 등을 통해 possible, probable, clinically established 세 수준으로 진단한다. 특히 지속적 뇌파-비디오 감시장치를 통해 뇌전증 전문의와 함께 종합적인 차원에서 판정해야 한다. 한 가지 주의할 사항은, 가성 발작은 건강한 사람뿐만 아니라 실제 뇌전증이 있는 환자에게서도 합병되어 나타나는 경우가 있다는 것이다.

가성 발작의 발생기전은 ① 꾀병, ② 우울증, 불안, 갈등 및 스트레스의 신체화, ③ 히스테리성 전환반응, ④ 과호흡증후군 증상, ⑤ 조현병과 같은 정신병적 행동장애의 일환, ⑥ 뇌전증 환자에서의 발작전구증상이나 실제 발작이 있은 직후 그에 대한 감정적 반응으로 학습화된 행동장애로서의 가성 발작 등이다.

뇌전증의 정신과적 치료: 성공적인 뇌전증의 치료는 발작의 조절과 동시에 뇌전증과 관련된 정신사회적 문제에 대해 정신치료, 가족치료, 집단정신치료, 사회적 재활 등을 시행해야 한다. 최근에는 신경과 의사, 정신과 의사, 임상심리사와 사회복지사가 한 팀이 되어 뇌전증의 조기진단, 효과적인 약물치료의 설정, 행동장애의 유무와 유발요인 파악, 정신병리현상의 예방, 학업과 직업선택의 상담, 아울러 대사회 계몽활동을 동시에 하는 통합적인 접근이 강조되고 있다.

3. 진행마비general paresis(syphilitic meningoencephalitis)

이는 general paralysis of the insane 또는 paralytic dementia로 불리었던 뇌의 병 내지 신경정신과적 장애이다. 이는 매독균, 즉 treponema pallidum에 의한 중추신경계 감염 중의 하나로, 매독 감염 후 수년 내지 수십 년 후 특히 10~15년 사이에 가장 많이 발병한다. 이 병은 1950년대까지 전 세계적으로 문제가 되었던 흔한 광기狂氣, 즉 정신병(뇌병)이었다.

이전에는 발병률이 매우 높았으며, 매독 환자의 4~10%가 진행마비로 발전하는 것으로 추정되었다. 현재 선진국에서는 매우 드물다. 남녀 비는 3~5:1 정도로 남자에서 많다.

이는 매독균에 의한 만성 meningoencephalitis로서 뇌의 위축, 특히 전두엽과 측두엽의 퇴행성 변화를 나타낸다. 주 병리소견은 염증반응과 위축이다. 전두엽의 위축, 소혈관 주위의 세포침윤, 신경세포의 탈락, 변성, 소교세포microglia 및 대교세포macroglia의 증식, 철과립의 출현 등을 볼 수 있다.

증상은 매독 감염 후 10~30년 후에 나타나기 시작한다. 신체증상으로는 초기에는 피곤, 두통, 불면증, 어지러움 등 신경쇠약 상태로 나타나면서, 언어장애(말더듬), 진전, 동공증상(Argyll-Robertson 증후군), 마비성 발작 등이 따라 나온다. 정신증상으로는 갑자기 그리고 흔히 극적으로 나타나는 현저한 성격변화와 더불어 사회적 탈억제 현상, 비사회적 행동, 판단, 주의집중 및 단기기억의 점진적 장애, 다행감, 조증, 우울증, 환각, 망상상태, 무감동apathy 등이 나타난다. 망상이 흔한데, 체계화되지 않고 부조리하다. 흔히 과대, 피해, 우울 망상이 나타난다. 엄청난 부를 가졌다거나 왕이라든가, 영생불멸이라든가, 수천 명의 연인이 있다든가, 무한한 권력을 가졌다거나 하는 망상을 보이기도 하고, 허무주의, 말세, 자기비난 또는 건강염려증적 망상을 보이기도 한다. 말기에 이르면 dysarthria, intention tremors, hyperreflexia, myoclonic jerks, 혼동, 경련, 마비가 온다. 결국 침대에서 벗어나지 못하다가 영양장애, 악액질cachectic, 지남력 상실과 더불어 사망한다.

증상의 유형에 따라 단순치매형, 신경쇠약형, 조증형, 우울형, 조현형 등으로 나눌 수 있다. 특수형으로는 Lissauer형(실어증, 실행증, 편마비, 반맹hemianopsia 등의 국소 증상을 가진 것), 연소형 진행마비juvenile paresis(선천성 매독에 의한 것으로 15세 전후에 발병), 척수로성 진행마비taboparesis 등이 있다.

진단은 눈의 동공반사장애Argyll Robertson pupil와 점진적인 근반사장애muscular reflex abnormalities, 경련, 정신병 상태, 치매 등으로 한다. 결정적 진단은 뇌척수액 소견(단백증가, 세포증가, colloidal gold test 양성, 매독반응 양성)으로 한다.

예후에 있어 초기에 적절한 치료를 하면 잘 치유되며, 치료하지 않으면 2~5년 내에 사망한다.

치료는 항생물질요법(페니실린penicillin 요법)이다. 페니실린 G 1,200만~1,500만 단위를 주되, 매일 페니실린 G 60만 단위를 2~3주간에 걸쳐서 근육 주사한다. 모든 환자는 뇌척수액 및 혈액 소견은 이미 양성이나 아직 임상증상이 나타나지 않는 시기를 거치는데, 이 시기의 치료도 진행마비의 치료와 똑같이 해야 한다.

4. 기타

뇌혈관장애

허혈성ischemic 경색, 출혈, 뇌동맥경화증cerebral arteriosclerosis 환자에서 다발성 경색성 치매 등 뇌기능에 장애가 생긴다(제26장 신경인지장애, Ⅴ-3. 혈관성 신경인지장애에서 기술).

정신증상으로는 감정실금(눈물이 많음), 인격변화 등이 특징적으로 나타나며, 야간섬망, 치매 또는 경련도 때때로 볼 수 있다.

뇌의 공간점유 병변space occupying lesion

뇌종양brain tumor : 초기에 정신병 상태가 나타나는 수가 많다(특히 노인에서). 증상양상은 뇌압상승 정도, 종양의 위치, 병전성격에 따라 결정된다. 일반적인 증상은 지속적 두통, 구토, 몽롱한 상태와 주위에 대한 무관심, 현실감 장애, 인지기능의 장애, 편마비, 실어증, 실행증, 실인증 등의 신체증상, 의식장애, 경련 등이다. 전두엽, 두정엽, 측두엽 등 종양의 장소에 따라 각기 다른 증상이 나타날 수 있다. 측두엽 종양에서 정신병이 나타날 가능성이 크다. 그러나 frontal meningiomas 같은 소위 조용히silent 서서히 커지는 종양에서는 상당기간 기능이 정상적이다.

정상압 수두증normal pressure hydrocephalus : 치매, 보행장애, 요실금이 주 증상이며, 진행되면 추체로 및 추체외로 증상이 나타난다.

기저신경절 장애basal ganglia disorders

윌슨Wilson**병** : 간렌즈핵 변성hepatolenticular degeneration으로 나타나는 체염색체-열성유전의 병이다. 구리결합copper-binding 효소인 ceruloplasmin 감소 때문에 간뇌(렌즈핵), 각막, 신장 등에 구리가 침착된다. 정신과적으로 환자는 과민, 우울, 정서불안정, 흥분, 폭발적인 울음과 웃음, 유아와 같은 사고방식, 정신병, 치매 등을 보인다. 치료는 penicillamine과 항우울제 및 항정신병 약물 투여이다. 어린이와 사춘기 초기에 가장 흔히 발병하고 진행이 빨라 수개월 또는 수년 내에 사망하게 된다.

기타 : 헌팅턴Huntington병은 운동증상이 나타나기 전에 정신병이 나타날 수 있다. Fahr병은 양측 기저신경절 석회화 때문이며, 정신병을 포함한 신경정신과적 증상을 나타낸다. 파킨슨병에서는 환각, 특히 환청이 흔하다.

탈수초장애demyelinating diseases

탈수초로 말미암아 (특히 우측뇌에서) 백질의 기능적 단절이 일어나 정신병 현상을 나타내게 된다.

다발성 경화증multiple sclerosis: 가장 흔한 탈수초성 장애로, 뇌실질에 산발적으로 plaque들이 생기는 장애이다. 급성 또는 아급성으로 발병한다. 많은 예에서 각종 신경학적 증상과 더불어 정신증상이 발견되는데, 감정의 불안정, 우울, 다행감 등의 증상과 병소 부위에 따라 환각, 기억장애, 지적 수준의 저하 등을 보인다. 측두엽과 간뇌에 생길 때 기억장애가 잘 나타난다. 병의 후기에는 망상 및 치매 현상이 나타난다. 전체적으로 40~60%의 환자에서 기억장애가 나타난다. 특징적으로 digit span의 능력은 정상적인 수가 많다. 뇌척수액검사 시 약 반수 이상에서 단백질 중의 globulin fraction이 증가된다. 전산화단층촬영 시 뇌실확대와 피질위축이 약 44%에서 나타난다.

범발성 경화증diffuse sclerosis: 염증성으로 Schilder병이 있다. 이는 후두엽의 병변이 주된 요인으로 시력장애, 지능장애, 인격변화, 추체외로증상이 나타난다. 이 질환의 초기에는 히스테리 및 조현병과 혼동되기도 한다.

기타: 유전되는 leukodystrophies도 인지장애, 경련 등 정신병을 나타낸다. 그중 metachromatic leukodystrophy는 상염색체 열성 질환이고, adrenoleukodystrophy는 X-linked disorder이다.

두부외상head trauma

두부외상 후 수년간에 걸쳐 서서히 망상과 환각 복합증후군이 나타난다. 증상의 심한 정도는 손상 정도(의식상실 시간으로 평가)와 정신병의 가족력에 의한다.

뇌진탕concussion: 일시적 의식상실이 있으나 뚜렷한 뇌손상은 없다. 증상은 가역적으로 완전 회복된다. 혼수가 10분 이상 지속되면 뇌의 심한 손상을 의미한다. 일시적으로 섬망, 건망증, 자동증, 이완성 마비가 있으며, 깨어나면 두통을 호소한다. 만성으로 뇌진탕후 증후군이 나타날 수 있다.

뇌진탕후 증후군postconcussional syndrome: 뇌진탕 혹은 뇌좌상 후, 뇌손상의 기질성 원인과 심리사회적 원인의 복합에 의해, 기억장애, 불면증, 주의력 또는 기억력의 곤란, 쉽게 피로해짐, 수면장애, 두통, 현기증, 흥분 또는 적개심, 불안, 우울, 정동의 다변성, 인격변화(예: 사회적 또는 성적으로 부적절함), 무감동 또는 자발성의 부족과 같은 증상들이 나타나는 상태이다.

감염infection

세균감염에 의한 수막염meningitis, 기생충증인 trypanosomiasis, 스피로헤타 감염증인 진행마비와 neuroborreliosis 등은 정신병을 나타내기도 한다. 이주민이나 여행자들이 cerebral malaria, toxoplasmosis, sleeping sickness 같은 생소한 감염증을 보일 수 있다.

바이러스성 감염viral infection으로는 HIV 감염, 뇌염(급성으로 일본뇌염, 헤르페스herpes뇌염 등, 아급성으로 아급성 경화성 뇌염subacute sclerosing encephalitis 등)이 있다. 슬로바이러스slow virus에 의한 대표적인 질환으로는 Kuru병 및 크로이츠펠트-야콥Creutzfeldt-Jakob병을 들 수 있다(제26장 신경인지장애, V-7. 프리온병에 의한 신경인지장애 참조).

증상은 초기에는 초조감, 불면 등이 나타나며 감염이 더 진행되면 의식장애, 기억장애, 환시 등을 포함한 심한 변화가 나타난다. 특히 HIV-AIDS는 치매도 야기하지만, 집중치료로 생존하는 경우 노화와 더불어 암, 감염증, 항바이러스 약물 부작용 등 합병증과 우울증 등 고통이 가중되고, 의료비도 상승한다.

뇌염후 증후군postencephalitic syndrome은 뇌염이 치유된 후 감염 후유증으로 인격과 지능의 변화가 계속되는 경우이다.

내분비장애endocrine disorders

뇌하수체pituitary gland: 기능의 항진이나 감퇴, 양자에서 정신적으로 무욕, 무기력, 비활발성을 보인다. 기능항진 시에는 때때로 불쾌감이 더하고 충동적이 된다. 기능저하 시에는 건망증후군이 나타날 수도 있다.

갑상선thyroid gland: 기능항진 또는 Graves병이 있으면 발한, 빈맥, 안구돌출, 부산스러움, 기분의 앙양, 억제력 결여 같은 정신증상을 보이며 섬망상태를 일으킬 수도 있다. 기능저하 시에는 정신활동 전반이 저하된다(myxedema madness). 피로하기 쉽고 기력이 떨어지며 의욕이 감퇴하며 감정이 활발하지 못하다. 드물게 조현병과 혼동될 수 있다.

부갑상선parathyroid gland: 기능장애 또는 저칼슘혈증의 임상증상의 특징은 지각이상, 기억장애, 정서적 불안정 등이다. 여러 이유로 혈중 calcium 농도가 증가되어도 우울증, 불안, 불면증, 인지장애, 혼수 등 증상이 나타난다.

부신피질adrenal cortex: 기능항진 내지 Cushing증후군 환자 상당수에서 우울, 불안, 경조증상태, 분노폭발, 감정격변 등과 더불어 건망증, 섬망, 몽롱상태, 전신경련이 나타날 수 있다. 부신피질 기능저하 시에는 정신활동이 우둔해지고 활발하지 못하다. 부신안드로겐adrenal androgen 분비증가에 따른 부신성기증후군adrenogenital syndrome에서도 여성의 남성화와 더불어 정신병적 증상이 나타날 수 있다.

부신수질adrenal medulla: 기능항진 내지 pheochromocytoma 시 norepinephrine이나 epinephrine의 분비증가에 의해 고혈압, 고혈당과 더불어 심계항진, 발한, 진전, 홍조 및 삽화적 불안 증세와 두통 등이 나타난다.

급성 췌장염: 대부분 급성 주정중독으로 유발되며 흥분, 기억장애, 집중력장애, 환각 및 환시 등의 급성 정신병적 증후군으로 나타난다. 췌장암의 10~20% 환자에서 우울과 불안, 불면증이 나타난다. 발병이 중요한 상실의 경험과 관련이 있다는 시사가 있다.

당뇨병: 흔히 기억감퇴, 집중곤란, 안절부절못함 등을 보일 수

있다. 급성 저혈당이 발병하면 전신의 강한 권태감과 무력감으로 시작하여 일시적 불안, 흥분, 섬망, 괴이한 행동 등이 나타나고 혼수상태까지 간다. 이는 심신의 쇠진 후나 공복 시 나타나며, 당분을 투여하면 증상이 완전히 소실된다.

대사장애*metabolism disorders*

포르피린증*porphyria*: Mendel식 우성으로 유전하는 대사장애로, 급성 간헐형*acute intermittent porphyria*이 가장 흔히 정신증상을 일으킨다. 흔히 공복, 알코올과 barbiturate 투여로 유발된다. 증상발현은 삽화적이며, 주 증상은 복부증상(복통, 구토, 변비 등), 신경증상(저린 감, 사지의 이완성 마비 등)이며, 정신증상은 상기 두 증상에 뒤이어 급속히 또는 서서히 일어난다. 의식혼탁, 섬망 등을 나타내고 환각, 망상상태를 보이기도 한다. 의식장애의 최고점에서 사망하는 수가 있으나, 그렇지 않으면 수개월 후에 스스로 회복된다. 회복 후에 불면, 불안, 우울감 등 신경쇠약 상태와 사지이완, 마비가 오랫동안 나타나 서서히 회복된다.

대뇌지질축적증*cerebral lipidosis*: 유전적 장애로 뇌에 sphingomyelin 등 지질이 축적된 장애이다. 증상은 성장장애, hypertonicity, progressive spastic paralysis, 시력상실, 경련, 정신장애 등이다. 유아에서는 Tay-Sachs disease로, 소년기에는 Bielschowsky disease로, 후기 청소년기에는 Spielmeyer-Vogt disease 또는 Spielmeyer-Sjören disease 등으로, 그리고 성인에서는 Kufs disease로 나타난다.

요독증*uremia*: 요소질소가 100~150mg%를 넘으면 의식혼란과 섬망이 급격히 증가한다. 특징적으로 지속적인 의식장애 중간에 일시적으로 의식이 맑아지는 것을 볼 수 있다.

투석성 뇌증후군: 인공투석*hemodialysis*과 관련하여 생기는 정신장애로, 투석 개시 후 수 시간 또는 종료 후 잠시 뒤에 일어난다. 혈중 화학물질의 급격한 변화가 원인으로 추정된다. 장기간 투석치료 후에 소위 투석성 치매가 생길 수 있는데, 알루미늄중독 때문이 아닌가 생각되고 있다.

자가면역질환*autoimmune disease*

전신 홍반성 루푸스*systemic lupus erythematosus*: 교원병*collagen disease*의 일종이며 여성에게서 대다수 발병한다. 피부, 관절, 신장 등에 신체증상이 나타나며, 주된 신경정신과 증상은 정신병(조울상태, 환각망상 상태, 착란상태, 섬망)과 경련이다. 만족할 만한 치료법은 없으나 ACTH와 corticosteroid 등을 투여하면 증상이 호전된다. 그러나 corticosteroid에 의한 정신장애가 병발할 수 있다.

기타: Hashimoto encephalopathy는 autoimmune thyroiditis와 관련되고 정신병적 삽화를 보이기도 한다. Paraneoplastic limbic encephalitis(PLE)는 주로 small-cell lung cancer와 관련되며 정신병 상태와 경련, 자율신경계 증상 등이 나타난다.

Autoimmune encephalitis

새로이 떠오르는 분류개념으로, 다양한 신경학적 및 정신의학적 증상들을 나타낸다. 원인은 신경세포 내외의 neuronal antigens에 대한 auto-antibodies 때문이다. 이로 인해 뇌에 염증반응이 나타난다. 특히 시상, 전두엽 등에서의 presynaptic GABA neuron에 있는 NMDA receptors의 장애가 나타난다. 20대의 여성에 많은데, 30~50%가 ovarian teratoma와 관련 있다. 증상으로는 처음에 두통, 발열로 시작하며 2주 이내 주의집중장애, 언어장애 등이 나타나고 점차 약간의 인지장애와 더불어 격정, 탈억제 행동, 망상 등 정신병 증상들이 나타난다. 심하면 점진적 인지장애 악화와 돌발성 catatonia, 혼수, extensor posturing, dyskinesias(lip smacking 같은 orofacial movements), writhing hand, arm choreoathetosis, 경련, 심장 부정맥 등이 나타난다. 감별할 질병으로는 HIV감염, herpes simplex virus, mycoplasma, cytomegalovirus, syphilis, 기타 viral encephalitidies 등이 있다. 회복은 수개월~수년 걸린다. 인지장애, 기억장애, 피곤감, 불안-우울-해리 장애 등 후유증은 수개월에서 수년 갈 수 있다. 늦지 않게 진단할 수 있어야 올바른 치료를 할 수 있다. 치료는 정신과, 신경과, 내과가 협동으로 한다. Immunosuppressants 투여와 더불어 plasmapheresis 또는 intravenous immunoglobulin(IVIG)을 투여한다. 원인이 되는 암이 있으면 이를 제거해야 한다. 정신과적으로는 (부작용에 주의하며) atypical antipsychotics 또는 benzodiazepines을 투여한다. 후유증들에 대해 대증치료를 한다.

영양장애

비타민 B12 결핍증*Vitamin B12 deficiency*(hypocobalaminemia): 악성 빈혈*pernicious anemia*과 더불어 장기화되면 비가역적인 신경조직의 손상이 야기되어 척수증상(사지의 마비, 감각장애, 보행 실조 등), 경련, 이자극성*irritability*, 우울증, 조증, 정신병상태, 성격변화, 기억상실, 섬망, 치매 등이 발병한다.

Korsakoff 증후군: 티아민*thiamine* 결핍으로 생기며, 증상은 처음 1개월 정도 지속되는 섬망이 오고 이어 최근 기억이 장애되고 점차 장기기억이 장애되는 건망증후군이 온다. 우측반구보다 좌측반구 손상 시 기억장애가 심하다고 한다. 작화증과 무감동의 증상은 전두엽장애의 증상이기도 하다. 수동성, Wernicke 뇌병증*Wernicke's encephalopathy*(혼동, 보행실조, ophthalmoplegia 등)이 동반된다. 성격변화가 두드러지는데, 충동장애와 더불어 자발성, 자연스러움, 관심갖기 등이 소실된다. 전두엽장애와 유사하게 주의, 기획, 수행, set shifting, 추론 등의 기능이 장애된다. 티아민 투여로 예방이 가능하나 심한 건망증상은 회복이 어렵다.

Pellagra: 니아신*niacin*(비타민 B3, 니코틴산*nicotinic acid*)의 결핍 때문에 생기며 이른바 3D 증상, 즉 치매, 설사, 피부발진이 주 증상이다. 초기의 정신증상은 피로감, 안절부절, 우울감, 집중장애, 건망증 등이며 섬망, 환각망상, 치매상태도 나타난다. 신경학적 증세는 전신의 감각이상, 떨림, 건반사의 항진 및 전신경련발작 등이다.

Wernicke 증후군: 티아민과 니아신의 결핍과 관계되며 혈액 속에 피루브산*pyruvic acid*이 축적되어 생기는 병이다. 안면근육 마비, 기억상실, 작화증, 진행성 치매, 보행장애, 의식장애 또는 혼수를 보인다.

중독증*intoxications*

물질/약물 유도성 정신병적 장애 부분에 기술된 바와 같이 많은 약물(특히 살 빼는 약, anabolic steroid), 자연산 약초(ephedra), 독소 등이 섬망이 없는, 정신병을 유발할 수 있다. 그러나 정신병과 특정 약물 간의 인과관계는 장기적 추적으로 확인되는 수가 많다.

III. 기타 정신장애

DSM-5-TR

F99 기타 특정 정신장애*Other Specified Mental Disorder*
이 범주는 어떤 정신장애의 증상 특징들이 지배적이지만, 그 어떤 정신장애의 전체 진단기준을 충족시키지 못하는 경우에 적용된다. 이 범주의 장애는 임상가가, 장애가 그 충족시키지 못하는 특정 이유를 의사소통하기로 선택할 때 사용된다.
F99 비특정 정신장애*Unspecified Mental Disorders*
이 범주는 어떤 정신장애의 증상특징들이 지배적이지만, 그 어떤 정신장애의 전체 진단기준을 충족시키지 못하는 경우에 적용된다. 이 범주의 장애는 임상가가, 장애가 그 충족시키지 못하는 이유를 특정화하지 않기로 선택할 경우, 그리고 더 특정한 진단을 내리기에 정보가 부족한 경우에 사용된다.

ICD-10 및 한국 표준 진단 사인 분류

F48 기타 신경성 장애*Other neurotic disorders*
F48.0 신경무력증
F48.1 이인화-현실감소실증후군(제17장 해리성 장애에서 기술)
F48.8 기타 명시된 신경증성 장애
닷증후군*Dhat syndrome*, 직업성 신경증, 필기경련 포함*Occupational neurosis, including writer's cramp*, 정신무력*Psychasthenia*, 정신쇠약성 신경증*Psychasthenic neurosis*, 심인성 실신 *Psychogenic syncope* (제18장 신체증상 및 관련 장애에 해당)
F48.9 상세불명의 신경증성 장애
신경증 NOS*Neurosis NOS*
F99 상세불명의 정신장애*Mental disorder, not otherwise specified*
정신질환 NOS*Mental illness NOS*가 이에 해당된다.

1. 신경쇠약증*neurasthenia*

신경쇠약증은 아주 다양한 징후나 증상을 보인다. 주된 증상은 만성적 허약과 피로, 통증*ache*, 범불안, 신경과민 등이다. 기타 증상으로 근육통, 어지럼, 긴장성 두통, 수면장애, 긴장을 풀 수 없음, 이자극성 등이 있다. 이 증상들은 휴식이나 이완에도 잘 회복되지 않는다.

신경쇠약증은 1869년 미국의 Beard가 기술한 장애로, ICD-10에서 신경증적 장애의 하나로 분류되고 있으나 DSM-IV에서는 미분화 신체형 장애*undifferentiated somatoform disorder*에 포함되었고, DSM-5-TR에서는 아예 그러한 병명이 없다. 왜냐하면 과거에 이 질환으로 진단되었던 많은 증례는 현재의 우울장애나 불안장애의 범주에 더 적합하다고 보기 때문이다. 그러나 유럽과 아시아에서는 하나의 증후군으로 민간에서 사용되고 있고 특히 중국에서는 공식 병명 神經衰弱(신경쇠약)*shenjing shuiruo*으로 알려져 있다. (국제적으로 이는 중국의 문화 관련 증후군으로도 알려져 있다.) 이 장애의 증상양상은 문화권에 따라 상당한 차이가 있다.

이 장애는 청소년기 또는 중년기에 흔히 발생하며 치료하지 않으면 전 영역의 기능이 저하되고 만성화된다.
원인으로, 스트레스-취약성 모델이나 지속적인 스트레스로 신경전달물질이 소모되어 버린다는 고갈가설*depletion hypothesis* 등이 제시되고 있다.
ICD-10에 따르면 두 가지 주된 유형이 있다. ① 정신적 노력 노동 후에 정신적 피로의 증가를 호소하는 경우, ② 조그만 신체적 노력에도 몸의 기운이 빠지고 극도로 지친다는 느낌이 드는 경우 등이다.

ICD-10 및 한국 표준 질병 사인 분류

F48.0 신경무력증*Neurasthenia*
이 장애는 상당한 문화적 변수가 작용하며 비슷한 점이 있는 두 가지 주된 형태가 있다. 그 한 형태는 정신노동 후의 피로감의 상승이며 이런 이유로 매일의 직업적 사무의 수행능력이 떨어지게 된다. 정신적 피로는 주의를 산만하게 하는 생각과 과거회상의 불유쾌한 기억이며 주의력집중 곤란을 유발한다. 다른 한 형태는 작은 노동 후에도 육체적 피로와 쇠약감을 느끼는 것이며 근육통과 반사장애를 동반한다. 두 형태 모두 현기증, 긴장 두통, 정신적 불안정 등의 불유쾌한 신체적 자각이 뒤따른다. 정신적·신체적 건강에 대한 근심, 쾌감결여, 약간의 불안이 있다. 수면과잉이 주로 나타나나 초기와 중기엔 수면장애가 나타날 수 있다.
피로증후군*Fatigue syndrome*. 이전의 신체질병 감별을 원한다면 추가 분류번호를 이용할 것.

감별진단: 반드시 기분장애, 불안장애, 신체형 장애와 감별해야 한다. 신경쇠약증의 주 특징은 환자가 주로 피로, 허약, 정신적·신체적 능률의 저하(신체형 장애에서는 신체적 호소와 신체질병에 대한 집착이 지배적임)를 강조한다는 것이다. 신경쇠약증적 증후군이 신체질환(특히 인플루엔자, 바이러스성 간염 또는 전염성 단핵구증*infectious mononucleosis*)의 여파로 발생하였다면, 진단받은 신체질환명도 기록해야 한다. 만성 피로증후군*chronic fatigue syndrome*도 감별할 때 고려해야 한다.

치료의 핵심은 호소 증상이 환자의 상상물이 아니라는 점을 치료자가 이해하는 것이다. 치료는 세심한 신체검사로 시작하여 의학적 증상에 따라 완화물질(진통제나 설사약 등)을 투여하되, 정신치료적 개입이 동반되어야 함을 환자에게 확인시키는 것이다. Fluoxetine 같은 세로토닌계 약물이 항우울 및 항불안 작용이 있어 가장 효과적인 것으로 알려져 있다. Benzodiazepine 투여도 남용 위험성을 고려하면서 증상에 따라 단기간 조심스럽게 투여할 수 있다.

2. 만성 피로증후군*chronic fatigue syndrome*

심한 피로와 수면장애가 특징적이다. 새로운 병명으로 systemic exertion intolerance disease(SEID)가 제시되고 있다. 다른 모든 내과적 질환이나 정신과적 질환이 배제된 후에만 진단을 내릴 수 있다.

유병률은 미상이나 0.007~2.8%까지 광범위하게 보고되고 있다. 그러나 피로증후군의 일부 증상은 인구의 25%에서 경험한다고 한다. 20~40세의 젊은 성인에서 주로 관찰된다. 여성에서 남성보다 2배 이상 흔하다. 대부분 서서히 발병하나, 가끔 감기 증상과 유사하게 급성으로 생기기도 한다.

원인으로서 Ebstein-Barr herpes virus 같은 바이러스가 원인이라는 주장도 있으나 불분명하며, 아직까지 정확한 원인은 모르고 있다. 최근 어떤 뇌의 광범위한 신경면역장애가 이 장애의 신경심리학적 장애의 원인이라는 보고가 있다. 시상하부-뇌하수체-부신축(HPA)의 기능장애라는 제안도 있다. 가족력을 보아 유전적이라는 제안도 있다.

만성 피로증후군은 질병 특유의 증상이 없기 때문에 진단이 어렵다. 대부분의 환자에서 피로 증상뿐만 아니라 수많은 다양한 증상이 동반된다. 증상의 핵심은 병전의 활동을 유지할 능력의 상실, 개운하지 않은 수면, 활동한 후의 극도의 탈진 등이다.

미국의 Centers for Disease Control and Prevention(CDC)에서 제정한 진단기준에 따르면, 설명되지 않는 심한 피로가 6개월 이상 지속되면서 기억 또는 집중력 장애, 인후통, 림프절 압통, 근육통, 관절통, 두통, 수면장애, 노력행동 후의 권태감 같은 증상이 4개 이상 있을 때 진단이 가능하다.

감별해야 할 질환은 갑상선 기능저하증 같은 내분비계 질환이나 다발성 경화증 같은 신경계 질환, AIDS나 전염성 단핵구증 같은 감염성 질환, 우울장애 같은 정신과적 질환 등이다. 만성 피로증후군 환자의 약 80%는 주요우울증의 진단기준을 만족시키고 상관관계가 높아 많은 정신과 의사가 우울장애라고 믿기 쉽다. 그러나 만성 피로증후군 환자는 죄책감, 자살사고, 무감동증, 체중감소 등을 거의 호소하지 않는다. 또한 우울증 같은 정신과적 장애의 가족력도 없으며 유발인자로서 스트레스성 사건도 거의 없다.

자연적인 회복은 드물지만 증상이 호전될 수는 있다. 4년간의 추적연구 결과 약 63%가 호전된다고 보고되었다. 과거와 현재에 정신과적 장애가 없을 때, 사회적 관계를 유지할 수 있을 때, 업무량을 줄인 상태에서라도 계속해서 일할 수 있을 때 예후가 가장 좋다.

치료는 주로 지지적인 방식이다. 의사는 먼저 환자와 적절한 관계를 이뤄야 하고 환자의 호소를 근거 없다고 무시해서는 안 된다. 세심한 신체적 검사와 정신과적 검사가 필수적이다. 항바이러스제제나 스테로이드제제는 거의 효과가 없다. 대증적인 치료로 진통제 사용이 일반적인 접근방식이다. 비스테로이드성 항소염제는 효과가 없다. 가능한 한 일상생활은 그대로 유지하고 업무량을 줄인 상태에서 피로를 이겨 내도록 격려하는 것이 중요하다. 우울이 동반되어 있을 때는 정신과 치료가 바람직하다. 이 경우 정신치료나 인지행동치료가 유용하다. 진정효과가 적은 항우울제(예: bupriopion)나 중추신경자극제(예: amphetamine)도 도움이 될 수 있다고 한다.

3. 기타

섬유근육통*fibromyalgia*: 이는 근육, 인대*ligament*, tendon 등 연조직*soft tissue*의 통증과 경직이 특징 증상인 증후군이다. 동통 부위를 'trigger point'라 부른다. 목과 몸통 부위에서 통증이 많으며, 기타 사지 통증도 있다. 남성보다 여성에 많고 중년에 많다. 이 장애는 우울증, 공황장애, 불안장애, PTSD, 만성 피로증후군 등과 흔히 동반된다. 또한 류마티스관절염, 또는 systemic lupus 등 류마티스장애와도 흔히 동반된다.

원인은 미상이다. 스트레스에 의해 유발된 동맥의 spasm 때문으로 보인다.

미국 류마티스 학회의 진단기준에 따르면, 최소 3개월간의 광범위한 누르면 아픈 포인트(tender point)의 통증이 있고, 피로, 근육약화, 수면장애, 주의집중장애 등이 동반된다.

치료로 항우울제가 흔히 처방된다. 항경련제인 pregabalin이 최근 미국 FDA 승인을 받았다. Aspirin이나 기타 NASAID(비스테로이드 소염제), 그리고 acetaminophen 같은 진통제도 사용된다. 심하면 통증 부위에 procain 같은 마취제를 주사하기도 한다. SSRI나 SNRI(duloxetine)를 사용할 수 있다. 기타 통증 부위의 마사지나 정신치료도 도움이 된다.

Misophonia: 이는 드물지만, 특정소리에 자극받아(trigger

noise라 함) 분노, 이자극성, 스트레스를 느끼고, 심지어 폭력을 행사하는 것이다. 특정소리에는 무언가를 먹는 소리, lip-smacking, pen clicking, 두드리는 소리, 타이프 치는 소리 등이 흔하다.

Ⅳ. 약물 유도성 운동장애 및 기타 약물 부작용

1. 개념

약물 유도성 운동장애 및 기타 약물 부작용medication-induced movement disorders and other adverse effects of medication은 DSM-5에 새로이 등장하여 section Ⅲ에 포함된 한 범주이다. 이는 정신과 약물치료와 관련하여 나타나는 부작용을 말한다(제35장 약물치료 및 기타 생물학적 치료 참조). 이는 종종 정신장애나 다른 의학적 상태medical condition의 약물치료 또는 정신장애 간의 감별진단에 있어 중요하다. 이러한 운동장애movement disorder들이 약물 유도성이라고 명명되었을지라도, 이러한 장애들은 약물에의 노출 없이도 발생하기도 하기 때문에, 약물노출과 운동장애 간의 관계를 확립하는 것은 임상적으로 어렵고 중요한 작업이다.

2. 임상양상

약물 유도성 파킨슨증medication-induced parkinsonism

이들은 항정신병 약물과 같은 약물의 사용을 시작하거나 용량을 증가한 경우, 또는 추체외로계 증상extrapyramidal symptom을 치료하는 데 사용되는 약물의 용량을 감량한 후, 수 주 이내에 발생한다. 정형 항정신병 약물, 특히 phenothiazine의 경우에는 약 40%의 환자에서 추체외로계 부작용이 나타난다. 비정형 항정신병 약물은 추체외로계 증상이 덜 심하다.

최근 제2세대 항정신병 약물이 운동장애를 현저히 줄였으나 여전히 일부 약물들은 운동장애를 유발한다. 항정신병 약물에 포함되는 약물은 ① 전형적typical 항정신병 약물(제1세대first-generation 또는 conventional 항정신병 약물)이라고 불리는 약물들(예를 들어 chlorpromazine, haloperidol, fluphenazine), ② 비전형적atypical 항정신병 약물(제2세대second-generation)(예를 들어 clozapine, risperidone, olanzapine, quetiapine), ③ 오심nausea, gastroparesis와 같은 증상들을 치료하는 데 사용되는 dopamine receptor 차단제들(예를 들어 prochlorperazine, promethazine, trimethobenzamide, thiethylperazine, metoclopramide 등), ④ 항우울제 amoxapine 등이다.

증상은 파킨슨Parkinson 증후군으로, 항정신병 약물로 치료한 지 3~6주 후에 생기는데, 안정 시 진전resting tremor, 근육긴장rigidity, 무운동증akinesia 등 파킨슨 증후군의 세 징후triad와 가면 같은 무표정한 얼굴, 침흘림, 촉박보행 등이 특징이다.

DSM-5-TR

G21.11 항정신병 약물 및 기타 도파민 수용체 차단제 유도성 파킨슨증 Antipsychotic Medication- and Other Dopamine Receptor Blocking Agent-Induced Parkinsonism

G21.19 기타 약물 유도성 파킨슨증
Other Medication-Induced Secondary Parkinsonism

치료는 약물을 중단 또는 줄이거나 다른 약물로 해결한다. 약물치료로서는 항파킨슨 약물antiparkinsonian drug을 쓰는데, 이에는 trihexyphenidyl(artane) 5~15mg, benzotropine mesylate(cogentin, 항콜린성 제제) 1~6mg 등이 가장 널리 사용된다. 기타 도파민 유리를 증가시키는 amantadine, 도파민 제제인 bromocriptine, 드물게는 항히스타민제를 병용 투여하기도 한다. 이런 약물은 예방 목적으로 미리 쓸 필요는 없는데, 이들은 항정신병 약물과 같이 쓰면 항콜린 작용이 누적되기 때문이다. 항파킨슨 약물은 2~3개월 쓰고 끊어 본다. 가능하면 이런 증후군을 덜 야기하는 다른 항정신병 약물로 교체하는 것이 좋은데, 이들은 대개 제2세대 약물들로 olanzapine, quetiapine, aripiprazole, clozapine 등이다. 약 자체에 항콜린 작용이 강한 thioridazine(심장 부작용 우려로 최근 사용 중단됨)과 clozapine은 이 부작용이 잘 생기지 않는다. Sulpiride도 이 부작용이 적다.

신경이완제 악성 증후군neuroleptic malignant syndrome; NMS

이는 중추신경계의 도파민 차단이 원인으로 생각되는 응급성 특이 체질적 반응을 보이는 증후군이다. 증상은 도파민 차단제dopamine antagonist 용량과 관계없이 나타난다. 주된 특징적 증상은 고열, 근육강직, 진전, 발한 등 자율신경계 과민성 및 불안정성 등이다. 핵심증상은 고열인바, 일반적으로 진단에 의미 있는 고열은 구강에서 측정할 때 두 번 이상 섭씨 38도를 초과하는 경우이다(이는 중심성 체온조절 장애를 반영한다). 정상 상한치의 4배 이상의 creatine kinase 상승도 흔히 나타난다. 기타 무운동증akinesia, 무언증, 침흘림sialorrhea, 요실금, 창백함, dystonia, trismus, myoclonus, dysarthria, dysphagia, rhabdomyolysis 등이 동반된다. 의식상태의 변화가 초기에 나타날 수 있는데, 의식이 명료해 보일 수도 있으나, 멍하고 반응이 없기도 하고, 긴장성 혼미catatonic stupor와 비슷해 보일 수도 있다. 시간이 지나면 결국 격정, 섬망, 나아가 혼수상태에 이른다.

신경이완제 악성 증후군은 대개 모든 도파민 길항제가 일으킬 수 있지만, 저역가 항정신병제 약물이나 최신의 비정형 항정신병 약물보다 고역가 전형 항정신병 약물에서 더 흔하게 나타날 수 있다. 내과적 치료를 위해 쓰이는 도파민 길항제(meto-clopramide, prochlorperazine) 역시 이와 같은 증후군을 일으킬 수 있다. 비경구적 투여, 빠른 약물 증량, 과량의 약물일 경우 이 증후군이 잘 일어날 수 있다.

항정신병 약물로 치료받는 환자의 0.01~0.02%에서 발생한다. 환자가 사망하기도 하는 등 예후가 나쁘다. 신경이완제 악성 증후군은 잠재적으로 항정신병 약물을 복용한 경우 누구에게나 발생할 위험이 있으며, 특정 신경정신병적 장애에서 더 잘 생긴다는 보고는 없다.

이 증후군이 더 잘 발생할 수 있는 임상적·전신적·대사적 요인으로는 탈진, 탈수, 철 결핍 등이 있다. 증례의 15~20%에서는 이전에도 항정신병제 사용 시 같은 증상이 있었던 것이 보고되었으며, 이는 특정 환자에게 취약성이 있음을 시사한다. 그러나 신경전달물질 수용체의 다양성과 관련된 유전적 요소에 관련된 일관된 연구 결과는 없다.

환자들은 일반적으로 증상이 발생하기 전 72시간 이내에 도파민 차단제에 노출된 적이 있다.

임상검사: 다른 감염성, 중독성, 대사성으로 인한 신경정신과적 원인들을 배제하기 위한 검사는 꼭 필요하다. 여러 가지 검사실 검사상의 이상이 신경이완제 악성 증후군과 관련될 수 있지만, 어떠한 단일한 이상도 진단에 특이하지 않다. 검사상 creatinine phosphokinase와 간효소가 증가되어 있다. 그 외 백혈구 증가, 대사성 산증, 저산소증, 감소된 혈청 철 농도와 혈청 근육 효소, 카테콜아민의 증가를 보일 수 있다. EEG가 일반적으로 서파를 보이는 반면 뇌척수액검사, 신경영상검사는 대개 정상 소견이다.

DSM-5-TR
G21.0 신경이완제 악성 증후군Neuroleptic Malignant Syndrome

감별진단: 신경이완제 악성 증후군은 중추신경계 감염, 자가면역질환, 경련 지속 상태, 대뇌피질하 병변 또는 pheochromocytoma, thyrotoxicosis, tetanus, heat stroke 등과 같은 위험한 신경학적 또는 일반적인 의학상태와 반드시 감별해야 한다. 또한 다른 물질이나 약제를 사용하였을 때 나타날 수 있는 유사한 증후군과도 반드시 감별이 필요하다. 세로토닌 증후군이나, 도파민 효현제를 갑자기 끊어 나타나는 파킨슨 고열 증후군, 알코올 또는 진정제의 금단, 마취제 투여 중, 각성제 또는 환각제 남용, 아트로핀 중독 시 나타나는 고열과 감별해야 한다. 드문 경우로, 조현증 또는 기분장애의 환자 중 악성 긴장증이 나타나는 경우 감별이 어려울 때가 있다.

예후: 증상 및 징후의 시간에 따른 진행은 진단 및 예후에 중요한 단서를 제공한다. 증상의 시작은 약물 복용 시작 후 수 시간에서 수일까지 다양하다. 약물복용 시작 후 24시간 이내에, 대부분 첫 주 이내에, 사실상 모든 경우가 30일 이내에 발생한다. 일단 진단되고 항정신병 약물이 중단되면 대부분의 환자에서 자체 제한적인 경과를 보인다. 원인 되는 약물을 중단한 이후 평균적인 회복기간은 7~10일이다(대부분의 환자는 1주 이내에, 거의 모두가 30일 이내에 회복된다). 장기 작용하는 항정신병 약물이 원인일 경우 회복기간은 더욱 길어질 수 있다. 급성기의 대사성 증상들이 해결된 후에도 수 주 동안 잔류 신경학적 징후가 지속되는 경우도 있으나, 대부분은 증상의 완전한 관해가 가능하다. 그러나 질병이 인식되지 않고 치료가 되지 않을 경우 치사율이 10~20%에 이른다. 항정신병 약물의 재복용 후 신경이완제 악성 증후군이 재발될 수 있어 주의를 요한다.

조기 발견과 조기 치료가 중요하다. 일단 증상이 나타나면 즉시 투약 중단, 수액공급, 체온을 내리는 등의 대증적 치료를 시행한다. 약물로는 근육이완제인 dantrolene sodium, 중추신경계 도파민 수용체 효현제agonist인 bromocriptine, 벤조디아제핀계 약물 등을 투여해 볼 수 있다. 그러나 확실한 방법이 없는 형편이다. 항정신병 약물의 재투여는 회복 2~4주 이후 시작하는 것이 권고된다. 그럴 경우, 항정신병 약물 악성 증후군을 일으켰던 약물은 가능한 한 피하고, 다른 계열의 약물로 교체하는 것이 좋다.

약물 유발 급성 근긴장증medication-induced acute dystonia

이는 항정신병 약물이나 구토치료제인 dopamine D_2 수용체 차단제 같은 약물을 시작 또는 증량한 후 수일 내에, 또는 추체외로증상에 대한 치료약물을 감량한 이후, 지속적인 비정상적 근육강직이 나타나는 장애이다. 근육강직은 목(사경torticollis 또는 후굴성 사경retrocollis), 눈(안구운동발작occulogyric crisis), 머리, 사지, 몸통 부위 등에 나타나며 삼킴곤란도 나타난다. 이런 부작용은 haloperidol, piperazine계 phenothiazines 등 고역가 약물들이 잘 일으키는 경향이 있다.

DSM-5-TR
G24.02 약물 유발 급성 근긴장증
Medication-Induced Acute Dystonia

발생하면 환자들이 매우 극심한 통증과 불안을 느끼므로 즉각적인 조치가 필요하다. 치료로는 benzodiazepine계 약물, 즉 lorazepam 1~2mg 또는 diazepam 5mg 주사가 효과적이다. Benzotropine 같은 항콜린제나 diphenyhydraine 같은 항히스타민제 비경구(주사) 혹은 경구 투여, 또는 caffeine sodium benzoate 투여도 효과적이다. 이 부작용이 약물 순응도에 큰 영향을 미칠 것으로 예상되면, 신경이완제를 사용하면서 같이 항콜린 항파킨슨 약물을 예방적으로 경구투여하여 발생을 예방하도록 한다.

약물 유발 급성 정위불능medication-induced acute akathisia

항정신병 약물, 기타 도파민 수용체 차단제, TCA, SSRI 같은 약물을 시작 또는 증량한 이후 수 주 이내에, 또는 추체외로증상에 대한 치료약물을 감량한 이후에 보고되는 불수의적인 좌불안 상태이다. 증상은 주관적인 안절부절못함, 양다리를 쉴 새 없이 움직이거나 양발로 번갈아 가며 바닥을 딛거나(pacing), 가만히 앉아 있지 못하거나 서 있지 못하는 행동 등의 과잉운동과 조바심을 말한다. 실제 임상에서 매우 중요한데, 정신과적인 초조증상과 구별해야 한다.

이 부작용이 생기면 환자들은 반응성으로 적개심을 표현하고 호전적으로 변할 수 있는데, 이를 증상의 악화로 오인하여 항정신병 약물을 오히려 증량할 수 있다. 그러면 이 부작용은 더욱 악화된다.

DSM-5-TR

G25.71 약물 유발 급성 정위불능

Medication-Induced Acute Akathisia

치료는 파킨슨증의 경우와 마찬가지로 우선 항정신병 약물의 용량을 감량하는 것이다. 치료제로 propranolol과 같은 β-adrenergic 차단제를 하루 30~120mg을 사용하면 효과적일 수 있다. Benzodiazepine(예: diazepam, lorazepam 등)도 효과적이다. 항콜린 항파킨슨 약물은 효과가 적다.

지연성 운동장애*tardive dyskinesia*; TD

항정신병 약물을 사용한 후 적어도 수개월 이후에 나타나는 비가역적 불수의적인 상동성 운동장애 증후군이다(고령에서는 더 일찍 나타날 수 있다). 부작용 중 가장 두려운 합병증이라 할 수 있다.

주된 증상은 계속 반복해서 볼을 부풀리거나 혀를 내밀거나 핥는 것 같은 행동과 계속해서 아래 턱을 좌우로 움직이는, 이른바 협설 저작증후군*buccolingual masticating syndrome*이다. 그 밖에도 눈을 깜박이거나, 얼굴을 찡그리거나, 손발에 무도성 운동장애가 나타나거나, 몸을 흔들거나 뒤트는 증상도 나타난다. 대부분의 환자에서는 이 증상들은 견딜 만하나, 소수에서는 무능상태가 될 만큼 심각하기도 하다.

원인은 약물의 장기투여로 인한 도파민 수용체 감수성 항진*hypersensitivity*이다. 따라서 항파킨슨 약물이 오히려 이 장애를 악화시킬 우려가 있다. 그러므로 무엇보다 예방이 중요하다. 정확히 진단하여 최소량의 신경이완제 약물을 그것도 가능한 한 단기간 투여하도록 노력해야 한다. 그리고 투약 중 이 증상이 언제 생길지 모르므로 평가도구[예: Abnormal Involuntary Movement Scale(AIMS)]를 사용하여 정기적으로 모니터하는 것이 좋다.

이는 조현병에서의 상동행동이나 헌팅턴병 등과 감별해야 한다. 장기입원 환자 중에 이 증상을 보이는 환자가 많다. 여성과 노인, 뇌손상 환자, 그리고 기분장애가 있을 때 위험도가 높다.

DSM-5-TR

G24.01 지연성 운동장애*Tardive Dyskinesia*

신경이완제 금단에 이어 나타나는 neuroleptic withdrawal-emergent dyskinesia와 감별해야 하는데, 이는 항정신병 약물을 끊거나 용량을 줄인 후에 나타나는 지연성 운동장애와 비슷한 운동장애이다. 시간이 지나면 좋아지며 4~8주 이상 가지 않는다(이후에도 증상이 지속되면 지연성 운동장애로 고려해야 한다).

효과적인 치료방법이 없기 때문에 예방이 매우 중요하다. 일단 지연성 운동장애가 발견되면 약물을 감량 혹은 중단해야 한다. 약물휴일*drug holiday*에 대해서는 찬반 논란이 있다. 기타 lithium, carbamazepine, 그 밖에 acetylcholine을 증가시키는 약물들(choline, lecithin, deanol 등), GABA agonist인 약물들(benzodiazepines, baclofen, sodium valproate), 또는 항정신병 약물의 대량투여 등이 시도되고 있다. 도파민 감퇴를 일으키는 tetrabenazine도 효과가 있다고 한다.

현재까지 지연성 운동장애 위험이 가장 적은 약물은 clozapine이다. 따라서 지연성 운동장애가 나타나면 치료약물을 clozapine으로 교체하는 것이 좋다. 그러나 clozapine은 무과립구증과 체중증가 등 부작용이 문제가 되는 약물이기 때문에 우선 quetiapine으로의 교체가 권장되기도 한다.

DSM-5-TR

G24.09 지연성 근긴장증*Tardive Dystonia*
G25.71 지연성 정위불능*Tardive Akathisia*
이는 신경이완제 치료 과정 중 늦게 나타나는 만발성 증후군이다. 신경이완제를 중단하거나 감량한 후에도 수개월, 수년 동안 지속될 가능성이 있다. 임상적으로 매우 어려운 상황이며 지연성 운동장애에 준해 치료해야 한다.

약물 유발 체위성 진전*medication-induced postural tremor*

Lithium, 항우울제, valproate와 같은 약물을 사용하였을 때 나타나는 섬세한 떨림(대개 8~12Hz)이다. 어떤 특정 자세를 유지하려고 할 때 잘 나타난다. 이와 같은 진전은 불안 시, 카페인 또는 각성제를 복용하였을 시 나타나는 진전과 매우 유사하다.

DSM-5-TR

G25.1 약물 유발 체위성 진전*Medication-Induced Postural Tremor*

기타 약물 유발 운동장애

other medication-induced movement disorders

이 범주는 위의 어떤 특정 장애의 기준에도 부합하지 않는 약물 유발성 운동장애를 말한다. 예를 들면, 신경이완제 이외 투약과 관련된 신경이완제 악성 증후군과 유사한 상태, 또는 이외 약물이 유발하는 만발성 장애 등이다.

DSM-5-TR
G25.79 기타 약물 유발 운동장애
Other Medication-Induced Movement Disorders

항우울제 중단 증후군*antidepressant discontinuation syndrome*

이는 적어도 1개월간 복용하던 항우울제를 갑자기 중단(혹은 상당한 감량)하였을 때 나타날 수 있는 모든 증상을 칭하는 증후군이다. 이러한 중단 증상들은 삼환계 항우울제, 세로토닌 재흡수 억제제, 단가아민 산화효소 억제제의 중단 후에도 나타날 수 있다. 항우울제 중단 증후군은 전적으로 약리학적인 요소들에 근간을 두고 있고 항우울제의 치료효과와는 무관하다.

이 증후군의 빈도는 알려지지 않았지만 중단 전 약의 용량, 감량속도, 반감기, 수용체 친화도 및 복용하는 사람의 유전적인 약물대사 능력에 따라 달라지는 것으로 생각되고 있다. 단기작용 약물을 복용하다가 빠르게 중단한 경우 가장 위험도가 높다. 따라서 선택적 세로토닌 재흡수 억제제*SSRI* 중에서는 가장 단기작용을 하는 paroxetine이 가장 흔히 중단 증후군을 야기한다. 그러나 어떠한 종류의 항우울제에서도 이러한 증상들은 나타날 수 있다.

항우울제 중단 증후군은 질병-특징적인 증상이 존재하지 않는다. 대신 증상들은 모호하고 다양하게 나타난다. (아편계, 알코올, 그리고 다른 물질 남용과 연관되어 있는 금단증상들과는 다르다.)

항우울제를 마지막으로 복용한 시기로부터 2~4일에 전형적으로 나타난다. 전형적인 증상은, 순간적인 불빛의 느낌, '전기충격'의 느낌, 오심, 소음이나 빛에 과민한 것 등이다. 정신증상으로 불특정한 불안감과 두려움도 나타날 수 있다.

증상은 같은 약물을 다시 시작하거나 비슷한 기전을 가진 약물을 투약하면 완화될 수 있다. 이 증후군임을 확인하기 위해서는, 증상이 항우울제의 감량 전에는 보이지 않았으며, 다른 정신과적 질환(조증, 경조증 삽화, 물질중독, 물질금단, 신체화질환 등)으로 설명이 되지 않아야 한다.

DSM-5-TR
T43.205A 첫 진찰*Initial encounter*
T43.205D 이후 진찰*Subsequent encounter*
T43.205S 후유증*Sequelae*

감별진단: 항우울제의 중단 전에 환자는 경조증이나 기분의 다행감을 경험하지 않았어야 한다. 즉, 항우울제 중단 증후군의 증상이 조증 같은 감정의 불안정성과 연관이 있지 않음을 확인해야 한다. 또한 각성제를 항우울제와 병용한 경우 급작스러운 중단은 항우울제 중단 증상이 아닌 각성제 금단 증상을 유발할 수 있어 감별해야 한다. 같은 방식으로 불안 및 우울 장애들과도 감별해야 한다. 항우울제 중단 증후군은 항우울제 자체에 강화 혹은 기분고양 효과가 없다는 점에서 물질금단과 다르다. 항

우울제의 증량은 임상가의 허락 없이 이루어지는 경우가 드물며, 복용하는 사람은 약물을 추가로 구하기 위한 약물-탐색 행위를 보이지 않는다. 또한 이 장애는 약물사용장애의 진단기준에 부합하지 않는다.

현재까지 항우울제 중단 증후군의 임상적 경과에 대해서는 연구가 부족하다. 증상은 점진적인 감량과 함께 점차 호전된다.

치료에 있어 우선 진단이 가장 중요하다. 진단이 확인되면 치료의 첫 번째 단계는 이전의 용량으로 증량하는 것이다. 심한 중단 증상을 보이는 환자의 경우 paroxetine과 같은 짧은 반감기의 약물을 fluoxetine과 같은 긴 반감기를 가진 약물로 대체하기도 한다. 그러나 이 방법에 대한 안정성과 유효성에 대한 정보는 아직 충분하지 않다.

기타 약물의 부작용*other adverse effect of medicatio*

이는 운동장애 이외의 약물의 부작용이 임상적 주의의 초점이 될 때 이를 코드화하기 위한 것이다. 대표적인 약물 부작용의 예를 들면 심한 저혈압, 부정맥, serotonin증후군(제35장 약물치료 및 기타 생물학적 치료, Ⅳ. 항우울제 참조), 음경강직증*priapism* 등이다. 첫 진찰*initial encounter*, 이후 진찰*subsequent encounter*, 후유증*sequelae* 등으로 구분된다.

DSM-5-TR
T50.905A 첫 진찰*Initial encounter*
T50.905D 이후 진찰*Subsequent encounter*
T50.905S 후유증*Sequelae*

V. 기타 임상적 주의를 요하는 상태들

DSM-5-TR은 임상적 정신장애로 분류되지는 않으나 기타 임상적 주의의 초점이 되는 상태*other conditions that may be a focus of clinical attention*, 또는 환자의 정신장애의 진단, 경과, 예후, 또는 치료에 영향을 미칠 수도 있는 기타 상태에 대해, 하나의 범주로 분류하고 코드를 부여하고 있다. (DSM-5-TR에서는 V code로 표시되며, ICD-10-CM에서는 Z code로 표시된다.)

1. 자살행동 및 비자살 자해
suicidal Behavior and Nonsuicidal Self-injury

DSM-5-TR은 자살행동장애와 비자살 자해를 추가 연구를 요하는 상태로 제안하고 있다(제28장 자살과 자살행동장애에 기술되고 있다).

2. 학대와 태만*maltreatment and neglect problems*

소아 학대와 태만*child maltreatment and neglect problems*

부모나 대리부모가 16세 이하의 소아에게 신체적 손상이나 성적 학대를 가하는 것을 소아학대*child abuse*라 한다. 소아태만*child neglect*이란 18세 이하의 자녀를 제대로 돌보지 않고 무시하여 의식주 해결을 제대로 해주지 않거나, 교육을 시키지 않거나, 또는 병이 나도 치료를 받게 해주지 않는 등 육아를 게을리하는 것을 말한다. 최근 소아에게 가하는 신체적·성적 학대를 사회성 폭력 및 범죄로 보는 견해가 강하다. 이러한 피학대 경험은 이후 우울장애, 자살행동, PTSD, 해리성 정체성 장애, 물질남용 등 정신장애를 야기할 위험성이 높으므로 장기적으로 면밀한 정신과적 평가가 이루어져야 한다. 최근 구미에서나 우리나라에서는 소아의 성적 학대가 많아 심각한 사회문제로 대두되고 있다.

원인: 소아학대의 원인은 모든 사회계층에서 나타나지만, 가난, 경제적·정신사회적 스트레스와 많은 관련이 있다. 대개 가해자에게 성격장애가 있고, 어렸을 때 제대로 부모의 사랑을 받지 못하였을 뿐 아니라 학대를 받았던 과거 경험이 있다. 특히 가해자에 아버지보다 어머니가 더 많다. 부모가 스트레스를 많이 받는 생활환경에 있을 때(예: 식구가 많고 빈곤함), 사회적으로 고립되었거나 실직된 상태이거나 물질남용을 하거나 우울증, 정신병 등 정신질환이 있을 때 자녀를 학대할 가능성이 높다. 또한 이들은 대체로 사회적으로 고립되어 있다.

임상양상: 소아를 학대하는 부모는 대부분 자식의 버릇을 가르치거나 말을 잘 듣지 않기 때문에 훈육한다는 등의 이유로 아이를 구타, 폭행한다. 중증의 타박상, 골절, 화상 등 신체적 손상을 가하고 심하면 살해까지도 한다. 연구조사 결과 가해자의 75%가 부모이며, 15%는 친척이고, 10%는 친족이 아닌 아이를 돌보는 사람이었다고 한다. 미국에서는 매년 1,000~2,000명의 소아가 소아 학대와 태만으로 사망한다.

우리나라 2018년도 자료를 보면, 아동학대 신고건수는 24,604건으로 매년 증가하고 있다. 사례 유형은 중복학대가 11,792건(47.9%)으로 가장 높았고, 중복학대 중 신체학대·정서학대가 9,376건(38.1%)으로 가장 높게 나타났다. 그다음으로는 정서학대 5,862건(23.8%), 신체학대 3,436건(14.0%), 방임 2,604건(10.6%), 성학대 910건(3.7%) 순으로 높게 나타났다. 성별에 따른 차이는 크지 않았지만 여아의 비율이 남아의

비율보다 약간 높았고, 중학생에 해당하는 만 13~15세의 비율이 가장 높았지만, 만 6세 이하의 영·유아의 비율이 전체의 23%에 이르렀다. 특히 만 1세 미만의 영아의 비율도 2.0%를 차지하는 것은 주목할 필요가 있습니다. 학대 가해자는 부모(76.9%), 대리양육자(15.9%) 및 친인척(4.5%)으로, 97% 이상이 피해아동과 같은 공간에서 거주하고 생활하는 사람들이었다.

성적 학대*sexual abuse*: 소아를 성적 대상으로 하는 pedophilia, 청소년을 성적 대상으로 하는 hebephilia, 소아에 대한 근친상간*incest*, 강간 등을 성적 학대라 하는데, 이것은 나이 어린 소아와 여아에서 더 많다. 성적 학대는 빠르면 영아기 때부터 시작되는데 학대자의 약 50%가 아버지, 계부, 삼촌, 손위 형제들이라고 한다. 소아에 대한 성적 학대는 성장 후 많은 문제(예를 들면 complex PTSD)를 야기하는데, 특히 청소년기에 자살행동의 원인이 된다.

진단: 진단과정에서 성숙 및 발달 정도 평가, 치아상태, 예방접종 등 건강상태에 대한 소아과 의사의 철저한 포괄적 진단 및 관찰이 필수적이다. 부모의 결혼생활, 부부싸움, 폭주 내지는 알코올중독에 대해서도 자세히 알아보아야 한다. 특히 부모 자신의 소아기 때 정서결핍이 없었는지, 즉 사회적 고립이 없었는지 현재 어떻게 하는 것이 엄마노릇*mothering care*을 잘하는 것인지를 알고 있는지에 대해 알아보아야 한다. 또한 가족 내 위기가 있어 이에 대한 반응으로 아이를 학대하는 것이 아닌지를 잘 평가해야 한다.

DSM-5-TR
소아 학대 및 태만 문제들
Child Maltreatment and Neglect Problems

소아 신체적 학대, 소아 성적 학대, 소아태만, 소아 정신적 학대 등으로 구분하고, 각각을 다시 확진*confirmed*된 경우와 의심*suspected*된 경우를 구분하고 있다. 또한 신체학대에 관련된 기타 상황에서, 가해자가 부모인 경우, 비부모인 경우 등을 구분하고, 확인된 소아기 때의 신체학대의 과거력을 진단하게 하고, 부모 또는 비부모의 소아학대 범행을 진단명으로 명기하게 하고 있다.

ICD-10 및 한국 질병 사인 분류
T74 학대증후군*Maltreatment syndromes*
(소아학대와 성인학대를 구분하지 않고 이 증후군에 모두 포함시키고 있다.)
Z61 소아기의 부정적 일상사건에 관련된 문제*Problems related to negative life events in childhood* (제외: T74.-학대 증후군)

치료: 사회는 피해자들을 즉각적으로 보호하고 지지해

주어야 한다. 소아가 학대받는 것으로 의심이 가면 즉시 위험한 상황으로부터 격리보호(입원)되어야 하며, 응급치료를 받아야 한다. 환아의 형제가 있다면 이들도 학대받지 않도록 배려해 주어야 한다. 또한 부모에 대한 치료도 해야 한다. 가족치료로서 가족 내 갈등과 환경에서 오는 스트레스를 개선시키고, 부모가 치료자를 신뢰할 수 있도록 도와주고, 부모의 낮은 자존심을 배려해 줌으로써 사회적 고립을 극복하도록 도와준다. 또한 육아기술, 훈육방법 등을 가르쳐 줌으로써 긍정적으로 아이를 잘 기를 수 있는 능력을 증가시키고 이로 인한 기쁨을 찾을 수 있도록 도와준다.

우리나라는 아동학대범죄의 처벌 등에 관한 특례법(법률 제12341호, 2014. 1. 28. 제정)을 제정하여 아동학대범죄에 대한 처벌을 강화하고 아동학대범죄가 발생한 경우 긴급한 조치 및 보호가 가능하도록 제도를 마련하였다. 특히 아동학대치사죄 및 아동학대중상해죄를 신설하여 최고 무기징역에 처하도록 하고, 상습범 및 아동복지시설 종사자 등에 대해서는 가중처벌하도록 하고 있다. 또한 아동학대행위자가 아동에게 중상해를 입히거나 상습적으로 아동학대범죄를 저지른 경우에는 검사가 법원에 친권상실을 청구할 수 있다. 아동복지시설 종사자 등에 대해서는 아동학대범죄에 대한 신고를 의무화하였다. 형사법원이 임시조치 결정을 하면서 시·도지사, 아동복지전담기관장 등에게 후견인의 임무를 수행하게 하거나 그 임무를 수행할 사람을 선임하도록 하고 있다.

성인 학대 및 태만adult maltreatment and neglect problems

가정 내 폭력domestic violence 중 아내학대wife abuse가 주를 이룬다. 노인을 학대하는 사례도 있다(제31장 노인정신의학 참조). 최근에는 남편을 학대하는 경우도 발견되고 있다. 물질남용, 특히 알코올과 마약 남용 문제가 있는 가정에서 흔하다. 대개 배우자폭력이나 아동학대 가정에서 자란 아이들이 성인이 되어 가족을 학대한다. 학대행동 자체가 강화인자이다.

배우자 학대 및 태만

아내구타는 광범위하게 나타나고 있다. 그 정도는 여러 가지이며 심각한 외상을 입는 수도 많다. 아내를 때리는 경우의 배경으로 어릴 때 가정에서 구타를 많이 보았던 경험이 있고, 성격이 미숙하고 의존적이며 자신감이 없고, 강한 사회적 및 개인적 좌절감과 부적절감으로 고통 받고 있는 경우가 많다. 정신역동적 요인은 공격자와의 동일시identification with aggressor, 남성 우월감의 병적 표현 등이다. 피해자가 집을 나와도 생계가 막연하다는 점, 남편이 찾아내겠다고 위협하는 점, 돌볼 어린 자녀가 있다는 점 등이 아내로 하여금 집을 떠나지 못하게 만들

어 피해자의 고통을 가중시킨다. 가해자가 동료관계나 직장, 가정에서 좌절감을 느낄 때 학대가 잘 일어난다. 부인이 임신하였을 때 학대의 위험도가 증가된다고 한다. 흔히 남편은 부인이 자신을 떠나려고 하면 붙잡기 위해 협박하거나 가두거나 스토킹stalking을 하거나 살해하기도 한다.

DSM-5-TR
성인 학대 및 태만 문제들
Adult Maltreatment and Neglect Problems

배우자 또는 파트너 폭력(신체적), 배우자 또는 파트너 폭력(성적), 배우자 또는 파트너 태만, 배우자 또는 파트너 정신적 학대, 비배우자 등을 구분하고, 각각을 다시 확진confirmed된 경우와 의심suspected된 경우를 구분하고 있다. 비배우자 또는 비파트너에 의한 성인학대도 위와 같은 방식으로 구분하고 있다.

학대에 관련된 기타 상황에 있어, 배우자 또는 파트너 학대의 피해자(성적학대), 배우자 또는 파트너 학대의 과거력, 배우자 또는 파트너 학대 범행, 비배우자 또는 비파트너에 의한 성인학대, 피해자 및 범행자 등의 경우도 구분하도록 하고 있다.

태만은 self-care를 하지 못하는 의존적인 배우자의 기본적 need를 박탈함으로써 심신을 해로움의 위험에 빠트리는 것이다.

ICD-10 및 한국 질병 사인 분류
T74 학대증후군 Maltreatment syndromes
(소아학대와 성인학대를 구분하지 않고 이 증후군에 모두 포함시키고 있다.)

사회는 피해자들을 즉각적으로 보호하고 지지해 주어야 한다. 즉 응급상담전화, 응급보호소emergency shelter 등이 도움이 된다. 부인의 더 이상 참을 수 없다는 단호한 결단, 그리고 가족치료가 도움이 된다. 피해자가 더 이상 상황을 참지 못하고 학대행동을 통제하기 시작할 때 변화가 시작될 수 있다. 먼저 피해자가 상당 기간 가정을 떠나 있다가 돌아오는 조건으로 가해자가 치료를 받게 하는 것이 문제 해결의 시작이다. 사회적 또는 법적 도움을 받으면서 가족치료를 시행하는 것이 효과적이다. 응급구조전화, 임시보호소(피난처) 등 사회적 제도를 마련해 피해자들을 도와야 한다.

3. 기타

분류와 명칭에 있어 DSM-5-TR과 ICD-10 사이에 차이가 있다. 따라서 일단 ICD-10 전체 목록을 제시한다. 세부 진단은 DSM-5-TR에 따라 기술한다.

ICD-10 및 한국 표준 질병 사인 분류

사회경제적 및 정신사회적 상황에 관련된 잠재적 보건위험이 있는 사람

Z55 교육 및 문해에 관련된 문제

Z56 취업 및 실업에 관련된 문제

Z57 위험요인에 직업적 노출

Z58 물리적 환경에 관련된 문제

Z59 주택 및 경제적 상황에 관련된 문제

Z60 사회적 환경에 관련된 문제

Z61 소아기의 부정적 일상사건에 관련된 문제

Z62 양육에 관련된 기타 문제

Z63 가족상황을 포함하여 일차지원집단에 관련된 기타 문제

Z64 특정 정신사회적 상황에 관련된 문제

Z65 기타 정신사회적 상황에 관련된 문제

기타 상황에서 보건서비스와 접하고 있는 사람

Z70 성적 태도, 행동 및 지향에 관련된 상담

Z71 달리 분류되지 않은 기타 상담 및 의학적 권고를 위해 보건서비스와 접하고 있는 사람

Z72 생활양식에 관련된 문제

Z73 생활-관리의 어려움에 관련된 문제

관계적 문제*relational problems*

대부분의 사람은 관계를 기반으로 산다. 관계를 통해 사람들은 서로 연결되고 안전해지며 행복을 누린다. 반면 관계는 의무, 책임, 갈등도 야기한다. 정신적 문제와 환경요인들은 이러한 관계형성에 다양한 영향을 미친다. 관계가 결핍되거나 상실되면 소외와 우울 등 정신건강 문제가 발생한다.

부모-자식 간의 관계적 문제

개인 발달에 필요한 정도의 수준을 넘어 부모, 자식에게 스트레스가 가해질 때 여러 가지 문제가 발생한다. 예를 들어, 의사소통의 장애, 부적절한 훈육, 부모의 이혼, 의부모의 출현, 부모의 심한 질병이나 불구, 부모의 과잉보호, 편애, 태만, 폭력 등이다. 기타 어머니가 전문직에 종사할 때 자녀양육에 대해 죄책감과 분노를 느끼기 쉽다. 또한 노인이나 특수장애를 가진 식구가 있을 때, 이민 온 부모가 현지에서 낳은 자녀를 기를 때, 탁아소*day care center*에 아이를 맡기는 것 등도 원인이 될 수 있다.

DSM-5-TR

부모-자식 관계적 문제*Parent-Child Relational Problem*

Z62.820 부모-생물학적 자식 간

Z62.821 부모-양자 자식 간

Z62.822 부모-위탁 자식 간

Z62.898 기타 양육자-소아 간

Z62.891 형제관계문제

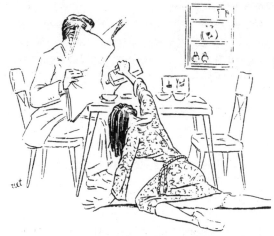

"그래, 여보, 다음 토요일에 병원에 가서 몇 가지 검사를 받아봅시다."

그림 27-1 부부간 문제(Cartoon Classics, Medical Economy, 1963)

배우자 또는 친밀한 파트너와의 관계적 문제

배우자 또는 동거인 간의 관계의 질이 문제될 때이다. 저항적이고 부정적인 대화(예: 비난), 왜곡된 대화(예: 비현실적인 기대), 대화단절 등이 특징인 배우자 간의 모든 문제이다(그림 27-1). 의사는 문제가 배우자 간의 관계에 의해서 생겼는지 또는 정신장애의 일부인지를 잘 감별해야 한다. 흔히 제기되는 문제요인으로 성문제, 피임, 임신, 출산, 유산, 육아, 돈 문제, 시댁식구나 처가식구들과의 관계, 사회활동(직업 등) 문제, 종교, 그리고 최근 우리나라의 경우 혼수 문제 등이 있다. 치료로서 가족치료, 부부치료를 시도할 수 있다. (DSM-5-TR에서는 배우자 학대 문제와 sex counselling의 경우는 여기서 제외한다.)

DSM-5-TR

Z63.0 배우자 또는 친밀한 파트너와의 관계적 문제

Relationship Distress With Spouse or Intimate Partner

가족환경에 관련된 문제들

problems related to the family environment

DSM-5-TR

Z62.29 부모를 떠난 양육

Z62.898 부모관계의 고통으로 영향 받는 소아

Z63.5 별거 또는 이혼에 의한 가족의 와해

Z63.8 가족 내 높은 감정표현 수준

환자에게로 향한 감정의 양, 특히 적개심, 과잉감정적 관여, 비판 등이 문제가 될 때이다.

교육문제educational problems

학업 또는 교육 문제가 임상적 주의의 초점이 되거나, 진단, 치료 또는 예후에 영향을 주는 경우이다. 공부를 아주 못하거나, 학교에 못 가거나, 지능이 나쁘지 않은데도 학업성적이 떨어지거나 낙제하거나, 교사와 다른 학생들과 관계가 좋지 않거나 하는 것이다.

원인은 가정과 부모로부터의 분리separation, 낯설고 새로운 학교환경, 지루함 등이다. 또한 과잉기대에 대한 압박감, 장래 사회적응의 문제, 심한 경쟁, 억압적 분위기 등도 흔한 요인인데 우리나라의 고3병, 중3병 같은 상태가 여기에 해당한다. 특히 성취와 관련된 불안 또는 성공을 기피하고자 하는 욕구(성공공포)가 중요원인이 된다.

정신치료가 도움이 되며, 특히 관련된 분노, 좌절, 수치, 자존심상실, 고립무원감을 다루면 도움이 된다. 개인교수도 반드시 고려해 보아야 한다.

DSM-5-TR

Z55 교육 및 문해에 관련된 문제
Problems Related to Education and Literacy

Z55.0 문맹 및 낮은 수준의 문해에 관련된 문제
Z55.1 이용할 수 없거나 받기 어려운 학교교육에 관련된 문제
Z55.2 실패한 시험에 관련된 문제
Z55.3 학교에서의 성취미달에 관련된 문제
Z55.4 교육상 부적응 및 교사와 급우들과의 불화에 관련된 문제
Z55.8 불충분한 교육에 관련된 문제
Z55.9 교육 및 문해에 관련된 상세불명의 문제

직업 문제occupational problems

직장 내 적응문제와 직장문제의 정신의학적 측면은 직업정신의학occupational psychiatry 또는 산업정신의학industrial psychiatry이라고 불린다.

직업에 불만족하면 불안정한 느낌, 자존심 저하, 분노 등이 있을 수 있고, 실수하거나 사고가 잘 일어나거나, 결근, 사보타주 같은 일이 일어날 수 있다. 이런 일은 정신장애가 아니어도 나타날 수 있다.

흔히 원인은 직업의 선택, 직장 환경, 물리적 및 신체적 고통(소음, 실내온도, 신체외상, 작업장에서의 신체적 불편), 인원삭감down-sizing, 기업합병merging 등에 따른 해고, 실직위기, 직장의 최근 변화, 상급자와 하급자 사이의 갈등, 직장 불만, 성적 괴롭힘sexual harassment, 역할문제, 진급문제, 경력career 선택에서의 불화실성, 은퇴, 의존과 경쟁 문제, 성공과 실패의 불안 등이 요인이 된다. 또한 할 일이 너무 많거나 너무 적을 때, 회사의 요구가 상반될 때 등 스트레스 많은 직장 스케줄, 가족문제 때문에 직장일이 방해받을 때, 권위 없이 책임만 있을 때, 요구만 하고 도와주지 않는 상관이 있을 때 직업문제가

발생할 수 있다. 직장 내에서의 성별, 종교, 이민, 인종에 따른 차별, 소수민족의 차별 등도 문제이다. 주부인 여성의 직업생활에도 문제가 있을 수 있다.

직업의 선택문제도 많은 사람, 특히 젊은 사람들에게 갈등을 야기할 수 있다. 정신과 의사는 이런 문제를 상담할 때 재능, 동기, 관심, 어릴 때의 꿈이나 이상형, 가족의 영향, 미래에 대한 기대, 학업성적이나 근무경력 등을 알아보고 대처해야 한다.

여성은 특히 직장문제가 심각할 수 있다. 여성은 직장일뿐만 아니라 가사, 육아, 심지어 집안의 노인을 돌보는 일도 같이 해야 할 경우가 많기 때문이다. 그러면서도 직장에서는 나이, 경험부족, 훈련부족 등으로 배척당하는 수가 많다. 따라서 여성은 직장에서 승진 등에서 차별받는 수가 많다. 최근에는 회사에서 탁아소 운영 등 육아부담을 덜어 주거나 근무시간을 조정해 주기도 한다. 맞벌이 부부가 겪는 갈등(가정 내 갈등, 직장 내 갈등)도 중요한 문제이다. 부부가 같은 직장에 근무하는 경우가 증가하고 있어 또 다른 문제를 야기하고 있다.

승진도 불안을 야기할 수 있다. 새로운 책임도 불안하지만 능력 없는 사람이 승진하였다는 평판도 두려움을 일으킬 수 있다.

은퇴도 많은 문제를 야기한다. 특히 준비되지 않은 은퇴 또는 조기은퇴나 강제은퇴, 자아정체성을 직위나 봉급에 의존하는 경향이 큰 사람의 경우 문제가 더 심각하다.

신체질병이나 정신장애에서 회복한 후 직장에 복귀하는 문제도 많은 갈등을 야기한다. 특히 조현병을 앓은 후 직장에 복귀할 때는 사전에 재활치료를 받는 것이 바람직하다.

우리나라에서는 현재 직업에 관련된 문제가 많이 발생하고 있어, 미국의 2배, 일본의 1.5배에 달한다고 한다. 직업에서의 스트레스 과다는 흔히 자살, 보상청구, 과로사로 나타난다. 근로자의 안전과 건강을 위해 국내에서는 이미 산업안전보건법이 시행되고 있다. 또한 현재 정신의학계에서는 이를 위해 근로자지원프로그램Employee Assistance Program; EAP이 개발되고 있다. 이는 고용인 측에서는 생산성을 높이고, 피고용인에게는 건강, 결혼문제, 재정문제, 음주와 약물사용 문제, 법적 문제, 정서적 문제, 스트레스 등 직업활동에 영향을 줄 수 있는 개인적 문제들을 발견하고 돕는 프로그램이다.

직장스트레스: 직업과 관련된 장애로 인한 소송의 15%가 직장의 스트레스라 할 만큼, 최근 직장스트레스가 문제가 되고 있다. 직장스트레스가 심각한 직업으로 고위관리자, 소방관, 자동차경주 선수, 택시기사, 외과 의사, 우주비행사, 경찰관, 항공관제사 등이 알려져 있다. 최근 감정노동자(간호사, 판매원, 전화상담원 등)의 스트레스가 문제가 되고 있다. 또한 직장스트레스는 개인이 미처 깨닫지 못하고 있는, 미해결된 무의식적인 정신역동적 요인 때문일 수도 있다. 예를 들어 상급자를 부모와 동일시하는 문제, 경쟁, 자기주장, 질투, 성공공포, 대화 등에 무의식적 갈등의 문제들이 있다.

DSM-5-TR

Z56 취업 및 실업에 관련된 문제

Problems Related to Employment and Unemployment

Z56.0 실직

Z56.1 직업의 변화

Z56.2 직업상실의 위험

Z56.3 스트레스가 많은 작업계획(schedule)

Z56.4 직장 상사 및 동료와의 불화

Z56.5 맞지 않는 직업 환경

Z56.6 작업과 관련한 기타 육체적 및 정신적 스트레스

Z56.9 취업에 관련된 기타 문제

Z56.82 군파견military deployment status **관련 문제**

개인의 군대파견 업무와 직접 관련된 직업적 문제가 임상적 주의의 초점이 되거나 진단, 치료, 예후에 영향을 미칠 때에 해당된다. 군대파견과 관련된 정신적 문제는 적응장애 *adjustment disorder* 또는 다른 정신장애로 보아야 한다.

주거housing 문제

DSM-5-TR

Z59.01 Sheltered homelessness

Sheltered homelessness란 homeless 쉘터, 폭력피해자 쉘터, 모텔, 임시 주거시설 등 밤에 잠자는 곳이 있는 경우이다.

Z59.02 Unsheltered homelessness

잠자는 곳이 공공장소(굴, 역, 몰 등), 빈 건물, 종이상자 등일 때이다.

Z59.1 부적절한 주거

적절한 주거가 없는 것이 치료 또는 예후에 영향을 미칠 때이다. 전기나 열 공급이 없는 주거, 벌레나 쥐 같은 동물들이 들끓는 곳, 연통시설이나 화장실이 부적절한 주거, 과밀상태의 주거, 잠잘 곳이 부족한 주거, 소음이 심한 주거 등이다. (진단 시 문화적 특성을 고려해야 함)

Z59.2 이웃, 세입자 또는 집주인과의 불화

이웃, 세입자 또는 집주인과의 불화가 임상적 주의를 요하거나 치료와 예후에 영향을 줄 때이다.

Z59.3 주거기관residential institution**에서의 삶과 관련된 문제**

주거기관에서의 삶이 임상적 주의를 요하거나 치료와 예후에 영향을 미칠 경우이다. 주거상황이 바뀌는 것과 관련된 정신적 반응은 적응장애*adjustment disorder*로 보는 것이 더 적절하다.

경제적 문제economic problems

극도의 가난(Z59.5) 및 낮은 수입(Z59.6), 그리고 적절한 음식(Z59.41)과 안전한 마실 물의 부족(Z58.6) 때문에 생기는 정신건강문제가 있다.

DSM-5-TR

Z59.7 불충분한 사회보장 및 복지 지지

사회복지적 도움을 받을 기준에 맞음에도 불구하고 그런 도움을 받지 못하고 있는 사람, 도움을 받아도 필요한 만큼 받지 못하는 사람, 또는 기타 이유로 필요한 만큼 사회복지 프로그램 혜택을 받지 못하는 사람에 대해 이 진단이 사용된다.

Z59.9 기타 경제적 문제

사회환경 관련 문제problems related to the social environment

DSM-5-TR

Z60.2 혼자 사는 것living alone과 관련된 문제

만성적 외로움의 느낌, 고립, 혼자 사는 것으로 인한 일상생활의 파탄(음식, 수면, 집관리 등) 등이 이에 포함된다.

Z60.3 문화적응 장애acculturation difficulty

이민 이후, 입대, 직업전환, 이사, 수입감소, 전학 등 새로운 문화에 적응하는 문제가 임상적 주의의 초점이 되거나 치료나 예후에 영향을 미칠 때이다. 문화충격*culture shock*이라고도 부른다. 문화충격이란 한 사람이 갑자기 낯선 문화권에 들어갈 때 또는 2개의 다른 문화권에 동시에 충실하려고 할 때 나타난다. 이런 사람들은 임상적으로 적응장애, PTSD 등으로 고통 받기 쉽다.

Z60.4 사회적 제외 또는 배척

사회적 권력의 불균형으로 타인에 의해 사회적으로 제외되거나 배척당하는 경우이다. 예를 들어 집단 괴롭히기*bullying*, 협박, 욕설이나 모욕의 표적이 되는 것, 친구들, 직장동료들 또는 기타 사회적 환경에서 고의로 따돌림당함 등이다.

Z60.5 (지각된) 부정적 차별 또는 박해의 표적

특정 범주의 소속*membership*(또는 지각된 소속)과 관련하여 차별 또는 박해가 지각되거나 경험되는 때이다. 예를 들어 성, 종교, 성적 지남*sexual orientation*, 출신국, 정치적 신념, 장애자 상태, 계급, 사회적 지위, 체중, 외모 등과 관련된 차별이나 박해가 이에 포함된다.

Z60.9 기타 사회환경과 관련된 문제

범죄 또는 법체계와 관련 문제

problems related to crime or interaction with legal system

범죄 피해자 문제, 투옥 아닌 민사 또는 형사 소송에서의 유죄 판결을 받았을 때, 투옥 또는 감금 관련 문제, 감옥에서 풀려남과 관련된 문제, 기타 법적 상황과 관련된 문제 등이 포함된다.

DSM-5-TR

Z65.0 범죄 (재판) 과정에서 투옥 없는 유죄판결

Z65.1 투옥 또는 기타 감금

Z65.2 교도소에서 풀려남과 관련된 문제

Z65.3 기타 법적 상황에 관련된 문제

기타 정신사회적, 개인적 및 환경적 상황들과 관련된 문제들

problems related to other psychosocial, personal and environmental circumstances

DSM-5-TR

Z72.9 라이프스타일에 관련된 문제들

problems related to lifestyle

이 범주는 라이프스타일이 치료의 특정 초점이 되거나 정신과적 또는 신체적 장애의 경과, 예후 또는 치료에 직접 영향을 미칠 때 사용된다. 예를 들어 운동, 부적절한 다이어트, 위험한 성행동, 부적절한 수면습관 등이다. 이들 문제가 다른 정신장애 때문에 나타날 때는 굳이 진단하지 않으나 특정 치료의 초점이 되거나, 경과, 예후 또는 치료에 직접 영향을 줄 때는 정신장애와 이 문제를 병기한다.

Z64.0 원치 않은 임신과 관련된 문제들

Z64.1 다분만*multiparity*에 관련된 문제들

Z64.4 사회복지 제공자(감찰관, 사례관리자, 또는 사회복지사 등)**와의 불화**

Z65.4 범죄의 피해자, 테러 또는 고문의 피해자

Z65.5 재난, 전쟁 또는 기타 족대행위에 노출됨

의료적 및 기타 건강케어에의 접근과 관련된 문제들

problems related to access to medical and other health care

이는 보건 시설을 이용하지 않거나 인근에 보건시설이 없거나 이용할 수 없는 상황을 말한다.

DSM-5-TR

Z75.3 건강케어 시설이 없거나 접근할 수 없음

Z75.4 기타 조력기관이 없거나 접근할 수 없음

개인사에서의 상황들*circumstances of personal history*

DSM-5-TR

Z91.49 정신적 외상의 개인사

Z91.82 군대 파견의 개인사

상담 및 의학적 조언을 위한 기타 건강서비스의 만남

other health service encounters for counseling and medical advice

DSM-5-TR

Z31.5 유전상담*genetic counselling*

자신이나 가족과 관련하여 유전적 요인들과 관련된 정신장애에 대한 상담.

Z70.9 성상담*sex counselling*

성교육, 성행위, 성지남*sex orientation*, 성정체성, 성태도(당황 또는 소심), 기타 성에 관련된 행동, 성을 즐김, 기타 성과 관련된 주제에 대해 상담을 원할 때이다.

Z71.3 다이어트 상담

Z71.9 기타 상담 또는 자문

ICD-10 및 한국 표준 질병 사인 분류

Z70 성적 태도, 행동 및 지향에 관련된 상담

Counselling related to sexual attitude, behaviour and orientation

Z70.0 성적태도에 관련된 상담

Z70.1 환자의 성적 행동 및 지향에 관련된 상담

Z70.2 제3자의 성적 행동 및 지향에 관련된 상담

Z70.3 성적 태도, 행동 및 지향에 관한 복합된 관심에 관련된 상담

Z70.8 기타 성상담

Z70.9 상세불명의 성상담

임상적 관심을 가질 수 있는 기타 상태 또는 문제들*additional conditions or problems that may be a focus of clinical attention*

DSM-5-TR

Z91.83 정신장애 관련 방황

wandering associated with a mental disorder

이는 돌아다니려고 하기 때문에 의미 있는 임상적 관리를 요하거나 안전의 염려를 하게 하는 정신장애자에 대해 사용된다. 예를 들어 신경인지장애 또는 신경발달장애를 가진 사람이 쉴 새 없이 방황하여 추락할 위험에 놓이거나, 필요한 동반자가 없이 감독받는 상황에서 이탈하는 것이다. 이는 원치 않는 주거상황에서의 의도적인 도망(소아가 가출함, 환자가 더 이상 병원에 있고 싶어 하지 않음), 또는 약물 유도성 좌불안상태*medication-induced akathisia*와 감별해야 한다.

DSM-5-TR

Z63.4 합병증 없는 애도*uncomplicated bereavement*

사랑하는 사람의 죽음에 대한 정상적 반응이 임상적 주의를 요하는 상태이다. 슬픔과 불면증, 식욕상실, 체중감소 등 우울증 삽화의 증상을 보이지만, 본인은 이를 '정상'으로 간주한다. 이를 주요우울증이나 지속된 애도장애*prolonged grief disorder*와 감별하여야 한다.

DSM-5-TR

Z60.0 생애주기의 문제*phase of life problem*

생애주기 변화란 졸업, 집 떠남, 결혼, 새 경력, 부모 되기, 자녀들이 집을 떠난 후의 'empty nest' 상황, 은퇴 등을 말한다. 대체로 사람이 이타주의, 유머감각, 승화 등 성숙한 방어기제를 가졌다면 이런 문제는 잘 극복해 나갈 수 있다.

DSM-5-TR

Z65.8 종교적 또는 영적 문제religious or spiritual problem

임상적 주의의 초점이 종교적 또는 영적 문제일 때이다. 예를 들어 신앙의 상실이나 회의, 새로운 종교에로의 개종, 반드시 기성 교회나 종교에 관련되어 있지 않더라도 영적 가치에 대한 회의 등으로 인한 고통이 있을 때이다.

광신cults: 대체로 강한 카리스마를 가진 집단으로, 신념체계가 강하고 집단 구성원의 행동에 강한 영향을 미치며 상호 결속력이 매우 높다(이탈을 못하게 강요함). 광신에 빠져 정신과적 문제를 야기하는 수가 있다. 광신집단은 흔히 신도들에게 유사교리를 지키고 기존의 가족관계나 사회관계를 단절하라고 강조하며, 거짓 정서적 안정을 약속하고, 삶의 방향을 제시하며, 새 개종자를 많이 끌어들이라고 강조한다. 흔히 카리스마적 지도자는 강한 권력을 행사하며 비정하고 경제적·성적 요구를 하는 경우가 많다. 광신집단에 들어가게 되는 원인은 여러 가지가 있으나 시기적으로 사춘기와 자신의 정체성을 확립하기 위해 고통 받는 것과 관련이 있다.

목회상담pastoral counselling: 목사, 신부, 기타 전문종교인들은 교인들의 생활문제, 병적 문제, 건강문제 등에 대해 상담하는 수가 많다. 특히 방문(심방)을 통해 질병이 있거나 상을 당한 사람들(과부나 고아)을 위로하고 돕는다. 가족 내 문제에 대해서 상담하기도 한다.

Z72.811 성인의 반사회적 행동adult antisocial behavior

정신장애(품행장애, 반사회적 성격장애 등) 때문이 아닌 성인의 반사회적 행동이 임상적 주의의 초점이 될 때이다. 예를 들어 직업적 도둑, 공갈협박꾼, 불법물질 딜러, 갈취, 불법약물 거래, 매춘 등이다. 빈도는 상당히 높은 편이다. 교도소 내 집단에서 빈도가 매우 높다. 중년 이후에는 빈도가 감소된다. 원인이 발견되지 않는 경우도 있다. 심한 정신병이나 물질남용, 지능장애 등과 관련될 수도 있다. 유전적 요인과 환경적 요인이 모두 발견된다. 지능장애, 출산 시 저체중, 어머니의 산전 알코올 또는 약물 남용의 병력 등이 관련된다고도 한다. 성장 시 사회경제적으로 하층계층이었을 때, 사랑과 대화의 부족, 체벌, 기타 잘못된 가정 내 훈육방식이 관련된다고도 한다. 치료방법은 거의 없으나, 치료공동체나 집단치료가 그런 대로 효과가 있다고 한다.

Z72.810 소아 또는 청소년의 반사회적 행동

child or adolescent antisocial behavior

이는 정신장애(간헐적 폭발성 장애, 행실장애 등) 때문이 아닌 소아 또는 청소년의 반사회적 행동이 임상적 주의의 초점이 될 때이다. 예를 들어 소아 또는 청소년의 단일한 반사회적 행위(반사회적 행동의 양상이 아닌)가 있다.

Z91.19 의학적 치료에의 비순응

nonadherence to mendical treatment

이는 임상적 주의의 초점이, 정신장애 또는 다른 의학적 상태의 치료의 중요한 부분에 따르지 않는 것에 있는 경우이다. 비순응의 이유는 치료에 따른 불편함(약물부작용), 치료비, 제안된 치료에 대한 가치판단이나 종교적 또는 문화적 신념, 연령과 관련된 쇠약, 정신장애(조현병, 성격장애 등) 등 때문일 수 있다. 이는 문제가 충분히 심각하여 독립적 임상적 주의를 주어야 할 경우에만 사용되어야 하며, '다른 의학적 상태에 영향을 주는 정신적 요인'에 대한 진단기준에 맞지 않아야 한다.

과체중 또는 비만

(제19장 급식 및 섭식 장애, IX. 비만 참조)

꾀병malingering

꾀병(사병)은 질환이 아니고 의도적으로 신체적 또는 정신과적 증상을 거짓으로 만들거나 과장하여 나타내는 것이다. 속임수와 관련된 행동의 하나로 분류된다. 남자에게 많고, 군대, 교도소, 산업장, 그리고 법적 소송 중에 주로 발생하게 된다. 인격적으로 반사회적이거나 미숙한 사람 또는 약물남용자에 많다. 이런 사람은 거주지 변경이 많고 직업도 자주 바뀐다.

꾀병을 일으키는 외적 동기나 목표를 네 가지로 구분해 볼 수 있다. ① 어렵고 위험한 상황(예: 군복무)이나, 책임 또는 법적 처벌을 받는 일로부터 회피하려는 목적, ② 보상을 받는다든지 남용 중인 약물을 얻을 수 있는 또는 경찰의 추적으로부터 안전한 곳을 찾으려는 목적, ③ 의존적인 관계가 파탄되는 것을 예방하려는 동기, ④ 죄책감을 느끼거나 또는 경제적 손실이나 법적 처벌 또는 직업을 상실하였을 때 복수하려는 동기 등이다. 그러나 어떤 상황에서는 꾀병도 바람직한 적응적인 행동일 수 있다(예: 전시에 포로로 잡혔을 때의 꾀병).

꾀병을 호소하는 사람의 행동은 의식적이고 계획적이며 목적이 있는 특징을 보인다. 흔히 호소하는 증상으로는 두통, 경부통, 요통, 흉부통, 복통 등의 통증과 어지럼, 기억상실, 불안과 우울 등이 있다. 가족 중에 비슷한 증상을 호소하는 사람이 흔히 있다. 자신을 위장하고 있으므로 의심이 많고 적개심도 많다. 제공하는 정보가 불확실하고 모호하며, 진단과정에서 잘 협조하지 않는다. 증상의 종류가 다양하고 심한 정도에도 변화가 많다. 이차적 이득이 달성되면 증세가 좋아진다.

진단에 있어 ① 법의학적 내용이 관계될 때(변호사가 감정을 의뢰할 때 등), ② 환자가 주장하는 스트레스나 장애가 객관적인 자료와 심하게 불일치할 때(증상은 흔히 모호하고 주관적이며 입증 불가능하다), ③ 진단적 검사나 치료에 비협조적일 때, ④ 반사회적 인격장애가 있을 때 꾀병이 의심된다. 흔히 진료하는 의사를 화나게 하고 비협조적이어서 의사의 마음속에 강한 적개심을 일으킨다. 그러한 행동이 꾀병이라는 진단을 암시한다.

꾀병, 인위성 장애factitious disorder, 보상신경증compensation neurosis 등은 의사를 가장 힘들게 하고 당황하게 하는 장애들이다. 그러나 의사는 선입관이나 편견을 갖지 말고 기존의 인격양상, 경제적 이득, 법적 문제 등을 고려해야 한다. 경도의 두부 손상 이후 발생하는 뇌진탕 후 증후군이 보상을 위한 보상성 신경증으로 인식되던 때가 있었으나 이제는 뇌진탕 후 증후군의 원인은 기질성임이 밝혀졌다.

인위성 장애, 신체증상 장애 등과 감별을 요한다. 분명하게 정의할 수 있는 목적이 있는지가 꾀병과 인위성 장애를 감별하는 주된 요소이다.

환자가 증상을 위장하는 경우를 감별하는 것은 중요한 일이다. 감별을 위해 ① 과거의 의무기록을 철저히 검토한다. 증상이 일정하게 나타났는지, 두부손상의 정도에 비해 합당한 증상인지를 살펴본다. ② 심리검사를 다시 해본다. 심리검사 결과, 증상을 위장하는 사람들은 모든 소검사의 점수가 저하되어 있는 데 반해, 실제 환자들은 톱니 같은 양상을 보일 수 있다. ③ 난이도를 단계별로 만든 검사 시행 시 꾀병 환자들은 쉬운 것도 틀리는 경우가 많지만 실제 환자는 쉬운 것은 잘 시행하고 어려운 것은 시행하지 못한다.

치료에 있어, 여러 가지 객관적 검사를 시행하고 직면하게 해주는 방법이 권장된다. 그러나 호소하는 증상이 실제로 있는 것처럼 적극적인 치료방침을 가지고 대해 주는 태도를 보이거나, 환자가 면목을 잃지 않게 해주는 것 등이 증상 소실을 위한 최선의 방법일 수도 있다.

DSM-5-TR
Z76.5 꾀병 Malingering

ICD-10 및 한국 표준 질병 사인 분류
Z76.5 꾀병자[의식적 모방]Malingerer [conscious simulation]

기타 인지장애

DSM-5-TR
R41.81 연령-관련 인지저하age-related cognitive decline
인지기능 저하가 있으나, 나이에 따른 개관적으로 확인되는 정상 범위 내에 있다. 흔히 이름, 약속 등을 잊어버린다. 또한 복잡한 문제를 해결하기 어려워 한다.

경계형 지적 기능
지능이 정상 지능보다 낮으나 경도 지능발달장애mild intellectual development disorder보다는 높은 경우이다. 정신장애가 있어 표준 지능검사를 제대로 수행할 수 없는 경우와 감별해야 한다.

DSM-5-TR
R41.83 경계형 지적 기능borderline intellectual functioning

ICD-10 및 한국 표준 질병 사인 분류
R41.8 인지기능 및 자각에 관련된 기타 및 상세불명의 증상 및 징후 Other and unspecified symptoms and signs involving cognitive functions and awareness

VI. 추가연구를 요하는 상태들

DSM-5-TR에서는 Section Ⅲ에 추가연구를 요하는 상태로 다음과 같은 진단명들을 제시하고 있다.
① 고통의 문화적 개념들cultural concepts of distress
② 성격장애에 대한 대안적 DSM-5 모델alternative DSM-5 model for personality disorders
(제25장 성격장애, Ⅲ. 성격장애에 대한 DSM-5 대안모델 참조)
③ 독립적인 진단이 되기 위해서 추가 연구를 요하는 상태conditions for further study

1. 문화 관련 증후군culture-bound syndrome

특정 지역의 고유문화에 따라 특유한 정신질환이 나타나기도 한다(제4장 사회와 정신의학 참조). 이들을 연구할 때는 용어 번역의 문제, 증상 표현의 특수한 문화적 양상, 특정 증후군의 존재 유무, 병으로 인지하는지 등을 고려해야 한다. 그러나 특정 지역의 문화 관련 증후군으로 알려진 증후군과 비슷한 증후군들이 세계의 다른 지역에서도 발견된다.

아시아
Amok: 이는 말레이시아 사람들에게서 보는 해리상태에서의 급작스런 분노발작 상태이다. 한동안 곰곰이 생각하는 듯한 행동을 보이다가, 사소한 자극에 돌연 피해의식과 폭력행동을 나타낸다. 갑작스럽게 칼이나 총기 등을 지니고 미친 듯이 뛰어다니며 닥치는 대로 사람이나 동물을 죽이고 나서 피로에 지쳐 버리는데, 사건에 대해 완전한 기억상실을 보인다. 남자에 많다. 이와 유사한 증후군이 라오스, 필리핀, 폴리네시아, 파푸아뉴기니, 푸에르토리코 등지에서도 보고되고 있다.
Latah: 이는 대부분 말레이시아 사람들, 특히 자바의 여자에게서 주로 나타나는 히스테리성 장애이다. 갑자기 놀란 상태에서 반향언어와 반향동작, 자동복종, 해리상태 등이 나타난다. 만성화되는 경우에는 인격의 심한 황폐화를 초래할 수 있다. 유사한 증후군이 인도네시아, 타이, 필리핀, 일본, 시베리아 등지에서도 발견된다.
Dhat: 인도 및 남아시아 지역의 증후군으로 증상은 심한 불안과 건강염려증, 우울, 성기능장애, 체중감소, 허약감, 탈진감 등 다양한 신체증상들이다. 환자들은 이를 dhat(대소변에 포함된 흰색 유출물) 때문으로 생각한다. 사람들은 이를 힌두의학체계인 Ayurveda에서 말하는 정액상실로 본다. 인도의 다른 지역에서는 jiryan이라고도 부른다. 유사한 증후군을 스리랑카에서 Sukra prameha라고 부른다.

Shenk'uei(kidney deficiency): 중국인들은 정액을 개인의 생명의 정수로 보고 그 소실은 생명을 위협하는 상태로 보는 경향이 있다. 따라서 그들이 빈번한 성행위, 자위 또는 몽정*nocturnal emission* 등으로 인해 정액이 많이 소실되었다고 보거나, 또는 소변에 정액으로 보이는 흰 탁한 물질이 섞인 상태를 보일 때 정액이 많이 소실되었다고 보며, 그런 정액 소실의 결과 이 증후군이 생긴다고 믿는다. 증상은 조루증이나 성 불능 상태 등을 포함한 성기능장애(조루증, 발기부전), 꿈이 많음, 불면, 허약, 피곤, 어지러움, 요통 등이다.

Frigophobia: 음양의 개념에 기초한, 차가운(冷) 것에 대한 과다한 공포, 건강염려증 또는 강박증으로, 중국인들 사이에서 관찰된다. 중국인들에게는 차가운 것은 음陰(여성적)에 해당되고 더운 것은 양陽(남성적)에 해당된다.

Koro: 이는 남자에서 성기가 움츠러들어 뱃속으로 들어가서 마침내 죽게 될 것이라고 생각하는 극도의 공포가 특징인 급성 불안반응*acute anxiety reaction*이다(여성에서는 성기나 유두가 몸속으로 들어간다고 함). 동남아시아, 특히 말레이시아 사람들이나 남부 중국인에게서 집단 히스테리 형태로 주로 나타나는데, 중국에서는 sukyeong(縮陽, 양, 즉 남성의 위축)이라고 부른다.

Qigong psychotic reaction: 중국에서 최근 보고되는 기공氣功수련에 관련된 증후군으로, 기공을 너무 열심히 잘못 수행하여 qi(氣 life energy)가 인체 내에서 통제를 벗어나 잘못 흘러 나타나는 정신병적 장애이다. 走火入魔(Zou huo ru mo) 또는 氣功偏差(qigong deviation)라고 한다. 증상은 한시적인 해리상태, 편집상태, 통증, 불면증, 통제되지 않는 움직임 등이다. 이 증후군은 중국의 정신장애 진단분류 CCMD-2에 포함되어 있다. 중국 사회정신의학회의 공식적인 'Qigong Deviation Syndrome'의 진단기준은, 기공 수련 이전에는 정상이었다가, 기공수련 중에 또는 후에 비정상적 정신적 및 신체적 반응, 비정상적 감각 등이 나타나며(아마도 암시 또는 자가암시가 작동한 결과로 보인다), 조현병, 정동장애, 신경증적 장애 등 다른 정신장애 때문이 아닐 경우에 진단된다.

Shenjing shuariuo(神經衰弱, 신경쇠약*neurasthenia*): 중국이 개방되면서, 중국의 정신과 의사들이 많은 환자를 신경쇠약으로 진단하는 경우가 많다는 사실이 알려지면서, 이 장애가 중국의 문화 관련 증후군으로 생각되었다. 중국인들은 신경쇠약을 신경계통의 기능적 장애로 알고 있으나, 연구결과 신경쇠약 환자 중 DSM-Ⅲ 기준에 맞는 주요우울장애를 가진 경우가 87%나 되었고, 환자들에게 항우울제를 투여한 결과 효과가 아주 좋았다.

이는 과거 서구에서 사용하던 neurasthenia 개념이 변형되어 지금까지 남아 있는 것으로 생각된다. 한국의 신경쇠약, 일본의 shinkei-suijaku와 같은 것이다. 이 병명은 한국과 일본

의 민간인 사이에서도 발견되나 정식 병명으로는 사용되지 않고 있다. 중국에서도 현재 이 병명을 사용하는 경우가 줄어들고 있다.

ICD-10 및 한국 표준 질병 사인 분류에서는 F48.0 신경무력증*neurasthenias*으로 포함되어 있다. 신체적 피로, 정신적 피곤, 어지러움, 두통, 신체통증, 집중장애, 수면장애, 기억감퇴, 소화장애, 성기능장애, 신경질, 흥분성, 기타 자율신경계 증상 등을 호소한다. ICD-10에 따르면 두 가지 주된 유형이 있다. ① 정신적 노력 노동 후에 정신적 피로의 증가를 호소하는 경우, ② 조그만 신체적 노력에도 몸의 기운이 빠지고 극도로 지친다는 느낌이 드는 경우 등이다(본 장, Ⅲ-1. 신경쇠약증 *neurasthenia* 참조).

Taijin Kyofu Sho(대인공포증): 일본의 문화 관련 증후군으로 알려진 이 장애는, DSM-Ⅳ의 사회공포증과 유사하다. 환자는 자신의 신체(외모), 신체 일부 또는 신체기능(체취, 표정 또는 움직임)이, 다른 사람으로 하여금 불쾌하게 내지 당황스럽게 만들고 그래서 타인에게 공격적으로 보이게 될까 봐 극도로 두려워한다. 이 장애는 일본의 정신과 진단 분류체계에 포함되어 있다. 우리나라에서도 대인공포증으로 알려져 있다(제14장 불안장애, Ⅴ. 사회불안장애 참조).

미주 지역

Ataque de nervios: 카리브해 주변의 라틴계 사람들이나 라틴계 미국 주민들 사이에서 나타나는 증후군으로, 급작스러운 소리지르기, 울음, 신체떨림, 가슴에서 머리로 올라가는 열기, 언어적 및 행동적 공격성, 해리상태, 자살흉내, 경련발작과 같은 졸도 등이 나타난다. 공황발작과 유사하나, 다른 점은 유발인자가 뚜렷하고 공포나 불안이 동반되지 않는다는 것이다. 흔히 가족 내 갈등 등의 스트레스나 재난의 목격 등에 의해 유발된다. 급속히 회복하여 나중에 이 증상에 대해 기억상실이 있다.

Maladi moun: 이는 '사람으로 인한 질병' 또는 '보내진 병*sent sickness*'이라는 의미로, 아이티에서 사용되는 용어이다. 대인관계에서의 질투나 증오, 악의 때문에 그 대상이 되는 사람에게 정신병, 우울증 등 병이 생기거나, 사업이나 학업에서 실패하거나, 일상생활을 수행하지 못하게 된다는 것이다. 즉 성공한 사람 때문에 희생자가 된 사람이, 성공한 사람에게 병을 보내는 것이다. (이런 질병 개념은 전 세계적이다. 서구에서 소위 'evil eye'로 표현되는 현상이기도 하다.)

Piblokto: 이는 에스키모에게서 볼 수 있는 한두 시간의 짧은 기간 지속되는 해리상태이다. 극지 히스테리*arctic hysteria*라고도 부른다. 주로 여자들이 한동안 위축을 보인 후 극도의 흥분상태에서 고함을 지르면서 욕설을 하고 변을 먹거나 자기 옷을 찢어 버리고 눈 위에 눕거나 얼음 위를 달려 나가는 등 정신병적 증상이 나타난 후 경련을 보이기도 하다가 혼수에 빠진다. 회복된 후에는 전혀 기억할 수 없다. 주위 사람들은 악령이 들었다고 믿기 때문에 환자에게 손대지 않으려고 한다.

Susto: 사람이 너무 놀라는 경험을 하면 영혼이 신체를 떠나게 되어 그 결과 불행과 질병이 온다는 믿음 때문에 생기는 증후군이다. 북미의 라틴계 주민들과 중남미지역에서 광범위하게 발견되는 증후군으로, 다른 말로 erpanto, pasmo, chibih 등으로도 불린다. 이 증후군은 극도로 놀란 경험을 한 지 수일 내지 수년 후에 발생한다. 증상은 식욕장애, 과수면, 꿈이 많음, 슬픈 기분, 의욕상실, 무가치감, 근육통증, 두통, 복통, 설사 등이다. 치료는 떠나간 영혼이 다시 신체로 돌아오도록 하고 환자를 깨끗이 하여 신체적 및 영적 균형을 회복하도록 하는 의식을 행하는 것이다.

Voodoo: 원래 Voodoo 의식은 아프리카와 아이티에서 행해지는 토착 종교의식이다. 이는 북미대륙의 흑인들 간에 'root work'라고도 불린다. Voodoo 의식과 관련하여 짧은 시간 동안이지만 자진해서 히스테리나 정신병적 상태로 빠지게 된다. 그러나 환자 자신들은 자기도 모르게 악령에게 빙의possession된 것으로 믿는다. 이러한 믿음 때문에 만성화된 히스테리나 정신신체 증상을 나타낼 수도 있다.

Wihtigo: 이는 북미대륙의 Cree, Ojibway, Salteaux 인디언에게 나타나는 정신병으로, windigo psychosis라고도 부른다. 굶주릴 때 자신이 사람고기를 먹는 괴물인 wihtigo가 된다고 믿고서 정말로 사람고기가 먹고 싶어지는 증상이 특징이다.

신경성 거식증bulimia nervosa은 현대 미국사회의 문화증후군이라는 말이 있다.

아프리카 지역

Bouffet delrante: 서아프리카와 아이티 지역의 문화 관련 증후군으로, 급작스러운 격정과 공격성, 혼돈, 정신운동발작 등이 주 증상이다. 환시, 환청, 피해의식이 동반되기도 한다(삽화는 단기 정신변화 상태와 유사하다).

Brain fag: 서아프리카지역에서 발견되는 증후군으로 학교 공부 때문에 심한 스트레스를 받은 고등학생이나 대학생들에서 나타난다. 공부를 너무 많이 해서 뇌가 상한다는 것이다. 증상은 집중장애, 기억장애, 사고장애이다. 기타 머리와 목을 중심으로 한 통증, 압박감, 시력장애, 열감 등 신체화 증상이 동반되기도 한다. 환자는 뇌가 피곤해서 그런 장애가 나타난다고 믿는다.

우리나라

신병神病(또는 무병巫病)과 화병火病이 한국의 문화 관련 증후군으로 거론되고 있다(제29장 신병과 화병 참조).

2. 성격장애에 대한 대안적 DSM-5 모델

alternative DSM-5 model for personality disorders

(제25장 성격장애, Ⅲ. 성격장애에 대한 DSM-5 대안모델 참조)

3. 독립적인 진단이 되기 위해서 추가 연구를 요하는 상태conditions for further study

약화된 정신병 증후군attenuated psychosis syndrome

이는 조현병 스펙트럼 및 기타 정신병적 장애(제11장)에 속하지만 경도 망상, 경도 환각, 경도 와해된 언어 등 세 가지 정신병적 증상 중 최소한 한 가지 이상이 있어, 임상적 주의를 해야 할 만큼 충분히 심하며 빈번하다. 대개 초기 청소년기에서 초기 청년기 사이에 발병한다. 정신병의 가족력도 발견된다. 증상은 지난 1달 동안 주 평균 최소 1회 이상 있어야 하며, 지난 1년 동안 시작되고 악화되어 왔으며, 임상적 주의를 해야 할 만큼 개인에게 충분히 고통을 주고 장애를 야기해야 한다. 증상은 정신병적 양상을 동반한 우울장애 또는 양극성 장애 등 다른 정신장애로 더 잘 설명되지 않으며, 물질의 생리적 효과나 다른 의학적 상태 때문이 아니다. 또한 어떤 정신병적 장애의 진단기준에도 맞지 않는다.

단기 경조증을 동반한 우울증 삽화

depressive episodes with short-duration hypomania

평생 동안 최소한 한 번의 주요우울증 삽화를 가지면서, 최소한 2회의 짧은(최소 2일간 그러나 연속 4일보다는 짧은) 경조증 삽화를 가진다.

주요우울증의 기준과 같은 2주 기간 동안 우울기분, 흥미와 즐거움의 현저한 감소, 체중감소, 불면 또는 과수면, 피로 또는 에너지 감소, 무가치감 또는 과도한 부적절한 죄책감, 사고 및 집중 능력 감소, 죽음생각, 자살사고 또는 자살시도 등 9개 증상 중 최소 5개 이상의 증상을 가지며, 우울기분 또는 흥미상실 등 이전 기능에서의 변화가 있다.

경조증은 경조증 삽화의 기간기준에서는 부족하나, 다른 증상기준은 만족시킨다. 즉 비정상적인 지속적인 고조된 확대적 또는 이자극적인 기분이 분명한 기간이 있으며, 비정상적이고 지속적인 증가된 목표지향적 활동과 에너지가 있고, 평소의 행동으로부터 변화된, 그리고 상당한 정도로 존재하는 다음의 증상들, 즉 확장된 자존심과 과대성, 수면욕구의 감소(3시간 수면에도 휴식감을 느낌), 평소보다 말이 많으며 말을 계속하려는 압박감이 있음, 사고비약 또는 사고가 달리는 것 같은 주관적 경험, 주의분산distractibility, 목표지향적 활동의 증가, 고통스러운 결과의 잠재성이 매우 높은 활동에 관여함 등 7개 중 3개 이상이 있다.

삽화는, 증상적이 아닐 때 개인에게 특징적이지 않은 명백한 기능변화와 관련되고, 기분장애나 기능변화가 타인에 의해 관찰되며, 삽화가 심한 사회적 또는 직업적 기능장애를 야기할 만큼 또는 입원이 필요할 만큼 심하지 않고, 정신병적 양상이 있다면 그것은 정의상 조증이며, 삽화가 물질의 생리적 효과 때문이 아니다.

이 장애는 인구의 2.8%에서 발견된다. 여성에 많다. 자살위험이 정상인보다 높으나 양극성 장애만큼은 아니다. 물질사용장애의 위험이 공존한다.

카페인사용장애 *caffeine use disorder*

DSM-5-TR에서는 카페인사용장애는 하나의 병명으로 포함시키지 않고, 대신에 '더 연구할 상태*conditions for further study*로 규정하고 그 진단기준을 제안하고 있다(제24장 물질 관련 및 중독성 장애, Ⅲ. 카페인 관련 장애 참조).

임상적으로 상당한 장애 또는 곤란을 가져오면서, 12개월 이내에 발생하는 카페인사용의 문제적 양상으로, 다음 중 최소 세 가지가 나타난다. 카페인사용을 중단하거나 조절하기 위해 지속적인 욕구가 있거나 노력해도 성공하지 못함, 카페인 때문에 유발되거나 악화될 가능성이 있는 지속적이거나 재발되는 신체적 또는 심리적 문제를 가진다는 인식에도 불구하고 카페인사용이 지속됨, 금단[카페인에 대한 특징적인 금단증후군 또는 금단 증상들을 완화시키거나 회피하도록 카페인(또는 밀접하게 연관된 물질)이 사용될 때], 종종 의도되었던 것보다도 더 많은 양의 카페인이 사용되거나 보다 장기간 사용됨, 거듭되는 카페인사용으로 인해 직장, 학교 또는 집에서의 주요 역할임무를 수행할 수 없게 됨, 카페인의 영향이 원인이 되거나 이로 인해 악화가 되는 계속적이거나 반복적인 사회적 또는 대인관계의 문제들에도 불구하고 계속적으로 카페인을 사용함, 내성(원하는 효과를 얻기 위해서 카페인의 현저한 양적 증가를 요구할 때 또는 카페인을 동일한 양으로 계속 사용 시 효과가 현저하게 감소된 경우 중 어느 하나에 의해서 정의되는), 카페인을 얻기 위한 활동, 카페인을 사용하기 위한 활동 또는 그 효과로부터 회복하는 데 필요한 활동 등에 많은 시간이 소모됨, 또는 갈망 또는 카페인을 사용하고 싶은 강한 욕망이나 충동 등.

인터넷게임장애 *internet gaming disorder*

인터넷게임장애의 진단기준이 명확하지 않았기 때문에 유병률도 조사와 연구마다 매우 큰 차이가 있다. 일부 아시아 연구에서 15~19세의 청소년의 시점유병률이 남성은 8.4%, 여성은 4.5%로 보고되었다. 특히 우리나라와 중국에서 많은 연구가 보고되었고, 유럽과 북아메리카에서는 상대적으로 적게 보고되었다.

우리나라의 인터넷중독의 시점유병률이 2~15%로 보고되었다. 특히 청소년층에서의 인터넷중독은 사회문제로 부각되고 있다.

원인: 인터넷게임장애의 생물학적 원인에는 다른 물질사용장애와 유사하게 복측피개 부위*ventral tegmental area; VTA*, 중격의지핵*nucleus accumbens; NA*, 전두엽을 연결하는 도파민 경로의 보상회로가 관련되었다는 이론과 정상적인 보상에 만족하지 못하는 개체가 인터넷사용이라는 새로운 종류의 비정상적 보상*unnatural reward*을 추구한다는 보상결핍이론*reward deficiency*

*syndrome*이 있다.

한편 정신역동적으로는 우울감, 강박적 경향, 산만함과 집중력저하, 충동성과 공격성, 낮은 자존감, 사회적 불안감, 낮은 자기효능감*self-efficacy*, 성적 문란 등 비행 등의 정신병리가 관련된 것으로 보고된다. 가정환경도 관련되어, 부모의 문제적인 의사소통, 특히 역기능적 의사소통 및 부모의 음주와 흡연이 인터넷게임장애와 연관되어 있다.

증상: 인터넷게임장애에 빠지면 시간감각이 없어지며, 사용시간을 조절하는 능력이 현저히 떨어진다. 과다한 시간사용으로 인해 현실세계에서 해야 할 학업이나 업무의 성과가 떨어지며, 대인관계가 줄어든다. 점차 현실사회와 유리되며, 현실세계보다 가상현실 속의 관계를 더 신뢰하게 된다. 컴퓨터 사용시간을 놓고 가족과 갈등이 생기며, 폭언과 공격적 행동을 하고 반항적 태도를 보이는 경우가 많다. 우울감이나 불안감이 강해질 때 인터넷을 사용하면 기분이 나아지기도 한다.

물질사용장애와 달리 인터넷을 사용하지 못하는 환경이 되더라도 생리적·심리적 금단증상이 그리 강하지 않다. 일시적으로 정신적 금단을 경험하나 생리적 과각성에 의한 자율신경계 증상은 거의 관찰되지 않는다.

DSM-5-TR

인터넷게임장애 *Internet Gaming Disorder* (제안)

다른 사람들과 함께 게임을 하기 위한 지속적이며 반복적인 인터넷 사용으로 임상적으로 상당한 장애 또는 곤란이 생기며, 지난 12개월 이내에, 인터넷게임에 집착함(이전 게임 활동을 생각하거나 다음의 게임을 기다림. 인터넷게임이 하루 일과의 가장 중요한 활동이 됨. 단, 이 장애는 인터넷도박과는 뚜렷이 다르다. 인터넷도박은 도박장애에 포함된다), 인터넷게임을 하지 않을 때의 금단증상(이들은 과민, 불안 또는 우울의 특징적인 증상으로 표현된다. 그렇지만 약물학적인 금단의 신체적 증상은 없다), 내성(인터넷게임을 하기 위해 더 많은 시간이 필요해짐), 인터넷게임에 참여하는 것을 조절하려고 시도하지만 성공하지 못함, 인터넷게임 말고는 이전의 취미나 오락에 대한 흥미의 감소, 정신사회적 문제점에 대한 인식에도 불구하고 인터넷게임의 지속적인 과도한 사용, 인터넷게임 시간과 관련하여 가족들이나 치료자들이나 타인들을 속임, 부정적 기분을 피하거나 완화시키기 위한 인터넷게임의 사용(예: 무력감, 죄책감, 불안), 인터넷게임 때문에 중요한 관계나 직업, 교육 또는 출세의 기회를 위험에 빠뜨리거나 상실함 등 증상들 중 다섯 가지 이상이 해당됨. (**주:** 단지 도박이 아닌 인터넷게임만이 장애에 해당된다. 사업이나 직업적인 이유로 필요한 인터넷의 사용은 해당되지 않으며, 다른 레크리에이션이나 사회적 인터넷 사용도 해당되지 않는다. 마찬가지로 성적 인터넷 사용도 배제된다.)

치료: 정신치료로는 인지행동, 현실치료 등의 집단치료와 인지행동치료 중심의 개인치료가 있다. 또한 가족치료와 입원치료 및 기숙학교치료 모델이 실시되고 있다. 그러나 약물치료

에 대한 확증된 자료는 거의 없고, escitalopram, naltrexone, bupropion 등의 투여가 시도되었다. 대부분의 치료는 아직까지 효과검증이 매우 부족한 실정이다.

산전 알코올 노출과 관련된 신경행동발달 장애neurobehavioral disorder due to prenatal alcohol exposure ; ND-PAE

알코올은 신경행동학적 기형유발인자teratogen이다. 따라서 태아가 알코올에 노출되면 태아의 중추신경계에 영향을 미쳐 신경발달장애가 야기된다. 관련된 음주량이나 음주시기에 대해서는 아직 밝혀져 있지 않다. 발생빈도는 미상이나, 미국의 경우 산전 알코올사용과 관련된 임상적 상태의 유병률은 2~5%라 한다.

핵심증상은 산전 알코올노출(산모의 보고, 의료기록 또는 임상적 관찰을 통해 확인되는)과 관련되어 나타나는 소아의 신경인지적·행동적 및 적응적 기능의 장애이다. 신경인지적 기능의 장애는, 전반적 지능수행의 장애(IQ 70 이하 등), 수행기능의 장애(기획 조직능력의 장애 등), 학습장애, 기억장애, 시공간 사고의 장애 중 하나 이상으로 나타난다. 자기통제self-regulation의 장애는, 기분 또는 행동 조절의 장애, 주의결핍, 충동조절장애 중의 하나 이상으로 나타난다. 적응기능의 장애는, 의사소통 결핍, 사회적 의사소통과 상호작용의 장애, 일상 생활기술에서의 장애, 운동기술의 장애 중 하나 이상으로 나타난다. 장애의 발생은 소아기이다. 환자가 청소년기에 이르면 자살위험이 높아진다. 장애는 임상적으로 유의한 고통 또는 사회적·학업적·직업적 또는 다른 중요한 기능의 영역에서의 장애를 야기한다. 또한 장애는 물질의 산후 사용과 관련된 직접적 생리적 영향, 일반적 의학적 상태 또는 유전적 상태로 더 잘 설명되지 않는다.

이와 관련된 fetal alcohol spectrum disorder에는 인지장애 이외에도, 성장장애, 합지증syndactly, septal heart defect, 짧은 palpebral fissure, 낮은 코, 얇은 윗입술(vermilion), philtrum 결손(윗입술과 코 사이의 고장) 등이 있다.

예방을 위해 미국의 국가 알코올남용·알코올중독 연구소National Institute of Alcohol Abuse and Alcoholism ; NIAAA에서는 임신 시 알코올을 금할 것을 권고하고 있다.

자살행동장애suicidal behavkior disorder
비자살자해 장애non0suicidal self-injury
(제28장 자살과 자살행동장애 참조)

참고문헌

김광일(1966): 詐病환자의 임상적 고찰. 신경정신의학 5:29~42.

김찬형(2015): 기타 정신장애. 민성길(편), 최신정신의학(제6판). 서울, 일조각, pp.671~695.

최인희(2020): 국내 아동학대 현황. 한국교육개발원 교육정책포럼 2020년 통권 326호

통계청(2022): 한국 표준 질병 사인 분류. 제8차 개정판. http://kostat.go.kr/kssc/stclass/StClassAction.do?method=dis&classKind=5&kssc=popup

Abbey SE, Garfinkel PE(1991): Neurasthenia and chronic fatigue syndrome: The role of culture in the making of a diagnosis. Am J Psychiatry 148:1638~1646.

American Psychiatric Association(2013): Diagnostic and statistical manual of mental disorder. 5th ed. American Psychiatric Association Press, Washington D.C.

Consentino CE, Collins M(1996): Sexual abuse of children: Prevalence, effects, and treatment. Ann N Y Acad Sci 789:45~65.

Desmarais SL, Van Dorn RA, Johnson KL, et al.(2014): Community Violence Perpetration and Victimization Among Adults With Mental Illnesses. American Journal of Public Health doi:10.2105/AJPH.2013.301680

Hales RE, Yudofsky SC, Roberts LW, eds(2014): Textbook of psychiatry. 6th ed. American Psychiatric Publishing, Washington D.C.

Kapur S, Remington G, Zipursky RB, et al(1995): The D2 dopamine receptor occupancy of risperidone and its relationship to extrapyramidal symptoms: a PET study. Life Sci 57:103~107.

Lee JY, Shin KM, Cho SM, et al(2014): Psychosocial risk factors with internet addiction in Korea. Psychiatry Investigation 11:380~384.

Lieberman JA(2004): Managing anticholinergic side effects. Prim Care Companion J Clin Psychiatry 6(Suppl 2):20~23.

Nakatomi Y, Mizuno K, Ishii A, et al(2014): Neuroinflammation in Patients with Chronic Fatigue Syndrome/Myalgic Encephalomyelitis: An 11C-(R)-PK11195 PET Study. J Nucl Med doi: 10.2967/jnumed.113.131045

Rhodes AE, Bethell J, Tonmyr L(2014): Child sexual abuse and youth suicide: A review of the evidence with implication for future research. International Journal of Child, Youth and Family Studies 5:113~130.

Sadock BJ, Sadock VA, Ruiz P(2014): Synopsis of Psychiatry. Wolter Kluwer, Philadelphia.

Trollor JN, Chen X, Chitty K, et al(2012): Comparison of neuroleptic malignant syndrome induced by first- and second-generation antipsychotics. Br J Psychiatry 201:52~56.

28

자살과 자살행동장애 *Suicide and Suicidal Behavior Disorders*

Ⅰ. 자살

1. 개념

자살은 역사 이래 모든 사회에서 발견되고 있는, 매우 복잡한 인간행동으로 다양한 의미를 가지며, 생물·정신·사회적 요인을 모두 가지고 있다. 자살은 정신과적 응급 가운데 가장 중요하다. 자살은 시도자, 유가족, 그리고 자살한 사람을 치료하였던 의사에게 깊은 감정적 충격을 준다.

자살성 *suicidality*: 자살 환자를 구분해 보면 자살로 사망한 경우, 자살시도는 하였으나 사망하지 않은 경우, 자살 의도나 생각만 있는 경우, 자살반추(자살생각을 반복적으로 함), 그냥 죽기를 원하는 경우, 의도하든 아니든 점차적으로 죽음에 이르게 되는 만성 자살(예: 알코올사용장애), 자살위협 등이 있다. 이런 행동을 자살성이라고 부른다. 유사자살은 자해를 하였으나 죽기를 바란 것은 아닌 경우이다.

자살이나 자해는 그 자체는 정신장애가 아니지만, DSM-5-TR에 '임상적 주의를 요하는 기타 상태'에 포함한 것은 자살이 정신장애의 진단, 경과, 예후, 치료 등에 영향을 미치기 때문이다. 이 항목을 DSM-5-TR에 포함한 것은 사례기술을 체계적으로 하게 하고, 위험인자를 확인하며, 정신장애가 없는 사람의 자살행동에 대해 기술할 수 있게 해주고, 또한 자살행동에 대한 연구를 할 수 있게 해주기 때문이다.

2. 역학

자살은 전 세계 사망 원인의 1.4%로, 10대 사망원인 중 하나이다. 자살은 젊은이들 집단에서는 사망 원인 3위이다. 전 세계적으로 1년에 약 80만 명이 자살한다. (살인의 약 두 배이다.)

대개 연령이 높을수록 자살률은 증가하는데, 남성은 45세 이후에 많고, 여성은 55세 이후에 많다. 65세 이후에는 더욱 증가한다. 자살기도는 젊은 층에 많으나 자살사망률은 노년층이 높다.

성별로는 모든 연령층에서 남성이 여성보다 자살률이 3배 정도 높으나, 자살기도는 반대로 여성이 4배가량 많다. 백인 남성의 자살률(10만 명당 20명)은 흑인 남성보다 약 2배 높고, 백인 여성보다 3배 높다. 흑인 여성은 백인 여성의 절반 정도이다.

자살률은 자식이 있고 결혼생활을 하고 있는 사람들에서는 현저히 낮다. 미혼자나 독신자의 자살률이 기혼자에 비해 2배나 된다. 미국의 경우 사별자의 자살률은 기혼자의 약 2배, 이혼자는 기혼자의 약 4배로 높다.

사회직업적 수준이 높을 때 자살위험이 높다. 전문직종 중 의사, 치과 의사, 법 집행자, 법률가, 보험관계 사업자의 자살률이 높다고 한다. 의사들의 자살률이 높은데, 특히 여의사에 많다고 한다.

자살의 가장 많은 원인은 우울증 또는 약물남용 등 정신과적 문제이다. 또한 사회직업적 수준이 높은 데서 갑자기 하락할 때, 즉 실업이나 경제불황 때에 자살 위험이 증가한다. 즉 무통제적(아노미성) 자살 *anomic suicide*이 증가하는 것이다.

질병상태도 자살에 영향을 준다. 한 사후연구에 따르면 자살자의 25~75%가 자살 당시 한 가지 또는 그 이상의 만성 질병을 앓고 있었다고 한다. 질병이 자살의 직접적인 동기가 될 때 그 공통적 원인은 거동능력 상실, 외모의 변화(특히 여성), 통증 등이다. AIDS에 걸린 사람의 자살률이 일반인보다 60배나 높다고 한다.

자살률은 계절별로 늦은 봄에 가장 높고, 가을에 약간 높다고 한다. 미국의 경우 금요일 저녁에 자살이 많다고 한다.

지역적으로는 북유럽, 스위스, 독일, 오스트리아 및 헝가리 등 동유럽과 일본의 자살률(10만 명당 10명 이상)이 높고, 지중해 연안국(이탈리아, 그리스, 스페인)에서는 낮다(10만 명당 10명 이하). 벨기에가 서구 국가 중 자살률이 18.3으로 높은데, 이는 의사조력 자살doctor-assisted suicide, 또는 안락사euthanasia가 허용되기 때문으로 보인다. 미국의 경우 인구 10만 명당 12.5명이 자살로 사망한다. 이는 미국의 사망원인 중 심장병, 암, 뇌혈관장애, 만성 폐색성 호흡기장애, 사고, 폐렴과 인플루엔자, 당뇨병 다음으로 8위를 차지한다.

자살방법은 미국의 경우 총기가 가장 많다(약 60%). 경제적으로 중하위인 나라에서는 살충제 같은 독극물에 의한 자살이 많다. (이런 독극물을 통제하면 자살률은 감소된다.)

종교별로는 개신교도 자살률이 천주교도보다 높다. 그러나 천주교도와 개신교도 모두에서는 불교도나 비신자에서보다 낮다는 보고가 있다. 그러나 단순히 개인이 속하는 종파에 따라 자살률이 달라진다기보다는 개인이 지니는 신앙의 정통성과 통합성이 자살을 예방한다고 보는 것이 더 타당할 것이다.

청소년의 자살

대부분의 선진국에서는 청소년기 사망원인 중 자살이 두 번째를 차지한다. 그러나 청소년기 이전의 자살은 모든 국가에서 매우 낮다. 일반적으로 가장 높은 자살 위험요인은 우울증과 물질남용인데, 이는 사춘기 이전에는 드물게 나타나기 때문이다. 그리고 적대적 반항장애, 반사회적 행동과 연관되는 경우가 많다. 청소년기 조현병과 양극성 장애에서도 자살률이 증가한다.

소년에서는 10대를 지나면서 자살률은 점차 증가하여 20대 중반기에는 최고도에 달하는데, 이는 10대 중반기보다 6~8배나 더 많다고 한다. 반면 소녀에서는 나이 증가에 따른 차이가 별로 없는 편이다. 최근 미국에서는 청소년 집단자살도 증가하는 추세인데, 10대 자살의 4%를 차지한다.

소아·청소년 시기 자살의 특징적 양상으로 인생 스트레스 이론life stress theory이 거론되고 있다. 청소년기란 신체적·정서적·지적으로 사회적인 변화가 오는 시기이며 그래서 스트레스와 어려움의 시기가 된다. 흔한 청소년의 자살 유발요인은 ① 부모의 불화, ② 부모와 청소년의 불화(특히 부모의 신체적 학대나 성적 학대, 무관심은 자살 및 자살기도의 빈번한 유발요인이 된다), ③ 부모상실, ④ 부모의 이혼, ⑤ 가까운 인간관계의 붕괴, ⑥ 진학실패 또는 성적부진, ⑦ 권태감, ⑧ 정신병리 등이다. 특히 사랑(의존)하던 대상과의 이별이나 거절당함의 경험이

자살에 큰 영향을 미친다.

같은 또래집단의 압력이나 매스컴을 통한 자살에 대한 동정심 유발과도 관련이 있다고 한다. 일부 청소년에서는 자살에 대한 사건을 읽거나 보거나 듣는 것만으로도 자살행위를 모방imitation하거나 학습이 된다고 한다. 즉 TV, 인터넷, 신문, 영화, 책 등에서 자살과 관련된 사건에 노출된 후 자살률이 증가한다. 이런 모방과 학습에 의한 자살에 취약한 청소년의 개인적 특성은 아직 알려진 것이 없다.

우리나라

2019년 통계에 의하면, OECD 국가들의 자살률은 평균 10만 명당 11.2명인데, 한국은 28.6명으로 자살률도 1위이고 증가율도 1위이다.

2021년 조사에 의하면 성인의 10.7%는 평생 한 번 이상 심각하게 자살을 생각하며, 2.5%는 자살을 계획하고, 1.7%는 자살을 시도하였다. 지난 1년간 성인의 1.3%가 한 번 이상 심각하게 자살을 생각했고, 0.5%가 자살을 계획했으며, 0.1%가 자살을 시도하였던 것으로 나타났다. 또한, 자살생각자의 56.8%, 자살계획자의 83.3%, 자살시도자의 71.3%가 평생 한 번 이상 정신장애를 경험한 것으로 나타났다.

'2022년 자살대책 팩트시트'에 따르면 2020년 한국의 자살률은 인구 10만 명당 25.7명으로 전년에 비해 4.4% 줄었다(정점을 찍은 2011년에 비하면 17.0% 감소). 남성에서 주로 감소했고, 여성에서는 약간 증가하였다. 자살은 여름철에 많고, 겨울철에 적다. 일반적으로 자살 기도로 그친 미수한 사람은 자살한 사람의 8~10배로 많다.

청소년 자살: 국내 청소년 자살률은 심각하다. OECD 31개국의 청소년(10~24세) 인구 중 자살률이 근래 감소하고 있지만, 한국은 자살자 수가 증가하고 있다. '2022년 청소년 통계'에 따르면 2020년 청소년 사망자 중 절반(50.1%)이 자살하였다.

3. 자살의 원인

자살의 현실적인 원인에는 흔히 갈등적인 가족 또는 인간 관계, 사별 또는 이혼, 경제적 어려움과 실업, 그리고 건강문제로, 만성 질병, 약물남용, 건강염려증, 우울증, 정신병적 장애, 일반 성격장애 등이 있다. 그러나 그 배후에는 여러 생물·정신·사회적 원인이 있다. 우리나라의 경우 최근의 자살률이 높은 배경에는 실직 문제, 독거노인, 학교폭력 등 수많은 사회문제가 숨어 있다.

스트레스 취약성 모델: 이는 자살에 대한 취약성이 높은 고위험군의 사람들에게 유발인자가 되는 생활사건이나 스트레스가 가해지면 자살이 쉽게 유발된다는 것이다. 따라서 고위험군 대상

을 선별하여 스트레스 상황에 주의를 기울임으로써 효과적으로 자살을 예방할 수 있다. 그러나 정도의 차이일 뿐 누구에게나 자살의 위험성은 있기 때문에 고위험군에 대한 예방활동과 함께 모든 사람을 대상으로 하는 자살예방 활동도 반드시 필요하다.

생물학적 원인

자살은 유전적인 경향이 있다. 자살자의 가족 중에 자살률이 높다. 1명이 자살한 149쌍의 쌍둥이 연구에서도 쌍둥이 2명 모두가 자살한 경우가 9쌍이었는데, 이들은 모두 일란성 쌍둥이였다. 이는 자살에 유전적 경향성이 있음을 시사한다. 2번 염색체의 acid cysteine proteinase inhibitor(ACPI) 유전자가 자살과 관련 있다고 한다.

신경화학적 연구에 의하면 serotonin이 밀접히 관련되는 것으로 추측된다. 특히 충동적이고 난폭한 방법으로 자살한 사람의 뇌 연구결과 5-HIAA의 감소가 발견되었고, 자살 전 뇌척수액에서도 5-HIAA의 감소가 나타났다. 또한 혈소판 sero-tonin 재흡수의 감소와 imipramine binding site의 감소도 연관되고 있다.

기타 자살자에서 소변에서 17-hydro-corticosteroid가 상승되어 있고, 시상하부-뇌하수체-부신피질축hypothalamus-pituitary-adrenal axis의 기능항진이 발견된다. 또한 thyrotropin releasing hormone(TRH)에 대한 갑상선자극호르몬thyroid stimulating hormone; TSH 반응의 감소, 피부자기전도의 이상 등이 보고되고 있다. 이런 뇌에서의 변화는 우울증과 밀접하게 관련된다.

최근 자살시도자 및 자살의도가 있는 사람의 뇌척수액에 glu-tamatergic N-methyl-D-aspartate(NMDA) receptor에 작용하는 quinolinic acid가 증가한 사실로 미루어 자살이 뇌의 염증inflammation과 관련된다는 보고가 있다.

Endophenotype 연구에서 성격특징이 시사되고 있다. 즉 충동적이고 공격적인 성격이 위험인자로 거론되고 있다. 이 위험인자에 대한 유전적 근거로 serotonin receptor 5-HT$_{1B}$이 공격행동과 관련된다는 사실이다.

정신적 원인

진정한 의미의 자살은 절망의 표현으로서 우울증과 관련이 높다. 다른 정신장애의 경우에도 희망 없음hopelessness이 자살과 관련된다. 이와 함께 양가감정ambivalence도 관련되는데, 이는 자살은 죽으려는 시도이기도 하지만 살려는 의지도 잠재되어 있다는 의미이다. 때로 자살생각을 표현하는 것과 자살시도는 주변 대상에게 자신의 감정을 알리려는 의도를 반영한다. 사망에 이르지 않은 경우 시도자는 대개 자신이 어리석은 짓을 하였으며 후회한다고 말한다. 어떤 이는 죽을 의도까지는 없는 시도였지만, 시도의 심각성에 따라 결국 본의

아니게 죽음에 이르는 경우도 있다.

그리스의 스토아stoa 철학자들은 자살이란 자유로운 인간의 마지막 선택이라 한 데 반해, 기독교에서는 죄악으로 보았다.

정신분석적으로 자살은 자기 자신으로 향하는 공격성의 결과라고 생각된다. S. Freud는 1917년 「애도와 우울증mourning and melancholia」에서 자살을 자신이 동일시한 사랑하는 대상introjected love object에 대한 무의식적 공격이라고 하였다. 또한 반전살인反轉殺人으로서의 죽음death as retroflexed murder으로 자살을 설명하기도 한다. 즉 정신적으로 심한 혼란이 있는 젊은이들에서 거의 의식적인 차원에서 느껴지는 살인적인 분노murderous rage가 반전되어 상대를 자기 자신과 무의식적으로 동일시하여 자신을 살해함으로써 상대방을 죽이는 목적달성을 한다는 것이다. K. Menninger는 자살을 "자신에게로 향한 살인homicide"이라고 한바, 이에는 죽이고자 하는 소원wish to kill, 죽임을 당하고자 하는 소원wish to be killed, 그리고 죽고자 하는 소원wish to die이 관련된다고 하였다.

현대 자살이론가들은 자살을 생각하는 이들에게 자살이 어떤 의미의 환상으로 작용하는지에 주목한다. 이러한 환상으로는 보복적 유기(자살에 의해 똑같이 상대를 버림으로써 복수하는 심정이며, 어려서 어머니와의 이별로 쓰라린 상처를 입었던 경우가 많다), 죽은 자와의 재결합(기념일 자살, H. C. Andersen의 동화 「성냥팔이 소녀」에서 보는 자살), 죄의식에 의한 자기 징벌(주로 남자에서 많다), 자신의 문제를 자신이 해결한다는 힘과 통제(지배)를 획득함, 다시 태어남 혹은 새로운 인생 등이 있다. 자살이 이러한 환상을 실현시키는 것으로 간주하는 것이다. 그 외, 자살은 자신이 이미 죽었다는 믿음, 희생, 속죄, 회복, 탈출(회피), 구원, 잠, 심한 분리감, 억압된 공격성과 낙담 등의 의미가 있다. 이러한 환상은 자살생각을 만들어 내지만 그런 생각을 하는 사람 모두가 자살시도를 하는 것은 아니다. 그러나 이러한 환상을 자살시도로 실행하는 이들의 특성을 보면, 사랑하는 사람의 사망 혹은 이별, 자기애적 상처, 분노나 죄책감 등의 감정에 압도당함, 자살한 사람을 동일시함 등이 있다. 이러한 환상과 실행인자들을 파악하고 그 강도를 완화시키는 것은 자살률 감소를 위한 중요 전략이 된다.

한 대규모 역학적 연구는 자살은 암 같은 질병이 있을 때, 이혼 등으로 혼자 사는 사람, 종교가 없는 사람, 보다 높은 교육을 받은 경제수준이 높은 도시인, 젊은이 등에 높았다고 보고하고 있다.

그 밖에도 섬망상태의 환자가 착각과 환각적 상태에서 도망치려는 절박한 노력의 결과로 자살하기도 한다.

자살하겠다고 위협하는 것은 대인관계에서 남을 자신의 뜻대로 지배·조종하는 수단이기도 하다. 예를 들어 결혼을 위해서, 애정유지를 위해서, 파탄을 막기 위해서, 기타 여러 사회적 의무를 피하기 위해서 자살위협이 이용된다.

우리나라

통계청 보고서에 따르면 성인(20~65세 이상)의 자살충동의 원인은 경제적 어려움(42.6%), 질환·장애(14.4%), 외로움·고독(13.2%) 순으로 나타났다. 60대 이상 연령이 높을수록 증가하며 80대가 단연 많아지는데, 그 이유는 노인의 경우 가족들에게 부담을 주기를 원치 않는 노인들에서 자살이 많기 때문으로 본다.

청소년(13~19세)의 경우 12.1%가 자살충동을 경험하였고, 원인은 학교성적 및 진학 문제(39.2%), 가정불화(16.9%), 경제적 어려움(16.7%), 외로움·고독(12.5%) 순으로 많았다. 소아·청소년 자살이 증가하는 이유는 ① 가족 간의 유대가 느슨해지는 사회적 환경의 변화, ② 자살을 보는 태도의 변화, ③ 자살방법의 용이성, ④ 소아·청소년에서 정신병리의 증가 등이다.

사회적 원인

19세기 말 프랑스의 사회학자 E. Durkheim은 자살이 개인의 도덕적 행동이기보다 사회적 행동이라 주장하였다. 그는 자살을 다음의 세 가지 형태의 사회적 범주로 구분하였다.

① 이기적 자살*egoistic suicide*이란 개인이 자신이 속한 사회집단 내에 강하게 통합되지 못하였기 때문에 일어나는 자살이다. 따라서 미혼자가 기혼자보다, 농촌사회에서보다는 도시사회에서 자살률이 더 높다.

② 이타적 자살*altruistic suicide*이란 개인이 자신이 속한 사회집단 내에 지나치게 융합, 결속되어 그 집단을 위해 희생적으로 자살하는 것이다. 군주나 종교를 위해 순교하거나 책임을 다하지 못한 데 대한 자살 등이 있다.

③ 무통제적(아노미성) 자살*anomic suicide*이란 개인이 사회에 대한 적응이 갑자기 차단, 와해되어 자살하는 것으로, 사회경제적 공황상태, 경제적 파산, 실직 또는 벼락부자가 된 경우 등이다. 우리나라에서도 1997년 외환위기(이른바 IMF사태) 동안에 자살률이 높아졌으며, 특히 가족동반 자살률이 높아졌다.

정신장애와의 관련

자살을 하거나 시도하는 사람의 대부분(약 95%)이 정신과적 장애를 갖고 있음이 잘 알려져 있다. 자살자의 5%에서는 정신과적 문제가 발견되지 않는데, 그 이유는 인생의 여러 문제에 대한 합리적인 해결 또는 종교적 신념 때문으로 추정하나 자료의 부족 등으로 아직까지 확인된 바는 없다.

가장 많은 정신장애는 우울증으로 80%를 차지한다(이들 중 망상을 가진 우울증에서 가장 많음). 다음으로 조현병 10%, 치매 또는 섬망 상태가 5%이다. 또한 이들 중 25%는 알코올 문제를 같이 갖고 있다고 한다. 만성 알코올중독자의 24%, 난폭한 충동적 행동을 하는 사람의 25%가 자살할 가능성이 있다고 한다. 그 밖에 여러 불안장애, 약물의존 등이 있다. 자살자의 5%에서는 심각한 신체장애도 동반되어 있다고 한다. 한 연구는 30세 이하 연령층에서는 약물남용과 반사회적 성격이, 30세 이상에서는 우울증과 인지장애가 가장 중요한 위험인자라고 하였다.

따라서 정신과 환자에서 자살률이 높아 일반인의 3~12배이다. 특히 입원하였던 환자에서 높은데, 정신병원에 입원한 지 1주 이내가 가장 높고 3~5주 이후부터는 일반인의 자살률과 비슷해진다. 담당 의사가 바뀔 때 자살위험이 커진다고 한다. 자살기도로 입원한 후 자살사망률은 연 1%로 추정된다. 외래의 경우 퇴원 후 일정기간 내에 자살률이 높은데, 퇴원 후 3개월 때 가장 높다는 연구가 있다. 과거 자살을 기도하였던 사람이 다시 자살을 기도할 가능성이 매우 큰데, 대개 3개월 이내에 가장 시도를 많이 한다고 한다.

고위험군*high-risk group*

고위험군이란 자살할 가능성이 높은 사람들을 말한다. 일반적으로 가장 중요한 자살 위험요인은 우울증과 물질남용이다. 다른 한 연구에 따르면 위험인자의 순위는 ① 45세 이상의 연령, ② 알코올의존 내지 물질사용, ③ 짜증, 격노, 난폭함, ④ 과거 자살시도 경험, ⑤ 남성, ⑥ 도움받기를 거절함, ⑦ 우울증의 기간이 평소보다 길 때, ⑧ 과거 정신병 치료경험(주요우울증으로 입원했던 환자의 10~15%는 자살하며, 조현병으로 입원하였던 환자의 10%는 자살한다), ⑨ 최근의 상실 또는 이별, ⑩ 우울, ⑪ 신체건강의 상실, ⑫ 실직 또는 은퇴, ⑬ 혼자임(독신, 사별, 이혼) 등이다.

4. 임상양상

정신적 측면에서는 자살의 위험을 시사하는 요인은 다음과 같다: 우울기분, 불안, 자살 위협이나 신호를 보냄(특히 빈번한 자살의도를 말로 표현할 때), 심한 비관과 절망, 고립, 과거의 성취도에 대한 불만, 희망 없음, 감정 불안정, 통찰력 결핍, 문제해결능력의 부족, 난폭하고 공격적이며 충동적인 기질, 공격적 행동의 과거력, 탈진, 평소보다 조용하고 차분한 태도, 장래 계획이 없음, 그리고 우울증, 조현병, 알코올중독 등 정신장애 등이다.

과거 빈번한 자살시도나 자해(자살자의 30%에서 과거 자살시도의 병력이 있다), 명확한 자살의도, 신중한 자살계획, 발견되기 어려운 곳 등 구조 가능성이 낮은 상황에서의 자살시도, 구조되어 실망감을 표시함, 계획하는 방법이 치명적임, 자살도구 입수 가능성 등도 고위험요인들에 속한다.

자살자의 2/3는 자신의 자살의도를 다른 사람에게 어떤 형태로든 알린다고 한다. 여섯 명에 한 명꼴로 유서를 남긴다. 우울증을 가진 사람이 자살을 많이 하는데, 우울증에서 회복할 때(원기회복과 더불어) 자살률이 높다. (따라서 안심하면 안 된다.) 병원 퇴원 후 급격히 재발하면서 자살하는 수가 많다.

사회적 위험인자는 다음과 같다. 사회적 고립, 가족의 냉담, 가난(특히 노인의 경우), 가족이나 친구와 갈등이 있음, 수술 같은 위기가 가까워지고 있을 때, 격정성 우울을 보이다가 사직하는 것, 개인소유물을 남에게 나눠줌, 장례절차를 확인함, 자살이 가족에 미치는 영향을 고려함 등이다.

소아·청소년의 자살위험요인은 부모와의 관계 악화, 친구관계에서의 상실, 학교성적 저하 등이다.

노인의 경우 몸의 만성질병과 가난이 원인이 되는 수가 많다. 자살은 일반인들에 비해 전문직 사람들, 특히 의사들에게 더 빈번하다고 한다.

그러나 이러한 위험인자를 개인으로부터 알아내기 쉽지 않고, 알게 되더라도 기계적으로 대입하여 위험성을 단정할 수는 없다. 그러나 가족이나 직장동료, 친구 등 주변 사람들이 이런 행동변화를 감지하면 재빠르게 도울 방법을 찾아보아야 한다.

자살방법에 있어, 남성은 주로 총기, 목맴, 투신 등과 같은 보다 난폭한 방법을 택한다. 여성은 대개 음독자살을 한다. 민간인 총기소지 금지국가에서는 음독자살이 압도적으로 많다. 음독의 경우 1960년대에는 barbiturate계 약물이 으뜸이었으나 근래에는 향정신성 약물, 농약, 살충제, 쥐약, 비소(사이나이드cynaide) 등이 많이 사용된다. 우리나라에서는 입수하기 쉬운 농약으로 자살한 경우가 많다.

자살은 경제 불황 때 증가하나 전쟁 동안에는 감소한다고 한다. 계절적으로 자살은 늦은 봄에 가장 많이 나타나고 다음으로 가을에 많이 나타난다.

특수 형태의 자살

집단적 압력에 의해 동반자살하기도 하는데, 이러한 집단자살에는 집단역동group dynamic이 작용한다고 예상된다.

우리나라에는 가족 동반자살이라는 현상이 있는데, 어머니와 자식, 부부 등의 동반자살이 많다고 한다. 이는 우리나라의 전통적 가족 개념과 관련이 있는 것으로 추정된다. (비슷하게 일본에는 신쥬心中라는 연인들의 동반정사가 알려져 있다.)

Victim-precipitated homicide: 범죄행위를 하여 경찰이 자신을 사살하도록 하여 죽는 경우를 말한다.
Murder-suicide: 다른 사람을 죽이고 자신도 자살하는 경우(이 경우 같이 죽기로 약속을 한다고 하지만 대개 한쪽이 강압적이다)도 있는데, 이러한 행동은 우울증 이외 공격성도 관련되는 것 같다.
Terrorist suicide(자살테러): Murder-suicide의 한 형태이

나 주로 복수가 동기이며, 종교적 신념이 관련되고 우울증과는 상관없어 보인다. 그러나 이에 대한 자세한 정신의학적 연구는 없다.

II. 자살행동장애 및 비자살 자해

미국정신의학회는 DSM-5에서 정식 진단명은 아니지만 '더 연구를 필요로 하는 상태conditions for further study' 부분에 자살행동장애suicidal behavior disorder와 비자살 자해nonsuicidal self-injury를 포함시켰다. 이를 장애로 분류하는 것은 비록 한 번의 자살시도가 있다고 하더라도 이를 꼭 정신병리적으로 접근해야 하는 것인지 그 타당성을 연구하기 위함으로 해석된다. 따라서 DSM-5-TR에서도 이 병명은 독립된 병명이 아니고, 다른 정신장애들에서 병발상태comorbidity로 기술되고 있다. 즉 각 장애에서 환자들이 보이는 자살위험도suicidal risk, 자살사고suicidal ideation, 자살행동suicidal behavior 또는 병력상 자살시도suicidal attempt로 기술되고 있다.

1. 자살행동장애

이 진단의 핵심은 자살시도suicidal attempt이다. 자살시도란 최소한 죽으려는 의도로 행동한 것으로 정의된다. 자살행동장애는 정치적이나 종교적 목적이 아닌, 오로지 죽으려는 목적으로 의지적인 자살시도를 한 경험이 지난 2년 안에 있는 한 번 이상 있었던 경우를 말한다. (자살시도 전에 마음을 바꾸었다면 이 진단에는 맞지 않는다.) 비자살적 상해non-suicidal injury도 이 진단에 맞지 않는다. 섬망상태에서 이러한 행동을 하였다면 이 기준에 맞지 않는다. 그러나 시도 전에 불안을 덜기 위해 약물/물질을 복용하였다면 이 진단에 맞는다.

DSM-5-TR

자살행동장애Suicidal Behavior Disorder
최근 24개월 내에, 자살시도를 하였다. (이 자살시도는 개인이 스스로 시작한 것으로, 시작 시점에서는 그 행위로 죽음에 이르기를 기대한 것이다. '시작 시점'이란 생각한 방법이 행동으로 실제 벌어진 시점을 말한다.) 이 행위는 비자살 자해의 기준에 맞지 않으며(즉 이 행위는 피부에 자해를 하여 부정적인 느낌/인지 상태를 해소하거나 기분 좋은 상태를 만들어내려는 것이 아니다), 자살생각이나 자살을 준비하는 행위는 이 진단에 맞지 않는다. 또한 이 행위는 섬망 혹은 혼동confusion의 상태에서 시작된 것이 아니고, 오로지 정치적이나 종교적 목적을 위해 벌어진 것도 아니어야 한다.

특정형으로

T14.91 현재 자살 행동*Current Suicidal Behavior*
최근 시도가 12개월을 넘지 않은 경우,
Z91.51 자살행동의 병력*History of Suicidal Behavior*
조기 관해형(가장 최근 시도가 12~24개월 된 경우) 등을 두고 있다.

정신병리가 없는 사람에서는 이 장애가 드물다. 그러나 정신병리가 없어도 고통스러운 질병이 있을 때, 정치적·종교적 이유로 순교자적 관심을 얻기 위한 방법으로, 또는 동반자살 약속의 파트너로서의 자살행동이 있을 수 있는데, 이 경우들은 이 진단에 해당되지 않는다. 또한 제3의 정보제공자가 자살행동을 숨기려 한다면 정신병리를 알 수 없게 되어 이 진단을 내릴 수 없다.

자살행동은 인생의 어느 단계에서나 나타날 수 있다. 그러나 5세 이하 소아에서는 드물다. 문화권에 따라 빈도나 방법이 다양하다. 한 번 자살행동을 하였던 사람의 25~30%는 또 시도하게 된다.

의도적인가 충동적인가 하는 범주화도 있다.

자살의도가 얼마나 심각한가 하는 것을 평가하기 쉽지 않다. 계획에 있어 구출될 가능성이 적은 시간이나 장소의 선택, 자살시도 시의 정신상태, 입원으로부터 최근 퇴원한 상태, 최근 항조증 약물이나 항우울제 또는 항정신병 약물을 끊은 상태, 최근 암 같은 치명적 병을 진단받은 경우, 가까운 사람의 죽음이나 이별, 실직, 이주 등으로 위험성을 평가해 볼 수 있다.

실제로 죽는가 하는 것은 계획, 선택된 방법의 치명성*lethality*에 대한 지식, 진정한 의도(또는 양가성*ambivalence*), 타인의 개입의 기회 등에 의거한다.

방법으로 범주화한다면, 비폭력적 방법으로 약물이나 비합법적 물질 과량 복용이 있고, 폭력적 방법으로는 뛰어내리기, 총기사용 등이 있다.

자살행동의 의학적 결과로 범주화한다면 치명성*lethality* 여부인데, 치명성은 응급실 경유 입원까지 하게 되는 상태로 볼 수 있다. 자살행동의 결과 신체상처, 출혈로 인한 빈혈상태, 저혈압, 쇼크상태, 호흡곤란, 구토, 질식상태, 독약에 의한 간기능장애 등이 동반되는 것을 볼 수 있다.

자살행동이 현재 평가 12~24개월 전에 있었다면, 이는 조기 관해상태*in early remission*로 진단된다.

2. 비자살 자해

이는 자살의 의도 없이 일어나는 자해로, 자살에 가까운 행태로서, 국소화된 자기파괴의 한 형태로 나타난다. 대표적인 자해행동은 칼 등으로 손목피부를 긋는 행동이며, 그다음으로 팔등과 무릎 위 피부를 긋는 행동이 많다. 얼굴이나 유방, 복부에 대한 자해는 드물다. 대개 칼, 필기구, 유리조각 등이 사용된다. 대체로 거칠게 자

해하기보다 신중하게 상처를 낸다. 우리나라에서는 피부를 담뱃불로 지지는 형태의 자해가 발견된다.

그런 행위는 부정적인 감정이나 인지를 해소하거나, 대인관계 어려움을 해소하거나, 짜릿한 감각을 느끼기 위해서인 경우 등 때문이다. 그러나 자해 현상의 상당부분은 자살을 목적으로 한 것이기 때문에, 비자살 자해의 경우와 자살시도 사이에 어떤 공통점이나 차이점이 있는지를 잘 살펴야 한다.

비자살 자해의 원인에 대해서는 2개의 이론이 있다. 첫째는 학습이론에 근거하여 양성강화*positive reinforcement*와 음성강화*negative reinforcement*에 의해 나타난다. 양성강화는 자해 시 느끼는 만족스런 상태, 다른 사람들의 시선이나 주목을 받는 것, 분노를 표출하는 것 등에 의해 자해가 일어나는 것이다. 음성강화는 자살과 같은 괴로운 생각이나 불유쾌한 감정을 피하려는 것 등에 의해 자해가 일어나는 것인데, 대개 자해를 자기처벌의 한 형태로 여겨 피해나 걱정을 끼친 대상을 향해 자기 처벌적인 행동을 보여 주는 것이다.

정신역동적으로 자해는 자신 또는 내부화된 대상을 벌하고자 하는 무의식적인 욕구에 의해 생긴 공격적 충동이다.

한 연구는, 젊은 자살시도자를 추적 연구하였을 때 중년기에 이르러 비시도자들에 비해 우울증, 물질남용, 추가 자살시도 등 심한 정신건강 문제를 가지고 있었을 뿐 아니라, 보다 심한 신체건강 문제(대사증후군, 염증증가*elevated inflammation*)도 가지고 있었고, 보다 자주 폭력(범죄, 파트너 학대 등)에 관련되어 있었고, 사회복지 수혜자 내지 무직자가 많았고, 보다 외로운 불만족스러운 삶을 살고 있었다.

DSM-5-TR

R45.88 현재 비자살 자해*Current Nonsuicidal Self-Injury*
Z91.52 비자살 자해의 병력*History of Nonsuicidal Self-Injury*
지난 1년간, 개인이 5일 이상 의도적인 자해를 그의 몸에 입혀서 출혈, 상처 혹은 통증을 일으키되(예: 자름, 태움, 찌름, 때림, 심한 문지름) 단지 가볍거나 중등도의 신체적 상해가 일어날 것이라 기대한다(즉, 자살 의도는 없다). (주: 자살 의도가 없다는 것은 보통 사망에 이를 정도는 아니라고 개인이 반복 자해시도를 통해 추론할 수 있는 상태이거나, 그 정도는 아니라고 알려진 것을 말한다.) 자해를 시도할 때 개인은, 부정적인 느낌이나 인지 상태를 해소하려 함, 대인관계 어려움을 해결하려 함, 기분 좋은 상태를 만들려 함 등의 한 가지 이상의 기대를 갖는다. (주: 기대하는바 해소 혹은 반응이, 자해 도중 또는 바로 이어서 경험되며, 개인은 이러한 경험을 반복하는 것에 의존하는 행동패턴을 만들어 내기도 한다.) 그리고 자해행동 직전에 나타나는 대인관계의 어려움 혹은 우울증, 불안, 긴장, 분노, 일반화된 괴로움*generalized distress*, 자기비판과 같은 부정적인 느낌이나 생각, 실행에 옮기기 전 조절하기 어려운 의도행동에 한동안 몰두함,

또는 비록 실행하지는 않아도 자해에 대한 생각이 수시로 나타남 중 하나 이상과 의도적인 자해가 연관된다. 그리고 이 행동은 사회적으로 용인되는 것(예: 신체 피어싱, 문신, 종교 혹은 문화 예식의 일종)이 아니며, 딱지를 듣거나 손톱을 물어뜯는 것에 국한되는 정도가 아니며, 이 행동 혹은 이의 결과가 대인관계, 학습, 기타 다른 중요한 기능 영역에서 임상적으로 충분한 고통 혹은 방해를 초래한다. 또한 이 행동은 정신병 상태, 섬망, 물질중독, 물질금단 중에 일어나는 것이 아니며, 신경발달장애를 가진 개인의 경우처럼 이 행동이 일종의 반복 상동증 패턴으로 나타나는 것이 아니며, 다른 정신질환이나 의학적 상태[예: 정신병, 자폐증 스펙트럼 장애, 지능장애, Lesch-Nyhan 증후군, 자해를 동반한 상동운동 장애, 발모광, 줄까짐excoriation 장애(피부뜯기 장애skin-picking disorder)]로 더 잘 설명되지 않는다.

ICD-10 및 한국 표준 질병 사인 분류
T14. 상세불명의 신체부위의 손상 Injury of unspecified body region
  T14.9 상세불명의 손상 Injury, unspecified
Z91.5 자해의 개인력 Personal history of self-harm

비자살 자해는 보통 십대 초기에 시작되어 수년을 지속하며, 20대에 병원입원 빈도가 최고조를 보이고 이후로는 줄어든다. 여성이 남성보다 3~4배 많다. 정신과 환자 중에 자해자가 일반인보다 50배나 많다고 한다.

공인된 진단기준은 아니기 때문에 연구에 의한 일정한 치료 방법이 제시되고 있지 않다.

감별진단
자살행동장애와 비자살 자해는 행위에 자살 목적이 있었는지 여부로 명백하게 구분된다.

일반적으로 비자살 자해는 비록 고통은 있으나 그것으로 사망에 이르지 않는 수준을 익혀서 그 수준을 유지한다. 하지만 이후로 진정한 자살시도가 있을 수 있다. 그러므로 현재로서는 비자살 자해의 경우라도 과거에 자살 생각과 시도가 있었는지를 검토하고, 여러 정보를 통해 최근 스트레스 상황이나 기분의 변화가 있는지를 확인하는 것이 필요하다. 자해의 시도가 많을수록 자살시도의 가능성이 높아진다.

경계성 성격장애에서 보이는 자해행동은 비자살 자해와는 다르다. 일반적으로 경계성 인격장애는 충동적인 분노표출을 동반하면서 대인관계를 파괴하는 특성이 주된 반면, 비자살 자해의 경우에는 관계 유지가 잘 되는 편이고 협조적인 관계 가운데 자해가 벌어지기도 한다. 자해의 목적에서 자살이 제외되면, 비록 자기처벌의 정신적 이유가 있다고 해도, 부정적인 것에 머물거나 부정적으로 자기를 비하하려는 경향이 높지 않다. 근원적으로 경계성 성격장애와 비자살 자해의 경우 신경전달물질

관련 원인도 다를 것이라고 예상하지만 이에 대해서는 아직 확실한 연구가 없다.

발모광에서 보이는 털을 뽑는 행위는 자해로 취급되지 않는다. 발모광 행위는 주로 이완되거나 정신이 흐트러진 상태에서 나타나는 점에서 비자살 자해와 차별된다.

상동성 자해stereotypic self-injury는 발달지연과 관련 있다. 이는 머리를 휘두르거나 자신을 물거나 때리는 등의 행동을 말하는데, 비자살 자해처럼 자해에 해당하지만, 외적 자극이 없을 때 또는 의도적인 주의집중 시에 나타난다.

피부뜯기 장애는 주로 여성에게서 나타나며, 스스로 안 좋게 여기는 얼굴이나 두피의 피부를 뜯는다. 이는 고통을 수반하는 행위이긴 하지만 스스로는 쾌감을 얻기 위한 행동이며, 뜯는 행위를 위해 칼 같은 도구를 사용하지 않는다.

III. 자살행동에 대한 치료

1. 응급의학적 치료

자살기도는 정신과적 응급상태이다. 치료원칙은 응급조처를 하고 추후 정확한 평가에 기초한 진단에 따라 정신의학적 치료를 시행한다는 것이다.

응급실
응급실은 자살시도 환자를 치료하고 의뢰하고 조사하고 예방하고 연구하는 데 중요한 장소이다.

미국의 경우 일 년에 50만 명의 자살시도자가 응급실을 방문한다. 이들 대부분은 신체적으로 안정되고 정신사회적 평가를 한 후 퇴원하는데, 상습적 자살 위험을 그대로 안고 가는 것이다. 물질사용, 우울증, 범죄적 품행장애, 충동적 행동, 통증, 총기사고, 두부외상, 난폭운전 등으로 응급실 방문을 거듭하는 경우에 자살의도가 숨겨져 있는 수가 많다.

응급실을 방문한 자살시도자의 25%는 재시도를 하고, 5~10%는 결국 자살로 죽는다. (이들은 모두 suicide-related endophenotypes으로 연결되어 있다고 볼 수 있다.)

전 세계적으로 경제적으로 어려워지고, 건강비용은 급격히 증가하고 있다. 그러면서도 입원시설은 줄어들고 대신 지역사회 정신건강 사업이 주류가 되고 있다. 따라서 자살로 인한 응급실 방문도 증가할 것이다. 그러므로 응급실에 종합적인 자살시도자 케어를 위한 multidisciplinary ED teams을 갖춘, cost-effective ED-initiated intervention 시스템을 구축할 필요가 있다. 그 팀은 응급의학, 정신의학, 심리학, 독성학, 간호, 사회사업, 경찰 등 여러 관련 분야의 전문가들을 포함한다.

평가

자살위험은 앞서 말한 고위험군이라는 개념에 근거하여 평가한다. 빠르고 자세한 정신의학적 평가가 필요하다.

면담은 안전한 장소(투신 염려가 없는 등)에서 하고, 환자를 혼자 두거나 쉽게 내보내지 말아야 한다.

자살 가능성이 의심되는 환자에게는 환자의 생각에 대해 직접적으로, 그리고 자세히 구체적으로 물어보는 것이 중요하다. "자살을 생각하거나 시도해 본 적이 있습니까?" 또는 "죽고 싶은 생각이 있습니까?" 등 직접적으로 질문을 한다. 의사가 자살 이야기를 꺼냄으로써 환자에게 그런 마음이 자극되지 않을까 하고 걱정할 필요는 없다. 대개 자살의도가 있는 사람의 10명 중 8명은 자기 생각을 어떻게든 타인에게 알리려 하고, 절반은 분명히 죽고 싶다고 말한다. 구체적 계획이 있던 사람의 위험도는 매우 높다. 자신의 자살에 대해 말함으로써 긴장이 풀어질 수 있다.

2. 치료

급작스런 스트레스로 인해 자살위험을 보이는 경우는 환자를 보호, 지지해 주는 치료가 중요하며 그런 경우에 신속히 호전된다. 뚜렷한 스트레스가 없으면서도 자살위험이 있는 경우는 정신질환을 앓고 있는 경우가 많으므로 정신과 의사에게 맡긴다.

원칙적으로 입원치료하는 것이 좋다. 입원 여부는 진단, 우울증의 정도, 자살의도의 정도, 본인과 가족의 대처능력, 환자의 거주상태, 사회의 지지도, 위험인자 평가 등에 의해 결정된다.

C. Frederick과 H. L. Resnik이 제시한 초기 치료단계는 다음과 같다. ① 심각한 자살 위험성이 있을 때에는 위기를 극복할 때까지 환자의 유아적·의존적 욕구를 충족시켜 주면서 강하고 인자한 부모의 대리역할을 한다. ② 환자는 비논리적 근거에 의해 결정을 내리기 쉬우므로 의사는 환자를 지도적·권위적으로 대함으로써 환자들이 결정을 의사에게 맡기도록 한다. ③ 내성이나 자유연상 같은 면담기법을 피하고 직접적인 질문형태를 취한다.

약물치료: 항우울제, 항불안제(예: clonazepam), lithium 등을 주로 쓰며 심한 우울증과 망상상태에서는 항정신병 약물을 사용한다. 자살의 위험성이 아주 큰 우울증의 경우에는 전기충격요법을 이용하기도 한다.

외래치료: 밀착된 추적이 가능하면 외래치료를 시도할 수 있다. 자주 의사를 방문하도록 해서 매번 평가받게 하고, 지지치료와 약물치료를 한다. 이때 처방약물이 자살시도에 이용되지 않게 한 번에 많이 주지 않도록 한다. 가족도 무기 등 자살에 사용될 수 있는 물건들을 치우는 등 환자를 감시하고, 환자가 강한 자살충동을 보일 때는 의사에게 연락한다. 의사는 늘 대기상태에 있어야 한다.

입원치료: 자살위험이 큰 환자에게는 입원이 가장 좋은 치료방법이 된다. 사회적 지지체계가 없고, 환자가 난폭하고 충동적이며, 자살 계획성이 뚜렷할 때는 강제로라도(법원 명령을 받아서라도) 폐쇄병동 입원이 권장된다. 이때 위험성이 큰 환자는 병동 간호사실 가까이에 두어 감시하게 해야 하며, 자해용으로 사용 가능한 위험한 물건이나 혁대 등을 환자로부터 멀리 분리시켜야 한다. 의사명령서에 반드시 '자살시도 주의suicide precaution'를 기입하고, 일대일의 감시보호도 명령한다.

환자의 자살이 치료자에게 미치는 영향

자신이 치료하던 환자가 자살하였을 때 치료자는 심각한 상처, 슬픔, 고통, 분노, 수치감, 죄의식, 위기감 등을 느낀다. 치료자도 장기간 애도기간을 가지는데, 이는 이후 진료 행태에 영향을 미친다. 치료자는 환자의 자살 예방법뿐 아니라 자살 이후 가족과 관련 기관에 대한 대처법 등 위기관리법에 대해서도 교육받을 필요가 있다.

법적 대책

자살은 치료하던 정신과 의사에 대한 소송 중 중요한 요인의 하나이다. 재판 시 모든 자살을 예방할 수 없다는 것은 인정되나 적절한 자살위험도 평가나 적절한 조치가 취해졌는지에 대한 증거를 요구한다. 따라서 그런 기록이나 의사결정 사항을 주의해서 기록해 두어야 한다.

3. 예방과 정신사회적 개입

고위험군에 대해 조기발견하고 조기치료(정신사회적 개입)를 하는 것이다. 대체로 정신치료를 제공하는 것인데, 여기에는 여러 정신치료 기법이나 프로그램이 개발되어 있다. Erlangsen 등은 덴마크에서 1992~2010년 사이 5,700명의 고위험군을 자살예방 클리닉에서 10회 내외의 정신치료를 함으로써 이후의 자해시도, 사망률 등을 현저하게 줄였다고 하였다.

자살예방suicide prevention

자살예방 문제는 개인의 정신적 안정에서부터 국가의 정책에 이르기까지 광범위하다. 자살예방의 핵심은 자살의 가능성이 있으면 즉각적으로 응급입원을 시키되,

환자 단독으로 행동하게 해서는 안 된다는 것이다. 세계보건기구WHO에서 제시한 자살예방대책은 ① 지역응급처치소를 두어 항시 숙련된 의료요원을 대기시킴, ② 즉각적으로 적절한 정신과 의사에게 의뢰함, ③ 정신과 응급진료소의 적절한 운영 등이다.

사전예방

자살을 막는 요인으로 ① 삶에 대한 긍정적 시각, ② 지지적 가정과 인간관계, ③ 적극적인 태도, ④ 바람직한 생활습관 등이 제시되고 있다. 가족이나 직장동료 등 주변 사람들이 앞서 말한 자살위험도가 높은 행동변화를 감지하면 재빨리 도울 방법을 찾아보아야 한다. 자살위험에 대한 평가는 예방과 직결되는 것이므로 과거의 자살시도 같은 고위험 요인에 대해 항시 유의해야 한다.

자살예방 지킴이_gatekeeper_: 자살의도를 가진 사람의 고립감이나 사회적 위축, 외로움에 대해 도와주고자 하는 열정을 가진 일반인 자원봉사자들이다. 이들은 자살예방교육을 받아 자살위험자 발견과 조치, 응급전화상담, 대면상담, 응급구조체계 내 활동 등에 참여한다.

자살중재_intervention_

자살중재란 자살의도자에게 접근하여 임박한 자살시도를 예방하는 것이다. 우리나라에는 이를 위한 전문기관이 있는 바, 한국생명의 전화, 한국자살예방협회, 자살예방센터(전화 1577-0199), 보건복지부 콜센터(전화 129) 등이 전화상담, 사이버상담 등을 실시하고 있다. 또한 24시간 신속한 현장출동이 가능하도록 112, 119와 광역정신보건센터 등과의 제3자 통화체계가 마련되어 있다.

자살의도자와 접촉하게 된 상담원은 우선적으로 상대의 성명, 주소, 전화번호를 먼저 꼭 물어보고 기록해 둔다. 상대의 이야기를 따뜻하게 들어준다. 자살의도자는 상담자에게 자기 파괴적인 느낌을 표현함으로써 도리어 마음이 편안해지고 상담자의 흔들리지 않는 태도를 느끼면서 오히려 안정된다. 이때 상담자는 "대부분 사람이 때때로 죽고 싶어 한다"라는 식의 잘못된 확신을 주지 말아야 한다. 면담을 하는 동안 자살의도자는 자신의 존재 이유와 개인의 정체성을 되찾게 되고 자신과 세계를 보는 안목이 넓어져서 자살 이외의 다른 대책을 찾게 된다. 상태가 진정되면 인근 병원이나 센터를 찾아오게 한다. 이미 음독을 하였다고 알리거나 총을 장전하고 있다고 하면, 즉시 경찰서에 위급상황임을 전하고 환자의 성명, 주소를 알려 준다.

사후예방_postvention_

심리적 부검_psychological autopsy_ 등 자살현황 분석과 연구, 자살시도자 사례관리, 자살유가족 지원 등이 해당된다.

심리적 부검: 자살을 개인적인 문제가 아니라 사회문제로 인식하고 원인을 진단해서 예방대책을 내놓는 작업이다. 자살자의 심리사회적인 이유를 밝히기 위해 주변 관계된 사람들을 면담하여, 사망 전 일정기간 동안 자살자가 자신의 정신적 환경에 어떻게 반응하여 자살의 생각이 이어지고 시도하게 되었는지를 분석한다. 성장과정, 과거병력(과거에 앓았던 질병이나 상해, 유전성 질환의 유무 등), 최근 사망 전 사회적 상황, 정신사회적 스트레스, 정신과적 진단, 의무기록, 검시보고 등을 검토해서 자살에 이른 원인을 발견하는 것이다. 이를 통해 사람들은 주변에 그런 사람이 있을 때 어떻게 해야 도움을 줄 수 있을지, 어떻게 자살하려는 마음을 돌리는지, 우울증과 같은 정신장애가 있었다면 어떻게 치료해야 하는지 등 자살예방에 대해 알 수 있게 된다. 또한 심리적 부검은 자살자의 가족이나 관계자들을 이해하고 돕는 정신적 지원의 의미를 갖는다. 심리적 부검은 혼자 진행할 수 없고 정신과 의사, 심리학자, 사회복지사, 경찰 등 다양한 전문가로 구성된 팀접근으로 실시한다. 이러한 연구는 향후 위험인자 간, 또는 위험요인 도메인 간의 상호작용과 특정 자살인구집단에 대한 연구, 심리적 부검과 생물학적 측정치들 간의 상호관련에 대한 연구로 이어질 것으로 예상된다.

핀란드의 경우: 핀란드의 National Institute for Health and Welfare에서는 1990년대 중반 자살자들에 대해 심리부검한 결과 자살사망자의 88%가 정신장애를 앓았음과 그중에서 우울증(다음으로 물질사용장애)이 가장 많았음과, 또한 그런 정신장애들이 거의 치료되고 있지 않았음을 규명하고, 자살예방을 위해서는 우울증 치료가 가장 중요하다고 제언하였다. (일본의 한 심리학적 부검연구에서도 자살자들은 여러 가지 문제로 자살을 생각하였지만, 최종적으로 자살을 시행하게 하는 요인은 결국 우울증이라는 결론을 내렸다.) 핀란드 정부는 이런 연구결과를 바탕으로 1986~1996년 공공기관인 Mood, Depression and Suicidal Behaviour Unit을 설립하고 national suicide prevention project를 시행하였다. 첫 5년간은 research phase로 그 결과에 따라 자살예방에 대한 권고안을 만들고, 다음 5년간 권고안을 실제 실시하였다. 10여 년간의 경험을 통해 자살예방을 위해 다음 일곱 가지가 필요하다고 제안하였다. ① 자살을 시도한 개인들을 위한 지지와 치료방법을 개발한다. ② 우울장애를 위한 care를 개선한다. ③ 문제해결의 대안인 알코올사용을 예방하는 것을 배우게 한다. ④ 신체상태 치료를 위한 사회적 및 정신적 지지를 증가시킨다. ⑤ 인생위기_life crises_에 있어 상호적 및 전문적 지지를 증진시킨다. ⑥ 젊은 시민들의 소외를 예방한다. 그들이 인생에 대처하기 위한 기회, 상황, 선택_option_을 창조하고, 보상경험_rewarding experiences_을 갖도록 돕는다. ⑦ 자기확신, 인내력_perseverance_, 상호지지뿐 아니라 인생에서 더 많은 신념과 열정_enthusiasm_을 갖도록 격려한다.

자살시도자 사례관리

자살시도 후 6개월 내 재시도율이 9~37%로 높다. 우리나라의 경우 그러한 자살미수자를 체계적으로 관리할 수 있도록 응급의료센터와 지역정신보건센터에 사후 관리체계를 운영하고 있다. 예를 들어 응급실 내원 자살시도자에 대해 정신적 지지를 제공하고, 지역 응급의료센터와 광역정신보건센터, 나아가 지역정신보건 관계기관과의 유기적인 연계를 통해 자살미수자들을 개인적으로 지속적으로, 그리고 정기적으로 돌보아 자살 재시도를 막는 것이다.

유가족 지원

1명의 자살은 주위 5~10명에게 직접적인 영향을 주는데, 이들을 suicide survivor라 한다. 특히 가족들은 다른 사별과 같이 애도과정을 거치게 되는데, 떠난 이가 자살로 생을 마감하였다는 사실은 충격이 되어 병적인 애도를 일으키기 쉽다. (이를 외상적 애도traumatic bereavement라고도 한다.) 질병, 사고 등으로 인한 죽음과 달리 자살 유가족은 죄책감, 사회적 편견으로 예상되는 고립감, 아무것도 할 수 없었던 자신에 대한 무력감과 절망감, 자신을 버리고 떠난 사람에 대한 분노와 원망 등이 뒤섞여 복합적인 감정의 혼돈을 겪게 된다. 일반적인 사별에 대해서는 함께 애도하면서 슬픔을 극복하는 반면, 자살은 주변의 '의도적 외면'과 자살을 은폐하려는 노력으로 장례절차를 생략하거나 심지어 사망사실을 알리지 않기까지 한다. 그리하여 유가족으로 하여금 적절한 애도과정을 갖지 못하게 하고, 관련된 감정은 그대로 상처trauma가 된다. 자살 유가족의 충격은 강간이나 전쟁 수준과 비슷하여 상당수 외상후 스트레스장애를 경험한다. 그리하여 유가족의 자살위험도가 일반인의 6배다. 미국국립정신보건원도 자살시도자 4명 중 1명꼴로 가족 중에 자살을 시도한 사람이 있다고 하였다. 때문에 자살 유가족(평균 6명)은 자살 고위험군으로 분류된다. 특히 유자녀의 경우는 40대 부모가 자살하면 어린 시절 자살행동이 학습될 위험이 높다.

우리나라에서도 자살이 사회적 이슈로 등장한 외환위기 이후 15년간 발생한 자살 유가족은 100만 명이 넘는다. 그들은 수면장애, 우울증, 스트레스로 인한 신체통증 등을 호소하는 경우가 많아, 유가족들의 평소 진료비는 2.9배, 정신과적 질환 관련 의료이용은 4.6배 많다고 한다. 그러나 자살 유가족들은 병원에 치료받으러 오는 것을 꺼려 한다. 정신과에 대한 편견도 있고, 상처를 다시 반복 말해야 한다는 것에 대한 거부감도 크고, '나아지는 것'이 고인에 대해 죄를 짓는 것이라고 생각하는 수가 많기 때문이다. 따라서 유가족의 고통을 덜어 주고 더 이상의 자살을 예방하고 건강한 삶으로 돌아올 수 있도록 도울 필요가 있다.

이러한 문제를 해소하기 위해 우리나라의 경우 자살사망자 유가족 등을 위한 치료, 상담 및 이용 가능한 서비스를 정신보건센터 등을 통해 제공한다. 일대일 슬픔극복 프로그램, 자조모임, 추모공간의 마련 등을 통한 자살 유가족 지원사업이 진행되고 있다. 이러한 지원의 가장 중요한 요소는 개방이다. 가족의 자살에 대해 '침묵을 깨는 것'이다. 자기 개방을 통해 누구나 그와 같은 상황에서는 복잡한 마음을 거친다는 사실을 드러내고 나눌 수 있다는 것, 자살 유가족이라는 죄의식에 사로잡혀

자신의 행복을 제한할 필요가 없다는 사실 등을 깨닫게 된다. 그런 기회는 개인적인 인간관계에서의 대화나 전문적 정신치료나 자살 유가족 집단치료를 통해 가질 수 있다.

우리나라의 국가적 대책

우리나라는 1997년 외환위기 이후 자살률이 급증하여 2004년 처음으로 국가자살예방 5개년 계획을 수립하고 2005년부터 세부추진계획을 수립하였다. 2013~2017 5개년 계획의 경우 주요 정책목표는 ① 과학적 근거에 기반한 전략적 접근으로 5년간(2013~2017) 발생한 자살 사망자 전수 조사, 국가 자살동향 감시체계 구축, 근거기반 자살예방 정책 추진을 위한 지자체·지원, 효과성 높은 자살예방 프로그램 확산 등, ② 자살고위험군 발견을 위한 전 사회적 네트워크 구축, ③ 자살위험 제거, ④ 사후관리 강화를 통한 자살확산 예방, ⑤ 대상별 자살예방 추진, ⑥ 중앙차원의 자살예방정책 체계 정비, ⑦ 자살예방 홍보 및 캠페인 등이다. 주요 자살예방사업은 자살예방상담전화(전화 1393) 운영, 생명존중시민회의 운영, 자살예방 생명지킴이 교육, 자살 유족 원스톱 서비스, 한국형 심리부검체크리스트(K-PAC 3.0), 동료지원활동가 양성 및 유족 자조모임 kit 개발, 사후대응을 위한 헬프라인(전화 1899-4567) 개설, 한국생명존중희망재단 출범 등이 있다.

2008년에는 민관 합동으로 제2차 자살예방종합대책안을 마련하였다. 정부는 종합대책을 통해 2020년 10만 명당 18명을 목표로 자살률을 낮춘다는 계획을 세웠다.

'자살예방 및 생명존중문화 조성을 위한 법률'이 2012년 3월부터 시행되고 있다. 이 법률은 국가와 지방자치단체가 어느 정도의 자살예방 체계와 사업을 진행해야 하는지에 대한 기준을 제시하고 있다. 핵심은 지역단위마다 정신건강증진센터 산하에 자살예방 조직이나 활동을 두거나 독립적인 자살예방센터Korea Suicide Prevention Center; KSPC를 구성하여 자살예방의 체계적인 활동을 진행하고 관련 기관과의 연계를 도모하는 것이다. 구체적으로는 독거노인 지원, 청년일자리 창출 등의 건강하고 바람직한 개인과 사회 분위기 조성과 더불어, 시·도 단위 자살예방을 위한 자살위기대응팀(광역정신보건센터) 구축 및 자살의 명확한 원인을 밝히기 위한 '심리부검'의 시범적 연구 실시 등의 내용이 포함되어 있다.

구체적 방안으로는 조기발견 조기개입을 위해, 우울증 조기검진과 학교를 통해 청소년 정신건강 선별검사를 실시한다. 위기가정 및 위기청소년과 ADHD, 인터넷중독 등과 더불어 자살경향 등을 조기발견하여 상담 및 재활서비스를 제공한다. 노인층 자살예방을 위해 노인학대 전문 상담원에 대해 자살예방교육을 실시하고, 독거노인에게는 생활관리사를 파견한다. 자살유해정보에 대한 모니터링을 확대하고, 인터넷 자살유해정보를 차단하고, 자살사건 보도 시 언론보도 권고지침을 준수하도록 독려한다. 자살수단에 대한 접근을 차단하기 위한 방안으로, 유독성 물질의 불법유통검색을 강화하고 그런 제품에 대한 응급정보지원 시스템을 구축하고, 농약으로 인한 자살을 줄이

기 위한 고독성 농약판매에 대한 감시감독을 강화하고, 지하철에서의 자살을 예방하기 위해 스크린도어(안전 문)를 설치하는 것 등이 있다. 이외에도 특수한 영역인 군軍과 교정기관(감옥, 구치소 등) 등에서의 자살사고를 막기 위해 지역정신보건센터와 민간자살예방단체와 협력을 추진한다. 또한 학계, 언론계, 종교계 등 민·관이 협력하여 생명포럼 운영 및 생명존중 운동을 전개하고, 정신질환자에 대한 차별, 예를 들어 각종 자격 취득 제한, 취업 제한 및 민간보험가입 제한 등을 시정하기 위한 제도개선 및 인식개선을 추진하도록 하고 있다.

참고문헌

서울시자살예방센터(2022): 2020 통계청 사망원인 통계. 2022. 2. 8. https://blog.naver.com/PostView.nhn?isHttpsRedirect=true&blogId=smaum1080&logNo=222642066146

최의헌(2015): 자살과 자살행동. 민성길(편), 최신정신의학(제6판). 서울, 일조각, pp.695~708.

American Psychiatric Association(2022): Diagnostic and statistical manual of mental disorder. 5th ed-text revision. American Psychiatric Association, Washington D.C.

Black DW, Andreasen NC(2022): Introductory Textbook of Psychiatry. 7th ed. American Psychiatric Association Publishing, Washington D.C.

Boland R, Verduin ML(2022): Kaplan and Sadock's Synopsis of psychiatry. 12th ed. Wolters Kluwer, Philadelphia.

Hales RE, Yudofsky SC, Roberts LW, eds(2014): Textbook of psychiatry. 6th ed. American Psychiatric Publishing, Washington D.C.

Hendin H(1991): Psychodynamics of suicide, with particular reference to the young. Am J Psychiatry 48:1150.

Isomets ET(2001): Psychological autopsy studies-a review. Eur Psychiatry 16:379~385.

Larkin GL, Annette L, Beautrais AL(2010): Emergency Departments Are Underutilized Sites for Suicide Prevention. Crisis 31:1~6.

Ritchie H, Max Roser M, Esteban Ortiz-Ospin E(2019): Suicide. Published online at OurWorldInData.org. https://ourworldindata.org/suicide

Terveyden ja Hyvinvoinnin Laitoksen (THL)(2013): Korean experts learned about suicide prevention in Finland. National Institute for Health and Welfare, Newsletter.

World Population Review(2022): Suicide Rate by Country 2022. https://worldpopulationreview.com/country-rankings/suicide-rate-by-country

Zouk H, McGirr A, Lebel V, et al(2007): The effect of genetic variation of the serotonin 1B receptor gene on impulsive aggressive behavior and suicide. American Journal of Medical Genetics. Part B, Neuropsychiatric Genetics 144B:996~1002.

29

신병과 화병*Shin-byung and Hwa-byung*

Ⅰ. 한국의 문화 관련 증후군

한국의 문화 관련 증후군culture-related syndrome으로 일찍부터 무속과 관련된 신병神病(또는 무병巫病)과 화병火病이 거론되었다.

과연 한국에 문화 관련 증후군이 있는가 하는 문제에 대해서는 논란이 있어 왔다. 즉 이 개념은 제국주의 내지 식민지시대의 비교정신의학의 산물이라는 견해가 있기 때문에, 현대까지 그런 개념을 받아들이는 데 문제가 있다는 것이다. 그럼에도 불구하고 현재는 이러한 장애에 대해 현대적인 횡문화정신의학 내지 다문화정신의학으로 접근하고 있다. 연구 질문은 다음과 같다.

첫째, 신병과 화병은 우리나라 고유의 사회 문화적 특징을 반영하는 문화 관련 증후군인가?

둘째, 신병과 화병은 기존의 진단체계 내에 있는 어떤 정신장애의 한국적 표현형인가?

셋째, 신병과 화병은 병명이라기보다 심인성 장애에 대한 한국인의 일반적인 질병 개념을 나타내는 용어인가?

넷째, 신병과 화병은 하나의 독립된 질병이 될 수 있는 것인가?

현재까지 연구결과, 최소한 화병의 경우 한국의 문화 관련 증후군이기는 하지만, 분노와 관련된 독립된 질병, 즉 분노장애anger disorder로 개념화할 수 있다는 의견이 있다.

한국의 역사와 전통문화가 현대에 이르기까지 이어지고 있다면, 그와 관련된 행동증후군도 현대 한국사회에서 여전히 발견될 것이다. 실제로 한국의 현대사회에 신병과 화병을 가지고 도움을 요청하는 환자가 여전히 많다. 그런 면에서 신병과 화병은 한국의 문화 관련 증후군이라고 할 수 있다. 문제는 그 다수의 환자가 현대 의료계 안에서 치료되기보다, 무속이나 또는 전통 한방 의료에 도움요청을 하고 있다는 것이다.

우리나라의 경우 정신과적 질병에 관련된 전통문화에는 크게 몇 가지의 근원이 있다고 본다. 즉 무속과 한恨의 정서, 그리고 한방의학이다. 신병은 무속과 직접 관련되고, 화병은 도움요청행동으로 굿과 한방치료가 관련되며, 특히 화병의 병리적 해석에 한방의 음양오행설이 흔히 인용된다. 특히 한은 정신역동적으로 화병과 신병 모두에 관련된다고 본다. 이러한 전통문화는 한국적 정신병리학과 정신치료에 대한 실마리를 제공하리라 생각할 수 있으며, 이를 기반으로 한국적 정신의학도 가능하다고 생각된다.

한恨의 문화

이전에는 한을 눈물과 탄식의 현상으로 보는 수가 많았으나, 이제는 한과 한풀이의 역동성은 그에 의해 창조된 예술이나 사회발전과 개혁을 이루는 잠재력으로서 높이 평가되기도 한다. 이때의 한에 관련된 억울함과 분노는 긍정적이고 적극적인 정서로서 그 힘은 생산적·창조적으로 사용된다. 따라서 화(분노), 화병, 한 이세 가지는 불(火)이라는 정신역동적 공통점으로 인해 화산火山 volcano에 비유될 수 있다. 화(화풀이)는 당장 폭발하는 활화산으로, 화병은 연기나 용암이 조금씩 흘러나오는 상태의 활화산으로, 한은 오래된 휴화산으로 황폐한 광경을 보일 수도 있지만(우울증처럼), 대개 호수가 생기고 주변에 식물이 자라는 아름다운 경치를 가진 화산(승화된 한, 창조적 내지 생산적 한)으로 비유될 수 있다.

II. 신병

1. 개념

무당이 될 운명을 가진 사람이 앓게 되어 결국 무당이 되게 하는 병을 신병神病 shin-byung이라 한다. (무병巫病이라는 용어는 과거 일제강점기 일본인들이 명명한 것이다.) 문화인류학에서는 세계적으로 이러한 병을 initiation disease 또는 divine disease라고 한다. 신병 환자는 내림굿을 통해 신병을 치유받고 무당이 된다. 무당이 되는 것을 원치 않는 사람은 신병의 고통을 감내하면서 살아야 한다.

무당이 되는 과정은 다음과 같다. 무당이 될 어떤 소질이 있는 사람에게 알 수 없는 병이 생겨 시름시름 앓는다. 온갖 의학적 치료에도 듣지 않는다는 것을 알게 될 때 즈음이면, 사람들은 그가 신들림, 즉 빙의憑依에 의한 신병이 들었기 때문으로 생각한다. 이런 병을 고치려면 굿을 해야 하는데, 내림굿을 통해 어떤 강한 선한 귀신이 불려나와 고통을 야기한 나쁜 귀신을 쫓아내어 신병을 고치게 된다. 환자는 자신이 원치 않았어도 평생 그 힘세고 선한 신을 몸주(수호신)로 모시고 살면서 무당이 된다. 그 강하고 선한 신은 더 이상 그를 괴롭히지 않을뿐더러 무당이 된 그를 도와 다른 환자를 돕는 역할을 한다. 신병 환자는 무당이 되어 굿을 통해 다른 사람들을 치유하는 운명을 지게 된다. 이런 무당을 강신무降神巫라 한다. 이런 무병과 내림굿을 거치지 않고 훈련을 통해 무당이 되는 경우를 세습무世襲巫라 한다.

2. 역학

국내에서는 빈도가 연구된 바 없다. 고전적 의미의 신병은 드물다 하겠으나, 신병 신앙에 의해 자신에게 신병이 있다고 믿는 경우, 또는 빙의현상 또는 빙의증후군은 정신과 임상에서 드물지 않게 관찰된다. 정신과에 입원한 빙의 환자는 거의 전부가 여성이며, 30, 40대에 많다고 한다.

신병 환자들은 정신과나 다른 과 의사를 찾더라도 의사들이 이해할 만한 신체증상만 호소하고 신병 특유의 무속적 특징의 증상을 말하지 않을 가능성이 많다. 당연히 신체검사를 하더라도 이상이 발견되지 않는다. 그러나 무속사회에서는 신병 환자가 많다고 말한다. 그러나 신병이 모두 고전적인 신병이라고 말할 수 없다. 대개 조현병, 망상장애, 기타 정신병, 우울증 또는 해리장애 등의 한 경과과정으로 나타날 수 있다.

3. 원인

신병의 원인 내지 정신역동적 의미는 현실로부터의 도피, 억압된 적개심의 환기 표현, 가족갈등의 조정, 유아기 욕구의 환상적 소원성취 등이다. 문제는 그 '현실'이란 무엇인가 하는 것이다.

현실로부터의 도피escape: 괴로운 현실을 자아가 극복하기 힘들어 인격의 해리를 통해 환상의 세계로 도피하는 것이다. 자신과 갈등을 일으키고 있는 자신의 인격의 한 부분이 무속의 개념에 투사되어 빙의된 제2의 인격(악한 귀신)으로 나타나는 것이다.

억압된 적개심의 환기ventilation: 빙의상태에서 환자가 드러내는 흥분, 몸부림, 적개심의 표현 등은 자신이 가지고 있는 불만과 적개심을 제2의 인격, 즉 악한 귀신의 행동으로 투사하여 나타내는 것(한풀이, 화풀이)으로 볼 수 있다. 즉 적개심을 나타내는 것은 환자 자신이 아니라 귀신이라는 것이다.

가족갈등의 조정control of familial conflct: 환자는 빙의상태에서 제2의 인격을 통해 가족(주로 여성 환자의 시어머니나 시누이)에 대한 비난과 불만을 말하거나(알게 하고), 공수(신탁)를 통해 자신이 원하는 방향으로 갈등이 풀어지도록 훈계하기도 한다.

유아기 욕구의 환상적 소원성취wish-fulfillment of unresolved infantile desire in fantasy: 신병이란 자아가 퇴행한 상태에서 충족되지 않았던 유아기 욕구를 무속의 기제에 투사하여 상징적 내지 환상적으로 성취하는 것으로 볼 수 있다. 선한 신과의 긍정적 관계는 어려서의 부모에 대한 의존욕구를 성취하는 것이다. 신이 몸에 들어온다는 것은 성행위를 상징한다고 볼 수 있다. 실제 어떤 무당은 입신(신이 몸에 들어올 때)할 때 성적 흥분을 느낀다고 한다. 신, 특히 조상신은 부모를 상징하며 신과의 결혼hierogamy의 동기는 친족상간의 환상적 성취로 관찰된다는 것이다. 신병상태에서 신이 몸에 들어옴으로써 신과 동일시identification되어, 어려서부터의 열등의식을 극복하는 것으로도 보인다. 빙의한 신을 몸주(수호신)로 모시는 것은 상징적으로 부모와 화해하는 것이다. 해결되고 있지 않던 어릴 때의 부모와의 갈등, 불만과 적개심 등이 빙의상태에서 싸움으로 표현되고, 궁극적으로 부모와 화해하게 된다는 것이다.

정신기제

신병의 정신기제는 주로 투사projection이다. 내외의 갈등을 외부의 초자연적인 존재에 투사하여 해결하고, 자신의 문제는 없는 것이 된다. 자신이 할 수 있는 것은 오직 신의 의지를 조절하는 정도이다. 이 투사의 기제는, 한방의학의 질병이론과 맞물려 자신의 문제를 신체장기의 장애로 표현하는 한국인에서 전반적으로 보이는 신체화 경향과 일치한다. 또한 투사의 기제는 자신의 내면의 문제를 곧잘 부모 탓으로 돌리는 한국인 특유의 편집증의 배경이라고도 한다.

4. 임상양상

신병은 임상적으로 세 가지 양상이 있다고 하는데, 빙의憑依 possession, 몰아沒我 trance, 빙의신앙憑依信仰 possession belief 등이다. 빙의는 어떤 초자연적인 존재가 개인의 몸속에 들어가 그 사람의 인격, 즉 의식과 행동을 지배하는 현상이다. 몰아는 환각, 기분의 변화, 민감한 피암시성 등 의식의 변화altered state of consciousness를 나타내는 현상으로, 그대로 지속되기도 하지만 빙의현상으로 이행하기도 한다. 빙의신앙은 실제로는 빙의도 몰아도 아니지만, 자신의 신경증적 또는 정신병적 현상들을 빙의현상 때문이라고 믿는 경우이다. 신병의 증상은 대체로 다음 3단계로 나타난다고 한다.

① **전구증상 단계**prodromal phase: 이유를 알 수 없는 허약상태, 피로, 어지럼, 식욕부진, 불면증, 위장장애 등 신체장애와, 불안, 우울, 죽음의 공포 등 신경증적 증상과, 초현실적인 현상에 몰입하는 편집증적 증상 등이 나타난다. 그들은 흔히 "이유 없이 시름시름 앓아, 병원에 가도 낫지도 않고 병명이 안 나온다"고 말한다. 이런 증상들은 대개 내적인 갈등이나 환경적인 어려움에 대한 반응으로 생각된다. 이 시기는 짧기도 하고 길기도 한데, 길 경우 수십 년일 수도 있다. 환자는 여러 곳을 전전하면서 원인을 알아보고 치료하려고 노력하는데, 결국 주변사람들로부터 신병이다, 조상신 탓이다, 귀신 탓이다라는 말을 듣게 된다.

② **몰아단계**trance phase: 전구증상이 심해지면서 환각, 꿈, 직감intuition 등을 통해 무당이 되어야 한다는 암시를 강하게 받는다. 이때 꿈은 강신몽降神夢 initiation dream이라 한다. 혼미, 정신운동 흥분 같은 증상도 나타날 수 있다. 그러면서 환자는 환각이나 직감의 형태로 영적 존재와 접촉하는데, 흔히 문답식으로 혼자 말한다. "너는 누구냐?"라고 하고 "나는 장군신이다"라고 말한다. "왜 나를 괴롭힙니까?" 하면, "나를 대접해 주지 않아서 화가 났다"라고 말한다. 대화의 상대는 환자의 제2의 인격인 셈이다(제3의 인격이 등장하기도 한다). 이는 무당이 되라는 암시와, 환자 몸에 들어가겠다는 의미가 있다. 대개 환자는 그 현상을 이해할 수 없어 주위 사람들에게 물어보는데, 대개 무당이 되라는 의미라는 말을 듣게 된다. 이러한 암시는 자아

이질적ego-dystonic이기 때문에 환자는 이를 싫어하고 저항하는데, 그러면서 환자는 일상생활에 지장을 가지게 된다. 나름대로 고쳐 보려고 노력하여 회복할 수도 있지만, 대개 제3기로 넘어가게 된다. 이 시기도 일정치 않으나 대개 수일에서 수개월로 비교적 짧다.

③ **빙의단계**possession phase: 다른 인격이 환자 몸속으로 들어간다고 보는 시기이다. 먼저 환자와 제2 인격이 공존(co-existing double personality)하면서 갈등하는 시기가 있는데, 이때 환자는 대화형태로 싸우거나 몸부림치거나 소리를 지르거나 한다. 여러 신이 싸우기도 하는데, 대개 선한 신과 악한 신이 공존하면서 자리를 다툰다. 그다음으로 제2의 인격이 환자의 인격을 완전히 지배하여 제2의 인격으로 바뀌는 시기(full possession)가 온다. 이때 의식의 혼탁, 혼미와 더불어 흥분, 난폭성 등이 나타나는데, 대개 주변 사람들에 대한 원망과 화풀이 내용이 많다.

5. 진단

ICD-10에 수록되어 있는 F44.3 트랜스와 빙의증 Trance and possession disorders에 해당된다고 진단하고 있다. 이 상태는 DSM-III 기준에 의하면 단기반응성 정신병 brief reactive psychosis으로, DSM-IV 또는 DSM-5-TR 기준에 따르면 비특정성 해리장애non-specific dissociation diosrder로 진단될 만한 증후군이라 하겠다.

6. 예후

신병은 치료받지 않은 경우 경과는 다양하다. 일회의 삽화로 끝나는 수는 드물고, 대개 장기간에 걸쳐 회복과 재발, 호전과 악화를 반복한다.

7. 치료

자신의 병을 신병으로 보는 사람들은 대개 무속치료를 찾는다고 보지만, 자세한 자료가 없다. 이 경우 무속이나 굿이 어느 정도의 치료적 효과를 나타낸다고 하는 연구가 있다(그림 29-1).

정신의학적 치료의 경우, 환자가 자의로 치료를 원치 않는 수가 많아 신병의 치료는 대개 입원치료이다. 환자의 정신병적 상태는 항정신병 약물로 곧 치료가 된다. 그러나 단순한 약물치료로는 재발을 막기 어렵다. 내면적인 갈등이 해결되지 않고 있기 때문이다. 그래서 일단 약물치료로 증상을 회복한 후에 정신치료로서 통찰insight을 갖도록 권고된다. 즉 환자로 하여금 신병이 현실생활에서의 갈등에서 나타날 수 있다는 것을 알

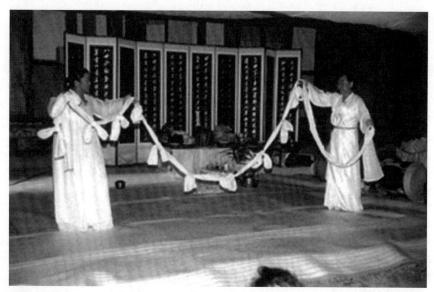

그림 29-1 고풀이 굿. 맺힌 한을, 상징적으로 매듭으로 보고 이를 푸는 굿이다. 이 굿을 통해 원한을 풀고(해원解寃), 상생相生을 염원한다.

게 하고, 현실적인 어려움을 극복하는 새로운 실제적이고 건강한 방안을 찾도록 지원한다. 그러나 신병 자체가 갈등을 초자연적인 것에 투사한 것이기에 정신치료로 통찰을 얻도록 하기 어렵다고 한다.

서구의 정신치료의 핵심인 통찰을 전통적인 무속적 가치관을 가지고 있는 한국인에게 기대하기 힘들다는 의견이 있다. 따라서 한국인 정신과 의사들은 흔히 통찰을 요청해야 할 경우에도 그와는 상반되는 직관적 접근intuitive approach을 하는 수가 많다. 즉 환자의 문제가 무엇인지 추구하는 대신 심지어 증상도 묻지 않고 직감적으로, 점치는 식으로, 또는 증상과 문제점을 알아맞히는 식으로 말하면, 오히려 한국인 환자들에게는 잘 받아들여진다는 것이다. 문화에 적합한 진료culture-relevant approach인 셈이다.

Ⅲ. 화병

1. 개념

한국에는 화병火病 hwa-byung이라는 병명이 오랫동안 민간에서 사용되어 왔다. 화병은 문자적으로는 '불의 질환fire disease'을 의미하기도 하고 '분노장애anger disorder'를 의미하기도 한다. 한국에서는 분노를 '화火'로 표현하기 때문이다. 환자들의 설명에 의하면, 화병은 분노(화) 또는 분노와 관련된 감정복합, 즉 억울하고 분함, 공격

성, 증오, '한恨' 등의 감정을, 사회적으로 원만한 인간관계를 위험에 빠뜨리지 않게 하기 위해, 장기간 참아야 되는 과정에서 발생한다. (억울함이나 한은 모두 분노가 억제된 상태로 보인다.) 그 정신증상, 신체증상 및 행동증상은 분노와 불(火)의 억제상태와 그 방출release을 역동적 내지 상징적으로 나타내는 것으로 보인다. 여러 연구결과를 종합해 보면, 화병은 분노 또는 분노복합(화, 억울함, 분함, 한, 공격성, 미움 등)의 부정적 감정에 대한 심인성psychogenic이며, 반응성reactive 또는 '신경증적neurotic'인 만성적chronic 분노장애anger disorder로 판단된다.

화병의 한국 문화 관련성

화병 또는 화증火症은 17세기 『조선왕조실록』에 등장하고 있다. 사전에 의하면 화병은 울화병鬱火病의 준말이다. 그러나 이 병명은 한국 전통 한의학서에는 등장하지 않는다. 한의학에서의 화火는 분노라기보다도, 인체, 특히 간에 관련된 음양오행설陰陽五行說에서의 화火 내지 화기火氣라 설명한다.

화병을 한국의 문화 관련 증후군으로 볼 수 있는가에 대해서는 두 가지 견해가 있다. 우선 화병은 우리나라 고유의 사회문화적 배경에서 나타나는 몇 가지 특징적 증상을 가진 증후군으로서 하나의 독립적인 병명 또는 문화 관련 증후군이 될 수 있다는 견해이다. 또 다른 견해로는 화병이란 심인성 장애에 대한 우리나라 사람들의 일반적인 개념을 나타내는 용어로서 하나의 진단이나 증후군이 될 수 없으며 다른 문화권에서도 발생할 수 있다는 견해이다. 그러나 화병은 한국인의 전통적인 고유정서 표현으로 알려진 한恨과 '억울하고 분함'에 관련된 감정적 원인과 징후 면에서 공통점이 있고 열감과 같은 신체증상도 특이

한 바 있어, 한국의 독특한 문화 관련 증후군으로 이해할 만하다. 그러나 화병, 즉 분노의 병이 다른 문화권에도 있을 가능성이 크다.

화병은 Hughes 등이 제시한 다음과 같은 culture-bound syndrome의 진단기준에 대체로 맞는다.

① 진단과정의 특이함the diagnostic process' peculiarities: 화병은 한국인들이 역사 속에서 만들어 낸 병명으로, 특정 상황에서 발생한 특정 증상으로 진단한다.

② 장애의 원인의 특이함the deviant aspects of such disorders' etiology: 한국 전통문화와 관련하여 만성적인 분노, 증오, 억울함, 한이 가슴 속에 '쌓이고 쌓인 것'이 원인이다. 그런 점에서는 한국의 전통문화 내지 전통적 정서로 알려진 한과 그 근원이나 증후가 공통적인 면이 많다. 한은 긍정적일 수도 있는 정서이지만, 화병은 한이 원인이 된 병적인 상태로 생각된다.

③ 문화라는 용어와 사용될 때의 그 용어의 특수한 의미: 화병이 한국 문화 증후군이라고 주장하려면, 그 근거가 있어야 한다. 화병의 경우, 환자들은 화병이 불과 같은 분노를, 대가족적이고 유교문화적 관습에서, 대인관계의 조화를 위험에 빠트리지 않기 위해 참아야 함에 따라, '억울하고 분하고, 한 많은 것'이 켜켜이 '쌓인accumulated and layered' 결과로 생긴 병이라고 설명하므로, 자신의 감정적 처지를 의사소통한다는 점에서 한국 문화적이라 할 수 있다.

④ 나타나는 증상의 특이함the special characteristics of the symptoms displayed: 화병 증상이 억제된 분노, 미움, 한 등이 억제된 불(火)의 역동성으로 신체증상 내지 행동증상으로 나타난다는 점이 특이하다. 즉 몸이 뜨겁고, 위로 치밀고, 입이 타고, 가슴이 두근대고, 불(火)이 '쌓인 것'이 덩어리로 뭉쳐 가슴을 막아 답답하고, 한숨이 나고, 밖으로 (시원한 곳으로) 뛰쳐나가려는 충동이 있다는 등 증상형태가 특이하다.

2. 역학

한 지역에 거주하는 1,450명(18~64세)을 대상으로 한 연구에 의하면, 화병을 가지고 있다고 자타가 인정하는 사람은 일반인구의 4.2%에서 발견된다. 화병은 연령적으로 중년 이후의 여성에 많으며, 사회경제적 수준이 낮은 계층에 많다. 다른 한 연구는 일반인의 4.35%에서, 그리고 신경증적 장애로 내원하는 환자 중 약 26.8%가 자신의 병을 화병으로 생각한다고 하였으며, 역시 기혼자, 경제 수준이 낮은 군, 종교를 가진 사람들에서 더욱 흔하게 관찰되었다. DSM-IV와 화병의 연구용 진단기준에 따라 진단하였을 때, 신경증적 환자 280명 중 47명(16.8%)은 다른 DSM-IV 진단의 공존진단 없이 화병만 진단되었다. 이는 화병이 독립적인 범주의 장애라는 것을 시사한다. 급성 화병은 통계는 없으나 젊은 층에 많은 것 같다.

3. 원인

생물학적 원인

화병의 생물학적 원인은 아직 잘 연구되고 있지 않다. 그러나 분노의 신경생물학이나, 화병의 가족력이나 소인, 또는 뇌영상 연구 등을 고려하면, 생물학적 원인이 있을 수 있다고 본다.

화병의 소인은 여성, 중년 이후의 연령, 신경증의 가족력, 성격특성 등이다.

화병 환자의 가족들 중에 우울증, 불안장애, 신체증상장애 등 다른 신경증적 장애와 성격문제, 폭력, 자살 등의 문제들의 빈도가 높다.

또한 후성유전적epigenetic 요인도 있을 수 있는바, 과거력상 어린 시절 폭력에 대한 피해 경험을 가지고 있는 경우도 많았다. 이런 외상 경험들은 성장 후 사소한 자극에도 분노나 억울함이 잘 유발되도록 하는 기질temperament을 만들거나 후대에 유전시킬 수 있다고 추정된다.

한 뇌영상 연구에서, 분노, 슬픔, 중립 등의 얼굴자극에 노출되었을 때, 화병 환자들은 건강한 대상에 비해 lingual gyrus와 fusiform gyrus에서 증가된 활동성을, 시상에서는 낮은 반응성을, right anterior cingulate cortex에서는 낮은 반응성을 보였다. 이에 연구자들은 감정의 억제가 visual pathways상의 뇌영역에 장애를 야기하고 따라서 anterior cingulate cortex의 기능이 장애된 결과 화병이 생긴다고 시사하였다.

분노가 뇌의 serotonin과 관련된다고 하는데, 화병 증상들이 SSRI에 호전된다는 것은 화병 역시 분노와 관련됨을 시사한다. 이와 더불어 Fava 등, Choi-Kwon 등의 분노와 화병에 대한 SSRI들의 효과, 그리고 공격성과 serotonin 간의 관련성, 증오와 억울함unfairness과 serotonin 간의 관련성 등을 고려할 때, 뇌의 serotonin 장애와 화병 간의 관계가 시사되었다.

기질과 병전 성격

화병 환자들의 기질temperament에서의 특징은 충동성impulsiveness, 위험회피harm avoidance(예기불안, 미래 불확실성에 대한 두려움, 의존성), 감상주의sentimentality, 완벽주의, 자기초월성self-transcendence(self-forgetfulness, transpersonal identification, spiritual acceptance) 등이다. 반면 자기주도성self-directedness(책임감, 목적성, 자기수용성)과 수용성acceptance은 낮다. 그리고 화병증상이 심할수록 자기초월성과 그 하위요소인 self-forgetfulness 및 예기불안 등이 심하고 애착attachment 및 온정심compassion 등은 낮다.

화병 환자들이 말하는 자신의 성격특성은 급하다, 불같다, 소심하다, 완벽주의적이다, 예민하다, 내성적이다 등이었다. 그들은 대체로 사회성 기술이 낮고, 손상된 낮은 자존감을 보이고 있었다. 특히 화병을 가진 중년여성에서 이런 낮은 자존감이 뚜렷하였다.

한 연구에 의하면 특성분노trait anger로서의 분노보다는 상태분노state anger가 높을수록 화병 정도가 높았다.

또한 5대 성격특성big five personality traits 중에서 neuroti-
cism, openness to experience 등이 클수록 화병 정도가 심하
였으며, 외향성이 클수록 화병 정도가 낮았다.

MMPI-2를 사용한 연구에서, 화병을 가진 한국인들의 성격
특징이 Hy-O(hysteria-obvious, 스트레스에 대응하여 신체증상
을 발달시킴), Hs(신체증상 호소) 및 HEA(건강염려) 등이라 하
였다. 그리고 component analysis 결과 추출된 요소는 일반적
건강general health, 소화기계 증상gastrointestinal symptoms, 희망
없음hopelessness, 분노anger라고 하였다. 이러한 결과는 화병이
분노와 좌절, 그리고 신체화의 복합이라는 것을 시사한다.

기독교적 관점에서, 화병은 자기애와 피학적 성격narcissistic/
masochistic personality과 관련된다고 한다.

화병의 유발인자

화병의 유발인자는 외상trauma을 주고 분노를 야기하
는 사건이다. 가장 대표적이고 많은 화병의 유발인자는
성장 이후, 특히 결혼 이후 중년에 이르는 동안 가정주
부들이 시댁과 남편과 반복해서 겪어 온 사건들이다.

화병 환자들 대부분은 자신들의 화병의 원인에 대해 단일한
원인이 아니라 1인당 평균 4.3개의 원인을 말하고 있었다. 또
한 이러한 여러 가지의 원인적 사건들이 장기간에 걸쳐 겹쳐 나
타나고 한다. 전체 233개 원인들을 구분해 보면, ① 배우자(주
로 남편)와의 갈등(특히 결혼 이후 새롭게 맺게 된 관계에서 생기
는 갈등, 즉 남편의 외도와 학대, 음주문제, 도박, 부부싸움, 무관
심 등), ② 시댁식구들과의 갈등 등(일방적 억압, 요구, 폭력 등)
이 가장 많았다. 다음 ③ 사업실패나 돈을 떼이는 것 등 재산상
의 손실, 억울하고 부당한 재판, 거짓 비난, ④ 가난과 고생 등
경제적 요인, ⑤ 자녀들의 속썩임 등 기타 가족문제이었다. ⑥
소수에서 성격문제, 자신의 오랜 지병, 마음에 들지 않는 자신
의 성격, 수치스러운 과거기억, 그리고 사랑하는 사람들과의
사별 등이다.

정신적 원인

화병의 원인이 되는 감정은 분노anger이다. 환자들에
게 흔히 한국 문화적인 표현인 '억울함feeling unfair'과 한
恨도 분노만큼 중요한 화병의 원인감정이 된다. 이와 관
련된 감정으로, 속상함, 무원감helplessness, 증오hate, 분
노표현expressed anger 등이 있다.

화병의 발생과정pathogenesis은 화병 환자들의 설명에
의하면, 반복되는 불공평한 사회적 처사 때문에 화가
나는 것, 억울하고 분한 것, 한스러운 것, 속상한 것,
스트레스, 상처받음 등을 사회적 상황 때문에(예를 들어
가정의 평화를 위해, 자식을 키워 내기 위해, 자신의 역부족으로
등등) 참다 보니 오랜 시간 동안 '쌓이고 쌓여서' 화병이

생겼다고 설명한다. 환자들은 조화로운 사회적 관계를
위험에 빠트리지 않기 위해 자신의 분노를 억제해야만
하였다고 말한다. 예를 들어 주부는 시어머니와 남편과
의 갈등을 가정의 평화를 위해 (그래서 자식을 위해) 참는
다고 말한다. 그러나 시간이 지나면서 화나는 일이 반
복되고 억눌린 분노는 더욱 강하고 단단하게 쌓이고 결
국 화병을 유발하게 된다.

어린 시절 폭력 경험: 화병 환자 중에 과거력상 어린 시절 폭력
에 대한 피해경험을 가지고 있는 경우도 많았는데, 이런 경험들
이 예민성을 높여 사소한 자극에도 분노가 잘 유발되도록 만들
고, 성인이 된 후에도 상처받기 쉬움, 분노와 억울함을 잘 느끼
는 특성trait이 형성되었을 것으로 추정된다.

분노, 억울, 그리고 한恨

흔히 환자들은 억울하고 분한 것이 쌓여 또는 한이 많
아 화병이 되었다고 말한다. 한 역시 억울함과 분한 것
이 쌓인 것이다. 한은 보다 정상적인 정서이고 화병은
병적 현상이지만, 화병과 한은 공통적으로 분노와 관련
되기 때문에, 한이 쌓이면 화병으로 나타날 수 있고, 화
병이 오래되면서 한으로 변형될 수 있다고 생각된다.
그런 점에서 한의 정서가 화병의 원인, 증상표현, 발병
과정, 도움요청행동, sick role, 치료방법 등에 관련된
다고 본다. 방어기제가 화병과 한 간에 상당히 공통적
이기는 하지만 화병의 정신기제가 더 신경증적이다. 때
때로 보이는 짜증, 욕설, 집어던지기, 때리기 같은 폭
력적 언동은 한보다 화병에서 주로 심하게 나타난다.

대응전략과 방어기제

분노는 "속 상傷한다"는 말처럼 내장에 병을 야기하기도 하고
(예를 들면 위궤양), 마음에도 상처trauma를 입힌다. 사람은 분
노에 상처받지 않고 자아를 보호하기 위해 대응전략과 방어기
제를 구사한다. 분노 경험에 대해 건강한 대응전략이나 방어기
제를 통해 건강을 유지할 수도 있지만, 분노 경험이 반복되면
서 그에 대한 대응이나 방어가 실패하여 급성 분노폭발이 나타
날 수 있고, 어쩔 수 없이 신경증적 방어기제를 동원할 경우 화
병이 생길 수도 있다. 만일 다른 방어기제가 선택된다면 우울장
애, 불안장애, 신체증상장애, 해리장애, 심지어 피해의식 같은
정신병적 장애까지 나타날 수 있으며, 심한 경우 폭력과 죽음에
이를 수도 있다.

Bond의 defense style 척도를 이용한 연구에서, 화병 환자가
주로 사용하는 방어스타일은 다음과 같다: 구강적 섭취oral con-
sumption, 억제, 위축-참기withdrawal-inhibition, 순응, 자기
연민, 수동적 과제집중passive task concentration, 사회적 퇴행,

유사애타주의pseudoaltruism, 대상의 고립isolation, 공상, 유머, 회피, 신체화, 외부화, 도움추구불평help-seeking complaining 등등.

한편 대응전략에 있어, 화병과 정적 상관관계가 있는 대응전략은, 자극회피(자극감소, 공상, 걱정반복, 긴장감소) 및 충동성 행동화(무모한 쇼핑, 물건파손, 투사, 분노표현)이며, 반대로 부적 상관관계가 있는 전략요인들은 건강한 요인들(직면, 재정의, 과거경험 이용, 합리적 지적 접근, 분리)이었다.

이러한 방어기제와 대응전략은 화병 환자의 기질(충동성, 자기주도성과 수용성 결핍, 위험회피, 감상주의, 완벽주의, 자기초월 등)에 대한 연구결과와 대체로 일치한다.

이상과 같은 정신기제와 증상, 병식, 사회활동 수준 등을 종합할 때, 화병 환자의 자아기능이 정상인보다는 약하지만, 정신병적 상태나 우울증 환자보다는 강하다고 생각된다.

사회적 원인

화병은 사회적 관계에서 생겨난다. 화병의 본질인 분노는 주로 외부의 부당한unfair 폭력에 의한 반응으로서의 분노이다. 즉 가족적 내지 사회적 대인관계 또는 특정 문화권 내에서 부당한 또는 정의롭지 못한 처사에 대한 반응reaction으로서의 감정이다. 전형적인 화병의 경우, 그 원인이 되는 문화는 유교, 가부장, 가족적 집단주의, 남녀차별, 사회계급 문화 등 한국의 전통적인 권위적이고 억제적인 문화이다. 사회적 억압적 상황은 대개 폭력, 부당함, 가난, 차별 등으로 나타난다. 현대에 이르러서도 화병은, 여전한 억압, 남녀차별, 빈부격차, 경쟁에서의 좌절과 열등감, 기타 부당하고 억울하고 화가 나는 경험 등 사회적 현상과 관련하여 발생한다.

4. 증상

화병의 대표적 증상들은 ① '분노복합anger complex'의 증상들과 ② '화복합火複合 hwa complex'의 증상들, 그리고 ③ 기타 신경증적 증상들이다.

'분노복합'에는 주관적 분노, 억울하고 분함, 분노표출(충동성), 증오심, 한恨 등 정신증상들이 포함된다.

한편 '화복합' 증상에는 열과 불의 신체-물리적 속성의 증상들이 포함되는데, 열감, 입마름, 치밈, 심계항진 등 자율신경계 증상들과, 분노를 억제한 상태를 상징적으로 나타내는 답답함, 목, 가슴의 덩어리 뭉침, 분노 참음을 유지하는 데 따르는 긴장감(잘 놀람), 그리고 이 억제상태를 해소하려는 한숨, 하소연, 뛰쳐나가고 싶음 등이 포함된다.

기타 증상으로, 분노에 대한 방어기제 내지 대응전략에 따라 잡념(생각이 많은), 다소간의 불안, 우울, 강박증, 해리현상(멍함, "정신이 나간 것 같다"는 호소 등) 등 일반적인 신경증적인 증상들과 정신신체증상들이 공존한다. 또한 억제된 분노의 외부화-투사기전에 의한 피해의식도 발견된다.

또한 달리 구분하여, 이 증상들을 감정증상(분노, 억울/분, 한스러움, 비관, 허무감, 우울감 등), 인지증상(증오, 잡념, 죄의식), 생리적 증상(열감, 몸과 얼굴의 열기, 심계항진, 구갈, 어지럼, 불면), 신체화증상(답답함, 치밀어오름, 목, 가슴의 덩어리, 두통, 소화장애), 행동증상(짜증, 신경질, 욕설, 폭력 등 분노의 행동적 표현, 충동성, 잘 놀람, 한숨, 하소연, 밖으로 뛰쳐나감, 해리현상)으로 구분할 수도 있다.

즉 화병은 분노 그대로 느끼고 있는 상태에서, 부분적으로 억제되면서 일부 그대로 표현되거나 직·간접적인 신체적 표현과 행동적 표현들이 동반되는 상태이다. 따라서 화병은 분노로 인해 완전히 우울증이나 불안장애 또는 정신병적 장애로 분화differentiate되지 않은 상태인 것으로 판단된다.

화병은 또한 다른 모든 병에서도 그러하듯이, 화병에 걸린 환자가 자신의 분노와 억울함과 고통을 주위에 알리는 sick role 내지 이차적 이득현상도 보이고 있다. 화병에 걸렸다고 알려지면, 각각 가족이나 주변사람들은 환자와 자신의 관계에서 무엇이 문제인지 알게 된다. 이 또한 문화적인 것이다.

한 통계에 의하면 화병을 가진 사람들이 도움을 청하는 곳은, 일반 의사 71.4%, 한방 의사 66.1%, 약국 55.3%, 정신과 의사 21.4%, 교회 또는 기도원 12.5%, 굿 7.1%였다. 이 역시 화병의 문화적 특성을 잘 반영하고 있다.

급성 화병

최근 '급성 화병'이라고 생각되는 환자도 발견된다. 오래 참다가 쌓여 병이 된 것이 아니라, 당장 너무 화가 나서 못 참겠다는 것이다. 이들은 나이가 젊고, 남녀 간 빈도 차이도 없어 보인다. 증상 면에서도 한과 열감 같은 문화 관련 신체증상이 적고, 반면 분노를 억제하기보다 분노/공격성과 증오의 즉각적 표현이 보다 강하다. 이 역시 현대 한국사회의 변화한 문화를 반영하는 것 같다. 그들은 분노에 차 있어 흔히 홧김에 술 마시고(홧술), 홧김에 폭력을 휘두르고, 홧김에 불 지르고, 홧김에 이혼하고, 홧김에 자살을 시도하기도 한다.

5. 진단

화병의 DSM-Ⅲ 및 Ⅳ 진단

자가진단한 화병 환자를 DSM-Ⅲ 또는 DSM-Ⅳ 진단기준에 의거 진단하면, 우울증이 가장 많고, 다음 범불안장애와 신체증상장애가 많으며, 이들이 병존장애로 존재하기도 한다. 그러나 DSM-Ⅲ 신체증상장애를 '한국형' 신체증상장애(somatization-revised)로 modify하여(한국 사람들이 흔히 나타내는 신체증상 표현을 진단기준에 포함시킨 것) 진단하였을 때, 자신과 주위 사람이 화병이라고 진단한 화병 환자 중 37.7%가 신체증상장애로 진단되었다. (반면 DSM-Ⅲ 신체증상장애의 진단은 1명도 내려지지 않았다.) 다음 범불안장애가 24.6%로 두 번째로 많았으며, 주요우울증과 감정부전장애가 각각 15.25%로 많았다. 주요우울증과 감정부전장애를 합치면 우울증은 30.5%에 이른다. 따라서 화병은 우울, 불안(범불안뿐 아니라 공황증상, 강박증상까지 포함), 신체화증상이 복합된 장애로 보인다.

연구용 화병 진단기준Research Diagnostic Criteria of Hwa-byuung

화병에 대한 개념을 보다 명확하게 조작적으로 정의하고 특징적인 증상을 확인하여 민성길과 서신영 등에 의해 연구용 화병 진단기준the Research Diagnostic Criteria of Hwa-byung과 증상척도Hwa-byung Scale가 만들어졌다.

연구진단기준

화병

A. 개인은 반복적으로 분노를 유발하는(예를 들어, 화날 일, 억울하고 분한 일, 충격받은 일, 스트레스 등) 상황(예를 들어, 시댁관계, 남편관계, 자식관계, 친정가족관계, 기타 인간관계, 금전문제, 사회적 문제 기타)에 노출되나, 참을 수밖에 없다.

B. 다음 화병 특유 증상 중 3개 이상이 있다.
1. 주관적 화 또는 분노(Subjective anger)
2. 억울하고 분함(Feeling of unfairness)
3. 분노의 외적 행동표현(Expressed anger)
4. 열감(화끈화끈한다, 몸이 덥다, 더운 것을 못 참는다 등)(Heat sensation)
5. 증오심(미움)(Hostility, hatred)
6. 한(Han)

C. 다음 중 화병 관련 증상 중 4개 이상이 있다.
1. 속에서 치밀어오름(Pushing-up in the chest)
2. 가슴 속 덩어리(명치, 배 속, 목 등에 덩어리 또는 응어리)(Epigastric mass)
3. 답답함(숨막힘)(Respiratory stuffiness)
4. 가슴 뜀(Palpitation)
5. 구갈(Dry mouth)
6. 한숨(Sigh)
7. 잡념(Many thoughts)
8. 하소연 많음(Talkativeness, much pleading)

D. 분노와 그 관련 증상들이 사회적·직업적, 기타 중요한 기능영역에 임상적으로 유의한 고통과 장애를 야기한다.

E. 장애는 직접적으로 다른 정신장애 때문이 아니다.

병존 장애: 우울증과 병존한 경우가 가장 많았고, 우울증과 범불안장애와 병존한 경우, 범불안장애와 병존한 경우, 비정형 신체증상장애와 병존한 경우 등이 소수 있었다. 당연히 다른 환자 중에는 유사한 비율로 우울증과 불안장애가 단독으로 있는 경우와 병존한 경우, 그리고 우울증과 신체증상장애가 단독 또는 병존한 경우도 있었다. 따라서 만일 화병으로 진단되는 환자에서 우울증도 진단된다면, 이는 화병과 우울증이 병존하는 것으로 보아야 한다.

감별진단: 화병은 무엇보다도 우울증과 감별해야 한다. 화병과 우울증 간에 공통점이 많지만, 화병과 우울증의 감별점으로는, 화병의 경우 고통 중에 참고 열심히 살면서 일상생활을 유지하는 수가 많고 회복력이 높으며 자살사고나 자살시도를 하는 경우는 드물다. 둘째, 화병 환자의 경우 스스로 화병, 분노와 억울함, 또는 장애를 가지고 있다고 '적극적'으로 보고하는 경우가 많은 반면, 슬프거나 우울하다고 보고하거나 무기력하거나 말이 적은 경우는 드물다. 셋째, 화병의 발생은 대략 10년에 걸쳐서 서서히 나타난다. 만약 환자가 최근에 화병이 생겼다고 한다면 전형적인 화병이 아닐 가능성이 크고, 대신 급성 화병이라고 해야 할 것이다.

간헐성 폭발성 장애는 정의상 간헐적 충동적 파괴행동이 특징이다. 이에 비해 화병에서는 폭력이 나타나는 경우는 매우 드물고, 억제된 분노와 증오, 억울함, 한 같은 감정장애와 열감, 답답함 같은 신체 증상이 주 증상을 이룬다.

화병에서 분노의 느낌과 더불어 심계항진과 열감이 엄습하기도 한다. 이는 흔히 회피반응, 광장공포증이 동반되는 공황발작과는 다르다.

6. 경과와 예후

연구에 의하면, 화병은 10여 년의 만성적인 발병과정을 거친다. 화병은 단일한 요인에 의한다기보다는 복합적인 여러 요인에 의해 장기간에 걸쳐 발생하며, 오랜 시간에 걸쳐 분노감정의 흥분과 쇠진이 반복되면서 만성화한다는 주장도 있다.

또한 화병이 화가 날 충격적인 일을 겪은 후 갈등과 체념의 단계를 거치면서 화를 억제하고 신체적으로 투사한 결과 증상이 나타나는 단계적인 경과를 보인다는 주장도 있지만, 임상적 관찰 결과 화병은 분노경험과 더불어 주관적 분노, 분노의 표현, 억울함, 미움, 이자극성, 신체화, 체념, 한 등의 감정이 혼합되어 동시적으로 나타나며, 장기간에 걸쳐 어느 한편이 심해졌다 가벼워졌다 하는 것으로 생각된다.

만성적 경과 동안 화병 환자는 여러 가지 치료수단을 전전한다. 치료는 잘 되기도 하고 잘 안 되기도 하는데, 주위에 돕는 지지망이 있으면 잘 회복한다. 즉 예후는 나쁘지 않아 만성 경과를 밟았더라도 치료하면 잘 나을 수 있다. 그러나 대개 화병 환자는 참는 성격이라 그대로 혼자 참다가 악화되는 수가 많다. 대부분 주부의 경우, 남편과의 관계와는 상관없이 혼자 치료받으면서 견뎌 나가기도 하고, 화해하면서 관계가 더 좋아지기도 하고, 또는 이혼으로 마무리되면서 호전하기도 하고, 또는 지속되기도 한다.

화병이 악화되면 우울증, 공황장애, 피해의식 등이 병발하는 수가 많다. 심해지면 이자극성이 심해지고(쉽게 흥분하고, 화나 짜증이 많아짐), 난폭해지고, 망상이 생기며, 심지어 우울증이 악화되면 자살행동도 하게 된다.

"화병으로 죽는다"는 말이 있듯이 분노나 적개심 등 부정적인 감정은 단순히 정신적으로만 영향을 미치는 것이 아니라 신체적으로도 영향을 미친다. 즉 만성 분노는 수명을 단축시키는 심장병, 고혈압, 고지혈증, 당뇨병, 위장병 등 성인병(또는 생활관병) 등을 병발할 가능성이 높다. 이들 장애는 흔히 스트레스 때문이라고 하였는데, 스트레스 중에 분노가 인간에게 가장 심한 스트레스를 준다. 분노는 스트레스 호르몬인 steroid를 분비케 하여 면역기능을 떨어뜨린다. 예를 들어 한 연구는 20여 년간의 분노와 적대감, 우울증 등의 부정적 감정은 혈중 면역단백질의 수치를 높여 심혈관에 염증을 일으키고 심장병(acute myocardial infarction, acute coronary syndromes, ischaemic 및 haemorrhagic stroke, ventricular arrhythmia 등)의 위험을 높인다고 하였다. 또한 한 연구진이 젊은 성인 5천 명을 대상으로 연구한 결과, 분노나 적개심과 심혈관질환 위험성 간에는 밀접한 상관관계가 있었다. 또한 화병 환자들은 우울감, 절망감, 신체통증 등을 견디기 위해 술과 담배를 남용하여 후유증으로 일찍 사망할 수도 있다.

7. 치료

화병치료의 일차적 목표는 당연히 분노의 감소이다. 화병의 치료는 일반 신경증적 장애(불안장애, 우울증 등)에 대한 치료를 응용하면 된다고 본다. 화병 치료의 원칙은 다른 정신장애에서와 같이 통합적이고 전인적인 접근이어야 한다. 화병의 치료는 약물치료와 비약물치료를 병합하여 체계적으로 이루어져야 한다.

정신치료

화병의 정신치료에는 정신분석적 치료와 지지치료가 가능하다. 화병에 있어서의 정신치료의 원칙적 기법은 대체로 공감과 인정해줌, 받아들임 등이다. 기술적으로 현 병력과 현재의 고통, 즉 '사연'을 잘 듣고, 사건의 연결고리들을 파악하고, 이해하고 위로와 인정을 해주고, 분노의 이유를 밝히고, 원인에 관련된 자신의 문제를 이해하고, 이를 가능한 한 고치고, 분노를 적절히 표현하는 방법에 대해 스스로 대안을 찾게 하고, 그 실행을 적극 지지하는 것이다. 즉 환자로 하여금 분노와 공격성을 문제를 일으키지 않는 방법으로 표현하는 것, 나아가 보다 창조적으로 생산적으로 표현하는 방법을 알게 한다. 분노와 공격성은 정신역동적 힘이기 때문에 자타에 상처를 줄 수도 있지만, 얼마든지 창조적으로 표출될 수도 있다. 의사가 구체적 방법을 제시하기보다, 환자 스스로 찾는 것을 의사가 도와주는 것이 바람직하다. 최종적으로는 외상을 준 상대방에 대해 대화와 용서를 통한 화해를 권고하는 것이다. 이런 경험을 통해 환자는 보람을 느끼고 한 단계 더 성숙하며, 그런 방법을 사용하는 행동이 강화된다.

한恨과 화병의 관련성을 보아, 한국적 '한풀이'와 무속적 방법의 치유기전을 응용하는 방안이 제안되고 있다. 또한 한과 억울함에 대한 기독교적 해석에 따라 '기도와 용서'의 방법이 제시되고 있다.

인지행동치료

분노의 경감을 위해서 분노조절anger management, 스트레스조절stress management 등 인지행동치료가 널리 시행되고 있다.

분노조절anger management: 분노를 참거나 표현하는 데 있어 상황에 맞도록 분노를 감소시키거나 조절하는 기술을 말하며, 이는 훈련을 통해 학습할 수 있다. 대개 인지행동치료에 해당한다. 즉 학습의 대상은 인지-감정-생리적 경험에 대한 것으로, 분노와 이들 반응의 유인들 간의 관계에 대한 통제를 포함한다. 생리적 통제란 화가 날 때, 심호흡을 한다거나 근육이완의 기법을 사용하여 분노와 다른 평정의 상태 때 나타나는 생리반응이 나타나도록 하는 것이다. 예를 들면 화가 날 때 호흡이 가빠지는데, 일부러 호흡을 느리게 하면 화가 가라앉을 수 있다는 것이다.

화병의 치료를 위해 여러 가지 다양한 인지적·행동적 접근법들을 통합적으로 적용할 수 있다. 화병에 대한 인지행동치료로서 다음과 같은 프로그램이 제안되어 있다. 제1부 '화병을 알자' ① 화병이란?, ② 화병의 원인, ③ 화병의 증상, ④ 화병은 어떻게 진행되나, 제2부 '화병을 이기자' ① 화의 원인을 안다, ② 나의 화 표현방법을 알자, 화날 때 적절한 표현방법을 알자, ③ 몸과 마음을 이완하자, ④ 화날 때 나의 모습을 변화시키자.

가족치료 및 부부치료

화병의 원인에 가족이 중요하다. 정신과 의사의 '치료'보다 가족의 이해와 배려가 더 실제적 도움이 된다. 그러나 화병의 원인을 제공한 당사자들, 특히 남편이나 시어머니가 치료에 참여하기란, 한국의 전통문화에 비추어 보면 기대하기 어렵다. 그러나 어쨌든 가능하다면 가족치료 또는 부부치료가 치료에 도움이 된다. 가족이 여럿 참여한 가족집단치료도 해볼 수 있다. 단순한 가족교육도 효과적일 수 있다. 또한 필요하다면, 화병이 있는 환자의 남편에게 가능한 한 부인의 못다 한 마음의 소원을 현실 속에서 부분적이라도 풀도록 충고해 줄 수 있다.

기타 정신사회적 치료

화병 환자에게 사회기술/의사소통기술을 훈련시킨다. 이는 대인관계를 맺는 데 있어서 의사소통 방법과 태도의 개선을 목표로 한다. 여기에는 자신의 행동이 다른 사람에게 미치는 영향을 인식하는 것, 상대방의 말을 끊지 않는 기본적인 경청기술*basic listening skill*, 이해를 돕기 위해 다른 말로 표현하는 것*paraphrasing*, 자신 있게 자신의 생각, 감정 및 선호하는 것*preference*을 표현하는 것, 다른 사람에게 긍정적인 또는 부정적인 피드백을 주는 기술, 대인관계에서 적절하게 타협하고 조율하는 능력 등이 포함된다.

환자가 너무 화가 나 난폭해져 있다거나 홧김에 자살시도를 하려 한다거나 할 때 위기개입이 필요하다. 위기개입은 위기이론*crisis theory*에 기초한 것이다.

예술치료, 음악치료, 미술치료, psychodrama, 춤, 운동요법 등이 분노조절에 사용될 수 있다. 전통적 민속문화를 화병치료에 응용할 수 있다는 제안도 있다. 화병과 분노를 스포츠를 통해 해소하기 용이하다. 또는 전통적으로 놀이, 레저, 여행, recreation, 예술활동(그림그리기, 음악, 글쓰기, 도자기굽기) 등이 분노 또는 스트레스를 해소하는 좋은 방법이다. 흔히 분노나 우울증이 있을 때, 일에 빠지거나*workholic*나 공부에 몰두하기 쉬운데, 이에 대해서는 신중히 여유를 가지도록 충고해야 한다.

분노와 상처받음에 대한 치유는 기술적으로는 정신과 치료, 법적 조치(복수 또는 보상)도 있지만, 보다 적극적으로 전통적인 '한풀이' 방법(그림 29-1)이나, 기도, 명상, 용서와 승화 같은 종교적 방법도 있다.

약물치료

공격성에 대한 약물치료에 준한다. 문헌연구에 의하면, 정신병적 상태와 뇌증후군 환자에서 보는 분노폭발과 공격성, 간헐적 폭발장애, 어린이와 소년의 공격행동, 충동성 등에 대한 약물치료가 여러 가지로 추천되어 왔다.

SSRI들이 분노발작*anger attack*과 공격행동에 대해 효과적이라 한다. 또한 증오와 억울함*unfairness*에도 serotonin 결핍과 관련하여 SSRI가 효과가 있다고 한다. 한 국내 연구는 fluoxetine이 뇌졸중 환자의 분노행동에는 효과적이었으나, 반면 우울증에는 효과가 없었다고 하였다. 이와 같은 연구들에 의해, 뇌의 serotonin 장애와 공격성(분노, 이자극성, 충동성, 자살 등) 간의 관계가 시사되었다. 이러한 사실은 화병 환자들에게 약물에 대한 교육과 함께 적극적인 약물치료가 도움을 줄 수 있다는 생물학적 근거를 시사한다.

SSRI: 화병의 약물치료에 대해서는, 89명의 화병 환자들을 대상으로 paroxetine을 8주간 사용하여 효과를 검증한 연구가 유일하다. 화병이라고 자가진단한 89명의 환자들(남성 16명, 여성 73명)을 대상으로 paroxetine 12.5~37.5mg을 8주간 투여하였을 때 해밀턴 우울척도, 상태-기질 불안척도 및 화병척도로 측정한 화병증상의 호전이 관찰되었다. 이는 분노 내지 공격성이 뇌 내 serotonin 저하와 관련 있다는 보고와 SSRI가 주요우울증에 동반되는 분노발작*anger attack*에 효과적임을 보고한 바와 일치한다.

국내 연구자들은 화병의 약물치료로 공격성, 우울, 불안 등 화병에서 나타나는 증상에 따라서 증상-특이적인*symptom-specific* 치료를 시행하며, 항공격성 약물, 항정신병 약물, 항우울제, 항불안제, 그리고 이 약물들을 조합해서 사용할 수 있다고 제언한다. 즉 항공격성 약물에는 항경련제, SSRI 등 항우울제, lithium 등이 포함된다. 기타 항정신병 약물, 항불안제, β-차단제, alpha-antagonist(clonidine), opiod antagonist(naltrexone) 등이 포함된다. 동반되는 불안과 불면증에 대해서는 항불안제나 수면제를 사용할 수 있다.

화병의 신체증상, 즉 열감, 홍조, 심계항진, 진전 등의 정신신체증상*psychosomatic symptom*들을 조절하기 위해 beta-blockers 또는 antiadrenergic agents로 치료할 수 있다. 두통과 신체통증에 대해서는 anti-analgesic를 사용한다.

화병을 포함한 모든 정신장애를 예방하기 위해서 신체적 건강이 중요하다. 이를 위해 평소 적절히 휴식하고 골고루 영양을 섭취하고 운동하고 체중을 조절하여 소위 피트니스*fitness*를 도모해야 한다. 감정(자율신경계)을 자극하기 쉬운 음식은 삼가는 것이 좋다. 예를 들어 카페인(커피, 콜라 등 청량음료), 술,

담배 등이다.

8. 향후 연구과제

DSM-IV와 화병의 연구용 진단기준에 따라 진단하였을 때, 신경증적 환자 280명 중 47명(16.8%)은 다른 DSM-IV 진단의 공존진단 없이 화병만 진단되었다. 이는 화병이 독립적인 범주의 장애라는 것을 시사한다. 이런 분노증후군은 전 세계의 다른 문화권에서도 볼 수 있을 것이다. 따라서 그런 분노증후군들을 종합함으로써 분노장애라는 새로운 병명을 만들 수 있다고 본다.

다른 문화권에서의 분노증후군

분노는 국제적 질병분류에 있어 어떤 장애에서도 진단기준의 한 항목으로 포함되고 있지 않다. 그러나 국제적으로 분노증후군들이 보고되고 있다. 예를 들어 AHA(anger, hostility, aggression) syndrome, 분노발작anger attack, 그리고 우울증의 분노/공격성 아형anger/aggression subtype 등이다. 그리고 분노가 주 증상인 환자에 대한 증례보고도 이어지고 있다.

1998~2008년 사이 모 병원 외래를 방문한 약 100만여 명의 환자 중 분노호소가 0.14%에서 발견되었으며, 그런 환자는 대개 비보험자, medicaid 수혜자, 백인, 남성, 그리고 젊은이들에 많았다. 그들 중 84%가 정신과적 진단을 받았는데, 정신과 진단 중 44%가 'NOS(not otherwise specified)'였다고 한다. 문제는 이러한 진단적인 문제 때문에 분노를 호소하는 환자들이 분노에 대한 적절한 진단과 치료를 받지 못한다는 것이다. (만일 분노장애라는 진단명이 있었다면 NOS 진단이 그렇게 많지 않았을 것이고, 그에 적절한 치료법이 진작 개발되었을 것이다.)

또한 536명의 주요우울증 환자들을 30여 년간 추적하였을 때 분노가 동반된 경우가 54.5%로, 그들에서는 점차 우울증의 심한 정도가 악화하였고 삶의 질과 예후가 나빠졌고, 정신사회적 장애, 충동행동, 양극성 행동, 물질남용, 불안장애, 반사회

적 성격 등이 더 많아졌다고 하였으며, 이는 다른 공존장애나 다른 조증 스펙트럼 증상 때문으로는 설명되지 않았다고 한다. (즉 이는 동반된 분노 때문이라는 의미일 것이다.)

독일 통일 후 이전의 동독지역 주민들이 보이기 시작한 소위 post-traumatic embitterment disorder(PTED)는 분노와 unfairness(억울함), injustice(정의롭지 않음), embitterment(아마도 한과 같은 의미)가 중요 호소인 점에서 화병과 아주 유사하다.

분노장애anger disorder를 제안함

화병과 다른 문화권에서 보고되는 분노증후군의 공통요소를 확인하고 종합하여, 국제적으로 분노장애anger disorder라는 새 진단명을 제안할 수 있다고 본다. 이 제안의 논리는, 우선 분노, 증오, 억울함unfairness, 공격성, 폭력은 정신과 임상에서 매우 흔하고 중요한 문제이며, 이론적으로 우울, 불안, 기쁨과 더불어 인간의 중요감정 중 하나인 분노의 병이 존재할 수 있다는 것이다. 즉 슬픔이 병적이 되면 우울증이고, 긴장과 공포, 걱정이 과도하면 불안장애이고, 기쁨이 병적이 되면 조증이 된다. 분노에 대해서도 병적 분노가 있을 수 있고, 실제 한국에는 화병이라는 병이 존재하고 있고, 병존진단 없이 화병만을 가지는 환자군이 존재하고, 다른 문화권에서도 분노관련 증후군들이 보고되고 있다. 따라서 최소한, 한국의 한국 표준 질병 사인 분류가 앞으로 ICD-11에 따라 개정될 때, 화병이 하나의 병명으로 포함될 수 있기를 희망한다.

분노-증오-공격성은 불안, 슬픔, 기쁨 등 다른 감정들에 비해 사람의 몸과 마음에 주는 부정적 영향은 보다 뚜렷하다. 따라서 분노장애를 설정함으로써 이러한 분노 문제가 조기 발견되고 치료받게 되므로 다른 보다 심각한 정신장애로의 발달을 예방할 수 있을 것이다.

이 분노장애anger disorder가 국제 질병 분류 체계에 편입되기 위해서 국제 공동연구가 필요하다. 개념에 대한 합의를 이루고, 공동 protocol을 사용하여 분노장애가 다른 진단 없이 단독으로 존재하는지, 문화에 따라 증상표현에 어떤 변형이 있는지, 치료는 어떠해야 하는지에 대한 연구가 필요하다.

참고문헌

권정혜, 김종우, 박동건, 이민수, 민성길, 권호인(2008): 화병척도의 개발과 타당화 연구. 한국심리학회지 27:237~252.
김광일(1972): 한국의 전통적 질병개념. 최신의학 15:49~51.
김대호, 김광일(1997): 신병: 임상양상, 정신역동, 그리고 문화적 의미. 정신건강연구 16:157~165.
김열규(1997): 원한과 화증. 정신문화원 주최 한국인의 화병, 문화적 진단과 치료. 서울, 1997년 3월 20일, pp.5~17.
김종우, 현경철, 황의완(1999): 화병에 대한 문헌적 기원-조선왕조실록을 중심으로-. 동의신경정신의학 10:205~216.

민성길(1989): 홧병의 개념에 대한 연구. 신경정신의학 28:604~615.
민성길(1991): 홧병(火病)과 한(恨). 대한의학협회지 34:1189~1198.
민성길(2009): 화병연구. 서울, 중앙문화사.
민성길, 김경희(1998): 홧병의 증상. 신경정신의학 37:1138~1145.
민성길, 남궁기, 이호영(1990): 홧병에 대한 일 역학적 연구. 신경정신의학 29:867~874.

민성길, 박청산, 한정옥(1993): 홧병에 있어서의 방어기제와 대응전략. 신경정신의학 32:507~515.

민성길, 서신영, 조윤경, 허지선, 송기준(2009): 화병 척도와 연구용 진단기준 개발. 신경정신의학 48:77~85.

민성길, 이만홍, 신정호(1986): 홧병에 대한 진단적 연구. 대한의학협회지 29:653~661.

민성길, 이종섭, 한정옥(1997): 한(恨)에 대한 정신의학적 연구. 신경정신의학 36:603~611.

민성길, 홍현주(2006): 화병의 예후에 관한 연구. 의학행동과학 5:93~99.

백상창(1984): 韓國의 社會와 文化. 韓國精神文化研究院.

서남동(1984): 한(恨)의 형상화와 그 신학적 고찰, 민중신학의 탐구. 서울, 한길사.

이시형(1977): 홧병에 대한 연구. 고려병원 잡지 1:63~69.

이철, 이창화, 홍진표(1995): 홧병 경험군과 홧병 비경험군간의 홧병의 질병개념에 대한 비교 연구. The Ulsan Univ. Med. J 4:45~54.

이효재(1978): 한국여인의 한(恨). 여성과 사회. 이효재(편), 정우사.

전겸구, 황의완, 김종우, 박훈기(1997): 홧병과 정서적 스트레스와의 관계 연구. 한국심리학회지: 건강 2:170~187.

American Psychiatric Association(2013): Diagnostic and Statistical Manual of Mental Disorders. 5th ed. American Psychiatric Press, Washington D.C.

Choi M, Yeom HA(2011): Identifying and treating the culture-bound syndrome of Hwa-Byung among older Korean immigrant women: Recommendations for practitioners. Journal of the American Academy of Nurse Practitioners 23:226~232.

Choi-Kwon S, Han SW, Kwon SU, et al(2006): Fluoxetine treatment in poststroke depression, emotional incontinence, and anger Proneness: A double-blind, placebo-controlled study. Stroke 37:156~161.

Chung C, Cho S(2006): Conceptualization of jeong and dynamics of hwabyung. Psychiatry Investigation 3:46~54.

Chung HK(1991): Struggle to be the sun again. Orbis Books, Maryknoll, New York.

Crockett MJ, Clark L, Tabibnia G, et al(2008): Serotonin modulates behavioral reactions to unfiarness. Science 320:1739.

Deffenbacher JL(1999): Cognitive-behavioral conceptualization and treatment of anger. Journal of Clinical Psychology 55:295~309.

Ewigman NL, Gylys JA, Harman JS(2013): The diagnosis of anger as a presenting complaint in outpatient medical settings. Psychiatric Services doi: 10.1176/appi.ps.201200329.

Fava M, Rosenbaum JF, Pava JA, et al(1993): Anger attacks in unipolar depression, Part I: Clinical correlates and response to fluoxetine treatment. Am J Psychiatry 150: 1158~1163.

Hughes CC(1996): The culture-bound syndromes and psychiatric diagnosis. A DSM-IV perspective. In: Mezzich JE, Kleinman A, Farega H Jr., Parron DL eds. Culture and psychiatric diagnosis. American Psychiatric Press

Inc, Washington D.C., pp.289~309.

Lee BT, Paik JW, Kang RH, et al(2008): The neural substrates of affective face recognition in patients with hwa-byung and healthy individuals in Korea. World J Biol Psychiatry 10:552~559.

Lee J, Min SK, Kim KH, et al(2012): Differences in temperament and character dimensions of personality between patients with hwa-byung. An anger syndrome, and patients with major depressive disorder. J Affect Dis 138:110~116.

Lin K(1983): Hwa-Byung: A korean culture-bond syndrome? Am J Psychiatry 140:105~107.

Linden M(2003): Posttraumatic embitterment disorder. Psychother Psychosom 72:195~202.

Min SK(2008): Clinical correlates of hwa-byung and a proposal of a new anger disorder. Psychiatry Invest 5:125~141.

Min SK(2011): Hwa-byung: An Anger Syndrome and Proposing New Anger Disorder. In: Welty JP, ed. Psychology of Anger: Symptoms, Causes and Coping. Nova Science Publishers, Inc., pp.1~48.

Min SK(2014): Politic of Haan. Affect and domestication of anger in South Korea. In: Yang J ed. The Political Economy of Affect and Emotion in East Asia. Routledge, pp.198~218.

Min SK, Suh SY(2010): Anger syndrome, hwa-byung and its comorbidity. J Affect Dis 124:211~214.

Min SK, Suh SY, Song KJ(2009): Symptoms to use for the diagnostic criteria of hwa-byung. Psychiatry Invest 6:7~12.

Mostofsky E, Penner EA, Mittleman MA(2014): Outbursts of anger as a trigger of acute cardiovascular events: a systematic review and meta-analysis. Eur Heart J doi: 10.1093/eurheartj/ehu033

Nate L, Ewigman NL, Gylys JA, et al(2013): The diagnosis of anger as a presenting complaint in outpatient medical settings. Psychiatric Services doi: 10.1176/appi.ps.201200329.

Pang KY(1990): Hwabyung: The construction of a Korean popular illness among Korean elderly immigrant women in the United States. Culture Med Psychiatry 14:495~512.

Prince RH(1989): Clinical study of hwabyung by Sung Kil Min and Ho Young Lee. Transcultural Psychiatric Research Review 26:137~147.

Roberts ME, Han KH, Weed NC(2006): Development of a scale to assess hwa-byung, a Korean culture bound syndrome, using the Korean MMPI-2. Transcult Psychiatry 43:383~400.

Spilberger CD, Jacobs G, Russell S, et al(1983): Assessment of anger: the State-Trait Anger-Scale. In: Butcher JN, Spielberger CD, eds. Advances in Personality Assessment, vol. 2. Hillsdale, NJ.

Tseng WS, Min SK, Nakamura K, et al(2009): Chapter 17: Culture-related specific psychiatric syndromes observed in Asia. In: Chang E, Ed. Handbook of Adult Psycho-pathology in Asia: Theory, Diagnosis, and Treatmen? Oxford University Press, New York, pp.393~413.

Van Praag HM(1998): Anxiety and increased aggression as pacemakers of depression. Acta Psychiatr Scand 98(Suppl. 393):81~88.

30

소아·청소년 정신의학 *Child and Adolescent Psychiatry*

Ⅰ. 소아정신의학

1. 소아정신의학 개념

소아정신의학 또는 소아·청소년 정신의학은 소아기와 청소년기에 발생하는 신경정신과적인 제 문제를 다루는 분야이다. L. Kanner(1953)가 『소아정신의학』이라는 교과서에서 최초로 소아정신장애의 몇 가지 진단적 원칙을 서술한 이래, 수많은 학자가 소아정신장애에 대한 개념, 원인, 진단기준, 분류 및 치료에 대한 여러 가지 연구를 해왔다. 지금까지 소아기와 청소년기에 흔히 처음 진단되는 장애들은 소아·청소년 정신의학*child and adolescent psychiatry*이라는 분야에 포함되어 연구되고 치료되었다.

과거 성인의 장애로 생각되던 장애(예를 들어 조현병, 주요우울증, 양극성 장애 등)가 소아에서도 발견되고, 소아의 장애라고 생각되던 장애(예를 들어 주의력결핍과다활동장애 *ADHD*)가 성인에서도 발견됨에 따라 소아정신장애라는 개념이 변화되었다.

따라서 DSM-5에서 상당수 소아기장애들을 신경발달장애로 새로이 규정하였다. 또한 소아기적 특유의 증상으로 나타나는 파괴적 기분조절장애*disruptive mood dysregulation disorder*는 기분장애의 범주에, 분리불안장애*separation anxiety disorder*와 선택적 함구증*selective mutism* 등은 불안장애 범주에, 발모광*trichotillomania*은 강박장애에, 반응성 애착장애*reactive attachment disorder*와 탈억제성 사회관여 장애*disinhibited social engagement disorder*는 트라우마 및 스트레스 관련 장애에, 반항장애*oppositional defiant disorder*와 행실장애*conduct disorder*는 충동조절장애 범주에 포함시키고, 섭식장애와 배설장애를 소아장애의 개념에서 독립시켰다.

소아와 청소년을 치료하고자 하는 의사는, 연령별 발달 수준에 대해 잘 알고 경험이 충분해야 한다(제5장 생애주기와 정신건강 참조). 또한 가족문제가 어떻게 소아·청소년 환자의 문제와 관련되고 있는지를 잘 파악할 수 있어야 한다. 부모는 소아·청소년 환자에 대한 주요 정보제공자이면서 동시에 문제의 원인으로 치료대상이 되는 수가 많다. 따라서 문제파악도 왜곡되기 쉽고 치료도 어렵다. (환자가 어릴수록 부모문제가 개입되어 있을 수가 많다.)

2. 소아정신장애의 원인

소아·청소년 정신장애의 원인에 대해서도 생물학적·정신적 및 사회환경적 요인을 고려해야 한다. 조현병, 불안장애, 우울장애 등 많은 성인정신장애가 소아기에 나타나는 문제로부터 시작되지만, 소아·청소년 정신장애는 나름대로 성인의 경우와 다른 발달장애라는 독특한 점이 있다.

신경발달장애와의 관련: 소아정신장애의 사회환경적 원인도 앞서 말한 인격발달과 애착 같은 정서적 문제와 직결되어 있을 뿐 아니라, 궁극적으로 신경발달과도 연결되어 있다고 보는 것이다.

생물학적 원인: 유전적 원인은 염색체 이상 등인데, 산전 검사로 미리 확인할 수 있다. 태아 시 약물이나 오염물질에 노출될 때 뇌기능 이상이 올 수 있다(예: 태아 알코올증후군). 출산과정이 길어지면 저산소증으로 뇌가 손상되어 뇌성마비 같은 증상이 올 수 있다. 조산(미숙아)도 뇌 발달에 장애가 될 수 있으며, 모성결핍도 야기할 수 있다. 뇌전증도 뇌손상을 악화시킬 수 있다. 타고나는 기질temperament 도 소아의 정신병리의 요인이 된다. (해당 장애별로 기술된다.)

발달적 원인: 소아는 생후 성장함에 따라 일련의 정신적·사회적·생물학적 발달단계를 거치게 된다. 소아·청소년의 정신장애는, 소아에게 발달단계의 어느 시점에서 어떤 장애가 나타나 그 이후의 발달이 제대로 이루어지지 않고 고착fixation되거나 또는 퇴행regression하거나 일탈deviation하였을 때 나타나는 현상으로 본다.

발달이론의 핵심은 발달은 단계적으로 이루어지며 한 방향으로만 진행된다는 것, 한 단계에서 다음 단계로의 이행은 질적인 변화transformation로 일어난다는 것, 단계마다 소아에게 성취해야 할 과제developmental task가 있어, 이를 달성하기 위해서는 부모와 사회 환경으로부터의 자극과 경험이 필요하다는 것, 그리고 한 단계의 발달과제가 성공적으로 성취되어야 다음 단계로 발달할 수 있다는 것 등이다.

소아의 발달에 어머니와의 관계가 중요하다. 특히 학대나 태만은 정신장애의 중요한 원인이다. 모자관계의 장애는 과잉불안, 손가락 빨기, 식사거부, 과식, 비만, 이식증 등의 원인이 된다. 부모의 애정결핍, 부모 간의 성적 관계 목격 등은 소아에게 과도한 자위행동을 유발할 수 있다. 성폭력을 당한 소아는 남자 성기에 과도한 관심을 보이거나 성행위를 흉내 내는 행동을 보일 수 있다.

청소년들이 우선적으로 습득해야 하는 과제로서 부모로부터 독립하는 것이 있다. 즉 스스로의 정체성을 확립하는 것이다. 이를 위해 청소년들은 흔히 부모보다 친구들에게 의존하는 경향이 있다.

사회환경적 원인

소아가 보이는 정신과적 증상은 부모와 자녀의 관계, 부모 간의 관계, 가정교육, 형제관계, 친구관계, 학교생활 등에서 경험하는 다양한 문제점을 간접적으로 반영할 뿐만 아니라, 그 문제점을 해결하려는 의미(적응 내지 방어의 결과)도 있다. 따라서 정신과적으로 문제가 있는 소아들은 대체로 부모의 거부적 태도나 과잉보호, 육아에서의 문제, 일관성 없는 훈육, 지속적인 가정불화, 부모나 가족의 만성적 질병이나 죽음, 결손가족 등 가정 내에서 그 문제점을 찾을 수 있다.

사회경제적 환경 내지 문화도 문제다. 사회경제적 계층별로 보면, 예를 들어 지능장애의 발생빈도가 중간계층보다 하류계층에서 많다고 한다. 이에 대해 저소득층 부모는 자녀와 같이 지내는 시간이 적어 소아를 지적으로 자극하지 못하여 오는 결과가 아니냐는 견해가 있다. 그러나 실제 역학조사에서는 성인과 비교하여 소아에서는 사회계층과 정신질환의 빈도의 관련성이 적다는 연구도 있다. 그러나 ADHD, 자폐장애, 소아학대, 청소년 비행 등의 행동장애는 하류층에서 많이 나타난다고 한다. 학교 문화, 청소년 문화, 종교적 분위기 등도 소아정신장애의 발생에 영향을 미친다.

대체로 발병위험 요인이 높은 경우는 경제수준이 낮을 때, 지능장애가 있을 때, 기관에 수용되었을 때, 한쪽 부모만 있을 때, 나이가 어리고 약물이나 술을 남용할 때, 부모가 정신질환이나 알코올중독 또는 만성 신체질환이나 불구가 있을 때 등이다.

3. 평가와 진단

소아를 진찰할 때, 생물정신사회적 모델bio-psycho-social model의 개념에 따라, 건강할 때는 물론 병이 있을 때도 정신상태와 적응행동유형adaptive behavior pattern과 성격유형, 그리고 어떤 정신적 갈등을 가지고 있는지를 밝혀야 한다. 즉 환아의 감정발달, 인지발달, 신체발달, 감정을 처리하는 능력, 생각과 소원, 사회경험과 능력을 평가하고, 소아와 부모의 의견을 종합하여 평가한다.

소아 평가 시 기본은 임상면담과 직접관찰

면담과 직접관찰을 통해 의사는 소아 환아의 신체 및 정신 질환에 대한 과거력, 운동발달, 미세한 운동력, 언어발달, 대인관계, 적응력 등의 성장발달력, 과거병력(예: 경련성 질환, 수술, 뇌손상, 사고 등), 학교생활(예: 초등학교에서의 적응력과 학교성적, 친구 및 선생님과의 관계), 가족력(예: 가족의 구성, 자녀 양육방법, 가족의 신체질병 또는 정신질환, 부모의 결혼관계, 이별, 직업, 경제상태, 가족 내 역동적 위치 등), 그리고 가족이 지역사회 내에서 어떤 위치와 입장에 있는지 등에 걸친 전반적인 정보를 입수해야 한다.

면담에 대한 전략은 소아의 나이와 문제점에 따라 다르지만 우선 소아를 편안하게 해주어 관계형성을 잘 맺는 것이 중요하다. 소아가 어릴 때는 부모를 주 대상으로 병력을 청취한다. 나이 같은 인적 자료는 직접 물어보고, 감정이나 대인관계 등은 간접적 또는 개방적인 방법으로 질문한다. 소아 수준에 맞는 쉬운 말로 면담해야 한다. 유도질문은 평가에 오류를 일으킬 가능성이 크다. 면담 시 기록하는 행동은 바람직하지 않다. 소아 환자는 나이가 들수록 자기가 의사에게 한 말에 대해 비밀을 지켜주기를 원한다. 소아는 정신과 면담을 부모로부터 배척당하는 것으로 생각하기 쉬워 협조하지 않거나 감추려고 하는 경향이 크므로 조심해야 한다. 그러므로 가족으로부터 정보를 얻는 일이 중요하다. 이때 가족 비밀을 지키는 일confidentiality이 중요하다. 기타 학교기록, 병원기록 등 다른 정보가 필요할 때도 있다. 소아학대 같은 경우는 가족 이외의 사람으로부터 정보를 구할 필요가 있다. 소아과 의사, 소아신경과 의사, 임상심리사, 언어치료사 등에게 자문*referral*을 통해 정보를 얻을 수 있어야 한다.

유아와 3세 정도까지의 소아를 평가할 때는 부모와 같이 진찰한다. 이때 부모-유아 상호작용 관찰, 운동발달, 활동수준, 언어의사소통, 놀이에 참여하는 능력, 문제해결능력, 사회성 정도 등 여러 분야에 대한 발달수준을 평가해야 한다. 18개월 정도의 유아는 까꿍놀이*peekaboo* 같은 게임을 시키고, 2세 정도의 소아는 장난감으로 상징놀이를 하게 하면 여러 가지를 관찰할 수 있다.

정상의 기준: 성인에서와 유사하나, 추가적으로 소아는 발달 단계에 따라 평가해야 한다는 점이다. 즉 소아의 행동이 소아가 사는 사회문화적 맥락에서 나이와 성별에 적절한지, 발달이 중단되었는지, 너무 빠른지, 일탈되었는지, 특정 발달 영역이 아직 나타나지 않는지, 특정 행동이 일시적인지 오래가는지, 행동의 종류나 심각한 정도 또는 빈도가 어떤지, 그리고 본인과 주변에 해를 끼치는지 등을 고려하여 평가한다.

놀이실*play room*

놀이실은 소아가 스스로 자유로운 행동을 할 수 있도록 충분히 넓어야 하고, 인형, 모형 인형집, 동물인형, 종이, 크레파스, 블록쌓기, 장난감 자동차 같은 각종 장난감들을 갖추고 있어야 한다. 이러한 놀이*play*는 소아의 내면세계를 평가하는 데 매우 중요하다(그림 30-1).

가족과의 면담

부모 또는 환아의 형제 등 가족들과 면담하여 필요한 병력이나 정보를 얻는 일이 중요하다. 특히 환아의 발달력, 과거병력, 환아가 받았을 스트레스나 트라우마, 그리고 발병과 관련된 중요한 사건에 대한 설명, 부모가 보는 발병의 원인, 가족역동, 가족의 정신장애의 병력 등을 알아본다. 이때 부모의 환아에 대한 태도, 환아의 부모에 대한 애착행동*attachment behavior* 유형 같은 정서적 반응 등을 같이 관찰한다. 의사는 가족들이 자유롭게 의견을 말하고 감정을 표시하도록 분위기를 잘 조성해야 한다.

정신상태검사*mental status examination*

소아의 정신상태는 관찰과 특정 질문을 하여 평가할 수 있는데, 이는 다음과 같다.

① 외모: 소아의 신체발달 정도, 영양상태, 머리둘레, 불안에 대한 신체증상, 얼굴표정 등을 관찰한다.

② 모자관계: 진찰 전에 대기실에서 기다리는 동안 또는 부모와의 면담 중에 보이는 모자간의 상호관계를 관찰할 수 있다.

③ 이별과 재회: 개별면담 동안 부모와 헤어질 때와 다시 만

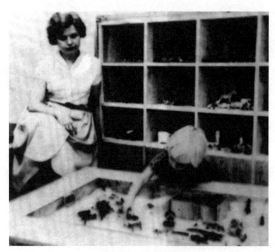

그림 30-1 놀이실

날 때 소아가 보이는 행동과 감정상태를 관찰한다. 이때 감정변화가 없거나 지나치게 심할 때는 모자관계에 문제가 있거나 정신질환(예: 자폐장애, 반응성 애착장애 등)이 있음을 시사한다.

④ 시간, 장소, 사람에 대한 지남력: 지남력장애는 기질적 손상, 지능발달장애 또는 사고장애 때 나타날 수 있다.

⑤ 말과 언어: 말하는 능력과 언어습득(예: 말하는 속도, 리듬, 억양, 발음 등) 정도에 대해 기록한다. 18개월인데 단어를 사용하지 못하거나 2.5~3세인데 구를 사용하지 못하더라도 정상적 옹알이가 있고 비언어적 자극에 제대로 반응한다면 정상적 언어발달로 볼 수 있다.

⑥ 기분: 슬픈 표정을 짓거나, 웃음기가 없거나, 눈물을 흘리거나, 불안해하거나, 화를 내는지, 기분이 고양되었는지 관찰한다. 놀이나 공상의 주제가 지속적이면 이는 소아의 기분을 반영하는 것으로 본다.

⑦ 정동: 소아의 감정표현 정도, 감정이 사고내용과 적합한지, 급격한 감정의 변화가 있는지 등을 관찰·기록한다.

⑧ 사고 진행 및 내용: 사고내용이 소아 나이의 발달 정도에 적합한지를 평가한다. 연상의 이완, 지나친 마술적 사고, 보속증, 반향언어, 현실과 상상을 구별하는 능력 등을 평가한다. 어린 소아에서는 꿈, 놀이의 내용, 세 가지 소원*three wishes*, 직접적인 질문 등으로 알아본다.

⑨ 사회성: 면담자에 대한 소아의 반응, 사회성 기술 정도, 눈맞춤, 친밀성 정도 등이 적합한지를 평가한다.

⑩ 운동행동: 소아의 활동 정도를 살펴보고 불수의적 운동, 진전 등이 있는지 관찰한다.

⑪ 인지: 지적 능력, 문제해결능력, 기억력을 평가해야 한다. 필요하면 인지능력에 대한 표준화된 검사를 사용한다.

⑫ 기억력: 일반적으로 학령기 소아는 5분 후에 물체 3개를 기억할 수 있다. 그러나 불안장애, 뇌손상, 지능장애, 학습장애가 있을 때는 기억력장애가 온다.

⑬ 판단 및 병식: 문제에 대한 소아의 견해, 반응, 잠재된 해

결능력 등을 평가한다.

심리검사

유아에 대한 정신의학적 평가를 하려면 특수기술과 장비가 필요하다. 소아의 발달수준, 지능, 방어기제 등을 알아보기 위해 심리검사가 필요한 때가 있다. 특히 학습능력, 뇌손상, 지능발달장애, 인격장애와 관련된 사고장애와 행동장애의 평가에 다양한 심리검사는 필수적이다.

중추신경계 반응도central nervous system reactivity**와 기질:** 생후 12개월까지의 영아의 중추신경계 반응도 검사로는 T. B. Brazelton이 고안한 Brazelton's neonatal assessment scale과 검사자와 부모에 대한 영아 반응도의 강도와 질을 비교하여 평가하는 preattachment readiness가 있고, 기질측정에는 Thomas 등이 제시한 세 가지 범주의 영아기질 척도가, 유아발달 기초검사로는 Bayley Scale이 널리 이용된다. 또한 12~24개월의 유아는 애착행동과 자발적인 놀이의 질quality of spontaneous play이 추가로 평가되어야 하는데, 여기에는 Mary Ainsworth의 stranger situation paradigm이 널리 이용되고 있다.

지능검사: Wechsler Intelligence Scale for Children Ⅲ(WISC-Ⅲ)가 대표적인 검사로 6~17세까지 가능하다. 이 외 Wechsler Preschool and Primary Scale of Intelligence(WPPSI)(4~6세), Kaufman Assessment Battery for Children(K-ABC)(2.6~12.6세)가 있다. 우리나라에서는 한국판 WISC(K-WISC), 한국판 K-ABC 등이 있다.

발달능력검사: 운동발달, 사회성 및 적응능력을 평가하는 데 Gesell Infant Scale(8주~3.5세), Bayley Scales of Infant Development(8주~2.5세), Denver Developmental Screening Test(8주~6세) 등이 있다. 학업성취도 검사로 Learning Disability Evaluation Scale이 있다.

적응행동능력검사: Vineland Adaptive Behavior Scale(0~19세) 등이 있다.

투사적 검사projective test**:** Rorschach Inkblots(3세~성인), Thematic Apperception Test(6세~성인), Draw-A-Person Test(DAP)(3세~성인), Kinetic Family Drawing(KFD)(3세~성인) 등이 있다.

성격검사: Minnesota Multiphasic Personality Inventory(MMPI)(16세~성인), Millon Adolescent Personality Inventory(13~18세), Children's Personality Questionnaire(8~12세) 등이 있다. 기질검사로는 Temperament and Character Inventory가 있다.

신경심리검사neuropsychological test**:** Visual-motor deficits를 평가하는 Beery-Buktenika Developmental Test of Visual-Motor Integration(VMI)(2~16세), 감각-운동, 지각, 인지 능력을 평가할 수 있는 Reitan-Indiana Neuropsychological Test Battery for Children(5~8세), Luria-Nebraska Neuropsychological Battery Children's Revision(LNNB-C)(8~12세) 등이 있다.

임상척도

병력과 정신과적 진찰을 통해 척도로 평가하고 진단 내리는 데 도움을 받고자 하는 척도들이 다수 개발되어 있다. 대표적인 임상척도로는 child behavior check list(CBCL)를 들 수 있는데, 이는 전반적인 문제 증상 파악에 도움이 된다. 기타 DSM-IV 진단을 위한 Kiddie schedule for affective disorders and schizophrenia for school-age children(K-SADS), child and adolescent psychiatric assessment(CAPA), National Institute of Mental Health interview schedule for children version Ⅳ(NIMH DISC-Ⅳ), diagnostic interview for children and adolescents(DICA) 등이 있다.

소아와 청소년의 DSM-5-TR 진단을 위해서는 레벨 1, 2 현시점 증상척도Level 1, 2 Cross-Cutting Symptom Measures와 레벨 2 현시점 증상척도Level 2 Cross-Cutting Symptom Measures가 개발되고 있다(제7장 정신의학적 면담과 평가, Ⅳ. 심리평가 참조).

Ⅱ. 청소년정신의학

청소년은 이미 소아가 아니지만, 아직 성인도 아닌 독특한 상황에 있다(제5장 생애주기와 정신건강, Ⅶ. 청소년기 참조).

이 시기는 소아로서의 모든 삶이 변하는 시기이다. 청소년은 자라면서 어릴 때와 달리 세상은 복잡하고 어떤 결정을 해도 파생되는 결과가 생각보다 단순하지 않다는 것을 깨닫게 된다. 청소년의 성장은 행동에 많은 변화를 불러오고 이를 부모가 이해하기에 혼란스럽다. 부모나 다른 사회적 권위와의 관계가 불편해진다. 부모 세대와의 갈등에는 의존하면서도 자유를 주장함(어린아이 취급하는 것에 대한 반발), 정체성 혼란, 친구관계 형성의 복잡성(경쟁, 친구들의 압력peer pressure), 충동적 성적 행동, 음주와 흡연(약물남용) 등이 있다.

한창 발달 중에 있다는 점에서 청소년의 뇌는 성인 뇌의 방식과 달리 특이하다. 정신의학적 이해의 핵심은 청소년에 있어 감정통제의 기능을 하는 부분(변연계)과 결정하는 부분(전전두엽)의 발달이 일치하지 않고 연결이 미숙하다는 점이다. 그리하여 청소년의 행동은 대개 충동적이며, 사회적 감정적 신호cue를 오해하기 쉬워 위험한 결정을 하고, 사고 위험에 처하는 수가 많다. 부모와 사회는 문제를 보이는 청소년들에게 공감, 비판단적 지지non-judgemental support, 감정의 돌파구 마련 등으로 도울 수 있다.

청소년들이 흔히 보이는 정신건강문제는 ADD/

ADHD, 불안장애들, 우울증, 조현병, 섭식장애, 신체추형장애 등이다.

III. 치료

소아·청소년에 대한 정신과적 치료는 어른에서와 같지 않다. 소아·청소년은 어른들(대개 부모)이 데리고 병원에 오기 때문에 기본적으로 치료에 저항적이다. 따라서 치료 동기 형성이 중요하다.

소아·청소년과 부모 사이에는 상호 간 이해가 상충될 가능성이 많기 때문에 치료 대상은 소아와 어른 모두이다. 따라서 치료를 결정하기 전에 의사는 환자의 정신과적 문제뿐 아니라 가족병리를 철저하게 조사·분석해야 한다. 이처럼 철저한 평가에 기초하여 소아나 가족 배경을 포괄적으로 이해한 후에 생물정신사회적 모델에 따라 치료방침을 세운다. (대개 성인치료에서 효과가 확립된 기법을 소아·청소년에 응용하는 것이 많으나, 장차 소아에 대한 증거를 위한 연구가 필요하다.)

정신치료, 약물치료, 환경치료 분야에서 잘 통합되면 치료효과가 극대화된다(예를 들어 자폐증의 경우 부모와 가족에 대한 정신교육, 특수학교, 언어치료, 행동교정, 사회기술훈련, 약물치료를 통합한다).

무엇보다도 치료대상이 발달과정 중에 있다는 사실을 고려하여 연령별 정상적 발달과 병적인 것을 잘 감별해야 한다.

법적 책임과 치료동맹을 위해 치료계획에 대해 부모로부터 informed consent를 받아 두어야 한다. (소아로부터 승낙을 받는 것도 필요하다.) 비밀 지키기와 부모/소아 환자와의 정보공유에 대한 지침은 명료해야 한다(부모만 아는 정보가 의사에 의해 소아에게 공개되는 사태, 소아의 자살의도에 대한 것 등).

치료에 팀 접근을 한다. 학교 교사도 협력할 수 있어야 한다. 또한 지역사회, 종교단체 등의 협력도 얻을 수 있어야 한다.

1. 정신치료

소아·청소년의 정상적 성숙도(발달단계)는 개인에 따라 그리고 연령에 따라 대단히 다양하다. 그러나 대화가 가능한 소아와 청소년에게는 정신치료도 가능하다. 그러면서도 소아·청소년은 일반적으로 인지능력의 부족으로 성인에게 사용되는 통찰지향 정신치료나 성찰적 치료는 한계가 있다. 소아와 청소년들은 치료자를 부모처럼 생각하는데, 이를 치료에 이용할 수 있다. (반대로 치료사가 부모처럼 행동하는 것이 치료에 방해될 수도 있으므로 잘 분별해야 한다.)

어떤 이론에 근거하든, 치료자는 소아·청소년의 나이에 해당하는 정상적 행동, 지적 능력, 감정, 사회성, 도덕수준 등에 관해 풍부한 지식이 있어야 한다. 또한 어떤 형태의 치료든 소아·청소년의 정신치료에서는 부모 등 환경(학교 등)의 영향이 크게 고려되어야 하며, 치료에 참여하는 것이 중요하다.

소아의 경우

부모와 떨어지기 두려워하는 소아에 대해서는 부모가 진찰 때 같이 있도록 한다. 말을 하지 않으려는 소아에게는 이를 지적하거나 간접적인 놀이 등을 통해 대화를 시도한다. (이때 치료가 너무 즐겁기만 한 놀이처럼 되지 않도록 해야 한다.)

소아정신치료는 정서장애에 대한 정신분석학이론, 사회적·행동적 학습이론, 정신병리와 치료에 대한 이론, 가족구조 간의 상호작용이론, 발달학적 이론 등에 근거를 둔다.

소아와의 대화는 그들이 추상적 언어능력이 부족하다는 사실을 염두에 두고 그들의 발달수준에서 대화하거나, 놀이기법(인형사용), 꿈이야기, 소원 말하기, 좋아하는 이야기, 그림 그리기 등을 응용하여 그들의 공상, 감정, 걱정 등을 알아보는 것이 적절하다.

소아에게 치료자는 돕는 사람으로 동일시되어야 하나, 어느 정도 통제하고 영향을 미치는 존재이어야 한다. 희망을 심고 관심을 주고 사기morale를 돋우며 암시로서 효과를 달성한다. 정신치료의 치료목표는 자기통제, 유능함, mastery 및 자율성 획득, 대응기술 향상, 자신, 타인, 그리고 환경의 비현실적 기대를 포기하거나 변경함 등이다.

적용하는 기법에 따라 성인에서와 같이 역동정신치료, 지지적 치료, 단기치료time-limited therapy, dialectical behavioral therapy, motivational interviewing 등이 있다.

정신분석이론은 소아의 정서적 문제를 정신사회적 발달에서의 장애 때문으로 본다. 즉 특정 발달단계와 환경적 영향 때문에 생기는 갈등에 대한 방어기능에 문제가 생겨서 병적 행동이 나타난다는 것이다. 소아의 장애는 발달상 과제를 성취하지 못하거나 해결하지 못할 때, 그리하여 이후의 발달과정 중에 특정 능력을 획득하지 못한 결과이다. 따라서 놀이, 면담을 통해 이러한 감정장애의 발병과 관련한 억압된 느낌과 생각을 자유롭게 표현하게 함으로써 발달을 가능하게 하여 그 장애를 치유한다.

발달이론은 소아는 일정한 방식으로 성장하여 행동방식을 예측할 수 있다고 본다. 의사는 따라서 소아의 외모와 행동의 발달과정을 잘 알아야 할 뿐만 아니라 이를 정신사회적·사회문화적 성숙, 인지기능의 발달과정, 도덕발달과 통합하여 포괄적인 지식을 가지고 정신치료에 임해야 한다.

방출요법release therapy: 자아기능이 부적절할 때 사용하는 지지정신치료방법이다. 학령전기 소아에서 단일한 감정적 외상에 의한 정서장애가 있을 때 이를 제반응abreaction함으로써 치료한다.

Filial therapy: 학령전기 소아의 경우에 의사의 조언에 따라 아버지 또는 어머니가 치료하는 기법이다. 1905년 Freud가 보고한 Little Hans 증례가 filial therapy의 효시이다. 중요한 것은 소아와 치료자 사이의 지속적인 이해와 받아들임의 관계를 유지하는 것이다.

성인 정신치료와의 차이

이론적으로 소아가 사용하는 방어기제는 성인보다 단순하고 원시적이므로 성인보다 융통성flexibility이 더 많아 정신치료가 더 잘 된다고 볼 수도 있다. 치료기간도 대체로 짧다. 대부분의 소아는 스스로 도움을 청하지 않기 때문에 보호자인 성인이 치료를 요청한다. 따라서 소아는 치료에 대해 수동적이므로 치료 초기에 소아가 치료에 동기를 갖도록 유도하는 것이 중요하다. 그렇지 못하면 소아는 치료를 강압이나 징벌로 생각하기 쉽다. 소아는 자기관찰 능력이 부족하고 내적 갈등을 외부화external-ize하는 경향이 커서 자신의 인격을 개선하기보다는 환경을 바꾸려는 경향이 심하다. 또한 전이가 초기에 저절로 전반적으로 나타나 치료가 어려워지기 쉽다. 소아는 흔히 신뢰하는 성인을 동일시하여 자신을 변화시키므로 치료자의 외모, 성 등이 중요한 때가 있다. 성인에 비해 환경적 압력(예: 부모의 요구나 간섭)도 크다.

부모에 대한 상담, 지도 또는 교육psychoeducation을 통해 그들이 자녀를 더 잘 이해하고 변화를 돕도록 하는 것이 또한 성인 정신치료와 다른 점이다. 따라서 치료자의 보다 많은 통합적 노력이 요구된다.

놀이치료play therapy

10세 미만의 소아는 대화에 한계가 있어 정신치료가 어렵기 때문에 놀이를 통해 치료한다. 소아는 놀이를 통해 간접적으로 자기를 표현하기 때문에 진단에도 도움이 된다. 놀이를 통해 관계형성이 촉진되고, 감정적 혹은 의식적 갈등의 표현, 생각, 행동, 불안에 대한 방어기제를 관찰할 수 있다. 놀이는 또한 성인에서의 정화catharsis와 같은 치료효과를 갖는다(그림 30-1 참조).

놀이기구는 소아의 상상력을 촉진하는 장난감으로 선택한다. 대개 적절한 놀이공간에, 다세대 가족인형, 특정 기능을 하는 인형(경찰관, 의사, 군인 등), 인형의 집, 동물장난감, 꼭두각시puppet, 종이, 크레파스 등의 그림도구, 가위, 점토, 고무로 된 망치, 총, 칼, 블록 쌓기, 자동차, 트럭, 비행기, 장난감 그릇 등을 배치한다. 장난감을 가지고 놀이를 함으로써 소아는 의사소통을 할 수 있게 된다.

Montessori education: 이탈리아 의사이자 교육자인 Maria Montessori가 개발한 교육기법으로 Montessori의 model of human development에 기반하고 있다. 특징은 주입식 교육과 체벌을 피하고 독립성, 한계 내의 자유, 소아의 자연스런 정신적·신체적 및 사회적 발달에 대한 존중을 강조하는 것이다. 훈련된 Montessori 교사가 Montessori와 동료들이 개발한 특수교재를 사용하여 교육한다. 다양한 나이의 소아로 구성된 교실(대개 2.5~6세 사이)에서 의도적으로 조성된 환경 내의 선택 범위 내에서 학생이 도구나 활동내용을 선택하며, 교실 내에서의 움직임은 자유롭다. 교육시간에 대해서는 제한이 없다(이상적으로는 3시간). 교육방법은 건설적인 '발견적' 모델로, 직접적인 가르침보다 학생이 직접 사물을 다룸으로써 개념을 배우도록 하는 것이다.

청소년의 경우

청소년의 경우 rapport 형성이 어렵다. 그러나 치료동맹은 치료의 효과를 보기 위해 대단히 중요하다. (환자의 관심사를 알고 이를 이용한다.)

청소년은 사춘기 시기 특유의 모습을 가지고 있기 때문에, 다소 특수한 접근법을 요한다. 청소년들은 면담 시 대체로 불신에 차 있고 거칠고 자극하는 태도를 보인다는 사실을 잘 이해해야 한다. 여러 면에서 부모보다 청소년 환자부터 먼저 면담하거나 부모와 환자를 같이 면담하는 것이 좋다. 진단에서는 무엇보다 학업문제가 가장 뚜렷한 평가기준이 된다. 그 밖에 가정과 부모로부터 받는 영향, 부모와의 이별separation 또는 독립성, 정체성, 자신의 과거에 대한 개념, 미래에 대한 기대, 이성문제(성생활, 사랑), 친구관계와 대상관계object relationship 등도 중요하다. 그리고 환자가 속한 사회의 청소년문화나 청소년들이 흔히 사용하는 말투, 의미 등을 알아야 한다. 자살의도나 약물남용에 대해서는 구체적으로 직접 물어보도록 한다.

청소년의 치료에는 다양한 견해가 있지만 몇 가지 일반원칙이 있다. 우선 청소년을 권리와 존엄성을 지닌 한 인간으로 인식하고 치료하는 자세를 가져야 한다. 나이가 많은 청소년일수록 치료자는 성인 환자를 대하는 것과 같은 치료방법을 사용하며, 보다 직접적인 방법이 도움이 된다.

대부분의 청소년은 예민한 자존심 때문에 치료 초기 단계에서는 해석보다 지지적인 태도가 필요하다. 이 경우 치료자는 청소년들이 불신감이 크다는 점, 청소년들이 이해하는 말로 대화해야 한다는 점, 청소년들이 치료자를 부모와 같은 구체적 관계로 인식한다는 점을 잘 이해해야 한다. 무엇보다 중요한 것은, 의사가 청소년을 비판하거나 훈계하려 들지 말아야 한다. 의사는 중립을 지킨다. 부모는 물론 친구도 비판하지 말아야 한다. 직접적인 비판보다 가급적 암시를 통한 지지, 명료화와 자신의 문제점에 직면하도록 함으로써 변화를 꾀해야 한다. 조사·분석보다 통합과 합성의 과정이 우선되어야 한다. 우선적으로 환자의 현재 기능과 현실검증력, 현재의 대인관계능력, 의식·전 의식적 내용에 역점을 두어야 하며, 무의식적인 내용을 지나치게 추구하지 않는 것이 좋다.

치료자의 접근법은 나이가 어릴수록 성인에서와는 달리 보다 더 융통성이 있어야 한다. 또한 치료는 직접 대면한 상태에서 이루어지는 것이 좋다.

치료자가 처음 직면하게 되는 가장 어려운 문제는 환자와의 첫 관계를 잘 확립하는 것이며, 환자가 스스로 도움이 필요한 상태라는 것을 인식하도록 해주는 것이다. 흔히 청소년은 자신에 대한 도움의 필요성을 잘 알지 못한 채 자신의 뜻에 반하여 의사를 만나게 된다. 즉 그들은 항상 자신들의 분노와 반항의 대상인 부모에게 이끌려 병원에 오게 된다. 특히 치료자가 부모의 친구라면 치료자의 노력은 상당한 저항에 부딪치게 된다. 따라서 청소년을 치료할 때 청소년에게 치료과정을 사전에 설명해 주는 것이 환자와의 관계확립에 필요할 수 있다.

행동화acting out는 청소년 환자 치료의 또 다른 어려운 기술적 문제 중 하나인데, 이때 비처벌적 방식으로 엄격하게 주변환경을 제한하는 것이 치료에 도움이 된다.

2. 기타 정신치료적 기법

가족치료family therapy

소아·청소년 치료에서는 가족, 특히 부모가 대단히 중요한데, 특히 소아는 한 가족의 일원으로 전 발달과정을 통해 부모에게 결정적인 영향을 받는다. 따라서 소아치료에서 부모치료 및 가족치료가 차지하는 비중은 매우 크다. 가족치료에서는 환아보다 가족집단이 치료 대상이 된다. 소아는 마치 치료자에게 병든 가족을 대표하여 온 환자가 된다. 치료자는 환자를 돕는 데 있어 가족, 특히 부모와 경쟁적 입장에 서면 안 되고 상호보완관계를 유지해야 한다.

소아가 어릴수록 소아를 치료하기보다 부모를 치료하게 된다. 특히 학령기 전 소아치료의 성공 여부는 거의 부모에게 달려 있다. 치료는 부모 또는 부모-자식 간의 상호교류나 가족과 환자의 상호관계에 대해 행해진다. 기술적으로 부모에게 소아·청소년의 정상 발달, 환아의 문제 이해, 문제 해결에 도움이 되는 방법을 교육시킨다. 예를 들어 소아와 부모의 관계는 일방적으로 주어지거나 받아들여지는 것이 아닌 상호교류관계reciprocity라는 것, 부모가 대화방법이나 태도를 바꾸면 아이들의 반응이나 행동에도 변화가 생긴다는 것 등을 부모가 깨닫도록 한다. 환아가 어릴수록 부모들의 역할이나 도움은 훨씬 중요하다. 어떤 경우에는 부모와의 상담만으로 환아의 치료가 전부 끝날 수도 있다.

행동치료behavior therapy

학습이론은 정신장애를 학습에 실패하였거나 또는 부적절한 학습의 결과로 생긴 병적인 비적응적 행동으로 간주한다. 따라서 새로운 학습을 제공하거나 적응적 행동으로 교정하는 치료가 대단히 중요한 부분을 차지하고 있다. 학습이론에 근거하여 소아나 청소년의 행동을 분석하여 체계적으로 변화시키는 치료기법이다. 체계적 탈감작 등 고전적 조건화기법, 긍정강화와 부정강화 등 조작조건화기법, modeling 같은 사회-인지학습기법이 있다. 공포증, 분리불안증에서 효과적이다. 부모를 통한 행동치료, 학교교실에서 시행하는 행동치료도 가능하다.

인지행동치료cognitive behavioral therapy

인지치료와 행동치료를 혼합한 것으로 소아가 당면한 문제를 해결하고 역기능적인 사고와 행동을 수정하므로 사고진행과정, 인지기능을 재구조화시킨다. 이는 기분장애, 불안장애, 강박장애 등에 효과적이다.

교육적 정신치료educational psychotherapy

성숙이 지연된 경우, 미숙하고 비능률적인 행동양식에 대해 새로운 태도와 행동양식을 교육시키는 데 중점을 둔 치료방법이다.

집단치료group therapy

소수의 소아를 함께 치료하는 방법이다. 놀이, 예술활동 등을 같이 함으로써 소아·청소년 각자의 문제해결을 도모하는데, 이를 활동집단치료activity group therapy라 부른다. 과거에는 이들 집단은 가족처럼 간주되고, 치료자는 대리부모 같은 역할을 하며, 집단 내 현상은 과거 가족 내 행동양식이 재현된다고 보았다. 그러나 최근 활동집단치료의 집단은 친구들 간의 집단으로 간주되고 여기서 사회화과정이 촉진된다고 보고 있다. 공포증, 위축상태, 부끄럼이 많은 상태, 일차적인 행동장애, 자폐증 스펙트럼 장애에서 효과적으로 사용될 수 있다.

학령 전 소아들에게는 집단으로 허용적인 놀이를 하게 하거나, 꼭두각시 인형놀이, 그림 그리기 등의 예술활동을 하게 한다. 이 과정을 통해 소아들이 자신들의 공상을 표현하게 한다.

나이가 든 학령기 소아의 집단에서도 활동집단치료는 효과적이다. 이때는 놀이나 예술활동보다는 면담, 언어적 표현, 작업활동, 기타 의사소통기법이 더 많이 활용된다. 왜냐하면 이때는 문제해결을 위한 언어표현과 대화가 더욱 가능해지기 때문이다. 따라서 나이가 사춘기에 이를수록 꿈, 공상뿐 아니라 자신의 과거 상처받은 경험이나 불쾌한 경험들을 자유롭게 표현하도록 권장하고 이를 집단구성원들에게 공개하여 상호교환하도록 한다.

사춘기 청소년에 대한 집단치료는 매우 바람직하다. 대개 동성끼리 집단을 이루고, 놀이나 예술활동 외에 정신연극, 기타 언어적 및 비언어적 의사소통이 더욱 활발하게 이용된다. 대체로 청소년들은 그들끼리 모였을 때 편안해하며, 서로 간의 문제점을 지적하고 해석하는 데 치료자보다 더 활발한 경향이 있다.

대개의 집단치료는 방과 후에 하며 60~90분간 시행된다. 때에 따라 마지막 10분 동안에는 음료나 음식을 제공하여 대화와 상호작용을 강화시키도록 한다. 집단치료는 입원 시 거주치료, 낮치료, 그리고 일반 학교에서도 널리 활용되고 있다.

집단치료는 대인관계에 어려움이 있는 환자, 고립이나 철퇴를 보이는 환자, 파괴적 행동으로 불량청소년집단에 가담한 환자에게 효과적이다. 그러나 같은 처지에 있는 또래집단에 끼게 될 때 자신의 부적절함에 대한 두려움으로 치료를 거부할 수도 있다.

청소년기 혼돈과 청소년 정신장애의 여러 증상을 와해된 가족기능의 직접적 반향으로 볼 수 있으므로 가족치료도 청소년 문제치료에 중요한 역할을 한다.

사춘기 환자에게는 개인치료와 집단치료를 겸하는 치료도 효과가 있다.

부모들의 이해와 협조를 위해, 그리고 소아와 관련된 자신들의 적응문제를 해결하기 위해 부모들의 집단치료도 큰 도움이 된다.

3. 약물치료

1990년대에 serotonin-specific reuptake inhibitors (SSRI) 제제가 소아·청소년의 우울장애, 강박장애 및 다른 정신질환치료에 사용됨으로써 소아·청소년 정신질환의 약물치료에 대한 중요성, 관심, 이해가 증대되었다. 그러나 소아의 약물치료는 최선인 경우라 하더라도 약물 자체만으로는 치료의 전부가 될 수 없고, 성장기에 약물에 노출되는 것이 장기적으로 어떤 부작용이 있을지에 대한 논의가 종결된 것도 아니므로 신중해야 한다.

소아에 사용하고 있는 향정신성 약물들 다수가 소아에게 장기적으로 안전한가에 대한 임상실험이 아직 미비하다는 사실, 즉 현재로서는 다수가 'off-label'로 처방되고 있다는 사실도 염두에 두어야 한다. 약물을 처방하려 할 때 정확한 진단과 증상에 대한 평가는 물론 위험과 이득을 수시로 조심스럽게 고려해야 한다. 약물치료를 할 때도 간단한 놀이치료 등 정신적 측면의 치료와 더불어 부모상담을 겸해야 보다 큰 효과를 얻을 수 있다.

소아는 약역동학적으로 성인과 다르다(제35장 약물치료 및 기타 생물학적 치료 참조). 대체로 소아에서의 약물용량은 체중 대비 성인에 비해 많아야 한다. 그러나 이런 높은 용량으로 의도치 않은 부작용이 나타날 우려가 있어 신중해야 한다. 그리고 소아는 지능장애나 자폐증 등으로 이런 부작용을 잘 보고하지 못하고, 부모는 소아의 약물부작용에 예민하면서도 이를 미처 모를 수가 많다는 것도 염두에 두어야 한다. 약물 부작용이 행동독성behavioral toxicity이나 치료목표인 증상의 악화로 나타나는 수가 있어 잘 감별해야 한다.

소아의 행동변화(반항)가 증상악화로 약물용량을 올려야 하는 것을 의미하는지 약물치료로 호전된 결과인지 구별해야 한다.

정신자극제

부주의 또는 충동성에 methylphenidate(ritalin), dexmethyl-phenidate, dextroamphetamine(dexedrine), pemoline(cylert) 등이 사용된다. Dexedrine은 3세부터 사용할 수 있고 ritalin은 6세부터 사용할 수 있다. 최근 adderall(dextroamphetamine과

levoamphetamine의 혼합제), methylphenidate-OROS(서방형 제제), lisdexamfetamine 등이 보다 널리 사용된다. 이 약물들은 남용의 우려가 있어 조심해야 한다.

Atomoxetine: 이는 selective norepinephrine reuptake inhibitor(NRI)인 비자극제로 ADHD에 효과적으로 사용된다. 부작용은 복통, 두통, 이자극성, 현훈, 졸림, 식욕감퇴, 오심, 구토 등이다. (약물이 눈에 부식성이 있어 캡슐을 열지 말아야 한다. 드물지만 심한 부작용으로 간독성과 증오/공격성 증가가 있다.)

Alpha2-Noradrenergic Agonist: Clonidine과 guanfacine은 고혈압치료제로 개발되었으나 ADHD에 사용된다. 특히 과다운동, 충동성 등이 심한 경우에 효과가 있다. (반면 자극제는 주의집중 장애에 효과가 크다.) Clonidine을 자극제와 병용하면 효과가 크다. 또한 이들은 ADHD가 없는 틱장애에도 사용된다. 부작용은 주로 졸림과 이자극성이며, 기타 구갈, 오심, photophobia, 저혈압 등이다. Clonidine은 소아의 불면증에도 사용되는데, 이때는 immediate release form을 수면 시에만 처방한다. 소아 불면증에 melatonin을 사용할 수도 있다.

항우울제

삼환계 항우울제인 imipramine은 기능성 유뇨증, ADHD, 학교공포증, 분리불안장애, 신경성 식욕부진, 폭식증*binge eating*, 우울증에 사용된다. 부작용은 성인에서와 같이 항콜린성 부작용과 심장장애 등을 일으킨다. Clomipramine은 강박장애에 사용된다. 최근 SSRI제제인 fluoxetine, sertraline, fluvoxamine도 우울증과 강박장애, 불안장애, 이별불안장애, 선택적 함구증, 공황장애, 사회불안장애, 신경성 식욕부진, 신경성 대식증, 상동운동 등에 사용한다.

항우울제가 소아 우울증과 불안장애에 효과가 있음은 확실하나, 위약보다 자살우려가 2배 높아진다는 보고들이 있었다. 그 결과 미국 FDA는 금기 대신 'black box' 경고를 내리고, SSRI를 복용하는 소아에서 자살우려를 (특히 치료시작 1주간) 모니터하기를 권하고 있다. 그리하여 SSRI 사용이 줄었는데, 대신 청소년에서 오히려 자살이 증가하기 시작하였다. 개인별로 장기간 재평가한 결과 SSRI가 자살사고나 자살행동을 증가시킨다는 증거를 발견하지 못하였다.

항정신병 약물

항정신병 약물은 소아·청소년기 조현병, 양극성 장애, 행실장애, 뚜렛장애, 주의력결핍장애, 자폐장애, ADHD, 지적장애 등에서 보는 정신병적 행동, 격정, 공격성, 자해행동 같은 행동증상에 사용된다. 최근 소아·청소년 환자에 비정형 항정신병 약물들의 사용이 증가하고 있는데, 이는 정형 약물보다 추체외로계 부작용과 tardive dyskinesia가 적게 발생하기 때문이다. (그러나 체중증가와 대사장애 우려는 높다.) 중요한 부작용은 tardive dyskinesia와 추체외로계 증상 등이다.

기타

기분안정제 lithium이 12세 이상 청소년의 조증에 사용된다. 치료농도(0.6~1.2mEq/L)는 성인에서와 같다. 양극성 장애 때 항경련제도 청년에게는 사용할 수 있으나 소아·청소년에서는 매우 제한적이다. 항경련제는 다른 약물과의 상호작용이 있어 주의를 요한다. Valproate는 간독성이 있어 간기능검사를 정기적으로 실시한다.

Benzodiazepine계 약물은 불안장애, 공황장애, 분리불안장애 등에 사용된다. Diazepam은 수면놀람증*sleep terror*에 효과적이다. 부작용은 졸림, 보행실조, 진전, 인지장애, 통제장애(paradoxical reaction 또는 탈억제*disinhibition* 효과 때문에 급성 흥분, 이자극성, 불안증가, 환각, 공격성/증오 증가 등이 나타난다)와 남용 가능성이다. (소아에서도 불안장애는 SSRI에 의해 더 잘 치료된다.)

Sympathomimetic인 fenfluramine은 자폐장애에, propranolol 등 β-차단제는 기질성 뇌증후군, 지적장애, 자폐장애 등에서 흔히 나타나는 파괴적 또는 공격적 행동증상에, naltrexone은 지적장애나 전반적 발달장애 시의 자해행동에, desmopressin(vasopressin에 대한 synthetic replacement)은 야뇨증에 효과적이다. 수면제 zolpidem, exzopiclone 등은 단기간 청소년 불면증에 사용될 수 있다.

전기경련요법*ECT*은 소아 우울증에 사용할 수는 있으나 권장되지는 않는다. 경두개자극술도 아직 소아·청소년에 사용하기에는 자료가 부족하다.

식이치료*dietary treatment*는 음식 구성물을 바꿈으로써 치료효과를 보자는 것이다. 예를 들어 ADHD 소아의 음식에 특정 물질(설탕, 첨가물, 자연산 salicylate 등)을 제거하는 것 등이다. 그러나 아직 과학적 자료가 부족하며, 그런 음식을 준비하는 것은 까다롭고 비용이 든다.

4. 입원, 거주 치료 및 낮치료

입원치료

위기 상황(예를 들어 자살기도, 가출, 임신 등)에 처하거나 장애 정도가 심하거나, 치료에 심한 저항을 보일 때, 주변 환경으로부터 환아를 격리 보호해야 할 필요가 있을 때, 입원치료를 한다. 체계적인 약물치료가 필요할 때는 장기 입원이 필요하다. 병실에서는 치료팀에 의해 조직적이고 체계적인 환경요법을 실시한다. 어느 정도 회복하였지만 보다 더 장기간의 치료가 필요하면 거주치료나 낮치료로 옮겨서 치료한다.

거주치료*residential treatment*

병원보다는 덜 의학적인 치료방법이다. 장기 기숙, 수용 형태의 치료이다. 소아의 정신과적 치료원칙에 입각하여 체계화된 거주환경 내에 입원 거주하면서 치료받는 것이다. 공격적 행동, 가출, 무단결석, 심한 자해 등 행동문제가 있는 청소년도 대상이 된다. 철저한 조사와 진찰, 진단을 통해 입원이 결정된다. 치료팀은 정신과 의사, 소아과 의사, 간호사, 임상심리사, 소아를 돌보는 사람*child care worker*, 교사, 사회사업사 등이다. 낮에는 학교수업, 저녁에는 여러 가지 활동집단치료, 개인정신치료, 기타 옥내외 놀이 등이 체계적으로 제공된다.

낮치료*day treatment*

환자를 가정에서 격리시키지 않은 채 매일 일정시간에만 병원에 와서 개인정신치료, 집단치료 등의 통합적 치료를 받는 것이다. 낮병원과 같은 개념이다. 이는 가족이 치료에 더 많이 참여하고, 거주치료보다 비용이 저렴하고, 소아가 고립되지 않고 더 풍부한 사회적 경험을 할 수 있다는 장점이 있다.

참고문헌

김경희, 민성길(1985): 유뇨증과 누분증에 대한 임상적 연구. 신경정신의학 24:124~132.

대한신경정신의학회(2005): 신경정신의학. 제2판. 서울, 중앙문화사.

민병근, 이길홍, 김헌수, 박두병(1985): 청소년 비행의 가정 내 상관변인 분석. 중앙대학교 논문집 29:512~531.

신의진(2015): 소아청소년 정신의학. 민성길(편), 최신정신의학(제6판). 서울, 일조각, pp.625~670.

신의진, 이경숙, 박숙경(1997): 반응성-애착장애아의 어머니-아동 관계. 소아 청소년 정신의학 8:22~33.

Black DW, Andreasen NC(2022): Introductory Textbook of Psychiatry. 7th ed. American Psychiatric Association Publishing, Washington D.C.

Boland R, Verduin ML(2022): Kaplan and Sadock's Synopsis of psychiatry. 12th ed. Wolters Kluwer, Philadelphia, pp.337~364.

Bowlby J(1958): The nature of the child's tie to his mother. Int J Psychoanal 39:350~373.

Ecker C, Pretzsch CM, Bletsch A, et al(2022): Interindividual Differences in Cortical Thickness and Their Genomic Underpinnings in Autism Spectrum Disorder. Am J Psychiatry Published Online: 10 Sep 2021. https://doi.org/10.1176/appi.ajp.2021.20050630

Emde RN(1981): Changing models of infancy and the nature of early development: Remodeling the foundation. J Am Psychoanal Assoc 29:179~219.

Hales RE, Yudofsky S, Robert LW(2014): Textbook of Psychiatry. 6th ed. American Psychiatric Publishing, Washingon D.C.

Hong KEM(1983): Pervasive developmental disorder: Changing concept of early childhood psychosis. Psychiatry Bulletin 9:206~214.

Kim YS, Leventhal BL, Koh YJ, et al(2011): Prevalence of autism spectrum disorders in a total population sample. Am J Psychiatry 168:904~912.

Mark D, Swanson MR, Wolff JJ, et al(2022): Subcortical Brain Development in Autism and Fragile X Syndrome: Evidence for Dynamic, Age- and Disorder-Specific Trajectories in Infancy. Am J Psychaitry 179:562~572.

Min SK, Lee HR(1986): A clinical study on Gilles de la Tourette's syndrome in Korea. Br J Psychiatry 149:644~647.

Stoner R, Chow ML, Boyle MP, et al(2014): Patches of Disorganization in the Neocortex of Children with Autism. N Engl J Med 370:1209~1219.

31

노인정신의학 *Geriatric Psychiatry*

Ⅰ. 개념

노인정신의학老人精神醫學 *geriatric psychiatry*은 정신의학의 한 분야이며, 목표는 노화로 인한 삶의 위기와 정신장애 등에 성공적으로 잘 대처함으로써 노년기 삶의 질을 향상시키고 창조적인 삶을 영위하는 데 있다. 노인정신의학의 영역은 노화에 대한 연구와 대처, 노인정신장애의 평가와 치료 등이다. 노인정신장애의 원인, 병리현상 등을 이해하고 잘 치료하기 위해서는 다른 연령층과 달리 특수한 지식이 요구된다. 노인들은 젊은이들과 달리 노화에 따른 여러 신체장애뿐 아니라 인지장애가 동반되는 경우가 많고, 노인기와 관련된 정신사회적 위기에 처해 있기 때문이다.

노인인구

우리나라 국민의 평균 수명은 계속 늘어나, 통계에 의하면 2012년 기대여명은 81.44세였는데, 2020년에 83.5세(남자 80.5세, 여자 86.5세)로 올라가 OECD에서도 최상위권에 속한다. 그리하여 전 인구 중에서 65세 이상의 노인 비율은 1984년 4%에서 점점 증가하여 2019년에는 14%였고, 2026년에는 26%를 넘을 것이라 한다. 이에 따라 노인들의 질병과 의료, 부양과 복지 등이 사회적 문제로 대두되고 있다. 특히 노인인구 증가와 더불어 치매의 유병률도 증가하고 있다.

치매 유병률

전 세계적으로 치매는 65세 이상 노인에서 5~10%의 유병률을 보인다. 선진국의 경우 대략 8%이고, 개발도상국은 이유는 분명하지는 않지만 대체로 그보다는 전반적으로 낮아, 인도의 경우 1.1% 정도이다.

우리나라의 경우 2018년 기준 60세 이상 노인 치매 유병률 7.2%, 치매 환자 77만 명(남성 29만 명/여성 48만 명)이다. 지난 8년간 70세 미만 초기 노령기 치매 유병률은 감소한 반면, 80세 이상 후기 노령기 치매 유병률은 증가하여, 선진국형 경향을 보였다. 이는 우리나라의 치매 역학이 고발병-고사망 단계에서 고발병-저사망 단계를 거쳐 저발병-저사망 단계로 변하고 있음을 추정케 한다.

향후 치매 환자 수는 2050년까지 20년마다 2배씩 증가하여 2020년 약 84만 명, 2030년 약 127만 명, 2050년에는 271만 명이 될 것으로 추산된다.

노인정신의학의 미래

과거에는 수명연장이 의학의 최대 목표였지만, 이제 경제발전과 더불어 생활수준의 전반적 향상과 공중위생의 개선, 의학의 발달 등으로 수명연장은 상당히 성취되었다. 그러나 건강은 나빠지면서 수명만 길어지는 소위 Struldbrugs 효과가 우려되므로, 이제는 건강수명*healthy life expectancy*이 의학의 목표가 되었다. 건강수명에 노인의 정신건강이 핵심적이다. 따라서 미래 노인정신의학이 다뤄야 할 분야는 건강하고 행복한 장수, 노인의 정신건강, 노인복지, care-giver의 교육과 관리, 그리고 노령사회에 있어서의 새로운 윤리문제 등이다.

II. 노화

1. 정의

노화老化 aging는 성숙한 유기체의 여러 기능이 시간의 경과에 따라 비가역적으로 소진되어 가는 복합적 과정, 즉 내인성 연령 관련 생존력viability의 소실 및 취약성vulnerability의 증가의 과정이다. 노화는 개인에게 정태적인 사실이 아니라 삶의 한 과정이다. 노인이란 노화과정이 상당히 진행된 사람을 말하는데, 노화는 개인차가 심하여 모든 사람에게 같은 속도로 진행되지 않기 때문에, 인위적으로 65세 이상의 사람들을 노인이라 한다.

생물·정신·사회적 관점에서의 노화: 노화과정은 이들 세 부문에서 대략 일치해서 일어나지만 그렇지 않은 경우도 흔하다. 생물학적인 연령은 실제 나이를, 정신적 연령은 개인의 행동과 적응력을, 사회적 연령은 특정 연령에서 개인이 속한 집단이나 사회 내에서 수행하는 역할나이를 뜻한다. 엄격히 말하면 노화는 세 부문의 총체성 안에서 이해되어야 한다.

2. 노화의 원인

현재까지 연구결과들을 종합해 보면, 노화는 단일 원인이라기보다는 다양한 원인에 의하며, 신체 전반에 걸쳐 진행된다. 대체로 어떤 요인들(독성물질, 방사능노출, 또는 어떤 oncogene의 활성화 등)이 DNA 손상damage(telomere의 감축)을 야기하여, 이런 손상이 누적되면 세포가 노화하거나 이를 회복하지 못하면 자기파괴(apoptosis, programmed cell death)를 하게 된다는 것이다. 세포의 사멸은 개체의 전체적 발달(성숙)에 도움이 되기도 한다.

The Hayflick Limit Theory: 세포의 분열능력은 제한적인데, 인간의 세포는 대략 50회의 분열을 하고 그 이후에는 중단하는 것으로 보고 있다. 그 기전으로 DNA 나선의 말단에 있는 종말체telomere가 세포분열 시마다 짧아져서 결국 세포손상을 초래한다는 설이다. Telomerase theory라고도 한다.

노화세포senescent cells: 인체에는 태생단계부터 노화세포가 존재하며, 이들이 분열을 계속함에 따라 어느 단계에서 노화senescence를 야기하는 유전자들의 집단을 활성화시킨다.

예정된 노화: 수명이 예정되어 있다고 보는 것이다. 인간의 배체 섬유모세포를 실험실에서 배양하였을 때 제한된 수명(분열하는 횟수)을 나타내는데, 이는 수명을 정하는 유전인자가 있다는 것을 의미한다. 예정된 노쇠이론planned obsolescence theory이라고도 한다.

체세포의 돌연변이: 체세포 DNA에서 돌연변이가 누적되어 노화에 관련된 생리화학적 퇴행이 야기된다는 설이다.

미토콘드리아의 퇴행: 에너지 생산에 주된 역할을 하는 미토콘드리아의 퇴행으로 인해 신진대사의 장애가 초래된다. 자유 라디칼free radical 이론과 연계된다.

정보의 전달 문제: DNA에서 RNA로 전사되고 단백질이 생산되는 과정에서 유전 정보 해독에 오류가 생기며, 시간이 갈수록 오류가 지속적으로 누적되어 DNA 또는 단백질 결손이 생겨 노화가 온다는 이론이다.

후성적 기전: 유전자 발현을 조절하는 과정, 즉 후성유전적epigenetic 오류로, 예를 들면 DNA의 메틸화와 관련하여 노화가 온다는 것이다.

노폐물 축적 이론waste accumulation theory: 세포는 분화되어 사멸될 때까지 노폐물(예: lipofuscin)을 생산하는데, 노폐물이 축적되어 노화가 일어난다고 한다.

교차—연결이론cross—linking theory과 합성 후 변형이론: 시간이 갈수록 생체에 중요한 많은 고분자의 교차—연결, 공유결합, 수소결합 등이 점차적으로 증가한다. 이런 교차—연결은 노화를 촉진한다. 당화이론glycosylation theory이라고도 한다. 예를 들어 당뇨병 환자에서는 포도당과 교체 결합된 단백질이 정상인에 비해 2~3배 높게 나타난다. 교체 결합된 단백질은 심장비대를 일으키고 콜라겐을 굳게 하여 심장마비를 일으키기도 한다. 설탕 과용이 건강에 위협을 준다는 것은 이 때문이다.

자유 라디칼 이론free radical theory: 자유 라디칼이란 쉽게 반응성을 나타내는 산화활성 물질로, 건강한 분자와 결합하여 건강한 분자를 파괴시키고 조직손상을 야기한다. 이는 음식을 통해 열량을 생산하는 신진대사 과정에서 나오게 된다. (따라서 소식 또는 열량제한이 건강에 좋다.) 이러한 자유 라디칼을 억제시키는 물질이 항산화제다. 나이가 들면 항산화제 생산이 떨어지게 되고 이로 인해 노화가 일어난다. 산화손상설이라고도 한다.

소모이론wear and tear theory: 물리적·생물학적·정서적 스트레스에 의해 세포들의 손상이 가속화된다는 것이다. 소모이론을 더욱 구체화한 이론으로, 나이가 들면 신체기능을 통제하고 수리하는 호르몬 분비가 줄어들게 되어 몸의 기능이상이 나타나게 된다는 이론도 있다.

노화예방 기전

인간의 뇌세포에서 노화에 따른 변성을 예방하기 위한 기전도 발견된다. 예를 들어 repressor element 1-silencing transcription factor[REST; 일명 neuron-restrictive silencer factor(NRSF)]가 정상노화 시 피질과 해마에 출현한다. 이는 세포사와 알츠하이머 병리를 촉진하는 유전자를 억제하고, 스트레스반응 유전자stress response genes의 표현을 유도한다. 더구나 oxidative stress와 amyloid β-protein toxicity로부터 신경세포를 보호한다. REST는 알츠하이머병, frontotemporal dementia, dementia with Lewy bodies 때는 세포핵으로부터 소실된다. REST가 줄어들면 노화 관련 신경변성이 시작된다.

항노화anti-aging기술

이는 노화의 기전을 밝혀 노화를 예방하거나 반전reversal시키는 의학적 기술을 의미한다. 이미 현대 선진사회에서는 tissue rejuvenation, molecular repair, organ replacement 등 수명을 길게 하는 기술들이 발전 중에 있다. 특히 동물, 박테리아, 인간 배아줄기세포human embryonic stem cells에서 실험적으로 그 가능성 보여 주고 있다. 그러나 이러한 발전이 가져다주는 사회적·경제적·윤리적 그리고 종교적 함의에 대한 논의는 계속되고 있다.

3. 노화의 임상양상

노화는 신체적·정신사회적 측면에서 나타나는데, 각 항목마다 모두 개인차가 있다. 또한 노화라고 해서 반드시 지적 기능이나 신체기능이 나이에 비례해서 감퇴한다고 볼 수는 없다. 스트레스에 따라, 그동안의 사용수준에 따라, 그리고 기관마다 다른 비율로 기능이 감퇴한다. Bromley는 정신사회적으로 노인기를 4단계, 즉 ① 은퇴전기pre-retirement(60~65세), ② 은퇴기retirement(65~70세), ③ 노년기old age(70세 이상), ④ 종료기terminal stage(임종을 준비하는 최종 단계) 등으로 나누었다.

신체적 변화

연령 증가에 따른 변화는 인체의 모든 장기에서 일어나고 universal, 점진적으로 진행되며progressive, 비가역적이고irreversible, 그 내용은 유기체에 유해한detrimental 것이다. 정신의학적으로는 뇌의 변화가 문제이다.

뇌의 변화: 뇌 크기는 20~30세에 최고치가 되고 60세부터 감소하는데, 전두엽은 10%, 백질은 11% 감소된다. 80대에는 뇌의 무게가 성인기 무게의 5~10%가 줄어들고, 대뇌반구의 부피는 50세 이후에는 10년마다 약 2%씩 줄어든다(그림 31-1). 이 현상은 회백질보다 백질에서 더 현저하다. 사후 형태학적 연구에 의하면, 신경세포뿐 아니라 신경세포의 가지돌기dendrite 및 시냅스의 수가 감소된다. (소실의 정도는 일생 동안 인지적 자극 등의 외부요인에 따라 다르다.) 가장 소실이 심한 부위는 대뇌피질이다.

퇴행성 변화: 노인의 뇌에서 일어나는 퇴행성 변화 중에서 대표적인 것은 노인성 반점senile plaques과 신경섬유뭉치neurofibrillary tangles의 출현이다(그림 26-1 참조)(자세한 것은 제26장 신경인지장애, IV. 알츠하이머병에 의한 신경인지장애 참조).

신경전달물질의 감소: 청반, 흑질, 기저핵 등의 세포 손실로 인해, norepinephrine, dopamine, serotonin 등 신경전달물질들의 농도, 수용체의 수, 합성에 관련된 효소들의 활성 등이 감

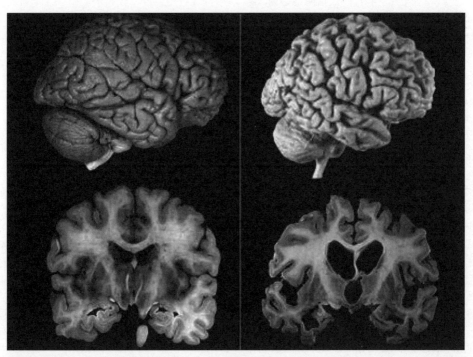

그림 31-1 정상노인의 뇌(왼쪽)**와 알츠하이머병 환자의 뇌**(오른쪽). 정상 노화도 뇌 위축을 나타내지만 알츠하이머병의 경우 더 심한 위축을 보인다.

소한다. 특히 대뇌피질에서 acetylcholine 활성이 감퇴되고, choline의 피질 섭취*cortical uptake*가 감소하는데, 이 두 가지의 변화는 인지장애를 설명한다. Glutamate도 흥분성 신경전달 물질로서 노화와 관계된다. Adenosine triphosphate(ATP)가 GABA 합성을 억제하는데, 노화에 의해 GABA 생성에 대한 억제가 사라지면 GABA가 과다한 농도로 증가한다. 노화에 따라 통증과 스트레스에 관여하는 베타 엔도르핀도 감소한다.

정신적 변화
인지기능

일반적으로 노인들은 지능의 저하, 기억 감퇴, 정보처리의 둔화, 사고의 경직성과 추상적 사고의 장애 등으로 인해 젊은이들에 비해 문제해결이 덜 성공적이다.

지능의 감퇴는 20대부터 시작되어 60대가 되면 가속화한다. 지능을 결정성*crystalized* 지능(기술, 지식, 경험을 사용하는 능력)과 유동성*fluid* 지능(논리적 문제해결 능력)으로 구분할 때, 전자는 후자보다 연령에 따른 감퇴가 덜하다. 그리고 D. Wechsler가 언급한 것처럼, 언어성 지능은 연령이 증가해도 비교적 안정되어 있으나, 비언어적인 시·공간적 기술에 주로 의존하는 동작성 지능은 보다 빠르게 감퇴하는데, 이를 지능의 고전적 노화 양상*classical aging pattern*이라 부른다. 또한 젊은이들은 자극에 대한 반응을 결정할 때 정확성보다는 속도를 중시하는 데 반해, 노인들은 정확성을 더 중시하는 경향이 있기에 반응을 결정하는 데 시간이 더 많이 걸린다. 노인의 반응시간이 느려진 데 대한 또 다른 설명으로 노인의 두뇌가 이미 너무나 많은 정보를 갖고 있기 때문이라는 견해가 있다. 따라서 나이가 들수록 지식을 기억하는 것에는 한계가 있을 수 있으나 가지고 있는 지식을 활용하는 데 있어서는 보다 뛰어난 능력을 보인다는 것을 추측할 수 있다.

감정통제에서의 변화

노년기에 이기주의, 의존성, 내향성, 수동성, 독단적 태도, 경직성, 조심성, 순응주의 등의 경향이 뚜렷해지고, 위험부담을 피하려 하고, 결정과정은 지연되고, 성취욕, 창조성, 희망 등은 점차 감소된다. 성역할에 대한 지각에도 변화가 생긴다. 주위환경과의 관계에서 적극적이던 자세가 소극적인 대처방식으로 전환되고 외부지향적인 태도에서 내부지향적으로 변한다. 친근한 사물에 애착심이 강해진다. 또 젊은이들에 비해 역할 수행의 수준이 낮아져 사회적 역할이 적어진다. 반면 후세에 유산을 남기려는 경향은 커진다.

노인이 되면 평소의 성격이 강화된다. 예를 들어 강박적 성격은 노화에 따라 더 강박적이 된다. 그리고 초자아의 약화로 과거 억압된 감정적 욕구와 느낌 또는 성격 특징이 쉽게 표현된다.

Reichard 등은 노인의 성격을 다음과 같이 나눴다. ① 성숙형*the matured*은 성공과 행운에 대해 감사하며 일상적인 활동이나 대인관계에 만족하는 형, ② 은둔형*the rocking chairman*은 복잡한 대인관계와 사회활동에서 해방되어 조용히 지내는 것을 다행스럽게 여기는 형, ③ 무장형*the armored*은 늙어 가는 데 대한 불안을 방어하고, 노년기의 수동적 무력감을 받아들이지 않고, 사회적 활동 및 기능을 계속 유지하여 신체적 능력의 저하를 막아 보려는 형, ④ 분노형*the angry man*은 젊은 시절의 인생목표를 달성하지 못하고 늙어 버린 데 대해 매우 비통해하면서 실패의 원인을 불행한 시대, 경제사정, 부모, 형제, 자녀 탓으로 돌려 타인을 질책하며 타협을 못하는 형, ⑤ 자학형*the self-hater*은 실패의 원인을 자신에게 돌려 스스로를 꾸짖거나 우울증에 빠지며 심한 경우 자살하려는 형이다.

자기애*narcissism*: 노년기는 제2의 유년기라고 할 만큼 자신에 대한 정서적 유대가 강해져 자기중심적으로 변하고 남에게 의존적이 된다. 애정의 대상을 상실하거나, 의존적 욕구가 충족되지 않거나, 자존심의 손상을 받으면 자기애적인 발달수준으로 퇴행한다. 뇌의 병변과 정신적인 갈등 때문에 성숙된 방어기제 대신 부정, 투사, 대인관계의 위축 등 보다 원시적인 방어기제를 동원한다.

인생의 반추*life review*

죽음이 임박해 온다는 사실을 실감하고 과거를 회상하는 버릇이 생긴다. 그래서 청년은 미래에, 장년은 현재에, 노인들은 과거에 산다고 한다. 과거의 경험들을 점차 의식하며 미해결되었던 갈등이 다시 등장한다. 이런 갈등이 극복되면 자신의 인생에 대한 의미와 중요성을 새로이 깨닫고 죽음에 대한 불안을 완화하는 데 많은 도움이 된다. 그러나 반대로 자신이 살아온 삶에 후회하고 실망하면 거역할 수 없는 죽음에 부적절하게 항거하며 여러 장애된 행동이 나타나 본인이나 주위 사람들에게 심한 부담과 불편을 준다.

사회적 변화
사회적 책임의 감소

가족부양을 위한 재산의 필요성이 감소되며, 지도자의 위치를 다음 세대에게 물려주면서 사회생활에 참여할 기회가 현격하게 줄어들고, 여성들은 주부로서의 책임이 줄어든다. 노인들이 고루하고 무능력하다는 사회적 통념으로 사회적 책임 역시 격감되며, 사회적 재진출이 차단되고, 재산, 권위, 권력 등을 잃기도 한다. 그러나 반대로 과거에 감당하였던 각종 부담과 책임으로부터 해방되는 긍정적인 효과도 있다. 그러기에 어느 쪽을 수용하는가가 개인의 장래의 삶의 질을 좌우한다.

활동성 이론*activity theory*: 노인이 되면 책임의 감소와 더불어 자신이 할 수 있는 또는 하고 싶은 활동을 할 기회가 많아질 수 있다. 이때 과거부터 활동적인 사람은 노인이 되었을 때에도 자신이 원하거나 또는 잘하는 분야에서(선택이론*selectivity theory*) 또는 전부터 늘 해왔던 분야에서(연속이론*continuity theory*) 활발하게 생활하는 경우가 많다. 대체로 적극적이고 활동성이 강한 노인에서 인생에 대한 만족감이 높다고 한다.

사회적 이탈social disengagement(사회적 위축social withdrawal): 노인들은 정신적 능력감퇴나 신체적 건강문제 외에도 직업정년이라는 사회제도 때문에 사회의 주류에서 밀려나고 대인관계도 줄어든다. 산업사회에서는 가족이나 친지들도 자기들의 사회적 역할에 따라 각기 흩어져 살기 때문에 상호 방문도 어렵다. 이러한 사회적 여건 외에도 노인들은 더욱 소극적이고 내향적으로 변하고, 성취욕구가 감소하므로, 외부세계에 대한 관심이 줄어들고, 내적 생활에 점점 침잠한다. 육체적 무능이나 사회적 위축 때문에 노인들은 동년배의 사람들과 격리isolation된다. 또 문화적인 차이나 사회적 차이 때문에 젊은 사람들과의 접촉도 줄어든다. 심하면 사회적 철수social withdrawal로 외로운 독거노인이 된다.

경제적 문제: 직장에서 은퇴로 과거에 누리던 수입이 줄어들거나 없어진다. 신체적 및 정신적 능력의 상실과 더불어 취업이 어렵다. 노후준비가 안 된 상태에서는 경제적으로 궁핍해진다. 여성에서 더 문제가 된다. 사회 전체적으로는 노인에 대한 복지비용 문제가 생긴다.

의료인의 편견

노인에 대한 부정적 고정관념은 노인을 대하는 의료인에게도 있을 수 있다(노인을 돌보는 care-giver들도 마찬가지). 이는 사회적 통념, 환자 자신의 부정적 고정관념, 의사 자신의 역전이 때문이다. 의사의 역전이는 의사 자신의 욕구나 과거경험 때문인데, 의사 자신이 노화를 두려워할 수도 있고, 부모나 조부모와의 갈등 때문일 수 있다. 의사는 이를 잘 인식해서 환자에게 부정적인 영향을 끼치지 않도록 조심해야 한다.

III. 노인정신장애

1. 노인의 정신의학적 면담과 평가

노인 환자와의 정신과적 면담psychiatric interview도 일반 성인에서와 같이 병력조사, 가족력 조사, 정신상태검사로 이루어진다. 특히 노인 환자들의 정확한 진단을 위해서는 얼굴을 마주 보는 면담이 이루어져야 한다. 노인 환자들에 대한 정확하고 신뢰성 있는 정보를 얻기 위해서는 가능한 한 치료자는 환자의 불안을 감소시켜 주고 그들에게 편안함을 주어야 한다. (면담과 진찰, 그리고 검사과정에서의 원칙은 젊은이들과의 면담과 다를 바 없다.)

만일 인지기능장애(기억장애나 망상 등)가 의심되더라도 사생활 보장 차원에서 단독면담을 해야 한다.

병력조사에서 가족, 특히 자녀나 배우자가 죽었을 때 환자가 보인 애도반응에 대해서도 잘 알아보아야 한다. 노인학대 등 가정폭력의 피해 유무 등에 관심을 가져야 한다. 유전병의 가족력에 유의해야 한다.

평가 시 우울증과 불안, 격정, 그리고 특히 자살 가능성을 잘 평가해야 한다. 외로움은 노인의 가장 큰 고통 중 하나이다. 자살은 외로움, 우울, 무가치감, 알코올남용, 배우자의 죽음, 신체질병, 신체통증 등과 관련되어 나타나기 쉽다. 조증이 있거나 치매가 있을 때, 특히 전두엽장애가 있을 때 다행감을 보이기도 한다. 또한 표현하지 못하고 있는 정서문제나 신체화증상에 관련된 정서문제를 찾아내는 기술이 필요하다. 특히 급성 증상이 출현한 후부터 내원 전까지의 증상변화를 세심히 살펴보아야 한다.

노인에서 특히 주의할 것은 신체질병 유무와 약물사용의 내력이다. 이들은 여러 가지 장애(예를 들어 당뇨병, 고혈압, 심장병, 경련장애, 시력장애, 청력장애, 술·담배 같은 물질남용 등)로 인해 여러 가지 약물을 장기간 사용하였을 가능성이 많기 때문이다.

치료계획을 세우기 위해서는 환자가 혼자 자신의 일상생활(이동, 식사, 화장실, 목욕, 옷 입기 등)을 영위할 수 있는지를 평가해야 한다.

인지장애가 있기 쉬우므로 인지기능과 판단력에 대해 신중한 평가를 해야 한다. 이때 기억장애와 노인의 단순한 양성 노인성 건망증benign senescent forgetfulness을 감별해야 한다.

노인정신장애 자체가 갖는 특성 때문에, Neuropsychiatric Mental Status Examination(NPMSE) 등 신경인지기능을 측정해야 한다. 특히 치매가 의심되는 환자의 경우, attention/intention, memory/learning, language, visuospatial praxis/gnosia 및 frontal/executive function 등에 대한 신경심리검사를 시행한다. 아울러 functional assessment의 평가도 실시되어야 한다.

2. 노년기의 정신장애

노인인구의 20~30%는 정신과적 질환을 보이며, 그 중에서 치매와 우울증이 가장 흔한 질환이다. 기타 주요 노인정신장애에는 섬망, 불안장애, 신체증상장애, 알코올사용장애 등이 있다.

노인정신장애가 생기는 원인으로는 노화, 사회적 역할의 상실, 독립성의 상실, 좋은 관계를 유지해 온 사람들의 죽음, 신체건강의 악화, 외로움, 경제적 곤란, 인지기능의 저하, 그리고 약물사용 등이 있다.

신경인지장애neurocognitive disorder

DSM-5-TR에 따르면, 소위 기질성 내지 노인성 정신장애들은 신경인지장애로 한정되었다. 신경인지장애에는 섬망과 치매가 있다(제26장 신경인지장애 참조).

노인 우울증

우울증은 노인들의 정신장애 중에서 기억상실 다음으로 가장 흔하다. 지역사회 노인들에서 우울증의 유병률은 10∼15%이다. 남성들보다는 여성들에서 훨씬 많고, 신체질환이 있는 노인들은 특히 위험집단이다. 위험요인에는 상실loss인데, 여기에는 은퇴, 사회적 역할 상실, 배우자 죽음, 건강 상실, 재산 상실, 친구와 친지의 상실, 지능의 상실 등이 있다. 노년기 우울증의 특징은 신체적 호소가 많고 자살위험성이 높으며, 낮은 자존심, 무가치감, 자기비판적 죄의식, 의심, 인지기능장애를 동반하는 경우가 흔하다는 것이다. 노인에서는 우울증상뿐만 아니라 질병망상, 빈곤망상, 허무망상 등 우울성 정신병적 증상도 나타나는 수가 많다. 식욕감퇴와 체중감소, 수면장애, 정신운동성 초조나 지연, 변비, 성욕감퇴 등 신체적인 증상도 흔히 동반된다. 노인치매 환자의 25∼50%에서 우울증을 보인다.

노인의 지발성 우울증late-onset depression은, 청장년기의 조발성 우울증과는 달리, 가족력이 적고, 반면 약물복용이나 내과적 또는 신경학적인 질병, 즉 생물학적 요인이 더 중요하며 재발도 더 빈번하다.

치료는 일반 우울장애에서와 같다. 약물치료에서 대개 제2세대 항우울제가 가장 좋은 선택이며, 일반 성인 용량보다 낮은 용량을 선택한다.

가성 치매pseudodementia는 우울증상 때문에 치매처럼 보이는 현상을 말한다. 이 경우 기질성 치매와 달리 기억장애가 없고, cue가 있으면 곧잘 기억할 수 있다는 것이다. 노인 우울 환자의 15% 정도에서 가성 치매를 보인다.

배우자의 죽음: 65세 이상 노인 남자의 14%, 여자의 51%에서 배우자를 죽음으로 잃는다. 배우자의 죽음은 삶에서 가장 심각한 스트레스이다. 수개월 내에 우울증이 최고조로 달하였다가 점차 회복한다. 배우자가 자살하였다면 후유증은 더 심각하다. 배우자를 잃으면 이후 기대 수명도 단축된다.

조현병 및 양극성 장애

청년기에 발생한 조현병의 30%가 잔류형residual type으로 노인기까지, 그리고 50%에서 다소의 장애가 노년기까지 연장되는 경우가 있다. 여성에 많고, 망상형이 많다. 그러나 증상은 주로 음성증상으로 망상이나 환각은 드물다. 젊은 환자들에 비해 심하지 않다. 자신을 돌보는 능력이 없어 대개 장기 입원한다. 노인 조현병 환자는 항정신병 약물에 잘 반응한다. 그러나 부작용 우려로 소량을 조심스럽게 사용해야 한다.

젊었을 때 겪었던 양극성 장애는 노년에도 되풀이될 수 있다.

신경증적 장애

노인의 불안은 범불안장애, 공황장애, 공포장애, 강박장애, 저장장애hoarding disorder, 급성 스트레스장애, 외상후 스트레스장애 등으로 나타날 수 있다. 가장 흔한 것은 공포장애로 노인의 4∼8%에서 나타난다. 그러나 증상은 젊은 사람보다는 덜 심하다. 그러나 외상후 스트레스장애는 노인들의 신체적인 쇠약 때문에 증상이 젊은 사람에서보다 훨씬 심각하다. 노인이 되면 강박증, 완벽성, 엄격함, 인색함 등이 더 강화되며, 정리정돈, 의식화儀式化, 동일성에 대한 요구가 심해진다. 사물을 계속 확인하고 융통성이 없고 고집이 세어진다. 쓸데없는 물건들을 버리지 못하고 모아 놓는 저장증상hoarding disorder은 여성에 많고 혼자 사는 사람에 많다.

치료는 우선 비약물적 방법(이완훈련, 인지행동치료)을 사용해 보고, 약물치료를 한다. Benzodiazepine, SSRI 등을 사용한다. 노인에서는 약물의 반감기가 길다는 것을 명심해야 한다. Benzodiazepine의 노인성 부작용(혼동, 기억장애, 어지럼증, 졸림)에 유념해야 한다.

망상장애delusional disorder

정식 병명은 아니지만 노인망상증late paraphrenia이라고도 한다. 이는 인지에 장애가 생기면서 의심, 조심성 증가, 불신, 주변 환경이 적대적이라는 생각, 피해망상(주로 피해형, 도둑맞음, 감시, 추적, 독약, 괴롭힘 등) 등이 격정agitation과 더불어 나타나기 시작한다. 사회적 및 가정적 스트레스에 의해 유발되는 수가 많다. 그리고 점차 스스로 주변으로부터 자신을 소외시킨다. 의심되는 가해자에 대해 폭력적일 수 있다. 노인에서는 죽을병에 걸렸다는 병망상도 흔히 나타난다. 지역사회의 노인인구 중 4∼17%에서 관찰된다. 노인정신과 병실에 입원하는 전체 환자 중에서 약 1/10을 차지한다. 대개 40∼55세 사이에 초발하며, 여성들에게 훨씬 많다. 흔히 청각장애나 시각장애가 발견된다. 망상이 치매, 조현병, 우울증, 알코올 사용장애, 양극성 장애 등과 관련되어 나타날 수도 있다. 여러 스트레스, 배우자의 죽음, 직업상실, 은퇴, 사회적 고립, 경제적 곤란, 만성 신체 질병, 시청각장애 등이 유발인자로 관련된다.

항정신병 약물에 비교적 양호한 반응을 보인다. 약물치료를 중단하면 증상이 재발하는 경우가 흔하므로 유지치료를 해야 한다. 또한 안전하게 느끼도록 환경을 정리하고, 환자의 호소에 주의를 주고, 망상에 대해 직면보다 감정적 지지를 표시하며, 치료동맹을 확실히 해야 한다. 격정과 폭력성에 대한 대비가 필요하다.

노인 신체증상장애

대부분의 노인이 관절염이나 통증, 당뇨병, 심혈관계 질환 같은 만성 질병을 한 가지 이상 호소하므로 신체증상장애와의 감별뿐 아니라 치료에도 유의해야 한다.

어지럼증과 현기증은 노인에게 흔하다. 원인은 빈혈, 저혈압, 부정맥, 심혈관장애, 뇌저동맥 부전, 중이질환, 청신경 종양 등이다. 대부분의 현기증에는 정신증상이 동반되는 경우가 많기 때문에 이차적 이득이 있는지 주의를 기울여야 한다. 항히스타민제인 meclizine(Antivert)으로 치료하면 효과를 볼 수 있다.

건강염려증도 노인에서 흔한 병이다. 대부분 만성이며 예후는 불량한 편이다. 신체적 검사를 통해 죽을병은 아니라는 확신을 심어 주어야 한다. 그러나 반드시 의학적으로 필요하지 않으나 위험부담이 큰 진단과정은 피하도록 한다. 환자들에게 증상이 상상적인 것이라고 말하면 환자는 화를 내기 쉽다. 의사는 호소하는 증세나 통증이 환자에게 실제로 있다는 것을 알아 주는 태도를 보이면서 정신치료와 약물치료를 시행해야 한다.

수면장애

65세 이상 노인의 28%가 불면증을 호소한다. 별 할 일이 없는 노인은 일찍 잠들고, 아침까지 깊이 자지 못하고 밤중에 자주 깨고, 아침에 일찍 일어난다. 노년기 수면장애는 정신장애, 신체적 질환(통증, 잦은 소변, 호흡곤란 등), 사회환경적인 스트레스 때문에 올 수 있다. 수면무호흡증sleep apnea, nocturnal myoclonus, restless leg syndrome, REM 관련 수면행동장애 등이 흔하다. 치료는 원인제거, 수면위생 증진, 수면환경 개선, 약물사용 등이다. 항우울제(특히 trazodone)가 흔히 사용된다. Benzodiazepine계 수면제나 기타 수면제(zolpidem 등) 중에서는 단기작용 약물이 선호된다. 그러나 benzodiazepine는 인지장애, 행동장애, 정신운동장애, 특히 선행 건망증antero-grade amnesia 같은 기억장애를 야기할 수 있다.

알코올 및 물질 사용장애

노인은 만성적인 불안이나 수면장애 때문에 흔히 술, 담배, 수면제, 신경안정제, 커피 등을 남용하고, 기타 진통제, 설사제 등도 흔히 과용한다. 그러나 젊은이들에 비해 약물로 인한 범죄성향은 적다. 알코올 의존alcohol dependence을 가진 노인은 대개 젊어서부터 과음을 해온 사람들이다. 대개 간질환, 신체질환이나 영양장애, 사고에 의한 신체상해, 우울증 등이 동반되어 있다. 이혼, 사별 및 독신인 남성의 경우에 많으며, 전과기록이 있고 집 없이 가난한 노숙인에 많다. 많은 경우 Wernicke병이나 Korsakoff증후군을 보인다. 노인에서 보게 되는 갑작스런 섬망은 알코올금단에 의한 경우가 흔하다. 치료는 해독과 금단에 대한 조치이다. 이후 재발을 예방하기 위한 정신치료, 인지행동치료, AA의 12단계 프로그램, 약물치료(acamprosate, naltrexone 등) 등이 동원된다.

IV. 노인정신장애의 치료

1. 치료원칙

노인정신의학의 중요한 일반적인 원칙 중 하나는 일반적인 의학적(신체적) 상태에 더욱 주의를 기울여야 한다는 것이다. 노인치료에 있어 최우선적인 원칙은 존경과 위엄의 유지이다. 치료목적은 노인의 삶의 질을 높이고, 지역사회에서 살도록 하며, 가능한 한 병원에 가지 않도록 하는 것이다.

노인정신장애의 치료에는 돌봄(케어care)을 잘 하는 것이 중요하다. 케어는 적절한 훈련과 교육을 받은 전문가들, 가족, care-giver들의 팀에 의한 협동케어collaborative care이어야 한다. 팀에는 care-giver, 즉 가족, 간병인, 요양보호사, 각종 치료사, 영양사, 자원봉사자 등이 포함된다. 지역사회 정신의학community psychiatry의 자원도 활용한다. 실제 케어 방안에는 쉬운 접근성, 원활한 의사소통, 책임 분담, 치료 및 자문 활동의 모니터링, 특정 다학제 간 연계, 인적 자원의 활용 등이 포함된다.

치료자의 자질

기술적으로 노인치료자는 연령에 따른 신체기능의 변화를 잘 이해하고, 노인의 약물역동에 대해 정확히 알아야 한다. 또한 인생주기, 발달심리학, 노령화와 죽음, 임종 등에 대해 충분한 지식을 갖춰야 한다. 노인 환자에게 영향을 미치는 사회적 인자들에 대한 지식과 이해가 필요하다. 무엇보다도 치료자는 노인을 사랑하고 존경하며 그들과 즐거운 시간을 가질 수 있는 여유와 능력이 있어야 한다.

치료자는 노인들의 얘기에 잘 공감할 수 있어야 한다. 그러기 위해서는 노인과 노화과정에 대한 자신의 태도에 대해 통찰을 가져야 한다. 즉 자신의 부모나 조부모에 대한 태도를 이해하고 있어야 한다는 것이다. 치료자에게 그 자신의 부모나 조부모에 대해 해결되지 않은 분노나 무의식적 분노가 있다면, 이 부정적 감정들이 자신이 돌보는 노인 환자에 대해 역전이로 나타나 치료에 방해가 된다. 치료자는 인생의 마지막 단계에 대해 긍정적 시각을 가져야 하며, 노인도 사회의 정당한 구성원이라는 것과, 경험을 통해 얻은 지혜를 가진 사람이라는 진지한 믿음을 가져야 한다.

2. 정신치료

노인에서 다양한 형태(통찰치료, 지지치료, 인지행동치료, cognitive stimulation therapy, 대인관계치료, 이완훈련, 가족치료, 집단치료)의 정신치료가 모두 시행 가능하다. 노인의 경우 인지기능의 감퇴로 인해 대부분의 경우 정신치료가 쉽지 않고, 또한 노인 환자들에 대한 정신치료는 큰 효과를 기대할 수 없을 것이라는 편견이 있다. 그러므로 환자 본인이나 가족은 물론 의사들도 이러한 편견을 극복해야 한다.

노인에서 흔한 정신치료의 주제는 다음과 같다. 상실(사랑하는 사람의 죽음, 경제적 손실, 직업 상실 등)에 대한 적응, 새로운 역할을 찾아야 할 필요, 죽음에 대한 대비,

새로운 대인관계의 형성, 그리고 자존심문제, 성문제, 분노, 고립무원감, 삶의 가치 등이 있다.

노인에게 어떤 형태의 정신치료가 좋은가 하는 것은 중요하지 않다. 중요한 것은 어떤 경우이든 치료자의 공감능력이다. 노인 대상의 개인 정신치료의 특색은, 치료자의 역할이 적극적·지지적이고 융통성이 크다는 것이다. 통찰 중심적인 치료에 의한 인격의 재형성을 시도하기보다, 의존, 상실 및 우울에 대한 실제적 대처, 신체적 건강이나 죽음 등 구체적 사안에 초점을 맞추는 방법을 택한다.

현실지남력reality-orientation 훈련

혼란되고 지남력이 상실된 만성 기질성 정신질환자들에게 계속적으로 자극을 주고 반복적인 활동에 참여시킴으로써 정신기능의 악화를 정지시키거나 지연시키는 것이다. 실제 방법은 인지기능이 저하된 환자들에게 현실생활에 필요한 정보를 계속 학습시키는 것이다. 이 방법은 환경요법의 일환으로 널리 사용될 수 있다.

가족치료

노인 환자들은 의존적일 수밖에 없기 때문에 이들을 돕는 치료자는 가족과 치료적 동맹을 맺는 것이 매우 중요하다. 환자가 보이는 정신장애의 본질을 가족에게 설명해 주고 불합리한 죄책감에서 벗어날 수 있도록 도와주며, 치료로 달성할 수 있는 이득과 한계점을 현실적 바탕 위에서 설명해 준다. 또한 환자의 문제행동에 대한 가족들의 대처방법이나 약물복용에 대해서도 교육한다.

3. 생물학적 치료

약물치료

노인에 대해서도 향정신성 약물 치료를 하는 경우가 많다. 따라서 약물에 의한 수많은 각종 부작용도 중요한 노인문제로 부각되고 있다. 일반적으로 노인들은 약물사용에 있어서 자주 잊어버리거나, 순응도가 떨어지거나, 비정상적인 약물반응을 나타내는 문제점이 있다. 또한 노인 특유의 약동학적 특징으로 약물에 대한 대사속도와 배설속도가 느리다. 부작용에 민감하기도 하다. 따라서 노인에서는 소량(보통 일반 용량의 절반 이하)에서 시작하고 조심해서 증량해야 한다.

노인 약물치료에 대한 일반적 지침

노인 환자들에게 향정신성 약물을 투여할 때는 약리학과 약동학을 잘 알아야 하는 것 말고도 다음과 같은 일반적인 원칙을 염두에 두어야 한다.

① 병력과 신체상태를 확인한다. 즉 기립성 저혈압의 유무를 확인하고 현재의 상태를 평가하거나 치료 도중의 추시를 위해서 혈액검사, 심전도검사, 갑상선기능검사, 신장기능검사, 간기능검사 등을 시행한다.

② 약물의 용량은 통상 성인 용량의 1/3로 시작한다. 노인에게 안전하면서도 효과적인 용량은 거의 대부분 젊은이들에서보다 적다. 때에 따라 약물농도를 검사할 필요가 있다.

③ 하루 용량을 24시간 동안 3~4회로 나누어 복용하게 한다.

④ 천천히 소량씩 증량하면서 부작용의 출현과 증상의 호전을 관찰한다. 치료 도중에 증상이 악화되거나 부작용이 나타날 때는 약물복용을 일시 중단해 본다.

⑤ 반감기가 긴 약물들은 가능하면 피한다.

⑥ 복합치료polypharmacy를 요할 때는 약물 상호 간의 작용에 유의해야 한다.

⑦ 항콜린성 작용, 심혈관계 부작용, 혈압강하 작용이 강한 약물은 가능하면 피하도록 한다.

⑧ 상태를 처음 평가할 때는 사용 중인 약을 중단하여 약물효과를 배제하고 평가해야 한다.

⑨ 삼키기 곤란하거나 투약을 거절하는 노인에게는 액형liquid preparation도 도움이 된다.

⑩ 약물을 잘 복용하는지 확인해야 한다. 규칙적인 관찰이 필요하다.

노인 환자에서 약물치료 방법상의 유의사항은, ① 가능한 한 한 가지 약물의 사용으로 단순화하고, ② 새로운 문제점이 발생하면 우선적으로 현재 사용 중인 약물과의 관련성을 살펴보고, ③ 환자나 가족에게 약물사용의 방법을 구체적으로 숙지시켜 확인토록 하고, ④ 사용 중인 모든 약물에 대해 동시에 변화를 시도하지 말 것 등이다.

항치매약물anti-dementia drugs: 인지기능 개선제cognitive enhancer라고도 한다. 치매 환자들에서 기억력을 비롯한 여러 인지기능을 호전시키기 위한 약물들이 개발되어 현재 임상에서 활발하게 사용되고 있다. 대표적인 약물에는 donepezil, rivastigmine, galantamine, memantine 등이 있다.

항불안제antianxiety drugs와 진정제sedatives: 노인들에서는 거의 모든 항불안 약물이 대사가 지연되어 체내에 장기간 잔류할 수 있기 때문에 과도한 중추신경계의 억제작용이 나타나기 쉽다. Benzodiazepine계(예: chlordiazepoxide, flurazepam, diazepam) 약물은 위험할 정도의 중추신경계 억압, 혼동, 역설적 초조, 난폭한 행동, 기억장애(선행성), 인지기능의 악화를 초래하는 일이 종종 있으므로 조심스럽게 사용해야 한다. 반감기가 짧은 약물은 비교적 안전하게 사용할 수 있다. 이 약물들은 장기 사용 시 남용위험에 대해 주의해야 한다. Buspirone은 효과가 늦게 나타나지만, 인지장애가 없고 남용의 위험이 없다.

항정신병 약물antipsychotics : 성인에서와 같이 risperidone, olazapine, quetiapine 등의 제2세대 항정신병 약물이 주로 많이 사용되고 있다. 부작용 중에서 노인들에서 유의해야 할 사항은 혈압강하, 심전도 변화, 추체외로증상, 항콜린성 작용 등이다. 노인은 잘 넘어지며, 이때 골절이 잘 발생하므로, 혈압강하작용이 강한 약물은 피하는 것이 좋다. 항콜린성 작용에 의한 신체적 부작용이나 섬망도 빈발하므로 항콜린성 항파킨슨 약물을 예방적으로 사용하는 것은 금기이다. 급성 흥분에 대해서는 haloperidol 주사가 추천된다. Haloperidol은 추체외로 부작용이 다른 것들보다 흔하나 항콜린성 부작용은 약하다. 반면에 chlorpromazine, thioridazine, chlorprothixene 등은 항콜린성 작용이 강하나 추체외로증상은 상대적으로 적다.

항우울제antidepressants : 삼환계 약물들의 진정작용, 항콜린성 작용, 심혈관계 부작용 및 혈압강하 같은 부작용들은 젊은이들보다는 노인에서 심하게 나타난다. 선택적 SSRI들의 이용이 증가하고 있는데, 이들은 삼환계 항우울제나 MAO 억제제들보다 항콜린성 부작용도 적어 심한 심혈관계 질병이 있는 환자들에서도 안전하게 사용할 수 있고, 진정작용이 적으며, 체중증가도 없고, 안전역이 넓다. 그러나 사전 심전도검사 등으로 심장기능을 확인해 두는 것이 좋다. SSRI에도 불면, 불안, 신경질 등의 부작용이 있을 수 있는데 치료 시작 수일 이내의 초기에 관찰된다. MAO 억제제에 대해서는 기립성 저혈압과 tyramine에 의한 고혈압 위기에 주의해야 한다.

항조증 약물antimanic drugs : Lithium의 경우 보통 노인 환자들의 급성 조증 치료를 위한 혈중농도는 0.5~0.9mEq/L이고, 유지치료 시의 예방 목적의 농도는 0.3~0.6mEq/L이다. 이 약물은 신장에 부작용을 초래할 가능성이 있으며 혈중농도의 안전역이 좁다는 것을 염두에 두어야 한다. Carbamazepine은 아직까지 노인들에서의 경험은 많지 않으나, 심각한 부작용이 많다고 알려져 있으며, 특히 lithium과의 병용은 노인들에서 중추신경계 독성 증상을 악화시킨다.

기타 생물학적 치료

최근 노인정신장애 치료에 전기경련치료의 중요성이 새로이 주목받고 있다. 종래에는 전기경련요법의 부정적인 측면이 지나치게 강조되었으나, 적절하게 선택된 경우에는 어떤 방법보다도 효과가 빠르고 부작용도 적은 안전한 치료법이다.

비침습적 방법으로 경두개직류자극술tDCS, 경두개자기자극술transcranial magnetic stimulation ; TMS 등이 있다. 침습적 치료방법인 미주신경자극술vagus nerve stimulation ; VNS, 뇌심부자극술deep brain stimalution ; DBS 등이 있다. 특히 TMS 요법은 노년기의 경도나 중등도 우울증에서 효과가 있다고 보고되고 있다.

영양과 운동

평소의 생활습관lifestyle, 좋아하는 음식, 운동습관 등은 노인이 된 후에 건강유지에 중요한 영향을 미친다. 노인이 되면 이러한 것을 재검토하여 문제가 있다면 고쳐야 한다.

4. 사회적 대책

근래 선진국의 경우, 정책입안자, 케어 제공자, 소비자 간의 대화를 통해 노인 케어에 많은 변화가 있었다. 핵심적 변화는, 노인에 대한 단순한 병원 케어에서 지역사회에서의 multidisciplinary care와 케어의 장기 연속성, 그리고 소비자 참여라는 방향으로 이동한 것이다.

노인 복지서비스

현재 우리나라에는 소득보충제도, 의료지원제도, 재가노인 복지서비스, 노인복지시설 보호사업 등 다양한 노인을 위한 복지제도가 발달해 있다. 이런 지원은 지역사회 중심으로 진행되고 있다.

우리나라 정부는 현재 사회복지 및 행정 서비스로서 노인들에 대해, 교통편의, 식료품구입, 숙소제공, 가정관리, 쇼핑, 가사, 개인수발, 가정방문 상담, 주간 목욕 서비스, 식사 및 반찬 배달, 친구되기 등 유기적이고 지속적인 감독이 포함된 서비스를 제공하고 있다.

치료적 서비스로서 간호, 검진, 치료, 물리치료, 약물치료, 정신건강 지지 등이 있다.

조정적 서비스로서 hostel, sheltered home, silver home, nursing home과 같은 입원 서비스와, 배치이송, 다면적 평가, 재정지원 등이 있다.

장기요양 서비스 체계

정부는 만성적인 신체나 또는 정신기능의 손상 및 중복 기능장애를 가진 노인의 신체·정신·사회적 기능을 최적으로 유지시키기 위해, 가정을 포함한 지역사회의 다양한 시설을 통해, 진단, 예방, 치료, 재활, 지지적 및 유지적인 서비스를 제공하려고 노력하고 있다.

노인은 여러 공, 사립 요양기관에서 서비스를 받을 수 있다. 대체로 양로원이란 자원 입원하여 다른 노인들과 같이 평생 사는 경우이다. 요양병원 또는 노인병원은 만성적으로 앓고 있거나 영구적 장애가 있는 노인을 전문의료인이 치료하고 재활을 돕는 병원이다. 지역사회센터, 주간 요양시설 또는 day-care center라 부르는 곳은 낮 동안 지역사회 내에서 거주하는 노인들이 모여 사교적 행사를 하며 불안, 우울, 지루함, 외로움에 대해 도움을 받는 시설이다. 실버타운silver town은 비교적 건강한 은퇴노인들이 의료시설을 포함하는 지역사회를 이루고 사는 경우이다.

정신건강 서비스

노인정신장애로 일상적인 활동이나 생활이 어려운 경우 시설 입소의 필요성이 생긴다. 이런 시설에서 정신건강 서비스 수준은 최신 의학지식, 새로운 치료법의 이용 가능성, 정부정책, 연구자료의 공개, 의료시장에서의 변화 등에 의해 결정된다. 입소에 관련하여 환자의 거부감이나 가족의 죄책감, 비용부담 문제 때문에 갈등이 생기고 결정하기가 어려운 경우가 있다. 시설 입소는 신체적 및 정신적 불편에 대해 돌봄과 편리를 제공받을 수 있지만, 동시에 가정적 분위기나 인간다움이 없어진다는 문제가 있을 수 있다. 특히 시설의 규칙과 입소자의 사생활의 상실로 인해 좌절감, 권위상실, 무력감, 희망상실, 자존감과 자신감의 손상이나 상실 등을 경험할 수 있다.

치매에 대한 대책

치매 노인 급증 추세에 대응하기 위해 보건복지부는 2020년에 다음과 같은 제4차 치매관리종합계획(2021~2025년)을 수립하였다.

종합계획은 치매관리법에 따라 5년마다 수립하는 중장기 계획으로 정부의 포괄적인 치매 관리 방향을 정립하는 역할을 한다. 제4차 종합계획은 2021~2025년의 5년간 추진되는 계획으로, 지난 3차 계획까지 진행된 다양한 치매 관련 정책을 이어가거나 발전시키면서, 현재 상황에 맞는 다양한 신규 정책도 다수 포함되었다.

선제적 치매예방과 관리: 치매 환자 치료에서의 초기 집중투입을 추진한다. 즉 한국형 치매선별검사도구 개발, 치매 검사비 지원 확대, 경증 치매로 진단받은 자에 대해 가족상담 제공 등 일련의 서비스들을 묶어 단기 과정으로 운영한다.

돌봄과 가족지원: 경증 치매 이후 환자들을 대상으로 하며, 첫째, 치매돌봄 지역사회 관리 역량 강화를 위해서 단기보호 제공 주야간보호 기관 수 증가, 상시돌봄형 및 통합형 재가서비스 추진 및 고령자 주거와 장기요양서비스의 결합 모형 개발을 추진하다. 둘째, 치매 환자 가족의 부담을 경감시키기 위한 지원 확대를 위해 치매치료관리비 지원범위 확대, 치매가족휴가제 연 이용한도 확대, 치매안심마을 인증기준 및 후견법인 기준 마련, 후견지원신탁 도입을 준비한다. 거동이 불편한 어르신에 대한 비대면 치매진단검사와 치매예방, 인지재활 프로그램 등을 집에서 수행할 수 있도록 온라인 프로그램을 발굴한다. 치매 가족 상담수가 도입을 추진한다.

전달체계와 인프라 구축: 치매 고위험군, 경증, 중등도 및 중증 치매 등 전체 단계의 대상자들 모두에서 치매관리 전달체계 효율화를 추진한다. 장기요양기관과 치매전담실 확충, 치매안심병원 지정 확산, 치매전문교육 표준화 및 전문성 제고, 장기요양 등급판정체계 개편을 추진한다. 독거 또는 치매 노인 등을 대상으로 상시 돌봄형 재가서비스 개발을 추진한다. 치매전문 병동이나 치매안심병원 종사자가 치매 환자의 정신행동증상에 대해 적절히 대응토록 하기 위해 정신행동증상 진료지침을 개발하고, 관련 직무교육과정으로 개발·보급한다.

치매 R&D와 사회적 환경 건설: 치매종합정보 데이터베이스 구축, 치매전문교육 개편, 치매 뇌은행의 자원관리 고도화, 치매환자 코호트 구축 및 치매연구 통합 플랫폼 구축, 치매 증상 지연을 위한 디지털치료기기 개발을 추진한다.

V. 노인 관련 특별 이슈

1. 노인학대*elderly abuse*

노인학대는 범죄로 인정되며, 형사처벌 및 보호조치가 따른다. 노인학대의 범위는 신체적·정서적·언어적(욕설, 비난, 야유, 협박, 무시 등, 또는 문자 메시지나 전화로)·성적·경제적(착취 등) 폭력과 방임, 유기 등으로 나눠진다. 노인학대는 존속폭력에 해당하나 최근에는 가정폭력으로 범주화되고 있다. 가정폭력은 가족기능과 가족역동을 악화 또는 파괴시키고, 공공보건에 직간접으로 영향을 주는 사회적인 병적 상태다. 그러나 노인학대는 보고나 신고가 잘 되지 않는다.

피해자들은 주로 75세 이상이다. 그들은 정신적 및 신체적 손상과 더불어 불안장애, 우울증, 외상후 스트레스장애 등 여러 후유증으로 고통받게 된다. 가해자는 주로 친족으로 가족일 경우가 많고 가끔 간병인에게서도 발생된다. 폭력을 부추기는 요인으로는 피해자가 고립되어 있고, 가해자의 경우 스트레스 누적과다, 알코올중독 등의 약물중독, 이전의 가정폭력 관련자, 돌보는 일에서 좌절되거나 도움요청이 거부될 때 등이다.

정신과 의사는 피해자의 정신적·신체적·성적 문제를 확인 및 평가하고 폭력 예방법과 대처방법을 교육시키며, 새로 제정된 가정보호법에 의해 유해한 위험환경으로부터 벗어나게 해줄 수 있어야 한다. 가해자도 법의 테두리 내에서 벌 받거나 재발방지를 위한 특수 프로그램에 참여하여 교육을 받아야 된다.

2. 노인의 성문제

우리나라 노인인구의 급증과 더불어 노인의 건강수명이 연장됨에 따라, 그리고 사회적으로도 성에 대한 터부들이 깨짐에 따라, 그런데다 hormone replacement therapy, oral erectogenic agents 등이 보편화됨에 따라, 노인도 성적으로 건강하고 활발하게 즐길 수 있게 되었다. 그리하여 결혼에서의 불만, 불륜, 재혼과 재이혼, 성병, 성매매, 성폭력 등 성과 관련된 문제들이 증가하고 있다. 그러나 연구에서 드러났듯이 노인들의 성에 대한 일반인이나 care-giver의 인식은 대체적으로 부정적이며, 심한 경우는 행동장애로 보기도 한다.

정신과 의사는 외래에서나 장기 입원시설에서 노인의 성문제에 대해 평가하고 치료해야 하는 입장에 있다. 치료는 교육(연령과 관련된 신체변화에 대한 교육, 신체장애, 예를 들어 고혈압과 혈당이 주는 영향이나 항우울제, 고혈압 약물 같은 약물이 성기능에 미치는 영향 등에 대한), 부정적 효과를 나타내는 약물의 중단 또는 교체, 노인의 sex에 관한 가족 내 이해증진, 안전한 sex에 대한 교육(성병, 콘돔사용 등) 등이다.

참고문헌

김임(2015): 노인정신의학. 민성길(편), 최신정신의학(제6판). 서울, 일조각, pp.724~739.

대한노인정신의학회(2004): 노인정신의학. 서울, 중앙문화사.

박종한, 오병훈(2005): 노인에서의 정신장애. 대한신경정신의학회(편), 서울, 중앙문화사.

유성호, 강선아(2008): 노인요양시설종사자의 노인학대 관련 법조항에 대한 이해. 노인학대 목격실태와 노인학대 신고의무위반자의 처벌에 대한 태도. 사회복지정책 33:320~333.

전주 가정폭력 상담소(2009): 가정폭력 법. 가정폭력 예방교육, 워크북.

중앙치매센터(2018): 2016년 전국 치매역학조사. https://www.nid.or.kr/notification/data_view.aspx?board_seq=76

American Psychiatric Association.(2013): Diagnostic and statistical manual of mental disorders, 5th ed. APA, Washington D.C.

Black DW, Andreasen NC(2022): Introductory Textbook of Psychiatry. 7th ed. American Psychiatric Association Publishing, Washington D.C.

Boland R, Verduin ML(2022): Kaplan and Sadock's Synopsis of psychiatry. 12th ed. Wolters Kluwer, Philadelphia.

Bromley DB(1974): The Psychology of human ageing. Penguin, Harmondsworth, pp.18~25.

Hales RE, Yudofsky SC, Roberts LW, eds(2014): Textbook of psychiatry. 6th ed. American Psychiatric Publishing, Washington D.C.

Lu T, Aron L, Joseph Zullo J, et al(2013): REST and stress resistance in ageing and Alzheimer's disease. Nature 507:448~454.

Maj M, Sartorius N(2000): Dementia, WPA series evidence and experience in psychiatry. John Wiley & Sons, New York.

Oppenheimer C(2000): Sexuality in old age. In: Coffey CE, Cummings JL, eds. Textbook of Geriatric Neuropsychiatry. American Psychiatric Press Inc, Washington D.C., pp.837~862.

Sadavoy J, Lazarus LW, Javik LF(1992): Comprehensive review of geriatric psychiatry. American Psychiatric Press, Washington D.C.

Salzman C, Satlin A, Burrows AB(1998): Geriatric psychopharmacology, In: Schatzberg AF, Nemeroff CB. Textbook of Psychopharmacology, 2nd ed. American Psychiatric Press, Washington D.C, pp.961~977.

Ⅰ. 정신과 신체의 관계

1. 정신신체의학精神身體醫學 *psychosomatic medicine*

정신적 요인은 종종 다양한 신체장애의 유발 원인 또는 소인으로 작용하거나, 진행, 악화, 회복 지연, 재발에 영향을 끼친다. 또한 신체질병 상태도 정신적 증상을 야기하거나 동반하여 나타날 수 있다. 이러한 분야를 다루는 의학을 정신신체의학이라고 부른다. 정신신체장애*psychosomatic disorder*(또는 정신생리장애*psychophysiological disorder*)란 성격적 요소들, 스트레스에 대한 감정반응 및 기질적 증상 등의 여러 변수가 복잡하게 얽혀 이루어지는 많은 질병 또는 징후를 가리키는 용어이다.

신체와 정신의 관계에 대한 이론

역사적으로 다양하게 나타나고 있다. 유심론*idealism*은 정신이 중요하고 육체는 그 그릇일 뿐이라는 이론이다. 유물론*materialism*은 정신이란 육체의 기능일 뿐이라는 이론이다. 평행이론*parallelism*은 정신과 육체는 서로 상관이 없다는 것이다. 상호작용이론*interactionism*은 정신과 육체는 서로 상호작용을 한다는 것이다. 양면이론*double aspect theory*은 육체와 정신은 한 현상의 양면이라는 것이다. 최근의 정신신체의학은 육체와 정신이 한 연합체임을 강조하고 있다.

2. 역사적 고찰

정신신체의학이란 용어는 1818년 Heinroth가 불면증에 대해 처음으로 사용하였다. 이후 이 개념은 유행을 탔고 점차 정교화되어 갔다. 19세기 후반까지는 신체와 정신이 분리되어 있다는 Descartes적 이원론*dualism*이 우세하여, 정신 또는 영혼은 인체의 기계적 작용과는 독립적으로 존재하는 하나의 실체로 보았다. 이러한 이원적 개념은 감염성 질환에 대한 Pasteur 등의 연구업적에 의해 더욱 뒷받침되었다. 이 때문에 Huxley 등의 과학자들이 "정신작용은 중요하지 않다"고 하여, 인간 전체보다는 질병 자체만을 치료하는 극단적 의학의 개념을 낳게 하였다.

Freud는 히스테리 경련 등의 연구를 통해 신체증상의 생성에 감정과 무의식의 역할을 설명함으로써, 즉 "사지마비와 같은 신체증상은 무의식적 갈등이 상징적으로 대치되어 표현된 것"이라 하면서 분리론을 극복하려 하였다. Jelliffe와 Groddeck은 발열이나 출혈 등의 명백한 신체질환도 무의식적 환상의 표현이라는 정신적인 의미를 갖는다는 주장까지 하였다. Ferenczi는 자율신경계의 지배를 받는 기관에서도 전환장애가 생긴다는 개념을 제시하였다. Horney 등은 문화적 요인이 정신신체장애를 일으킨다고 보았는데, 즉 문화는 어머니에게 영향을 미치고, 어머니의 불안이 어린이에게 전달되어 정신신체증상이 나타난다고 설명하였다. Alexander는 정신신체증상은 자율신경계의 지배를 받는 기관에 한정되어 생긴다고 하고, 어떠한 억압된 무의식적 갈등에 동반되는 생리적 반응이 축적되어서 생긴다고 하였으며, 또한 어떤 기관이 증상을 나타낼지에는 유전적 소인이 관여한다고 하였다. Alexander는 고혈압, 갑상선 기능항진증, 천식, 소화성 궤양, 궤양성 대장염, 류마티스관절염, 신경성 피부염을 중요한 일곱 가지 정신신체질환으로 규정하였다.

Watson과 같은 행동주의자들은 정신적인 것에 대해서는 상관하지 않고 동물과 인간의 관찰할 수 있는 행동과 신경계통의 관계에 초점을 맞추었다. Wolf는 실험을 통해 감정에 의한 생리적 반응이 지속되면 구조적 변화가 나타난다는 것을 입증해 보였다.

현대의 정신신체의학과 자문조정 정신의학은, 생물의학적 모델biomedical model에서 벗어나, 생물정신사회적 모델bio-psy-cho-social model에 근간을 두고 있다. 이 모델을 제안한 Engel은 한 체계에서의 변화가 필연적으로 다른 한 체계의 변화를 유발하는 방식으로 상호연관되어 있다고 하였다. 이 모델은 위계조직hierarchy을 이루고 있는 일반체계이론general system theory에서 응용된 것이다. 따라서 정신적·사회적 요소를 고려하지 않으면 종합적으로 질병의 원인을 파악할 수 없고 적절한 치료계획을 세울 수 없어서 결국 치료에 실패할 수 있다는 것이다.

최근 정신신체의학이 행동의학behavioral medicine의 개념과 중복된다고 보고 있다. 행동의학이란 1978년 미국의 National Academy of Science에 의하면, "건강과 질병에 관련된 행동과 학behavioral science과 생물의과학biomedical science의 지식과 기술의 발달과 통합, 그리고 이 지식과 기술을 예방, 진단, 재활(치료)에 적용하는 데 관련된 학제 간 연구분야interdisciplinary field"라고 정의하고 있다.

II. 정신신체장애

1. 개념

전통적으로 정신신체장애psychosomatic disorder라 함은 정신적 요소들이 적어도 부분적으로 기여하여 신체 기능 또는 구조의 장애를 초래하는 경우이다. 이들 장애에서는 신체증상장애와 달리, ① 분명한 기질적 병리(예: 궤양성 장염) 또는 잘 알려진 병태생리과정(예: 편두통에서 볼 수 있는 것)이 존재하고, ② 신체적 증상이 일차적 이득과 관련이 없고 오히려 이 증상으로 불안과 고통이 증가되며, ③ 증상이 자율신경계의 지배를 받는 기관이나 내장장기에 나타나고, ④ 정신적 원인이 장애 발생에 부분적으로 기여하나, 내적 갈등 또는 정신적 욕구의 상징성은 드물게 나타난다.

우리나라의 한 조사에 의하면 내과계 입원 환자들의 약 71%가 정신신체장애를 앓고 있다고 한다. 즉, 스트레스로 인해 발병하거나 기존 신체적 질병이 악화된 경우가 그만큼 많다는 것이다.

2. 원인

아직 논란은 계속되고 있으나, 정신신체장애가 발생하는 기전으로 스트레스, 유전적 및 기관 취약성organ vulnerability, 환자의 감정적 갈등, 그리고 이들 간의 상호작용 등이 고려되고 있다. 결국 원인은 스트레스인데, 스트레스의 원인은 주로 정신사회적인 것이다.

스트레스와 질병 간의 관계

현재 여러 연구를 종합해 볼 때 스트레스와 질병 간의 관계는 다음과 같이 요약될 수 있다: 대뇌는 스트레스요인을 지각하면 '각성'하며, 그것이 생체에 위협적인 것인지 아닌지 평가한다. 이때 이런 평가에 영향을 미치는 변수들로는 신체적인 것(연령, 성별 등), 정신적인 것(성격, 기질, 기존 정신병리 등), 사회환경적인 것(사회적 지지 및 경제적 상태 등) 등이 있다. 평가결과에 따라 대응방법(의식적 대응전략 및 무의식적 방어기제)들을 선택하게 된다. 선택된 대응방법에 따라 감정반응(불안, 우울, 분노 등)이 동반된다. 각성과 감정반응은 자율신경계, 내분비계, 면역계 등의 변화를 야기하여 장애가 발생한다.

생물학적 요인: 생물학적 요인은 대체로 물리환경적 요인을 가리킨다. 즉 환경과 접촉해서 일어나는 자극들은 대부분의 사람에서 스트레스반응을 일으킨다. 여기에는 물질(예: 카페인, 소금, 니코틴 등), 소음, 공해, 기후 등이 있다.

정신적 요인: 정신적 요인에는 과거의 부정적 경험, 부정적 자아상, A형 성격 등 성격적 특성, 갈등과 스트레스를 다루는 대응전략 내지 방어기제 등이 있다. 예를 들어 자신의 신체, 학력, 대인관계, 일의 수행 등에 관련하여 열등감이 지속될 때 스트레스반응이 야기될 수 있다.

사회문화적 요인: 사람들은 좋든 싫든 생활의 변화(직장, 학교 및 가정 생활)에 적응해야 한다. 어떤 형태의 변화도 일시적으로 생체의 균형을 깨뜨려 정신생리적 반응, 즉 스트레스를 일으킨다. 개인의 능력에 비해 자극이나 요구가 많을 때, 즉 시간의 압박, 과도한 책임감, 사회적 지지의 부족, 자신이나 주위로부터의 지나친 기대, 도시생활에서의 과도한 자극, 직장에서의 과중한 업무량, 학교공부나 시험에 대한 부담, 가사 등이 자극과다로 스트레스의 원인이 된다. 한편 자극박탈이나 고독이나 권태와 같이 자극이 없는 경우도 과다한 자극과 마찬가지로 스트레스를 야기한다. 좌절frustration은 개인이 원하는 행동이나 목표가 방해를 받았을 때 일어난다. 경쟁대상이 너무 많을 때 일어날 수 있고, 인종, 민족, 세대, 지역, 성별, 종교 간 편견과 차별로 인해서도 야기된다. 경제적 문제나 관료주의가 좌절을 일으키기도 한다.

3. 정신신체증상

생활사건stressor에 대한 지각이 감정상태를 유발하고, 내적 갈등이나 외적 조건들이 생활사건의 해결을 방해한다면, 이런 지속적인 부정적 감정은 생리적 변화를 지속시켜 결국 질병을 일으킬 수 있다. 예를 들어 의미 있는 관계의 상실이나 이별의 상황은 피부질환, 천식, 궤양성 장염의 악화를 초래할 수 있다. 이것은 개인과 환경 간의 의사소통communication 장애 때문이라고 이해할 수 있다. 이러한 상관성은 소아와 어머니의 관계에서 전형적으로 볼 수 있다.

정신신체적 증상들은, 본인이 인식할 수 있는 증상(예: 기분의 변화, 두통, 근육의 긴장 등)과 인식할 수 없는 증상(예: 혈압의 증가, 혈청 지방의 증가 등)들로 구분된다.

스트레스에 대한 인체의 반응은 다음과 같다.

① **자율신경계:** 스트레스 또는 감정반응은, 급성일 경우 시상하부-뇌하수체를 자극해서 교감신경을 통해 부신수질을 자극하여 catecholamine, 즉 epinephrine 및 norepinephrine을 분비하여 심장박출량 증가, 혈압상승, 빈맥, 어지럼, 불안, 발한, 빠른 호흡, 근육긴장, 혈당변화 등을 초래하며 장기화될 경우 고혈압, 심장질환을 유발할 수 있다. 한편 부교감신경계는 스트레스 후 이완상태로 회복시키는 기능을 한다.

② **내분비계:** 스트레스가 지속적일 때에는 시상하부-뇌하수체-부신축을 자극하여 부신피질에서 코르티솔cortisol을 분비시켜 전해질 불균형, 탄수화물대사, 그리고 특히 면역기능 저하를 유발하고, testosterone을 감소시키며, 성장호르몬growth hormone을 증가시킨다. 대부분의 정신신체장애는 급성의 심한 충격적 스트레스보다는 오히려 만성적인 일상적 스트레스가 누적되어 점차 기관의 조직 및 생리에 파괴적 변화를 초래함으로써 생기는 것으로 보고 있다.

③ **면역계:** 스트레스 호르몬인 corticosteroid는 림프구의 미토겐mitogen에 대한 반응과 자연살해세포natural killer cell의 활동을 감소시키며 면역글로불린immunoglobulin 생성을 억제하는 등 면역능력을 떨어뜨리게 되어 여러 가지 질병을 일으킬 위험이 높아진다. 또한 뇌하수체에서 엔케팔린enkephalin 및 엔도르핀endorphin을 분비시킴으로써 면역계에 영향을 미칠 가능성도 시사되고 있다.

스트레스반응에 관여하는 catecholamines, steroid 호르몬, 기타 면역 관련 물질들이 작용하여 내장기능을 변화시키면서 동시에 정신적 변화를 일으켜 자기방어의 붕괴와 함께 자아기능을 보다 더 원시적 상태로 퇴행시킨다. 따라서 퇴행된 인격기능은 스트레스에 대해 점차 더 비효과적인 대응방법을 사용하게 됨으로써 스트레스반응은 더욱더 강화된다. 이런 악순환적인 스트레스반응이 궁극적으로 생체의 균형을 깨뜨림으로써 내장을 비롯한 조직의 손상을 일으킬 것으로 보고 있다.

불안한 성격을 가진 사람들은 만성적으로 스트레스반응을 지속시킨다. 이러한 성격특징들이 유전적 결함, 과거의 조직손상, 외부의 물리적 요인 등과 합쳐져서 이미 취약해진 신체기관에 작용하여 질병을 일으킬 수 있다.

정신신체장애 환자들은 불안 및 우울 장애 같은 정서장애 환자들에 비해 스트레스 지각 정도가 낮다. 따라서 이들은 자신이 스트레스를 받고 있다는 것을 잘 인식하지 못하기 때문에 자기도 모르게 누적된 스트레스가 신체적 질병을 일으키거나 악화시킬 가능성이 높다.

갈등과 스트레스를 다루는 방식은 행동방식에 영향을 준다. 예를 들어 게으름(운동부족), 과식(지방이나 염분 등의 과다섭취), 술, 담배 및 약물 사용 등은 스트레스를 피하기 위한 생활방식life style으로 신체적 병리의 발생에 직접 부정적 영향을 미친다.

감정표현불능증alexithymia: 이는 공상이 적고 자신의 감정을 의식하거나 말로 표현하기 어려운 인격 상태를 말한다. 이런 사람은 정신신체장애에 잘 걸린다. 이로써 한국인들이 감정을 말로 표현하기보다 신체적으로 표현하는 경향, 즉 신체화경향이 크다고 알려져 있다.

증후군 이동syndrome shift: 예를 들면 소아에서 지루성 습진이 소실되면서 기관지천식이 나타나거나 정신신체질환을 치료하면 정신장애가 나타나는 것을 말한다. 즉 이러한 이동은 핵심이 되는 장애의 원인인 정신역동적 요인이 해결되지 않았기 때문이다. 이 현상에는 신경계의 작용도 있을 것이라 추정된다.

증상표현에 대한 문화의 영향: 고통의 표현 또는 치료에 대한 태도 등에 관련된 문화적 차이도 질병의 발생과 악화, 호전에 중요한 영향을 미친다. 우리나라의 경우 분노는 열로 표현되는 수가 많으며, 억압된 분노는 문화증후군인 화병으로 나타난다.

4. 진단

하나의 독립된 진단범주로 인정하고 있다(제18장 신체증상 및 관련 장애, V. 다른 의학적 상태에 영향을 미치는 정신적 요인들 참조).

DSM-5-TR

F54 기타 의학적 상태에 영향을 미치는 정신적 요인들
Psychological Factors Affecting Other Medical Conditions

ICD-10 및 한국 표준 질병 사인 분류

F54 달리 분류된 장애나 질환에 연관된 심리적 요인 및 행동적 요인 Psychological and behavioural factors associated with disorders or diseases classified elsewhere

F59 생리적 장애 및 신체적 요인과 연관된 상세불명의 행동증

후군Unspecified behavioural syndromes associated with
physiological disturbances and physical factors
심인성 생리적 기능이상 NOS

5. 임상양상

소화기계 장애

정신신체 증상에는 소화기계 장애가 대단히 많은데 식욕부진, 구갈, 오심, 구토, 소화장애, 복통, 가스, 설사, 변비 등이 포함된다.

소화성 궤양peptic ulcer: 가장 흔한 고전적 정신신체장애로 위궤양과 십이지장궤양이 있다. 여성보다 남성에게 많다. 위액분비는 십이지장궤양에서 훨씬 더 많다. 도시인, 경영자, 고소득자에게 많다. 유전적 소인으로 혈중 pepsinogen이 높다. 궤양이 있는 환자의 형제 중에서 발병빈도가 높다고 한다. 알코올중독과 우울증에 많이 병발한다. 자극이 심한 환경에서 궤양이 유발되거나 악화된다.

정신역동적 원인은, Alexander에 의하면 강한 구강적 의존 욕구의 좌절로 인한 무의식적인 배고픔과 분노이다. 좌절된 욕구를 보상하기 위해 야심적·활동적 또는 독립적으로 보이는 성격이 형성되고, 이러한 성격을 가진 사람에게 궤양이 많이 발생한다. 이 감정들은 vagal hyperactivity를 야기하고 위액분비를 증가시킨다. 유전요인이나 위염과 같은 선행장애가 원인적으로 관계된다. 카페인, 니코틴, 알코올도 원인적으로 관계된다. 비특정성 이론에 의하면 스트레스와 불안이 위장운동항진과 pepsin 등 위액분비를 증가시키기 때문에 궤양이 나타난다고 한다. 기타 소극적 의존형 성격, 충동적 행동화 경향이 큰 성격의 사람에게도 빈번히 발생한다. 최근 helicobacter pylori라는 세균이 주된 원인이라는 주장이 있다. 치료는 내·외과적 치료가 우선이다. 정신치료는 환자의 갈등을 이해하고 수치심을 불러일으키지 않으면서 해소하도록 도와주는 것이다. 생체되먹임biofeedback과 이완기법도 도움이 된다. 내과적 약물(cimetidine, ranitidine, 기타 제산제 등)과 식이요법(예: 금주), helicobacter pylori에 대한 항생제(clarithromycin, tetracycline)도 사용된다.

궤양성 대장염ulcerative colitis: 이 질환은 대장의 일차적인 점막조직의 궤양으로, 만성적 경과를 밟는다. 유전적 요인이 발견된다. 정서적 요인이 증상을 유발 또는 악화시킨다. 환자는 대개 지적이나, 감정반응이 미숙하고 양가적인 대인관계를 가지며, 억압된 적개심 등을 갖고 있다. 또한 정신역동적으로 구강기 또는 항문기적 갈등을 갖고 있으며, 이 시기에 고착되어 있는 경우가 많고, 따라서 강박적 성격이 지배적이다. Alexander는 핵심 의존 대상에 대한 의무를 수행할 능력이 없는 것이 원인이라고 하였다. 대인관계에서 중요한 인물의 상실, 배신, 좌절감 등 구강공격적 충동이 좌절될 때 설사증상이 나타난다는 것이다. 치료는 내과적 치료가 우선적이다. 항콜린성 약물 또

는 bismuth가 포함된 약물로 설사를 치료한다. 정신치료적으로는 환자와 의사의 관계에서 강한 의존을 중심으로 하는 의존치료anaclitic therapy가 권장된다. 급성일 때는 지지적·비직면적 정신치료가 좋다.

기타: 기타 여러 종류의 장염, 과민성 장증후군irritable bowel syndrome 등도 유사한 정신역동적 배경을 가지고 있다. 신경성 식욕부진증anorexia nervosa(자세한 것은 제19장 급식 및 섭식 장애 참조), 비만obesity(자세한 것은 제19장 급식 및 섭식 장애 참조) 등도 정신신체장애라 할 수 있다.

호흡기계 장애

과호흡증후군hyperventilation syndrome: 과호흡증후군은 갑작스런 불안이나 대인관계에서의 갈등, 꿈이나 악몽에 의해 심리적 갈등이 유발되었을 때, 기타 감정적 스트레스를 받을 때 호흡이 빨라지고 가빠지며 심계항진, 어지럼, 감각이상, 졸도, 심하면 경련까지 나타나는 장애이다. 진단을 위해 일부러 환자에게 심호흡을 많이 시켜 유사한 증상이 나타나는가를 본다. 치료는 안심시키기 및 지지적 정신치료, 병의 발생과 증상에 대한 교육 등이다.

기관지천식bronchial asthma: 기관지천식은 기관지협착 때문에 발생하는데, 특정한 알레르기항원allergen에 의해 또는 이전에 경험한 알레르기를 일으킬 수 있는 유사한 물질의 조건화된 자극에 의해 유발된다.

유전, 면역기능, 감염, 스트레스요인들이 복합되어 나타나는 병이다. 역동적으로 어머니에게 의존적이고 민감하며 자신감 없고 소극적이며 불안해하고 내적 적개심이 있는 사람이, 어머니의 상실에 대한 두려움과 보호에 대한 강한 소원 등을 가질 때 천식발작이 발생한다고 본다. 그래서 천식발작은 '어머니를 향한 울음cry for mother'을 상징한다는 말이 있다. 그러나 천식에 수반되는 공포와 두려움 등은 기본적 원인이 아니라 이 질환의 이차적 결과로 간주되기도 한다. 기타 요인으로 발작 전에 대개 성적 유혹, 경쟁, 적개심, 충동 등의 경험이 선행한다. 결국 기관지천식에 관련된 특별한 인격양상은 없으며, 정신역동적 해석은 신중하게 고려해야 한다. 치료는 정신치료, 최면술 및 내과적 치료이고 소아의 경우 어머니로부터 떼어 놓음parentectomy이 도움이 되는 수가 있다.

기타: 결핵tuberculosis의 발병과 악화 및 호전에 정신적 요인이 면역기능을 통해 작용한다. 따라서 결핵치료에는 정신과적 도움이 필요하다. 고초열hay fever도 알레르기현상에 정신적 요인이 결합될 때 흔히 발생한다.

심혈관계 장애

관상동맥 심장질환coronary heart disease: 대개 스트레스 때문에 발병한다고 알려져 있다. 특히 협심증은 돌발적 감정장애와 관련이 높다. 최근 연구들은 관상동맥성 심장질환 발생률을 높이는 것으로 추정되는 다른 몇 가지 요소를 보고하고 있다. 즉, 가족력, 당뇨병, 흡연 습성, 고혈압, 높은 지질의 혈중

치 등과 소위 A형 성격*type A personality*이다. A형 성격의 특징은 증가된 공격성, 야망, 경쟁적 욕구와 만성화된 조급성 등이다. 이러한 행동양상을 가진 사람들은 동일 연령군의 일반인보다 관상동맥성 심장발작에 대한 취약성이 2배나 큰 것으로 추정되고 있다. 이런 사람들은 충격적 경험에 의해 급사할 가능성이 높다. A형 성격의 사람은 혈중 저밀도지질단백*low-density lipoprotein*; *LDL*, 혈중콜레스테롤, 중성지방*triglycerides*, 17-hydroxycorticosteroid 등의 수치가 높다. (반대로 B형 성격*type B personality*은 이완되고 덜 공격적이고 목적 추구 행동이 덜 열정적이고, 스트레스 수준이 낮고, 성취를 즐기지만 성취하지 못하였다고 해서 스트레스를 받지 않으며, 창조적이며 탐구를 즐기며, 자성적*reflective*이다. 이 성격을 가진 사람은 심장병에 걸릴 확률이 낮다고 한다.) 치료는 지지적 치료가 적절하며, 스트레스와 불안에 대해 항불안제를 쓸 수 있다. 통증에는 morphine 같은 진통제를 사용한다.

고혈압*hypertension*: 내적 긴장*tension*이 고혈압을 일으킨다고 본다. 성격적 특징은 겉으로 온화하고 상냥하나 내적으로 공격적 증오를 감추고 있고 권위자에게 의존적 태도를 보이는 것이다. 강박적이고 완벽추구성은 관상동맥 심장질환에서와 유사하다. Alexander는 고혈압이 억압된 분노 때문이라 설명하고 있다. 치료는 지지적 정신치료, 생체되먹임, 이완요법, 약물치료 등이다. 환자가 자신에게 감추어진 분노를 인식할 수 있도록 유도하고, 그 분노를 적절한 방향으로 표현할 수 있도록 해준다.

감압성 실신*vasodepressor syncope*: 실제적 또는 상상적 공포와 관련되어 vasovagal attack으로 인해 졸도하는 것을 말한다. 원인은 급성으로 말초순환계에서 혈압이 떨어지는 것이다. 역동적으로는 급성 공포로 '싸우느냐 도망하느냐' 하는 갈등 중에 하지에 혈액이 몰려 뇌에 산소결핍증이 나타나 실신한다고 한다. 일반적 저혈압에 대한 의학적 조처를 한다. 정신치료도 도움이 된다.

심장신경증*cardiac neurosis*: 심장병은 없으나 심장이 두근댄다, 심장 부위가 아프다 같은 심장증상을 호소하는 환자가 많다. 이런 환자는 흔히 심장신경증이라는 진단을 받는다.

이런 증상은 건강염려증에서부터 범불안장애, 공황장애, 신체증상장애, 전환장애, 외상후 스트레스장애, 공포증과 병망상에 이르기까지 나타난다. 이런 점에서 과거 소위 neurocirculatory asthenia가 주목된다. 이것은 참전 중의 병사에서 발견되는 장애로, 호흡이 가빠지고 숨이 막히는 것 같고 가슴이 두근대고 아프기도 하며, 신경이 예민해지고 어지럽고 피곤하며 활동력이 감퇴되고 진땀이 나고 불면증이 있다. 이 장애는 1871년 미국 군의관 Da Costa가 처음으로 irritable heart라 명명하였고, 이후 심장신경증(노이로제), vasoregulartory asthenia 등으로 불렸다. 대체로 불안장애로 간주되고 있다. 그러나 환자들은 심장의 병인 줄 알고 심장내과로 주로 찾아간다.

치료는 정신치료, 행동치료, β-blocker 사용, 항불안제 사용 등이다.

내분비계 장애

갑상선 기능항진증*hyperthyroidism, thyrotoxicosis*: 이 질환은 감정적 충격 또는 장기간의 감정적 스트레스에 의한 자율신경계의 과활동성으로 초래된다. 증상으로 행동증가, 예민, 진전, 불안, 긴장, 우울 또는 다행감 및 두려움 등이 나타난다. 범불안장애 또는 공황장애와 감별해야 한다. 이 질환은 특정한 유전적 소인이 있는 사람에서 안전과 의존에 관련된 심한 정서적 손상이 있을 때 초래될 수 있다. 역동적 이론에 의하면, 환자는 어머니에게 의존하고 집착하는데, 그 사랑이 위협받을 때 거짓독립성*pseudo-independence* 내지 premature self-sufficiency를 보이려고 할 때 발병한다고 설명된다.

치료는 항갑상선약물 투여, 신경안정제 투여, 지지적 정신치료 등이며, 초발일 때는 위기개입이 도움이 된다.

당뇨병*diabetes mellitus*: 이 질환은 포도당, 지질 및 단백질에 대한 대사장애로 감정적 스트레스가 간접적 원인 중 하나이다. 유전적 소인이 있는 사람에서 감정적 스트레스가 신체균형을 무너뜨릴 때 나타나는데, 좌절, 고립, 배척감 등을 경험할 때 흔히 발병한다. 이러한 감정 문제는 환자가 적절한 치료를 거부하거나 스스로 치료가 실패하도록 이끄는 요인도 된다. 이에 관련된 어떠한 특수한 인격 유형은 없다고 생각되나, 구강적이고 의존적이며, 어머니의 관심을 찾는 수동적 내지 미숙성이 관련된다는 견해도 있다. 이런 욕구가 좌절되면 과음, 과식하게 되고 결국 혈당조절에 실패한다. 이러한 양상은 특히 소아당뇨*juvenile diabetes*일 때 두드러진다.

장기간의 내과적 치료과정에서 정신과적 치료가 필요할 때가 많다. 특히 가끔 나타나는 우울이나 자살기도에 주의해야 한다. 또한 우울할 때, 엄격한 식사통제나 정기적 투약 등의 소홀 등으로 자기파괴적으로 행동하게 되는 것도 문제이다. 후유증의 하나인 성기능장애도 적절히 도와주어야 한다.

Cushing증후군과 스테로이드 정신병: 스트레스는 부신피질에서 corticosteroid 분비를 촉진하여 hyperadrenocorticism (Cushing증후군)을 야기한다. 이 장애는 여성에게 많고, 전체 환자 중 40~90%가 다양한 정신증상을 보인다. 우울감, 행동저하, 자살욕구를 동반하는 우울증이 흔하고, 그 외 인지장애, 섬망, 편집증 혹은 조현병과 유사한 증상이 나타난다.

한편, steroid 치료 도중에 일부 환자에서 대뇌기능의 흥분상태가 되어 조증, 불안, 조현병과 유사한 증상을 보인다. 이를 스테로이드 정신병*steroid psychosis*이라 하며, 이때는 steroid 감량과 함께 소량의 항정신병 약물을 투여한다.

여성 내분비계 장애

월경불순*dysmenorrhea*: 이는 월경 시의 장애로 복통도 동반되는데, 골반의 울혈 때문이다. 역동적 요인으로 양가적 성격, 성과 여성적 역할에 대한 의문과 불안 등이 있다.

특발성 무월경*idiopathic amenorrhea*: 성숙 지연이나 성에 대한 거부감과 관련되며 스트레스가 유발요인이 된다. 신경성 식욕부진과 가(성)임신*pseudocyesis*, 비만, 운동과다 때 나타난다.

가(성)임신은 임신하고 싶은 강한 욕구 또는 임신에 대한 공포 때문에 임신과 같은 신체증상, 즉 배가 불러오고 월경이 중단되는 증상으로, 의존적이며 히스테리성 성격을 가진 사람에게 많다.

불임증infertility도 정신적 요인과 크게 관계된다. 성행위의 빈도, 기간, 시기 등이 정신적 요인에 의해 결정되기 때문이다.

폐경menopause: 월경의 불규칙성과 더불어 시작되어 마지막 월경 4~8년 전부터 나타날 수 있다.

이때 estrogen이 감소되어 생리적 증상과 심리적 증상이 같이 나타난다. 그 외에도 progesterone, androgen, 황체형성호르몬uteinizing hormone; LH 등과 관련된다고 한다. 얼굴이 확확 달아오르고 기분이 급변하며 긴장, 불안, 피곤, 과민, 우울, 불면, 현기증, 수면 시 진땀 등이 나타난다. 홍조의 원인은 미상이나 LH가 관련된다고도 한다. 기타 폐경기 현상으로 estrogen 결핍에 의한 점막의 위축, 질염, 소양증, 성교 시 통증, 칼슘 및 지질대사장애와 관련된 골다공증, 관상동맥죽상경화증 등이 나타난다. 증상의 심한 정도는 호르몬 감퇴의 속도와 감퇴하는 양과 관련되어 보인다. 이 외에도 여성의 평소 건강상태, 활동상태, 노화에 대응하는 체질의 능력, 본인의 노화에 대한 심리적 의미와도 관련되어 보인다. 과거 여성으로서의 자존심이나 인생에서의 만족 등에 불만이 많았던 경우 증상이 심하다. 그러나 폐경기 증상은 우울증이나 기타 정신장애, 월경 전 증후군과는 관련이 없어 보인다. 역동적으로 여성의 상실, 부모 노릇의 상실, 외모의 변화 등이 요인이 되기도 한다. 폐경은 여성에게 사춘기나 임신, 출산과 같은 큰 의미를 갖는 사건이다. 사춘기와 임신에 버금가는 정신적 갈등을 겪는다.

치료는 estrogen과 progesterone의 장기적 대체요법replacement therapy이다. 이는 골다공증에도 효과가 있다. 그러나 호르몬대체 치료는 암 유발위험, 특히 자궁내막암의 위험이 있다. 이때 progestational agent를 추가함으로써 위험을 줄일 수 있다. 한편 estrogen치료는 알츠하이머Alzheimer형 치매와 심장병의 위험을 저하시킨다는 보고가 있다. 기타 식이요법, 운동, 대증요법이 권장된다. 필요시 정신치료도 시행한다. 이때 폐경을 자연스러운 생활사로 받아들이고 새로운 활동을 통해 삶에 대한 흥미와 만족을 유발할 수 있도록 돕는다.

피부계 장애

피부는 수많은 감각기관이 분포하고 있어 감정상태의 거울이 되고 있다. Freud는 피부가 성감대로서 중요하다고 하였다. 또한 피부는 보호기능, 외모로서의 기능을 하고 있다. 많은 피부과 환자(albinism, 만성 습진eczema, neurofibroma, vitiligo 등)에서 중요하고 의미 있는 감정 문제들이 발견된다. 많은 정신장애(예: 발모광, 신체변형장애, 방사성 기생충증delusinal parasitosis 등)에서 피부증상이 동반된다.

소양증pruritus: 가렵다는 주관적 지각이 주 증상이며, 이는 흥분하거나 불안할 때 증가하고 이완하면 감소한다. 원인은 억

압된 분노와 불안, 좌절에 의한 공격성 등이다. 사랑받고자 하는 욕구가 강한 것이 또 하나의 특징이다. 항문소양증pruritus ani은 성격장애나 감정장애와 관련이 있다. 여성성기 소양증pruritus vulvae 또는 그 부근의 소양증은 특히 성적 갈등과 관련된다.

다한증hyperhidrosis: 흥분, 공포 또는 분노 등과 관련되어 나타난다. 주로 손바닥, 발바닥, 겨드랑이에 땀이 많이 난다(더워서 나는 땀은 이마, 몸통, 손등, 팔 등에서 많이 난다). 대개 불안현상의 하나로 생각된다.

두드러기urticaria: 이것 역시 정서적 스트레스, 특히 억압된 적개심과 연관된 분명한 흥분 또는 과도한 순응과 관계되어 나타난다.

아토피성 피부염atopic dermatitis 또는 신경성 피부염neurodermatitis: 이 질환은 정신역동적으로 볼 때 부모에 대한 과도한 의존과 사랑의 거부 또는 상실 등 불합리한 감정과 관계된다.

적면증rosacea: 신체의 상부, 특히 얼굴 부위에 혈관성이 증가되어 붉어진다. 적면증은 정서적 불안정, 열등감, 죄책감 또는 수치감 등의 불합리한 강력한 감정과 관련되어 나타난다.

근육골격계 장애

류마티스관절염rheumatoid arthritis: 이 장애의 특징은 관절의 염증에 의한 만성적 근육골격계의 통증이다. 남성보다는 여성에게서 더 흔하다. 역시 가족 경향을 보이고, 면역학적·정신적 요인이 복합된 것으로 보이나 원인은 확실히 알려져 있지 않다. 정신적 요인이 면역기능 억제를 초래해 이 병이나 다른 자가면역장애autoimmune disease를 유발한다고 생각된다. 역동적 요인으로 억압된 분노와 부정의 방어기제가 발병의 중요한 기여요소로 추정된다. 무용가처럼 근육기능을 자주 억제해야 하는 사람은 억압된 분노를 가지는 수가 많은데, 이는 흔히 증상을 악화시킨다. 성격적 특성은 피학적·희생적·순응적·양심적·자기억제적·강박적이다. 이 장애는 심한 무능력감을 초래하고 정서적 불안정, 분노, 우울과 의존성 등의 다양한 혼합증상을 야기할 수 있다. 치료로 지지적 정신치료, 계획된 휴식과 운동 등이 권장된다.

요통low back pain: 요통은 요추핵탈출, 골절, 선천성 척추장애, ligamentous muscle strain 등 원인이 다양하지만 대부분 정신적 원인 때문이다. 정신적 스트레스를 받으면 악화하는 수가 많다. 정신치료, 물리치료(마사지, 지압, 침, 스테로이드주사, 견인, 휴식, 전기자극, 초음파, 찜질 등)가 도움이 되며 진통제(아스피린) 외에 항불안제가 근육이완 효과도 있어 권장된다. 이완, 생체되먹임도 효과가 있다. 최근 tension myositis syndrome(TMS)의 개념은 요통이 척추장애 때문에 발생한다기보다 혈관수축vasospasm 때문에 발생한다는 것을 알려 주고, 원인이 되는 정신적 갈등을 파악하도록 환자를 교육하는 것과 운동이 필요하다고 하였다.

신경계 장애

두통headache: 의학 전반에서 환자들이 가장 흔히 호소하는 증상 중 하나이다. 대부분의 두통은 각종 신경학적 검사에도 불구하고 기질적 원인이 발견되지 않는다. 그러나 다수 환자에서 두통은 감정적 스트레스와 관계되어 나타난다. 불안이나 우울 등 감정장애나 정신과적 장애가 있는 환자가 흔히 두통을 호소한다. 흔히 쓰는 '골치 아픈 일' 같은 말이 심인성을 암시한다. 정신적 스트레스가 있으면 기질적 원인의 두통도 악화시킨다.

편두통migraine: 이 질환은 한쪽의 대뇌반구 측의 통증으로 다른 여러 신체증상과 감정장애를 동반한다. 원인은 대뇌 동맥혈관의 팽창과 혈관벽의 무균성 염증으로 알려져 있다. 압박성이며 맥박이 뛰는 것처럼 짧은 간격으로 반복된다. 소인으로 가족력이 발견된다. 병전 성격의 특징은 강박적이고 완고하며, 완벽주의적·야심적·양심적이다. 가장 흔한 역동적 요인은 부모에 대한 억압된 적개심과 억압된 성적 욕구, 그리고 관련된 불안, 분노 또는 우울 등이다. 발작은 정서적 스트레스에 의해 종종 유발되거나 악화된다. 기타 과로, 피곤, 공복 시에 잘 유발되며 tyramine이나 phenylethylamine 함유 음식에 의해 잘 유발된다. 흔히 동반하는 증상은 오심, 구토, 적면, 부종, 눈물, 비점막의 종창 등이다. 발작 전에 시력장애 또는 기타 감각성이나 운동성 기능의 장애가 선행되기도 한다. 진단 시 두통의 병력, 소인과 유발요인, 임상양상, 동반증상, 경과, 악화나 호전에 관련되는 생활사건이나 감정상태, 약물치료 경험과 효과 등을 자세히 알아보아야 한다. 약물치료로 혈관을 수축시키는 약물을 쓰는데, 대표적인 것이 ergotamine제제(예: cafergot)이다. 편두통이 빈번할 때는 propranolol과 phenytoin, SSRI 등도 예방효과가 있다. 정신치료도 스트레스나 갈등에 효과가 있다. 생체되먹임 등 행동치료도 있다.

긴장성 두통tension headache: 긴장성 두통은 머리와 목에 있는 근육들이 장기간 수축된 결과 혈관이 압박되어 허혈ischemia이 와서 생긴다. 흔히 뒷머리와 목이 뻣뻣하고 아프다. 머리 전체로 통증이 확산되며, 두피가 아프기도 한다. 편두통에서 보이는 전구증상은 없다. 대개 하루 일과 마지막 즈음 두통이 시작된다. 가족적·개인적 문제가 더 심할 때는 일과 후에도 아프다. 우울과 불안, 긴장, 경쟁, 초조도 이 두통을 일으킨다. 따라서 A형 인격의 사람이 이 두통에 걸리기 쉽다. 치료는 항불안제, 근육이완제, 근육의 이완을 위한 마사지, 뒷머리에 더운 찜질하기 등이다. 만성적 불안과 우울이 원인이면 근본적 정신치료를 해야 한다. 장기적으로 환자는 긴장을 피하든지 긴장에 대처하는 더 나은 방안을 체득하도록 한다. EMG 생체되먹임도 도움이 된다. 이완, 명상meditation도 치료에 도움이 된다.

신체상 장애body image disorder: 가족 내에서의 경험 또는 부모의 평가에 따라 자신의 신체상에 긍정적 또는 부정적인 감정적 요소가 첨가된다. 따라서 많은 정신질환에서 신체상 장애를 볼 수 있다. 특수한 예로서 환상지幻想肢 현상phantom phenomena이 있는데, 이는 사지를 절단하였음에도 불구하고 그 절단된 부위가 아프다고 하는 것이다. 이 현상은 절단 환자의 98%에서 다소간 나타난다. 그러나 신체상이 형성되기 전, 즉 선천성이거나 영아기 때 절단한 경우에는 나타나지 않는다는 것이 흥미롭다.

만성 통증chronic pain: (제18장 신체증상 및 관련 장애, VII-2. 지속적 신체형 통증장애 참조)

섬유근육통fibromyalgia: (제27장 기타 정신장애 참조)

면역계 장애

건강상태나 병상태를 막론하고 사회정신적 스트레스와 면역기능 간에 밀접한 관계가 있다. 즉 스트레스(상을 당함, 치매 환자 간병, 전공의 수련, 시험, 이혼 등)가 중추신경계를 통해 림프구기능 등 면역기능에 부정적 영향을 미친다.

우울증이나 스트레스로 바이러스 감염이 쉬워지고 병의 회복이 늦어지거나, 단순포진herpes simplex, 음부포진genital herpes이 재발하며, 결핵에 대한 저항력이 떨어지기도 한다. 분노 또는 공격성이 감염의 가능성을 높인다. 반면 기쁜 일(예를 들어 축제)은 말기암 환자의 생명을 연장시키는 등 긍정적 효과를 나타낸다. 소위 즉시과민immediate hypersensitivity은 혈장의 항체에 의한 체액면역humoral immunity과 관련되고, delayed hypersensitivity는 림프구에 의한 세포성 면역cell-mediated immunity과 관련된다. 면역계는 사회정신적 스트레스와 공통으로 내분비계, 특히 시상하부-뇌하수체-부신축HPA 기능과 관련되어 있다. 향정신성 약물은 면역계에 영향을 미친다. 특히 남용물질은 면역기능을 억제한다. 면역계도 중추신경계에 영향을 미칠 수 있다. 즉 interleukin 등이 HPA 축에 영향을 미쳐 ACTH 유리를 자극한다. 림프구도 peptide나 endorphin을 합성하여 행동에 영향을 미친다. 면역계의 조절도 학습되거나 조건화될 수 있다.

감염: 감기, 인플루엔자, 폐결핵, herpes simplex 같은 바이러스 감염이 스트레스와 관련하여 발병되는 수가 많다. 물론 정신적 안정이 이들 병으로부터의 회복을 촉진한다. HIV로 인한 AIDS에서 정신과적 증상이 많이 나타난다.

알레르기 장애: 스트레스가 알레르기 장애를 잘 유발한다. 기관지천식도 immediate hypersensitivity와 정신사회적 스트레스, 성격, 조건화 등이 복합적으로 관련된 한 예이다.

자가면역질환autoimmune disease: 면역계의 기능은 자아와 비자아를 구별하여 비자아를 거부하는 것이다. 원인은 미상이나 인체가 자신의 세포를 비자아로 보고 거부하는 현상이 나타나기도 한다. 그 예가 Graves병, Hashimoto병, 류마티스관절염, 궤양성 대장염, regional ileitis, 전신성 홍반성 낭창systemic lupus erythematosus, 건선psoriasis, 중증근무력증myasthenia gravis, 악성 빈혈, 다발성 경화증 등이다. 조현병도 자가면역장애가 요인이라는 연구도 있다.

장기이식organ transplantation: 스트레스 경험, 불안, 우울 등이 이식장기에 대한 거부현상graft rejection을 더 잘 일으킨다는 증거들이 있다. 즉 정신사회적 요인이 면역기능에 영향을 미친 것이다.

비뇨생식기계 장애

성기관은 공교롭게도 배설기관들과 나란히 위치하고 있어 배뇨, 배변, 성기능 등은 모두 가족 및 사회의 태도에 따라 갈등의 원인이 되며, 그 결과 수치, 혐오, 죄책감, 공포, 증오 등의 감정반응을 흔히 일으킨다. 그리하여 인격발달장애와 교육의 결핍은 이 기관들에 기능장애를 초래한다. 그 대부분이 성기능장애로, 이는 '제22장 성과 성 관련 장애'에 자세히 기술되어 있다. 다른 관련 장애들은 다음과 같다.

비특이성 요도염nonspecific urethritis: 젊은이에게 많은데, 지속적인 성적 공상 때문에 생긴 과도한 요도의 분비가 원인이다. 이차 감염까지 일으키기도 한다.

만성 전립선염chronic prostatitis과 여성의 방광염에도 유사한 정신역동적 요인이 있다.

외상

사고호발경향accident proneness: 안전사고나 교통사고와 관련이 있는 정신적 특성은 불안, 따분함, 피곤 등이다. 인지기능에 영향을 미칠 수 있는 물질의 사용도 관련이 있다. 사고를 잘 일으키는 사람들은 우울증이 있거나 분노나 적대감을 조절하지 못하고 상황을 차분히 파악하기 전에 행동으로 옮기는 주의산만이나 충동성의 경향이 있다. 또한 사고를 통해 부분적으로나마 해결하고자 하는 정신내부적인 또는 대인관계상의 문제를 가지고 있다. 그 외에 벌을 받고자 하는 무의식적인 죄책감을 가지고 있을 수도 있다.

6. 치료

질병에 있어 생물정신사회적bio-psycho-social 요인들과 이 요인들 사이의 상호작용이 중요하기 때문에, 어떤 질환 또는 증세만을 치료하는 것은 부적절하다. 즉 정신 내면의 요소와 주변환경의 요소들을 고려해야 한다. 특히 정신신체장애 환자의 경우에는 더욱 그러하다. 각각의 요인들에 대해 적절한 치료를 선택함으로써 보다 나은 치료를 할 수 있을 것이다.

정신신체장애에 대한 치료는 신체증상장애에서와 같은 치료접근을 한다. 스트레스를 줄이도록 약물치료 및 적절한 정신치료를 겸하면서 확신과 재교육적 지지치료를 시도한다.

신체증상에 대한 내과적 치료 내지 약물치료를 하면서, 정신과적 치료(정신치료, 행동치료, 향정신성 약물치료)를 병용하는 것이다. 따라서 해당 타 과 의사들과의 협력이 대단히 중요하다. 응급장애 때는 물론이고 보통 때라도 증상 해소를 위해 내과적 치료를 가장 먼저 우선적으로 시행하며, 장기적으로 정신과적 치료를 통합하는

경우가 많다. 물론 정신장애가 선행하거나 심각하면 정신과 치료를 우선하는 경우도 있다. 이러한 관계는 유연하게 진행되어야 한다. 내과적 치료를 하는 의사도 환자와 대화를 할 때 정신치료적 자세를 가져야 한다는 것은 두말할 필요가 없다.

정신신체장애에 대한 정신치료로서 전통적으로는 정신분석 또는 분석적 정신치료가 시행되었으나, 현재는 스트레스에 대응한다는 의미에서 다양한 방법이 개발되어 사용되고 있다. 약물치료와 학습이론learning theory에 근거한 인지행동치료나 행동수정behavior modification도 흔히 사용되고 있다. 행동치료에 사용되는 기술은 이완요법relaxation therapy, 생체되먹임biofeedback 등이다.

정신치료의 목표는 성숙된 적응, 신체적·직업적 활동 회복, 병의 진행과 합병증 예방, 이차이득의 예방, 의학적 치료에 대한 순응도 증진 등이다. 필요에 따라 집단치료와 가족치료를 시행할 수 있다.

III. 정신신체의학에서의 특수 상황

1. 신체정신적 문제somatopsychic problem

신체에 질병이 있을 때 그 질병 자체가 뇌에 영향을 미쳐 정신장애를 야기할 수도 있으나, 질병에 의한 고통, 대인관계 문제 또는 사회경제적 문제에 대한 이차적인 정신적 반응이 나타날 수도 있다.

신체질환자의 기본적인 정신적 반응은 다음과 같다. ① 자기애narcissism의 손상과 손상 위협, 그리고 죽음에 대한 두려움, ② 낯선 사람(또는 병원 환경)에 대한 두려움, ③ 분리불안separation anxiety, ④ 주위의 인정을 잃는 데 대한 두려움, ⑤ 신체통제control 능력을 잃는 데 대한 두려움, ⑥ 신체손상에 대한 두려움, ⑦ 죄책감과 수치심 등이다.

그리하여 결국 질병에 대한 불안과 공포 때문에 자신의 질병을 부인denial하거나 정신적 퇴행regression을 보여 의존적이 되거나 결단력이 없어지고, 주위의 관심을 받기를 원하게 되고, 자기방어를 위해 고집이 세지고, 편견에 사로잡히거나 한다. 궁극적으로 우울증에 빠지기도 한다.

신체질병이 잘 치료되지 않는 요인에는 이러한 관심 끌기, 이차적 이득secondary gain, 자기징벌적 죄책감, 자학적 태도, 주위 인물들에 대한 항의, 복수의 감정 등이 있다. 과도히 수술을 요구하거나 의외의 치료방법을 요구하는 태도에도 이와 유사한 감정요인이 있다.

2. 정신종양학 *psycho-oncology*

정신종양학은 암 환자의 암의 진행단계에 따라 나타나는 정신적 반응과, 암의 발생에 관련된, 그리고 치료 후 장기생존에 영향을 미치는 감정적·사회적·행동적 및 영적 요인들에 대한 연구이다. 이는 정신의학의 한 분야이기도 하지만, 다학제 간(정신과 의사, 간호사, 외과 의사, 생윤리학자 *bioethicists*, 사회사업사, 심리사, 성직자, 완화의료전문가 *palliative care specialists*, 자원봉사자 포함) 협력이 필수적인 전문분야이다.

1970년대에 이르러, 의료기술과 항암제의 발달에 따라 암의 생존율이 높아짐에 따라 암은 곧 죽음을 의미하는 것이 아니게 되었다. 암이 이제 더 이상 수치나 비밀로 낙인되는 병이 아니게 되었고, 암 환자가 굳이 암진단을 모르도록 할 이유가 없어지게 되었다. 또한 항암약물치료의 기계적 시행에 대해서도, 환자의 생각과 감정에 대해서도 인식을 달리할 필요가 인정되기에 이르렀고, 암치료에 관한 환자의 권리가 인정되기에 이르렀다. 이러한 인식의 변화에 따라 2000년 초기에 서구의 여러 의료기관에 정신종양학이 암의학의 일부로 널리 받아들여지기 시작하였고 departments of psycho-oncology도 설립되었다. 이제 암센터에 정신과 의사가 full-time으로 일하면서 암 환자가 겪는 감정적 및 정신적 위기를 치료하고 연구하기 시작하였다. 또한 암의 발생과 예후에도 정신적 문제 내지 스트레스가 중요 원인인자로 연구되기에 이르렀다.

암과 정신건강 간의 관계

암이 정신사회적 스트레스와 스트레스에 의한 면역장애와 관련되어 발병한다는 연구보고가 많다. 예를 들어, 감정문제나 스트레스가 후성유전적 *epigenetic*으로 암 발생에 관여한다는 것이다. 특히 이별과 상실에 관련된 스트레스가 강조되고 있다. 암에 걸리는 사람들의 공통적 성격은 감정을 발산하지 못한다거나, 부정과 억압의 방어기제를 쓰는 사람이라는 보고도 있다. 동시에 불치의 병이던 암이 최근 치료가 가능해지면서 만성적 장애로 변하는 경향이 있어, 죽음의 문제와 더불어 만성 질병과 고통에 따르는 정신과적 문제가 많아지고 있다. 이러한 정신상태가 암치료의 예후에도 영향을 미친다고도 한다.

임상양상

암 환자의 정신과적 장애에는 정신적 요인뿐 아니라, 암에 의한 인지장애[암의 위치(뇌암)나 암의 합병증(요독증, 전해질장애 등), 치료약물의 부작용, 방사선치료의 부작용(뇌압 상승 등) 및 영양장애 등에 의한 인지장애], 원래의 성격장애, 평소의 물질사용장애 등이 합병 *complication*되어 나타난다.

환자는 암에 걸렸다는 사실을 알면 죽음의 공포로 인한 충격을 받는다. 그리고 점차 ① 신체적 고통 *distress*, ② 신체 외모의 변형 *disfiguration*, ③ 기능의 장애 *disability*, ④ 가족, 친지들로부터 버림받지 않을까 하는 등 대인관계의 와해 *disruption*, ⑤ 경제적으로 의존 *dependency*해야만 하는 갈등으로 고통받는다. ⑥ 이러한 고통에 대해 흔히 부정 *denial*의 정신기제가 사용된다. 이를 6D라 한다.

특히 섬망 *delirium*이 문제인데, 뇌암의 경우는 암의 위치나 크기, 커지는 속도, 뇌압상승, 뇌출혈, 경련 등에 의해 섬망이 발생한다. 그 외에도 암에의 경과에 따른 신체장애, 향정신성 약물(항불안제, 항우울제, 아편류의 진통제)의 영향, 항암제들의 영향, 면역억제에 따른 herpes simplex 같은 바이러스감염증 등이 원인이 되어 섬망이 나타날 수 있다.

그리하여 암 환자는 흔히 비관, 우울, 불안, 분노, 죄책감 등 복잡한 감정상태에 빠진다. 특히 실존적 *existential* 불안이 중요하다. 암 환자의 약 절반에서 정신과적 문제가 발생하는데, 그중 다수가 적응장애이며 주요우울장애, 불안장애 등도 발견된다.

자살률도 일반인들의 1.4~1.9배에 달한다. 자살의 주요 위험인자에는 우울감, 절망감, 통증, 경한 섬망(탈억제가 중요 원인임), 통제력 상실감, 불안, 탈진, 기존 정신장애(약물남용 등), 가족문제, 과거 자살기도, 자살의 가족력, 기타 정신장애의 위험인자들 등 모두 포함된다. 그리고 암과 관련된 생존과 죽음, 애도 등도 중요한 정신의학적 관심사이다.

윤리문제

암치료에 관련된 윤리적 문제로, 암에 걸렸다는 사실을 언제, 어떻게, 누구에게 알리는가 하는 문제, 실험적 치료에 대한 informed consent 문제, third party consent 문제 등이 있다.

치료

치료 목표는 단순히 환자가 암과 항암치료에 적응하도록 하는 게 아니라, 환자의 감정 문제와 기존의 갈등이 풀어지도록 돕는 것이다. 대개 지지적 정신치료, 근육이완법 등과 같은 행동치료, 약물치료 등이 병행된다. 그러나 암 환자에 대한 정신치료에서 실재하는 질병을 무시하고 정신역동적으로만 접근하는 것은 오히려 역효과를 보일 수도 있어 유의해야 한다.

치료 초기에는 아편류 진통제가 통증에 잘 듣지만 점차 요구량이 증가하는데, 이를 반드시 중독으로 볼 필요는 없다. 암 환자는 대체로 자발적으로 용이하게 진통제를 중단한다. 진통제를 주는 방식은 행동이론의 탈조건화 기법을 따른다. 진통제와 같이 항우울제, 항경련제, phenothiazine 또는 butyrophenone

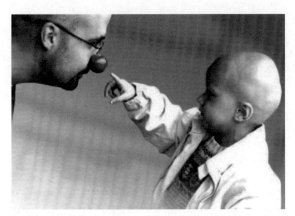

그림 32-1 소아 암 환자를 돕는 것은 정신종양학에서도 특수한 상황이다.

등 항정신병 약물을 주면 진통효과가 상승한다. 이때 약물 상호작용에 주의해야 하는데, 예를 들어 meperidine과 MAO 억제제를 병용하면 위험하다.

암 환자의 가족도 고통을 받기 때문에 자문조정 등 특별한 치료적 배려가 필요하다.

의료진의 탈진: 암 환자를 치료하는 의료진도 죽음의 선고, 말기 환자를 돌보는 일, 환자의 정신적 고통(의존심, 분노, 비협조, 자살의도 등)을 다루는 일, 항암치료 때문에 환자가 고통 받는 것(통증, 신체변형 등)을 목격해야 하는 일, 안락사 문제, 복잡한 암 치료기술에 대한 중압감(스트레스), 의료진들 간의 갈등 등으로 정신적 고통을 겪는다. 이 때문에 의료인들도 여러 가지 병에 걸릴 확률이 높다.

소아 정신종양학*pediatric psycho-oncology*

소아·청소년이 암에 걸린 경우 성인의 경우보다 복잡하다. 의학기술의 발달로 소아암에서도 생존율이 증가하면서, 소아·청소년의 치료 이후의 삶의 질이 문제가 되는데, 특히 또래관계에 문제가 많이 발생한다. 추적연구 결과 생존한 소아 암 환자들은 또래나 형제자매들에 비해 사회적으로 소외되고 위축된 삶을 살며, 정서와 인지 면에서 성장에 장애를 받고, 배척감과 우울증으로 고통 받고, 학교에서뿐 아니라 이후 결혼과 사회경제적 삶에 실패하는 경향이 크다. 이에 더하여 생존한 소아 암 환자는 암치료에 의한 합병증인 불임과 암의 유전가능성에 대한 두려움으로 결혼하지 않으려고도 한다.

이들을 돕는 방안의 하나로 같은 처지에 있는 또래들과 부모들과 함께 집단적 활동(예를 들어 캠프)에 참여함으로써 외로움을 극복하고, 놀이할 기회를 갖고, 또래의 격려를 받고, 자신의 외모를 받아들이고, 전반적 가치감 등 긍정적 경험을 하고 감정의 개선을 가질 기회를 갖는 것이다(그림 32-1).

3. 남녀 성 차이와 정신의학

인간은 태아의 발생 시부터 유전자와 testosterone과 estrogen에 의해 남녀 간 차이를 가진다. 성인이 된 이후에도 신체구조는 물론 생리학적으로 차이가 난다. 예를 들면 월경, 폐경 같은 여성 특유의 성질로 남녀 간에 질병의 원인, 발생빈도, 증상경험(표현), 특히 약동학과 약력학에서의 차이에 의한 약물의 효과와 부작용 등에서 차이가 생겨난다. 지금까지 의학연구는 편의상 남성 중심으로 연구되었으며 동물실험에서도 수컷 중심의 연구 결과를 여성에게도 적용함으로써 많은 문제가 발생하였다. 여성을 연구대상으로 할 경우 월경주기나 폐경 같은 상황을 통제해야 하므로 비용이 더 들었다. 예를 들어 같은 용량의 약물에서도 여성들에게 심각한 부작용이 발생하였던 것이다. 대표적인 예가 thalidomide를 복용한 임신부들에서 phocomelia라는 기형아가 태어났던 사실이다. 따라서 1993년부터 3상 시험에서 연구대상에 여성과 소수인종의 사람들을 포함시키도록 하고 있다. (이제는 다른 일반적인 연구에서도 연구대상에 나이, 성, 인종 등을 통제해야 한다는 원리가 적용된다.) 그리고 남녀 간 차이 나는 결과를 보고하도록 하고 있다. 의사는 성에 따른 질병 원인에서의 차이, 증상에서의 차이, 검사 판독 기준에서의 차이, 치료방법에서의 차이 등을 숙지하고 있어야 한다. 이런 의학의 분야를 성차의학 또는 젠더의학이라 부른다.

정신의학에서도 오래전부터 남녀 간에 정신장애의 발병률이 다르다는 것을 알고 있었다. 20세기 초에는 히스테리 같은 노이로제는 여성의 병으로 생각하였다. 현재는 우울증, 불안장애, 알츠하이머병 등은 여성에 많고 물질사용장애는 남성에 많다는 것은 잘 알려져 있다. 또한 정신의학에서는 사회적 영향이 남자와 여자 간에 다르다는 점도 고려해야 한다. 예를 들면 여자들은 오랫동안 억압받았고, 그래서 정신장애에서의 원인과 증상경험(표현)이 남자와 달랐고, 치료받는 기회도 제한되었다.

성정체성 문제

최근에는 트랜스젠더*transgender*라는 특수한 상황까지 고려해야 한다. 예를 들면 본인은 남자라고 하지만 실제 여자인 환자에 대해, 의사는 신체검사 또는 약물의 용량과 부작용 출현 가능성 등 신체적으로는 여자로서 대해야 하며, 정신사회적으로는 남자로 대응해야 한다. 따라서 첫 면담 시 생물학적 성을 반드시 물어 확인해야 한다. 여자로서 또한 이런 성소수자는 성소수자 특유의 신체건강 및 정신건강 문제가 있을 뿐 아니라, 자타의 오해와 편견에 따라 의료접근성이 낮다는 것도 고려해야 한다. 정신과 의사는 이러한 성소수자 이슈에 대한 자신의 선입견을 해결하고 있어야 한다.

4. 기타

임상 각 과에서 특유의 문제들이 나타나 정신과 자문을 의뢰하는 수가 많다. 예를 들어 심장수술 후 섬망, 이식수술, 성형수술, 성전환수술을 위한 수술 전 평가, 분만과 관련된 정신장애, 인공장기(인공관절, 인공심장, 의치 등), 투석치료, 임종 등에서 전형적인 정신과적 문제들이 발생한다.

심혈관 정신의학*vascular psychiatry*

감정 내지 스트레스가 자율신경계, 내분비계, 면역계 기능을 통해 심혈관장애와 관련된다는 증거가 많고, 실제 정신장애와 심혈관장애가 공존하는 경우가 많다. 특히 분노는 catecholamine, 심근의 산소요구량, 관상동맥의 vasospasm, 혈소판 응고 등을 증가시켜, 급성 심근경색, 허혈성 및 출혈성 뇌졸중, 심실부정맥 등을 유발한다. 조현병이나 우울장애, 기타 여러 정신장애도 심장병이나 뇌졸중의 위험을 높인다. 항우울제, 기분안정제, 항정신병 약물 등의 복용도 심장병의 위험을 높인다. 조현병 환자에서 보는 높은 cardiometabolic risk는 병 자체뿐 아니라, 환자의 건강하지 않은 생활방식*lifestyle*, 항정신병 약물 복용 등이 합쳐진 결과로 보인다. 이처럼 심혈관의학과 정신의학 간의 학제 간 협동적 연구와 통합적 진료가 필요하다. 실제로 정신과 의사는 임상에서 심혈관장애를 가진 우울증, 인지장애 등 정신과 환자를 진료할 뿐 아니라, 심혈관장애 환자의 우울증, 섬망, 치매 등 정신상태 평가와 정신약물치료 등 자문에도 응하고 있다. 따라서 심혈관 정신의학이라는 전문분야가 필요한 것이다.

중환자실*intensive care unit; ICU*

중환자실의 환자는 죽음의 위협에 직면해 있으므로 정신적 고통이 심하다. 공포, 불안에 뒤따라 부인*denial*, 행동화*acting out*, 적개심, 과도한 요구, 의존심 등을 보인다. 그리고 나중에 우울, 절망을 보이기도 한다. 중환자실에서 발생하는 섬망, 환시, 환청, 이상한 행동 등 정신과적 증후군을 중환자실증후군*ICU syndrome* 또는 중환자실 정신병으로 부르기도 한다. 원인은 중환자실이란 특수한, 단조로운 그러나 시끄러운 환경에서의 감각박탈*sensory deprivation* 또는 감각과적*sensory overload*이다. 치료는 항불안제나 항정신병 약물 투여와 지지적 정신치료이다.

의사는 특수한 치료환경에서 일반병실로 옮긴다는 것이 환자에게 때로는 큰 정신적·신체적 스트레스가 될 수 있다는 점을 인식해야 한다. 예를 들어 관상혈관질환 중환자실*coronary care unit; CCU*에서 다른 병실로 옮길 때 환자는 자신의 심맥*cardiac rhythm*이 면밀히 감지될 수 없는 곳으로 이동하는 것에 대해 불안을 느낀다.

중환자실에서 퇴원한 환자는 퇴원 후 수개월 이내에 우울증, 불안장애, 기타 정신과적 장애가 발생할 위험이 있다.

간호사 등 치료팀이 받는 스트레스에 대해서도 도움이 필요하다.

혈액투석실*hemodialysis unit*

이곳은 만성 신부전 때문에 평생 동안 투석기계에 생명을 의존해야 하는 절망적 상태에 놓인 환자들이 있는 곳이다. 만성적이라는 점에서 급성 반응이 주로 나타나는 ICU와 다르기는 하나 투석실에서도 많은 적응문제가 야기된다. 역시 부정, 행동화, 퇴행, 과다한 의존심, 분노, 불안, 적개심, 우울, 자살기도, 섬망, 심지어 정신병적 흥분도 보인다. 정신과적 도움은 부정의 기제나 비현실적 기대 등에 대해 사전에 잘 준비시키는 것과, 치료가 시작되면 적응과정을 잘 도와주는 것이다. 투석실의 환경도 환자의 적응을 돕도록 디자인되어야 한다. 집단치료나 자조집단이 도움이 된다. 환자는 가정 투석*home dialysis*에 더 잘 적응한다.

혈액투석실에서 치료 중 또는 치료 직후 비평형 증후군*disequilibrium syndrome*이라고 부르는 증후군이 나타나기도 한다. 이는 투석에 따르는 대사장애 때문으로 보고 있다. 증상은 두통, 오심, 근육경련, 좌불안석이며, 때때로 지남력장애, 섬망, 경련 등이 나타난다.

투석치매*dialysis dementia*는 수년간 투석치료 후 발생하는 기억장애, 지적장애, dystonia, 경련 등을 보이는 치매상태이다. 원인은 미상이나, aluminium 중독이 원인이라는 견해가 있다.

수술

수술 후, 불안이나 우울은 물론 섬망이나 착란을 보이는 수도 많다. 수술 부위에 따라 적응양상이 다르다. 심장수술 후 문제가 심각한 수가 많은데, 약 25%가 섬망을 보인다. 자궁절제술 후 여성성*femininity*을 상실하였다는 느낌 때문에 우울해지는 수가 많다. 유방절제술 후에도 비슷하다. 그러나 유방, 안면 등의 미용성형수술 후에는 때때로 자존심의 호전과 더불어 잘 적응하기도 한다. 직장수술 후에 대개 수치감, 자의식 등 적응문제가 많다. 사지절단의 경우 환상지 현상이 나타난다. 뇌수술 후에는 부위에 따른 각종 뇌증후군이 나타난다. 전립선수술 후에는 성기능장애가 문제된다.

수술 후 적응에 병전 성격이 큰 영향을 미친다.

수술 후 감정반응을 강하게 부인하는 환자는 이를 표현하는 환자보다 수술의 예후가 나쁘거나 사망률이 높다. 반면 수술에 감정을 표현하고 긍정적인 태도를 보인 환자는 예후가 좋다. 환자에게 수술 전에 충분히 정보를 주고 교육하여, 수술 자체와 수술 후 결과에 대해 환자가 많이 알고 예기*anticipation*하도록 할 때 환자는 수술에 잘 적응한다. 가족에게도 같은 도움을 주는 것이 좋다.

장기이식

신장, 골수, 심장 등 장기이식수술은 복잡한 적응문제를 일으킨다. 이들은 장기간 큰 고통 속에서 죽음의 위협과 싸워 왔으므로 정서적 문제가 이미 심각한 상태에 있다. 이에 더하여 이식수술을 앞두고 누가 장기를 제공할 것인가, 이식된 장기가 제대로 살아남을 것인가, 다른 사람의 장기, 특히 죽은 사람의 장기를 이식받은 자신의 모습이 어떨지, 또한 자아상의 혼란을 어떻게 극복할 것인가 등이 환자의 고민이다. 환자의 가족도 장기제공을 누가 할 것인가 하는 문제 때문에 큰 갈등에 빠진다. 이럴 때 가족 내에 긴장이 높아지고 죄책감, 분노, 적개심 등이 나타난다.

HIV/AIDS psychiatry

이는 Human immunodeficiency virus(HIV) 감염과 그에 의한 후천성면역결핍증AIDS에 관련된 정신장애의 원인과 치료에 대한 연구이다. 연구에 의하면 HIV는 감염과 더불어 직접 뇌에 영향을 미쳐 치매, 기분장애, 통증 등을 야기한다. 동시에 발병에 관련된 정신적 스트레스도 급성 감정적 고통, 불안과 공포, 우울증 등을 야기한다. 또한 항HIV 약물들도 정신과적 부작용을 야기한다. 선진국에서는 이러한 문제가 많기 때문에 이를 연구하고 치료하고 전문가를 교육하기 위한 전문분야가 발달하고 있다.

정신의학과 생식의학reproductive medicine

이는 성sex, 월경 관련 장애, 임신, 출산, 양육, 유산, 피임, 폐경, 여성 특유의 사회적 문제 등을 다루는 정신의학의 한 분야를 의미한다. 산부인과와의 협력이 필요하다.

유산 및 피임: 생식기능의 박탈은 무의식적으로 심각한 문제를 야기한다. 후유증으로 수치, 우울, 부적절감, 죄책감, 적개심이 나타날 수 있다. 특히 자식이 없거나 결혼생활이 불만스런 여성에게 많이 나타난다. 그리하여 유산, 정관수술이나 난관결찰술 등의 불임시술 및 자궁적출수술hysterectomy 등을 결정할 때 정신과 의사가 참여하는 경우가 많아지고 있다. 피임방법의 결정에는 신체적·종교적·사회적 요인이 관여되나 특히 부부관계의 역동이 결정적이다(제22장 성과 성 관련 장애 참조).

Ⅳ. 말기 환자 및 죽음의 문제

1. 말기 환자 돌봄

정신과 의사는 죽음을 앞둔 말기 환자 돌봄care에도 중요한 역할을 하는 수가 많아지고 있다. 특히 암 환자는 통증과 각종 신체적 불편으로 삶의 질이 매우 낮아져 있고, 정신건강 면에서도 죽음의 공포, 불안, 우울증, 자살생각, 그리고 뇌기능의 점진적 장애에 따라 섬망과 혼동confusion 등이 겹쳐 나타난다. 기존에 정신장애가 있었다면 그 증상들이 악화한다. 드물게 특이한 증상들이 나타날 수 있는데, 예를 들면 주삿바늘에 대한 공포증, 위축enclosure 같은 것들이다. 종교적 신앙심이 깊거나 사후세계에 대한 믿음이 있으면, 말기에도 건강한 정신상태를 유지하는 데 도움이 되는 경우가 자주 발견된다.

완화치료palliative treatment: 전문가들은 말기 암 환자에게 통증의 관리는 다양한 방식을 통해 '공격적'으로 하라고 추천한다. 이때 진통제의 투여를 환자 자신의 손에 맡기는 self-administration이 효과적이라 한다. 통증제거를 위해 필요하면 수술적 방법도 사용한다. 불안, 우울, 불면증 같은 정신증상들에서는 항불안제나 항우울제, 항정신병 약물들을 사용한다. 그리고 말기 특유의 신체장애인 오심, 구토, 설사, 변비, 식욕부진, 호흡장애, 피부소양증, 구강 내 궤양, 욕창, 요실금 등에 대해서도 필요한 내과적 및 외과적 치료를 한다. 오심과 구토의 완화를 위해 tetrahydrocannabinol을 사용하는 것이 제안되고 있다. 말기에 즈음하여 삶의 질을 위해 각종 소란한 모니터들과 산소공급기, 주사기 등 생명유지장치들을 제거하고, 중환자실을 떠나 조용한 사적인 방으로 옮겨 가족과 함께 머물게 할 수도 있다. 이런 조처에 대해 환자는 물론 가족들도 힘들어한다. (그래서 도로 중환자실이 선택되기도 한다.) 이 경우 의사는 이런 이동이 포기가 아니라 적극적 과정임을 설명한다. 이 과정을 원활하게 진행시키기 위해 정신과 자문이 의뢰되기도 한다.

말기 환자들과 가족들은 대체의학alternative medicine에서 도움을 구하기도 하는데, 비록 병의 경과를 호전시킨다는 과학적 근거는 없으나, 환자들은 위기를 극복하는 데 힘을 얻기도 한다.

호스피스hospice

이는 죽음을 앞둔 환자를 신체적·정신적으로 (또한 영적으로) 편안하게 해주고 통증과 증상의 고통을 완화시켜 주고 죽음을 위엄 있게 맞도록 돌보는care 것이다. 병원, 요양원 또는 가정에서 이루어진다.

전통적으로 호스피스는 11세기 이래 기독교에서 말기 환자와 외상 입은 사람, 죽음을 앞둔 사람, 순례자 등을 돌보는 체제였다. 현대적인 호스피스는 1960년대 C. Saunders에 의해 창시되었다. 환자뿐만 아니라 가족이 위기를 잘 극복하도록 돕는다. 대개 의사, 간호사, 정신건강전문가, 자원봉사자, 성직자들이 팀이 되어 프로그램을 운영한다.

완화치료가 주가 되지만, 환자의 요청에 따라 curative treatment를 병용하기도 한다.

영적 이슈spiritual issues

삶의 말기에 대한 의학적 대처에서, 의료진들은 영성이 환자와 가족, 의료진 자신들에게 중요한 영향을 미친다는 것을 알기 시작하였다. 즉 종교와 신앙이 성숙하고 적극적인 대응방법 coping method이라는 것을 인식하게 되었다. 따라서 정신과 의사는 말기 환자의 평가에서 환자의 영성 또는 종교적 신념에 대해 평가하고, 환자들이 위기를 극복하는 데 있어 의사 자신의 신념을 미루고 겸손하게, 환자의 영성과 신앙을 의료와 통합함으로써 환자가 최대의 평안함을 얻도록 해야 한다. 당연히 의사는 성직자와 협력할 수 있어야 한다. 최근 영성과 정신-신체 간의 interface가 하나의 중요한 연구영역이 되고 있다.

2. 죽음death and dying

죽음death 및 죽어감dying은 모든 인간에게 필연적이며 두려움의 대상이다. 죽음은 생명기능vital function이 소멸된 상태이고, 죽어감은 생명기능을 잃어 가는 과정이라 할 수 있다. 이는 출생에서 죽음까지의 삶의 발달에서, 최종적으로 의미를 부여하는 단계이다. 죽음은 인생주기의 마지막 단계에서 결실로서 맞아들일 수도 있고, 절망과 공포로 대할 수도 있다. 소위 좋은 죽음good death은 죽음의 단계에서 본인은 물론 가족과 돌보는 이들에게 고통이 없는, 명예롭고 품위 있는 죽음이다. 그 반대는 소위 나쁜 죽음bad death이 된다. 의사는 질병을 고치려고 하지만 또한 피할 수 없는 죽음을 앞둔 환자를 도울 수 있어야 한다.

Elisabeth Kübler-Ross에 의하면 노화로든 질병으로든 죽음에 임박하면 다음과 같은 단계적 적응과정을 보인다고 한다.
1단계 충격shock과 부정denial : 죽음이 통고되었을 때 환자는 충격을 받고 믿으려 하지 않는다. 오진이 아닌가, 무언가 잘못되었을 것이라고 생각한다. 어떤 환자는 마지막까지 이 단계에 머물러 있을 수도 있다.
2단계 분노anger : 환자는 죽음을 확인하며 분노하고 좌절한다. "왜 내가?" 하는 반응을 보인다. 신과 운명을 저주하고 가족, 친구, 의사, 병원에 대해서도 화를 낸다.
3단계 타협bargaining : 의사, 가족, 그리고 신과 타협하려 한다. 내가 어떻게 하면 죽지 않을까 하여 종교기관에 헌금을 하거나 마음속으로 약속을 하거나 한다.
4단계 우울depression : 환자는 결국 절망하고 우울해한다. 위축되고 정신운동이 감퇴된다. 자살도 고려한다.
5단계 수용acceptance : 환자는 죽음을 피할 수 없음을 알고 이를 받아들인다. 용기 있게 죽음과 사후의 일에 대해 관계자와 솔직히 토론하고 대책을 세운다. 이때 종교적 신앙이 도움이 된다.

사실 통고하기

죽음을 맞는 환자들은 한편으로는 진실을 알고 싶어 하는 반면 다른 한편으로는 자신의 죽음에 대해 알기를 꺼린다. 이들에게 죽음이 임박하였다는 사실을 통고해야 하느냐 아니냐는 개인이 처하고 있는 정신적인 면, 즉 질병에 대한 인식과 자신의 죽음을 인정할 능력 여부 및 안정감 등을 고려해서 결정해야 한다. 어떤 환자는 자신이 죽게 된다는 것을 알면 우울, 분노 등으로 자신과 주위 사람들을 불편하게 하는 반면, 어떤 환자는 죽음을 앞두고 자신의 인생을 정리하고 주위 사람들과의 감정적인 문제 및 실제적인 문제들을 처리할 수 있는 시간을 원한다.

3. 의사의 의무

의사의 의무는 죽음에 임박한 환자에게 사랑이 넘치는 지속적인 관심과 지지를 베푸는 것이다. 무엇보다 환자의 삶의 질을 유지하고, 불안과 우울증 같은 정신증상, 그리고 통증과 신체증상을 완화하는 것이다. 이때 의사소통기술communication skill이 중요하다. 정기적으로 환자를 방문하고, 마주 보며, 환자의 말에 귀를 기울이고, 피부를 접촉하는 것이다. 이때 의사는 자신이 가지고 있는 죽음에 대한 공포와 갈등을 이해하고 극복하고 있어야 한다. 무엇보다 환자에게 정직하게 대함으로써 환자의 신임을 얻어야 한다. 환자에게 죽음을 통보하는 문제도 받아들일 환자의 인격 수준에 따라 신중히 결정해야 한다. 특히 죽음의 불안에 대해서는, 의사는 환자가 구사하고 있는 방어기제와 대응전략을 살피고 특히 죽음의 불안을 유발하는 요인을 확인하여 방어기제와 대응전략을 지원함으로써 불안에 직면하도록 도울 수 있다.

가족들도 사랑하는 사람의 죽음에 임박하여 갈등에 빠진다. 흔히 환자에게 고통을 주지 않겠다는 의미에서 환자의 죽음을 내색하지 않으려 하기 때문에 무거운 침묵 속에서 긴장이 높아 간다. 의사는 그런 환자의 가족도 돌보아야 한다. 정신과 의사는 그들 사이에 추억, 사랑, 감사가 담긴 이별이 되게 도움을 줄 수 있다.

또한 기계에 생명을 의존하고 있는 경우, 환자나 가족이 기계를 제거하고자 할 때 이를 결정하는 문제는 의사에게 큰 법적·윤리적 문제를 야기한다. 또한 환자나 보호자에게 미리 DNR(do not resuscitation)이라는 문서에 서명을 받아 두어야 하는가 하는 윤리적 문제도 있다.

안락사euthanasia **및 의사조력 자살**physician-assisted suicide**과 윤리 문제**

이는 노인이나 암과 같은 불치병이나 통증이 심한 말기 환자에 대한 의료 또는 호스피스 과정에서, 통증관리, 완화치료, 삶의 질 등을 고려하는 과정에서 언급되기 시작하였다. 여기에는 경제문제, 노화, 인종주의, 윤리 등의 이슈가 복합적으로 작용하고 있다.

안락사: 다른 사람의 죽음을 동정심으로 허용하고 격려해 주고 시행해 주는 것이다. 이는 당사자의 고통을 줄여 주고, 위엄을 유지해 준다고 보고, 죽음의 과정을 단축해 주는 것이다. 이는 자발적일 수도 있고, 타인에 의한 결정일 수도 있다. 본인이 결정한다 할 때, 판단력이 정상임이 인정되어야 한다. 수동적 방식은 생명을 살리고 연장하는 노력을 중단하는 것이고, 적극적 방식은 환자의 소원에 따라 의사가 신중하게 조력하여 죽음에 이르게 하는 것이다.

의사조력 자살: 이는 더 적극적인 안락사로서 더 큰 윤리적 논란을 일으키고 있다. 옹호자들은 이 역시, 죽음의 주체로서 환자의 자율성을 존중해야 한다고 말한다. 옹호자들은 의사는 환자에게 자살방법을 알려 주고, 치명적인 약물이나 도구를 제공해야 한다고 말한다.

그러나 안락사나 의사조력 자살은 일반적인 생명윤리뿐 아니라 "무엇보다 해를 끼치지 말아야 한다"는 의료윤리를 위반하는 것임을 주장하는 의사들도 있다.

V. 자문조정 정신의학

1. 개념

자문조정 정신의학consultation-liaison psychiatry은 종합병원에 정신건강의학과가 생겨, 여러 다른 임상 분야 간의 협조관계가 형성됨에 따라 발달되었다. 현재 자문조정 정신의학은 사회복지기관, 학교, 교도소, 산업기관, 지역사회 등 비의학적인 곳에까지 확대되고 있다. 이제 자문조정 정신의학은 정신과 의사가 타 과 의사들을 비롯하여 정신보건 전문요원들과 더불어 공동으로 수행하는 임상활동, 관련된 교육 및 연구 활동 등을 총괄하는 임상정신의학의 한 분야라 할 수 있다.

자문consultation: 타 과 의사가 자신이 진료하는 환자에 대해 정신과적 평가 및 치료를 정신과 의사에게 의뢰함에 따라 정신과 의사가 이에 응하는 행위로, 일회적이며 일방적인 의미가 내포되어 있다.

조정liaison: 환자의 전인적인 건강관리를 위해 정신과 의

사가 타 과 의사나 기타 전문가들과 지속적인 상호협조관계를 유지하면서 공동의 노력을 기울이는 것을 의미한다. 동시에 정신과 의사는 환자와 치료팀 구성원(타 과 의사, 간호사 등) 또는 가족이나 관련된 사회체제 상호 간에 일어나는 문제들을 중재, 조정해 줌으로써 그들 간의 의사소통과 협조를 유지시키고 갈등을 완화시켜 주는 역할도 담당한다. 어떤 경우에는 환자 가족이나 의료진에 대해서도 정서적 지지support를 제공한다. 정신과 의사는 좋은 정신치료자, 교사, 박식한 일반 의사의 역할도 해야 한다.

자문조정 정신의학의 의의

최근 의학의 전문화 추세는 의사들을 단순한 기술자로 만들어 환자의 개인적·정신적인 면이 무시됨으로써 환자를 인간으로서보다는 질병 자체만으로 다루려는 비인간화 경향을 심화시켰다. 반면 정신과 의사는 신체적인 면은 소홀히 하고 정신과적 문제에만 관심을 갖게 될 우려가 커져 왔다. 이렇게 정신건강의학과 다른 의학 분야가 양극화 현상을 빚음으로써 양자 간에 의사소통이 어려워지고 포괄적이고 전인적인 환자치료가 불가능해졌다. 양자 간의 의사소통을 돕고 전체 치료를 통합하기 위해 자문조정 정신의학이 필요하게 되었다.

이로써 ① 환자들에 대한 종합적 또는 전인적인 치료, 즉 생물정신사회적 접근bio-psycho-social approach이 가능하게 된다. ② 자문 의뢰는 환자들의 정신과적 문제에 대한 인식능력을 높여 문제가 더 심각해지지 않게끔 조기 개입과 예방이 가능하게 된다. ③ 정신과적 문제를 해소함으로써 의료시설 및 각종 검사의 이용 감소와 입원기간의 단축으로 의료비를 절약할 수 있다. ④ 정신과와 일반의학을 연결·조정함으로써 치료 순응도를 높인다. ⑤ 의학의 전문화에 따른 의료의 비인간화를 예방할 수 있다. ⑥ 정신건강의학과와 타 과 간의 의사소통이 증대될 수 있다. ⑦ 일반인들의 정신건강의학과에 대한 인식을 개선시킬 수 있다.

이 분야의 발달은 환자들의 치료에 있어서 질적 변화를 일으켰음은 물론, 정신의학이 일반의학과 지역사회로부터 고립되는 것을 극복케 하고, 행동과학이라는 새로운 학문이 발달될 수 있는 계기도 만들었다.

문제점: 이 분야의 중요성에도 불구하고 실제로는 정신과 자문이 잘 활용되지 않고 있다는 것이 문제이다. 그 이유는 환자들의 정신과에 대한 인식 부족, 사회적 편견, 타 과 의사들의 정신과에 대한 무지와 편견, 자문 결과에 대한 회의, 피해적인 사고와 환자의 저항에 대한 우려, 정신과 의사 자신들의 부정적 견해, 정신과 의사와 타 과 의사들의 제한된 접촉 등 때문인 것으로 알려져 있다.

정신의학적 자문조정의 대상

종합병원에서 임상 각 과에서 발견되는, 앞서 말한 바, 정신신체적 및 신체정신적 문제들이 자문조정의 대상이 된다. 대개 의학적(신체적) 근거가 없는 증상들에 대해 정신과 의사에게 자문을 구한다.

흔히 보는 자문조정 대상 문제들

① 명백한 정신장애: 자살시도, 우울, 격정, 환각, 망상, 수면장애, 지적 기능장애 등이 흔하다.

② 기질적으로 확실히 설명될 수 없는 신체증상: 신체질환과 비슷한 양상을 보이는 정신장애로는 우울증이 가장 흔하고, 이밖에 신체형장애, 불안장애, 인위성 장애, 꾀병 등이 있다.

③ 기질적 정신장애: 내외과적인 질병을 가진 환자들이 나타내는 정신장애들이다.

④ 비정상적인 질병행동: 여기에는 치료방침에 대한 불순응, 의사에 대한 과도한 의존, 병에 대한 부정, 자살위협 및 자살시도, 적대적이고 난폭한 행동 등이 포함된다.

⑤ 습관적 행동의 변화: 신체질환으로 인해 식사, 수면 등 습관적 행동에 변화가 일어날 수 있다.

이런 행동에 관련된 정신과적 병력, 향정신성 약물에 관한 질문에 대해서도 자문이 필요할 수 있다.

때때로 정신과 의사는 특정 환자에 대한 치료방법을 결정할 때 이를 감당할 환자의 정신능력에 대한 감정을 요구받을 수 있다.

입원의 경우: 위의 여러 가지 정신적 반응과 더불어, 특히 낯선 환경과 의료기구나 검사과정에 대한 불안, 친숙한 사람들(가족)과 상황으로부터의 분리, 의존(병원 자체, 의사, 기타 의료팀에 대한 의존)과 통제받음에 대한 갈등문제 등이 나타난다. 환자는 성인으로서 협조할 수도 있지만, 소아상태로 퇴행하든지 피해의식을 가지고 저항하기도 한다.

응급실에서의 자문조정: 자살, 우울증, 격정*agitation*, 환각, 불면증, 혼동상태 등에 대해 정신과적 자문이 필요하다(제33장 응급 및 재난 정신의학 참조).

치료 순응*compliance*: 치료에 비협조적인 환자에 대한 의뢰에서 정신과 의사는 우선 담당 의사나 병원에 대한 불만 때문이 아닌가 살피고, 그다음 피해의식, 망상 같은 정신과적 장애 때문인지를 평가한다. 치료 순응도는 일반적인 인구학적 특성, 인격 특성 및 정신병리, 지적 능력, 신체적 능력, 경제적·정신사회적 자원, 문화적 특성 및 건강에 대한 개념 등에 의해 좌우되나, 대개 환자-의사 관계에 따른 감정적 반응에 좌우되는 경우가 많다.

소아의 신체질환에 대한 이차적 심리반응: 건강하던 소아가 신체질환에 걸리면 이에 대한 이차적 반응으로 불안, 우울, 일시적 유뇨, 의존심, 화를 잘 내고 다투는 등의 여러 가지 정서, 행동 장애가 나타난다. 이러한 정신적 반응의 양상은 소아의 발달단계, 지금까지의 적응능력, 신체질환이 소아와 부모에게 주는 의미, 지금까지의 모자관계 등에 따라 좌우된다.

대체로 소아의 급성 질병은 적응장애를 야기한다. 즉 갑자기 병에 걸리거나 부상을 입으면 학령전기 소아는 퇴행하여 일시적 유뇨, 엄지손가락 빨기*thumb sucking*, 분노발작을 보인다. 학령기 소아 및 청소년기에서는 공격적 행동, 불안, 우울, 수면장애, 히스테리 증상이 나타난다. 한편 당뇨병, 심장질환, 신부전 등 만성 질환에 걸리면 퇴행, 부인, 불안, 우울, 전환반응, 건강염려증 등 다양한 정신증상이 나타난다. 또한 만성 질환은 인격발달에 지대한 영향을 주어 의존적이고 자립심이 부족하고 매사에 불안해하며 소극적인 인격으로 발달하게 한다.

소아가 입원하는 경우에는 부모와 이별하게 되므로 이에 대한 이차적 반응이 나타난다. 즉 일종의 이별반응*separation reaction*, 분리불안장애로 부모와 떨어지지 않으려고 불안, 초조해하며 울고 반항하다가 결국은 우울해진다. 이런 상황이 장기화되면 무감각해진다.

2. 치료

치료팀의 구성

자문조정 정신의학 분야가 지속적이고 효율적으로 기능하고 운영되도록 하기 위해서는 팀*team*으로 일하는 것이 바람직하다. 대개 정신과 의사, 간호사, 사회복지사, 임상심리사들로 구성된다. 또한 정신과 의사가 특정 임상 분야, 특수병동 및 클리닉(예: 중환자실, 암센터, 혈액투석실, 재활의학 등)에 팀의 일원으로 참여하는 것도 바람직하다.

최근 세계 일각에서는 가까운 위치에 정신과 의사가 없는 경우, 종합병원 응급실에 온 정신과 환자에 대해 전화나 화상회의 등 teleconference를 통한 telepsychiatric service(원격 정신과 서비스)가 시도되고 있다.

평가와 진단

일반 정신의학적 평가와 다를 바 없다. 진단은 단지 신체증상을 일으키는 기질적 장애 및 정신적 장애를 밝혀내는 것뿐만 아니라, 환자의 인격적 특징을 기술하고, 질병에 대한 인지적 및 감정적 반응, 환자의 방어*defense*와 대응전략*coping strategies*을 밝혀내고, 환자의 상태, 가족관계, 사회적·경제적 및 환경적 요인 등 잠재적 자원과 능력을 포괄적으로 평가하는 것을 의미한다. 이런 평가는 환자의 전체 치료계획의 기초가 된다.

정신과 자문 환자들에 대한 치료의 형태는 위기개입*crisis intervention*, 개인정신치료, 집단정신치료, 부부치료, 가족치료, 행동치료, 향정신성 약물치료 등이다. 치료 형태의 선택은 단기간과 장기간으로 구분되며, 환자의 요구*need*, 질병상태, 환자의 대응능력, 치료개입 환경 등에 따라 좌우된다. 보통 자문조정 정신과 의사는 위기개입 같은 한정된 기간 내의 치료를 제공해 준다.

신체정신장애의 치료에 있어 중요한 것은 질병 자체보다는 '환자'의 전체적인 상황이 치료의 대상이 된다는 점이다. 자문조정 정신과 의사들의 치료기술은 대개 지지적이고 현실 중심의 문제들을 해결하는 데 초점을 두고 가능한 한 많은 사회적 지지를 동원하는 것이다.

의학적 치료와 정신사회적 치료를 같이 할 수 있는 적절한 시기를 잃으면 심한 합병증이 초래될 수도 있으므로 치료 초기부터 정신과적 개입이 필요한 경우가 많다. 그 실제적인 방법은 정신과 의사의 자문consultation 활동에 의해 이루어진다.

정신신체장애의 치료에서는 정신치료와 의학적 치료가 병행되어야 하지만, 대체로 정신적인 것보다는 신체적인 것이 더 강조되고 중요시되어야 한다. 즉 내과적 및 외과적 치료가 우선되어야 할 때가 많다. 그러나 의사는 많은 경우, 신체장애도 감정적 요인이 관련되어 발생한다는 사실을 잘 인식해야 한다. 즉, 분노, 미움, 죄의식, 우울, 불안 등이 주원인이지만, 겉으로 드러나는 증상은 신체적인 경우가 많기 때문이다.

신체적 고통에 의한 이차적 감정반응 문제에 대한 정신의학적 자문에 있어, 정신과 의사는 충분한 시간을 가지고 좋은 환자-의사 관계를 맺고, 잘 설명하고, 기계적인 투약이나 처치가 아닌 가족과 같은 따뜻하고 이해심 있는 태도를 보이며, 환자의 기분 등 모든 면에 관심을 갖도록 노력한다.

정신과 의사가 지지적 정신치료와 환경조절, 때로는 인격의 재구성까지 적극적인 노력을 해서 치료에 성공하는 경우가 많다. 그러나 내면의 문제를 밝히려는 통찰치료는 불안과 우울을 일시적으로 상승시킬 수 있어 어떤 환자들에서는 오히려 신체증상의 악화로 퇴행할 수 있고, 심지어 정신장애, 특히 망상성 정신병이 유발될 수도 있다.

장기간의 치료가 요구되는 환자들은 정신과로 전과transfer하거나, 퇴원 후 정신과 외래클리닉을 이용하거나, 다른 정신치료자들에게 의뢰한다.

정신과 자문의는 중환자실이나 신장투석센터 같은 특수기관에서 의사나 간호사들이 느끼는 스트레스에 대해 적절한 해결책과 정신적인 지지를 제공할 수 있다.

환자 가족에 대한 자문치료도 환자의 신체증상의 악화를 막고 이차적 이득의 추구를 감소시키기 위해 필요하다.

환자들의 자조집단self-help group도 도움이 되는 수가 많다.

3. 자문조정의 과정

정신과 자문에서 사용되는 기본전략은 다음과 같다. ① 환자가 일차적 관심 대상이 되는 환자 중심의 접근, ② 자문의뢰의의 자문 동기와 기대가 일차적 관심 대상이 되는 자문의뢰의 중심의 접근, ③ 치료팀에 관련된 사람들 간의 갈등 등 대인관계를 고려하는 상황 중심의 접근, ④ 환자와는 상관없이 자문의가 전문가적인 조언을 제공해 주는 접근 등이 있다.

자문의뢰의consultee의 역할

우선 환자를 정신과에 자문의뢰하기 전에 자문의뢰의가 환자에게 미리 정신과 자문의 필요성을 충분히 설명하고, 때로는 환자에게도 정신과의 기능 및 역할에 관해서도 설명해 주는 것이 좋다. 이것은 환자의 정신과에 대한 저항을 완화시키는 데 도움이 된다. 다음에 자문의뢰의는 자문의에게 전화나 구두로 또는 환자 병록지에 자문의뢰서를 작성하여 자문을 요청한다. 이때 정신과 자문의 이유를 구체적이고 분명하게 기술하도록 한다.

자문의consultant의 역할과 자문과정

자문에 응할 때 정신과 의사가 가장 먼저 해야 할 일은 자문을 원하는 의사나 부서의 의도가 무엇인지를 정확하게 파악하는 것이다. 자문 실패는 자문을 원하는 상대의 기본적 요구에 대한 답변을 제대로 하지 못하기 때문이다. 또한 자문의는 환자에게 자문이 있을 것이라고 미리 통고하였는지를 확인하고 그에 대한 환자의 반응을 안 후 자문에 임하는 것이 바람직하다.

다음으로 자문의는 입원 환자의 병록지를 전반적으로 훑어본다. 특히 환자가 복용하는 약물을 알아본다. 간호사와 토의하여 환자들의 병실생활에 관한 정보를 얻는다. 가족들과의 토의도 자문의에게 환자의 사회적·경제적 및 직업상태 등에 관해 알려 주어 환자의 증상을 이해하는 데 도움을 줄 수 있다.

자문의는 환자와 면담을 시작할 때 자신이 정신과 의사라는 것을 명확히 밝히고 정신과 의사와 면담하는 것에 대한 환자의 느낌을 들어본다. 정신분석에서 치료자가 수동적 태도를 취하는 것과는 달리, 정신과 자문에서는 자문의가 능동적으로 질문을 던진다.

자문의는 자문 요청에 신속하게 반응하여 자문 요청 당일 또는 늦어도 2일 이내에 자문 결과 보고를 완료하도록 한다. 자문의는 때때로 자신이 제안한 충고가 거부되는 것도 받아들여야 한다.

자문기록의 요령

자문기록은 간명해야 한다. 우선 자문의의 성명, 면담한 날짜와 시간, 정보 제공자를 기록한다. 환자의 과거력과 자문 요청된 특수한 문제에 관한 정보도 언급한다. 정신상태검사 결과는 객관적으로 자세히 기록한다. 임시적 진단 및 감별진단을 기록한다.

가장 중요한 것은 결국 자문의의 권고사항이다. 이는 구체적으로 기록해야 한다. 예를 들면, 환자의 어떤 상태에 대해 어떤 평가를 해야 하는지, 표적증상target symptom, 특정검사, 약물 사용방법 및 가능한 부작용 등을 자세하게 언급해야 한다. 그러나 정신과로의 전과에 대한 권고는 가급적 피하도록 한다. 그 이유는, 자칫하면 자문의뢰의에게 환자를 빼앗긴다는 피해의식을 줄 수 있고 이로 인해 자문의와의 의사소통에 장애가 일어날 수 있기 때문이다.

자문의의 추적평가follow-up는 필수적이다. 이를 통해 환자, 자문의뢰의, 자문의가 첫 권고사항들의 영향을 평가하고 환자의 상태에 맞도록 권고사항들을 적절하게 변경할 수 있다.

4. 기타

교육

자문조정 정신과 의사는 의대 학생, 전공의, 타 과 의사, 간호사, 사회복지사 등을 대상으로 면담 기술 및 방법, 종합적인 진단 및 치료에 대한 접근, 성격평가, 약물의 적절한 사용 및 단기 정신치료, 의사와 환자 관계의 분석 등에 관해 교육을 시행한다. 특히 의대 학생들은 장래 자문의뢰의가 될 수 있으므로 이들에 대한 교육은 매우 중요하다. 교육내용은 자문의뢰의로서 어떤 문제를 자문 의뢰할 것인가를 인지하고, 정신과 의사의 권고사항에 대해 어떻게 대응할지에 관해 공부하는 것이다.

정신과 수련의들도 자문조정 정신의학을 일정 기간 경험해야 한다. 특히 제한된 시간 내에 정신과적 지식과 치료를 환자들에게 적용하는 것을 배우도록 한다. 이 밖에 타 과 의사를 비롯한 다른 분야의 사람들과 의사소통하고 협력하는 방법을 배우도록 한다.

연구

자문조정 정신의학에서의 연구는 크게 자문조정 과정과 건강행동에 관한 연구로 구분된다. 타 과 의사와의 공동연구는 유대를 강화하면서 교육 목적까지 달성할 수 있는 좋은 방법이다.

정신신체의학에 관한 연구는 광범위하다. 질병 발생의 정신사회적 선행인자, 신체적·정신적 및 사회적 변수들 간의 상호작용, 질병에 대한 정신적 반응과 치료, 대응전략, 죽음에 대한 정신적 반응과 죽음의 과정, 섬망, 과호흡증후군 등 정신신체장애의 정신생리학, 새로운 의학적 기술의 정신과적 측면, 병원환경이 환자의 정신상태에 미치는 영향, 자문 과정 및 결과, 그리고 궁극적으로 정신과 신체(뇌) 사이의 interface연구 등이 포함된다.

참고문헌

고경봉(1987): 정신과 자문환자의 정신과에 대한 인식 및 수용도. 신경정신의학 26:130~137.

고경봉(2015): 정신신체의학 및 자문조정 정신의학. 민성길(편), 최신정신의학(제6판). 서울, 일조각, pp.740~763.

고경봉, 민성혜, 민성길(1988): 10년간 정신과 자문의 변화양상. 신경정신의학 27:23~30.

민성길(1982): 정신과 자문에 있어 자문의견의 반영도. 신경정신의학 21:650~656.

민성길, 김정희, 안동원 등(1979): 복강경 불임술에 대한 정신의학적 연구. 대한산부인과학회지 22:119~127.

박종철(1975): 한국에서의 정신의학—의료계내에서의 정신과 진료. 신경정신의학 14:502~504.

조두영(1985): 임상행동과학—종합병원 정신의학. 서울, 일조각.

Alexander F(1950): Psychosomatic medicine, its principles and applications. WW Norton, New York.

American Psychiatric Association.(2022): Diagnostic and statistical manual of mental disorders. 5th ed. Text-revised. Washington D.C.

Boland R, Verduin ML(2022): Kaplan and Sadock's Synopsis of psychiatry. 12th ed. Wolters Kluwer, Philadelphia.

Cohen-Cole SA, Pincus HA, Stoudemire A, et al(1986): Recent research development in consultation-liaison psychiatry. Gen Hosp Psychiatry 8:316~327.

Editorial(2016): Sex and gender in psychiatry. The Lancet Psychiatry 3:999.

Engel GL(1977): The need for a new medical model: A challenge for biomedicine. Science 196:129~136.

Hackett TP, Cassem NH(1978): Handbook of general hospital psychiatry. The CV Mosby Company, St. Louis.

Karasu TB(1979): Psychotherapy of the medically ill. Am J Psychiatry 136:1~11.

Koh KB, Lee Y, Beyn KM, et al(2012): Effects of high and low stress on proinflammatory and antiinflammatory cytokines. Psychophysiology 49:1290~1297.

Lipowski ZJ(1985): Psychosomatic medicine and liaison psychiatry. Plenum Medical Book Co, New York & London.

Meyer F, Ehrlich M, Peteet J(2009): Psycho-Oncology: A Review for the General Psychiatrist. FOCUS 7:317~331.

Min SK, Kim KH, Shin JH(1984): Psychiatric aspects of

hemodialysis and kidney transplantation. Yonsei Med J 25:122~132.

Selye H(1946): The general adaptation syndrome and the disease of adaptation. J Clin Endocrinol Metab 6:117~230.

Steinberg H, Torem M, Saravay SM(1980): An analysis of physician resistance to psychiatric consultations. Arch Gen Psychiatry 37:1007~1012.

Wunsch H, Christiansen CF, Johansen MB, et al(2014): Psychiatric Diagnoses and Psychoactive Medication Use Among Nonsurgical Critically Ill Patients Receiving Mechanical Ventilation. JAMA 311:1133~1142.

33

응급 및 재난 정신의학 Emergency and Disaster Psychiatry

Ⅰ. 응급정신의학

1. 개념

응급정신의학emergency psychiatry은 정신과적 응급psychiatric emergency 상황에 대한 연구이다. 정신과적 응급이란 자신의 생명을 위태롭게 하거나(자살), 다른 사람의 생명을 위태롭게 하거나(폭력), 생명의 위협을 받았거나(재난, 사고, 강간 등), 또는 여러 질병(뇌장애, 정신병, 급성 불안, PTSD, 물질남용 등)으로, 환자가 급성으로 극도의 흥분이나 혼란, 환각, 공황을 경험하여 즉각적인 처치가 필요할 때이다. 보다 덜 극적인 상황, 예를 들어 사랑하는 사람의 죽음, 결혼의 위기, 직장상실, 법위반, AIDS나 암 같은 심각한 질병을 가졌다는 진단을 받음 등 대응coping에 어려움이 있을 때도 포함된다. 사회에 점차 폭력, 자살, 정신혼돈상태, 물질남용, 노인문제, 노숙자문제 등이 증가하고 있기 때문에 정신과적 응급치료능력은 정신과 의사뿐 아니라 모든 의사에게 요구되고 있다. 최근에는 그 개념이 넓어져, 대형 재난disaster(전투, 자연재해, 테러, 급성 대형 전염병 등)이 생겼을 때 피해자나 이를 목격하는 사람들이 겪는 정신적인 위기도 응급정신의학에 포함한다.

역학

정신과적 문제로 응급실을 찾는 환자의 남녀 비율은 비슷하다. 결혼한 사람보다 독신자에게 약간 더 많다. 미국의 경우 정신과적 응급상태의 20%가 자살 관련이고 10%가 폭력 관련이라 하며, 진단적으로는 기분장애, 조현병, 알코올의존 등이 가장 많고, 결국 40% 정도가 입원하게 된다고 한다. 대부분의 환자는 밤중에 내원한다. 주중 또는 1년 중 특별히 많이 내원하는 날이나 달 또는 계절은 따로 없다. 즉 만월일 때나 크리스마스 같은 특정한 날에 자살이 증가한다는 증거는 없다.

2. 응급 환자를 대하는 의사의 자세

시간이 제한된다는 점 이외에는 일반 정신과적 면담과 크게 다르지 않다(본 장, Ⅱ-3. 치료 참조). 면담은 내원하게 된 주된 문제가 무엇이고 그 원인이 무엇인지에 초점을 맞춘다. 시간제약 때문에 대개 구조화된 면담방법을 쓴다. 여기에는 과거 정신병력, 치료경험, 과거 신체질병이나 외상, 음주와 약물남용 여부, 심각한 정신사회적 사건의 여부 등이 포함된다. 의사와 환자 간의 관계 형성에 따라 환자가 얼마나 내적 상태를 솔직하게 표현할 것인지가 결정된다. 의사의 듣고 관찰하고 해석하는 기술이 중요하며, 특히 응급실에서는 즉각적이고 솔직하고 조용하며 비위협적인 방법을 사용하는 것이 바람직하다.

가장 유의할 일은 환자의 정신상태를 응급상태로 만든 신체질병(두부외상, 질병, 약물남용, 뇌혈관질환, 대사장애 등)을 간과하지 않는 것이다. 따라서 정신과 의사는 일반적 응급의학 지식과 기술을 갖추고 있어야 한다.

의사의 우선적 전략은 환자의 문제에 즉각적으로 개입하며 당면한 문제에 초점을 맞추는 것이다. 이를 위해 정확한 진찰과 평가가 필요하다. 조용하고 서두르지 않으면서 자신감 있는 태도여야 하고, 환자의 인권을 존중하며 자존심을 상하게 하지 말아야 하며, 거짓말을 하지 않는 정직한 면을 보여야 한다. 모든 경우 가능한 한 환자가 행동 대신에 말로 자기 생각이나 감정을 표현하도록 도와주어야 한다. 환자가 의사들이 단호하고 적절한 방법으로 자신을 도와주고 위험에서 보호해 줄 것임을 느끼도록 행동해야 하며, 그러한 의사의 의도가 제대로 전달되어야 한다.

환자가 난폭하고 비협조적일 때는 치료를 위해 강제로라도 입원시켜야 한다. 따라서 의사는 법적인 문제에 대해서도 잘 알아야 한다.

환자 상태가 심각하거나 면담에 비협조적이면 가족, 친척이나 이웃 또는 동반한 경찰관에게서 병력을 청취해야 한다.

전화로 응급상태를 알려 왔을 때는 상대방 전화번호와 주소(위치)를 먼저 확인해 놓은 다음, 면담을 유지해야 하고, 전화가 끊기면 응급실 쪽에서 전화를 다시 걸 수 있어야 한다. 환자의 안전이 의심스러울 때는 다른 전화로 경찰에 알리고 환자가 도움을 받은 것이 확인될 때까지 접촉을 유지한다. 이때 혼자 병원에 오도록 요청하지 말고 경찰이나 병원에서 응급팀을 파견하는 것이 좋다.

응급실에서 일하는 의사나 의료진은 업무상 스트레스나 정신적 외상*trauma*을 받을 가능성이 크다. 따라서 PTSD에 걸릴 가능성이 17%에 달한다는 보고가 있다. 미국에서는 이에 대해 employee-assistance program(EAP)을 마련하고 있다.

3. 정신과적 응급조치

과활동성 환자*overactive patients*

과활동성 환자는 정신병적 상태, 망상, 환각, 혼란, 흥분, 조증, 섬망, 폭력 등을 보이는 환자로, 이런 환자는 침착하고 조용하게 접근하여 진정시킨다. 즉시 항정신병 약물이나 benzodiazepine계 약물로 진정시킨 후 입원치료한다.

불안을 보이는 환자들은 대개 정신병 및 신경증적인 환자인데, 우선 안심시킨 후 기질적인 원인을 검사해 보고 정신치료와 항불안제 투여 등 대증요법을 시행한다.

알코올중독 상태인 경우 혈중 알코올 농도를 검사하고, 이학적·신경학적 검사를 시행하여 두부손상, 뇌출혈, 당뇨, 산혈증, 저혈당, 심부전 등이 있는지 확인하고, Wernicke증후군, 말초신경염도 진찰한다. 약물금단 상태의 환자인 경우 병력이나 과거력, 이학적 소견이나 소변 내 약물검사를 통해 약물의 종류를 확인한 후 치료한다.

저활동성 환자*underactive patients*

저활동성 환자는 우울증인 경우가 많다. 이들에게는 자살사고나 자살시도가 있을 수 있으므로 우울증의 제반증상, 자살 사고 및 계획에 대한 적극적 평가를 해야 한다. 자살사고가 많거나 우울증 증상의 경중 여부에 따라 입원 또는 외래 치료를 결정한다.

자살 환자*suicidal patients*

과거력에 대한 조사가 필요하고 호흡유지, 상처나 쇼크를 관찰한다. 음독의 경우 위세척, 길항제, 해독제를 투여한다. 자살사고에 대한 평가를 하여 위험이 지속될 가능성이 크다고 생각되면 입원치료한다(제28장 자살과 자살행동장애 참조).

II. 폭력

1. 개념

다른 사람이나 사물에 대해 강하고 거칠고 해롭게 작용하는 행동을 폭력*violence*이라고 한다. 응급정신의학에서는 신체적 및 성적 학대*abuse*, 태만*neglect*도 폭력에 포함시킨다. 정신질환자의 폭력은 정신과 의사에게로도 향할 수 있기 때문에 이는 정신과 의사가 직면하는 가장 어려운 응급상황 중에 속한다.

분노와 공격성의 생물정신사회적 모델

분노는 공격*aggression*받음에 대한 감정반응*emotional reaction* 중 하나이다. 분노와 공격성은 함께하는 경우가 많다. 공격성은 인간 본능 중 하나로, 상대에게 해를 가하려는 파괴적인 행동 성향이다. 그러나 공격성은 필요한 자원을 얻고, 경쟁을 물리치며, 사회적 위계를 형성하는데, 즉 생존*survival*을 위해 필요한 감정이다. 한편 인간에게는 동물과 달리 자신의 피해를 무릅쓰고 복수하는 의도적인 경우, '잔인성' 같은 단지 쾌락을 위해 공격성을 드러내는 수가 있다. 또한 사람은 동물과 달리 교육과 경험에 의해 분노와 공격성을 통제하는 것이 좋다는 것도 배우며, 폭력행사에 대한 죄의식이라는 감정과 후회와 반성이라는 행동양식을 가지고 있다.

공격성의 생물학

폭력의 행사에 유전적 요인들이 발견된다. 정신질환의 가족력을 가진 사람들에서 공격적 행동이 더 많이 나타나며 지능지수*IQ*가 낮은 사람들이 더 공격적이다. 47-염색체 XYY증후군 환자들이 범죄를 저질러 감옥에 가는 경향이 많은 것으로 알려져 있으나, 이 질환이 공격적 행동과 직접적으로 관련이 있다는 연구보고는 적다. 그 밖에 신경계를 침범하는 것으로 알려진 몇몇 유전대사질환이 공격적인 성격과 관련이 있다고 한다.

공격성에 있어서의 개인적 차이는 monoamine oxidase A(MAOA) 유전자의 변이 때문으로 본다. MAOA 유전자는 신경전달물질인 serotonin, dopamine 및 norepinephrine을 분해하는 효소이다. MAOA 유전자에서의 어떤 유전적 변이는 MAOA의 효소작용(분해)을 방해한다. 그 결과 이런 신경전달물질이 시냅스에서 증가함으로써 그에 따라 흥분성 내지 공격성이 증가하는 것이다. 기타 serotonin 대사에 관련된 serotonin transporter gene(5-HTTLPR) 또는 dopamine 및 norepinephrine을 분해하는 효소인 Catechol-O-methyltransferase의 Val158Met polymorphism이 공격성과 관련된다는 연구도 있다.

분노감정과 공격성을 조절하는 뇌의 중추는 전체적으로 변연계이고(특히 분노와 공격성에 관련된 대뇌 부위는 편도와 시상하부이다), 이를 통제하는 부위는 전두엽이다. 따라서 전두엽에 기능적 손상이 있으면 공격성이 억제를 벗어나(탈억제) 분노와 폭력이 나타난다.

또한 신체적이든 정신적이든 학대를 받은 적이 있는 피해자의 경우 학대에 의한 분노가 억제되어 있다가, 이차적인 자극에 의해 폭발할 수 있다. 따라서 뇌의 손상과 함께 심한 학대를 받은 경우 폭력성이 더욱 심각하다고 한다.

분노는 자극, 위협 또는 스트레스에 대한 자율신경계의 일반적 생리적 반응을 나타낸다. 즉 생체는 싸우거나 도망하려 할 때, 특히 싸우려 할 때, 전체 신체와 정신은 각성arousal상태에 돌입하고 대응태세에 들어간다. 이때 분노는 스트레스 현상 중에 가장 강력한 영향을 미치는 스트레스이다. 분노가 폭력이라는 행동으로 '표현'될 때는 norepinephrine과 dopamine도 관여한다. 그 결과 혈압상승, 심계항진, 구갈, 호흡장애, 근육긴장, 진땀, 진전 등이 나타난다. 행동으로는 얼굴이 일그러지고, 입술을 깨물거나 주먹을 쥐거나 이를 악물고, 거친 호흡과 으르렁대는 소리를 내거나, 심하면 공격성이 발동하여 폭력이 행사된다. 반면 분노와 공격성의 '느낌'에 관련되는 뇌의 주 신경전달물질은 serotonin이다. Serotonin이 부족하면 분노와 이 자극성irritability과 공격성이 증가한다고 한다. 몇몇 연구에 따르면, 공격성의 빈도와 뇌척수액 내의 serotonin 대사물질인 5-HIAA의 농도는 역상관관계에 있다.

분노와 공격성에 관련하여 steroid 호르몬이 분비되어 혈당이 오르고 혈액응고인자가 유리되는 등 신체의 항스트레스 기능이 작동된다. 그 결과 스트레스는 면역기능을 저하시켜 많은 신체질병을 야기한다. 동물실험에서 testosterone, progesterone, prolactin 같은 물질들과 공격성의 연관성이 밝혀졌다. 또한 남성호르몬 androgen과 공격성의 관련성도 높다.

정신역동

Freud는 초기에는 인간의 행동이란 삶의 본능인 에로스eros로부터 유래된다고 하였다가, 제1차 세계대전 동안 거대한 폭력을 보게 된 후에는 죽음의 본능인 타나토스thanatos의 개념을 도입하여 인간의 행동을 에로스와 타나토스 간의 상호작용으로 설명하였다. Freud는 죽음의 본능이 자신을 파괴하는 것을 막기 위해 이를 타인에게 전치시키는 과정을 공격성이라고 하였다. 한편 K. Lorenz는 공격성이란 동물들처럼 인간에게도 있는 전투본능으로부터 생긴다고 했으며, 특히 인간에서는 자발적으로 일어날 수도 있다고 생각하였다.

정신장애 환자의 경우 폭력적 행동의 원인으로 충동조절장애, 신경인지장애, 망상이나 환각 등이 거론되고 있지만, 폭력의 기본적 요인은 모든 상태의 배후에 있는 분노감정이라는 견해가 있다.

공격성은 과거의 경험을 통해 사회적으로 배운 행동이거나 공격적 행동이 보상을 받거나 또는 이를 부추기는 사회적 상황 속에서 나타난다는 이론이 있다. 이 이론에 의하면, 공격성은 개인의 과거경험, 학습, 다양한 외부적 요인에 영향을 받는다. 공격적 보복과 폭력은 공격성이라는 본능적 욕구를 해소해 줌으로써 쾌감을 야기하기 때문에 보상적으로 반복하기 쉽고, 그리하여 폭력은 더 큰 폭력을 부르기 쉽다. 즉 분노와 폭력은 습관성이 된다.

분노와 공격성은 많은 정신장애의 원인이 된다. 우울증은 정신역동적으로 공격성을 자신에게로 향한 결과로 해석된다. 분노와 공격성과 죄책감은 내면화되어 자신을 공격함으로써 신체통증과 건강염려증 등을 야기한다. 억제된 분노와 공격성은 강박장애, 해리장애, PTSD 등의 원인이 된다. 피해망상은 공격성과 분노를 외부로 투사한 결과이다. 우울증 중에 분노와 공격성에 의해 유도되는 우울증이 있으며, 이는 뇌의 serotonin 저하와 관련 있는, 우울증의 한 아형이라 한다. 분노증후군인 화병의 증상이 SSRI, 즉 paroxetine에 의해 잘 치료된다는 사실은 분노가 serotonin 관련이라는 연구가설과 잘 합치하는 것이다.

사회적 요소

인간의 공격성을 설명하는 이론 중 하나는 좌절frustration이다. 즉 소외, 차별 등을 경험한 사람에서 공격성이 증가한다는 것으로, 좌절의 정도가 클수록 공격성의 정도도 크다고 한다. 그러나 좌절의 결과가 항상 공격성으로 나타나는 것은 아니다. 한편 가난, 가정파괴, 실직 등도 폭력과 관련이 높다고도 한다.

발달적 관점에서 어릴 때의 신체적 학대나 언어적 멸시가 직접적으로 공격적 행동을 일으킨다는 주장이 있다. 학대를 받았던 소아는 타인의 고통에 공감이 없어 보인다. 반면 정상적 청소년이나 성인에서는 피해자의 고통에 의해 공격성이 억제되는 경향이 있다.

직접적인 신체적 학대나 언어적 조롱, 그리고 간접적인 태만, 무시 등이 폭력을 유발하기 쉽다. 공격이 일단 시작되면 대개 점점 악화되는 방향으로 나가기 쉽다.

폭력적 내용물의 TV, 영화, 인터넷게임 등에 노출되면, 주로 남성 또는 젊은이들에서 폭력적 공상이 생겨나고, 모방하기

modeling, 탈억제disinhibition(자제력이 없어짐), 탈감작desensitization(무덤덤해짐), 또는 위험을 감수하게 하는 부추김 등을 통해 공격행동이 유발되기 쉽다. 특히 탈감작에 의해 폭력에 대한 자제력이 감소될 수 있으며 폭력행동에 대한 죄책감이 적어질 수 있다.

공해가 사람들을 예민하고 공격적으로 만들 수 있는데, 예를 들어 시끄럽고 자극적인 소리나 과밀상태에 있는 것도 공격성의 원인이 될 수 있다. 그 밖에 경쟁적 활동이나 과격한 운동 등으로 증가된 각성arousal이나 성적 흥분sexual arousal, 신체적 통증도 공격적 충동을 증가시킬 수 있다.

역학

폭력은 여성보다 남성에서 많고, 사회경제적 지위가 낮은 사람들에게서 잘 일어난다. 폭력성 범죄는 시골보다는 도시지역에서 많다. 난폭한 행동은 대부분 서로 아는 사람들 사이에서 일어난다. 미국의 경우 살인이 15~24세 사이의 사망원인 중 두 번째이다. 고등학생을 대상으로 한 조사에서 남학생의 28%와 여학생의 7%가 과거에 신체적 폭력을 경험하였다는 보고가 있다.

2. 임상양상

응급실에서의 폭력

이는 환자의 진단명이나 평소 상태보다는 바로 직전의 행동과 현재 상태에 더 많이 관련된다. 응급실의 소음, 북적거림, 강도 높은 상호작용 등의 자극이 환자의 낮은 행동통제력을 더욱 약화시켜 폭력을 일으키게 한다.

폭력이 급박하였음을 가장 잘 알려 주는 징후로는 현재 취하는 특유의 공격적 자세, 말투, 움직임과 불안, 가쁜 호흡, 빈맥 등 증가된 자율신경계 증상 등이 있다. 또한 평소 폭력을 예측케 하는 척도가 개발되어 있어 그 점수로 위험성을 예측할 수 있고 사전 예방조처를 시행할 수 있다.

입원실에서의 폭력도 위험인자별로 관련성에 차이가 있었으나 방향성은 마찬가지다.

폭력의 위험인자

① 과거력상 난폭행위가 있는 경우, ② 연령이 10대 후반에서 20대 초반, ③ 남성, ④ 사회적 계층이 낮을 때, ⑤ 낮은 지능, ⑥ 거주와 직업이 불안정할 때 등이다. 다른 연구에서는 음주, 과거 체포경력, 소아기 때 학대받은 경험 등이 제시되고 있다. 과거의 범죄의 경력은 폭력의 위험요인이다.

폭력과 공격 행위의 예측요인: 최근의 현저한 스트레스(결혼갈등, 상실경험), 최근에 공격행동이 있었던 경우, 충동조절능력이 약할 때, 적대행동hostile behaviour, 언어·행동적 위험, 무기로 이용될 수 있는 물건의 휴대, 정신운동의 항진이 지속적으로 있을 때, 술, 물질 등 약물사용장애, 정신병 환자의 편집적 양상, 공격을 지시하는 내용의 환청, 전반적 또는 전두엽의 기능장애, 일부 성격장애, 조증, 긴장성 흥분상태 등을 거론하기도 한다. 그리고 정신치료나 약물치료를 받지 않고 있을 때 폭력위험이 높다.

정신장애와 폭력

정신장애가 있을 때 폭력의 사고나 공상을 가질 수 있으나, 통제를 잃지 않으면 실제 폭력이 행동화되지 않는다. 그러나 다음과 같은 정신장애의 경우 폭력이 행사되기 쉽다. 간헐성 폭발성 장애intermittent explosive disorder, 조현병(망상형), 기분장애(일반적·의학적 원인에 의한 또는 물질에 의한), 긴장성 흥분catatonic excitement, 성격장애(특히 편집성, 반사회적, 경계성, 자기애성 성격장애들), 지능장애(지적장애), 섬망, 치매, 측두엽 뇌전증, 행실장애, 적응장애(행실장애 동반), 물질남용장애, ADHD 등이다. 최근 살인범들을 대상으로 한 연구 결과, 40세 이상 연구대상자의 78%에서 물질남용장애가 동반되었다는 보고가 있다. 예를 들어 소량의 알코올섭취는 (긴장의 완화로) 공격성을 억제하지만 다량의 알코올섭취는 (자제력의 마비로) 공격성을 증가시킨다.

폭력적 장애들과 관련된 공통적 정신과적 증상으로 충동성, 과민성, 신경질, 이자극성irritability, 흥분, 미움, 적대감, 앙심, 복수심 등이 있다. 분노표현을 억제함에 대해 억울함이나 피해의식 또는 열등감, 패배감을 가질 수 있다.

한 연구는 정신병적 장애 환자가 폭력을 행사할 위험인자이지만, 치료로서 교정할 수 있는 인자로 다음을 들었다. 적대적 행동, 정신치료를 받고 있지 않고 있음, 통찰력 부족, 충동조절장애, 전반적 증상척도상 높은 점수, 최근 물질오남용, 최근 음주, 치료약물을 복용하지 않고 있음 등이다.

정신장애자에 대한 폭력

정신장애 환자는 일반인에 비해 폭력의 피해자가 되기도 쉽다. 6개월간 시행한 한 조사에서 정신장애를 가진 사람의 23.9%(11.0~43.4%)가 폭력을 행사하는 반면, 30.9%(17.0~56.6%)에서 폭력의 피해를 겪는다고 한다. 살인의 경우 정신과 환자가 일반인들에 비해 살해당할 비율이 약 4.9배 높다고 한다. 폭력피해 시 물질남용과의 관련성이 9배로 가장 높았고, 다음으로 성격장애, 우울증, 불안장애, 조현병 등이 있을 때 피해를 볼 가능성이 높았다. 환자가 남성일 때, 미혼일 때, 낮은 사회경제적 수준에 있을 때 피해를 볼 가능성이 높았다. 폭력을 당하게 만드는 행동과 폭력을 가하는 행동 간에는 관련성이 있다고 한다.

3. 치료

응급치료

응급상태의 치료는 우선 안전*safety*의 확보이다. 그러기 위해서는 응급실 자체도 환자의 행동으로부터 의료인이나 방문자들을 안전하게 보호하도록 시설되어야 한다.

우선 원인을 빨리 파악하여 조처를 내린다. 예를 들어 폭력이 환청이나 망상 때문이라면 입원을 시키고 항정신병 약물을 투여한다. 치료를 거부할 때는 예상되는 피해자와 환자를 모두 보호하기 위한 조치를 취해야 한다.

폭력에 대해서는 위험성을 평가하고 원인을 알아내어 그에 따라 대처해야 한다. 대개 어린 시절의 학대, 음주, 폭력범죄의 전과 등이 위험성을 높인다.

환자가 현실검정 능력이 없고, 망상, 환청, 흥분 등을 보이는 정신병적 상태라면, 환자가 알아듣게 짧고 명료하게 직접적으로*straightforward* 대화한다. 환자가 의사를 믿고 도움을 청한다고 생각하고 접근하면 안 된다.

우울증 환자 또는 자살시도자에 대해서는 반드시 자살의도를 직접적으로 물어보아야 한다. 자살위험성(유서, 이전의 시도, 가족력 등)을 평가하고 자살의도가 확인되면 곧바로 입원치료를 받도록 한다.

신체구속*physical restraint*：신체구속은 환자가 자신과 타인에게 위험하며 달리 통제할 방법이 없을 때 시행한다. 여러 사람이 개입하도록 한다(그림 33-1). 압도적인 힘으로 환자를 효과적으로 제압하여 다툼의 여지가 없도록 해야 한다. 약물을 투여하기 위해 일시 구속할 수도 있다. 약물사용이 불가능할 때는 장기간 구속하는 방법밖에 없는 경우도 있다. 이때 환자에게 명확하게 말로 사전 설명을 하는 것이 좋다. 그리고 직원이 늘 볼 수 있는 장소에 환자를 두어야 하며, 수시로 안전을 확인하여 환자에게 자신이 보호되고 있음을 재확인시켜 주어야 한다. 구속하면 대개 환자는 조만간 진정된다. 구속물을 풀 때는 한 가지씩 점진적으로 풀되, 마지막 두 구속물은 한꺼번에 푼다. 경찰이 구속해서 병원에 데려왔을 경우 아직 흥분상태에 있는 경우가 많으므로 쉽게 풀어 주지 말아야 한다.

환자가 무기를 가지고 있을 경우에 대비해야 한다. 난폭한 환자가 무장하였을 때는 특히 위험한데, 이때는 훈련된 법집행자(경찰 등)가 나서야 한다. 그러나 경찰이 응급실에 상주하더라도 어쩌다가 환자가 총기를 탈취할 수 있기 때문에 총에 탄환을 장전하고 있지는 말아야 한다.

정신치료적 접근

응급실의 의사는 실용적이어야 한다. 즉 가능한 모든 방법을

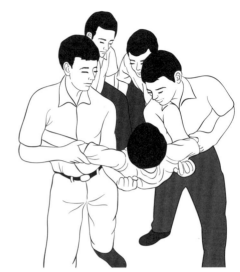

그림 33-1 폭력적 응급환자를 옮기는 방법. 사지를 붙들고 보호상태로 어깨의 아래를 받친다.

동원하여 위기를 해결해야 한다. 우선 정신과적 처치를 할 때는 가능한 한 환자를 기다리게 하지 말고 즉시 상담해야 한다. 감싸 주는 태도로 피해자가 분노, 경악, 치욕, 두려움, 불안, 고립무원감 등을 말로 표현하도록 도와준다. 의사는 침착하고 통제된 언동을 해야 한다. 부드럽고 비자극적인 말씨를 사용하고, 비판적으로 말하면 안 된다. 가능하면 환자, 의사 모두 앉아서 대화하도록 하며, 환자를 내려다보거나 노려보지 않도록 조심하고, 환자가 말하는 동안 잘 듣는 태도를 견지해야 한다. 가족을 진정시킨 후 가족들이 환자를 지지해 줄 수 있도록 한다. 수면제나 항불안제를 수일분 처방해 준다. 정신치료 면담은 수회에 걸쳐 실시한다.

무엇보다도 환자의 자존심*self-esteem*을 손상시키지 않는 방향으로 접근해야 한다. 이때 감정이입*empathy*적 태도가 매우 중요하다. 환자가 분노를 폭발하고 있을 때, 자존심 손상이 주원인일 때(부부싸움을 하였을 때 흔히 나타난다), 의사는 어느 한편만을 편들거나 경멸하는 태도를 취해서는 안 되고, 존경하는 태도와 열성적이고 진지한, 평화를 이루는 조정자로서의 입장을 유지하도록 노력해야 한다. 상황에 따라 또는 환자에 따라 적절한 대우를 해야 한다. 현재의 상태가 정신병이며 이는 유전적인 원인 때문이라고 설명한다면, 어쩔 수 없다는 사실에 어떤 가족은 안도하기도 하고 어떤 가족은 절망하기도 한다. 어떤 설명을 해야 할지 확신이 서지 않을 때는 듣기를 계속하는 것도 좋다.

약물치료

약물치료는 진단에 근거한다. 심한 망상장애가 있거나 또는 긴장성 흥분으로 난폭해진 환자에게는 생명징후*vital sign*에 대한 세심한 관찰을 하면서 정온제*tranquilizing drug*를 투여한다.

Rapid neuroleptization으로, haloperidol 5~10mg 근육주사 또는 경구투여가 추천된다. 이를 환자가 안정될 때까지 20~30 분 간격으로 반복한다. 대개 50mg을 투여하면 진정된다. 기타 chlorpromazine 25~50mg 근육주사, 또는 diazepam 10mg, lorazepam 2~4mg을 흥분이 가라앉을 때까지 서서히 정맥주사한다. 그리고 20~30분마다 필요하면 반복한다. 경구적으로 약물을 투여할 수도 있다.

간헐적으로 난폭해지는 환자에게는 lithium carbonate, β-blocker 또는 carbamazepine을 사용한다. 뇌전증이 의심되면 확진과 더불어 항경련제(carbamazepine, gabapentine)를 투여한다. 경련이 있는 환자에게는 항정신병 약물을 피해야 한다. 두부손상이 의심될 때는 성급하게 약물을 주지 않도록 한다. 물질 중독 시는 대증치료를 한다.

Benzodiazepine은 이미 내성이 있는 환자에게는 효과가 적고, 경우에 따라 탈억제disinhibition 작용으로 환자가 흥분하여 더 폭력적이 될 수도 있다.

장기적으로도 약물치료는 폭력을 줄인다. 최근 한 연구는 조현병과 양극성 장애 환자에서 항정신병 약물이나 항조증 약물을 복용하는 경우 그렇지 않은 경우보다 재발비율뿐 아니라 폭력범죄의 비율이 각각 45%, 24% 적었다.

행동치료: 입원 시 폭력행동을 줄이기 위해 신중히 고안된 행동치료프로그램을 운영할 수 있다. 이때 목표증상을 폭력이라는 막연한 용어보다는 때리기, 밀치기 등 구체적으로 특정화해야 한다. 기술적으로 token economy, 긍정적 재강화, 사회기술 훈련, 소거extinction, contingent restraint 등이 있다.

치료자가 겪는 위험

난폭한 환자를 다룰 때는 의사 자신이나 다른 치료자들의 안전도 고려되고 조처가 되어 있어야 한다. 우선 진찰장소가 안전해야 한다. 위험을 다른 사람에게 알리는 경보장치나 신호를 보내는 방법이 확보되어 있어야 한다. 미리 환자의 무기류 소지를 확인하고 진찰실에는 재떨이 등 흉기가 될 수 있는 물건을 치우도록 한다. 필요한 경우 도피할 수 있는 통로가 마련되어 있으면 좋다. 폭력에 직면하였을 때는 비위협적이며 자기보호적인 자세, 즉 옆으로 서는 자세를 취해서 폭력에 노출되는 신체부위를 적게 하고, 호신술을 발휘하는 것이 필요하다.

피해자에 대한 조처

폭력 피해자에서 발생할 수 있는 정신장애도 정신과적 응급조치를 요한다. 대개 폭력 피해자는 불안, 폭력적 행동, 편집증, 외상후 스트레스장애, 우울증, 자살 위험 증가 등을 보일 수 있다.

성폭력 피해자: 성폭력, 즉 강간은 정신과적 응급처치를 요하는 전형적인 상태 중 하나이다. 죽음의 공포를 경험하며, 이후에도 PTSD 같은 장기적 후유증으로 고통 받는 수가 많다. 따라서 즉각적 조치가 매우 중요하다. 주로 강간인데, 항문성교, 구강성교, 기구사용, 통증유발 등도 성폭력에 해당된다. 강간을 당한 희생자는 창피함 때문에 자신의 정신적인 충격을 다른 사람과 의논할 수 없다는 점에서 더욱 괴로움을 느끼게 된다. 이들이 편하게 괴로움을 상담, 토론할 수 있고 대처방법 등의 충고를 들을 수 있는 통로가 마련되어야 한다. 가해자는 주로 남자인데, 1/3이 아는 사람이고, 7%는 친척이라고 한다. 1/4이 집단적 성폭력gang rape이라고 한다.

피해자는 젊은 여자에 많으나 어린이나 노인 여자도 있고, 남자도 있다. 동성애적 폭력도 있다.

피해자는 수치감, 모욕감, 혼동상태, 분노 등을 보인다. 소수에서는 자기 탓을 하기도 한다. 의사는 이런 정신상태에 대해 재확인과 지지를 하며, 무심코 비판적으로 오해될 말을 하면 안 된다. 산부인과적 처치와 정신과적 처치가 동시에 필요하다. 피해자는 사건이 공개되는 것을 꺼리는 수가 많은데, 정신과 의사는 이를 인정해 주지만, 나중의 의료적 및 법적 과정을 위해 꼭 필요하다는 점을 알리고 허락을 얻어, 병력조사와 신체검진을 한다. 신체검진은 비공개로 여자 의사가 하면 좋다. 산부인과적 처치는 다음과 같다. ① 구급조치: 생명을 위협하는 손상만 치료하고 나머지 소소한 치료는 피검물 채취 같은 증거확보 조치 후로 미룬다. (목욕을 하기 전에) 정액, 음모 등을 수집하고, 상처를 사진 찍는 등 세밀하게 증거들을 모은다. ② 병력 청취와 기록: 사건발생 일시, 장소, 배변, 배뇨, 월경력, 피임 여부, 마지막 성교 일시 등을 기록한다. ③ 이학적 검사: 의사, 경찰관, 간호사 또는 제3자 입회하에 정액검사, 체모검사 등을 실시한다. ④ 예방치료: 성병과 임신을 예방하도록 한다. 그리고 피해자에게 계속되는 의료적 및 법적 서비스를 받을 수 있음을 알려주고, 안내해 준다.

가정 내 폭력domestic violence

(제27장 기타 정신장애, V-2. 학대와 태만 참조)

대응방법은 사회적으로 가정폭력에 개입할 수 있는 사법기관에 연락하고, 폭력적인 환자를 입원시키고, 피해자는 보호소를 이용하게 하는 것이다. 따라서 가정 내 폭력에 대한 법제정이 필요하다. 아내에게 능력이 있다면, 남편이 치료받는 동안 집을 떠나 있도록 하는 것도 한 가지 방법이다. 가족치료도 효과가 있다.

4. 예방

예방적 개입에는 평소 정신과 치료를 받게 하거나 적절한 기관과 연결해 주는 것이 포함되며, 아래의 방법들이 있다.

공격적 행동에 대한 처벌: 폭력을 줄이는 데 효과가 있다. 그러나 한편으로는 처벌받는 사람이 처벌을 자신에 대한 공격으로 오해할 수 있고, 처벌이 심할 경우 복수심과 보복감을 키울 수 있는 단점이 있다.

정화catharsis: 화가 난 사람이 자신의 감정을 공격적 행동이 아닌 다른 해롭지 않은 방법으로 표현하게 한다. 이로써 위험한 공격적 행동을 할 가능성은 적어진다고 한다. 그러나 그 결과 더 난폭해지는 경우도 있다.

사회기술훈련: 반복적으로 공격적 행동을 하는 사람들 중에는 효과적으로 의사소통을 하는 방법에 익숙하지 않아, 자신의 의견을 표시하고 타인에게 무엇을 요구할 때 과격하게 표현하여 충돌을 일으키는 경우가 있다. 이런 경우 적절한 사회기술훈련을 통해 이를 교정해 줌으로써 공격성을 줄일 수 있다. 그 밖에 피해자의 고통을 알려 주거나 죄책감을 느낄 수 있게 하는 것도 공격성을 줄일 수 있다.

기타: 알코올 또는 약물 남용을 줄이고, 가난과 차별대우를 줄이고, 폭력을 미화하지 않도록 하며, 유전질환이나 분만 시 외상이나 불량한 산전관리를 방지하고, 소아의 주의력결핍장애 *attention deficit disorder*를 조기 발견, 치료하고, 방화나 동물을 잔인하게 다루는 행동을 치료하며, 어린이학대를 방지하고, 양수천자*amniocentesis*나 염색체검사로 조기진단하는 방법 등이 제안되고 있다.

III. 기타 응급상태

1. 자살

흔히 자살은 정신과적 응급으로, 주로 응급실에서 자살시도 환자를 보게 된다.

(자살에 대한 자세한 기술은 제28장 자살과 자살행동장애에서 별도로 기술하고 있다.)

2. 공황발작*panic attack* 및 급성 불안, 공포증

공황발작이나 공포증 또는 급성 불안이 극심하게 나타났을 때, 이를 초기의 조현병, 급성 정신병적 장애, 급성 우울증, 신체적인 질병(부정맥, 극심한 저혈압, 폐색전, 두개골 내 출혈, 뇌전증) 등과 감별해야 한다. 응급처치로 propranolol 10~30mg 또는 alprazolam 0.5~2.0mg을 투약하고, MAO 억제제 또는 TCA와 SSRI 같은 항우울제, β-blocker로 장기간 유지치료한다.

Homosexual panic: 이는 동성애적 충동을 가지고 있으나 이를 굳게 부인하고 있는 사람에게 나타나는 급성 공황상태이다. 동성애적 충동은 대화에 의해, 신체적 표현에 의해, 동성애

적 행위(레슬링, 같이 잠을 잠, 샤워나 욕탕에서 만지기 등) 등에 의해 유발된다. 공황상태에 빠지면 극도의 불안과 공포, 그리고 주위 사람들이 자기에게 성적으로 관심이 있는 것으로 오해하고 이를 막으려고 한다. 이때 피해망상에 사로잡혀 폭력을 행사하기도 하고 위험한 줄 모르고 무턱대고 도주를 시도하기도 한다. 치료는 환자의 불안을 말하게 하고 환경을 안정되게 하는 것이다. 급성 공황장애 때와 같이 benzodiazepine과 항정신병 약물을 사용한다. 이때 가능한 한 이성의 의사가 치료하는 것이 좋고, 신체검사 때도 신체접촉을 피하는 것이 좋다(예를 들어 남자 의사가 남자 환자에게 항문검사나 복부촉진을 하려 할 때 공황에 빠져 의사를 공격할 수도 있다).

집단 히스테리group hysteria, mass hysteria

집단이 급성으로 공황상태 또는 실신, 마비 등 급성 전환증상들 또는 극도의 애도를 보이는 것이다. 위기개입, ventilation(환기, 말로 표현하게 함), 정신치료, 안정제 투여 등으로 치료한다.

과호흡증후군hyperventilation syndrome

대개 불안한 상태에서 과호흡이 계속되면 어지럽고 가슴이 압박되고 저리고 마비되는 느낌과 호흡곤란이 오게 된다. 차츰 호흡이 빨라지고 폐포 내에 이산화탄소량이 감소되고 혈중 bicarbonate 양이 떨어지면서 호흡성 alkalosis에 빠진다. 신경근육계와 뇌파상에 변화가 오고 의식저하, 시력장애가 온다. 수족근手足筋의 경축carpopedal spasm도 일어난다.

종이봉투와 비닐봉투를 코, 입에 대고 호흡함으로써 치료를 시도해 볼 수 있으나 환자가 겁을 내거나 협조가 되지 않으면 별 도움이 되지 않는다. 진찰실에서 의사, 보호자가 지켜보는 가운데 과호흡을 시켜서 환자가 경험한 증상이 과호흡에서 기인한다는 것을 납득시키고, 그 후에도 몇 번 더 실시해서 증상의 기전을 이해하도록 한다. 불안상태에 대해서는 항불안제를 경구투여한다. 과호흡 증상을 멈추게 한 후에 개인이 가지고 있는 정신적인 갈등을 정신치료로 해결해 가도록 한다.

3. 기타

알코올 관련 응급상태alcohol-related emergencies

응급실로 찾아오는 알코올중독 환자는 술 특유의 냄새로 쉽게 구별이 되지만, 다른 사고나 다른 종류의 약물중독과 구별하기 어려운 경우가 많다. 만성 중독자의 경우 간, 뇌, 심장 등에 합병증이 있고 영양실조, 감염성 질환 등에 걸려 있을 가능성이 높다. 술에 취해 사고를 내서 지주막하 출혈 등이 있을 수 있으므로 잘 감별해야 한다.

혈중 알코올 농도를 검사하거나, 입으로 불게 하여 호기呼氣 중의 알코올 농도를 재본다. 신체적으로 중한 질병이 공존하거나 경련을 하거나 금단증상이 나타날 경우에는 조심스럽게 약

물치료를 하거나 입원치료를 해야 한다(제24장 물질 관련 및 중독성 장애 참조).

알코올금단 섬망alcohol withdrawal delirium: 발작적인 공포, 섬망, 환시, 자율신경계 과민성 등을 나타낸다. 수액 및 전해질, 비타민, 영양 공급을 하고, chlordiazepoxide 25~100mg을 4~6시간마다 투여한다. Haloperidol을 사용할 수도 있다. 자신이나 타인에게 피해를 주지 않기 위해 신체구속을 할 수 있으나 탈진상태가 되지 않도록 주의를 기울인다.

약물 중독 및 금단 상태

모르핀, 헤로인, methadone, 대마초cannabis(마리화나marijuana), amphetamine류(필로폰 포함), 코카인 등과 같은 마약이나 환각제, 휘발성 용매(예: 본드), 진정수면제 등의 약물남용 시 급성 중독상태(제24장 물질 관련 및 중독성 장애 참조)와 금단이 응급상태이다. Lithium toxicity도 드물지 않다. 자살 목적으로 약물이나 독극물을 복용하기도 한다. 이들 환자가 복용한 약물의 종류, 사용기간, 양과 빈도, 약물사용 후 경과된 기간 등의 병력을 잘 청취해야 한다.

모르핀 과량복용 환자는 창백한 안색과 청색증cyanosis이 나타나고 동공축소와 무반사증areflexia을 보인다. 호흡은 느리고 얕아서 입 대 입 인공호흡이 필요할 때가 있다. Vital sign을 계속 관찰한다. Naloxone hydrate를 정맥주사하고 2~3분 후에 반복투여한다.

Amphetamine이나 코카인 등 각성제 중독 시에는 대증치료, 입원치료, 그리고 항정신병 약물을 사용한다.

Barbiturate 남용 시에는 입원시켜서 200mg의 phenobarbital을 경구 투여하여 1시간 내의 감각상태를 검사해서 나타나는 증상으로 사용하는 양을 알아볼 수 있다. 금단증상으로 뇌전증 발작, 환각, 공황장애 또는 지남력장애가 생긴다. 과량복용한 경우에는 토하게 하거나 위세척을 하고 기도를 확보한다. Phenobarbital을 일단 적정량을 투여하고 차츰 감량한다.

Benzodiazepine 과량복용 시에는 대증치료를 하면서 flumazenil을 사용할 수 있다.

LSD, phencyclidine, psilocybin, mescaline 같은 환각제는 정신병적 반응을 일으킨다. 환자를 설득하여 안심시키고 항정신병 약물을 조심하여 사용한다.

기타 정신과적 응급상태를 초래하는 약물로는 항경련제, 항콜린성 약물, bromide, L-dopa, lithium, nitrous oxide 등이 있다.

급성 기질성 정신장애

의식의 혼탁으로 파괴적인 행동을 하는 경우가 많고, 고열 시 섬망이 나타날 수 있다. 대개 증상이 극히 유동적이어서 변화가 많다. 흔히 환각이 있다. 정확한 원인을 밝히기까지 함부로 향정신성 약물을 투여하지 않도록 조심한다. 흔히 정신과적 응급증상을 보이는 의학적 상태는 갑상선 기능저하증, 갑상선 기

능항진증, diabetic ketoacidosis, 저혈당 상태, 요로계 감염, 폐렴, 심근경색증, 만성 폐색성 호흡기계 장애, 급성 간질환, Korsakoff증후군, Wernicke encephalopathy, 산후 정신병 등이다. 방황하거나 자해하지 않도록 감시와 집중적인 간호를 해야 한다. 수액과 영양을 공급하면서 계속 말을 시키거나 환경과의 접촉을 유지하게 한다. 증상은 항정신병 약물과 항불안제 등으로 진정시킨다. Barbiturate는 혼동을 악화시키므로 사용하지 않도록 한다.

불면증insomnia

잠이 안 온다고 호소하면서 응급실에 오는 환자가 의외로 많다. 이때 급성 유발인자와 환자가 걱정하는 핵심을 파악하고, 우울증과 정신병 상태와 감별하며, 정신과로 의뢰하는 것이 바람직하다. 응급실에서 수면제를 처방하는 것은 바람직하지 않다.

항정신병 약물 유발 증상

항정신병 약물을 복용하던 환자가 급성 근긴장이상증acute dystonia 또는 정좌불능증akathisia이 나타나 불안과 공포가 생겨 응급실을 찾는 경우가 흔히 있다. 미국의 경우 응급실 방문의 주된 원인이 정신과 약물 부작용으로 대두되고 있다 한다. 전체적으로 lithium과 항정신병 약물 때문인 경우가 가장 많은 것으로 알려져 있다. (청장년 환자가 전체의 50%로, 주로 항정신병 약물과 항우울제 때문이고, 노인에서는 진정수면제 때문이었다.) 처치는 약물을 감소 또는 중단하고, benzodiazepine, 항파킨슨 약물, dephenhydramine, β-blocker 등을 투여한다(제27장 기타 정신장애, IV. 약물 유도성 운동장애 및 기타 약물 부작용 참조).

조증mania

엄청나게 돈을 낭비하거나 성욕의 증가, 난폭한 행위 등으로 인해 가족, 친지, 경찰에 의해 정신과에 응급으로 온다(제12장 양극성 및 관련 장애 참조). 징벌적인 태도로 대하지 말고 온건하면서도 확고하게 권고해서 의사의 도움을 받도록 한다. 증상이 가벼울 경우에는 benzodiazepine을 투여해서 진정시키고, 심한 경우에는 항정신병 약물인 haloperidol을 주사한다. 일단 협조가 되면 lithium carbonate 또는 carbamazepine을 쓰고, 충분한 혈중 농도에 도달하였는지를 확인한다.

조현병schizophrenia

이는 혼미상태이거나 흥분상태 또는 catatonia가 있을 때 정신의학적 응급처치의 대상이 된다(제10장 조현병 참조). 흥분상태를 치료하지 않고 그냥 두면 탈진상태exhaustion가 되어 사망할 수 있다. 환각, 망상은 응급상태를 야기할 수 있다. 항정신병 약물로 진정시킨다.

신경성 식욕부진증anorexia nervosa

대개 여성에게 나타나는데, 식욕부진, 체중감소, 무월경 등

의 특징적인 증상을 나타낸다(제19장 급식 및 섭식 장애 참조). 응급실로 실려 왔을 때는 이미 생명을 위협하는 상태이기 때문에 즉각적인 조치를 해야 한다. 혈액검사와 전해질검사를 시행하고, 신경−내분비기능도 검사한다. 강제로라도 영양가 있는 음식을 섭취시키고 항우울제를 투약할 수도 있다. 증상이 심하면 입원치료를 해야 한다.

후천성 면역결핍증AIDS

병에 대한 비현실적 또는 강박적 염려, 그리고 우울, 불안, 친구를 AIDS로 잃었을 때의 충격 등으로 응급실에 온다. 단기 정신치료하거나 AIDS−support group으로 의뢰한다.

소아·청소년

본인이 응급실에 오기 어려워 부모, 기타 보호자, 교사, 담당 의사들에 의해 응급실에 온다. 소아도 자살을 시도할 수 있다. 소아의 자살시도는 대개 부모의 학대, 부모의 불화, 기타 폭력의 피해 시에 나타난다. 폭력 abuse과 태만neglect의 희생자로서 응급실에 오기도 한다. 기존 정신장애의 급격한 악화도 응급실에 오게 하는 원인이다. 대리 인위성 장애factitious disorder by proxy(imposed on another)도 소아의 생명을 위협할 수 있어 응급치료를 요하는 상태이다. 생명을 위협하는 정도는 아니나 소아의 방화fire-setting[소아의 방화는 야뇨증과 잔인성(행실장애, 동물을 잔인하게 대함 등) 등과 더불어 triad를 이룬다], 분노발작 temper tantrum, 학교거부증, PTSD, 소아에이즈 등도 응급상태이다. 청소년의 경우 청소년 위기adolescent crisis가 응급조처를 요한다(제30장 소아·청소년 정신의학 참조). 정신과 의사는 소아의 증상을 치료하는 것 이외 가족문제를 확인하도록 해야 한다. 소아가 혼자 집에 있게 되는 상황을 피하도록 조언한다.

IV. 재난정신의학

1. 개념

재난정신의학disaster psychiatry은 재난 시 정신건강에 관련하여 응급지원, 예방, 회복에 대한 의학이다. 재난 시 피해자에 대한 총체적 응급지원에 있어 정신건강에 대한 지원이 핵심적으로 중요하다. 그 이유는 정신건강 지원은 재난 당시의 피해자의 고통을 경감시킬 수 있고, 이후의 PTSD나 주요우울증, 약물남용 등의 문제를 예방할 수 있기 때문이다. 일찍 그리고 효율적으로

개입할수록 후유증은 적어진다.

재난災難 disaster은 WHO에 의하면 "영향을 입은 지역의 바깥으로부터 비상한 반응을 야기하기에 충분한 대규모의 손상, 생태파괴, 인간생명의 상실, 건강과 건강서비스의 와해 등을 야기한 사건" 또는 "지역사회가 감당하기에 너무나 큰 심한 생태적 및 정신사회적 파괴"로 정의된다. 재난은 예측불허이며, 생소하고, 빠르게 진행되며, 불확실성이 높으며, 위협적이다. 우리나라는 재난 및 안전관리 기본법(약칭: 재난안전법) 제3조에서 재난을 "국민의 생명·신체·재산과 국가에 피해를 주거나 줄 수 있는 것"으로 정의하고 있다. 재난은 피해지역의 정신적·사회경제적·정치적 및 문화적 상태에 영향을 미친다.

재난은 자연재해natural disaster(지진, 해일, 화산, 태풍, 대형 전염병의 창궐 등), 우연한 기술적 사고technical accident(여객기 추락, 석유유출 등), 인재人災 man-made disaster(테러, 총기난사, 방화, 사회갈등civil conflict, 전쟁 등)로 구분된다. 재난은 건강문제 이외에도 정치, 경제, 문화적으로 많은 갈등을 야기한다. 특히 사회적으로 소외marginalization를 느끼는 집단에서 더 심하다.

재난정신의학은 새로운 분야로서, 세계적으로 자연재해뿐 아니라 인재가 증가하고 있는 가운데, 점차 중요성이 증가하고 있다. 그동안 많은 경험을 통해 재난 관련 정신건강문제에 대한 근거−중심 개입 방법에 대한 연구와 경험이 축적되어 가고 있다. 공공 건강문제부터, 조기 정신의학적 개입, 외과 등 다른 전문가들에 대한 자문에 이르기까지 임상영역이 넓다. 재난 시의 정신의학적 대응과 응급개입은 매우 도전적인 과제이다. 정신과 의사는 정신건강 전문가이면서 의료인이라는 점에서 재난 현장에서 구호팀의 리더로 중요한 역할을 할 수 있다.

2. 임상양상

재난을 겪은 사람은 정신장애는 아니더라도 distress behaviors를 보이며(예를 들어 만성적 과민성, 과로, 흡연 등), 사람에 따라서는 외상 및 스트레스 관련 장애trauma- and stressor-related disorders(제16장 외상 및 스트레스 관련 장애 참조)가 나타날 수 있는데, 가장 응급적인 상태는 급성 스트레스장애acute stress disorder(위기상태crisis state, 정신적 충격 psychic shock이라고도 함)이다.

주 증상은 불안, 공황상태, 불면, 재난의 재경험 또는 회상과 그에 따른 생리적 반응, 해리증상, 혼동 등이다. 충격이 극심하면 단기 정신병적 반응을, 그리고 두부손상이 있을 때 섬망

상태를 보일 수도 있다.

이 장애가 시간이 지나면서 회복되지 않으면, 이후 어느 시점에 외상후 스트레스장애posttraumatic stgress disorder; PTSD가 발생할 수 있다. 급성 장애가 없었던 사람도 나중에 PTSD가 발생할 수 있다. 또한 사랑하는 사람의 죽음과 재산상실 등의 경우, 지속적 애도장애prolonged grief disorder에 이어 분노, 우울증, 피해의식, 공격성 등도 생겨날 수 있다. 그리고 그러한 고통을 조절하기 위해 음주, 흡연 또는 물질사용장애가 병발하기 쉽다.

재난 관련 정신장애의 위험요인

재난의 상황에 따라 정신장애의 위험요인이 다르다. 단기적보다 장기적 재난일 때, 자연재해보다 인재일 때, 스트레스(충격)가 클 때, 사망자 수 또는 부상자 수가 많을 때, 재산파괴 정도가 심할 때, 재난 피해지역이 넓을 때, 피해자들에서 정신장애의 위험성이 커진다. 위험도는 또한 피해자 개인의 성, 나이, 과거 정신장애나 외상의 과거력 등 소인predisposing factor, 사회적 지지 정도, 대응기술, 사회경제적 계층 등에 따라 다를 수 있다.

2005년 미국 뉴올리언스를 강타하였던 허리케인 카트리나Katrina에 의한 재난에서, 모든 사람이 사회적 신분에 상관없이 무차별적으로 고통을 받았지만, 이후 복구와 적응과정에서 태풍 전의 사회적 상황에 따라 다른 영향을 받는다는 것을 발견하였다. 예를 들어 가난, 부모의 무직, 불량한 주거, 안전하지 않은 동네, 건강서비스에의 낮은 접근성, 부족한 영양 등으로 고통 받고 있던 어린이들에서, 재난 이후 행동장애, 불안, 학교에서의 주의집중장애 등이, 중상층 이상 가정의 어린이들보다 더 많이 발생하였다. 이들은 재난 동안 대형 피난시설에 머물렀던 반면, 중상층 이상 가정의 어린이들은 교외 안전지대의 친지 집에서 지낼 수 있었던 것이다. 즉 위기 전 위기the crisis before crisis는 위기 시 부정적 영향을 준다는 것이다.

3. 재난에 대한 개입

재난 전 준비

평소 재난에 대비하여 교육, 예상되는 위험요인 및 요구needs 사항 사전 평가, 지원체계 구축, 준비태세 갖추기readiness, 관련 법률 정비 등 준비를 해두어야 한다.

우리나라의 경우 재난안전법으로 이에 대해 대비하고 있다. 이 법은 각종 재난으로부터 국토를 보존하고 국민의 생명·신체 및 재산을 보호하기 위해 국가와 지방자치단체의 재난 및 안전 관리체제를 확립하고, 재난의 예방·대비·대응·복구와 안전문화 활동, 그 밖에 재난 및 안전 관리에 필요한 사항을 규정함을 목적으로 한다.

대한신경정신의학회는 과거 수차례 국가적 재난을 겪으면서 재난정신의학체계를 구축해 왔다. 특히 2014년 4월 세월호 참사 때 지원활동을 하면서 이를 위한 지침서가 작성되었다. 이와 더불어 응급정신의료의 개념이 도입되어야 하며, 중앙정신외상지원센터 설립을 위해 응급의료에 관한 법률과 정신보건법 등의 개정이 함께 이뤄져야 한다는 지적이 있다.

미국 정신의학회의 경우, 재난 시 정신과 의사들의 자원봉사를 위한 지침을 만들어 두고 있다. 이러한 자료는, 재난 전 평소 준비해 둘 일, 재난 시 할 일, 재난 후 할 일 등에 대한 지침, psychological first aid의 현장 운용지침, 정신건강 지원활동에서의 구체적인 상담기법에 대한 교육자료, 특히 애도에 대해 도움주기, 특수집단인 소아, 노인, 장애자에 대한 케어, 공포관리fear management에 대한 지침 등이다.

응급개입

재난 시 응급개입은, 여러 재난상황에 맞도록 미리 준비된 국가적 지침에 따라, 이미 체계적으로 준비되어 있는 행정적 체계의 일부로 이루어져야 한다. 체계는 흔히 응급구조대, 소방서, 경찰, 행정가, 자원봉사조직, 의료팀 등으로 구성되어 있다. 핵심 활동은 피해자에 대한 음식과 피난처 제공, 응급의료지원 등이다.

재난 직후 정신과 의사가 재난에 대응response하여 현장에 개입intervention하는 것을 disaster psychiatry outreach라고도 한다(그림 33-2). 이는 상황에 따라 수 시간에서 수 주간 지속된다.

정신과 의사는 개인적으로 참여하기보다 지역사회 내지 학회 차원에서 참여하는 것이, 자원분배에서 낭비를 줄이고 현장에서의 혼란을 줄이고 참여자가 재난의 위험에서 보호될 수 있다는 점에서 바람직하다.

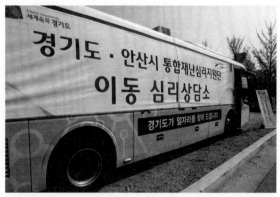

그림 33-2 응급 정신건강 지원활동. 2014년 4월 세월호 참사 때 현장에 출동한 지방정부의 이동 상담소.

재난 직후 정신과 의사가 할 일은, 혼란한 가운데 피해자들의 안전을 확인하고 그들이 받은 충격에 따른 공황 내지 급성 스트레스장애를 평가, 진단하고 응급치료하고 후유증을 예방하는 것이다. 또한 사랑하는 사람의 죽음에 대한 애도반응에도 즉각 대응하고 개입한다.

① 가장 고통받는 피해자들을 발견하고 이들의 안전을 확보한다.
② 그들에게 즉각적인 휴식을 제공한다.
③ 생리적 각성상태를 안정시킨다(필요하면 약물사용).
④ 재확인해 준다(수면장애, 식욕장애, 불안, 슬픔, 우울, 과민성, 주의집중장애, 피곤, 의욕과 흥미 상실, 기억장애 등 증상들은 일시적이며 곧 안정될 것이라는 사실을 재확인해 준다).
⑤ Stress반응, 파국반응catastrophic reaction 등에 대해 교육한다.
⑥ 대응기술과 탄력성resilience을 최적화하도록 한다.
⑦ 받을 수 있는 각종 서비스에 대한 정보를 제공한다.
⑧ 빠른 기간 내 이전 상태(집이나 직장)로 복귀하도록 돕는다.
⑨ 가족이나 친구들 등 자연적 지지체계와 만나도록 해준다.

재난 시의 응급정신의학적 치료의 핵심은, 위기이론에 근거한 위기개입crisis intervention이며(제34장 정신사회적 치료, VI-3. 위기개입 참조), 그 외 정신치료, 약물치료 등이다. 이를 위해 정신과 의사는 위기이론, 스트레스이론, 스트레스행동, 급성 스트레스장애, PTSD 등 정신장애와 치료방법에 대해 숙지하고 있어야 한다(제16장 외상 및 스트레스 관련 장애 참조). 특히 정신과 의사는 재난 현장에서 팀진료 시 리더로서의 역할에 대해 교육 훈련을 받아 둘 필요가 있다.

Psychological First Aid(PFA)

이는 미국에서 재난 시의 정신건강서비스를 잘 하기 위해 많은 연구와 시행경험에 근거하여 마련한, 재난 직후 피해자가 받는 정신적 스트레스에 대응하는 자원과 지원을 동원하는 방안에 대한 지침이다. 여기에는 증상치료, 요구에 대한 평가, 대인관계나 정신사회적 지지조직과의 연결, 정보제공(잃어버린 가족에 대한 것 등), 피해자의 단기적 및 장기적 대응기술 및 문제해결 기술을 증진하는 방안, 돕는 사람들의 self-care 방안 등이 제시되어 있다. 정신과적 지원 이외의 의료지원과 기타 지원체계, 즉 보호소shelter, 음식, 사회지지 기관 등과 연결시켜 주는 것이 중요한데, 이는 적십자사, 지역사회 정신건강 전문기관, 종교단체, 언론, [(미국의 경우) Federal Emergency Management Agency(FEMA)] 등과 연결한다.

선별 후송triage: 정신과 의사는 피해자를 평가하여 중환자실, 응급실, 일반의료, 정신의료 기관 등으로 선별 후송하는 일을 맡을 수 있다. Triage란 긴급성과 유효성에 근거한, 한정된 자원의 선별적 분배를 의미한다. 원칙은 가장 증상이 심하고 발병 위험이 높은 사람을 우선적으로 돕는 것이다. 고위험도high-risk의 피해자는 과거 정신과적 장애나 물질남용의 병력이 있는 사람, 사랑하는 사람이 죽은 경우, 부상당한 사람, 소아와 노인, 재난에 가까이 있어 극심하게 노출되거나 장기간 노출된 사람, 급성 스트레스장애를 보이는 피해자 등이다.

기타 정신과 의사는 가족의 죽음을 알리는 일, 지친 다른 봉사자들을 돕고 격려하는 일 등을 할 수 있다.

봉사자의 준비와 역할과 자기관리

흔히 피해자는 정신과 의사의 접근을 환영하지 않는 수가 많은데, 그 이유는 대개 정신과에 대한 낙인 때문에 또는 고통스런 기억을 회상하고 싶지 않기 때문이다. 따라서 정신과 의사는, 피해자들이 나타내는 재난에 대한 감정적 반응 또는 스트레스행동stress behavior을 병적으로 본다는 인상을 주지 말아야 한다. 반면 피해자들에게 그들의 행동을 의사들은 "비정상적 상황에서의 정상적 반응"으로 본다는 것을 이해시켜야 한다. 예를 들어 팸플릿, 단보, 인터넷, 매뉴얼 등을 통해 스트레스 증상은 예상되는 것이며, 그러나 전문적 도움이 필요하고, 어디로 찾아가면 도움을 받는지 등 친절하게 정보를 제공한다.

자원봉사하려는 정신과 의사들은 현지의 행정적 관리체계에 대한 정보를 구하여 적절한 행정부서에 참여의사를 알림으로써 재난 현장에 투입된다. 그러기 전에 정신과 의사는 마음가짐과 준비태세뿐 아니라 재난 현장에서의 자기관리에 대해 준비되어 있어야 한다. 예를 들어 단독으로 자원봉사에 참여하기보다 당국이나 학회의 지침에 따르는 것이 좋다.

재난 현장에서 정신과 의사는 정신건강 서비스팀의 리더로 활동할 수 있어야 한다. 그러나 꼭 필요하지 않으면 자기 전문분야 이외 진료는 하지 말도록 해야 한다. 현지의 혼란 중에서라도 의사면허나 informed consent 같은 법적·윤리적 문제도 확인해 두어야 한다.

정신과 의사는 재난의 혼란 중에 자신도 관리해야 한다. 진료 때문에 과로할 수도 있고, 피해자의 상실과 비극에 대한 이야기를 듣다 보면 자신도 트라우마를 받을 수 있다. 따라서 적절한 휴식, 충분한 수면, 적절한 영양, 운동 등이 필요하고, 때에 따라 자신의 건강을 위해 동료에게 자문 또는 진료를 받을 필요도 있다. 더구나 자신이나 자신의 가족이 재난 피해자라면 더욱 고통이 심해지므로 자신과 가족의 안전에 대한 대책을 세워 두어야 한다.

정신과 의사는 또한 같은 처지에 있는 구조요원을 도울 수 있어야 한다.

4. 재난 이후 평가 및 개입

재난으로부터의 회복 단계는 수개월 또는 수년이 걸린다. 재난 후 발생한, 그리고 지속되는 정신과적 문제, 즉 PTSD, 우울증, 불안장애, 약물남용 문제 등을 평가하고 치료하는 것이 재난정신의학의 임무이다. 외상상담*trauma counselling*, 인지행동치료, 역동정신치료 및 약물치료 등을 시행한다. 기타 최면술, 외상 경험에 대해 글을 쓰는 cognitive processing therapy(CPT), 상상기법*imaginational technique*, 실제 노출*in vivo exposure*(노출은 급하고 강하게 시행하는 implosion therapy를 하거나 점진적 내지 체계적 탈감작법*systematic desensitization*으로 할 수 있다. 그후 이완*relaxation*시킨다), 스트레스 관리*stress management*, EMDR(eye movement desensitization and reprocessing) 등이 효과 있다고 한다. 필요하면 가족치료, 대인관계치료 등도 시행한다.

이때 정신 치료자들이 수시로 바뀌는 것은 문제이다. 지속적이고 장기적인 치유를 위해서는 1명의 치료자가 장기간 현장에 남아 있는 노력이 필요하다. 치료상담을 교대로 하게 되면 가족들이 여러 사람에게 반복해서 슬픔, 분노, 죄책감 등 모든 감정을 말해야 하기 때문에 불편해한다.

환자의 증상이 심하거나 자살이나 폭력의 위험이 있으면 입원시킨다.

노인과 소아·청소년은 특수 대상 집단으로 특별한 돌봄이 필요하다.

정신과 의사는 재난 이후, 재난정신의학, 급성 스트레스 반응, 애도반응, PTSD, 기타 후유증, 그리고 지역사회의 대책에 대해 지역사회를 교육해야 한다.

참고문헌

문인원(2015): 응급 및 재난 정신의학. 민성길(편), 최신정신의학(제6판). 서울, 일조각, pp.765~778.

Black DW, Andreasen NC(2022): Introductory Textbook of Psychiatry. 7th ed. American Psychiatric Association Publishing, Washington D.C.

Boland R, Verduin ML(2022): Kaplan and Sadock's Synopsis of psychiatry. 12th ed. Wolters Kluwer, Philadelphia.

Crump C, Sundquist K, Winkleby MA, et al(2013): Mental disorders and vulnerability to homicidal death: Swedish nationwide cohort study. BMJ doi: 10.1136/bmj.f557

Ellison JM, Hughes DH, White KA(1989): An emergency psychiatry update. Hosp Community Psychiatry 40: 250~258.

Hales RE, Yudofsky SC, Roberts LW, eds(2014): Textbook of psychiatry. 6th ed. American Psychiatric Publishing, Washington D.C.

Hall RC, Ng AT, Norwood AE(2004): Disaster Psychiatry Handbook. APA Committee on Psychiatric Dimensions of Disaster.

Kim Y, Kim J, Kim S, et al(2008): Catechol–O–methyl–transferase Val158Met polymorphism in relation to aggressive schizophrenia in a Korean population. Eur Neuropsychopharmacology 18:820~825.

Kim Y, Jahng JW, Min SK(2009): Association between the serotonin transporter gene (5–HTTLPR) and anger–related traits in Korean schizophrenic patients. Neuropsychobiology 59:165~171.

Kolb LC(1974): Control of Violence. In: Frazier SH, ed, Aggression. vol 52, Association for Research in Nervous and Mental Disease. Williams & Wilkins, Baltimore.

Pivac N, Rona R, Ramsay RR(2016): MAO and aggression. Prog Neuropsychopharmacol Biol Psychiatry 1;69:79~80.

Rosenberg RC, Kesselman MC(1993): The therapeutic alliance and the psychiatric emergency room. Hosp Community Psychiatry 44:78~86.

Song HJ, Min SK(2009): Aggressive behavior model in schizophrenic patients. Psychiatry Research 167:58~65.

Witt K, van Dorn R, Fazel S(2013): Risk factors for violence in psychosis: systematic review and meta–regression analysis of 110 studies. PLoS ONE 8: doi:10.1371/journal.pone.0055942

34

정신사회적 치료*Psychosocial Treatment*

I. 개념

정신사회적精神社會的 치료란 생물학적 치료에 대비되는 용어로, 개인 및 집단 정신치료와 정신건강에 관련된 사회적 대책을 아우르는 개념이다.

정신치료精神治療 *psychotherapy*란 훈련된 치료자가 환자와 전문적인 계약을 맺고, 언어적·비언어적 의사소통(대화)을 통해 감정장애를 경감시키고, 비적응적 행동양상을 변화시키고, 인격의 성숙과 발달을 촉진시켜 정신장애와 행동장애를 치료하는 것이다. Freud가 정신분석을 창안해낸 이래 여러 가지 정신치료법이 개발되었다. 기술적으로는 다양한 학파의 기법들이 있으나, 정신사회적 치료의 공통적 요소는 치료자와 환자 간의 인간관계, 대화, 그리고 치료된다는 기대와 희망에 기초한다는 것 등이다. 그 효과는, 적절한 조건이 주어지면 사람은 스스로 치유하는 능력을 나타낸다는 사실과, 치료자의 감정이입*empathy*, 따뜻하고*warm* 긍정적인 태도*positive regard*, 희망*hope* 등에 기초한다고 본다. 특히 지지적 치료는 환자가 어려운 시기를 통과하는 동안 공감, 격려, 조언함으로써 돕는다. (소아·청소년에 대한 정신치료는 제30장 소아·청소년 정신의학에, 노인에 대한 정신치료는 제31장 노인정신의학에서 보다 자세히 다룬다.)

정신치료자*psychotherapist*

통상 정신치료자가 되기 위해서는 일정한 수준의 정신치료를 위한 훈련을 반드시 받아야 한다. 일반의나 비전문 치료자의 위로 또는 그들의 경험에서 나온 지도*guidance*나 상담*counselling*만으로도 가벼운 증세의 경우 호전을 볼 수 있지만, 이런 것들은 체계적인 정신치료의 범주에서 제외된다. 그러나 정신과 의사가 아니더라도 모든 의사나 상담가는 환자의 문제호소에 귀를 기울이고 신뢰감을 심어 주며, 지지받는다는 느낌을 갖게 하고, 자신과 환경에 대해 통찰력을 갖게 하고, 비적응적이고 고통을 야기하는 행동이나 감정 또는 태도를 수정하도록 하는 새로운 행동양식을 환자가 배울 수 있게 돕는 방법을 알고 있어야 한다.

전문성 경계*professional boundary*

정신치료는 학파가 무엇이든 간에 전문적 관계로서 무엇보다도 환자를 돕는 것에 초점이 맞추어져 있다. 이를 위해 치료적 체계*therapeutic frame* 내지 전문성 경계가 제시되어 있는데, 이는 한 개인(환자)이 서비스 대가를 지불하면서 자신의 안녕을 타인(정신치료)에게 맡기는 하나의 신용관계의 경계를 정하는 *parameter*로 정의될 수 있다. 여기서 경계란 윤리적·전문적 행위의 특징인 전문적 거리두기와 존중을 말한다. 그러나 개인화된 치료를 위해 어느 정도의 융통성을 허용하는 것도 포함한다. 그러나 경계의 위반*boundary violations* 역시 중요하다. 따라서 환자의 안전이 위협되지 않도록 양자관계*dual relationships*, 자신의 공개*self-disclosure*, 환자와의 성관계 등 전문적 행위와 경계에 관련된 윤리적 지침이 마련되어 있다.

정신치료와 신경과학

현대 정신의학은, 정신치료란 대화를 통해 행동의 변화를 도모하는 의학적 치료*medical treatment*이며 목표기관은 행동의 중추인 뇌라는 개념을 발달시키고 있다.

원인에 있어서는 과거와 현재의 생활경험이 주어진 생물학적 요소들과 상호작용하여 현재의 증상을 만들어 낸다는 것이다. 예를 들면, 흔히 정신치료의 주제가 되는 소아기 경험도 뇌에 영향을 주어 현재의 증상을 만들어 내는 데 기여한다는 것이다.

치료에 있어서는 정신치료도 fMRI나 PET 등에서의 변화를 통해 효과를 입증하고 있다. 예를 들어 자유연상, 인지적 재조직화cognitive restructuring, 억압, extinction 등 정신치료적 개입은 전전두엽의 기능의 변화와 그에 따른 편도의 기능의 변화를 유도한다는 것이 입증되고 있다. 즉 학습에 의해 유전자 표현, 시냅스에서의 신경전달과정의 변화, 신경세포의 변화 등이 유도될 수 있으며, 이를 검사장비를 통해 확인할 수 있다는 것이다. 또한 감정이입(공감)에 관한 신경생물학, 거울뉴런mirror neuron의 발견, visceral self 개념, 보상회로, 기억회로 등에 대한 연구도 이러한 정신치료에 따른 뇌변화 연구를 촉진하고 있다. 즉 정신치료는 결국 신경회로neurocircuitry를 바꿈으로써 효과를 나타낸다는 것이다. 정신치료는 그 자체가 하나의 새로운 인생경험으로, 정신치료적 대화('밖'의 환경과 경험)가 뇌와 행동('안')을 변화시키는 수단이 되는 것이다. 과거에는 기억, 의미 또는 대인관계가 뇌와 행동과 건강에 영향을 미치는가 아닌가 하는 여부가 연구주제였지만, 이제는 그런 것들이 어떻게, 그리고 얼마나 영향을 미치는가 하는 것이 연구주제가 되고 있다.

이렇게 신경과학을 정신치료에 통합하려는 시도를 brain processes informing psychotherapy 또는neuropsychotherapy라 한다.

정신치료와 약물치료의 병용

환자에게 도움이 된다면 치료자가 정신치료와 약물치료 중 한 가지 치료만을 고집하거나 상호배타적으로 사용해야 할 이유는 없다. 정신과 의사는 분자유전학이나 뇌과학과 약물치료에 대해서도 잘 알아야 하지만, 인간의 내적 갈등이나 대인관계 양상, 증상의 정신사회적, 더 나아가서 문화적 및 종교적 의미도 잘 알아야 한다(본 장, X-1. 약물치료 병용 정신치료 참조).

일반적 정신치료 기법

모든 종류의 정신치료(상담)는 대화이다. 환자는 말하고 치료자는 이에 대해 반응한다. 아래 각 기법은 치료자가 어느 정도까지 중립적인지, 개입하는지에 따라 사용하는 기법들이 구분될 수 있다.

해석interpretation: 과거에 무의식적이었던 내용을 의식하게 하는 것으로, 정신분석의 핵심이다. 주로 전이나 저항, 꿈, 현재 상황, 공상 등의 의미나 원인을 밝힌다. 기타 환자의 느낌, 생각, 행동에 대해 무의식적 의미나 원인을 연결시켜 설명해 준다. 해석은 환자가 충분히 받아들일 수준에 이르렀을 때 맞추어

해야 한다. 섣불리 너무 일찍 해석하면 저항 같은 역효과가 나타난다.

직면confrontation: 환자가 인정하지 않으려 하거나 피하거나 축소해 버리는 행동양상, 사고, 감정에 대해 말해 주거나 확인시켜 준다. 이는 공감에 기초하여 시행되어야 한다.

명료화clarification: 환자가 말로 표현하기 어려운 것을 표현하도록 도와준다. 추론이나 정교화 없이 요약하기summarizing, 다른 말로 기술하기paraphrasing, 또는 정리하기organizing이다. 대화 내용들에 대해 통합된 관점을 갖도록 하기 위해 환자가 말한 것들을 모으고 재구성해 준다. 가장 흔히 사용하는 기법이다.

자세하게 말하도록 격려함encouragement to elaborate: 환자가 말한 것에 대해 더 자세하고 많은 정보를 달라고 요청하는 것이다. 무슨 생각이 떠오르는지 등의 개방성 질문을 할 수도 있고 구체적 요구를 할 수도 있다. 이는 표현형, 지지형 모두에서 사용된다.

감정이입적 확인empathic validation: 치료자가 환자의 내적 상태에 대해 감정이입적·동정적 동조를 하는 것이다. 예를 들어 "당신이 그에 대해 우울함을 느낀다는 사실을 이해한다" 또는 "그랬을 때 마음이 상했군요."라고 말한다. 자아심리학에서 매우 중요시하는 기법이다.

충고와 칭찬advice and praise: 의사가 중립적 입장을 떠나 어떤 특정행동을 하라고 처방하거나 칭찬함으로써 긍정적 행동을 재강화하는 것이다.

확인affirmation: 환자의 말이나 행동을 긍정하는 것이다. 예를 들어 "아하" 또는 "무엇을 의미하는지 알겠다"라고 말한다.

합리화 재규정rationalizing reframing: 문제를 다른 각도로 보게 해준다. 질문에 바로 답하기보다 여러 방식으로 생각해 보도록 권장하는 것이다. 전에는 괜찮았다고 생각되는 생각, 행동 등에 대해 다른 전망을 가지도록 질문하고 이들을 교체하거나 재규정하도록 한다.

환기ventilation: 가정이나 직장생활에서 발생한 여러 가지 갈등이나 불안, 의문, 충동성, 죄악감을 치료자에게 속 시원히 털어놓게 하여 불만을 해소시키거나 긴장을 풀어 주는 치료법이다. 선생님이나 선배와의 우정 어린 대화나 종교의식의 기도나 고백행위가 이에 해당된다고 본다.

제반응除反應 abreaction: 무의식 속에 억압된 억울한 기억이나 감정을 터뜨려 표현해 버림으로써 누적된 스트레스나 긴장을 정화 또는 완화시키는 표현치료법이다. 슬픈 감정, 공포감, 혐오감, 분노, 적개심 등을 발산하게 한다. 넋두리나 하소연하는 것, 말로 하는 화풀이 등이 그 실례라 하겠다. 정화catharsis와 유사하다. (이런 반응은 최면, 암시 또는 수면제 투여로 촉진될 수 있다.)

재확인(안심시킴)reassurance: 의사의 권위로 환자를 안심시키는 것을 말한다. 즉 증세에 대해 설명하거나 환자가 환경에 대해 불안해할 때 심각한 정도가 아니라는 등 보증을 하거나, 병은 두려워할 것이 아니라는 확신을 주는 것 등이다. 이로써 증세의

악순환을 막는다.

설득persuasion: 충동이나 욕구불만, 잘못된 생각이나 습관을 환자의 이성과 의지 또는 윤리도덕관에 적극적으로 호소하여 시정하도록 하는 요법이다. 일방적인 강요보다는 치료자를 신뢰하게 하고 권유나 설명을 통해 자기 문제를 스스로 비판하고 자아를 강화하게 함으로써 증세를 완화시킨다. 치료자는 증세를 억압하기도 하고, 보다 견디기 쉬운 대상으로 전환하기도 하며, 때로는 방어기제를 더 강하게 내세우게 하거나 새로운 것으로 대치시키기도 한다.

암시suggestion: 겪고 있는 증상이 완화되거나 곧 나을 것이라고 암시함으로써 치료효과를 얻는 요법이다. 치료자가 권위나 신뢰를 유지하며 피암시성이 강한 환자를 동정적인 태도로 대할 때, 자아의 퇴행이나 무의식적 갈등이 잘 해결되며 암시의 효과가 높다. 그러나 일시적 효과에 그치기 쉽고 병식에 대한 역동적 접근을 시도하지 않으면 증상이 재발하기 쉬우므로 재교육 치료도 필요하다. 암시는 어린애같이 감정이 미숙하거나 히스테리 경향을 가진 환자, 초발한 전환장애나 외상후 스트레스장애 환자 등에서 효과가 좋다.

위의 기법들은 전체적으로 하나의 표현–지지 연속체expressive-supportive continuum가 된다. 정통 정신분석기법에서 치료자는 철저히 중립적 입장을 지키면서 환자의 연상을 해석해 줄 뿐, 현실적 개입을 하지 않는다. 표현형 정신치료인 경우는 정신분석보다 덜 중립적이며 통찰을 위한 해석을 위주로 하나 정신분석보다는 더 지지적이다. 그다음으로 직면, 명료화, 자세하게 말하도록 격려함, 감정이입적 확인, 충고와 칭찬, 그리고 확인 등의 단계가 있으며, 후자로 갈수록 지지형이 된다. 지지형은 표현형보다 치료자의 중립성이 덜 강조되며 무의식의 이해를 목적으로 하지만 현재의 사건을 분석하여 당장의 대인관계를 현실적으로 개선하는 것에 중점을 둔다. 합리화, 환기, 제반응, 재확인, 설득, 암시 등은 지지적 치료에 해당된다.

근래의 변화

Freud 이후 Sandor Ferenzci, Otto Rank, Franz Alexander 등 2세대 분석가들은, Freud가 주장한바 치료자의 중립성 보다, 여기–지금here-and-now에서의 공감empathy과 동조attunement를 표현해야 한다고 주장하였다.

최근에는 정신분석의 전통적 기법은 더욱 진화를 보이고 있다. 중립적인 무의식의 해석과 통찰인가, 아니면 치료자와의 긍정적 관계인가 하는 질문은 더 이상 중요하지 않게 되었다. 지금은, 어린 시절 경험, 즉 과거 역사적 진실을 해석하고 재구성하는 것보다, 현재의 환자의 감정상태에 대한 공감(긍정), 분석가의 수용containment, 서사의 이해, 여기–지금에서의 분석가와 환자의 두 주관성의 상호작용intersubjective 등을 더 강조하게 되었다. 이를 위해 분석가가 스스로를 노출시키거나, 역전이 현상을 환자와 공유할 수도 있고, 지시적 개입이나 교육적 설명을 할 수도 있으며, 치료적 분위기therapeutic climate를 함께

만들어 감으로써 분석가의 방식을 환자가 내면화하도록 하는 것이 중요시된다.

II. 정신역동적 정신치료

정신역동적 정신치료psychodynamic psychotherapy는 환자의 대상관계, 자신에 대한 태도, 어린 시절의 경험 등에 초점을 둔 정신치료이다. 역동dynamic이란 인격의 각 부분들(의식과 무의식, 또는 자아, 이드, 초자아 등)에 각기 힘이 있어, 상호 갈등하거나, 억압되거나 그대로 표현되거나, 여러 방어의 기제를 통해 변형하여 표현되고 있다는 가정을 의미한다. 그 최종 표현된 행동이 사회에 비적응적maladaptive이면 정신장애라고 생각한다. 치료의 목적은 환자로 하여금 이런 상황에 대한 통찰洞察(깨달음)insight을 갖게 하는 것이다. 즉 자신의 증상이 생겨나고 지속되는 발달과정에 대해 깨닫게 하고 이를 다시 바람직한 건강한 형태로 변화시키려는 것이다. Freud가 창시한 정신분석에 기초한다(정신분석은 제3장 인간행동에 대한 정신사회적 이론, I. 프로이트 정신분석 참조).

1. 정신분석精神分析 psychoanalysis

정신분석은 Freud의 본능이론, 인격의 지형이론topographical model(의식, 무의식 이론), 인격의 구조이론(자아, 이드, 초자아 등), 정신성 발달이론, 정신결정론psychic determinism, 갈등이론, 불안이론 등에 기초한 것이다(제3장 인간행동에 대한 정신사회적 이론 참조). 치료목표는 환자가 해결되지 않은 유아적 소원과 갈등 및 그에 따라 현재 표현된 증상들에 근거하여 자신의 무의식적 내용에 대해 통찰하도록 함으로써 상호관계와 행동에 있어서 성인으로서의 보다 바람직한 양상을 발달시키도록 하는 것이다. 정신분석 이론은 다른 분야에서도 환자–의사 관계나 기타 대인관계를 이해하는 도구가 되고 있다.

정신분석이 시작된 첫 환자는 Anna O라는 히스테리 환자였다. 당시 히스테리라는 병은 자궁의 요동 때문이라는 통념이 있어 성적 불만에 따른 여성 특유의 섹슈얼리티의 표현으로 보았고, 그래서 당시 의사들은 성기마사지나 최면술로 치료하려 하고 있었다. 그러나 환자가 면담 중에 어린 시절 이야기를 많이 함으로써 Freud는 환자의 증상이 어린 시절에 경험한 성적 학대 때문이라는 사실을 인지하였다. 그는 히스테리가 어려서 경험한 성적 트라우마가 무의식에 남아 있어 그 고통스러운 기억이 정신에 영향을 미치기 때문이라 생각하였다. 그래서 환자

가 어린 시절의 고통을 기억해 말로 표현함으로써 히스테리 증상이 호전함을 보았다. 환자가 이를 talking cure라고 이름하였다. 이런 사례들을 통해 Freud는 무의식 이론, 정신성 발달이론, 갈등이론, 자아이론, 방어기제 이론 등을 개발하고, 자유연상과 꿈 분석이라는 정신분석치료를 고안하였던 것이다.

고전적 정신분석은 환자의 문제를 현재보다 주로 과거 어린 시절에 경험한 정신적 상처가 억압抑壓 repression되어 무의식적 갈등이 만들어짐으로써 마음과 몸에 증상이 생긴 것으로 본다. 이러한 환자의 문제를 역동적으로 추구하여 무의식unconscious을 의식화함으로써 자신의 내면의 억압된 성욕libido이나 공격성aggression의 내용을 알게 해주므로, 자기문제의 핵심을 통찰하고 이것이 전체 인격구조 속으로 다시 건강하게 통합되도록 하는 것이다. 이때 섣부른 해석은 환자가 다시 상처받게 하기 쉽다. 이로써 이드id는 통제되고, 초자아는 변화하며, 자아는 확장된다.

정신분석의 기본적 치료기술은 자유연상free association이다. 이 과정에서 꿈의 해석도 중요한 기법의 하나이다.

정신분석 과정

정신분석가psychoanalyst가 되기 위해서는 지도자로부터 소정의 철저한 훈련분석training analysis과 임상사례연구를 통한 개인지도individual supervision를 받아야 한다.

소정의 교육과 훈련을 받은 정신분석가와 정신적 문제를 가진 환자인 피분석자 간의 치료계약에 의해 정신분석이 시작된다. 의사와 환자가 공동 노력하는 현실에 근거한 관계를 치료동맹therapeutic alliance이라 한다. 환자는 대개 장의자coach에 비스듬히 눕고 분석의는 그 뒤편에 앉는다(그림 34-1). 분석시간은 1회당 40~50분으로 매주 3~5회, 3년 이상 실시한다.

정신분석가의 중립neutrality: 분석가와 환자는 문제해결을 위해 서로 믿고 협조 노력하는 치료동맹 관계를 유지해야 한다. 그러나 정신분석가는 철저하게 감정적으로 중립을 취해야 한다. 중립이란 치료자의 태도가 수동적·허용적일 뿐만 아니라, 옳고 그름을 판단하는 기준을 치료에 적용해서는 안 된다는 원칙을 말한다. 치료자는 충고나 암시, 지시를 최소한으로 줄여야 한다. 치료자는 자신의 환자에 대한 무의식적인 감정적 반응, 즉 역전이countertransference를 극복하거나 예방해야 한다. 경우에 따라 참여적 관찰자participant observer의 입장을 취해야 한다.

자유연상: 치료자는 환자에게 마음속에서 일어나는 생각을 자유로이 그리고 숨김 없이 말로 표현하는 자유연상을 하게 한다.

전이transference: 이는 환자가 소아시절에 부모나 부모대행자에게서 경험하였던 사랑과 미움의 감정 또는 욕구, 방어 내지 소아신경증이 치료자를 향해 재현되는 현상이다. (예를 들어, 환자는 치료자를 어릴 때의 아버지처럼 느끼고 의존하기도 하고 요구하기도 하고 실망하기도 한다.) 신뢰와 사랑이 두드러져 나타날 때를 긍정적 전이positive transference라 하고, 증오와 불신이 나타날 때를 부정적 전이negative transference라 한다. 때에 따라서는 이러한 유아기의 감정이 지속적으로 노출되는 경우 전이신경증transference neurosis이라 한다.

역전이: 치료자가 과거 자신에게 중요하였던 인물에 대해 가졌던 감정이 환자에게 향하는 현상을 말한다. 환자의 전이와 관련하여 역전이가 생길 수 있다. (예를 들어, 환자가 분석가를 자신의 아버지와 동일시할 때, 분석가는 환자를 자신의 아들과 동일시하는 것이다.) 이는 분석을 방해한다. 한편 역전이는 치료자가 적절히 판단한다면 환자의 상태를 파악하는 데 도움이 될 수 있다.

저항resistance: 치료과정 중 자신의 무의식적 갈등이나 감정을 드러내지 않으려 하는 환자의 무의식적 시도를 저항이라 한다(무의식적으로 자신의 내면이 드러나는 것을 방해한다). 말이 중단되거나 기억이 안 난다거나, 갑자기 울거나 웃거나 하는 등 자유연상이 방해되는 현상을 말한다. 전이가 저항의 중요 원인 중 하나이다. 환자는 무의식적 요소가 의식화되는 것이 고통스러우므로 이를 억압하려 한다. 면담 약속을 지키지 않거나 치료자에게 선물을 하는 것 등도 무의식이 의식화되는 것에 대한 저항이라 해석할 수 있다. 이 저항은 지적되고 해석되어야 한다.

치료자는 자신이 파악한 전이와 저항, 정신기제(방어기제), 무의식의 내용 등을 적절한 시기에 환자가 이해하게끔 그 의미를 해석interpretation해 준다.

꿈의 해석interpretation of dream: 정신분석의 핵심 요소 중 하나이다(제3장 인간행동에 대한 정신사회적 이론 참조).

이 모든 과정을 거치면서 환자는 자신의 문제에 대한 통찰을 얻게 된다.

통찰을 얻은 후 현실적 차원에서 무의식적 갈등의 재현을 극복하는 훈습薰習 work through이 뒤따라야 분석치료가 실효를 거두게 된다.

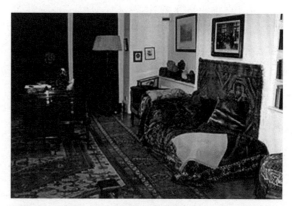

그림 34-1 Freud가 사용하던 장의자coach (Freud Museum, Vienna)

적응증

정신분석 대상 환자는 안정적이어서 분석 시에 생기는 스트레스를 이길 수 있고 치료에의 동기가 강하고 자신의 의사를 말로 표현할 수 있고 심리적 마음이 있어야psychologically minded 한다. 환자가 이해를 통해 증상 완화를 얻을 수 있는 능력과 분석과정 중의 강한 감정반응을 견뎌 내어 퇴행하거나 충동적으로 되지 않을 능력이 있고, 과거와 현재 모두에서 의미 있는 대상관계가 있어야 효과를 기대할 수 있다. 즉 정신분석의 적응증은 갈등의 원인이 내면적임을 알 때, 갈등이 오이디푸스적일 때, 불안장애와 전환장애 및 우울장애, 성격 문제(단 사회병질자가 아니고 주정중독증 또는 약물중독을 겸하지 않아야 한다), 성장애, 심하지 않은 정신생리장애 및 회복기나 경계상태의 정신질환 등이다.

반면 급성기의 조현병이나 기분장애는 정신분석 대상에서 제외되며, 심한 정신신체 증상을 가진 사람에서도 효과를 기대하기 어렵다. 40세 이상 성인(인격에 융통성이 결여되어 있다고 보기 때문), 반사회적 성격장애, 지능이 낮을 때, 환경을 바꾸기 어려울 때, 치료시간을 충분히 갖지 못할 경우, 치료자가 아는 사람이거나 실생활에 관계되는 사람일 때도 치료를 피하는 것이 좋다.

2. 정신분석적 정신치료psychoanalytic psychotherapy

이는 정신분석 이론에 기초하되, 정통 정신분석보다 소아적 갈등이나 무의식적 내용을 덜 철저하게 다루면서, 현재의 갈등과 정신역동을 더 중요하게 다루며, 전이현상도 덜 중요시된다. (이는 다른 이름, 즉 정신역동적 정신치료psychodynamic psychotherapy, intensive psychotherapy, 통찰지향 정신치료insight-oriented psychotherapy, expressive-supportive psychotherapy, exploratory psychotherapy 또는 uncovering psychotherapy라고 부르기도 한다.) 치료자는 정신분석 훈련보다는 철저하지 않으나 지도자로부터 임상사례 연구를 통한 개인지도individual supervision와 훈련분석training analysis을 받아야 한다. 환자는 대개 장의자를 사용하지 않고, 의사와 환자는 앉은 상태에서 마주 본다. 이는 크게 두 가지로 구분되는데, 표현형과 지지형이 있다.

표현형 정신치료expressive psychotherapy

표현형表現型(또는 통찰지향적insight-oriented) 정신치료는 무의식적 갈등을 해석하고 통찰을 얻는 데 목적이 있다. 주 1~3회 45~50분간 면담한다. 전체적으로 정통 정신분석과 유사하다. 전이나 대상관계, 꿈의 해석을 다루기는 하나 보다 가볍게 다루고, 문제에 대한 직면, 문제의 명료화 등의 기법을 주로 사용하고, 역동적 원인분석보다 덜 체계적이고 덜 철저한 대신,

현실적 적용에 더 역점을 두고 이들 기법을 활용한다. 즉 자아방어기제ego defense mechanism를 현실적으로 보완해 주며, 자기파괴적 행동에 대해서는 더 적극적으로 개입한다. 의사는 비판단적 환경을 조성하되, 철저하지 않은 비교적 중립적인 입장을 지키고자 한다.

적응증: 정신치료의 대상범위는 대체로 정신분석과 같으나 보다 넓어, 신경증, 성격장애, 정신병적 상태를 포함하여 정신질환 환자 전반이다. 그러나 효과는 환자에 따라 한계가 있다. 병전 사회적응능력이 높고 대인관계가 원만하거나 유발인자가 확실한 급격한 발병일수록 예후가 좋은 편이다. 특정한 이유로 정신분석을 받을 수 없는 환자도 대상이 될 수 있다. 어떤 환자에게 정신분석을 할 것인가, 표현형 또는 지지형 분석적 정신치료를 할 것인가를 선택하는 것은 진단명보다도 환자의 정신역동을 잘 평가한 후, 즉 환자가 자신을 이해하고자 하는 동기, 자아ego의 강점과 약점, 대상관계의 특징, 자기self의 응집력 등을 고려하여 결정한다.

지지적 정신치료supportive psychotherapy

지지적支持的 정신치료는 정신분석 이론에 기초하되, 핵심은 지지support이다. 자아심리학ego psychology, 발달심리학, 대상관계이론, 자기심리학self psychology, 대인관계이론, 애착이론, 그리고 다소의 인지이론과 학습이론도 포함한다. 주 1~2회 30~50분간 면담한다. 치료목표는 통찰획득보다 실제적 방안에 중점을 두어, 증상완화와 자존심self-esteem(유능감sense of efficacy, 신뢰, 희망, self-regard), 자아ego기능(현실관계, 대상관계, 방어, 충동과 감정 조절, 사고 등), 적응기술adaptive skill 등을 회복시키고 개선하고 유지하도록 하는 것이다. 치료전략은 구조적structural 접근(구조화된 case formulation 사용), 발달적genetic 접근(어린 시절 발달정보 사용), 역동적 접근(갈등, 욕구, 무의식 등 정신분석적 이론 응용), 인지행동적 접근(생각과 인지구조 등) 등을 포함한다.

대개 주고받는 일상적 대화 형식으로 면담한다(환자 편의 표현expression 위주가 아니다). 치료자의 접근은 보다 수용적 태도로 잘 들어주기, 치료자의 강한 리더십 발휘, 의존욕구의 충족, 칭찬하기, 재확인하기, 격려하기, 충고, 정당한 독립이 발달되도록 지도, 욕구의 건전한 승화가 일어나도록 도움(예: 취미생활), 휴식과 기분전환, 과도한 외부적 원인의 고통을 가능한 한 피하게 함, 필요하면 입원시킴, 증상완화를 위해서는 투약도 함, 현재 문제점에 대한 지도와 충고 등이 포함된다. 이는 직접적 지지요법이다. 환자의 어려운 환경여건을 개선해 줌으로써 안심하고 적응하도록 해주는 것을 간접적 지지요법이라 한다.

치료자는 환자를 당분간 받아 주고 의존을 허용하면서, 증상, 관계양상, 매일의 기능, 감정과 행동반응의 양상을 검토하고, 불안, 죄의식, 수치, 좌절, 외부의 압력 등에 대해 환자의 손상된 방어기제와 통합능력을 회복시키고 강화하여, 약해진 환자의 자아를 지지해 줌으로써 적응적이고 건강한 방법으로

문제를 해결하도록 한다. 그리하여 환자의 정신기능이 도달할 수 있는 최고상태의 안정성*stability*을 획득하도록 한다.

전이*transference*를 덜 다루고 대신 현실적 관계*real relationship*에 더 집중한다. 그러나 현실적 도움, 예를 들어 돈을 빌려주기 등은 지지치료가 아니다. 치료자의 자신공개*self-disclosure*도 가능하지만(결혼 여부, 학력, 종교 등), 이는 어디까지나 modeling, 교육, 치료관계 증진, 현실확인, 환자의 자율성 증진 등 치료에 꼭 필요할 때이다.

전통적으로 지지적 정신치료는 환자가 표현하지 않았던 감정을 표현하도록 돕는 것이 중요하다. 그러나 이로써 긴장과 불안이 완화될 수 있지만 이것으로 통찰이 획득되는 것은 아니다. 지지적 정신치료에서는 어떤 종류의 환자는 통찰에 관련하여 불안이나 긴장이 심해질 수도 있다고 보고 이를 피하려는 전략을 사용한다. 침묵이나 "왜?"라는 질문은 불안을 야기하므로 피한다. 그러나 일단 감정을 토로케 한 후 이에 대해 토론함으로써 통찰에 이를 수 있다.

이 치료기법에서는 통찰지향 정신치료와 대비하여, 기술적으로 치료동맹을 통해 강하고 긍정적인 치료자에게 당분간 의존하도록 만드는 것이 필요한데, 즉 권위자(정신과 의사)의 지지가 효과를 나타내기 때문이다. (따라서 관계지향 정신치료*relationship-oriented psychotherapy*라고도 한다.) 그렇다 하더라도 치료자는 환자를 역동적으로 잘 분석하고 이해하고 있어야 한다는 점에서 정신분석적이다. 지지적 치료는 아무나 쉽게 적당히 할 수 있는 치료가 아니다.

이 치료의 위험은 치료자가 환자를 너무 퇴행하게 하고 의존을 강하게 만드는 것이다. 그러므로 치료의 궁극적 목적은 환자의 독립 획득에 있음을 처음부터 치료계획에 포함시켜야 한다. 그러나 환자의 특성에 따라 사회에 적응하기 위해 지지받는 기간이 길어질 수 있음을 이해해야 한다.

적응증: 정신분석을 받기에는 증세가 보다 심한 환자들이 대상이다. 즉 자아가 약할 때, 정신적 외상이나 곤란한 처지를 당해 불안, 우울, 분노 등 감정변화를 보이는 경우, 예를 들어 상을 당한 경우나 적응장애, 급성 불안발작 등에 이 치료가 좋다. 그러나 정신병, 성격장애, 약물남용, 성장애, 자살시도 등에서도 사용될 수 있다. 또한 정신분석은 전 단계로 또는 정신분석적 치료 중 심한 불안이 엄습할 때 잠정적으로 사용되기도 한다.

마취합성*narcosynthesis*

표현하기 곤란한 정신적 문제를 의식적으로 억제하여 긴장이나 증상이 심해질 때 sodium amytal 또는 diazepam 같은 약물을 사용해 몽롱한 상태나 최면상태를 유도하여 결과적으로 의식적 자제를 완화시키거나 제거하면, 환자는 무의식 속의 내용을 쉽게 표현하게 된다. 이때 친절한 의사소통을 통해 감정을 정화시켜 주거나 지지나 설득을 시도하는 기법이다. 치료대상은 망각이나 둔주*fugue* 같은 해리성 장애, 초기 외상후 스트레스장애, 급성 불안상태 등이다. 만성적인 경과를 밟는 신경증

이나 강박장애에는 별 효과가 없다.

연습*rehearsal***과 예측적 지도***anticipatory guidance*

인지행동치료에서와 같이 미래에 당면할 사태에 대해 미리 준비하게 하는 것이다. 예를 들어 취업 면접을 앞두고 불안할 때 여러 가지 부정적 및 긍정적 시나리오를 마련하고 각각에 대한 대응방법을 예상하고 연습해 보는 것이다.

3. 단기 정신역동적 치료*brief psychodynamic therapy*

단기 정신역동적 치료는 여러 단기간의 치료방법들의 통칭이다. 이는 원칙적으로 정신분석적 내지 정신역동 이론에 근거한다. 현재의 문제는 어린 시절 중요한 인간관계에 기인한 갈등의 내면화로 인해 생긴 것으로 파악한다. 정통적 정신분석적 치료에 비해, 치료자는 중립적 태도를 취하기보다, 능동적이고 집중된 개입과 보다 증가된 환자의 참여를 통해 치료하는 기법이다. 대체로 환자를 편안하게 해주고 전이를 다루나 해석은 융통성 있게 사용한다. 치료기간도 환자와 타협해서 보다 짧게 정한다[대개 1년에 20회(10~40회) 정도 치료받는다].

Freud 자신도 1주 또는 7주 치료한 사실이 있고, 심지어 단1회 4시간의 세션으로 성기능장애를 치료한 예가 있다. Freud 후계자들도 이러한 단기치료 기법, 즉 치료자의 능동성 증가, 제한된 치료기간, 좁혀진 치료초점, 환자선택기준 제한 등을 포함한 기법을 발전시켰다.

1970년대에 통찰이나 학습보다 치료자가 개입하고 지도함으로써, 반복되고 있는 문제를 해결*problem-solving*하는 데 초점을 두는 단기치료법이 제시되었다.

또한 치료비 문제로 장기간 정신치료하는 것이 어렵고 또한 전통적으로 정신치료자가 되기 위한 강도 높은 수련을 받기가 쉽지 않다는 지적이 나타났을 뿐 아니라 더구나 1980년대에 증가된 의료비 때문에 managed care제도가 발전됨에 따라 단기 치료의 필요성이 강조되어 왔다.

Eric Lindemann은 위기에 처한 사람을 돕는 데 있어, 정신 증상이나 성격상 문제의 근본적 해결이나 해석을 통한 통찰획득보다는, '여기-지금'에서 일어난 문제, 즉 현실상황에서 겪는 문제에 중점을 두고 경험적 학습*experiential learning*을 통해 이를 해결하고자 하였다.

최근 근거중심의학*evidence-based medicine*의 경향에 맞춰 구조화된 지침에 따라 시행하는 단기적 정신치료가 개발되고 있다. 단기치료는 장애가 심한 환자나 재발이 잦은 환자치료에는 한계가 있다는 비판을 극복하면서 미래에 더욱 발전될 전망이다.

치료기법들

정통적 정신분석이나 분석적 치료와 다른, 대체로 다음과 같

은 특징을 가진 기법을 사용한다. ① 여기-지금에 한정하여 초점을 둔다. 즉 현재, 과거, 그리고 치료적 관계에서 반복적으로 비적응적 행동을 하게 하는 핵심적 관계양상에서, 과거보다 현재에 초점을 두고 치료한다. ② 감정적 어려움을 겪고 있으나 이를 이해하고 치료자와 신뢰성 있는 관계를 형성할 수 있는 능력이 있는 환자를 대상으로 한다. ③ 해석에 의한 변화 추구가 아니라, 핵심적 관계양상에 대해 치료자가 적극적으로 관여하고 환자의 예상과 다른 반응을 보임으로써 반복의 순환을 깸으로써 변화를 꾀한다. ④ 긍정적인 전이현상은 받아들이지만 역동적 의미나 환자의 성격문제는 꼭 필요한 경우 외에는 다루지 않는다. ⑤ 통찰획득을 목표로 하나 직면에 더 중점을 둔다. ⑥ 역전이를 치료에 방해된다기보다 환자 문제를 이해하는 데 유용한 도구로 본다. ⑦ 필요에 따라 의식적이거나 무의식적 갈등을 언어화*verbalization*하도록 하고, 설득, 암시, 제반응 같은 지지적 요법도 활용한다. ⑧ 환자가 새로운 교정적 관계를 경험하도록 하여 변화를 도모한다. 치료자가 모델이 됨 등이 치료/변화과정에서 중요한 기법이다. 치료자의 더욱 적극적인 역할과 환자의 강한 동기가 결합하여 좋은 결과를 내기도 한다.

이론적 특징에 따라 다음과 같은 기법들이 있다.

Brief focal psychotherapy: 런던의 Tavistock Clinic의 M. Balint가 제시한 기법으로, 미리 치료종료일을 정해 놓고 소아기 이후의 내적 갈등에 초점을 맞추며 빠르게 전이를 확인하고 방어기제, 불안, 충동을 명료화하며 현재와 과거를 전이와 연결시키고자 하는 것이다.

Short-term anxiety provoking psychotherapy: P. Sifneo 등이 제시한 기법으로, 주로 오이디푸스 콤플렉스 이론에 근거한 핵심적 신경증적 불안을 해석한다. 치료자에 대한 긍정적 감정을 유도하고 전이를 명료화하며 오이디푸스적 갈등에 초점을 맞추고, 불안을 야기하는 질문이나 상황을 만들며 환자의 병적 행동을 반복 지적하고, 교정적 감정경험을 하게 한다.

Time-limited psychotherapy: James, Mann 등이 제시한 기법으로, 전이, 이별, 성숙, 위기 등에 초점을 맞추고 오랫동안 참아온 고통과 부정적 자아상을 해소하는 데 목적을 두며, 12회 면담이라는 시간의 제한성을 강조한다.

Short-term dynamic psychotherapy: H. Davanloo 등이 제시한 기법으로, 오이디푸스적 갈등과 상실에 대한 해결에 목적이 있으며, 여러 형태의 단기 정신치료적 방법을 통합하고 있으며, 대상 환자의 범위가 보다 넓고 치료자의 융통성과 적극 개입, 퇴행의 통제, 지적 통찰, 교정적 감정경험 등이 강조된다.

기타: 최근 block therapy, panic-focused psychodynamic psychotherapy 등이 소개되고 있다.

강조점에 따라 다른 이름으로도 불린다

통찰지향적 정신치료*insight-oriented psychotherapy*는 정신역동적 이론에 기초하되 대인관계와 '여기-지금' 상황에 포커스를 두는 기법을 말한다. 주 1회 면담하며, 자신에 대한 태도, 인간 관계, 어릴 때의 경험 등을 다룬다. 치료자는 관여하며 지지하며 필요하면 때때로 통찰을 갖게 해석을 하기도 한다.

관계 정신치료*relationship psychotherapy*에서는 치료자가 감정이입적이며 신뢰스러운 돌보는 부모역할을 하며, 적극적 태도를 갖는다. 교정적 감정 경험을 하게 하고, 무의식적 욕구와 해결되지 않은 충동에 직면하게 한다.

적응증: 환자는 치료받겠다는 동기가 뚜렷해야 하고, 정신적 개념들을 이해하며, 해석에 반응할 수 있고, 주된 문제와 갈등에 집중할 수 있고 해결할 능력이 있으며, 기본적 문제에 초점을 맞출 수 있고, 치료자와 동맹을 맺어 감정적 건강을 향해 치료자와 같이 적극적으로 노력할 수 있는 능력이 있어야 한다. 반면 자아가 약하거나 충동조절에 장애가 있는 환자에게는 적절하지 않다.

4. 대인관계치료*interpersonal therapy*; IPT

이는 장애의 원인을 현재 진행되는 중요한 사람과의 사회적 내지 대인 관계에 있다고 보고, 현재의 대인관계에서 의사소통 방식*communication pattern*을 개선시키고 사회적 기능을 개선시킴으로써 증상을 감소시킬 수 있다고 본다. (과거경험이나 전이 등은 고려하지 않는다.) 이론적으로는 biopsychosocial diathesis-stress model에 기초한다. (Diathesis-stress model이란 소질 내지 취약성과 환경으로부터의 스트레스가 상호작용하여 정신장애가 발생한다는 이론이다.) 또한 인격에 취약한 부분이 있고, 또는 사회적 지지가 결여될 때 문제가 생긴다고 본다. 치료자는 환자의 주된 대인관계 문제를 설명하고 치료하는 데 보다 능동적으로 접근한다.

대인관계치료는 1970년대 Gerald L. Klerman과 Myrna M. Weissman이 제시하였다. 주된 기법은 직접적인 충고, 결정에 대한 조언, 재확인, 감정상태의 명료화, 대화기술의 개선, 지각의 검증, 대인관계 기술의 증진 등이다. 전이는 상관하지 않는다. 약물치료, 즉 항우울제 등을 보조로 사용할 수 있다. 대인관계치료는 시간이 한정된 단기치료로 12~20회 진행되며 주 1회 치료한다. 비양극성 및 비정신병적 우울증, 불안장애 등을 치료할 때 주로 사용된다.

첫 단계(1~5차 세션)에서는 증상과 병력을 통해 정확한 진단을 하고 어떤 치료를 할 것인가 토론한다. 치료목적이 증상을 야기한 잘못된 대인관계 패턴을 확인하고 이를 변화시키는 것임을 설명한다. Sick role을 확인함으로써 이에서 벗어날 것과 벗어날 책임이 환자에게 있음을 확인시킨다. 진단과 치료목표를 자세히 확인하기 위해 문진표를 사용할 수 있다. 이를 위해 interpersonal formulation을 작성하는데, 이는 대개 애도, 대인관계 결핍, 대인관계 역할 논쟁, 역할변동 등 네 가지 영역으로, 증상을 이 중 하나와 연관시킨다. 이로써 환자로 하여금 치료자와 더불어 무엇을 치료해야 하는지를 확실히 확인시킬 수 있다.

중간단계(8~10세션)에서는 대인관계에서의 변화가 증상변화를 야기한다는 연결을 확실히 하는 것이다. 환자로 하여금 자신의 대인관계 유형을 깨닫게 하여 왜 자기가 고립되는지, 그리고 왜 우울해지는지에 대해 통찰하게 한다.

종결단계(16~20세션)에서는 대인관계의 개선이 어떻게 증상 감소와 관련되는지를 묘사하게 하고, 치료된 바를 확인하게 하고, 미래의 가능한 어려움을 예견케 하고, 종결 후 환자가 할 계획에 대해 자세히 말하게 하고, 종결을 말하고 종결이 가져다줄 애도의 가능성에 대해 이해하게 한다.

집단 대인관계치료

대인관계치료를 집단치료로서도 시행할 수 있다. 집단은 비슷한 진단을 받은 환자들로 구성하므로, 자신이 혼자가 아니라는 것을 느끼게 해준다. 일대일 방식보다 집단 내에서 더 다양한 대인관계를 경험함으로써 바깥의 사회생활에 더 잘 적용할 수 있다. 대개 20세션을 5개월에 걸쳐 시행한다. 한두 명의 치료사가 6~9명의 환자 집단을 치료한다. 개인치료 시와 같은 3단계 이외에, 치료사는 미리 환자를 개인적으로 만나 문제확인과 집단치료에 적응시키기 위한 pregroup meeting, 중간단계 중에 중간성과를 확인하고 목표를 조정하기 위한 midtreatment meeting, 그리고 마지막 집단세션 1주일 전 환자 개인이 치료 후 해야 할 일에 대해 토론하는 posttreatment meeting을 가진다.

5. 정신화 기법mentalization-based treatment

정신화精神化 mentalization의 정의: 주관적 상태와 정신과정에 있어, 암묵적으로implicitly 및 표현적으로explicitly 자신과 타인의 행동을 지각하고 해석하여, 그 내적 정신상태(욕구, 동기, 느낌, 신념 등)와 연결함으로써 통합적으로 경험하는 인간의 자연스런 능력으로 정의된다. 정신화는 사회적 인지능력social cognitive ability으로, 다른 사람의 마음을 자신의 마음과 구별하는 능력이기도 하다. 이는 일상생활에 필요한 능력이며, 어떤 종류의 정신치료를 하든 간에 정신병리를 이해하고 정신치료를 시행하는 데 필요한 능력이다.

정신화는 자신과 타인의 생각과 느낌에 주의하는 것attentiveness, 또는 holding mind in mind, 타인의 마음을 의식하면서 그를 물리적 대상으로 대하지 않는 것, 또는 단순히 자신과 타인의 행동, 생각, 느낌을 이해하는 것 등으로 설명되기도 한다. 이

mentalizing은 다른 정신치료 기법에서 말하는 여러 개념, 즉 공감, psychological mindedness, observing ego, 통찰, theory of mind(제3장 인간행동에 대한 정신사회적 이론 참조), mind reading, 사회적 인지, metacognition, 사회적 지능, 감정지능, reflective functioning 등과 유사한 개념이다.

1990년대 자폐증과 조현병에서의 심리적 및 생물학적 메커니즘과 관련되어 연구되었고, Peter Fonagy 등에 의해 애착현상과 관련되어 연구되었고, 최근에는 부모-소아 관계를 통해 연구되고 있다.

현재 신경과학 연구들은 정신화 고정을 특정 뇌구조와 관련시키고 있다.

(이와 달리 mindfulness는 자타의 '현재'의 정신상태에 주의를 기울인다는 점에서 정신화와 다르다. 정신화는 자서전적 서사narrative와 관련된다.)

정신화의 발달

정신화 능력은 아기-어머니 간의 애착관계에서 발달한다. 즉 어머니는 아기의 감정을 mentalize하여 그 감정을 자신의 얼굴과 태도로 표현하는데, 아기가 이를 쳐다봄으로써 아기는 어머니가 나타낸 바를 자신의 내적 경험에 연결한다. 즉 아기는 감정적 거울화mirroring를 통해 자신에 대한 감각을 발달시킨다. 예를 들어 아기의 좌절을 mentalizing한 어머니는, 자신의 얼굴, 목소리, 만짐을 통해 (자신의 아기에 대한 좌절을 표현하는 것이 아니라) 아기의 좌절을 표현하고, 이를 통해 아기는 자신의 좌절을 안다. 이후 어머니는 mentalizing의 상호작용에서 아기의 감정이나 자신의 감정을 말로 이야기narrative하는데, 이를 통해 관계적 맥락이 설명된다. 어머니의 mentalizing 능력이 높을수록 아기에게 더 안정적인 애착을 제공하고, 이후 이것이 풍부하고 감정적으로 진실한 이야기로 나타난다. 소아의 어머니와의 안정된 애착은 소아가 어머니와 자신의 정신상태를 잘 이해하도록 해주어, 이후 사회생활에서의 자타의 감정을 잘 알게 해주고 공감관계를 더 잘 형성하며, 이후 단계적으로 자연스런 성장단계를 밟아 새로이 주어지는 사회문화적 상황에 개방적으로 적응하게 한다.

정신병리: 어머니의 빈약한 mentalizing 능력은 아기의 건강한 mentalizing 능력의 발달을 훼손한다. 불안정한 애착관계는 아기가 왜곡된 mentalizing을 하게 한다. 부모의 미해결된 외상 때문에 발생하는 소아기의 외상은 애착장애를 야기한다. 이는 성장 이후 자타에 대한 잘못된 이해를 가지게 하고, 정신장애로 이어질 수 있다.

또한 어머니의 과거 자신의 부모와의 애착경험은 현재 자신의 아기와의 애착관계를 예측케 한다고도 한다. 이러한 사실은 애착양상과 mentalizing 능력이 대를 이어 전달됨을 시사한다. 즉 mentalizing은 mentalizing을 낳고, nonmentalizing은 nonmentalizing을 낳는다.

정신화의 네 차원들dimensions

① **자동/통제**automatic/controlled: 자동적 정신화는 내적implicit(자동적·직관적·과정적·무의식적)이며 빠르고 내성과정이 없고, 의식적 노력을 필요로 하지 않는다. 반면 통제 차원의 정신화는 외적explicit mentalizing(통제된, 숙고된, 의식적)이며 느리고 노력과 전적인 의식을 요한다. 둘 사이의 전환이 순조로운 것이 바람직하다.

② **자기/타인**self/other: 자신의 마음상태에 대한 awareness와 타인의 마음상태에 대한 awareness.

③ **안/밖**inner/outer: 외적 행동(직접 관찰되는 표정, 목소리 톤, 자세 등)에 대한 정신화와 내적 정신상태(욕구, 느낌, 신념, 관계의 경향성 등에 대한 추론된 상상된)에 대한 정신화.

④ **인지/감정**cognitive/affective: 인지(사고, 신념)에 대한 정신화와 정동(감정적 느낌)에 대한 정신화.

정신치료에 응용

이처럼 소아기 애착관계에 관한 narrative 또는 정신화는 많은 정신치료에 관한 담론의 공통요소이다. 정신치료는 새로운 애착관계가 형성될 상황을 만들어 환자로 하여금 마음을 열어 새로운 사회적 학습이 가능하도록 하는 것이다. 따라서 능숙한 mentalizing이 정신치료에 중요하다. 정신치료란 결국 mentalizing의 여러 대비되는 측면들을 융통성 있게 균형 있게 통합하고 연결하는 것이다.

정신화-기반 정신치료mentalization-based psychotherapy: 정신화이론을 개인 정신치료와 집단치료에 적용할 수 있다. 초기에 정신교육적 기법으로 정신화의 개념, 애착, 인격, 치료과정 등에 대해 교육하며 치료동맹을 형성한다. 전체 과정은 구조적으로 진행된다. 문제에 대한 공감empathy과 확인validation, 문제의 명료화clarification, 조사exploration, 필요하다면 도전challenge, 그리고 정신화를 한다. 즉 자신도 몰랐던 자신의 마음상태에 대해 알도록 격려한다. 여기-지금에서 치료자와 환자 사이에 일어나고 있는 바를 이해하고, 자신의 왜곡된 표상을 알게 한다.

정신치료자가 할 일은, mentalizing을 놓치거나 회피하지 말고 적절한 시기에 할 수 있어야 하고, 왜곡시키거나 과도하게 하지 말고 정확하게 해야 하며, 부정확하게 할 가능성을 염두에 두어야 하고, 조작하거나 남용하지 말고 진실한 의도로 해야 하며, 지능화하거나 상투적으로 하지 말고 진지한 감정으로 해야 한다. 능숙한 mentalizing으로 환자 자신이 공감으로 이해되고 있다는 주관적 경험을 하게 하여야 한다. 이런 관계를 형성함으로써 환자의 마음이 열리는 사회적 상황을 만들어야 한다. 신뢰를 위해 치료자는 높은 감수성으로 환자의 마음에 동조할 수 있어야 한다. 그래서 세상을 다시 신뢰할 수 있게 되고 치료 이후 삶에서 타인과의 그리고 더 넓은 세상과의 관계를 향해 넓혀 간다. 변화는 교육이 아니라, 타인으로부터 배우는 인간의 진화된 능력을 부활시키는 데서 시작된다. 즉 치료자는 환자와 공동

노력하며 공동 책임을 가진다.

Ⅲ. 행동치료

1. 개념

행동주의behaviorism 또는 학습이론learning theory의 관점에서 볼 때, 정신질환이란 사고, 감정 및 언행의 장애가 학습learned된 결과라고 본다. 행동치료behavior therapy는 행동교정behavior modification을 목표로 한다. 행동주의 심리학의 핵심은 행동을 바꾸면 감정은 뒤따라간다는 것이다(제3장 인간행동에 대한 정신사회적 이론, Ⅲ. 학습이론 참조). 따라서 행동치료는 이렇게 잘못 학습된 행동을 학습이론learning theory에 따라 없애고 대신 건설적인 행동을 하게끔 다시 체계적으로 학습시키는 것이다.

1950년대 초 영국의 정신과 의사 Hans Eysenck와 Arnold A Lazarus가 정신분석의 과학적 근거에 대해 비판하며, 학습이론을 정신치료에 응용하는 기법을 고안하면서 행동치료라는 말을 사용하였다. 1960년대 이후 왕성하게 연구되었다.

행동치료를 하려 할 때 다음 사항을 질문해야 한다. ① 문제가 무엇이며 치료목표는 무엇인가? ② 치료의 진행과 성과는 어떻게 측정되고 확인되는가? ③ 어떤 환경적 관련요인이 문제를 지속시키고 있는가? ④ 어떤 기법의 치료가 효과가 있을 것 같은가? 이 질문은 치료과정 내내 치료자가 자신에게 던져야 하는 것이며, 대답에 따라 치료방법이 개선되어 나가야 한다.

행동치료는 Pavlov의 조건반사conditioned reflex 실험, Thorndike의 행동의 재강화reinforcement, Skinner의 조작적 조건화operant conditioning 이론, J. Wolpe의 체계적 탈감작법systematic desensitization 등이 기초가 되어 개발된 치료기법이다(제3장 인간행동에 대한 정신사회적 이론 참조). John B. Watson이 이 이론을 정신장애 치료에 최초로 적용하였다. 최근에 이르러 행동치료는 인지cognition이론과 결합하는 경향이 증가하고 있으며, 이러한 행동인지치료behavioral-cognitive therapy를 다시 정신역동이론과 통합, 병용하려는 노력도 나타나고 있다. 또한 행동치료를 약물치료와 병용하기도 한다.

2. 기법들

정신역동적 치료에서와 달리, 행동치료에서는 인과론은 상관하지 않으며, 무의식적 갈등의 규명이나 개인적 경험 또는 역동적 동기는 무시한다. 단지 객관적으로 관찰되는 학습되거나 조건화된 장애행동을 비학습화unlearned, 비조건화unconditioned하고 새로운 적응적 행동으로 대치하고자 한다. 구체적인

기법은 개념적으로 체계적 노출*exposure*, 원하는 행동의 모델화 *the modelling of the desired behaviour*, 사회기술 훈련 또는 코칭 *training and coaching in social skills*, 자조 전략*self-help strategies* 등으로 구별된다.

개발 초기에 역동적 치료법과 구별하기 위해 치료적 관계에 대해서는 별로 중요시하지 않았으나, 나중에는 지지적 관계가 긍정적 치료효과의 주요 요소라는 것을 인정하게 된다.

이완훈련*relaxation training*

환자에게 신체 근육 일부나 전부에 힘을 주었다가 완전히 힘을 빼는 동작을 반복하게 하면 심장박동이 느려지고 말초혈류량이 증가하며 근육이 이완된다. 이로써 환자는 긴장과 이완의 느낌을 의도적으로 통제하는 방법을 학습하게 된다. 그 과정은 녹음된 지시에 따라 환자 혼자서도 시행할 수 있다. 선이나 요가가 이와 유사하다. 긴장상태에서 근육이 이완되게 하는 것을 상호억제*reciprocal inhibition*라 하는데, 불안과 신체통증(두통, 요통)에 효과가 있다. 이완훈련을 체계적 탈감작법과 함께 사용하는 수가 많다. 이는 생체되먹이기 기법*biofeedback technique*에서도 이용되고 있다.

위계작성*hierarchy construction*과 체계적 탈감작법*systemic desensitization*: 환자에게 불안, 공포 등 병적인 행동을 일으키는 자극의 강도에 따라 약한 장면에서부터 심한 장면까지 여러 단계(대개 10~12장면)의 목록을 작성하도록 한다. 이를 위계작성이라 한다. 체계적인 탈감작법이란, 예를 들어 고소공포증 같은 경우 공포증을 느끼는 장면들의 위계에 따라 처음에는 높은 곳에 대한 상상과 더불어 이완*relaxation*하게 한 후, 실제로 조금씩 높은 곳으로 올라가면서 이완하게 함으로써 고소공포증을 극복해 가도록 한다. 이 훈련에는 요가나 명상이 이용되기도 하고 최면술이 사용되기도 한다. 근이완제인 diazepam이나 단기작용제인 brevital을 더불어 사용하기도 한다. 불안을 야기하는 요인을 분명히 알 수 있는 장애가 가장 좋은 적응증이며 따라서 공포증에 가장 효과적이다. 기타 강박증, 성기능장애에도 사용된다.

행동수정기법*behavior modification technique*

이는 재강화를 통해 원하는 행동을 만들어 내거나*shaping*, 원치 않는 행동을 제거하거나, 또는 다른 건강한 행동이나 습관으로 대치하는 기법이다. 조작적 조건화 이론에 의하면, 인간의 행동은 상벌*reward and punishment*의 균형에 따라 학습되거나 소멸된다. 보수나 칭찬 같은 양

성강화*positive reinforcement*는 학습된 행동을 조장해 준다. 그러나 징벌 같은 음성강화*negative reinforcement*는 행동을 약화 또는 사라지게 한다. 무시함으로써 특정 행동을 약화시키는 것을 소멸*extinction*이라 한다. 치료프로그램은 환자에 따라 다양하게 계획된다. 음성강화보다 양성강화가 효과가 크다. 양성강화가 정기적으로 정량적으로 주어지는 것보다 예측할 수 없게 불규칙적인 것이 더 효과적이다. 이 기법은 알코올중독, 약물남용, 식사장애, 행동장애 등 충동조절장애에 효과가 있다.

토큰활용법*token economy*: 학습이론을 이용한 방법으로 만성 정신질환 환자의 재활치료에 흔히 사용된다. 예를 들어 학업능률이 저하된 문제소년을 대상으로 행동조절 계획표*behavior monitoring program*를 작성하여 바람직한 행동을 하였을 때마다 작은 토큰 하나를 주고 이 작은 토큰이 일정 수 모이면(더 큰 토큰으로 교환해 주고 이 큰 토큰이 일정 수 모이면) 큰 상을 주는 것이다.

노출치료*exposure treatment*

공포의 대상 또는 상황에 환자가 적응할 때까지 실제 노출*in vivo exposure*시킨다. 단계적 노출*graded exposure*은 점차 조금씩 노출을 증가시키는 것이다.

환자의 증상들을 분석해서 노출의 전략을 세운다. 노출되었을 때 느끼는 불안의 정도로 노출상황의 난이도를 구분하여 쉬운 것부터 먼저 시작해서 차차 난이도가 높은 상황으로 옮기는 방법을 단계적 노출이라 한다. 예를 들어 지하철을 타는 것을 회피하는 환자의 경우, 우선 비교적 한가한 시간을 골라 한 구간만 탑승을 시도하고, 성공하게 되면 차차 구간을 넓히고 또 보다 혼잡할 때 탑승을 시도하면서 공포나 불안을 극복해 가는 것이다. 이를 통해 환자는 공포대상에 접하여 경도의 불안을 체험한다 해도 공황발작까지는 일어나지 않는다는 확신을 실제 경험을 통해 학습할 수 있다. 이와 같은 경험이 반복되면 결국에 가서 공황발작이 엄습할 것이라는 예기불안도 없어진다. 항공황 약물을 복용하여 공황발작이 억제되어도 유사한 효과를 얻을 수 있다. 환자들이 약물효과를 믿게 되면 용기를 얻어 노출요법에 쉽게 응하게 된다. 계속 공포상황에 노출되어도 공황발작이 일어나지 않으면 과거에 피하였던 처지나 대상을 하나하나 대면하고 극복하게 된다. 탈감작법과 유사하나 노출치료는 실제상황에서 실시하며 이완훈련을 포함하지 않는다.

Flooding: 한꺼번에 대량 노출시키는 것이다. 예를 들어 뱀 공포증 환자에게 갑자기 뱀을 쥐어 주는 것을 역공포치료*counterphobic treatment*라 한다. 이 치료의 이론적 근거는 불안을 야

기하는 상황을 피하기만 하면 조건화에 의해 불안이 더 심해진다는 것이다. 따라서 환자가 피하지 못하도록 하면 결국 이를 극복할 수 있다는 것이다. 이때 체계적 탈감작이나 단계적 노출, 이완훈련 등은 동반하지 않는다.

Implosion: 불안대상에 실제로 직접 직면하지 않고 심한 불안이 동반된 상상을 하도록 하는 노출방법이다. 불안상태를 의도적으로 일으키도록 요구하는 역설의도*paradoxical intention*도 이에 속한다(예를 들어, 강박증의 침범적 사고를 억제하지 않고 일부러 더 자주 하는 것이다).

Exposure homework: 치료 장면 밖에서 매일 공포대상에 접근하도록 하는 방법으로, self-observation이라고도 한다.

가상현실*virtual reality* **응용**: 최근 실험적인 것으로, 컴퓨터를 이용한 가상현실을 사용하여 공포대상에 노출시키는 기법도 개발되고 있다. 고소공포증, 비행공포증, 거미공포증, 폐쇄공포증 등에 효과가 있다고 한다. 장차 공황장애, 사회불안장애, PTSD 등의 치료로 확대될 것으로 보인다.

혐오자극법*aversion technique*

Pavlov식 혐오법을 응용한 것이다. 예를 들어 병적 충동을 야기하는 유발자극이 올 때 약한 전류로 불쾌한 자극을 짝지어 줌으로써 충동을 억제시키는 것이다. 조작적 혐오법*operant aversion*은 잘못된 행동에 대해 처벌을 가하는 방법으로 음성강화기법 중 하나이다. 예를 들어 술을 마신 후에 손가락에 전기자극으로 고통을 주어 술을 뱉어 낼 때까지 이를 계속하는 것이다. 같은 원칙으로 주정중독자에게 항남용제*antabuse*(예: disulfiram)를 복용시키는 경우는 회피훈련*avoidance training*이라 한다. 그러나 이 방법은 효과 면에서 성공적이지 못할 때도 많다.

자기주장훈련*assertive training*

개인으로 하여금 자신의 이익에 가장 맞는다고 보는 행동을 하게 하고, 불안함 없이 스스로 서게 하고, 편안하게 자신의 감정을 표현하게 하고, 다른 사람의 권리를 부정함이 없이 자신의 권리를 행사하도록 훈련시키는 것이다. 예를 들어 압박해 오는 주변 인물들에 대해 한계를 긋는 것, 또는 구매한 물건에 결함이 있을 때 집요하게 반환을 요구하는 것 등을 훈련한다.

사회기술훈련*social skill training*

환자가 자신의 판단을 신뢰하고 자신감을 갖도록 하여 사회적 상황에 적절히 반응하고, 자신의 의견을 사회에서 용납되는 방법으로 표시하여 목적을 달성할 수 있도록 지도 훈련하는 것이다. 즉 옷 입고 화장하고 외출하는 것에서부터 사람 만나고, 대화를 시작하는 것

등을 연습하는 것이다. 나아가 갈등관리, 부끄럼 이기기, 자기주장, 공동체생활, 친구 맺기, 데이트하기, 일과 직장 갖기, 약물복용관리, 구체적으로 요구를 하거나 요구를 거절하기, 항의하기, 항의에 대응하기, 불편한 느낌이나 두려움을 표현하기, 정보를 요구하기, 사과하기, 술이나 마약을 거부하기('no'라고 말하기) 등을 훈련한다. 각각의 훈련에서는 각기 적절한 단계들을 따라 훈련하는데, 예를 들어 갈등관리에 대해서는 타협, 양보, 전술적 거부, 옳지 않은 비난에 대응하기, 과도한 스트레스 상황은 내버려 두기 등이다. 특히 사회적 재활을 위해서 역할 닮기*role modeling*, 탈감작, 양성강화의 기법 등을 통합적으로 이용한다. 최근에는 환자의 효율적인 대화를 위해 감정행동과 사회적 신호인지*social cue recognition*에 대한 훈련, 즉 사회적 지각기술*social perception skill*을 훈련하는 것이 강조되고 있다.

또한 환자에게 일반적 사회환경에서 사용되는 일반적 법칙 또는 정보처리 모델*information-processing model*을 교육, 훈련시킨다.

Role Play: 예를 들면 모형대화에서 6~8명으로 구성된 집단에서 먼저 어떻게 행동할 것인가를 지시하고, 모범을 보여 주고, 따라 하게 하고, 나중 피드백과 재강화를 주는 것이다. 이 방법을 원하는 기술을 획득할 때까지 반복한다.

6단계 문제해결전략*six-step problem solving strategy*: 환자가 사회적 어려움을 극복하는 것을 돕는 방법이다. ① 문제를 해결하고자 하는 태도를 갖는다. ② 문제를 확인한다. ③ 해결방법에 대해 모든 방법을 생각한다(brain storm). ④ 각 해결방법들을 평가하고, 그중 하나를 실제 적용하기 위해 선택한다. ⑤ 시행을 계획하고 실행한다. ⑥ 노력의 결과를 평가하고, 비효율적인 것으로 판명되면 다른 해결방법을 선택한다. 이러한 6단계 전략은 보통사람에게는 직관적으로 이루어지는 것이지만, 특히 인지기능에 결함이 있는 환자에게는 체계적으로 교육해야 한다.

기타

참여적 모형화*participant modeling*: 이는 환자가 어떤 대상을 관찰하여 닮음*imitation*으로써 배우는 것으로, contact desensitization이라고도 한다. 예를 들어 환자는 자신이 두려워하는 행동을 남이 하는 것을 관찰함으로써 배워 나간다. 공포를 학습하는 것과 반대과정인 것이다. 치료자가 환자와 동행하면서 배우도록 해줄 수도 있다(광장공포증 등에 사용됨). 대개 두려움의 정도가 약한 것부터 관찰하게 하면서 강한 것으로 이행해 나간다. 특히 치료자가 지켜보면서 지도하여 실제 생활의 문제점을 행동화해 나가는 방법을 behavior rehearsal이라 한다. 흔히 채용면접시험 준비 때나 부끄러움이 많을 때 이용된다.

Covert conditioning: 문제행동을 일으키는 연쇄적 상상을 차단하는 것이다. 우선 사고중단의 상상thought-stopping imagery, 단기간의 이완, 다음에 즐거운 장면을 상상하도록 하는 것이다. Guided imagery도 이 기법과 유사하다.

Covert modeling: 다른 사람이 바람직한 행동을 하는 것을 관찰 또는 상상하는 것이다. 이를 대리학습vicarious learning이라고도 한다. 또는 원하는 행동을 하게끔 혼잣말self-talk을 반복시키는 방법도 있다.

Ⅳ. 인지행동치료

1. 인지치료cognitive therapy

인지치료는 구조화된 치료기법으로, 정신장애(불쾌한 기분이나 비적응적 행동)가 병적 정보처리information processing 때문이라는 이론에 근거한 정신치료 체계이다.

1950년대 중반 인지혁명the cognitive revolution이라 하여 인간의 문제점에 관련된 인지기능이 크게 관심을 받았는데, 1960년대에 정신분석가인 Aaron Beck이 Jean Piaget의 인지발달이론과 schema(도식)이론을 기초로 인지치료를 고안하였다(제3장 인간행동에 대한 정신사회적 이론, Ⅶ-1. Jean Piaget의 인지발달이론 참조). 같은 시기 Albert Ellis가 'rational emotive behavioral therapy(REBT)'를 고안하고 있었다.

인지치료는 socratic questioning 같은 사려 깊은 일련의 질문을 함으로써, 같은 사건을 다르게 보는 시각을 갖게 한다거나, 문제를 인지cognition하게 하고, 그로부터 기인한 감정affect과 연결해 주며, 더 적절한 해결방법을 찾게 하는 것이다. 즉 형식적 사고방식formal operational thinking을 체득하게 해주는 것이다.

여기서의 인지는 전통적으로 감정과 행동의 결정인자로 간주되며, 사람은 인지과정을 통해 현실을 정확히 지각해야 정상적 반응을 할 수 있다고 본다. 한 개인의 인지구조는 대개 체질적으로, 그리고 과거경험에 의해 형성된다고 본다. 인지치료는 어린 시절의 부모와의 이별, 학업적 성공이나 실패 등에 의해 형성된 어떤 단순하며 원시적이고 절대적이며 도덕적이고 돌이킬 수 없다는 잘못된 인식을, 긍정적이고 성숙한, 다양하고 상대적이며 비판단적이고 변경 가능하다는 인식으로 바꾸도록 하는 것이었다.

Beck은 우울증 치료 중 환자들이 흔히 자연스럽게 왜곡된 사고distorted thinking를 말하는 것을 발견하였다. 즉 잘못된 상동적stereotypic이고 편향된 인지 3요소cognitive triad가 정신장애를 야기하기 때문에, 치료자는 이에 개입하고 환자를 교육함으로써 환자가 자신의 왜곡된 생각을 이해하고 이에 도전하게 하는 것이다.

Schema와 우울증의 인지 3요소cognitive triad

사람의 행동과 정동은 대개 그가 세계를 어떻게 구조화하느냐에 따라 결정된다. 여기에는 두 가지 수준이 있는데, 자동적 사고automaticv thought와 잘못된 신념false belief이다. 이 두 가지를 합해 schema 또는 인지구조cognitive structure라 한다.

Schema는 심층적인 인지구조로, 복잡한 현실이나 경험을 해석하고 그 지각을 중개하며 반응을 결정하는 정신의 유형이다. Schema는 소아기 경험과 그 경험이 이후의 인격형성에 미치는 영향을 통해 형성된다. 환경으로부터 오는 정보들은 schema에 따라 screen되고 filter되고 coding된다. Schema는 정보자료에 대한 빠른 동화assimilation와 적절한 결정을 하는 데 있어 매우 적응적 역할을 한다.

그러나 schema 중에 부정적 기분과 비효율적 또는 자기패배적인 행동을 영구화하는 비적응적 schema들이 있으면 정보처리 내지 인지에 장애(부정적 가정, 인지왜곡cognitive distortion)가 생겨 정신병리가 나타난다. 예를 들면 우울증에 대한 세 가지 인지요소cognitive factors는, ① 자신self에 대한 부정적 지각: 자신을 결함이 있고 부족하며 가치 없고 아무도 원치 않는 존재로 생각. ② 현재와 과거의 경험에 대한 부정적 해석: 세계world를 부정적이고 요구만 하는, 자기를 패배시키는 장소이거나 실패하고 처벌받는 장소로 생각하는 경향. ③ 미래future에 대한 부정적 예상: 미래에서도 고생, 고통, 결핍, 실패가 계속 반복되리라는 예견 등이다. 이 세 가지에 관한 왜곡된 부정적 신념 때문에 우울증이 생긴다. 이처럼 사람들의 신념에 중요한 자신, 자신의 세계(주로 주변인물), 그리고 미래에 대한 인식을 인지 3요소라 한다.

이러한 비적응적 schema는 스트레스에 의해 유발될 때까지 잠복해 있을 수 있다.

자동적 사고란 어떤 상황 또는 사건의 기억에 대해, 실제보다 자신의 (왜곡된) 견해에 따라 즉각적으로 자동적으로 나타나는 인지이다. (이는 인지행동치료에서 기술적 질문을 통해 알 수 있다.) 잘못된 논리에 의한 잘못된 인지를 cognitive error라 한다. 잘못된 인지에는 선택적 추상selective abstraction(정신적 필터mental filter), 독단적 추론arbitrary inference, 절대적 사고absolutistic thinking(all-or-nothing의 사고), 확대 또는 최소화, 개인화personification, 파국적 사고catastrophic thought(근거 없는 최악의 가능성 예상) 등이 포함된다.

Beck의 인지치료의 핵심은 인지 3요소에서의 자동적 사고를 인지하고 이를 교정correcting하는 것이다. 예를 들어 "나는 어쩔 수 없는 겁쟁이이다"라는 인식을 "나는 공포상황에 직면하고 공포에 대해 싸울 수 있는 방법을 배울 수 있을 것이다"라는 생각으로 바꾸는 것이다. 즉 ① 환자에게 자신이 부정적으로 인지한다는 것을 깨닫도록 그 부정적 인지에 대한 근거를 검증하게 하고, ② 더 나은, 융통성 있는 다른 관점schema을 발전시키고, ③ 새 인지반응, 새 행동반응을 연습시킴으로써 우울증세를 경감시키는 치료법이다.

Beck의 제자들이 이러한 치료법을 여러 정신장애에 응용하여 치료하는 여러 기술을 개발하였다. 특히 Martin Seligman은 학습된 무력감learned helplessness이라는 개념을 수립하였으며, 우울증, 무망감hopelessness, 자살사고, 불안 등에 대한 자가 보고식 척도를 만들었다.

치료자의 역할: 환자(내담자)와 문제해결을 위해 협력하고 동맹을 맺는 것이다. 그런 관계에서 이론 교육, 인지적 왜곡을 교정하라는 도전 주기 등을 시행한다.

2. 인지행동치료cognitive behavioral therapy; CBT

이는 정신장애가 인지-행동의 장애라는 정신병리학에 직접 근거한다고 본다. 1970년대 행동이 문제가 되는 공포증 같은 장애에 대해서는 행동치료가 효과가 있으나, 관찰할 수 없는 정신내면이 문제가 되는 우울증에는 효과가 덜 뚜렷하였다. 이에 따라 인지행동치료CBT가 등장하게 되었다.

CBT는 왜곡된 감정이나 비적응적 행동은 이성적 생각만으로 통제되지 않는다고 보고, 다양한 목표-지향적인 명백한 체계적 과정들goal-oriented, explicit systematic procedures을 사용하여 행동을 통해 이를 교정하려 한다. 따라서 CBT는 인지치료기법과 행동치료기법, 특히 행동교정법behavior modification과 심리학자 Albert Ellis가 개발한 이성적 감정 행동치료Rational Emotive Behavior Therapy; REBT 등이 통합된 기법이다.

Rational Emotive Behavioral Therapy(REBT)

인지행동치료의 첫 형태로 1960년대 Albert Ellis가 제안하였다. 인지이론에 강조점을 두면서 정신분석의 감정이론, 그리고 행동주의 이론을 통합하여 정신치료에 응용하였다. REBT의 핵심은, Beck의 인지치료에서 말하는 인지 3요소와 비슷하게, 비합리적 (모순되고 비현실적) 사고가 있어 이에 근거한 부정적 감정이 행동문제(정신건강문제)를 야기하며 이를 합리적 이성으로 교정할 수 있다고 본다. 이는 적극적-지시적인 철학 및 공감에 기반한 정신치료로, 치료자가 내담자에게 내담자의 자기패배적 사고와 그에 따른 감정반응과 행동과 완고성을 지

적하고 목록을 만들고, 이성적으로 분석해 줌으로써, 이를 알게(이해하게) 해주고, 새로운 건강한 인지적 재건을 통해 보다 합리적이고 건강한 사회에 '적응적인' 감정반응과 행동을 하도록 격려하고 지도해 주는 것이다. 이 기법이 점차 여러 후계 학자에 의해 Beck의 인지치료와 통합되어 인지행동치료로 발전하였다.

비슷하게 1969년 Albert Bandura가 사회적 학습이론을 근거로 학습과 행동조절behavior modification에 인지의 역할을 인정하는 행동치료를 제안한 바 있다.

인지행동치료

인지행동치료는 인지기술과 학습이론에서 나온 실제 행동조절 기술을 통합하는 것이다. 행동조절 기술이란 즐거운 활동, 개선된 대화, 문제해결 기술 등을 의미한다. 인지행동치료는 일차적으로 왜곡된 비적응적mal-adaptive 인지schema와 관련된 행동장애를 경험적empirically으로 교정하고, 적응적이고 긍정적인 schema을 재구조화restructure하고 새로운 긍정적 행동기술skill을 숙제를 통해 점진적으로 연습exercise함으로써 이후 재발을 방지하는 것이다. 치료적 개입은 대개 집중적이고 문제-중심적focused and problem-oriented이다. 이 이론에는 정신분석이론과 학습이론도 다소 통합되어 있다.

CBT에서의 working model은 자극-반응 패러다임stimulus-response paradigm이다. 즉 사건event은 인지적 평가cognitive appraisal를 하게 만들고, 이에 따라 감정반응이 나타나고 행동반응으로 이어지는데, 이는 다시 사건을 발생시킨다. 이 순환 중에 수반되는 감정반응은 인지적 평가에 영향을 주고, 행동반응도 인지적 평가에 영향을 미친다.

CBT는 '여기-지금'의 특정 문제에 초점을 두고 구조화된 정신치료 세션을 통해 현재의 문제해결에 대한 특정 전략을 선택하도록 치료자가 환자를 지도하고 인도하는 행동 위주의 치료기법이다. 이 치료로서 증상완화는 물론 환자의 취약성을 감소시키는 것을 목표로 한다.

CBT는 과거력이나 무의식을 중시하는 역사적 접근을 하는 정신분석적 방법과 대조적이다. 대신 CBT는 '여기-지금'의 특정 문제에 초점을 두고 구조화된 정신치료 세션을 통해 현재의 사고왜곡과 비적응적 행동을 해결하기 위해 특정 전략을 선택하도록 치료자가 환자를 지도하고 인도하는 문제중심 행동적 접근problem-focused and action-oriented법이다. 이 치료는 증상완화는 물론 환자의 취약성을 감소시키는 것을 목표로 한다. 이를 위해 치료

자는 새로운 정보처리 기술*information-processing skills*과 대응기전*coping mechanisms*을 교육한다. 대부분 약물치료와 동반하면 효과가 증가한다.

이 같은 인지적 이론에 의하면 조증은 자신, 경험, 그리고 미래에 대해 과장된 견해를 갖는 것이다. 불안장애란 신체적 또는 심리적 위험에 대한 공포이며, 공황발작은 신체적·정신적 경험을 재난으로 잘못 해석하는 것이다. 편집증은 타인의 편견이나 방해를 예상하는 것이고, 전환장애는 운동장애, 감각장애에 대한 잘못된 인식이다. 강박증은 안전에 대한 반복되는 경고 또는 의식이며, 위협을 방어하려는 반복행동이다. 신경성 식욕부진은 뚱뚱함이나 날씬하지 못함에 대한 공포이며, 건강염려증은 자신의 문제를 심각한 신체장애 탓으로 돌린 결과이다.

주요기법

인지기법*cognitive techniques*: ① 부정적인 인지왜곡이나 자신의 약점, 실패에 대한 자동적 사고*automatic thought*를 가려내고, ② 그 사고가 맞는지 검정*verification*하거나, 이를 버리거나 다른 설명을 하게 하며, ③ 이러한 자동적 사고들을 종합하면 하나의 양상이 드러나는데, 내용이 비적응적인 가정*maladaptive assumption*임을 확인하고(예를 들어, 행복하려면 완벽해야 한다는 가정), 비적응적 가정의 타당성을 검정하는 것이다. 그리하여 인지적 재구조화*cognitive restructuring*를 하게 된다.

CBT에서 흔히 말하는 인지왜곡에는 다음과 같은 것이 있다: ① 경험에서 잘못된 결론을 만들어 내는 인위적 추론*arbitrary inference*, ② 선택적 추론*selective abstraction*(전체 맥락 중 일부만으로 전체를 오염시킴), ③ 과도히 일반화함*overgeneralization*, ④ 과도화*magnification* 및 과소화*minification*, ⑤ 개인화*personalization*(자신과 관련 없는 것을 자신과 관련시킴), ⑥ 이분법적 사고*dichotomous thinking*(사물을 all-or-none식으로 봄).

설명기법*didactic techniques*: CBT는 기본적으로 환자가 현재의 문제를 교정하기 위해 새로운 사고와 행동방식을 배우는 것이다. 치료자가 환자에게 인지치료이론에서 말하는 기본개념, 치료의 진행방식, 인지 3요소, schema, 잘못된 논리 등에 대해 설명하고, 우울증이 생각, 감정, 행동과 어떻게 관련되는지도 설명해 준다. 필요하면 self-help 방법(숙제*homework* 주기, 특정 프로그램 책자, 컴퓨터 이용하기 등)도 병용한다.

행동적 기법*behavioral techniques*: 이는 비적응적이거나 부정확한 가정을 검정하고 교정하며 새로운 전략을 세워 문제를 다루는 방법을 가르치는 것이다. 구체적 기법은 앞서 말한 행동치료기법이 모두 다 사용될 수 있지만, 현재 상황에서 특정 문제를 해결하는 데 집중한다. 무원감, 무망감, 회피 등을 반전시키기 위한 행동계획을 세우고, 과거보다 현재 사건에 대한 인지자료를 모으고 확인한다. (현재를 이해하면 과거도 잘 이해될 수 있다.) 현재에 집중하기 위해 치료관계에서의 의존과 퇴행을 예방한다. 치료적 기법들을 치료세션 밖에서 스스로 해보도록*self-*

help 일정하게 숙제*homework*로서 처방*assign*하기도 한다.

행동적 기법에는 문제 발견하기, self-monitoring, scheduling activities(시간마다 할 행동의 목록을 만들어 지키게 함), 노출과 반응 차단*exposure and response prevention*, mastery and pleasure(그런 수행이 얼마나 성공하였고 기쁨을 얻었는지를 평가하기), 쉬운 것부터 어려운 것으로 점차로 수행해 나가기*graded task assignment*, 여러 단계의 도전을 이기는 상상을 하고 실제 해보기*cognitive rehearsal*, 자기주장훈련, 사회기술훈련, 간단한 일을 완수하게 하는 자기신뢰훈련*self-reliance training*, 역할 해보기*role playing*, 그리고 신체운동, 사교활동, 작업, visual imagery, 이완훈련*relaxation exercise*, 호흡조절*respiratory control*, guided imagery 등 다양한 방법이 포함된다.

글로 쓰기: 실제로 인지치료를 할 때 무엇보다도 환자에게 자신이 겪는 불안이나 공포를 모니터해서 이를 기록하도록 한다. 이에는 일기쓰기, 자서전*autobiography*쓰기(나중 치료 시 review한다)도 포함된다. 특히 노출요법을 병행하여 환자가 공포상황에 노출될 때 겪는 불안이나 공포의 느낌과 사고내용을 객관적인 자세로 인식해서 기술하게 한다. 기록한 내용을 후에 분석해 보면 자기 스스로의 인지과정에서 자신이 얼마나 비적응적이고 부정적인 사고를 갖게 되었는지를 알 수 있고, 또 이 같은 잘못된 인지적 해석이 불안의 과정을 더욱 악화시킨다는 사실을 알게 된다. 또한 사실을 자기에게 불리하게 과장해서 생각할 때도 있음을 인식할 수 있다.

치료개입 방식

자기지시*self-instructions* 하기, 예를 들어 상상*imagery*, 주의 안 하기*distraction*, 동기적 혼잣말*motivational self-talk* 등을 사용한다. 또한 이완*relaxation* 또는 바이오피드백*biofeedback* 기법을 사용한다. 적응적 대응전략을 개발한다. 예를 들어 부정적 또는 자기패배적 사고를 최소화한다. 고통 또는 목표에 대한 비적응적 신념을 변화시킨다.

이 방법들이 각 진단명에 따라 하나의 매뉴얼로 제공될 수 있다. 이 방법은 집단치료, 자조집단용으로도 사용될 수 있다.

기타 기법들: 인지행동치료를 기본으로 하면서도, 강조점이나 치료대상에 따라 다음과 같은 다양한 치료기법을 사용할 수 있다: acceptance and commitment therapy, dialectical behavior therapy, metacognitive therapy, metacognitive training, reality therapy/choice theory, cognitive processing therapy, EMDR, and multimodal therapy, exposure therapy, stress inoculation.

치료자의 역할

CBT에서의 치료적 관계는 협력*collaboration*이므로 마치 공동 연구팀 같다. 다른 정신치료에 비해 치료자가 보다 적극적이며 지도적이고 구조화된 접근을 한다. 치료에 있어 상호 feedback을 하도록 권장된다. 환자 편에서는 자조적 노력*self-help*

을 하도록 격려한다. 치료자는 비특이적*nonspecific*이어야만 하지만, 공감능력과 이해심이 있고 침착하고 믿을 만해야 하며, 친절하고 유머감각이 있으면 좋다. 면담을 시작할 때마다 치료 진행표를 작성하고 그에 따라 면담 사이 기간 동안 집에서 할 숙제도 주며 새 기술도 교육한다. 장기간 치료에 전이가 생길 수 있지만, 이 역시 CBT기법으로 대처한다.

치료는 대개 단기간이며, 주 1회 면담하며, 15~25주 한다. 효과가 없으면 진단이 잘못되었는지 살펴본다. 급성기 치료를 끝낸 후 재발을 막기 위해 booster session을 가질 수 있다. 유지치료는 몇 년간 할 수 있다. 개인치료도 하지만 집단치료를 하기도 한다. 약물병용도 허용된다.

적응증

경도 또는 중등도의 비정신병적 우울증에 주로 사용된다. 기타 범불안장애, 강박증, 공황장애, 편집성 성격장애, 신체형 장애에도 사용된다. 기타 경조증, 전환장애, 자살행동, 신경성 식욕부진증, 건강염려증에도 사용될 수 있다. 장애별 특정 프로그램들이 개발되어 있다.

망상과 환각, 자살위험, 재발, 경조증, 약물치료에의 비순응 등이 심하여 약물치료에 저항적인 중증 장애에 대해서는 약물치료와 CBT의 병용치료가 아마도 가장 바람직한 치료방법이 될 전망이다.

집단인지행동치료*group CBT*

신체장애를 가진 환자들을 집단으로 인지치료하는 것으로, 특정 장애, 예를 들어 통증완화에 흔히 사용된다. 약물치료와 기타 신체치료를 병용한다.

Online 이용 CBT

CBT 효과를 증진시키기 위해 컴퓨터나 online을 이용하는 방법이 시도되고 있다. 여러 종류의 비디오, interactive self-help, activity schedule, coping card 등을 포함하는 multimedia 프로그램들이 고안되고 있다. 장차 인지행동치료를 위한 스마트폰용 app도 개발되고 있다.

Mindfulness 기반 인지행동치료

mindfulness-based cognitive therapy; MBCT

이는 전통적 인지행동치료기법에 마음챙김*mindfulness*과 마음챙김 명상*mindfulness meditation* 등을 결합한 것이다. 인지치료기법인 교육도 포함된다. 마음챙김 및 마음챙김 명상은 모든 들어오는 생각과 느낌을 의식하고, 이에 이전처럼 자동적으로 반응하지 않고, 이를 판단 없이 관찰하고 그대로 받아들이도록 하는 것이다. 현재 이는 물질사용장애에도 효과적으로 적용된다. 이 효과는 전두엽의 활성화로 입증되고 있다. PTSD, 적응장애 등에서 스트레스 감소 등으로 사용 확대되고 있다.

도덕적 재결정 치료*moral reconation therapy*: 도덕적으로 생각하는 능력을 증진함으로써 상습적 범죄행동(예: 청소년 약물남용)을 감소시키고자 하는 인지행동치료기법이다. Kohlberg의 도덕발달과 Erikson의 정신사회적 발달이론에 근거하며, 사회적·도덕적 및 긍정적 성장을 목표로 한다. 개인적 또는 집단적으로 12~16단계의 전략으로 진행된다.

V. 인본주의적 및 실존주의적 정신치료

인본주의적*humanistic* 정신치료는 실존주의적*existential* 정신치료와 비슷하며, 이들은 전통적 정신분석과 행동치료에 대응하여 제3의 방법*third force*이라고도 한다. 대체로 정신분석과 뿌리를 같이하지만, 정통 정신분석이 어린 시절 경험과 무의식을 중요시하는 반면, 인본주의적 및 실존주의적 접근에서는 정신장애의 실제 현실적 원인과 치료자와 내담자 사이의 실제 '여기-지금 현재의 만남*actual here-and-now encounter*'이 중시된다는 점에서 다르다. 인본주의 심리학은 Gordon Allport, Abraham Maslow 등이 대표적 학자들이며, 나름 상담이론을 제안하였다(제3장 인간행동에 대한 정신사회적 이론 참조). 인본주의 내지 실존주의적 정신치료의 주된 관점은 다음과 같다.

첫째, 인간의 잠재력과 자유이다. 인간 존재에 대해 낙관적 관점을 가진다. 즉 인간은 건강과 웰빙으로 나아가게 하는 'life force'를 가지고 있다고 본다. 인간을 나쁘게 보거나 또는 결함을 가지고 태어난다고 보지 않는다. 그러나 인간은 심하게 곤란을 겪으면 자기파괴적이 될 수 있다고도 본다. 그러므로 인간은 기본적으로 자신의 삶을 선택하고 역경을 이겨 낼 내적 자원을 발견하는 데 자유와 책임을 가져야 한다고 주장한다. 그렇다고 인본주의적 관점이 유전이나 실제적 삶의 환경을 무시하지 않으며, 낙관주의도 비현실적이 아니다. 즉 인간은 한계를 가지지만, 자기가치*self-worth*와 위엄을 간직할 수 있다고 보는 것이다.

둘째, 인간을 전체로 파악하는 전체론*holism*이다. 이는 인간은 몸, 마음, 행동, 감정, 영성뿐 아니라 환경(context, 삶의 상황, 문화 등)을 포함하며, 모두 서로 연결되어 있다고 본다.

셋째, 인간관계를 중시한다. 인간관계가 정신치료에서 가장 강력한 치료요인이다. (이 주장은 Bowlby, Kohut, Rogers 등 다른 정신치료자들이 이미 잘 말해 주고 있다.) 따라서 정신치료자는 선입견 없이 내담자의 경험과 만나는 것을 중시한다. 그리하여 내담자에게, 새로운 의미를 발견하기 위해, 내담자 자신의 모든 경험을 말해 주도록 요청한다. (이 역시 다른 정신치료 방법에서와 공통적이다.)

실존적 접근existential approach

실존주의 정신치료existential psychotherapy는 현존재분석 dasein analysis이라고도 한다. 현존재분석은 인격을 현상학적으로 연구하지만, 치료에서는 실존주의 철학에 기초하고 있다. (근거 사상이 되는 실존주의는 제3장 인간행동에 대한 정신사회적 이론 참조)

실존주의 정신치료는 인본주의humanism의 관점에 기초하고, 임상경험뿐만 아니라 철학과 문학으로부터 얻은 통찰을 치료에 이용한다. 이는 환자의 증상과 비적응적 행동을, 개인경험으로부터 나온, 해결되지 않은 내적 갈등inner conflict의 산물로 본다. 강조점은 인간실존의 주어짐과 인생의 궁극적 관심 ultimate concern이다. 특히 죽음의 필연성, 무한한 자유와 그에 따른 책임, 인간의 어쩔 수 없는 고독, 무의미성meaninglessness 등을 강조한다. 이 모든 실존적 물음들이 일상생활과 얽혀 있다고 본다.

치료는 환자의 실존적이며 내적인 경험에 대해 심층분석을 하는 것이다. 그 전제는 첫째, 자의식self-awareness이 인생의 가장 기본적인 경험이다, 둘째, 실존은 선택에 의한 것이 아니다, 셋째, 인간의 특성은 인과론적으로 미리 결정된 것이 아니다, 넷째, 그러므로 인간은 자기의 항로를 선택할 책임과 권리가 있다 등이다.

치료자는 편견이나 가정, 또는 전제조건 없이 환자가 자유롭게 말하고 실존을 추구하게 하여 자신을 발견할 수 있게 해주어야 한다. 치료를 통해 환자는 점차 자신을 믿게 되고, 자기 지배력을 회복하며, 자유로워지고, 무엇이든 스스로 선택할 수 있게 된다. 불안장애, 우울증, 적응장애, 정신신체장애, 성격장애, 신체형 장애에 효과가 좋다고 한다.

실존분석의 핵심은 치료자와 내담자 간의 관계이다. 이를 만남encounter이라 부른다. 하나의 만남은 하나의 Dasein이 타인에 대해 현존하는 것이며 개방opening-up 하는 것이다. 실존분석가는 정신분석가나 행동치료자와 달리, '너'에 관여하며, 자연스럽게 조용히 귀를 기울이며, 때때로 자신의 의견, 경험 또는 감정을 말한다. 치료는 대화이며 내담자의 독백이 아니다. 전이나 역전이는 당연하지만, 남용되어서는 안 되며, 회피되어서도 안 된다. Dasein은 인간이 되는 것이며 자유이며 자기 삶에 대한 책임이다. 실존분석가는 내담자의 독자성을 존중한다. 필요할 때 붙잡아 주지만 곧 혼자 가게 한다. 정신치료의 목적은 웰빙과 행복으로 직접 인도한다고 믿게 하는 것이 아니라, 환자로 하여금 용감하고 더 이성적인 방법으로 삶에 직면하게 하는 전략을 제시하는 것이다.

내담자-중심 정신치료client-centered psychotherapy

미국에서의 인본주의적 정신치료는 1930년대에 Carl Rogers에 의해 발전하였다. 그는 Adler의 the child guidance movement와 Rank에 영향을 받아, 기존의 정신치료를 비판하고 급진적인 새로운 기법, 즉 '내담자-중심 치료'를 발전시켰다. (초기에는 비지시적non-directive이라 불렀다.) 치료목적은 자신의 인간관에 기초하여(제3장 인간행동에 대한 정신사회적 이론 참조) 자아실현self-actualization과 자기주장self-direction을 증진하는 것이다.

보다 구체적으로는, 치료 시에 환자가 전혀 위협을 느끼지 않는 상황을 조성하고, 현재에 주의하게 하고, 내담자의 느낌에 초점을 맞추는 과정을 강조하는 한편, 내담자의 잠재력과 책임능력을 신뢰하고, 내담자에 대해 긍정적 태도를 유지함으로써 새로운 경험을 하게 하여 실현될 수 있다. 즉 'supportive, not reconstructive'인 것이다. 존경하고 감정이입적으로 받아들이는 진실한 관계를 제공하는 것 자체가 내담자로 하여금 '책임 있는 자기 주도responsible self-direction'의 능력을 발휘하게 하여 문제를 스스로 해결하게 하는 치료적 효과를 나타내게 된다고 하였다. 대표적 치료적 기법은 지시하지 않음, 반영reflection(내담자가 표현한 감정을 다른 말로 되비춰 확인해 주는 것), 상담가의 감정이입empathy(상담가가 내담자의 감정을 이해하고 이해한 바를 정확하게 이야기하는 것), 따뜻함warmth(내담자를 받아들이고 긍정적으로 보는 것), 그리고 진지한genuine 나-너 관계I-Thou relationship 를 통해 내담자 자신을 탐구하도록 촉진하는 것이다. Genuineness는 congruence라고도 하는데, 상담가가 통상적으로 가정되는 역할을 하지 않고 진실한 모습을 보이는 것이다. 상담가는 내담자의 느낌을 정확히 반영하고, 내담자가 걱정하는 바에 대한 집중을 유지하게 만들고, 느낌과 정보를 명료화한다. 또한 대화에서 open-ended questions 또는 open-ended phrases를 사용하여 행동에 대한 통찰을 얻고 삶에서 필요한 변화를 얻도록 한다.

그러나 Rogers의 이론과 기법은 흔히 현실적이라기보다 철학적 내지 신념적이고 직관적이라는 비판을 받는다.

Ronald Laing

영국의 정신과 의사로 그의 반정신의학 운동the anti-psychia-

try movement 사상은 강하게 실존주의의 영향을 받았다. 즉 조현병의 광기에 대해 환자의 자기경험을 방해하지 않기 위해 항정신병 약물을 사용하지 말아야 한다고 주장하였다. 그에게는 정신병적 경험은 '실존적 비참함'의 한 극단적 형태로서 정신치료의 대상이 된다는 것이다.

의미치료*logotherapy*

Viktor Frankl이 제안한 치료법으로, 과거가 아니라 '의미의 추구', 여기-지금, 다가올 삶, 의지의 자유 등 실존주의에 기반한 정신치료의 하나이다. 이 기법은 개인의 삶의 의미와, 사랑과 고난의 의미, 가치의 가능성을 충분히 의식하고 존재의 로고스*logos*에 직면하여 극복하도록 도와주고자 한다. 구체적 기법으로 역설적 의도*paradoxical intention*가 있다. 이는 예기적 불안과 과도한 예측으로 인한 신경증적 되풀이를 끊는 기법이다. 즉 원치 않는 행동을 일부러 의도적으로 하는 것이다. 이는 인간에게 자신의 목적대로 할 수 있는 능력이 있다는 신념에 기초한다. 예를 들면 잠이 안 올 때 자려고 애쓰기보다 일부러 잠을 안 자는 것이다. 땀을 많이 흘리는 것이 문제일 때 땀을 더 많이 흘리겠다고 의도하는 것이다. 또 다른 예로서 유머*humor*가 있다. Frankl은 강제수용소에 있을 때 유머가 생존을 위한 투쟁에서 하나의 무기였다고 회상하였다. 또한 그는 자신에 대한 과도한 강조가 많은 문제를 야기하므로 주의를 자신에게서 다른 데로 돌리는 기법을 제안하였다. 이를 dereflection이라 한다. 예를 들면 성적 곤란(예: 발기장애, 무쾌감 등)이 있으면 자신의 만족보다 상대의 만족을 위해 애쓰라는 것이다. 그러면 만족이 다시 찾아온다는 것이다. 또는 아예 누구든 만족시키려고 하지 말라는 것이다(이 기법은 현대 성치료에서도 사용된다).

게슈탈트 치료*Gestalt therapy*

Frederick 'Fritz' Perls는 신경정신과 의사로 정신분석을 훈련받았는데, 1920년대 게슈탈트 심리학(제3장 인간행동에 대한 정신사회적 이론 참조)과 실존주의를 접하고 게슈탈트 치료를 고안하였다. 게슈탈트 치료는 개인이 여기-지금 전체를 느끼는 느낌, 또는 삶에서의 완전성에 대한 느낌을 지향한다. 행동의 전체는 더 작은 독립적인 부분들의 합보다 크다는 전제를 가지며, 전체를 구성하는 경험의 핵심적 특성들, 즉 가치, 의미, 형태 등을 다룬다. 치료를 통해 환자는 언제 욕구가 발생하며 어떻게 그 욕구를 만족시키기 위해 현재 행동에 영향을 주는가를 깨닫게 된다.

게슈탈트 치료의 목표는, 문제를 해결하고자 하는 것이 아니라, 현상학에 기반하여 의식을 고조시키고, 선택의 폭을 넓혀 자신과 환경에 전적으로 접촉하게 하고, 'what is'에 포커스를 두게 한다. 이로써 내담자는 대안을 알게 되고 무엇을 자유롭게 선택할지 깨닫게 된다. 이는 사람이 자신이 무엇인가에 초점을 두되, 되기를 원하는 것에 초점을 두지 않을 때, 자기 실현이 이루어진다는 신념에 기초한다. 즉 자기용납*self acceptance*을 통해 자기실현이 이루어진다는 것이다. 즉 인간은 발전을 향해 가

는, 현재의 요구를 실현하기 위해 자기조절하는 유기체인 것이다. 자기가 환경을 만나면 변화는 필연적이 된다. 이런 접촉이 소아기에 방해를 받으면 이는 '미완의 과제*unfinished business*'로서 이후 삶에 반복되어 자연스러운 발전을 방해한다. 게슈탈트 치료의 기본적 포커스는 현재 경험을 탐구함으로써 이런 접촉방해를 제거하는 것이다. 치료자의 역할은 치료자와의 관계에 의존하기보다, 내담자의 자기-지지를 강조함으로써, 즉 실존적 고독*existential aloneness*을 초래함으로써 이 과정을 촉진시키는 것이다. 그러나 현재의 게슈탈트 치료는 치료자와 내담자 사이의 대화를 통해, 현상학적 탐구를 강조하고 있다. 또한 일부 상담가들은 이 치료법에 역동적 기법과 자기심리학적 이론을 통합하고 있다.

기타

Karl Jaspers는 치료에서 처음으로 정신치료에 있어 '공감적 이해*empathic understanding*(Einfühlen)', 즉 인간 간의 관계됨의 중요성을 말하였다.

Martin Buber는 1920년대에 인간실존은 기본적으로 대화체*dialogical*라고 하며, 정신치료에서 human relatedness의 중요성을 말하였다. 그는 인간관계의 두 방식을 말하였는데, ① 진정한 '나와 너'의 관계, ② 실제적인 목표-지향적인 '나와 그것'의 관계이다.

J. L. Moreno는 1908년 정신과 의사로서 연극치료를 시작했는데, 소아기 때의 가족갈등을 해결하기 위한 연극치료에 개인의 책임에 대한 실존주의적 개념을 사용하였다.

미국의 Rollo May와 Irvin Yalom도 실존적 정신치료에 기여하였다.

제2차 세계대전 후 광범위한 인본주의 이슈들에 대해 다양한 인본주의적 정신치료 기법들이 등장하고 있다.

Wilhelm Reich의 이론에 따라 body-focused humanistic psychotherapy가 등장하였다.

사회정치적으로 억압과 평등이 문제시됨에 따라 1960~1970년대 여성운동에 게이인권운동 등이 일어났고, 이에 따라 자의식*self-awareness*(의식화*consciousness-raising*)이 강조되기 시작하였다. 그리하여 empower women을 위해 자존심, 자기주장, 능력을 강화하려는 feminist therapy가 등장하였다. 동성애자들을 위한 'pink therapy' movement도 등장하였다.

이 치료기법들은 다양성, 개방성, 융통성을 강조하지만, 한편 이런 움직임들은 복잡한 인간 고통의 문제에 대해 일종의 희석 내지 과도 단순화의 위험을 갖는다.

VI. 기타 정신치료

1. 최면요법hypnotherapy

최면요법은 암시요법에 해당된다. 최면요법은 상상imagination, 심상imagery, 주의attention 등의 내재적 능력을 유도하는 강력한 도구이다. 최면상태는 정상적 정신상태로서, 말초적 지각은 감소된 채 국소적으로 주의집중이 고양되고, 비판적 판단은 부분적으로 유보된 상태이다. 이때 상상과 피암시성suggestibility이 증가되어 새로운 생각과 느낌이 받아들여지기 용이해지는데, 이를 통해 치료적 변화를 시도한다.

인류역사에서, 몰아상태trance state, 황홀상태ecstatic state 혹은 자연스런 해리상태 등은 오래전부터 종교, 문학, 철학 등에서 언급되었다. 18세기에 이르러 Anton Mesmer가 치료목적으로 사용을 시작하면서 그 근거로 동물자기설을 제시하였다. 이후 영국의 James Braid가 메스메라즘을 근거로, 시선고정과 눈감음을 이용하는 trance state를 유도하는 방법을 고안하였다. 19세기 Jean Martin Charcot가 최면에 걸린 상태를 일종의 정신장애의 한 증후인 신경생리현상으로 해석하였다. 그러나 Hippolyte Bernheim은 최면상태를 정상적 뇌 기능으로 보았다. Freud도 최면술을 무의식을 알아내는 방법으로 사용하다가 자유연상으로 바꾸었다. (그러나 자유연상 시에도 자연스러운 최면상태는 완전히 배제되지 않는다 한다.) 제1차 세계대전 시 shell-shock에 빠진 병사들의 기억을 되살리기 위해 최면분석hypnoanalysis이 활용되었다. 제2차 세계대전 시에도 combat neurosis, 통증, 전투 시의 피곤 등을 치료하기 위해 최면술이 이용되었다. 1950년대에 이르러서야 비로소 최면술이 공식적으로 치료용으로 인정받았다.

최면분석hypnoanalysis: 최면 시 자기통제가 약화된 환자의 자아는 퇴행하기 쉬우므로 무의식적 내용이 용이하게 표현된다. 어떤 환자에서는 나이 퇴행age regression이 일어나 어릴 때의 사건을 재경험하기도 하는데, 이 때문에 증상이 호전되기도 한다.

피최면성hypnotizability: 최면에 잘 걸리는 특성trait을 말하며, 이는 개인에 따라 다르며 그 특성은 평생 변하지 않는다. 이 특성이 높은 사람은 자연스럽게 trance-like state로 빠져들 수 있는데, 이런 사람은 적절한 비판의식 없이 새로운 생각이나 감정에 영향을 쉽게 받는다. 이를 측정하는 도구로는 Stanford Hypnotic Susceptibility Scale 및 Hypnotic Induction Profile(HIP)(눈이 치켜떠지는 eye-roll sign을 측정함) 등이 있다. 대개 피최면성 또는 피암시성은 망상형 성격장애나 섭식장애의 경우 낮으며, histrionic(연극성, 히스테리성)한 사람이나 해리성 정체성 장애의 경우에서는 높다.

최면상태는 외부의 다른 사람에 의해 억지로 투사되는 것은 아니다. 그러나 최면요법사는 단순반복현상에 주의를 집중하게 하는 특정 유도과정 등 여러 방법을 구사하여 사람이 최면 내지 trance 상태에 빠지게 유도한다. (사람에 따라 자연적으로도 나타날 수 있기도 하다.) 이때 최면성 주의집중상태는, ① 몰두absorption(말초적 의식을 줄이고 특정한 국소적인 것에 주의를 좁힌다), ② 해리dissociation(최면이 깊어짐에 따라 정체성, 지각, 기억, 운동반응 등 의식으로부터 분리되어 불수의적 상태처럼 된다), ③ 피암시성suggestibility(신호와 정보를 정상적 비판을 유보한 채 받아들임) 등의 3요소의 합동으로 나타난다. 백일몽day-dream이나 내적 몰입inner preoccupation도 최면상태로 보는 견해도 있다.

최면 정도에 따라 이완감, 팔다리의 무거움, 가벼운 이상감각을 느끼기도 하며(경도 최면), 통증감소, 기억상실이 오기도 하며(중등도 최면), 환각상태나 깊은 마취상태(고도 최면)에 이르기도 한다. 최면은 각성상태의 뇌파가 나타나거나 PET에서의 변화도 보고되고 있으나, 최면을 입증하는 정신생리반응은 아직 확인되고 있지 않다.

최면에 따라 결과적으로 억압되었던 갈등이나 잊었던 기억이 회복된다. 또한 최면상태에서 치료자가 환자에게 어떤 행동을 하도록 또는 어떤 새로운 생각이나 특정 감각을 느끼도록 지시한 바를 최면에서 깬 후에 따르게 된다. 또한 자기최면기법을 교육하여 스스로 치료하도록 할 수도 있다.

적응증: 최면을 신체형 증상이나 생활태도 변화에 긍정적으로 이용할 수 있다. 특히 신체형 장애 중 전환장애가 대표적인 대상이다. 기타 비만증, 약물남용(특히 술과 담배), 통증, 천식, 소양증, 과민성 대장증후군 등에 효과가 있다. 수술 시 마취에도 이용된다. 스트레스와 불안상태, 식이요법, 시합을 앞둔 운동선수, 성기능장애 등의 상황에서도 응용될 수 있다. PTSD의 경우 최면으로 기억을 회복하게 함으로써 정신치료에 도움이 될 수 있다.

그러나 타인을 잘 믿지 못하거나 망상장애, 강박장애, 자기지배력 상실에 대한 공포가 있는 환자에게는 적용하기가 어렵다.

법적 문제

최면치료에 있어 최면을 통해 얻게 되는 정보획득에 관한 법적 문제, 그리고 그 정보의 진실성에 대한 법적인 문제가 있어 미리 신중하게 조처해 두어야 한다. 예를 들어 최면치료를 시작할 때 미리 환자의 변호사와 의논할 필요가 있고, 최면과정을 녹화할 필요도 있고, 치료 전 기억정보와 치료과정에 대한 서류화가 필요하다.

2. 영성정신치료spiritual psychotherapy

서구에서는 역사적으로 신학에서 심리학이 유래되었

다고 볼 수 있어, 기독교적 내지 영성 정신치료(상담)도 그 역사가 장구하다고 볼 수 있다. 최근에는 목회상담 pastoral counselling, 성경적 상담biblical counselling 등으로 나타나고 있다.

영성에 대한 정의는 다양하지만 대체로 두 가지로 구분된다. 첫째는 전통종교에서 말하는 신성神性에 대한 경외심과 거룩함, 신의 영역divine realm에 연결 또는 합일되는 경험, 구원의 문제, 기도와 묵상 같은 종교적 수행 등 종교성religiosity을 의미하는 영성이다. 둘째는 현대사회에서 말하는 자연과 인간에 내재해 있는 항속적인 속성으로 최고의 선함, 우주적 질서, 자아를 초월한 인간성 및 자연과 혼연일체 된 수준에 이르는 자기의식, 또는 우주적 합일에 이르는 경지 등을 의미하는 비종교적 영성nonreligious spirituality이다. 인간이 영적 존재이고 영성에 대한 요구가 있다면, 영성치료는 이에 부응하는 것이다.

영성정신치료가 어떤 것인가에 대한 의견도 영성 자체에 대한 것만큼 다양하다. 정신치료가 종교 또는 자아초월적transpersonal 종교철학에 기초한다면, 이는 영성치료라 할 수 있다.

종교와 영성은 신체적 및 정신 건강과 밀접한 관련이 있다. 따라서 종교를 정신치료와 통합하는 것은 유익한 점이 많다. 그러나 지금까지의 의학적 연구들은 신앙, 영성 등의 치유효과에 대해 확실한 과학적 증거들을 내어 놓지 못하고 있었다. 그런데 최근 뇌연구들은 종교/영성, 종교적 공동체의 지지가 정신장애의 예방과 치료에 긍정적 작용을 한다는 근거들을 보여 주고 있다. 미국의 정신장애자 동맹National Alliance on Mental Illness에서도 종교와 영성이 정신건강에 유익하다고 언명한 바 있다.

정신과 의사는 장애의 평가와 치료에 있어 환자의 종교와 영성에 열린 마음과 관심을 가져야 하며, 의사 자신의 종교관과 갈등하지 않도록 해야 한다.

기독교적 정신치료Christian Psychotherapy

기독교 정신치료(상담)는 전통적 정신치료(상담)의 기법에 기독교 신학적 개념과 신앙을 통합하는 것이다. 기독교 신학과 인간관을 적용하는 유신론적 정신치료theistic psychotherapy이다. 핵심은 인간의 자기심리학적인 하나님과의 관계이다. 기독교 상담이 일반적 정신치료(상담)에 못지않게 효과적이라는 연구들이 있다.

치료 대상은, 대개 영성, 자존심, 스트레스, 만성질병, 우울증, 불안, 분노, 슬픔, 인간관계, 결혼과 이혼, 가정 내 폭력 등이다.

기독교 정신치료는 정신치료(상담) 전문가가 시행할 수 있으나, 성직자도 훈련받으면 시행할 수 있다. 주로 기독교인의 문제를 다루지만, 타 종교인이나 비종교인에게도 적용할 수 있다. 이는 특히 감사와 낙관주의, 그리고 우울증(절망) 극복에 도움이 된다.

흔히 영성정신치료나 명상이 종교적이라 하지만, 반드시 기독교적이라 할 수 없다. 또한 기독교 정신치료라 해서 신학이나 신앙, 영성 문제를 반드시 다룰 필요는 없다. 치료자와 내담자가 대화로서 일상적 정신치료에 기독교 신앙을 통합하는 여부를 결정하면 된다. 단지 기독교적 정신치료에서는 기본적인 기독교적 내지 성경적 인간관이 기초가 되어야 한다. 주제는 하나님께서 그의 은혜로 사랑을 베푸시어 인간의 죄를 사하신다는 개념이 중심이 된다.

성경적 상담biblical counselling은 심리학보다 성경이 정신치료의 가이드가 되는 경우이다.

기도prayer가 중요한 치료기법이 된다. 정신치료(상담) 전후에 치료자와 환자가 같이 기도할 수 있다. 기도로서 성령의 인도하심뿐 아니라 성공적인 세션이 되도록 기도하는 것이 포함된다. 기도에서 찬양, 감사, 겸손을 고백하고, 보호, 구원, 개입, 그리고 타인을 위해 기도한다.

성경읽기bible reading는 하나님이 인간에게 말씀하신 뜻을 알기 위해, 일상생활이나 문제점을 성경과 비교해 보기 위해 또는 신학적 관점을 이해하기 위해, 특히 용기와 확신을 위해 세션 중에 읽는다.

목회상담pastoral counselling은 성직자와 상담가의 자격을 다 갖춘 성직자가 교회 성도들에게 시행하는 상담으로 기독교 신앙과 영성을 더 중요시한다. 실제적으로 기독교 정신치료에서는 모든 정신치료와 상담기법을 사용할 수 있다. 그러나 목회상담이 성경이나 전통적 기독교적 방법을 포기하고, 정신분석이나 내담자−중심 상담에 지배되는 현상에 대한 경고도 있다. 전통적 기독교적 방법이란 Augustine 등 초기 기독교의 성인들의 교훈을 말한다.

종교를 갖지 않은 정신치료자에게 기도, 용서, 예배, 은총 등과 관련된 기독교적 또는 종교적 상담을 요청하는 것은 무리이다.

미국정신의학회는 the Association of Professional Chaplain과 더불어 매년 종교(기독교)와 정신의학 분야에 공헌한 인물에 대해 the Oskar Pfister Award를 수여한다. (Pfister는 스위스의 기독교인 정신과 의사이자 정신분석가이다.) 기독교 상담가들의 학술단체로서는 American Association of Christian Counselors가 활발하게 활동하고 있다.

Imago Dei Psychotherapy: G.C. Dilsaver가 제안한 기독교 정신치료의 한 기법이다. 기독교 인간관, 특히 토마스 아퀴나스의 인간관을 기반으로 인지적·의지적 및 감정적 요소들을 포함한 인간의 도덕적 행동을 고취하는 것이다. 거의 모든 정신장애에 적용될 수 있으며, 특히 가족, 결혼, 젠더−섹스 관련 이슈에 적용된다.

Religious Cognitive Behavioral Therapy(RCBT): 인지행동치료에서 종교를 통합한 형태를 말하는데, 기독교적 신앙과 수행을 통합적으로 사용한다. 이로써 희망, 의미, 낙관주의, 목적 등의 이슈와 더불어 신앙도 더 깊어질 수 있다.

Charles I. McLaren

1920~1940년대 세브란스의학전문학교 신경정신과 교수였던 McLaren(1882~1957)은 자신의 기독교 신앙과 경험에 근거하여, 정신장애가 Freud가 말한 리비도나 Adler가 말한 열등 감보다 죄의식 때문에 생긴다고 보고, 병든 정신은 궁극적으로는 신앙으로 치료할 수밖에 없다고 생각하였다. 그는 Freud 와 Adler의 역동이론에 부분적으로 찬성하면서 영성정신치료를 위해서는 인격에 대한 진실한 생각*true idea*, 높은 이상*high ideal*, 그리고 이들을 생명으로 받아들이는 자유의지*free will*가 필요하다고 하였다. 그의 영성치료 기법은 성경과 거룩함에 기초한 기도, 동정(공감)과 이해, 돌봄 등이었다.

3. 기타

서사치료*narrative psychotherapy*

서사敍事치료는 서사의학*narrative medicine*에서 나온 서사정신의학*narrative psychiatry*의 치료기법이다. 치료자는 환자의 이야기(사연, 서사*story telling*)를 주의 깊게 듣고 공감함으로써 환자와 환자 고유의 문제를 공유한다. 그리고 은유*metaphor*와 줄거리*plot* 개념에 기반하여 치료자-환자가 공동작업하여, 환자가 말한 과거 이야기에 대해 융통성 있는 이해를 기초로 미래를 위한 새 전략을 제공하는 다른 방향의 이야기를 만든다. 즉 환자와 치료자는 story retelling에 공동저자*co-author*가 되는 것이다. 이는 정신분석이나 기타 소위 과학적 방법에 강박적으로 매달리지 않고 개방적으로 접근하며, 의학윤리, 인문학*humanity*, 의료인류학, 현상학 등의 방법을 통합적으로 사용한다. (이는 Freud도 일찍이 사용한 방법이며, Engel의 bio-psycho-social model과 유사하다. 정신과 의사이자 문화인류학자인 A. Klinemann이 일찍이 서사를 의학에 끌어들인 선구자이다.)

서사중심의학*narrative based medicine*: 내과 의사 Rita Charon이 제안한 새로운 의학에 대한 주장으로, 의학은 환자와 의사의 임상적 만남*encounter*에서 환자는 의사에게 문제를 이야기하며 의사는 이야기를 듣는다는 데 기초한 것이다. 환자의 이야기 속에는 질병의 발생, 경과, 해결 노력의 성공과 실패, 그리고 질병에 대한 환자의 생각과 그것에 영향을 미치는 사회문화적 배경이 담겨 있고, 의사의 이야기에도 질병과 환자에 대한 의사의 생각과 의료와 관련된 사회문화적 배경이 담겨 있다. 따라서 임상의학은 환자와 의사 간에 이야기를 주의하여 듣고 주고받는 교환행위로, 이를 통해 질병에 대한 실제적 이해를 공유하고, 질병과 사건의 인과관계를 설명할 수 있게 되고, 이로써 진정으로 새로운 해결을 찾아낼 수 있다고 본다. 중요한 개념은 은유*metaphor*와 플롯*plot*, 주인공(identity 및 character) 등이다. 은유는 문제를 이분법으로 보지 않고 다른 방법으로, 즉 포스트모던 한 기호학같이 복합 다중 차원적으로 이해하고 경험하는 것이다. 플롯은 경험을 시공간적으로 체계화하는 틀이다. 이러한

의학은 인간중심의 의학이라고 말해진다.

현실치료*reality therapy*

현실을 부정하면 근본적인 욕구를 충족시킬 수 없다는 데 근본적인 가정을 두고, 사랑과 훈육, 특수교육을 통해 치료효과를 얻는 기법이다. W. Glasser는 전이현상과 무의식적 갈등을 이해하고 통찰을 획득해도 행동의 변화가 없음을 확인하고, 치료자가 환자의 잘못된 행동에 대해 현실적으로 책임감을 갖도록 교육시키는 중개자 역할을 해야 한다고 생각하였다. Glasser는 비행청소년 치료에 이 방법을 적용하였다.

유도된 이미지*guided imagery*

상상이 행동에 미치는 영향은 일찍이 정신분석가 Paul Schilder가 기술한 바 있다. 즉 사람이 달리기를 머릿속에 그리면 달리기를 할 때 사용되는 근육이 더 활성화된다는 것이다. 운동 선수들은 이러한 방법을 실제연습에 사용한다. 정신의학에서는 이 기법에서 치료자가 환자에게 소원성취 또는 충동이나 잘못된 감정을 극복하는 데 도움이 되는 공상을 하도록 인도한다. 또는 환자에게 색깔, 소리, 냄새, 느낌 등과 관련된 장면을 상상하도록 하는데, 이 장면을 떠올리면 기분이 좋아질 수도 나빠질 수도 있다. 기분 좋은 상상은 불안을 감소시키는 데 사용되고, 기분 나쁜 상상은 불안을 극복하는 데 사용된다. 또한 예를 들어 사고중단*thought stoppage*이 강박행동에 사용될 수 있는데, 강박충동이 있을 때 경찰의 정지*stop* 표지를 상상하는 것이다. 또는 비만증 환자가 먹고 싶은 충동이 생길 때마다 자신의 날씬한 몸매를 상상하도록 한다. 이때 최면술도 병용할 수 있다.

위기개입*crisis intervention*

위기개입은 위기에 빠진 사람을 즉각적으로 도와주기 위한 단기 문제해결기법으로, 개인의 능력과 지지망 등 모든 치료적 자원을 동원하여 균형의 회복과 스트레스에 대한 취약성의 감소, 적응능력의 증진을 목표로 하는 치료과정이다. 즉 환자와 치료자가 협력하여 관련된 정신역동을 이해하고 위기를 해결하기 위해 노력한다.

위기이론*crisis theory*: 위기개입은 위기이론에 기초한 것이다. (이 기법은 원래 제2차 세계대전 시 외상적 스트레스에 직면한 병사들을 전선에서 치료하여 임무에 복귀시키기 위해 고안된 것이다.) 위기이론은 건강한 정상인이 위기에서 어떻게 행동하는지를 이해하게 해준다. 위기란 고통으로 경험되는 위해적 사건에 대한 반응으로, 기능에 장애가 오고 정신적 불균형이 나타나 이때 사람은 불안과 긴장을 느끼는 시기로, 이어서 고통을 경감시키고 이전의 평정상태로 되돌아가기 위한 문제해결 기전이 동원되는 시기가 이어진다. 이에 성공하면 위기는 극복되고 개인은 적응적 반응을 사용하는 기술을 체득하게 되며, 더 나은 상태로 성숙할 수 있다. 그러나 위기 해결에 실패하면 더욱 고통에 빠지

며 정신병리적 증상이 나타날 수 있다. 위기는 더욱 성숙하느냐 더욱 나빠지느냐 하는 갈림길을 제공한다. 위기는 대개 시간적으로 한계가 있어 곧 끝난다.

체계적 접근system approach: 의학적 치료 이외 이동mobile 위기팀, 자살예방 조직, 법률구조팀 등 광범위한 사회지지망을 체계적으로 networking하는 것을 말한다.

흔히 사용되는 정신치료기법은 환자상태에 따라 다르나, 대개 지지적 정신치료이다. 기타 인지치료, 노출치료도 시행한다. 무엇보다 치료자와 긍정적 치료동맹을 맺는 것이 중요하다. 당장의 불안을 경감시키는 것이 중요하다. 재확인, 암시, 환경변화, 약물치료 등의 기법을 사용하고, 때때로 단기입원하기도 한다.

신속히 치료관계를 형성하고 위기가 발생한 과정을 분석하며, 위기에 초점을 맞추고 비적응적 반응을 파악하며, 증상발현을 차단하고 긍정적 전이를 유지하며, 공동작업을 학습으로 간주하도록 하고, 장차 유사한 상황이 다시 나타나지 않도록 교육한다. 특히 자살시도에 대해 질문하고 평가하고 예방하도록 한다. 여러 형태의 debriefing(경험에 대한 보고)을 사용하기도 한다. 최근에는 위기개입 기간을 보다 길게 하면서 지지적-표현적 치료, 인지행동치료, 인본주의적 치료, 가족치료, 약물치료 등을 병용하는 방법이 제시되고 있다.

치료기간은 1~2회의 면담에서 2개월까지 다양하다. 통상 2~10회로 제한하나, 경우에 따라 10~30회 실시하는 융통성을 갖는다. 1회당 50분을 기준으로 하나 이 역시 증감해도 된다. 주 1회가 좋다. 필요에 따라 일시적인 약물투여나 가족면담을 공개적으로 합의하여 시행한다. 위기가 해소되면 치료를 마친다.

적응증: 대상 환자가 자기의 증세나 적응상 문제점을 해결하겠다는 치료동기가 있고, 문제 자체가 국소적 경향을 띠며, 환자자신의 사회생활이나 대인관계를 다소 유지하면서, 자아의 힘ego strength을 어느 정도 유지하고 있는 경우가 좋다. 특히 유발인자가 생활사의 변화일 때, 즉 사회 진출 시, 예를 들어 처음 겪는 입학, 전학, 입대, 취직, 결혼, 이혼, 출산 및 자살시도 같은 생사문제 등과 관계될 때, 이에 대한 적응과 대처방안을 모색하기 위해 이 기법이 사용된다.

자아초월정신치료transpersonal psychotherapy

자아초월심리학이란 개인적personal인 차원을 벗어난 경지 내지 자기의식의 궁극적인 상태를 추구하는 심리학이라고 할 수 있으며, 마음과 몸의 관계mind-body relations, 영성spirituality, 의식consciousness, 인간변화human transformation 등이 주된 연구 주제들이다. 인간에게는 이러한 경지를 실현하고자 하는 행위 또는 행동 과정이 있어 왔는데, 존재, 실재, 일상의 신성화, 명상, 개별화individualization, 자아초월, 통일적 의식, 깨달음, 황홀경, 영적 통로, 신비적 하나됨의 경험, 깊은 동정심, 우주적

합일cosmic unity 등의 개념으로 표현되어 왔다.

자아초월정신치료는 Jung의 '집단무의식collective unconscious' 개념과 Abraham H. Maslow의 핵심이론(일상적 인격의 범위를 벗어나는 창조creativity, 이타주의altruism, 소위 peak events 및 peak experiences, 정신적 상처와 개인의 성장personal grow 등의 개념)에 기초한다. 인간 잠재력의 실현을 위해 병든 정신이나 방어기제보다 정신의 긍정적인 면을 중시한다. 성자, 선지자, 예술가, 영웅들이 그러한 성취를 이룬 사람으로 본다.

자아초월정신치료는 전통적 정신치료에서처럼 병적인 것도 다루지만, 자신의 내면의 능력을 알게 하고 완전한 자아실현을 위한 노력을 드러내고 지지해 주는 것을 보다 중요시한다. 자아초월정신치료가 목표로 하는 최종상태는 현재의 지배적인 문화에 성공적으로 적응하는 것이 아니라, 해방, 깨달음, 재탄생, 자기확신, 자아초월 또는 다양한 전통에 의거한 영성spirituality이라 부르는 상태를 매일 체험하는 것이다.

긍정심리학positive psychology

심리학의 새로운 분야로, 개인과 가족과 공동체가 번영하고 건강하고 행복하도록 돕고자 하는 이론이다(제3장 인간행동에 대한 정신사회적 이론, Ⅴ-3. 긍정심리학 참조). 이는 이상행동이나 병적 행동을 줄이는 것보다, 인간행동의 긍정적·창조적 및 감정적으로 충만한 측면을 증진하는 것이 더 중요하다고 본다. 긍정심리학 치료는 행복과 인간성의 긍정적인 본성에 초점을 두고 사랑과 일과 놀이에서 잠재력과 재능을 개발하는 것을 돕는다. 사람으로 하여금 궁극적으로 가장 좋은 상태에 있게 하고 가장 잘하도록 하는 것이다. 이는 병이 없더라도 인생에 대한 코치로서의 사용이 가능하다. 그러나 이 방법의 효과에 대한 장기추적 연구가 필요하다.

행동개입behavioral interventions: 개입을 통해 행복 수준을 증진시키는 것이 긍정심리학의 치료 목표이다. 정신장애 병명 목록에 수백 개의 정신장애가 있듯이, good life에도 수백 가지 종류가 있으며, 이를 증진하는 방법도 여러 가지이다. 구체적으로 resilience programs, positive psychology programs, 우울증과 불안의 예방, well-being의 증진 프로그램 등이 있다. 공통적 방법은 희망을 도입하고 장점을 강화하는 것이다.

치료기간은 대개 단기이다.

적용 범위는 넓다. 치료 대상은 개인이거나 작은 집단이다. 우선 환자-의사 간에 치료동맹이 필요하다. 치료 전 먼저 환자에게 치료받을 준비가 되어 있는지 확인하고, 치료방법을 장기적으로 계속 반복할 의도가 있는지 확인해야 한다.

치료 방법은 친절을 베풀게 함, 감사하기, 낙관주의, 겸양, 경외awe 등을 구체적으로 실행하게 하는 것이다. 예를 들어 매

일 밤 '받은 축복을 세어 보기counting blessings'를 하고 기록하는 것이다. 그리고 "어떻게 이런 일이 나에게 일어났는가"를 질문하고 그 대답을 기록한다. 감사와 겸양은 서로 상승작용을 하는 것도 밝혀져 있다. 그 외 감사의 편지나 일기를 쓰게 하는 방법도 있다. (이는 인지행동요법과 비슷하다. 이처럼 필요하다면 다른 통상적 정신치료 방법을 병용한다.) 마음챙김mindfulness을 실행하기도 한다. 즉 명상을 하면서 자신의 명상을 의식하고 관찰하면, 비판단적 또는 비반응적이 되면서 주관적 웰빙이 증가한다고 한다.

개입의 parameter가 확정된 것은 없다. (예를 들어 축복의 수가 몇 개라야 한다는 규정은 없다.) 그러나 이런 시행이 습관이 되어야 한다. 예를 들어 '축복 세어 보기'가 매일의 습관이 되는 것이다.

정신장애에 대해서도 긍정심리학이 추가적인 치료적 효과 또는 인지적 변화를 나타낸다. 즉 정신치료에 긍정심리학의 방법을 통합하는 것이다. 뇌손상 환자의 재활에도 긍정심리학이 효과를 나타낸다는 연구가 있다.

비판: 긍정심리학에서 말하는 이론이나 치료방법은 너무 단순하며, 모든 문제에 다 적용될 만하지는 않다고 한다(한계점은 제3장 인간행동에 대한 정신사회적 이론, V-3. 긍정심리학 참조). 또한 해로울 수도 있는데, 예를 들어 낙관을 너무 강조하면 조증을 악화시킬 수 있다. 또한 너무 환자의 선택이나 책임을 강조하면, 학대 피해자에게는 자기비난을 일으켜 상처를 줄 수 있다. 긍정심리학 학자들도 이 이론이 현재 한참 개발 중인 새로운 이론이기 때문에 기존의 정신치료와 비교하는 연구가 필요하다고 말한다. 지금 연구 데이터가 쌓이고 있는데, 전망은 밝다고 한다.

4. 도道정신치료tao psychotherapy

이는 한국의 고 이동식李東植 교수의 지도 아래 발전된 것으로, 도道 개념을 서양의 정신치료에 융합, 발전시킨 정신치료 기법이다. 이는 동아시아의 전통 종교철학사상(특히 불교), 그리고 특히 한국의 고유한 전통적인 통찰에 대한 지혜 등을 역동적 정신치료 이론과 통합한 개념이다.

도란 실재實在이고 현실이고, 투사投射 projection가 없는 진여眞如이고, 전이轉移 transference가 없는 것이고, 성숙된 인격이고, 개념이나 이론과 기법을 넘어선 것이고, 무위無爲, 공空, 자비慈悲, 인仁, 신의 은총, 공감과 자기조복自己調伏을 뜻한다. 도정신치료는 이러한 도를 정신치료가 궁극적으로 추구해야 하는 것으로 본다.

구체적으로는 도정신치료기법은 기술-설명-해석-이해-참여적 관찰-공감으로 연결되는 과정이다. 궁극적인 것은 공감이

다. 정신치료가 동양의 수도의 핵심("진리는 개념적인 지식으로는 얻을 수 없고 오로지 수도 또는 경험으로써만이 터득할 수 있다")과 본질적으로 같아야 된다고 보고, 치료자와 환자가 협력하여 실제로 이를 구현하는 정신치료가 도정신치료라는 것이다.

핵심감정核心感情: 도정신치료는 문제의 원인을 핵심감정이라 한다. 즉 핵심감정이 투사, 전이되어 병을 야기한다고 본다. 도정신치료는 이 핵심감정을 마음에서 덜어 내고자 하는 것이다. 도정신치료에서는 핵심감정을 '애응지물碍膺之物(가슴에 거리끼는 것)'의 개념과 일치한다고 본다. '애응지물'은 약 1,000년 전 중국 선불교 고전인 『서장書狀』에서 기술하고 있는 '碍膺之物 既除覺'('가슴에 거리끼는 것'을 없애면 '각覺'이다)이라는 문장에 기반하고 있다. 애응지물이란 착각, 즉 갈등을 일으키는 투사의 결과로 해석된다. 정신역동적 개념으로 설명하자면, 선, 수도 또는 도정신치료는 모두 이 애응지물(핵심감정)을 마음에서 덜어 내고자 한다는 점에서 공통적이다. 이는 불교에서의 '不取外相 自心返照', 유교에서의 '勿求於外 求諸己'라 함과 일치한다. 또한 불교에서 말하는 수도의 핵심으로 지관止觀이라는 개념과 일치한다.

정심淨心: 도정신치료는 치료자의 공감(자비심)하는 능력에 달렸으며, 이 공감능력은 치료자 자신의 마음을 정화하는 데서 나온다고 본다. 여기서 말하는 정화된 상태란, 불교에서는 정신淨心 또는 공空이라 부르는 상태이다. 이는 또한 노자가 무위無爲라고, 장자가 심재心齋라고 부르는 상태이다. 이는 정신분석에서 말하는 투사 또는 역전이逆轉移 countertransference가 없는 상태와 같다고 본다. 성숙된 인격으로 개념이나 이론이나 기법을 넘어선 것으로 수도를 통해 도달하는 경지이다.

도정신치료에서는 치유의 능력은 치료자의 애응지물이 정화된 인격, 즉 공감능력에서 나온다고 본다. 정화와 공감의 개념은 자비심, 인仁, 신의 은총, 관심, 사랑(Freud), 'Therapeutic Eros'(Carlos A. Seguin), 도우려는 열망(J. Frank), 감화感化, 배려sorge, care(하이데거) 등과도 일치하는 것이다. 이동식 교수는 도정신치료의 정수精髓는 "치료자가 자신의 인격으로써 동토에 떨고 있는 환자에게 봄을 가져다주는 것"이라 하였다.

도정신치료는 서구 정신치료에 대한 비판과 보완을 시도한다. 서구의 정신의학과 정신치료는 환자를 이해하고 기술記述하는 데 역사적으로 몇 단계를 거쳐 왔는데, 처음에는 환자를 관찰해서 기술했고 다음에는 설명, 해석, 이해하려고 하였다. 여기까지는 객관적인 관찰이다. 그러나 이미 서구에서도, 객관적 이론으로는 진리에 도달할 수 없다는 비판이 있어 왔다. 따라서 최근 서구의 정신치료도 참여적 관찰을 거쳐 공감, 주객일치主客一致, 초심리학超心理學, 상호주관(체)성相互主觀(體)性 intersubjectivity, 관계이론, 맥락주의 등으로 관심을 이동시켜 왔다. 도정신치료는 이러한 정신치료의 발전에 있어, 동양 종교철학으로부터 나온 통찰을 정신치료에 융합시키려는 시도이다.

서양정신치료 기법 중에서는 내담자중심치료client-centered

*psychotherapy*가 도정신치료에 가깝다. 이론과 기법보다 직지인심直指人心이 뚜렷해 보이기 때문이다. 그 외 서양의 정신치료 기법들 중에 실존분석, 현존재분석, 영성상담 등은, 이론과 기법보다 직지인심을 중시한다고 보아, 도정신치료에 가까운 것으로 본다.

5. 절충적 기법

절충주의*eclecticism*란 하나의 입장에 얽매이지 않는, 여러 방법을 취사선택하고 절충한다는 의미이다. 정신치료에 있어서도 실제 시행에 technical eclecticism이 가능하다. 즉 특정 문제에 가장 알맞은 기법을 확인하기 위해 실용적으로 여러 기법을 절충할 수 있다는 의견이 오래전부터 있어 왔다. 또한 여러 정신치료 기법 간에 효과를 나타내게 하는 공통적 요인들이 있다고 보고, 이를 확인하고 이용하는 기법들이 제안되고 있다. 아마도 가장 유명한 예가 인지치료와 행동치료를 통합한 인지행동치료일 것이다. 영성(기독교적) 정신치료도 종교적 방법과 세속적 기법을 통합한 기법이라 할 수 있다. 그 외 1950년대 Dollard and Miller 등에 의해 역동적 기법과 행동치료 기법의 통합이 제안되었다. 1967년 Lazarus가 Multimodal Therapy를 제안하였다.

변증법적 행동치료*dialectical behavior therapy*

이는 절충적*eclectic*인 치료방법으로, 지지적 기법, 인지적 기법, 행동적 기법 등에서 필요한 만큼 가져다가 사용한다. 어떤 기법은 F. Alexander의 corrective emotional experience 이론으로부터, 또는 동양철학(예: 선불교)의 교훈(예: 마음챙김*mindfulness*)으로부터 온 것도 있다. 치료 목적은 대인관계 기술을 개선하고 자기파괴적 행동을 줄이는 것이다. 주요 방법은 집단 기술 훈련*group skill training*, 개인치료, 24시간 전화자문 등이다. 특히 치료자들의 팀을 운영한다.

원래 이 기법은 자살행동을 줄이려는 목적에서 개발되었다. 주요기법은 어려움을 견디는 방법이나 회피행동을 못하도록 조언하는 것으로, 이때 비유의 사용, 직면, 서사 내지 story telling 등의 기법들을 이용한다.

행동요법의 기술도 사용하는데, 비적응적 행동을 자극하는 cue를 차단한다든가, 비적응적 행동이 재강화되는 상황을 차단한다거나 함으로써 변화하려는 동기를 부여하고, 새로운 적응적 행동을 배워 확대하도록 돕는다. 또한 환자가 기능적 행동을 하도록 환경을 구조화한다. 매주 1회 치료하며, 24시간 전화상담에 응한다. 무엇보다 치료자들의 팀을 운영한다. 치료자들이 정기적으로 모여 치료 방법과 효과에 대해 검토하고 상호 지지하고 서로 동기를 부여하고 능력을 증진시킴으로써 치료효과를 높이려 한다. 이는 양가감정이 심한 경계형 성격장애나 자해, 자살 의도가 있는 우울증 환자에게 효과가 있다고 한다.

스키마치료*schema therapy*

Jeffrey E. Young이 인지행동치료에, 정신분석, 애착이론, guided imagery, Gestalt 심리학 등을 통합하여 제시한 정신치료기법이다. 주로 만성 치료저항적 정신장애와 성격장애 환자에 적용되고 있다.

기타

Transactional analysis는 Eric Berne이 1950~1960년대 제안한 기법이다. 그의 life script 이론에는 정신역동적 기반에 반복적인 자기 패배적인 전략으로서 재강화라는 학습이론의 개념이 포함되어 있다. 이후 이 기법에 여러 다른 정신치료 기법이 통합되어 왔는데, 즉 실존주의적, 인본주의적, 인지행동적 접근과 게슈탈트 치료, self-psychology theory, 심지어 neuro-scientific finding이 통합되어 왔다.

자신을 먼저 치유하고 남을 돕는다는 의미에서, 정신치료자 개인의 개인적 통합*personal integration*도 거론되고 있다.

최근 여러 정신치료 학파 간 대화가 증진되면서 각 기법들을 아우르는 공통 기반을 밝히려는 노력이 진행되고 있다.

VII. 집단정신치료

1. 이론적 근거

집단정신치료*group psychotherapy*의 목적은, 개인정신치료같이 환자의 정신적 고통을 덜어 주고 내재한 갈등을 집단 내의 대인관계(협력 또는 다툼 등 실제적으로 일어나는) 속에서 표현하게 함으로써 새로운 행동의 변화가 일어나게 하고 통찰을 얻게 하여 사회생활이나 대인관계의 긍정적 개선을 도모하는 데 있다. 집단은 실제 대인관계의 '작은 우주' 내지 surrogate peer group으로서 통제된 집단 내에서 구성원 간의 상호작용을 통해 변화와 성숙이 가능하다. 치료자는 여러 가지 개인치료에서와 같은 이론들에서 유도된 기술들을 사용하여 집단을 대상으로 치료한다. 개인정신치료에서 성장과정이나 현실에서 주변 사람인 가족, 친지, 급우 및 동료 등과의 상호관계를 다루어야 하는 것과 같이, 이제는 집단 구성원 사이의 상호작용 속에서 그러한 문제를 다루게 된다.

역사

1905년경 미국의 내과 의사 J. H. Pratt이 결핵병동 환자의 실망과 우울을 해결하고자 집단을 형성하였을 때, 집단 구성원들 간의 위로와 친절한 도움이 기대보다 더 많이 사기를 앙양시켰던 경험이 집단치료의 시초가 되었다. 정신연극을 창시한 J. L. Moreno가 1931년 집단정신치료란 용어를 사용하기 시작하였다. 그 후 Schilder, Slavson 및 Bion 등이 개인정신분석 이론을 집단에 응용한 집단정신분석요법group psychoanalytic psychotherapy을 제시했고, K. Lewin이 집단의 결합을 중시한 집단역동이론group dynamic theory을 제시하였다. 이와 함께 1930년 전후로 알코올중독 경험이 있는 사람끼리 모여 상호격려, 설득, 지도, 감시를 해주는 금주동맹Alcoholic Anonymous ; AA과 이어 정신병원 퇴원 환자의 모임인 회복동지회Recovery Inc.가 결성되었다. 그리고 A. A. Low와 M. Jones에 의해 정신병동 내의 구성원은 모두 치료자적인 입장이 되어야 한다는 치료적 공동사회therapeutic community가 출현하였다. 제2차 세계대전 후 인간의 고독감을 해소하고 자발성을 되살리는 데 역점을 둔 실존주의적 집단치료existentialism in group therapy가 등장하였다. 또 지도자 및 치료자 훈련을 목적으로 훈련집단 training group이란 집단치료기법이 시도되었으며, 이는 조우집단encounter group 및 감수성 집단sensitivity group과 몇 시간이나 며칠간 연속적으로 집단훈련을 실시하는 마라톤집단marathon group 등으로 발전되었다. 이러한 훈련집단 활동은 비정신과 의사들도 지도자가 되어 참여하고 있는데, 치료효과보다 재교육적 의미가 더 크다. 여기서 발전된 집단치료기법은 기업인 사내훈련과 생산증진을 위한 훈련에도 사용되고 있다.

정신분석이론을 따르는 집단치료에는 집단정신분석 group psychoanalysis, 정신분석적 집단정신치료, 지지적 집단정신치료 등이 있다. 그리고 '여기-지금'을 강조하는 상호작용 집단치료transactional group therapy, 학습이론에 근거하여 행동치료나 조건화기법을 주로 하는 행동집단치료, 제반응과 자기표현을 하도록 하는 게슈탈트집단치료gestalt group therapy, 감정의 무비판적 표현을 하게 하는 내담자중심 집단치료client centered group therapy 등이 있다. 집단치료는 대체로 분석적이기보다는 지지적이고 재교육적 경향이 강한 편이다.

2. 치료대상과 집단구성

정신역동적 집단치료의 구성원 수는 7명가량이 좋은데, 탈락자를 예상하여 12명 정도에서 시작된다. 이와 함께 지지적 접근을 더 필요로 하는 경우 15~25명의 집단이 좋다. 강의 중심인 교육집단은 그 이상이라도 된다. 집단구성은 성, 연령, 교육, 경제수준 및 증상이 비슷한 동질성 집단homogenous group과 상호 차이를 보이는 이질성 집단heterogenous group으로 대별되지만, 치료자의 경험에 따라서 이들 차이를 적절히 안배하는 경우가 많다.

집단치료 대상이 될 수 있는 기준은, 환자에게 집단의 과제를 수행할 수 있는 능력이 있어야 하고, 환자가 갖고 있는 문제가 집단의 목적에 부합해야 하며, 무엇보다도 변화하고자 하는 의지가 있어야 한다. 권위자에 대한 불안이 심한 환자는 개인정신치료 시보다 집단 내에서 더 편안함을 느끼고 자신을 더 잘 표현할 수 있다. 친구나 동료관계에서 잘 적응하지 못하는 환자는 집단에서도 잘 적응하지 못하는 경우가 많으나, 그렇기 때문에 집단치료를 통해 도움을 받을 수도 있다. 우울증 환자에게는 집단치료가 도움이 되나, 자살의도가 심한 환자는 개인치료를 병용하는 것이 좋다. 조증 환자는 약물로 증상이 통제되는 경우 집단치료가 가능하다.

다음과 같은 환자는 제외해야 한다: 집단의 규범에서 크게 벗어나는 행동을 보이는 환자, 집단이라는 환경을 견디지 못하는 환자, 한 사람 이상의 다른 구성원과의 관계에서 문제가 있는 환자, 파행적인 왜곡된 역할을 할 가능성이 있는 환자 등. 반사회적 성격장애 환자는 이질성 집단 내에서는 잘 적응하지 못하지만 동질성 집단 내에서는 잘 적응할 수 있다. 그러나 망상이 심한 환자는 제외해야 한다.

대개 주 1~2회, 회당 보통 60~90분간 시행한다. 전체 치료기간은 집단의 치료 방법이나 목표에 따라 다양하지만 보통 1~2년으로 한다. 일부 구성원이 치료를 그만둘 때 치료목적에 따라 새로운 구성원을 받지 않거나(폐쇄집단closed group), 받아들이기도 한다(개방집단open group).

3. 치료 기법

치료자의 역할: ① 집단을 구성하고(집단이 모이는 장소, 집단의 크기, 모임의 빈도와 기간, 개방적인지 폐쇄적인지, 다른 치료형태와의 병용여부 등을 결정), ② 치료방안을 만들고(목표설정, 환자선정, 설명과 질문, 답변 등으로 환자를 치료집단에 준비시킴), ③ 치료적 환경을 조성하고 유지하는 것이다[즉 집단의 문화를 확립한다. 집단치료의 여러 유형에서 공통적으로 흔히 나타나는 문제, 즉 구성원의 교체, 소집단화 문제(끼리끼리 어울리는 등), 그리고 집단 내 갈등을 밝히고 해결한다].

표현적 집단치료evocative group therapy: 감정을 자유롭게 표현하고 구성원 상호 간의 이해와 수용을 확대시키는 데 중점을 둔 집단치료이다. 임상에서 가장 보편적으로 활용하는 방법인데, 환자 스스로 대화를 이어 가도록 분위기를 만들고 치료자의 권위나 개입은 최소로 줄이는 것이 특징이다.

분석적 집단치료analytic group therapy: 정신분석의 이론을 도입한 치료로 주 1~3회 회동하고 1~3년간 지속한다. 현재 및 과거 생활경험과 집단 내외의 대인관계가 다루어지며 무의식, 전이현상, 꿈 등이 분석되고 의존, 방어기제, 갈등 등이 다루어지며, 인격역동의 개선이 목적이다. 적응증은 불안장애, 경계형 상태, 성격장애 등이다.

집단분석psychoanalysis group: 주 1~5회 회동하고 1~3년간 모인다. 과거경험과 집단 내 인간관계가 분석대상이 되며, 전이, 꿈, 무의식적 갈등, 방어기제 등이 적극적으로 분석되며, 인격의 근본 재구성이 목적이다. 집단 밖에서 구성원 간의 사회적 교제는 금지된다. 적응증은 불안장애, 성격장애 등이다.

지지적 집단치료supportive group therapy: 주 1회 정도 회동하고 대개 6개월간 모인다. 주로 환경적 사건들에 대해 대화하며, 긍정적 전이와 집단 내 의존이 고무되고 방어기제가 강화되며 충고가 주어진다. 반면 갈등의 분석은 자제되고, 꿈 해석이나 다른 무의식적 갈등의 해석은 시도되지 않는다. 환경에의 적응, 현실검증능력의 증가 등이 목적이다. 집단 밖에서의 교제도 허용된다. 적응증은 정신병적 장애, 불안장애 등이다.

실존주의적 집단치료: 개인에 대한 실존주의적 접근방법을 집단에 응용한 것이다.

상호작용 집단치료: 주 1~3회 회동하며, 1~3년간 모인다. 집단 내 대인관계가 주로 토론되고 과거보다 여기-지금이 강조되며 긍정적 관계가 고무되고 부정적 감정은 분석된다. 방어기제를 취급하며 개인적 반응은 보이지만 충고는 하지 않는다. 집단 내 의존은 조장되나 지도자에 대한 의존은 조장되지 않는다. 의식적 조정으로 행동을 교정하는 것이 목적이다. 정신연극도 이에 속한다. 적응증은 정신병적 장애, 불안장애 등이다.

지시적 집단치료directive group therapy: 집단을 이끌어 가는 치료자가 권위적 입장에서 충고, 지시, 재교육, 직접적 토론을 실시하는 방법이다.

교육적 집단치료didactic group therapy: 불안이나 선입관을 제거하기 위해 동일문제를 가진 집단을 대상으로 강의식으로 교육함으로써 치료효과를 얻는 방법이다. 만성 정신질환자나 당뇨병 같은 만성 신체질환자에게 적용된다.

행동집단치료behavioral group therapy: 대개 주 1~3회 모이고, 6개월까지 지속된다. 학습이론을 근거로 하여 공포증이나 성문제를 가진 환자들이 모여 원인에 대해서는 고려하지 않고 재강화, 조건화, 능동적·직접적 과정을 통해 특정 증상을 없애는 것을 목적으로 한다. 집단 내 긍정적 관계는 조장하나 전이는 허용하지 않는다. 지도자에 대한 의존은 조장한다. 구성원 간의 교제는 조장하지 않는다. 적응증은 공포증, 수동적 성격, 성기능장애 등이다.

입원 환자 집단치료inpatient group therapy

입원 환자들이 병실에서 집단치료를 경험하는 것은 치료의 중요한 부분이다. 전체 환자와 전체 치료진(정신과 의사, 간호사, 임상심리사, 사회사업사 등)들이 모두 만나는 공동체모임 community meeting이 있고, team meeting이라 하여 15~20명의 환자와 치료자들이 만나는 경우도 있으며, 8~10명의 환자와 1~2명의 치료자가 만나는 전형적인 집단치료모임도 있을 수 있다.

치료의 목적은 상호 간의 관계를 통해 feedback을 받아 자신을 이해하고, 다른 사람들의 지적을 통해 행동을 교정하며 대인관계나 사회성의 기술을 익히고 다른 환자의 입원생활을 도와주며 입원실 상황에 잘 적응하게 하고, 치료자와의 대화를 개선시키는 것이다. 치료진들끼리의 모임을 통해 환자치료 능률을 개선시킬 수도 있다.

입원 환자 집단치료의 특징은 구성원들이 이질적이며 입퇴원에 따라 구성원이 자주 바뀌고 집단의 접촉이 광범위하다는 것이다. 따라서 환자 간 갈등이나 환자-의사 간 갈등도 다방면에서 다루어지고 해결될 수 있다. 환자에 따라서는 참여가 명령적일 수도 있다. 모이는 횟수는 다양한데, 매일 모이기도 한다. 치유인자는 주로 정보교환, 보편화universalization, 정화cathar-sis, 통찰이다. 지도자가 집단을 어떤 식으로 조직하는가 하는 방향이 치료효과에 큰 영향을 미친다.

개인치료와 집단치료의 병용

환자는 개인정신치료와 집단정신치료를 같이 받을 수 있는데, 이때 의사는 같은 사람인 경우가 대부분이다. 집단은 대개 3~15명(8~10명이 가장 적당하다)으로 구성된다. 이 두 가지 치료방법은 상호보완적이라기보다 전체적으로 통합된 것이다. 집단경험이 개인치료 시간에 다루어지고 개인치료 시의 문제가 집단치료 때 다루어져서 상호 feedback이 이루어지고 통합된 치료경험을 제공한다.

4. 집단치료의 기전

집단치료는 개인치료와는 다른 치료과정상의 특성이 있다.

집단구성group formation: 환자들에게 집단은 하나의 세계다. 집단 내에서 그들은 평소의 전형적 적응능력에 따라 방어기제를 사용하며 서로 관계를 맺기 때문에 이러한 대인관계의 전술들이 집단에 의해 노출되고 지적되어 스스로 인격기능을 성찰할 기회를 얻게 된다.

치료자의 역할: 치료자의 역할은 집단치료 과정을 촉진하는 것이다. 치료자의 성향이 집단의 분위기를 조성하는 데 중요한 역할을 한다. 특히 감정이입empathy, 따뜻함, 존경 같은 분위기가 조성되어야 하는데, 이는 단순한 기술차원 이상의 것이다. 치료자는 환자의 저항을 잘 파악하여 집단 구성원의 동질화현상unification과 상호작용과정을 거쳐 역동적 이해와 각 개인에게는 통찰이 생기도록 진행한다.

치유인자therapeutic factor

역동적 집단치료의 강점은 동료 환자로부터 즉각적인 feedback을 받는다는 것과 치료자와 여러 동료 환자에 대한 환자의 정신적 반응, 즉 다양한 전이현상을 관찰할 수 있다는 것이다.

일반적으로 집단치료가 효과적인 이유는, 집단이 환자에게 현실검증reality testing의 기회를 제공하고 다양한 종류의 전이현상을 야기하며 이를 통찰케 해준다는 점, 치료자나 다른 환자들과의 동일시와 닮음imitation에 따른 자신의 변화, 자신과 같은 문제를 가진 사람이 자기만이 아니라는 인식을 하는 보편화, 가족 같은 집단 구성원이 느끼는 소속감과 일체감의 응집력, 받아들여지는 느낌acceptance, 감정이입, 이타주의altruism, 희망을 가지게 됨, 다른 사람들의 공통된 개념과 자신의 개념을 비교해 수정하는 관점consensual validation, 자신의 행동을 수정하게 하는 집단의 압력group pressure, 그 밖에 교정적 가족경험corrective family experience, 전이나 행동의 무의식적 의미 등을 해석해 주는 것, 사회성 기술 등의 학습learning, 여러 종류의 문제를 이해하는 지식화intellectualization, 자신의 문제를 말로 표현하는 환기ventilation 또는 경험의 정화catharsis, 그리고 감정의 제반응 등이 형성되기 때문이다. 이런 치료적 이점은 개인치료와 체계적으로 병행함으로써 더욱 촉진시킬 수 있다.

집단저항: 집단 전체가 저항을 보일 때도 있는데, 이는 집단침묵이나 과잉의존으로 나타난다. 또한 구성원 가운데 두 사람 이상이 자기들끼리만 어울리기pairing or sub-grouping를 하기도

하고, 서로 싸우거나 퇴장하기fight or flight, 치료자 흉내 내기, 남의 말을 가로채거나 혼자 떠들기, 자기주장을 지식화하기 등으로도 나타난다. 치료자는 이런 저항현상을 잘 해결하고 집단 내에서 전술한 치료인자들을 촉진시켜 긍정적인 집단분위기 속에서 치료를 이끌어갈 수 있어야 한다.

5. 정신연극psychodrama

정신연극은 J. Moreno가 개발한 특수형태의 집단치료로, 연극적인 방법을 통해 환자의 인격문제, 대인관계, 갈등, 감정문제 및 정신적 증상과 관련된 문제를 치료한다. 몇 명의 환자와 치료자가 함께, 준비된 각본 없이 무대에서 연극적 표현방법으로 상황을 연출하여 치료효과를 얻는다(그림 34-2). 정신연극의 목적은 일시적 스트레스의 발산으로부터 역동적 관계까지를 연기하도록 인도하여 통찰을 얻게 하는 것이다.

갈등 또는 문제를 가진 그러나 어느 정도 자발적 표현능력을 가진 환자를 주인공protagonist으로 하고 연극할 상황을 선택한다. 연극할 상황 내의 다른 인물로서 주인공의 상대역인 보조자아auxiliary ego를 두는데, 이들은 집단 내의 다른 환자들이다. 감독director은 강력한 지도자로서 환자들이 자발적으로 참여하고 자연스럽게 자신을 표현하도록 격려하는 촉매자 역할을 하며, 전체 연극의 방향을 환자들의 필요에 따라 인도한다. 그리고 환자 집단은 관객이 되며 일부는 연극에 참여하기도 한다.

궁극적 목적은 통찰을 획득케 하는 것이다. 참여자들은 연극에서 일어나는 사건에 대해 동일시함으로써 그

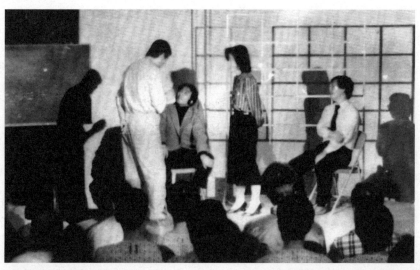

그림 34-2 정신연극 장면. 환자, 의사, 간호사 모두 배우와 관객으로 함께 참여하고 있다. (김유광 박사 제공)

순간의 생각과 감정을 경험하고, 그 감정에 대해 가능한 한 진지하게 대화함으로써 치료효과를 보게 된다.

주요 기법으로 독백*soliloquy*, 역할 바꾸기*role reversal*, 이중역할*double role*(보조자아가 환자의 역할을 함), 다중역할(환자로서 연기하는 여러 자아가 여러 다른 상황에서 연기함), 투영기술*mirror technique*(다른 환자를 흉내 내어 그의 입장에서 말함) 등이 있다. 연극으로 표현할 상황은 대개 가정생활, 지역사회생활, 꿈 등 특정 기능적 상황이다. 이때 그 상징적 역할, 무의식적 태도, 또는 상상하는 미래의 상황 등에 초점이 맞추어진다. 망상이나 환각도 연기될 수 있다. 연극을 끝낸 후 역시 환자들인 청중들과 토론을 하게 된다.

적응증: 가족 내 갈등, 회복기 조현병, 행동장애, 어린이 및 문제청소년 등이다.

6. 자조집단 自助集團 *self-help group*

자조집단은 특정 문제나 특정 위기에 대응하기 위해 동질성의 사람들로 조직된 치료집단으로, 무의식을 분석하거나 인격을 바꾸기보다 감정적 건강과 웰빙을 증진시키는 것이 목표이다. 서로 받아 주고, 상호 지지하며, 경험을 나누고, 서로 교육하고, 소외로부터 벗어나게 돕는다. 따라서 구성원 간 결속을 강조한다. 대표적인 예가 단주동맹*alcoholics anonymous*; *AA*, 단도박동맹 *gamblers anonymous*; *GA*, 과식동맹*over-eaters anonymous*; *OA* 등이다. AA에서 사용하는 교범으로 '12단계'가 유명하다(표 24-2 참조).

VIII. 가족치료

1. 이론적 근거

가족치료*family therapy*는 1명 또는 그 이상의 치료자가 가족을 한 단위로 하여 함께 치료하는, 집단치료의 특수한 형태이다. 이 치료의 선구자는 Nathan Ackerman, Theodor Lidz, Murray Bowen, Gregory Bateson, Salvador Minuchin 등이다.

가족이론에 따르면, 가족이란 그 자체에서 균형 잡힌 상호작용을 하며 어떤 대가를 치르더라도 이를 유지하고자 하는 하나의 체계이다. 이를 가족체계*family system*라 한다. 따라서 가족치료는 개인 환자 치료보다도 가족 전체를 하나의 환자로 본다. 이때 누구보다도 부부관계가 이러한 가족체계를 형성하는 데 결정적 역할을 한다고 보는데, 정신치료가 부부를 대상으로 이루어질 때는 부부치료*couple therapy*라 한다.

가족치료는 가족 내의 균형을 유지토록 해주는 감추어진 병적인 행동양식을 인식하고 통찰하게 한다. 즉 그 병적 행동양식의 의미와 목표를 가족이 이해하도록 도와주며, 나아가 병적인 가족환경을 개선함으로써 가족 내 상호 간의 감정적 욕구를 이해할 수 있게 되고 갈등과 불안이 해소되고 상호작용을 개선시켜 역할관계가 증진되고, 가족 내외의 파괴적 요소들에 대응하게 됨으로써 개인들이 더 잘 기능하도록 하는 것이다.

예를 들어 병적 가족은 대개 가족 중 한 사람을 문제를 가진, 비난받을, 그래서 치료받아야 할 환자로 지목하는 경향이 있다. 이 지목된 환자*identified patient*를 치료하기 위해 가족치료가 요청되는 것이다. 치료목표는 그 환자의 증상이 가족 균형이나 가족 내 평화를 유지하기 위해 치르는 대가임을 가족들이 이해하고, 그를 가정의 균형을 위해 희생되는 입장에서 벗어나게 해주고, 궁극적으로 전체 가족이 함께 건강과 성장으로 나아가게 하며, 전체 사회체계 내로 통합되게 하는 것이다.

치료자는 치료과정에서 공정성*fairness*, 중립성*neutrality*, 비편파성*impartiality*을 유지해야 한다.

정신역동적·경험적 모델*psychodynamic experiential model*: 가족 내 인격성숙을 강조하며, 과거에 근거한 불안과 방어기제를 규명하고, 의사소통을 명확히 하고, 가족 간 관계를 해석하고 서로 친밀해지도록 돕는다. Bateson이 제시한 이중구속*double bind* 현상이 조현병의 원인이 된다는 이론도 이 모델의 한 예이다. 가족에게 각각 자신이 보는 과거와 현재의 가족관계를 그려 보도록 하는 것을 family sculpting이라 하는데, 치료자는 이를 해석하여 새로운 관계를 제시한다.

구조적 모델*structural model*: 가족은 하나의 상호 관련된 체계로, 그 체계 안에서의 가족 간의 연합과 분리, 힘의 서열, 세대 간 경계*boundary*의 명료성과 엄격성, 가족 상호 간의 인내성*tolerance* 등을 분석하여 잘못된 구조적 균형을 바로잡아 전체적으로, 적응적으로 기능하도록 치료한다. 이 이론은 Salvador Minuchin이 제시하였다.

Bowen의 family system 모델: 이 모델에서 추구하는 가족의 궁극적 기능은, 건강한 가족이 근원이 되어 이로부터 개인이 분화*differentiation*하여 발달하는 것이다. 그러나 분리를 상실의 위협으로 보고 이를 피하려는 다른 가족의 압력 때문에 (예를 들어 장성한 자녀가 집을 떠나는 것을 부모가 못 견딤) 한 가족 구성원이 진정한 자아를 갖지 못하는 경우가 있다. 또는 가족 내 삼각관계가 형성되어 둘이 연합하여 하나를 배척하는 것도 병적이다. 가족치료는 중립적 입장에서 분화를 촉진하고 갈등적 관계를 해소하는 것이다.

전략적 가족치료strategic family therapy: 이 치료는 가족 내 문제를 정의하고 이를 해결하는 적절한 전략을 고안하는 것이다. 특히 생애주기life-cycle에서 이동, 서열의 장애, 삼각관계 등에서 증상이 나타나므로 특정 행동적 치료목표를 정해 악순환을 차단하고 사소한 변화부터 시도하여 점차 전체적 변화를 꾀하는 것이다. 이 이론은 Jay Haley가 제시하였다.

일반체계 모델general system model: 가족은 하나의 체계로서 그 속의 모든 구성원은 각자 역할을 맡고 상호 반응하게 되어 있다. 이때 한 구성원이 희생양scapegoat이 되기 마련이어서 그가 전체 가족문제를 떠맡게 될 때 환자가 된다고 본다. 따라서 환자를 치료하기 위해서는 전체 가족을 치료해야 한다.

2. 치료기법

가족치료의 기법은 가족이론에 따라 다소 다르지만 대체로 집단치료에서와 같다. 단지 치료자는 치료대상이 개개의 증상이라기보다 하나의 전체 가족의 성격이라는 것을 염두에 두어야 한다.

대체로 사전에 치료자는 치료에 대한 가족들의 불안을 해소시켜야 한다. 왜냐하면, 치료받는 동안 부모가 자식을 잘못 키웠다고 또는 가족 전체가 병들었다고 비난받게 되지 않을까, 배우자나 청소년 자녀들이 반대하지 않을까, 자녀들의 문제가 부모 자신들의 탓이라는 사실이 드러나지 않을까, 또는 배우자의 반감을 사게 되지 않을까, 한 구성원의 잘못에 대한 공개토론이 전체 가족에게 나쁜 영향을 끼치게 되지 않을까 등의 이유로 가족치료를 받는 것에 대해 불안해하기 때문이다.

또한 가족 구성원은 지금도 미래에도 신체적으로나 감정적으로, 경제적으로 서로 의존하고 살아가야 하는 집단이기 때문에, 치료과정에서 가족 간의 관계가 악화되는 것을 피해야 한다. 따라서 치료자는 직접적인 가족 간의 분노나 미움의 표현 또는 자유연상을 잘 조절해야 한다.

치료목표는 갈등이나 증상이 해소되고, 상호 간 감정적 욕구가 이해되고 만족되며, 세대나 성별 간 적절한 역할관계가 수립되고, 가족 내외로부터의 파괴적 힘에 대응하는 능력이 길러지고, 가족 정체감이 살아나고, 건강과 성숙이 이루어지도록 하는 것이다. 궁극적으로는 가족이 전체 사회체계에 통합되게 한다.

대개 주 1회 가족이 만나고 1.5~2시간 치료한다. 치료기간은 치료 방법이나 목표에 따라 다르다. 문제해결이 목적이라면 몇 차례로 끝내기도 하고, 가족의 성숙을 목표로 한다면 긴 간격을 두고 몇 년간 하기도 한다.

특별한 기법

달리 말하기reframing **또는 긍정적 함축**positive connotation: 부정적 감정표현이나 행동을 긍정적으로 말하는 것이다. 예를 들어 가족치료 중에 부모가 환자인 어린 자식에 대해 "이 아이는 틀려 먹었어"라고 말하였을 때, 치료자는 "이 아이는 자기가 생각하기에 불행한 결혼생활로부터 부모를 떼어 놓으려고 또는 보호하기 위해 절망적으로 노력하고 있는 중이다"라고 설명하는 것이다. 이런 설명은 가족들이 상황을 새로이 보게 하고 변화가 나타나도록 한다.

역설적 치료paradoxical therapy: 환자로 하여금 원치 않는 또는 바람직하지 않은 행동을 의도적으로 하라고 하는 것이다(예를 들어 강박행동). 이는 어떤 환자에게 의외로 새로운 통찰을 줄 수 있다.

가족집단치료group family therapy: 여러 가족을 한 집단으로 하여 치료하는 것으로, 가족 간에 문제를 다른 가족들과 비교하고 이해할 수 있다. 조현병이나 파괴적 행동을 하는 소아의 가족들이 좋은 대상이다.

가족-환자-전문가 파트너십family-patient-professional partnership: 환자의 가족을 도움으로써 심한 정신장애를 치료하고자 하는 시도이다. 흔히 가족정신교육family psychoeducation이라고도 부른다. 이 대상에는 가족 외에도 다른 care-giver나 친구들도 참여시킨다. 기법으로는 가족치료, 기타 인지행동치료, 지지적 치료, 자문 등이 있다. 치료자는 환자 가족을 지지하면서, 주요정신장애의 원인과 치료에서의 생물정신사회적 모델, 문제해결기술, 대화기술, 대응기술 등에 대해 교육한다. 목표는 증상완화, 삶의 질 개선, 가족고통의 감소 등이다.

Social network therapy: 환자가 속한 지역사회에서 매일 대하는 사람이나 환자와 관련된 조직의 사람들(가족, 친척, 친구, 동료, 교사 등)이 환자와 같이 참여하는 집단치료이다.

적응증: 모든 정신질환자의 가족이 대상이라고 할 수 있다. 특히 소아나 청소년의 공격적인 과격행위, 부모와 자녀 간의 갈등이나 부부간의 불화로 인해 일어나는 정신적 문제 등이 치료대상이다.

치료에 부적합한 경우는 단기반응성 정신병 환자가 있거나 부모 중에 편집증이 있을 때, 위협적인 가족비밀이 있을 때, 문화나 종교적 편견이 있을 때, 그리고 이미 회복할 수 없는 파괴 상태에 놓인 가족이나 부부 등이다.

3. 부부치료couple therapy

부부치료는 부부 개개인보다 둘 사이의 상호작용을 치료대상으로 보고, 치료적 접촉을 통해 부부관계를 재구성하고, 문제해결 접근방법을 통해 장애를 해소하며 비적응적 행동양상을 변화시키고 인격의 성숙을 도모하는 것이다. 필요하면 정신역동도 다룬다. 즉 부부가 협력하게끔 하여 문제를 효과적으로 해결하도록 돕는 것이다. 그러므로 치료목표가 실현 가능한 현실적인 것이어야 한다. 경우에 따라서는 별거나 이혼이 치료과정에 포함되기도 한다.

근거하는 이론에 따라, 애착이론에 근거한 emotionally focused couples therapy, 대상관계이론에 근거한 psychodynamic couples therapy, 행동주의 이론에 근거한 behavioral couples therapy 등이 제시되고 있다.

유형

부부가 각자 개인치료를 받기도 하고, 한 의사가 부부 두 사람을 함께 치료하기도 하고, 또는 가장 보편적인 방법으로 하나 또는 두 사람의 치료자가 같이 부부 두 사람을 동시에 만나 치료하는 joint therapy가 있다. 각기 다른 치료자가 부부 중 한 사람씩 치료하되 정기적으로 네 사람이 만나 치료시간을 갖는 four-way session도 있는데, 성치료*sex therapy*에서 흔히 쓰인다. 부부들의 집단치료도 있다. 위의 방법들을 여러 가지 방법으로 혼합하여 사용하기도 한다.

결혼생활상담*marriage counselling*
가족 내의 갈등(예: 육아문제)을 한정해서 다루는 제한된 부부치료이다.

적응증: 개인치료만으로는 부부문제를 해결할 수 없을 때, 결혼으로 문제가 생겼을 때, 부부 대화에 장애가 있을 때 등이다. 금기는 심한 정신병이나 망상이 있을 때, 진정으로 이혼을 원할 때 등이다.

IX. 정신의학적 재활

정신의학적 재활*psychiatric rehabilitation*은 회복되었거나 가벼운 만성적 증상을 가진 환자가 성인으로서 또는 자신이 선택한 환경에서 성공적인 사회생활로 복귀할 수 있도록 병원과 사회가 환자치료에 적극 참여하는 치료과정이다.

성공적인 사회생활이란 전문가에게 의지하기보다 독립적으로 살고, 장애자들을 위한 특정시설에 고립되어 있기보다 지역사회에 통합되며, 전문가들이 제시하는 목표보다 자신이 좋아하는 것을 할 수 있도록 하는 것이다.

재활치료방법으로는 사회기술훈련*social skills training*, 환경치료, 직업훈련*vocational training* 등이 있으며, 필요한 경우 약물치료도 병용될 수 있다.

1. 종류

사회기술재활*social skill rehabilitation*
사회적 능력은 사회적 지각 또는 수용에 대한 기술(표정, 어투, 자세, 제스처 등에서 정서적 신호*cue*를 정확히 찾아내기), 사회적 인지 또는 정보처리에 대한 기술(사회적 자극을 분석하고 기존 정보와 통합하고 적절한 반응을 계획하고 문제를 해결하는 것 등), 행동반응 또는 표현기술(적절한 내용을 적절히 말하기, 발언의 타이밍*timing*, 눈 맞추고 말하기 등) 등에 의거한다. 정신장애 환자(특히 조현병 환자)는 이러한 기능에 장애가 있어 직장인으로서, 배우자로서, 또는 친구로서 기능하기 어렵다. 이를 치료하기 위한 방법이 사회기술훈련이다(본 장, III. 행동치료 중 사회기술훈련 참조).

직업재활*vocational rehabilitation*
정신장애, 특히 조현병은 흔히 실직과 관련된다. 따라서 치료 후 직업을 가질 수 있도록 하는 직업훈련 등 치료가 필요하다.

작업치료*occupational therapy*: 작업치료는 작업을 통해 일하는 것에 흥미를 갖게 해주고 환자가 일을 해냈을 때 성취감을 느끼게 되어 새로운 용기를 갖게 해주며 수입도 다소 올리게 해줌으로써 치료효과를 얻을 수 있다. 이 치료를 위해 작업치료사를 따로 두기도 한다. 비록 만성적인 정신질환자라도 부분적으로 건강한 능력이 남아 있기 마련이므로 이를 최대한 개발하여 강화하도록 한다. 작업의 치료효과에 대한 근거는, 노동이나 운동이 정신적 갈등이나 긴장을 해소시켜 준다는 것과 만성 환자의 신체활동은 자발성이나 노동의욕을 촉진해 주며 또 함께 작업하는 사람들과 어울리게 되어 사회적응능력을 증진할 기회를 제공한다는 것이다. 작업의 종류로는 봉투접기, 가구수리, 목공, 인쇄, 원예, 농작물재배, 가축기르기, 수예, 편물, 직물 등이 있다.

클럽하우스*club house*: 이는 서구에서 1940년대에 정신병원에서 퇴원한 환자들이 스스로 돕고 서로 의지하고 받아들임과 감정적 지지에 대한 욕구를 만족시키기 위해 서로 모여, 이른바 Fountain House을 시작한 데서 비롯되었다. 우리나라에서는 '태화샘솟는집'이 운영되고 있다. 일종의 자조집단이다. 여기서 그들은 환자라기보다 회원이 되며, 팀의 구성원이 되어 일을 계획하고 수행하고 문제를 해결함으로써 자신들의 삶의 질을 개선하고자 한다. 간부는 비전문가일 수도 있으나 직업재활 전문가인 수가 많다. 클럽하우스의 활동은 치료보다 재활이 목적이며 여기에는 허드렛일하기, 바*bar*운영, 회원의 은행일 돕기, 입원한 친구 방문, 신문제작, 직업알선 등이 포함된다.

부분 병원입원제*partial hospital*: 사회생활을 하면서 입원도 하는 것이다. 여기에는 주간병원 또는 야간병원이 있다. 환자를 위한 숙박시설, 직장의 보호조치, 산업재활시설industrial rehabilitation unit 등이 갖추어져야 재활치료가 실효를 거둔다. 지역사회에서 이런 환자들을 받아들이고 도와주는 것을 권장하기 위한 시민계몽사업 또한 필요하다.

2. 인지재활cognitive rehabilitation

인지재활이란 신경인지장애(치매, 뇌졸중, 두부외상 등)에 대한 비약물적 인지교정cognitive remediation 기법이다(우울증이나 불안을 치료하기 위한 인지행동치료나 인지치료와는 다른 것임). 실제 치료는 기능적 활동 훈련functional activities training이다. 즉 매일의 실제 생활에서 상실한 신경인지기능(기억장애, 착각, 시각-운동 협응 장애 등)을 회복시키거나, 재훈련하거나(과정훈련process training), 약화된 기능을 재강화하거나, 새로운 인지활동 방식을 수립하거나, 결함을 보충하는(전략훈련strategy training) 등 체계적인 치료방법으로 훈련하여 삶을 개선시킨다. 특정 기술을 훈련하기 위해, 개인화된 프로그램이나 컴퓨터를 이용하기도 한다. 특히 metacognitive strategy는 교육을 통해 환자 자신이 결함을 가지고 있다는 사실을 의식하도록 하고, 나아가 자신의 기능이 좋아지고 있는지 아닌지 평가하고 필요하면 수정할 수 있다는 사실을 알도록 하는 것이다.

3. 환경치료milieu therapy

여기서 환경milieu이란 살고 배우고 일하는 환경을 의미한다. 치료를 위한 환경은 치료하는 팀과 환자가 같은 환경 내에서 치료에 협력하는 것으로 특징 지워진다. 환경치료는, 정신장애를 개인의 자아가 갈등을 일으키는 환경에 대해 병적인 비적응적 행동을 나타낸 것으로 본다. 환자가 소속되어 있는 치료집단을 환경으로 삼아 그로부터 나타나는 정신사회적 현상을 과학적으로 분석하고 치료적인 방향으로 인위적으로 재구성하여, 병동 내 모든 활동이 환자가 현실 세상에 대응하는 능력을 키우고 다른 사람과 적절하게 관계를 맺는 능력을 증진시키는 데 도움이 되도록 하여, 환자의 비적응적 행동을 교정하는 치료방법이다.

이는 팀접근으로, 치료팀은 정신과 의사, 간호사, 임상심리사, 사회사업사, 작업치료사, 간호조무사 등 병실 내 근무자 모두가 포함된다. 치료팀 구성원들은 평소 감성훈련sensitivity training과 사후모임after meeting을 통해 역량 향상을 도모해야 한다.

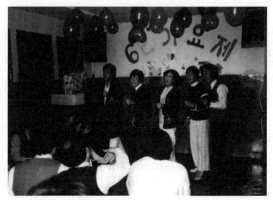

그림 34-3 입원병동 내 활동. 환자들과 치료팀이 공동으로 참여하는 치료활동은 환자-의사 관계형성뿐만 아니라 환자의 재활과 사회복귀를 위해서도 중요하다.

환경치료 프로그램은 집단과 사회적 상호작용을 강조한다. 병실활동은 병실 내에서의 모든 인간관계를 증진 및 개선시키는 데 목표를 두고, 공동사회 모임community meeting에서의 대화를 통해, 또한 동료들의 압력을 통해 규칙과 기대를 성취해 나간다. 환자와 치료팀이 치료적 공동사회therapeutic community를 이룬다(그림 34-3)(제36장 정신의학 서비스와 지역사회 정신의학 참조).

생활지도: 환경요법의 일부로 환자의 일상생활을 일반인의 일상생활처럼 지도해 준다. 즉 취침과 기상, 세수와 목욕하기, 머리손질, 면도, 옷 입기, 책상이나 개인물건 정리, 여가선용하기 등으로 일과를 이끌어 준다. 자발적으로 일과를 해나갈 수 있으면 타인과의 협조나 단체 활동에 참여하게 된다. 비록 병실에 입원하고 있는 환자이지만 자신의 일을 처리하는 데는 일반 사회인의 입장과 조금도 다르지 않다는 인식이 치료자의 중요한 지도지침이다.

토큰경제token economy: 정신병원에서 토큰이나 점수 또는 크레딧을 이차적 또는 일반적 재강화의 목적으로 사용하는 것은, 사회에서 돈을 사용하는 것과 마찬가지이다. 즉 병원 환경을 일반 사회 환경처럼 만듦으로써 환자의 재활을 강화해 준다. 환자의 바람직한 행동에 대해 상으로 토큰(포커 칩 같은 것)을 주고, 바람직하지 않은 행동을 하면 토큰을 회수하며, 일정량의 토큰이 모이면 더 큰 상(예를 들어 입원실에서의 음식섭취, TV시청, 주말외출 등)을 주어 바람직한 행동을 강화하는 것이다.

X. 기타

1. 약물치료 병용 정신치료
pharmacotherapy-oriented psychotherapy

약물치료와 정신치료의 병용은 실제 임상에서는 널리 사용되는 치료방식이다. 이 방법은 두 가지 치료가 서로 상승작용을 함으로써, 어느 한 가지만 할 때보다 치료효과가 좋다고 한다(제8장 환자-의사 관계, III-4. 처방의 정신역동적 의미 참조).

생물학적 치료와 정신사회적 치료의 병용치료의 구체적인 방법은, 첫째, 정규 정신치료를 하면서 약물치료를 할 수도 있고, 둘째, 약물치료 시행 중에 정신치료적 개입을 포함시킬 수도 있다. 기술적으로 one-person model이라 하여 한 의사가 약물치료와 정신치료를 다 담당할 수도 있고, 두 의사가 분담하여 한 의사는 정신치료만을, 그리고 다른 의사는 약물치료만을 담당하는 two-person model(또는 co-therapy)도 있다. 가족치료나 집단치료를 위해 제3의 의사가 참여할 수도 있다. 이는 triangular therapy라 한다. 이러한 편성을 multipersonal therapy라 한다. 어떤 방법을 사용할 것인지는 환자에 따라 결정된다.

어떤 경우든 치료자들 간의 대화는 필수적이다. 왜냐하면 훈련배경에 따라 두 의사 사이의 선호하거나 선호하지 않는 치료방식 때문에 상호 간 오해나 갈등이 생겨날 수 있기 때문이다. 또는 환자와 두 치료자라는 3자 간에 다양한 관계적 갈등이 생겨날 수 있기 때문이다. 예를 들어 환자가 한 의사는 좋고 다른 의사는 나쁘다는 식으로 두 의사 간에 splitting을 할 수 있다. 환자가 한 의사를 이상화하거나 비하하면, 다른 의사가 이를 동일시하여 환자와 한편이 될 수 있다. 따라서 만일 환자가 어느 한쪽 의사의 능력을 의심하면, 제3의 의사에게 약물 처방에 대해 평가를 의뢰해 보는 것이 좋다. 정신치료 의사도 약물치료에 대해 약물역동, 효과 및 부작용 등에 대해 잘 알고 있어야 한다. 따라서 치료에 참여하는 의사들 간에 의견에 불일치가 있으면 반드시 대화해 보아야 한다. 의사들 사이의 갈등 때문에 환자가 갈등에 빠지면 안 된다.

흔히 약물치료로 증상을 어느 정도 완화한 후 정신치료를 시작하는 것이 좋은지, 정신치료부터 먼저 시작하는 것이 좋은지, 동시에 시작하는 것이 좋은지는 상황에 따라 정해진다. 단순히 한 사람의 의사가 약물치료의 효과나 부작용을 확인하기 위해 정신치료의 세션을 갖는 것은 바람직하지 않다. (약물남용 환자에게는 약물치료 병용은 바람직하지 않다.)

환자가 의사의 약물처방에 얼마나 잘 따르는지*adherence*가 치료 성과에 중요하다. 따라서 정신과 의사는 환자에게 약물에 대해, 즉 치료목표가 되는 증상, 투여기간, 효과가 나타나기까지의 기간, 가능한 부작용, 치료 유지 기간, 환자의 책임 등에 대해 자세히 교육해야 한다.

Linkage phenomenon: 이는 약물과 치료효과 간의 관련성을 의미한다. 예를 들어 환자가 약물로 치료효과를 보았다고 생각하면, 치료가 끝나도 재확인*reassurance*을 위해 약물을 간직하고 있으려 한다. 이는 환자가 그 약물을 일종의 이행 대상*transitional object*으로 보기 때문이다. (이행 대상이란 아기가 초기 어머니와의 관계에서 독립으로 이행하기 위해 중간 이행 과정에서 대상관계를 맺는 담요 또는 인형 등과 같은 물건을 의미한다.) 그럴 경우 불안발작 때 항불안제를 먹으면, 약물이 흡수되기도 전에 진정효과가 나타난다. 또한 이런 현상은 조건화*conditioning*된다. 특히 환자가 의사에 대해 긍정적 전이를 가지고 있을 때 약물을 가지고 있기만 해도 불안발작이 예방된다. 이를 transference cure라고도 하고, flight into health라고도 한다.

Attribution theory: 약물치료효과에 대해, 정신치료에 의한 자신 스스로의 변화라기보다, 약 덕분이라고 생각하는 경향을 의미한다. 따라서 의사는 약물의 효과가 강력하다고 설명하는 것은 바람직하지 않은데, 왜냐하면 만일 치료효과가 기대보다 못하면 자신의 병은 치료 불가능하다고 생각하기 때문이다.

정신과 환자는 흔히 약물에 대해 양가적*ambivalent*인 경우가 많다. 그들은 약물이 자신을 지배한다든가, 중독된다거나 하는 두려움을 가진다. 의사는 환자가 치료약물과 중독약물을 구별하도록 설명해야 한다.

이런 모든 약물에 관련된 환자의 반응은 정신치료의 주제가 되고 그래서 정신치료의 기회가 된다.

정신역동적 정신약물학*psychodynamic psychopharmacology*

약물처방에 관련된 정신역동에 대한 연구이다. 처방되는 약물이 어떤 종류인가보다 약물 자체나 처방행위에 대한 환자의 반응이 중요하다. 환자-의사 관계가 긍정적일 때 환자는 의사의 지시에 더 잘 따른다. 약물 거절은 의사에 대한 분노나 증오 때문이거나 무의식적인 부정적 전이 때문인 경우가 많다. 너무 순응적이든 너무 거부적이든 전이의 가능성을 생각하고 대처해야 한다. 약물치료 저항*pharmacological treatment resistance* 또는 양가감정을 보이는 환자, 그리고 이런 환자에 대한 의사의 역전이*countertransference*, 나아가 약물에 대한 일반적 사회적 편견에 대해 연구해야 한다. 궁극적으로 치료동맹을 강화함으로써 치료효과를 높일 수 있다.

2. 정신교육적 개입*psychoeducational Intervention*

이는 환자 또는 그 가족들이 정신장애에 대해 이해하도록 교육으로 돕는 과정이다. 즉 특정 정신장애의 일반적인 징후와 증상, 선택할 수 있는 치료방법, 회복에 대한 예후 등에 대해 정보를 제공하고, 문제해결기술, 대응전략, 지지지원, 대화증진을 위한 도구 등을 가르치는 것이다. 핵심은 치료방침에 순응하게 하고, 환자가 병을 통제하고 일상생활에 적응하도록 환자 자신과 가족을 지지해 주는 것이다. 이런 교육을 개인적으로도 할 수 있고 집단적으로도 할 수 있다. 단지 이런 개입이 전체 치료과정에 잘 통합되어야 한다. 기간은 대개 단기적이나 길게 할 수도 있다. 주 적응증은 조현병, 양극성 장애 등이지만, 모든 종류의 정신장애에 효과적이다.

3. E-Mental Health

E-Mental Health service는 최근 대두되고 있는 정신의학과 정신건강 서비스, 그리고 정보기술*information technology*(electronic processes와 communication)이 통합된 것이다. 대개 인터넷*internet*을 기반으로 한다. (Digital health라고도 할 수 있다.) 이미 우울증과 불안장애를 가진 성인을 대상으로 online program들이 개발되고 있다. 여기에는 최근 개발되고 있는 social media, 유선전화*handline*, 그리고 모바일폰을 통한 m-health도 포함한다.

E-Mental Health system은 의사에게 진단이나 치료 시 환자에 관한 가장 최근의 정보를 빠르게 입수하게 해주고, 서류 같은 자원의 낭비를 줄여 준다. (이는 치료진 간의 환자 정보교환, 전자기록*electronic health records*, 예약, 진료기록 관리 등 의료행정적 지원 등도 포함한다.) 의료소비자가 무명*anonymity*으로 있게 해주고, 건강정보를 제공하고, 나아가 쌍방향 통신*interactivity*, 소비자 참여*consumer engagement*, screening, assessment 및 monitoring, ePrescribing, telemedicine, virtual healthcare, cybermedicine(인터넷이나 앱*app*으로 의료서비스 제공), Cyber Doctor(얼굴을 맞대지 않고 virtual patient를 인터넷을 통해 치료함) 같은 편의를 제공한다. 정신과에서의 telemedicine(원격의료遠隔醫療)의 가장 일차적인 단계는 e-mail을 통한 정신치료이겠지만, IT기술의 발달로 화면을 통한 면담도 가능하다.

이러한 기술은, 점증하는 서비스에 대한 요구와 통상적 서비스의 부족 부분 간의 갭을 메울 큰 잠재력을 가지고 있다. 약점으로는 정보보안에서의 취약점과 통제의 한계라는 문제가 있다. 또한 표준적 서비스체계로 통합하고 다양한 대상군에 적용하기 위해서는 더 많은 연구가 필요하다. 이에 더하여 E-Mental Health는 의학 연구에서 대량의 다양한 연구정보를 grids를 사용하여 computing하고 관리할 수 있게 해준다.

디지털 치료제*digital therapeutics*
이는 질병의 예방, 치료 및 관리를 위해, 높은 수준의 소프트웨어 프로그램*software programs*을 통한 근거-기반 치료적 개입을 의미한다. (그러나 치료효과를 입증하기 위해 임상적 연구가 뒷받침되어야 한다.) 정신의학에서는 2000년대부터 불안, 우울증, 불면증, ADHD, 물질남용, 치매, 비만 등에 대한 디지털 치료제들이 개발되고 있다. 대개 인지행동치료를 기반으로 하여 행동변화를 도모한다. 다양하고 수많은 디지털 자료를 수집하고 이를 근거로 환자에게 행동을 수정하기 위해 디자인된 메시지를 mobile devices를 통해 보내는 것이다. 이들을 통칭 digital 및 internet-based health technology라 한다. 방법은 다양한데, 예를 들어 mobile devices, 앱, sensors, desktop computers, 다양한 Internet of Things(IoT) 도구 등이 있다. 최근 아바타*avatar*를 이용하여 우울증을 치료하는 방법이 개발되기도 하였다. 이는 단독으로 사용되기도 하지만 대개 통상적 의학적 방법들과 병용된다. 임상적 근거를 제공한다는 점에서 종전의 wellness apps이나 medication reminders와는 다르다.

4. 기타 정신치료적 기법

예술치료*art therapy*
예술치료는 창작활동, 즉 음악, 미술, 조각, 무용, 시詩 짓기, 서예 등을 통해 내적 갈등을 통찰 표현하거나 해소함으로써 치료적 효과를 얻는 기법이다. 이들을 오락치료와 별개로 다루기도 하는데, 예를 들어 음악이나 무용이 신체감각의 인식과 감정표현의 양면에서 단순한 오락보다는 치료에 더 효과적이라고 보기 때문이다. 예술활동을 통해 환자의 내면이 상징적으로 드러나는 수가 많다. 부가적으로 창작활동을 통한 즐거움은 동료들과의 의사소통과 친밀감을 증대시켜 대인관계를 개선하고 울적한 감정이나 스트레스를 즉각 해소시킴으로써 치료적 효과를 높인다. 한국인들에게는 전통적 음악이나 춤이 효과 있기도 하다.

오락치료*recreation therapy*
오락치료는 환자의 자발성을 고취시켜 고립, 회피 등의 자폐적 경향을 완화시킴으로써 치료효과를 얻는 기법이다. 대상 환자와 오락의 종류는 증세에 따라 다양하다. 오락치료는 집단으로 하는 경우와 개별적으로 하는 경우가 있다. 여기에는 산보, 소풍, 운동, 독서, 음악감상, 그림 그리기, 붓글씨 쓰기, 춤추기, 사교댄스, 여러 가지 게임 등이 포함된다. 즐거움과 참여의식은 기분을 전환시키며 긍정적인 생활태도를 강화시키는 작용을 한다(그림 34-3 참조).

Biofeedback
이완훈련이나 상호억제기법을 전자장비의 도움으로

효율적으로 하고자 하는 복합적 행동요법이다. 즉 치료 대상인 장애행동에 흔히 수반되는 인체의 생리적 변화(근전도, 심전도, 뇌파, 체온, 호흡, 혈압 등)를 전자장치를 이용하여 환자에게 보여 주고, 일정 수준과 비교하여 차이 날 때 이를 시각적·청각적 자극으로 알려 준다(예를 들어 근긴장도가 올라갈수록 더 높은 전자음이 들리도록 하면 근육이완훈련이 효율적으로 이루어질 수 있다). 이러한 장비와 훈련을 통해 자율신경계 기능을 조절할 수 있게 되고 그 결과 증상이 치료된다. 긴장성 두통, 편두통, 빈맥, 고혈압, 유뇨증, 누분증, Raynaud병, 뇌전증, 천식, 몇 가지 정신신체장애 및 신경근육기능 재활 등에 효과를 보인다.

탈감작적 안구운동조절

eye movement desensitization and reprocessing; *EMDR*

시선을 가로지르는 선상에서 왔다 갔다 하는 물체를 따라 보려 할 때, 안구가 보이는 진동운동을 saccadic eye movement라 한다. Francine Shapiro는 사람이 불안을 생각하거나 상상할 때 안구진동운동을 하게 하면 긍정적 사고나 이미지가 만들어지면서 불안이 감소한다는 사실을 발견하였다. 이 원리를 PTSD 치료에 이용하는 것이 EMDR이다. 즉 정신적 외상을 입은 후 그 외상이 해결되지 않고 괴로운 기억으로 남아 있을 때, 그 기억과 관련된 자극이 부적절하게 처리되어 한 고립된 기억회로 보존되어 있다고 보고, 괴로운 기억을 안구운동으로 재처리함으로써 증상을 감소시키고 더 적응적인 대응기전을 개발하도록 한다는 것이다. 구체적으로 안구를 양옆으로 움직이는 것을 포함하는 여러 형태의 양측 감각자극을 받아들이는 동안 괴로운 이미지를 회상토록 한다. 그 과정은 8단계로 구성되어 있다.

유전상담genetic counselling

유전학과 유전인자검사 기술이 발달함에 따라, 이를 통해 장차 발생하게 될 유전병에 대해 알게 되는 기회가 증가하고 있다. 유전상담은 향후 특정 유전되는 정신장애가 발달될 위험성에 대비하여 환자와 가족에게 필요한 의학적·기술적 그리고 확률에 대한 정보를 제공함으로써 고통을 줄이고 자기통제를 강화시켜 주고 정신적 및 정서적 적응과 의사결정을 돕는 것이다.

상담자는 유전학에 대한 지식이 풍부해야 하며, 의뢰인의 질문과 기대에 대해 정확히 말해 줄 수 있어야 한다. 상담은 3대에 걸친 가족력과 확실한 진단명과 유전검사 등에 기초해야 한다. 한편 정보수집 과정은 흔히 당사자들에게 슬픔, 죄의식, 불안, 분노 등 상처를 줄 수 있다. 또한 유전적 정신장애에 대한 정보는 당사자와 가족에게 큰 스티그마가 될 수 있다. 나아가 예방법이 없는 상태에서 유전병의 위험도만 알려 주는 것은 대상자에게 큰 불안을 야기할 수 있다는 것도 유념해야 한다. 사적인 유전정보의 노출은 직업, 보험 등에서 불이익으로 작용할 수 있다. 따라서 정보전달은 상대방에 따라 융통성 있게 주어져야 한다. 정보의 전달은 이해하기 쉽고 의미 있는 것이라야 하며, 감정이입과 연민compassion, 예민성sensitivity 등과 동반되어야 한다. 확률에 대해서 드물다 흔하다 같은 주관적 용어로 말하면 편향된 정보가 될 우려가 있어, 정확한 숫자로 말해 주는 것이 좋다.

5. 정신사회적 대체의학alternative medicine

전통의학이나 민속의학에 기반한 기법 또는 지금까지 이론체계가 개발되고 있는 중이거나 임상사례가 발표되고 있는 새로운 기법들이 있다. 일부는 대체의학이라는 용어로 소개되고 있다. 임상가들은 경험으로 보아 대체의학적 기법들이 정신적 고통에 대해 다소간 긍정적 효과를 나타낸다는 것을 알고 있다.

대체의학적 기법들은 언어적이거나 비언어적 의사전달을 통해 환자의 증상완화, 정서적 안정, 갈등의 해소, 인격의 성숙, 긍정적 가치관 확립 및 공존의식의 고취를 추구하려는 기법들이다. 일부 연구에 의하면 이 방법들이 교감신경계 기능을 안정시키고, 혈중 endorphin 농도를 높이고, inflammatory markers(C-reactive protein)와 adrenocorticotrophic hormone(ACTH) 및 cortisol을 낮추고, 뇌파를 변화시킨다고 보고하고 있다. 그러나 '치료'효과를 입증하기 위해서는 더 엄밀한 연구디자인에 의한 근거evidence가 필요하다.

심리적 대체의학은 다음과 같다(생물학적 방법을 사용하는 대체의학은 제35장 약물치료 및 기타 생물학적 치료, XII-2. 생물학적 대체의학 참조).

요가yoga

요가는 인도에서 오랫동안 시행되어 온 건강을 위한 일종의 종교적인 수행법이다. 이는 개인을 초월적 존재와 합일하도록 준비시킨다는 목적을 가진 철학에 근거하고 있다. 따라서 인체, 정신, 인격 등 인간의 각 부분 간에 균형을 유지하도록 도모한다. Hatha Yoga는 신체의 다양한 자세에 초점을 둔다. Karma Yoga는 윤리적·탈자아적 봉사에 초점을 둔다. Bhakti Yoga는 자세유지와 명상을 겸하는 것이다. Pranayama는 올바른 호흡법과 주의집중, 명상을 겸하는 것이다.

명상meditation

이는 선禪 수행에서 보듯이, 일정한 단어나 소리(話頭, mantra) 또는 어떤 물체나 움직임에 사고를 집중함으로써 무아상태 또는 trance state에 들어가는 기술이다. 이러한 무아상태에서 사람은 평정한 상태를 경험하게 된다. 이와 동시에 불안이 감소되고 심장박동이나 호흡이 느려지며 혈압이 내려가고 뇌의 α-파가 증가한다고 한다.

초월명상transcendental meditation; TM은 인도의 Maharishi Majesh Yogi가 창안하여 1960년대에 미국에 도입된 것이다. 명상은 긍정심리학에서는 중요한 치유수단으로 보고 있다. (아래 기술되는 mindfulness도 명상 내지 선 수행법에 기초한 것이다.) 이른바 기氣치료, 단전호흡 등도 이와 유사하다.

Mindfulness

불교에서 말하는 영적 내지 정신적 상태이다. 'Sati'의 번역어로, 우리나라에서는 마음챙김으로 번역되고 있다. 이는 깨달음에 이르는 불교의 기본 수행법인 8정도八正道의 7번째인 정념正念에 해당하며, 우리말로는 전통적으로 염念인데, 풀이하면 지금(今)의 마음(心)이다. 영어로는 the active watchful mind, reflective awareness, self-recollection 등으로 번역되고 있다. 마음챙김이란 사물의 실재를 지금 이 순간 주의스럽게 인식함에 의해 얻어지는 마음상태이다. 즉 이러한 상태는 동요하지 않고 대상에서 떠나지 않으므로 혼동이나 잊음이 없는 상태, 정확한 이해clear comprehension, 경계상태vigilance, 그리고 열심히 객관적 현실에 직면하고 있는 상태인 것이다. 명상방법으로는 호흡을 관찰하며, 마음이 선택된 의식awareness의 주제에서 벗어나려 할 때마다 이에 되돌아오고 다시 주의를 유지하는 것이다.

이러한 불교의 원칙들이 정신문제에 대한 비종교적 치유방법으로 고안되어 제시되고 있다. 예를 들어 Mindfulness Based Stress Reduction course, Mindfulness-Based Cognitive Therapy(MBCT), Mindfulness-Based Intervention(MBI) 등이다.

현재까지 알려진 적응증은 강박장애, 불안, 우울증, 약물남용 등이다. 그러나 마음챙김의 개념은 연구자에 따라 차이가 있다. 따라서 이를 정신치료에 적용시키기 위해서는 효과에 대한 엄격한 연구가 선행되어야 할 것이다. 마음챙김에 대한 연구는 흔히 긍정심리학 분야에서 이루어졌다.

민간요법

우리나라의 전통무속 또는 원시종교로 알려진 샤머니즘sha-manism에 질병의 원인과 치료법에 대한 생각이 갖추어져 있다. 샤머니즘에서는 질병이란 영적인 존재가 개인의 영혼을 침범하거나 지배한 결과로 본다. 치료는 환자를 무아지경trance에 빠뜨려 영과 접촉하게 하여 영을 달래거나 쫓아내는 것이다. (전세계적으로 문화권에 따라 비슷한 다양한 방법이 발전해 있다.)

귀신들림possession of evil spirit으로 병이 생긴다고 본다. 귀신내쫓기exorcism, 귀신과 대적하거나 달래거나 용서를 구하여 병을 치료한다. 이를 위한 방법이 의식儀式 ritual으로 발달되어 있다. 금기를 깨는 것(위반하는 것breach of taboo)도 질병의 원인이라고 본다. 즉 금기를 깨면 귀신의 노여움을 사거나 나쁜 것이 들어오거나 저주를 받는다고 본다. 이를 회복시키는 주술적 방법을 이용하여 치료한다.

혼이 나가서(혼났다, 넋이 빠졌다soul loss) 병이 생긴다고 본다. 혼을 찾아 다시 넣어 주는(넋드림search for soul) 의식을 시행함으로써 치료한다.

나쁜 것이 몸에 들어와object intrusion 병이 생긴다고 본다. 그래서 나쁜 것을 제거(체 내리기, 배 속의 상한 음식을 손으로 뽑아냄)하거나, 나쁜 피를 뺌(사혈, 손끝을 따서 피를 뺌)으로써 치료한다. 심령수술이라 하여 손으로 배 속의 나쁜 것을 수술한다는 마술적 방법도 있다. 나쁜 것이 몸에 들어오지 못하게 부적으로 막으려 하기도 한다.

저주sorcery 때문에 병이 생긴다. 굿과 같은 의식으로 저주를 풀어 치료한다. 살풀이도 한 예이다.

치료자는 무당shaman이다. 무당은 신이 선택한 징조로 병이 생기는데, 이를 신병(무병)initiation disease이라 한다. 신병은 굿(입무식initiation rite)을 통해 내려온 특정 신의 도움으로 원인되는 악령을 쫓아내고 치료된 후, 그 신을 몸주로 모시고 무당으로 일생을 보낸다(제29장 신병과 화병, Ⅱ. 신병 참조).

무속의 치료방식은 대개 의식ritual의 거행인데, 우리나라의 경우에는 굿이다. 굿은 대개 마을 공동체를 중심으로 전문가인 무당이 시행한다. 무당은 굿을 통해 망아경에 빠지고 신을 불러 조언이나 신탁, 계시 등을 받거나 신의 힘으로 악령을 쫓고 병의 원인을 제거하거나 해결하여 치료한다고 한다.

이러한 무속은 과학적 의학이 발달하기 전에 질병에 대한 체계적 지식을 제공하였다. 이들 질병관이나 치료과정에 있어서의 귀신이나 영은, 현대 정신의학적 이론에 근거하여, 무의식의 표현이라고 해석할 수도 있다. 또한 굿은 제반응, 정화, 암시, 위로, 감정의 재경험, 황홀경의 효과를 나타낸다는 등의 긍정적 의미도 있다. 그러나 실질적으로 마술적 방법에만 의존하게 함으로써 환자가 의학적 치료를 받지 못하게 방해할 우려가 있고, 또한 인간 자신의 책임을 회피하게 하는 등 부정적 의미가 더 크다고 하겠다.

김유광(1981): 정신질환에 대한 심리극 효과: 통계 및 결과. 중앙의학 40:165~173.

이동식(2008): 도정신치료란 무엇인가? 서울, 도서출판 한강수.

이만홍, 정영기(1983): 치료적 공동사회의 한 변형—2년간의 추적. 신경정신의학 22:375~383.

이부영(1976): 정신치료에서의 몇 가지 원칙. 인간과학 1:51~55.

정성덕(2015): 정신사회적치료. 민성길(편), 최신정신의학(제6판). 서울, 일조각, pp.778~816.

Balint M, Ornstein PH, Balint E(1972): Focal psychotherapy. Lippincott, Philadelphia.

Beck A(1970): Cognitive therapy: Nature and relation to behavior therapy. Behav Ther 1:184~200.

Benjamin CL, Puleo CM, Settipani CA, et al(2011): History of cognitive—behavioral therapy in youth. Child and Adolescent Psychiatric Clinics of North America 20:179~189.

Bibring E(1954): Psychoanalysis and the dynamic psychotherapies. J Am Psychoanal Assoc 2:745.

Black DW, Andreasen NC(2022): Introductory Textbook of Psychiatry. 7th ed. American Psychiatric Association Publishing, Washington D.C.

Black JL, Bruce BK(1989): Behavior therapy: A clinical update. Hosp Community Psychiatry 40:1152~1163.

Boland R, Verduin ML, Ruiz P(2022): Kaplan & Sadock's Synopsis of Psychiatry. 12th ed. Walter Kluwer, Philadelphia.

Brenner C(1974): An elementary textbook of psychoanalysis. Anchor Books, New York.

Dewald DA(1964): Psychotherapy. A dynamic approach. 2nd ed. Basic Books, New York.

Dilsaver GC(2007): Imago Dei Psychotherapy: A Catholic Conceptualization. Catholic University of America Press.

Dollard J, Miller NE(1959): Personality and psychotherapy. McGraw—Hill, New York.

Fonagy P, Bateman AW(2006): Mechanisms of change in mentalization—based treatment of BPD. Clin Psychol 62:411~430.

Fromm—Reichmann F(1950): Principles of intensive psychotherapy. University of Chicago Press, Chicago.

Gabbard GO(1990): Psychodynamic psychiatry in clinical practice. American Psychiatric Press, Wahington D.C.

Goyal M, Singh S, Sibinga EMS, et al(2014): Meditation Programs for Psychological Stress and Well—being. A Systematic Review and Meta—analysis. JAMA Intern Med doi:10.1001/jamainternmed.2013.13018

Hales RE, Yudofsky SC, Roberts LW, eds(2014): Textbook of psychiatry. 6th ed. American Psychiatric Publishing, Washington D.C.

Hayes SC, Hofmann SG(2017): The third wave of cognitive behavioral therapy and the rise of process—based care. World Psychiatry 16:245~246.

Hirschowitz R(1993): Crisis theory: A formulation. Psychiatr Ann 3:33~42.

Lal S, Adair CE(2014): E—Mental Health: A Rapid Review of the Literature. Psychiatric Services 65:24~32.

Lazares AA(1971): Behavior therapy and beyond. McGraw—Hill, New York.

Miller JJ, Fletcher K, Kabat—Zinn J(1995): Three—year follow—up and clinical implications of a mindfulness meditation—based stress reduction intervention in the treatment of anxiety disorders. General Hospital Psychiatry 17:192~200.

Miller L, Bansal R, Wickramaratne P, et al(2013): Neuroanatomical Correlates of Religiosity and Spirituality. A Study in Adults at High and Low Familial Risk for Depression. JAMA Psychiatry doi:10.1001/jamapsychiatry.2013.3067.

Minuchin S(1974): Families and family therapy. Harvard University Press, Cambridges.

Orne M(1977): The construct of hypnosis. Implications of the definition for research and practice. Ann NY Acad Sci 296:14~22.

Pearce MJ, Koenig HG, Robins CJ, et al(2015): Religiously integrated cognitive behavioral therapy: a new method of treatment for major depression in patients with chronic medical illness. Psychotherapy (Chic) 52:56~66.

Sadock BJ, Sadock VA, Ruiz P(2014): Synopsis of psychiatry. Behavioral sciences/clinical psychiatry. Wolters Kluwer, New York.

Smith, D(1982): Trends in counseling and psychotherapy. American Psychologist 37:802~809.

Solomon P, Draine J, Mannion E, et al(1996): Impact of brief family psychoeducation on self—efficacy. Schizophr Bull 22:41~50.

Tarachow S(1963): An introduction to psychotherapy. International University Press, New York.

Webb TL, Joseph J, Yardley L, Michie S(2010): Using the Internet to Promote Health Behavior Change: A Systematic Review and Meta—analysis of the Impact of Theoretical Basis, Use of Behavior Change Techniques, and Mode of Delivery on Efficacy. Journal of Medical Internet Research 12:e92.

Wolpe J(1958): Psychotherapy by reciprocal inhibition. Stanford University Press, Stanford.

Yalom ID(1985): The theory and practice of group psychotherapy. Basic Book, New York.

35

약물치료 및 기타 생물학적 치료
Pharmacological Treatment and Other Biological Treatment

Ⅰ. 정신약리학

정신과에서의 약물치료는 생물학적 치료의 주된 부분으로, 생물학적 치료의 이론적 배경은 신경과학*neuroscience*이다(제2장 인간행동에 대한 생물학적 이론 참조). 생물학적 치료의 궁극적 목표는 신경세포의 기능 변화이며, 이는 주로 신경전달과정의 변화를 통해 이루어진다. 다른 대부분의 생물학적 치료기법도 결국 신경전달과정과 관련된 생화학적 변화를 통해 치료효과를 나타낸다고 본다. 정신약리학精神藥理學 *psychopharmacology*은 뇌에 작용함으로써 정신기능 또는 행동에 영향을 미치는 약물, 즉 향정신성 약물向精神性藥物 *psychotropic drug*에 대한 연구로 대체로 여러 정신질환 치료제가 그 대상이다.

20세기 전후로 정신장애 환자의 진정을 위해 bromine(Br)제제(potassium bromide)를 사용했고, 1920년대부터는 수면치료*sleep therapy*라 하여 barbiturate계 약물을 사용하였다. 그러나 이 약물들은 뇌 전체 기능을 억제하고 독성이 강하였다. 반면 chlorpromazine을 필두로 1950년대에 개발되기 시작한 향정신성 약물은 대뇌 기능과 구조에 따라 선택적으로(주로 변연계) 작용한다는 점이 단순 진정제와 다르다.

향정신성 약물은 각종 정신질환을 이전보다 더욱 용이하게 치료할 수 있게 하였으며 입원실의 분위기를 크게 개선한바, 정신질환의 약물치료는 가히 혁명적인 사건이라 할 만하다. 나아가 그런 약물의 작용기전을 연구함으로써 정신질환의 생물학적 원인을 밝히는 데도 결정적으로 공헌하고 있다.

1. 기초 약리학

사람마다 약물의 효과가 다른 것은, 개인의 나이와 성별, 기타 유전적 소인에 따라 약동학적 또는 약역학적으로 차이가 있기 때문이다.

약동학*pharmacokinetics*

향정신성 약물은 일정한 용량이 뇌에 작용해야 효과가 나타나며, 그러기 위해서는 우선 혈중에 일정한 농도가 유지되어야 한다. 투여된 약물의 혈중농도는 흡수, 분포, 대사, 배설 등 약동학적 요인들에 의해 결정된다(그림 35-1).

혈중농도와 therapeutic window

약물의 효과는 약물이 흡수되어 (복용 약물은 간을 통과한 후, 주사제는 그대로) 대사되거나 배설되기 전에 혈액에 실려 뇌로 가서 뇌혈관장벽을 통과하여 신경세포(대개 수용체)에 도달해야 비로소 향정신성 효과를 얻을 수 있게 된다. 그러나 농도가 낮으면 효과가 없고 높으면 부작용이 우려되므로, 약물의 효과를 제대로 얻기 위해서는 그 약물의 작용부위*site of action*에서의 농도를 적절히 유지해야 한다. 이 개념을 therapeutic window라고 한다. 복용 후 혈중약물농도는 최고치에 올랐다가 시간이 지남에 따라 감소한다. 따라서 반감기가 짧은 약물은 긴 주기로

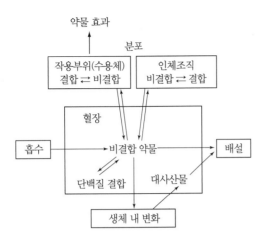

그림 35-1 약물의 흡수, 분포, 생체 내 변화와 배설과정, 작용부위 간의 관계

복용하면 유효한 농도를 유지하기 어려우며, 긴 약물은 자주 복용하면 혈중농도가 누적되어 독작용이 나타난다. 농도에 영향을 주는 중요 요인에는 최고 혈중농도에 달하는 시간, 반감기half-life, 간에서의 대사, 배설속도, 그리고 다른 약물의 영향 등이 있다. 약물의 혈중농도를 적절히 유지하기 위해 정기적으로 혈중농도를 측정하는 것을 치료적 약물농도 추적therapeutic drug monitoring; TDM이라 한다.

흡수absorption

약물이 투여 부위에서 혈액 및 림프액 속으로 이행하는 과정을 흡수라고 한다. 임상에 사용되는 약물은 대부분 장에서 잘 흡수되도록 만들어져 있다. 장에서의 흡수는 장 내 약물농도, 지용성lipid solubility, 수소이온농도 지수pH, 장운동, 장 표면적 등의 영향을 받는다. 이온화된 분자보다 비이온화된 분자가 지방에 잘 용해되어 장흡수가 빠르다. 약물의 형태(정제, 캡슐, 시럽)나 부형제 등도 흡수에 영향을 준다. 음식물의 영향도 있어, 공복 시에 흡수가 빠르다. 근육주사나 혈관주사는 경구 투여할 때에 비해 금방 흡수되어 혈중농도가 빨리 오르나 일단 투여된 뒤 용량을 조절하기가 어려워 부작용의 위험이 크다. Depot 형태의 근육주사는 흡수를 느리게 하므로 1~4주 간격으로 한 번씩 주사한다.

분포distribution

혈중의 약물은 조직과 세포로 이동하는데, 결국 신체의 약 2/3에 달하는 물 부분, 즉 혈장, 세포외 수분extracellular fluid, 세포내 수분intracellular fluid 등에 분포한다. 약물이 혈장에만 있거나 전신에 분포할 수도 있고 또는 특정조직, 예를 들어 대뇌에 편재할 수도 있다. 이는 분포량volume of distribution으로 측정 계산할 수 있다. 분포에 영향을 미치는 중요한 요인 중 하나는 단백질과의 결합protein binding으로, 다수의 향정신성 약

물들은 결합하는 정도가 90% 이상으로 크다.

약물이 뇌에 영향을 미치기 위해서는 최종적으로 혈뇌장벽blood brain barrier을 통과해야 하는데, 단백질 결합에서 벗어난 비결합 약물free drug 상태여야 이를 통과할 수 있다. 약물의 이온화 정도가 낮을수록 지방용해도lipid solubility가 높은데, 약물의 지방용해도가 높을수록 뇌로의 통과가 용이해진다. 또한 뇌의 국소혈류량regional blood flow이 많을수록 약물의 뇌로의 이동이 많아진다.

생체이용률bioavailability은, 정신과 약물의 경우 약물이 흡수되어 대사되지 않은 채 혈류를 따라 뇌에 도달해 신경세포의 작용부위에서 약효를 나타내는 부분의 비율을 뜻한다. 혈관주사 시 경구투여나 근육주사보다 생체이용률이 높다.

대사metabolism

대사는 흡수된 약물이 생체 내 효소에 의해 대개 약리작용이 없는 다른 화학구조를 가진 물질로 변환되는 과정을 말한다. 대사는 주로 간에서 이루어지며 산화oxidation, 환원reduction, 탈아민화deamination, 탈메틸화demethylation, 가수분해hydrolysis, 결합conjugation 등의 형태가 있다. 대사된 물질은 쉽게 배설된다. 경구 투여 시 장에서 흡수된 약물은 전신의 순환에 들어가기 전에 일단 간을 통과하면서 대사되는데, 이를 1차 통과 대사first pass metabolism라 한다. 이는 개인차가 크다. 대사에 영향을 미치는 요인은 간기능, 노령, 다른 약물의 영향(효소에 미치는 효과 때문) 등이다. (주사를 통한 투여에는 1차 통과 대사는 없다.)

대부분의 정신과 약물은 간의 cytochrome P450(CYP)의 효소체계에 의해 대사된다. CYP 유전인자에 다수의 다형증polymorphism들이 발견되고 있다. CYP 2D6가 부족한 사람에서는 삼환계 항우울제, 항정신병 약물 등의 대사가 잘 되지 않아 소량을 투여해도 농도가 급상승한다. 이런 사람은 poor metabolizer로 간주된다.

대사속도가 빨라 반감기가 짧은 약물은 자주 투여해야 하나, 반감기가 긴 약물은 하루 1회 투여해도 된다. 대개의 향정신성 약물은 반감기가 충분히 길어 하루 1회 투여가 가능하다. 반면 반감기가 긴 약물은 숙취 등 부작용이 오래 지속된다. 또한 대사산물 자체가 약리작용을 가진 활성대사물active metabolite이 많은 경우 원래 약물의 반감기보다 작용기간이 길어지기도 한다.

혈중농도는 약물의 흡수량과 대사/배설량에 따라 결정된다. 대체로 반감기보다 짧은 간격으로 반복 투여하면 혈중농도가 점차 올라가 반감기의 5배 시간 내에 항정농도steady-state plasma concentration(흡수와 대사가 균형을 이루는 때의 혈중농도)에 이르게 된다.

조직 내 축적

약물들은 대개 체내 지방조직에 포화상태가 될 때까지 축적된다. 따라서 투여를 중단해도 약물이 조직에서 서서히 유리되어 장기간 체내에서 효과를 나타낸다.

배설excretion

약물 혹은 그 대사물이 체외로 배출되는 과정을 말한다. 비결합상태의 약물 또는 간에서의 대사산물이 소변으로 배설된다. 이때 약물의 이온화 정도와 소변의 pH가 배설에 관여하는 중요인자이다. 담즙으로 배설되기도 하지만 대개 장에서 재흡수된다.

약동학적 약물 상호작용drug-drug interaction

두 가지 이상의 약물이 같이 투여되면 한 약물이 다른 약물의 흡수(장운동 및 pH에 대한 영향, chelation, protein binding 등), 이동, 분포, 대사, 배설에 영향을 미쳐 단독으로 투여될 때보다 한쪽 약물의 혈중농도를 올리거나 내리게 할 수 있다.

흔히 알코올, barbiturate, 항경련제, 흡연 등은 CYP의 유전 표현을 유도하여 병용 투여된 약물들의 대사를 촉진시킨다. 이를 효소촉진enzyme inducing 효과라 한다. 또한 특정 효소를 억제하는 약물을 사용하면 그 효소로 대사되는 다른 약물을 병용하였을 때 그 약물의 농도가 증가하여 부작용과 독성이 나타날 수 있다. 예를 들어 SSRI들은(특히 paroxetine, fluoxetine) CYP 2D6를 억제하므로 TCAs나 항정신병 약물과 병용할 때 조심해야 한다. 그 밖에 fluoxetine과 phenytoin의 병용, fluvoxamine과 warfarin의 병용 등은 CYP 2C9/10의 억제 때문에 조심해야 한다(표 35-1).

약역학pharmacodynamic

약역학이란 신체기능이 약물에 어떻게 반응하는지, 즉 흥분, 억제 및 자극, 또는 치료작용, 부작용 및 독작용 그리고 작용기전 등 약리적 작용을 연구하는 것이다. 약물의 효과는 목표기관에 작용함으로써 나타난다(그림 35-2). 작용부위는 주로 시냅스에서의 수용체이다. 향정신 약물이 영향을 주는 신경전달물질은 도파민, 노르에피네프린, 세로토닌, GABA, 아세틸콜린 등이다. 또는 효소(예: monoamine oxidase)에 영향을 주기도 한다.

작용부위는 약물의 임상효과에 해당하는 약물-수용체 상호작용drug-receptor interaction이 나타나는 장소로, 주로 시냅스이다. 약물은 시냅스전 수용체(대개 재흡수 차단에 관련) 또는 시냅스후 수용체에 결합하여 각각에서 효현제agonist, 길항제antagonist(경쟁길항제competitive antagonist와 음성길항제negative antagonist) 등으로 작용한다. 그 결과, 시냅스에서의 해당 신경전달물질의 농도가 증가하거나 감소한다. 효소에 영향을 주어 작용을 나타내는 경우도 있는데, 예를 들어 MAO 억제제는 MAO를 억제하여 신경전달물질의 대사를 억제하여 시냅스에서의 신경전달물질의 농도를 올린다. 어떤 이유든 시냅스에 신경전달물질의 농도가 증가하여 수용체에 대한 작용이 반복되면 그 수용체의 감수성이 감소한다(이를 수용체 하향조절receptor

표 35-1 주요 약물의 상호작용.
Cytochrome P450(CYP) 효소와의 관계

약물	CYP isozymes			
	1A2	2C[a]	2D6	3A4
항정신병 약물				
Asenapine	S			
Ariprazole			S	S
Clozapine	S		S	S
Lurasidone, quetiqpine, ziprasidone				S
Olanzapine	S		S	
Risperidone			S	
기분안정제				
Carbamazepine	I	I		S, I
Valporate		I		
항우울제				
Bupropion			X	S
Duloxetine	S		S, X	
Fluoxetine	X	X	S, X	S, X
Fluvoxainime	S, X	X		X
Paroxetine			S, X	
Sertraline			X	
Venlafaxine			S	S
항불안제, 수면제				
Benzodiazepines (except lorazepam, oxazepam, temazepam)				S
Buspirone				S
Ramelteon	S	S		
정신자극제				
Modafinil, armodafinil	I	X		S, I
Atomoxetine			S, X	
기타				
Beta-blockers			S	
Calcium channel blockers				S
Cimetidine	X	X	X	X
Opiate analgesice			S	
Oral hypoglycemics		S		
Steroids including oral contraceptives				S
Warfarin		S		
Grapefruit juice				X
Smoking(tobacco, etc)	I			

S: substrate; X: inhibitor; I: inducer.

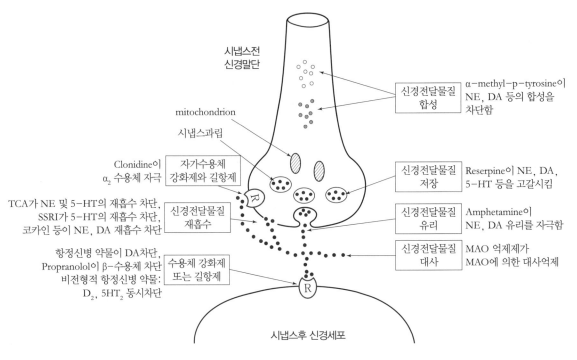

시냅스전
신경말단

mitochondrion

시냅스과립

신경전달물질
합성

α-methyl-p-tyrosine이
NE, DA 등의 합성을
차단함

Clonidine이
α₂ 수용체 자극

자가수용체
강화제와 길항제

TCA가 NE 및 5-HT의 재흡수 차단,
SSRI가 5-HT의 재흡수 차단,
코카인 등이 NE, DA 재흡수 차단

신경전달물질
재흡수

신경전달물질
저장

Reserpine이 NE, DA,
5-HT 등을 고갈시킴

신경전달물질
유리

Amphetamine이
NE, DA 유리를 자극함

항정신병 약물이 DA차단,
Propranolol이 β-수용체 차단
비전형적 항정신병 약물:
D₂, 5HT₂ 동시차단

수용체 강화제
또는 길항제

신경전달물질
대사

MAO 억제제가
MAO에 의한 대사억제

시냅스후 신경세포

그림 35-2 약물이 신경전달과정에 미치는 영향. R: 수용체.

down regulation이라 한다). Lithium은 효소 inositol-1-phos-phatase를 억제한다. 그러나 항정신성 약물의 작용기전은 이렇게 단순하다기보다 더욱 복잡할 것으로 예상되지만, 아직 연구가 부족하다. [최근 이러한 신경전달과정보다 다른 기전(예: 면역기능 또는 염증반응)에 영향을 주어 정신장애에 대한 치료효과를 보이는 약물들이 연구되고 있다.]

이러한 과정을 연구함으로써 특정 정신질환의 원인도 추정할 수 있게 되었다. 대표적인 예가 조현병의 도파민 가설dopamine hypothesis과 기분장애의 아민가설amine hypothesis이다. Benzo-diazepine 수용체와 그 endogenous ligand의 발견(예: inverse agonist인 β-carboline), imipramine 수용체의 발견 등은 약물의 작용기전 연구는 물론 불안과 우울증에 대한 생물학적 기전 연구에 새로운 전기를 열어 주었다.

정신과 약물의 주된 부작용의 원인은 약물이 목표로 하는 수용체뿐만 아니라 다른 수용체에도 작용할 수 있기 때문이다. 즉 치료작용 이외에 항콜린 작용(예: 입마름), 도파민 길항 작용(예: 파킨슨증상), 항히스타민 작용(예: 졸림), 항아드레날린성 작용(예: 저혈압), 과도한 세로토닌성 작용(예: 성기능장애) 등이 부작용으로 나타날 수 있다(따라서 원하는 작용만 나타나고 원치 않는 작용은 나타나지 않는 약물이 이상적인 약물이다). 이러한 부작용은 병용 투여된 다른 약물과의 상호 작용에 의해 악화될 수도 있고 경감될 수도 있다.

역가potency는 임상효과에 대한 약물용량의 비례를 의미한다. 예를 들어 risperidone 4mg은 olanzapine 10mg의 효과와 같으므로, risperidone이 olanzapine보다 역가가 높다고 한다. 그러나 두 약물이 각각의 적정용량에서는 같은 효과가 나타나므로 두 약물의 임상효과clinical efficacy는 같다고 말한다.

용량-반응관계dose-response relationship에는 ① 정비례관계인 직선형, ② 용량이 많을수록 효과가 감소하는 sigmoid형, ③ 일정 농도 이내에서만 효과가 있는 거꾸로 된 U형, 즉 cur-vilinear형(therapeutic window 개념에 해당하는) 등이 있다.

치료지수therapeutic index는 약물의 독성toxicity과 안전성safe-ty의 상대적 측정치로서, 정중 독성량median toxic dose을 정중 유효량median effective dose으로 나눈 값이다. 이 값이 클수록 안전성이 높다. 예를 들어 haloperidol은 이 값이 크나 리튬은 낮아 부작용을 나타내는 혈중농도에 주의를 기울여야 한다.

특정 약물을 반복투여할 때 일정 시간 내에 효과가 감소되면 내성tolerance이 생겼다고 한다. 이는 대개 신체적 의존성dependence의 발현과 동반되며, 약물을 중단하였을 때 금단증상withdrawal symptoms이 나타난다.

약역학적 약물 상호작용drug-drug interaction

두 가지 약물(또는 특정 음식)을 병용할 때 모두가 한 수용체에 작용한다면 효과나 부작용이 상승작용으로 단독투여 시보다 크게 나타나기도 하고 상호 방해하여 효과가 적게 나타나기도 한다. 예를 들어 항우울제를 신경자극제와 병용하면 세로토닌이나 노르에피네프린의 재흡수차단과 유리가 같이 나타나 시냅스에서의 세로토닌이나 노르에피네프린의 농도가 급격히 증가하여 항우울효과가 증대되면서 부작용 우려도 커진다. 약물이 효소에 작용하는 경우, 예를 들어 항우울제인 MAO 억제제는 catecholamine을 대사하는 효소인 MAO를 억제하므로, 다른 삼환계 항우울제나 tyramine 함유 음식을 같이 먹으면 혈중 catecholamine을 증가시켜 고혈압 위기를 초래한다.

2. 분류

향정신성 약물은 약리작용보다 일차적 적응증에 따라 크게 다음과 같이 분류된다.

① **항정신병 약물**antipsychotic drugs(또는 신경이완제neuroleptics): 주로 D_2 수용체 차단, D_2 및 $5-HT_2$ 수용체 차단, D_2 수용체 부분 효현 작용 등
② **기분안정제**mood stabilizers: 주로 신경전달과정(cAMP 등) 억제, 점화현상kindling 억제
③ **항우울제**antidepressants: 주로 노르에피네프린, 세로토닌 재흡수 차단 또는 MAO 억제
④ **항불안제**antianxiety drugs(또는 anxiolytics): 주로 GABA 기능 강화
⑤ **수면제**hypnotics: 주로 GABA 기능 강화
⑥ **정신자극제**psychostimulants: 도파민, 노르에피네프린, 세로토닌 기능 강화
⑦ **인지기능 개선제**cognitive enhancers

그러나 이와 같은 분류법은 현재에는 적절하지 않고 오해의 소지가 있다는 문제점이 있다. 즉, 항정신병 약물로 분류된 약물이 기분장애나 불안장애에도 사용되고 있으며, 대부분의 항불안제, 항우울제 및 항정신병 약물들이 수면제로도 쓰이며, 항경련제로 허가받은 clonazepam 같은 약물은 공황장애, 강박장애, 범불안장애 등의 불안장애와 추체외로증상extrapyramidal symptom의 조절 등 실제 임상에서 매우 광범위하게 사용되고 있기 때문이다. 치료제는 아니지만 정신에 영향을 미치는 아편류와 환각제hallucinogens(또는 psychodysleptics)가 정신자극제와 더불어 남용물질이라는 범주(국내법으로는 마약류)로 정신약리학의 대상 내지 향정신성 물질에 포함된다.

최근에는 적응증(질병 또는 증상)에 기초한 분류보다, 약물의 작용기전과 발전된 신경과학적 지식을 활용한 분류법이 관심을 받고 있다. 대표적인 분류법이 'neuroscience-based nomenclature(NbN)'이다.

3. 약물치료에서의 일반적 지침

정신과 의사는 정확한 진단, 정신치료적 능력, 약물에 대한 지식, 치료계획 수립 등에 잘 준비되어 있어야 한다. 특히 효과가 나타나는 시기, 부작용을 최소화하는 법, 비순응에 대한 대책, 실패 시 대치할 약물, 장기치료(유지요법) 필요성의 평가 등에 익숙해야 한다. 현재 전 세계적으로 정신과 약물 처방 건수는 급증하고 있으며, 따라서 많은 환자가 부작용을 경험하고 있으며, 과량복용사고로 응급실을 방문하고 있다.

환자의 협조

우선 환자와 가족에게 치료목표와 전반적 계획, 그리고 약물의 효능과 부작용, 효과 또는 부작용이 나타나는 시기, 내성발달의 가능성, 복용방법, 약물의 이름과 모양 등에 대해 교육하고 협조를 얻을 수 있어야 한다. 특히 약물복용 중에는 운전이나 기계 조작을 할 때 조심하도록 해야 한다. 환자에게 약물치료에 대한 과학적 설명을 함으로써 환자가 이를 이해하고 자신도 치료에 일부 책임이 있음을 이해시켜야 한다.

약물선택

가능한 한 부작용이 적은 약물을 선택한다. 약물은 진단, 환자 상태와 목표 증상, 부작용, 효과가 나타나는 시간, 과거 약물의 치료효과, 투여경로, 약물상호작용, 다른 신체 질병 유무, 약물이 환자에게 주는 정신역동적 의미, 약물 반응에 대한 가족력, 약물에 대한 가족과 기타 환경의 영향, 약물의 가격 등 경제적 상태 및 남용 가능성을 고려해서 선택한다. 약물 반응에 있어 개인 간뿐 아니라 개인 내 차이도 매우 크고, 또한 한 범주 내에서 어떤 약물에 효과가 없더라도 다른 약물에는 효과가 있을 수 있으므로, 약물선택에 융통성을 둘 수 있다.

Polypharmacy 또는 monopharmacy: 환자에게 여러 약물을 사용하는 것(comedication 또는 polypharmacy)이 좋은가 단일 약물을 사용하는 것이 좋은가 하는 토론이 오랫동안 있어 왔다. 한때는 polypharmacy가 효과에는 큰 차이가 없는 반면 부작용, 비용 등 문제만 많다고 보았다. 그러나 실제 환자의 증상이 다양하고 또한 monotherapy의 효과 면에서의 한계가 잘 알려지면서 polypharmacy의 시행이 증가하는 경향이 있다. 또한 한 가지 치료제에 효과를 보이지 않는 치료저항treatment resistant 장애에 대해 다른 분류의 약물들을 같이 투여함으로써 약물의 효과를 증대시킨다(이러한 polypharmacy 방법을 augmentation strategies라 한다). Polypharmacy의 다른 이유로는 한 장애의 여러 증상을 위해서이다(예를 들어 우울증 환자의 불면증에 항우울제와 수면제를 동시 처방한다). 특정 약물의 부작용에 대해 약물을 추가하기도 한다(예: 항정신병 약물과 항파킨슨 약물을 병용). 과거 perphenazine과 amitriptyline의 합제, chlordiazepoxide와 amitriptyline의 합제가 우울증과 불안이 같이 있는 경우에 사용되었다. 현재 dextroamphetamine과

amphetamine의 합제가 Adderall이란 제품명으로 ADHD에 사용되고 있고, olanzapine과 fluoxetine의 합제가 Symbyax라는 이름으로 I형 양극성 장애의 우울증 삽화에 사용되고 있다.

약물투여 방법: 환자 상태에 따라 경구투여, 액체 형태의 약물, 주사, 장기 지속형 근육주사(depot) 등이 있다. 또한 매일 줄 수도, 하루 걸러 줄 수도, 또는 주말에는 중단할 수도 있는 등 투여횟수 역시 환자 상태에 따라 달라진다. 낮 동안의 활동을 고려하여 자극효과를 기대하는 약물은 오전 중에, 안정효과를 기대하는 약물은 수면 시 1일 1회 복용이 가장 바람직하지만, 약물의 반감기나 낮 동안의 효과를 고려한다면 분복할 수도 있다. 어떤 경우든 소량으로 시작하여 신중하게 증량해야 한다. 최고 농도에 의한 부작용을 줄이기 위해 음식과 함께 복용하거나 또는 서방형slow-release 제제도 고려한다. 비순응의 경우는 depot 형태의 투여를 고려할 수 있다.

어떤 약물이든 효과적인 용량을 충분한 기간 동안 투여해야 하는데, 용량이나 투여 기간은 이전의 임상 연구자료와 의사 개인의 경험에 의해 결정된다. 약물효과와 부작용은 세밀히 추적되어야 한다. 약물치료가 실패하는 주요요인은 용량이 부적절할 경우와 투여 기간이 불충분한 경우이다. 또한 장기투여 후 갑자기 중단하면 금단증상이 나타날 수 있으므로 서서히 감량해야 한다. 처방된 약으로 자살을 시도하지 않도록 소량 내지 단기간 처방하고 감시하는 등 주의해야 한다.

약물치료에 관련된 정신역동

위약효과, 약물에 따른 효과의 차이, 부작용 호소의 차이, 늦거나 빠른 효과, 비순응 등은 상당 부분 정신역동적 현상이다. 정신역동적 지식을 약물치료에 응용하는 것을 역동적 약물치료dynamic pharmacotherapy라 한다.

정신치료와 약물치료는 상호보완성이 있다. 정신치료로서 약물치료나 정신의학에 대한 오해를 풀어 긍정적이 될 수 있다. 그러나 한편 효과적인 약물치료가 정신치료를 소홀히 하도록 할 수 있으며, 또는 효과적인 정신치료는 약물치료를 무시하게 만들 수도 있다.

대체로 의사는 환자의 기대를 강화하되 맹목적인 기대에 대한 대비도 해두어야 한다. 의사는 약물치료에 대해 능동적이고 긍정적이며 열성적인 태도, 개인화된 면담, 공감적인 태도를 가져야 한다. 이를 위해 가능한 한 환자의 이름을 자주 부르고 시간을 많이 할애한다. 도움이 되는 가족이 누구인지를 파악해 도움을 청한다.

처방과 투약에는 그 자체에 정신역동적 요소가 있다(제8장 환자-의사 관계, III-4. 처방의 정신역동적 의미 참조). 처방행위를 통해 환자의 전이와 저항, 의사의 역전이 현상이 표출될 수 있다. 이는 환자와 의사 모두의 인격발달과 대상관계object relationship(대인관계, transitional object 등)의 발달은 상호 밀접히 관련되어 있기 때문이다. 대개 환자들은 분리splitting기제를 상용하여 약에 대한 긍정적인 것은 약에, 부정적인 것은 의사에게 투사(탓)하기 쉽다. 약물 '처방'에 대해 환자는 "어찌 약으로 정신

문제를 해결하려 하는가" 하는 의학 자체에 대한 반감과 불신을 나타낼 수 있다. 약물 처방을 통제(권위, 명령, 복종, 수동성 등)나 징벌로 받아들이기도 한다. 환자는 의사가 자신을 인간적으로 대하지 않고 약을 중간에 개입시킨다고(처방을 배척이나 거리 두기로 간주, 치료의 책임을 약에 둔다고 간주) 반감을 갖기도 한다. 환자가 정신치료보다 약물치료를 선호하는 것은 환자의 신체화 경향 내지 감정표현불능증alexithymia과 관련이 있다.

약물 자체의 모양, 색깔, 알약의 수, 투여방식(복용, 주사, 좌약 등은 의미하는 바가 다르다), 횟수 등은 환자에게 여러 가지를 상징한다. 예를 들면 환자는 약물을 악으로부터 환자를 지키는 부적이나 신물로 볼 수 있다.

약물 '복용'에 대한 정서적 반응은 환자의 대상관계object relationship를 반영한다. 즉 약물을 good object로 본다면 약물복용은 어머니가 주는 사랑을 incorporation하고 일체화하는 것, 다음 만날 때까지의 간극을 메꾸는 매개물transitional object로 볼 수 있다. 약물을 bad object로 본다면 약물의 '복용'은, 신체상이나 통제에 예민한 사람에게는 신체에 대한 침범, 개체영역에 대한 침입, 공격, 유혹 또는 위험으로 간주된다. 심지어 자신을 무기물로 보는 사람은 약을 자신을 와해시키는 존재로 간주한다.

약물에 의한 신체적 변화도 정신역동적으로 이해될 수 있다. 즉 약물에 의한 근육 이완은 정신적 방어(기제)를 약화시킨다고 본다.

치료에 실패하였을 때

치료에 실패하였을 때 알아보아야 할 사항은, 진단이 잘못되었나, 남아 있는 증상이 부작용이 아닌가, 적정량이 적정기간 투여되었나, 약물의 혈중농도가 적정한가, 타 약물과의 상호작용에 문제가 있었나, 환자가 실제로 약을 제대로 먹었나(비순응) 등이다. 일정 기간 내에 효과가 없으면 투여방법을 달리 해보거나 다른 약물과 병합(또는 강화augmentation)요법을 시행하거나 또는 점차 감량하며 다른 약물과 교체한다.

비순응nonadherence: 의도적으로 또는 무의식적으로, 지침대로의 약물복용을 소홀히 하거나 거부하는 것인데, 환자의 약 50%(입원 20%)에서 볼 수 있다. 비순응의 원인은, 치료로 인한 불편함(예: 약물부작용), 치료비 문제, 제시된 치료의 이익과 불이익에 관한 개인적 가치판단이나 종교적 또는 문화적 믿음에 근거한 결정, 비적응적인 인격경향과 대응스타일(예: 질환을 거부함), 또는 정신질환의 존재 자체에 대한 부인(예: 조현병, 회피성 성격장애), 독이 아닌가 의심하는 등 피해망상, 문화습관의 차이, 가족의 약물에 대한 태도, 치료 자체 또는 의사에 대한 거부감, 단순한 무지의 결과 등 다양하다. 비순응은 질환의 재발과 재입원의 가장 흔한 원인 중 하나이다.

비순응을 줄이기 위해서는 약물 종류나 형태, 투여방법 등

을 단순화하는 것이 유리하다. 정신치료로 해결할 수도 있다. 환자와 치료자 간의 치료 관계를 긍정적으로 유지하는 것이 중요하며, 순응도 문제를 치료의 결과로 생각하기보다는 과정으로 받아들이는 태도가 도움이 된다. 무엇보다 환자-의사가 함께하는 공동의 의사결정과정을 통해 '환자 중심'의 치료가 이루어져야 한다. 치료자는 약물 처방에 관한 환자의 느낌과 태도를 꾸준히 살펴보고 개방적인 자세로 환자와 소통하려고 노력해야 한다.

소아와 노인

소아에서는 distribution volume이 크고 간에서의 활발한 대사와 신장에서의 높은 약물 배설로 인해, 투여량 대비 낮은 혈중농도를 보이므로 비교적 높은 용량에 잘 견딘다. 따라서 일정 혈중농도에 도달하려면, 소아는 성인에 비해 체중 대비 약물용량이 높아진다. 또한 약동학적 측면에서도 소아는 성장 중에 있어 수용체의 수, 분포, 구조, 기능, 감수성이 성인과 다르다. 소량에서 시작하여 서서히 증량한다. 부작용이 적고 효과가 적다면, 어른에서의 용량만큼 증가시킬 수도 있다.

노인은 약물에 대한 대사속도와 배설속도가 느리다. 부작용에 민감하기도 하다. 소아에서와 같이 노인도 소량(보통 일반용량의 절반)에서 시작하고 조심해서 증량해야 한다.

여성과 향정신성 약물

임신 중이거나 수유 중인 여자에게는 원칙적으로 약물을 투여하지 않는 것이 가장 좋다. 그러나 약물투여 중단으로 병이 재발할 가능성이 높으므로, 따라서 위험과 이득 간 균형을 고려해야 한다. 환자, 산과 주치의, 정신과 의사 간에 토론이 있어야 한다. 투약이 필요하다고 결정이 되면 조심스럽게 증량 또는 감량하면서 면밀히 관찰해야 한다.

Teratogenicity와 관련하여 대부분의 향정신성 약물들은 category C(위험성을 배제할 수 없음) 범주에 포함된다. 그러나 carbamazepine, valproate, lithium, 대부분의 benzodiazepine 등은 category D에 속하며 위험성의 증거가 있다. 반면 clozapine, bupropion, buspirone 등은 category B(위험의 증거 없음)에 속한다. 가장 중요한 기형유발 약물은 리튬과 항경련제이다. 그러나 정신장애가 심각하면 이 약물들 역시 투여를 고려할 수 있다. 따라서 임신부에게는 효과를 볼 수 있는 한도 내에서 최소한의 약물의 수와 용량을 투여해야 한다. 특히 임신 3개월 때까지는 중단하는 것이 원칙이다. 항상 최신의 자료를 통해 정보를 얻어야 한다.

장기투여하다 중단하면 임신부와 태아에게 금단증상이 나타날 수도 있다. 출산 시에는 투여된 약물에 의해 태아가 과도하게 진정되기 쉬우므로 조심해야 하며 태아의 금단증상도 경계해야 한다.

약물이 기타 여성의 생식기능에 미치는 영향을 잘 고려해야 한다. 초경, 월경주기, 출산 후 상태, 피임약이나 여성호르몬 치료 중일 때 등이며, 특히 약물효과와 내성, 부작용에 관한 성

관련 차이sex-related differences를 늘 고려해야 한다.

신체질병

내과적 질병 또는 뇌 장애를 가지고 있는 환자에게 정신과 약물을 투여할 때, 이 환자들은 대사활동이 증가 또는 감소되어 있고 부작용에 민감하며, 사용하고 있는 다른 약물과의 상호작용이 가능하기 때문에 조심해야 한다. 역시 소량으로 시작하여 서서히 증량한다. 혈액 내 약물농도 측정이 좋은 지침이 된다. 물질남용자에 대한 향정신성 약물 치료에 대해서는 충분한 연구가 아직 없다.

응급상황

급성 정신장애나 분노나 폭력에 대한 약물치료는 '제33장 응급 및 재난 정신의학' 참조.

규제사항

우리나라 식품의약품안전처에서 약물사용 인허가에 대한 규제를 관장하고, 시판되는 약품 package 내에 사용이 허가된 질병, 용량과 복용방법, 약품의 부작용, 약물 상호작용, 특별히 감시(주의)할 사항, 사용 제한(금기) 사항 등에 대한 정보를 포함하도록 요구하고 있다. 많은 정신과 약물은 마약류 관리에 관한 법률에 따라 사용에 규제를 받는다(특히 정신자극제, 항불안제 및 수면제 등 습관성 또는 중독성이 있는 물질).

어떤 약물이 원래 사용 허가된 질병 이외의 다른 질병에 사용되는 경우를 허가범위 외 사용off-label use이라 한다(예를 들면 베타 차단제를 사회불안장애 또는 리튬 유도성 진전에 사용하는 것이다). 이런 허가범위 외 처방이나 허가된 용량과는 다른 용량을 처방한 것이 정당한 임상적 판단에 따른 것이라면 잘못된 것은 아니다. 그러나 이로 인해 원치 않는 결과가 초래되면 책임을 면하기는 쉽지 않다. 따라서 사용 이유를 환자에게 설명하고 사전에 서류화해 두는 것이 필요하고, 의문이 있으면 동료에게 자문하고 기록을 남기는 것이 바람직하다.

II. 항정신병 약물

항정신병 약물抗精神病藥物 antipsychotic drugs 또는 신경이완제neuroleptic(한때 major tranquilizer로 부르기도 하였다)는 일반적으로 조현병을 위시한 정신병적 장애를 치료하는 약물로, 인지작용의 변화를 초래하지 않으면서 정신병적 증상들(환각, 망상, 괴이한 행동, 와해된 사고, 격정 등)을 진정시킨다(표 35-2). 작용기전은 주로 도파민 수용체 차단으로, 부작용으로 추체외로증상과 기타 자율신경계장애를 야기한다. 남용의 우려는 거의 없다.

최근에는 항정신병 약물을 정형typical 항정신병 약물과 비정형atypical 항정신병 약물로 분류한다. 전자는 전형적 정신병 약물 또는 제1세대first generation 항정신병 약물로도 불리며 여기에는 chlorpromazine과 haloperidol 등이 포함된다. 비정형 항정신병 약물은 제2세대second generation 항정신병 약물로도 불리며 clozapine, risperidone, olanzapine, quetiapine, amisulpride, aripiprazole, ziprasidone, paliperidone 등이 이에 속한다(표 35-2). 정형 항정신병 약물은 화학구조에 따라 phenothiazine, butyrophenone 등으로 분류된다. 비정형 항정신병 약물들은 화학구조는 서로 상이하지만, 정형 항정신병 약물과 달리 치료용량 범위 내에서 추체외로 부작용이 현저히 적다는 점이 특징적이다.

적응증: 조현병 스펙트럼 및 기타 정신병적 장애(조현병, 조현형 장애, 단기반응성 또는 기타 정신병, 망상장애, 조현정동장애, 다른 일반적 의학적 상태에 의한 정신병, 물질/약물 유도성 정신병적 장애, 긴장증 등), 조증, 노인 정신병 등에 주로 사용된다. 기타 정신병적 우울증, 불안상태, 급성 알코올 중독 및 금단 상태 등에서 나타나는 착란상태confusional state, 정신신체장애, 경계성 성격장애, 뚜렛증후군 등 운동장애, 구토증, 소양증에도 사용된다.

대체로 병명에 관계없이 긴장, 정신운동 증가, 흥분, 충동성, 격정, 공격성 또는 파괴적 행동, 과도한 불안, 편집증적 또는 적대적 행동, 여러 망상과 환각 등의 증상에 사용되며 급성인 경우에 효과가 더 좋다. 만성일 경우에는 최소 6~8개월 사용해야 한다. 비정형 항정신병 약물은 정형 항정신병 약물에 비해 만성적 위축withdrawal, 정신운동 감퇴 및 퇴행적 행동 등 이른바 음성 증상negative symptom에 효과가 더 크다고 한다.

1. 약리학

항정신병 약물은 대체로 치료지수가 큰 편이며 비교적 안전하다. 용량효과 곡선은 curvilinear 경향이 있기 때문에 대량 투여하면 치료효과는 떨어지면서 부작용이 심해질 위험이 높다.

약동학

약동학에 관한 연구가 많이 시도되었으나 기술적인 어려움

표 35-2 항정신병 약물

일반명	상품명	1일 용량(mg)	투여 경로	주요 부작용
정형 약물				
Chlorpromazine	클로르프로마진, 세파민	150~900	경구, 근육	QTc연장, 저혈압
Thioridazine	멜라릴	150~600	경구	QTc연장
Perphenazine	퍼페나, 트리민	12~24	경구	EPS
Trifluoperazine	트리반	10~40	경구	
Haloperidol	하리돌, 세레네이스	5~15	경구, 근육, 데포	QTc연장
Pimozide	피모짓	4~40	경구	QTc연장
비정형 약물				
Clozapine	크로자릴	400	경구	진정, 저혈압, 체중증가, 무과립구증, 경련유발
Risperidone	리스페달	4~8	경구, 데포, 액체형	EPS, prolactin증가
Olanzapine	지프렉사	10~20	경구, 근육	체중증가, 진정
Quetiapine	세로켈	400~800	경구, 서방형	진정, 저혈압
Amisulpride	솔리안	400~800	경구	EPS, prolactin증가
Aripiprazole	아빌리파이	15~30	경구, 근육, 액체형	
Zipreasidone	젤독스	80~160	경구, 근육	QTc연장
Paliperidone	인베가	3~12	경구, 데포	
Asenapine		10~20	Sublingual	
Iloperidone		12~24	경구	QTc연장
Lurasidone		40~160	경구	

EPS: 추체외로계증상extrapyramidal symptom; QTc: 심전도상 QT interval. 이의 연장은 ventricular tachyarrhythmias 가능성을 시사함.

때문에 난관이 많다. 또한 대사산물이 복잡 다양하여, chlorpromazine의 경우 150가지 이상이고 그중 몇 가지는 향정신성 효과가 있다. Haloperidol과 flupenthixol은 활성 대사산물이 없다.

대부분 약물은 지용성이 높아 잘 흡수되나 완전하지는 않다. 1차 통과대사 때문에 경구투여보다 주사투여 시 효과가 확실하다. 정신과에서 사용하는 약물은 대체로 단백질과의 결합이 높고 분포량도 높은 편이다. Chlorpromazine의 경우 근육주사 시의 생체이용률은 복용 시보다 4~10배 높다. 약물효과는 복용한 지 30~60분 후(근육주사 시 10분 후)에 나타난다. 반감기는 약물에 따라 다르나 대개 24시간 또는 그 이상이다. 그러나 반감기가 더 긴 활성 대사산물이 많아 일정한 용량-반응곡선을 얻기 어렵다. 항정농도는 5~10일 만에 도달한다. 혈중농도와 임상효과가 비례한다는 증거는 아직 불충분하다. 대사는 주로 간에서 대개 산화에 의해 이루어지는데, 대개 지용성이 수용성으로 바뀌어 신장으로 배설된다. Barbiturate나 일부 항파킨슨 약물과 담배는 항정신병 약물의 농도를 낮춘다(기타 약물의 상호작용에 대해서는 표 35-1 참조).

약역학

항정신병 약물(특히 정형 항정신병 약물)의 작용기전은 뇌의 도파민 경로(주로 mesolimbic 또는 meso-cortical)에 있는 시냅스후 도파민 수용체(대체로 D_2 수용체)를 차단하는 것이다. 비정형 항정신병 약물인 clozapine과 olanzapine 등은 D_2 수용체 차단작용이 상대적으로 약한 반면, 세로토닌, 아드레날린 수용체 등 여러 수용체를 억제(차단)하여 추체외로계 증상이 드물다. Risperidone은 주로 5-HT_2와 D_2 수용체를 억제한다. 이처럼 세로토닌과 도파민 양자의 억제제라는 뜻에서 이와 같은 약물들을 세로토닌 도파민 길항제serotonin dopamine antagonist; SDA라 부른다. 최근 도파민 수용체 차단작용 없이 5-HT_{2a} 수용체 차단작용(혹은 inverse agonist)만 있는 pimavanserine이 파킨슨병의 후기에 나타나는 망상, 환청 등의 정신병적 증상의 치료제로 허가받았다.

그러나 차단은 투여 즉시 일어나지만 임상효과는 서서히 나타나므로 다른 기전의 가능성도 있다. 흑질선조체nigrostriatal 경로의 도파민 차단은 추체외로증상을, 결절 누두체tuberoinfundibular 경로에서의 차단은 prolactin을 증가시켜 유즙 분비와 성기능 저하 같은 부작용을 일으킨다. 해당 부위에서의 약물의 차단 정도는 임상효과와 대체로 비례한다. 한편 약물을 반복 투여하면 도파민 수용체가 보상적으로 과민해지며(그래서 갑자기 투여를 중단하면 정신병 증상이 악화될 수 있다) 도파민 합성이 촉진되고 부작용인 지연성 운동장애tardive dyskinesia; TD가 나타날 수 있다.

정형 항정신병 약물의 경우 저역가 약물low potency drug은 대체로 1회 복용량이 상대적으로 많은 약물로 chlorpromazine, levomepromazine thioridazine 등이 이에 속한다. 반면 고역가 약물high potency drug은 1회 복용량이 상대적으로 적은 약물로 piperazine계와 butyrophenone계 약물이 이에 속한다. 대체로 저역가 약물은 진정작용이 강하고 고역가 약물은 추체외로계 부작용이 심하다.

항정신병 약물의 가장 주된 임상작용은 정온작용tranquilization이다. 즉 인지작용에 큰 장애를 주지 않으면서 흥분, 격정, 와해된 행동을 감소시킨다. 감정이 통제되면서 결과적으로 망상과 환각이 호전한다. 정형 항정신병 약물은 주로 조현병의 양성 증상에 효과가 있으나, 비정형 항정신병 약물은 양성 증상뿐만 아니라 음성 증상에도 효과가 크고 추체외로계 부작용이 적다.

부작용으로 정신운동을 감퇴시키며 불쾌감도 야기한다. 그리하여 이는 화학적 구속chemical restraint이라는 평가를 받기도 한다. 부작용에는 내성이 있는 듯하나, 항정신병 효과에는 내성이 없다. 또한 무스카린 콜린 수용체에 친화성이 있어 항콜린성 부작용이 있다. 기타 항히스타민 작용, 항아드레날린 작용, 알레르기 유발 작용 등이 있다. 뇌파에서 서파를 야기하고 동조synchronization를 일으켜 뇌전증을 유발한다(표 35-3). 그러나 여러 약물의 다양하고 특수한 작용들은 아직 모두 설명

표 35-3 비정형 항정신병 약물의 부작용 비교

일반명	추체외로증후군	유즙분비 호르몬	항콜린 상승작용	진정작용	저혈압	체중증가	QT연장	무과립구증	경련
Clozapine	0	0	+++	+++	+++	+++	0	++	+++
Risperidone	++	+++	0	+	+	+	+	0	0
Olanzapine	+	0~+	++	++	++	+++	0	0	0~+
Quetiapine	0	0	+	+++	++	+	+	0	0~+
Ziprasidone	+	0~+	0	+	+	0	++	0	0~+
Amisulpride	++	++	0	+	0	+	0	0	0~+
Aripiprazole	+	0	0	+	+	0	0	0	0~+

되지 못하고 있다.

진정제, 수면제, 술, 아편제제 등 다른 CNS 억제제와 병용하면 약물 간 상호작용 때문에 효과나 부작용에 상승작용이 있다. 대체로 levodopa 등 도파민 강화제 등의 효과에 길항한다. Chlorpromazine은 혈압강하제의 효과를 방해한다. 고혈압 치료 약물은 항정신병 약물들의 기립성 저혈압 효과를 악화시킨다.

2. 비정형 항정신병 약물atypical antipsychotic drugs

비정형非定型이란 말에는, 정형定型 항정신병 약물과 달리 치료용량 범위 내에서 추체외로 부작용이 적은 약물을 의미하며, 또한 양성 증상뿐만 아니라 음성 증상과 인지 기능장애에도 효과적이라는 의미가 있다. 현재 비정형 항정신병 약물은 ① 세로토닌 도파민 길항제(대부분의 비정형 항정신병 약물이 이에 속함), ② 선택적 도파민 D_2 길항제selective dopamine D_2 antagonist(amisulpride가 이에 속함), ③ 도파민 부분 효현제dopamine partial agonist(aripiprazole이 이에 속함) 등으로 잠정적으로 구분할 수 있다. 임상효과는 모두 유사하다. 적응증도 정형 항정신병 약물에서와 같다.

Clozapine: 조현병의 양성 증상은 물론 음성 증상에도 유의한 효과가 있으며, 추체외로 부작용이 거의 없으며, prolactin을 증가시키지 않아 이와 관련된 부작용이 적다는 장점이 있다. 다른 항정신병 약물로는 효과가 없는 난치성 환자나 추체외로 부작용 때문에 다른 정형 항정신병 약물을 사용할 수 없는 환자에게만 사용하는 2차 약물로 허가되어 있다. 또한 자살 위험이 높은 조현병의 경우 1차 약물로도 사용이 가능하다. 부작용으로 무과립구증agranulocytosis의 빈도가 높아지는 것이 문제이다.

이는 dibenzodiazepine계의 약물로 비정형 항정신병 약물의 원형으로 인정되고 있다. 1958년 스위스에서 개발되어 1970년대 초부터 유럽국가에서 항정신병 약물로 사용되기 시작하였으나 1970년대 중반 이 약물의 사용으로 인해 무과립구증이 발생하여 사망한 사례가 다수 보고되면서 사용이 중단되었다. 그 후 제한된 환자에게나 연구목적으로만 사용되다가 1988년 clozapine이 기존 정형 항정신병 약물로는 치료효과가 없는 난치성 조현병 환자에서 유의한 임상효과가 있음이 보고되면서 다시 임상에 사용되기 시작하였다. 우리나라에서는 1993년에 임상연구가 시작되었으며, 1995년 사용이 허가되었다.

Clozapine은 정형 항정신병 약물에 비해 상대적으로 낮은 도파민 D_2 길항작용이 있으며, D_1, D_3, D_4, 세로토닌 5-HT_2, 아드레날린성 α_1 차단작용이 강하다. 또한 무스카린 수용체와 히스타민 H_1 차단작용이 있다. Clozapine의 특징적인 임상 효과는 정형 항정신병 약물에 비해 D_2 차단작용이 약한 반면, 5-HT_2 차단작용이 강한 특징에 기인할 것으로 생각되어, 세로토닌과 도파민 수용체를 모두 차단하는 세로토닌-도파민 길항제의 개발을 촉진시켰다.

Clozapine은 많은 수용체에 작용하기 때문에 이와 관련하여 여러 가지 부작용이 다양하게 나타난다. 흔한 부작용으로는 졸음, 심계항진, 기립성 저혈압, 침흘림, 변비 등이며 이 밖에도 chlorpromazine 복용 시 나타날 수 있는 부작용들이 거의 모두 나타난다(표 35-3). 치명적인 무과립구증의 빈도가 1~2%로 높아(chlorpromazine에 비해 10배 이상 높음), 약물복용 중에는 반드시 주기적으로 혈액검사를 실시해야 한다. 심근염과 경련유발도 중요한 문제이다. Clozapine 투여 6주 이내에 발열이 있는 경우 심전도와 c-reactive(CRP), troponin을 측정하는 것이 필요하다.

Risperidone: 조현병의 양성 증상뿐만 아니라 음성 증상에도 효과적이다. 부작용이 매우 적다고는 하지만 하루 8mg 이상 사용할 때에는 추체외로 부작용이 나타날 수 있다.

Benzisoxazole계의 항정신병 약물로, 작용기전은 D_2와 5-HT_2에 길항하는 것이다(도파민 D_1보다는 D_2 수용체에 강력한 길항작용을 나타내며, 또한 5-HT_{1A}와 5-HT_7 수용체 및 α_2 수용체에도 길항작용을 나타낸다). 일반적으로 추체외로 부작용은 정형 항정신병 약물보다는 적고 clozapine보다는 많다. 부작용으로 기립성 저혈압, 격정, 과도한 진정작용 등이 나타나는데, 적은 용량부터 시작하여 서서히 증량하면 부작용을 줄일 수 있다. 또한 prolactin 증가작용이 강하여 무월경 등의 부작용을 초래할 수 있다.

Olanzapine: 비정형 항정신병 약물 중에서 clozapine과 약리작용 양상이 가장 유사하다. 그러나 무과립구증이 문제 되지 않는다는 장점이 있다. 약리학적으로는, 매우 다양한 수용체에 광범위하게 결합하는 clozapine과 비교적 몇 가지 수용체에만 결합하는 risperidone 간의 중간쯤에 위치한다.

Thienobenzodiazepine 유도체로, clozapine과 마찬가지로 도파민 수용체 D_2와 세로토닌 5-HT_2 수용체에 길항한다(또한 항히스타민, 항콜린성 작용과 함께 α_1 아드레날린 수용체도 차단한다. 그러나 α_2 및 β 아드레날린 수용체에는 거의 결합하지 않는다). 중추신경계 부작용으로는 졸음이 흔하며 경련은 약 1% 미만에서 나타나고, 중등도의 혈중 prolactin 상승작용이 있다. 그 밖에 체중증가, 어지럼, 근긴장이상, 정좌불안, 신경이완제 악성 증후군이 보고되고 있다. 심혈관계 부작용으로 기립성 저혈압이 나타날 수 있다. 투여 초기에는 적은 용량을 사용하다가 서서히 증량하면 부작용을 다소 줄일 수 있다. 특히 체중증가는 비정형 항정신병 약물 중에서 clozapine 다음으로 높은 것으로 알려져 대사성증후군metabolic syndrome의 위험이 높아 주의를 해야 한다. 전체적으로 추체외로 부작용은 clozapine보다는 높고 risperidone보다는 낮은 것으로 알려져 있다.

Quetiapine: 약리학적 특성이 clozapine과 유사하나, 무과립구증은 유발하지 않는다. 추체외로 부작용과 혈중 prolactin 증가는 매우 드물다. α_1 및 히스타민 수용체와의 결합은 비교적 강한 편이고, α_2, 도파민 D_1 및 무스카린 수용체와의 결합은 매우 약하다. 기립성 저혈압, 어지럼, 졸음, 체중증가 등이 어느 정도 나타날 수 있다. 그러나 성기능장애와 항콜린성 부작용은 매우 드물다.

Amisulpride: Benzamide계의 순수한 도파민 D_2 및 D_3 차단제로서, 저용량에서는 시냅스전 도파민 D_2 수용체에 길항작용을 하여 도파민 분비를 증가시켜 특히 음성 증상에 효과가 있고, 고용량에서는 시냅스후 D_2 수용체에 길항하여 항정신병 효과를 보인다는 점에서 독특한 약리학적 특성을 갖는다. (따라서 amisulpride는 대부분의 초기 비정형 항정신병 약물에서 제기되었던 세로토닌-도파민 차단 균형 가설에 반론을 제기한 약물이다.) 아마도 흑질선조체에 비해 중변연계 및 중피질계에 더 선택적으로 작용할 가능성이 있다. 이는 치료용량 범위 내에서 추체외로 부작용이 기존의 정형 항정신병 약물에 비해 현저히 적은 반면, 양성 증상 및 음성 증상 등 정신병의 핵심적 증상을 효과적으로 감소시킨다.

Ziprasidone: $5-HT_2$ 및 D_2 수용체에 길항제로, $5-HT_{1a}$ 수용체에 부분 강화제로 작용하고 세로토닌과 노르에피네프린의 재흡수를 억제한다. $5-HT_2$ 수용체에 대한 길항작용 및 $5-HT_{1a}$ 수용체에 대한 부분적인 효현작용은 전전두엽에서 도파민 분비를 촉진시킨다. 추체외로 부작용이 적고 혈중 prolactin 증가가 적으며 장기투여 시에도 체중증가가 적다는 장점이 있다. 그러나 QT간격을 연장하는 부작용이 있어 심장질환이 있거나 위험성이 높은 환자군에 사용할 때는 주의가 필요하다. 최근 피부발진, 림프선부종, 고열 등을 동반하는 증후군이 부작용으로 보고되고 있다.

Aripiprazole: 이 약물은 도파민 D_2 수용체에 대해 부분 효현제partial agonist로 작용하여 도파민 기능이 저하되어 있을 때는 증가시키고 반대로 항진되어 있을 때는 저하시키는 작용을 할 것으로 생각된다. 진정작용이 거의 없으며 체중증가가 없고 혈중 prolactin 증가가 거의 없으며 심장에 대한 독성도 거의 없어, 장기 사용 시 부작용 측면에서는 매우 좋다는 장점이 있다. 추체외로 부작용 중 정좌불안이 흔히 유발된다.

Paliperidone: Risperidone의 활성 대사물질(9-hydroxy-risperidone)이다. 현재 서방형 경구용 제제는 반감기가 24시간으로 하루 한 번 복용이 가능하다. 전반적으로 paliperidone의 약리학적 특성은 모 약물인 risperidone과 유사하다. 단 paliperidone은 60% 정도가 대사되지 않고 소변으로 배설되기 때문에 간에 이상이 있는 환자의 경우 risperidone보다 유리하다. Pariperidone은 1달에 한 번 주사가 가능한 주사용 제제와 3개월에 한 번 주사가 가능한 장기 지속형 주사제가 임상에서 사용되고 있다. 장기 지속형 주사제는 특히 약물복용을 중단하여 재발하는 환자의 경우 재발 방지에 효과적이고 삶의 질도 개선시킬 수 있는 것으로 알려져 있다.

Sertindole: 도파민 D_2, 세로토닌 $5-HT_2$ 및 α_1을 강력히 차단하는 약물이다. 히스타민과 무스카린 수용체에 대한 차단작용은 거의 없다. QT간격을 연장시키는 부작용으로 인해 미국에서의 허가신청은 자진 철회되었으나 현재 유럽지역에서는 조건부로 사용이 허용되었다.

Zotepine: Dibenzothiepine계의 약물로 일본에서 개발되었다. 세로토닌과 도파민 수용체뿐 아니라, histamine과 adren-aline 수용체를 차단한다. Noradrenalin 재흡수를 차단하는 작용이 있어 조현병 환자에게 동반되는 우울증에 효과가 있는 것으로 알려져 있다.

Asenapine: 다른 비정형 항정신병 약물에서와 같이 다양한 5-HT, DA, α 수용체 등에 결합한다. 부작용 양상도 비슷하나 졸림과 체중증가가 심한 편이다. 조현병과 조증에 사용된다. 경구 복용 시 생체이용률이 너무 낮아 sublingual tablet으로 투여되며 침에 녹아 구강점막으로 흡수되어 1차 간통과대사가 없다.

Iloperidone: 조현병에 사용된다. 강한 D_3 수용체 차단 효과가 있으며 α_2, 5-HT 수용체와 결합한다. 일반적인 항정신병 약물들의 부작용을 모두 보이나, 특히 QT간격을 연장한다.

Lurasidone: 정신병과 양극성 우울증에 사용된다. 1일 1회 경구투여한다. 다른 항정신병 약물의 효과와 비슷하나 부작용은 적은 편이다. α-adrenergic receptor, D_1 및 D_2 수용체, $5-HT_2$ 수용체 등에 길항제로 결합한다. $5-HT_{1a}$ 수용체에 대해서는 부분적 강화제이다. CYP 3A4에 의해 대사된다. 음식물과 함께 복용하면 흡수가 증가한다.

Blonanserin: 조현병의 치료약물이다. 도파민 D_2, D_3 수용체와 세로토닌 $5-HT_{2a}$ 수용체 길항제이다. 이 외의 수용체에 대한 친화성은 적어 이들 관련 부작용은 적을 것으로 예상된다.

Brexpiprazole: Aripiprazole의 후속 약물로 개발되었으나, 전반적으로 aripiprazole과 작용기전이 비슷하다. 즉, 도파민 D_2 부분 효현작용, $5-HT_{1a}$ 부분 효현작용, $5-HT_{2a}$ 길항작용이 있다. 단, aripiprazole보다 D_2 차단 작용이 다소 약해 정좌불안이 다소 적다는 장점이 있다.

Cariprazine: Aripiprazole과 brexpiprazole에 이어 세 번째로 개발된 도파민 D_2 부분 효현제이다. 이전의 두 약물과 달리 D_3 부분 효현작용이 오히려 D_2 부분 효현작용보다 강하다는 특징이 있다. 3종의 도파민 D_2 부분 효현제 중 정위불능akathisia이 가장 많고 대신 졸음과 체중증가는 가장 적다는 특징이 있다.

Pimavanserin: 도파민 수용체에 대한 작용이 거의 없으며 주 작용은 $5-HT_{2a}$ 수용체에 대한 역효현작용inverse agonist이다. 파킨스병에 동반되는 망상, 환각 등의 정신병적 증상의 치료 약물로 허가되었다.

Cannabidiol(CBD): 마라화나에 포함된 cannabinoids 중 하나인 CBD는 소아뇌전증인 Lennox-Gastaut증후군의 치료 약물로 2018년 미국 FDA의 허가를 받았다. 그런데 이후의 연구에서 이 약물이 조현병 환자에서 항정신병 효과가 있는 것으로 알려져 주목을 받고 있다.

3. 정형 항정신병 약물typical antipsychotic drugs

정형이란 말은 최초 개발된, 화학구조가 유사한 제1세대 항정신병 약물에 대해 붙인 명칭이다. 제2세대 약물이란 근래에 효과와 부작용을 개선한 새로이 개발된 완전히 다른 화학구조를 가진 약물들을 말한다. 현재 정형 항정신병 약물들은 추체외로 부작용으로 인해 사용빈도가 계속 줄어드는 추세에 있다.

Phenothiazines: 화학구조상 3개의 phenothiazine ring과 가운데 ring의 질소원자에 측쇄side chain가 연결되어 있다. 측쇄구조에 따라 3종류로 나뉜다. 아형인 aliphatic군의 약물은 대개 저역가 약물로, 대표적이면서 최초의 항정신병 약물인 chlorpromazine은 추체외로증상이 적고 진정작용이 강하며 기립성 저혈압 유발 경향이 높고 접촉성 피부염과 경련유발 위험이 높다. 반면 piperazine계 약물인 perphenazine, trifluoperazine 등은 고역가 약물로 추체외로증상 빈도는 높으나, 진정작용과 저혈압작용이 적은 것이 특징이다. Piperidine군 (대표적 약물은 thioridazine)도 저역가 약물로 추체외로증상의 빈도는 가장 낮으나 항콜린 효과가 가장 커서 그 방면의 부작용이 많다. 특히 역방향사정retrograde ejaculation이 보고되고 있다.

Butyrophenones: 대표격인 haloperidol은 고역가 약물로 얼마 전까지만 해도 가장 널리 쓰이는 약물이었으나, 추체외로증상이 심하기 때문에 최근 비정형 항정신병 약물에 그 자리를 넘겨주었다. 진정수면 작용이 적고 알레르기 반응도 적으며, 간기능장애, 저혈압효과, 혈액장애 등도 비교적 적게 야기한다. Haloperidol은 급성 조현병에 효과적이며, 기타 급성 조증, 편집증적 흥분, 강박증, 뚜렛증후군, 헌팅턴Huntington병 등에 쓰인다.

Thioxanthenes: Phenothiazine과 구조가 비슷하나 중간 ring에 질소원자 대신 탄소원자가 있다. 약리작용도 phenothiazine과 비슷하다. Aliphatic군에서는 chlorprothixene이, piperazine군에서는 thiothixene이 대표적이다. Flupenthixol은 항우울효과도 있다고 한다.

기타

Pimozide: Haloperidol과 유사하고 작용시간이 더 길며, 조현병의 음성 증상에 더 효과적이다. 뚜렛증후군에 효과적이다. QT연장이 있어 주의해야 한다.

Molindone: 장기투여에도 체중증가가 없다.

Sulpiride: 선택적 D_2 수용체 차단제이다.

Loxapine: 조현병과 양극성 장애에 사용된다. 항우울제인 amoxapine으로 대사된다. 처음으로 흡입형 항정신병inhaled antipsychotic 약물로 나왔다.

4. 용법

항정신병 약물은 종류가 다르더라도 효과와 부작용이 전반적으로 비슷하여 용법도 비슷하다. 그러나 각 개인 환자에 따라 약물효과와 부작용 양상이 다를 수 있어 환자에 따른 약물 선택이 중요하다.

대개 항정신병 약물을 쓰면 진정작용이 먼저 나타나고 항정신병 효과는 그보다 느리지만 대개 6주 이내에는 나타난다. 양성 증상에 효과가 크나 장기적으로는 음성 증상에도 일부 효과가 나타난다.

약물선택을 할 때는 목표 증상과 효과, 부작용의 특징을 고려한다. 정형 항정신병 약물을 예로 들면, 격정과 불안, 긴장이 심한 환자에게는 진정수면작용이 비교적 강한 저역가 약물인 chlorpromazine 등이 유리하다. 반면 정신운동저하가 심하고 망상, 환각, 괴이한 행동, 위축행동 등 정신병적 증상이 심한 환자에게는 고역가 약물인 piperazine 유도체나 haloperidol을 사용해야 한다. (우울증이 심할 때는 항우울제를 병용할 수 있다. 불안, 불면증이 있을 때에는 항불안제를 병용할 수 있다.)

Risperidone, clozapine, olanzapine 등 비정형 항정신병 약물은 양성 증상에도 효과가 있으며 음성 증상이나 정서 증상에도 일부 효과가 있다.

항정신병 약물은 대개 반감기가 길기 때문에 항정상태에 도달된 후에는 하루 1회 취침 시 투여가 가능하다. 그러나 개인에 따라 분복이 좋을 때도 있다. 적정량 투여를 위해 약물의 혈중농도를 모니터해야 하고 비용이 많이 들며 아직 확립된 방법은 아니다.

항정신병 약물의 권장용량과 각 약물의 부작용 양상은 표 35-2, 표 35-3과 같다.

장기 지속형 주사제: 약물 순응도는 환자의 재발과 밀접한 관계가 있다. 따라서 약물 순응도가 낮은 환자의 경우 재발 방지를 위해 장기 지속형 주사제(depot제제)를 사용하는 것이 도움이 될 수 있다. 과거 정형 항정신병 약물의 경우는 fluphenazine decanoate나 haloperidol decanoate가 상용되었으나, 최근에는 추체외로 부작용 문제로 거의 사용되지 않고, 대신 비정형 항정신병 약물 장기 지속형 주사제가 사용되고 있다. Risperidone 장기 지속형 주사제는 2주에 한 번씩 주사한다. 반면 paliperidone 장기 지속형 주사제는 1달에 한 번 투여하는 제제와 3개월에 한 번 투여하는 제제가 임상에서 사용되고 있다. Aripiprazole의 장기 지속형 주사제도 4주에 한 번 주사한다.

급성 정신병 상태

부작용에 유의하면서, 초기에 빠른 기간 내에 충분한 용량까지 증량하고 효과가 나타난 후 점차 감량하도록 한다. 대체로 부작용이 심하지 않고 환자가 잘 복용할 수 있으면, 표준용량보다 약간 많은 양을 3~4주간 주는 것이 좋다. 용량이 적절하면 효과는 4~6주에 나타난다. 한 가지 항정신병 약물을 충분한 용량으로 2개월 정도 사용 후 효과가 없으면 다른 종류의 약물로 바꾸도록 한다. 바꿀 때는 첫 번째 약물에 대한 상응량을 다소 적게 하면 부작용을 예방할 수 있다. 두 번째 약물에도 효과가 없을 때에는 clozapine을 사용해 볼 수 있다. 그러나 clozapine은 무과립구증을 조기 발견하기 위해 정기적으로 혈액검사를 시행해야 한다는 부담이 있다. 또한 간을 통한 1차 통과대사를 피하기 위해 근육주사나 장기간 작용하는 depot 형태의 약물을 근육주사해 보는 것도 도움이 될 수 있다.

Rapid neuroleptization: 통제하기 어려운 심한 급성 환자에게 통제될 때까지 약물을 30분 또는 2시간 간격으로 일정 간격과 동일 용량으로 몇 시간 동안 대량 주사하는 방법이다. 경구투여에 비해 효과가 크다는 견해도 있으나 아직 확립되어 있지는 않다. 이 방법은 약물의 진정효과를 목적으로 하며 진정한 항정신병 효과는 더 장기간 후에 나타난다. 그러나 일반적으로 빠른 진정효과를 위해 항정신병 약물을 대량 투여하기보다 benzodiazepine을 병용할 수도 있다.

유지요법*maintenance therapy*

환각, 망상, 격정 등 급성 목표 증상들이 호전된 후에도 최소한 6개월 이상 치료를 계속한다. 만성 환자일수록 효과와 부작용을 확인하면서 장기간 계속 투여한다. 장기간 유지치료를 하는 것은 재발의 위험을 감소시키고 또한 지금까지의 치료효과를 유지하기 위해서이다. 급성 시의 초기용량보다 적은 용량(대개 1/2~1/3)으로 유지한다. 이와 같이 최소량을 쓰는 것은 부작용, 특히 지연성 운동장애의 부작용을 줄이기 위해서이다. 부작용을 막기 위해 가끔 약물투여를 중단하는 기간*drug free period, drug holiday*을 주는 방법이 있으나, 최근 이것이 효과는 없고 재발위험만 높이는 것으로 알려져 권장되지 않는다. 필요할 때에만 일정 기간 동안 투여하는 간헐적 투약*intermittent medication* 방법도 있다.

중단: 정기적으로 효과를 평가하여 계속 투약할 것인지 아닌지를 판단해야 한다. 병의 재발원인이 약물의 조기 중단인 경우가 대부분이므로 중단할 때는 신중해야 한다. 중단을 시행할 때는 몇 개월 간격으로 조금씩 감량해 나가야 한다. 중단 여부를 결정할 때는 항상 과거 재발경력, 실직문제, 가정파탄문제, 자살위험 등 위험-이익*risk-benefit*문제를 고려해야 한다.

5. 부작용

치료효과보다 부작용이 먼저 나타나기 쉬우므로 평가에 주의해야 한다. 약에 따라 부작용 양상이 조금씩 다른데, 이는 각 약물이 각종 신경전달물질계에 조금씩 다르게 작용하기 때문이다. 비정형 항정신병 약물의 부작용은 표 35-3에 기술되어 있다.

진정작용

진정작용은 가장 흔히 그리고 먼저 나타나는 부작용이다. 진정효과와 더불어 대개 정신운동지연이 나타난다. 항히스타민

작용이 진전작용의 가장 중요한 요인이고 그 외에 항아드레날린 및 도파민 수용체 차단도 진정작용을 유발한다. 정형 항정신병 약물의 경우는 chlorpromazine과 같은 저역가 약물, 비정형 항정신병 약물 중에는 clozapine과 quetiapine이 진정작용이 강하다. 진정작용이 강한 약물을 사용하는 경우 아침에 기상이 어렵고 낮 동안에 졸리고 집중력에 어려움이 있어 문제가 된다. 그러나 환자를 안정시키고 수면을 도와주는 이점도 있다.

운동장애*movement disorder*

추체외로계 증상은 도파민 차단작용 때문에 나타난다(제27장 기타 정신장애, Ⅳ. 약물 유도성 운동장애 및 기타 약물 부작용 참조). 대표적으로 파킨슨증후군으로 정위불능, 급성 근긴장이상증*acute dystonia*, 지연성 운동장애*tardive dyskinesia*, 신경이완제 악성 증후군*neuroleptic malignant syndrome* 등이 있다(제27장 기타 정신장애, Ⅳ. 약물 유도성 운동장애 및 기타 약물 부작용 참조). 정형 항정신병 약물, 특히 phenothiazine의 경우에는 약 40%의 환자에서 추체외로계 부작용이 나타난다. 비정형 항정신병 약물은 추체외로계 증상이 덜 심하다.

자율신경계 부작용

항콜린성 작용으로 대부분 환자는 입이 마르고, 눈이 잘 보이지 않으며, 소변장애, 변비, 그리고 드물게 마비성 장폐쇄증, 녹내장 악화 등이 나타난다. 심하면 착란상태, 환각, 고열 및 혼수가 나타나기도 한다. 이러한 부작용에 대한 치료는 약물의 감량, 다른 약물로의 교체 등이다. 항콜린성 부작용은 항콜린성 항파킨슨 약물 병용으로 악화될 수 있다. 소변이 잘 나오지 않는 부작용에는 bethanechol을 투여한다. 변비에 대해서는 완화제를 사용한다.

α-아드레날린 차단작용 때문에 기립성 저혈압이 나타나는데, 특히 저역가 약물에서 흔하며 α-아드레날린 혈압상승제를 투여하여 치료한다. 기타 부작용으로 맥박이 느려지고 기초대사율이 떨어지며 체온도 하강한다. 심장독성은 적은 편이나 심전도에 QTc연장 등 다소의 이상을 초래한다. 매우 드물지만 심실세동*ventricular fibrillation*으로 급작스럽게 사망하는 경우도 있다.

체중증가

체중증가는 비교적 많이 나타나는 부작용으로, 당뇨병, 고지혈증, 고혈압, 대사성 증후군, 심혈관질환의 위험성을 증가시킨다. 또한 체중증가로 인해 우울, 수면장애, 자존심 저하 등이 나타나고 삶의 질이 저하된다. 이에 대해 식사조절과 운동이 권장된다. Clozapine과 olanzapine이 체중증가와 대사성증후군의 위험성이 가장 높은 약물이다. 체중증가 위험성이 낮은 약물은 ziprazidone, aripiprazole이며, 정형 항정신병 약물 중에서는 pimozide와 molindone이 체중증가 부작용이 적다.

고프로락틴혈증*hyperprolactinemia*

도파민 차단에 의한 prolactin 증가로 인해 유즙분비, 월경장애, 성욕감퇴, 폐경 후 여성에서는 골다공증도 유발한다. 남성의 경우도 유방비대, 설기능장애 등이 나타날 수 있다. 고프로락틴혈증은 비정형 항정신병 약물 중 특히 risperidone과 amisulpride가 문제가 되며, 정형 항정신병 약물 중에서는 고역가 약물이 고프로락틴혈증을 더 많이 유발시킨다.

기타 부작용

피부가 햇빛에 예민해지고*photosensitivity*, 발진이나 색소침착 등이 나타날 수 있는데, thioridazine 고용량 투여 시에 가장 심하다.

또한 저역가 약물은 고용량에서 경련 역치를 낮추어 경련을 유발할 우려가 있다. 특히 항정신병 약물 중 clozapine이 경련 유발 위험성이 가장 높다. Clozapine의 경우 용량이 증가함에 따라 경련 위험성이 증가하기 때문에 주의해야 된다. 뇌전증이 있는 환자에서 특히 위험한데, 이때는 항경련제와 같이 투여하면 된다.

눈의 망막에 색소침착이, 그리고 담즙정체성 황달*cholestatic jaundice*이 나타나기도 한다.

드물지만 무과립구증은 급성이며 위험한 부작용으로, clozapine이 가장 문제가 된다. 첫 2개월째가 가장 위험하다. 그러므로 목이 아프거나, 무력상태, 발열 등 감염 증상 발현에 주의해야 한다. Clozapine을 사용할 때는 정기적 혈액검사가 필수적이다.

항정신병 약물이 임신 시에 위험하다는 증거는 부족하나, 가능한 한 피하는 것이 좋다.

독성

대량복용에 따른 독성은 사고 또는 약물로 자살을 시도할 때 볼 수 있다. 증상은 수면부터, 심할 경우에 섬망, 혼수, 경련, 체온 하강이 나타나고 심장부정맥, 심실세동*fibrillation*, heart block이 나타나 사망할 수도 있다. 혈압 하강에 대한 대증요법으로 도파민이나 노르에피네프린을 투여한다. 경련에 대해서는 diazepam이나 diphenyl hydantoin을 정맥주사한다.

Ⅲ. 기분안정제

기분안정제*mood stabilizers*는 과거에는 항조증 약물*anti-manic drugs*로 불렸다. 엄격한 의미에서 기분안정제는 항조증효과와 항우울효과, 그리고 조증에서 우울증으로 또는 우울증에서 조증으로의 전환을 방지하는 약물을 의미한다(표 35-4).

표 35-4 기분안정제

일반명	1일 용량(mg)	투여경로	혈중농도	주요 부작용
Lithium	급성기 900~1,800	경구, 서방형	0.8~1.5mEq/L	임신 시 복용금지
	유지기 600~1,200		0.8~1.2mEq/L	
항경련제				
Carbamazepine	400~1,600	경구, 서방형	(항경련: 4~12mg/L)	무과립구증
Divalproex sod.	10~60	경구, 서방형	85~125μg/mL	임신 시 복용금지
Lamotrigine	200	경구	N/A	

1949년 J. Cade에 의해 처음으로 리튬이 항조증효과가 있음이 알려졌다. 1980년대에 들어서는 항경련제로 개발된 carbamazepine이나 valproate 등이 기분안정제로 사용되었다. 이후 개발된 새로운 항경련제인 lamotrigine이 기분안정제로 사용되고, 그 외에 gabapentin, topiramate 등이 보조 기분안정제로 사용되고 있다. 최근에는 비정형 항정신병 약물로 개발된 olanzapine, risperidone, quetiapine, aripiprazole, ziprasidone 등의 기분안정효과가 인정되어 사용되기 시작하였는데, 이와 같이 비정형 항정신병 약물이 기분안정제로 사용됨으로써 기분안정제의 범위 및 개념이 확대되었다. 그 밖에도 verapamil 등의 칼슘통로차단제, clonidine, 그리고 benzodiazepine계 약물인 clonazepam 등에도 기분안정효과가 있는 것으로 알려져 있다.

1. 리튬lithium

리튬은 양극성 장애의 조증 삽화와 우울증 삽화 모두에 치료효과와 예방효과가 있으며, 심한 순환형 장애cyclothymic disorder에도 효과가 있다. 이 밖에도 조현정동장애, 반복성 우울증, 항우울제 단독치료에 반응하지 않는 우울증에 치료효과가 있다. 그러나 리튬은 급속 순환형 양극성 장애rapid cycling bipolar disorder에서는 치료효과가 미흡하다. 기타 조현병에서 항정신병 약물과의 병용투여, 월경전기 증후군, 공격적 또는 난폭한 행동의 조절, 충동조절장애, 폭음binge drinking 삽화의 조절, 치료 저항성 강박장애 등에 사용된다.

약리학

약동학: 리튬은 쉽게 흡수되며 혈중 단백질과 결합하지 않고 대사되지도 않는다. 세포 내외의 분포도 sodium이나 potassium에 비해 차이가 거의 없다. 대뇌에서는 뇌량corpus callosum에 많이 분포한다. 0.5~2시간 내에 최고 혈중농도에 도달한다. 반감기는 18~24시간이며 계속 투여하면 5~7일 만에 항정상태에 도달한다. 뇌혈관 장벽에서 천천히 통과한다. 대개 신장을 통해 배설된다. 임신 시 배설은 빨라지나 출산 후에는 감소한다. 모유에서도 리튬이 발견된다. Sodium과 균형을 유지하는데, 체내에 sodium이 감소하면 리튬 농도는 증가한다. 따라서 thiazide 같은 이뇨제나, indomethacin 같은 비스테로이드 소염제는 리튬 농도를 높인다. 그러나 카페인은 이를 내린다.

약역학: 작용기전은 아직 미상이나 몇 가지 가설이 있다. 우선 adenyl cyclase 활성을 억제하여 cyclic AMP를 감소시킨다는 이론이 가장 유력하다.

기타 Li$^+$은 중추신경계에서 Na$^+$, K$^+$, Ca^{++}, Mg^{++} 같은 이온들과 대치하는데, 특히 Na$^+$과 대치하여 흥분성을 감소시키거나 Ca^{++}이나 Mg^{++}과 대치하여 세포막 투과성에 영향을 미친다. 시냅스전 catecholamine의 파괴를 촉진하고, 신경전달물질의 유리를 억제하며, 시냅스후 수용체 감수성을 감퇴시키고, 여러 신경전달물질의 생화학적 과정에 영향을 주거나, inositol-1-phosphatase를 차단하여 second messenger인 phosphatidyl inositol을 감소시킨다. 코르티솔 분비를 증가시키고 뇌파를 느리게 한다. 아드레날린성 차단이나 항콜린성 작용은 없다. 일부 항정신병 약물과 carbamazepine 등은 리튬의 신경학적 부작용을 악화시킨다.

용법

투여 전에 정확한 진단은 물론 신체검사를 시행하는데, 특히 신장기능(혈중 creatinine 농도 등), 심장기능, 전해질 농도, 갑상선기능, 혈액검사, 임신검사 등을 확인해야 한다. 특히 혈중요소질소blood urea nitrogen; BUN와 creatinine검사 등 신장의 배설기능을 반복 확인해야 한다.

리튬의 효과는 용량이 적절하면 투여 5~7일 만에 나타나므로 그때까지는 급성 조증 증상은 항정신병 약물과의 병용치료로 대처한다. 정형 항정신병 약물로는 haloperidol이 가장 많이 사용되었으나, 최근에는 risperidone, olanzapine, quetiapine 같은 비정형 항정신병 약물이 주로 사용된다. 빠른 진정이 필요한 경우는 benzodiazepine도 사용한다. 급성 조증이 호전되면 리튬만으로 유지한다. 경조증 때는 리튬만으로 충분하다. 이 방법으로 약 80%의 환자에서 치료효과를 본다. 금단증상이 없으므로 급작스럽게 중단해도 좋으나 추후 기존의 증상이 다시 나타나는지 주의 깊게 관찰해야 한다.

처음 1일 300~600mg으로 시작하여 2,100mg까지 증량할 수 있다. 혈중농도 1.0~1.5mEq/L를 유지하도록 하는데, 이 농도에서 최대의 치료효과가 나타나며 그 이하에서는 효과가 없고 그 이상에서는 부작용이 심해지기 때문이다. 대체로 900~1,200mg(대체로 체중 1kg당 0.5mEq)에서 이 농도에 도달하는데, 물론 개인 차이가 많다. 급성이고 증상이 심할수록 더 많은 용량이 요구된다.

적정농도를 유지하기 위해 정기적 혈중농도 측정이 필요한데, 치료 초기에는 주 1~2회 측정하다가 호전하면 빈도를 줄여 나간다. 표준화를 위해 마지막 투약 12시간 후에 채혈 측정한다. 유지요법 동안에는 3~6개월에 한 번씩 채혈 측정한다.

반감기가 짧은 편이어서 혈중농도의 기복이 심하므로 하루 2회 이상 분복이 권장되나 신장이 기능을 회복할 기회를 주기 위해 전량을 수면 시 1회 투여하는 것이 좋다는 의견도 있다. 위장관 자극을 피하기 위해서도 1일 1회 식사와 같이 복용하는 것이 좋다. 리튬 투여 시 나트륨 상실이 뒤따르므로 매일 염화나트륨(소금) 일정량을 공급할 수도 있다. 리튬 농도의 급작스러운 상승을 막기 위해 환자에게 탈수예방과 소금보충에 대한 교육을 할 필요가 있다.

급속 순환성에 대해서는 리튬에 levothyroxine(T₄)을 추가하거나 valproate, carbamazepine 등을 병용 투여한다.

유지요법: 재발 예방을 위해 유지요법이 중요하다. 과거 삽화의 빈도, 심한 정도, 부작용, 주위의 지지체계, 환자의 협조능력 등을 고려하여 결정한다. 예방을 위한 요법에서는 보다 낮은 혈중농도인 0.6~1.2mEq/L로도 가능하다. 3~6개월마다 혈중 creatinine과 갑상선기능을 확인해야 한다. 문제는 환자들이 조증 상태에 대한 미련이 있어 치료를 중단하는 경우가 많다는 것이다. 따라서 병과 치료에 대한 세밀한 교육을 통해 환자의 협조를 얻도록 노력해야 한다.

부작용

치료용량에 의한 부작용으로 50%에서 다뇨증*polyuria*, 다음증*polydipsia*이 나타나고, 40%에서 손의 미세한 떨림, 그리고 기타 오심, 구토, 복통 등 소화기계 장애, 피부발진(예: 여드름이 생기거나 악화) 및 나트륨 축적에 의한 부종 및 체중증가 등이 나타난다. 이들은 대개 가역적이고 경미하여 특별한 조치가

필요치 않다. 그러나 진전에 대해서는 소량의 propranolol로 호전시킬 수 있다. 체중증가 예방에는 식사조절과 적절한 운동이 가장 좋다. 리튬은 불쾌감, 자발성 결여, 반응시간의 지연, 기억력 장애를 유발할 수 있다. 소수에서 요붕증*diabetes inspidus*이 나타나기도 한다. 또한 가역적인 백혈구증가증이 나타나기도 하고, 소수에서 파킨슨증후군이 나타나기도 한다.

임신 시에 복용하면 Ebstein's anomaly 등 기형아의 우려가 있으므로 첫 3개월 동안에는 복용을 중단해야 한다. 임신 말기에도 태아에 갑상선 기능저하나 근긴장증을 일으킬 수 있고 출산 시 무력상태를 야기할 수 있으므로 감량 또는 중단해야 한다. 모유를 통해 리튬이 영아에게 갈 수 있으므로 조심해야 한다.

장기투여로 환자의 신장에 비가역적 간질성 신염*interstitial nephritis*이 초래될 수 있다. 갑상선호르몬 합성과정을 방해하여 가역적인 기능 저하나 갑상선종*goiter*을 유발하기도 한다. 신장 항이뇨호르몬*ADH*이나 갑상선에 대한 영향은 adenyl cyclase 감퇴에 의한 것이다. 심장에 hypokalemia에 의한 가역적인 T-wave 변화 등 경미한 전도장애가 나타나기도 한다. 또한 Ca⁺⁺ 농도를 높여 무력감, 운동실조가 나타날 수 있다.

그러므로 신장장애, 심근장애, 파킨슨증후군, 중증근무력증 등은 리튬 투여의 금기증이 된다. 기타 당뇨병, 궤양성 대장염 등에서 조심해야 한다.

독성: 혈중농도가 1.5mEq/L 이상이 되면 복통, 구토, 설사, 진전, 운동실조가 나타나고, 심하면 건반사 증가, 무도병 같은 운동장애, 국소신경 증상, 의식장애, 경련 등이 나타날 수 있다. 심하면 혼수로 이어진다. 부정맥이 나타나고 사망할 수도 있다. 체내 Na⁺ 결핍 시 리튬이 신장에서 재흡수됨으로써 독성이 나타날 수 있다. 따라서 Na⁺ 결핍이 초래되는 이뇨제, 운동, 탈수, 고열 등에 조심해야 한다. 이러한 부작용에 대한 치료는 리튬 투여 중단, 위세척, 수액공급, 전해질 유지, 젖산 나트륨*sodium lactate*과 aminophylline 등을 이용한 소변의 알칼리화 등이다. 부작용이 심하면 혈액투석이나 복막투석을 고려해야 한다.

2. 항경련제*anticonvulsants*

현재 기분안정제로 널리 사용되는 항경련제는 valproate와 carbamazepine이다. 최근 안전성 문제로 carbamazepine의 사용은 감소되고 valproate 사용이 증가하고 있다. 새로운 항경련제인 lamotrigine도 기분안정제로 사용되고 있다. 한때 기대되었던 gabapentine은 기분안정효과가 미흡한 것으로 판명되어 보조요법으로만 사용되고 있다.

항경련제의 기분장애에 대한 치료기전은, 대뇌 특정부위(특히 변연계)의 반복 자극으로 일어나는 kindling(점화현상)효과를

조절하는 것으로 알려져 있다. Kindling이란 경련 내지 뇌전증의 발생에 대한 모델로 사용되는 개념으로, 경련이 반복 유도되면 역치가 낮아져 이후 경련이 더 잘 유도된다는 현상이다. Kindling과 유사하게 기분장애에서는 생화학적·심리적 스트레스가 반복되면 변연계 신경세포들의 비정상적 흥분성이 더 자주 나타나는데, carbamazepine이 anti-kindling 작용을 통해 이를 억제한다는 것이다.

확실하지 않으나 항경련제들이 GABA의 대사를 지연시켜 중추신경계에 GABA 활성도를 증가시키는 가설도 제안되고 있다.

Valproate: 여러 가지 경련성 질환에 사용되는 항경련제로, 급성 조증에 대해서도 효과적인 약물로 인정되고 있다. Valproate에는 sodium valproate, sodium divalproex 등이 속한다.

Sodium valproate는 복용 후 위장관에서 valproic acid로 변화한다. 대부분 1~5시간 후에 최고 혈중농도에 도달된다. 반감기는 8~17시간이다. 따라서 하루 3회(또는 2회 이상) 복용해야 일정 혈중농도를 유지할 수 있다. Valproate는 간에서 대사되나 carbamazepine과는 달리 간효소를 촉진시키지 않는다.

조증에서의 치료 기전은 미상이나 GABA 활성화, voltage sensitive sodium channel의 조절과 관련 있다고 한다.

Valproate는 양극성 장애의 조증과 우울증 치료에 모두 유효하다. 한때 임상에서는 리튬에 효과가 없다고 판정된 환자에게 사용하는 경향이 있었으나, 최근에는 리튬 대신 1차 약물로 선택하는 경우가 많으며 리튬에 효과 없는 환자에 리튬과 병용투여하기도 한다. 특히 양극성 장애 중 혼재성 상태*mixed-state*나 급속 순환형*rapid cycling* 양극성 장애에 유용할 수 있다. 뇌파에 이상이 있거나 이상 뇌파의 병력이 있는 양극성 장애 환자에게도 우선 투여할 수 있다고 한다. 조증 외에 조현병, 조현정동장애, 뇌증후군에도 효과가 있다고 하는데, 항정신병 약물과 병용하기도 한다. 그러나 단극성 우울증의 급성기 치료나 양극성 우울증에 대한 효과에 대해서는 아직 의문이다.

용량은 1일 250mg으로 시작한다. 음식과 같이 복용함으로써 위장관계 부작용 등을 줄일 수 있다. 점차 증량하여 3~6일 뒤에 하루 3회 250mg씩 복용한다. (서방형 제제는 하루 1회 복용이 가능하다.) 혈중농도 모니터링을 위한 채혈은 마지막 투여 12시간 후(아침 첫 투여 전)에 시행한다. 뇌전증을 억제하기 위한 유효 혈중농도는 50~100μg/mL인데, 정신과적 장애에 대해서도 이 농도가 적절하다고 간주되고 있다.

가장 흔한 부작용은 위장관계 부작용으로 오심, 구토, 설사 등이다. 위장관계 부작용은 대부분 약물투여 1개월 이내에 나타나고 이들은 곧 내성이 생겨 큰 문제가 되지 않는 경우가 많다. 부작용을 줄이기 위해서는 서서히 증량하거나 음식과 같이 복용하도록 하며, cimetidine(Tagamet) 같은 약물이 도움이 되기도 한다. 또 진정, 운동실조, 구음장애, 진전 등의 신경계 부작용이 흔히 나타날 수 있다. 이 밖에도 두통, 불안, 우울 등이 나타난다. 드물게 혈소판 감소증이 발생하여 출혈 시간이 연장되는 수가 있는데, 이 경우는 대부분 고용량 사용 시에 나타난다. 드물게 간의 transaminase 증가, 식욕증가, 체중증가, 탈모증, 피부발진 등이 나타날 수도 있다. 매우 드물지만 심각한 부작용으로는 췌장과 간에 대한 부작용이 있다.

임신이나 수유 중인 여성에게는 투약이 권장되지 않는다. Valproate를 임신 첫 3개월 내에 복용한 여성의 1~2%에서 태아의 신경관 발생의 장애가 생길 수 있다. 만일 임신 중인 여성에게 피치 못할 사정으로 사용하는 경우에는 신경관 결손의 위험을 줄이기 위해 엽산을 1일 1~4mg 투여한다.

부작용 중 가장 심각한 것은 간 독성이다. 치명적인 간 독성의 빈도는 10만 명당 1명으로 알려져 있으며, 대부분 10세 이하에서 보고되고 있으며, 성인에서는 매우 드문 것으로 알려져 있다. 약물복용 도중 피로감, 식욕부진, 오심, 구토, 부종, 복통 등의 증상이 나타나는 경우는 반드시 간 독성 가능성을 고려해야 한다. 이 경우 간기능검사를 시행하지만 중등도의 간효소 증가 소견으로 심각한 간 독성을 예측하기는 힘들다. 따라서 간 질환이 있는 환자에게 투여는 권장되지 않는다.

자살목적이나 사고로 valproate를 대량복용하면 혼수에 빠지거나 사망할 수 있다. 이 경우 혈액투석이 필요할 수 있다.

Carbamazepine: 뇌전증 치료에 사용하는 항경련제로, 1980년에 처음으로 항조증효과가 있다고 임상에 보고되었으며 이후 조증과 양극성 장애 예방 및 치료에 사용되고 있으나 최근 사용빈도가 감소되는 추세이다. Oxcarbazepine은 carbamazepine의 keto-유도체로서 부작용이 적다. 같은 목적으로 사용된다.

Carbamazepine의 항조증효과는 리튬이나 valproate와 대등하다. 효과가 나타날 때까지 1~7일이 걸린다. 특히 급속 순환형(1년에 3회 이상 재발)에 더욱 효과가 있다. 유효 혈중농도는 8~12μg/mL이다. 투여 초기 carbamazepine의 반감기는 18~54시간으로 다양하며, 장기복용 후에는 12~17시간으로 감소한다. 이는 간효소의 유도로 인해 약물의 대사가 촉진되기 때문이다. 이 약물의 항경련효과는 주로 voltage-dependent sodium channel에 결합하여 calcium channel의 활성화를 감퇴시킴으로써 나타낸다. 그러나 항조증효과의 기전은 미상이다.

용량은 1일 400mg을 2회 분복하는 것으로 시작하여 3~5일 뒤에는 600mg까지 증량한다. 5일 후에 혈중농도를 측정한다. 효과에 따라 1일 600~1,600mg까지 증량한다.

약물투여 전에 혈액검사, 심전도를 시행하되, 투여 중간에도 첫 4주간은 매주, 그리고 용량이 결정되면 3개월에 1회씩 혈액검사를 한다. 치료에 저항적일 때 리튬과 carbamazepine을 병용할 수 있다.

부작용은 10~15%에서 나타나는 피부발진, 기타 운동협응장애, 졸음, 현기증, 언어장애, 운동실조 등이다. 따라서 투여를 서서히 시작하고 서서히 증량하는 것이 좋다. Carbamazepine은 혈액, 간에 부작용을 초래하기 때문에 백혈구감소증(환자의 약 10%에서 나타날 수 있음. 환자에게는 감염에 주의하도록 한다. 특히 혈액 부작용의 위험이 높은 항정신병 약물인 clozapine과의 병용은 피해야 한다), 혈소판감소증, 간질환 환자 등에게는 사용하지 않는 것이 좋다. 매우 드물게 재생불량성 빈혈이 나타나기도 한다. Carbamazepine 사용자의 10~15%에서는 피부발진이 일어나며, 약물중단의 원인이 될 수 있다. Carbamazepine은 태아의 신경계 발달에 영향을 미쳐 이분척추*spina bifida*, 소두증*microcephaly*, 구개안면결함*craniofacial defects* 등의 기형을 유발할 수 있으므로 가임여성에게 투여할 경우 반드시 임신 여부에 주의를 기울여야 한다.

Lamotrigine: Phenyltriazine 계열의 약물로, 1990년 항경련 약물로 출시되었다. 위장관에서 완전히 흡수되어 55%가 단백질과 결합하고 반감기는 25시간이며 94%가 소변으로 배설된다. Lamotrigine은 sodium channel를 차단하며 혈장 내 세로토닌 농도를 증가시키고, 5-HT$_3$ 수용체를 약하게 차단한다. 양극성 장애 환자의 우울증 삽화 예방에 효과가 있다고 입증된 최초의 약물이며, 양극성 장애 유지기 치료에 효과적이다. 서서히 증량해야 되는 약물이므로 양극성 장애의 급성기에는 사용하기가 힘들다. 급성 순환형 양극성 장애의 치료에 효과적이라는 보고가 있다. 용량은 1일 100~200mg이다. 피부발진이나 치명적인 Steven-Johnson 증후군이 생길 수 있다.

Valproate와 lamotrigine을 함께 투여하는 경우 lamotrigine 농도를 2배 정도 증가시키기 때문에 용량을 1/2로 감량하는 것이 중요하다.

Gabapentine: 항경련제이기는 하나, 양극성 장애의 조증에는 유의한 효과가 없는 것으로 알려졌다. 그러나 양극성 장애와 공존율이 높은 질환인 불안장애, 사회불안장애, 공황장애의 치료에 도움이 될 수 있다. Gabapentine은 GABA의 생성을 증가시키고 글루타메이트 신경전달물질의 농도를 감소시키는 작용을 하는데, 이는 항불안 약물의 작용기전과 유사하다.

3. 기타 기분안정제

항정신병 약물, 칼슘통로차단제(verapamil, diltiazem, nimodipine 등), 일부 benzodiazepine(clonazepam, lorazepam), clonidine 등도 일부 항조증과 기분안정에 효과가 있는 것으로 알려져 있다.

항정신병 약물: 양극성 장애 환자에게 olanzapine, risperidone, quetiapine, ziprasidone, aripiprazole 등 항정신병 약물을 사용하는 가장 중요한 이유는 리튬 등의 기분안정제는 급성 조증 시 1~2주 후부터 효과가 나타나므로 이 시기에 정신병적인 증상, 흥분과 초조, 폭력적인 행동을 조절해야 하기 때문이다.

비정형 항정신병 약물은 양극성 장애의 급성기 조증뿐만 아니라 양극성 장애의 유지요법과 일부 우울증에도 효과가 있는 것으로 보고되어 있어 항정신병 효과를 넘어 기분안정제로 사용되고 있다.

Haloperidol 같은 정형 항정신병 약물도 급성 조증의 치료에 효과적이나, 양극성 장애 환자에서 조현병 환자보다 지연성 운동장애, 추체외로증상의 위험이 더 높다고 알려져 있다. 그 외 정형 항정신병 약물은 우울증을 유발하기도 하고 순환을 악화시키며 조증의 전반적 경과를 악화시킬 위험이 높기 때문에 조증 환자에게 정형 항정신병 약물을 사용할 경우에는 매우 주의할 필요가 있다.

IV. 항우울제

현재 항우울제*antidepressants*는 효과도 좋고 안전하고 사용하기에도 편해 광범위하게 사용되고 있다. 과거에는 항우울제를 화학구조에 따라 분류하였으나, 최근에는 아직 완전히 알려진 것은 아니지만 작용기전에 따라 분류하는 경향을 보인다. 사용되는 약물은 작용기전에 따라 표 35-5와 같이 분류할 수 있다.

1. 선택적 세로토닌 재흡수 억제제
selective serotonin reuptake inhibitor ; SSRI

현재 fluoxetine, sertraline, paroxetine, fluvoxamine, citalopram, escitalopram 등이 사용되고 있다(표 35-5).

표 35-5 항우울제

일반명	상품명	1일 용량(mg)	반감기(시간) (괄호 속 활성대사산물)
SSRI계 약물			
Fluoxetine	프로작	20~60	72(216)
Sertraline	졸로푸트	50~200	26(66)
Paroxetine	세로사트	20~60	20
Fluvoxamine	듀미록스	50~200	15
Citalopram	셀렉사	20~60	35
Escitalopram	렉사프로	10~20	27~35
Vilazodone		40	25
5-HT 조절제			
Trazodone	트리티코	75~300	7
DA-NE 재흡수 억제제			
Bupropion		300	14
5-HT-NE 재흡수 억제제(SNRI)			
Venlafaxine	이펙사	75~225	5(11)
Desvenlafxine		50	10
Duloxetine	심발타	60~90	12
Milnacipran	익셀	25	100
NE-5-HT 조절제(NaSSA)			
Mirtazapine	레메론	15~45	20
삼환계 항우울제 3차아민			
Amitriptyline	에나폰, 에트라빌	20~300	16(27)
Clomipramine	그로민	75~300	32(69)
Doxepin	시네칸, 독세칸	25~300	17
Imipramine	이미프라민	50~300	8(17)
삼환계 항우울제 2차아민			
Desipramine	데시프라민	50~300	17
Nortriptyline	센시발	30~150	27
Protriptyline		10~60	78.4
4환계 항우울제			
Maprotiline	루디오밀	75~225	43
Amoxapine	아디센정	100~400	8
MAO 억제제			
Isocarboxazid		20~60	2
Phenelzine		15~90	2
Tranylcypromine		30~60	2
Selegiline(transdermal)		6	18~25
MAO-A 억제제			
Moclobemide	오로릭스	150~600	2

SSRI계 약물의 화학구조는 서로 상이하나, 모두 시냅스전 세로토닌 수송체를 차단하여 선택적으로 강력하게 세로토닌 재흡수를 차단한다. 이들 약물은 노르에피네프린 재흡수는 거의 하지 않으며, 다른 단가아민 수용체에 대해서는 친화력이 매우 낮다.

SSRI계 약물이 항우울 효과에서 과거의 삼환계 항우울제TCA 약물보다 더 우수하다는 증거는 없으나, 부작용과 내약성에서는 장점이 있기 때문에 현재 가장 널리 사용되고 있다.

약동학: SSRI계 약물은 경구 복용 후 천천히 흡수되고, 4~8시간 후에 최고 혈중농도에 도달한다. 반감기는 paroxetine 21시간, sertraline 26시간, escitalopram 35시간, fluvoxamine 15시간 등 평균 20시간 정도인 반면, fluoxetine의 반감기는 48~72시간으로 길다. 일차적으로 간에서 대사된다. Fluoxetine은 norfluoxetine으로 대사되고, 이 역시 강력한 세로토닌 재흡수 차단작용이 있으며, 반감기는 7~9일로 길다. Sertraline은 desmethylsertraline으로 대사되고, 이 활성대사물은 모 약물에 비해 1/5~1/10 정도의 세로토닌 재흡수 차단작용이 있으며, 반감기는 2~3일 정도이다. SSRI계 약물은 간의 CYP 효소들을 억제하여 다른 약물의 농도를 올리는 경향이 있다(표 35-1).

약역학: 명칭에서 알 수 있듯이 SSRI계 약물은 시냅스전 신경세포에서 $Na^+/K^+ ATP$-dependent carrier를 억제함으로써 세로토닌의 재흡수를 선택적으로 차단한다. TCA가 세로토닌과 노르에피네프린의 재흡수를 동등하게 차단하는 데 반해, fluoxetine은 세로토닌 재흡수 차단작용이 노르에피네프린 재흡수 차단작용에 비해 약 200배나 더 선택적이다. 그러나 이와 같은 세로토닌 재흡수 차단 정도와 항우울 효과는 비례하지 않는다. 이와 같이 세로토닌 재흡수가 차단되어 중추신경계에서의 세로토닌 활성이 증가하면 세로토닌 수용체 감수성의 하향 조절이 유도되어 항우울작용이 나타나는 것으로 생각되고 있다.

SSRI는 TCA와는 달리 히스타민(H_1, H_2), 무스카린 및 α-아드레날린 수용체에 거의 결합하지 않는다. 이와 같은 수용체 결합의 차이로 인해 SSRI가 TCA에 비해 부작용과 내약성에서 더 우수하다.

적응증: 일차적으로 주요우울증, 감정부전장애 등의 우울증에 사용된다. 자살 위험도를 낮추며 노인우울증, 소아기우울증에도 사용된다. 월경 전 불쾌감 등에도 효과가 있다고 한다. 그 밖에 불안장애, 사회불안장애, 공황장애, 강박장애, 섭식장애, 비만, 월경 전 불쾌장애 등에도 사용된다. 허가외 사용off-label use으로 성도착증, 조루증, 자폐증 등에도 사용된다.

용법

Fluoxetine 20mg, sertraline 50mg, paroxetine 20mg, citalopram 20mg, paroxetine CR(서방형) 25mg, escitalopram 10mg, vilazodone 40mg을 1일 1회 투여한다. 미국의 경우 소아에게도 사용할 수 있는 약물은 fluoxetine이다. 소아 강박장애 환자에게는 fluvoxamine과 sertraline도 가능하다.

초기 투여 후 과민반응을 보이는 환자에서는 더 적은 용량부터 시작하여 증량해야 한다. 증량이 필요하면 분복한다. 노인 환자는 성인 환자의 1/3이나 1/2에서 시작해야 한다. 약물투여 후 2~3주가 지나야 치료효과가 나타난다.

강박증상이 동반된 우울증 환자에게는 TCA보다 SSRI계 약물이 효과적일 수 있다. SSRI계 약물을 사용하다 또 다른 항우울제 계열인 단가아민 산화효소 억제제MAOI로 교체하는 경우는 fluoxetine은 5주, sertraline과 paroxetine은 2주 이상의 약물배설기를 두어야 한다. SSRI계 약물사용 시 불면증이 있는 경우에는 trazodone이나 짧은 기간 동안 benzodiazepine계 약물을 사용할 수 있다. TCA계 약물보다는 덜하지만, SSRI계 약물도 사용하다 중단하는 경우 불면, 오심, 초조, 어지럼 등의 금단증상이 발생할 수 있다.

약물효과가 부족하다고 판단되면, 다른 약물을 추가할 수 있다. 즉 SSRI에 bupropion, 리튬 또는 levothyroxine을 병용투여할 수 있다. 간효소 CYP 450에 관련된 약물 상호작용에 주의해야 한다.

Paroxetine CR는 paroxetine과 핵심 약물성분은 동일하나 enteric-coated 정제로 개발되어 위장관에서 흡수되지 않고 상부 소장에서 흡수된다. 따라서 이 제형은 약물의 위장관계 부작용을 줄여 환자의 내약성과 약물 순응도를 향상시키기 때문에 궁극적으로 더 향상된 효용성을 기대할 수 있다. 약물 역가는 paroxetine 20mg과 paroxetine CR 25mg이 동일하다.

Citalopram은 S 이성체와 R 이성체가 혼재되어 있는데, 이 중 S 이성체만 효과가 있다는 것이 알려져 escitalopram으로 개발되어 임상에 사용되고 있다. 약물 역가는 citalopram 20mg과 escitalopram 10mg이 동일하다. Escitalopram은 citalopram에 비해 널리 사용되고 있다.

부작용

SSRI들에는 TCA에서 문제가 되는 항콜린 부작용, 기립성 저혈압, 체중증가, 심장독성이 거의 없다. 그러나 세로토닌 활성 증가와 관련된 여러 가지 부작용이 나타난다(예: 세로토닌증후군). 가장 흔한 부작용은 위장관계 부작용으로 오심, 구토, 설사, 복통 등이 나타날 수 있으며 식욕감퇴가 초기에 나타난다. 이 밖에 중추신경계 부작용으로 두통, 불면, 악몽, 불안초조, 진전, 발한이 나타날 수 있다. 체중증가도 생길 수 있다. 성욕감퇴나 오르가슴 지연 등의 성기능장애가 나타날 수도 있는데, 이때 약물을 줄이거나 bupropion으로 바꾸거나 추가할 수 있고, sildenafil(viagra) 등을 추가할 수도 있다.

드물지만 진전 등 추체외로 부작용이 나타날 수 있으며, 파킨슨증후군이 있을 때 이를 악화시킨다. 특히 paroxetine은 투여 초기에 급성 근긴장이상증이 발생할 수 있으며 입마름 등 항콜린성 부작용이 있다. 약물 상호작용(표 35-1)에 의한 부작용의 가능성에 대해 주의해야 한다. 특히 paroxetine과 fluoxetine은 CYP P450 2D6 효소기능을 매우 강하게 억제한다. 따라서 2D6에 의해 대사되는 약물 농도를 증가시켜 부작용을 유발할 가능성이 높아 주의해야 한다. 예를 들어 2D6로 대사되는 haloperidol과 fluoxetine을 함께 사용하는 경우 haloperidol 농도가 상승하여 추체외로 부작용이 나타날 수 있다.

임신 시 사용할 때 fluoxetine이 출산 시 합병증이나 태아 기형 형성과 관련된다는 증거는 부족하다.

미국 FDA는 SSRI 항우울제가 청소년이나 청년에서 자살이나 자살사고를 증가시킨다고 경고하고 있으나, 이는 오래전 연구에 기초한 것으로 최근의 분석은 그런 우려가 적고, 항우울제 치료로 우울증이 호전하면서 자살사고도 오히려 호전한다고 본다.

세로토닌증후군: SSRI 사용 시 또는 MAOI, l-tryptophan, 리튬, triptans(편두통 등에 사용하는 tryptamine계 약물, 세로토닌 수용체 효현제) 등을 병용할 때 드물게 혈중 세로토닌 농도가 독성 수준으로 상승하여 이 증후군이 나타날 수 있다. 그 외 병용 시 세로토닌을 증가시킬 수 있는 약물/물질에는 세로토닌 유리를 증가시키는 물질[cocaine, amphetamine, sibutramine, MDMA(Ecstasy), meperidine, fentanyl], 세로토닌 수용체 자극 물질(buspirone, ergot alkaloid, trazodone, nefazodone), 세로토닌 대사 억제 물질(MAOIs, isoniazid, procarbazine), 세로토닌 재흡수 차단 물질(대부분의 항우울제, dextromethorphan, meperidine, tramadol) 등이 포함되는데, 이때도 세로토닌증후군이 생길 수 있다.

증상은 설사, 좌불안, 심한 격정, hyper reflexion, 자율신경계기능 불안정, myoclonus, 고열, 진전, 경직 등이고, 심하면 섬망, 혼수, 중첩성 뇌전증, 심장혈관허탈cardiovascular collapse, 사망에 이를 수도 있다.

감별진단은 감염, 대사장애, 내분비장애, 기타 독성상태, 신경이완제 악성증후군neuroleptic malignant syndrome, 진전섬망, 악성 고열malignant hyperthermia 등이다.

이 증후군의 치료는 약물투여의 중단, 지지적 치료, 그리고 nitroglycerine, cyproheptadine, dantrolene, methysergide, chlorpromazine, benzodiazepine 투여 등이다.

SSRI중단증후군discontinuation syndrome: 비교적 짧은 반감기를 가진 SSRI를 장기간 사용하다가 중단하면 현기증, 무력감, 오심, 두통, 우울증, 불안, 불면, 주의집중장애 등이 나타날 수 있다. 대개 3주 이내에 저절로 호전한다. SSRI계 약물 중 반감기가 가장 긴 fluoxetine이 중단증후군이 가장 적게 나타난다(제27장 기타 정신장애, Ⅳ. 약물 유도성 운동장애 및 기타 약물 부작용 참조).

2. 세로토닌-노르에피네프린 재흡수 억제제

serotonin-norepinephrine reuptake inhibitor; SNRI

세로토닌-노르에피네프린 재흡수 억제제는 신경 연접부에서 세로토닌과 노르에피네프린의 재흡수를 차단하여 항우울효과를 보인다. 이 계열에 속하는 항우울제로는 venlafaxine, desvenlafaxine, duloxetine, milnacipran, L-milnacipran 등이 있다. 세로토닌 재흡수 억제 작용에 노르에피네프린 재흡수 억제작용이 부가된 약물이므로 이론적으로는 SSRI계 약물에 비해 효과가 더 우수하거나 광범위한 항우울작용을 보일 것으로 기대되었으나 실제 임상에서 비교 우위는 아직 확실하지 않다.

Venlafaxine: 이는 다른 항우울제들과는 구조적으로 다른 phenylethylamine 유도체이다. 항우울효과가 다소 빨리 나타나고 우울한 양상을 보이는 중증의 우울증 환자에서도 효과적이라고 알려져 있다. 위장관에서 잘 흡수되며 2.5시간에 최고 농도에 도달하고, 반감기는 3.5시간이다. 대개 1일 75mg으로 시작하여 225mg까지 증량한다. 장기작용 약물인 Venalfaxine XR(서방형 제제)가 나와 있다.

부작용으로 오심, 졸음, 구갈, 어지럼, 신경과민, 변비, 무력증, 불안, 식욕부진, 성기능장애, 위장관계 부작용 등이 나타날 수 있다. 사용하다 갑자기 중단하는 경우 오심, 졸음, 불면 등이 나타날 수 있어 서서히 감량한 후 중단하는 것이 좋다. 용량과 관련하여 고혈압을 유발할 수 있어 주의해야 한다.

Desvenlafaxine: O-desmethylvenlafaxine(ODV)로도 알려져 있으며 venlafaxine의 활성 대사물이다. Venlafaxine에 비해 약동학적 상호작용이 다소 더 적다. 전반적으로 약물 효과와 부작용 양상은 venlafaxine과 비슷하다. 서방형 제제만 출시되고 있다. 권장 용량은 하루 1회 50mg이다.

Duloxetine: Venlafaxine과 유사한 SNRI에 속하며 우울증은 물론 당뇨병성 말초신경성 통증diabetic peripheral neuropathic pain에도 사용된다. 반감기는 12시간이다. 1일 40~60mg 투여한다. 주요 부작용은 오심, 구갈, 불면, 성기능장애, 혈압상승 등이다.

Milnacipran: SNRI로 원래 fibromyalgia 치료제로 개발되었다. 용법은 첫날 12.5mg으로 시작하여 7일 후 50~100mg까지 점차 증량한다. 이 약물의 enantiomer levomilnacipran은 항우울제로 허가되어 항우울제로 사용된다.

3. 노르에피네프린-도파민 재흡수 억제제

연접부에서 노르에피네프린과 도파민의 재흡수를 차단하여 항우울작용을 나타낸다. 대표적인 약물은 bupropion이다. Bupropion은 분자구조상 amphetamine이나 anorectic diethylpropion(Tenuate)과 유사한 단환성 aminoketone이다. 항우울작용 이외에도, 주의력결핍과다활동장애, 니코틴, 코카인 중독, 섭식장애 등에 효과가 있는 것으로 알려져 있다. 특히 금연 보조 약물로도 허가되어 사용되고 있다. 경련을 촉발시킬 수 있으므로 주의해야 한다. 위장관에서 잘 흡수되며 반감기는 8~40시간이다. 항우울효과의 작용기전은 아직 확실히 알려져 있지 않다. 주로 도파민과 노르에피네프린의 재흡수를 억제하는 작용을 하며, 세로토닌 재흡수 억제 작용은 매우 약하다. Bupropion의 주요한 장점은 진정작용, 체중증가, 그리고 성기능에 대한 부작용이 거의 없다는 것이다. 또한 TCA계 약물이나 SSRI계 약물과 달리 양극성 우울증에서 조증 전환이 매우 적다는 장점이 있다. 투여량은 1일 200~300mg이다. SSRI와의 병합은 각 약물들의 부작용이 적기 때문에 특히 효과적일 수 있다. 부작용은 두통, 불면, 오심, 불안정 등이며, 특히 경련 유발 빈도가 높아 주의를 요한다. 1일 450mg 이하 사용 시 경련의 빈도는 0.4%로 삼환계 약물과 비슷하나, 450~600mg으로 용량이 증가할 경우 빈도는 5%로 증가한다.

4. 노르에피네프린-세로토닌 길항제

이 계열의 대표적인 약물은 mirtazapine이다. 이는 중추신경계의 시냅스전 α_2-아드레날린성 수용체를 길항함으로써 중추 노르아드레날린 또는 세로토닌 신경전도를 강화시키는 새로운 작용기전을 가진 항우울제이다. 작용상 넓은 의미의 SNRI로 분류될 수 있으나, 수용체 작용상의 특징 때문에 noradrenergic and specific serotonergic antidepressant(NaSSA)로 불리기도 한다. 화학구조상으로는 piperazinoazepine계의 4환계 항우울제에 속한다. SSRI계 약물과 달리 세로토닌 재흡수 차단작용은 거의 없다. 항우울효과는 amitriptyline과 동등하고, 삼환계 항우울제에서 흔한 항콜린성 효과가 없으며, SSRI에서 나타나는 불안유발이 없는 것으로 알려져 있다. 이 밖에도 5-HT$_2$와 5-HT$_3$ 수용체를 차단함으로써 수면효과, 항불안효과 및 식욕자극효과를 나타낸다. 5-HT$_3$ 차단 작용으로 인해 항구토효과가 강해 오심, 구토를 줄인다. 따라서 항암제 치료를 받는 암 환자에서 우울증이 발생한 경우 우선적으로 선택될 수 있다. 또한 항히스타민효과가 강해 식욕증가, 체중증가, 졸음 등의 부작용이 나타날 수 있다. 이 부작용은 초조 불안성 우울증이나 식욕저하 우울증, 불면증이 심한 우울증에는 오히려 도움이 될 수는 있다. 흔한 부작용으로는 졸음, 입마름, 식욕증가, 체중증가, 현기증 등이 나타난다.

이와 유사한 구조를 가진 mianserine은 항우울작용, 항불안작용 등이 있으며 유럽에서는 사용되고 있다.

5. 세로토닌 길항제 및 재흡수 억제제

Trazodone은 triazolopyridine계 약물로 주로 세로토닌의 작용을 조절한다. 강력한 시냅스후 5-HT$_2$ 수용체 차단작용이 있으며, 비교적 약한 5-HT의 재흡수 차단 작용도 가지고 있다. 활성대사물인 mCPP는 시냅스후 세로토닌 활성을 다소 증가시킨다. TCA계 약물보다 항우울효과가 다소 약해 항우울효과를 얻기 위해서는 비교적 많은 양을 사용해야 한다. 수면효과도 크나, 남용의 우려가 없어 안전하게 사용할 수 있다. 최근에는 항우울 효과보다 수면 효과를 위해 주로 사용된다. 특히 SSRI계 약물로 불면증이 있을 경우 수면 개선

목적으로 많이 사용된다. 수면 목적으로 사용하는 경우는 25~100mg을 사용하는 것이 일반적이고, 우울증 개선을 위해서는 150mg에서 시작하여 600mg까지 사용할 수 있다. 부작용은 α_1-아드레날린 수용체와 히스타민 수용체 차단으로 인한 졸음과 기립성 저혈압 등이다. 항콜린성 부작용은 매우 적다. 드물게 음경강직증 *priapism*이 유발될 수 있으며, 이는 α_1-아드레날린 수용체 차단작용 때문인 것으로 생각된다. 따라서 남성 환자들에게 투여 시 조심해야 한다.

이 계열 약물로 nefazodone도 개발되었으나 간독성 문제로 개발 제약회사에서 약물 사용을 자체 중단하였다.

6. 선택적 노르에피네프린 재흡수 억제제

Reboxetine은 선택적으로 노르에피네프린 재흡수를 억제한다. 우울증 외에 사회불안장애에도 효과가 있다. 1일 4~10mg을 투여한다. 주요 부작용은 소변이 잘 나오지 않고, 두통, 구갈, 변비, 성욕감퇴 등이다.

Atomoxetine도 이 계열 약물이며, ADHD의 치료 약물로 허가되어 있지만, 적응증 외 사용으로 치료저항성 우울증에도 사용할 수 있다.

7. 세로토닌 재흡수 증강제

Tianeptine은 1960년대에 개발된 오랜 역사의 항우울제로, 구조적으로는 삼환계 약물에 해당된다. 한동안 시냅스전 세로토닌의 재흡수를 촉진하는 것으로 알려져 기존의 SSRI계 약물의 기전과는 상반되어 논란이 있어왔다. 최근에는 글루타메이트 AMPA 수용체 기능을 강화함으로써 글루타메이트 신경전도를 조절하는 것이 주된 작용으로 생각되고 있다. 따라서 tianeptine의 항우울 작용 기전은 아직 불확실하다. 그러나 여러 임상연구에서 SSRI계 약물의 항우울효과와 동등한 것으로 보고되고 있다. 간에서의 1차 대사를 거치지 않고 체내에서 빨리 배출되기 때문에 약물 상호작용에서 장점이 있다. 따라서 여러 가지 약물을 복용하는 경향이 높은 노년 우울증에서 장점이 있다.

8. 멜라토닌 수용체 효현제

Agomelatine은 최근 개발된 항우울제로 멜라토닌 수용체 MT_1과 MT_2 효현제로 작용하며 $5-HT_{2c}$ 길항작용이 있다. SSRI, SNRI, TCA계 약물과 달리 약물중단증후군이 거의 발생하지 않고 성기능 부작용이 거의 없고 수면에도 긍정적인 효과가 있는 것으로 알려져 있다. 흔한 부작용으로 어지러움, 위장 장애가 있으며, 그 외에 구역, 설사, 많은 꿈, 불안, 졸음, 피곤, 발한 등의 부작용도 보고되어 있다. 단, 간기능 이상을 유발할 수 있기 때문에 간기능 이상이 있는 환자에게는 사용하지 않도록 한다.

9. 세로토닌 조절제 및 자극제

Vortioxetine: 세로토닌 재흡수 억제작용 외에 다양한 작용이 있어 multimodal 항우울제로 불리기도 한다. 가능한 작용 기전은 복잡하다. 세로토닌 재흡수 억제작용 이외에 $5-HT_{1a}$ 효현작용, $5-HT_{1b}$ 부분 효현작용, $5-HT_{1d}$, $5-HT_3$와 $5-HT_7$ 길항작용이 있다. $5-HT_{1d}$, $5-HT_3$와 $5-HT_7$ 길항작용에 의해 노르아드레날린과 아세틸콜린의 분비가 촉진되어 우울증에서 보이는 인지장애에 일부 효과가 있다.

부작용으로는 오심, 구토 등의 소화기 장애, 두통, 어지러움 등이 생길 수 있다. 체중증가나 QT증가 등의 부작용은 매우 적은 편이며, 과량 복용 시에도 비교적 안전한 약물이다. 약물 배설반감기가 3일 정도로 길기 때문에 약물중단증후군도 드물다.

주로 CYP 2D6로 대사가 되기 때문에, 2D6를 억제하는 paroxetine, flioxetine, duloxetine, bupropion과 함께 복용할 때는 vortioxetine의 농도가 상승할 수 있어 주의해야 한다.

Vilazodone: 이 약물은 5-HT 재흡수 억제작용과 $5-HT_{1a}$ 부분 효현작용이 특징적이다. 즉 SSRI와 buspirone를 함께 복용하는 것이라고 볼 수 있다. SSRI와 부작용은 전반적으로 비슷하다. 설사, 오심, 불면, 두통 등이 나타날 수 있으며 SSRI계 약물보다 성기능 부작용은 적다. 반감기는 25시간으로 하루 한 번 복용이 가능하다. 공복 시 복용하면 위장관에서 50% 정도만 흡수되기 때문에 음식물과 함께 복용해야 한다. 목표 치료 용량은 20~40mg이다. 주로 CYP 3A4로 대사가 된다.

10. 삼환계 항우울제 *tricyclic antidepressants*; TCA

화학구조가 공통적으로 3개의 ring으로 되어 있으므로 삼환계라 불린다. 측쇄에 2개의 메틸*methyl*기가 있으면 3차아민*tertiary amine*이라고 하는데, 여기에는 imipramine, amitriptyline, clomipramine, doxepine 등이 속한다. 측쇄에 메틸기가 하나 있으면 2차아민*secondary amine*이라 하는데, desipramine, nortriptyline, protriptyline 등이 여기에 속한다. Amoxapine은 항정신병 약물인 loxapine의 유도체이다. Amoxapine과 maprotiline은 4환계로도 불린다.

적응증: 이들은 주요우울장애, 감정부전장애, 양극성 우울증, 2차성 우울증에 사용된다. 특히 단순한 내인성 우울증*endogenous depression*(melancholia 증상과 유사하며, 일중변동, 정신운동지체 또는 격정, 말기불면증, 광범위한 무쾌감증*anhedonia* 등의 증상들을 의미)에 효과적이다. 조현정동장애, 만성 조현병, 기타 여러 정신질환에 동반되는 우울증상, 격정, 불안, 절망감, 무력감, 주의집중장애에도 쓰일 수 있다. 그러나 정신병적 장애의 환각, 망상, 적대적 행동 등을 악화시킬 우려가 있다. 정상인에게 다행감을 일으키지 않는다. 만성 통증과 여러 정신신체장애에도 효과가 있다.

우울증 외에도 기전은 알 수 없으나 야뇨증, 소아의 과다활동에 쓰이며, 특히 clomipramine은 강박장애에, imipramine 등은 공황증상, 이별불안 및 광장공포증, 사회불안장애, 학교공포증, 외상후 스트레스장애에도 효과적이다. 기타 악몽, 기면증, 신경성 거식증, 코카인 금단증상에도 쓰인다. 애도반응때나 우울증이 있는 적응장애 때는 자연 회복되므로 약물을 쓰지 않는 것이 좋다.

약동학: 경구투여 시 장에서 비교적 불완전하게 흡수된다. 2~4시간 만에 최고 농도에 도달한다. 반감기는 대체로 긴 편이다. 단백질과의 결합은 높은 편이고, 지용성이 높고, 분포량도 큰 편이다. 간에서 대사되는데 측쇄의 N-desmethylation, N-oxidation, hydroxylation, glucuronization에 의한다. 활성 대사물이 대부분 많다. 1차 통과대사가 상당히 크다. 반감기는 10~70시간으로 긴 편이어서 하루 1회 복용이 가능하다. 반감기의 5배, 즉 5~7일에 항정상태에 도달한다.

효과를 확실히 하기 위해 혈중농도검사가 필요하다. 그러나 therapeutic window 개념은 최근 nortriptyline(60~150ng/mL)과 imipramine(240ng/mL 이상), desipramine(110~160ng/mL) 정도에서 확인되고 있을 뿐이며, 실제 임상에서는 이용하기 어렵다.

중추신경계 억제제, 알코올, 항파킨슨 약물들은 TCA 효과를 강화한다. Barbiturate는 TCA의 대사를 촉진하나, phenothiazine은 TCA의 대사를 방해한다. Guanethidine 등 혈압강하제에 길항하여 고혈압을 유발한다. MAO 억제제, 항불안제, sympathomimetic drug와도 상호강화한다(기타 약물 상호작용은 표 35-1 참조).

약역학

노르에피네프린, 세로토닌 등 아민 신경전달물질이 시냅스전 신경말단으로 재흡수되는 것을 차단하여 시냅스에서의 유용성*availability*을 증가시킨다. 이러한 효과가 우울증의 아민가설*amine hypothesis*의 근거가 되었다.

이러한 약리학적 변화는 투여 즉시 나타나는데, 실제 임상에서 항우울효과는 투여 후 2~3주 만에 나타난다. 이러한 모순을 설명하기 위해서 이른바 수용체 감수성 저하*down regulation of receptor sensitivity*라는 개념이 나왔다. 즉 장기투여 시 재흡수 차단으로 시냅스에 전달물질이 증가하면 그 보상으로 β-아드레날린성 수용체나 5-HT$_2$ 수용체의 수가 감소하여 감수성이 하향조절된다는 것이다.

기타 작용으로 무스카린 아세틸콜린 수용체를 차단하여 항콜린성 작용이 있다. TCA는 히스타민 수용체도 억제한다고 알려졌다. 이 때문에 진정작용과 식욕증가 효과가 나타난다.

약물 간 상호작용(표 35-1)에서 대개의 TCA들은 혈압강하제인 guanethidine, propranolol, clonidine의 효과를 떨어뜨린다. 항정신병 약물과는 상호 혈중농도를 높이고 중추신경계 억제제들의 억제효과를 강화한다. 그리고 경구피임제, 담배, barbiturate, 리튬 등은 TCA 농도를 낮춘다.

약물 종류에 따른 효과

세로토닌 재흡수를 보다 크게 차단하는 3차아민인 imipramine, amitriptyline, clomipramine 등은 진정작용이 강하여, 불안과 불면이 동반된 격정형 우울증*agitating depression*에 효과적이다. 반면 2차아민인 desipramine과 nortryptyline은 노르에피네프린 강화작용이 커서 자극작용이 있으므로 지체형 우울증*retarded depression*에 효과적이다. 따라서 중추신경계 노르에피네프린의 주대사물인 3-methoxy-4-hydroxy phenylglycol(MHPG)의 소변 농도가 낮을 때, 노르에피네프린 재흡수 차단 약물을 선택할 수 있다.

3차아민, 특히 amitriptyline은 항콜린성 부작용이 크다. Protriptyline은 자극작용이 매우 크다. Doxepine은 3차아민으로 진정작용이 매우 강하다. TCA들은

MAO 억제제들과 더불어 다소간 항불안작용이 있는데, 특히 imipramine은 항공황효과가 있다.

새로운 TCA들은 고전적 TCA에 비해 효과는 비슷하지만 부작용이 적다는 장점이 있다. 그 대표격으로 clomipramine은 진정작용이 크며 항강박효과가 있다고 한다.

4환계 항우울제*tetracyclic antidepressant*로 maprotiline(루디오밀)이 있는데, 용법은 대체로 TCA와 같다. 또한 amoxapine은 항정신병 약물인 loxapine의 유도체로 도파민 차단효과가 있어 정신병성 우울증에 좋으며, 이 때문에 추체외로증상과 지연성 운동이상증*tardive dyskinesia*의 가능성이 있다.

용법

TCA 중 어떤 약물을 선택할 것인지는 다른 약물에서와 같이 목표 증상과 약리작용에 의한다.

Imipramine을 예로 할 때, 처음 1일 25~50mg으로 시작하여 며칠 내에 150mg까지 증량한다. 처음부터 50mg을 밤에 주기도 한다. 첫 효과는 대개 수면의 개선이다. 항우울효과는 1~2주 후에 나타나기 시작하므로 환자에게 이 지연을 미리 설명해 두어야 한다. 2~3주 사용에 효과가 없으면 환자의 내성에 따라 200~300mg까지 증량해 본다. 낮은 용량부터 진정작용이 나타나므로 항우울효과와 혼동해서는 안 된다. 개인에 따라 적정량이 달라져야 한다.

반감기가 긴 약물은 수면 시에 1일 용량을 전부 투여하거나 또는 오전에 1/3, 밤에 2/3를 투여해도 효과는 거의 같다. 이 방법은 수면을 강화하고 부작용을 피할 수 있기 때문에 유익하다. 그러나 자극효과가 큰 약물은 분복하는 것이 좋다. 효과는 초기에 불면증 호전, 정신운동 증가, 일상생활능력 회복, 기억력과 집중력 호전의 순서로 나타나며, 나중에 우울증이 회복된다.

장기 투여해도 효과가 없으면 혈중농도를 검사하여 용량을 조절하거나, 다른 약물로 바꾸거나, 리튬이나 갑상선호르몬(T$_3$)을, 그리고 조심스럽게 MAO 억제제, methylphenidate와 병용투여할 수 있다.

유지요법: 증상 호전 후에도 4~6개월 계속 투여하고 점차 감량해 나간다. 갑자기 중단하면 cholinergic rebound 현상, 즉 오심, 구토, 소화장애, 두통, 발한 등이 나타날 수 있는데, 이때 다시 소량을 투여하고 서서히 감량한다. 갑자기 중단하면 rebound mania가 나타날 수도 있다. 너무 과량을 장기간 투여하면 급속 순환성 양극성 장애*rapid cycling bipolar disorder*가 유발되기도 한다.

부작용

가장 흔하고 먼저 나타나는 것은 진정, 구갈, 변비, 배뇨장애, 시력장애 등 항콜린성 부작용, 그리고 기립성 저혈압 등이다. 3차아민 약물에서 보다 심하다. 따라서 녹내장, 전립선비대가 있을 때 쓰지 말아야 하며 노인에게서는 특히 혈압에 조심해야 한다. 이는 항정신병 약물 또는 항파킨슨 약물과 병용할 때 심해진다. 소변이 잘 나오지 않을 때 bethanechol을 투여해 본다. 진정작용과 항콜린성 작용에는 내성이 있다.

진정 및 수면 작용도 항히스타민효과로서 일종의 부작용이나, 불면증과 불안이 있는 환자에게는 오히려 이점이 된다. 기타 진전, 오심, 구토, 발의 부종, 근육연축, 과민성, 불면, 착란을 유발할 수 있고 또한 뇌파 변화와 경련을 유발할 수 있다.

양극성 장애에서는 조증을 유발할 수 있고, 조현병 환자에서 증상들을 악화시킬 수 있다. 장기 사용하면 체중이 증가하는데, 이는 항히스타민효과(H$_2$-수용체 차단)에 의해 식욕이 증가하기 때문인 것 같다. 심장혈관계에서 TCA는 α_1-아드레날린 차단으로 심계항진, 기립성 저혈압, 그리고 quinidine이나 procainamide 투여 시와 같은 심전도상의 변화를 일으킬 수 있다. 따라서 atrioventricular block이나 right bundle-branch block이 있으면 조심해야 한다. 심장병이 있는 환자에게 위험한 부정맥을 드물게 야기할 수 있다. 그러므로 과량 복용 시 심장기능 감시가 권장되고 있다. 알코올에 대한 효과는 확정적이 아니다. 임신 시 기형발생은 확인되지 않고 있으나 피하는 것이 좋다.

장기복용 후 중단하면 불안, 불면, 두통 등 금단증상이 나타나기도 한다. 그래서 중단할 때 서서히 감량하거나 항콜린성 약물을 소량 투여한다.

독성: 독성이 강해 대량 복용 시 사망위험이 크다. 증상은 격정, 섬망, 기억 및 지남력 장애, 착란, 환각, 쇼크상태, 체온 하강, 경련, 심장의 부정맥 등이다. 응급상황이므로 적극적인 치료가 요구된다. 대개의 증상들은 항콜린성 작용 때문이므로 physostigmine으로 치료한다.

11. 단가아민 산화효소 억제제

monoamine oxidase inhibitors; MAOI

현재 hydrazide계인 isocarboxazid와 phenelzine, 그리고 nonhydrazide계인 tranylcypromine 등이 사용되고 있다. MAO-A형만을 가역적으로 억제하여 tyramine 효과가 없는 약물인 moclobemide가 사용되고 있다. 그러나 전 세계적으로 MAO 억제제의 사용은 감소되고 있으며, 특히 발효음식을 주로 섭취하는 우리나라의 경우 MAO 억제제의 사용은 매우 미미하다.

적응증: 삼환계 항우울제에서와 같다. 특히 우울과 불안, 히스테리 및 공포증들이 복합된 비전형적 우울증 *atypical depression*, 오후에 기분이 악화되고 잠이 많고 감정 변동이 심하고 과식하는 경향이 큰 비전형적 우울증에서는 삼환계 약물보다 효과적이라고 한다. 주요 우울증에서도 melancholia와 정신병적 증상이 적은 우울증에 효과적으로 사용되며 공포증과 공황장애에도 사용된다. TCA나 전기충격요법으로 효과가 없을 때 사용해 볼 수 있다.

약동학: 대개 빨리 흡수되어 분포된다. Isocarboxazid는 가수분해에 의해 hippuric acid로 대사되고, phenelzine은 아세틸화에 의해 대사되나 이에 관한 자세한 연구는 적은 편이다. TCA와 병용될 때 효과가 강화된다. 기타 교감신경흥분제*sympathomimetic drug*와 tyramine 등과 상호작용하여 고혈압 등 자율신경계 증상을 악화시킨다. Barbiturate, 알코올, 항콜린성 약물, 항파킨슨 약물, 에테르, 모르핀, 코카인, 인슐린 등과는 서로 효과를 강화시켜 위험한 부작용들이 생긴다.

약역학: MAO 억제제들은 시냅스에서 MAO를 비가역적으로 억제하여 시냅스에서의 아민 신경전달물질의 농도를 높인다. 혈중 MAO의 기능이 최소한 80% 이상 억제되어야 임상적으로 항우울효과가 나타난다. 그러나 MAO 억제기능은 금방 나타나 섭취 후 5~10일에 최고조에 달하지만 임상적 항우울작용은 보다 늦게 나타나 역시 모순이 있다. 이 점에서 MAO 억제제도 수용체 down regulation의 작용이 있지 않나 하는 가정을 하고 있다.

MAO는 MAO-A형과 MAO-B형으로 구분되고 있다. A형은 뇌, 간, 장, 교감신경계 등에서 발견되며 주로 노르에피네프린과 세로토닌을 대사하며, B형은 뇌, 간, 혈소판에서 발견되며, phenylethylamine과 benzylamine 등의 대사에 관여한다. Dopamine과 tyramine은 양자에 의해 대사된다. 대체로 MAO-A형 억제제가 항우울효과가 크다. 기존 MAO 억제제들은 두 가지 MAO들을 다 억제한다. 그러나 moclobemide는 A형만을 선택적으로 그리고 가역적으로 억제하여 reversible inhibitor of MAO-A(RIMA)로 불리며, 따라서 tyramine반응이 없다.

용법

흔히 기존 TCA에 듣지 않는 우울증에 사용할 수 있다. 그러나 망상 등 정신병적 증상이 심한 주요 우울장애에는 사용하지 않도록 권장된다.

Phenelzine 1일 45~90mg이 표준용량으로 되어 있으나, 효과는 imipramine보다 떨어진다고 한다. 최근 항불안 및 항공황 효과가 밝혀져 주목받고 있다. Tranylcypromine은 효과가 자극적이어서 남용의 우려가 있다. 따라서 이 약물은 밤에는 주지 말고 낮에 2회 분복하게 하는 것이 좋다. 항우울효과는 TCA와 유사하나 더 낫지는 않다.

Moclobemide는 MAO-A형 가역적 억제제로, 비정형 우울증에 효과적이다. MAO-A형 억제제인 clorgyline은 특히 급속 순환에 좋다고 하나, MAO-B형 억제제인 dephrenyl(selegiline)은 항우울효과가 뚜렷하지 않다고도 한다.

유지용법: 삼환계 항우울제에서와 같다.

부작용

삼환계 항우울제와 달리 항콜린성, 항히스타민성 부작용은 없다. 그러나 α-아드레날린 차단효과는 강해 기립성 저혈압 등이 발생할 수 있다. 기타 구갈, 변비, 성기능장애, 황달, 부종 등이 나타날 수 있다. 한편 신장기능에는 장애가 적다. 흥분과 불면, 격정 등 신경계 자극 효과가 있어 남용 우려가 있다. 그리고 고혈압 위기가 있다.

고혈압 위기*hypertensive crisis*: 용법에서 주의할 것은 tyramine이 함유된 음식을 같이 섭취할 때 고혈압 위기라는 심각한 부작용이 나타난다는 점이다. 따라서 그러한 음식을 먹지 않도록 환자와 가족들에게 철저히 교육해야 한다. 대개 발효성 음식이 이에 해당하는데 치즈, 포도, 맥주 등 양조주, 요구르트, 이스트로 만든 음식, 닭간, 젓갈류, 간장, 코코아 등이다. 환자에게 금기음식 목록을 만들어 주는 것이 필요하다. 그러나 moclobemide는 이러한 tyramine 효과가 없어 안심하고 쓸 수 있다. 금단증상은 없으나 중단 시에는 점검해야 한다.

Tyramine 함유음식 외에도 TCA와 기타 교감신경흥분제(감기약, 청량음료, amphetamine)들과 같이 쓸 때 고혈압 위기가 나타날 수 있다. 이때 드물지만 뇌졸중과 사망이 있을 수도 있다.

따라서 정상 식사를 하려 하거나 이들 약을 사용하려면 MAO 억제제를 중단한 지 2주 후부터 사용해야 한다.

고혈압 위기 때는 단기작용의 α-아드레날린성 차단제인 phentolamine과 chlorpromazine으로 치료한다. 또는 설하*sublingual*용 nifedipine을 가지고 다니다가 사용할 수도 있다.

독성: 대량 투여 시 착란, 격정, 환각, 반사반응항진, 고열, 섬망, 경련, 혼수, 고혈압 등이 나타난다. 치료는 대증요법, 소변의 산화, 투석치료, 혈압강하를 위한 phentolamine 투여 등이다. 정신 증상에 대해서 chlorpromazine을 쓸 수 있다. 중추 세로토닌 기능을 항진시키는 약물과 MAOI를 같이 사용하는 경우 심각한 신경독성 증후군인 세로토닌증후군이 유발될 수 있다.

12. 기타 항우울제

정신자극제: Amphetamine계 약물에 항우울효과가 있다고 알려졌으나, 현재는 인정되지 않고 있고 부작용만 심하다. 그러나 다른 치료에 효과가 없을 때, 노인 환자, 신체질병이 있을 때, 빠른 효과를 원할 때, 전기경련요법을 할 수 없을 때 제한적으로 사용해 볼 수 있다.

항정신병 약물: 정신병적 우울에 TCA와 병용투여하여 효과를 볼 수 있다. 정형 항정신병 약물 중 flupenthixol와 sulpiride는 비교적 항우울효과가 큰 약물이다. Olanzapine, risperidone, quetiapine, ziprasidone, aripiprazole, lurasidone 등의 비정형 항정신병 약물은 양극성 장애의 조증뿐만 아니라 일부 우울증에도 효과가 있는 것으로 보고되고 있다. Amisulpride도 소량에서 항우울효과가 있다.

Ketamine 및 esketamine: 해리성 마취제인 ketamine을 치료저항성 우울증 환자에게 정맥주사한 경우 급성 항우울효과가 있다. 자살 위험이 높거나 심한 우울증에서 전기경련요법의 대안으로 사용될 수 있다.

Ketamine의 S-이성체인 esketamine이 치료저항성 우울증과 급성 자살 위험이나 자살 행동이 있는 주요 우울증에 사용이 허가되었다. 2020년 6월부터 국내에서도 사용되고 있다. Esketamine은 비강 스프레이nasal spray로 사용되고 있다. S-ketamine은 R-ketamine에 비해 항우울효과는 다소 부족할 수 있으나, 환각 등의 정신활성 부작용은 적다는 장점이 있다.

Esketamine은 뇌에서 글루탐산 수용체 중 하나인 NMDA (N-methyl-D-aspartate) 수용체를 차단함으로써 신경보호물질을 증가시키고 시냅스 연결을 빠르게 회복시켜 우울증상을 개선한다. 항우울효과는 투여 24시간 이후부터 나타날 수 있다.

처음 사용은 주 2회씩 4주간, 이후 주 1회 4주간, 이후 유지요법으로 1~2주에 한 번씩 비강 스프레이 할 수 있다. 약물 사용은 다소 불편할 수 있는데, 건강 전문가 앞에서 흡입해야 하고, 흡입 후 2시간 동안 상태를 관찰해야 하고, 그날은 운전을 할 수 없다.

Neurosteroid: Neurosteroid인 brexanolone이 출산후 우울증postpartum depression에 사용이 허가되었다. 출산 후에는 allopregnanolone이 많이 감소하고 이는 우울증과 연관이 된다. 따라서 allopregnanolone인 brexanolone이 항우울효과가 있다. 이 약물의 주 작용은 GABAA 수용체의 positive allosteric modulator로 작용하여 GABA의 기능을 강화하는 것이다. 경구투여 시 생체이용률이 매우 저조하고 60시간 동안 입원하여 정맥주사하도록 되어 있어 불편하고 비용도 매우 많이 소요되는 단점이 있다.

Benzodiazepine계: 항불안제인 alprazolam도 항우울효과가 있다고 한다.

기타: St. John's wart, l-tryptophan, methyl donor인 s-adenosyl-l-methionine, bromocriptine(dopamine receptor agonist) 등도 항우울제로 사용 가능하다.

V. 항불안제

항불안제antianxiety drugs는 정신과보다 일차 진료에서 가장 많이 쓰이는 향정신성 약물로, 불안, 더 구체적으로 말하면 범불안generalized anxiety과 긴장을 감소시키고 진정sedation을 일으키는 약물이다. 그러나 이들은 대량에서는 수면제로, 더 대량에서는 마취제로도 쓰인다. 이들은 또한 항경련제나 근육이완제로도 쓰인다(표 35-6).

이에 해당하는 약물로는 20세기 초에 개발된 barbiturate, 1950년대 이후 소개된 meprobamate와 benzodiazepine, buspirone 등이 있다. 불안의 새로운 개념에 따라 분류된 공황증상이나 강박증상 또는 외상후 스트레스장애에 대해서는 일부 항우울제와 MAO 억제제도 효과적이다. 최근 항우울제로 개발된 선택적 세로토닌 재흡수 억제제와 세로토닌-노르에피네프린 재흡수 억제제SNRI가 불안증상을 효과적으로 감소시키고 장기 투여 시 재발을 감소시킨다는 보고가 있다. 이들 항우울제들은 일부 불안장애에 적응증을 얻어 현재 임상에서 널리 사용되고 있다.

1. Benzodiazepine계 약물

1970년대에 많이 사용되었으나 남용 위험이 알려지면서, 적절한 적응증에 가능한 한 단기간 소량으로 신중하게 사용하고 있다. 구조에 따라 2-keto benzodiazepine, 3-hydroxy benzodiazepine, triazolo-benzodiazepine 등으로 나뉜다(표 35-6 참조).

적응증: 불안증상에 대해 가장 많이 사용된다. 기타 이 약물은 불면, 긴장, 적응장애, 스트레스와 관련된 상황, 알코올금단 증상뿐만 아니라 위궤양, 고혈압, 두통 등 정신신체장애에도 효과적이다. Alprazolam은 특히 항공황작용이 있으며 항우울작용도 있다고 한다. 대개 불안은 우울과 동반되어 있으므로 항불안제는 우울까지 호전시키는 것이다. 뇌전증, 특히 중첩성 뇌전증status epilepticus 치료에도 사용되고, 파상풍, 다발성 신경경화증 등에서 근육이완제로도 쓰인다. 수술 전 처치에도 흔히 사용되고 있다.

현재 임상 전반에서 가장 많이 처방되는 약물 집단 중 하나인데, 비교적 안전하고 치료지수가 크며 독성이 적고 약물 간 상호작용의 위험이 적고 배설속도가 느리기

표 35-6 항불안 약물

일반명	상품명	1일 용량(mg)	반감기(시간)(괄호 속 활성대사산물)
2-keto-benzodiazepine			
Chlordiazepoxide*	리브리움	15~100(분복)	5~30(36~200)
Diazepam*	바리움, 디아제팜	4~40(분복)	20~100(36~200)
Clorazepate	트랑센	15~60(분복)	36~100
Clonazepam**	리보트릴	1~4	18~50
1, 5-benzodiazepine			
Clobasam	센틸	20~600	10~30(36~46)
3-hydroxy benzodiazepine			
Oxazepam	옥사민	30~120(분복)	4~15
Lorazepam*	아티반	2~4(분복)	10~20
Triazolo-benzodiazepines			
Alprazolam	자낙스	0.75~4(분복) (공황장애: 1~6)	5~8(12)
Azaspirodecanedine			
Buspirone	부스파	30~60(분복)	2~3
Antihistamines			
Hydroxyzine*	유시락스	50~400	
β-blocker			
Propranolol	인데랄, 프라놀	30~660	

* 주사제 제품도 있음. ** 항경련제로도 쓰임.

때문이다. 그러나 문제점은 신체적 의존과 심리적 의존성이 있고 활성대사물이 있으며, 다른 약물이나 알코올과 상승작용이 있다는 것이다. 따라서 최근에는 이 약물의 사용을 가능하면 줄이고 제한적으로 사용하자는 경향이 강하다.

약동학: 경구투여 시 약물에 따라 흡수속도가 다르나 구조변화 없이 완전히 흡수된다. 예외적으로 clorazepate는 위에서 acid hydrolysis에 의해 desmethyldiazepam으로 변해 흡수된다. 주사투여 시 더 빨리 흡수되나 diazepam의 경우 근육주사는 경구투여 시보다 낫지 않다. 최고 농도는 1~3시간 후에 나타난다. 항정농도 도달에는 2주일이 걸린다. 혈중 단백질결합률은 80~90%이다. 지용성이 커서 혈뇌장벽을 대단히 빨리 통과하므로 쾌감을 일으킨다.

대사는 주로 간에서 일어난다. 대부분 2-keto-benzodiazepine 약물은 산화에 의해 공통적으로 활성대사산물인 desmethyldiazepam으로 대사된 후 다시 oxazepam으로 대사된 다음 glucuronization되므로, 그 전체 작용기간이 길다. 그러나 활성대사산물이 적거나 없는 3-hydroxy-benzodiazepine(oxazepam, lorazepam, temazepam), triazolo-benzodiazepine인 alprazolam은 작용 시간이 짧고 축적 효과도 적다. 대개 신장으로 배설된다. 각 약물의 반감기는 표 35-6에 나와 있다. 약

물의 혈중농도와 임상효과의 관계는 아직 알려져 있지 않다.

간효소 촉진 효과는 없다. 반면 알코올, TCA, phenothiazine, 기타 중추신경계 억제약물 등과 효과 상승작용이 있다. Cimetidine과 estrogen은 benzodiazepine의 농도를 높이지만 담배는 benzodiazepine 대사를 촉진시키므로 흡연자에게는 증량해야 한다. Benzodiazepine은 digoxin과 phenytoin의 농도를 증가시킨다.

약역학: 작용기전은 benzodiazepine 수용체와 결합함으로써 GABA에 대한 강화작용을 통해 효과가 나타나는 것으로 알려져 있다.

동물에서 benzodiazepine은 양순화 효과*taming effect*, 공격행동 감소 효과*antiaggressive effect*, 행동에 미치는 징벌의 효과를 감소시킴 등의 작용이 있다. 사람에서는 항불안 효과, 진정·수면 효과, 근육이완 효과, 항경련 효과를 나타낸다. 여기서 진정이란 자극에 대한 반응의 감소와 자발적 운동과 사고기능의 감소가 나타난 상태이다. 수면작용이란 입면촉진, 제2기 비급속안구운동*Non-REM* 증가, 급속안구운동*REM* 감소, 서파수면*slow wave sleep* 감소를 말한다. 약물을 중단하면 반동성 불면증*rebound insomnia*이 나타난다. 근육이완효과란 polysynaptic reflex 억제, internuncial transmission 억제, skeletal myoneural transmission 억제 등을 의미한다. 항경련효과란 뇌전증 발작의 발생과 확산을 억제하는 것이다. 주로 변연계와 망상각성체계에 억압적으로 작용하나 대뇌피질에는 영향이 적다. 그러나 대량에서는 barbiturate같이 뇌를 전체적으로 억압한다.

Benzodiazepine 수용체: Benzodiazepine 수용체는 GABA 수용체와 chloride channel과 더불어 하나의 복합체를 이루고 있다(그림 35-3). 이 복합체는 시상하부, 해마, 흑체, 소뇌피질, 대뇌피질, 척수 등에 많이 분포되어 있다. 여기서 benzodiazepine계 약물은 GABA-ergic neurotransmission을 강화하여 그 억제작용이 변연계 기능을 억제하는 것 같다. 이 수용체와 결합하는 endogenous ligand의 후보물질까지 제시되고 있다. 그 하나로 β-carboline은 benzodiazepine 수용체와 결합하여 불안, 경련 등을 일으킨다. 이는 불안의 생물학적 기전연구에 귀중한 돌파구가 되고 있다.

다른 기전의 가설로, benzodiazepine이 GABA에 영향을 주고 GABA는 multiple dopamine receptor에 영향을 주어 항불안효과를 나타낸다는 것이다. 또 하나의 가설은 benzodiazepine이 신경세포막에 직접 작용하여, Ca^{++}-activated K channel을 강화시켜 과분극화*hyperpolarize*한다는 것이다.

용법

약물의 선택은 진단, 목표 증상, 치료기간, 그리고 반감기, 활성대사산물 유무, 배설경로 등 약동학적 특성에 따라 정하게 된다. 불안이 심하게 지속될 때는 diazepam, chlordiazepoxide, chlorazepate, ethyl loflazepate 같은 작용기간이 긴 약물을 쓰고, 일시적이며 기간이 짧으리라고 예상되는 불안이라면 흡수가 빠르고 작용기간이 짧은 lorazepam, temazepam, alprazolam 등을 사용한다. 즉각 효과를 원하면 주사제를 쓴다. 노인에서는 대사속도가 느려 축적효과가 우려되므로 반감기가 짧고 활성대사물이 없으며 신장으로 배설되는 약물이 좋다.

작용기간이 긴 약물은 낮 동안에 졸음, 운동장애 등을 야기할 수 있어 조심해야 하며, 자주 복용하면 누적효과가 나타나기 때문에 1일 1회 투여가 좋다. 반면 작용기간이 짧은 약물은 자주 분복해야 지속적으로 효과를 얻는다. 그러나 단기작용 약물은 금단 시 금단증상이 급격하다. 용량은 효과를 최대로 얻되 내성이 덜 생기고 부작용이 적은 범위로 하고 처음부터 소량을 쓰도록 한다. 약물의존을 피하기 위해 치료기간을 짧게 하고 중단 시에는 2~4주에 걸쳐 서서히 감량한다.

알코올 금단증상에 chlordiazepoxide가 흔히 사용되어 왔으나 간손상이 있거나 의심되는 환자에게는 lorazepam을 사용하는 것이 좋다. 약물중독으로 인한 섬망 등에는 lorazepam 정주가 권장된다(예외: amphetamine). 근육이완에는 diazepam이 좋고, 중첩경련에는 diazepam이나 lorazepam의 정맥주사가 권장된다. Clonazepam은 특히 소아 경련에 효과적이다. 그러나 실제 임상에서는 clonazepam은 불안의 다양한 영역에 사용되고 있다. Alprazolam은 공황장애나 불안과 우울의 혼재 시에 권장된다. 항정신병 약물에 효과가 없는

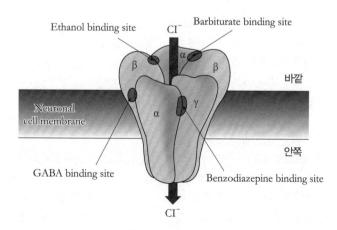

그림 35-3 Benzodiazepine 수용체. Benzodiazepine 수용체는 GABA 수용체의 allosteric modulatory sites이다. Benzodiazepine은 benzodiazepine 수용체와 결합해 GABA 수용체와 더불어 chloride channel에 작용하여, Cl⁻를 세포 내로 들어오게 함으로써 세포막전위를 hyperpolarize하여 신경전달을 억제한다. 1977년 benzodiazepine receptors의 발견은 약물의 작용기전을 밝히는 데 획기적인 사건이었다. 이들 수용체 주변에 ethanol이나 barbiturate 수용체들이 비슷한 진정작용을 한다.

조현병에 대량의 benzodiazepine을 병용하였을 때 효과가 있다는 보고도 있다.

부작용

대량으로도 안전하다. 공통적으로 흔한 부작용은 중추신경계 억제, 즉 진정과 졸음이다. 심하면 지적 기능 장애가 올 수 있고, 머리가 무겁고 어지러우며 운동실조, 피곤감, 무력감 등을 느낀다. 따라서 낮에 운전이나 기계 조작 등은 피하는 것이 좋다. 특히 약물의 영향하에 있을 때 경험한 일에 대해 기억장애가 생긴다. 알코올이나 다른 CNS 억제제를 병용하면 더욱 좋지 않다.

드물게 행동적 부작용이 나타나는데, 역설적으로 불안해하고 격정, 악몽, 수면장애, 적대적이고 공격적인 행동 등을 보이기도 한다. 그 기전은 대뇌피질의 피질하 구조에 대한 억제기능을 억제한, 즉 탈억제효과 때문이라고 보고 있다.

임신 시에도 안전하다고는 하지만 피하는 것이 좋고, 약물복용 중에 수유하면 안 된다.

독성: 다른 향정신성 약물에 비해 안전하며 다량에도 사망하는 일은 드물다. 과량 독성 시 benzodiazepine 길항제인 flumazenil이 사용된다.

내성과 의존: 치료용량에서도 장기사용하면 내성이 생길 수 있다. 다른 진정작용을 나타내는 약물과 교차내성 *cross-tolerance*도 있다. 장기간 복용에 신체적 의존*physical dependence*이 생겨 갑자기 중단하면 즉시 금단증상이 생긴다. 그 정도와 기간은 barbiturate에 의한 것보다는 가볍다(제24장 물질 관련 및 중독성 장애, Ⅷ. 진정제, 수면제 또는 항불안제 관련 장애 참조). 반감기가 긴 약물(예: 2-keto group)일수록 금단증상이 덜 급격하다. 금단증상은 진전, 진땀, 빛이나 소리에 대한 예민성, 복부불편감, 수축기 혈압상승 등 신체 증상들과 불안, 불면, 긴장, 어지럼, 식욕상실 등이며, 심하면 경련과 망상, 정신병적 상태, 섬망까지 나타난다는 보고도 있다. 따라서 투약을 중단할 때는 1~2주에 걸쳐 서서히 감량해야 한다. 진정수면작용에 대해서는 내성 및 금단증상이 치료 며칠 후부터 나타난다. 항불안작용과 근육이완작용에 대해서는 내성이 느리게 나타난다(내성이 생기는 기전에 대해서는 제24장 물질 관련 및 중독성 장애 참조). 이 약물들의 남용과 오용 문제는 의학의 범위를 넘어서 사회적 문제가 되고 있다.

2. 항우울제

현재 신경안정제들의 안전성과 의존성 문제로 인해, 불안장애의 1차 치료약물은 항우울제가 되고 있다. 항우울제 중에서는 SSRI가 가장 널리 사용되고 SNRI가 그다음으로 많이 사용된다. 이외에 mirtazapine도 사용된다.

선택적 재흡수 차단제(SSRI): Fluoxetine, sertraline, paroxetine, fluvoxamine, citalopram, escitalopram 등의 모든 SSRI계 약물은 공황장애의 치료에 효과적이며, 최근에는 1차 선택 약물로 가장 많이 사용되고 있다. 이들 약물은 공황장애를 치료할 때 alprazolam이나 clonazepam 같은 benzodiazepine계 약물에 비해 치료효과는 늦게 나타나지만 장기투여 시 내성과 의존성의 문제가 적다는 장점이 있다. 따라서 실제 임상에서는 공황장애의 초기 급성기에 SSRI와 benzodiazepine계 약물을 병용투여하고 급성기 증상이 조절된 후에는 SSRI계 약물로만 유지하는 경우가 많다. 그 밖에 사회불안장애를 포함한 공포증, 범불안장애 및 외상후 스트레스장애에도 유용하게 사용하고 있다. SSRI들은 강박장애 치료의 1차 약물로 사용된다. 일반적으로 강박장애에는 우울증의 경우에서보다 고용량의 SSRI들을 사용해야 효과적이다.

Venlafaxine: 이 약물은 범불안장애와 연관된 수면장애, 집중곤란, 초조불안, 과민성, 과도한 근긴장 등에 효과적이며 1일 75~225mg 범위에서 사용할 수 있다. 이 밖에도 다른 약물에 효과가 없는 강박장애, 공황장애, 사회불안장애 등에 사용할 수 있다.

기타 항우울제: Imipramine 등의 삼환계 항우울제는 광장공포증을 동반한 공황장애에 효과적이며, clomipramine은 강박장애에 효과적이다. 이들 삼환계 항우울제는 효과적임에도 불구하고 내약성과 안전성 문제 때문에 현재는 2차 선택약물로 사용되는 추세이다. MAOI계 약물도 광장공포증을 동반한 공황장애, 외상후 스트레스장애, 사회불안장애 등의 불안장애에 사용할 수 있다.

3. 기타 항불안제

Buspirone: Azapirone계 약물로 항불안작용이 가장 주된 작용이다. 진정작용, 수면작용, 항경련작용은 없으며 알코올과의 상호작용도 없다. 남용의 우려가 없고 금단증상이 적다. 작용기전은 benzodiazepine-GABA-chloride channel과는 상관이 없고, 5-HT$_{1A}$ 수용체에 대한 선택적 자극을 주된 기전으로 보고 있다. 장기간 투여에 시냅스전 5-HT$_{1A}$ 수용체의 감수성이 감퇴된다. 과거 benzodiazepine을 사용하였던 환자에게는 효과가 적다. Benzodiazepine 금단증상에도 효과가 없다. 1~3주간 사용해야 효과가 나타난다. 부작용은 두통, 불면, 오심, 현기증, 긴장감 등이다. MAO 억제제와는 병용투여하면 안 된다.

베타차단제β-blocker: Propranolol과 기타 β-adrenoreceptor 길항제(즉 베타차단제)들은 불안의 말초 자율신경계 신체증상을 감소시킨다. 즉 심계항진, 떨림, 진땀, 설사, 복통과 소화기계 장애 등을 감소시킨다. 진정수면 작용이 없으므로 대중연설, 무대연주, 시험 불안 등의 예방목적으로 사용할 수 있다. 그러나 정신적 항불안 효과가 없으므로 매우 제한적으로 사용된다. 기관지 천식이 있으면 이들을 사용해서는 안 된다.

항히스타민제anti-histamine: Hydroxyzine과 diphenhydramine 등 항히스타민제들도 항불안 또는 진정 작용이 있다고 하지만, 근육긴장, 경련유발 등의 부작용 때문에 거의 권장되지 않고 있다.

항정신병 약물: Chlorpromazine, thioridazine 등 소량의 항정신병 약물이 benzodiazepine이나 항우울제에 효과가 없는 심한 불안에 사용되어 왔다. 최근에는 비정형 항정신병 약물 중 quetiapine이 적응증 외 사용으로 심한 불안에 사용되고 있다.

Barbiturates: 1903년 barbital 이래 2,500여 종의 barbiturate들이 개발되었고, 현재 50여 종이 임상에서 각종 목적으로 사용되고 있다. 초기에 항불안제 및 수면제로도 광범위하게 사용되었으나 항불안효과가 benzodiazepine보다 못하고, 의존성, 남용(제24장 물질 관련 및 중독성 장애 참조), 부작용, 독성, 금단증상 등이 너무 심하여 항불안제로는 더 이상 쓰이지 않고 있다. 대신 이들은 항경련제로 주로 쓰이고 있다. 흡수는 잘 된다. 간효소를 촉진하므로 다른 약물의 대사를 촉진하여 혈중농도를 감소시킨다. 약리작용은 GABA를 강화하여 신경세포 기능을 억제하는데, 대뇌 전체를 억압하는 것이다(향정신성 약물은 대뇌 구조에 따라 선택적으로 작용하는 약물로서 단순 진정제와 다르다). 렘REM수면을 감소시키며, 다음 날 숙취가 심하다. 현재에도 수면제로 쓰이고 있는 약물은 표 35-7에서 보는 바와 같다.

Glycerol 유도체: 1964년 meprobamate가 임상에 소개되어 한때 널리 쓰였으나, 안전성이 낮고 무기력, 운전 등의 수행장애, 졸음, 부종, 고열 등 부작용이 심하고 강한 의존성과 남용, 그리고 경련과 섬망까지 일으키는 심한 금단증상(제24장 물질 관련 및 중독성 장애 참조) 때문에 현재는 거의 쓰이지 않고 있다. 적응증은 benzodiazepine계 약물에서와 같다.

VI. 수면제

이상적인 수면제hypnotics란 수면의 양과 질을 호전시키면서 다음 날 아침 잔류효과가 없는 약물이다. 또한 수면형태를 변화시키지 않아야 하고, 환자가 약을 중단하였을 때 금단증상이 없는 약물이어야 한다. 그러나 불행히도 이러한 기준에 맞는 수면제는 아직 개발되지 않았다. 수면제는 단기간 불면증이나 일시적 불면증이 있는 환자에게 우선적으로 사용할 수 있다. 그러나 만성 불면증 환자에게 수면제가 궁극적으로 유익한지에 대해서는 논란이 있다. 불면증 환자에게 가장 널리 처방되는 수면제는 benzodiazepine계 약물이었다. 그러나 benzodiazepine계 약물에 대한 의존성과 중독성이 점차 더 부각되고 있으며, 일부 비benzodiazepine계 약물이 개발되어 현재 점차 사용이 증가되고 있다(표 35-7).

1. Benzodiazepine계 수면제

Benzodiazepine계 수면제 중에서는 flurazepam, temazepam, quazepam, estazolam, triazolam이 주로 사용되고 있으나, 다른 benzodiazepine계 약물도 수면제로 유용하다. 자살목적 등으로 다량 복용해도 안전한 편이다. 렘수면을 덜 억제하는 장점이 있다. 저녁에 잠이 잘 안 드는 경우, 중간에 자주 깨는 경우, 새벽에 일찍 깨는 경우 등 불면증의 형태에 따라 단기 또는 장기 작용 약물을 선택한다. Flurazepam 같은 장기작용 benzodiazepine계 약물은 늦게까지 수면을 유지할 수 있으나 다음 날 숙취가 있으며, 중단하였을 때 금단증상이나 반동 불면이 적다는 장점이 있다. 불안이 심한 환자에서는 장기작용 약물이 도움이 될 수 있다. 그러나 낮 동안에 운전같이 인지기능의 유지를 요하는 작업을 하는 사람에게는 장기작용 약물 사용을 피해야 한다. Triazolam, temazepam 등 반감기가 짧은 약물은 숙취는 없으나 중단 시 반동현상이 더 크다.

부작용, 의존성 등은 다른 benzodiazepine계 약물과 공통적이다. 쾌락 목적의 남용 위험이 있다. Lorazepam과 triazolam은 특히 건망증을 잘 일으킨다. 현재 사용되는 수면제는 대부분 렘수면(꿈)을 억제하고, 중단하면 렘수면을 증가시킨다.

표 35-7 수면제

일반명	상품명	1일 용량(mg)	반감기
Barbiturates			
Amobarbital	아미탈	65~500	
Phenobarbital	루미날, 페노바비탈	100~600	
Secobarbital	세코날	650~300	
Benzodiazepine			
Flurazepam	달마돔	15~30	
Nitrazepam	모가돈	65~10	
Flunitrazepam	라제팜	12~16	
Temazepam	테마리움	15~30	단기작용
Triazolam	할시온	0.125~0.25	단기작용
Estazolam	에실간	1~2	
Midazolam(주사용)	도미컴	5mg/ample	단기작용
Brotizolam	렌돌민	0.25	단기작용
Quazepam		7.5~15	
비benzodiazepine			
Zopiclone	이모반	5~7.5	단기작용
Eszopiclone		2~3	단기작용
Zolpidem	스틸녹스	2.5~10	단기작용
Zaleplon		5~10	단기작용
기타			
Chloral hydrate	포크랄	500~2,000	
Ethchlorvynol		200~1,000	
Methaqualone	카로모	150~400	
Ramelteon		8	단기작용

2. 비benzodiazepine계 수면제

Z-drugs이라고도 불린다. 비benzodiazepine계라고 하지만, 작용기전은 역시 GABA-benzodiazepine 수용체 효현제들이다(그림 35-3 참조). 따라서 이 계열 약물들은 benzodiazepine의 아형으로 볼 수 있다. 대개 단기작용 수면제이다. 쾌락 목적의 남용 위험이 있다.

Zolpidem: Imidazopyridine계의 수면제로, 작용기전은 GABA-benzodiazepine 복합체에 강화제로 작용하는데, 이 부위는 또한 benzodiazepine계 약물이 작용하는 부위이다. 그 결과 benzodiazepine에서와 같이 진정, 수면, 항불안 작용을 하지만, 항경련 및 근육 이완 작용은 거의 없다. 일부 연구에서 렘수면 반동이 없다고 보고되었으며, 단기간 사용 후 중단한 경우 반동 불면이 없다는 일부 보고가 있으나 이에 대해서는 아직 확정적이지 않다. 부작용으로 소수에서 졸음, 현기증, 설사 등이 보고되고 있다. 간혹 건망증이 나타나 문제가 되기도 한다.

Zopiclone 및 eszopiclone: Zopiclone은 cyclopyrrolone계 약물로 benzodiazepine 수용체에 인접한 부위에 결합하여 GABA기능을 항진시킨다. Benzodiazepine계 수면제에 비해 수면구조를 적게 변화시키며, 내성과 의존성도 다소 적은 것으로 알려져 있다. 부작용으로는 소수에서 용량에 비례하여 쓴 입맛과 구갈이 생길 수 있으나, 치료가 계속됨에 따라 자연 소실되는 경향이 있다. 전반적으로 benzodiazepine계 약물에 비해 낮에 덜 졸리고 두중감heavy-headedness도 적다. Eszopiclone은 반감기가 6시간 정도로 zopiclone보다는 다소 증가된 수면제이다.

Zaleplon: Ultra-short-acting 수면제로 반감기가 1시간 정도로 잔류 부작용이 적다. 입면이 어려운 경우에 사용하며, 일찍 깨는 불면증에는 사용하지 않는다. Benzodiazepin계 수면제에 비해 부작용이 적고, 다른 수면제에 비해 다음 날 졸림이 적다고 하나, 운전 시에는 조심해야 한다. 알코올과 병용하면 GABAa 수용체에 대한 강화로 치명적인 호흡억제나 구토로 인한 질식이 우려된다.

3. 기타 수면제

항히스타민제: Diphenhydramine, doxylamine, hydroxyzine 등은 진정작용이 있어 수면제로도 사용된다. 그러나 내성이 빨리 생기고 항콜린성 작용이 있어 노인에게 사용할 때는 주의를 요한다. 또한 경련역치를 낮추는 경향이 있어 뇌전증 환자나 알코올금단 환자에게 사용할 때는 주의를 요한다.

멜라토닌 수용체 효현제: Melatonin은 시상하부의 MT_1 및 MT_2 수용체 효현제로, 수면 유도에 효과적일 수 있다. 미국에서는 처방 없이 일반의약품으로 약국에서 구입할 수 있다. 서방형 멜라토닌(상품명 circadin)은 우리나라에서는 55세 이상인 사람의 수면유지장애가 있는 불면증에 사용 승인되어 있다. 수면의 유지에 효과적이나, 의존성 등의 문제는 적은 편이다.

Ramelteon은 MT_1 및 MT_2 수용체에 강한 효현제로 수면 유도에 효과가 있으며 수면유지에 대한 효과는 부족하다.

Orexin 수용체 길항제: 각성 물질인 orexin을 억제하여 수면을 유도한다. 부작용으로 드물지만 기면증 유사 증상을 유발하기도 한다. 노인 연령층에서는 z-drugs보다 안전하다. 내성이나 금단증상이 거의 없다는 장점이 있다. 이 계열약물로는 suvorexant와 lemborexant가 있으나 아직 우리나라에서는 사용되지 않는다.

항우울제: 삼환계 항우울제인 doxepine이 수면목적으로 사용된다. 과거 doxepine은 하루 150~300mg 범위에서 항우울제로 사용되었는데, 강한 항콜린 부작용과 항히스타민 작용이 문제가 되었다. Doxepine 6~10mg 정도의 소량 제제가 수면목적으로 사용되고 있으며, 이 용량에서는 항콜린 부작용이 거의 없다. 또한 항우울제 중 trazodone 소량(대략 50mg 이내)과 mirtazapine이 수면 목적으로 사용되기도 한다.

항정신병 약물: 저용량의 quetiapine이 수면 목적으로 사용되기도 한다. 그러나 체중증가, 당뇨유발, 추체외로증상 유발 등의 문제로 1차 약물로 사용되지는 않는다.

Barbiturate계 수면제: 렘수면 억제, 의존성, 금단증상, 독성 등으로 이제는 더 이상 권장되지 않는다.

Chloral hydrate: 일종의 알코올로 1869년에 소개된 가장 오래된 수면제이다. 작용기간이 짧고 의존성이 있으며 내성이 심하고 위궤양 등 부작용이 심하다. 현재 소아나 노인 환자에게 간혹 처방되고 있다. Ethchlorvynol도 여기에 속하며 의존성이 높다.

Paraldehyde, glutethimide, methyprylon, methaqualone 등은 한때 수면제로 사용되었으나 현재는 거의 사용되지 않는다.

VII. 정신자극제 및 환각제

1. 정신자극제*psychostimulants*

Amphetamine계

Amphetamine, dextroamphetamine, Adderall(dextroamphetamine과 amphetamine의 합제), methylphenidate, dexmethylphenidate, pemoline, lisdexamfetamine 등이 이에 포함된다(표 35-8). 작용기전은 전두엽에서의 catecholamine 유리 자극 또는 재흡수 차단이다(자세한 약리학은 제24장 물질 관련 및 중독성 장애 참조). 중추신경계 작용 외에도 식욕감퇴, 혈관수축, 발열 등의 작용을 한다. D-이성체가 효과가 크다. 지용성이 높아 효과가 빠르게 나타난다. 자극제들은 비자극제*non-stimulants*들에 비해 각성효과가 크고 작용시간이 빠르다.

적응증: 소아의 주의력결핍과다활동장애*ADHD* 때 효과가 있다. 각성제로서 기면증*narcolepsy*, 교대 근무로 인한 수면장애, 폐쇄성 수면무호흡증 등에서 보는 과다수면에도 사용된다. 입맛을 떨어뜨려 체중감소를 목적으로 사용되기도 하나, 그런 목적으로는 거의 권장되지 않는다. 그러나 lisdexamfetamine은 폭식장애*binge-eating disorder*에 사용허가를 받았다. 그리고 항우울제로서, 다른 약물로는 효과가 없을 때 TCA와 병용투여로 사용할 수도 있다.

부작용: 운동 또는 음성 틱이 생길 수 있어 틱장애가 있거나 틱장애의 가족력이 있으면 이들 약물을 투여하지 않는다. 또한 연골 대사를 방해하는 데 따른 성장지연이 나타날 수도 있다. 따라서 drug holiday를 두는 게 권장된다. 특히 amphetamine계 약물은 쾌락 목적의 남용위험이 크고 흥분, 망상, 환각 등 정신병적 장애와 폭

표 35-8 정신자극제

일반명	상품명	효과시작시간	효과기간	적응증	1일 용량(mg)	투여방법
자극제						
Amphetamine	에더럴	1.5	4~6	ADHD	3~5세: 2.5~40 6세 이상: 5~40	bid-tid
				기면병	소아: 5~60 성인, 청소년: 5~60	
Dextroamohetamine		1	4~6	ADHD	전체: 5~40	bid-tid
				기면병	전체: 5~60	
Methylphenidate	콘서타	1~2	8~12	ADHD	소아, 청소년: 10~60 성인: 10~80	qam
	리탈린	1	4	ADHD	전체: 10~60	bid-tid
Dexmethylphenidate		1	4	ADHD	전체: 5~20	bid
Lisdexamfetamine		1.5~2	13~14	폭식장애, ADHD	전체: 30~70	qam
비자극제						
Atomoxetine	스트라테라	수 주	12	ADHD	체중 70kg 이하: 0.5~1.4mg/kg 체중 70kg 이상: 40~100mg	qam
Clonidine	카타프레스	수 주	12	ADHD	소아, 청소년: 0.1~0.4	bid
Guanfacine		수 주	8~14	ADHD	전체: 1~4	qam
Modafinil	프로비질	1	5	기면병, 폐쇄성 수면무호흡증	성인: 200 200	qam
Armodafinil		1	8 이상	기면병, 폐쇄성 수면무호흡증	성인: 150~250 150	qam

력, 범죄가 나타날 수 있어 매우 경계해야 할 약물이다.

2. 비자극제 non-stimulants

ADHD, 기면병, 폐쇄성 수면무호흡증 등에 사용되며, 대체로 자극제로 분류되어 왔으나, 효과가 약하다는 점에서 비자극제 non-stimulants라고 부른다.

Atomoxetine: 이 약물은 6세 이상의 어린이와 청소년 및 성인의 과다활동장애 ADHD에 사용된다. 일반적으로 methylphenidate 등의 자극제에 비해 효과는 떨어진다. 작용기전은 아직 확실하지는 않지만, 선택적인 시냅스전 노르에피네프린 수송체의 억제(재흡수 차단)와 관련이 있는 것으로 보고 있다. 사용 수 주에 걸쳐 서서히 효과가 나타난다. 부작용은 오심, 식욕감퇴, 피곤, 복통, 맥박증가, 이자극성 등이다. 정신자극제들과 MAOI들과 상승작용을 하여 체온상승, 자율신경계 불안정, 이자극성, 격정, myoclonus, 근육강직 등을 나타낸다.

Modafinil: 이 약물과 R 이성체인 armodafinil은 기전은 알려지지 않았으나 도파민 재흡수 차단작용이 중요한 기전으로 생각된다. 그 이외에도 시상하부에서 히스타민과 orexin을 분비시켜 각성효과를 나타낸다. Armodafinil이 대사가 더 천천히 일어나서 작용시간이 더 길다. 이는 sleep latency를 줄여, 기면증 환자에서 낮 동안의 졸음을 없애는 효과가 있으며, 폐쇄성 수면무호흡, 교대근무로 인한 수면장애에 사용된다. 부작용은 두통, 불안, 불면, 오심 등이다.

Clonidine 및 guanfacine: 전전두엽을 자극하는 α 2-adrenergic agonist들로 자극작용이 느리다. Clonidine은 transdermal patch형도 나와 있다. 정신자극제들에 비해 효과가 느리고 약하나 부작용이 적다. 자극제들과 병용하면 효과가 좋다고 한다. 부작용으로 저혈압과 틱이 나타날 수도 있다. 기타 졸림, 두통, 피곤감, 현훈 등이 있다.

표 35-9 인지기능개선제

일반명	상품명	1일 용량(mg)	투여시기
Cholinesterase 억제제			
Donepezil	아리셉트	5~10	qhs
Galantamine	레미닐	16~24	bid
Rivastigmine	엑셀론	6~12	bid
	엑세론 패치	9.0	하루 1회
NMDA 수용체 길항제			
Memantine	에빅사	20	bid

3. 환각제hallucinogens

환각제들은, 예를 들어 lysergic acid diethylamide (LSD)가 정신분석에 보조적으로 쓰인 때가 있었으나 현재 치료목적으로는 거의 쓰이지 않는다. 단지 이들이 일으키는 의식장애, 흥분, 착각, 쾌감, 망상 등이 정신병과 유사하여 연구에 이용될 뿐이다(자세한 약리학은 제24장 물질 관련 및 중독성 장애 참조). 환각제들은 모두 쾌락 목적의 남용 위험이 큰 물질들이다.

VIII. 인지기능개선제

인지기능개선제cognitive enhancers는 알츠하이머병(제26장 신경인지장애 및 제31장 노인정신의학 참조), 뇌졸중, 조현병 등이 있는 환자 또는 노화에서 보이는 인지결손을 치료하기 위한 약물이다(표 35-9). 좁은 의미에서는 치매 환자들에서 기억력을 비롯한 여러 인지기능을 호전시키기 위한 약물이 이에 해당된다.

1. 콜린에스테라제 억제제cholinesterase inhibitors

이들은 치매의 콜린성 모델cholinergic model에 기초하여 개발된 약물이다. 콜린성 모델에 의하면 기저 전뇌basal forebrain의 콜린성 신경의 파괴와 이에 의한 중추 콜린성 신경전달cholinergic neurotransmission의 결핍이 치매 증상을 발생시키는 것으로 알려져 왔다. 따라서 콜린에스테라제 억제제는 기저 전뇌의 콜린성 신경세포가 아직 충분히 남아 있을 때, 아세틸콜린의 분해를 억제하여 시냅스 내 양을 증가시켜 콜린성 신경전달을 강화시킨다. 이 계열의 약물로 tacrine, donepezil, rivastigmine, galantamine이 임상에서 가장 널리 사용되는 약물이

다. (이 계열 중 처음 개발된 tacrine은 간 독성 문제로 현재 임상에서 사용되지 않는다.)

Donepezil: 이 약물은 가역적 경쟁적으로 아세틸콜린에스테라제acetylcholinestrase를 선택적으로 억제한다. 또한 tacrine과 달리 간 독성이 거의 없어 널리 사용되는 약물이다. 기억과 목표-지향적 사고goal-directed thought를 개선시킨다. 이는 경도 또는 중등도의 기억장애, 즉 아직은 cholinergic neurotransmission에 대한 강화로 이득을 볼 수 있는 수준 또는 아직 basal forebrain cholinergic neuron이 보존되어 있는 경우에 효과가 있다. Donezepil은 수면 시 1일 5mg으로 시작하여 10mg까지 증량한다. 부작용으로 소수에서 오심, 설사, 구토, 체중감소가 나타나고, 아주 드물게 서맥 부정맥brady arrhythmia이 나타난다. 소수에서 피로감, 근육통, 불면, 식욕부진이 나타날 수 있다. 불면이 나타나면 약물 복용을 오전에 하도록 한다. 항정신병 약물과 콜린에스테라제 억제제를 같이 투여하면 추체외로 부작용이 증가할 수 있다.

Rivastigmine: 이 약물은 carbamate형 콜린에스테라제 억제제로, 아세틸콜린에스테라제와 부티릴콜린에스테라제butyrylcholinesterase를 동시에 억제한다. 1일 1.5mg 2회 복용으로 시작하여 1일 6mg 2회 복용까지 증량한다. 부작용은 오심, 구토, 현기증, 두통, 체중감소 등이다. 피부를 통해 약이 흡수되는 패치형 제제도 개발되어 사용되고 있다.

Galantamine: 이 약물은 alkaloid 유도체로 설강화galanthus nivalis라는 수선화과 식물에서 추출되었다. 가역적 경쟁적으로 아세틸콜린에스테라제를 선택적으로 억제한다. 투여 용량은 하루 8mg부터 시작하여 최소 4주 간격으로 최대 24mg까지 증량할 수 있다. 부작용은 오심, 구토, 설사 등의 콜린성 위장관계 부작용이 가장

흔하다. 이 부작용은 용량 의존적이며 서서히 증량하면 감소된다.

2. NMDA 수용체 길항제

글루타메이트는 흥분성 신경전달물질로, 과량 분비되면 신경세포의 손상을 일으켜 알츠하이머병을 포함한 신경계 퇴행성 질환을 일으키는 병인에 관여한다.

Memantine: 이 약물은 비경쟁적인 N-methyl-D-aspartate(NMDA) 수용체의 부분 길항제이다. NMDA 수용체에 결합하여, 비정상적으로 흥분된 글루타메이트 신경전달을 부분적으로 차단하여 과다한 글루타메이트로 인한 신경 독성을 방지한다. 반면 정상적인 생리적 신경전달과 연관된 NMDA 수용체에는 영향을 미치지 않는 것으로 알려져 있다.

콜린에스테라제 억제제와 달리 중등도와 중증의 알츠하이머병 치료제로 승인되었다. 투여 용량은 하루 5mg으로 시작하여 1주 간격으로 5mg씩 증량하여 최대 20mg까지 사용할 수 있다. 흔한 부작용으로는 어지러움, 두통, 변비, 혼란 등이 나타난다. 대부분(75~90%)은 대사가 되지 않은 채 신장을 통해 소변으로 배설된다. 따라서 심한 신장질환자에게는 사용하지 않아야 한다. 간 효소인 CYP 450에는 거의 영향을 미치지 않는다.

3. 기타

2021년 6월 미국 FDA에서 가속허가 프로그램으로 아밀로이드 베타 항체인 aducanumab이 조건부 허가를 받아 2030년까지 4상 시험을 진행하기로 되어 있다. 그러나 이 약물의 허가에 대해서는 논란이 많다. 알츠하이머병의 질병 원인과 관련된 최초의 약물이라는 의미가 있는 반면 임상효과가 아직 확실히 입증되지 않아 논란이 되고 있다.

실험적으로 뇌 대사를 증진시킨다고 하는 calcium channel inhibitors, serotonergic agonist 및 selegiline(MAO-B 선택억제제) 등이 항치매약으로 추천되고 있다. Ondansetron(5-HT$_3$ 수용체 억제제)도 연구 중에 있다. Estrogen 대체요법도 폐경기 여성에서 기억장애를 호전시킬 수 있다. 비스테로이드 소염제 *non-steroid anti inflammatory*가 알츠하이머병의 위험도를 낮춘다는 연구도 있다.

향후 아세틸콜린계 기능과 관련하여 muscarinic receptor와 nicotinic receptor 자극물질(nicotine patch)이 치매 치료약물로 관심을 끌 것 같다.

다발성 경색형 치매에 대해서는 혈압을 조절하거나 혈소판 응고를 예방하는 aspirin 투여, 금연, 고지혈증 치료제 등이 더 이상의 악화를 막을 수 있다.

Ginkgo biloba, vitamin E(α-tocopherol)(과량에 심혈관장애 부작용이 있다) 등도 항치매 약물로 관심을 받고 있다.

IX. 기타 약물치료

1. 성기능 개선 약물

Phosphodiesterase(PDE)-5 억제약물

남성 발기부전장애에 대한 대표적 치료약물은 1998년 미국 FDA의 허가를 받은 sildenafil이다. 같은 계열의 약물로 이후 vardenafil과 tadalafil이 허가받고 사용되고 있다. 국내에서는 udenafil(Zydena)이 개발되었다.

이들 약물은 대개 경구복용 시 위장관에서 신속히 흡수된다. 대개 복용 30분 후에 효과가 나타나고 최고 농도는 평균 60분 정도이다. Sildenafil과 vardenafil의 반감기는 3~4시간이고, tardalafil은 이들 약물 중 반감기가 가장 길어 18시간 정도이다. Tardalafil은 작용시간이 길어 'weekend drug'으로 광고되기도 한다.

이들 약물의 주 작용 기전은 phosphodiesterase(PDE)-5 억제작용이다. 이 약물들은 성욕을 증가시키지 않으며, 따라서 성적 자극이 없으면 발기를 유발하지 않는다. 즉, 이 약물 자체로는 발기가 유발되지 않는다. 성적 자극이 되면 뇌에서 신경전달물질인 nitric oxide(NO)가 분비되고, NO는 c-GMP를 증가시켜 음경해면체의 혈류량 증가로 발기가 된다. PDE-5는 c-GMP 농도를 조절하는 역할을 하며, PDE-5 효소가 억제되면 c-GMP가 증가하여 발기가 증가된다(제22장 성과 성 관련 장애, III-6. 생물학적 치료 참조).

따라서 이 약물들은 organic nitrate(nitroglycerin이나 amyl nitrate)를 복용하고 있는 사람에게는 금기이다. 또한 다른 고혈압약물과 같이 복용하면 저혈압의 위험이 있다. 정신적으로 자신감 부족을 야기할 가능성도 있다(단기정신치료를 같이 하면 도움이 된다). 부작용으로는 두통, 위장장애, 오심, 근육통 등이 있다.

SSRI에 의해 유발된 극치감장애*anorgasmia*에 sildenafil이 효과적이라는 보고가 있다. 일반적으로 여성의 경우는 효과가 없는 것으로 알려져 있으나, 일부에서 성욕이 증가한다는 보고도 있다.

Flibanserin

이 약물은 최초로 폐경 전 여성의 성욕저하장애의 치료약물로 2015년 미국 FDA에서 허가되었으며, 아직 국내에서는 사용되지 않고 있다. 이 약물은 속칭 'female Viagra'로 불리지만, 작용기전은 전혀 다르다. Flibanserin은 5-HT$_{1A}$ 효현작용과 5-HT$_{2A}$ 길항작용이 있어 전두엽의 도파민과 노르에피네프린 활성을 높인다. 위약에 비해 10% 정도 더 효과가 있는 것으로 보고되어 효과가 강하지는 않다. 수 주에서 2달 정도 지속적으로 복용해야 효과가 있다는 단점이 있다. 알코올과 같이 복용할 경우 저혈압의 위험이 있어 주의해야 한다.

Bremelanotide

이 약물도 폐경 전 성욕 저하 여성의 치료 약물로 2019년 미국 FDA에서 허가되었으며, 역시 국내에서는 아직 사용되지 않고 있다. 성욕증가의 작용기전은 melanocortin 수용체의 효현작용을 통해서이다. 1회용 피하주사제로 주로 사용되고 있으며 성교 전에 자가 주사한다. 성욕 증가 효과가 위약에 비해 10% 정도 높아 효과가 강력하지는 않다. 40%에서 오심이 있으며, 두통, 피부 홍조, 고혈압 유발, 과색소침착 등이 문제가 된다.

2. 향정신성 약물의 부작용 치료 약물

향정신성 약물 사용 시에는 원치 않는 부작용들이 나타날 수 있다. 이들 부작용을 치료 또는 조절하기 위해 널리 사용되는 약물에는 항콜린성 약물, 항히스타민제, 도파민 효현제가 있다. 또한 치료 약물 사용과 관련되어 유발된 체중문제의 조절을 목적으로 사용되는 약물이 있다(제27장 기타 정신장애, Ⅳ. 약물 유도성 운동장애 및 기타 약물 부작용 참조).

항콜린성 약물

정신과 영역에서 항콜린성 약물은 항정신병 약물-유발 파킨슨증에 가장 흔히 사용된다. 이들 약물은 항정신병 약물-유발 급성 근긴장이상증과 정좌불안에도 사용된다. 그러나 정좌불안에 대한 항콜린성 약물의 효과는 충분하지 않으며, 정좌불안에는 베타차단제와 벤조디아제핀이 더 효과적이고 우선적으로 사용된다.

널리 사용되는 대표적인 약물은 trihexyphenidyl(Artane)과 benztropine(cogentin)이며, 이외에 biperiden, ethopropazine, orphenadrine, procyclidine이 있다. 이들은 파킨슨증상에 대한 치료효과는 거의 비슷하다. 이들 약물 중 trihexyphenidyl이 가장 정신자극 작용이 있어 다소의 의존성이 있고, benztropine은 정신 자극 작용이 가장 적다.

작용기전은 무스카린성 콜린 수용체를 차단하는 것이다. 니코틴성 콜린 수용체에는 영향이 없다. 항콜린성 약물은 경구투여 후 위장관에서 잘 흡수된다.

부작용은 역시 무스카린성 콜린 수용체 차단작용 때문이다. 전립선비대증 및 협우각 녹내장 환자에서 주의를 요한다. 특히 노년층에서 문제가 된다. 이들 약물은 다소의 기분상승 작용이 있기 때문에 간혹 약물남용으로 문제가 될 수도 있다.

가장 심각한 부작용은 과량의 항콜린성 약물에 의한 독성 *intoxication* 상태이다. 독성 상태에서는 섬망증상, 혼수, 경련, 초조불안, 환각, 심한 저혈압, 심실상성 빈맥과 말초증상들이 나타난다. 항콜린성 독성 상태로 진단되면 우선 항콜린성 약물을 중단하고 필요시 physostigmine을 정맥 또는 근육 주사할 수 있다. 단, physostigmine의 경우 심한 저혈압과 기관지협착증을 유발할 수 있기 때문에 항콜린성 독성이 심한 경우에만, 또한 심장 모니터링이 가능한 치료 환경에서 시행해야 한다. 항콜린성 작용이 강한 항정신병 약물이나 항우울제와 함께 사용하는 경우는 특히 항콜린성 부작용이 증가할 수 있으므로 주의해야 한다.

항히스타민제

일부 항히스타민제는 진정작용과 항콜린작용이 있어 정신과에서 치료적으로 이용된다. 항히스타민제는 흔히 항정신병 약물-유발 파킨슨증상과 급성 근긴장이상증의 조절 목적으로 이용되며 또한 수면효과와 항불안 효과를 위해 사용되기도 한다.

정신과적 영역에서 사용되는 항히스타민제로 diphenhydramine, hydroxyzine, promethazine 등이 있다. 이들 약물은 제1세대 항히스타민으로 불리며, H$_1$ 수용체를 차단하며, 어느 정도의 항콜린작용도 가지고 있다. 따라서 항히스타민제는 항정신병 약물-유도 파킨슨증, 급성 근긴장이상, 정좌불안에 (항콜린성 약물과 amantadine에 효과가 없거나 부작용으로 사용할 수 없는 경우에) 대체약물로 사용된다. 수면 효과나 항불안 효과를 위해 사용되기도 한다. 졸음을 유발하지 않는 제2세대 항히스타민제인 cetrizine, loratadine, fexofenadine도 항정신병 약물의 신경계 부작용에 사용된다.

Cyproheptadine은 독특하고 강력한 항히스타민 작용과 함께 5-HT$_2$ 수용체 차단작용도 가지고 있다. 이는 SSRI약물에 의해 유발된 지연성 오르가슴을 개선시키는 효과가 있다. 또한 입맛을 증가시켜 신경성 식욕부진증에 사용되기도 한다. 또한 이 약물은 악몽을 감소시키는 효과도 있다.

최근 H$_3$ 차단약물인 pitolisant가 기면증 환자의 낮 동안 과도한 졸음의 치료 목적으로 허가되었다.

부작용으로 졸음, 어지러움, 저혈압 등이 자주 나타나며 특히 노인 연령층에서 문제가 된다. 역설적인 흥분이나 불안초조 증상도 간혹 나타난다. 운동협응 능력을 감소시킬 수 있으므로 운전이나 위험한 기계를 조작하는 경우 조심하도록 환자에게 교육해야 한다. 복부 불편감, 오심, 구토, 설사와 변비 같은 위장관계 부작용도 흔히 나타나며, 약한 항콜린성 효과로 인한 부작용도 나타난다.

도파민 효현제 및 전구물질

도파민 효현제는 정신과 영역에서 파킨슨증, 추체외로증상, 운동부전증, 입술 주변 떨림, 고프로락틴혈증, 유즙분비증, 신경이완제 악성증후군 등과 같은 항정신병 약물에 의한 부작용을 치료할 목적으로 제한적으로 사용된다. 이 목적으로 bromocriptine, levodopa, carbidopa-levodopa 및 amantadine이 오래전부터 사용되어 왔다. 이후 개발된 도파민 효현제로는 ropinirole, pramipexole, apomorphine 등이 있다. 특히 bromocriptine은 신경이완제 악성증후군에 사용되고 있다. Ropinirole은 하지불안증후군의 치료약물로 처음 허가된 약물이다.

약물유도 운동장애의 치료에 있어, 항콜린약물, 항히스타민제을 도파민 효현제보다 우선적으로 선호하는 경향이 있는데, 이는 치료효과는 비슷하면서 도파민 효현제가 부작용이 더 많기 때문이다.

도파민 효현제는 일부 치료저항성 우울증 환자에서 항우울제의 효과를 강화할 목적으로 사용되기도 한다.

Amantadine은 인플루엔자 A의 예방과 치료에도 사용된다.

도파민 효현제는 항정신병 약물의 고프로락틴혈증을 조절하기 위해서도 사용된다.

도파민 효현제는 치료저항성 우울증에서 항우울제의 효과를 강화할 목적으로 사용된다. Bromocriptine이 오래전부터 이 목적으로 사용되었으며, 최근에는 ropinirole과 pramipexole이 더 선호된다. 일부 연구에서는 pramipexole이 sertraline보다 파킨슨증 환자에서 무쾌감증과 우울증의 치료에 더 효과적이었다는 보고가 있다.

도파민 효현제는 일부 환자에서 발기 부전을 호전시킨다. 그러나 발기부전에는 PDE-5 억제제가 우선 사용된다.

도파민 효현제는 용량 의존적으로 다양한 부작용이 나타날 수 있다. 오심, 구토, 기립성 저혈압, 두통, 어지러움, 심 부정맥 등이 나타난다. 고혈압, 심혈관질환 및 간질환 환자에서는 주의해서 사용해야 한다. 장기간 사용한 경우, 특히 노인 환자에서 무도병 양상의 운동장애와 환각, 망상, 혼란, 우울 등의 정신과적 문제가 발생할 수 있다. Bromocriptine의 장기 사용 시 후복막 및 폐 섬유증, 흉막삼출, 흉막비후가 생길 수 있다. Ropinirole과 pramipexole은 갑작스러운 수면 발작이 유발될

수 있어 주의해야 된다.

향정신성 약물-유발 체중증가의 치료 약물

정신과적 약물치료에 있어 체중관리는 매우 중요한 문제이다. 대부분의 항정신병 약물, 항우울 약물, 항불안 약물들은 체중증가를 유발할 수 있기 때문이다. 또한 약물에 의한 체중증가를 걱정하여 많은 환자가 약물치료를 피하게 되어, 약물 비순응의 중요한 이유가 된다. 따라서 임상 의사들은 약물치료에 따른 체중증가와 비만을 조절하는 치료적 방법에 대해 충분히 숙지하고 있어야 한다. 중추신경계에 작용하여 식욕을 감소시키는 물질들이 주로 사용되고 있는데, 이들은 대부분 정신자극제로 교감신경계 흥분작용이 있어 의사의 처방과 지도 감독하에 제한된 기간 사용하는 것이 중요하다.

Phentermine: Amphetamine과 유사한 교감신경흥분성 *sympathomimetic* 아민이다. 가장 오래전부터 사용되어 왔던 중추 식욕억제제이다. 진행된 동맥경화증, 심혈관질환, 중등도 이상의 고혈압, 갑상선 기능항진증, 격정 상태, 녹내장 환자에는 사용하지 않는다. MAOI를 사용하는 경우 고혈압 위기를 피하기 위해 14일간의 간격을 두어야 한다.

Phentermine/topiramate 복합제제: 두 가지 약물은 서로 다른 기전에 의해 식욕을 감소시켜 준다. 서방형 제제가 사용된다.

Phendimetrazine: 교감신경흥분성 아민이다. 부작용과 금기증도 phentermine과 비슷하다.

Diethylpropion: Bupropion과 화학구조가 유사한 약물이다. 약한 도파민 증가 작용과 함께, 강한 노르에피네프린 증가 작용이 있다.

Bupropion/naltrexone 복합제제: 도파민과 노르에피네프린의 재흡수를 차단하는 bupropion과 opioid 수용체를 차단하는 naltrexone의 복합제제이다.

Orlistat: Lipase 억제제이다. 이는 장에서 triglyceride가 흡수 가능한 유리 지방산으로 대사되는 것을 억제한다. 식전에 복용하면 지방 식이를 많이 한 경우 대변으로 지방변을 보도록 한다. Orlistat의 체중감소 효과는 강하지는 않으나 확실히 나타나며, 다른 식욕억제제와 함께 복용할 수 있다. 이 약물은 부가적으로 혈압 저하와 제2형 당뇨의 위험성을 감소시키는 효과가 있다.

Topiramate: 이 약물은 항경련제와 편두통 예방제로 사용되고 있다. 식욕억제와 포만감 증진을 통해서 체중감소효과를 보인다(본 장, Ⅲ. 기분안정제 참조).

Zonisamide: Sulfonamide 관련 약물로 topiramate와 비슷한 점이 많다.

Metformin: 제2형 당뇨에 사용되는 혈당강하제이다. 간에서

포도당 생성을 감소시키고, 장내 포도당 흡수 감소, 인슐린 민감도 증가, 말초에서 포도당 흡수와 조절을 증가시키는 작용을 한다. 많은 연구에서 항정신병 약물에 의한 체중증가와 대사성 증후군에 효과적이라는 결과를 일관되게 보인다. 따라서 항정신병 약물에 의한 체중증가의 경우 유용할 수 있다. 흔한 부작용으로는 오심, 구토, 복용, 식욕감퇴 등이 나타난다. 위장관계 부작용은 분복, 식후 복용 또는 서방형 제제를 사용하면 감소된다. 심각한 부작용으로 유산산증*lactic acidosis*이 있는데, 이는 특히 신장 기능이 저하된 환자에서 문제가 된다.

Amphetamine: 오래전부터 식욕 감소를 위해 적응증 외로 사용되어 왔다.

3. Nutritional Psychiatry

일반적으로 균형 잡힌 식사는 건강에 필수적이다. 같은 의미에서 nutritional psychiatry는 새로운 분야로서 치료적 식단으로 정신건강을 도모하고자 하는 것이다. 주로 우울과 불안의 치료에, 그리고 약물치료의 부작용 치료에 응용되고 있다.

Microbiome balance를 유지하기 위한 전략으로 pre-biotic 음식(흔히 soluble fiber이나 지중해식단 등이 권장된다)이나 probiotic 음식(대개 발효음식)을 가능한 한 주로 섭취하는 것이다. 의사는 음식을 처방할 수는 없으나 가이드할 수 있다.

해부학적으로도 장*gut*과 뇌는 미주신경*vagus nerve*으로 연결되어 있다. 그래서 이 gut-brain axis는 식사와 정신건강 사이를 연결한다. 또한 장에 존재하는 human microbiome은 인간에게 유익을 주는바, 한 개인의 독특한 microbiome은 생후 1,000일 내에 생성된다. 그런데 다이어트는 장의 microbiome을 조절함으로써 신체 및 정신 건강에 영향을 미칠 수 있다. Microbiome은 영양소의 생성은 물론 pathogen들에 대항하며, 해독기능을 하며, 면역기능을 도움으로써 중추신경계에 건강한 영향을 미친다(특히 기분장애, 인지장애 등). 예를 들면 가공식품*ultra-processed foods*은 장에 염증을 야기하고 비만, 당뇨, 심장병 등 질병을 야기한다. 이런 가공식품은 중독성이 있다. 이러한 관계를 diet-microbiome-host interactions이라 한다.

먹는 음식이 감정에 영향을 준다는 것은 충분히 가능한 것이다. The SMILES(Supporting the Modification of lifestyle in Lowered Emotional States)의 연구나 관련 자료의 meat-analysis는 건강 식단*healthy diet*이 기분을 개선시킬 수 있음을 보여주고 있다. 따라서 음식을 통한 보완은 정신과 치료에 도움을 준다. (그러면서도 이 음식물로 자살시도를 할 수 없어 안전하다.)

식물의약*phytomedicines*

수 세기 동안 다양한 의학적 상황의 치료에 약초나 식물제제가 사용되어 왔으며 이를 식물의약이라 한다. 식물의약은 영양보조제의 범주에 포함되며, 약에 속하지 않아 당국의 관리나 제재를 받지 않는다. 현재 많은 약초약물*herbal drugs*이 시판되고 있다. 예를 들어 St. John's wort가 우울증에 사용되고 있다. Kava는 불안을 감소시키지만, 간독성을 유발할 수 있다.

영양보조제 및 의료용 식품

많은 약초 및 식품보조제*dietary supplements* 중 일부는 정신활성 특성을 가지고 있다. 일부는 특정 정신과적 증상의 치료에 효과가 기대되고 있으나, 연구가 부족하여 명확한 결론을 내리기는 어려운 실정이다. 그러나 일부 환자들은 표준 약물치료 대신 이런 물질을 선호하거나 또는 함께 복용하는 경우가 많다. 이런 약초나 식품보조제를 선택하는 경우 표준 치료를 받지 못하여 치료의 기회를 놓칠 수도 있고 또한 새로운 부작용의 위험에 처할 수도 있다.

약초 및 식품보조제는 다른 약물의 효과를 강화하거나 차단할 수 있다. 따라서 임상 의사들은 이와 같은 물질의 최신 연구결과들에 대해 충분히 알고 있을 필요가 있다. 특히 약물 상호작용에 의한 부작용의 가능성에 대해 항상 주의해야 한다.

X. 자극요법

1. 전기경련요법*electroconvulsive therapy*; ECT

전기경련요법은 다른 방법에 비해 비교적 안전하고 효과가 빨리 나타나는 등 좋은 치료방법임이 밝혀져 최근 다시 각광을 받고 있다. 전기니 경련이니 하는 말이 일반인에게 두려움을 갖게 하지만 전기경련요법을 받아본 환자의 80% 정도가 이를 환영하고 있다.

전기경련요법이 발전된 역사는 다음과 같다. 현재는 인정되지 않지만 정신병원에 근무하던 의사들의 관찰에 의해 뇌전증과 조현병이 동시에 한 환자에게서 발생하는 일이 극히 드물다는 것이 알려지게 되었다. 이리하여 L. von Meduna가 1934년 장뇌*camphor*와 cardiazol을 근육주사하여 경련을 일으키는 경련요법을 시작하였다. 1938년에는 이탈리아의 Ugo Cerletti와 Lucio Bini가 약물 대신 전기를 이용하여 경련요법을 시행하였다. 한때는 전기충격요법*electro-shock therapy*; EST이란 용어를 사용하였지만, 이 용어가 환자에게 주는 인상이 좋지 못하고 그 의미도 적절치 못해 요즘은 전기경련요법이라 부르고 있다. 또한 indoklon 등의 약물을 흡입하여 경련을 유발하는 방법도 한때 시행되었다. 한때 근육이완제인 curare를 사용하여 근육의 경련을 없앤 상태에서 전기경련요법을 시행하였으나 1951년 이래 succinylcholine을 사용하여 경련이 나타나지 않게 하는 효과를 보고 있다. 이를 softening이라 한다.

작용기전

전기경련요법의 작용기전은 아직 밝혀지지 않았지만, 항우울제와 같이 전기경련요법이 신경전달물질에 대한 시냅스후 β-아드레날린성 수용체의 감수성을 감소시킨다는 햐향조절down regulation 이론이 가장 강력한 가설이다. 기타 대발작 경련으로 인해 뇌 내의 단백질 합성 또는 세포막 투과도가 영향을 받을 것으로 생각된다. 최근 시냅스후 5-HT$_2$ 수용체 증가, muscarinic cholinoreceptor의 감소, GABA의 합성과 유리의 감소, 엔도르핀endorphin의 증가 등이 작용기전으로 제시되고 있다.

적응증

전기경련요법의 주된 적응증은 우울증으로, 특히 내인성 우울endogenous depression, 망상이 있는 우울, melancholia가 있는 우울에서 효과적이다. 또한 정신운동 격정 또는 지체, 비관적·신체적·피해적 망상이 있을 때, 급격히 우울증이 발생할 때 효과적이다. 단극성, 양극성 우울증 모두에서 효과적이다. 대체로 약물치료에서 효과를 보지 못한 우울증 환자에게 사용한다. 또는 자살의 위험성이 매우 높아서 신속한 치료효과가 필요한 경우, 음식 거부 때문에 또는 식사를 제대로 하지 못해 쇠약할 때, 신장, 심장, 간장의 기능이 악화되어서 약물치료를 견디지 못한다고 생각되는 경우 등이다. 약물효과가 없는 조증이나 긴장증이 겹친 조현병에서도 효과가 있지만 우울증에서보다는 효과가 적다고 알려져 있다. 어떤 경우든 만성화하면 치료의 효과가 떨어진다. 노인에게 전기경련치료를 시행하는 것이 도움이 될 수 있다.

시행방법은 양측 자극방법bilateral ECT일 때 이마 양쪽에, 일측 자극방법unilateral ECT일 때 뇌의 비우세반구nondominant hemisphere에 전극을 붙이고 전격을 가한다. 두 방법의 효과는 비슷하나 일측 자극방법을 사용할 때 인지손상이 약간 덜하다는 보고가 있다.

금기증: 뇌압을 상승시킬 수 있는 경우(뇌종양과 뇌혈관장애)나 전신마취가 금기인 경우를 제외하고는 전기경련요법에 대한 절대적인 금기상태는 없다. 뇌종양의 경우에는 전기경련요법으로 인한 급작스러운 뇌압상승의 위험이 있다. 성별이나 연령에 따른 금기도 없고 임신 중이나 신체질병이 있을 때에도 시행할 수 있다. 다만 히스테리나 건강염려증에서는 결과가 그다지 좋지 못한 것으로 알려져 있다. 심근경색, 관상동맥질환, 심부전, 폐기관지장애, 정맥혈전, 고혈압이 있을 때는 주의해야 한다.

시행방법

사전준비로 환자와 가족을 교육시켜 이해와 협조를 구한다. 혈액, 간기능, 소변 검사 등 신체상태를 평가하되 특히 심전도 검사, 뇌단층촬영 등으로 심장과 뇌의 상태를 평가한다. 노인 환자나 관절염 등이 의심스러운 환자에게는 척추X선검사도 시행한다.

TCA를 복용하고 있다면 중단한다. 진정수면제는 경련을 억제하기 때문에 중단한다. 당일에 아침약을 투여하지 않고, 적어도 4시간 전부터 금식시키며, 대소변을 보게 하고, 의치를 제거하고, 30분 전에 atropine을 주사한 뒤에 개구기mouth gag를 준비하면 된다.

현장에서는 softening을 위해 methohexital이나 thiopental 정주로 가볍게 전신마취시킨 후 산소를 공급하면서 succinylcholine 60mg을 정주하고 전기경련요법을 시행한다.

70~130V의 전류를 0.1~0.5초간 통한다. 가해지는 전류의 형태에는 지속적 sine wave형과 brief pulse형이 있는데, 후자는 전기량이 적어도 되므로 후유증이 적다고 한다.

경련은 30~60초 나타나게 한다. 경련은 전형적 대발작grand mal으로, 강직-간대성 경련tonic-clonic seizure이다. 이때 서맥과 혈압강하가 동반되고 이어서 빈맥과 혈압상승이 뒤따른다. 뇌척수액의 압력도 증가한다. 심장질환이 없는 경우라도 처음 2~3회의 치료에서는 심전도로 심장상태를 감시하는 것이 바람직하다.

시행빈도는 주 2~3회가 적당하다. 5~10회 시행하면 효과가 나타난다. 한 차례의 치료는 대개 10~12회이다.

부작용

부작용으로 후두연축과 연장된 무호흡과 중첩성 뇌전증status epilepticus이 있다. 무호흡증은 기관 내 삽관intubation으로 치료하고, 연장되는 뇌전증 발작은 diazepam 정맥주사로 해결한다. 시행 후에는 적어도 1시간 정도 침상에 누워 있도록 해야 하는데, 이는 대개 2~3분 후 의식을 회복하지만 때로는 15~30분 의식이 흐린 상태를 보일 수 있기 때문이다. 때로는 착란 상태를 보일 수 있으며 두통과 구토 증상을 보이기도 한다.

후유증으로는 척추골절이 올 수 있는데, 대개 배측척추dorsal spine의 제4 또는 제8 척추에서 압박골절이 발생할 수 있다. 최근 근육이완제로 softening함으로써 이의 빈도가 감소하고 있다. 가장 문제 되는 것으로 간혹 기억력장애가 보고되기도 하는데, 지속되는 일은 없고 대개 치료를 끝낸 후 1~4주면 회복된다. 연구에 의하면 이 기억장애는 우울증의 한 증상이라고 하며 오히려 우울증으로부터 회복되면서 기억력이 호전되는 경우도 있다.

2. 경두개 자기 자극술 *transcranial magnetic stimulation*; TMS

대뇌피질의 세포를 자극하는 비침습적 치료기법이다. TMS는 전자기 코일에 매우 강력한 단속적 전기 흐름을 발생시켜 두뇌 피질에 강한 자기장(약 1.5telsa)을 아주 짧게 생성시키고, 이 자기장의 파동이 resting potential 상태에 있는 신경세포를 자극하여 전기적 신경 신호가 발생하게 유도하는 장치이다(그림 35-4). (따라서 electrodeless electrical stimulation이라 부르기도 한다.)

정신질환에 사용되는 TMS는 반복적이고 주기적으로 자극을 주는 rTMS(repetitive TMS)를 이용한다.

TMS는 대뇌피질에 자기적 자극을 줌으로써 전기적 변화를 유도한다는 점에서 기존 우울증에 사용되는 전기경련요법과 유사점이 있다. 그러나 전기경련요법이 치료효과를 거두기 위해서는 경련을 일으킬 정도의 충분한 전기자극이 요구된다. (그래서 전체 뇌 기능이 중단된 후 경련이 야기된다.) 반면 TMS에서는 경련을 유발할 수 없는 적은 전기로 뇌의 일정 부위(cingulate 또는 변연계 등)를 선택적으로 활성화 또는 비활성화시켜 치료효과를 볼 수 있는 것이다. (특정 부위에서 특정 신경전달물질을 유리하게 하는가 아닌가 하는 효과를 특수 뇌 영상으로 확인할 수 있다. 이런 점에서 focal pharmacology라고 부르기도 한다.)

주 적응증: 우울증이다. 이때 전전두엽에 TMS를 가하는데, 4~6주 치료에 약물치료나 ECT에 버금가는 항우울 효과를 본다. 우울증 외에도 조현병, 강박장애와 외상후 스트레스장애 등의 불안장애 환자 등에서 치료 효과가 있는 것으로 보고되고 있다.

부작용: 시술 중이나 후에 일시적 두통 또는 두피의 불편감이 나타날 수 있고 아주 드물기는 하지만 경련이 생길 가능성도 있다. 자기장을 이용하기 때문에 인공심박동기 같은 금속 물질이 신체에 있는 경우에는 오작동이 생길 수 있다.

3. 기타 뇌 자극술

미주신경자극술 *vagus nerve stimulation*; VNS

미주신경 자극이 변연계의 구조물을 활성화시키고, 미주신경 자극 후 뇌 내 세로토닌, GABA, 글루타메이트 등의 신경전달물질의 농도를 변화시킨다고 한다. 우울증 외 불안장애, 비만, 통증조절 등에도 시도되고 있다.

미주신경자극술은 경련성 질환의 치료를 위해 개발되었으나, 시술을 받은 환자의 기분 호전이 관찰되면서 약물치료나 정신치료에 효과가 없는 난치성 우울증의 치료에 이용되게 되었다. 미주신경은 80% 이상의 구심성 감각신경으로 구성되어 있으며 nucleus solitary tract으로 간다. 이곳에서의 신호는 청반 *locus coeruleus*과 parabrachial nucleus를 거쳐 전두엽으로 투사된다. 그러나 아직까지 우울증의 치료에 있어서 청반의 역할은

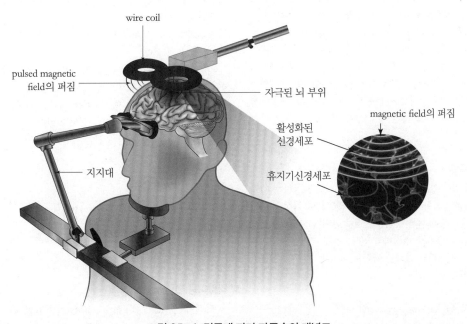

그림 35-4 경두개 자기 자극술의 개념도

wire coil
pulsed magnetic field의 퍼짐
지지대
자극된 뇌 부위
magnetic field의 퍼짐
활성화된 신경세포
휴지기신경세포

불분명하여 이에 대한 추가연구가 요구된다.

시술은 좌측 흉곽 전면부의 피하조직에 자극장치를 삽입하고 미주신경, 즉 left cervical vagus nerve를 노출시킨 뒤 전극을 접지시킨다. 전극을 좌측 흉벽 피하조직으로 관통시켜 자극장치generator에 연결한 뒤 피부를 봉합한다. 미주신경 자극의 강도는 외부에서 조절이 가능하게 고안되어 있어 환자가 우울증세로부터 편안하게 느껴지는 순간에 이르기까지 자극강도를 조절한다.

합병증 중에는 쉰 목소리hoarseness가 가장 흔하며, 그 외에 기침, 호흡곤란 등도 발생할 수 있다. 그러나 대부분의 합병증은 일시적이다.

심부뇌자극술deep brain stimulation; DBS

심부뇌자극술은 미세전극을 뇌 안에 이식하여 뇌의 특정 부위에 전기적 자극을 보내 뇌의 기능을 조절하고자 하는 치료법이다. 이는 뇌의 활동에 직접적으로 영향을 주어 뇌 기능을 조절할 수 있는 방법으로 효과는 가역적이다. 현재 정신질환 중에서는 난치성 강박장애에 가장 많이 시술되고 있으며, 그다음으로 난치성 우울증에 사용되고 있으며, 어느 정도 효과가 인정되고 있다.

작용기전은 아직 확실하지 않다.

부작용으로는 일반적 외과시술과 관련된 상처감염, 출혈, 두통 등이 생길 수 있다. 뇌를 직접 자극하기 때문에 성격변화, 감정변화 등이 드물지만 발생할 가능성도 있어 주의해야 한다.

경두개 직류자극술transcranial direct current stimulation; tDCS

두피 전극을 통해 일정하게 약한(1~3mA) 전기자극을 뇌에 직접 가하는 것이다. ECT나 TMS가 신경세포에 직접 활동전위를 야기하는 것과 달리 tDCS는 신경세포에 활동전위가 잘 유발되거나 유발되지 않도록 membrane potential에 subthreshold change를 야기한다. 뇌경색 후 실어증에 사용되어 효과를 보았다고 한다. 정상인에서 언어, 수학, 주의, 문제해결, 기억, 조정 행동 등 인지적 수행능력cognitive performance을 개선시킨다고 한다. 이 기술이 정신장애 치료에 이용되기까지 아직 연구가 더 필요하다. 부작용은 경미하며, 자극부위에 피부자극이 있을 수 있다.

두개 전기자극술cranial electrical stimulation; CES

1~4mA의 약한 교류전류를 사용하여 두뇌를 자극하는 치료방법이다. 아직 정확한 기전은 알려지지 않았으나 특정 뇌부위(시상과 시상하부 등)에서 신경전달 물질을 분비하거나 신호전달체계에 영향을 줄 것으로 추정하고 있다. 우울, 불안, 불면, 두통, 통증 등에 시도되고 있으나 아직은 더 많은 연구와 경험이 필요한 실정이다.

자기 발작치료magnetic seizure therapy; MST

이 치료는 자기장을 이용하여 ECT보다 제한된 범위의 전류를 주어 발작을 유발한다. ECT와 마찬가지로 전신마취하에서 근이완제로 전처치하며, 통상적 TMS에서 나오는 것보다 더 강력한 자기장을 유발하는 기구를 사용한다. 일반적으로는 ECT보다 부작용이 더 적은 것으로 알려져 있다.

XI. 정신외과 수술

Lobotomy는 정신질환의 증상을 감소시키기 위해 뇌의 전두엽과 시상thalamus의 연결을 절단하는 것이다. 비슷한 정신외과 수술에는 특정 뇌부위를 파괴하는 cingulotomy 및 thalamotomy가 있고, 연결 tract를 자르는 tractotomy와 leukotomy 등이 있다. 기타 입체정위술stereotaxic operation을 이용하여 radioactive implants, cyroprobes, electrical coagulation, proton beam, ultrasonic wave가 사용되기도 한다.

Lobotomy는 1935년에 포르투갈 신경과 의사인 Egas Moniz에 의해 창안되었다. (그는 1949년 노벨 생리학·의학상을 받았다.) 이후 이 수술방법이 미국에 소개되어 W. Freeman과 J. Watts가 1950년대 초까지 발전시켜 시행했고, 영국에서는 1942~1952년 사이에 약 1만 명의 환자에게 시행되기도 하였다. 그러나 1950년대 초에 chlorpromazine이란 약물이 개발되고 비슷한 시기에 근육이완제와 마취법의 사용으로 전기경련요법이 안전한 치료방법으로 널리 실시되자 정신외과 수술은 극히 제한된 환자에게만 시행되었다. 그러나 입체정위술이 발전되면서, 모든 치료를 충분히 시행해도 호전되지 않는 환자에게 최후의 치료방법으로 사용할 수 있게 되었다.

정신외과 수술은 처음에 기대하였던 것과는 달리 조현병에는 별다른 효과가 없다.

기타 적응증으로, 다른 방법으로 치료되지 않는 불안과 우울이 뚜렷한 강박증 환자와 심한 좌불안과 긴장을 동반한 극심한 우울증 환자, 공격적인 행동장애를 보이는 뇌전증 환자, 심한 통증 환자 등에 효과적이라고 주장되고 있다.

수술 후에도 역시 재활을 위한 세심한 치료가 계속 요구된다는 점을 기억해 두어야 한다.

XII. 기타

1. 기타 기질적 치료

약물이용 면담drug-assisted interviewing

이전에는 narcotherapy, amytal interview라고 불렀다. 정신치료 중에 강한 감정이 실려 있는 내용을 용이

하게 의식화시키려고 sodium amytal 같은 barbiturate 나 diazepam 또는 정신자극제(methylphenidate 또는 LSD) 등을 정맥주사하는 방법을 말한다. 카타르시스*catharsis*에 의한 감정발산도 유익하지만, 과거의 경험을 생생하게 재현시켜 병식을 획득할 수 있는 장점도 있다. 그러나 후두경련의 부작용이 있어 마취과 의사의 협조가 필요하다.

광선치료*light therapy*

환자에게 인공 빛을 쬐어 우울증, 특히 계절성 정동장애*seasonal affective disorder; SAD*를 치료한다. 기전은 알려져 있지 않으나 빛으로 circadian rhythm을 phase 전진시키거나, 멜라토닌 대사에 영향을 미쳐 우울증을 치료하는 것으로 추측된다. 2,500룩스의 광선을 매일 새벽 전 2~3시간, 그리고 황혼 뒤 2~3시간 쪼이면 2~4일 후부터 효과가 나타난다. 부작용은 두통, 눈의 피로, 초조감 등이다. 'light therapy'와 'wake therapy'의 병용치료는 'Chronotherapeutics'라 하는데, 이 역시 빠른 항우울효과를 나타낸다.

수면박탈*sleep deprivation*

하룻밤을 못 자게 하는 것이다. 렘수면만 박탈할 수도 있다. 적응증은 우울증이다. 그러나 효과가 하루 정도뿐이다. 수면박탈과 유사하게 sleep schedule을 변화시키는 방법도 있는데, 취침시간을 앞당기거나 늦추는 것이다. 적응증은 우울증이며 2~4일 계속하면 1주 정도 효과가 지속된다. 이들의 작용기전은 아직 알려져 있지 않지만 모두 circadian rhythm 간에 phase relationship을 바꾸는 것이 아닌가 추측된다.

기타

1920년대에 이산화탄소 흡입과 인슐린에 의한 혼수상태*insulin coma therapy*나 반혼수상태*subcoma insulin therapy*를 유도해 정신병 치료에 이용한 적이 있으나 현재는 거의 사용하지 않는다. 혈액투석*hemodialysis*을 시행했을 때 조현병이 호전하였다는 보고가 있으나 널리 인정되지는 않는다. 비타민들을 대량 투여하는 megavitamin치료, 특정 식이치료, 호르몬치료 등도 효과가 인정되지 않고 있다. 전기수면요법*electrosleep therapy*은 약한 전류를 머리에 가해 수면이나 진정을 유도하는 치료법인데 널리 쓰이지는 않는다.

생활습관변화, 특히 건강 다이어트가 노인에서 증상호전과 우울증 재발 방지에 도움이 된다고 한다.

위약*placebo*

비록 약리작용이 없는 물질이라도 임상효과가 있는 경우가 있다. 의학적 치료에는 모두 어느 정도 위약효과*placebo effect*가 있다고 생각된다. 예를 들어 우울증의 경우 위약이 약 30%의 환자에서 임상효과를 나타낸다고 한다. 그러므로 약물효과를 평가할 때 위약효과에 의한 부분을 제외해야 한다.

위약효과의 기전을 암시*suggestion* 때문일 것이라고 생각해 왔으나, 위약이 생물학적 효과도 나타낸다는 증거도 보고되고 있다. (예를 들어 위약의 진통효과가 naloxone에 의해 차단된다는 사실에서 위약효과가 endorphin에 의해 중개된다고 볼 수 있다.) 따라서 위약은 부작용도 나타낼 수 있다.

위약효과를 높이는 요소는 환자-의사의 좋은 관계, 급성 증상일 때, 낮은 연령, 낮은 지적 수준, 높은 사회성, 남을 기쁘게 하려는 성향, 높은 불안 수준, 히스테리 경향, 알약의 수가 많을 때, 알약의 크기가 매우 크거나 작을 때 등이다. 여성에 효과가 크다고 하기도 하고 남녀 차이가 없다고도 한다. 주의를 끌려는 경향이 크거나 하소연을 많이 할 때는 효과가 적다. 반복투여 시 효과가 감퇴한다.

부작용도 있는데 졸음, 구갈, 두통, 오심 등이다. 의존도 발현할 수 있으며 금단증상도 있다.

위약은 의사에 대한 신뢰문제도 있고 해서 환자가 반대하면 사용할 수 없다. 더구나 효과적 치료방법이 따로 있으면 위약치료는 하지 않아야 한다.

2. 대체의학*alternative medicine*

정통 서양의학은 가설을 검증하거나 확률을 결정하는 실험 등 과학적 방법에 의해 입증된 바에 근거하고 있다. 정통 서양의학은 질병을 신체의 생물학적·생리학적 체계가 잘못된 것이며, 약물이나 수술 등의 기술적 방법으로 바로잡을 수 있다고 가정하고 있다. 대체의학은 이러한 정통적 개념에 근거하지 않은 질병의 치유법이나 예방법으로, 흔히 정통적 치료법에 보조적이라는 점에서 보완적*complementary* 의학이라 불리기도 한다. (정신사회적 대체의학은 제34장 정신사회적 치료, X-5. 정신사회적 대체의학 참조)

대체의학은 전체적으로 질병을 치료하는 데 있어 정통의학이 소홀히 해온 정신의 힘 또는 역할을 중요시한다. 질병이나 환자에 대해 정신사회적*psychosocial* 측면이나 환경과의 관계, 생활방식*life style*을 고려해야 한다는 개념은 원래 정신의학, 특히 정신신체의학에서 이전부터 주장해 온 바이다. 그리고 그 효과의 기전으로 암시 또는 위약효과가 주장되어 왔다.

서양의학의 입장에서 보면 서양 이외의 지역에서 사용하는 의학은 모두 대체의학이라 할 수 있다. 그러나 동양의학의 범위는 매우 넓어 다양한 요소를 포함하고 있다.

대체의학은 의사들의 의심에도 불구하고 최근 유행을 타고 있으며, 이 분야에 소요되는 비용도 증가하고 있다. 전체적으로는 과학적 근거가 밝혀져 있지 않고 효과비용 면에서 이점이 입증되어 있지 않아 장기적으로 볼 때 건강문제를 일으킬 수도 있는 위험요소가 있다. 따라서 의료계에는 이에 대한 체계적인 연구가 필요하다는 인식이 확산되고 있다.

미국의 National Institute of Health(NIH)의 Office of Alternative Medicine은 대체의학의 요법을 다음과 같이 분류하고 있다.

① 식이, 영양 또는 생활방식의 변화: 생활방식 변화, 식이요법, 영양보충, Gerson치료법(유기농법으로 재배한 신선한 야채나 곡류 등 채식으로 치료함), megavitamin 등.

② 정신·신체조절mind body control: 예술치료, 이완, biofeedback, 기도, 상담, 무용, guided imagery, 웃음요법humor therapy, 음악 및 소리 치료, 지지집단, 요가, 명상 등.

③ 의료의 대체체계alternative systems of medical practice: 침, anthroposophy(인생의 지혜를 터득함), Ayurveda에 따른 치료, 지역사회별 특수치료방법, 환경의학, 동종의학homeopathic medicine, 라틴아메리카와 미국 인디언의 전통의학, 자연산물, 샤머니즘, 티베트의학, 전통 동양의학 등.

④ 손을 사용하는 치료manual healing: 지압, Alexander기술(인체근육을 적절히 사용 조작하여 체위를 바르게 함으로써 질병을 치료), biofield therapeutics, Feldenkrais법(자세를 바르게 함으로써 치료), 마사지치료, osteopathy, reflexology, rolfing, 치료적 만짐, Trager법, zone therapy 등.

⑤ 향치료aromatherapy: 후각자극이 감정적 반응이나 기억 등을 야기하는 것은 정신의학에서도 잘 알려져 있다. 특정 향기를 내는 식물기름의 냄새를 맡거나 이를 피부에 마사지하거나 하여 진통 효과, 스트레스감퇴, 항불안 효과를 얻고 위장계나 골근계 장애를 치료하고자 한다.

⑥ 약물 및 생물학적 치료: 항산화제, 세포치료, chelation치료(신체 내 중금속을 제거하기 위한 치료로 노화방지와 치매에 사용함), metabolic therapy, 산화제 등.

⑦ Bioelectromagnetic application: 전자침, 전자장·전기자극 및 neuromagnetic stimulating, magnetoresonance spectroscopy, 청색광 또는 인공광선 치료 등.

⑧ 약초 내지 herbal medicine: Echinacea(purple coneflower), 은행잎 추출물ginkgo biloba extract, 생강뿌리줄기ginger rhizome, 인삼뿌리, 야생국화 등을 이용한 치료. 전통 한의학이나 고대 서양의학에서는 모두 약초를 약물로 사용하였다. 현대의학에서 사용하는 약물의 상당 부분은 약초의 유효성분에서 유래한 것이다.

⑨ Naturopathy: 자연과 가까이하고 인체의 자연치유력을 강화함으로써, 즉 공해 없는 깨끗한 공기와 물, 건강식, 자연식품(버섯류), 약차, 그리고 정기적 운동으로 건강한 몸과 정신을 갖도록 하는 방법이다.

⑩ 기타: 수욕요법, 마사지, 이온화된 공기, 뜨거운 또는 찬 찜질fomentation, 온열요법, 대장세척, 관장이나 금식을 통한 제독요법, 무공해물, 유기농법에 의한 음식섭취, 마사지 등의 방법을 사용한다.

한의학

고전에 근거하고 오랜 시간의 관찰과 임상경험, 그리고 이론가들의 철학과 논리에 의한 비판적 사유에 의해 발전해 왔다. 기본내용은 기氣 chi, Qi, life force와 음양오행설陰陽五行說, 그리고 조화의 이론 등 고대 동양사상에 근거하고 있다.

한의학의 질병개념과 치료방법은 현대의학과는 다르다. 한의학은 오랜 경험에 의해 축적된 지혜의 결과라고 하나 음양오행설이론이나 사정칠기四精七氣, 오장육부 등 현대의학으로 증명하기 어려운 것이 많다. 그러나 실제 일상생활에서 한국인의 질병관이나 도움요청행동 등에 대한 한의학의 영향은 지대하며, 질병뿐만 아니라 일반 행동에도 반영되는 바가 많다. 예를 들어 기분이 상하였다 할 때의 기氣나 상傷, 또는 간 큰 사람 할 때 간肝 등은 모두 한의학적 개념이다.

한의학은 심신心身을 분리하기보다, 하나의 전체로 대하는 점, 각 요소 간의 조화를 강조하는 점, 환자-의사 관계에서의 지혜, 질병의 환경적, 즉 사회문화적인 요인의 중시, 감정이 신체에 미치는 영향의 인정, 심리적 치료기술 등 긍정적으로 고려할 부분이 많다. 앞으로 동서양의학의 갈등을 극복하고 한의학의 이론이나 기술, 지혜를, 어떻게 한국문화를 근거로 하여 서양의학에 접목시키는가 하는 것이 미래 과제이다.

침과 뜸: 전통 한의학의 이론에 따르면 인체에는 기氣가 경락經絡meridian을 따라 흐르는데, 350개소의 경혈점acupoint을 침으로 찌르거나 또는 지압acupressure으로 자극하여 기의 막힘을 풀고 흐름을 촉진할 수 있다고 한다. 침이 효과가 있다면 이는 신경자극에 의한 신경전달물질이나 엔도르핀의 유리 때문일 것이다. 뜸은 경혈점에 마른 쑥moxa을 태워 열을 가함으로써 효과를 보려는 치료법이다.

태극권: 이는 인체를 천천히 회전시키는 움직임을 통해 기 또는 생명력을 증진시키려는 시도이다. 역시 음양의 균형, 기의 증진을 목표로 한다.

티베트의학: 이는 7세기 티베트의 왕 Songsten Gampo로부터 유래된 의학으로, 고대 아라비아, 인도, 중국의 여러 의학을 집대성한 것으로 종교적 내지 마술적 색채가 강하다. 티베트의학에서는 병이 인체의 세 요소, 즉 바람(호흡, 움직임), 담즙(소화기능, 기질), 타액(수면, 관절운동, 피부탄력) 간의 불균형 때문에 생긴다고 본다. 원인은 건강원칙의 위반, 환경으로부터의 침범, 그리고 부적절한 식사 때문으로 본다. 치료는 당연히 약초, 마사지, 침, 뜸, 식사, 그리고 종교적 의식이나 정화의 기술 등 보조적 치료법을 통한 불균형의 교정이다.

참고문헌

김찬형(1998): 공황장애 약물치료의 최근경향. 신경정신의학 37:620~631.

김찬형(2001): 새로운 항정신병 약물: 세로토닌 및 글루타메이트 수용체 관련 약물 등. 대한정신약물 학회지 12:115~123.

김찬형(2015): 생물학적 치료. 민성길(편), 최신정신의학(제6판). 서울, 일조각, pp.817~861.

김찬형, 김장우(2000): 임신과 수유의 정신약물치료. 대한정신약물학회지 11:22~34.

김찬형, 민성길(1994): 인종과 정신약리학. 대한정신약물학회지 5:3~11.

김채원(1966): Lithium의 치료적 용도. 신경정신의학 5:43~45.

노대영, 장진구, 김찬형(2012): 중증 정신질환 환자에서의 약물 순응도 향상. 대한정신약물학회지 23:155~165.

노대영, 장진구, 김찬형(2013): 항정신병약물 병합요법의 최근 동향. 대한정신약물학회지 23:155~165.

민성길(2007): 임상정신약리학(제3개정판). 서울, 엠엘커뮤니케이션.

민성길, 김종주, 신정호 등(1989): Fluoxetine의 임상치험. 최신의학 32:61~67.

민성길, 박정주, 박묵희 등(1987): Sulpiride와 chlorpromazine의 만성정신분열병에 대한 치료 효과. 신경정신의학 26:240~253.

민성길, 안석균(1988): 비전형적 항정신병 약물의 약리학. 대한정신약물학회지 9(부록 1호):11~22.

민성길, 이호영, 연규월(1986): Alprazolam의 항불안 및 항우울효과에 대한 이중맹치험. 신경정신의학 25:65~69.

박원명, 김찬형(2019): 임상신경정신약물학(제3판). 서울, 시그마프레스.

박원명, 이경욱(2004): 양극성장애에서 비정형 항정신병 약물의 효과. 우울-조울병 2:16~21.

반철식, 김영훈, 심주철(1995): 지연성운동장애의 유병율과 위험인자. 신경정신의학 34:1585~1595.

손진욱(1979): 양측성 및 우편측성 전기충격 요법의 비교연구. 신경정신의학 18:241~245.

오병훈, 민성길(1990): Buspirone과 diazepam의 항불안 효과 및 항우울 효과에 대한 이중맹치험. 대한정신약물학회지 1:37~42.

오병훈, 민성길, 유계준(1994): Lithium의 용량과 혈중농도에 따른 치료효과. 대한정신약물학회지 5:46~53.

오홍근(1998): 대체의학 시술의 국내 현황. 대한의사협회지 41:1222~1228.

이민수, 김용구, 김영훈 등(1998): 정신분열병에 대한 리스페리돈의 효과 및 안정성. 신경정신의학 37:60~74.

이홍식, 김지현, 유계준 등(1992): 우울증 환자에서의 sertraline의 항우울효과. 대한정신약물학회지 3:122~127.

이홍식, 김찬형(1994): Clozapine의 약리학적 특성, 치료효과 및 부작용. 대한정신약물학회지 5:19~34.

이홍식, 김찬형, 전덕인 등(1997): 치료저항 정신분열병 환자에서 Risperidone의 장기효과. 대한정신약물학회지 8:208~217.

조수철(1989): 소아 정신 약물학. 신경정신의학 28:187~205.

채정호, 이창욱, 박원명(2003): 우울증에서 경두개자기자극의 치료적 응용. 대한정신약물학회지 14:77~83.

하윤, 김찬형, 장종희 등(2003): 정신질환에 대한 새로운 기능외과적 치료. 대한정신약물학회지 14:99~107.

한국형 조현병 약물치료 알고리듬 개정 실무위원회(2019): 2019 한국형 조현병 약물치료 지침서, 중앙문화사/더리움.

Boland R, Verduin ML(2022): Kaplan and Sadock's Synopsis of psychiatry. 12th ed. Wolters Kluwer, Philadelphia, pp.591~744.

Cerullo MA, Strakowski SM(2013): A systematic review of the evidence for the treatment of acute depression in bipolar I disorder. CNS Spectr 18:199~208.

Chan K(1995): Progress in traditional Chinese medicine. Trends Pharmacol Sci 16:182~198.

Choi KM, Jang KM, Jang KI, et al(2014): The effect of 3 week of rTMS trentment on P200 amplitude in patients with depression. Neuroscience Letters 577:22~27.

Clemmesen L, Jensen E, Min SK, et al(1984): Salivation after single- doses of the new antidepressants: Femoxetine, mianserine, and citalopram. A cross-over study. Pharmacopsychiatry 17:126~132.

Davis JM(1975): Overview: Maintenance therapy in psychiatry. Am J Psychiatry 133:1~13.

Gálvez V, Alonzo A, Donel Martin D, et al(2014): Transcranial direct current stimulation treatment protocols: should stimulus intensity be constant or incremental over multiple sessions? Intl J Neuropsychopharmacol 16:13~21.

Greenblatt DJ, Shader RI, Abernathy DR(1984): Current status of benzodiazepines. N Eng J Med 309:354~410.

Hales RE, Yudofsky SC, Roberts LW, eds(2014): Textbook of psychiatry. 6th ed. American Psychiatric Publishing, Washington D.C.

Kapur S, Remington G, Zipursky RB, et al(1995): The D2 dopamine receptor occupancy of risperidone and its relationship to extrapyramidal symptoms: a PET study. Life Sci 57:103~107.

Lieberman JA, Saltz BL, Johns CA, et al(1991): The effects of clozapine on tardive dyskinesia. Br J Psychiatry 158:503~510.

Meltzer HY(1993): Serotonin-dopamine interactions and atypical antipsychotic drugs. Psychiatr Ann 23:193~201.

Min SK, Lee CS, Kim CE, et al(1993): Risperidone versus haloperidol in the treatment of chronic schizophrenic patients. A parallel group double-blind comparative trial. Yonsei Med J 34:180~190.

Min SK, Moon IW, Koh RW, et al(2001): Effects of transdermal nicotine on attention and memory in healthy elderly non-smokers. Psychopharmacology 159:83~88.

Müller HJ, Seemller F, Schennach-Wolff R, et al(2014): History, background, concepts and current use of comedication and polypharmacy in psychiatry. Int J Neuropsychopharmacol 17:983~996.

Naidoo U(2019): Nutritional Psychiatry: The Gut–Brain Connection. Psychiatric Times 36(1). https://www.psychiatrictimes.com/view/metformin–in–treatment–resistant–bipolar–depression

Roh D, Chang WS, Chang JW, et al(2012): Long–term follow–up of deep brain stimulation for refractory obsessive–compulsive disorder. Psychiatry Research 200:1067~1070.

Sadock BJ, Sadock VA, Ruiz P(2014): Synopsis of Psychiatry. Behavioral Science/Clinical Psychiatry. 11th ed. Wolters Kluver, New York.

Shiozawa P, Fregnia F, Benseora IM, et al(2014): Transcranial direct current stimulation for major depression: an updated systematic review and meta–analysis. The International Journal of Neuropsychopharmacology DOI: http://dx.doi.org/10.1017/S1461145714000418

Small JG, Small JF(1981): Electroconvulsive therapy update. Psychopharmacol Bull 17:29~42.

Tammingga CA, Lathi AC(1996): The new generation of antipsychotic drugs. Int Clin Psychopharmacol 11(suppl 2):73~82.

Tandon R(2011): Antipsychotics in the treatment of schizophrenia: an overview. J Clin Psychiatry 172(Suppl 1):4~8.

Uchida H, Yamawaki S, Bahk WM, Jon DI(2016): Neuroscience–based Nomenclature (NbN) for Clinical Psychopharmacology and Neuroscience. Clin Psychopharmacol Neurosci 14:115~116.

36

정신의학 서비스와 지역사회 정신의학
Psychiatric Services and Community Psychiatry

I. 정신의학 서비스

1. 개념

WHO의 건강서비스*health service* 정의에 따르면, 정신의학 서비스*psychiatric services* 또는 정신건강 서비스*mental health service*는 정신질환을 진단하고 치료하는 분야(대체로 병, 의원 치료)와 정신건강을 증진, 유지, 회복하는 분야(대체로 지역사회 정신건강 서비스)로 구분할 수 있다.

서비스란 건강을 위해 재정, 요원, 장비, 약물 등 자원이 통합적으로 투입되는 것이다. 서비스에로의 접근성, 서비스 범위, 서비스의 질 등은 이들 핵심자원이 얼마나 투입 가능한가에 따라, 즉 서비스가 조직되고 관리되고 제공자와 사용자에 영향을 미치는 유인*incentive*에 따라 결정된다.

정신건강 서비스가 중요한 것은 사회 전체의 건강을 위해서 정신건강이 중요하기 때문이다. 그 외에도, 사회에 이런 서비스를 받지 못하는 사람들이 다수 있기 때문이다. 즉 가난한 사람들, 사회적 소수집단, 농촌 사람들, 그리고 의료보험이 없는 사람들 등은 의학의 발전된 서비스를 받지 못하는 수가 많다.

대상 인구에게 좋은 정신건강 서비스를 제공하기 위해서는 역학조사를 하여 그 결과를 기반으로 정신건강 정책*mental health policy*을 만들고, 그에 따라 정신건강 계획*mental health plan*을 세우고 시행해야 한다. 정책은 주로 정신장애를 어떻게 관리하고 예방하며, 어떻게 필요한 사람들에게 능률적으로 서비스를 제공하는가 하는 것이다. 이러한 정책에 의거한 계획과 목표를 실제로 시행하기 위해 미리 구체적 계획을 세워야 한다.

정신질환자의 치료가 다른 의학 분야의 치료와 차별되는 점은 지역사회 서비스가 광범위하게 요구된다는 점이다. 이는 정신질환의 만성적 특성 때문에 서비스의 중심이 병원이 아닌 지역사회가 되기 때문이다. 따라서 정신의학 서비스에서 중요한 지표는 만성 정신장애의 재발, 악화를 줄이는 것이다. 예를 들어 조현병과 같은 주요 정신질환을 지속적으로 지역사회에서 관리하면서, 현재까지 알려진 최상의 치료전략을 동원하고 재발을 막으면서 정신질환으로 인한 손상*impairments*, 무능력*disabilities*, 장애*handicaps* 상태를 최소화하도록 하는 것이다.

지역사회에서 양질의 의료서비스를 위해서는 의료보험제도 등 의료비용 문제도 아주 중요하다. 의료 인력의 적정한 배출과 배치도 적절하게 계획되어야 한다.

또한 최근 의료서비스의 추세는 병이 생기지 않게 미리 건강증진*health promotion*하는 쪽으로 움직여 간다는 사실이다. 그러나 건강증진을 위해서도 치료만큼 많은 연구와 투자가 필요하다. 지역인구의 연령분포, 역학조사, 사망원인 등에 대한 조사를 근거로 무엇이 건강을 위협하는지를 정확히 파악하고 이에 대처하기 위해 요구되는 건강증진 방안과 프로그램의 개발, 시설, 예산 등에 대한 연구와 투자가 필요하다.

이처럼 치료와 정신건강에 관해서는, 정신건강 서비스는 모두 지역사회를 기반으로 한다는 것이 긴요하다. 지역사회에 대한 서비스를 통해 평소 정신건강을 증진시키고, 정신장애가 발생하면 지역사회 내에서 진단하고 치료하며 재발방지 등 지속적으로 관리하는 것이다.

법적 기반: 정신건강복지법

우리나라는 정신건강증진 및 정신질환자 복지서비스 지원에 관한 법률(약칭: 정신건강복지법)에 의거하여 정신보건정책을 펼치고 있다. 이 법의 목적은 제1조에 쓰여 있듯이, "정신질환의 예방·치료, 정신질환자의 재활·복지·권리보장과 정신건강 친화적인 환경 조성에 필요한 사항을 규정함으로써 국민의 정신건강증진 및 정신질환자의 인간다운 삶을 영위하는 데 이바지함"을 목적으로 한다(자세한 것은 제37장 법, 정신의학, 그리고 윤리, Ⅱ. 정신건강복지법 참조).

이 법에서 사용하는 용어의 뜻은 다음과 같다(제3조).

'정신질환자'란 망상, 환각, 사고思考나 기분의 장애 등으로 인하여 독립적으로 일상생활을 영위하는 데 중대한 제약이 있는 사람을 말한다.

'정신건강증진사업'이란 정신건강 관련 교육·상담, 정신질환의 예방·치료, 정신질환자의 재활, 정신건강에 영향을 미치는 사회복지·교육·주거·근로 환경의 개선 등을 통하여 국민의 정신건강을 증진시키는 사업을 말한다.

'정신건강복지센터'란 정신건강증진시설, 「사회복지사업법」에 따른 사회복지시설, 학교 및 사업장과 연계체계를 구축하여 지역사회에서의 정신건강증진사업 및 정신질환자 복지서비스 지원사업을 하는 기관 또는 단체를 말한다.

'정신건강증진시설'이란 정신의료기관, 정신요양시설 및 정신재활시설을 말한다.

'정신의료기관'이란 주로 정신질환자를 치료할 목적으로 설치된 '정신병원' 등이다.

'정신요양시설'이란 정신질환자를 입소시켜 요양 서비스를 제공하는 시설이다.

'정신재활시설'이란 정신질환자 또는 정신건강상 문제가 있는 사람의 사회적응을 위한 각종 훈련과 생활지도를 하는 시설을 말한다.

2. 정신건강 서비스의 현황

2021년 역학조사에 의하면, 한국의 지난 1년간 정신건강서비스 이용률은 과거에 비해 증가하고는 있으나, 서구 사회에 비해서는 여전히 낮은 수준이다.

2021년 실태조사에 의하면 정신장애가 있는 것으로 진단된 사람 중에서 평생 동안 정신건강 서비스를 이용한 적이 있는 비율은 12.1%였으며, 지난 1년 동안 정신건강 서비스 이용비율은 7.2%였다.

질환별로 서비스 이용률을 살펴보면, 알코올사용장애 2.6%, 니코틴사용장애 1.1%, 우울장애 28.2%, 불안장애 9.1%였다.

정신장애를 진단받은 사람들의 연도별 정신건강 서비스 이용률은 증가하는 추세를 보인다.

한국의 1년간 정신건강 서비스 이용률은 7.2%로 미국 43.1%(2015년), 캐나다 46.5%(2014년), 호주 34.9%(2009년)에 비해 매우 낮은 수준이다.

3. 정신장애에 대한 낙인 문제

정신건강 서비스 이용률이 낮은 것은 정신장애에 대한 사회의 반응과 낙인stigma 때문이다. 따라서 낙인을 어떻게 퇴치하는가 하는 것이 국민 정신건강 증진에 중요하다. (낙인에 대해서는 제4장 사회와 정신의학, Ⅳ. 문화와 정신의학 참조)

낙인에 대한 사회적 대응

낙인에 대해 교육이 필요하다. 법적 장치를 마련하거나 건강서비스에서의 대책을 마련하기 위해서라도 결국 일단 교육이 필요하다. 교육대상에는 환자 자신, 환자 가족, 지역사회, advocacy group 등이 있다.

교육은 미리 교육대상의 특징과 태도를 확인하고, 그에 맞게 교육내용을 융통성 있게 구성하며, 연속적 시리즈로 하는 것이 좋다(대상의 수가 적은 집단이 효율적이다). 교육 후에도 대상집단과 접촉을 지속하면 동력을 유지할 수 있다.

아마도 가장 먼저 교육받아야 할 사람은 정신과 의사들일지도 모른다. 역사적으로 의사들이 이론이나 연구의 이름으로 정신장애에 대한 오해와 편견을 조장할 만한 정보를 제공해 왔기 때문이다. (대표적인 것으로 정신장애가 도덕적 결함이라고 해석하였던 것, 우생학, 전두엽절제술frontal lobotomy, 인슐린혼수요법, 전기경련요법, 조현병이 어머니 탓이라는 schizophrenogenic mothers 개념, 가족의 schism 또는 schew 원인론 등이 있다.)

정신과 의사는 환자에게 낙인 경험을 직접 물어보고 이를 치료의 일부로 포함시켜 현실로 받아들이게 하고, 낙인문제가 사회의 일반적 편견 중 하나일 뿐 더 이상 환자 자신에게 위험한 것은 아니라고 생각하게 하여 환자의 어려움을 극복하게 돕는다. 그리고 환자가 가능하면 이 문제에 대해 advocate가 되게 한다.

환자로서는, 최선을 다해 치료를 받아 증상을 없애도록 하고, 자신을 의심하거나 수치스럽게 여기지 않도록 하고, 자신을 고립시키지 않도록 하고, 자신을 병과 동일시하지 않도록 하고("나는 우울증 환자야"라고 말하지 말고 "나는 우울증을 가지고 있다"라고 말하게 한다), 지지집단을 찾아 도움을 구하도록 하고(학생이면 학교에서 도와줄 교사를 찾는다), 나아가 공개석상이나 인터넷 등을 통해 낙인에 대해 반대 의견을 말할 수 있도록 해야 한다.

II. 정신건강 서비스의 종류

1. 입원서비스 *inpatient service*

입원서비스에는 진단, 평가, 치료와 간호가 모두 포함된다. 정신질환의 급성기 또는 정신상태에 대한 평가가 필요한 경우, 입원서비스가 필요하다. 특히 보호병동 입원은 환자 스스로와 타인에 대한 위험도가 현저하게 높을 때 필요하다. 입원실에서는 생물의학적 치료 *biomedical treatment*(약물치료 등), 정신치료, 오락치료, 예술치료, 재활치료, 작업치료, 그리고 특히 치료적 공동사회 *therapeutic community* 개념에 입각한 환경치료 *milieu therapy*가 이루어진다(그림 36-1). 특히 신체질환이 동반될 때 내과 같은 임상과의 협력도 중요하기 때문에 입원이 바람직하다. 그러나 장기입원은 정신장애에 대한 편견과 낙인 문제, 의존문제, 그리고 심하면 이른바 수용소증후군 *institutionalization*문제(환자가 무기력해지고 의존적이 됨)를 야기한다. 또한 비용문제도 있다. 따라서 가능한 한 단기입원 *brief hospitalization*이 권장되고 있다.

최근 지역사회 정신건강 서비스가 활성화함에 따라 탈원화가 가속되어, 중증으로 입원이 필요한 환자가 보호할 장치가 부족한 사회로 내몰리는 경향이 있어, 장기입원이 진정 필요한 사람은 장기입원시켜야 한다는 의견이 대두되고 있다.

입원치료를 결정하는 요인은 무수히 많다. 이는 크게 환자 및 질병 요인 *diagnostic factor*, 가족 및 환경적 요인, 치료자 및 치료환경적 요인 등으로 구분될 수 있다. 이 중 치료환경적 요인에 대한 고려가 가장 적으며 다른 변인보다도 편차가 매우 큰 것으로 나타나고 있다. 그러나 현재 우리나라에서는 입원이나 입원기간이 최선의 치료를 위해서라기보다는 보험기간과 보호자의 경제적 수준에 따라 결정되는 경우가 많다.

입원서비스의 종류

적요摘要입원 또는 단기입원 *brief hospitalization*은 보통 30일 이내 이루어진 경우로, 목적은 ① 급성 증상의 완화, ② 방어기제의 복구, ③ 환경에의 적응, ④ 위기평가 및 투약방법의 조정, ⑤ 외래치료로는 시행하기 어려운 평가 등이다. 적요입원은 치료적 목표가 달성되는 단기입원을 의미하며, 단순히 입원기간만을 고려한 단기입원 *short-term hospitalization*과는 구별되어야 한다. 연구에 의하면 표준입원 시보다 단기입원 시 퇴원 후 증상호전 상태가 오래 지속되고 재입원율도 낮았다. 즉 병원에 짧게 머물수록 바깥 세계와의 연결을 유지하기가 용이하다는 것을 알 수 있다.

연장입원은 기간 내 치료목표가 달성될 수 없을 때 적용되는 입원의 개념을 말한다. 따라서 단순한 수용적 관리 *custodial care*와는 완전히 구분되어야 한다. 우리나라의 경우 정신병원이나 정신요양원의 경우 여러 가지 이유로 말미암아 상당기간의 장기입원이 이루어지고 있는데, 이러한 경우에는 연장입원의 개념보다는 장기입원 *long-term hospitalization* 혹은 단순 수용적 관리로 정의되어야 할 것이다. 보편적인 연장입원 기간은 30일 이후 1년 내지 2년까지도 포함이 된다.

일상생활 자체를 영위하지 못하는 소아기 발병 *childhood-onset* 만성 조현병의 경우 장기 약물 모니터링, 일상생활, 행동교정, 직업재활 등을 위해 연장입원이 필요하다.

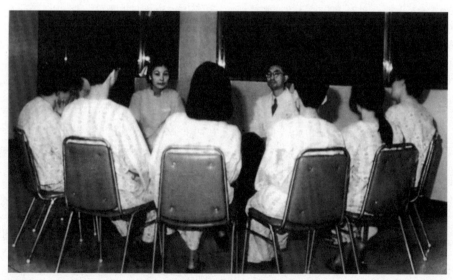

그림 36-1 입원치료. 입원치료 시 의사, 간호사로 구성된 치료팀과 환자들은 공동으로 병실운영에 민주적으로 참여함으로써 치료공동체를 이룬다. 이를 통해 환자의 인권이 최대한 보장될 수 있도록 노력한다.

우리나라 정신건강복지법에 따른 정신과적 입원 유형
자의입원

정신질환자 또는 정신건강상 문제가 있는 사람이 스스로 신청하여 입원하는 유형이다. 매 2개월마다 입원의사를 확인하며, 자의로 퇴원할 수 있다.

동의입원: 정신질환자 본인이 정신건강의학과 전문의와 면담하여 입원의 필요성을 인지하고, 보호의무자의 동의를 받아 입원을 신청하는 유형이다. 본인이 원하고 보호자도 원하면 퇴원할 수 있다. 보호자가 퇴원에 동의하지 않으면 치료 필요성을 평가하여 필요성이 있다면 다른 유형의 입원으로 전환되며, 치료 필요성이 없다면 퇴원한다. 정신의료기관에서는 2개월마다 퇴원의사를 확인한다.

비자의입원

보호입원: 정신질환이 심각하여 입원치료의 필요성이 있다는 정신건강의학과 전문의의 진단이 있으나 환자가 입원치료를 거부하는 경우, 보호의무자 2인의 신청으로 진행되는 입원유형이다. (보호의무자는 후견인 또는 민법에 따른 부양의무자를 의미한다. 보호의무자 간 다툼이 있는 경우 선순위자 2명의 동의가 필요하다.) 보호의무자는 자필로 '보호입원 등 신청서'를 작성하고 증빙서류와 함께 제출해야 한다. 2주 내 다른 정신과 전문의 추가소견을 받아 소견이 일치하면 입원을 유지한다(입원 연장 시 입원영장심사 청구). 소견이 불일치하면 2주 내 퇴원한다. 최초 입원기간은 3개월이며 입원기간을 연장할 필요가 있을 경우 정신건강심의위원회의 심사를 거친다. 입원기간 중 언제라도 정신질환자 및 보호의무자는 퇴원을 신청할 수 있다.

행정입원(특별자치시장·특별자치도지사·시장·군수·구청장에 의한 입원): 자타해 위험이 높은 정신질환자가 발견되었을 때, (경찰관은 '진단과 보호 신청'을 할 수 없음) 특별자치시장·특별자치도지사·시장·군수·구청장이 진행하는 입원 유형이다. 정신과 전문의 또는 정신건강전문요원에 의해 발견된 환자에 대해 전문의가 자타해 위험 및 치료의 필요성을 진단하고 입원의뢰(입원 필요시)하면, 행정입원 절차가 개시된다. 특별자치시장·특별자치도지사·시장·군수·구청장은 2주 내 다른 2명의 정신과 전문의의 추가소견을 받는데, 소견이 일치하면 입원이 유지된다. (입원 연장 시 입원연장심사 청구가 필요하다.) 소견이 불일치하면 퇴원한다. 특별자치시장·특별자치도지사·시장·군수·구청장은 3개월 이내에 정신질환자의 행정입원을 해제하게 된다. 다만 추가적인 치료가 필요하다고 판단되면 입원기간을 연장할 수 있는데, 연장을 위해서는 정신건강심의위원회의 심사를 받아야 한다.

응급입원

정신질환자로 추정되는 자타해 위험이 높은 사람을 발견한 사람은 의사·경찰관의 동의를 받아 해당 정신질환 추정자를 정신의료기관에 3일간 응급입원을 의뢰할 수 있다. 3일 이내에 전문의 진단에 따라 입원 필요성이 있다고 판정되면 다른 유형의 입원으로 전환한다. 아니면, 정신의료기관의 장은 정신질환 추정자를 3일 이내에 퇴원시켜야 한다. 또는 본인이 자필로 동의입원 신청서를 작성하고, 환자 및 보호자를 증명할 수 있는 서류를 제출하면 동의입원을 할 수 있다.

기타
부분입원*partial hospitalization*, **낮병원***day hospital*

하루의 일부만 병원에서 치료받는 것이다. 낮에 병원에 오고 오후에는 귀가하는 형태를 낮병원이라고 하고, 낮에는 밖에서 일하거나 학교에 가고 밤에 병원 입원실로 돌아오는 형태를 밤병원*night hospital*이라 한다. 입원치료와 외래치료의 중간단계로, 외래환자 진료상황에서는 제공되지 않는 집중적이고 포괄적이며 통합된 여러 전문적 치료가 제공된다. 부분입원은 입원기간을 줄임으로써 정신병상의 수요를 감소시키는 반면, 외래치료만으로는 부족한 환자를 비교적 적은 비용으로 관리할 수 있으며, 조기 퇴원을 가능하게 하여 수용소증후군 같은 합병증을 줄일 수 있다.

주간보호*day care*: 주간보호 프로그램은 낮병원과 기본적인 성격은 유사하나, 정신과 의사나 병원의 적극적인 개입 없이 지역사회 정신보건센터(정신건강증진센터)나 사회복지시설에서 행해지는 정신건강 서비스를 총칭한다. 국가와 지방자치단체의 지원으로 주로 정신사회재활 서비스가 제공된다. 낮병원에서 퇴원한 환자들과 장기적으로 사회적·직업적 도움이 필요할 때 이곳으로 의뢰된다. 이곳에서는 주로 재활을 목표로 한 작업요법, 사회기술훈련, 대인관계훈련 등의 프로그램이 제공되고, 실제적으로 사회적 활동을 할 수 있는 기회도 제공된다.

주거치료*residential treatment*

이는 대체로 정신장애를 앓은 사람이 어떠한 지역사회 내에서 한 주민이 되어 보호자들로부터 독립적으로 비입원시설에서 24시간 거주, 생활하며 치료받는 것을 의미한다. 주거시설*residential facility*은 사회복귀시설의 한 종류이며, 사회복귀시설 중에서 중증 정신장애인에 대한 서비스로는 가장 큰 비중을 차지한다. 이 방법은 입원치료에 드는 비용보다는 훨씬 적은 비용으로 정신장애인의 지역사회 거주가 가능하게 해준다. 보호자가 없는 경우도 가능하다. 환자는 이곳에 살면서 정신병원으로의 외래통원치료나 낮병원, 직업재활프로그램에 참여할 수 있다.

이런 주거시설이 필요한 사람들은, 돌아갈 가정이 없거나 가족의 지지가 낮은 상태에서, 현재는 정신병원이나 정신요양시설에 입원하고 있지만 사회에서 독립적으로 적절한 삶을 영위할 수 있는 능력을 갖추고 있고, 자신 및 타인에 대한 위험도가 매우 낮고, 당분간 가족들이나 정상적인 동료 집단으로부터 떨어져서 치료받을 필요가 있는 정신과적 문제를 지닌 사람(예를 들어, 가족문제를 가진 청소년) 등이다.

거주기간에 따라 장기주거시설long-term residential facility 과 임시주거시설transitional residential facility로 구분된다. 이들을 감독이나 지지가 덜 필요한 순서로 열거하면 group home, halfway house, board and care home, supervised apartment, satellite apartment, independent living home 등이 있다. 어린이를 위한 foster home, care home 등도 이에 포함된다. 그러나 우리나라의 경우 주거시설은 주민의 편견, 가족의 무관심, 경제적인 어려움 등의 이유로 실질적인 운영에 어려움이 많다.

치료적 공동사회therapeutic community

지역사회에서 또는 입원 상황에서 장기적 정신장애 치료를 위해 환자와 치료자가 공동으로 참여하여 시행되는 참여적 집단치료 방식을 의미한다(제34장 정신사회적 치료, Ⅶ. 집단정신치료 참조). 환경치료milieu therapy의 원칙을 따른다. 이는 과거 집단적 입원치료에서의 권위적이고 폐쇄적인 치료모형과 반대로, 민주적democratic · 허용적permissive · 공동체적communal으로 바꾸고, 현실직면 reality-confrontation을 강조하는 치료모형이다. 치료적 공동사회의 핵심은 정신과 치료환경에서의 민주주의의 구현이다(그림 36-1 참조). 이러한 치료적 공동사회는 환자뿐 아니라 병실 내에서 일하는 여러 구성원의 협력이 필요하다.

환경치료는, 환자의 현재 병리현상을 병적인 인간관계로부터 초래된 역기능dysfunction 혹은 병적인 적응상태라고 본다. 따라서 인간관계나 가족상황을 병원시스템 내에서 보다 건강하게 치료적으로 재현시킴으로써 환자에게 보다 효과적이고 건강한 방법으로 재적응할 수 있는 기회를 제공하고 건강한 삶과 관계형성이 되도록 하는 것이다. 이를 위해 환경치료 체계 내에 존재하는 모든 개인, 즉 환자, 의사, 간호사, 직원, 사회사업사, 임상심리사, 실습학생 모두는 다 같이 치료적 공동사회를 구성하는 요소들이며 환경 그 자체이다. 이들은 입원실 내에서 상호관계를 맺고 생활하는 것이 모두 치료적 행위라는 것을 의식하고 이를 구체화하여 행동한다.

치료적인 전략은 크게 정신분석적 개념과 행동치료적 개념, 그룹역동이나 가족치료의 개념 등으로 나눌 수 있다. 실제 치료과정에서도 이와 같은 몇 가지 치료방법이 통합적으로 병행되는데, 어느 것을 더 중요하게 실행하느냐는 각 환경치료 병실의 독특한 상황과 구성원들의 치료적 경향에 달려 있다.

구체적 치료기법으로는 현장에서의 지지, 사례관리 및 삶의 기술 훈련 등이다. 치료적 공동사회에서는 목표를 향한 개인의 권리, 행동의 자유, 그리고 치료진과의 흉금을 터놓는 관계 등을 허용한다. 환자들을 몇 개의 소그룹으로 구분하여 집중적 집단정신치료를 시행할 수도 있다. 회복기에는 환자 가족을 치료적 공동사회에 참여시키기도 한다.

2. 외래서비스outpatient service

보행 정신과치료ambulatory psychiatric services라고도 하는데, 최근 이 분야가 크게 확대되고 있다. 특히 의료비 상승 문제와 정신질환 치료약물의 획기적인 발전 등 의료기술의 발전, 그리고 지역사회 정신건강 서비스 확대 등이 이를 촉진하고 있다. 모든 정신장애가 대상이 된다. 외래치료에서 개인 생활문제나 신체질환도 치료받을 수 있다. 외래서비스는 병원 정신건강의학과나 개원가를 중심으로 특성화되고 있다. 다양하고 효과적인 외래 치료를 통해 입원치료를 현저하게 줄일 수 있다. 예를 들어 조현병의 경우 일단 입원치료를 한 후, 외래에서 4주에 1회 장기작용(depot) 주사약물 투여만으로도 재발을 현저하게 억제하고 사회생활을 유지할 수 있다.

3. 응급 및 위기 서비스emergency and crisis intervention service

응급서비스는 대개 병원에서 이루어지나 위기서비스는 병원 이외 기관에서도 제공된다(예를 들어 가정 내 폭력에 처한 부인들을 임시보호하는 피난처 등). 정신과 응급관리에는 응급전화상담, 응급외래, 응급방문outreach, 일시적 응급입원 등이 있다. 정신과 응급서비스는 가족의 부담을 경감시킴으로써 환자가 지역사회에서 가족과 함께 살아갈 수 있도록 하는 데 매우 중요하다.

4. 기타 관련 개념

일차 진료와 정신의학

입원서비스에서 외래서비스로 무게중심이 옮겨 가고 있는 상황에서 일차 진료 의사primary care physician가 정신건강문제를 다루는 일이 빈번해지고 있다(미국의 경우 정신장애인의 50%는 일차 진료의가 만나고 있다. 특히 우울증이나 불안장애는 60~70%에 달한다). 그래서 일차 진료 의사들에 대한 적절한 교육과 표준 치료지침을 만들 필요가 있다. 이 경우 정신과 의사의 자문조정기능이 중요해진다.

환자들이 전문적 지식이나 기술이 부족한 일차 진료 의사에 정신의학적 진료를 맡기는 경우가 많다. 그 이유는 단순히 의료비 문제 때문에, 또는 환자들이 자신의 문제가 정신과적임을 이해하지 못해서, 자신들의 정신장애가 신체장애인 줄 알거나 별 것 아닌 것으로 오해하기 때문에, 또는 근처에 정신과 의사가 없기 때문에, 이면의 정신과적 문제보다 그 표면의 신체적 증상 때문에, 일차 진료 의사에게 간다.

문제는 일차 진료 의사들이 정신과 환자들을 치료하기에 준비가 부족하다는 것이다. 의과대학 학생 때나 레지던트 수련 시 정신과에 대한 교육훈련이 충분치 않았다. 예를 들어 미국의 경우 우울증의 경우 일차 진료 의사들의 40~50%가 우울증을 인식하지 못하고 있다 한다. 또한 그들은 정신과 문제를 가진 환자를 치료하기에 시간도 부족하고, 새로운 정신과 약물을 처방하는 데 지식과 제도적 제한이 많고, 보험회사의 치료비 지불에도 제한이 있다. 일차 진료 의사 자신들도 정신과 환자 진료에 적절치 않다는 생각을 가지고 있다. 더구나 미국에서 널리 시행되고 있는 소위 managed care 체제에서 제한된 포괄적 비용으로 좋은 진료를 기대하는 것은 무리가 있다. 따라서 장차 소비자(환자)의 기대만족의 비율이나 비용-효과분석에 대한 많은 연구가 필요하다.

자문조정 서비스 *consultation-liaison service*

정신과 환자에서 신체질병이 동반되어 있을 가능성이 많고, 신체질병을 가진 사람도 정신건강 문제를 가지는 수가 많다. 따라서 일차 진료 의사는 정신과에 대한 지식과 경험이 부족하므로 정신과 의사로부터 자문을 받는 것이 바람직하다.

일차 진료 의사는 자문의뢰만 하고 치료는 전적으로 정신과 의사가 하는 경우도 있고(전통적 의뢰모델), 일차 진료 의사가 정신과 의사의 조언을 받아 가며 정신과적 치료를 하는 수도 있고(consultation care 모델), 두 사람이 같이 협조체제로 치료하기도 한다(collaborative care 모델, liaison-attachment 모델). 이 중 consultation care 모델이 단기적으로 의료비는 가장 저렴하지만, 장기적으로는 collaborative care 모델로 치료하는 것이 비용 면이나 효과 면에서 이익이 크다고 한다. 자문조정 서비스에는 일차 진료 의사와의 협력뿐 아니라 지역 내의 정신건강 전문가나 봉사자, 관련기관들과 상호 자문하고 협조하는 일도 포함된다. 향후 체계적인 연구를 통해 이러한 협조체제에 대한 표준지침이 개발되어야 한다.

통합 건강 서비스 *integrated health care service*

이는 현재 미국에서 활발하게 논의되고 있는 새로운 개혁적인 서비스 방법으로, 정신과 의사와 비정신과 의사가 상호 역할을 분담하여 협력하는 것이다. 통합*integration*은 보다 의미가 넓어 파트너십*partnership*, 지지 또는 제공자들 간의 상호작용 등을 의미하고, 좁게는 치료계획의 공유이다. 반면 협력은 공동 목표를 위해 같이 일한다는 특정 행동에 강조점이 있다.

정신장애를 가진 환자들, 특히 중증 정신장애자(특히 조현병, 양극성 장애, 주요우울증 등)들은 신체건강에도 많은 문제(나쁜 음식, 주거문제, 흡연, 음주, 물질남용, 운동부족, 비만, 약물 부작용, 당뇨병과 고혈압 같은 만성 질병)를 가질 수 있으며, 또한 가난으로 인한 비용문제 및 낙인과 차별로 인해 신체질병에 대한 예방적 또는 일차 진료를 받기 어려운 처지에 있다. 이러한 어려움을 해결하기 위해 일차 진료 의사와 정신과 의사가 같이 의료적 치료와 정신건강 서비스 두 가지를 한 장소에서 제공하는 통합서비스가 제안되고 있고, 실행이 시범적으로 이루어지고 있다. 그 시범 중에는 일차 진료 의사와 정신과 의사가 공동으로 클리닉을 운영하는 방안과, 이미 중증 정신장애자들이 care를 받고 있는 지역사회 정신보건센터가 일차 의료서비스를 추가적으로 맡는 방안이 포함된다. 이 방법은 의료과실이라는 법적인 위험관리*risk management*에도 유리한데, supervisor 역할이 가장 책임이 무겁고, collaborative role이 중간이고, consultative role이 가장 책임이 가볍기 때문이다.

사회지지 서비스 *social support service*

가정, 직장, 종교단체, 이웃 등이 조직적으로 환자를 도울 수 있다. 또한 환자들의 자조조직(예: 금주동맹), 클럽하우스*club house*, 전문인들이나 관련 인물들이 조직한 집단(예: 정신건강협회) 등도 사회지지조직이다.

5. 의료비 문제

최근 모든 의료서비스가 시장경제 논리에 의해 지배되는 경향이 있다. 전 세계적으로 의료비가 상승하고 있으므로 제한된 자금을 어떻게 효율적으로 사용하여 높은 수준의 의료를 유지하느냐는 중요한 문제이다. 정신의학 서비스의 시행에도 상당한 재정적 문제가 뒤따른다.

국가 전체적으로 의료비는 국민 개인의 생활양식과 습관(음주, 흡연, 운전습관, 운동, 병원을 찾는 습관 등), 인구의 고령화, 저소득계층(가난), 교육, 여성, 공해, 사망률 등의 요인과 관련된다. 의료사고에 대한 보험료 상승도 무시 못할 의료비 상승의 요인이다. 현대 사회에서의 물가상승, 인구증가, 첨단과학기술 개발에 따른 비용증가 등도 의료비 상승의 요인이다.

의료비 통제

의료비 상승을 통제하기 위해 정부나 의료보험회사들은 의사의 진료행위를 심사 통제하려고 노력한다. 그러나 이는 환자 비밀 보장이라는 인권보호의 차원에서, 수준 높은 진료를 방해할 우려가 높아서, 또한 의학연구의 발전을 저해한다는 점에서 문제가 많다.

소위 diagnosis-related group(DRG) 제도는, 특정 진단에 따라 의료비를 제한하는 제도이다. 이러한 제도는 효율성을 위해서는 좋은 점도 있으나, 의료는 항상 예측 가능하지 않다. 더구나 필요하지만 아직 효과가 입증되지 않은 최신시술은 할 수 없다는 단점이 있다. 따라서 특정 치료를 하기 위한 실제비용, 시설, 의사의 수련연한, 치료기간, 기술의 까다로움 등을 고려해서 치료비를 합리적으로 산정해서 제3자가 지불하는 방식도 제안되고 있다.

Managed Care: 이는 미국에서, health care 서비스에 있어서 질quality은 높이되 비용cost은 줄이고 건강보험을 제공하기 위한 일련의 활동을 말한다. 방법으로 비용이 낮은 방법을 택하는 의사와 환자에게 인센티브를 제공함(예: 외래수술), 수익자 비용beneficiary cost의 분담을 증가함, 특정 서비스에 대하여 필요성을 검토review함, 입원기간을 통제함, health care providers와의 선택적 계약, 고가의 진료를 집중적으로 관리함 등이 있다. 근거는 1973년 제정된 the Health Maintenance Organization Act이다. 이에 근거하여 수많은 private health benefit programs들이 생겨났는데, 대표적으로 Health Maintenance Organizations(HMO)는 의료비를 줄이기 위해 환자들이 회원제로 일정한 회비를 미리 냄으로써 일정기간 의료혜택을 보장받는 제도이다. 한편 preferred provider organization(PPO)은 어떤 의료보험회사가 지역사회의 의료진 및 병원과 합의를 통해 미리 정해진 의료비로 건강서비스를 제공하도록 하는 제도이다.

그러나 이런 제도에 있어, 의료의 질, 접근성, 효율성, 평등성 등에 대한 최종적 평가에 대해서는 찬반의 논란이 계속 중이다. 대체로 이런 제도는, 경제적 이익 때문에 특정 질병의 전문가이지만 HMO나 PPO 소속이 아닌 의사에게 그런 질병을 가진 환자가 치료받지 못하는 사태를 초래하고 있다(이를 gag rule이라 한다). 또한 managed care를 하는 기업은 시민정신을 보여 주어야 한다. 특히 가난한 사람들에 대한 의료, 그리고 의학교육과 연구 등을 지원해야 한다. 그리하여 결국 의료소비자, 의료제공자(의사), 의료비지불자(보험회사, 정부) 간의 갈등은 필연적이며 이들 간의 조정은 법 제정에 의해 이루어질 것이다.

의료비를 통제하려 할 때 의료의 질quality of care이 수준 높게 유지되게끔 표준화하고 평가하는 일이 반드시 선행되어야 한다. 예를 들어 특정 병원에서의 모든 진료과정과 의료의 질, 환자(소비자)의 만족도, 법의 이행, 비용-효과에 관한 평가 등이 시행되어야 한다. 이러한 평가는 독립된 공신력 있는 공공기관이 수행해야 한다. 또한 의료기관의 설립에도 그 지역사회의 필요에 합당한가 하는 것이 사전 평가되어야 할 것이다. 이러한 경쟁과 평가에 의해 의료서비스가 통제된다면 가격-이익cost-effect의 문제에서 효율성이 극대화될 것이다.

의료보험회사나 직장의 고용주가 정신장애에 대한 연간 또는 평생 치료비(급여)를 일정한 한도로 정할 때, 신체장애에 대한 급여보다 대체로 낮게 책정하고 있는데, 이는 잘못이다. 정신장애의 중요성이 큰 만큼 이러한 차별은 하루 빨리 개선되어야 한다. 따라서 정부는 건강서비스를 통해 이익을 얻으려는 기업에 대해 통제하는 역할을 해야 한다.

III. 지역사회 정신의학

1. 개념

지역사회地域社會 정신의학community psychiatry은 '특정하게 설정한 지역사회specifically defined community'에 생물정신사회적 정신의학의 치료이론과 실제를 적용함으로써 한 지역 내의 정신질환을 예방(일차 예방primary prevention), 치료(이차 예방secondary prevention) 및 재활(삼차 예방tertiary prevention)하는 학문으로 정의할 수 있다. 한편으로는 개인 중심의 치료와 대별될 수 있으며, 넓은 의미로는 사회정신의학social psychiatry의 특정한 분야로 설명할 수 있다.

역사적 고찰

중증 정신장애인의 치료과정에 대한 변화가 바로 지역사회 정신의학의 역사적 발전과 상응한다고 볼 수 있다.

1793년 Pinel이 정신질환자의 쇠사슬을 풀어 주고 도덕치료moral treatment를 시행한 이래, 정신장애에 대한 치료는 수용 중심에서 점차 지역사회 관리 중심으로 발전되어 왔다. 이 과정에서 수용소와 정신병원이 구분된 시점은 대략 1920~1930년대로 판단된다. 동시에 Adolf Meyer와 Clifford Beers가 중심이 된 정신위생운동Mental Hygiene Movement이 이루어진 1920년대 이후를 근대적 지역사회 정신보건의 확립기로 보는 것은 타당하다. 당시 이들의 움직임은 도덕치료, 인간성 회복을 통한 정신장애의 예방, 치료받을 권리 등이 주요 관점이었다.

서구사회의 정신보건 역사에서 두 차례 세계대전의 경험은 매우 강력한 의미를 가진다. 즉, 군 정신의학military psychiatry에서 군대라는 집단을 대상으로 위기중재, 조기개입 및 치료환경의 고려 등 사회환경적 영향력이 정신질환의 치료에 크게 기여함을 증명하였다.

한편 대형 정신병원의 폐쇄병동에서의 비참한 환자 상태 등의 문제점이 계속 노출되었고, 장기입원으로 인한 사회성 붕괴증후군social breakdown syndrome과 수용소증후군institutionalization도 문제점으로 인식되었다. 이런 과정에서 1950년대부터 사용되기 시작한 항정신병 약물의 덕분으로 정신병 치료가 용이해졌다. 또한 전쟁 이후 정신과 의사의 부족, 병상의 부족 등은 넘쳐나는 정신과 환자들을 적절하게 관리할 수 있는 방법의 개발을 원하게 되었다. 각 나라마다 이에 대한 대책을 자국의 문화에 맞게 세우기 시작하였다.

1960년대는 영국을 중심으로 하는 유럽 국가들과 미국 내에서 정신보건의 큰 변화가 시작된 시기로 볼 수 있다. 프랑스를 중심으로 스칸디나비아 국가에서 시행된 구역화sectorization, 미국의 지역화catchment area 및 영국의 국가의료체계National Health Services의 등장 등이 좋은 예이다. 또한 영국을 중심으로 지역사회에 대한 언급이 이루어진 것도 이 시기이다. Maxwell Jones 등이 주장한 치료적 공동사회therapeutic community, 환경치료milieu therapy의 개념은 정신장애를 앓고 있는 사람들에 대한 치료를 병원 중심이 아닌 지역사회로의 관리로 이끄는 이론적 틀이 되었다.

미국에서 지역사회에 대한 논의가 나오기 시작한 것은 1960년을 전후로 한 시점이다. 1955년 제정된 정신보건연구법Mental Health Study Act을 중심으로 정신보건위원회Joint for Mental Health and Illness가 활동하기 시작하여 1961년 최종 보고서를 낼 때 지역사회에 대한 구체적인 내용이 최초로 기술되었다. 이를 토대로 1963년 Kennedy 대통령은 '지역사회정신보건센터 건립법Community Mental Health Center Construction Act'을 제정하였다. 이 센터는 인구 7만 5,000~20만 명을 단위로 지역사회에 하나씩 세워지고 입원치료, 응급치료(24시간 운용), 지역사회 자문, day care(부분입원 프로그램, halfway house, after-care service, 넓은 의미의 외래치료 등), 연구 및 교육의 다섯 가지의 기본 기능을 수행하도록 하였다. 1975년에는 소아와 노인에 대한 서비스, 퇴원 후 추적치료, 과도기적 주거transitional housing, 알코올중독과 약물남용 치료서비스가 추가되었다. 1980년대에 이르러 이 운동은 미국의 정신의학 서비스에 큰 변혁을 일으켰다.

2. 기본개념

지역사회 정신보건이 각 나라에 도입된 이후 지금까지 대체로 ① 지역화regionalization 또는 탈중앙화decentralization, ② 정신보건 수혜자(가족협회 등)의 역할 증대, ③ 민권화privatization(민간기구에 정책수립, 실행, 평가를 위임함) 등의 방법으로 각 지역 문화에 맞게 발전되어 왔다. 특히 미국에서는 정신보건 서비스의 개념적 틀concepted framework을 확립하라는 요구에 따라, 중증 환자의 관리보다는 인간행동 전반의 문제를 다루려는 행동학적 건강관리체계라는 큰 틀을 모색하고 있다.

통상적인 정신과 치료는 주로 사회 또는 환경과 분리된 상태에서 개인을 중심으로 정신병리학적 측면에 치중한 직접적인 치료형태가 특징이었다. 따라서 치료기간이 길어지고, 제공되는 치료서비스 간에 조정과 통합이 이루어지지 않고, 환자가 생활하게 되는 지역의 특성과 욕구가 무시된 채로(치료시설 내에만 국한되어) 치료가 이루어졌기 때문에, 환자의 사회복귀가 어

려워질 수밖에 없었다. 이에 반해 지역사회 정신의학에서의 치료는 지역사회를 기반으로 하는 지역사회 정신의학적 접근법이라는 통합적인 치료적 접근방법을 바탕으로 한다.

B. Bloom은 지역사회 정신건강의 개념을 다음의 열 가지로 기술하였다. ① 지역사회 내에서 시행하는 실천활동, ② 개인보다는 지역사회 전체가 대상이 됨, ③ 질병의 예방과 건강 증진의 강조, ④ 서비스의 지속성과 포괄성, ⑤ 간접 서비스: 자문과 교육, ⑥ 창의적인 임상전략, ⑦ 정신건강프로그램의 사려 깊고 현실적인 기획, ⑧ 새로운 인력자원, ⑨ 지역사회의 참여, ⑩ 지역사회 내에서의 스트레스 요인이 발견되어야 함.

지역사회 정신건강 서비스community mental health services

여러 개념이 혼재되어 인용되고 있는데, 우리나라에서는 대체로 정신장애의 심한 정도와 서비스 요구수준 및 지역사회 유사기관들의 협조에 따라, 중증 정신장애인의 치료와 사회적응을 돕는 총체적이고 효과적인 관리full range of effective mental health care로 정의할 수 있다. 따라서 '지역사회 정신보건'은 '지역사회 정신의학'보다 훨씬 더 넓은 영역을 가지고 있으며 명백하게 공공보건 영역과 연결되어 있다. 실제로 지역사회 정신보건은 정신질환의 치료영역을 넘어, 때로는 정신의학이 해결하기 어려운 정치 및 사회적 분야까지, 모든 인간 집단과 개인, 그리고 사회적 환경을 향상시키려는 포괄적이고 한계를 두지 않는 목표를 설정하고 있다. 어쨌든 실제로 '지역사회 정신의학'을 수련하고 실행하는 정신과 의사들은 지역사회 전체의 광범위한 분야에 자문 및 치료적 중재자로 활동하게 되면서 전통적 의학모델로부터 탈피하고 있다.

이를 이루기 위해서는, 첫째 환자에 대한 연속적인 관리체계가 필요하며, 둘째 지역사회 정신의학 서비스의 개발이 절대적으로 요구되며, 셋째 정신질환 또는 정신질환자에 대한 사회적 편견이 없어져야 하고, 마지막으로 지역사회 정신의학사업을 지속적으로 추진하기 위한 적절한 재원이 확보되어야 한다.

3. 지역사회 정신의학의 요소

지역사회 정신의학의 핵심은 지역주민의 동참commitment이다. 지역사회 전체가 계획단계부터 정신건강 서비스에 책임지고 참여해야 한다는 것이다. 주민의 요구를 확인하고, 활용할 수 있는 기존 자원을 조사하며, 치료체계를 조직한다. 이는 치료만큼 예방도 중요하기 때문이다. 이를 위해서는 우선 주민들에 대한 교육이 이루어져야 한다.

다음에 열거한 특징들이 지역사회 정신의학의 요소이며, 이는 또한 전체 현대정신의학의 추세이기도 하다.

인접장소proximity에서의 치료

환자의 주거지나 직장에서 가까운 곳에 지역사회 정신보건센터가 있어 주민들이 쉽게 이용할 수 있어야 한다. 각 지역별 정신과 외래치료시설과 최소한의 적절한 입원시설이 가까이 존재하여 각 지역사회 내 정신보건센터를 중심으로 급성 환자, 자살기도자 또는 중증 정신장애인이 발견되거나 신고되면 평가를 거쳐 치료적 연계망으로 연계된다

포괄적인 정신의학 서비스

주민 전체의 요구를 충족시키기 위해서는 여러 가지 체계로 잘 구성된 통합되고 균형 잡힌 전체적인 서비스의 연계망이 필요하다. 그리고 그 서비스는 즉각적immediacy이고 간편해야 simplicity 하고, 전체의 통제를 위해 중심적 권위가 있어야 한다. 치료체계 내에는 응급치료, 외래치료, 부분입원, 입원치료, 자문과 교육, 소아정신과, 노인정신과, 입원 전 선별 추적치료, 과도기적 주거혜택transitional housing services, 알코올중독치료와 약물남용치료 등 모든 정신보건 관련 지원이 포함되어야 한다. 금주동맹 같은 자조조직도 지원되어야 한다. 지역사회 정신건강센터가 주민 전체에 대한 책임을 수행하기 위해서는 가족, 직장, 이웃, 지역사회, 종교단체, 자원봉사체제 등 여러 가지 인간봉사human services와 지역사회 지지서비스community support services가 연결되어야 한다.

다학제 팀접근multidisciplinary team approach

이 개념은 정신장애인의 필요를 충족시키기 위해 정신보건시스템 내에서 일단의 전문가들이 정기적으로 협력하는 것이다. 정신과 의사, 간호사, 사회복지사, 임상심리사, 작업치료사, 놀이치료사, 기타 필요한 행정요원이나 사무직원들, 필요에 따라 종교인 등이 팀을 이루어 팀적 접근team approach의 방식으로 일할 것이 요구된다. 팀적 접근에서 직종의 장점을 고려한 역할분담이 필수적이며, 역할 구분에 대해 신중히 고려해야 하고, 협력 및 갈등의 조정이 요구된다. 늘 고민해야 하는 것은 다음의 세 가지 영역에 대한 원칙이다.

평등, 계급성: 지역사회 기관들이 어느 정도 계급주의적인지, 평등적인지 정의할 수 있어야 한다.
책임의 공유성: 어느 정도 결정에 대한 책임이 모든 구성원에 의해 공유되는지, 각 구성원들이 각자의 고유한 책임의 영역을 따로 가지고 있는지 고민해야 한다.
사회적 기능: 어느 정도 팀이 하나의 사회적 집단single social cluster으로 기능하는지, 여러 사회적 집단multiple social cluster으로 기능하는지 판단해야 한다.

정신건강전문요원

정신건강 분야에 관한 전문 지식과 기술을 갖추고 보건복지부령으로 정하는 수련기관에서 수련을 받은 사람에게 보건복지부장관이 정신건강전문요원의 자격을 줄 수 있다. 전문분야에

따라 정신건강임상심리사, 정신건강간호사 및 정신건강사회복지사로 구분된다.

치료의 연속성

단편적인 치료는 지양하되 환자들의 계속 입원해 있으려는 경향도 방지하면서 장기적으로 치료의 연속성을 유지해야 한다. 한 사람의 치료자가 응급치료나 입원부터 추적진료나 외래통원치료, 그리고 부분입원이나 지역사회 정신건강센터로 이송되는 일에 이르기까지 계속해서 치료를 담당하는 것이 좋다.

개인관리: 연속적 치료를 위해 환자의 개인관리를 하는 환자의 관리자case manager가 있어야 한다. 집중적 환자 관리자intensive case manager는 대개 의사이다. 의사가 환자의 모든 치료단계의 연속성을 보장하는 데 가장 유리한 입장에 있기 때문이다.

최소 제한적 대안least restrictive alternative

정신과 환자는 사회참여에 있어 인권이나 자유에 대한 제한을 최소한 받도록 해야 한다. 가능한 한 폐쇄되지 않은 장소에서 자신의 의지에 반하지 않는 치료를 받도록 해야 한다. 그러나 범위에 대해서는 의사와 인권단체 간에 논란이 아직 많다.

의료소비자consumer의 참여

지역사회 정신건강치료의 필요성이나 프로그램을 결정할 때에 전문가에게만 맡길 것이 아니라 지역사회 전체 주민과 소비자인 환자와 그 가족이 참여해야 한다. [환자관리와 치료방법을 개선하기 위한 민간단체조직 또는 권익주장 집단advocacy group으로는 우리나라에는 대한정신보건가족협회, 한국정신장애연대KAMI 등이 있고, 미국에는 National Alliance for the Mentally Illness(NAMI)가, 일본에는 全家連이 있다.]

자문조정consultation-liaison

정신과 의사는 지역사회 내 복지기관, 사업체, 학교, 사법기관 등에서 자문consultation을 제공하고, 소비자, 정신건강 서비스, 사회복지 서비스, 행정 서비스, 권익주장 집단 및 기타 사회기관 간 연계와 연락조정liaison을 위해서도 봉사해야 한다. 이 활동에는 두 가지 형태가 있다. 첫째, 피자문자에 대한 것으로, 정서적 문제를 치료하고 인간행동에 관한 지식을 교육시켜 피자문자의 직업적 목표를 이룰 수 있게끔 도와준다. 둘째, 프로그램이나 체계 및 기관에 대해 전문적인 도움을 제공해 주는 것이다.

평가와 연구

여러 지역사회 정신의학 서비스가 지역에 살고 있는 주민과 기관 및 지역사회에 미치는 효과를 평가하여, 계획을 수립하고 결정하는 사람이 운영 중인 프로그램을 수정할 필요가 있는지 또는 새로운 계획을 필요로 하는지 결정할 수 있게 해준다.

정신과 의사의 역할

정신과 의사는 팀접근에서 지도자 역할을 해야 한다. 그는 높은 수준의 교육을 받은 정신건강 전문가로서 지역사회 정신의학의 이론과 장점과 문제점을 잘 파악하고 있어야 하며, 팀을 이끌고, 역할분담을 할 때 조정능력을 발휘할 수 있어야 하고, 전체 활동에 사기를 불러일으킬 수 있어야 한다. 또한 지역사회 내 단체들이나 지도자들과 좋은 관계를 유지할 수 있어야 한다. 무엇보다도 환자의 전체 치료과정을 추적하여 최선의 치료가 이루어지도록 감독해야 한다.

정신의학은 생물, 정신 및 사회적bio-psycho-social 요소가 결합된 총체적 의학의 한 분야다. 이러한 이론적 체계를 병원만이 아닌 지역사회에 접목한 것이 지역사회 정신의학이기 때문에 정신과 의사들은 다음과 같은 인식이 필요하다. ① 폭넓은 임상적 능력의 훈련이 필요하다. 특히 중증 정신장애인에 대한 공감적 치료를 할 수 있어야 한다. ② 역학연구에 대한 이해가 필수적이다. ③ 환자 가족에 대한 상담 및 관리 능력이 필요하다. ④ 지역사회 정신의학을 실천하기 위해 타 직종과 조화로운 역할분담 및 협조를 할 수 있어야 한다. 즉 동반자적 태도partnership와 리더십이 함께 요구된다. ⑤ 지역사회 자원의 가치를 알고 활용에 익숙해져야 한다.

4. 지역사회 정신보건의 문제점

현재까지 미국이나 서구국가에서 지역사회 정신의학 모델이 수행되면서 나타난 문제점들은 대략 다음과 같다.

탈원화deinstitutionalization의 후유증: 무엇보다 심각한 점은 탈수용화계획에 의해 대형병원에서 대거 쏟아져 나온 환자들이 무작정 외래치료 또는 재활치료, halfway house 등으로 퇴원하여 지역사회 내에 들어온다는 것이다. 즉 지역사회 정신보건 시설이 증가하였음에도 불구하고 정신병원에서의 퇴원은 지역센터로 즉각 연결되지 않았기 때문이다. 그래서 이른바 노숙인 homeless이 증가하고 동시에 너싱홈이나 민간병원의 병상이 증가하였고 환자들이 감옥으로 가는 경우도 많아졌다. 한편 퇴원한 환자들이 다시 재입원하는 일이 반복되는 경우(회전문현상 revolving door phenomena)가 증가하고 있다.

노숙인 증가: 미국의 1991년도 조사에 의하면 노숙인들의 33%가 정신질환자라고 한다. 그들 중 약 반이 알코올 또는 약물 남용을 하고 있었다. 이들을 길거리에 방치하는 것이 과연 인도적인 처사인가 하는 의문이 제기되고 있다.

의료의 질적 저하: 대부분의 지역사회 정신건강센터들이 의학모델 또는 질환모델medical or illness model보다는 사회봉사모델 social service model을 지향하는 경향이 있어, 가벼운 증상의 환자에 대한 서비스를 주로 하고 중증 정신장애인에 대한 서비스를 제대로 제공하지 못한다는 비판을 받고 있다. 또한 지역사회 정신건강센터가 정부의 지원으로 움직여 주로 가난한 하층주민들을 대상으로 활동을 하기 때문에, 이류급 봉사second-class services로 또는 약이나 주는 투약진료소medication clinic와 같은 역할 정도로 잘못 인식되는 데서 오는 문제점도 있다. 이에 따라 회의가 생겨나고 있으며, 새로운 패러다임 전환이 요청되고 있다.

경제적 문제: 탈수용화된 환자들은 정신과 치료 이외에도 직업, 주거제공, 오락, 치료, 생계보조 등 많은 혜택을 필요로 한다. 이를 위한 재정적 뒷받침이 없으면 지역사회 정신의학 정책은 실패로 끝날 것이다.

미국 정신보건에서 1950년대와 2000년 사이에 큰 변화가 있었다. 리더십이 임상심리사, 사회복지사, 간호사 등의 정신보건전문가 등으로 대체되었고 현장을 지키던 정신과 의사들의 역할 또한 축소 폐지되었다. 그 이유로서 지역사회 정신의학에 대한 수련기회가 적었음, 낮은 임금, 정신과 의사들의 행정경험 부족과 미숙함, 지역사회의 정신보건 우선순위와 임상적 실제의 괴리, 탈권위적 시대정신의 자연적 결과 등이 거론되고 있다.

5. 우리나라의 지역사회 정신의학

역사적 개관

1990년대까지 한국정신의학은, 많은 발전에도 불구하고 지역사회 정신보건 체제에는 별다른 준비를 하지 못하고 있었다. 여전히 많은 환자가 치료를 목적으로 하는 병원이 아닌 수용이나 관리만이 시행되는 요양원이나 무허가 수용소, 기도원 등에 수용되어 있었다. 그러나 그런 곳의 의료환경이 열악하다는 것이 큰 문제였다. 이렇게 열악한 환경이 된 이유 중 하나는 정신질환에 대한 사회 전체의 원시적이고 전근대적인 인식 때문이었다. 때때로 매스컴에 의해 정신질환자 수용시설의 전근대적인 상황이 밖으로 알려지기도 하였다.

1970년대부터 가톨릭대학병원에 국내 최초의 낮병원이 시작되었다. 또한 아일랜드 천주교 재단의 지원하에 광주의 천주의 성요한병원에 정신과가 개설되어 새로운 지역사회 관리모형을 시작하였다. 1986년에는 태화기독교 재단 지원하에 '태화샘솟는집'이 사회복귀시설의 모형으로 서비스를 시작하였다. 1980년대 후반에는 강화도 지역사회정신보건 시범사업 등의 지역사회 정신보건 서비스가 제공되었으나 1990년대의 지역사회 정신보건의 확대를 위한 개별적 역량 축적의 의미만을 가졌고 보편화된 국가 정신보건복지 서비스 체계로 구조화되지는 못하였다.

한편 1980년대 중반 이후 WHO 등 국제기구로부터의 우리나라 정신보건 서비스 체계의 후진성에 대한 지적과 지역사회

정신보건 서비스의 확대에 대한 권고가 지속되었으며, 많은 정신보건 전문가와 공무원들이 선진 외국의 선진적 정신보건 서비스 체계를 접할 기회가 많아지기 시작하였다. 이들 중 일부가 1992년 정신보건연구회를 만들어 지역사회 정신보건에 대한 이론적 토대를 정리하면서 이를 사회적 어젠더*agenda*로 이슈화하고 정부를 설득하기 시작하였다. 이를 통해 정부 내에서도 지역사회 정신보건에 대해 기본적인 관심을 갖게 되었다. 이에 따라 1994년부터 보건복지부가 '지역사회정신보건사업체계 개발 및 정신보건의 현황과 정책개발'(서울의대 의료관리학교실), '정신질환자 재분류 및 정신의료시설기준 개발연구'(아주의대 정신과학교실), '정신보건의 현황과 정책과제'(한국보건사회연구원), '학교 정신보건사업'(연세의대 정신과학교실), '정신요양원 수용자의 사회복귀 및 거주시설 운영'(아주의대 정신과학교실), '도시 재가환자를 위한 지역사회정신보건 시범사업'(아주의대 정신과학교실), '농촌 재가환자를 위한 지역정신보건 시범사업'(서울의대 정신과학교실) 등의 용역연구를 실시하면서 지역사회 정신보건에 대한 이론적 토대를 구축하고 지역사회 정신보건 서비스 이념의 시범적 적용을 시도하였다.

1995년 3월 정신보건 전문가들의 연합체인 한국정신사회재활협회가 출범하여 정신장애인에 대한 재활여건 조성 및 재활 프로그램 개발, 정신장애인의 인권보호와 가족들에 대한 교육과 지원 등을 하면서 지역사회 정신보건을 추동하는 NGO가 처음 탄생하였다. 또한 1994년 부산 및 경남 지역에서 한국정신보건가족협회가 설립되었고, 1995년 한국정신사회재활협회의 가족교육 등의 지원을 받아 경인지역에 대한정신보건가족협회가 창립되었다. 비록 가족협회가 두 단체로 분리되었으나, 이들은 정신보건법의 통과과정을 계기로 정신장애인과 가족들의 권리와 책임을 자각하기 시작하였고, 지부와 회원 수를 늘리면서 점차 영향력을 확대해 나가고 있다.

1994년 보건복지부는 열악한 우리나라의 정신보건을 개선하고자, 처음으로 국가 주도의 정신보건 용역사업을 시작하였다. 그 결과, 우리나라 전체 정신보건시설에 입원, 수용되어 있는 정신장애인의 54.9%가 부적절하게 입원, 수용되어 있으며, 이 차적인 지역사회 정신보건시설이 새롭게 설치, 운영된다면 현 시설에서 탈수용화가 가능할 것으로 평가되었다. 또한 정신장애인의 평균 재원기간이 761일에 달해 장기입원의 폐해가 지적되었고, 전체 인구의 2.75%에 해당하는 130만 명이 정신질환에 이환되어 있으며, 이 중 약 10만 명이 집중적인 국가관리가 필요한 중증 정신장애인으로 추정되었다. 이러한 연구결과를 토대로 1995년 보건복지부가 서울시와 경기도 내에 시범사업을 지원하였고, 그 결과 농촌 및 도시형 지역사회 정신보건사업의 실행이 이루어졌다.

또한 강제입원 조항과 관련된 인권침해 소지에 대한 오랜 논란은 군사독재 정권이 문민정권으로 대체되면서 갈등의 무게가 감소하기 시작하였다. 또한 여러 연구와 보건복지부에서 지원한 지역사회 정신보건 시범사업을 통해 지역사회 중심의 정신보건체계에 대한 필요성과 가능성이 확인되면서 정신보건정책

의 중심이 '지역사회 정신보건'으로 합의되었다.

그리하여 1995년 12월 정신보건법이 제정되었다. 정신보건법에 의해 지역사회 정신보건 사업에 대한 법적인 근거를 마련했고, 이어 서울시와 경기도가 여러 지역에 지역사회 정신보건센터를 본격적으로 운영하기 시작하였다. 대한신경정신의학회, 한국정신사회재활협회, 대한정신보건가족협회 등이 지역사회 정신보건으로의 국가 정신보건정책의 전환과 함께 정신보건법을 통해 정신질환자의 치료와 재활이 획기적으로 개선될 수 있는 국가예산의 투자를 기대하면서 제정을 위해 노력하였다. 그러면서 정신보건법이 정신질환자의 인권과 사회복귀 등에 대한 선언적 의미 이상으로 정신질환자에 대한 치료 및 삶의 질 개선을 위한 국가정책 우선순위의 상향적 조정을 유도하기를 기대하였으나, 여전히 미흡한 편이다. 현재 전국적으로 광역 및 기초 정신건강복지센터가 운영되고 있다.

최근 들어 정신장애인들을 위해 능동적인 대책 마련이 시도되고 있다. 구체적으로는 국립정신보건연구원*National Institute of Mental Health* 설립을 통해 가족들에 대한 국가지원, 실행 가능한 직업재활의 확대와 일상생활을 위한 훈련시설, 주거시설 등 사회복귀시설 설치운영 등이 개발되고 있다.

현황

현재 우리나라에는 정신건강복지법에 따라 지방자치단체에 의해 다음과 같은 여러 종류의 정신건강복지기관이 설립되어 운영되고 있다. (대체로 중증 정신장애자 위주의 서비스로 구성되고 있다.)

정신건강복지센터: 지역 내 거주하는 주민들과 정신장애인 및 가족들이 지역사회에서 더불어 살아갈 수 있도록 정신건강을 증진시킬 수 있는 포괄적이고 체계적인 서비스를 제공한다.

정신재활시설: 정신의료기관에 입원하거나 정신요양시설에 입소하지 아니한 정신질환자의 사회복귀 촉진을 위해 사회적응훈련, 작업훈련 등 재활서비스를 제공한다. 여기에는 생활시설, 재활훈련시설, 주간재활시설, 공동생활가정, 지역사회 전환 시설(퇴원하였거나 퇴원계획이 있는 정신질환자들을 위한 일시 보호 서비스 또는 단기 보호 서비스를 제공), 직업재활시설, 아동·청소년 정신건강지원 시설 등이 있다.

생산품판매시설: 정신질환자 등이 생산한 물품을 판매하거나 유통을 대행하고, 정신질환자 등이 생산한 물품이나 서비스에 관한 상담, 홍보, 마케팅, 판로개척, 정보제공 등을 지원한다.

정신요양시설: 가족의 보호가 어려운 만성 정신질환자를 정신요양시설에 입소시켜 요양보호함으로써 이들의 삶의 질 향상 및 사회복귀를 지원한다.

종합시설: 2개 이상의 정신재활시설이 결합되어 정신질환자 등에게 생활지원, 주거지원, 재활훈련 등의 기능을 복합적·종합적으로 제공한다.

중독관리통합지원센터: 중독자 조기발견, 상담, 치료, 재활 및

사회복귀를 지원한다. 중독문제가 있는 노숙인 등 사회적 취약계층의 자활을 위한 상담, 치료, 재활지원 서비스를 제공한다.

중독자재활시설: 알코올중독, 약물중독 또는 게임중독 등으로 인한 정신질환자 등을 치유하거나 재활을 돕는 시설이다.

아동·청소년 정신건강복지센터: 지역사회 내 아동·청소년 정신보건서비스 제공체계를 구축함으로써 아동·청소년기 정신건강 문제의 예방, 조기발견 및 상담, 치료를 통해 건강한 사회구성원으로의 성장 발달을 지원한다.

국가트라우마센터: 재난이나 그 밖의 사고로 정신적 피해를 입은 사람과 그 가족, 그리고 재난이나 사고 상황에서 구조, 복구, 치료 등 현장대응 업무에 참여한 사람으로서 정신적 피해를 입은 사람들의 심리적 안정과 사회 적응을 지원하기 위해 권역별로 설립되어 있다(제33장 응급 및 재난 정신의학, Ⅳ. 재난정신의학 참조).

자살예방 사업: (제28장 자살과 자살행동장애, Ⅲ. 자살행동에 대한 치료 참조)

Ⅳ. 공공정신의학

1. 개념

공공정신의학public psychiatry에서 공공公共이란 의미는 공공기금에 의한 또는 공공정책으로서의 정신의학적 프로그램이나 치료 또는 제도(대가를 받든 또는 안 받든) 등을 의미한다. 전통적 개념의 공공정신의학은 공공기관이 행하는 정신의학 서비스를 의미하였는데, 이제는 기금에 의한(공적 기금이든 사적 기금이든) 공공선public good을 위한(대개 가난한 중증 정신장애자들을 위한) 의학적 또는 정신사회적 활동을 의미하는 것으로 확대되고 있다. 현재 공공정신의학 서비스는 공공기관에 의해 지원받아 병의원 치료와 지역사회 기반 정신보건 서비스 등의 다양한 양상들이 상호 그물망으로 연결되어 전달된다. 공공정신의학은 온정의 베풂respite과 사회적·직업적 재활에 강조점이 있고, 반면 지역사회 정신의학은 치료와 환자와 지역사회의 연계 유지에 강조점이 있다.

국립정신건강센터National Center for Mental Health

국민 정신건강 증진과 관련된 사업의 수행과 전문가 양성을 목적으로 설립된 국립 특수의료기관이다. 전신은 1953년 설립된 노량진구호병원과, 1962년 노량진구호병원을 인수·개편한 국립정신병원이다. 이는 명실공히 우리나라 공공 정신의학의 중심이다. 정신건강 증진을 통해 국민 행복을 실현하는 것을 핵심 가치로 삼고 있으며, 이를 위해 '정신건강 종합대책', 취약 소외계층을 위한 공공 정신진료 서비스와 응급정신건강 서비스

의 강화, 중장기적 정신건강 관련 실용연구의 확대를 추진하고 있다. 주요부서로 진료과, 정신건강사업부(국민 정신건강 증진과 정신질환자의 삶의 질 향상과 관련된 국가정책을 지원, 연관된 범부처와의 협업사업과 정신보건사업을 수행), 정신건강연구소(국민 정신건강 증진을 위한 정책수립, 실태조사, 뇌연구, 임상연구, 전달체계 연구 등 연구개발과 전문가 교육), 국가트라우마센터 등이 있다.

2. 주요 공공정신의학 대상

현재 한국사회에서 지역사회 정신건강 서비스는 주로 중증 정신장애자 중심이지만, 특별히 관심의 대상이 되는 공공정신의학의 대상 집단으로 학교, 군대, 교도소, 노숙인, 직장인, 외국 이주민 등이 있다. (자살시도자에 대해서는 제28장 자살과 자살행동장애 참조, 알코올중독자에 대해서는 제24장 물질 관련 및 중독성 장애 참조)

학교 정신건강school mental health

전 세계적으로 많은 학교에서 학생들(선생님 포함)의 정신건강 문제, 즉 행동문제가 심각해지고 있다(그림 36-2). 학생의 정신건강은, 신체건강에서와 같이 학업과 사회적 수행에 직접적 영향을 준다. 학생들이 자라면 사회 구성원이 되므로, 학교 정신건강 문제는 주요 공공건강public health 문제이다. 학교당국, 교사, 학부모, 지역사회, 정부기구들이 협력적이고 잘 조정된 노력을 기울여서, 포괄적이고 체계적인 공공적public 접근을 통해 학생 건강을 돌보아 긍정적 학업성취와 인격발달이 가능하도록 도와야 한다.

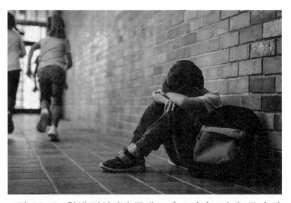

그림 36-2 학생 정신건강 문제. 이 소년의 모습은 몸이 불편한 경우일 수 있고, 성적에 대한 고민 때문일 수 있고, 우울증 때문일 수 있고, 따돌림을 당한 고통 때문일 수 있다. (from Wikipedia)

학교는 실제로 학생들이 문제에 장기간 노출되고 있고 다양한 전문가가 협력하고 있는 장소이기 때문에, 더구나 친근성, 낙인이나 접근성을 고려할 때, 가정이나 병원보다 정신건강 문제들을 다루는 최적의 장소이다.

학생의 정신건강 문제는 학업에의 불안, 부모와 교사와의 관계, 또래관계, 집단따돌림(왕따), 등교공포, 낙제나 정학, 부모의 죽음이나 이혼, 우울증, 약물/술 사용, 자살문제, 성sexuality 문제, 진로결정 문제 등이다. 학교 정신건강 서비스는 구체적으로는 스크리닝, 진단, 진료, 가정과의 연결, 지역사회 정신건강 관련 기관과의 연계 등을 포함한다. 시행 프로그램으로는 보편적인 universal prevention services, 특정 과제, 즉 정신건강이나 학업에 초점을 맞춘 social-emotional skills, 긍정적 행동을 위한 targeted prevention and intervention services, 특정 문제를 해결하기 위한 intensive intervention services 등이 있다. 인적 자원으로는 학교가 고용한 상담가, 심리사, 사회사업가, 간호사 등이 있고, 학교 밖 지역사회에서 일하는 상담가, 심리사, 사회사업가, 간호사, child and family therapists, 기타 sensory arts providers(음악, 미술, 예술 치료사), 그리고 정신과 의사 등이 있다. 이를 school consultation이라 한다. 이들이 협력하여 학생과 학부모, 교사 등에게 포괄적이고 조정된 정신건강 서비스를 제공한다. Community agencies/networks, 종교기관, 병원 개원의 등도 외곽에서 돕는다.

직장 정신건강mental health at workplace

직장에서 일하는 직원(및 가족)의 신체뿐 아니라 정신건강이 나쁘면, 개인의 능력과 충성도royalty, 웰빙을 저하시키고 사고율과 이직률을 높이고 회사의 생산성도 감소된다. 그러므로 경영자는 자신과 간부, 하급 직원 등 직장의 모든 수준에서의 정신건강에 관심을 가져야 한다. 직장인의 웰빙과 직업수행을 방해하는 여러 문제를 해결하기 위한 프로그램을 일반적으로 직장인 지원 프로그램employee assistance programs; EAPs이라 한다. 대개 무료이며 전화나 미디어를 통해 전달된다.

직장의 직종과 규모, 환경이 다양하므로 일률적으로 직장 정신건강 증진 방안을 말할 수 없지만, 물리적 환경, 정신적 자원, 리더십, 조직문화 모두 적절해야 한다. 회사조직도 하나의 공동체community로, 조직문화가 공정하고 협력, 존중, 인정해주고 배려하고 참여engagement하고 소통하는 문화가 되도록 해야 하며, 일하는 환경이 물리적으로 쾌적하고 안전해야 하며, 개인 직원은 일을 통해 개인발전이 이루어져야 하며, 적성에 맞는 직종에서 일하도록 배치되며, 스트레스가 발생하지 않도록 일의 양이 조절되어야 하며, 폭력, 차별, 소외, 집단 괴롭힘 등 대인관계 갈등이 발생하지 않도록 사전대책이 서 있도록 하며, 예방접종, 식사, 체력단련fitness 등 신체건강증진을 지원하며, 금연 등 물질남용을 통제하며, 문제가 발생하면 이를 빨리 발견하여 적절히 돕는 방안이 마련되어 있어야 한다.

흔히 직장에서 발견되는 정신건강 문제는 스트레스, 음주, 불안장애, 우울증, 외톨이, 자녀 돌봄, PTSD, 성인 주의력결핍과다활동장애ADHD, 돈문제, 자살시도 등이다.

이러한 상황을 능률적으로 지원하기 위한 전략, 활동, 발의initiatives, 정책 등 각종 program이 개발되어야 한다. 핵심은, 회사 전체가 참여하고, 건강직장위원회Healthy Workplace Committee를 조직하여 현 상태를 평가하여 문제를 발견하고 계획을 세우고, 경영자의 확인과 지원을 받아 계획을 실행하며, 진행 상황을 평가하여 개선을 도모하는 것이다.

또한 회사가 속한 지역사회를 돕고 또한 지역사회 자원의 도움을 받을 수 있다.

군 정신의학military psychiatry

군대는 하나의 큰 사회적 집단이다. 상당기간 젊은 남성들이 군에서 규율이 엄한 집단생활을 한다. 그러는 동안 적응문제가 발생하거나 기존에 잠복해 있던 정신건강 문제가 표출되기도 한다.

세계적으로도 군사적 분쟁이 많아지고 많은 군인이 해외에 파병되고 있다. 전쟁비용도 그렇지만, 그들의 건강문제도 점차 많아지고 있다. 미국의 경우 지역사회 정신보건 운동이 가장 먼저 나타난 곳이 군대다. 흑백융합이라든가 여성의 사회진출 등 사회적 트렌드가 군에서는 빠르게 실현되어 왔다.

군 정신의학은 군사와 관련된 정신건강 문제를 다룬다. 목적은 임무에 맞도록 군인들이 최적의 상태를 유지하게 하고, 정신건강 문제가 있으면 이를 빠르게 치료하고, 가족도 돌보는 것이다. 제대한 재향군인veterans을 돌보는 것도 포함된다. 주된 치료대상은 전투 시 병사들의 적응문제(대표적으로 PTSD, 급성 스트레스장애, traumtic brain injury 문제 등), 서열적 집단생활에서의 적응문제(특히 자살과 성性 문제), 해외파병 시의 문화충격, 제대군인들의 장기적 사회복귀와 적응문제 등이다. 정신장애는 전투 시 사상자 중에 가장 많은 수를 차지하며, 제대의 가장 많은 이유이기도 하다.

군 정신의학의 문제는 시민사회와 군대사회 간 가치관이 다르다는 것이다. 시민사회에서는 개인 자율성을 존중하고 사회조직도 다양하게 분화되어 있지만, 군에서는 일률적이며 집단적 책임이 존중된다. 군에서는 작은 집단이라도 생존하기 위해 집단적 노력을 해야 하며 개인주의는 버려야 한다.

교도소 정신의학prison psychiatry

감옥은 일정기간 엄격한 수감생활을 하는 곳으로, 죄수들에게 새로운 정신과적 문제가 드러나거나 기존의 정신장애가 드러나기도 하는 곳이다. 여기서 정신과 의사의 역할이 요구된다.

이들에게 정신장애의 빈도는 일반인구보다 높다(미국의 경우 일반인구의 6배이다). 지역사회 정신보건 서비스 범위 밖에 있는 수감자들에게 어떻게 개인의 요구에 맞는 서비스를 제공하는가 하는 것은 하나의 도전이다. 따라서 교도소에 정신과 의사를 배치하거나 교도관에게 정신건강 개입에 대한 교육을 시키고, 정신장애를 가진 죄수들에게 출소 전에 정신건강 프로그램을 실시할 필요가 있다. 그러나 이들에 대한 정신건강 서비스가 제공되기에는 제약이 많다. 예를 들면 남용우려가 큰 자극제로 성인 ADHD를 치료하는 것 같은 것이다.

노숙인 정신질환자homeless mentally ill

우리나라의 경우 1997년 외환위기와 더불어 많은 노숙인이 생겨났는데, 이들 중 정신장애인이 상당수 포함되었다는 보고가 있다. 이들에게 정신건강 서비스를 제공하는 일은 지역사회와 정부의 책임이기도 하다.

미국의 경우 집 없는 사람들은 다음의 세 가지 부류로 분류된다. 거리의 부랑인street people은 대개 조현병 환자 또는 약물의 존자들이다. 간헐적 노숙인episodically homeless people은 비교적 젊고 성격장애, 약물남용, 기분장애로 사회생활에 어려움이 있는 사람들이다. 상황적 노숙인situational homeless people은 정신과적 장애보다 상황적 스트레스가 있는 사람들이다.

노숙인들은 멀리 이동해 다니는 습관, 지역별 차이, 진단의 다양성, 치료요구의 다양성 등으로 인해 치료가 쉽지 않다. 전통적 치료기법(평가, 위기개입, 약물치료, 정신사회적 기술훈련) 이외에도 숙소제공, 음식제공, 임시거처drop-in center마련, 방문outreach 등이 추가되어야 한다. 종교단체(구세군 등)와의 협력도 효과적인 방법이다.

거리방문 프로그램street outreach program은 임시숙소로 오지 않는 다수의 집 없는 사람을 돕는 치료방법 중 하나이다. 정신과 의사는 간호사, 사회사업사와 팀을 이루어 프로그램을 수행한다. 대개 짧게 자주 만나며 음식 등 구체적인 도움을 준다. 환자들이 대개 면담을 견디지 못하므로 진찰은 외모, 위생상태, 행동, 신체상태 등에 대한 관찰로 이루어진다. 경찰기록이나 공공기관으로부터의 정보도 도움이 된다.

자살위험, 폭행위험, 자신을 돌볼 능력이 없는 경우 등의 문제가 있는 환자들은 입원시킨다. 이때 인권침해의 논란이 있으므로 신중히 법에 따라 시행해야 한다.

대개 이들은 심하게 퇴행되어 있어 장기간 입원을 요한다. 그러나 예후가 좋은 환자는 퇴원하여 지역사회 시설로 옮겨 갈 수 있다. 이때도 환자 관리자의 통제하에 두어 환자를 보호해야 한다.

외국 이주민foreign immigrants

현재 우리나라에서는 외국인 노동자, 결혼이주여성과 그들의 혼혈자녀들이 증가하고 있다. 탈북자도 특별한 임상적 주의를 받아야 할 이주 난민이다(제4장 사회와 정신의학, Ⅴ. 횡문화정신의학 참조).

이들은 한국의 소위 다문화 사회화의 주역으로 이들의 한국사회 적응과 정신건강 문제와 정신건강 서비스는 한국사회가 지원해야 할 새로운 도전이 되고 있다. 이들은 주류사회의 문화에 익숙하지 않고 한국어에 유창하지 않기 때문에 의사소통communication에 문제가 발생한다. 심지어 이들은 보통 주류사회의 사람들에 의한 차별에 취약하다. 특히 그들의 어린 자녀들이 성장하는 동안 국가적 내지 민족적 정체성identity은 특별한 문제가 되므로, 주의와 돌봄이 필요하다(횡문화정신의학 이론에 대해서는 제4장 사회와 정신의학 참조).

그들의 적응은 주로 이민 의도뿐 아니라 그들 개개인의 배경에 의해 결정될 것이다. 그들의 적응은 단기간 동안 과도기적 체류인가 혹은 장기적 체류인가 또는 영구적인 체류인가에 따라서도 달라진다. 동포 공동체로부터 지지를 얻을 기회가 부족할 수도 있다. 따라서 정신건강에 심각한 문제가 발생하고 있다는 연구보고가 많다.

현재 우리나라의 외국 이주민들에 대한 지원은 국가적으로 다양하게 시행되고 있다. 외국 이주민들에 대한 정신건강 서비스는 지역사회적이어야 할 것이며, 그들을 돕는 사람은 이주민들 고유의 문화를 잘 알아야 할 것이며, 장차 그들 중에 동포를 도울 전문가가 배출되어야 할 것이다.

미국의 경우, 문화다양성 인구culturally diverse population(미국에 이주한 다양한 민족ethnicities 및 소수민족minorities)에 대한 정신의학 서비스 개선을 위해, DSM-5-TR 진단에서 문화적 공식화cultural formulation를 시행하고 문화적으로 효과적인 치료culturally effective treatment를 시행하라고 권고하였다. 그리고 각 민족에 따른 문화관련 증후군을 소개하고 이 장애들이 DSM-5-TR 진단 중 무엇과 유사한지 기술함으로써 소수민족 환자를 이해하고 치료하는 데 도움을 주고 있다.

3. 리더십과 행정 정신의학

의학의 눈부신 발전과 더불어 진료 장비와 기술의 다양화가 초래되었고, 포괄적 의료comprehensive care가 요구되면서 사회 변화와 병원 재정의 복잡성이 증가하고 있다. 특히 지역사회로부터의 요구가 다양해지고 의료전달체계도 변화함에 따라, 의사가 감당해야 할 책임범위가 병실과 진료실을 넘어서게 되었다. 우리나라에서도 전 국민 의료보험시대가 열려, 의료비의 제3자 지불이라든지 행정기관, 소비자보호단체와의 역학관계가 의료에 영향을 미치게 되었다.

Governance

정신의학 서비스 전달체계가 복잡해짐에 따라 정신과 의사의 리더십이 어느 때보다 중요해지고 있다. 정신과 의사는 인간관계에 대한 이해와 역동정신의학에 대한 지식이 있고 훈련을 경험하였기 때문에 병원행정을 맡기에 적합한 위치에 있다. 왜냐하면 정신역동에서의 전이*transference*현상이 병원 직원들 간에도 그대로 작용하고 병원과 지역사회와의 관계에서도 적용되기 때문이다. 따라서 정신의학에서 정신과 진료의 관리영역에 대한 비중이 점점 증가하고 있다.

프로그램을 관리, 운용하고 주요임무를 수행하기 위해서는 체계적인 경영지식과 관리기술이 필요하다. 그중에서도 가장 중요한 기능은 가용자원의 활용에 있어서 조직의 장단기 계획에 따라 우선순위를 결정하는 것이다. 경영관리는 네 가지 분야로 나눌 수 있다.

① 예산과 재무관리: 자금관리, 제3자 지불기관, 진료비와 진료형태, 인건비 상승, 약품비 점유율.
② 인사관리: 직원의 선발, 훈련, 승진, 전보, 파면, 인사고과, 직무분석과 직무기술.
③ 홍보와 책임: 지역사회와 행정기관으로부터 오는 압력과 권력의 활용 및 그들에 대한 책임문제.
④ 법률: 환자진료와 관련된 민법과 형법상의 문제, 강제입원 및 정신보건법.

의사들은 전통적으로나 수련과정을 볼 때 이러한 영역의 전문가가 되는 일이 극히 드물다. 그러나 규모가 작은 기관이든 큰 기관이든 간에 관리자는 이러한 영역에서의 지식과 기술이 필요하다.

행정과정*administrative process*

새로운 프로그램의 개발과 기존 프로그램의 개선을 위해서는 다음의 네 가지 단계를 거쳐야 한다.

① 기획*design*: 프로그램의 임무와 적절한 균형에 입각한 가용자원이 연구되면서 계획이 구체화된다. 새로운 프로그램의 개발이나 개선을 가져오는 유발요인으로 환자와 지역사회의 변화된 요구, 사용할 수 있는 자원의 증가, 새로운 치료기술을 개발하는 과학의 발전 같은 외적인 자극과 직원들의 아이디어 같은 내적인 자극이 있다.
② 착수*initiation*: 조직이 편성되고 직원들이 보충을 위해 선발되고 훈련된다. 신규직원뿐만 아니라 기존직원들도 재교육된다.
③ 경영*management*: 이는 계획된 프로그램을 운용하는 과정이다. 이때 예상하였든 또는 못하였든 여러 가지 문제점을 다뤄

가면서 다양한 관점에서 의견을 수렴하고 문제해결이나 의견일치를 해가며 마찰을 줄이고 효율을 높인다. 바로 이 단계에서 사업계획의 성패가 결정된다. 이는 대인관계기술과 행정능력에 달려 있다.
④ 평가*evaluation*: 프로그램의 효과와 효율성을 측정한다. 관련된 자료분석 결과를 다음 단계의 운영과정에 활용함으로써 행정과정의 한 사이클이 끝나게 된다. 끝남과 더불어 새로운 기획단계가 다시 시작된다.

리더십*leadership*

효율적인 지도자에게 필요한 몇 가지 공통적인 특성이 있다. 무엇보다도 지도자와 직원 간에는 상호신뢰와 존경을 바탕으로 하는 긍정적 인간관계가 필요하다. 그 외 윤리적 완전성, 신뢰성, 의사결정의 적시성適時性, 광범위한 지식, 자신에 대한 통찰력, 전문직으로서의 동료관계*professional collegiality*와 상호의존, 진솔한 협력관계와 긍정적인 사고방식 등이 있다.

팀워크

정신과 의사는 종종 팀 구성원들 간의 관계에 무시할 수 없는 영향을 미친다. 팀의 구성원들과 민주적 관계를 맺는 정신과 의사는 평등주의적 관계를 다른 팀 구성원들에게 보여 줄 수 있다. 반면 직업적으로 기대되는 특권*presumed perquisites*을 주장하는 정신과 의사들은 다른 팀 구성원들에게 계급주의적 행동으로 영향을 미친다. 지역사회라는 개념은 입장의 동일함에 대한 실천의 장이 되어야 함을 내포하고 있다. 지역사회 정신보건 팀은 입원시설을 위한 조직과는 확연히 구분된다. 평등적 입장에서 일정한 유기적 구조로 되었을 때 팀활동이 가장 원활하게 작동하게 된다. 믿음과 평등의 실천이 곧바로 리더십이 된다. 공적으로는 권한이 없는 팀 구성원이 권위나 전문지식의 힘에 의해 주도적인 역할을 할 수도 있다.

정신보건 리더십을 위한 제언

① 급속하게 변화하는 의료환경을 직시해야 한다. 과거와 같은 형태로 포지션이 리더십을 부여하던 시대는 이미 지나가고 있다. 리더십은 포지션이 아닌 협력관계 속에서 발생하는 과정의 산물일 뿐이다.
② 리더십은 단순한 교육만으로 이루어지지 않는다. 지역사회라는 개념과 정신보건, 정신의학의 속성에 대해 서로 구별하고 특성을 익히는 것이 중요하다. 획일적인 리더십이나 고집이나 집착은 정신과 의사들을 더 고립시킬 뿐이다.
③ 단순한 학술활동만으로 지역사회 정신의학은 유지되지 않는다. 지역사회에 대한 실천과 혜안이 모일 때 가능하다. 실천을 바탕으로 정신과 의사로서의 권위의식을 내려놓을 수 있을 때 리더십은 파트너십과 함께 자연스럽게 이루어진다.
④ 다학제 간 팀접근에 대한 근본적인 시각이 필요하다. 지

역사회에서의 리더는 전문성을 유지할 수 있으며 각 직역 간의 갈등을 잘 조절하고 지역의 합당한 욕구에 부응하는 경우에 가능하다. 리더십은 지역의 문제가 아닌 기능의 문제일 수 있다. 정신과 의사만이 리더라는 생각을 버릴 수 있어야 한다.

⑤ 보건의료환경의 변화에 주목해야 한다. 입원중심과 진료 중심의 사고만으로는 지역사회라는 큰 틀을 변화시킬 수 없다. 동기부여, 실천, 평가, 비전제시, 지역과의 협력, 시장의 변화, 사회의 욕구 등에 익숙한 전문가 그룹의 일원으로 정신과 의사의 역할이 필요하다. 자신이 가진 지식을 잘 경영하고 활용하는 새로운 형태의 열린 시각이 필요하다.

참고문헌

김종주, 박남진, 박민철 등(1985): 만성질환의 현황 및 문제점 Ⅱ—정신질환 시설 수용자를 대상으로. 신경정신의학 24(부록):15~22.

민성길(2009): 다문화사회와 정신건강. 민성길(편), 다문화사회와 정신건강. 서울, ML Communication, pp.9~26.

보건복지부: 2021년 정신건강실태조사.

Brown BS(1985): 미국정신보건법의 개관. 정신보건정책 전반에 관한 워크샵보고서. 국립서울정신병원.

이영문(2015): 정신의학 서비스와 지역사회정신의학. 민성길(편), 최신정신의학(제6판). 서울, 일조각, pp.865~884.

Avison WR, Nixon SK(1987): The discharged psychiatric patients: A review of social, social psychological and psychiatric correlates of outcome. Am J Psychiatry 144:10~21.

Bachrach LL(1992): What we know about homeless among mentally ill persons: An analytical review and commentary. Hosp Community Psychiatry 43:453~460.

Bennett MJ(1988): The greening of the HMO: Implications for prepaid psychiatry. Am J psychiatry 145:1544~1550.

Boland R, Verduin ML, Ruiz P(2022): Kaplan & Sadock's Synopsis of Psychiatry. 12th ed. Walter Kluwer, Philadelphia.

Caffey EM Jr., Galbrecht CR, Klett CJ(1971): Brief hospitalization and aftercare in the treatment of schizophrenia. Arch Gen Psychiatry 24:81~86.

Donovan CM(1982): Problems of psychiatric practice in community mental health centers. Am J Psychiatry 139:456.

Hales RE, Yudofsky SC, Roberts LW, eds(2014): Textbook of psychiatry. 6th ed. American Psychiatric Publishing, Washington D.C.

Jones MC(1953): The therapeutic community. Basic Books, New York.

Konrad N, Welke J, Opitz-Welke A(2012): Prison psychiatry. Curr Opin Psychiatry 25:375~380.

Lu FG, Russell FL, Mezzich E(1995): lssues in the assessment and diagnosis of culturally diverse individuals. In Oldham J, Riba M eds. Ann Rev psycyiatry:14. American psycaitric Association, Washington D.C.

Min SK(2012): An overview of major cultural and mental health concerns in South Korea: Adjustments of immigrants, imported wives and their mixed children, and political defectors. World Cultural Psychiatry and Research Review 7:1~8.

Scharf DM, Eberhart NK, Schmidt N, et al(2013): Integrating Primary Care Into Community Behavioral Health Settings: Programs and Early Implementation Experiences. Psychiatric Services; doi:10.1176/appi.ps.201200269

Whiteford H, Degenhardt L, Baxter AJ, et al(2010): Global burden of disease attributable to mental and substance use disorders:findings from the Global Burden of Disease Study 2010. Published online. August 29, 2013. http//dx.doi.org/10.1016/

37

법, 정신의학, 그리고 윤리*Law, Psychiatry and Ethics*

Ⅰ. 법과 정신의학

1. 개념

정신의학이나 법률은 공통적으로 인간의 행동을 대상으로 삼기 때문에 서로 밀접한 관계가 있다(비정상적인 행동은 정신건강의 문제이거나 또는 범죄와 관련된다). 정신의학은 사회생활에 대한 적응능력에 영향을 주는 병든 인격기능에 대한 치료를 다루는 의학의 한 분야이다. 반면 법률은 사회생활을 유지하기 위한 지배적인 규범을 말한다. 그럼에도 불구하고 정신의학과 법의 관계는 독특하다. 정신과 의사의 환자에 대한 의무(예를 들어 정신과 환자의 치료형태 결정)는 그들의 지역사회에 대한 의무(사회 안전을 지킬 의무)와 상충할 수 있기 때문이다.

정신의학은 다른 의학의 분야보다 예민한 법적 문제가 많다(예를 들면 강제입원, 비밀보장, 치료를 거부할 권리, 자기결정권, 인지와 판단의 장애 등). 개인의 자유와 인권과 관련하여, 도덕적으로는 옳아도 법적으로는 틀린, 또는 반대로 도덕적으로는 틀려도 법적으로는 괜찮은 문제들이 있다.

정신의학과 법이 만나는 지점에는 두 가지가 있다. 인권*civil right*에 관련된 법정신의학*legal psychiatry* 및 범죄*criminal*에 관련된 사법정신의학*forensic psychiatry*이다.

2. 시민으로서의 권리*civil right*와 정신의학

법이 정신과 의사의 진료행위에 영향을 미친다. 예를 들어, 자의에 반하는 입원의 결정, 환자 비밀 엄수나 권익 보호, 정신의료기관 개설 및 인증 같은 문제들이 여기에 해당된다. 실제 우리나라에서 정신의학과 직접 관련되는 법률로는 의료법, 정신건강증진 및 정신질환자 복지서비스 지원에 관한 법률(약칭: 정신건강복지법), 인신보호법, 치료감호 등에 관한 법률, 보호관찰 등에 관한 법률, 마약류 관리에 관한 법률 등이 있다.

치료받을 권리*right to health care*
시민으로서 정신과 환자에게는 치료받을 권리가 있으며, 이는 법으로 정해져 있다. 그리고 최소한으로 비억제적 방법으로 치료받을 권리가 있다. 즉 가능한 한 구금이나 신체적 억제를 가볍게 받을 권리, 외래치료가 가능하면 입원하지 않을 권리, 개방병동에 있을 수 있으며 폐쇄병동에 입원하지 않을 권리 등이다. 또 최대한 방문객(환자의 변호사, 주치의, 성직자 등)을 만날 수 있는 권리, 전화, 우편 등 통신할 수 있는 권리, 사생활을 보장받을 권리, 자신의 재정을 관리할 수 있는 권리, 노동에 대해 보수를 받을 권리 등이 있다.

강제로 입원한 환자라도 최소한의 의료요원, 필요한 시설, 표준적 영양공급, 개인에 맞는 치료계획에 따라 치료받을 권리가 있다.

여기에는 두 가지 의견이 있다. 첫째, 모든 사람은 평등하게 치료받을 권리가 있다는 것이고, 둘째, 치료는 개인적으로 비용을 지불해야 하는 특권에 해당된다는 것이다. 어떤 의견은 치료는 권리의 문제가 아니라 자선의 문제라고도 한다. 그러나 실제로는 많은 제도가 개발되어 있고 다수의 사람이 치료가 필요함에도 불구하고 여러 가지 이유로 적절한 치료를 받지 못하고 있는 것이 현실이다. 앞으로 사회정의 차원에서도 많은 개선이 필요하다.

능력competency: 법에 의해 인정되는 개인의 권리를 효과적으로 행사할 수 있는 능력을 인정받으려면, 최소한의 정신능력이 있다는 것을 판정받아야 한다. 그런 판정의 적용범위는 다양하여 (운전면허, 치료에 대한 동의, 증언, 결혼, 계약, 유언 등) 경우에 따라 다른 세심한 수준의 정의가 필요하다. 법적으로는, 정신능력검사에서 실패한 경우 법에 의해 특정 역할을 행사할 수 없게 된다.

의학적 의사결정 능력medical decision making competence: 자신의 상황과 제시되는 치료적 선택 사항들을 이해하고 자신의 상황에 적용하여 의미를 파악하고 합리적으로 추론하여, 특정 치료방법을 승낙하거나 거부할 수 있는 능력을 의미한다. (의사결정 능력이 없다고 판단되어도, 또는 결정권한이 없다 하여도, 환자가 의사결정과정에 참여하도록 하여 본인의 생각을 참고하는 것도 바람직하다. 이는 또한 환자를 존중하는 의미도 있다.)

미국의 경우 만 18세 이상이면 능력이 있다competent고 인정한다.

의사결정능력을 평가하기 위한 도구들이 있다. 대표적으로 MacArthur Competence Assessment Tools(MacCAT)가 있다. 그러나 정신검사(주의, 기억, 판단력, 언어이해력 등)상 불능incapacity의 증거가 있으면 능력인정은 거부된다.

단순히 입원하였다거나 치료받았다는 사실 때문에 비능력incompetency이 입증되는 것은 아니다. 특정 정신기능상의 결핍이 특정한 사안의 결정이나 특정 과제를 수행할 능력과 어떻게 관련되는가를 세심하게 보아야 한다.

대리결정surrogate decision making: 의사결정 능력이 없는 환자를 위해 대리자가 대신 결정해 줄 필요가 있을 수 있다. 대리자는 환자가 정상적일 때 미리 지정해 둘 수도 있고 법원에 의해 지정될 수도 있다. 대개 가족이나 가까운 친척이 된다. 전에는 대리자 자신이 최선이라고 판단한 대로 결정하게 하였으나, 현재는 대리자가 환자 입장에서 무엇이 최선인가를 생각하도록 하는 것이 더 중요하다고 본다.

치료를 거부할 권리에 대한 평가: 정신과 의사는 가끔 타 과 의사로부터 특정 치료를 거부하고 있는 환자의 의사결정 능력에 대해 평가해 줄 것을 요청받기도 한다. 대체로 자율설에 근거한다면 의사의 판단보다 환자의 판단을 존중하는 것이 권장된다. 물론 이때 환자가 진단, 치료방법, 이익과 위험, 예후 등에 대해 충분히 이해하는 능력이 있어야 한다. 그럴 능력이 있는가 없는가 하는 것은 법적 개념으로, 재판에 의해 최종 결정되어야 할 것이다. 이런 경우의 가장 극적인 예는 말기 환자가 생명유지 장치를 제거하는, 즉 죽을 수 있는 권리문제이다.

특권과 비밀보장privilege and confidentiality

법과 의료윤리는 의사가 직무로 인해 알게 된 환자에 대한 모든 정보를 비밀로 할 것을 요구한다. 이러한 직업 윤리적 의무를 '환자에 대한 비밀보장confidentiality'이라고 한다. 이것이 깨지면 명예훼손, 사생활침범, 계약파기 등의 법적 문제가 생길 수 있다.

그러나 환자가 정보를 제공하는 것에 동의한 사람에게 의사는 정보 제공을 거부할 수 없다. 정보 제공은 의사가 아니라 환자의 결정사항이기 때문이다.

의사는 법정에 소환되었을 때 환자의 정보를 비밀로 지켜 줄 권리가 있는데, 이것을 '법적 특권privilege'이라고 한다. 우리나라 형사소송법 제149조(업무상 비밀과 증언거부)는 의사(변호사, 성직자도 마찬가지)직에 있는 자 또는 이러한 직에 과거 있었던 자가 업무상 위탁을 받은 관계로 알게 된 타인의 비밀과 관련된 증언은 거부할 수 있도록 하고 있다. 이 경우 환자가 죽은 다음에도 (가족의 동의가 없는 한) 비밀은 유지되어야 한다. 이러한 법적 특권은 의사의 특권이라기보다 환자가 가진 보호받을 수 있는 권리이다. 환자 자신만이 이 권리를 포기할 수 있다.

우리나라 정신보건법에서는 환자가 보호받을 수 있는 권리를 보다 구체적으로 규정하며, 정신건강복지법의 기본이념으로 명시하고 있다. 정신건강복지법 제69조(권익보호) 제2항은 정신질환자나 정신질환자의 보호의무자 또는 보호를 하고 있는 자의 동의 없이 정신질환자에 대해 녹음, 녹화, 촬영할 수 없도록 하고 있다. 그리고 제71조(비밀누설의 금지)는 정신건강복지법에 의해 정신질환자에 관련된 직무를 수행하였던 자 또는 수행하는 자는 정신건강복지법이나 다른 법령에서 특히 규정된 경우를 제외하고는 그 직무의 수행과 관련하여 알게 된 타인의 비밀을 누설하거나 발표하지 못하도록 하고 있다.

비밀보장의 예외

비밀보장이 원칙이지만, 환자의 '설명 후 동의informed consent'가 있을 때, 또는 다른 윤리적 또는 법적 원칙이나 전반적 사회적 이익이 자율성의 원칙을 넘어설 때는 예외이다. 예를 들어 의료사고, 재판 등 법령이나 재판소의 법적 요구가 있을 때는 정보가 제공될 수 있다. 환자가 범죄행위를 하거나 타인을 해치려는 위험이 있을 때, 잠재적 피해자에게 경고해야 할 때는 비밀을 지킬 수 없다. 이를 '보호의 의무the duty to protect'라 한다(Tarasoff Rule: 아래 참조). 학대받는 환자나 소아를 보호하기 위해, 또는 자살위험이 있을 때 환자에 대한 정보를 제공해야 할 때도 있다. 생명을 다루는 책임자 위치에 있는 사람이 환자이어서 그의 판단력이 문제 될 때에는 환자의 정보를 피해자나 관련 당국에 알려야 할 수도 있다. 보험회사에 비밀이 노출되는 것은 보험절차에 제한되어 허용된다. 예를 들어 환자가 자살하였을 때 보험절차 목적으로 의무기록 검토만으로 진단명을 제공하는 것은 윤리적으로 허용될 수 있다. 그러나 의료보험제도상 보험회사가 환자의 의료정보를 허락 없이도 가질 수 있게 되는 것은 문제이다. 학술목적으로 공개될 때에도 사전에 '설명 후 동의'를 받아 두어야 한다. 물론 환자의 신원에 대해서는 비밀이 유지되어야 한다. 이 모든 경우가 법률로 정해져야 한다. 정신치료 시의 녹음이나 녹화는 학술대회 시 수련이나 전문의 시험 때 사용될 수 있으나, 이때 적절하고 명백한 동의를 받아 두어야 한다.

군대에서 일하는 정신과 의사는 특수한 상황에 있다. 군대에서의 행동수칙은 비밀보장을 어렵게 만든다. 정신과 의사는 이 점을 미리 환자에게 경고해야 한다. 그러나 이 때문에 환자는 치료를 기피하며, 그래서 자살 사고가 많다고 한다. 다수의 군정신과 의사들은 보고 여부에 대해 개인적 판단에 따른다고 한다.

폭력적 환자violent patients

정신과 의사는 자신의 환자가 타인(제3자)에게 해를 끼치는 것을 막도록 케어해야 할 의무가 없지는 않다. 그러나 의사는 폭력을 정확하게 예견할 능력이 없다. 폭력을 예견하게 하는 척도를 사용하거나 하여 그 결과에 따라 병동을 옮기거나 전원하거나 퇴원시키거나 하는 합리적 조처를 하면서 평가와 주의를 지속하고 기록을 남겨야 한다.

Tarasoff Rule

정신과 의사 또는 정신건강 전문가들이 환자가 위해를 가할 위험을 사람들에게 경고하기를 (그리하여 자신들을 보호하기를) 요구하는 법이다. 비록 이는 환자의 비밀을 엄수한다는 규칙을 위반하는 것으로 보이지만, 위협에서 사람들을 보호하려는 것이다. 정신건강 전문가는 그 위험을 경찰에 알리거나, 위협받는 사람에게 직접 알리거나, 기타 합리적인 보호 절차를 행해야 한다.

설명 후 동의informed consent

모든 인간은 자신의 신체에 행해지는 치료에 대해 치료를 허락할 권리와 거부할 권리를 모두 갖는다는 전제 하에, 환자는 자신에게 행해지는 치료에 대해 설명을 듣고 승낙이나 거부할 권리를 갖는다. 그러나 정신과에서는 판단력을 잃은 환자에게 선택할 권리를 보장한다는 것이 간단하지 않다. 환자가 무능상태일 때는 미리 동의를 받아 두거나 대리자가 결정하도록 최선을 다해야 한다. 그러나 의사는 환자의 선택과정에서 환자의 약점을 이용하여 정신적 권위자로서의 영향력을 행사하지 않도록 조심해야 한다. 의사는 환자의 권리를 존중

하고, 환자의 입장을 잘 듣고 이해하고, 섣불리 진단하거나 기계적으로 조처해서는 안 된다.

설명 후 동의를 받을 때는 시술의 내용과 목적을 정당하게 설명해야 하는데, 구성 요건은 ① 환자가 시술의 내용을 알게 하는 것, ② 예측할 수 있는 위험과 이익에 대해 이해하도록 하는 것, ③ 다른 방법도 있음을 알게 하는 것, ④ 시술에 대한 어떤 질문에도 대답을 들을 것이라는 사실, ⑤ 환자는 언제든 선입견 없이 자유롭게 승낙을 철회할 수 있고 참여를 중단할 수 있음을 알게 하는 것 등이다. 승낙은 문서로 하는데, 문서는 광범위하게, 모든 가능성에 대해 빠짐없이, 그리고 이해하기 쉽게 구성되도록 해야 한다.

그러나 현실적 상황은 그리 간단치 않다. 응급의 경우나 자살시도 때, 치료가 우선적이라고 의사가 판단할 때, 또는 환자가 판단할 능력이 없을 때는 보호자의 허락이나 의사의 판단만으로 시술할 수 있다. 여기서 응급적 상황이란 즉각적 의학적 중재가 있어야 죽음이나 심각한 상해harm로부터 환자나 또는 연관된 타인을 구할 수 있는 상황(또는 환자의 임상적 상태가 현저히 악화되는 것을 막을 수 있는 상황)을 의미한다.

소아·청소년의 경우

미국의 경우 소아·청소년들은 부모와 보호자에 의해 정신과 시설에 강제 입원될 수 있다. 그러나 소아·청소년 환자도 상담을 받을 권리, 적절한 치료시설에서 치료받을 권리가 있음을 유의해야 한다. 소아·청소년의 경우에도 설명 후 동의의 원칙이 적용된다.

부모에게 정신질환이 있을 때, 그 부모는 부모로서의 권리를 잃을 수 있고, 어린이는 다른 부모나 공공기관에 맡겨질 수 있다. 어린이가 학대를 받을 때도 같은 조치가 내려질 수 있다.

어린이 양육권에 대한 논란이 법원에서 벌어질 경우, 가장 중시되는 것은 어린이에게 최대한 유익이 되도록 판결해야 한다는 것이다. 어린이의 복지를 위해 어머니에게 맡겨지는 것이 상례이다. 이때 어머니는 건강하고 아이를 키우기에 적절한 어머니여야 한다. 그러나 최근 사회분위기에 따라 아버지가 어린이 양육을 맡는 경우도 증가하고 있다.

강제치료

치료가 환자에게 이익이 된다는 충분한 법적인 근거가 있어야 한다. 대체적으로 정신장애가 있어 자신과 타인에 위험하고, 자신을 돌볼 능력이 없고, 장애를 치료할 가능성이 있을 때 강제입원이 정당화된다. 이에 대해 환자와 다툼이 있다면 재판으로 법적 판단을 받아야 한다.

그러나 정신과 환자를 치료한다는 것은 강제치료 이외에도, 환자의 능력을 회복시키고, 병을 가지고 있으

면서 환경에 적응하거나, 병을 이기도록 도와주는 것 등 보다 수준 높은 것임을 이해해야 한다.

강제입원: 환자가 ① 정신질환을 앓고 있어 ② 자기 자신과 타인에 대해 위험하고, ③ 치료받을 필요가 있을 때, 또는 ④ 환자가 스스로 자신을 적절히 돌볼 능력이 없을 때, 스스로의 의사에 반하더라도 입원치료를 받는 경우가 있다. 그러나 강제입원은 환자의 의사에 반해 개인의 자유를 제한하는 조치이기 때문에, 대부분의 국가에서 입원 결정기준과 과정에 관해 법적 요건과 절차를 정해 놓고 있다(우리나라 정신건강복지법에 규정된 입원 관련 내용에 대해서는 제36장 정신의학 서비스와 지역사회 정신의학, Ⅱ. 정신건강 서비스의 종류 참조).

표 37-1 보건복지부에서 정한 격리와 강박 절차

1. 주치의 또는 당직의사의 지시에 따라 시행하고 해제해야 한다.
2. 격리 또는 강박 시행 전과 시행 후에 그 이유를 환자 또는 보호자나 그 가족에게 설명한다.
3. 환자는 타인에게 인격이 보호되는 장소로 외부 창을 통해 관찰이 가능한 조용하고 안전한 환경에서 실시한다.
4. 치료진이나 병동의 편의 및 처벌을 목적으로 격리나 강박을 시행해서는 안 된다.
5. 치료자가 단독으로 격리나 강박을 시행하려고 해서는 안 되며, 안전을 위해 적절한 수의 치료진 2~3명이 있어야 한다.
6. 격리 또는 강박 후, 간호사는 자주 환자의 상태를 확인해야 하며, 간호일지에 강박 또는 격리를 시행한 이유, 당시의 환자상태, 방법(보호복, 억제대 2Point, 4Point, 보호조끼)에 대해 자세히 기록한다. 환자상태에 이상이 있을 시 즉시 주치의 또는 당직의사에 보고한다.
7. 강박 조치한 환자는 1시간마다 vital sign(호흡, 혈압, 맥박 등)을 점검하고, 최소 2시간마다 팔다리를 움직여 주어야 한다.
8. 수시로 혈액순환, 심한 발한(땀흘림)을 확인하며, 자세변동을 시행하며, 대·소변을 보게 하고, 적절하게 음료수를 공급해야 한다.
9. 환자상태가 안정되어 위험성이 없어졌다고 판단되면, 간호사는 즉시 주치의(또는 당직의사)에게 보고하고 그 지시에 따라 강박 또는 격리를 해제하고 신체의 불편유무를 확인한다.
10. 양 팔목과 발목에 강박대를 착용시킬 때는 혈액이 원활하게 순환될 수 있도록 손가락 하나 정도의 공간을 확보하며, 가슴벨트는 등 뒤에서부터 양 겨드랑이 사이로 빼서 고정시키고 불편하지 않는가 확인하고 관찰한다.

격리isolation**와 강박**restraint: 강제치료와 관련하여 환자에게 격리나 강박을 시행하는 것은 매우 엄격한 기준에 따라 시행되어야 한다.

격리란 입원한 환자의 상태가 자해, 타해 또는 병실 환경에 심한 손상을 초래할 수 있는 상황(이하 응급 상황)으로 진행되는 것을 방지하기 위해 치료를 하거나 임상적인 상태를 조절하기 위해(환자가 받는 과도한 자극을 줄여 줄 필요가 있을 때, 또는 환자가 스스로 충동을 조절할 수 없다고 느껴 격리 또는 강박을 요구할 때 등) 환자를 제한된 공간에서 일정 시간 동안 행동을 제한하는 것을 말한다.

강박은 환자의 신체운동을 제한하는 행위를 말하며, 일반적으로는 손목이나 발목을 강박대(끈 또는 가죽 등)로 고정시키거나, 벨트를 사용하거나, 보호복straight jacket을 착용시키거나, 의자에 고정시키는 방법 등을 사용한다.

그러나 격리와 강박은 신체자유를 덜 제한하는 방법들이 더 이상 소용 없을 때에만 신중히 사용되어야 한다. 우리나라에서 격리와 강박이 적용되는 기준은 표 37-1과 같다.

강제퇴원: 환자가 병원규칙을 의도적으로 어기거나 치료를 거부하거나 회복이 되었음에도 여전히 병원에 남아 있기를 원할 때는, 환자 뜻이 아니더라도 병원에서 강제로 퇴원시킬 수도 있다. 그러나 퇴원이 방기abandonment가 되지 않도록 합법성에 대해 자문을 구하거나 기록을 해두는 등 신중해야 한다. 응급상황이 벌어지고 있다면 그러한 상태가 해결될 때까지 강제로 퇴원시킬 수 없다.

의료과실malpractice

의료과실은 일반적으로 전문적 태만professional negligence(이성적으로 분별 있는 사람이라면 하거나 또는 하지 않을 사항)을 의미하나, 전문적 치료가 환자에게 해가 될 때, 또는 정신과 의사의 돌봄care이나 기술의 부족이 나타났을 때를 의미하기도 한다. 또한 의도적으로 법에 의해 보장된 환자의 이익을 침해하는 것도 포함된다. 의료과실로 인한 소송의 원인이 되고 배상을 판결받게 되는 가장 중요한 요인은 치료자의 주의의무, 즉 부주의의 개념이다. 이에 대해 다음 네 가지 요건이 갖추어져야 한다. 즉 의무duty의 태만dereliction이 직접적인directly 손상damage을 초래하였을 때인데, 이를 진료오류의 4D라고 한다.

의무duty라 함은 표준 치료care, 즉 일정 수준에 도달된 기술과 치료를 수행해야 한다는 것이다. 여기서 표준이란 전국적이며, 지역적 표준이 아니다.

태만dereliction(또는 deviation)은 의무수행에 실패한 것을 말한다. 이는 부주의, 무능력, 부적절한 치료행위, 환자에게 적절한 허락을 받지 못한 결과일 수 있다.

손상damage이란 입증되는, 환자에게 나타난 손상이나 외상

*injury*을 의미한다.

직접적인 원인*direct causation*이란 의무의 태만과 환자의 손상 간에 직접적으로 또는 근접적으로 인과관계가 있다는 것이다. 아랫사람의 잘못에 대해 상급자가 책임을 지는 것을 respondent superior라고 한다. 이 때문에 책임문제에 혼란이 많다.

소송에서 관계자는 이 네 가지를 입증해야 한다. 소송에서의 판단기준은 대체로 표준적 처치의 법적 기준, 시행령, 법원결정, 지역사회의 관례 등이다.

우리나라 정신과 의료사고에 대한 조사에서 나타난 가장 빈번한 사고는 미국과 마찬가지로 입원 중의 자살사고(60.6%)이다. 그다음이 도주(9.0%)이고, 환자 상호 간의 구타 등 폭행(7.7%), 집단탈출(2.6%), 그리고 환자의 방화사건, 입원환자 살인, 직원에 대한 폭행 등의 순서로 발생하였다. 정신과 의료사고 중 사망원인은 자살(58%), 질병으로 인한 사망(12%), 약물부작용으로 인한 사망(12%), 타살로 인한 사망(3.3%)의 순이었다. 의료과실은 형사상 문제로도 발전되며 또한 민사상 소송의 대상이 되기도 한다.

미국정신의학회의 정신과와 관련된 소송에 대한 통계(1987년)를 보면, 소송의 대상은 감금 또는 자살기도(각각 21%), 약물 과량 복용 또는 중독(20%), 다른 신체질환을 진단하지 못하였음, 계약위반, 정신치료와 연관된 우울증, 정신병의 치료 실패, 신체적 강박으로 인한 마비와 골절, 성적인 부정행위 등의 순이었다. 이를 배상과 연관하여 빈도순으로 보면 감금과 자살기도, 성적인 부정행위, 신체적 강박으로 인한 마비 또는 골절, 약물 과량 복용 또는 중독 등의 순으로 나타났다.

기타 정신과에서 볼 수 있는 의료과실 문제는 치료태만*abandonment*(치료가 계속 필요함에도 불구하고 부적절하게 중단함. 계약위반이기도 함), 전기경련요법의 부작용(예: 골절)과 약물의 부작용(예: 지연이상운동증*tardive dyskinesia*), 부적절한 정보누설, 오진, 설명 후 동의를 받지 못하였음 등이 있다.

진료과실을 예방하기 위해서 의사는 ① 인정받고 있는*qualified* 치료만을 제공하고, ② 환자를 존경으로 대하고, ③ 자격범위 이상 치료하지 말고, ④ 의사결정과정이나 치료방법에 대한 의사의 근거를 제시하는, 그리고 비용–효과 평가 등에 대한 기록을 유지하며, ⑤ 시행할 치료가 적절한지에 대한 동료들의 의견과 동료들이 시행하는 표준치료에 대한 정보를 얻는 등 자문*consultation*을 활용하고, ⑥ '설명 후 동의'에 대해 환자와 대화하는 것이 좋다.

그러나 이와 같이 정신과 의사들이 의료과실을 의식하면 할수록 방어적 진료*defensive medicine*를 하게 되는 경향이 높아진다. 예를 들면 자살위험이 높다고 평가되면 입원하게 한다. 그렇게 되면 환자들은 의사의 일차적 관심이 자신을 돕는 데 있지 않고 의사의 자기방어에 있

다고 느낄 수 있다. 이것은 정신의학에서 가장 중요하게 여기는 환자–의사 간의 관계를 손상시키고 환자에게 더 심한 정신적 고통을 줄 수 있다. 이 점이 현재 정신의학이 가진 어려움 중 하나이다.

대응

의료과실 소송에서의 정신과 의사의 대응은 의사가 의무를 위반하였다는 원고의 근거 없는 주장을 부인하는 것이다. 그러기 위해서는 관련 법과 법적 절차에 대해 숙지하고 있어야 한다. 비록 피고의 주의태만이 의료과실/자살의 원인에 근접해 있다 하더라도, 이를 반박할 법적인 효력을 갖는 확고한 방어를 할 필요가 있다. 근거 없는 주장을 반박할 근거는 케어*care*와 수퍼비전*supervision*이 합리적이었다는 것을 입증하는 것이다. 따라서 무엇보다도 이러한 의사의 노력을 적절하고 세밀하게 기록으로 남겨야 한다(documentation). 또한 적절한 관련 보험*insurance*을 들어 두는 것도 필요하다.

자살 환자*suicidal patient*에 대한 대응: 정신과에서 가장 흔한 의료과실 문제는 환자의 자살/자해의 위험에 대해 합리적인 보호를 하지 못하였다는 것이다. 이러한 실패에는 진단의 실패(자살위험을 평가하지 못하였음), 치료의 실패(합리적 치료개입과 주의를 하지 못하였음), 수행의 실패(치료를 적절히 그리고 부주의하지 않게 수행하는 데 실패함) 등이 포함된다.

그러나 자살이 합리적으로 예견하기 어려운 행동이라는 것, 정신과 의사의 주의*precaution*가 합리적이었다는 것, 자살위험에 대해 적절히 평가되었고 또 치료받고 있었지만 환자가 자살을 시도하였다는 것, 주의가 합리적이든 아니든 자살이 예견되지 못한 개입요인으로 발생하였다는 것 등을 입증할 수 있으면 의료과실에서 벗어난다.

자살의 예견과 예방은 매우 복잡하고 어려운 일이다. 이에 대한 전문적 표준은 없다. 대체로 다음과 같은 과정이 있다: Screening evaluation, 적절한 치료계획 수립, 계획의 수행, 지속적 평가(평가는 자살위험과 보호요소에 대한 평가가 필수적이다), 그리고 이러한 과정을 문서화함.

Open door 정책 때문에 환자가 자유로이 행동할 수 있어 자살이 일어났다는 주장에 대해서는, 환자의 개인적 요인들과 open door 정책의 적용이 합리적이었다는 것으로 대응하는 것이 중요하다. 정신과 의사가 의료과실로 고소당하는 경우는 비교적 적은데, 그 이유는 대체로 환자가 자신의 병력 노출을 꺼리고, 의사가 환자의 부정적 감정을 다루는 기술이 있고, 치료와 손상 사이의 관계를 입증하기 어렵기 때문이다.

환자와의 성관계

치료 중인 환자와의 성관계는 명백히 비윤리적이며 악의적 권력 남용 및 신뢰 파괴 내지 치료의 방해로 평가되며, 민사상의 문제이며, 형사적으로도 성폭력에 해당되는 법적 책임을 묻

게 된다(윤리적 평가는 본 장 Ⅲ. 정신의학과 윤리 참조). 이에 대한 법적 반응은 다음 세 가지이다. 이런 행위에 대해 알고 있는 사람은 이를 공개해야 한다는 것, 표준적 케어를 위반한 것으로 손해배상 주장은 정당하다는 것, 이는 형사 범죄라는 것이다. 그러나 피해자가 이를 입증하기가 쉽지 않다. 위반한 의사는 면허 정지나 취소, 의사단체 회원자격 박탈 등 조치를 받게 된다.

3. 범죄와 정신의학

법률적인 문제에 관해 정신과 의사는 정신의학적 자문을 제공하는 수가 있는데, 이에 관련된 정신의학을 사법정신의학이라 한다. 형법과 민법에는 정신건강의학과 전문의(이하 정신과 의사)가 형사 또는 민사 재판에서 책임능력, 증언능력, 재판을 받을 수 있는 능력 등에 관한 법관의 질문에 대해 사법정신감정, 즉 정신의학적인 평가와 답변을 하도록 규정되어 있다. 정신과 의사는 전문 지식과 경험을 사용하여 법률이 정해 놓은 바에 따라 문제 된 사항을 감정하고 증언함으로써 재판장을 보좌한다. 이를 위해 정신과 의사는 여러 법률에 관한 지식, 재판절차, 정신장애 범죄자들이 치료받게 되는 시설에 대한 지식 등을 갖추어야 한다.

다음과 같은 질문이 오래전부터 있어 왔다. 첫째, 범죄를 잘 저지르는 속성은 정신질환에 해당하는가? 둘째, 정신질환자들이 일반인보다 범죄율이 더 높은가? 셋째, 정신질환자의 범죄는 용서될 수 있는가? 그러나 이에 대한 해답은 쉽지 않다.

범죄에 대한 책임criminal responsibility의 문제

정신질환을 가진 자가 범죄행위를 하였을 경우, 일반인과 똑같은 사법절차를 거쳐 똑같은 법적 책임을 물어야 하는가라는 문제는 시대와 사회에 따라 논란의 대상이 되어 왔다. 대표적인 지침은 M'Naghten법칙이다.

M'Naghten법칙

1843년 영국 법원에서 채택된 M'Naghten법칙은, 만일 자신의 행동의 내용, 질 및 결과를 알지 못하는 정신질환 상태에서 범죄를 저질렀거나, 또는 자신의 행동이 잘못이라는 사실을 깨닫는 능력이 결여되어 있다면, 그 정신질환 때문에 유죄가 될 수 없다는 것이다. 그러므로 그런 평가는 인지능력검사cognitive test에 의한다. 이 법칙은 흔히 자신의 행동이 옳고 그른지 모른다는 뜻에서 right-wrong test라고도 불린다.

M'Naghten법칙의 개념은 1922년 저항할 수 없는 충동의 개념concept of irresistible impulse으로 더욱 확대되었는데, 정신질환 때문에 어떤 충동에 저항할 수 있는 능력이 결여된 상태에서 범죄를 저질렀을 때 그 범죄에 법적 책임이 없다는 것이다.

1954년 미국에서는 Durham법칙이 나왔는데, 피고의 어떤 범죄가 정신질환이나 정신적 결함의 결과라면 그에게 책임이 없다는 것이다. 이에 대한 논쟁은 계속되고 있으며 그 결과 미국 일부 지역에서는 폐기되었다.

최근 미국의 Model Penal Code Test(American Law Institute 제정)는 범죄에 대한 책임능력에 있어, 행위 시에 정신질환이나 정신적 결함(결핍)의 결과로 자신의 행위의 범죄성(잘못되었다는)을 평가할 또는 법률의 요구에 따를 수 있는 실질적 능력이 없다면 그는 범죄행위에 대한 책임이 없다고 본다. 그러나 '반복'되는 범죄나 반사회적 행위는 정신질환이나 정신적 결함으로 보지 않고 있어, 사회병질자sociopath 또는 정신병질자psychopath에 대해서는 범죄의 책임을 지우고 있다.

유죄이나 정신장애가 있을 때guilty but mentally Ill: 자신의 행동이 잘못인 줄 알아도 당시 법의 요구에 순응conform시킬 능력이 부족한 경우lack of capacity이다. 이 경우 선고는 대개 형을 선고하되 정신의학적 치료를 받게 한다.

법률상 범죄가 성립되는 요건

구성요건에 대한 해당성, 위법성, 유책성(책임)이 제시되고 있다.

① 해당성이란, 무엇이 범죄인가 하는 것이다. 이는 법률상의 특정 행위로 규정되어 있다.
② 위법성이란 범죄가 성립되기 위해서는 그 행위가 법률상 허용되지 않아야 한다는 것이다. 즉 범죄는 위법한 행위라야 한다. 구성요건에 해당하는 행위도 정당방위와 같은 특정한 경우는 법률상 허용된다.
③ 유책성有責性이란 구성요건에 해당하는 위법행위도 그 행위에 관해 행위자를 비난할 수 있는 것이 아니면 범죄로 성립되지 않는다는 것이다.

범의Mens Rea와 범행Actus Reus이 있어야 형법상 범죄가 성립된다. 즉 범행을 하였어도 범의가 없으면 범죄가 성립되지 못하고, 따라서 처벌할 수 없다. 그러므로 정신질환자가 행한 범죄는 범행은 있지만 정신병적 증상이나 정신병리 현상 때문에 저질러진 것이므로 범의가 없다고 보아 벌할 수 없고 무죄가 성립되는 것이다. 그러나 그대로 석방하면 사회에 위험을 끼칠 수 있다는 이유로 인해 사회보호법상 치료감호를 선고하게 된다.

형법상의 형사책임능력

형법 제10조(심신장애인)에 따라, ① 심신장애로 인하여 사물을 변별할 능력이 없거나 의사를 결정할 능력이 없는 자의 행위는 벌하지 아니한다. ② 심신장애로 인하여 전 항의 능력이 미약한 자의 행위는 형을 감경할 수 있다. ③ 위험의 발생을 예견하고 자의로 심신장애를 야기한 자의 행위에는 전2항의 규정을 적용하지 아니한다. 또한 형사소송법 제470조(자유형집행의 정지)에는 징역, 금고 또는 구류의 선고를 받은 자가 심신의 장애로 의사능력이 없는 상태에 있을 때는 심신장애가 회복될 때까지 형의 집행을 정지하도록 되어 있다.

정신과 의사는 범죄자가 심신상실자인가에 대한 사항을 평가한다. 심신상실자는 생물학적 의미의 정신장애자로서 사물판별능력과 의사결정능력이 없는 자이다(아래 정신감정 참조). 이를 판단하기 위해서는 인지능력과 의지능력을 두 가지 다 검사한다. 감정 의사는 문제가 되는 행위의 순간의 정신상태를 감정해야 한다. 이를 위해 정신과 의사는 정신의학적 진단, 가족과 수사기록 등을 통한 자료 수집, 검사, 행동관찰 등을 통해 다음을 감정한다. ① 인지능력검사는 범행 당시 피의자가 자신이 행한 범행의 성질과 특성을 알았는지 몰랐는지, 만약 범행의 성질과 특성을 알았다고 해도 옳고 그름을 판단할 수 있는 능력이 있었는지 없었는지를 따지는 검사the right-wrong test 방법이다. ② 의지능력검사는 범행 당시에 피의자가 행위에 대한 충동을 억제할 수 있는 의지가 있었는지 없었는지를 검사하는 것이다. 이러한 능력은 범행 이전의 능력보다 행위 순간의 능력을 의미한다.

재판에 응할 능력competency to stand trial

공정한 재판을 받기 위해서는 개인은 현재 자신에 대한 혐의, 가능한 처벌, 그리고 법적 과정과 이슈를 이해할 수 있어야 하고, 자신을 방어하기 위해 변호사와 작업할 수 있는 능력이 있어야 한다.

형사소송 능력: 형사소송법의 의사 무능력자意思無能力者와 소송행위의 대리인에 관한 사항과 심신장애인에 대한 규정에 관련하여, 정신과적 장애 때문에 스스로를 방어할 능력이 없는 사람을 보호하기 위해 소송행위를 대리하게 하는 데 대한 감정이 있다. 대개 형사 책임능력의 감정과 병행하게 될 때가 많다. 드물지만 소송 중에 정신질환이 발병하게 될 때도 해당된다. 증언과 선서 능력에 있어 증인에게 정신질환의 의심이 있을 때 그 증언과 선서의 신뢰도에 문제가 생길 수 있다. 형사소송법의 규정에 따라 선서의 취지를 이해 못하는 사람은 선서를 하지 않아도 되는데, 선서능력 여부는 대개 재판장이 결정한다.

수형 능력: 형 집행을 받을 능력이 있는가 하는 평가에도 정신과 의사가 관여할 수 있다. 형을 받는다는 사실을 환자가 모르면 형 집행의 의미가 없어지기 때문이다. 그러나 의사는 다른 어떤 요구보다 환자의 생명을 보호할 의무가 크기 때문에 이에 관여하는 데 신중해야 한다.

우리나라의 경우

연구에 의하면, 일반인의 범죄율이 정신장애자보다 더 많다고 한다. 그러나 정신장애자에 의한 살인은 일반인에 의한 것보다 많다고 알려져 있다.

범죄유형별로 보면 일반범죄자는 절도 등 재산범이 전체 약 80%를 차지했으나, 정신장애자의 범죄는 살인 35%, 폭행 및 상해가 30%를 차지하는 등 강력범이 전체의 약 83%를 차지하였다. 살인자 수는 드물지만 그중 약 1/3에서 정신질환이 발견된다고 한다. 특히 병적 질투(의처증, 의부증 등), 조현병(특히 망상형), 조현정동장애, 지능장애(정신지체), 자살성 우울증, 뇌손상(특히 전두엽장애), 뇌전증, 뇌종양 등 뇌기능장애 및 약물유도성 정신장애 환자들의 경우 살인의 위험률이 높다.

난폭한 환자는 와해형 조현병, 지능장애, 기질성 뇌증후군에 많았다. 뇌파 이상이 뇌전증은 아니더라도 난폭행동과 관계된다는 증거가 있다. 많은 범죄가 술이 취한 상태에서 일어나고 있다. 성염색체 장애(XYY형, XXY형, Klinefelter syndrome)에서 난폭한 범죄자가 비교적 많다.

피치료감호자의 재범률은 15% 정도로 강력 범죄자의 재범률 50%와 보호감호자의 재범률 30%보다 낮았다.

진단별로 본 재범률은 망상장애 40%, 성격장애 33%, 조현병 9.5%의 순이었다. 범죄유형별 재범률은 절도 46%, 방화 36%, 살인 5.5%로 절도가 살인에 비해 월등히 많았다. 범행동기는 살인의 경우에서 충동성(35%), 망상(34%), 환각(24%)의 순이었다고 보고되어 있다.

방화는 알코올중독이나 정신병, 지능장애, 성격장애와 관련이 많다. 최근 미국에서 사회문제가 되고 있는 상점도둑shoplifting은 주로 여성에 많으며, 이는 우울증이나 월경 전 긴장과 관련이 높다고 한다. 매춘은 주정중독, 약물중독, 자살기도, 지능장애 등과 관련이 많다.

소아학대 또는 부인학대 등 가족 내 폭력문제가 최근 급증하고 있는데, 이들은 알코올중독, 약물중독 등 정신질환과 실직, 저임금 등 사회문제와 깊은 관련이 있다. 어린이 유괴는 여성에서 많다. 기타 폭행, 강간, 고소광 등 법과 관련된 정신과적 문제가 많이 있다.

치료감호

범죄행위를 한 자 중에 심신장애 상태, 마약류, 알코올이나 그 밖의 약물중독 상태, 정신성적精神性的 장애가 있고, 재범再犯의 위험성이 있고, 또한 특수한 교육, 개선 및 치료가 필요하다고 인정되는 자에 대해 적절한 보호와 치료를 함으로써 재범을 방지하고 사회복귀를 촉진하는 것이다.

1980년 사회보호법이 제정되어, 죄를 범한 자로서 재범의 위험성이 있고 특수한 교육, 개선 및 치료가 필요하다고 인정되는 자에 대해 보안처분을 함으로써 사회복지를 촉진하고 사회를 보호해 왔다. 2005년 치료감호법(후에 치료감호 등에 관한 법률로 명칭 변경)이 새로 제정되면서 치료감호 제도와 이에 따른 보호관찰은 존속하게 되었다. 치료감호의 기간은 심신장애자와 정신성적 장애자는 15년, 중독자는 2년을 초과할 수 없다. 치료감호와 형이 병과된 경우 치료감호를 먼저 집행하면서 형 집행기간에 치료감호 기간을 포함하도록 하고 있다. 치료감호는 피치료감호자의 치료와 안전의 목적을 동시에 달성하기 위한 보안처분이지만, 치료목적이 보호감호보다 우선시된다.

보호관찰

피치료감호자에 대한 치료감호가 가종료되었을 때 또는 피치료감호자가 치료감호시설 외에서 치료받도록 법정대리인 등에게 위탁되었을 때에는 피치료감호자에 대해 보호관찰을 시작하도록 규정하고 있다. 보호관찰 기간은 3년이다.

보호관찰 내용: 주기적인 외래치료 및 처방받은 약물의 복용 여부에 관한 검사, 야간 등 재범의 기회나 충동을 줄 수 있는 특정 시간대의 외출 제한, 재범의 기회나 충동을 줄 수 있는 특정 지역·장소에 출입 금지, 피해자 등 재범의 대상이 될 우려가 있는 특정인에게 접근 금지, 일정한 주거가 없는 경우 거주 장소 제한, 일정량 이상의 음주 금지, 마약 등 중독성 있는 물질 사용 금지 및 섭취 여부에 관한 검사, 그 밖에 피보호관찰자의 생활상태, 심신상태나 거주지의 환경 등으로 보아 피보호관찰자가 준수할 수 있고 자유를 부당하게 제한하지 아니하는 범위에서 피보호관찰자의 재범 방지 또는 치료감호의 원인이 된 질병, 습벽의 재발 방지를 위해 필요하다고 인정되는 사항 등.

외래치료명령제도 involuntary outpatient treatment

환자의 정신장애가 입원해야 할 만큼 심하지 않을 때, 그러나 자타에 위험할 때, 또한 자발적으로 외래치료를 받으려 하지 않을 때, 법적으로 외래치료를 명령하는 것이다. 목적은 강제입원 환자를 줄이는 것이다. 우리나라에서도 2009년에 정신보건법의 개정으로 외래치료명령제도가 도입되었다. 그러나 이는 현실적으로 강제력은 제한적이다. 실효성을 더하려면 국가의 재정지원과 치료프로그램 및 지원프로그램이 마련되어야 한다.

4. 민사상의 책임능력 mental competence

정신과 의사는 환자가 행위 당시에 그 행위에 대해 알고, 그 때문에 발생한 민법상의 결과를 판단하고, 그 판단에 따라 행동할 수 있는 정신적 능력이 있는지를 감정하도록 요청받을 수가 있다. 그런 경우 핵심 개념은 의사결정 능력이다. 그러나 실제로 그러한 행위가 있었던 것은 과거의 일이고, 관련된 이해 당사자들이 있기 때문에 감정은 매우 어려운 일이다. 또한 중요한 것은 한 특정 분야의 책임능력 손상이 모든 분야에서의 책임능력이 손상된 것을 의미하지는 않는다는 것이다. 그리고 정신질환을 앓아도 책임능력이 남아 있는 경우도 있다. 민법의 심신상실자의 책임능력에 관한 규정에 따라, 정신질환이 있으면 타인에게 손해를 가하였더라도 배상의 책임이 없다는 개념이 있다.

정신질환 때문에 자신의 일을 처리할 수 없다는 이유로 책임능력 결여라는 판결을 받은 사람은 재판을 통해 후견인 guardian을 지정받을 수 있다.

한정치산의 선고

가정법원은 질병, 장애, 노령, 그 밖의 사유로 인한 정신적 제약으로 사무를 처리할 능력이 지속적으로 결여된 사람에 대해, 청구에 의해 성년후견 개시 혹은 한정후견 개시의 심판을 할 수 있다. 청구는 본인, 배우자, 4촌 이내의 친족, 미성년 후견인, 미성년 후견감독인, 한정 후견인, 한정 후견감독인, 특정 후견인, 특정 후견감독인, 검사 또는 지방자치단체의 장이 할 수 있으며, 가정법원에 의해 심판이 이루어진다.

우리나라의 경우 민법 제9조(성년후견개시의 심판)와 제12조(한정후견개시의 심판)에 관련 사항이 기술되어 있다. 정신과 의사는 과거의 정신상태에 대해서가 아니라 현재부터 장래의 상태에 대해 관련 사항에 대해 판단력 장애가 있는지를 감정한다. 정신질환이 항상 있는 경우는 물론, 때때로 발생하는 경우도 감정 대상이 된다.

혼인취소와 이혼

결혼에 있어 한편에 정신질환이 있어 결혼 승낙의 내용과 그 결과를 합리적으로 이해할 수 없을 정도로 무능한 상태에 있다면 결혼이 무효화될 수 있다. 우리나라에서는 민법(제816조 혼인취소의 사유, 제840조 재판상 이혼원인)에 따르면, 혼인 당시 당사자 일방에 부부생활을 할 수 없는 이른바 '악질惡疾'이 있을 때 이는 혼인취소의 사유가 된다. 또한 결혼생활을 계속하기 어려운 중대한 사유가 있을 때 재판에 의해 이혼할 수 있다.

유언 will과 계약 contract

유언에 효력이 있으려면 대체로 유언하는 사람이 유언 당시에 내용을 환기시켜 주지 않은 상태에서 ① 자신이 어떤 행동을 하는지 알고 있고, ② 그의 재산의 내용과 범위를 알고 있고, ③ 누가 자연적 상속자가 되는지 그리고 그들의 주장이 무엇인지에 대해 알고 있어야 한다는 세 가지 조건을 만족시켜야 한다. 우리나라의 경우 민법 제1061조에 관련 유언능력에 대해 규정되어 있다.

대리인 지정 durable power of attorney: 자신이 미래에 판단력을 잃게 될 경우에 대비해서 그때 결정을 내려 줄 사람(변호사, 대리인)을 미리 지정해 두는 제도이다.

계약에 있어서도 정신과 의사는 계약자에게 유언에서와 같은 수준의 정신적 능력이 있는지 평가해 달라는 요청을 받기도 한다. 만일 계약자 중 한쪽에 정신장애가 있고, 이 사실이 자신이 한 일에 대해 이해할 수 있는 능력에 직접적으로 그리고 부정적으로 영향을 미친다면, 법률은 그 계약을 무효로 판단한다.

보상 compensation

교통사고, 산업재해, 기타 상해로 정신기능에 장애가 왔을 때, 보상을 위해 재판하게 되는 경우가 많다. 대개 정신과 의사는 신체적·기능적 능력 감퇴를 백분율로 표시해 달라는 요구를 받는다.

책임능력

한편 민법 제754조(심신상실자의 책임능력)는 심신상실 중에 타인에게 손해를 끼친 자는 배상의 책임이 없다고 기술하고 있다.

5. 의사의 증언*witness*

정신과 의사는 여러 가지 사법적 절차에 대해 개인적 지식을 증언하거나, 요청에 의해 기술적 자료나 관련 사항에 대해 전문가*expert*로서의 의견을 증언해야 할 때가 있다. 의사는 이미 진찰했거나 치료하였던 환자에 대해 증언할 때도 있고 또는 특별 목적으로 진찰을 하고 그 결과를 증언하는 경우도 있다. 이때 상대편이 내세운 증언자인 정신과 의사와 대립하게 되는 경우도 흔히 있다. 정신과 의사는 각 법률에서 나타나는 정신과적 용어의 의미와 범위가, 해당 법의 취지와 목적하는 바에 따라 일정치 않은 경우가 많아 조심해야 한다. 또한 감정에 있어 정신능력의 최종결정권은 재판장에게 있음을 기억해야 한다. 그러므로 감정인인 정신과 의사는 재판장을 보조하는 입장에 있음을 유념해야 한다.

정신감정*精神鑑定*

정신감정은 재판을 할 때 전문가로서의 증언에 해당된다. 형사사건 또는 민사사건에 있어 재판장의 명령, 검사나 경찰서의 위촉, 또는 재판을 앞둔 해당 인물들이나 대리인(변호사)의 위촉을 받아 정신감정을 시행하게 된다. 이는 우리나라의 경우 형사소송법 제169조(감정) 및 민사소송법 제334조(감정의무)에 명시되어 있다. 즉 "법원은 학식경험이 있는 자에게 감정을 명할 수 있다." 그러나 판례는 심신장애의 정도의 판정은 사실상 법관의 전권임을 보여 주고 있다.

위촉 시 무엇을 감정해 달라는 감정사항이 있으므로 그에 따라 의사는 감정절차를 결정하고 시행한다. 감정 의사는 필요하면 각종 재판기록이나 참고인 진술 등을 요구할 수 있다. 대체로 피감정인을 병원에 입원시켜 충분한 기간 동안 관찰하고 검사와 자료수집을 하여 감정결과를 작성한다.

정신감정 보고

감정서는 양식이 결정되어 있지는 않지만, 흔히 쓰이는 양식은 다음과 같다.

① 서론: 감정을 하게 된 경위, 피감정인 인적 사항, 감정인 인적 사항, 감정기간, 감정장소, 참고자료와 참고인 등을 서술한다.

② 본론: 피감정인의 현재 병력, 가족력, 과거력, 검사소견, 현재 정신상태 및 진단 등을 기술하며, 특히 범죄 전후의 정신상태에 대해 자세히 기술한다. 모든 정보는 정확히 인용하는 식으로 기술하는 것이 좋다.

③ 총괄: 범죄사실 또는 민사상의 정신적·신체적 기능감퇴와 관련 피감정인의 정신상태에 대해 정신의학적으로 논리적으로 이해하기 쉬운 용어로 기술한다.

④ 감정주문: 감정사항에 대해 조목별로 답변하는 주문*主文*을 기술한다.

감정인의 자세: 감정 의사는 피고인 피감정인을 도우려고 하더라도, 환자-치료자의 관계에서가 아니라 진실하고 정직하게 객관적이고 공정한 감정을 하는 것이 윤리적이다. 감정 의사가 피감정인을 위한 입장에 서 있다고 해도 법과 질서 그리고 사회의 보호를 위한 또 다른 입장도 있다는 것을 명심해야 한다. 그러나 감정 의사가 아무리 진실하려고 해도 완벽하게 불편부당하기는 어렵다. 이와 관련하여 불편부당성이나 객관성 대신에 더 현실적인 목표로서 '훈련된 주관성*disciplined subjectivity*'을 견지하는 자세가 중요하다는 주장도 있다.

II. 정신건강복지법

1. 정신건강법

세계적으로 병식의 결여로 스스로 치료받으려는 의지가 없는 환자를 강제로 입원시켜 치료할 수밖에 없는 불가피성을 법률로 정당화하기 위해 정신건강법*mental health law*이 제정되기 시작하였다. 따라서 정신건강법에는 건강회복이라는 환자의 이익을 위해 환자의 자유를 제한한다는 이율배반적인 속성이 있다.

정신질환자의 신체적 자유를 제한할 수 있는 근거로 두 가지 법적인 원칙에 있는데, 경찰력*police power*과 국가의 가부장적 온정주의*parens patriae, paternalism*가 바로 그것이다. 경찰력은 시민의 복지를 위해 필요한 행동으로, 경찰이 국가에서 허용한 위임사항에 한해 정신질환자의 신체적 자유를 제한하는 것을 말한다. 이는 위험성이 있는 정신질환자를 정신병원에 강제 입원시키는 것을 뜻한다. 가부장적 온정주의란 정신질환 때문에 스스로를 보살필 수 없는 시민을 위해 국가가 부모 역할을 대신하여 입원을 허용하는 것을 말한다.

정신건강법에 포함되어야 할 내용: WHO는 다음 열 가지를 제시하였다. ① 기본정책*policy*, ② 책임부서*authority*, ③ 예산*budget*, ④ 집행(운영)기구*operations*, ⑤ 연구 및 교육훈련 *research and training*, ⑥ 치료받기 위한 절차와 제도*access to* services, ⑦ 인권보호protection of individuals, ⑧ 정신건강 인력과 시설의 최소한의 기준minimum standards for mental health manpower and resources, ⑨ 치료약물과 기타 치료법에 대한 규정regulation of therapeutic drugs and other treatment methods, ⑩ 규제 권한의 위임delegation of regulatory owers.

2. 우리나라 정신건강복지법

'정신건강증진 및 정신질환자 복지서비스 지원에 관한 법률'의 약칭이다. (이 법의 목적, 기본이념, 용어의 정의, 사업과 기관 등에 대해서는 제36장 정신의학 서비스와 지역사회 정신의학에 상술되었다.) 이 법은, 인권과 사회안전을 지킨다는 목적과 이념을 구현하기 위한 국가 등의 의무, 정기적 정신질환 실태조사, 정신보건사업계획의 수립, 국민의 의무, 정신보건시설(국공립정신병원, 정신요양시설 등), 인권, 정신건강전문요원, 지역사회정신보건사업, 정신건강복지센터와 정신보건연구기관의 설치, 사회복귀시설, 의무기록 보존, 정신질환자의 보호 및 치료, 입원 및 퇴원 절차, 권익보호 및 지원, 벌칙 등을 규정하고 있다.

역사

우리나라에서는 1967년 11월 11일 대한신경정신의학회에서 '정신위생법 제정위원회'를 구성하여, 1968년 8월 정신위생법 시안을 마련하였다. 1972년 11월 10일 '정신보건 입법연구 분과위원회'를 구성하였고, 이때 정신위생법을 정신보건법이란 용어로 바꾸었다. 1980년 보건사회부는 정신보건법이 아직 제정되지는 않았으나 각종 관계법규를 적용하여, 시·도립병원에 신경정신과를 의무적으로 설치하고 보건소에 정신질환자 관리를 위한 요원을 배치하며 교도소나 소년원 등에 정신건강의학과 전문의를 자문의사로 두도록 제도화를 추진하였다. 1981년 사회보호법에 의해 범법 정신질환자를 위한 국가적인 관리가 먼저 이루어졌다. 1985년 보건사회부는 독자적으로 정신보건법을 성안하여 국회에 상정하였다. 대한신경정신의학회는 이 법안에 인권보호 관련 문제가 있음을 인식하고 긴급 대책위원회를 소집하여 이른바 정신요양원 제도를 없애도록 한 학회안을 대안으로 제시했고, 특히 환자의 인권을 존중하고 입퇴원 절차에 신중을 기할 것을 촉구하였다. 1988년 대한신경정신의학회는 자체적으로 학회의 공식법안을 준비하였다. 1990년 보건사회부는 다시 1985년의 법안을 보완하여 정신보건법 입법을 준비하였다. 이 안은 여러 차례의 공청회를 거치면서 학회안과 절충하면서 지속적인 보완을 거듭한 후, 1992년 국회에 상정되었으나 통과되지 못하였다. 1995년 12월 19일, 대한민국 정신보건법은 마침내 국회의 본회의를 통과했고, 1995년 12월 30일 대통령이 이를 공포하였다. 정신보건법의 핵심사항은 크게

세 가지로, ① 치료를 받지 않으면 자신이나 타인에게 해를 끼칠 수 있는 정신질환자를 치료받게 하는 입원 절차, ② 치료를 받게 된 환자의 권리를 보호하는 규정, ③ 정신건강의 증진을 위한 제도 등이다. 이후 수차례에 걸쳐 일부 내용들이 보완 개정되어 왔고, 명칭도 정신건강복지법으로 바뀌어 현재에 이르고 있다.

2017년에 정신건강복지법으로 시행된 본 법은 다음의 내용을 다루고 있다: 정신질환자의 개념과 법의 기본이념(국가·지방자치단체의 책무와 국민 등의 의무), 정신건강증진 정책의 추진, 정신건강증진시설의 개설·설치 및 운영, 복지서비스의 제공, 보호 및 치료, 퇴원 등의 청구 및 심사, 권익 보호 및 지원 등이다.

특히 본 법의 기본이념(제2조)은 다음과 같다: ① 모든 국민은 정신질환으로부터 보호받을 권리를 가진다. ② 모든 정신질환자는 인간으로서의 존엄과 가치를 보장받고, 최적의 치료를 받을 권리를 가진다. ③ 모든 정신질환자는 정신질환이 있다는 이유로 부당한 차별대우를 받지 아니한다. ④ 미성년자인 정신질환자는 특별히 치료, 보호 및 교육을 받을 권리를 가진다. ⑤ 정신질환자에 대해서는 입원 또는 입소(이하 "입원 등"이라 한다)가 최소화되도록 지역 사회 중심의 치료가 우선적으로 고려되어야 하며, 정신건강증진시설에 자신의 의지에 따른 입원 또는 입소(이하 "자의입원 등"이라 한다)가 권장되어야 한다. ⑥ 정신건강증진시설에 입원 등을 하고 있는 모든 사람은 가능한 한 자유로운 환경을 누릴 권리와 다른 사람들과 자유로이 의견교환을 할 수 있는 권리를 가진다. ⑦ 정신질환자는 원칙적으로 자신의 신체와 재산에 관한 사항에 대하여 스스로 판단하고 결정할 권리를 가진다. 특히 주거지, 의료행위에 대한 동의나 거부, 타인과의 교류, 복지서비스의 이용 여부와 복지서비스 종류의 선택 등을 스스로 결정할 수 있도록 자기결정권을 존중받는다. ⑧ 정신질환자는 자신에게 법률적·사실적 영향을 미치는 사안에 대하여 스스로 이해하여 자신의 자유로운 의사를 표현할 수 있도록 필요한 도움을 받을 권리를 가진다. ⑨ 정신질환자는 자신과 관련된 정책의 결정과정에 참여할 권리를 가진다.

인권 관련 주요내용

우리나라의 정신건강복지법에는 정신건강의학과 전문의의 진단에 의하지 않은 입원의 금지, 환자에 대한 불공평한 대우의 금지(차별금지), 환자의 동의 없이 시행하는 녹음이나 녹화, 촬영의 금지, 의료보호를 할 수 있는 시설 이외 장소에서의 수용금지 등이 명시되어 있으며, 기타 정신건강증진과 복지서비스를 위한 경제적 지원에 대한 근거도 있다. 나아가 과잉진료를 받지 않을 권리, 사생활과 위엄을 보장받을 권리, 최소의 억압적 분위기, 변호사나 개인의사를 만날 권리, 설명 후 동의 없이 전기경련요법이나 정신외과수술 등을 받지 않을 권리도 있다. 또한 환자에 대해 통신의 자유, 비밀보

장, 특수치료의 제한, 행동제한의 금지, 불필요한 수용
금지 등 인권보장을 위한 규정들이 있다.

정신질환자를 위한 시설을 '정신과 진료를 위한 정신
의료기관(정신과의원, 정신과 전문병원, 종합병원 정신과 및 정
신요양병원)'과 '사회복귀시설(생활훈련시설과 작업훈련시설)'
로 나누어, 급성기 정신질환자의 의학적 치료기능과,
회복기재활 및 사회복귀훈련 기능을 분리하였다.

특별히 우리나라 정신건강복지법은 정신질환자가 정
신의료시설에 입원하고 퇴원하는 절차에 있어 자의입
원, 동의입원, 보호입원, 행정입원 및 응급입원 등 세
밀하게 구분하고 있다(제36장 정신의학 서비스와 지역사회 정
신의학, Ⅰ. 정신의학 서비스 참조).

Ⅲ. 정신의학과 윤리

1. 개념

윤리란 도덕적, 사회규범적, 사람들이 합의하는 바
인간관계상의 기준을 의미한다. 전문가에는 전문가 윤
리professional ethics가 있어 정신과 의사는 이를 잘 알고
지켜야 한다. 윤리는 학생 교육과 수련의 교육에서 아
무리 강조되어도 지나침이 없다. 의사는 자신의 진료
에 대한 윤리적 평가가 스스로와 타인에 의해 늘 이루어
지도록 해야 한다. 정신과 임상에는 윤리적으로 다양한
문제가 있어 부담이 크다. 그럼에도 불구하고 정신과
의사는 윤리적 기준에 입각하면서도 무엇보다도 환자의
건강과 이익을 위해 일해야 하는 전문가이어야 한다.

의학윤리의 역사적 고찰

의학에서 윤리학의 역사는 멀리 B.C. 4세기의 히포크라테스
선서로 거슬러 올라간다. 이 윤리강령은 19세기 영국과 미국에
서 다시 한번 더 널리 사용되었고 이후 전 세계로 퍼졌다.

근대 정신의학사에서 아마도 가장 중요한 윤리적 상황은 독
일 나치스 정권하에서 1934~1939년 사이에 유전병 예방이란
명목하에 40만 명에게 시술한 강제 불임수술과 국가 사회주의
적 안락사 계획national socialistic euthanasia program에 따라 독
일과 폴란드에서 1939~1945년 사이 어린이를 포함한 약 18만
명의 정신과 환자들이 기계적으로, 굶주림으로, 그리고 lumi-
nal 또는 morphium-scopolamine 주사로 죽임을 당한 사실이
다(그림 37-1). 이는 의료에 있어 윤리적·인도주의적 법칙들을
완전히 파괴한 사건이다. 최근 이에 대한 반성의 행동이 많이
나타나고 있다. 구소련에서도 많은 정치적 반대파들을 정신장
애자라는 진단하에 강제입원시켰다.

1960년대에 이르러 인권운동, 여성운동, 소비자운동 등이
나타나 스스로 결정하는 자율적 인간autonomous person으로서의
권리가 강조되었고, '설명 후 동의'가 의학윤리의 중요개념 중
하나가 되었다. 의학에서의 윤리는 다시 의사 쪽의 결단이라기
보다 사회가 이해관계를 가지는 결정이라는 쪽으로 무게중심이
옮겨 간다. 1970년대에 이르러서는 윤리적 고려의 중심은 경제
적인 것이 되었다. 즉 의사나 환자의 자율적 결정보다 건강비용
이 문제가 되었고, 의료자원이 과연 필요한 사람들에게 정의롭
게 분배되고 있는가 하는 것이 관심의 초점이 되었다.

최근 들어 의료는 전문직종이라기보다 거래대상으로서 사업
의 하나라는 견해가 대두되고 있다. 그래서 과거의 윤리적 개념
과는 달리 의료에서도 광고나 선전이 허용될 수 있다는 견해가
나타나고 있다. 이는 시장개방 차원에서 의료계 내에서도 경쟁
을 허용하여 건강비용을 낮추겠다는 의도가 표현되고 있는 것
이다. 따라서 점차 진실의 문제와 의료의 표준적인 질을 유지하
는 것이 중요해지고 있다.

최근 우리나라를 포함하여 전 세계적으로 의료체계에 변혁
이 일어나고 있다. 이는 기본적으로 사고방식이나 가치관의 변
화와 궤를 같이하고 있다. 이를 흔히 패러다임의 변화paradigm

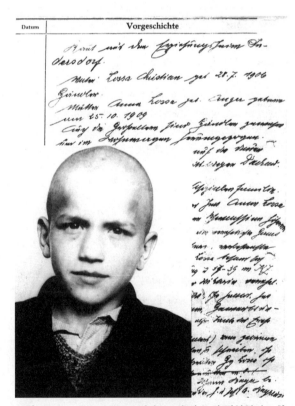

그림 37-1 Lossa Ernst(남자, 16세)**와 그의 병상일지.** 활
발하고 장난기가 심하고 쉽게 흥분하고 반항적이고 도벽이 있
는 다루기 힘든 소년으로, Kaufbeuren 정신병원에서 1944년
8월 9일 luminal로 살해되었다. (독일정신의학회 제공)

shift라고도 하고, 포스트모더니즘postmodernism 문화와의 혼재로 볼 수 있다. 이러한 상태에 대한 광범위한 일치된 견해는 아직 없다.

대체로 현재의 세계는 세속도시secular city, 자유시장free market, 입헌민주주의, 시민권civil right, 국가주의nationalism, 관료적 행정bureaucratic administration, 산업화, 능률위주, 자본주의, 과학과 기술, 합리적 사고, 진보progress라는 개념으로 대변되는 사회로 볼 수 있다.

반면에 포스트모더니즘 세계에서는 이른바 해체주의deconstructionism로 불리는 지적 운동이 주도한다. 즉 과거의 거짓되고 비인간적인 과학주의의 인공적 체계를 무너뜨리려는 것이다. 그리고 다원적 견해를 수용하고 중립적이고 객관적 관찰자보다 참여하는 개인적인 지식인의 모습을 강조한다. 따라서 이러한 인식에 바탕을 둔다면 앞서 말한 법칙론적 윤리와 목적론적 윤리 사이의 갈등은 보다 큰 문화적 긴장에 빠진다.

이와 같이 현재는 다양한 윤리가 혼재되고 있다. 즉 보편적universal, 비개인적, 비시간적atemporal, 비문화적, 의무에 기초한, 통제, 설득, 제재 등에 의해 강요되는 전통적 윤리와, 맥락적contextual, 개인적, 역사적, 문화적 통합에 기초한, 그리고 의지 또는 지역사회 내에서의 동의와 신뢰에 의해 추진되는 미래(포스트모던시대)의 윤리가 혼재하고 있다고 할 수 있다. 즉 현재는 전통에 기초하면서도 보다 인간적이고 공동체적인 윤리가 점차 강조되고 있다 할 것이다.

그러나 윤리는 전문직, 즉 의료에 있어서는 기술 이상이며, 기술은 윤리적 목적을 위해 사용될 뿐이다. 윤리는 의료를 포함한 전문직을 가진 사람의 인생에서 핵심적이다. 따라서 히포크라테스 선서는 현대에서도 의미 있는 윤리강령이다. 그중에서도 특히 의업의 명예, 성스러움, 순수함, 환자–의사 관계에서의 신뢰와 책임 등에 대한 강조는 현재에도 중요한 윤리적 개념이 되고 있다.

의학윤리의 핵심

의학에서 일반적인 윤리적 지침은, 의사는 유능한 의료적 돌봄care을 사랑과 인간의 위엄과 권리에 대한 열정과 존경으로 제공하는 데 헌신해야 한다는 것이다. 의사는 환자에게 해를 끼치지 말고, 환자의 선택의 자유를 보호해야 한다. 현재 널리 받아들여지고 있는 기본적 윤리적 원칙들은 다음과 같다.

자율성 존중autonomy: 의사가 환자에게 병과 치료 선택treatment option에 대해 충분한 정보를 주고, 환자가 이익, 손해 위험에 대해 이해하고 충분한 시간을 가지고 생각한 후 의도적으로 행동하는 것을 존중하는 것이다.
선을 행함beneficence: 의사는 환자에게 유익을 주어야 한다. 의사와 환자의 관계는 수탁fiduciary관계이며 또한 사회에 대한 의무라는 신념에서 나온다. 이와 관련하여 의사는 paternalism(온

정주의, 아버지다움)을 지켜야 한다. 즉 환자 돌봄에 최선을 다해야 한다. Weak paternalism은 장애 때문에 환자가 자율적 선택을 하지 못할 때 의사는 이를 도와야 한다는 것이다. Strong paternalism은 환자의 자율적 판단력이 정상적임에도 불구하고 의사는 전문가적 신념에 따라 이에 반대하고 환자에게 유익을 주도록 노력해야 한다는 것이다.
해를 끼치지 않음nonnmaleficence: 무엇보다도 해를 끼치지 말라는 것이다. 의사는 어떤 행동함으로써 또는 어떤 행동을 아니함으로써 해를 끼치게 되면 안 된다는 것이다. 의사는 이를 위한 적절한 훈련을 받아야 된다. 필요하면 제2의 의견이나 자문을 구해야 한다. (환자에게 해를 끼치지 말라는 지침은 강제치료 등 정신의학의 특이성 때문에 갈등의 소지가 있다.)
정의justice: 이익을 사회적으로 공정하게 분배하는 것을 의미한다. 정의를 위해서는 보상과 처벌이 따른다.

WHO 헌장은 인간의 기본적 권리로 어떤 종류의 차별도 받지 않고 최고의 건강을 누릴 권리를 인정하고 있다.

우리나라 의료법(제15조)에도 명시되어 있듯이 의료인은 정당한 이유 없이 진료를 거부할 수 없다.

현재 제시되고 있는 윤리적 지침도 법과 마찬가지로 가변적이며 불명확하다. 그러나 윤리는 갈등에서부터 태어난다.

의사가 윤리적 문제를 다루는 기술의 핵심은, ① 윤리적 문제가 발생할 때 이를 인식하는 능력, ② 개인의 가치관, 신념, 자아개념sense of self 등이 어떻게 진료에 영향을 미치는가를 이해하는 능력, ③ 자신의 의학적 지식과 전문성의 한계를 알고 그 범위 내에서 진료하려는 의도, ④ 고도의 위험이 있는 상황을 인지하는 능력, ⑤ 적절하게 정보와 자문을 구하려고 애쓰고 그렇게 해서 얻은 지침을 사용하려는 의도, ⑥ 자신의 진료에 안전망을 구축하는 예지 등이다.

2. 정신의학에서의 윤리

의학에 관련된 윤리적 문제는 그대로 정신의학에도 적용된다. 이는 또한 대개 법적 문제와 연결되어 있다. 그러나 정신의학은 인간의 복잡한 행동을 다루고 있기 때문에 옳은가 그른가, 좋은가 나쁜가 같은 윤리적 결단이 단순하지 않다. 왜냐하면 정신장애의 증상은 변동이 심하고, 환자–의사 관계가 예민하며, 때에 따라 환자의 의사와는 반대로 강제입원, 구금, 강제투약 같은 고통스러운 결정과정을 거쳐야 하고, 정신장애에 대한 낙인과 편견에 대응해야 하기 때문이다. 동시에 과학적 지식, 시민권리, 소비자운동, 대중교육의 증가, 법의 영향, 가격–이익이라는 경제적 조건, 기타 문화적 또는 종교적 압력 등으로 인해 정신의학에서의 윤리적 결단은 더욱 복잡한 영향을 받게 된다. 특히 최근 잦은 의

료분쟁에서 드러나고 있는 바와 같이 의사와 환자 사이에 불신감이 높아 가고 있다. 의사에 대해 권위의식, 성실성의 부족, 자세한 설명의 부족, 진료비 지불에 대한 강조, 진료 거부 등에 대한 비판이 있다.

세계정신의학회의 Code of Ethics for Psychiatry는 다음과 같다.
① 선행beneficence. 정신과 의사는 환자의 이익을 위해 충분하고 온정적인 의료적 케어를 제공한다.
② 환자의 자율성autonomy을 존중한다.
③ Nonmaleficence. 환자에게 해가 될 행동을 피한다.
④ 정신건강 돌봄과 정신의학적 프랙티스의 표준을 개선한다(의무를 인식한다).
⑤ 정신의학적 전문적 지식기술expertise을 사회봉사에 적용한다.

정신과 의사는 다양한 역할을 해야 한다는 점에서 갈등을 겪는 수가 많다. 공공기관에서 일하는 경우 환자 개인의 이익과 사회적 자원 사이에 균형을 취하는 것도 쉬운 윤리적 문제가 아니다.

설명 후 동의 문제는 이미 법정신의학에서 기술하였으나, 정신장애에 대한 '강제'조처는 진료 장면에서 개인에 대한 존중과 인간의 자기결정의 자유라는 점에서 더 높은 윤리철학적 및 사회문화적 수준에서 고려해야 한다. 즉 강제입원, 강제투약, 또는 보호실seclusion room이나 강박restraint 문제는 의사의 권력남용 문제로서 접근해야 한다. 그러나 자타를 해칠 수 있어 치료가 반드시 필요한 환자에게 환자가 거부한다고 치료를 하지 않는 것도 비윤리적이고 환자를 해치는 것임을 알아야 한다.

또한 정신과에서는 비밀을 지킨다는 문제도 매우 예민하다. 치료를 위해 환자는 의사에게 평생 숨기고 살았던 일도 이야기할 수 있어, 정신과 의사는 이런 비밀을 지켜야 할 법적 책임이 있다. 그러나 이 비밀지킴에 법적·윤리적으로 애매한 경우가 많다(예를 들어 환자가 가지고 있는 증오나 폭력의도도 비밀을 지켜야 하는가이다).

디지털 시대에 전자화된 의료정보(특히 유전정보)가 얼마나 지켜질지도 새로운 도전이 되고 있다.

의무기록을 환자 자신이 요구하면 볼 수 있는데, 이때 어떤 정신의학적 용어나 실수는 환자에게 또는 환자-의사 동맹에 상처를 줄 수 있어, 신중을 기할 필요가 있다.

환자-의사 관계에 대한 사항

환자-의사 관계에서, 치료의 시작과 중단의 문제, 비밀보장, 의무기록 공개 문제, 낙태문제, 치료행위 시의 위해harm문제, 환자와 의사 간의 성문제, 치료받을 권리와 치료를 거부할 권리 문제, 과잉진료와 의료비 문제, 광고선전 문제 등이 있다. 특히 치료 거부에 있어

환자의 죽을 권리(생명유지장치 제거에 대한 결정)와 안락사 문제는 매우 예민한 윤리적 상황이다.

의사는 봉사할 환자를 선택할 자유가 있다. 그러나 일단 환자-의사 관계가 이루어지면 의사는 환자를 윤리적으로 방기abandonment할 수 없다. (휴가나 폐업, 또는 은퇴할 때 환자가 계속 치료받을 수 있도록 조처해야 한다.) 의사는, 자신의 역전이나 탈진burn-out, 다루기 어려운 환자의 경우 혹시나 미묘하게 환자가 떠나기를 원하였는지 반성self-reflection해 보아야 한다(이 경우 다른 전문가에게 consultation이나 supervision을 받아 보는 것이 좋다).

의사는 전문성professionalism의 기준을 지켜야 하며, 전문적 상호작용에서 정직해야 한다. 정신과 의사가 자신의 전문적 영역 외의 분야에서 정기적으로 진료하는 것은 비윤리적이다. 정신과 의사의 여러 전문적 활동과 관련하여 치료를 방해할 가능성이 있는 금전적인 조처나 갈등은 중요한 윤리문제이다. 환자를 자문의뢰하면서 비용을 나누거나 보너스를 받는 것, managed care system에서 비용이 저렴한 약물처방이나 검사를 함으로써 인센티브를 받는 것 등은 비윤리적이다. 제약회사의 금전적 지원도 윤리적으로 검토되어야 하며, 학술활동에 대한 지원의 경우도 지침이 정해져야 한다.

정신과 의사의 전문가 윤리 헌장charter이 있다면, 그 원칙은 환자의 유익을 위함, 자율성 존중, 사회정의 구현이 될 것이며, 세부 계명에는 전문적 능력 배양, 환자에 대한 정직, 비밀엄수, 환자와의 적절한 관계, 진료의 질 향상을 위한 노력, 유한한 자원의 정당한 분배, 과학적 지식, 갈등과 이익을 다룸에 있어 신뢰 유지, 전문가적 책임성 등이 포함되어야 할 것이다.

치료의 경계therapeutic boundary: 치료라는 상황의 경계를 벗어나는 것을 경계넘기boundary crossing라 한다. 예를 들면 진료실 밖에서 환자와 만나는 것, 우정, 사교 및 애정 관계를 맺는 것, 사업을 같이 하는 것, 돈을 빌리거나 선물을 주고받는 것 등이다. 이런 문제는 치료를 방해한다는 점에서 엄격히 다루어야 한다. 그 외 진료실 내에서의 진료내용 비밀유지confidentiality, 의사의 중립적 입장 유지, 자신을 공개self-disclosure하지 않음 등은 경계넘기를 자제하는 것으로 실제적으로 중요한 윤리적 행동이다.

융통성이 있어야 함도 인정해야 한다. 예를 들어 편집증 환자로부터 작은 선물(쿠키 같은)을 용납함으로써 환자를 이완시키고 의사에의 신뢰를 높일 수 있고 치료관계를 증진시킬 수 있다면 용인될 수 있다.

치료행위를 통해 의사가 의학적 위험에 노출될 가능성 때문에(예: AIDS감염) 의사가 치료를 거부할 수 있는가 하는 문제

가 있다. 이유가 의학적 위험만이라면 이러한 거부는 비윤리적이다.

입원이 필요할 만큼 심한 상태의 환자를 그냥 외래치료로만 유지하는 것은 비윤리적 방치로 비판받을 수 있다.

성적 경계위반sexual boundary violation

환자 또는 심지어 과거 한때 치료받았던 환자와의 애정적 및 성적 접촉은 엄금된다. 특히 치료 중인 환자와의 성관계는 명백히 비윤리적이며 악의적 권력남용 및 신뢰파괴 내지 치료의 방해로 평가되며, 민사상의 문제이며, 형사적으로도 성폭력에 해당되는 법적 책임을 묻게 된다. 보험회사에서도 보호해 주지 않는다. 실제로 환자와의 성문제는 전이transference 때문에 이성적 판단을 못하게 한다. 그래서 정당한 치료를 방해하거나 막고, 오히려 죄의식, 우울, 불안, 수치, 모욕감, 자살의도 등의 문제를 야기하기도 한다.

치료종결 후의 성관계라도 문제가 된다고 본다. 한번 환자면 계속 환자로 보아야 하기 때문이다. 나중에 결혼한다고 해서 윤리적인 것은 아니다.

환자의 가족이나 소아·청소년 환자의 부모와의 성관계도 윤리적으로 금지된다.

이에 대한 법적 반응은 세 가지이다(777쪽 '환자와의 성관계' 참조).

정신과 의사는 능력과 자격만 있다면 일반 의학적 진찰, 검사 또는 치료를 할 수 있다. 그러나 이때 그런 시술이 전이현상을 왜곡할 수 있고 효과적인 정신과 치료를 방해할 수 있다. 예를 들어, 여성 성기에 대한 검진은 전이를 왜곡시킬 위험이 크므로 다른 전문 의사에게 맡기는 것이 좋다.

비성적 경계위반nonsexual boundary violation

정신과 의사는 환자와 우정적 및 사교적 관계도 피해야 한다. 친구를 환자로 삼는 것도 안 된다.

의사의 이데올로기가 치료방침 결정에 영향을 주면 안 된다. 어디까지나 환자가 선택하도록 해야 한다.

돈 빌리기 또는 돈 빌려주기는 착취exploitation가 아니라면 윤리위반은 아니다. 이전 환자와 사업을 같이 하는 것도 윤리위반이다.

임종이 임박한 환자가 자신의 재산을 담당 정신과 의사에게 유증하는 것은 치료관계를 통한 착취로 간주될 수 있어 부적절하다고 판단된다. 그러나 의사에게 알리지 않은 채, 유언장에 의사의 이름을 올려 감사를 표시하는 수준은 윤리적으로 받아들일 수 있다. 어쨌든 의사가 환자와의 치료관계를 이용하여 개인적 이득을 취하는 것은 비윤리적이다(예: 고용, 금전거래, 성관계 등).

치료비를 내는 것을 객관적 공개적 계약관계로 취급해야 한다. 세션에 불출석하였을 때도 치료비를 내게 하는 것이 원칙이다. 경제적 곤란이 있을 때 치료비를 덜 내게 할 수는 있지만 과하게 깎아 주는 것은 피해야 한다. 역전이가 생겨 치료를 방해

할 수 있기 때문이다.

비밀엄수confidentiality

정신과 의사는 재판에서도 환자의 권리 편에 서야 한다. 한편 환자의 범행의도를 알았을 때 꼭 필요하다면 공개해야 한다. 공개하려 할 때 환자에게 미리 무엇을 언제 어디서 공개할 것인지를 말하는 것이 바람직하다. 어린이 학대 같은 것은 경고 없이 공개할 수 있다. 학술적 필요가 있다면 환자에게 미리 허락받고 공개할 수는 있으나, 환자의 신원을 알 수 있는 정보를 빼고 공개해야 한다. 환자가 죽은 이후에는 유가족의 허락을 받아 공개할 수 있다(774쪽 '특권과 비밀보장' 참조).

사회적 매체social media와의 관계

디지털 시대에 전문가의 윤리문제가 새삼 대두되고 있다. 인터넷, 이메일, 블로그, 페이스북, 트위터 등 social networking(SNS), 기타 online media 등등이 새로운 윤리적 논쟁을 제기하고 있다. 의사가 자신이나 타인(환자)에 대한 것을 posting 하는 것은 개인을 위해서나 전문성professionalism에 해로울 수 있어 위험하다. 그러나 이들이 주는 이점이나, 현대 사회에서의 필수적 역할 또한 무시할 수 없다. 따라서 정신과 의사는 적절한 경계, 윤리, 전문성을 유지하면서 사회적으로 상호작용할 수 있어야 한다.

정신과 의사는 일반적인 정신과적 이슈에 대해 자신의 전문가적인 공적인 의견을 가질 수 있다. 그러나 대중의 관심을 받고 있는 사회적 인물이나 상황에 대해, 자신이 직접 진찰하거나 관여하지 않았거나 적절한 공적 인정을 받지 않은 상태에서, 자신의 전문가적 의견을 공적으로 말하는 것은 비윤리적이다.

동료와의 관계

정신장애, 특히 물질사용장애, 인지장애, motor skill에 문제가 있는 의사의 치료행위는 곤란하다. 따라서 의사는 동료의사의 전문적 능력에 장애가 있으면 환자를 보호하기 위해 관련 규정에 따라 당국에 보고해야 한다. 장애가 있는 의사의 능력에 대한 평가는 치료 담당의사가 해서는 안 되고, 독립적인 이해관계가 없는 의사나 의사집단이 맡아야 한다. 같은 의미에서 정신과 의사는 동료의 정신장애나 비윤리적 행위 등에 대해 당국에 보고할 의무가 있다. 다른 동료의사의 진료 내용에 대한 평가 등, 동료에 대한 법적 증언에서는 진실을 말해야 한다. 건강문제를 다루는 다른 직종의 사람들과의 관계에서도 같은 윤리적 원칙을 지켜야 한다.

전공의와 학생

전공의나 학생이 진료에 참가하는 것은 경험 많은, 자격이 인정된 상급의사의 지도supervision, 감독 및 도움을 받을 때에만 가능하다. 그들은 자신의 한계를 알고 있어야 한다. 환자도 자신이 만나는 의사가 전공의나 학생인 줄 알고 있어야 할 권리

가 있다.

수련의의 부업moonlighting은 그들의 능력범위 내에서 적절한 지도를 받으면서 이루어지고 수련교육을 방해하지 않으면 허용될 수 있다.

정신과 의사가 자신의 행정적 책임하에 있는 전공의나 학생에 대해 정신치료를 하는 것은 문제가 있다. 이때 정신과 의사는 자신의 역할에 대해 미리 규정해야 하고, 행정적 의견은 그들과 치료관계가 없는 다른 의사로부터 구해야 한다.

정신과 의사가 다른 정신건강 전문가를 지도할supervise 때는 충분한 시간을 가지고 적절한 돌봄이 이루어지도록 해야 하며, 수련범위 밖의 서비스는 이루어지지 않도록 해야 한다. 지도에 대한 대가를 받는 것은 비윤리적이지 않다.

지도자가 수련의나 학생과 성관계를 갖는 것은 비윤리적으로 간주될 수 있다. 이는 권력남용의 가능성이 있는 상황에서, 그리고 일하는 관계 속에서 흔히 불평등의 이득을 취하는 것으로 보기 때문이다. 이는 또한 지도하는 환자치료를 방해할 수 있고, 스승과 학생 사이의 신뢰를 손상시킨다. 스승은 역할모델이므로 수련의나 학생의 미래 전문가적 행동에 악영향을 미칠 수 있다.

Managed care에서의 윤리

Managed care 관련 기관(국민건강보험공단, 보험회사 등)에 대해 정신과 의사는 특수한 윤리적 관계에 놓여 있다. 환자는 의사가 필요하고 정당하다고 판단한 치료를 받을 권리가 있다. 따라서 환자의 허락을 받아, 진단이나 치료방법에 대해 요청할 수 있다. (여기에는 인정되지 않은 치료법도 포함될 수 있다.) 그러나 회사의 심사를 받는 데 협조해야 한다. 다툼이 있으면 근거자료를 포함하여 심사를 재차 요구할 수 있다. 또한 응급조처 후 치료를 계속해야 할 경우 근거를 제시해야 한다.

연구

의학적 연구를 시행함에 있어 윤리적 문제가 중요하다. 의사는 연구 때문에 자신이 치료하는 환자와의 관계를 깨지 말아야 한다. 특히 환자를 대상으로 하는 임상연구에서 informed consent 문제, 연구결과 새로운 발견의 공개 문제, 새로운 치료방법을 시도할 때 고려할 점 등이 중요한 윤리 문제이다.

정신과 약물

정신과에서 사용하는 약물들은 궁극적으로 인간의 정신기능의 중추인 뇌기능에 직접적인 영향을 미친다. 이것은 의학의 다른 약물들이 가지는 것과는 근본적으로 다른 윤리적 문제를 가지게 된다. 특히 정신과 약물들이 질병의 치료보다는 인간의 기능증진을 위해 사용될 때 윤리적 문제는 더 복잡해진다. 운동선수가 시합에서 자신의 기록을 좋게 하기 위해 anabolic steroids 약물을 복용하는 것은 현재 심각한 비윤리적 행위로 간주된다. 그러나 연주자가 음악경연대회에 나가면서 무대에서 떨리는 것을 줄이기 위해 항불안제인 propranolol을 먹거나, 사업가가 더 긍정적이고 적극적으로 사업을 해나가기 위해 우울증 환자가 아니면서도 계속 항우울제를 사용하는 경우는 윤리적 판단을 내리기 어렵다. 더구나 앞으로 인간의 지능, 집중력, 판단력 등을 증가시키는 정신과적 약물이 개발될 경우, 이러한 약물을 복용하는 것을 윤리적으로 어떻게 평가할 것인가 등의 문제들이 새로운 윤리적 문제로 나타날 것이다.

새로이 등장하는 윤리 문제들

최근에는 새로운 윤리적 문제가 나타나고 있다. 특히 진단과 치료에서 그러한데, 유전학기술, 뇌영상기술, 분자생물학적 신경과학, 정보기술 등에서의 눈부신 발전은 전통적 윤리 문제에 더하여 새로운 도전을 제시하고 있다(예: 유전 상담). 또한 치료기술의 발달, 특히 정신장애에 대한 뇌수술 같은 침습적 기법들은 약물치료와는 다른 차원의 윤리적 문제를 제시한다. 또한 의료비 상승으로 가난한 환자에게 적정수준의 진료를 하기가 점차 어려워진다는 윤리적 딜레마도 있다. 또한 연구와 교육에서 (특히 미국의 경우) 그 비용에 대해 점차 산업계에 의존하게 된다는 문제가 있어, 소위 conflict of interest 문제가 발생하고 있다.

연명의료의 결정, 안락사euthanasia 및 의사조력 자살physician-assisted suicide은 해를 끼치지 말아야 한다는 윤리를 위반하는 것이다(제32장 정신신체의학 및 자문조정 정신의학, Ⅳ. 말기 환자 및 죽음의 문제 참조).

미성년자 성전환시술 결정 등 기타 성인에게 인정되는 권리를 소아·청소년에게도 인정해 주어야 하는가 하는 문제가 있다.

참고문헌

김이영(1994): 한국형 정신보건법—실용적인 정신보건법의 제정을 위한 제언. 정신의학 19:37~44.

변용욱(1985): 대한정신의학회 편, 법정신의학의 실제적 측면. 대한신경정신의학회, pp.31~34.

보건복지부(2021): 정신건강복지법. https://www.law.go.kr/LSW/lsInfoP.do?efYd=20211209&lsiSeq=232655#0000

윤영, 유화진, 김인철, 이후연(2012): 정신질환 차별개선을 위한 법·제도 개선방안 연구. 보건복지부, pp.4~41.

전우택(1996): 정신약물학과 21세기의 윤리—뇌의 화학적 변화와 정신약물학이 가지는 윤리적 문제. 대한정신약물학회지 7:99~110.

조성남(1992): 범법 정신장애자의 현황 및 범죄율 분석. 신경정신의학 31:1025~1035.

Black DW, Andreasen NC(2022): Introductory Textbook of Psychiatry. 7th ed. American Psychiatric Association Publishing, Washington D.C.

Boland R, Verduin ML, Ruiz P(2022): Kaplan & Sadock's Synopsis of Psychiatry. 12th ed. Walter Kluwer, Philadelphia.

Brabbins C, Butler J, Bentall R(1996): Consent to neuroleptic medication for schizophrenia: Clinical ethical and legal issues. Br J Psychiatry 168:540~548.

Conte HR, Plutchik R, Picard S, et al(1989): Ethics in the practice of psychotherapy: A survey. Am J Psychother 43:32~41.

Fink PJ(1989): On being ethical in an unethical world. Am J Psychiatry 446:1097~1101.

Gottesman II, Bertelsen A(1996): Legacy of German psychiatric genetics: hindsight is always 20/20. Am J Med Genet 67:3173~3122.

Hales RE, Yudofsky SC, Roberts LW, eds(2014): Textbook of psychiatry. 6th ed. American Psychiatric Publishing, Washington D.C.

Lazarus JA(1995): Ethical issues in doctor−patient sexual relationships. Psychiatr Clin North Am 18:55~61.

WPA(2020): Code of Ethics for Psychiatry. October 2020. https://www.wpanet.org/_files/ugd/842ec8_1d812c6b8a4f4d24878ee1db8a6376f6.pdf

한글 찾아보기

영문 찾아보기

judgement 186
Jung 23, 89, 138
justice 784

K

Kandel 24, 47
Kanner 214, 625
Kaplan 449, 451
Kasanin 237, 267
kava 524, 749
Kennedy 764
Kernberg 95
ketamine 504, 737
Kierkegaard 104
kindling 60, 277, 726
Kinsey 437
Klein 23, 93, 326
kleptomania 480
Klerman 682
klismaphilia 464
Kohut 23, 95
Korean Classification of
    Diseases(KCD) 176
Korean-Wechsler Intelligence Scale
    for Children-IV(K-WISC-IV)
    190
koro 347, 597
Korsakoff 582
Kraepelin 175, 290, 339
Krafft-Ebing 459
Kramer 18
Kretschmer 155
Kübler-Ross 151, 658

L

l-tryptophan 737
la belle indiffrence 379, 385
labeling 129
Lacan 23, 98, 138
Laing 129, 691
lalling 211
lamotrigine 728
Landau-Kleffner 213
Langfeldt 237, 266
language 171

language disorder 209, 210
latah 596
latency 86, 144
law of effect 100
Lazarus 159
leadership 771
learned helplessness 72, 103, 298
learning 47
learning disorder 224
learning theory 99, 684
legal psychiatry 773
lemborexant 743
leptin 394, 408
lethologica 174
Levinson 138
levodopa 748
Lewin 107
Lewy body disease 568
liaison 659
libido 48, 84, 679
Lidz 244
life cycle 137
life style 89, 594
ligand-gated channel 63
light therapy 302, 427, 753
lilliputian hallucination 169
limbic system 39
linkage analysis 76
linkage phenomenon 706
lisdexamfetamine 743
lithium 23, 725
little Albert 317
lobotomy 23, 752
localized amnesia 371
Locke 19
logorrhea 171
logotherapy 105, 692
long sleeper 417
loosening of association 170, 186
Lorenz 111, 666
loss 156
love 105
love addiction 314
low back pain 651
low motor neuron 43
loxapine 722
Lu 128
lucid interval 571
lurasidone 721

Luria-Nebraska 191
lycanthropy 261
lysergic acid diethylamide(LSD) 505,
    745

M

m-health 707
macropsia 169
magical thinking 170
magnetic resonance imaging(MRI)
    188
magnetic resonance
    spectroscopy(MRS) 188
magnetic seizure therapy(MST) 752
magnetoencephalography(MEG) 188
Mahl 158
Mahler 88, 138, 143, 243
maintenance therapy 723
major depressive disorder 294
maladaptation 160, 161
maladaptive behavior 84, 137
maladaptive reaction 360
maladaptive thought pattern 312
maladi moun 597
male hypoactive sexual desire disorder
    445
male orgasmic disorder 442
malingering 595
Malinowski 128
『Malleus Maleficarum』 18
malpractice 776
maltreatment 589
maltreatment and neglect problems
    589, 590
mammillary body 39
managed care 24, 763, 787
mania 671
manic-depressive psychosis 274
manic episode 278
mannerism 167
Marcuse 98
marijuana 502
marital schism 244
marital skew 244
marriage counselling 704
masked depression 300
Maslow 108, 690

T

※ 이 책에 실린 사진의 출처를 찾기 위해 최선을 다했으나, 혹시 누락이나 착오가 있으면 다음 인쇄 시에 꼭 수정하겠습니다.

저자 소개

민성길

연세대학교 의과대학 명예교수
의학박사, 신경정신과 전문의
대한민국의학한림원 종신회원
연세대학교 의과대학 세브란스병원 정신과 교수, 서울특별시은평병원 원장, 효자병원
　　진료원장, 대한신경정신의학회 이사장, 연세대학교 통일연구원 원장 등 역임
연세대학교 연세학술상, 국제신경정신약리학회(CINP) 선구자상, 서울시의사회 저술상
　　수상

저서
『임상정신약리학』, 서울, 진수출판사(1994).
『통일과 남북청소년』, 서울, 연세대학교출판부(2000).
『화병연구』, 서울, 엠엘커뮤니케이션(2009).
『말씀이 육신이 되어. 맥라렌교수의 생애와 사상』, 서울, 연세대학교 출판문화원(2013).
『헤르만 헤세의 진실. 우울증, 경건주의, 그리고 정신분석』, 서울, 인간사랑(2020).

김찬형

연세대학교 의과대학 정신과학교실 교수
의학박사, 정신과 전문의
대한민국의학한림원 정회원
연세대학교 의과대학 정신과학교실 주임교수, 세브란스 정신건강병원 병원장, 대한조현
　　병학회 이사장, 대한정신약물학회 이사장 및 회장, 대한불안의학회 이사장, 아시아
　　신경정신약리학회(AsCNP) 부회장 등 역임
연세대학교 우수업적교수상, 국제신경정신약리학회(CINP) Rafelson Award, 대한신경
　　정신의학회 학술상, 대한정신약물학회 학술상, 대한불안의학회 학술상 수상

저서
『임상신경정신약물학』, 서울, 시그마프레스(2019).
『신경정신의학』(제3판), 서울, 중앙문화사(2017).
『최신정신의학』(제6판), 서울, 일조각(2015).

제7판

최신정신의학
MODERN PSYCHIATRY

제1판 1쇄 펴낸날 1987년 2월 25일
증 보 판 펴낸날 1990년 9월 15일
제3판 1쇄 펴낸날 1995년 5월 10일
제4판 1쇄 펴낸날 1999년 11월 30일
제5판 1쇄 펴낸날 2006년 5월 25일
제6판 1쇄 펴낸날 2015년 3월 25일
제7판 1쇄 펴낸날 2023년 2월 25일
      3쇄 펴낸날 2024년 1월 31일

지은이 | 민성길, 김찬형
펴낸이 | 김시연

편집 | 황인아
디자인 | 본문 이미애, 표지 최정희

펴낸곳 | (주)일조각
등록 | 1953년 9월 3일 제300-1953-1호(구 : 제1-298호)
주소 | 03176 서울시 종로구 경희궁길 39
전화 | 02-734-3545 / 02-733-8811(편집부)
      02-733-5430 / 02-733-5431(영업부)
팩스 | 02-735-9994(편집부) / 02-738-5857(영업부)
이메일 | ilchokak@hanmail.net
홈페이지 | www.ilchokak.co.kr

ISBN 978-89-337-0816-3   93510
값 70,000원

* 지은이와 협의하여 인지를 생략합니다.